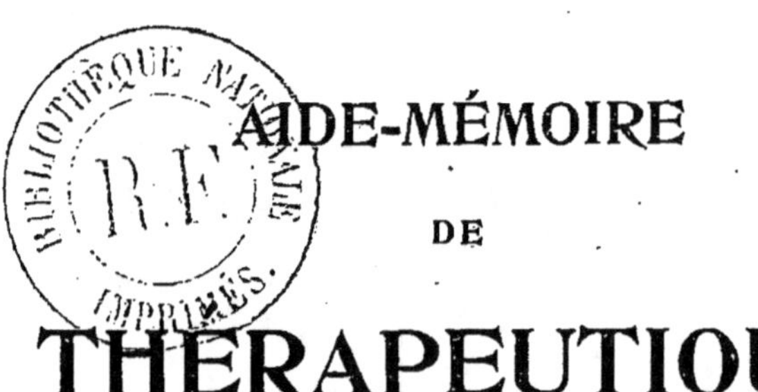

AIDE-MÉMOIRE

DE

THÉRAPEUTIQUE

60233. — Imprimerie Lahure, rue de Fleurus, 9, à Paris.

AIDE-MÉMOIRE

DE

THÉRAPEUTIQUE

PAR MM.

G.-M. DEBOVE
Doyen honoraire
de la Faculté de Médecine
Professeur de Clinique
Membre de l'Académie de Médecine

G. POUCHET
Professeur de Pharmacologie et matière
médicale
à la Faculté de Médecine de Paris
Membre de l'Académie de Médecine

A. SALLARD
Ancien interne des Hôpitaux de Paris

PARIS

MASSON ET Cie, ÉDITEURS
LIBRAIRES DE L'ACADÉMIE DE MÉDECINE
120, BOULEVARD SAINT-GERMAIN

1908

PRÉFACE

On est effrayé de la somme de connaissances exigées d'un médecin et du nombre de choses qu'il doit savoir au moment où il passe ses examens. Il est probable qu'il en oublie un grand nombre ou qu'elles n'existent plus dans son esprit qu'à l'état de vagues linéaments.

Accaparé par les nécessités de la clientèle, il n'est plus attiré que par la partie de la science qui peut lui être cliniquement utile, c'est-à-dire qui servira au diagnostic, au pronostic et au traitement des maladies. Ainsi limité, ce champ est encore si vaste, qu'aucun praticien ne peut se vanter de n'avoir jamais la mémoire en défaut et de n'être pas obligé de chercher un renseignement dans ses livres classiques. Notre ouvrage a été conçu dans le but de rappeler les notions indispensables au médecin thérapeute, c'est-à-dire au vrai praticien, car, si intéressante que soit la pathologie générale, il ne faut jamais perdre de vue que la guérison et le soulagement des malades doit être notre but.

Nous n'avons pas l'illusion de croire que nous ayons complètement traité le sujet que nous abordons, nous avons seulement voulu venir en aide aux défaillances de la mémoire, d'où notre titre.

Nous avons intercalé dans nos articles nombre de formules. Nous prions nos lecteurs de ne pas se contenter de les copier, elles donnent de simples repères et doivent être variées suivant la maladie, la résistance du sujet, l'âge, le sexe, etc....

Si quelques omissions ou erreurs s'étaient glissées dans notre texte, nous serions infiniment reconnaissants à nos confrères de nous les signaler.

TABLE DES ABRÉVIATIONS

Bicarb.	bicarbonate.
caract.	caractères.
centigr.	centigramme.
c. c.	centimètres cubes.
chim.	chimiques.
dist.	distillée.
empl.	emploi ou employé.
ext.	externe.
gr.	gramme.
incompat.	incompatibilités.
indicat.	indications.
int.	interne.
m. a.	milliampères.
milligr.	milligrammes.
Part.	parties.
p. ex.	par exemple.
p.	pour.
pharmac.	pharmaceutiques.
phosph.	phosphate.
phys.	physiques.
physiol.	physiologiques.
Princ. act.	principe actif.
Propr.	propriétés.
thérap.	thérapeutiques.
tox.	toxiques.
v. c. m.	voir ce mot.

AIDE-MÉMOIRE

DE THÉRAPEUTIQUE

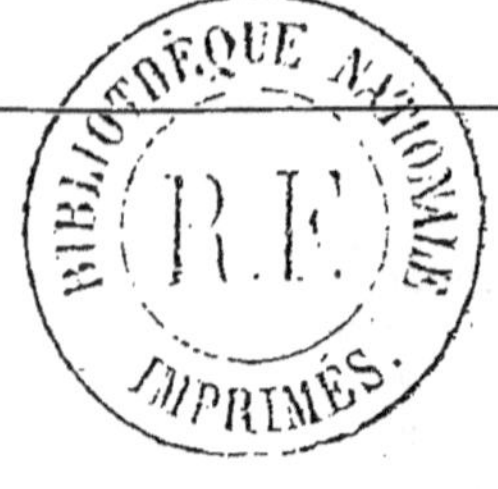

A

Abcès du cerveau. — Voir Encéphalite.

Abcès du cœur. — Voir Myocardite.

Abcès du foie. — *Prophylaxie.* — Elle consiste à traiter, comme il convient, les lésions intestinales, dysentériques, appendiculaires ou autres, origines habituelles des suppurations hépatiques, ainsi que les infections biliaires qui leur donnent en d'autres cas naissance. Le repos, le lait, le calomel, les révulsifs locaux forment la base de ce traitement préventif.

Traitement. — Quand se montrent des signes évidents de suppuration collectée, le traitement médical, purement palliatif, doit céder le pas au traitement chirurgical qui, s'il est à peu près impuissant contre les petits abcès multiples, permet de vider les gros, quand le siège exact en est appréciable.

Lorsque la poche a contracté des adhérences avec la paroi abdominale, l'incision simple est possible, mais il est impossible d'en reconnaître sûrement l'existence et l'étendue, à moins que l'abcès ne pointe sous la peau rouge et tendue. Autrement l'incision, couche par couche, de la paroi, puis du foie, qui lui aura été préalablement accolé par une couronne de points en U, constitue la méthode de choix, en l'absence d'adhérences. Quand la poche est très tendue, il est mieux de faire, avant la suture et l'incision, une ponction aspiratrice.

Les poches hautes, intrathoraciques, exigent l'*incision transpleurale* comportant la résection, sur 10 à 12 cm, d'une ou deux côtes (8ᵉ, 9ᵉ ou 10ᵉ). Des adhérences épaisses permettent d'inciser jusqu'au foyer ; sinon la paroi thoracique doit être suturée au diaphragme, soit d'emblée, soit, si la poche est très tendue, après aspiration préalable.

L'ouverture sera suivie de drainage et de lavages antiseptiques. On songera toujours à l'existence possible d'une autre poche. Les chances de succès sont d'autant plus grandes que l'intervention est plus précoce.

Abcès du poumon. — *Prophylaxie.* — Celle des abcès métastatiques ressortit au traitement des pyémies ; celle des abcès compliquant la pneumonie ou la broncho-pneumonie, au traitement de ces affections.

Quand l'expectoration purulente, la vomique, les accès de fièvre dénoncent la suppuration, le traitement médical n'est admissible que si une intervention est impossible. Il consiste à administrer les agents de l'antisepsie bronchique (toujours très relative), tels que : l'eucalyptol, la terpine, le terpinol, la créosote et ses dérivés, par ingestion (capsules d'eucalyptol, de terpinol, de créosote ; cachets de terpine ou de carbonate de gaïacol, etc.), par voie hypodermique (huile eucalyptolée, créosotée ou gaïacolée), ou encore, sous forme de lavements gazeux chargés d'eucalyptol ou de terpinol (Renaut). Il est indiqué, en même temps, de relever l'état général par l'alimentation et la médication tonique, autant que le permettra l'état du tube digestif.

Traitement. — Certains abcès du poumon peuvent guérir par vomique. Ailleurs, celle-ci n'est suivie que d'une détente passagère. Quand reparaissent la fièvre, l'expectoration purulente, les signes de toxémie, l'intervention ne doit pas être différée, dès qu'un examen clinique minutieux aidé de la radiographie et de ponctions exploratrices répétées (avec une longue aiguille stérilisée) auront précisé le siège du foyer. Tuffier ouvre les abcès du poumon au thermo-cautère (au rouge sombre) ou au bistouri, après suture des deux feuillets pleuraux (en l'absence d'adhérence). L'incision est suivie de drainage (*sans lavage*) et de tamponnement de la cavité. La guérison est rapide dans les suppurations récentes (12 jours), lente (5 à 8 mois) dans les anciennes.

Abcès du rein. — Voir PYÉLONÉPHRITE.

Abcès périamygdalien. — L'abcès siège le plus souvent au-dessus et en dehors de l'amygdale, plus rarement dans l'épaisseur du pilier postérieur ou en dehors de la glande. Le pilier antérieur est toujours rouge et infiltré ; l'amygdale est plus ou moins refoulée soit en avant ou en arrière selon le siège du foyer. Avant que le pus soit collecté, on cherchera à modérer la congestion locale, la douleur et la dysphagie par : des irrigations avec des solutions très chaudes légèrement antiseptiques ; des badigeonnages cocaïnés ou gaïacolés ; l'application sur le cou (côté malade) de compresses imbibées d'eau chaude, ou encore, d'un sachet de glace, tandis que le sujet avale de petits fragments de glace. Gouguenheim préconisait le salol (3 à 4 gr. en cachets) pour conjurer la suppuration. Plus récemment Ferry (Thèse de Paris, 1905) vante, dans le même but, les effets de la levure de bière sèche (3 cuillerées à café par jour dans du lait sucré).

L'ouverture spontanée au-dessus ou au travers de l'amygdale étant souvent tardive, une incision au bistouri ou, mieux, au galvano-cautère (au rouge sombre) abrége beaucoup la maladie. L'*abcès antérosupérieur* est ponctionné au-dessus de la fossette sus-amygdalienne à 1 ou 2 cm. du bord libre du pilier antérieur avec l'instrument dirigé d'avant en arrière et légèrement en dehors ; l'*abcès postérieur* est incisé plus bas, en dehors du tiers supérieur de l'amygdale ; l'*abcès latéral* exige la transfixion de l'amygdale de dedans en dehors et d'avant en arrière. Dans la majorité des cas, la lame doit pénétrer de 1 cm 1/2 à 2 cm. Même quand il ne s'écoule pas du pus, l'incision en favorise toujours l'issue ultérieure. Une fois ouvert, la désinfection du foyer par injection dans sa cavité d'une solution faible de phénosalyl ou d'eau oxygénée hâte toujours la guérison et prévient la rechute.

Abcès périnéphrétique. — *Prophylaxie.* — Le danger de la périnéphrite sera écarté par la cure précoce de toute infection urinaire ascendante et l'abstention soigneuse de tout cathétérisme septique chez les sujets porteurs d'affections rénales.

Avant suppuration avérée, la douleur est soulagée par des grands bains chauds ; mais, dès que l'abcès est reconnu, il faut l'ouvrir largement et sans retard ; l'incision suit le bord externe de la masse sacro-lombaire et pénètre, couche par couche, jusqu'à la poche ; quand sourd le pus, l'orifice est agrandi surtout en bas ; on laisse l'abcès se vider et, après un grand lavage à l'eau bouillie, chaude, on enfonce deux gros drains dans sa cavité.

L'abcès peut être *antérénal* ; il faut, en ce cas, inciser dans le flanc, parallèlement au grand droit de l'abdomen, soit directement en cas d'adhérences, soit après suture de la paroi abdominale au feuillet péritonéal postérieur.

Certains abcès guérissent par ouverture spontanée dans un organe voisin ; on n'intervient alors que si la fièvre et les signes de toxémie, reparaissant, indiquent la stagnation du pus.

Il est des cas où l'ouverture cutanée, devenue fistuleuse, laisse écouler, avec le pus, de l'urine dénonçant un foyer rénal en communication avec le foyer périrénal; dans d'autres, s'écoule de l'urine pure. Alors suivant que l'uretère est ou non resté perméable, que le rein opposé est sain ou atteint, on procède soit à l'excision du trajet fistuleux (issue d'urine pure) suivie de réunion immédiate, soit à la néphrectomie sous-capsulaire (uretère oblitéré ou fistule donnant de l'urine purulente, avec rein opposé sain), ou seulement à l'ouverture des foyers purulents suivie de leur tamponnement à la gaze iodoformée (rein opposé atteint).

Abcès rétropharyngien. — D'origine ganglionnaire, secondaire aux infections du rhino-pharynx, de l'oreille moyenne ou de la bouche, l'abcès rétropharyngien, observé d'habitude avant deux ans, se développe sur la face postérolatérale du pharynx, derrière le pilier postérieur, dépassant parfois, d'autre part, la ligne médiane. C'est là que devra le chercher le doigt explorateur. Avant que la suppuration soit évidente, on peut appliquer utilement, sur la région sous-maxillaire, du côté malade, des compresses froides ou une vessie de glace. Mais l'abcès sera bientôt senti sous forme d'une tumeur rénitente, grosse comme une noisette, une noix ou davantage. Dès lors il faut inciser sans tarder. L'index gauche déprimant la langue cherche le point fluctuant et sert de conducteur à un bistouri bien pointu, à lame étroite engainée jusqu'à 1 cm 1/2 de son extrémité, avec du papier de soie, du taffetas d'Angleterre ou de la gaze. On ponctionne hardiment de haut en bas, d'un coup bref, *le plus près possible de la ligne médiane*, pratiquant une fente de 2 cm au moins; puis on rabat aussitôt la tête de l'enfant en avant pour permettre au flot du pus de s'échapper au dehors. Quand le patient a repris haleine, on presse au besoin la tumeur pour parfaire l'évacuation de son contenu et on termine par des lavages à l'eau bouillie. Quand la poche est volumineuse, il peut être préférable d'opérer l'enfant étendu sur le dos, la tête pendante et tournée de trois quarts, le plaçant ensuite sur le ventre, aussitôt l'incision faite.

Absinthe. — *Part. empl.* — Sommités fleuries, feuilles : de la grande absinthe (*Absinthium officinale*), de l'absinthe maritime (*Artemisia maritima*), ou de la petite absinthe (*Artemisia pontica*), toutes de la famille des Composées.

Princ. act. — *Artémisine* ou *absinthine* (presque identique à la santonine) et huile essentielle composée, surtout, de thuyone ou thuyol et des éthers du thuyol.

Effets physiol. et tox. — L'essence provoque, chez les animaux, des crises épileptiformes (phases tonique, clonique, comateuse); elle agit sur le cerveau, la moelle et, surtout, le bulbe. L'absinthe a été employée comme abortif, mais l'avortement n'est qu'un effet avancé de l'intoxication. Les *liqueurs dites d'absinthe* sont souvent préparées avec d'autres plantes. (Voir ALCOOLISME.)

Prop. thérap., indicat. — L'absinthe est employée comme stomachique et vermifuge (surtout les espèces à *semen contra* telles que : *Artemisia maritima, cina, abrotanum*, renfermant de la *santonine*).

Formes pharmac., doses :

Infusion pour un verre d'eau ou de lait	5 gr. à	10 gr.
Poudre.	2 — à	5 —
Extrait aqueux 25 centigr. à	2 —	
Sirop	30 gr. à	100 —
Teinture.	10 — à	20 —
Vin	30 — à	60 —

Incompatib. — Avec les sels métalliques solubles.

Absorption. — Pénétration, dans le milieu sanguin ou lymphatique, de corps à l'état gazeux ou dissous, sans effraction des tissus contenant ces humeurs. L'absorption tient à des phénomènes très complexes de diffusion, de filtration et surtout d'osmose, variables avec les membranes vivantes et les tissus que les molécules ont à traverser. Intacte, la peau n'est perméable qu'aux gaz, aux graisses et aux vapeurs ; l'immersion pro-longée dans des solutions très toxiques (sublimé, arséniate de soude) peut rester inoffensive, tandis que le séjour passager dans des gaz toxiques (sans inhalation) détermine des accidents plus ou moins graves. Le pouvoir absorbant des mu-queuses est bien plus considérable.

Accoutumance. — Résistance aux actions toxiques ou thérapeutiques, ac-quise grâce à l'absorption de quantités graduellement croissantes d'une subs-tance active, celle-ci arrivant finalement à être tolérée à des doses qui, d'emblée, causeraient des accidents. L'accoutu-mance, qui n'est que l'*assuétude médica-menteuse ou toxique*, varie essentielle-ment avec les substances et les individus. (Voir Assuétude).

Accumulation. — Emmagasinage dans l'organisme d'un poison ou d'un médicament dont l'action, jusqu'alors latente, se révèle tout à coup par des accidents plus ou moins graves. Elle tient au défaut ou à l'insuffisance soit d'élimination, soit de transformation de la substance dans l'économie. La *digitale* en offre un exemple typique.

Acétals. — *Caract. phys. et chim.* — Produits dérivant soit des aldéhydes (acétals primaires), soit des acétones (acétals secondaires), très stables, liqui-des, aromatiques, peu denses, insolubles dans l'eau, solubles dans l'alcool et l'éther. On a proposé comme hypnoti-ques : l'*acétal ordinaire*, le *diméthyl-acétal*, le *méthylacétal*.

Effets physiol. et thérap. — D'action intermédiaire entre celle des hypno-anesthésiques et celle des hypnotiques vrais ; tous ces produits sont dépresseurs de l'excitabilité cérébrale et bulbo-spi-nale. Leur emploi ne paraît pas préfé-rable à celui des hypnotiques vrais.

Acétanilide ou Antifébrine. — *Ca-ract. phys. et chim.* — Poudre cristal-line ou lamelles blanches, brillantes, micacées, inodores, à saveur d'abord lé-gèrement acide, puis un peu brûlante, très peu soluble dans l'eau (5 p. 1000), très soluble dans l'alcool fort ou dilué.

Effets physiol. et thérap. — Agit sur le centre bulbo-médullaire et sur le sang dont elle transforme l'hémoglobine en méthémoglobine sans détruire les hé-maties. Les doses élevées provoquent l'hypothermie et la cyanose, des troubles circulatoires et respiratoires, l'abolition de la sensibilité, de la motilité volon-taire et réflexe. C'est un bon antither-mique-analgésique, à condition de frac-tionner les doses (50 centigr., au plus, par prise).

Indicat. — Névralgies, rhumatisme, migraine, douleurs fulgurantes du tabes.

Formes pharmac. — Cachets. Potion alcoolisée.

Doses : 1 à 4 gr. en 24 heures.

Acétanilide . . . . 5 gr.
Elixir de Garus . . . . . . 170 —
50 centigr. d'acétanilide par cuillerée à soupe.

Acétate d'ammoniaque (*Esprit de Mindererus*). — *Caract. phys. et chim.* — La solution aqueuse employée en thé-rapeutique renferme environ 18,5 p. 100 de sel et un très léger excès d'acide acé-tique. Densité 1036. Légère odeur ammo-niacale, saveur désagréable.

Prop. physiol. et thérap. — Stimulant diffusible agissant sur la circulation et la calorification, capable de réveiller les forces assoupies ; très rapidement ab-sorbé, s'éliminant par les reins, la peau et les voies respiratoires.

Indicat. — Infections broncho-pulmo-naires aiguës, fièvres éruptives avec ten-dances dépressives, collapsus, ivresse.

Formes pharmac., doses. — 5 à 30 gr. dans les 24 heures.

Potion tonique :

Acétate d'ammoniaque . . . 10 gr.
Teinture de cannelle . } āā 5 —
Extrait de quinquina . }
Eau distillée de mélisse . . 120 —
Sirop d'écorces d'oranges
    amères. . . . . 30 —
Une cuillerée à soupe tous les 1/4 d'heure.

Acétate d'ammoniaque. . . 15 gr.
Sel marin. . . . . 5 —
Infusion forte de café . . . 50 —
Sirop simple . . . . 30 —
En deux fois à 1/4 d'heure d'intervalle (contre l'ivresse).

Incompatib. — Avec les acides et les alcalis.

Acétate de chaux. — *Caract. phys. et chim.* — Aiguilles cristallines ou masses blanches spongieuses, très solubles dans l'eau.

Indicat. thérap., doses. — Agent de reminéralisation calcaire, antiscrofuleux : 1 à 4 gr. en potion.

Acétate de chaux . . . . . 4 gr.
Eau distillée. . . . . 120 —
Sirop d'écorces d'oranges
    amères. . . . . 100 —

Incompatib. — Avec les acides, les alcalis, les sulfates et carbonates solubles.

Acétate de cuivre basique (*Vert-de-gris*). — Agit sur les muqueuses comme escharotique superficiel.

Acétate d'éthyle. — Voir Éther acétique.

Acétate neutre de plomb (*Sel de Saturne*). — *Caract. phys. et chim.* — Cristaux blancs, solubles dans une demi-partie d'eau et 8 p. d'alcool. Saveur douceâtre et astringente, métallique. En solution, action styptique sur les tissus et coagulante sur les albuminoïdes. En nature, irritation assez vive.

Prop. thérap., indicat. — On a dû renoncer à l'usage interne à cause des dangers de saturnisme. On n'utilise plus que l'action astringente topique.

Formes pharmac., doses. — Pommades, solutions pour lotions ou injections.

Pommade :

Acétate neutre de plomb . 4 gr.
Vaseline . . . . 45 —
Cire blanche . . . . 15 —

Pour injections uréthrales :

Acétate neutre de plomb. . 1 gr.
Eau distillée de laurier-cerise. 20 —
Eau distillée . . . . 130 —

Acétate de plomb liquide (*Acétate basique, sous-acétate, extrait de Saturne*). — Presque entièrement constitué par de l'*acétate triplombique*, sert à préparer l'*eau blanche* (20 gr. d'extrait de Saturne dans 980 gr. d'eau commune), la *lotion de Goulard* ou *eau végéto-minérale* (20 gr. d'extrait de Saturne dans 900 gr. d'eau commune additionnée de 80 gr. d'*alcoo-*

lat de vulnéraire), l'*injection astringente* (5 gr. d'extrait de Saturne dans 500 gr. d'eau de roses). Les collyres à l'acétate de plomb sont à rejeter, car ils causent des incrustations et des opacités cornéennes parfois indélébiles.

En Allemagne, la pommade suivante (au tannate de plomb) est employée pour le pansement des eschares sacrées.

Extrait de Saturne. . . . 10 gr.
Tannin. . . . . 7 gr. 50
Axonge. . . . . 82 gr. 50

Acétate de potasse. — *Caract. phys. et chim.* — Cristaux déliquescents, de saveur salée et piquante, à arrière-goût savonneux ; solubles dans leur poids d'eau et dans l'alcool.

Prop. thérap., indicat. — Diaphorétique et surtout diurétique à faible dose (2 à 6 gr.), purgatif à hautes doses (8 à 16 gr.), mais causant des coliques. Antiphlogistique et sédatif circulatoire, à petites doses, en raison de ses propriétés diurétiques ; altérant, fondant et résolutif à fortes doses. Employé dans les hydropisies.

Formes pharmac., doses. — 5 à 10 gr. en solution, p. ex.

Tisane de chiendent. . 1 litre
Acétate de potasse . . 5 à 10 gr.

Acétate de soude. — *Caract. phys. et chim.* — Cristaux rhomboïdaux, efflorescents, de saveur amère et piquante. Soluble dans 3 p. d'eau froide et 1 p. d'eau bouillante, dans 5 p. d'alcool.

Prop. thérap., indicat. — Bien que moins diurétique que le précédent, est mieux toléré. Sa transformation en carbonate, dans l'économie, en fait un meilleur agent de la médication alcaline.

Formes pharmac., doses. — 2 à 8 gr. dans une tisane.

Acétate de thallium. — *Caract. phys. et chim.* — Poudre blanchâtre, déliquescente, insipide, soluble dans l'eau et l'alcool.

Prop. thérap., indicat. — Vanté contre les sueurs des phthisiques, mais d'action infidèle et provoquant toujours une alopécie plus ou moins marquée.

Formes pharmac., doses. — 10 à 20 centigr. en pilules le soir.

Acétate de zinc. — *Caract. phys. et chim.* — Lamelles blanches, nacrées, onctueuses au toucher, de saveur styptique, fusibles à 100°. Très solubles dans l'eau.

Prop. thérap., indicat. — Astringent et styptique à faibles doses, émétocathartique à doses élevées.

Formes pharmac., doses. — *Usage ext.* en injections, lotions ou collyres : 25 milligr. à 1 gr. pour 30 gr. d'eau de roses.

Acétique (Acide). — *Caract. phys. et chim.* — L'*acide cristallisable* ou *monohydraté*, incolore, très réfringent, d'odeur vive et piquante, se solidifie à 17°. Il coagule la caséine, dissout la fibrine, l'albumine, le camphre, les résines et se mêle, en toutes proportions, à l'eau et à l'alcool. L'*acide acétique ordinaire* contient environ moitié de son poids d'acide cristallisable. Le *vinaigre* est de l'acide acétique dilué contenant les divers sels et éthers du vin. Celui des pharmaciens doit contenir au moins 7 p. 100 d'acide acétique cristallisable. (Voir Vinaigre.)

Prop. thérap., indicat. — L'*acide acétique cristallisable*, très caustique, est douloureux ; il blanchit les muqueuses et éveille, après contact suffisant, une vive inflammation ; est utilisé comme caustique contre les cors, les verrues, les végétations ; entre dans les mixtures excitantes opposées aux alopécies peladiques et autres ; employé encore en inhalations contre la syncope (*sels anglais*). A l'intérieur, il est donné sous forme de limonade, vinaigre, sirop, comme boisson ou contre l'intoxication par les alcalis caustiques.

Sels anglais, cristaux de sulfate de potasse imprégnés d'acide acétique cristallisable.

    Mixture contre la pelade :

Acide pyroligneux. . . . . 20 gr.
Créosote de houille . . . . 5 —

    Topique pour cors, verrues :

Acide pyroligneux. . . . . 1 gr.
Collodion élastique . . . . 10 —

    Vinaigre antiseptique :

Acide acétique cristall. ⎫
Alcoolat de lavande. . ⎬ ãã 100 gr.
Acide salicylique . . . . . 10 —
Camphre . . . . 1 —

Acétone. — *Caract. phys. et chim.* — Premier produit d'oxydation d'un alcool secondaire par soustraction de 2 molécules d'hydrogène. Corps très voisin, chimiquement et physiologiquement, des aldéhydes. Le terme d'*acétone* désigne communément la diméthylcétone. Miscible à tous les dissolvants et constituant elle-même un remarquable dissolvant employé en industrie et en pharmacie.

Prop. thérap., indicat. — Tient, comme l'acétal, le milieu entre les hypno-anesthésiques et les hypnotiques ; agent plus enivrant et anesthésiant que l'alcool, mais moins que l'éther ou le chloroforme. Proposé comme anthelminthique (XV à XXX gouttes, 3 à 4 fois par jour dans une infusion aromatique); vanté, associé à l'iode, contre les furoncles (Gallois); utilisé en dermatologie, comme dissolvant de l'huile de cade.

Iode métallique. . . . . . 4 gr.
Acétone. . . . . 10 —

(Solution très caustique ; doit être maniée par le médecin exclusivement).

Huile de cade. . . . . . . 2 gr.
Acétone. . . . . 3 —
Collodion élastique . . . . 30 —

(Psoriasis).

Acétone diéthylsulfone. — Voir Sulfonal.

Acétonémie. — Révélée par l'acétonurie, la présence de l'acétone dans le sang est fréquente chez les diabétiques, parfois même durant de longues périodes. Habituellement accompagnée d'une odeur spéciale de l'haleine (odeur de pomme de reinette), de troubles digestifs (anorexie, langue saburrale) et nerveux (douleurs dans les membres, excitation ébrieuse ou torpeur), elle est loin de constituer toujours une menace de coma à bref délai. L'acétonémie comporte les indications thérapeutiques suivantes : réduction ou même suppression des aliments azotés ; quelquefois régime lacté absolu ou régime de l'avoine (Voir Diabète) qui a donné quelques succès à von Noorden ; abstention d'opium ou d'antipyrine ; administration des alcalins à hautes doses (eau de Vichy : 3 à 4 bouteilles par jour, ou même, 30 à 60 gr. de bicarbonate de soude); dans les cas sévères, repos complet au lit, diète hydrique absolue (Létienne), injections de sérum normal et de caféine. Traiter l'acétonémie, c'est reculer le plus possible l'échéance du coma; dès qu'on la voit s'accuser, il importe moins d'abaisser le taux du sucre que de relever celui des urines.

Acétopyrine (*Acétylsalicylate d'antipyrine*). — *Caract. phys. et chim.* — Poudre cristalline blanche, sentant légèrement le vinaigre, peu soluble dans l'eau froide, davantage dans l'eau chaude; soluble dans l'alcool et le chloroforme.

Prop. thérap., indicat. — Antithermique-analgésique, vanté contre les névralgies, la migraine, les rhumatismes.

Formes pharmac., doses. — 3 à 5 gr. en 24 heures par cachets de 50 centigr. ou en potion.

<pre>
Acétopyrine . . . .   5 gr.
Julep gommeux. . . . . .   150 —
</pre>
3 à 5 cuillerées à soupe par jour.

Acétophénéthydine. — Voir Phénacétine.

Acétophénone. — Voir Hypnone.

Acétylamidosalol. — Voir Salophène.

Acétylphénylhydrazine. — Voir Pyrodine.

Ache. — *Apium graveolens* (Ombellifères), plante dont toutes les parties, fortement aromatiques, de saveur piquante, un peu âcre et amère, offrent des propriétés stimulantes et stomachiques. On n'emploie plus que la racine, comme diurétique.

Formes pharmac., doses. — La racine est utilisée en *infusion* (15 à 20 p. 1000); elle entre dans la composition du *sirop des cinq racines apéritives* (30 à 60 gr.) et du *sirop de chicorée composé*.

Sirop des cinq racines :

<pre>
Racines sèches d'ache . .)
    —   asperge. . |
    —   fenouil . . } āā 100 gr.
    —   persil. . . |
    —   petit houx.)
Eau distillée bouillante .   3000 gr.
Sucre blanc. . . . . . .   2000 —
</pre>

Acné. — L'acné répondant toujours soit à une intoxication (iodures, bromures, etc.) soit à de la dyspepsie ou à des troubles dans la sphère génitale (puberté, dysménorrhée, affections utérines ou annexielles), il convient avant tout d'en traiter la cause. Le traitement local tend à débarrasser les follicules sébacés des sécrétions qui les encombrent. L'acné du corps est justiciable des bains savonneux et sulfureux. A l'acné de la face on oppose les applications soit de savon noir, soit de préparations soufrées (soufre précipité associé à la glycérine, à l'alcool camphré et à l'eau de roses). Laissés seulement, la nuit, sur le visage, ces topiques éveillent, dans le système sébacé, une irritation plus ou moins vive (rougeur, cuisson) qui, selon les sujets, devra être surveillée et modérée en en espaçant plus ou moins les applications et les alternant avec des onctions de pommade à l'oxyde de zinc ou de cold-cream, jusqu'à évacuation des follicules malades. La figure est savonnée et rincée à l'eau chaude le matin, et recouverte, le jour, d'une poudre inerte (amidon, talc ou oxyde de zinc). Certains cas rebelles réclament des traitements prolongés et complexes.

Acoïnes ou Alcoïnes. — *Caract. phys. et chim.* — Composés du groupe des Alkyloxyphénylguanidines. On a employé la Diparaanisylmonophénéthylguanidine, poudre cristalline blanche inodore, fondant à 176°, soluble dans 10 p. d'eau.

Prop. thérap., doses. — La solution aqueuse à 1 p. 200, injectée sous le tégument, détermine une anesthésie locale d'une heure environ. Les solutions à 1 p. 100 et plus sont irritantes. Ces substances ont l'inconvénient d'être très altérables et encore plus nécrosantes que la cocaïne.

Aconit. — *Aconitum napellus* (Renonculacées). On utilise les feuilles et les racines (bien plus actives); et leur activité est en raison directe de leur richesse en *aconitine* (variable).

Effets physiol. — Ceux de l'aconitine.

Prop. thérap., indicat. — Sédatif de la douleur, de la toux d'origine congestive; indiqué dans les laryngites et bronchites aiguës, la congestion pulmonaire, les angines; dans la goutte et les névralgies congestives (spécialement du trijumeau).

Formes pharmac., doses :

Poudre de feuilles.	5 à 30 centigr.
Poudre de racines.	1 à 10 —
Alcoolature de feuilles . . .	1 à 5 gr.
Alcoolature de racines . . .	25 centigr. à 1 gr.
Extrait de feuilles.	5 à 30 centigr.
Extrait de racines.	1 à 5 —
Sirop d'aconit . .	10 à 40 gr.

Les variations de richesse en principes actifs et la variabilité des aconits avec l'espèce botanique rendent irrationnel l'emploi de ces préparations galéniques qui sera remplacé avantageusement par celui de l'*azotate d'aconitine*, d'activité constante et toujours identique à lui-même.

Aconitine. — On distingue : l'*aconitine amorphe* et l'*aconitine cristallisée*, la seule constante dans ses effets, seule utilisée.

Caract. phys. et chim. — Tables rhombiques ou hexagonales très peu solubles dans l'eau, solubles dans l'alcool, l'éther; forme des sels avec les acides; le seul employé est l'*azotate*, soluble dans 10 p. d'eau bouillante, un peu moins dans l'eau froide.

Prop. physiol. et tox. — L'aconitine est un alcaloïde extrêmement actif, mortel pour l'homme à la dose de *deux à cinq centièmes de milligramme par kg* (de 1 milligr. 2 à 3 milligr. pour un sujet de 60 kg). Ne jamais débuter d'emblée par 1/4 de milligr. en une fois. Action locale très irritante, produisant, à la longue, l'analgésie douloureuse et portant surtout sur les extrémités nerveuses. L'action diffusée offre trois phases : 1° excitation fonctionnelle et agitation générale; 2° perturbation et perversion des actes fonctionnels de la première période, puis, après une atténuation progressive, perte temporaire ou définitive des propriétés fonctionnelles; 3° épuisement et collapsus entraînant plus ou moins vite l'arrêt des grandes fonctions vitales. Le système nerveux est surtout impressionné; par son intermédiaire se réalise l'arythmie cardiaque, véritable ataxie qui caractérise l'influence de l'aconitine. D'abord les centres bulbo-médullaires sont directement excités, puis, par voie réflexe, l'endocarde subit une irritation résultant d'une impression excito-motrice. La mort survient par asphyxie. L'appareil digestif réagit aux doses toxiques par des vomissements violents et des selles diarrhéiques. L'excitation des éléments glandulaires se traduit par de l'hypersécrétion. Absorbée très rapidement par toutes les voies, l'aconitine s'élimine de même et permet une accoutumance relative. En thérapeutique, l'imminence de l'intoxication se révèle par une sensation de chaleur et de fourmillements dans la bouche et les lèvres, puis par un engourdissement avec sensation de gonflement des lèvres, de la face et de la tête, une céphalalgie plus ou moins intense avec sensation de refroidissement général et une bradycardie plus ou moins marquée.

Prop. thérap., doses. — Sédatif puissant de la douleur dans les névralgies (surtout du trijumeau), de la toux spasmodique (laryngite, bronchite) et de la tachycardie.

On débutera par 1/10 de milligr. d'azotate d'aconitine cristallisée *en solution*, sans dépasser 1/2 à 1 milligr. en 24 heures et 1/4 de milligr. par prise. La fréquence des susceptibilités individuelles commande une extrême réserve dans l'administration de l'aconitine et une surveillance étroite du malade. La voie hypodermique est à proscrire absolument. La voie buccale est la seule admissible, avec la solution suivante (granules à proscrire) titrée au millième et donnant L gouttes au gramme ou au centimètre cube (densité égale à celle de l'eau).

Azotate d'aconitine cristallisée . . .	*Dix milligrammes*
Glycérine pure à 28° B.	3 c. c. 5
Eau distillée . . .	1 c. c. 5
Alcool à 95° . .	Q. S. pour 10 c. c.

(Pour plus de détails, voir : G. Pouchet. *Leçons de pharmacodynamie et de matière médicale*, 4ᵉ série, p. 356).

Acopyrine. *Acétylsalicylate d'antipyrine.* — Combinaison d'aspirine et d'antipyrine. Poudre blanche, cristalline, aisément soluble dans l'alcool, mais seulement dans 400 p. d'eau. Antithermique-analgésique (50 centigr. à 3 gr. en cachets).

Acqui. — Italie (province d'Alexandrie); altitude 149 m.; sources faiblement sulfureuses, chlorurées-sodiques, tempérées et chaudes (de 20° à 50°), employées en boisson et à l'état de boues chaudes.

Indicat. — Douleurs rhumatismales, engorgements articulaires, sciatique et toutes névralgies chroniques.

Acromégalie. — Affection trophique rare, se traduisant par un développement anormal du squelette, de la face et des extrémités, l'*acromégalie* ou *maladie de P. Marie* ne comporte pas encore de traitement spécifique. Contre l'*asthénie*, de la dernière période de la maladie, l'*hydrothérapie* et l'*arsenic* (composés minéraux ou organiques) sont les armes les moins infidèles. Invoquant l'origine pituitaire ou thyroïdienne du trouble trophique, on lui a opposé, sans grand succès, l'ingestion soit de *corps pituitaire* en tablettes (Marinesco), soit d'*extrait thyroïdien* (Ewald) ou de *thymus* (P. Marie et Klebs).

Actionomycose. — I. *Prophylaxie.* — Quoique la contamination de l'homme par les animaux atteints (bœuf, mouton, cheval, porc) soit l'exception, il importe d'isoler ceux porteurs de tumeurs maxillaires ou de la *langue de bois*, de contrôler les viandes de provenance suspecte, pour saisir les morceaux offrant des lésions manifestes. La *cuisson* suffit, du reste, à éviter ce mode de contagion. La contagion végétale, moins rare, sera surtout évitée en réprimant l'habitude fâcheuse de porter à la bouche des épis, des brins de paille ou des graines de céréales.

II. *Traitement chirurgical.* — Les *foyers superficiels ou accessibles* seront réséqués, ou, au moins, ouverts et râclés à la curette, puis lavés au sublimé. La *forme abdominale*, en particulier l'*actinomycose appendiculo-cæcale* peut souvent bénéficier

de la *laparotomie*. L'*actinomycose cérébrale*, quand son siège est bien précisé, est justiciable de la *trépanation*. Dans ces divers cas, la suppuration avérée, des fistules ou les accidents viscéraux (occlusion intestinale ; troubles encéphaliques) décident l'intervention.

III. *Traitement médical.* — Quoique sans effet spécifique, la *médication iodurée* est encore celle qui fournit contre les lésions actinomycosiques, les meilleurs résultats. L'*iodure de potassium*, donné en solution, comme dans la syphilis (2, 3, puis 6 à 8 gr., pendant 15 à 20 jours par mois) réduit les douleurs et l'œdème, circonscrit les lésions et en active la réparation. Le traitement réussit d'autant mieux qu'il est plus précoce. Les *injections interstitielles* autour des tumeurs superficielles, faites soit avec la *solution iodo-iodurée* au 1/10 (Gaucher), soit avec une *solution d'iodipine* au 1/4 (Kreirich, de Vienne) comptent aussi des succès. La cure iodurée est indiquée tantôt accessoirement pour améliorer les résultats d'une intervention chirurgicale; tantôt, isolément, contre les lésions non opérables, en particulier l'actinomycose thoracique (Netter). Les cas traités médicalement peuvent s'améliorer au bout d'une semaine, guérir en un à trois mois ou plus ; mais les échecs (Poncet et Bérard, Macaigne) sont communs. Localement, la fréquence des *infections secondaires* justifie les succès des antiseptiques tels que le *sublimé* préconisé par Hochenegg et Illich, en injections interstitielles (solution à 1 p. 1000, à 1 p. 400) dans les points les plus enflés des foyers superficiels.

Actol. (*Lactate d'argent*). — Poudre blanche soluble dans 15 p. d'eau, moins caustique que le nitrate d'argent et aussi antiseptique. On utilise la solution à 1 p. 1000 en badigeonnages et en lavages.

Addison (Maladie d'). — Le *syndrome addisonien*, comme on sait, traduirait, pour les uns, une *lésion du sympathique*, pour les autres (Abelous et Langlois, etc.), une *insuffisance organique ou fonctionnelle des capsules surrénales* dont la sécrétion interne doit, normalement, neutraliser les produits toxiques élaborés surtout dans les muscles. La théorie de l'*insuffisance capsulaire* a engendré les *méthodes opothérapiques* modernes, d'abord essayées par Abelous et Langlois, sur des animaux décapsulés, dont la mort fut ainsi retardée, puis plus tard, par nombre d'auteurs, sur l'homme. On peut faire ingérer les *capsules en nature*, soit *fraîches* (contenu, haché menu, des capsules de jeunes veaux : 1, 3, 15, 20 ou 30 gr. par jour, suivant les auteurs, mêlé à de la viande crue, du bouillon ou une purée de légumes), soit *desséchées* et *pulvérisées* (40 à 60 centigr. en capsules ou en cachets). Mais, l'*injection hypodermique* (douloureuse) bien aseptique d'*extrait hydro-glycériné* (1 à 2 c. c. d'extrait pour même volume d'eau bouillie) selon la formule de d'Arsonval, semble plus sûrement efficace. Maurange préfère l'ingestion de *capsule pulpée et peptonisée* incorporée à du vin ou à un élixir. Quant à la *greffe sous-cutanée de glandes surrénales de chiens* (Jaboulay, Augagneur, P. Courmont), elle doit être proscrite, comme capable de provoquer la mort rapide. On ne saurait refuser à l'*opothérapie surrénale* quelques améliorations positives (gain de poids, réduction de l'asthénie, de l'anorexie), habituellement passagères (non toujours, cas de Béclère : guérison complète par ingestion de pulpe fraîche). Mais dans d'autres cas, on a noté des aggravations et même des morts rapides ou subites (Dubois de Saujon) témoignant de la toxicité extrême de l'extrait capsulaire dont le maniement exige les plus grandes précautions et des tâtonnements imposés par les susceptibilités individuelles. Cependant l'incurabilité habituelle du syndrome commande de ne pas renoncer à cette ressource à condition de suspendre, s'il y a lieu, le traitement, dès l'apparition des premiers *signes d'intolérance*, notés avec soin : bouffées de chaleur, vertiges, tremblements, asphyxie des extrémités, glycosurie passagère. A l'opothérapie se rattachent encore les tentatives de traitement par les *injections d'adrénaline* qui ont fourni à Gulbenk (de Constantinople) deux améliorations franches. Mais il s'agit d'un agent si toxique qu'on ne saurait en conseiller ici l'usage.

II. *Traitement hygiénique et symptomatique.* — La *cure de repos absolu*, à l'air libre quand la température le permet, paraît la première mesure utile. Lors des phases d'*intolérance gastrique*, le régime lacté, qui engendre le minimum de toxines, est le plus indiqué. Dans les autres périodes, on pourra lui associer les viandes blanches, la viande crue, les poudres de viande, tout en surveillant la perméabilité rénale, souvent réduite. A l'*asthénie générale* on opposera les injections de glycérophosphates, la strychnine, le formiate de soude, l'arsenic, le quinquina ; à la *douleur*, le stypage, les pulvérisations d'éther ou les pointes de feu sur l'épigastre. L'*asthénie cardiaque* exige parfois l'emploi de la caféine ou du strophantus. Les *vomissements* sont justiciables des moyens usuels : boissons gazeuses et glacées, eau chloroformée, et des inhalations d'oxygène. Dumas a préconisé le traitement par la *levure de bière* (une cuillerée à café, 1/4 d'heure avant les repas); Grawitz, les lavages de l'estomac et le végétarisme. Quand sont en cause la *tuberculose pulmonaire* ou une *tuberculose locale*, on doit les traiter énergiquement.

Adénoïdes (Végétations). — I. **Prophylaxie.** — Chez les enfants lymphatiques, l'*antisepsie nasale systématique* s'impose, tout spécialement au cours de la rougeole, de la grippe, de la scarlatine, de la diphthérie dont les localisations infectieuses constantes sur le naso-pharynx favorisent souvent l'éclosion des végétations. On leur instillera journellement dans chaque narine, avec une seringue à canule nasale stérilisée, 1 c. c. d'huile mentholée à 1 p. 100 ou résorcinée à 4 p. 100, ou, si les fosses nasales sont perméables, on y pratiquera des lavages à basse pression (bock à 15 ou 20 cm seulement) avec un litre de solution saline normale (7 p. 1000) à 30°-35°.

II. **Traitement médical.** — Quand la *perméabilité nasale* est *suffisante*, l'indication opératoire passe au second plan. Alors, les *lavages* ou le *bain nasal* avec la pipette nasale de Depierris, les instillations mentholées ou résorcinées pourront, localement, suffire. On y joindra des *exercices de gymnastique respiratoire*, consistant en respirations lentes, profondes et régulières faites la bouche fermée et les bras croisés derrière le dos (1 ou 2 séances de 5 minutes par jour). Le *traitement général*, celui du lymphatisme et de la scrofule, ne sera pas négligé. On conseillera une alimentation réparatrice, mais pas trop carnée, le séjour à la campagne, à la mer ou à la montagne, des cures aux eaux sulfureuses, sulfureuses-iodées, sulfureuses-arsenicales, ou arsenicales. Le traitement médicamenteux aura pour principal élément l'*iode* sous ses formes diverses : *teinture d'iode* (d'abord VI gouttes, 3 fois par jour, dans de l'eau ou du lait, pour un enfant de 3 à 5 ans; puis augmenter d'une goutte par jour jusqu'à XLV ou L gouttes, sauf intolérance), *huile de foie de morue iodée* à 1, 2 ou 3 p. 100 (2 à 3 cuillerées à café avant 3 ans, à dessert de 3 à 7 ans, à bouche plus tard), *sirop d'iodure d'amidon* fraîchement préparé (5 à 40 gr.) où *iodipine* à 40 p. 100 d'iode, en injections hypodermiques. L'iode trouve de puissants adjuvants dans l'arsenic sous ses diverses formes et dans l'*hydrothérapie* sous tous ses modes. Appliqué avec persévérance, ce traitement peut faire rétrocéder les végétations.

III. *Traitement chirurgical.* — L'intervention s'impose, même dans la première enfance (Cuvillier) dès que l'insuffisance nasale se confirme. Après quelques jours d'antisepsie nasale, la curette enlèvera les végétations, d'abord morcelées avec une pince spéciale. Le *bromure d'éthyle*, en inhalations massives de 6 à 10 gr., est l'anesthésique de choix. L'enfant garde le lit une huitaine et n'absorbe qu'une glace le premier jour. Après quelques jours, le nasopharynx est badigeonné à la *glycérine iodée* à 2 p. 100. Quand l'obstruction nasale persiste, elle peut tenir à une autre cause (*déviation de la cloison, rhinite hypertrophique*) qui reste à traiter ; ailleurs la respiration buccale, d'origine purement psychique (Lermoyez) ne disparaît que grâce à la *rééducation respiratoire.*

Adénolipomatose. — Cette affection, plus justement nommée *adipose symétrique*, le système lymphatique ne prenant nulle part à ses lésions (Debove), est rebelle à toute thérapeutique médicale. Son origine probablement trophonévrotique impliquerait un traitement modifiant la fonction du centre trophique malade ; ses éléments sont encore à trouver. Dans le cas particulier, la diététique de l'obésité est presque inefficace. L'essai des iodures pourra être fait, et celui des préparations thyroïdiennes avec la réserve que commande leur toxicité.

Dans les *lipomatoses circonscrites*, notamment dans la forme cervicale, l'exérèse chirurgicale a fourni à Tuffier de beaux succès; peuvent l'imposer : des crises de suffocation; une toux coqueluchoïde liées à la compression des organes du médiastin.

Adénopathies. — Le traitement des *adénopathies multiples* varie essentiellement avec leurs causes. Celles qui accompagnent les lésions infectieuses superficielles ou tégumentaires en réclament le traitement antiseptique. D'autres ressortissant à la *lymphadénie*, à la *tuberculose*, au *cancer*, à la *syphilis* (v. c. m.), sont justiciables des médications propres à ces diverses affections.

Adénopathie trachéo-bronchique. — Les adénopathies lymphadéniques et cancéreuses seront étudiées à l'article : *tumeurs du médiastin*; il ne sera question ici que des *adénopathies bronchiques simples ou tuberculeuses* surtout propres à l'enfance.

1. *Prophylaxie.* — Simples ou tuberculeuses, la plupart des adénopathies traduisent des *infections bronchiques* soit primitives, soit secondaires à la rougeole, à la grippe, à la coqueluche, à la fièvre typhoïde. Tout sera donc mis en œuvre, après ces diverses affections, pour prévenir la chronicité des suppurations bronchiques ou l'infection secondaire des bronches par le bacille de Koch. A ce double but concourront, pendant la convalescence: l'isolement de l'enfant loin des milieux contaminés soit à la campagne, soit dans une station d'altitude moyenne, et le régime tonique.

II. *Traitement*. — On ne s'accorde pas sur la fréquence respective des adénopathies simple et tuberculeuse, mais comme l'une et l'autre réclament le même traitement, le plus sage sera de toujours se placer dans l'hypothèse de la tuberculose. L'*hygiène* mérite la première place. Une alimentation riche, de digestion aisée, la vie en plein air, les bains salés (avec 3 à 5 kg de gros sel ou 3 à 5 litres d'eau mère de Salies), et, avant tout, le *séjour prolongé au bord de la mer* (Berck) en feront les frais. Le climat marin à air frais exerce en effet une action quasi spécifique sur ces cas, d'ailleurs justiciables de tous les agents modificateurs de la scrofulo-tuberculose : *iode*, *huile de foie de morue*, *arsenic*, injection de sérum de Quinton.

L'*iode* sera donné sous forme de *teinture fraîche* (V à XX gouttes, selon l'âge, dans de l'eau sucrée, du lait, du sirop de café), de : *sirop iodotannique*, *sirop d'iodure de fer*, *iodipine*, *peptoniode*; l'arsenic, sous celle de *liqueur de Fowler*, (IV à XIII gouttes), d'*arséniate de soude* (1 à 4 milligr. en solution), ou, mieux, d'*arrhénal* (1 à 3 centigr. de 3 à 5 ans). Réservée à la cure d'hiver, l'*huile de foie de morue*, donnée d'abord par cuillerées à café, devra peu à peu atteindre la dose quotidienne de 6 à 8 cuillerées à soupe, associée, en cas d'intolérance, à la *pancréatine*. Ces médicaments, alternés et suspendus par intervalles, n'agissent qu'à la longue.

La révulsion pratiquée dans les régions sternale et interscapulaire, sous forme de badigeonnages de *teinture d'iode*, d'applications de *coton iodé*, de frictions à la *pommade iodo-iodurée*, contribuera à modérer la congestion périganglionnaire.

A l'indication du traitement arsenical répondent les cures à la *Bourboule*. Les symptômes bronchitiques, asthmatiques sont justiciables des eaux de *Cauteret*, des *Eaux-Bonnes*, du *Mont-Dore*.

Enfin, à quelques symptômes conviennent des médications spéciales. A la toux coqueluchoïde, à la dyspnée on opposera l'*alcoolature de racines d'aconit*, le *bromoforme*, le *drosera*, le *narcyl*.

Les crises asthmatiformes réclament : le repos; les *inhalations d'éther*, *d'oxygène*, *d'iodure d'éthyle*. Certains accès de spasme glottique peuvent exiger le *tubage* ou la *trachéotomie* d'urgence.

Adonis vernalis. — Famille des *Renonculacées*, genre *Anémone*. Les feuilles et le rhizome sont utilisés, comme cardiotonique et diurétique. Le principe actif est un glucoside, l'*adonidine*.

Formes pharmac., doses :
Infusion . . . . . 5 gr. p. 200
à ingérer dans les 24 heures.

Teinture. . . . . 4 gr. à 10 gr.
Extrait. . . . . . 1 gr.
Sans effets cumulatifs.

Adonidine. — *Caract. phys. et chim.* — Glucoside tiré du rhizome de l'*Adonis vernalis*. Poudre jaune très amère, soluble dans l'eau, l'alcool et l'éther.

Effets physiol. et thérap. — Tonifie et régularise la systole cardiaque; relève la tension artérielle et provoque la diurèse, ne s'accumule pas comme la digitaline; utilisée contre l'insuffisance cardiaque.

Formes pharmac., doses. — Prescrite soit en nature, aux doses de 5 milligr. à 5 centigr. en 24 heures, sous forme de pilules, soit à l'état de *tannate*, aux doses de 1 à 2 centigr.

Adrénaline. — *Caract. phys. et chim.* — Principe actif des capsules surrénales, représenté par de petits cristaux brillants prismatiques, assez solubles dans l'eau froide, davantage dans l'eau chaude, fondant à 207°; saveur un peu amère, suivie d'une sensation d'engourdissement du bout de la langue. On n'emploie que le *chlorhydrate d'adrénaline*, en solutions au millième, additionnées de 7 gr. de chlorure de sodium et de 5 gr. de chlorétone pour assurer leur conservation. Malgré cela, elles sont très altérables, se colorant vite en rose au contact de l'air, par transformation de l'adrénaline en oxyadrénaline, encore toxique, mais dénuée de propriétés vaso-motrices.

Effets physiol. et thérap. — En badigeonnages, la solution fraîche de chlorhydrate au 1000° provoque une vaso-constriction remarquable mais suivie d'une phase de vaso-dilatation dont on doit se méfier. Son influence sur le cœur, la circulation, la respiration et la nutrition en rend dangereux l'emploi par la voie hypodermique. L'adrénaline a été conseillée, comme hémostatique dans les hématémèses, les hémoptysies, le purpura, en ingestion (V à XXX gouttes dans un peu d'eau). Localement, est employée avec succès contre les hémorrhagies buccales et nasales, le coryza, les amygdalites aiguës, la conjonctivite, les hémorrhoïdes.

Aérophagie. — Ce terme désigne la déglutition anormale d'air atmosphérique, entraînant l'accumulation de gaz, dans l'estomac et même, chez les hystériques, dans l'intestin. L'aérophagie, le fait est prouvé (Soupault, Linossier, etc.), est la condition et le prélude obligés de toute *éructation*. Ce double phénomène compliquant souvent maints états dyspeptiques disparates, y révèle toujours un élément névropathique concomitant, quoique les troubles digestifs y aient quelque part. Cependant chez certains neurasthéniques, chez les hystériques, l'aérophagie, indépendante de toute gastropathie, apparaît comme un véritable *tic* soumis au contrôle de la volonté, mais devenu inconscient par habitude. Cette pathogénie doit diriger la thérapeutique qui consistera en une véritable *rééducation*. On expliquera au malade le mécanisme du symptôme, lui montrant qu'à chaque éructation son larynx monte et descend comme lorsqu'il avale, et ainsi, on tâchera de lui persuader que son habitude vicieuse peut être vaincue par le contrôle vigilant de sa volonté. Comme toute déglutition exige la clôture de la bouche, il suffit souvent, pour prévenir l'éructation, de maintenir les mâchoires écartées, aux heures où elle éclate surtout, avec un bouchon ou un gros porte-plume placé entre les dents. Une cravate assez serrée autour du cou, peut également, en gênant la locomotion du larynx et la déglutition, ou plutôt en fixant l'attention du sujet, contribuer à réduire le tic (Soupault). Il est clair que si l'aérophagie est associée à une gastropathie, le traitement de celle-ci par les moyens appropriés s'impose.

Aérothérapie. — Par ce terme, nous n'entendrons que les applications médicales de l'*air simple*, libre, comprimé ou raréfié; l'influence de l'*altitude*, de la *thalassothérapie* sera étudiée à part (v. c. m.).

La *cure d'air* est le mode le plus usuel d'aérothérapie; la formule technique et les indications, en particulier chez les tuberculeux, méritent d'être résumées ici. Son principe essentiel est l'*aération permanente* : long séjour, au repos, en plein air (5 à 9 heures) dans la journée, sommeil la fenêtre ouverte la nuit. Le froid en lui-même, pourvu qu'il soit sec, n'est pas à craindre; seront surtout évités : les brusques sauts de température (au coucher du soleil), le vent, la poussière, le brouillard, l'humidité, et aussi la chaleur excessive et le soleil trop vif. Le malade sera donc installé, tout *le jour*, en plein air, chaudement vêtu (pelisse ou sac de fourrure en hiver, boule d'eau chaude au besoin) sur une chaise longue, abrité du vent (veranda, kiosque, tente ou guérite de bains de mer), la tête à l'ombre, les pieds au soleil par beau temps. *La nuit*, la fenêtre la moins proche du lit est laissée entr'ouverte; le lit est garni d'un édredon et d'une couverture pour les pieds; le sujet porte une chemise de flanelle et un gilet de laine à manches pour pouvoir, sans risquer de se refroidir, dormir les bras dehors. Le malade ne sera acclimaté que graduellement à l'air libre. Le *repos* horizontal, les *frictions sèches*, alcooliques ou térébenthinées, une *alimentation substantielle* y contribueront puissamment. On entr'ouvre d'abord la fenêtre de la pièce voisine, puis celle de la chambre, persiennes et rideaux fermés, plus tard, les rideaux sont laissés ouverts; finalement on élargit l'ouverture de la fenêtre. Dans la chambre la température ne doit pas descendre au-dessous de 8° C. Les fenêtres seront fermées pendant le coucher et le lever. Les malades très affaiblis, les fébricitants doivent garder le lit jusqu'à cessation de la fièvre. Sans contre-indiquer la cure d'air, les laryngites, les trachéites exigent une surveillance plus étroite du malade. C'est au *début de la tuberculose* et dans des *formes torpides* que la cure d'air produit les meilleurs effets. Mais elle ne s'adresse pas uniquement à la bacillose, ses indications sont très étendues. Avec quelques variantes de détail, elle fait également merveille chez tous les *débilités, surmenés, neurasthéniques*, chez les *chlorotiques* et les *convalescents*.

Air comprimé et raréfié. — L'*air comprimé* à dose thérapeutique a des effets complexes : il élève la tension de l'oxygène dans l'air et dans le sang, accroît la capacité du poumon en améliorant sa ventilation, rend les inspirations plus rares mais plus amples (ampliations thoraciques et aplatissement abdominal); enfin il activerait la petite circulation et la nutrition. On l'applique dans des chambres hermétiquement closes ou *cloches* dans lesquelles la pression atmosphérique est élevée peu à peu de 6 cm de mercure (en moyenne). Le malade y séjourne plus ou moins (1 heure à 1 h. 1/2 environ), éprouvant surtout, souvent uniquement, des *douleurs d'oreilles* et des *bourdonnements* liés à la dépression du tympan vers la caisse dont la tension reste inférieure jusqu'à ce que quelques mouvements de déglutition ou la manœuvre de Valsalva aient rétabli l'équilibre. La *compression brusque* ou *excessive* et surtout la *décompression rapide* peuvent entraîner des accidents (*coup de pression*) généralement observés sur les ouvriers travaillant dans les caissons d'air comprimé (*tubistes*), ou chez les *scaphandriers*. Ces accidents sont très variables. A la *phase de compression*, outre les troubles auriculaires, on observe de la céphalée, des vertiges. Au *stade de pression constante*, le pouls se ralentit, le cœur droit se dilate, l'ouïe devient obtuse. A la *phase de décompression*, bien plus dangereuse, les accidents sont immédiats ou tardifs (un quart d'heure, une heure après au plus), consistant soit en *bourdonnements d'oreille, rupture du tympan* et otorrhée, *vertige de Ménière, épistaxis*; soit en *cécité passagère*, tuméfaction de la joue ou du cou, *céphalée, perte de connaissance, hémiplégie, aphasie* passagères ou définitives (par hémorrhagie cérébrale), soit en *gastralgie* suivie d'*hématémèses*, soit en *dyspnée* angoissante liée ou non à un *œdème pulmonaire aigu*, en *hémoptysies*; en *prurit (puces)*, *myalgies* ou *arthralgies* plus ou moins vives; soit encore en *parésies* du bras ou des jambes (*paraplégies*), *paralysies spasmodiques*, avec ou sans troubles des réservoirs et troubles trophiques (*escarres*). Ces accidents peuvent être évités : 1° par une *sélection sévère* des ouvriers employés à ces travaux; 2° par là *réglementation des pressions usitées* (4 atmosphères 1/2 au plus) et *de la durée du travail* (en rapport avec l'élévation de la pression); 3° principalement par la *lenteur de la compression* et surtout *de la décompression* s'opérant, pour les caissons, dans des *chambres à air* de transition (*éclusage* et *déséclusage*); lenteur qui doit être proportionnée (pour la décompression) à la force de la pression utilisée pour le travail.

Le seul effet utile de l'*air raréfié* est de parfaire l'expiration en réduisant au minimum l'*air résidual*; aussi son emploi doit-il être limité à l'expiration, et ce but est rempli par des appareils spéciaux (*de Waldenbourg, de Maurice Dupont*) permettant l'inspiration en air comprimé et l'expiration en air raréfié et mettant ainsi à profit les avantages de l'un et de l'autre. Les malades peuvent les utiliser en procédant chaque jour à une ou deux séances d'inhalations de 10 minutes.

Indications et contre-indications. — Les *bains d'air comprimé* trouvent leur indication lorsqu'il y a lieu soit d'activer la nutrition ou les oxydations (*anémie, chlorose, débilité*), soit surtout d'accroître la capacité respiratoire et la ventilation pulmonaire restreintes par diverses affections : *emphysème, bronchite chronique, asthme, sclérose pulmonaire progressive* (pleurogène ou autre). On les a préconisés contre la tuberculose pulmonaire; leur efficacité y est discutable; à moins que le séjour dans la cloche ne tende à favoriser l'inhalation d'agents modificateurs (*créosote, gaïacol, eucalyptol, terpinol*, etc.) qui y sont pulvérisés dans ce but. L'usage des *appareils à double effet* (inspiration dans l'air comprimé, expiration dans l'air raréfié) est recommandable dans la plupart des affections précédentes et tout spécialement chez les emphysémateux qui les préféreront au séjour dans la cloche. La cure comporte plusieurs *contre-indications* absolues : *lésions du cœur gauche, tendance aux hémoptysies* (Jaccoud), *asthénie cardiaque, pneumopathies aiguës, artériosclérose* (Manquat), *stases veineuses* et *hydropisies* (Hayem).

Agaric blanc. (*Agaric des pharmaciens*). — Nom impropre donné au *Polypore officinal* ou *Bolet du Mélèze*.

Effets physiol. et tox. — Ceux de l'*acide agaricinique*, son principe actif.

Prop. thérap., indicat. — Drastique à haute dose (inusité) ; antisudoral à petites doses (contre les sueurs des phthisiques).

Formes pharmac., doses. — Poudre (très amère), 25 centigr. à 1 gr. en cachets ou en pilules.

Cachets :

Poudre d'agaric . . . . 25 centigr.
Sucre de lait . . . . . 30 —
pour un cachet.

Pilules :

Poudre d'agaric . . . . 20 centigr.
Extrait de belladone. Cinq —
pour une pilule.

Agaricinique (Acide). — Le plus important principe actif du *Polypore officinal*.

Prop. phys. et chim. — Cristaux blancs solubles dans l'eau chaude et l'alcool.

Effets physiol. et tox. — Offre des propriétés drastiques et très irritantes ; excite puis paralyse le bulbe et la moelle allongée ; amenant la mort par la respiration et secondairement par le cœur. Est anhydrotique comme la poudre d'agaric blanc.

Prop. thérap., indicat. — Celles de la poudre d'agaric blanc.

Forme pharmac., doses. — 5 à 20 milligr. en pilules.

Agurine. — *Caract. phys. et chim.* — Combinaison de théobrominesodique avec l'acétate de sodium ; sel cristallin, hygroscopique.

Prop. et empl. thérap. — Diurétique

(50 centigr. à 1 gr. 50 en 24 heures, par fractions de 20 à 30 centigr.).

Ail. — *Allium sativum* (Liliacées) dont les bulbes frais ont pour principe actif des sulfures d'alcoyles. Employé en lavement contre les oxyures (10 à 15 gr. infusés dans un litre).

Aïodine. — Nom d'une préparation de corps thyroïde représentant 10 fois son poids de glande fraîche et 2 fois son poids de glande desséchée.

Airelle ou **Myrtille.** (*Vaccinium Myrtillus*, Éricacées). — Plante de nos bois dont le fruit employé comme astringent, antidiarrhéique, a été préconisé contre l'eczéma, la leucoplasie buccale.

Formes pharmac., doses. — *Infusion* (10 p. 1000), *Décoction* (60 p.) 1000 en lavement, *Teinture* L à C gouttes.

Airol. — *Oxyiodogallate basique de bismuth*, proposé comme succédané de l'iodoforme.

Caract. phys. et chim. — Poudre grisverdâtre, insipide, inodore, altérable à l'air, insoluble dans les dissolvants ordinaires, soluble dans les liqueurs alcalines.

Prop. thérap., indicat. — Bon antiseptique, cicatrisant, agissant par mise en liberté lente et continue d'iode. Vanté comme antiblennorrhagique.

Formes pharmac., doses. — *Usage ext.* Poudre : en nature pour pansements ;

Glycérolé . . . . 5 p. 100
Pommades . . . . 5 —

Injection uréthrale.

Airol . . . . 5 à 10 gr.
Mucilage de gomme
  arabique . . . . . . 100 gr.

Aix-la-Chapelle. — Ville et station thermale importante de la province Rhénane (Prusse), sur la ligne de Paris à Cologne. Altitude 173 m. Eaux hyperthermales (45°-55°), chlorurées-sodiques-sulfurées. Utilisées sous forme de bains, douches, inhalations, etc., de façon très analogue aux eaux d'Aix-les-Bains.

Indicat. — Toutes les formes de rhumatisme, goutte, syphilis, dermatoses, affections lymphatiques et scrofuleuses ; affections chirurgicales (ulcères chroniques, fistules, caries osseuses, blessures anciennes) et utérines.

Aix-les-Bains. — En Savoie, près du lac du Bourget. Altitude 250 m. Eaux hyperthermales (45°-46°) sulfurées-calciques et sulfhydriquées, à sulfuration faible. Deux sources : la *source de soufre*, à odeur franchement sulfureuse, de saveur désagréable ; la *source d'alun*, à odeur et saveur moins marquées, transparente et limpide. On les utilise en bains, étuves ou douches de vapeur, inhalations, pulvérisations, douches liquides (spécialement : massages-douches); en boisson.

Indicat. — Rhumatismes de toutes formes, goutte ; affections articulaires, chirurgicales, utérines, lymphatiques et scrofuleuses; syphilis.

Aix-en-Provence. — Ancienne capitale de la Provence, département des Bouches-du-Rhône. Altitude 204 m. Eaux thermales (21°-37°), oligométalliques, bicarbonatées-calciques et légèrement magnésiennes, utilisées presque exclusivement en bains (en eau courante, grâce à l'abondance des sources).

Indicat. — Névrose généralisée, rhumatismes, blessures de guerre; affections osseuses, utérines ; dermatoses.

Albargine. — *Caract. phys. et chim.* — Combinaison de nitrate d'argent et de gélatose ; poudre légère, blanc grisâtre, très soluble dans l'eau.

Prop. thérap., indicat. — Antiseptique puissant, grâce à l'argent qui s'y trouve à l'état dissimulé et dont la combinaison avec une substance albuminoïde atténue la toxicité. Antigonorrhéique.

Formes pharmac. — Solution à 20 centigr. p. 100 d'eau, pour injections uréthrales, capable, grâce à ses hautes qualités dialytiques, d'exercer une action plus profonde et plus efficace.

Albumine. — On utilise l'*Ovalbumine* du blanc d'œuf, délayée dans l'eau et aromatisée.

Prop. thérap., indicat. — Antidiarrhéique; antidote des poisons minéraux, donnant avec eux un coagulum insoluble.

Formes pharmac., doses. — *Eau albumineuse*, préparée en délayant et battant dans un litre d'eau aromatisée (fleur d'oranger, teinture de cannelle, essence de menthe) 4 blancs d'œuf ; est administrée par verres, pure ou additionnée de *laudanum*, d'*élixir parégorique*, etc.

Incompatib. — Acides, liquides fortement alcooliques.

Albuminurie. — L'albuminurie est tantôt le signe typique d'une néphrite, tantôt une complication de tel état morbide ou de telle diathèse, semblant alors apparaître à titre secondaire et purement fonctionnel (Albuminurie intermittente des jeunes sujets; albuminuries goutteuse, diabétique, dyspeptique, nerveuse, etc). Il convient de rappeler ici : 1° le régime et la médication que réclame le symptôme albuminurie; 2° la thérapeutique spéciale aux albuminuries dites fonctionnelles.

I. *Traitement de l'albuminurie en général.* — Longtemps la diététique des albuminuriques s'est résumée dans le *régime lacté* (v. c. m.) absolu. Il reste encore le meilleur remède des néphrites aiguës et des poussées congestives qui compliquent les néphrites subaiguës ou chroniques. Grâce à lui, le taux de l'albumine, parfois après une élévation légère et fugace (A. Robin) s'abaisse généralement, ou même, dans les cas légers, tombe assez vite à rien. Si l'albuminurie traduit une néphrite subaiguë ou chronique, le lait la réduit rapidement à un taux fixe invariable. Il est souvent alors inutile ou nuisible de trop prolonger la diète exclusive. Au lait on peut ajouter successivement, tout en surveillant l'effet sur les urines : des pâtes alimentaires (vermicelle, macaroni, nouilles), du pain, des légumes (pommes de terre, riz, choux-fleurs), des œufs bien cuits, puis de la viande fraîche et bien cuite. La viande de porc est la mieux tolérée par les albuminuriques; l'avantage, pour eux, des viandes blanches est actuellement contesté. Pour A. Robin le bœuf et le veau seraient préférables au poulet et au mouton, le poisson augmente toujours l'albuminurie. Le vin doit être proscrit. Les œufs accroissent moins l'albuminurie que la viande; associés au lait, ils la réduiraient parfois mieux que lui seul (A. Robin). En tout cas, nombreuses sont les variantes individuelles et force est souvent, pour établir le meilleur régime réducteur, de procéder par tâtonnement. L'avènement de la *déchloruration* dans le traitement des néphrites, a déplacé le problème diététique. Selon Achard, Widal et ses élèves, le régime lacté n'agissant qu'en raison de sa pauvreté en chlorure de sodium, le *régime déchloruré* seul (Voir Déchloruration) suffit à réduire l'albuminurie et il n'y aurait pas lieu d'interdire la viande aux brightiques. Pour Achard et Passeau, le régime amylacé achloruré doit, dans certains cas, être préféré au régime achloruré carné. De fait, c'est aux *albuminuries avec œdèmes* que convient surtout la déchloruration ; elle entraîne parallèlement, à quelques exceptions près (Sicard), la déshydratation et la réduction du taux de l'albumine. Pourtant, dans certaines néphrites, un régime hyperchloruré ne compromet en rien la disparition de l'albumine (Dufour). Le problème est donc complexe.

Fort peu d'*agents médicamenteux* sont doués d'un pouvoir réducteur contre l'albuminurie, encore sont-ils souvent infidèles. Méritent surtout d'être retenus : le *tannin* (1 gr. par jour aux repas, en cachets ou potion) et le *lactate de strontiane* (2 à 8 gr. par jour, en solution, aux repas), efficace contre les albuminuries récentes et intenses, inerte dans les néphrites anciennes, avec reins scléreux et insuffisants. Les *alcalins* (*bicarbonate de soude* ou *de lithine*) agissent en certains cas. Quand l'asthénie cardiaque et l'hypotension artérielle sont surtout en cause, les diurétiques (*théobromine*) et les cardiotoniques (*digitale*, *digitaline*) trouvent leur indication. Le *mercure* est le remède de la *néphrite syphilitique* (v. c. m.) *secondaire* et récente. Enfin l'*opothérapie rénale* (v. c. m.), sous forme de macération fraîche de rognon de porc, a pu, dans plusieurs cas bien observés, abaisser considérablement ou même supprimer définitivement l'albuminurie.

II. **Albuminuries dites fonctionnelles.** — L'*albuminurie intermittente des jeunes sujets*, l'*albuminurie orthostatique* sont surtout justiciables de l'*hygiène*. Les écoliers pourront poursuivre leurs classes, en évitant le froid, le surmenage physique et intellectuel. On fera prédominer dans l'alimentation : le laitage, les légumes (plutôt les farineux), les fruits cuits, les viandes grillées bien fraîches ; on interdira le vin pur, la bière et les liqueurs. Les fonctions intestinales sont à surveiller ; le *massage*, les *frictions sèches*, l'*hydrothérapie tiède* à conseiller. En cas d'albuminurie orthostatique le *repos horizontal* s'impose principalement après les repas. L'aérothérapie à une altitude moyenne est très favorable. Les cures à Châtel-Guyon, Saint-Nectaire seront utiles.

L'*albuminurie dyspeptique*, lorsqu'elle frappe des sujets atteints de stase gastrique avec fermentations, est justiciable du traitement de la stase. Ailleurs, d'origine hépatique, elle cède aux alcalins et aux laxatifs.

L'*albuminurie diabétique*, liée à l'arthritisme, à l'auto-intoxication, ressortit à un régime antidiabétique peu carné et mitigé par un peu de lait ; aux cures hydrominérales à Évian, Royat, Saint-Nectaire. Mais le diabète peut aussi se compliquer de *néphrite vraie*, le régime lacté s'impose alors absolument.

L'*albuminurie goutteuse*, indépendante de toute évolution scléreuse, mais imputable à l'auto-intoxication et à l'uricémie est commune ; elle est heureusement modifiée par l'hygiène appropriée à la goutte (exercice), et spécialement par le *régime végétarien* ou, au moins, par la réduction des aliments azotés (surtout des viandes noires.)

On appelle *nerveuses* des albuminuries légères et fugaces constatées au cours de la *neurasthénie*, de l'*épilepsie* (après les attaques), du *goitre exophthalmique*, du *tabes*, de la *paralysie générale*. Ces cas ne réclament pas de régime spécial, si nul autre signe ne trahit une lésion rénale. Cependant l'albuminurie des neurasthéniques, d'origine souvent hépatique ou dyspeptique, est améliorée par le *régime* approprié à ces états et par les *douches tièdes* de trois à cinq minutes (Huchard).

Alcool. — *Alcool éthylique* ou *vinique*, *esprit-de-vin.* — *Caract. phys. et chim.* — Liquide incolore, d'odeur agréable, bouillant à 78°5, peu dense (D 0,8026), miscible en toutes proportions à l'eau, l'éther, la glycérine; très soluble dans l'huile et les dissolvants hydro-carbonés, constituant lui-même un excellent dissolvant de nombre de corps organiques ou minéraux insolubles dans l'eau (iode, soufre, phosphore, alcaloïdes, résines, cires, etc.).

Effets physiol. et tox. — Énergique déshydratant, l'*alcool absolu*, bien que coagulant des albuminoïdes, peut, s'il est assez dilué, circuler dans le sang. Quand sa proportion atteint 0 c. c. 57 pour 100 c. c. de sang, il exerce une action hypno-anesthésique intense. Subit dans l'organisme une combustion partielle, complète si la quantité circulant est minime. En cas contraire, c'est le surplus qui s'attaque aux éléments anatomiques (surtout des centres nerveux) de façon à réaliser le syndrome de l'alcoolisme aigu ou chronique. L'influence sur les hématies se traduit par la réduction de la capacité respiratoire, très sensiblement proportionnelle au taux de l'alcool non comburé accumulé dans le sang, d'où arrêt des échanges et asphyxie globulaire. La tension sanguine est abaissée. D'abord excitée, comme la circulation, la respiration est vite ralentie et déprimée. Des hypersécrétions (salivaire, gastrique, intestinale, cutanée) variables avec les susceptibilités individuelles, traduisent l'action irritante et déshydratante exercée sur les divers protoplasmas. Le système musculaire, la nutrition, les échanges, la température sont stimulés par l'intermédiaire du système nerveux. (Voir POUCHET. *Leçons de Pharmacodynamie et de matière médicale*, 2ᵉ série, p. 123.)

Prop. thérap., indicat. — *Introduit dans l'économie en petite quantité et en solution diluée*, il épargne, dans une certaine mesure, grâce à sa plus facile combustion, celle des graisses et des hydrates de carbone, mais ne modère aucunement l'usure des albuminoïdes (au contraire). Il est donc, à dose thérapeutique, un aliment respiratoire, un antipyrétique et un stimulant diffusible, indiqué surtout dans les infections à forme adynamique avec asthénie cardiaque, dans la pneumonie (spécialement chez les alcooliques), dans les anémies aiguës par hémorrhagie, à la suite des grands traumatismes chez les éthyliques. A l'extérieur, l'alcool trouve son emploi comme antiseptique (pansements) et comme excitant (en frictions).

Formes pharmac., doses. — A l'intérieur la forme la plus classique est la *potion de Todd*.

Eau-de-vie ou rhum. . . .	40 gr.
Sirop simple	30 —
Teinture de cannelle. . . .	5 —
Eau distillée	75 —

Potion cordiale :

Alcool à 90°.	50 gr.
Eau dist. de menthe. . . .	50 —
Sirop d'écorces d'oranges amère.	50 —
Extrait de quinquina ou de kola	5 —

Cuillerée à soupe toutes les 2 heures.

Alcoolats. — Produits obtenus par distillation de l'alcool (à 60°, 80° ou 90°), ayant préalablement macéré sur une ou plusieurs substances médicamenteuses (feuilles, fleurs, sommités fleuries fraîches, fruits, semences, gommes-résines parfois : térébenthines, baumes, huiles essentielles; plus rarement produits animaux : musc, castoréum). Ce terme a été improprement étendu aux dissolutions des essences dans l'alcool à 90°. Certains alcoolats portent des noms ne rappelant en rien leur nature; tels sont : le *baume de Fioravanti* (alcoolat de térébenthine), *l'eau de mélisse des carmes* (alcoolat de mélisse composé), etc.

Alcoolatures. — Produits résultant de l'action dissolvante de l'alcool à 90° sur des plantes fraîches, tandis que les *teintures* ou *alcoolés* résultent de l'action de l'alcool (à 60°, 80° ou 90°) soit sur des plantes sèches, soit sur des produits solides, organiques ou minéraux.

Alcoolisme. — I. *Alcoolisme aigu ou ivresse.* — Les *cas légers* ne réclament que le repos et le sommeil à l'abri du froid (pour éviter la congestion pulmonaire ou cérébrale). Chez le buveur occasionnel, dont l'estomac est surchargé d'un repas copieux, l'évacuation de l'organe par *vomissement provoqué* (titillation de la luette ou piqûre de 1 centigr. d'apomorphine) ou *tubage* abrège beaucoup les accidents. L'*ammoniaque liquide* (X à XX gouttes dans du café noir) ou l'*acétate d'ammoniaque* (5 à 10 gr. en potion ou lavement) sont aussi des remèdes classiques de l'ivresse. L'*ivresse grave* comateuse avec menaces de collapsus nécessite le réchauffement par des frictions stimulantes, des boules d'eau chaude, l'usage des piqûres d'éther, d'huile camphrée ou de spartéine. Chez les dégénérés, les alcooliques héréditaires, les sujets à foie ou reins insuffisants, l'ivresse peut se traduire soit par un *délire aigu* parfois *furieux* ou *maniaque*, soit par des *crises épileptiformes*. Ces accidents sont trop passagers pour exiger l'internement dans une maison d'aliénés. On se bornera à isoler ces malades au lit sous une étroite surveillance en mettant tout en œuvre pour hâter l'élimination du poison (*lait, diurétiques*, boissons abondantes) et calmer l'éréthisme nerveux (*bains tièdes* de 1 heure à 1 h. 1/2; *drap mouillé*), moyens qui, avec les purgatifs (p. salins, calomel) sont du reste à conseiller dans la convalescence de toute ivresse.

II. *Alcoolisme chronique.* — L'intoxication chronique frappant tous les appareils, le traitement de beaucoup de troubles qui en résultent fera l'objet d'articles spéciaux (Voir Cirrhoses, Gastrites, etc.). Le traitement des *délires alcooliques*, des *polynévrites*, de l'*habitude alcoolique* sera seul exposé ici.

Beaucoup de buveurs ne présentent que des *stigmates d'imprégnation alcoolique* : tremblement, insomnie, cauchemars, dyspepsie spéciale (anorexie, soif, pituites matinales), irritabilité. Tous ces troubles céderont à la suppression du poison et au régime lacté absolu puis mitigé associés à une médication tonique ayant pour base les *injections sous-cutanées de sulfate de strychnine* (de 1 à 4 milligr. par jour) pratiquées par séries de 15 à 20 jours, quand l'état du foie et des reins le permet. A ce régime on ajoutera utilement soit des *douches* ou des *lotions froides* très courtes, soit des *frictions sèches*, et, au besoin, quelques hypnotiques (*trional, hypnal, veronal*).

Le *délire alcoolique subaigu*, apyrétique, peu actif, sorte de *rêve prolongé* (Lasègue), cède en général assez vite à l'*alitement* et à l'*isolement* sous une surveillance étroite, mais sans réclusion cellulaire. Les boissons alcooliques, résolument supprimées, seront remplacées par le régime lacté. L'alitement sera maintenu par une douce contrainte. L'obscurité exaltant les hallucinations, un *éclairage continu* s'impose. Si l'agitation ne cède pas à ces mesures, on utilisera les *longs bains tièdes* avec compresse froide sur la tête, le *drap mouillé*, le *chloral* et le *bromure* (3 à 4 gr. de chaque). Ici aussi le calomel, les purgatifs salins, les diurétiques hâtent l'élimination du poison. Pendant la convalescence, le régime se fera, peu à peu, plus varié (lait, œufs, légumes verts et en purée, viandes fraîches bien cuites, fruits cuits) et l'*hydrothérapie froide* sera indiquée.

Le *délire de persécution et de jalousie des alcooliques chroniques*, compliquant insidieusement l'imprégnation lente, est assez durable pour exiger l'internement. Inquiet, irritable, le sujet subit des idées de persécution, de jalousie régies par des hallucinations surtout auditives qui le poussent, à propos de nouveaux excès, à des actes criminels. La sécurité impose le placement de ces malades dans des asiles spéciaux où on les soumet : à l'*abstinence forcée d'alcool*, à l'*hygiène lactée et hydrothérapique*. La guérison est possible par un traitement précoce. Les cas invétérés aboutissent à la démence.

Le *delirium tremens* est une toxi-infection fébrile éclatant à l'occasion soit d'un nouvel excès alcoolique, soit d'un traumatisme, d'une infection aiguë (pneumonie, érysipèle, etc.) ou d'une émotion morale. La température atteint 39°, 40°, 41°; le tremblement est généralisé, le délire très actif. Il faut éviter l'internement mais intervenir sans retard. Le malade sera maintenu au lit par des infirmiers vigilants, mais sans liens ni camisole de force (dangereuse) et on mettra en œuvre soit l'*eau froide* qui vise à la fois l'agitation et la toxi-infection, soit les *narcotiques*. Préconisée par nombre d'auteurs, la méthode de *balnéation froide* consiste à donner, toutes les 3 heures, quand la température passe 39°, un bain de 5 à 10 minutes à 18° C., avec affusions froides sur la tête. Pendant sa durée, le malade absorbe des boissons chaudes stimulantes. On élève la température de l'eau à 25° ou 28° s'il y a tendance au collapsus. Cette menace impose la surveillance du pouls pendant tout le bain qui doit être interrompu dès la première alerte, pour recourir au traitement habituel de cet accident (frictions, piqûres d'éther et de caféine, etc.). En général, hyperthermie et délire cèdent à 4 ou 5 bains. Dans les cas moins hypertoxiques, on peut substituer aux bains des *affusions froides rapides* sur tout le corps, pratiquées 2 à 3 fois par jour sur le lit recouvert de toile caoutchoutée, et suivies de frictions vigoureuses (Broadbent). Les *injections de sérum artificiel* ont également réussi, dans les mêmes conditions, entre les mains de Quenu et Masbrenier.

Quoique symptomatique, la *médication narcotique*, la plus ancienne, rend encore des services. Lancereaux donne d'emblée 4 à 5 gr. d'*hydrate de chloral* avec 50 gr. de *sirop de morphine*, de façon à obtenir rapidement le sommeil; on renouvelle la dose si le malade ne dort pas. Le traitement par l'*extrait thébaïque* (jusqu'à 15 et 20 centigr.) fut longtemps classique. On a reproché aux doses massives d'opium de favoriser le collapsus; le chloral n'est pas moins dangereux quand le myocarde est atteint. Cependant, malgré ces défauts, la méthode de Lancereaux, prudemment maniée, rend de réels services. Les nouveaux hypnotiques : *paraldéhyde* (4 à 6 gr.), *sulfonal*, *trional*, *hypnal*, *véronal*, auront aussi leur utilité, mais sous le contrôle vigilant du médecin. L'hygiène sera la même que chez les autres délirants alcooliques;

toutefois dans le delirium tremens secondaire à un traumatisme ou à une infection, une ration modérée d'alcool est indiquée (G. Lyon). La convalescence sera hâtée par une alimentation saine et copieuse, l'emploi des toniques (*caféine*, *spartéine* et, surtout, *sulfate de strychnine* 2 à 5 milligr. par jour pendant 15 jours, Combemale) et de l'*hydrothérapie*.

Les *névrites alcooliques* n'offrent pas toutes la même gravité. Les *parésies partielles* limitées à un membre, l'amblyopie alcoolique cèdent souvent à la seule abstinence d'alcool. Une *forme suraiguë*, *fébrile et délirante généralisée*, presque toujours mortelle, simulant le *syndrome de Landry* n'est justiciable que d'un traitement symptomatique opposant aux douleurs la *morphine*; aux progrès de la paralysie, des *pointes de feu* et des *ventouses scarifiées* le long du rachis; à la névrite du pneumogastrique, les *piqûres d'éther*, de *strychnine*, de *caféine*, et les *inhalations d'oxygène*. La *polynévrite aiguë alcoolique* proprement dite est curable au moins relativement. Le délire subaigu qu'elle comporte souvent au début réclame le traitement déjà indiqué. Ce sont tantôt les troubles moteurs (*paraplégie alcoolique*), tantôt les troubles sensitifs (*pseudotabès*) qui prédominent. Souvent très vives, les douleurs seront calmées par l'*opium*, la *morphine*, associés ou non au *bromure de potassium*; dans les cas moins intenses, le *salicylate de soude*, l'*aspirine*, l'*antipyrine* (2 à 4 gr.), pourront suffire. L'insomnie simple sera combattue par le *chloral*, le *trional*, la *paraldéhyde* (3 à 4 gr.). Pour circonscrire les paralysies et l'amyotrophie, on recourra à la médication tonique (*phosphates*, *huile de foie de morue*, *strychnine*), au régime fortifiant associé à l'*électrisation*, au *massage* et à la *mobilisation progressive des jointures*. L'électricité, sous forme de courants galvaniques faibles, augmentés par degrés, n'est indiquée qu'*après cessation complète de toute douleur spontanée*. La *rééducation motrice* interviendra dès que les mouvements sont possibles. Les rétractions tendineuses exigent parfois le *redressement forcé* ou la *ténotomie*. Les formes sévères non traitées aboutissent au syndrome incurable de la *pseudoparalysie générale alcoolique*.

L'*épilepsie* ou l'*hystérie* peuvent se développer sous l'influence d'excès alcooliques, surtout s'ils portent sur des *liqueurs à essences*. Les attaques de ce genre sont justiciables, non des bromures et des médications classiques, mais de l'*abstinence du poison causal* et de l'*hygiène générale antialcoolique* qui, observée sévèrement, peut supprimer absolument les attaques.

La *démence* (déchéance intellectuelle progressive et gâtisme) est l'aboutissant possible de l'alcoolisme invétéré. Ces malades doivent être alors placés dans des hospices ou des asiles spéciaux; on les y occupera aux quelques travaux dont ils sont encore capables, tout en les soumettant à l'hygiène palliative que nécessite leur état.

III. *Traitement des habitudes alcooliques.* — Les faits prouvent que les habitudes alcooliques peuvent être enrayées par des méthodes comparables à celles qu'on oppose à la morphinomanie, c'est-à-dire l'isolement rigoureux dans des asiles spéciaux (existant à l'étranger) où les buveurs, sevrés brusquement de toute boisson fermentée, sont soumis à une hygiène et à une suggestion réconfortantes. Le traitement exige une détention de 6 mois à 2 ans. A la sortie des malades, l'œuvre de l'asile est poursuivie par les sociétés de tempérance.

IV. *Prophylaxie de l'alcoolisme.* — Cette grave question d'hygiène sociale ne peut être qu'à peine effleurée ici. Elle comporte d'une part : la mise en œuvre de toutes les formes de propagande antialcoolique : *propagande médicale*; organisation de *sociétés d'abstinence*, d'un *enseignement antialcoolique* (dans les écoles, les casernes, les centres ouvriers), multiplication d'*établissements de tempérance* à bon marché; d'autre part l'institution de mesures fiscales et administratives propres à restreindre la consommation de l'alcool : augmentation des impôts sur les boissons alcooliques,

limitation du nombre des débits de boisson et des heures de leur ouverture, création d'établissements spéciaux d'abstinence et de travail (Joffroy), législation armant davantage les pouvoirs publics contre l'alcoolique, autant dans son propre intérêt que pour la sécurité des siens et de la société.

Aldéhyde. — Premier produit d'oxydation de l'alcool ordinaire. On n'emploie, en thérapeutique, que des dérivés : la *Paraldéhyde*, produit de condensation de trois molécules en une seule, le *Chloral*, produit de substitution trichloré (v. c. m.).

Alet. — Dans la vallée de l'Aude, arrondissement de Limoux. Altitude 210 m Eau thermale (29°), bicarbonatée-calcique, non gazeuse, utilisée en boissons.

Indicat. — Gastropathies, dyspepsies, vomissements, anémie, chlorose, catarrhes vésicaux. Offre de remarquables propriétés digestives et sédatives.

Algidité. — Voir Choléra.

Alimentation. — En thérapeutique, l'alimentation doit être réglée soit dans un but prophylactique, pour assurer le maintien de l'état de santé, soit dans un but curatif, afin de faciliter la guérison de certains états pathologiques. En dehors de la maladie, le rôle de l'hygiène alimentaire est de déterminer la quantité, la nature des aliments au point de vue de leur digestibilité, de leur valeur nutritive; d'en varier la forme (indispensable); de fixer la distribution des repas, tout cela en tenant compte des conditions physiques individuelles (âge, sexe, tempérament, habitudes, conditions sociales, activité physique ou intellectuelle, allaitement, grossesse, ménopause, puberté, etc.). Chez les malades, la *diététique* ou *bromatologie curative* est régie par les voies et modes d'alimentation, les conditions physiologiques et morbides déterminant le régime alimentaire des malades, les différentes diètes spéciales ou régimes exclusifs. (Voir Diète, Lacté [Régime]).

Aliments. — Ce terme désigne toute substance introduite dans l'économie pour réparer ou limiter ses pertes incessantes et y subissant du reste, avant d'être assimilée ou éliminée, des modifications chimiques notables. Outre cette réparation plastique, les aliments doivent fournir à l'organisme la chaleur et la force nécessaires pour accomplir un travail donné, sans préjudice des frais de la croissance dans le jeune âge, de la grossesse, de la lactation. Un *aliment complet* devrait réaliser tous ces points. Un mélange des aliments répondant à chacun d'eux peut approcher plus ou moins de cet idéal.

L'observation et l'expérience ont permis de distinguer : 1° des *aliments inorganiques*; 2° des *aliments organiques non azotés* subdivisés en *hydrates de carbone* et *corps gras*; 3° des *aliments organiques azotés* subdivisés en *albuminoïdes* et *non albuminoïdes*.

Les *aliments minéraux* consistent en : oxygène, eau, chlorure de sodium, phosphates, sulfates, carbonates alcalins et alcalino-terreux, fer, silice, fluor, iode, brome, etc. Leur assimilation dépend essentiellement de la forme sous laquelle ils sont présentés à l'économie. Les combinaisons les plus assimilables sont celles, encore inconnues, réalisées dans les aliments végétaux : lentilles, pois, fèves, haricots, pommes de terre, dont l'ingestion assure, en effet, dans les meilleures conditions, la reminéralisation des tissus. La plupart des sels minéraux, le sel marin surtout, jouent, de plus, un rôle condimentaire fort important.

Des *aliments organiques*, ceux *non azotés*, *hydrates de carbone* et *graisses*, sont, avant tout, des sources de calorification et de travail. Parmi les *aliments azotés*, les *albuminoïdes*, indispensables à la réparation et à la régénération des tissus, jouent un rôle de tout premier ordre. Si, à la rigueur, hydrates de carbone et graisses peuvent être suppléés dans l'alimentation, rien ne peut remplacer les albuminoïdes, offrant seuls à l'organisme, l'azote sous forme assimilable.

L'observation guidée par l'expérimentation a permis de déterminer dans quelles proportions il y a lieu de combiner ces diverses substances, pour composer la *ration alimentaire normale* d'un adulte bien portant (taille 1 m. 70, poids moyen de 60 à 65 kg), se livrant à un travail modéré. Celle-ci doit être composée de la façon suivante (par kilogramme de poids) : *albuminoïdes* 1 gr. 50, *graisses* 1 gr., *hydrates de carbone* 4 gr. 50, *alcool* (à l'état de vin) 50 centigr., soit 38 calories (étant donné que la combustion de 1 gr. de substances est pour les hydrates de carbone de 4 calories, de 5 pour les albuminoïdes et de 9 pour les graisses). Mais on ne saurait se dissimuler quelle grande part d'arbitraire et de théorie comporte forcément cette évaluation qui doit faire abstraction de facteurs fort importants, essentiellement variables avec les sujets et les moments, tels que : les aptitudes digestives individuelles et la valeur alibile des aliments qui leur est étroitement subordonnée; l'influence des condiments, de la préparation des aliments qui, en l'espèce, joue sur leur utilisation un rôle considérable. A cette ration, il faut encore ajouter un litre et demi d'eau et les condiments. L'augmentation exigée par un surcroît de travail doit surtout porter sur les hydrates de carbone et les graisses; elle ne saurait être considérable, car une augmentation de 250 calories serait plus que suffisante pour représenter un travail énergique d'une durée de 8 heures.

Alimentaires (Intoxications). — Des accidents toxiques peuvent résulter de l'ingestion d'aliments d'origine animale ou végétale; ils sont imputables à des *alcaloïdes* ou à des *toxines* qui tantôt y existent normalement, tantôt y ont été créés par la putréfaction. Les symptômes diffèrent suivant que le poison est d'origine animale ou végétale.

I. *Intoxications d'origine animale.* — Sous certains climats, la chair du *thon* (aux Antilles) ou des *sardines* (Guadeloupe, Sénégal) est toxique. Au printemps, en été, les *moules*, les *huîtres* et autres coquillages provoquent des empoisonnements. La viande des animaux morts de maladie ou forcés à la chasse (*leucomaïnes*), celle des veaux trop jeunes pourraient devenir nuisibles. La *putréfaction de la viande* (source de *ptomaïnes*) et, plus encore, *des poissons*, *des crustacés et des mollusques*, est un facteur bien plus commun d'accidents, surtout si la cuisson est insuffisante, ou si l'animal a été conservé ou tué par certains procédés (*canard* dit *à la rouennaise*). La charcuterie et les conserves avariées par insuffisance de cuisson engendrent des accidents connus sous le nom de *botulisme*. Les *œufs* en nature ou entrant dans la composition de certaines crèmes (gâteau dit *Saint-Honoré*) peuvent aussi devenir la source d'empoisonnements. Ceux attribués au lait et aux fromages altérés sont plus rares.

La *prophylaxie*, concernant surtout l'hygiène publique, implique la surveillance étroite des marchés, abattoirs, charcuteries et pâtisseries. Les boîtes de conserve dont le couvercle est bombé ou le contenu fétide doivent être rejetées ; toute boîte ouverte doit être rapidement consommée ; toute viande suspecte sera soumise à une cuisson prolongée. Les enfants, les dyspeptiques, les sujets atteints d'insuffisance rénale ou hépatique sont bien plus exposés aux intoxications alimentaires.

La première indication du *traitement* est l'*évacuation des ingesta toxiques*. Si les accidents sont précoces (2 ou 3 heures après l'ingestion), c'est l'estomac qu'il faut vider, plutôt par un *lavage* avec le tube de Debove que par un vomitif qui pourrait aggraver la tendance au collapsus déjà provoqué par le poison (M. Labbé). Quand les accidents sont tardifs (2 à 3 jours), imputables à des ptomaïnes élaborées dans l'intestin, c'est ce dernier qu'il faut vider, soit par de *grands lavages* (2 litres et plus d'eau bouillie), soit par des purgatifs (*huile de ricin, calomel*, 75 centigr. à 1 gr.). Certaines diarrhées de défense observées dans ces cas doivent être respectées. L'*élimination des poisons déjà absorbés* sera favorisée par les diurétiques (lait, boissons abondantes), les diaphorétiques (injections de 1 milligr. de *pilocarpine*, Teissier), les injections de *sérum artificiel* (Dastre et Loye). L'antisepsie intestinale par le lait ou, mieux, par la *diète hydrique*, l'antisepsie du foie par les *cholagogues* concourront à suspendre l'élaboration des toxines.

Le *traitement des accidents* est symptomatique et varie avec leur nature. A certaines toxines déterminant des tendances syncopales avec myosis, on opposera le *sulfate d'atropine* (1 milligr. en injection) ; à d'autres entraînant la sécheresse de la bouche, la dilatation pupillaire et des contractions intestinales, on opposera plutôt la *morphine* (1 centigr.) ou la *pilocarpine* (1 milligr.) en piqûres. L'asthénie cardiaque et le collapsus, surtout redoutables, seront combattus par le café, le champagne, les injections d'*éther*, de *caféine*, d'*huile camphrée*, de *sulfate de strychnine*. L'éréthisme nerveux est justiciable du *bromure*, du *chloral* et de la *valériane* ; on opposera à la dyspnée les révulsifs et les piqûres de morphine. Si les vomissements se prolongent, il est indiqué de les arrêter par les moyens habituels (potion de Rivière, diète, glace, eau chloroformée) ; de même si la diarrhée dure outre mesure, il devient nécessaire de la calmer par les opiacés.

II. *Intoxications d'origine végétale.* — Ces accidents sont imputables soit aux *farines contaminées par des graines toxiques* (ivraie, mélampyre, nielle) ou des *moisissures* (ergot, maïs altéré), soit aux *champignons*. L'intoxication par ces derniers fera l'objet d'articles spéciaux (Voir AMANITES). Les farines déterminent, selon la nature de leurs altérations, des syndromes divers : *tomentulisme* (ivraie), *mélampyrisme* (mélampyre), *ergotisme* (ergot), *lathyrisme* (gesse), *pellagre* (maïs altéré). Les *noix mouillées*, les *pommes de terre germées* (solanine), peuvent aussi devenir des agents d'intoxication. Ces accidents seront évités par un examen attentif des graines et des farines destinées à la consommation ; quant à leur traitement, il variera avec les symptômes, surtout nerveux. Celui de l'*ergotisme* et de la *pellagre* sera exposé à part (v. c. m.).

Allevard. — Chef-lieu de canton de l'Isère, sur la ligne de Grenoble à Montmélian. Altitude 475 m. Eau froide, sulfureuse, chlorurée-sodique et sulfatée-calcique, iodée et lithinée ; utilisée en boisson et, surtout, en inhalation.

Indicat. — En général, affections pulmonaires et laryngées ; tuberculose pulmonaire au début ; scrofule, chlorose, anémie, dermatoses chroniques et invétérées. Eaux très excitantes.

Aloès et Aloïnes. — *Caract. phys. et chim.* — Suc épaissi, desséché, d'apparence résineuse, fourni par les feuilles charnues des *Aloe* (Liliacées). Trois sortes : l'*aloès socotrin*, l'*aloès des Barbades* ou *de la Jamaïque*, l'*aloès du Cap*. Tous offrent une saveur très amère et plus ou moins nauséeuse. L'aloès du Cap, variété la plus commune, se présente en masses brun foncé, à reflets verdâtres, transparentes et rouge foncé en lames minces.

Princ. act. — Deux substances isomériques, la *Barbaloïne* et l'*Isobarbaloïne*. L'aloès de Natal renferme deux autres aloïnes, la *Nataloïne* et l'*Homonataloïne*.

Effets physiol. et tox. — Aux doses de 10 à 15 centigr., l'aloès produit, généralement au bout de 12 à 24 heures, une ou deux évacuations accompagnées ou non de légères coliques, mais toujours d'un certain degré de ténesme. A plus fortes doses, coliques intenses, selles souvent bilieuses et, fréquemment, signes d'une assez vive irritation intestinale, particulièrement de l'extrémité inférieure du gros intestin. L'aloès provoque la congestion veineuse de tous les organes pelviens, aussi est-il rigoureusement contre-indiqué en cas de grossesse, de tendance aux métrorrhagies, d'hémorrhoïdes. L'aloès est un cholagogue vrai, et la présence de la bile est nécessaire au complet développement de son action.

Prop. thérap., indicat. — Laxatif habituel dans les hyperémies des centres nerveux ; stomachique et apéritif à petites doses.

Formes pharmac., doses :

Poudre (dose laxative) . . . . . . 2 à 15 centigr.
Extrait . . . . 5 à 20 —
Teinture, simple ou composée . . . . . 5 à 20 gr.

Il est préférable d'associer l'aloès au jalap, à la coloquinte, au calomel, à la rhubarbe ; associé aux ferrugineux, il devient plus fortement purgatif. Ne pas oublier que son emploi, prolongé ou à des doses dépassant 20 centigr. de poudre, irrite toujours et congestionne l'intestin.

Pilules :

Aloès pulvérisé . . } āā 3 centigr.
Résine de jalap pulv. }
Savon médicinal. . . . 10 —

pour une pilule ; une pilule, le soir, en se couchant (laxatif) ou de 3 à 5 (purgatif).

ou bien :

Aloès . . . . } āā 10 centigr.
Savon médicinal . . }

pour une pilule.

Les doses de 5 à 10 centigr. par jour sont stomachiques et apéritives.

L'aloès entre dans la composition des *pilules ante-cibum*, de *Bontius*, *Écossaises*, des *pilules laxatives* ou *purgatives* de *Bouchardat*, de *Peter*, de *Trousseau*, de l'*élixir de Garus* et de l'*élixir de longue vie* (teinture d'aloès composée).

Teinture d'aloès composée :

Aloès du Cap . . . . . . 40 gr.
Racine de gentiane. . . . 5 —
Rhubarbe. . . . . 5 —
Zedoaire . . . . 5 —
Safran . . . . 5 —
Agaric blanc . . . . . . 5 —
Thériaque. . . . . 5 —
Alcool à 60°. . . . . . . 2000 —

Alopécies. — Ce terme désigne la chute partielle ou totale des cheveux ou des poils, quelle qu'en soit la cause, le mot calvitie étant réservé au résultat définitif de l'alopécie. Les causes de celles-ci sont très nombreuses et très variables avec l'âge ; nous ne pouvons en fournir ici qu'un aperçu très sommaire. Chez l'enfant, les *alopécies en aires* succédant souvent aux suppurations du cuir chevelu : *impétigo*, *furonculose*, *abcès folliculaires*, guérissent le plus souvent spontanément, sauf dans les zones cicatricielles. Les *teignes* engendrent les alopécies les plus spéciales à l'enfance : *teignes tondantes à petites et à grosses spores*, *favus*, *pelade de l'enfant* ; les deux premières guérissent généralement sans laisser de traces ; le favus également, quand il est traité à temps ; mais certaines formes de pelade infantile sont rebelles à tout traitement. Il est d'abord essentiel d'isoler les teigneux des autres enfants sains. La *radiothérapie*, permettant l'éradication rapide et indolore de tous les poils malades, constitue maintenant le traitement de choix des teignes, mais, en raison de sa technique délicate, l'application en est réservée aux spécialistes (Sabouraud). La plupart des *infections aiguës* : fièvre typhoïde, érysipèle, fièvres éruptives, grippe, angine, pneumonie, pleurésie, appendicite, etc. sont suivies, au bout de 85 jours environ, d'une alopécie qui dure habituellement 6 semaines, mais se répare toujours. Cette réparation spontanée peut pourtant demeurer incomplète, et il est sage de l'activer par des lotions excitantes à base d'*alcool* (125 gr.), de *pilocarpine* (50 centigr. de chlorhydrate), d'*alcoolat de lavande ou de romarin* (25 gr.), poursuivies pendant 6 à 7 mois (Sabouraud). L'*alopécie syphilitique* (temporo-pariétale ; en aires) réclame le même traitement local associé à celui de l'infection causale. L'*alopécie vulgaire séborrhéique* succède peu à peu au *pityriasis de l'enfance*, à un âge variable (18 à 25 ans au plus tard) ; elle aboutit plus ou moins vite à la *calvitie commune de l'homme* (exceptionnelle chez la femme, ou seulement partielle, limitée au front, au sommet de la tête). Quoique non guérissable, l'alopécie séborrhéique peut être retardée des années dans sa marche par un traitement rationnel institué à temps et consistant en : *savonnages* (le matin ou le soir), suivis soit d'onctions avec une pommade à base d'*huile de cade* (10 gr.) et de *soufre précipité* (1 gr. pour vaseline et lanoline āā 10 gr.), soit de frictions avec une *lotion excitante* (éther 200 gr., alcool 50 gr., teinture de jaborandi et coaltar saponiné āā 25 gr., ammoniaque liquide 5 gr., Sabouraud). Une séborrhée intense doit faire insister sur le soufre (soufre précipité 10 gr., pour alcool à 60° 20 gr. et eau de roses 70 gr., Sabouraud). Ces moyens permettent de réduire le pro-

cessus décalvant de moitié ou des 2/3. Des *pelades de l'adulte*, les unes bénignes, guérissent, grâce à quelques applications locales excitantes (*acide acétique* et *chloroforme* āā, ou *vésicatoire liquide*) prudentes ; d'autres, graves, résistent à tous les agents thérapeutiques. On devra toujours traiter la cause de la pelade, quand on la soupçonne (lésions dentaires pour L. Jacquet) et l'état général (*arsenic*).

Alphol. — *Salicylate de naphtol α*, mêmes propriétés que le *bétol* (v. c. m.).

Alsol. — *Acétotartrate d'aluminium* employé pour la préparation de gargarismes astringents et antiseptiques.

Formes pharmac., doses. — *Usage ext.* — Poudre (pour insufflations), solution 1 à 5 p. 100 dans un mélange de 1/3 de glycérine et 2/3 d'eau (pour gargarisme).

Altitude. — L'*altitude* doit sa valeur thérapeutique à quelques conditions hautement favorables : rareté des microbes, limpidité et sécheresse remarquable de l'atmosphère, intensité de la radiation solaire augmentant la chaleur des jours, même en hiver, basse pression barométrique (60 à 62 cm) qui, en obligeant à des inspirations plus fréquentes et plus profondes, active la ventilation pulmonaire et la circulation périphérique, d'où décongestion des organes profonds. Le séjour des hautes vallées excite en outre puissamment l'appétit et accroît rapidement le taux des hématies (*hyperglobulie*). On conçoit quels bénéfices la *cure d'air* (Voir Aérothérapie) peut tirer de ces divers facteurs chez les *tuberculeux*, les *anémiques*, et, en général, chez tous les sujets *débilités* ou *neurasthéniques*, à condition qu'ils observent en même temps un repos méthodique. On choisira, selon les cas, une *station d'altitude moyenne* (500 à 700 m.) comme Durtol (520 m.), le Canigou (700 m.), de *grande altitude* comme Thorenc (1200 m.) ou d'*altitude extrême* telle que Leysin (1450 m.), Davos-Platz (1573 m.), Arosa (1856 m.), la Schatz-Alp (1865 m.), pour ne citer que les stations les plus connues. La cure d'altitude trouve ses principales *indications* dans : la *prétuberculose*, le *lymphatisme*, la *scrofule*, la *tuberculose initiale*, même avec hémoptysies (plutôt moins communes en montagne qu'en plaine). Les *contre-indications* habituelles sont : les *tuberculoses aiguës très fébriles*, la *phase cavitaire*, les *complications cardiaques* et la *tendance à l'asystolie*. La *cure d'hiver* est plus efficace (température basse tonique, air pur et calme, lumière solaire intense), cependant quelques arthritiques ou nerveux, tolérant mal le froid vif, feront plutôt la cure de juillet à septembre. En tous cas, les longs séjours sont indispensables ; 3 mois sont un minimum ; un ou plusieurs hivernages de 6 mois sont nécessaires pour obtenir des résultats sérieux et durables. Seule la période de la fonte des neiges (courte) est à éviter. L'*altitude moyenne* convient aux malades nerveux, éréthiques et excitables ; la *grande altitude* aux lymphatiques apathiques. Le bénéfice absolu des *altitudes extrêmes* est encore discuté par beaucoup de médecins.

Alumnol. — *Naphtol-sulfonate d'aluminium.* — Astringent, antiseptique, employé en solution aqueuse à 5 ou 10 p. 1000 ; est peu irritant et très peu toxique.

Alun de potasse, d'ammoniaque. — *Caract. phys. et chim.* — *Sulfate double d'aluminium et de potassium ou d'ammonium.* Cristaux incolores, saveur sucrée puis astringente ; peu soluble dans l'eau froide (10 p. 100), bien plus dans l'eau chaude (25 p. 100), dans la glycérine ; insoluble dans l'alcool.

Incompatib. — Alcalis, carbonates alcalins ; sels de plomb, de calcium, d'antimoine, solutions albumineuses, lait.

Effets physiol. — Agit localement en contractant les tissus et les capillaires ; à cette vaso-constriction succède une vaso-dilatation paralytique et des phénomènes inflammatoires, si l'application est trop prolongée ou la dose excessive. L'*alun calciné* (chauffé à 200-250°) est légèrement caustique.

Prop. thérap., indicat. — *Usage int.* : comme hémostatique contre les gastrorrhagies, les entérorrhagies. — *Usage ext.* : comme astringent dans la leucorrhée, la blennorrhagie (solut. de 10 à 20 p. 1000 en injections ou lavages), ou hémosta-tique contre les hémorrhagies externes. L'*alun calciné* est très usité comme caustique léger.

Formules. — *Solutions astringentes* (pharyngite) antiseptiques, hémostatiques, de 1 à 10 p. 100 ; *pommades* au 1/20.

Potion :

Alun.	4 à 6 gr.
Extrait de ratanhia. .	2 gr.
Elixir parégorique . .	20 —
Julep gommeux . . .	130 —

par cuillerée à soupe d'heure en heure dans les hémorrhagies gastro-intestinales.

Synergiques. — *Usage ext.* — Sels de fer et de zinc, notamment les sulfates ; astringents tanniques.

Alypine. — *Caract. phys. et chim.* — *Chlorhydrate du tétraméthyldiaminobenzoylpentanol.* — Poudre cristalline, facilement soluble dans l'eau et stérilisable à l'autoclave sans décomposition sensible.

Prop. physiol. et thérap. — Analgésique local proposé comme succédané de la *stovaïne*, mais il est plus toxique et convulsivant. Sur l'œil, ne provoque ni mydriase, ni troubles de l'accommodation, ni changements de pression intra-oculaire.

Amadou. — Improprement appelé *Agaric du chêne* ou *des chirurgiens*, car il est préparé (par macération, battage et séchage) avec le *Polyporus fomentarius* et le *Polyporus igniarius*, bolets poussant sur les troncs des vieux arbres (chênes, hêtres, tilleuls).

Prop. thérap. — Favorise l'hémostase, par application directe sur les petites plaies saignantes.

Amaigrissement. — Le plus souvent l'*amaigrissement* est subordonné à une cause pathologique telle que : *dyspepsie, diabète, tuberculose, cancer, artériosclérose, déchéance nerveuse, hystérie, épilepsie* ou *neurasthénie*, facteur plus ou moins difficile à dépister. Ailleurs la dénutrition tient au *surmenage*, à des *grossesses répétées*, à l'*allaitement prolongé*, à la *convalescence* d'une infection grave ou à des *peines morales*. Dans tous ces cas, c'est la cause que doit viser la thérapeutique. Mais chez un petit nombre de sujets, la maigreur paraît liée à un véritable trouble trophique d'origine centrale, compatible avec le jeu en apparence normal des organes, et persiste en dépit d'une alimentation suffisante ou copieuse, par défaut d'équilibre entre l'assimilation et la désassimilation. On peut tenter de modifier ces états par une hygiène appropriée : *suralimentation*, sans surmenage digestif, comportant un régime où prédomineront les farineux (purées de légumes, bouillies de farines alimentaires diverses), les pâtes alimentaires, les graisses émulsionnées (lait, œufs, beurre), les crèmes, les fromages frais, le pain ; *boissons abondantes* (bières brunes et extrait de malt, surtout) ; ingestion de 1 à 2 litres de lait dans l'intervalle des repas ; *repos et aération continue*, frictions sèches, bains ou douches tièdes. La régularité des fonctions digestives sera étroitement surveillée. En fait de *médicaments*, ces malades tireront surtout bénéfice des agents d'épargne comme l'arsenic (*arrhénal* en potion ou injections de *cacodylate de soude*), des amers (*colombo, quassia, noix vomique, sulfate de strychnine*), des toniques et réparateurs du système nerveux (*glycérophosphates, lécithine*) et de l'*huile de foie de morue*, si elle est tolérée.

Amandes. — Semences de l'*Amygdalus communis* (Rosacées), variétés *dulcis* et *amara*, fournissant les *amandes douces* et les *amandes amères*, ces dernières renfermant seules l'*Amydgaline*, glucoside capable de se dédoubler en présence d'une diastase (*Émulsine* ou *Synaptase*), contenue dans les amandes douces comme dans les amères, en glucose, hydrure de benzoyle et nitrile formique (acide cyanhydrique). Le contact du glucoside et de la diastase n'est possible qu'après broyage et malaxage des amandes amères qui dégagent seulement alors l'odeur d'*essence d'amandes amères*. Celle-ci, contenant toujours du nitrile formique, est violemment toxique.

Prop. thérap. — Les *amandes amères* s'emploient sous forme d'émulsion ou de sirop connu sous le nom de *sirop d'orgeat*. Les amandes douces, contenant plus de la moitié de leur poids d'huile

fixe, servent à la préparation du *looch blanc*, du *looch huileux*, du *lait*, de la *poudre* et de la *pâte d'amandes*, ainsi que du *sirop d'orgeat*.

Looch blanc :

Amandes douces mondées	30 gr.
Amandes amères mondées	2 —
Sucre blanc	30 —
Gomme adragante pulvérisée	0 gr. 50
Eau distillée de fleurs d'oranger	10 gr.
Eau commune	120 —

Incompatib. — Acides minéraux, sulfate de fer ; sels d'argent, de mercure, de plomb ; iodures, soufre, chlore. Très altérable et difficile à conserver, le looch blanc doit toujours être fraîchement préparé ; il constitue alors un excipient fort agréable.

Amanites (Intoxication par les). — Genre de champignons de la famille des *Agaricinées*, comprenant les espèces les plus toxiques, notamment l'*Amanita phalloïdes* contenant une substance albuminoïde, la *Phalline*, douée d'un pouvoir hémolytique très intense, et l'*Amanita muscaria* (fausse Oronge) dont un alcaloïde, l'*Amanitine* ou *Mycétomuscarine*, provoque une paralysie rapide des neurones centraux et périphériques. A leur summum, les accidents causés par ces deux espèces nocives constituent deux syndromes différenciés (*syndrome phallinien* et *syndrome muscarinien*).

I. *Syndrome phallinien.* — Il est caractérisé par : une *incubation prolongée* (10 à 30 heures et plus), un début tardif, insidieux ; des troubles gastro-intestinaux tardifs sujets à de fréquentes rémissions mais suivis de vives douleurs épigastriques ; des *accidents hépatiques* (tuméfaction notable du foie, ictère fréquent, hémorrhagies) et *rénaux* (urines rares, très colorées, quelquefois anurie), traduisant les effets hémolytiques de la phalline ; des accidents de déficit nerveux, tels que dépression, *ataxo-adynamie, état typhoïde*, mais avec intégrité absolue de l'intelligence et de la mémoire. La *guérison* est *exceptionnelle*, la mort presque la règle, après 2 ou 3 jours en moyenne.

II. *Syndrome muscarinien.* — Il est caractérisé par l'ensemble suivant : *incubation courte* (rarement plus de 4 heures sans accidents); *début brusque* et dramatique; *troubles gastro-intestinaux* évoluant sans rémissions; *anurie*; *excitation cérébro-spinale* avec incoordination motrice, délire, troubles de l'intelligence et de la mémoire (*folie muscarinienne*). La guérison (après 1 ou 2 jours) est la règle.

De ces deux syndromes il faut rapprocher le *Syndrome résinoïdien* (Pouchet), succédant surtout à l'ingestion de champignons d'autres espèces (*Polyporés*, certains *Hymenomycètes*, etc.), et imputable à des *résinoïdes* tels que les *acides agaricinique* et *cambogique*, substances irritantes, émėto-cathartiques, ne retentissant sur les centres nerveux que secondairement à une irritation gastrointestinale plus ou moins vive, mais douées aussi d'un certain degré d'action hémolytique quoique bien moindre que celle inhérente à la *phalline*.

L'*Amanita muscaria* (fausse Oronge), est habituellement ingérée après confusion avec l'*Amanita Cæsarea* (Oronge vraie), espèce comestible très estimée.

Les accidents d'empoisonnement provoqués par les Amanites ne réclament, outre le lavage de l'estomac et de l'intestin (quand leur origine est reconnue à temps), d'autre traitement que celui des symptômes qui seront combattus par les moyens appropriés. (Voir G. Pouchet. *Leçons de pharmacodynamie et de matière médicale*, 5e série, p. 549.)

Ambre. — Substance cireuse, de couleur cendrée, tachetée de jaune et de noir, très odorante, flottant en masses irrégulières, arrondies, sur les mers du Japon, l'océan Indien, l'Atlantique; excrétion morbide du cachalot, analogue aux calculs biliaires chez l'homme. Renferme l'*ambréine* (analogue à la *cholestérine*). L'*ambre gris* était employé jadis comme succédané du *musc*, à titre de stimulant, antispasmodique et aphrodisiaque. L'*ambre blanc de Cayenne* et l'*ambre blanc du*

Brésil sont deux variétés de *résine animée*. *Ambre jaune* est synonyme de *Succin*. L'*ambre liquide* est le baume copalme ou *Liquidambar*.

Amélie-les-Bains ou **Fort-les-Bains** (Pyrénées-Orientales). — A 31 km S.-O. de Perpignan. Altitude 276 m. Eaux thermales et hyperthermales (31°-63°), sulfurées-sodiques à sulfuration moyenne, très rapidement altérables au contact de l'air (eaux blanches, dégénérées); odeur et saveur franchement hépatiques, réaction alcaline. Utilisées sous forme d'inhalations, de bains et en boisson.

Indicat. — Rhumatisme chronique (sauf la forme névropathique), affections pulmonaires et laryngées, formes torpides de la tuberculose pulmonaire, affections scrofuleuses, affections chirurgicales (plaies osseuses, plaies anciennes et atoniques), dermatoses, syphilis, affections utérines et catarrhe des voies urinaires. Eaux modérément excitantes.

Amidon. — *Caract. phys. et chim.* — Substance tirée surtout de certaines graines de Légumineuses (pois, haricots, lentilles, fèves, etc.) et du caryopse des céréales (blé, orge, seigle, riz, etc.) ou de certains tubercules (fécule de pomme de terre), se présentant sous l'aspect d'une poudre blanche, douce au toucher, constituée par des grains arrondis, polyédriques, de dimensions très variables, dont l'examen microscopique permet de reconnaître l'espèce. L'amidon est insoluble dans l'eau froide, mais se gonfle dans l'eau chaude pour se prendre, en refroidissant, en une masse glutineuse (empois), masse renfermant une part de l'amidon modifié et dissous et bleuissant sous l'influence de l'eau iodée. Une température de 200°, l'hydratation ou l'influence des diastases transforment l'amidon en *dextrine*, son isomère, soluble dans l'eau froide ; une hydratation plus marquée transforme la dextrine en glucose.

Prop. thérap., indicat. **Formes pharmac.** — *Usage int.* : lavement contre la diarrhée. — *Usage ext.* : émollient employé soit en nature, soit en bains ou sous forme de cataplasmes, de glycérolé, de

pâtes couvrantes dans les dermatoses enflammées.

Formules :

Lavement :

Amidon . . . . . .   15 à 30 gr.
Eau . . . .   1000 —
faire bouillir pour transformer en gelée.

Bain :

500 gr. à 2 kg d'amidon pour un
bain.

Glycérolé :

Amidon . . . .   2 gr. 50
Glycérine . . . .   30 gr.

Pâte :

Amidon . . . . } āā 15 gr.
Oxyde de zinc . . . . }
Vaseline . . . .   30 —

Ammoniaque. — *Prop. phys. et
chim.* — Alcali volatil, solution aqueuse
de *gaz ammoniac* extrêmement soluble
dans l'eau (1 vol. d'eau dissout plus de
1000 vol. de gaz). Liquide incolore
d'odeur très piquante, de saveur caustique; très irritantes pour la pituitaire
et les muqueuses respiratoires, ses vapeurs provoquent des éternuements, du
larmoiement, de la toux. L'ammoniaque
est caustique, provoque la déliquescence
de l'albumine solide et saponifie les
graisses.

Effets physiol. et tox. — L'ammoniaque et ses sels sont, à faibles doses,
d'énergiques stimulants diffusibles ; à
doses élevées, ils agissent comme des stupéfiants. Suivant des conditions déterminées, ils se montrent sédatifs, antispasmodiques directs, hyposthénisants, ou bien,
au contraire, déterminent l'hyperexcitabilité du système nerveux, l'exaltation des
réflexes, l'accélération respiratoire, l'hypertension artérielle, la tachycardie, ou
même, des convulsions. Produit normal
de désassimilation des albuminoïdes,
l'ammoniaque existe en petite quantité
dans l'organisme à l'état de sels et il est
vraisemblable qu'une part de l'urée pro
vient de la déshydratation du carbonate

d'ammonium ; en effet, tout facteur tendant à réduire l'alcalinité du sang entraîne une augmentation de l'ammoniaque
urinaire et une réduction de l'urée. Cette
production continue d'ammoniaque préserve l'organisme de l'intoxication acide ;
il est vrai que son exagération expose à
une toxémie grave, l'*ammoniémie* (cause
d'hémolyse), conséquence possible de
l'urémie.

Prop. thérap., indicat. — *Usage int.*
stimulant diffusible (ivresse), antidote
dans l'intoxication par les acides. —
Usage ext. : révulsif, remplaçant le vésicatoire.

Formes pharmac., doses. — *Usage int.*
On emploie surtout la *liqueur ammoniacale anisée* :

Ammoniaque pure à 22° B .   5 gr.
Huile volatile d'anis . . . .   1 —
Alcool à 90°. . . . .   24 —

X à L gouttes dans de l'eau sucrée ou
une infusion aromatique chaude.

L'*acétate d'ammoniaque* (Voir Acétates)
est encore plus usité.

Usage ext. : l'ammoniaque forme la
base de plusieurs topiques couramment
usités.

Liniment ammoniacal (1 d'ammoniaque
pour 9 d'huile).

Eau sédative, Baume de Fioravanti, etc.

Incompatib. — Acides et, en général,
tous sels métalliques et organiques.

Associations. — Tous les stimulants
diffusibles et les aromatiques.

Ammoniaque (Acétate d'). — Voir
Acétates.

Ammoniaque (Chlorhydrate d'). —
Caract. phys. et chim. — Cristaux cubiques, solubles dans 3 p. d'eau, 8 p.
d'alcool, 5 p. de glycérine.

Prop. thérap., indicat. — Fluidifie les
sécrétions laryngées et bronchiques, facilite l'expectoration. Employé dans les
laryngites, bronchites, dans la grippe.
Antifermentescible gastrique (A. Robin).

A l'extérieur, topique résolutif (entorses, contusions, phlébites).

Formes pharmac., doses. — *Usage
int.* — 30 centigr. à 1 gr. en potion.

Usage ext. — Solution à 10 et 20 p. 100
en lotions et compresses.

Potion expectorante :

Chlorhydrate d'ammoniaque   3 gr.
Sirop de baume de Tolu . .   50 —
Eau distillée de menthe . . 100 —

Cachets :

Chlorhydrate d'ammo-
  niaque . . . . 25 centigr.
Terpine. . . . . 10 —

pour un cachet. 4 à 10 par jour.

Lotion résolutive :

Chlorhydrate d'ammonia-
  que . . . . 20 gr.
Teinture d'arnica. . . . .   60 —
Eau commune . . . . . . 450 —

Ammoniaque (Gomme). — *Prop. phys. et chim.* — Gomme-résine fournie par le *Dorema Ammoniacum*, ombellifère croissant en Lybie et en Perse. Présente la forme de larmes blanches, laiteuses, jaunissant avec le temps, d'odeur spéciale, de saveur âcre et amère. Elle contient une résine et une huile essentielle sulfurée.

Effets physiol. et tox. — En nature, la drogue, légèrement irritante, provoque une excitation générale, plus marquée quand elle est fraîche, mais dépendant aussi de la nature de l'excipient.

Prop. thérap., indicat. — Modificateur très efficace de la muqueuse et des sécrétions bronchiques.

Formes pharmac., doses. — Émulsion ou pilules, 50 centigr. à 2 gr. en 24 heures, par prises de 5 à 10 centigr.

Potion :

Gomme ammoniaque pulvé-
  risée . . . .   5 gr.
Émulsion d'amandes douces.   90 —
Sirop d'érysimum composé.   60 —

une cuillerée à soupe toutes les heures.

Pilules :

Gomme ammoniaque pul-
  vérisée . . . .   āā 2 gr.
Acide benzoïque. . . . .
Savon médicinal. . . .   Q. S.

Diviser en 20 pilules. 5 à 10 par jour.

Amygdalites. — I. *Amygdalite aiguë simple.* — Quoique en général, il faille peu compter sur le *traitement abortif de l'amygdalite*, on a préconisé dans ce but : le *salol* (2 à 4 gr. par jour, Gugenheim) et le *sulfate de quinine* (50 centigr. au moins, en 2 fois, Szentgyœrgy de Buda-Pesth), dès les premiers signes. Dès que la maladie est confirmée, l'alitement s'impose. Localement, les *gargarismes*, les *bains de gorge* ou mieux les *irrigations pharyngées* (avec un bock et une canule en ébonite) répétées 6 à 8 fois par jour avec une solution antiseptique très chaude (*eau boriquée* à 4 p. 100, *phénosalyl* ou *salicylate de soude* à 1 p. 100) la méthode de Bier (v. c. m.) seront surtout conseillés. A la dysphagie on peut opposer soit l'attouchement des amygdales avec un tampon d'ouate imbibée d'*huile mentholée* à 1 p. 100 ou de *glycérine gaïcolée* (āā), soit la succion répétée de pastilles mentholées et cocaïnées. A l'intérieur un laxatif ou un purgatif trouve souvent son indication dans l'état gastrique, habituel ; en tous les cas le *salicylate de soude* (2 à 3 gr. par jour) est toujours très rapidement efficace contre la douleur, tout en abrégeant notablement la durée de l'angine (Meyer, Courtade, etc.). L'alimentation chaude liquide ou demi-liquide est la mieux tolérée. Le traitement de l'*amygdalite phlegmoneuse* est exposé ailleurs (voir ABCÈS DE L'AMYGDALE). La contagiosité des amygdalites étant habituelle, il est sage d'isoler les malades qui en sont atteints.

II. *Amygdalites chroniques.* — Voir HYPERTROPHIE DES AMYGDALES, VÉGÉTATIONS ADÉNOÏDES.

Amyle (Nitrite d') (*Éther amylnitreux*). — *Caract. phys. et chim.* — Liquide incolore (s'il est pur), d'odeur pénétrante, typique ; soluble dans l'alcool, l'éther, le chloroforme, insoluble dans l'eau ; son extrême altérabilité doit le faire conserver en ampoules scellées.

Effets physiol. et tox. — En inhalation, provoque, par excitation des vaso-dilatateurs, une hyperémie surtout de la face (rougeur intense du visage, battements des temporales), du cou, et des parties supérieures du tronc, avec abaissement de la tension artérielle et accélération cardiaque. Le nitrite d'amyle exerce sur le myocarde et les appareils nerveux intracardiaques, une action irritante et tétanisante. Les hautes doses exposent à la méthémoglobinurie, à la perte de connaissance, aux convulsions. Dangereux chez les artério-scléreux, les congestifs.

Prop. thérap., indicat. — Employé contre la syncope, l'angine de poitrine, l'asthme, la migraine blanche, les hémoptysies (J. Ronjet), la pneumonie (Hayem).

Formes pharmac., doses. — En *inhalations*, V à VI gouttes sur une compresse, l'accoutumance rapide oblige à porter cette dose à X, XX et même L gouttes ; effet très passager. Le *nitrite d'amyle tertiaire* (éther nitreux de l'alcool amylique tertiaire) serait d'action plus marquée et plus durable et ne provoquerait pas les mêmes sensations désagréables (chaleur de la face) que le nitrite d'amyle normal. La droguerie prépare des *tubes scellés* renfermant du nitrite d'amyle parfaitement pur. On brise une des pointes et on laisse couler sur une compresse le nombre de gouttes voulu.

Amyle (Valérianate d'). — *Caract. phys. et chim.* — *Éther valérianique de l'alcool amylique*, connu aussi sous le nom d'*Essence de poires et de pommes* (employé en pâtisserie et confiserie). Liquide incolore, sentant la pomme de reinette, dissolvant la cholestérine.

Effets physiol. et tox. — Stimulant à faibles doses, hypno-anesthésique à doses élevées.

Prop. thérap., indicat. — Employé contre la lithiase biliaire dans le but de solubiliser les calculs biliaires.

Formes pharmac., doses. — En nature sous forme de capsules gélatineuses, ou en émulsion.

Valérianate d'amyle . .	60 centigr.
Huile d'amandes douces	.8 gr.
Gomme arabique pulvérisée	5 —
Sirop de coings. . . .	30 —
Eau distillée	60 —

A prendre, en une fois, dans un demi-verre d'eau ou de lait.

Amylène. — Carbure d'hydrogène liquide, très volatil, point de départ de tous les composés amyliques. Proposé comme anesthésique ; inusité.

Amylène (Hydrate d'). — *Caract. phys. et chim.* — *Alcool amylique tertiaire* ou huile de pommes de terre, liquide mobile, incolore, d'odeur aromatique spéciale, de saveur fraîche et piquante, peu soluble dans l'eau, très soluble dans l'alcool et l'éther.

Prop. physiol. et tox. — A faible dose, hypnotique agissant sur les centres nerveux, sans troubler la respiration, ni la circulation. A dose toxique, ralentit le rythme cardiaque et respiratoire, abaisse la tension artérielle et la température.

Prop. thérap., indicat. — Hypnotique convenant aux névropathes, aux aliénés excités, aux alcooliques, aux épileptiques.

Formes pharmac., doses. — *Usage int.* — 8 à 10 gr. en 24 heures ; par prises de 2 à 3 gr. en potion.

Hydrate d'amylène	10 gr.
Extrait de réglisse. . . .	20 —
Potion gommeuse	160 —

Chaque cuillerée à soupe contient 1 gr. d'hydrate d'amylène.

Amyloforme. — Mélange d'amidon et d'aldéhyde formique employé comme topique antiseptique, à titre de succédané de l'iodoforme.

Amyloïde (Dégénérescence). — Déterminée, habituellement en même temps, sur le foie, la rate, les reins et parfois l'intestin, par une toxine encore inconnue mais ayant toujours pour source une *suppuration prolongée* (souvent osseuse). Soit primitive, soit secondaire à la *tuberculose* ou à la *syphilis*, la *dégénérescence amyloïde* n'est actuellement justiciable d'aucune médication spécifique. L'essentiel est de savoir la prévenir ou en reculer l'échéance, en tarissant s'il est possible le ou les foyers de suppuration causale et en traitant, par des moyens appropriés, la tuberculose ou la syphilis, si elles sont en cause. Quand la lésion est réalisée on ne pourra qu'en atténuer les symptômes (la *diarrhée* et l'*albuminurie* surtout) par une médication convenable et modérer la dénutrition par un *régime tonique* rationnel.

Anachlorhydrie. — L'*anachlorhydrie* ou défaut d'H Cl *libre* dans le contenu gastrique (extrait une heure après repas d'épreuve) s'observe à une phase avancée des gastrites chroniques. Impliquant l'atrophie des glandes gastriques, elle se complique habituellement d'*apepsie* et de *catarrhe muqueux*. L'anachlorhydrie peut encore compliquer : le *cancer de l'estomac* (par gastrite concomitante), la *gastrite des tuberculeux* et la *gastrite posttyphique*, enfin certaines *dyspepsies asthéniques*. Les troubles digestifs et généraux qui en résultent, non toujours très marqués, consistent en gêne ou pesanteur gastrique, anorexie et surtout diarrhée, parfois profuse (Soupault); il est aussi des cas absolument latents. L'état général (dans la gastrite primitive) peut rester bon. Ailleurs s'observe le syndrome de l'*anémie pernicieuse* (Fenwick) mais sans qu'il semble directement lié à l'apepsie. Le *traitement rationnel* consiste à réaliser dans l'estomac une sorte de digestion artificielle, en donnant, seuls ou associés, soit l'*acide chlorhydrique* (solution à 2 p. 1000, un verre à madère au milieu ou à la fin du repas) ou l'*acide phosphorique* (ac. phosph. 10 gr.; phosph. ac. de soude 20 gr.; eau dist. 200 c. c., 1 à 4 cuillerées à café dans la boisson des repas, Martinet), soit les ferments digestifs : *pepsine, papaïne, pancréatine*. On obtient quelquefois des résultats plus complets avec le *suc gastrique frais de chien* (*gastérine* de Frémont), ou mieux *de porc* (*dyspeptine* de Hepp); ce dernier, à la dose de 2 à 3 cuillerées à bouche dans un verre de bière, de citronnade ou d'eau de Seltz bu par gorgées aux repas. Gilbert et Chassevant conseillent un *extrait gastrique* obtenu par dessiccation rapide dans le vide (au-dessous de 35°) de la muqueuse stomacale du porc. Un gramme de cette poudre (inodore et insipide) peptonise 200 gr. d'albuminoïde; elle est plus active associée à l'H Cl. On retiendra que les eaux alcalines (Vichy, Vals, Vittel, etc.) neutralisent ces diverses préparations. Le *régime* le mieux toléré consistera en :

viande crue râpée, œufs peu cuits, lait associé à des farines ou pâtes alimentaires, et *képhir*, qui donne parfois d'excellents résultats (Soupault).

Anagyre. — Plantes de la famille des Légumineuses-Papilionacées, dont une espèce, l'*Anagyris fœtida*, arbuste de la région méditerranéenne, désigné sous le nom de *Bois-puant*, exhale une odeur fétide capable de provoquer des malaises. Cette plante éloigne tous les insectes, même les abeilles. Elle renferme un mélange des alcaloïdes *Anagyrine* et *Cytisine* très actifs sur le cœur et la circulation. La plante entière exerce une violente action irritante sur le tube digestif. On a rapporté un certain nombre d'accidents d'intoxication causés par l'emploi du lait ou du fromage de brebis et de chèvres ayant brouté l'anagyre. En raison de ses propriétés purgatives, on a proposé d'utiliser cette plante comme succédané du séné. L'anagyrine est un poison du système nerveux central.

Analgène. (*Orthoéthoxyacétylamidoquinoléine*). — *Caract. phys. et chim.* — Sa saveur désagréable lui a fait substituer son dérivé benzoylé ou *benzanalgène*, seul utilisé.

Prop. thérap., doses. — Antinévralgique et antithermique, vanté comme succédané de la quinine chez les paludiques. Offre l'inconvénient d'altérer les hématies, à moins qu'on ne l'associe au *bicarbonate de soude*, ce qui évite ce danger; 1 à 3 gr. par jour, en cachets de 50 centigr., associés à poids égal de bicarbonate sodique.

Analgésine. — Nom donné à l'*Antipyrine* par le Codex français.

Caract. phys. et chim. — *Phényldiméthyloxypyrazolone.* Poudre cristalline blanche ou paillettes d'aspect micacé, inodore, de saveur amère assez spéciale; très soluble dans l'eau, l'alcool, le chloroforme, l'éther, et capable de former, avec nombre de substances, des combinaisons dont quelques-unes trouvent leur emploi en thérapeutique.

Prop. physiol. et tox. — A faibles doses, l'analgésine réduit l'excitabilité réflexe et la sensibilité douloureuse, tout en excitant les sensibilités spéciales (tact, ouïe, vue), pouvant même déterminer une sorte d'ébriété (ivresse antipyrinique). A hautes doses, elle provoque une hyperexcitabilité réflexe avec convulsions, suivie d'une phase paralytique. Tout l'axe nerveux est impressionné; la moelle perd une part de son pouvoir réflecto-moteur, ne conservant que ses fonctions conductrices; l'action analgésiante porte surtout sur les nerfs bulbo-protubérantiels. Les troubles cardio-vasculaires sont d'origine centrale; seules, les hautes doses atteignent primitivement le myocarde. On note surtout une vaso-dilatation périphérique répondant à une vaso-constriction centrale. Il ne se forme pas de méthémoglobine, et les propriétés oxydantes des hématies sont à peine modifiées; cependant les échanges nutritifs sont profondément atteints. L'analgésine est bien plus *antipyrétique* qu'*antithermique*, car elle régularise simplement la température, l'abaissant d'autant plus qu'elle dépasse davantage la normale. A cet abaissement succède une réascension thermique avec sueurs abondantes, parfois profuses. Les sécrétions sont ralenties, surtout la sécrétion rénale. Les centres nerveux thermiques, trophiques et sensitifs subissent donc solidairement une influence élective. Assez fréquents, les *accidents d'intolérance* peuvent intéresser le tégument (érythèmes, bulles, sur les doigts, les orteils, la paume des mains, autour des orifices naturels), les reins (albuminurie), le tube digestif (anorexie, gastralgie, vomissements, constipation ou diarrhée), les centres nerveux et l'appareil circulatoire (malaise général, vertiges, étourdissements, sueurs profuses tenaces, frissons, hypothermie, cyanose, coma ou dyspnée, tendances syncopales).

Prop. thérap., indicat. — Antipyrétique, analgésique, antispasmodique, modérateur des échanges. Son action d'arrêt sur l'émonction rénale, ses effets hyposthénisants, en ont fait abandonner l'emploi dans les infections fébriles, la fièvre des tuberculeux, la grippe. Elle reste d'un usage courant contre : la migraine, les névralgies, les arthralgies,

myalgies rhumatismales ou autres; les viscéralgies (coliques saturnine, hépatique, néphrétique; douleurs utérines). Elle a encore été préconisée contre la chorée, la coqueluche, l'incontinence nocturne d'urine, les polyuries. A titre de modérateur des échanges, elle trouve son emploi dans le diabète. Localement, l'antipyrine, en solution concentrée, est un bon hémostatique.

Formes pharmac., doses. — *Usage int.* En raison de son action irritante locale, l'analgésine ne devrait pas être prescrite en cachets, mais toujours en potion, aux doses de 2 à 5 gr. par 24 heures, par prises de 50 centigr. à 1 gr. Le meilleur mode d'administration est l'incorporation à une potion de Rivière n° 1 (alcaline).

Potion n° 1 :

Analgésine	4 gr.
Bicarbonate de potasse	2 —
Sirop de sucre	15 —
Eau distillée	45 —

Potion n° 2 :

Acide citrique	2 gr.
Sirop de limons	15 —
Eau distillée	50 —

Après chaque cuillerée à soupe de la potion n° 1 (représentant 1 gr. d'analgésine) on fera prendre une cuillerée de la potion n° 2 non modifiée.

L'antipyrine peut être associée à tous les alcaloïdes et antithermiques-analgésiques.

Usage ext. — Comme hémostatique, l'antipyrine est employée en solution de 10 à 40 p. 100, en suppositoires (hémorrhoïdes) contenant 20 à 40 centigr.

Incompatib. — Sels minéraux (sauf les alcalins), tannin et substances astringentes, iodures, chloral, salicylate de soude.

L'analgésine forme des combinaisons nombreuses dont les plus usitées sont l'*amygdalate d'antipyrine* ou *tussol*; la *ferropyrine*, le *chloral-antipyrine* ou *hypnal*, le *salicylate d'antipyrine* ou *salipyrine*, la *quinopyrine*, l'*anilipyrine* (Voir G. POUCHET. *Leçons de pharmacodynamie et de matière médicale*, 4ᵉ série, p. 24).

Anaphrodisie. — Voir Impuissance.

Anasarque. — Voir Œdèmes, Néphrites.

Andabre. — Sources situées dans
l'Aveyron à 25 km de Saint-Affrique.
Altitude 407 m. Eaux froides, bicarbo-
natées-sodiques-calciques-magnésiennes,
faiblement chlorurées-sodiques et ferrugineuses, utilisées en boisson, bains et
douches.

Indicat. princ. — Lymphatisme, anémie, convalescence.

Anémies. — Il sera surtout question
ici du traitement des *anémies* dites *symptomatiques*, celui de la *chlorose* et de
l'*anémie pernicieuse* sera exposé à part.
Avec A. Jousset, il faut distinguer : les
anémies par spoliation, consécutives à
toute hémorrhagie traumatique, chirurgicale ou spontanée (hémophilie, purpura,
scorbut, épistaxis, métrorrhagies, hémoptysie, hématémèses, etc.); les *anémies
par altération toxique des hématies* (paludisme, tuberculose, syphilis, rhumatisme articulaire aigu, fièvre typhoïde,
suppurations, ankylostomiase; intoxications mercurielle, saturnine, oxycarbonée; auto-intoxications telles que ictère,
mal de Bright, goutte); les *anémies par
régénération insuffisante des hématies*
(lésions de la moelle osseuse, de la rate,
polyadénopathies; déchéances organiques d'origines diverses, digestive ou
nerveuse); enfin, les *anémies cryptogéniques*, de cause encore obscure.

L'*anémie par spoliation* réclame, avant
tout, l'arrêt de l'hémorrhagie; si celle-ci
a été massive, la réparation, urgente,
sera hâtée soit par l'*injection intraveineuse de sérum artificiel* (500 à 1500 gr.),
soit, mieux, par la *transfusion* (v. c. m.),
seule capable de conjurer la mort après
les hémorrhagies profuses. Quand la spoliation est lente, fractionnée, le traitement général de l'anémie pourra suffire,
c'est-à-dire : la *cure d'air* dans une station d'altitude, l'*hydrothérapie* ou les
frictions sèches, un régime réconfortant
(lait et viande crue surtout) aidé des ressources de la médication ferrugineuse
(*protoxalate de fer* 20, 30, 40 centigr.
par jour aux repas, seul ou associé à
50 centigr. de *magnésie* par repas).

Les *anémies d'origine infectieuse ou
toxique* comportent quelques indications
propres. L'*anémie des convalescents* est
justiciable du traitement général sus-
indiqué. Le fer peut être utile contre
l'*anémie tuberculeuse* (sauf dans les formes éréthiques), mais celle-ci ressortit
plutôt en général au *cacodylate de soude*
ou à l'*arrhénal*; il est vrai cependant
que, dans la plupart des cas, le *cacodylate ferrique*, en solution titrée à
3 centigr. par c. c., semble être le remède de choix; par voie hypodermique
(3 à 10 centigr.) ou gastrique (5 à
30 centigr.), il n'expose ni aux poussées
congestives, ni aux hémoptysies et exerce
une influence plutôt favorable sur l'albuminurie prétuberculeuse (Gilbert et
Lereboullet). L'*anémie palustre* peut
céder au *traitement quinique* seul, mais il
est souvent indispensable de faire intervenir le *fer* (injections hypodermiques de
chlorure double de fer et de quinine en solution à 1 p. 100 — Aviragnet) ou l'*arsenic*
(*cacodylate de soude* ou *arrhénal*). L'*anémie syphilitique* guérit le plus souvent
par le *mercure* seul; en cas d'échec on
recourra utilement au *cacodylate neutre
d'hydrargyre*, composé soluble très stable. Dans ces cas Brocq injecte 1 à 2 c. c.
d'une solution contenant (par c. c.)
47 milligr. de *biiodure de mercure* et
4 centigr. de *cacodylate de soude*. L'*anémie des mineurs* (Voir Ankylostomiase),
celle de l'*helminthiase* seront traitées
d'abord par les vermifuges, ensuite
comme l'anémie vulgaire. Les *anémies
toxiques* (plomb, mercure, oxyde de carbone) se réparent aussi assez aisément,
après suppression du poison. Le fer faisait, pour Lecorché, partie intégrante du
traitement de la *goutte* et du *mal de
Bright*. L'*anémie des ictériques* réclame
une médication dirigée contre l'anémie,
mais associée au traitement de la cholémie et aux *antiseptiques des voies biliaires*.

Les *anémies par régénération insuffisante des hématies* ressortissent spécialement aux *agents modificateurs des organes
hématopoiétiques* (ganglions, rate, moelle
des os). En dehors des anémies liées au
rachitisme et aux adénopathies tubercu-

leuses justiciables, l'une du *phosphore*, l'autre de la *cure marine*, c'est encore la médication arsenicale (*cacodylates, arrhénal*) qui se montre le moins infidèle contre cette classe d'anémies qu'amélioreraient sans doute aussi les injections de sérum d'animaux soumis à des saignées préalables (suivant le procédé expérimenté par Carnot). Cependant, certaines anémies spléniques, comme celle de Banti, d'origine infectieuse, peuvent guérir par la *splénectomie précoce* (avant la phase de cirrhose).

Aux *anémies cryptogéniques*, on ne peut forcément opposer qu'un traitement symptomatique utilisant les agents hygiéno-diététiques et médicamenteux que réclame l'anémie en général.

Anémie cérébrale. — L'*anémie cérébrale aiguë* se traduisant par la *syncope* (v. c. m.) reconnaît les mêmes causes et réclame le même traitement : position déclive de la tête, flagellation du visage; piqûres d'éther, d'huile camphrée, de caféine; tractions rythmées de la langue, respiration artificielle; et, en cas d'hémorrhagie grave : hémostase, ligature des membres, injection de sérum artificiel.

L'*anémie cérébrale chronique*, habituellement symptomatique de la plupart des *anémies* (v. c. m.) est amendée par la thérapeutique qui leur est appropriée. L'*anémie des vieillards artérioscléreux* est justiciable du traitement de l'*artériosclérose* (v. c. m.). Celle des *aortiques* réclame surtout l'usage de la *trinitrine*, du *nitrite de sodium*, du *nitrite d'amyle* (en inhalations) et des *opiacés*.

Anémie pernicieuse. — L'*évolution pernicieuse*, syndrome grave, très souvent incurable, susceptible de compliquer toute anémie, menace surtout celle qui résulte des parasites intestinaux (*bothriocéphale, ankylostome*), des cancers gastrique ou hépatique et de certaines splénomégalies. Les formes secondaires réclament nécessairement une thérapeutique variable avec la maladie causale; mais certains syndromes pernicieux, ne semblant liés à nulle cause apparente, exigent un traitement spécial qui, du reste, peut également réussir dans les autres types. Quand le chiffre globulaire tombe au-dessous de 1 000 000, le *fer* devient inutile et doit céder le pas à l'*arsenic*, sous forme d'injections hypodermiques soit de *liqueur de Fowler* (1 c. c.) modifiée (eau de mélisse remplacée par l'eau de laurier-cerise), soit d'*arséniate de soude* en solution à 1 p. 100 (2 c. c.), ou, mieux, de *cacodylate de soude* (5 à 10 centigr.). L'arsenic agit probablement en stimulant l'hématopoièse. Quelques observations semblent prouver que ce but serait encore mieux rempli par la *moelle osseuse* (de veau ou de bœuf) qui, ingérée crue, à la dose de 90 à 100 gr. par jour, aurait amené plusieurs fois la guérison (Fraser, Barrs, Caccini). Par des examens quotidiens du sang, Ménétrier, Aubertin, Bloch ont constaté que l'opothérapie activait la fonction médullaire (multiplication des *normoblastes* et des *myélocytes*), mais seulement dans les cas où la formule hématologique accuse une réaction myéloïde assez marquée. L. Rénon, L. Tixier ont noté des résultats analogues (effort de la moelle osseuse pour réparer la destruction globulaire), sous l'influence de la *radiothérapie*, mais dans un cas trop avancé pour que la thérapeutique puisse en tirer des conclusions. Le traitement de l'anémie pernicieuse est, par ailleurs, purement symptomatique : *repos* absolu; *régime* composé surtout de lait, œufs, viande crue ou grillée; *képhir, inhalations d'oxygène* (G. Lyon) contre les vomissements; grands lavages intestinaux contre la constipation. On doit quelques succès à la *diète képhirique* ainsi qu'au *régime végétarien*.

Anémone pulsatile. — (Renonculacées). — *Prop. thérap.* — Employée par les homœopathes contre l'asthme, le coryza, comme emménagogue, détersif, abortif des phlegmasies.

Formes pharmac., doses. — Infusion de racines (1 p. 100). Teinture 25 centigr. à 1 gr. Alcoolature V à XXX gouttes.

Anémonine. — Glucoside tiré de l'anémone pulsatile, est assez énergiquement toxique.

Caract. phys. et chim. — Sel cristallisé, incolore, peu soluble dans l'eau, plus soluble dans l'alcool.

Prop. physiol. et thérap. — Vésicant, emménagogue, mêmes indications que la plante.

Doses. — 2 à 3 centigr. en pilules.

Anésine ou Anésone. — *Alcool pseudobutylique trichloré*, proposé comme analgésique local à la place de la cocaïne, sous le nom *d'acétone-chloroforme.*

Anesthésine. — Éther éthylique de l'acide para-amidobenzoïque.

Caract. phys. et chim. — Poudre blanche, inodore, insipide, peu soluble dans l'eau, plus soluble dans l'alcool, l'éther, le chloroforme, les huiles; peu toxique.

Prop. physiol. et thérap. — Analgésique local (solution de chlorhydrate à 1 p. 100). Prescrit en nature, par cachets de 30 centigr. à 1 gr. 50 contre l'hyperesthésie gastrique de l'ulcère, de la dyspepsie nerveuse; contre les vomissements de la grossesse.

Aneth. — Ombellifère, très voisine de l'angélique, dont les semences contenant, comme celles d'anis, une essence aromatique, sont employées, à titre seulement stomachique et carminatif, en infusion ou poudre (3 à 8 gr.).

Anévrysme de l'aorte. — Malgré le pronostic si sombre de la maladie, on doit tenter d'en suspendre les progrès ou tout au moins d'en pallier les accidents douloureux. Le traitement est donc *curatif* ou *palliatif*.

I. *Traitement curatif.* — Il doit atteindre la *syphilis causale*, si elle est avérée, et tendre à favoriser la *formation de caillots fibrineux dans le sac.* A la première indication répondront des injections *d'huile biiodurée* (1 c. c. d'huile à 4 p. 1000) pratiquées 15 à 20 jours de suite et suspendues si aucune amélioration ne se manifeste. Plusieurs procédés thérapeutiques se proposent de remplir la seconde, les uns tombés en désuétude (introduction dans le sac : d'aiguilles fines, de fils d'acier ou d'argent, de fins ressorts de montre ou de crins de Florence; injection de substances coagulantes dans la poche) en raison des dangers qu'ils présentent, et n'offrant plus qu'un intérêt historique; les autres encore recommandables, bien que non toujours

inoffensifs, dans une affection de pronostic aussi décevant. La *galvano-puncture* (Ciniselli, Anderson, Bucquoy, D. Beaumetz, Proust) consistant à faire passer, durant 4 à 5 minutes, entre une aiguille de fer doux plongée dans le sac (pôle positif) et une plaque métallique (pôle négatif) appliquée sur la peau, à une certaine distance, un courant de 25 à 50 milliampères, a fourni, après une ou plusieurs séances, à quelques jours ou quelques semaines d'intervalle, un petit nombre de succès, mais a provoqué, en d'autres cas, des accidents graves (embolies, abcès, eschares). Les *injections de sérum gélatiné*, préconisées par Lancereaux et Paulesco, ont à leur actif quelques guérisons, mais aussi nombre d'échecs et de thromboses graves ou mortelles Ces auteurs injectent aseptiquement dans le tissu cellulaire de la fesse, 5 gr. (au moins) de gélatine dissoute dans 200 à 250 gr. de sérum artificiel (Na.Cl. 7 gr. pour eau bouillie 1000). La solution doit être rigoureusement stérilisée, la gélatine impure pouvant contenir le bacille tétanique (en plusieurs cas le tétanos a été inoculé ainsi). Le liquide, maintenu à 37°, sera poussé très lentement (en 1/4 d'heure) pour éviter la douleur et la fièvre. Dans les cas favorables, le jour même ou le lendemain, la tumeur se rétracte, durcit et devient moins pulsatile. L'injection est renouvelée 2 à 3 fois par semaine quand les battements redeviennent intenses. Huchard injecte, tous les 10 ou 15 jours, 50, 100 ou 150 gr. d'un sérum contenant 1 p. 100 de gélatine. La douleur, souvent vive pendant plusieurs heures après la piqûre, sera modérée par l'application de compresses humides. Fréquemment, 2 à 3 heures après l'injection éclate un accès de fièvre (39°-40°) qui dure environ 18 heures. L'efficacité de cette méthode est encore très discutée. Qu'on y ait ou non recours, on soumettra le malade à un régime tendant à réduire au minimum la tension artérielle. A ce but concourront : le repos complet au lit (autant que possible), le régime lacté, absolu (3 à 4 litres de lait) ou mixte (2 litres de lait, légumes, œufs, fruits, raisin, mais peu ou pas de viande, Huchard), l'abstention de thé, café, liqueurs, tabac et le *traitement ioduré* (3 à 6 gr. d'iodure de potassium par jour). A ces quelques prescriptions se bornera souvent tout le traitement curatif. Plus récemment a été préconisée la *voltaïsation cutanée des anévrysmes* (Britto) qui, à la longue, favoriserait la formation de caillots actifs adhérents. Elle consiste, ayant appliqué l'électrode positive (plaque de 8 cm sur 11) sur la tumeur et la négative (plaque de 16 cm sur 24) sur un point tout opposé, à débiter un courant galvanique porté peu à peu à 30 milliampères, puis ramené au 0. Les séances, quotidiennes, doivent être répétées au moins 2 mois. En raison de son innocuité, ce procédé est préférable à la galvano-puncture.

II. *Traitement palliatif.* — Il a pour but de calmer la douleur et la dyspnée, de combattre les hydropisies et de prévenir les hémorrhagies. Contre la douleur et l'oppression se recommandent tous les procédés usuels, et, au premier rang, les *piqûres de chlorhydrate de morphine* ou d'*héroïne*. Quand la tumeur fait saillie, on la protège des chocs avec de l'ouate ou une plaque métallique. Les hydropisies sont justiciables des purgatifs, des diurétiques et parfois du *régime déchloruré*. Les hémorrhagies réductibles réclament le repos absolu, la diète et la compression. Le spasme de la glotte exige quelquefois la *trachéotomie* d'urgence.

Angélique. — *Angelica Archangelica* (Ombellifères). — Plante dont les tiges, la racine et les semences contiennent une essence (terpène) se comportant comme un stimulant psychique et physique à faibles doses, comme un stupéfiant (ivresse, coma) à doses plus élevées.

La racine entre dans la composition de l'*alcoolat de mélisse composé* et du *baume du Commandeur*. Employée en *infusion* (10 à 20 gr. p. 1000) et en *teinture* (10 à 15 gr.).

Angine catarrhale. — Qu'elle soit ou non le prélude de la pharyngotrachéite banale, l'angine catarrhale ne réclame pas d'autre traitement que

l'*amygdalite aiguë* simple (v. c. m.).

Angine de poitrine. — Qu'avec Huchard, on admette une *angine vraie* par sténose coronarienne et une *angine fausse* d'origine variable (*diathésique, nerveuse, réflexe* ou *toxique*) ou que, avec Gilbert et Garnier, on impute le syndrome soit à une *névralgie*, soit à une *névrite du plexus cardiaque*, toujours dominée par une toxémie (thé, café, tabac, urémie chez les artério-scléreux, goutte, diabète, etc.), le *traitement de l'accès* reste à peu près identique : immobilisation et inhalation, sur un mouchoir, de III à VI gouttes de *nitrite d'amyle* qui apaise l'angoisse en 15 à 20 secondes. On peut encore faire absorber, dans de l'eau ou de la tisane, VIII à X gouttes de solution alcoolique de *trinitrine* à 1 p. 100 (Huchard)., ou encore, 5 à 10 milligr. de *tétranitrate d'érythrol* (en comprimés). La *piqûre de morphine* (1 centigr.), l'ingestion de comprimés contenant 5 milligr. de *chlorhydrate d'héroïne* (Merklen), quoique d'action plus lente, sont pourtant aussi efficaces. Localement, le *stypage*, les *pulvérisations de chlorure de méthyle*, le *sac de glace* (Dieulafoy) apaisent la douleur. Elle peut même, dans les accès subaigus, céder à l'*antipyrine*, à la *phénacétine* (50 centigr.) ou à l'*aconitine* (pilules de Moussette).

Dans l'intervalle des accès il faut traiter l'état morbide qui entretient les crises. Chez les artério-scléreux, on obtiendra les meilleurs résultats par le régime lacté exclusif ou lacto-végétarien, associé soit à l'*iodure de potassium* (50 centigr. à 1 gr. par jour, 15 à 20 jours par mois), soit à la *trinitine* (2 à 3 cuillerées à soupe par jour de la solution : eau 300 gr. solution alcoolique, de trinitrine à 1 p. 100, XXX gouttes). Au rhumatisme, à la goutte, au diabète, à la syphilis, on opposera les médications et l'hygiène appropriées. Chez les névropathes c'est au *valérianate d'ammoniaque*, aux *bromures*, à l'*hydrothérapie tiède* qu'on a recours, aux cures thermales à Néris, Luxeuil, Royat. Chez les dyspeptiques, on instituera le régime que réclame la forme en cause. L'*angine de poitrine tabagique* exige l'interdiction absolue du tabac, et même de toute inhalation de la fumée d'autrui. Ailleurs c'est sur le café, le thé, que portera l'interdiction. Dans tous les cas se recommande une vie calme, exempte de soucis, d'excès, de surmenage et d'émotions.

Angine diphthérique. — I. *Traitement sérothérapique.* — Dès qu'une angine est reconnue ou seulement soupçonnée diphthérique, il faut sans hésiter injecter le *sérum antidiphthérique*, d'autant plus efficace qu'il intervient plus tôt. L'injection est faite aseptiquement, avec la seringue de Debove (de 20 c. c.), dans le flanc, le dos (au-dessous de l'omoplate) ou la face externe de la cuisse, en poussant lentement le liquide. La région est ensuite recouverte d'une couche d'ouate stérilisée maintenue par un bandage. Les *doses* varient avec l'âge ; avant un an, 5 c. c. suffiront ; de 1 an à 2, on injectera en moyenne 10 c. c. ; après 2 ans la première dose usuelle est de 20 c. c. (Comby) pour les cas moyens pris à temps. Dans les cas graves et avancés (3ᵉ, 4ᵉ, 5ᵉ jour) avec hyperthermie, adénopathies notables, menaces de croup, dans la diphthérie secondaire (rougeole, scarlatine), on injectera double dose, deux fois dans les 24 heures. On peut ainsi, en 2 à 3 jours, injecter 50, 60, 100 et même 150 c. c. de sérum, sans craindre les accidents sériques (érythèmes, arthralgies, fièvre), assez anodins, surtout comparés au danger de l'infection. Chez l'adulte, la dose moyenne de chaque injection est de 20 c. c. En général, 24 heures après la première, la fièvre tombe ou baisse notablement, le pouls se ralentit, les ganglions diminuent, les fausses membranes, plus blanches, à bords recroquevillés, sont moins adhérentes ; à défaut de ces indices on refait une injection de 10 c. c., et ainsi toutes les 12 heures jusqu'à amélioration franche (J. Renault), se guidant moins sur l'état local que sur les signes généraux d'intoxication (tachycardie, anémie intense). Selon Spronck (d'Utrecht), les accidents sériques sont bien plus rares si on a soin de chauffer le sérum à 59° C. pendant 20 minutes.

II. *Traitement local et général.* — La sérothéraphie dispense-t-elle absolument du traitement local ? Presque superflu dans la diphthérie pure, il s'impose dans les diphthéries associées. Néanmoins la pratique des *grands lavages* est recommandable dans tous les cas. On les exécute avec un bock muni d'un tube de caoutchouc long d'un mètre, terminé par une canule en os ou en ébonite. S'agit-il d'un enfant, on l'asseoit, roulé dans un drap, sur la cuisse d'un aide qui croise ses jambes devant les siennes, maintenant d'une main la tête du malade au défaut de son épaule ainsi que l'ouvre-bouche, et de l'autre une cuvette sous son menton. Il suffit de placer le bock à 50 cm au-dessus de la bouche. On emploie, par lavage, un litre à un litre et demi de liquide tiède : *eau bouillie simple*, *eau boriquée* (à 4 p. 100), *salicylée* (10 gr. de *salicylate de soude* p. 1000) ou *oxygénée* (100 gr. d'*eau oxygénée* à 12 vol. par litre). Dans la diphthérie pure, l'effet mécanique étant seul utile, on se contentera d'un lavage matin et soir, en y associant, suivant la pratique de Martin et Dopter, la succion de *pastilles de sérum desséché* (une par heure) qui hâte la disparition du bacille de Lœffler. Dans les diphthéries septiques, il faut, pour combattre les germes associés, répéter les lavages toutes les 2 ou 3 heures. Les *badigeonnages* sont tombés en désuétude. Cependant quand la chute des fausses membranes découvre une muqueuse très altérée, il peut être utile de la toucher, 3 fois par jour, avec un tampon d'ouate imbibé, soit d'*eau oxygénée*, soit d'une solution de *collargol* à 5 p. 100 (K. Juste). Une alimentation suffisante est essentielle. Le lait est l'aliment de choix, mais s'il est mal toléré, on peut varier le régime. On insistera en outre sur les toniques : cognac, *extrait de quinquina*, *café*, *kola*, etc. Les vaporisations avec de l'eau additionnée de *teinture de benjoin* ou de *créosote* (1 à 2 cuillerées à café par bassin, G. Lyon) contribueront à prévenir le *croup*. A la *diphtérie nasale* on opposera les instillations d'*huile mentholée* à 1 p. 100, matin et soir dans les narines, avec la seringue de Marfan, ou, mieux, le *sérum en poudre* que l'on fera priser toutes les heures (Dopter). L'*adynamie* et la *myocardite* réclament un traitement énergique par les injections de *sérum artificiel*, de *sulfate de spartéine* ou de *strychnine*. Le traitement des autres complications (croup, bronchopneumonie, etc.) fera l'objet d'articles spéciaux.

III. **Prophylaxie.** — Tout sujet (enfant ou adulte) atteint d'angine diphthérique sera rigoureusement *isolé*. Il est prudent de soumettre son entourage à la *sérothérapie préventive* (5 c. c. avant 10 ans ; 10 c. c. après). Quoique l'immunité qu'elle confère ne soit pas absolue et ne dure que 3 à 4 semaines, le nombre des cas de contagion en est notablement réduit et ceux qui se déclarent sont d'une bénignité remarquable. Beaucoup de médecins font systématiquement (à l'hôpital surtout), à tous les rougeoleux, une injection préventive de sérum antidiphthérique.

Angine gangreneuse. — Rarement primitif, le sphacèle du pharynx est plus souvent secondaire à une infection : rougeole, scarlatine, variole, érysipèle, fièvre typhoïde. Le *traitement local* consiste en fréquentes irrigations, soit avec une solution de *permanganate de potasse* à 1 p. 4000, soit avec de l'*eau oxygénée* (à 12 vol.) diluée (200 gr. par litre d'eau) et en badigeonnages pharyngés avec de la *glycérine salicylée* (1 gr. d'acide salicylique pour 30 gr. de glycérine) ou une solution de *collargol* à 5 p. 100. Si la gangrène tend à gagner, on touche au *galvanocautère* les limites de l'eschare. Le *traitement interne* aura pour agent primordial la médication tonique : alimentation substantielle, *alcool*, champagne, café, *extrait de quinquina*, etc.

Angine herpétique. — Voir ANGINES BLANCHES ET DIPHTHÉROÏDES.

Angine phlegmoneuse. — Voir ABCÈS DE L'AMYGDALE.

Angines blanches et diphthéroïdes. — A l'*angine pultacée*, à l'*angine herpétique*, aux *angines pseudo-membraneuses bénignes* il suffit généralement d'opposer les grandes *irrigations pharyngées* (2 à 3 fois par jour) avec une solution de *salicylate de soude* à 1 p. 100 et, à l'intérieur encore, le *salicylate de soude* (2 à 3 gr. par jour) comme dans l'angine simple (Meyer, Courtade .

Les *angines diphthéroïdes graves*, primitives ou secondaires (celle de la scarlatine surtout) réclament une intervention plus active, quel qu'en soit l'agent pathogène (streptocoque, pneumocoque, pneumobacille, etc.). Plus répétées (toutes les 2 ou 3 heures), les irrigations seront pratiquées avec une solution de *phénosalyl* à 1 p. 100, ou, chez les enfants, avec de l'eau boriquée à 4 p. 100. Une ou 2 fois par jour, après le lavage, on détache doucement les fausses membranes avec un tampon d'ouate hydrophile sèche (monté sur une pince à verrou), pour toucher la surface dénudée avec un autre tampon imbibé d'un liquide antiseptique : *glycérine au phénosalyl* (au 1/5), à l'*acide salicylique* (1 p. 100), jus de *citron*, *eau oxygénée* dédoublée ou *glycérine gaïacolée* (āā). Les antiseptiques forts sont réservés aux adultes et aux cas où la muqueuse n'est pas exulcérée. L'avulsion des fausses membranes doit toujours, du reste, être pratiquée avec douceur et, autant que possible, sans faire saigner.

L'*angine ulcéro-membraneuse de Vincent* est justiciable du même traitement. Richardière lui oppose les attouchements à la *glycérine salicylée* (1 p. 100), à l'*eau oxygénée* dédoublée ou avec la solution de *permanganate de potasse* à 25 centigr. p. 1000. Siredey, Chauffard recommandent les applications de *bleu de méthylène chimiquement pur* dont 2 ou 3 suffiraient pour amener une amélioration telle que les effets du topique peuvent faciliter le diagnostic de cette angine avec le chancre de l'amygdale.

Le *traitement général*, surtout important dans les formes adynamiques, comporte, outre une alimentation réparatrice en rapport avec la tolérance du malade, les agents de la médication tonique : *sulfate de quinine* (25 à 50 centigr.) ou de *strychnine* (1 à 2 milligr.), injections sous-cutanées de *caféine* et de *sérum artificiel*.

Toutes contagieuses, les angines diphthéroïdes réclament les mêmes mesures *d'isolement* et de *désinfection* que la diphthérie.

Angines chroniques non spécifi-

ques. — Le traitement des *végétations adénoïdes* et de l'*hypertrophie des amygdales* faisant l'objet d'articles spéciaux, il ne reste à exposer ici que celui de la *pharyngite folliculaire* et de la *pharyngite diffuse*. Souvent associées, elles réclament la même *hygiène* : abstention de tabac, d'alcool, de tout surmenage vocal ; précautions contre le froid et les poussières ; bains de gorge, soir et matin, avec de l'eau très chaude additionnée, pour un verre, de V à X gouttés de *phénosalyl*, surtout lors des poussées aiguës.

Dans les deux formes on peut également modifier, par substitution, le processus, en pratiquant, tous les 3 ou 4 jours, des badigeonnages avec de la *glycérine iodée* au 1/3 ou une *solution iodo-iodurée* (*iode* et *iodure de potassium* āā 2 gr. ; eau distillée 15 à 20 gr.). Pour agir activement, Ruault conseille de faire, à la brosse dure, après anesthésie locale, un véritable décapage de la muqueuse assurant la pénétration de la solution dans les follicules. La douleur assez vive qui en résulte sera apaisée par la glace, les gargarismes froids, le repos à la chambre. Dix jours sont nécessaires entre deux applications.

Les *folliculites pharyngées*, bien localisées, doivent être touchées au *galvanocautère*. Quand elles sont possibles, les cures sulfureuses à Challes, Cauterets, Luchon, Allevard sont très favorables. En tous cas, il y a lieu de modifier, par l'hygiène et des agents convenables, les états diathésiques dont dérive souvent la pharyngite chronique : le *lymphatisme*, l'*arthritisme*, la *névropathie*.

Angiocholécystite. — Tout *angiocholécystite* implique une *infection des voies biliaires* d'origine le plus souvent intestinale (ascendante), plus rarement sanguine (descendante), que favorise toujours la *stase biliaire* liée à l'obstruction calculeuse (le plus souvent), à la compression néoplasique ou autre, à une coudure, à une sténose cicatricielle ou autre. Quelle que soit la cause de la stase, l'indication thérapeutique formelle est : 1° de *rétablir la sécrétion et l'excrétion de la bile* (*cholagogues*) ; 2° de *désinfecter le tractus biliaire* (*antisepsie des voies biliaires*).

I. Traitement médical. — Il suffit dans les formes bénignes ou moyennes. Aux cas de *lithiase biliaire infectée* (les plus communs) on opposera le *lait* ou même la *diète hydrique*, l'application sur la région douloureuse de *compresses humides chaudes* recouvertes de taffetas chiffon (Chauffard) et la prise quotidienne de 2 à 3 gr. soit de *salicylate de soude*, soit de *salol*, soit d'*aspirine*, soit de *benzoate de soude* en 4 ou 6 fois (seuls ou en associations) ou encore de 1 gr. de *terpine* (en 4 fois). Doivent, en outre, souvent intervenir contre la coprostase : les cholagogues tels que le *podophyllin*, l'*évonymin*, la *cascara* et surtout le *calomel* (60 à 80 centigr. en une fois, ou 10 centigr. 4 fois par jour) qui excite l'excrétion biliaire et décongestionne le foie tout en désinfectant l'intestin. Si la fièvre est intense, on donnera, à titre palliatif, le *sulfate de quinine* (60 centigr. au début de l'accès) ou mieux, des *bains tièdes* à 30° ou 32° et des *injections de sérum artificiel*. Les *formes hypothermiques* sont justiciables des piqûres de *caféine* et d'*éther*.

II. Traitement chirurgical. — Le traitement médical n'est souvent qu'un traitement d'attente imposé quelquefois par l'âge ou l'obésité du malade, impliquant une surveillance attentive de l'état de la température, de la stase biliaire et du sang. La persistance, plusieurs jours, d'une fièvre intermittente ou continue, avec mauvais état général ; la tuméfaction et la tension douloureuse de la vésicule avec empâtement sous-hépatique profond, une *leucocytose* permanente indiqueront l'urgence d'une *intervention chirurgicale*, d'autant plus efficace qu'elle sera plus précoce. L'opération de choix est la *cholécystostomie*. Les chances de succès, très grandes quand l'infection occupe surtout les gros canaux, diminuent beaucoup quand elle a envahi les ramuscules et les radicules biliaires, quoique, même alors, on ait noté des guérisons inespérées.

III. Prophylaxie. — Les hépatiques, les cholémiques et surtout les lithiasiques seront mis à l'abri de la stase et de l'infection biliaires : 1° par le *régime lacté* ou *lacto-végétarien* (pur ou mitigé), par l'usage fréquent des *laxatifs cholagogues* et du *calomel*; 2° par l'emploi habituel et prolongé du *salicylate* ou du *benzoate de soude*. Ces moyens s'imposent surtout dès que se déclarent de l'ictère et de la fièvre.

Angiomes cutanés. — Très communs à la naissance, les angiomes cutanés ou *nævi* s'effacent ensuite presque tous avec l'âge. Ceux qui subsistent peuvent être détruits au *galvano-cautère* dont la pointe fine, bien maniée, ne laisse pas de cicatrices. Les *petits nævi en nappe* sont justiciables de l'*électrolyse unipolaire* (courants de 20 à 25 milliampères); l'aiguille positive est plongée au centre du nævus jusqu'à apparition d'une zone blanche large de 6 à 10 mm, le pôle négatif (poignée) est placé dans la main du sujet. Les *grands angiomes en nappe* réclament l'emploi de l'*électrolyse bipolaire* (courants de 15 à 20 milliampères). Autour de l'aiguille positive laissée au centre, on plonge successivement l'aiguille négative en divers points jusqu'à formation autour d'elle, en chacun d'eux, d'une zone blanche, large de 8 mm, en ayant soin de suspendre le courant quand on enfonce et retire l'aiguille (Sabouraud). La *radiumthérapie* donnerait, en l'espèce, des résultats encore meilleurs (Wickham). Les nævi du corps peuvent être traités par la *vaccination in situ* qui leur substitue une cicatrice, mais trop difforme pour que le procédé soit applicable au visage.

Angusture vraie. — Écorce du *Galipea Cusparia* (Rutacées); peu usitée, comme fébrifuge, amer, antidysentérique. Ne pas la confondre avec la *fausse angusture* ou écorce du *Strychnos nux vomica* (Voir NOIX VOMIQUE).

Formes pharmac., doses : Poudre 1 à 4 gr. en cachets. Teinture 2 à 5 gr.

Aniline (Intoxication par l'). — *Chez les animaux, l'intoxication aiguë* se traduit par des convulsions toniques et cloniques, une anesthésie à début périphérique et une hypothermie extrême. *Les ouvriers exposés à l'inhalation des vapeurs d'aniline* présentent du subictère, de l'hypoesthésie, de la parésie, des frissons. L'altération des hématies et de l'hémoglobine se révèle par une sorte de cyanose des muqueuses, variant du rouge plus ou moins foncé au noir, et liée à l'éclosion, dans l'organisme, de matières colorantes dérivées de l'aniline. On observe, concurremment, un abaissement notable de la capacité respiratoire des hématies, de l'ictère et de l'hémoglobinurie.

Le traitement, avant tout prophylactique, ressortit à l'hygiène industrielle.

Aniodol. — *Caract. phys. et chim.* — Solution de *trioxyméthylène* ou *triméthanal* (condensation de 3 molécules d'*aldéhyde formique* en une seule) dans la glycérine, avec addition d'un dérivé de la série allylique.

Prop. et empl. thérap. — *Usage ext.* Solutions de 1 p. 5000 à 1 p. 2000 usitées comme bactéricides, désodorisantes, pour les pansements, le lavage des plaies, les injections vaginales (en obstétrique surtout) ou uréthrales, en gargarismes, etc. La solution à 1 p. 2000 ne doit être employée que pour le lavage des mains et des instruments.

Anis étoilé. — Voir BADIANE.

Anis vert. — *Prop. thérap., indicat.* — Ombellifère dont les semences sont utilisées à titre de stimulant carminatif contre l'atonie gastrique et la dyspepsie asthénique avec tympanisme abdominal. On les emploie souvent aussi pour masquer la saveur des purgatifs. Elles renferment une essence entrant dans la composition de la *liqueur ammoniacale anisée* et du *baume de soufre anisé*.

Formes pharmac., doses :

Infusion théiforme. 10 à 30 gr. p. 1000.
Alcoolat . . . . . . 1 à 15 gr.
Poudre . . . . . . 1 à 4 —
Essence . . . . . . IV à X gouttes.

Cachets :

Anis pulvérisé . . . }
Coriandre pulv. . . } āā 20 centigr.
Magnésie anglaise . . 10 —

Un cachet immédiatement et 1 heure après chaque repas.

Ankylostome duodénal. — L'*ankylostomiase* frappe le plus souvent les ouvriers occupés à des travaux souterrains dans une humidité chaude (*anémie des mineurs*). Cependant, en Allemagne Herer père et fils l'ont observée hors des régions minières, chez des soldats, des bergers. Les larves sont introduites avec l'*eau de boisson*, mais l'*absorption cutanée* est également possible (Looss).

I. Prophylaxie. — La grande fréquence de la maladie dans les charbonnages y commande des mesures très rigoureuses. Dès que, par l'examen de 20 p. 100 des ouvriers du fond, on a constaté la contamination d'une mine, tous les mineurs doivent subir un examen portant sur les déjections de 3 jours différents, et à la suite duquel, tous les malades seront éliminés et traités ; tout nouvel embauché doit fournir un certificat le déclarant indemne. Les selles doivent être soumises, non seulement à l'*examen microscopique* (indispensable), mais à l'*ensemencement sur agar* (solution à 1 p. 100) qui permet de constater, au bout de 3 jours (à 28°) l'éclosion de larves mobiles, au sein des colonies de colibacilles. Les *mesures d'hygiène* telles que : fourniture d'eau potable pure ; interdiction absolue aux ouvriers de déféquer sur le sol, de porter à la bouche soit les mains, soit tout objet ou aliment souillé ; installation dans la mine d'un nombre suffisant de tinettes bien tenues ; toilette soigneuse et bain des ouvriers sortant de la mine, s'imposent également, mais ne sauraient suffire à elles seules.

II. Traitement. — Délicat, d'une efficacité incertaine, il consiste dans l'emploi de la *fougère mâle* ou du *thymol*. La première méthode comporte l'absorption, après un jour de diète lactée, de 15, 20 ou 30 gr. d'*extrait éthéré de fougère mâle*, suivie, 2 heures après, de l'administration d'un *purgatif salin* ou de 30 gr. d'*eau-de-vie allemande*. La seconde est plus compliquée ; le malade prend : 1° le premier jour du lait et (l'après-midi) 4 cachets contenant chacun 25 centigr. de *séné en poudre* et 15 centigr. de *calomel* ; 2° le lendemain, 1 cachet de 60 centigr. de *thymol* toutes les 2 heures (10 au plus), et, si l'effet tarde, 30 gr. d'*huile de ricin*. On examine les selles,

les 3 ou 4 jours suivants, et, si on y constate encore des œufs ou des vers, la médication doit être réitérée. L'*anémie symptomatique* se traite comme toute anémie par spoliation (Voir ANÉMIES).

Anorexie. — L'*anorexie*, ou perte de la sensation de la faim, réclame un traitement variable selon sa cause. L'*anorexie des infections aiguës fébriles*, liée à leur évolution, ne cesse qu'avec la convalescence. L'*anorexie du début de la tuberculose*, d'origine souvent indirecte, est justiciable de la *cure hygiéno-diététique* et de la *médication arsenicale* (cacodylate de soude, arrhénal). Certaines anorexies, motivées par l'*urémie*, l'*urinémie*, l'*alcoolisme*, le *tabagisme* seront amendées par le traitement de ces intoxications. Quand le manque d'appétit dépend d'une *gastropathie* (gastrite catarrhale ou atrophique, dyspepsie asthénique, atonie gastro-intestinale, hypochlorhydrie, cancer de l'estomac), c'est elle qui réclame une thérapeutique appropriée. Ici interviendront utilement les *amers* : quassia amara (en macération), gentiane (vin, poudre, extrait, teinture), colombo, quassine amorphe (1 centigr. avant le repas) ou cristallisée (5 à 10 milligr.), teinture de noix vomique ou de Baumé (I à X gouttes avant le repas), sulfate de strychnine 2 à 5 milligr. avant le repas), condurango (tisane ou extrait fluide X à XX gouttes avant le repas). Pris le matin à jeun, à la dose de 20 centigr., le persulfate de soude ou persodine réveille encore rapidement l'appétit. Certaines anorexies cèdent à la *médication thyroïdienne* (L. Lévi et H. de Rothschild), d'autres au ζνμφhène (50 centigr. et 3 gr. de bicarbonate de soude dans un demi-verre d'eau). Lorsque l'atonie s'étend à l'intestin, les *lavements*, les *laxatifs* doivent concourir au traitement. Quand l'anorexie traduit l'insuffisance de la sécrétion peptique (Voir ANACHLORHYDRIE), on lui oppose soit les *amers* associés aux *alcalins* (eau de Vichy ou de Pougues chaudes, un demi-verre) pris une demi-heure avant le repas, soit les *acides* (chlorhydrique ou phosphorique), pris pendant le repas, ou l'*eau oxygénée* (une cuillerée à café, diluée dans la boisson, avant le repas). L'action de ces divers médicaments sera puissamment secondée par celle des *agents physiques* : hydrothérapie, massage, aération, altitude. Les cas rebelles trouveront dans le *gavage à la sonde gastrique* (Debove) un rare stimulant de la motricité gastro-intestinale lequel assurera la digestion d'aliments (lait, poudre de viande, œufs) qui, introduits autrement, seraient rejetés. Ces divers facteurs thérapeutiques conviennent aussi aux névropathes dont l'appétit faiblit soit par anémie ou surmenage, soit à la suite d'un grand traumatisme ou d'un violent chagrin.

Au contraire, l'*anorexie nerveuse vraie* (*anorexie hystérique* de Lasègue, *sitiergie* de Sollier, *anorexie mentale* de Huchard), psychopathie frappant plutôt les sujets de 15 à 20 ans (filles surtout) de la classe aisée, d'origine quelquefois mais non toujours hystérique, est justiciable d'un traitement spécial, quel que soit, du reste, le prétexte initial du trouble : hyperesthésie gastrique, œsophagisme, coquetterie, mysticisme religieux ou désir de fixer l'attention. Dans tous les cas, c'est l'état mental qu'il faut soigner et l'*isolement absolu de l'entourage habituel* s'impose. Une fois exclusive, l'influence du médecin devient bientôt prépondérante et assure une guérison rapide. Le *gavage à la sonde* peut être nécessaire au début, mais une *suggestion raisonnée* parvient habituellement seule à triompher de l'obstination des malades. Le fer, l'arsenic, l'hydrothérapie sont d'utiles adjuvants. La récidive est rare. Les cas non traités peuvent aboutir à la mort soit par syncope inopinée, soit par somnolence puis coma, ou par tuberculose pulmonaire.

Antalgol (*Quinosalicylate de pyramidon*). — *Caract. phys. et chim.* — Poudre blanche amère, soluble dans 7 p. d'eau.

Prop. et empl. thérap. — Antithermique-analgésique.

Doses. : 10 à 80 centigr. en cachets.

Anthrarobine. — *Caract. phys. et chim.* — Produit de réduction de l'alizarine ; poudre blanc jaunâtre colorable en violet au contact de l'air, soluble dans l'alcool et la glycérine.

Prop. et usage thérap. — Employée contre le psoriasis, en pommades ou solutions glycérinées à 10-30 p. 100, comme succédanée de la chrysarobine (plus irritante et plus toxique).

Anticamine (*Anticamnia*). — Produit d'origine américaine, constitué par un mélange d'*acétanilide*, de *caféine*, de *bicarbonate de soude* ; employé à la dose maxima de 4 gr. par 24 heures en cachets de 20 à 60 centigr. contre la migraine, les névralgies, le rhumatisme.

Antidote. — Toute substance capable de neutraliser les effets d'un poison, de les combattre et d'éliminer ce poison de l'économie. Très proche de l'antagonisme, l'antidotisme en diffère surtout par la neutralisation chimique. Ainsi les acides et les alcalis, mieux encore, les hyposulfites alcalins et les nitriles de la série grasse sont, à la fois et réciproquement, antidotes et antagonistes les uns des autres ; les alcalis ou les sels déterminant, avec les composés minéraux, la formation de produits insolubles et par suite inertes, ou bien les substances provoquant la décomposition de certaines autres sont seulement des antidotes, de véritables *contre-poisons*, soustrayant la substance toxique, s'opposant aux phénomènes d'intoxication ou en suspendant la marche. Les antidotes annihilent l'effet du poison avant même son absorption ou avant le développement complet de ses effets à l'endroit d'application. Tel est le rôle : des acides vis-à-vis des alcalis ; de l'albumine à l'égard des sels des métaux lourds, du *tannin* vis-à-vis de certains alcaloïdes et de l'émétique ; de la *mixture ferro-magnésienne* opposée à l'acide arsénieux, aux sels de plomb, de mercure, de zinc, de cuivre, etc. Celle-ci, possédant à ce titre, la valeur d'un véritable antidote général, présente la formule suivante :

Liqueur n° 1.
Sulfate ferreux cristallisé. 60 gr.
Eau distillée. . . . . . . 250 —
Liqueur n° 2.
Magnésie calcinée . . . . 15 gr.
Eau distillée. . . . . . . 250 —

Le sulfate ferreux pourrait, à la rigueur, être remplacé par 35 gr. de perchlorure de fer officinal à 30° B, mais le sulfate est préférable, à cause de la formation ultérieure de sulfate de magnésium. Les deux liqueurs (la seconde lactescente, puisque la magnésie est insoluble dans l'eau), seront mélangées *au moment du besoin* et agitées vigoureusement, pour tenir en suspension le précipité d'*hydrate ferroso-ferrique* mélangé à la magnésie en excès; puis on administrera une cuillerée à soupe de cette mixture toutes les 5 minutes d'abord, et, au bout de quelque temps, toutes les 10 minutes. En cas d'intoxication arsenicale, ne pas donner en même temps de solutions sucrées dans lesquelles l'arséniate de magnésium se dissoudrait. D'ailleurs il est utile, pour éviter toute solubilisation possible dans les liquides gastro-intestinaux, d'évacuer artificiellement par lavage de l'estomac et de l'intestin, le mélange de cette mixture avec les produits ingérés. C'est en ce sens qu'intervient justement l'action efficacement purgative du sulfate de magnésie formé par double décomposition. Pour que cet antidote donne tout son effet, il importe que le poison ingéré soit encore dans le tube gastro-intestinal, car s'il est absorbé, la mixture n'a plus aucune action sur lui.

Antifébrine. — Voir Acétanilide.

Antimoine (Oxyde blanc d'). — *Caract. phys. et chim.* — *Antimoniate acide de potassium*, poudre amorphe, blanche, insipide, insoluble dans l'eau et les acides minéraux, un peu soluble dans les alcalis, plus encore dans les acides organiques.

Prop. et empl. thérap., doses. — Expectorant, contro-stimulant, prescrit à la dose de 1 à 6 gr. en potion ou en looch. (*Incompatibles* : chlorures solubles et acides organiques, surtout tartrique et citrique).

Potion :

Oxyde blanc d'antimoine. 4 gr.
Extrait thébaïque. . cinq centigr.
Sirop de baume de tolu. 40 gr.
Infusion d'hysope . . . 90 —
Cuiller à soupe toutes les 2 heures.

Looch :

Antimoine diaphorétique. 5 gr.
Looch blanc. . . . . . . 150 —
Cuiller à soupe toutes les 2 heures.

Antimoine (Oxysulfure d'). — *Caract. phys. et chim.* — *Kermès*, poudre brun violacé, amorphe, légère, inodore, insipide, insoluble dans l'eau, l'alcool, l'ammoniaque, soluble dans l'acide chlorhydrique et la potasse; solubilisation très favorisée par les acides tartrique et citrique, surtout en présence des alcalis (provoque alors des signes d'intoxication).

Prop. thérap., indicat. — Expectorant, émétisant, utilisé dans les bronchites avec hypersécrétion.

Formes pharmac., doses. — 10 à 50 centigr. en potion ou tablettes.

Potions :

a) Kermès. . . . . 10 à 50 centigr.
Potion gommeuse.. . . 150 gr.
par cuillerées à soupe de 2 en 2 heures.

b) Kermès minéral . . . . 50 centigr.
Gomme ammoniaque
pulv.. . . . . 5 gr.
Émulsion d'amandes
douces.. . . . . . . 60 —
Julep gommeux. . . . 90 —
Cuiller à soupe de 2 en 2 heures.

On prépare des *tablettes* dosées à 1 centigr. (5 à 20 par jour).

Antimoine (Trichlorure d'). *Beurre d'antimoine.* — *Caract. phys. et chim.* — Masse translucide, déliquescente, offrant l'aspect gras, décomposable en présence d'un excès d'eau.

Prop. et empl. thérap. — *Usage ext.* Caustique énergique, faisant partie, avec le chlorure de zinc, de la *pâte antimoniale de Canquoin* (v. c. m.).

Antimoine (Tartrate double d' et de potasse. (*Émétique* ou *tartre stibié*). — *Caract. phys. et chim.* — Cristaux octaédriques, transparents, s'effleurissant à l'air, solubles dans 2 p. d'eau bouillante et 14 p. d'eau froide; saveur un peu styptique et âcre.

Effets physiol. et tox. — 1° *Localement*, effets très irritants sur le tégument, mais à condition qu'il soit vivant et présente une légère acidité; il en résulte souvent une *éruption pustuleuse varioliforme*; 2° *à l'intérieur*, l'émétique provoque des *vomissements* par influence sur les extrémités gastriques des nerfs vagues. De hautes doses d'emblée ou l'emploi répété de doses faibles produisent la paralysie du centre vomitif. Le vomissement s'accompagne d'un *état nauséeux intense avec dépression profonde du système nerveux et de l'appareil cardio-vasculaire*, traduisant le début de l'action toxique et l'imminence de la paralysie des centres. L'*action*, dite *altérante*, obtenue par des doses faibles, affecte surtout les processus intimes de la nutrition et ne se manifeste qu'avec le temps. La prétendue tolérance obtenue par les *doses réfractées* administrées en assez grandes quantités, représente, en réalité, une véritable paralysie toxique des centres vaso-moteurs (hypotension artérielle), des centres de thermogénèse (hypothermie), des centres sensitifs et trophiques, des centres d'excitabilité myocardique (intra- et extra-cardiaques), avec perte relative de l'excitabilité des nerfs et des muscles, et diminution de la conductibilité médullaire et nerveuse (hypoesthésie), phénomènes concourant à réaliser un *collapsus profond*.

Prop. thérap., indicat. — *Usage ext.* — Employé jadis sur la peau comme révulsif (sous forme d'emplâtre stibié).

Usage int. — Vomitif très énergique, en même temps purgatif, quand il est dilué dans une grande quantité d'eau (éméto-cathartique). Était autrefois la base de la *médication controstimulante* opposée à la pneumonie, aux poussées congestives pérituberculeuses du poumon; à peu près complètement délaissée aujourd'hui, bien que susceptible de fournir, entre des mains expertes, de merveilleux résultats. Expectorant à petites doses (1 à 2 centigr.).

Incompatib. — Acides (organiques surtout), sels acides, crème de tartre, sulfures et chlorures solubles.

Formes pharmac., doses. — 1 à 2 centigr. (expectorant); 5 centigr. (vomitif).

Potion expectorante :

Émétique . . . . cinq centigr.
Extrait de belladone . . dix —
Acétate d'ammoniaque. 5 gr.
Suc de réglisse . . . . 10 —
Eau de menthe . . . . 200 —
Cuiller à soupe toutes les 2 heures.

Vomitif :

Émétique. . . . . . . cinq centigr.
Poudre d'ipéca . . . 1 gr. 50

En 3 paquets, 1 toutes les 10 minutes dans un peu d'eau tiède.

Éméto-cathartique :

Émétique. . . . . . . cinq centigr.
Sulfate de soude . . 20 gr.
A prendre en une seule fois.

Antipyrine. — Voir Analgésine.

Antisepsie buccale et bucco-pharyngée. — L'*antisepsie buccale* emprunte une haute valeur prophylactique à la richesse microbienne de la salive, habitat normal ou accidentel de nombreux agents pathogènes (staphylocoque, streptocoque, pneumocoque, pneumobacille, colibacille, bacille de Koch, bacille diphtérique, vibrion septique, etc.). Chez les sujets sains, la toilette soigneuse de la bouche et des dents (savonnage des dents, puis rinçage de la bouche et du pharynx avec une solution antiseptique : un verre d'eau chaude additionné de X gouttes de phénosalyl ou d'une cuillerée à bouche d'eau oxygénée à 12 vol.; liqueur de Van-Swieten dédoublée, etc.), renouvelée matin et soir, et, si possible, après chaque repas, prévient les multiples infections, locales ou générales, à porte d'entrée buccale ou pharyngée : carie dentaire, stomatites, parotidites, angines, grippe, diphtérie, etc. Au cours des pyrexies aiguës, des fièvres éruptives, cette pratique s'impose encore plus, pour éviter les infections secondaires que favorisent la fièvre, les sécrétions réduites, la virulence exaltée des microbes salivaires et surtout l'état typhoïde. L'antisepsie buccale ou pharyngée, constitue le traitement local des *stomatites* ou des *angines* déclarées (v. c. m.); elle doit se faire alors encore plus active et soigneuse.

Antisepsie gastro-intestinale. — *L'antisepsie gastro-intestinale* se propose de modérer les fermentations du contenu de l'estomac et de l'intestin, dans tous les cas où elles s'exagèrent, c'est-à-dire, dans les dyspepsies avec *stase gastrique ou intestinale* et dans les *infections* (générales ou prédominant sur les voies digestives) troublant, plus ou moins, le chimisme digestif. Elle est indiquée toutes les fois qu'il importe de réduire l'élaboration des toxines dans l'organisme.

I. *Antisepsie gastrique.* — La *diète hydrique* est quelquefois imposée par l'intolérance gastrique ; autrement le *lait* est le régime de choix (Voir Régime lacté). Les aliments aisément putrescibles tels que : poisson, charcuterie, gibier, conserves, fromages faits, etc., seront interdits. La viande en petite proportion, les œufs très frais en nature (sauf susceptibilité spéciale), le poisson très frais ne seront permis que dans les cas bénins ; en général, on préférera les féculents très divisés (purées, pâtes) et les sucreries qui prêtent peu aux fermentations.

En cas d'*hypo-* ou d'*anachlorhydrie*, l'H.Cl. passe pour s'opposer aux fermentations gastriques, fait contesté par A. Robin. Contre les fermentations acides, les *alcalins*, notamment la craie, sont recommandables. A. Robin oppose à la fermentation lactique le *fluorure d'ammonium* (5 milligr. à 5 centigr. dans une cuillerée d'eau, après le repas) et aux fermentations gazeuses le *soufre iodé* (10 à 30 centigr.). L'*acide salicylique*, le *salicylate de magnésie*, le *bétol* sont pour Soupault les meilleurs agents d'antisepsie gastrique. Gallois et Courcoux utilisent l'*eau oxygénée* qui accroît l'H.Cl. libre en réduisant les acides combinés. Gilbert et J. Jonnier ont opposé avec succès aux fermentations gastriques le *peroxyde de magnésium* (hopogan) en cachets de 25 à 50 centigr.

Quand existe de la stase gastrique par sténose du pylore, les lavages de l'estomac répétés plusieurs fois par semaine sont indiqués, sans oublier que leur usage abusif affaiblit les malades par soustraction excessive d'eau et de chlorures.

II. *Antisepsie intestinale.* — Le régime modérateur des fermentations gastriques réduit aussi celles de l'intestin. La *diète hydrique*, en supprimant les matériaux de toute fermentation, est très efficace contre les gastro-entérites infantiles et même chez l'adulte (appendicite), mais elle ne saurait être longtemps prolongée. On peut substituer à l'eau soit le *bouillon de légumes* de Méry (pommes de terre et carottes āā 65 gr. ; navets et pois ou haricots secs āā 25 gr., bouillis 4 heures dans un litre d'eau, ramené ensuite à son volume et additionné de 5 gr. de sel) pur ou comme véhicule de bouillies très claires (une cuillère à café de crème de riz pour 100 gr. de bouillon) ; soit la *décoction de céréales* de Springer (grains de froment, de seigle, d'avoine, d'orge et de maïs torréfiés et moulus : une cuillerée à soupe de chaque : faire bouillir 2 heures dans un litre d'eau ; passer et ramener au volume primitif, par addition d'eau bouillie) pure ou coupée de 1/3 de lait ; soit le *babeurre* (v. c. m.). Gilbert et Dominici ont démontré que le lait réduisait considérablement la flore microbienne de l'intestin ; on le préférera bouilli ou stérilisé ; mais il n'est pas toléré dans tous les cas. Le *képhir*, quand son goût est accepté par les malades, constitue un précieux agent d'antisepsie intestinale. Chez les sujets présentant des fermentations chroniques, on insistera sur les *purées de féculents* et les *pâtes alimentaires* cuites à l'eau qui, prises en abondance (Combe), restreignent beaucoup les fermentations, même si on leur adjoint, en petite proportion (1/5) des albuminoïdes et des légumes verts ; en outre on séparera, en les alternant, les repas solides (sans boisson) et liquides.

Le traitement médicamenteux importe moins que le régime. La coprostase doit être, avant tout, prévenue par l'usage des *laxatifs*, des *lavements*, des *purgatifs* (surtout le *calomel*) et au besoin par l'*entéroclyse* (v. c. m.). Quant aux antiseptiques de l'intestin, leur efficacité est discutée. Cependant, le *benzo-naphtol*, le *salol*, le *benzoate de soude* (en cachets de 50 centigr. aux repas) associés au *salicylate de bismuth* (diarrhée) ou *de magnésie* (constipation) ne sont pas sans quelque valeur. Plus récemment Gilbert et Jonnier ont obtenu dans les diarrhées, de bons effets du *peroxyde de magnésium* (hopogan) en capsules kératinisées de 15 à 25 centigr. On a cherché aussi à rectifier les fermentations intestinales en faisant ingérer au malade des cultures microbiennes sélectionnées (*bacilles para-lactiques, streptobacilles et streptococcus lactiques*). Ces microbes acidogènes créent des milieux acides impropres à la végétation des bactéries putréfiantes.

Antisepsie nasale. — On cherchera à la réaliser soit en instillant, 2 à 3 fois par jour, dans les narines de l'*huile men-tholée* (à 1 p. 100) ou de la *vaseline résorci-née* (au 1/30), soit en faisant inhaler au malade, 3 fois par jour, durant 5 à 10 minutes, la vapeur d'une eau bouillante addition-née de X à XX gouttes d'*alcool mentholé* à 4 p. 100 (Lermoyez). Elle trouve son in-dication dans toute infection des fosses nasales et du nasopharynx ainsi que dans les pyrexies offrant des localisa-tions habituelles sur la pituitaire (rou-geole, coqueluche, grippe, diphthérie, variole, scarlatine, érysipèle, morve, etc.) et sur les premières voies aériennes (bronchite infantile, broncho-pneumo-nie), afin de modérer la pullulation des bactéries nasales et de prévenir ainsi l'infection secondaire de l'oreille moyenne (par la trompe d'Eustache), des sinus de la face (*sinusites*), du larynx et des bronches.

Antiseptol. — *Iodosulfate de cincho-nine*; poudre brune, inodore, contenant moitié de son poids d'iode; insoluble dans l'eau, soluble dans l'alcool et le chloroforme. Proposé comme *succédané de l'iodoforme*.

Antispasmine. — Combinaison de *narcéine sodique* et de *salicylate sodique*, préconisée contre divers états spasmo-diques douloureux : toux convulsive, coqueluche, affections laryngées.

Doses : 1 à 20 centigr. par jour, en solution dans une potion alcoolisée.

Antithermine. — Anhydride de l'*acide phénylhydrazine-lévulinique*, c'est-à-dire combinaison de l'*acide acétopropio-nique* avec la *phénylhydrazine*. Antither-mique-analgésique à peu près inusité en raison de ses actions nocives.

Anurie. — L'*anurie* ou *suspension de la sécrétion urinaire* réclame un traite-ment variable avec sa cause. Si elle com-plique un *cancer vésical* ou *utérin*, elle traduit l'oblitération néoplasique des deux uretères, et son traitement, pure-ment palliatif, ne peut prétendre qu'à modérer les accidents urémiques. (Voir Urémie). Quand il semble démontré que l'uretère n'est que comprimé par une tumeur (*corps fibreux*), on doit chercher à lever l'obstacle chirurgicalement. L'a-nurie, qui complique parfois le *rein mobile* (par compression ou coudure de l'uretère), le plus souvent passagère, cède au *décubitus*, à la *diète hydrique* et aux *grands bains*. Bien moins grave, l'*anurie hystérique* (par spasme uretéral) comporte une longue période de tolé-rance et finit par céder à la *balnéation*, aux *douches*, à la *suggestion* et à l'usage prudent des *bromures*. La plus fréquente, l'*anurie calculeuse*, frappe les lithia-siques n'ayant qu'un rein sain (la fonc-tion de l'autre étant annihilée); succédant à des coliques néphrétiques ou à des hématuries, elle traduit l'oblitération de l'uretère du côté sain par un calcul. L'unique ressource est alors la *néphro-tomie* ou ouverture d'une fistule rénale, qui, pour offrir des chances de succès, ne doit pas être différée plus de 3 jours. Quand l'obstacle, situé très bas, consiste en un amas de sable, il peut quelquefois être levé par le *cathétérisme urétéral* (Huck de Nancy).

L'*anurie par oblitération des tubes uri-nifères*, celle des néphites aiguës, de l'hémoglobinurie, est justiciable de la *diète hydrique* ou du *régime lacté réduit* (2 litres de lait), des grands bains chauds et des diurétiques (2 à 3 gr. de théo-bromine, par cachets de 50 centigr.).

L'*anurie par abaissement de la tension sanguine* réclame, chez les asystoliques, l'emploi des cardiotoniques (*digitale, strophantus, caféine*, etc.), associés à la *diète lactée* ou *achlorurée*; chez les sujets spoliés par le choléra ou une diarrhée profuse, la pratique de la *transfusion sérique* et de la *balnéation chaude* (Voir CHOLÉRA).

Anytine et Anytols. — L'Anytine est l'*Acide ichthyolsulfonique*, combinaison de l'acide sulfurique avec l'ichthyol. possédant la propriété de rendre solubles dans l'eau les phénols, les huiles, les essences, etc. Est employé en badigeonnages. On utilise les solutions, dans l'anytine, du gaïacol, du camphre, de l'iode, etc., qui portent le nom d'*Anytols* (gaïacol-anytol, iode-anytol, etc.).

Aortique (Anévrysme). — Voir ANÉVRYSME.

Aortique (Insuffisance). — Voir INSUFFISANCE.

Aortique (Rétrécissement). — Voir RÉTRÉCISSEMENT.

Aortites. — I. *Aortite aiguë.* — Elle peut compliquer la plupart des infections : variole, fièvre typhoïde, scarlatine, rougeole, érysipèle, diphtérie, grippe, pyémie, etc. Dans les cas intenses, le mieux est d'appliquer des *ventouses scarifiées* sur la région précordiale. La *teinture d'iode*, les *pointes de feu* pourront suffire dans les cas moins sévères. Ces moyens combattront la *douleur*. On peut y joindre, si les reins sont perméables, l'usage des *opiacés*, ou, mieux, des piqûres de chlorhydrate de *morphine* (1 centigr.) ou d'*héroïne* (2 à 3 milligr.) qui calmeront en même temps la dyspnée, les *inhalations d'oxygène*, d'*éther*, de *nitrite d'amyle*, la *sinapisation* du thorax et l'application de *ventouses sèches*. Quand domine l'*éréthisme cardiaque*, on cherchera à l'apaiser par le *valérianate d'ammoniaque* et les *bromures*. Ailleurs, le myocarde fléchit et doit être tonifié par des piqûres de *caféine*, d'*éther* ou d'*huile camphrée*, par des préparations de *strophantus* ou de *spartéine*, tout ceci sans préjudice du traitement que réclame l'infection causale. Pendant toute la phase aiguë s'impose le régime lacté absolu.

II. *Aortite chronique.* — Qu'elle succède ou non à l'aortite aiguë, l'aortite chronique n'est souvent qu'un épisode de l'artériosclérose ; il n'est pas rare

qu'elle complique la *goutte*, le *diabète*, le *rhumatisme chronique*, le *paludisme*, la *syphilis tertiaire*, favorisée dans son éclosion par le tabagisme ou l'alcoolisme. L'*hygiène* présente ici une grande importance. Le régime habituel sera surtout composé de laitage, légumes, fruits, œufs, viande en petite proportion (au repas de midi seulement) ; le tabac, le thé, le café, les liqueurs, le vin pur seront interdits. Aux douleurs préaortiques, on opposera encore les *ventouses*, les *pointes de feu*, la *morphine* (si les reins sont suffisants) ; aux phases d'éréthisme cardiaque le *valérianate d'ammoniaque*, les *bromures* ; mais l'*iodure de sodium* à petites doses (50 centigr. par jour, 20 jours par mois) alterné ou non avec l'*arsenic* fera, dans les périodes silencieuses, le fond de la médication. Les douleurs à forme angineuse sont justiciables des *inhalations de nitrite d'amyle* et de la *trinitrine* en potion (Voir ANGINE DE POITRINE). L'*aortite syphilitique* est curable par la médication spécifique intensive et précoce. Quand se déclarent des accidents d'*œdème pulmonaire aigu*, il faut aussitôt suspendre iodure et bromure, appliquer, sur le thorax, des *ventouses scarifiées* ou pratiquer une *saignée* de 300 à 400 gr., faire des injections hypodermiques d'*éther*, d'*huile camphrée*, de *caféine* ou de *sulfate de strychnine* (2 à 3 milligr. par jour) et administrer, comme décongestionnant des poumons, le chlorhydrate d'hydrastinine (Boix). Tant que dure la crise, le *régime lacté absolu* est de rigueur ; on le remplacera ensuite, un certain temps, par le *régime achloruré*.

Aphthes. — V. STOMATITE APHTHEUSE.

Apiol. — *Caract. phys. orig.* — Liquide huileux, verdâtre ou jaune-brun, insoluble dans l'eau, soluble dans l'alcool, l'éther et le chloroforme ; extrait des semences du persil (Ombellifères).

Effets physiol. et tox. — Propriétés excito-motrices ; peut même produire des convulsions, des attaques épileptiformes.

Prop. et empl. thérap. — Vanté comme emménagogue et aphrodisiaque ;

15 à 20 centigr. en capsules gélatineuses.

Apocodéine. — Produit de déshydratation de la codéine; déprimant ou convulsivant selon la dose. On emploie le chlorhydrate (soluble) pour calmer les aliénés agités; il produit, en même temps, un effet laxatif. Proposé aussi comme expectorant (coqueluche) et vomitif.

Doses : 2 à 5 centigr. par ingestion, ou 1 à 2 centigr. en injection intramusculaire.

Apocynum cannabinum. — *Prop. physiol. et thérap.* — Plante dont la racine est un puissant drastique, très vanté aux États-Unis, comme hydragogue et même comme fébrifuge. Renferme 2 glucosides : l'*Apocynine* et l'*Apocynéine*, dont les effets sont analogues à ceux de la *digitaline* et de la *strophantine*.

Formes pharmac., doses :

Poudre . . . .   5 centigr. à 1 gr.
Teinture alcoo-
    lique . . . . 50 centigr. à 2 gr.

Apolysine. — Voir Citrophène.

Apomorphine. — *Caract. phys. et chim.* — Produit de déshydratation de la morphine. Substance cristalline blanche, se colorant à l'air par altération, soluble dans l'eau, l'alcool et l'éther. On emploie le *chlorhydrate d'apomorphine cristallisé*; il existe en effet un *chlorhydrate amorphe* qui est purgatif et plus toxique. En raison de l'altérabilité du produit (qui donne naissance à des dérivés toxiques), les solutions doivent en être préparées extemporanément ou additionnées d'un peu d'HCl et conservées en ampoules de verre jaune stérilisées.

Effets physiol. et tox. — Puissant émétique agissant par voie hypodermique et d'un emploi précieux en cas d'empoisonnement. Expectorant à faible dose. Au lieu de provoquer, comme les autres vomitifs, un abaissement plus ou moins considérable de la tension artérielle, le chlorhydrate d'apomorphine cristallisé élève celle-ci, s'il est rigoureusement exempt de chlorhydrate amorphe. (Pour plus de détails, voir G. POUCHET. *Leçons*

de pharmacodynamie et de matière médicale, 2ᵉ série, p. 499 et 727.)

Formes pharmac., doses :

Voie hypodermique. 5 à 10 milligr.
Voie gastrique . . . 1 à 5 centigr.
Voie rectale . . . . 2 centigr. en lavement.

Apoplexie. — L'*ictus apoplectique* réclame d'abord quelques premiers soins d'urgence : coucher de suite le malade, en évitant, s'il est possible, de le transporter; vider la vessie et le rectum (*lavement* chaud de 500 gr. avec 10 gr. de *fol. de séné* et 15 gr. de *sulfate de soude*); appliquer sur la tête des *compresses humides froides* ou une *vessie de glace*; pratiquer des *tractions rythmées de la langue* si le malade respire mal et se cyanose; recourir à la *saignée* (200 à 400 gr.) ou poser des *sangsues* derrière les oreilles, s'il présente des signes de pléthore et d'hypertension artérielle; pratiquer au contraire (si le pouls est petit et irrégulier) des *piqûres d'éther* ou d'*huile camphrée* (sur le côté non paralysé) toutes les 15 ou 20 minutes, jusqu'à relèvement du pouls. Il est en outre indiqué de stimuler la circulation périphérique par des *frictions* énergiques et la *sinapisation* des membres inférieurs. Si des crises épileptiformes éclatent, on se hâtera de retirer les fausses dents, s'il y en a, d'introduire un bouchon entre les mâchoires, et, si les accès se renouvellent, d'administrer un *lavement de chloral* (2 gr.) Quand l'attaque résulte clairement d'un ramollissement cérébral, mieux vaut s'abstenir de saignée. En tous les cas, il importe d'assurer l'asepsie de la bouche par de fréquentes toilettes, avec des tampons d'ouate imbibés de *solution salicylée* (*phénosalyl* ou *salicylate de soude* 1 p. 100), et la propreté de la peau, surtout dans les régions sujettes au sphacèle (fesses, scrotum, trochanter). On attendra, sans le hâter, le réveil spontané de la conscience. Parfois, le relèvement du pouls et de la respiration comporte une phase d'agitation que calmera une piqûre de *morphine* (1 centigr.). On fera boire du lait au malade, si sa déglutition est normale, sinon, on l'alimentera par la sonde nasale (Voir Gavage). Une thérapeutique étiologique sera en outre instituée, variable suivant la cause de l'ictus apoplectique (Voir Coma, Hémorrhagie cérébrale, Ramollissement cérébral, Hémorrhagie méningée, Syphilis cérébrale, Urémie, Paludisme, etc.).

Apoplexie pulmonaire. — L'apoplexie pulmonaire ne réclame, en général, qu'un traitement symptomatique.

L'*apoplexie massive diffuse* entraîne un état syncopal qui exige les tractions rythmées de la langue, des frictions et une sinapisation énergique, des piqûres d'éther, de caféine, d'huile camphrée ou de sulfate de strychnine.

L'*apoplexie pulmonaire des cardiaques* avec infarctus petits ou moyens et crachats hémoptoïques réclame des soins variables selon les cas. On cherchera d'abord à la prévenir chez les sujets en hyposystolie : 1° par l'interdiction de tout surmenage et spécialement de tout mouvement brusque des bras; 2° par le relèvement de la systole cardiaque, demandé soit à la *digitale* (lésions valvulaires), soit au *strophantus*, à la *spartéine* ou à la *théobromine* (cardiopathies artérielles). A l'apoplexie avérée, on opposera les *ventouses* en grand nombre, sur le thorax, dont quelques-unes *scarifiées* sur le point de côté s'il en existe, ou, dans les cas intenses, chez les jeunes sujets vigoureux, une *saignée* de 250 à 300 gr. La *dyspnée* sera combattue par les *inhalations* d'*oxygène*, d'*éther*, de *nitrite d'amyle*, par les piqûres d'*éther*, de *morphine* ou d'*héroïne* (ces dernières à faibles doses); la toux, par les préparations de *codéine*, de *morphine* ou de *dionine*. Dans les cas rares où l'hémorrhagie se prolonge, on donnera de l'*ergotine*, du *chlorure de calcium*, et, contre l'asthénie cardiaque, la *digitale* ou la *caféine*.

L'*apoplexie pulmonaire par embolies moyennes ou grosses* complique d'habitude les phlébites, quelle qu'en soit la cause (puerpéralité, fièvre typhoïde, grippe, cachexie). L'apparition en sera prévenue par un diagnostic et une immobilisation précoces, celle-ci plus ou moins prolongée selon les cas (Voir Phlébites). Volumineuse, l'embolie, quand elle n'entraîne pas la mort subite, se traduit soit par une syncope réflexe justiciable des *tractions rythmées de la langue*, des injections d'*éther* et de *caféine*, soit par une asphyxie aiguë avec cyanose que conjurera quelquefois une *saignée* copieuse (300-400 gr.). Quand la respiration se rétablit, l'oppression intense sera soulagée par les moyens déjà indiqués : *ventouses, morphine, éther, oxygène*. Si le cœur fléchit, on fera intervenir la *caféine*, le *sulfate de strychnine*, le *strophantus* ou la *spartéine*. Dans tous les cas, les soins d'*antisepsie buccale* et *naso-pharyngée* ne seront pas négligés, afin de prévenir, si possible, l'infection secondaire de l'infarctus.

Apozème. — Décoction ou infusion aqueuse de substances médicamenteuses additionnée de divers autres médicaments, simples ou composés. Se distingue de la décoction simple en ce qu'il est toujours très composé ou très chargé de principes végétaux. Aussi ne sert-il jamais de boisson habituelle comme la tisane.

Appendicite. — I. *Appendicite aiguë.* — Institué dès le début de la crise, le *traitement médical* (*immobilisation* et *diète*) est efficace dans la majorité des cas. Aussitôt l'appendicite reconnue, le malade gardera l'*immobilité complète* au lit (la tête basse pour prévenir l'anémie cérébrale liée à la diète); une *large vessie de glace*, suspendue à un cerceau, recouvrira tout le ventre, protégé contre les eschares par un linge ou une flanelle double. La *diète* sera *absolue* les 48 premières heures, à peine mitigée, dans les cas bénins, par 1 ou 2 cuillerées à café d'eau de Vichy ou d'infusion aromatisée (camomille, feuilles d'oranger, thé léger) toutes les 2 heures. La soif sera au besoin trompée en faisant rincer souvent la bouche à l'eau de Vichy, ou en pratiquant des *injections de sérum artificiel* (250 gr. matin et soir dans le flanc). L'*opium* (1 centigr. d'*extr. thébaïque* toutes les heures, jusqu'à 15 à 20 chez l'adulte) ou, mieux, la *morphine* (piqûre de 1 centigr. toutes les 5 ou 6 heures, seulement chez l'adulte) concourront à apaiser la douleur et les contractions intestinales. Cette pratique est repoussée par plusieurs qui lui reprochent, en masquant les phénomènes morbides, d'entretenir une fausse sécurité. En fait, l'opium ou la morphine sont souvent inutiles dans les formes légères, à moins de douleurs très vives, chez les nerveux. Tout topique autre que la glace est superflu. Quoique quelques médecins (A. Robin, Lucas-Championnière) restent encore fidèles aux *lavements* ou aux *purgatifs*, la plupart s'accordent à les proscrire absolument comme dangereux. La glace sera continuée tant que subsiste de l'empâtement et de la sensibilité à la pression (10 ou 15 jours en moyenne). La reprise de l'alimentation dépendra de l'état du pouls et de la température. Les deux premiers jours passés, on permet toutes les 2 heures une petite tasse d'eau (eau d'Évian) ou d'infusion aromatisée (en tout 1/2 litre, puis 1 litre). Si la température est normale (36°8) et le pouls à 90, ce qui est habituel le 3ᵉ ou 4ᵉ jour, on autorise le bouillon de légumes, puis le lait, par tasses de 120 gr., toutes les 3 ou 4 heures d'abord (2 à 3 jours), puis toutes les 2 heures, finalement toutes les heures et demie. Après une dizaine de jours, quand pouls et température restent tout à fait normaux, on peut, petit à petit, additionner le lait de tapioca, de pâtes, de farines alimentaires, permettre un ou deux œufs, de la panade, des purées de légumes passées au tamis, de la marmelade de pommes. On ne donnera qu'après le 15ᵉ jour un peu de viande bien cuite et pulpée. Pour vider l'intestin, on attend, en général, que le malade ait rendu spontanément des gaz (du 3ᵉ au 5ᵉ jour en moyenne). On peut alors prescrire un lavement de 200 à 300 gr. d'*huile d'olive tiède* (G. Lyon), et 48 heures plus tard 15 à 20 gr. d'*huile de ricin* ou 40 centigr. de *calomel*. On y reviendra, au besoin, plus tard. La durée du repos au lit, variable avec la gravité des cas, est, au moins, de 4 semaines. Quand on décide l'intervention à froid, ce qui est généralement le parti le plus sage, le malade garde le lit jusqu'à l'opération, c'est-à-dire 40 à 50 jours; 30 seulement si l'attaque a été très légère

II. *Indications opératoires.* — L'opportunité de l'*intervention précoce* est encore extrêmement discutée. Très beaux (96 à 98 succès p. 100) dans les premières 24 heures (ni adhérences, ni lésions graves), les résultats, déjà plus incertains au bout de 24 ou 36 heures, deviennent aléatoires après 36 ou 48 heures, moment où l'opération ne peut que contrarier la réaction défensive locale. Somme toute, l'intervention précoce est préférable quand la crise se déclare grave d'emblée (t. 40°; pouls 120, petit, irrégulier, ventre tendu, douloureux, vomissements, facies grippé). Mieux vaut la différer si l'état général est passable et, encore plus, si la fièvre tend à baisser après 24 heures. Quand le malade n'est vu qu'au bout de 48 heures, les conditions opératoires sont défavorables et on doit temporiser, tenant le sujet en sévère observation de façon à intervenir aussitôt : 1° si les accidents restent stationnaires ou s'aggravent; 2° si les douleurs spontanées restent vives et fréquentes; 3° si le pouls demeure rapide et la leucocytose élevée (1000 à 1200); 4° si un abcès se collecte nettement (plastron empâté, diffus, douleurs lancinantes, frissons); 5° si les signes généraux et péritonéaux persistent sans localisation. Doivent entrer aussi en considération : l'*âge avancé* du sujet, l'existence antérieure de l'*obésité*, du *diabète*, de l'*albuminurie* qui assombrissent sensiblement le pronostic de l'intervention à chaud. Quant à la *grossesse*, elle est, pour Pinard, un motif d'opérer sans retard, dans l'intérêt de la mère et de l'enfant. Du reste, le drainage du foyer septique doit être le but principal de l'opération à chaud, quitte à laisser l'appendice s'il est d'un accès difficile.

L'*intervention à froid*, dans les délais précisés plus haut, étant très bénigne, est d'autant plus recommandable que les attaques qui suivent la 1ʳᵉ, surtout chez les enfants, sont habituellement graves. Elle s'impose même en cas de résolution complète, *a fortiori* après une opération à chaud qui a dû négliger la résection de l'appendice (*appendicite résiduale*).

III. *Appendicite chronique d'emblée.* —

Le problème consiste ici à dépister l'appendicite dissimulée sous le masque de troubles gastriques, intestinaux (crises de catarrhes intestinaux périodiques non motivées—Decker), dysménorrhéiques ou névropathiques vagues. Dès que la lésion a été dénoncée par un examen soigneux (douleur très nette, parfois nauséeuse, à la pression du point de Mac Burney) ou, mieux, par une ébauche de crise appendiculaire, il ne faut pas hésiter, surtout chez l'enfant, à supprimer un foyer infectieux dont les toxines troublent profondément la nutrition et les fonctions organiques. Le *traitement médical*, seule ressource si l'intervention est refusée ou impossible, ne peut être que palliatif. Il comporte : l'institution d'un *régime* presque exclusivement *lacto-végétarien*, la substitution aux purgatifs et à l'entéroclyse de *lavements d'huile d'olive pure* (G. Lyon); l'interdiction de tout effort ou exercice violent; le repos horizontal après chaque repas, et, chez la femme, le séjour au lit pendant les règles.

IV. *Prophylaxie.* — L'obscurité qui plane encore sur les causes réelles de l'appendicite empêche d'en préciser la prophylaxie. Ont été tour à tour incriminés : une malformation congénitale, la constipation chronique, les vers intestinaux, l'entérite muco-membraneuse, la grippe, le régime trop carné, la dyspepsie hypersthénique, l'arthritisme, la cholémie familiale; mais il est des cas où nul de ces facteurs ne semble nettement en cause. Dans les familles où sévit l'appendicite on peut cependant, pour ceux qui restent encore indemnes, poser quelques principes hygiéniques tels que : éviter les repas copieux et restreindre la ration de viande; user largement de l'exercice au grand air; combattre la coprostase par le régime, les lavements huileux, les laxatifs doux; prévenir les fermentations intestinales par l'usage des féculents, des pâtes, des purées, des bouillies (Combe); traiter comme il convient : la dyspepsie hypersthénique, si elle existe (Voir Hyperchlorhydrie), les vers intestinaux, la cholémie (v. c. m.), l'entérite chronique, etc.

Arabique (Gomme). — Voir Gomme.

Arachide: — *Arachis hypogœa* (Légumineuses). On extrait, à froid, de la graine, une huile comestible, quelquefois employée en pharmacie, en raison de son pouvoir dissolvant, supérieur à celui de l'huile d'olive. Les graines d'arachide grillées ont été proposées comme succédanées du café.

Archena. — Station thermale espagnole réputée (province de Murcie, district de Mula). Altitude 130 m. Eau hyperthermale (52°5), chlorurée-sodicomagnésienne et sulfatée-calcique, utilisée en bains, douches, étuves et boisson. Eaux très excitantes, congestives et hémorrhagipares.

Indicat. — Syphilis, dermatoses, blessures et traumatismes, ulcères invétérés.

Arec et Arécoline. — *Areca Catechu*, grand palmier de l'Asie et de l'Océanie, dont la noix est employée comme *masticatoire* et comme *tænifuge* (très efficace).

Formes pharmac., doses. — Poudre 4 à 8 gr., mélangée ou non à du calomel. Extrait, pouvant déterminer des phénomènes toxiques (sialorrhée, diurèse, polycholie, diarrhée). — *Arécoline.* Alcaloïde de la noix d'arec, énergique poison du cœur (arrêté en diastole).

Argelès-Gazost. — Ch.-l. d'arrondissement des Hautes-Pyrénées, à 33 km. au S.-O. de Tarbes. Altitude 450 m. Les eaux (froides, sulfurées-sodiques et bromo-iodurées), descendant, en conduites fermées, des gorges peu accessibles de Gazost, sont employées en bains, douches, boisson, inhalations.

Indicat. — Scrofule, lymphatisme, plaies et ulcères torpides, dermatoses, dyspepsies gastriques et intestinales liées à l'herpétisme, catarrhe des muqueuses bronchiques et génito-urinaires, amygdalites et pharyngites chroniques.

Argent. — Ses composés seuls sont employés en thérapeutique.

Effets physiol. et tox. des composés argentiques. — Tous sont transformés, dans l'économie, en chlorure et albuminate, ce dernier soluble dans le chlorure de sodium et permettant la circulation du métal. Les composés solubles, réduits dans les différents tissus s'y déposent à l'état métallique, d'où les pigmentations succédant aux intoxications. Action toxique faible, mais persistante, s'exerçant surtout sur le système nerveux, traduite par des paralysies et des troubles respiratoires.

Argent (Albuminate d'). *Protargol.* — *Caract. phys. et chim.* — Poudre fine, jaunâtre, très soluble dans l'eau (5o p. 100), la glycérine. Ses solutions, brunes, ne précipitent ni par le chlorure de sodium, ni par l'albumine, ne tachent ni la peau, ni le linge.

Prop. thérap., indicat. — Antiseptique et caustique non irritant, préconisé contre la blennorrhagie aiguë et chronique, contre la cystite, les conjonctivites, dans le traitement des ulcères rebelles; plus rarement, à l'intérieur, contre les entérites infantiles.

Formes pharmac., doses :

Usage int. — 5 à 10 centigr. en solut.

Usage ext. — En injections uréthrales, solut. 1 à 2 p. 100; en instillations uréthrales et vésicales, solut. 8 à 10 p. 100 (XX à L gouttes); en instillations oculaires, solut. 5 à 10 p. 100; en grands lavages uréthraux, 5o centigr. à 2 gr. p. 1000; en pommades contre la conjonctivite (1/3); la blépharite ciliaire (au 1/10).

Argent colloïdal. *Collargol.* — *Caract. phys. et chim.* — Poudre noirâtre, à reflets métalliques, soluble dans 25 p. d'eau. En réalité *collargolate ammonique*, obtenu par réduction d'une solution d'azotate d'argent au moyen du sulfate ferreux; donnant, avec l'eau, une pseudo-solution brun foncé précipitant par addition d'acides dilués et dont l'argent se dépose au pôle positif lorsqu'elle est soumise à l'électrolyse. La *véritable solution colloïdale d'argent* résulte du passage, à travers l'eau, entre deux pôles d'argent, des étincelles d'un fort courant d'induction.

Prop. thérap., indicat. — Antiseptique local et général très actif, vanté dans les pyrexies infectieuses : infection puerpérale, endocardite infectieuse, érysipèle, fièvre typhoïde, pneumonie, tu-

berculose aiguë, entérite tuberculeuse. Abaisse la température et améliore l'état général. La médication compte pourtant de nombreux échecs.

Formes pharmac., doses :

Voie buccale, 5 à 20 centigr. en solut. glycéro-albumineuse.

Voie cutanée, pommade à 10 p. 100 (onguent Crédé).

Voie intraveineuse, 3 à 5 centigr. en solut. à 1 p. 100.

Usage ext. : en lavages uréthraux (solut. à 1 p. 1000), collyres, suppositoires.

Formules.

Solution :

Collargol . . . . 1 gr.
Solut. glycéro-albumineuse. 100 —

La *solution glycéro-albumineuse* se prépare en battant dans 150 gr. d'eau additionnée de 2 gr. de glycérine 10 gr. de blanc d'œuf frais, puis filtrant. De cette solution, on donne, par jour, 2, 3 ou 4 cuillerées à café, une demi-heure avant les repas.

Onguent Crédé :

Collargol . . . . 10 gr.
Cire blanche . . . . 10 —
Axonge benzoïnée . . . . . 80 —

Friction énergique, de 20 minutes, sur la peau bien dégraissée, avec 1 à 3 gr. de cet onguent.

La *vraie solution colloïdale d'argent* s'emploie, en injections hypodermiques, aux doses de 5 à 10 c. c., et son usage donne des résultats bien plus constants et plus efficaces que ceux du collargol.

Argent (Azotate d'). — *Caract. phys. et chim.* — Deux formes : 1° en *cristaux* blancs, solubles dans moitié de leur poids d'eau; 2° *fondu* en une masse grise opaque, dite *pierre infernale*. Est le type des composés minéraux solubles d'argent; à ce titre, mis en présence, simultanément, de l'albumine et du chlorure de sodium, ne se combine avec le chlore qu'après avoir entièrement saturé l'albumine, d'où son influence irritante et caustique.

Prop. thérap., indicat. — *Usage ext.* : En solutions aqueuses diluées, exerce une action vaso-constrictive et astringente, encore supérieure à celle des composés solubles de plomb. En solutions concentrées ou en crayon, cautérise en formant une eschare locale superficielle blanche (sur les muqueuses et les ulcérations) ou grise (sur la peau) noircissant à la lumière (taches enlevées par l'hyposulfite de soude). Comme caustique, hâte la réparation des ulcères fongueux ou torpides, des chancres phagédéniques, des plaques muqueuses. En solutions, de titre variable, est opposé à la conjonctivite purulente, à la balanoposthite, à la blennorrhagie chronique (instillations), à la cystite, à la dysenterie chronique (lavements), à certains eczémas rebelles (badigeonnages), etc.

Usage int. — Employé jadis, en pilules, dans le tabes et l'ulcère gastrique, usage abandonné actuellement, à cause de son inutilité et de ses effets toxiques (Voir ARGENT).

Formes pharmac., doses. — *Usage ext.* — Crayon pur ou mitigé. Solutions au 1/5 (pour cautérisations), au 1/20 ou au 1/40 contre la conjonctivite purulente (neutraliser l'excès avec de l'eau salée), au 1/25 ou au 1/50 en instillations uréthrales ; à 1 p. 1000 pour lavages uréthraux et vésicaux ; à 10 ou 25 centigr. p. 1000 pour lavements (diarrhées chroniques).

Argent (Caséinate d'). *Argonine.* — *Caract. phys. et chim.* — Poudre blanche, soluble dans l'eau froide, plus dans l'eau chaude (solution jaunâtre opalescente), non précipité par les chlorures ; soluble dans l'albumine et le sérum sanguin.

Prop. et empl. thérap. — Antiblennorrhagique employé en injections uréthrales en solution à 1 ou 2 p. 100.

Argent (Glutinate d'). *Argyrol.* — *Caract. phys. et chim.* — Paillettes brun foncé. Soluble dans 0,30 p. d'eau. Non précipité par les chlorures ; ne coagule pas l'albumine.

Prop. et empl. thérap. — Les mêmes que le protargol, mais moins irritant. Employé en injections (solut. 2 à 5 p. 100) et en instillations (solut. 20 p. 100) dans la blennorrhagie chronique ; en collyre contre la conjonctivite gonococcique (solut. au 1/4).

Argent (Lactate d'). — Voir ACTOL.

Argent (Thiohydrocarbosulfate d'). *Ichtargan.* — *Caract. phys. et chim.* — Poudre amorphe, brune, inodore, soluble dans l'eau, la glycérine, l'alcool.

Prop. et empl. thérap. — Employé contre l'uréthrite et la conjonctivite blennorrhagiques, en solutions à 3 p. 100 (instillations) ou de 25 centigr. à 2 gr. p. 1000 (injections, lavages).

Argentamine. — Solution de phosphate, de nitrate ou de chlorure d'argent dans l'éthylène-diamine, ne coagulant pas les albuminoïdes, ce qui porte ainsi au maximum les qualités bactéricides de l'argent. Employée en injections antiblennorrhagiques (solut. 1 p. 1000) et en collyre (solut. 3 à 5 p. 100) contre l'ophthalmie blennorrhagique.

Argonine. — Voir ARGENT (CASÉINATE D').

Argyrol. — Voir ARGENT (GLUTINATE D').

Arhéol. — L'un des principes actifs de l'*essence de santal.* Composé à fonction alcool.

Aricine. — Alcaloïde de certaines variétés de quinquina, isomère de la *brucine*, mais dépourvu de toxicité.

Aristochine. — *Caract. phys. et chim.* — Éther carbonique neutre de la quinine ; poudre blanche, insipide, insoluble dans l'eau ; soluble dans l'eau acidulée d'acide chlorhydrique, dans l'alcool et le chloroforme.

Prop. et empl. thérap. — Absorption rapide, activité égale à celle des sels solubles de quinine. En cachets : 50 centigr. à 1 gr. chez l'adulte ; 15 à 40 centigr. chez l'enfant, à doses réfractées. Préconisé dans la coqueluche, les névralgies.

Aristol. *Dithymol iodé.* — *Caract. phys. et chim.* — Poudre amorphe ; couleur rouge-brun clair, pâlissant peu à peu par dégagement lent de l'iode ; très altérable par la chaleur et la lumière ; insoluble dans l'eau et la glycérine ; soluble dans l'éther, le chloroforme, les huiles fixes, la vaseline, la benzine, très peu dans l'alcool.

Incompatib. avec le calomel, le nitrate d'argent.

Prop. et empl. thérap. — Antiseptique assimilé à tort à l'iodoforme; agissant comme iodique, par mise en liberté d'iode. Employé en poudre, pommade, collodion, emplâtre, au pansement des plaies, des ulcérations syphilitiques, épithéliomateuses; contre la vaginite, la métrite du col, les hémorrhoïdes (en suppositoires).

Pommade :

Aristol. . . . .   5 gr.
Axonge. . . . .   5 —
Lanoline. . . . .   25 —

Emplâtre :

Aristol. . . . .   4 gr.
Emplâtre simple. . . . . .   30 —

Suppositoire :

Aristol. . . . .   1 gr.
Beurre de cacao . . . . . .   4 —

Armoise. — *Artemisia vulgaris* (Composées). Les feuilles, la racine et les fleurs sont employées dans le peuple comme emménagogue. En infusion (10 p. 1000), poudre 2 à 6 gr., extrait (comme excipient pilulaire), ou sirop 30-60 gr.

Arnica. — *Arnica montana* (Composées). Fleurs employées en *infusion* (5 p. 1000) comme stimulant, sudorifique, antirhumatismal. Les doses élevées sont vomitives. Plus usitée en *teinture* étendue d'eau, pour imbiber des compresses, comme résolutif local, dans les cas de contusions, entorses, etc., à condition que le tégument soit intact.

Princ. act. — *Arnicine*, glucoside convulsivant à fortes doses, dont l'action se rapproche de celle de la strychnine.

Arrhénal. — *Méthylarsinate disodique.*

Caract. phys. et chim. — Cristaux transparents, inodores, très solubles dans l'eau (4 gr. 7 p. 100), moins dans l'alcool. Absorbé sans décomposition (mais irrégulièrement), par voie buccale. Contient 45 p. 100 d'acide arsénieux.

Effets physiol. et tox. — A peu près les mêmes que ceux du cacodylate sodique, mais un peu plus toxique.

Prop. thérap., indicat. — Comme le cacodylate de soude, excite l'appétit, relève les forces, favorise l'hématopoïèse. Indiqué dan la tuberculose pulmonaire, la leucémie, les cachexies cancéreuses,

syphilitiques, le paludisme, la chorée, la bronchite chronique, le diabète.

Formes pharmac., doses. — 5 à 25 centigr. par jour en solution à 4 p. 100. Mieux toléré par la voie buccale que le cacodylate, mais ne doit pas être donné d'une façon continue (4 jours par semaine; suspendre 3 jours). Du reste, son emploi n'offre nul avantage sur celui des anciens composés arsenicaux correctement maniés.

Gouttes :

Méthylarsinate disodique. .   1 gr.
Eau distillée . . . .   25 —

XX à C gouttes par 24 heures.

Arsenic (Iodure d'). — *Caract. phys. et chim.* — Cristaux rouges, solubles dans l'eau, l'alcool, l'éther.

Prop. physiol., empl. thérap. — Antiscrofuleux, antiherpétique; susceptible de provoquer parfois de l'insomnie, de l'anorexie, de la diarrhée.

Formes pharmac., doses. — Employé sous forme d'une solution complexe dite *liqueur de Donovan-Ferrari*, contenant, par gramme 1 milligr. 5 d'iodure d'arsenic et 3 milligr. de biiodure de mercure.

Iodure d'arsenic . .   vingt centigr.
Iodure mercurique. quarante   —
Iodure de potassium .   4 gr.
Eau distillée. . . . .   120 —

V à C gouttes dans une infusion théiforme non astringente.

Arsénieux (Acide). — *Caract. phys. et chim.* — Forme banale de l'arsenic aux points de vue thérapeutique et toxique. Poudre blanche, à fragments d'aspect porcelainé, soluble dans l'eau, l'alcool, la glycérine; arrière-goût métallique désagréable.

Effets physiol. et tox. — *Eff. loc.* Absorption nulle par la peau intacte, qui n'est pas même excoriée au contact d'une pâte arsenicale, mais rapide par la peau ulcérée, qui subit à ce niveau une destruction profonde. — *Eff. gén.* Toxicité élevée et uniforme pour les animaux supérieurs, très inégale pour les organismes inférieurs. A doses faibles : d'abord stimulation marquée des phénomènes de la nutrition, désagrégation exagérée des albuminoïdes, mais avec métamorphoses incomplètes, d'où, après usage assez prolongé, stéatoses viscérales diffuses. Passage de l'action thérapeutique à l'action toxique très délicat à saisir, révélé par des nuances variables : sensations de pression épigastrique, de constriction pharyngée, troubles digestifs, conjonctivite, érythèmes. Les troubles digestifs sont une contre-indication absolue. La médication arsenicale est bien tolérée par les enfants, mal par les vieillards. L'*intoxication chronique* évolue en 4 périodes typiques plus ou moins subintrantes : 1° Troubles digestifs; 2° éruptions et catarrhe laryngo-bronchique; 3° troubles de la sensibilité; 4° paralysies (Voir Névrites). Chez les sujets exposés aux poussières arsenicales, on constate, spécialement sur les doigts et autour des ongles, des lésions pustuleuses ou des ulcères d'apparence chancreuse à bords taillés à pic. Les poussières semblent aussi favoriser le développement du favus.

Prop. thérap., doses. — Puissant stimulant de la nutrition et de l'hématopoïèse; excite l'appétit, relève les forces. Employé surtout dans la tuberculose pulmonaire au début, la lymphadénie, les anémies secondaires (paludisme, syphilis, cancer), le diabète, le rhumatisme chronique, certaines dermatoses (lichen plan, psoriasis, eczéma sec); contre la chorée, l'asthme. *Localement*, employé comme caustique destructeur, dans les épithéliomas cutanés (*Pâte du frère Côme. Pâte de Hebra*).

Formes pharmac., doses. — *Granules de Dioscoride* dosés à 1 milligr. (2 à 10 par jour). *Pilules asiatiques* dosées à 5 milligr. (1 à 2 par jour). Solution à 1 p. 1000 ou *liqueur de Boudin*, 5 à 10 gr. par jour (jusqu'à 30 gr. progressivement); enfants, 1 milligr. par année.

Incompatib. — Sulfhydrates, eau de chaux, nitrate d'argent; sels de magnésie et de fer.

Formules. — *Granules de Dioscoride :*

Acide arsénieux . . . . . 1 milligr.
Sucre de lait. . . . . . 4 centigr.
Poudre de gomme . . . 1 —
Mellite simple . . . . . Q. S.

Pour un granule.

Pâte de Hebra :

Acide arsénieux. . . . . . 1 gr.
Cinabre. . . . . 3 —
Pommade émolliente. . . . 24 —

(Pour plus de détails, voir G. Pouchet. *Précis de pharmacologie et de matière médicale*, p. 633).

Arséniate de potasse. — Usité seulement sous forme de *liqueur de Fowler* ou solution aqueuse d'acide arsénieux à 1 p. 100 dans le carbonate potassique (1 gr. ou XXIII gouttes correspondant à 1 centigr. d'acide arsénieux) :

Acide arsénieux. . . . . . 1 gr.
Carbonate de potasse pur . 1 —
Eau distillée . . . . 95 —
Alcoolat de mélisse comp. 3 —

Formes pharmac., doses. — II à XX gouttes; enfants, II gouttes par année. En injections hypodermiques (liqueur de Fowler diluée de 2 fois son poids d'eau de laurier-cerise, 1 à 2 c. c.). L'altérabilité de la liqueur de Fowler doit lui faire préférer la liqueur de Boudin ou l'arséniate de soude en solution. En injections hypodermiques (très douloureuses), elle est également délaissée pour le cacodylate de soude.

Arséniate de fer. — *Arséniate ferreux.*

Caract. phys. et chim. — Poudre blanche, amorphe, insoluble dans l'eau, soluble dans le pyrophosphate de soude ou d'ammoniaque.

Prop. et empl. thérap. — Celles de l'arsenic et du fer. Préconisé dans la chlorose.

Arséniate de soude. — *Caract. phys. et chim.* — Ne renferme que le 1/3 de son poids d'acide arsénieux.

Cristaux incolores, solubles dans 4 p. d'eau, 50 p. d'alcool, 2 p. de glycérine.

Formes pharmac., doses. — Employé en granules ou solution, à la dose de 1 à 10 milligr. La *liqueur de Pearson* renferme 5 centigr. d'arséniate de soude pour 30 gr. d'eau et se prescrit aux doses de XX à XL gouttes; V à XX gouttes chez les enfants.

L'arséniate de soude en solution est une des formes les plus usuelles et les plus maniables de la médication arsenicale.

Solution arsenicale :

Arséniate de soude. .   5 centigr.
Eau distillée. . . . .   150 gr.

Chaque cuillerée à soupe contient 5 milligr. d'arséniate de soude; 1 à 2 cuillerées par jour.

Arséniate de strychnine. — Voir STRYCHNINE.

Art de formuler. — Concerne les règles relatives à l'administration des médicaments et les moyens d'assurer, de graduer, de combiner leurs effets, cela en variant les formes pharmaceutiques, les doses, les intervalles entre les prises, les associations médicamenteuses. L'analyse clinique établit les *indications* qui suggèrent la *méthode thérapeutique*; celle-ci en suggère l'agent, et l'ensemble de ces opérations aboutit à adapter le médicament, sa dose, ses associations, sa forme, aux circonstances de chaque cas particulier. La médication choisie doit justifier le motif, le sens de l'intervention et la nature de l'instrument d'action. Tout cela se résume dans la désignation par écrit, suivant des règles conventionnelles, de l'espèce, du nombre, de la dose des médicaments, de leur forme pharmaceutique et de leur mode d'administration.

Cela constitue l'*ordonnance*, guide que le médecin laisse à son malade pour la conduite à tenir et l'emploi des médicaments délivrés par le pharmacien dans les conditions spécifiées par celle-ci. Pour sa rédaction, on se conformera aux règles suivantes : 1° attribuer aux formes médicamenteuses les noms qui leur conviennent; 2° ne pas prescrire à la fois une trop grande quantité de substance, surtout s'il s'agit d'un médicament toxique; 3° éviter de faire entrer des composés déliquescents dans les poudres, les cachets, ou les pilules; 4° éviter les associations incorrectes (Voir INCOMPATIBILITÉS); 5° toutes les fois que cela ne porte aucun préjudice à l'action du médicament, le donner sous la forme pharmaceutique la plus agréable au goût du malade et varier cette forme si l'administration doit être prolongée; 6° tenir compte du temps nécessaire à l'exécution de la prescription; 7° se préoccuper de la saison, si l'on doit prescrire des plantes fraîches; 8° subordonner le choix des médicaments ou de la médication à la situation de fortune du malade, afin de ne pas lui imposer un traitement hors de proportion avec ses ressources; 9° enfin, se conformer à l'*ordonnance du* 29 *octobre* 1846 complétant la *loi du* 21 *germinal an XI*, ordonnance ainsi conçue : « La vente des substances vénéneuses ne peut être faite, pour l'usage de la médecine, que par les pharmaciens et sur prescription d'un médecin, chirurgien, officier de santé ou vétérinaire breveté. Cette prescription doit être *signée, datée et énoncer en toutes lettres* la dose desdites substances ainsi que le mode d'administration du médicament. »

Dans la rédaction de la formule, écrire : en première ligne, la *substance active*, celle qui doit remplir l'indication thérapeutique et dont le dosage exact importe surtout; en second lieu, l'*adjuvant*, s'il est nécessaire, médicament choisi selon les règles des associations et des incompatibilités; en troisième lieu, le *correctif*, ou adjuvant secondaire, constitué par un sirop, une essence destinés à corriger la saveur et, au besoin, l'odeur de la substance active; en quatrième lieu, le *véhicule*, qui doit seulement s'adapter à la solubilité de cette substance.

La formule est suivie d'indications concernant la manière dont elle doit être administrée et fixant les intervalles de temps qui doivent séparer chaque prise, les règles hygiéniques auxquelles le malade devra se conformer quant à son alimentation, son genre de vie.

Certains médicaments exigent l'usage d'un *intermède*, c'est-à-dire d'un composé rendant possible l'union de deux ou plusieurs substances incapables, sans lui, de former un mélange intime. Tels sont : le *jaune d'œuf*, les *gommes*, les *mucilages* qui rendent les huiles et les résines miscibles à l'eau.

Fractionnement des doses. — La quotité et l'opportunité de la dose revêtent une importance capitale puisqu'elles entraînent la qualité de médicament ou de poison, provoquant par suite un effet physiologique totalement différent. Pour obtenir une répartition aussi exacte que possible de la substance active, il faut se pénétrer des données suivantes :

La *cuiller à café* contient environ . . . . 5 c. c.

La *cuiller à entremets* contient environ. . . . . . 10 —

La *cuiller à soupe* contient environ . . . . 15 —

Aussi, pour fixer la quantité d'une potion, vaut-il mieux la déterminer en volume qu'en poids. Ainsi, une potion correspondant à 20 cuillerées devra offrir un volume de 100 c. c. s'il s'agit de cuillerées à café, de 200 c. c., s'il s'agit de cuillerées à entremets, de 300 c. c. s'il s'agit de cuillerées à soupe.

La dose de certains médicaments liquides peut être déterminée par le *nombre de gouttes* (Voir GOUTTES). On doit alors se souvenir que le poids de ces gouttes dépend non seulement de la densité du liquide, mais surtout du degré de sa viscosité, de sorte que :

1 gr. d'eau distillée fournit au compte-gouttes normal. . . XX gouttes.

1 gr. de teinture alcoolique fournit au compte-gouttes normal. . . . . L gouttes.

Quant aux médicaments pouvant se prescrire en *cachets*, il existe *trois tailles de cachets* (*petit*, *moyen*, *grand*). Si on prend pour unité le *cachet petit*, le *moyen* contient le double et le *grand* le quadruple.

Le poids des *pilules* (excipient compris) ne doit pas dépasser 25 à 30 centigr. chacune.

Il existe des tableaux indiquant le nombre de gouttes au gramme des principaux médicaments liquides, ainsi que le poids contenu dans un cachet petit modèle des substances le plus souvent administrées sous cette forme.

Pour les *alcaloïdes*, *glucosides* et autres principes très actifs, la formule ci-après fournit une solution donnant exactement L gouttes au gramme avec le compte-gouttes normal, ce qui permet une administration exacte et précise.

Principe actif. . . . . Un centigr.
Eau distillée . . . . . 3 c. c. 5
Glycérine à 28° B. . . 1 c. c. 5
Alcool à 95°, Q. S. pour 10 c. c.

(Pour plus de détails, voir G. POUCHET. *Précis de Pharmacologie et de Matière médicale*, p. 1 à 29).

Artériosclérose. — L'artériosclérose étant, selon l'actuelle conception, l'aboutissant de l'usure progressive du système vasculaire sous l'action continue ou répétée d'un sang adultéré soit par les infections (fièvre typhoïde, variole, grippe, syphilis, paludisme, etc.), soit par les intoxications (tabac, alcool, plomb) ou les auto-intoxications (goutte, diabète, hypersécrétion surrénale, fermentations intestinales), le seul moyen d'en reculer l'échéance est d'instituer une hygiène capable d'écarter les facteurs incriminés, surtout à la phase prémonitoire ou de *présclérose* (Huchard). Tout surmenage, physique ou intellectuel, devra donc être évité; chaque jour, un temps suffisant sera réservé à un exercice en plein air, sans fatigue. Toujours frugal, le *régime* se composera surtout de laitage, purées de légumes, légumes verts cuits, pâtes alimentaires (régime lacto-végétarien ou hypochloruré), œufs, viande fraîche grillée ou rôtie, en petite proportion et bien cuite, fruits cuits ou bien mûrs; la charcuterie, le gibier noir ou faisandé, les conserves ou salaisons, le poisson, les crustacés, les coquillages, les fromages faits, le bouillon, tous aliments producteurs de toxines vaso-constrictives, en seront exclus. La *boisson* de choix, aux repas, sera l'eau filtrée ou minérale (Évian, Vittel, Contrexéville ou Martigny), pure ou coupée de vin blanc très léger et toujours bue en quantité très modérée. Le vin pur, les liqueurs, le café, le thé, le tabac seront interdits.

La *gymnastique méthodique* (avec les *appareils à traction*), le *massage*, les *lo-*

tions *froides* ou les *affusions chaudes*, les *bains carbo-gazeux*, les *frictions sèches* sont très recommandés à la première période. Au point de vue climatérique, l'absence de vent et de brusques variations thermiques est surtout à rechercher. Généralement le *bord de la mer* et les *eaux sulfureuses* sont contre-indiquées ; les *grandes altitudes* (au delà de 500 ou 600 m.) sont mal tolérées (dyspnée). Le but de ces prescriptions est, d'une part, de réduire au minimum les fermentations et l'éclosion des toxines intestinales qui en résultent, d'autre part, d'activer la circulation périphérique. A la première indication concourront tous les moyens propres à entretenir la régularité des garde-robes : laxatifs, lavements, purgatifs salins.

L'élimination des déchets et des toxines sera aussi utilement favorisée par le lait, les eaux de lavage (un verre d'eau d'Évian ou de Vittel le matin à jeun et en se couchant) et la *théobromine* (50 centigr. à 1 gr. par jour en 2 fois). A la première période, les médicaments de choix seront les agents hypotenseurs tels que la *trinitrine* (solution alcoolique à 1 p. 100, III à VI gouttes, 20 jours par mois), à suspendre en cas de céphalée lancinante, le *tétranitrol* (solution alcoolique au 1/200, 1 à 2 gr. par jour), le *nitrite de sodium* (5 à 30 centigr.). Pour Moutier, le même effet serait obtenu par l'application des *courants de haute fréquence* (effets fugaces).

Les *iodures* sont inutiles avant la période de *sclérose confirmée* (dyspnée, troubles cardiaques). Le régime sera alors plus sévère et le malade prendra, 20 jours par mois, aux repas, 20 à 50 centigr. d'*iodure* (de *sodium*, de *strontium*, ou de *calcium*), mieux toléré si on l'associe à un peu de *bicarbonate de soude*. Les dix derniers jours du mois, il est souvent utile de tonifier l'organisme avec l'*arséniate de soude* ou l'*arrhénal*. Quand l'iodure est mal supporté, on peut lui substituer en certains cas : le *sérum de Trunecek* soit en injections hypodermiques (1 à 2 c. c. par jour, pendant au moins 3 semaines. L. Lévi-Merklen) ou en lavements (5 à 40 c. c.

à garder), soit en cachets équivalents dont L. Lévi a établi la formule (*chlorure de sodium* 10 gr., *sulfate de soude* 1 gr., *phosphate de chaux* et *de magnésie* āā 75 centigr., *carbonate de soude* 40 centigr., *phosphate de soude* 30 centigr. pour faire 13 cachets ; un cachet avec une cuillerée d'eau, une heure avant le premier déjeuner). Cette médication atténue certains troubles subjectifs pénibles (surtout ceux de l'artériosclérose cérébrale), modère la dyspnée, l'insomnie, les troubles urinaires et même l'hypertension artérielle (P. Teissier, L. Lévi, E. Silvestri). Cependant, Huchard en conteste l'efficacité. Les premiers effets se manifestent au bout de 10 à 12 jours ; passé ce délai, il est inutile d'insister (Scheffler). Si ces quelques médicaments conviennent aux artérioscléreux, les agents hypertenseurs : *digitale, ergotine, adrénaline,* leur sont contraires, ainsi que ceux qui diminuent les sécrétions : *belladone, atropine, opium, morphine, antipyrine.* Souvent les états diathésiques concomitants : goutte, diabète, paludisme, syphilis, ou telle localisation prédominante de la sclérose artérielle (rein, cœur, cerveau) commandent au traitement certaines modifications qui seront exposées aux articles : Goutte, Diabète, Néphrite interstitielle, Myocardite chronique, Ramollissement cérébral. En d'autres cas, c'est sur un seul symptôme : dyspnée, angine de poitrine, troubles cérébraux, dyspepsie ou insomnie que se concentre l'effort thérapeutique. La *dyspnée nocturne asthmatiforme*, souvent d'origine toxi-alimentaire (Huchard), cède alors merveilleusement au régime. Huchard conseille au début de chaque mois, 8 jours de régime lacté absolu et d'*iodure* (20 à 50 centigr.) et 8 jours de régime lacto-végétarien avec *théobromine* (30 à 60 centigr.) pendant 6 mois à 1 an au plus. Pendant la crise, les inhalations d'*iodure d'amyle*, d'*oxygène*, d'*éther* soulagent l'oppression. Ailleurs, plus menaçante, la dyspnée traduit un *œdème pulmonaire aigu* justiciable des *ventouses* en grand nombre sur tout le thorax, de la *saignée* d'urgence, des piqûres d'*éther*, de *caféine*, d'*huile camphrée* ou de *strychnine*. L'accès conjuré, reste à suspendre la médication iodurée pour lui substituer les cardio-toniques anodins (*strophantus* ou *spartéine*), la *théobromine*, et à instituer le régime lacté ou achloruré, en surveillant les fonctions intestinales. Les crises d'*angor pectoris* réclament le traitement habituel de l'angine vraie (Voir ANGINE DE POITRINE). Les *troubles cérébraux* (céphalée, vertiges, bourdonnements, asthénie, amnésie, aphasie, etc.) sont amendés par les préparations iodées (*iodures* ou *peptoniode*) et mieux, par le *sérum de Trunecek*. Les *troubles digestifs* sont, selon les cas, atténués par la *pancréatine*, les alcalins (*craie*, *magnésie*), les laxatifs (*huile de ricin*, *calomel*) dont la parésie intestinale exige souvent l'usage régulier ; par le *salicylate de bismuth* (en cas de diarrhée).

L'artériosclérose aboutit fatalement à la dilatation cardiaque et à l'hypotension artérielle. Alors entreront en jeu les cardiotoniques. D'abord l'usage alterné du *strophantus* (1 à 2 milligr. d'extrait titré), du *sulfate de spartéine* (10 à 20 centigr.), de l'*arséniate de strychnine* (2 à 3 milligr.) pourra suffire. Mais plus tard, les progrès des œdèmes, des stases viscérales obligeront de recourir aux purgatifs drastiques (*scammonée*, *jalap*), à la *saignée* (en cas d'asphyxie imminente), aux *ventouses scarifiées* sur la région hépatique (foie gros et douloureux), moyens propres à préparer les effets de la *digitaline cristallisée* (X gouttes de la solution à 1 p. 1000, 5 jours de suite) ou de la *caféine*. Les cures digitaliques seront renouvelées chaque mois, ou plus si les accidents l'exigent, et leur effet sera continué par le strophantus. A la *phase cachectique*, la grande indication est de soutenir les forces à tout prix par un régime varié et la médication tonique (*arrhénal*, *strychnine*, *formiate de soude*, *glycéro-phosphates*, *etc.*), tout en veillant à l'asepsie de la peau et des muqueuses pour prévenir le muguet et les eschares.

Artérites aiguës. — Les *artérites aiguës* compliquent la convalescence des infections, spécialement de la fièvre typhoïde, de la grippe, du rhumatisme articulaire aigu, etc. L'aortite aiguë faisant l'objet d'un article spécial, il ne sera question ici que de l'*artérite des membres*. Contre les douleurs très vives qui en signalent le début, la seule ressource est la *piqûre de morphine*. Quand l'artérite est oblitérante, le traitement médical est impuissant à conjurer la gangrène, à peine peut-il prétendre à en limiter les progrès, en activant la circulation collatérale et la vasodilatation, en prévenant l'infection des parties mortifiées. Le séjour au lit s'impose ; le membre atteint, enveloppé soit d'ouate, soit de compresses imbibées d'*eau boriquée* ou d'*eau oxygénée faible* (jamais d'*eau phéniquée* ou de *sublimé*) et recouvertes de toile caoutchoutée fine, sera surélevé sur un coussin ou dans une gouttière ménageant le creux poplité et protégé par un cerceau. On évitera toute cause de compression ou d'irritation cutanée. La *trinitrine*, les *iodures* favoriseront la circulation des régions épargnées. Un régime réparateur et les toniques aideront l'organisme à lutter contre la septicémie secondaire. Dans certains cas bien circonscrits, on pourra tenter l'amputation (très haut), sans s'illusionner sur le peu de chances de succès qu'elle présente le plus souvent.

Asa fœtida. — *Caract. phys. et chim.* — Gomme-résine tirée surtout de deux ombellifères : la *Ferula Asa fœtida* et la *Ferula Narthex*. Masses d'aspect résineux, de couleur brun-rougeâtre, un peu translucides, parsemées de quelques larmes blanchâtres ; surface rougissant rapidement à l'air : saveur âcre, amère ; odeur alliacée, fétide.

Princ. act. — Renferme : 65 p. 100 de *gomme*, 4 p. 100 d'une huile essentielle, mélange de *sulfure d'allyle* (essence d'ail) et de *sulfure d'hexyle* ; de plus, de l'*acide férulique*, dérivé de l'acide cinnamique.

Effets physiol. et tox. — Utilisé comme condiment en Perse, et vanté comme aphrodisiaque. Les hautes doses ne provoquent que des troubles digestifs, rarement avec embarras cérébral.

Prop. thérap., indicat. — Modificateur efficace de la surface et des sécrétions bronchiques. Antispasmodique, emménagogue.

Formes pharmac., doses. — Les larmes, choisies et pulvérisées, sont prescrites en pilules ou en émulsions (50 centigr. à 2 gr.). On utilise aussi la *teinture éthérée* ou *alcoolique* (1 à 4 gr.). En pilules, la poudre est associée au savon médicinal ou au camphre (masse pilulaire de conservation presque indéfinie); en potion, on l'émulsionne avec · de l'huile.

Pilules :

Asa fœtida pulvérisée.   20 centigr.
Savon médicinal . .   Q. S.
Pour 1 pilule, nº 50 ; une toutes les heures.

ou :

Asa fœtida. . . . . } āā 10 centigr.
Camphre. . . . . }
Extrait de belladone.   Deux centigr.
Pour 1 pilule, nº 30; quatre à six par jour.

Potion :

Asa fœtida pulvérisée.   8 gr.
Huile d'amandes douces . . . .   XX gouttes.
Sirop de safran. . . .   60 gr.
Julep gommeux . . .   90 —

Lavement :

Asa fœtida . . .   2 à 6 gr.
Huile d'amandes douces . . .   X à XXX gouttes.
Jaune d'œuf. . .   Nº 1
Décoction de guimauve . . . .   150 gr.

Incompatib. — Préparations prussiques (émulsion d'amandes amères, eau de laurier-cerise, etc.).

Asaprol. — *Caract. phys. et chim.* — Sel de calcium de l'acide β-naphtol-sulfonique. Poudre blanc rosé, inodore, amère, soluble dans 60 p. d'eau, 2 p. d'alcool; n'irrite pas le rein.

Prop. thérap., indicat. — Antithermique-analgésique proposé comme succédané du salicylate de soude.

Formes pharmac., doses. — 5 à 15 gr.

en 24 heures par cachets de 50 centigr. à 1 gr., ou en potion.

Ascarides lombricoïdes. — Très fréquents, les *ascarides* résultent de l'éclosion d'œufs ingérés avec l'eau de boisson, les légumes (salade), les fruits crus ou peu cuits. La *prophylaxie* tient donc uniquement dans l'usage exclusif d'eau filtrée ou bouillie pour la boisson et le lavage des légumes. Le vermifuge usuel est la *santonine* (1 centigr. par année d'âge, 25 centigr. chez l'adulte) que l'on associe au *calomel* (10 à 60 centigr. selon l'âge). La santonine sera donnée avant le repas du soir et non à jeun (pour éviter l'intoxication), en surveillant les urines qui rougissent en cas d'intoxication imminente. On peut, au besoin, remplacer la santonine par la *mousse de Corse* (5 à 10 gr. chez l'enfant; 15 à 30 gr. chez l'adulte) prise avec du lait, ou par le *sirop de mousse de Corse* du codex (20 à 60 gr.).

Ascite. — I. *Traitement médical.* — Il varie suivant la cause de l'ascite. N'est-elle qu'un symptôme de *l'anasarque d'origine cardiaque ou rénale*, elle réclame le traitement de l'asystolie ou des œdèmes brightiques (*régime lacté, digitale, théobromine, déchloruration*). *L'ascite des péritonites chroniques* cède rarement à des moyens purement médicaux, celle de la *pyléphlébite*, de la *péritonite cancéreuse* ne comporte qu'un traitement palliatif (*morphine* contre la douleur; ponctions partielles contre la dyspnée). Quant à *l'ascite de la péritonite tuberculeuse*, elle peut guérir spontanément ou grâce au traitement de la tuberculose; on l'a vue aussi amendée par des injections modificatrices dans la séreuse (*eau boriquée*, Debove; *naphtol camphré*). Schœmann a obtenu de nombreux succès en injectant, après ponction, tous les 4 à 8 jours, dans la séreuse de 1 à 5 centigr. d'*iodoforme*, émulsionné dans 1 c. c. de glycérine. La plus commune, *l'ascite des cirrhoses*, ne cède au traitement médical que dans les cas où la cellule hépatique garde une part de vitalité (cirrhose cardiaque, cirrhose hypertrophique alcoolique). Dans ces conditions, le régime lacté ou lacto-végétarien, achloruré, associé] à l'usage des diurétiques (*lactose* [10 gr.], *théobromine* [1 gr. 50 à 3 gr.], *potion de Millard, pilules de Lancereaux*) et du *calomel* (40 à 60 centigr. par jour en 3 fois, ou, à la phase scléreuse, 2 à 3 centigr.) ou à l'*opothérapie hépatique* (v. c. m.) ont donné quelques succès. Chez les cardiaques (*asystolie hépatique*), il faut y joindre l'application de *ventouses scarifiées* ou de *pointes de feu* sur la région du foie et l'usage de la *digitale* ou du *strophantus*. L'ascite liée à la *syphilis hépatique* est justiciable du *traitement spécifique* (méthode hypodermique).

II. *Traitement chirurgical*. — La *ponction* est, dans les cirrhoses curables (cirrhose alcoolique hypertrophique), dans certaines péritonites chroniques (ascite tuberculeuse), un complément indispensable du traitement médical. On doit y recourir chaque fois que la quantité (8 litres en moyenne) du liquide entraîne, par compression, de la dyspnée et des troubles digestifs. Il faut parfois y revenir un grand nombre de fois. Dans la cirrhose atrophique, l'ascite cancéreuse, les ponctions, uniquement palliatives et n'amenant qu'un soulagement très passager, affaiblissent beaucoup les malades; il est donc sage de ne les répéter que le moins possible, en ne retirant que la somme de liquide strictement nécessaire pour soulager l'oppression. La *technique de la paracentèse du péritoine* est simple. Le mieux est d'utiliser le gros trocart de l'aspirateur Potain dont on remplace le tube d'aspiration par un plus long formant siphon. Ayant pris les précautions antiseptiques de rigueur (champ opératoire, instruments, mains), on enfonce, d'un coup sec, la pointe, à égale distance de l'ombilic et de l'épine iliaque antéro-supérieure, non sans avoir vérifié l'absence de gros troncs veineux et la matité absolue du champ opératoire. Le liquide doit s'écouler lentement (sous peine de syncope) et régulièrement; il est inutile, en général, de chercher à l'épuiser à fond; il est bon, cependant, que le sujet s'incline légèrement sur le côté ponctionné. L'écou-

lement achevé, on lave la petite plaie avec une solution antiseptique, puis, l'ayant séchée et recouverte d'un peu de coton stérilisé, on applique sur le ventre une couche épaisse d'ouate maintenue par un bandage un peu compressif. Si du liquide tend à suinter par la plaie, on fait coucher le malade sur le côté opposé; rarement on est obligé de faire un pansement occlusif au collodion (souvent irritant) ou d'appliquer sur l'orifice une serre-fine bien aseptique. Plus récemment, les chirurgiens (Talma, d'Utrecht) ont cherché à remédier à l'obstruction du système porte par une opération tendant à en dériver le sang vers le système cave par fixation de l'épiploon à la paroi abdominale (Monprofit, Kummel, Roux, Lejars). Malgré quelques succès ce procédé comporte encore une trop grande mortalité pour qu'on y ait recours systématiquement. Pour Lejars, la *laparotomie simple* serait souvent aussi efficace, et l'*opération de Talma* aurait surtout chance de réussir avant la phase de sclérose hépatique confirmée. Du reste, il est exceptionnel que l'ascite ne reconnaisse que des causes purement mécaniques.

Aseptol. — *Caract. phys. et chim.* — Dérivé ortho-sulfoné du phénol, appelé aussi *Acide sozolique*. Liquide sirupeux, rouge, d'odeur moins forte que le phénol, moins caustique, miscible à l'eau, à l'alcool, à la glycérine.

Prop. et empl. thérap. — *Usage ext.* : En solutions à 3-5 p. 100 pour le pansement des plaies.

Asperge. — *Asparagus officinalis* (Liliacées).

Part. empl. — Racines et turions (usage alimentaire et pharmaceutique).

Effets physiol. et tox. — Communique aux urines une odeur bien connue et provoque une sédation remarquable des mouvements du cœur (comparée à l'effet de la digitale). Son abus peut amener des accidents cardiaques et de l'uréthrite aiguë.

Prop. et empl. thérap. — Apéritif, diurétique (entre dans la composition du sirop des 5 racines), sédatif de la circulation.

Formes pharmac., doses. — Sirop de pointes d'asperges, 20 à 3o gr.

Racines en infusion ou décoction, 20 p. 1000.

Aspergillose pulmonaire. — La *pseudo-tuberculose aspergillaire* provoquée par l'*aspergillus fumigatus* (dont les spores existent particulièrement sur certaines graines : seigle, avoine, blé, orge, maïs) ne diffère de la phthisie vulgaire que par la moindre gravité de son pronostic (à moins de bacillose secondaire). Le traitement en est symptomatique. A la bronchite on opposera la *créosote* et ses dérivés (*gaïacol, thiocol*), la *terpine*. Les crises d'oppression seront calmées par la *teinture de lobélie* associée à l'*iodure de potassium* (Rénon); les hémoptysies (v. c. m.) sont justiciables des moyens habituels. La *suralimentation,* les *cures d'air,* l'*huile de foie de morue,* l'*arsenic* contribueront au relèvement de l'état général. La *prophylaxie de l'aspergillose* consistera surtout dans la mise en œuvre de procédés permettant de soustraire les meuniers, les peigneurs de cheveux à l'inhalation de farines contaminées et la bouche des gaveurs de pigeons au contact de graines suspectes (par la substitution du gavage mécanique au gavage de bouche à bec).

Asphyxie. — L'*asphyxie* est un syndrome lié à la *suspension de l'hématose* résultant elle-même de causes diverses : apport insuffisant d'air respirable ou de sang aux alvéoles pulmonaires; lésion des hématies les rendant inaptes à fixer l'oxygène; lésion ou trouble de l'appareil nerveux qui régit l'automatisme respiratoire. Les soins que réclame l'asphyxie sont variables avec sa cause. Il sera surtout question ici : 1° des *asphyxies accidentelles* par le *chloroforme,* les *corps étrangers des voies aériennes,* par *submersion, strangulation* ou *pendaison;* 2° de l'*asphyxie des nouveau-nés.*

I. *Soins préliminaires.* — En cas de *strangulation* ou de *pendaison,* il est clair qu'il faut, avant tout, retirer le lien constricteur; de même un *corps étranger du larynx,* s'il est en cause, doit tout d'abord être extrait. Quand l'asphyxie ou la syncope éclatent *sous le chloroforme,*

(v. c. m.), on en suspend aussitôt l'inhalation, la langue est attirée hors de la bouche tandis qu'on flagelle le visage avec une compresse mouillée et qu'on pratique des frictions sur la base du thorax et la région précordiale. S'agit-il d'*un noyé* : l'ayant étendu sur le côté droit, la tête penchée en position déclive (pour favoriser l'issue de l'eau), on l'enveloppe dans des linges chauds et on frictionne énergiquement tout son corps soit avec un gant de flanelle imbibé de vinaigre ou d'alcool, soit avec un gant de crin, tandis que, écartant les mâchoires (souvent contracturées), on attire la langue hors de la bouche; que, avec l'index recouvert d'un linge fin, on débarrasse la bouche et le pharynx des mucosités qui l'encombrent et on essaye de titiller la luette pour provoquer des efforts de vomissement. On a encore préconisé, après la submersion, les *inhalations de chlore* ou d'*ammoniaque* et les *lavements de tabac* (5 gr. p. 100). Le *nouveau-né en état de mort apparente* sera immergé soit quelques minutes dans un *bain* à 40° ou 45°, plutôt *sinapisé,* soit alternativement une demi-minute dans un bain chaud, puis froid, après avoir d'abord chassé les mucosités qui peuvent obstruer les premières voies (avec l'insufflateur de Ribemont). Dans les cas d'asphyxie légère, ces premiers soins peuvent suffire, mais on ne s'y attardera jamais et, le plus souvent, on se hâtera de recourir aux deux procédés de choix : la *respiration artificielle* et les *tractions rythmées de la langue.*

II. *Respiration artificielle.* — Il existe plusieurs procédés de respiration artificielle dont le plus usité est celui de Sylvester (1859). Le sujet étant sur le dos, un coussin sous les épaules, la langue attirée hors de la bouche par une pince, le médecin placé à côté de la tête saisit ses bras et les porte en haut et en avant (ce qui tend les muscles inspirateurs), les maintient ainsi 2 secondes, puis les abaisse, les ramenant sur les côtés du thorax qu'il comprime légèrement 2 secondes, avec eux, sans presser sur le sternum; la même manœuvre est répétée environ 15 fois par minute. Lorsqu'on dispose d'un appareil faradique, on peut pratiquer la respiration artificielle par *électrisation du phrénique*, en plaçant une électrode sur le scalène droit et l'autre à hauteur du 6e espace intercostal du même côté, et en interrompant le courant toutes les 2 secondes pour favoriser l'expiration par pression sur la poitrine et l'abdomen. L'*insufflation*, mode de respiration artificielle consistant à injecter de l'air dans les poumons, est le procédé de choix dans l'asphyxie des nouveau-nés. L'*insufflation de bouche à bouche* (le médecin soufflant directement dans la bouche de l'enfant recouverte ou non d'un linge fin) est un procédé imparfait, à peu près abandonné, sauf en cas d'urgence. L'*insufflateur de Ribemont*, permettant d'insuffler l'air avec un tube de courbe appropriée et une poire en caoutchouc est bien préférable quand on en dispose. Le temps délicat est l'introduction de l'extrémité (conique, aplatie latéralement) dans la glotte où, guidée par l'index, elle doit pénétrer de 2 cm. Ceci fait, on aspire d'abord et on rejette les mucosités trachéales, puis, après réintroduction, on insuffle en pressant doucement la poire dont la capacité égale le volume moyen de l'air inspiré chez le nouveau-né (28 c. c.). Cette manœuvre, répétée 15 à 20 fois par minute, doit chaque fois soulever le thorax, à moins de fausse route (en ce cas, c'est l'abdomen qui se gonfle). On poursuit jusqu'à ce que les inspirations spontanées, reparues peu à peu, se renouvellent 10 à 15 fois à la minute. Si, au bout d'une demi-heure, les battements du cœur sont nuls, il est inutile d'insister. Quand malgré des battements réels, une heure s'est écoulée sans nulle inspiration spontanée, on peut aussi renoncer. Si, après 2 heures d'insufflations, malgré des systoles régulières, les mouvements respiratoires, d'abord éveillés, s'espacent et tendent à s'éteindre dès qu'on suspend l'insufflation, la survie est encore impossible.

III. *Tractions rythmées de la langue.* — Ce procédé a été préconisé en 1892 par Laborde contre tous les cas d'asphyxie aiguë; en réveillant le réflexe respiratoire il donne souvent des succès inespérés. Sa technique est la suivante : ayant saisi, avec un linge, entre le pouce et l'index, le tiers antérieur de la langue, on exerce sur elle, 15 à 20 fois par minute, de fortes tractions rythmiques suivies de relâchement. Bientôt, dans les cas favorables, la résistance à la traction augmente, des mouvements de déglutition surviennent et une sorte de hoquet signale le retour des contractions du diaphragme. Ce procédé peut réussir dans bien des formes d'asphyxie (corps étrangers, strangulation, pendaison, chloroforme, morphine, oxyde de carbone, gaz des égouts, coup de chaleur, fulguration). On peut également l'essayer dans l'asphyxie des nouveau-nés, quoique les accoucheurs continuent à lui préférer l'insufflation.

IV. *Traitement de l'asphyxie lente.* — L'asphyxie progressive est le terme fréquent de beaucoup d'affections laryngées, pulmonaires, cardiaques, rénales, nerveuses, etc. Dans les maladies des voies aériennes, l'essentiel est de préciser le siège de l'obstacle au passage de l'air. Est-il laryngé (tirage), la *trachéotomie*, le *tubage* la *suppression des facteurs de compression* (abcès, tumeur) en auront souvent raison; occupe-t-il la trachée ou les bronches, la thérapeutique échoue fréquemment, surtout en cas de compressions d'origine néoplasique (tumeurs du médiastin) ou de sténoses cicatricielles (syphilis trachéo-bronchique). La plupart des processus pleuro-pulmonaires réduisent plus ou moins le champ de l'hématose, par exsudation, congestion, œdème, hypersécrétion ou néoplasie (tuberculose, kystes, cancer du poumon). Dans ces divers cas, la thérapeutique ne dispose, contre l'asphyxie, que d'agents souvent incertains, mais dont on peut fréquemment encore tirer parti ; tels sont : la *thoracentèse* (pleurésies), les *ventouses*, la *saignée* (œdème aigu, coup de sang pulmonaire), la *balnéation froide* ou *chaude*, les *enveloppements froids, chauds ou sinapisés du thorax* (bronchite capillaire, broncho-pneumonie, pneumonie), les piqûres d'*éther*, de *caféine*, les *inhalations d'oxygène*. Au cours des syndromes asystoliques, l'asphyxie résultant d'un ralentissement de la petite circulation peut être retardée par l'usage des *cardiotoniques*, tant que le myocarde leur répond. Les asphyxies d'origine nerveuse (bulbaire) sont généralement rebelles à tout traitement, sauf, peut-être, celles dont la cause est purement fonctionnelle (névroses) ou toxique (urémie, coma diabétique). C'est ainsi que la dyspnée urémique cède parfois à la *saignée*, à la *diète hydrique*, aux *diurétiques*, aux *injections de sérum artificiel*; que la toxémie glycémique peut être amendée par les *alcalins à hautes doses*, la *diète lactée* et les *inhalations d'oxygène*.

Aspidospermine. — Voir QUÉBRACHO.

Aspirine. — *Caract. phys. et chim.* — *Éther acétique de l'acide salicylique.* Poudre blanche, cristalline, peu soluble dans l'eau, soluble dans l'alcool, de saveur acidulée, ne se décomposant que dans l'intestin en milieu alcalin.

Prop. et empl. thérap. — Antithermique-analgésique; employée dans les arthralgies rhumatismales ou autres, les névralgies, la grippe; provoque, en cas de fièvre, des sueurs profuses. Précieux chez les rhumatisants ne tolérant pas le salicylate de soude.

Formes pharmac., doses. — 3 à 8 gr. en 24 heures, par cachets de 50 centigr. à 1 gr., en comprimés, ou en solution dans de l'eau alcoolisée.

Associations médicamenteuses. — Se dit de l'administration simultanée de deux ou plusieurs médicaments, dans le but soit de renforcer l'action d'une des substances; soit d'atténuer, de prévenir ou même d'annuler une action trop énergiquement irritante; soit d'obtenir l'effet simultané de deux ou plusieurs médicaments; soit de constituer un médicament nouveau dont l'effet ne saurait être demandé à aucun des composants isolés. Pour réaliser ces associations, il est essentiel : 1° de bien connaître les incompatibilités (v. c. m.); 2° de se rappeler que les mélanges de différentes substances peuvent soit entraîner la dissolution, dans un véhicule donné, de produits qui n'y seraient pas solubles à l'état isolé, soit provoquer la formation de dérivés actifs ne préexistant pas dans le produit initial (formation, en présence de l'eau, des huiles volatiles irritantes, de l'acide cyanhydrique, etc.).

Assuétude. — Tolérance que montre l'organisme pour toutes les causes perturbatrices agissant sur lui d'une manière lente et continue. Elle diffère de l'*accoutumance* (v. c. m.) par son sens personnel et subjectif; et l'on pourrait ajouter que l'accoutumance offre un caractère passager, tandis que l'assuétude est plus durable. Les causes perturbatrices agissant sur l'organisme peuvent être : *hygiéniques*, *médicamenteuses*, *toxiques* ou *morbides*. Des *causes d'ordre hygiénique*, l'assuétude climatérique ou *acclimatement* est la plus importante. L'*assuétude toxique et médicamenteuse* constitue le *Mithridatisme*. Réalisable en certaines circonstances et pour certains poisons, elle ne saurait s'établir pour d'autres, par exemple pour les substances telles que la *digitale* dont les doses faibles et répétées s'emmagasinent jusqu'à réalisation de la dose toxique se révélant brusquement par des accidents d'empoisonnement aigu. D'autres agents comme le *plomb*, l'*arsenic*, le *mercure*, bien que ne se prêtant pas plus à une mithridatisation bien marquée, diffèrent de la digitale et de ses analogues, en ce que les accidents toxiques graves, au lieu d'éclater brusquement, sont précédés d'une phase prémonitoire caractérisée par des symptômes souvent très difficiles à dépister. Quant aux *causes d'ordre morbide*, l'assuétude prépare, en quelque sorte, les voies à l'*immunité* qui en est comme l'expression la plus élevée. Somme toute, sauf dans l'ordre hygiénique, l'assuétude n'est qu'une apparence fondée sur l'élimination ou la transformation constantes et régulières du poison dans un organisme dont les émonctoires et les moyens de défense fonctionnent avec toute leur perfection; et c'est en cela que l'assuétude diffère de l'immunité.

Astasie-Abasie. — Amnésie bornée aux seuls mouvements adaptés à la marche et à la station, avec intégrité de tous les autres; l'*astasie-abasie* (Blocq), généralement imputable à l'hystérie ou à l'hystéro-neurasthénie, est justiciable de la même thérapeutique générale : *isolement*, *hydrothérapie* et, surtout, *suggestion* sous toutes ses formes et *rééducation*. Weill, de Lyon, a obtenu des succès par le simple port d'un *demi-corset comprimant certaines zones cutanées* et permettant la marche, peut-être par suggestion ou inhibition des centres automatiques (J. Vires). Le syndrome comportant toujours des anesthésies articulaires, il est indiqué de leur opposer des *mouvements passifs de torsion* imprimés aux jointures des membres inférieurs (Sollier). La *rééducation* consiste à entraîner le sujet : 1° à se tenir debout d'abord contre un mur; 2° à lever un pied, puis l'autre, en pliant le genou; 3° à marquer le pas; 4° à quitter le mur d'appui avec un soutien et ainsi de suite. Dans les cas récents, la guérison s'obtient parfois en quelques séances (Sollier).

Asthme. — Syndrome paroxystique, l'asthme comporte un *traitement de l'accès* et un *traitement des phases intercalaires*. Les remèdes efficaces varient beaucoup avec les malades, la suggestion ayant sans doute aussi sa part, comme dans tout accident nerveux.

I. *Traitement de l'accès.* — Le thorax et le cou bien dégagés, le malade, dans des vêtements chauds et amples, sera commodément assis non loin d'une fenêtre. La combustion, dans la chambre, d'un mélange de feuilles de *datura*, de *sauge*, de *belladone*, de *tabac*, dont on peut aussi faire des cigarettes à fumer, soulage souvent l'oppression. La même sédation peut succéder à l'inhalation de pyridine (4 à 5 gr. dans une soucoupe au milieu de la chambre) ou d'*iodure d'éthyle* (VI à VIII gouttes, contenu d'une ampoule, sur le mouchoir). La *piqûre de morphine* (1/2 ou 1 centigr.) seule ou associée à l'*atropine* (1/2 à 1 milligr.), à la *dionine* (1 centigr.) est très efficace; malheureusement elle n'est pas sans danger (asphyxie possible par obstruction bronchique, morphinomanie). On peut employer isolément la *dionine* ou l'*atropine* (Goldschmidt) très efficace si elle

est bien tolérée. Le *pyramidon* (30 centigr.) apaise rapidement les crises sans catarrhe. Enfin la *teinture de grindelia robusta* (XX à XL gouttes) donne souvent de beaux succès.

II. *Traitement des phases intercalaires.* — G. Sée donnait 2 gr. d'*iodure de potassium* par jour, pendant des mois, avec repos d'un jour tous les 8 à 10 jours; de moindres doses, telles que 20 à 50 centigr., 20 jours par mois, peuvent suffire (Barié). L'*iodure de sodium* est souvent mieux toléré, surtout associé à l'extrait thébaïque ou de belladone (1 à 2 centigr.) ou au sirop diacode (40 gr.). La médication iodurée peut être suppléée par la médication arsenicale, ou alternée avec elle; on prescrit l'*arséniate de soude* (5 milligr.), la *liqueur de Fowler* (IV à X gouttes par jour), l'*arrhénal* (1 à 5 centigr.) ou les piqûres de cacodylate de soude (1 à 5 centigr.).

Un examen clinique minutieux recherchera toujours les *sténoses des fosses nasales* qui, même légères, peuvent se traduire par des crises d'asthme; en ces cas la *cautérisation galvanique du cornet inférieur hypertrophié ou des autres points malades* suffit à faire cesser les accidents (Brugelmann); pendant la crise, la simple *cocaïnisation de la pituitaire* est immédiatement efficace.

Saenger traite l'asthme par la *gymnastique respiratoire*. Durant l'accès le malade doit réduire au minimum l'amplitude inspiratoire tout en prolongeant et ralentissant le plus possible l'expiration ; dans ce but, il compte tout haut 1, 2, 3, 4, 5, fait une inspiration superficielle, puis poursuit 6, 7, 8, 9, 10, 11, refait une inspiration et ainsi de suite durant 10 à 15 minutes par jour. En s'entraînant graduellement à compter davantage le sujet s'aguerrit contre la dyspnée et prévient les progrès de l'emphysème.

Chez les enfants, l'iodure, habituellement mal toléré, sera remplacé par le *sirop iodo-tannique* ou l'*iode assimilable* (*peptoniode*), l'*arsenic*. Aux crises on oppose soit la *belladone*, l'*aconit* ou l'*antipyrine*, soit la *teinture de lobélie* (XX à C gouttes) ou *de grindélia*.

Très fréquemment, l'asthme traduit un

état diathésique (arthritisme, lymphatisme, goutte) dyspeptique, névropathique (neurasthénie, hystérie, épilepsie) ou infectieux chronique (paludisme). Il est rationnel de ne pas négliger ces facteurs en instituant l'hygiène et le traitement. On choisira pour l'asthmatique un climat tempéré, un endroit abrité voisin d'une forêt de pins ; les pays de culture surtout au printemps (poussières végétales), les stations d'altitude lui sont nuisibles. Souvent du reste, les malades sont seuls juges des séjours qui leur conviennent, car rien n'est plus capricieux.

Les *cures hydro-minérales* sont de très précieux adjuvants du traitement. Les eaux du *Mont-Dore* (en boisson, bains et inhalations) sont spécialement efficaces. Très utiles sont aussi celles de *La Bourboule*. Les eaux sulfureuses (*Eaux-Bonnes, Cauterets, Luchon*) trouvent leur indication dans les cas compliqués de catarrhe. *Vichy, Royat, Saint-Nectaire, Ems, Plombières*, conviennent mieux quand prédomine l'élément arthritique (goutte, neuro-arthritisme) ou dyspeptique.

Asthme des foins. — Les malades sujets au *rhume des foins* doivent être traités pendant les accès et dans leurs intervalles.

I. *Traitement des accès.* — Il doit entrer en jeu dès les premiers signes prémonitoires qui ne trompent pas : prurit nasal, sécheresse de la gorge, brûlure des yeux. *Localement*, la *cocaïne* (chlorhydrate) pulvérisée en solution (à 1 p. 100) ou prisée en poudre (5 centigr. pour lactose 10 gr.) est un abortif très efficace, mais expose au *cocaïnisme*. On peut lui substituer l'*huile mentholée* à 1 p. 100 (en instillations), les inhalations de *vapeur mentholée* (solution alcoolique de menthol à 4 p. 100, X gouttes dans un demi-verre d'eau bouillante), les prises d'*orthoforme* (1 gr. pour lactose 4 gr.). Dumbar (de Hambourg) a isolé du pollen de certaines graminées (maïs, froment, seigle) une toxalbumine qui serait la cause de l'asthme des foins ; en l'injectant à de jeunes chevaux, il obtient un sérum antitoxique (la *pollantine*) doué de propriétés préventives et curatives. La *pol-*

lantine, liquide ou desséchée, est instillée (I goutte, 3 fois dans la matinée) ou insufflée (mêlée à de la lactose) dans le cul-de-sac conjonctival et les fosses nasales. L'efficacité du remède a été confirmée par Glegg (d'Edimbourg). Billard et Mallet (de Clermont) obtiennent une antitoxine analogue par injection intra-péritonéale au canard, de poudre de lycopode en suspension dans l'eau savonneuse. Denker (d'Erlangen) se contente de traiter l'hyperexcitabilité de la pituitaire par le *massage méthodique de la muqueuse*, après application de cocaïne et d'adrénaline, et a obtenu ainsi des guérisons durables : A l'intérieur le *sulfate d'atropine* (1/2 milligr.) fait avorter souvent la crise d'asthme des foins ; il en est de même de l'*antipyrine* (3 gr. en 3 fois à une demi-heure d'intervalle), seule ou associée à la quinine (20 centigr. par cachet). La *piqûre de morphine*, moyen d'exception, sera réservée aux cas de dyspnée intense.

II. *Traitement préventif.* — La *prophylaxie* consiste à éviter toutes les occasions habituelles de crises (souvent individuelles) : certains parfums ; la campagne au printemps et en été, surtout les années sèches, aux heures chaudes ; le soleil (chercher l'ombre ou porter des verres fumés), le vent, la poussière (voyages en mer à conseiller), etc. On peut encore protéger la pituitaire par des tampons d'ouate dans les narines ou des onctions d'*huile de vaseline pulvérisée*. Tel malade évitera l'ingestion des fraises, de l'oseille, tel autre les émotions. Il convient aussi de modifier l'élément diathésique par les *alcalins*, la *quinine* (arthritisme), la *valériane*, les cures hydrominérales (*Mont-Dore, La Bourboule, Royat, Néris*). Dumbar conseille l'usage préventif de la *pollantine*, chaque printemps, un peu avant la date d'apparition des crises. Toute irritation pollinique doit être évitée même pendant le sommeil ; il faut donc fermer les fenêtres, brosser les effets hors de l'appartement et en exclure les fleurs nocives (Lübbert).

III. *Traitement nasal.* — Il consiste : 1° à traiter chirurgicalement les lésions nasales si l'on en constate (déviation de la cloison, polypes, végétations, rhinite hypertrophique); 2° à défaut de lésions visibles, à préciser les zones hyperesthésiques de la pituitaire (sur le cornet inférieur habituellement) pour y pratiquer des *cautérisations superficielles* avec le *galvano-cautère plat* n'agissant qu'en surface (2 à 3 cm² au plus par séance). Quand les paroxysmes sont saisonniers, on opère un peu avant leur retour. Le traitement renouvelé annuellement, ou plus, soulage presque toujours et guérit parfois définitivement (Lermoyez-Boulay). Attribuant l'asthme des foins à une irritation réflexe venue du sinus maxillaire, E. Fink a obtenu des succès par des *insufflations d'aristol* pratiquées, en série, dans cette cavité.

Asystolie. — Ce terme embrasse l'ensemble des troubles traduisant l'insuffisance des contractions cardiaques. Le traitement de l'asystolie doit donc remplir deux indications : 1° *réduire le travail du cœur; 2° stimuler ses contractions.* A la première répond : 1° le *repos, d'abord absolu au lit* (5 à 8 jours au moins), puis *relatif* (8 jours), de rigueur dans la moindre ébauche d'asystolie (Vaquez) ; 2° le *régime lacté absolu* (15 jours) ou dans certains cas (rétention des chlorures), le *régime déchloruré* (Vaquez et Digne) ; à la seconde répond la *médication toni-cardiaque.*

Dans l'asystolie légère, le repos complet et le régime, l'application d'un sac de glace sur la région précordiale (Klebs-Hofmann) suffisent quelquefois à rétablir l'équilibre. Plus habituellement, au bout de 2 ou 3 jours doit intervenir la *digitale,* indiquée lorsque les pulsations cardiaques sont accélérées, irrégulières, inégales et affaiblies ou que persistent des œdèmes et des hydropisies des séreuses. Si l'on est sûr de sa provenance, on peut prescrire l'*infusion de poudre,* la *macération de feuilles ou de poudre*; sinon on préférera la *digitaline cristallisée* (*Mialhe* ou *Nativelle*). Quand foie et rein sont à peu près intacts, mieux vaut recourir aux doses massives : soit 50 centigr. de *poudre en infusion* (en 2 fois dans la journée) ou 60 centigr. de *macération* dans du sirop de sucre (3 jours de suite

seulement, quel que soit l'effet), soit 1/2 ou 1 milligr. de *digitaline* en 1 fois (XXV ou L gouttes de la solution titrée, Mialhe ou Nativelle). Toute cure digitalique exige le repos au lit (sous peine de vertiges) et l'attente des effets du médicament qui ne se déclarent que le 3ᵉ ou 4ᵉ jour. *Chez l'enfant,* l'asystolie (presque toujours par symphyse cardiaque rhumatismale, avec stase hépatique prédominante) n'est justiciable de la digitale qu'après 5 à 6 ans. On donne soit (durant 5 jours au plus) 20 à 40 centigr. de *poudre de feuilles* (macérée 24 heures dans 60 à 100 gr. d'eau froide qui est passée et bue le matin à jeun) (Marfan), soit, en une fois, 1/4 de milligr. de digitaline cristallisée (XII gouttes de la solution à 1 p. 1000). Quand la diurèse tarde, on donne, en plusieurs fois, 75 centigr. (avant 6 ans), 1 gr. ou 1 gr. 50 (après 6 ans) de *théobromine,* ou encore, 10 à 20 centigr. de *caféine,* 2 à 3 jours au plus (sous peine de délire). Quel que soit l'âge du malade, la cure digitalique ne doit jamais être renouvelée que si l'asystolie reparaît. Chez les cardiaques peu atteints, l'action de la digitale peut se prolonger des mois ou davantage, grâce au repos et au régime; dans les cas plus sévères, il est rare qu'elle ne subsiste pas 15 jours ou 3 semaines.

En bien des cas l'*échec de la digitale* tient à l'existence d'un obstacle périphérique qui doit être levé avant son intervention : épanchement pleural méconnu qu'il faut évacuer (Merklen); stase hépatique qu'il faut réduire (*ventouses scarifiées* sur la région hépatique, *massage abdominal*; *calomel* 15 à 20 centigr. associé à 1 centigr. d'*extr. thébaïque,* 3 fois par jour, pendant 3 jours au plus; *purgatifs drastiques*); stase rénale ou néphrite (*régime lacté* ou *déchloruré, saignée* ou *purgatif*), ou encore, œdème considérable à réduire par des *mouchetures* (10 à 20), faites aseptiquement, avec une aiguille flambée, sur le dos des pieds et les côtés des jambes (bien aseptiser la peau) que l'on enveloppe ensuite d'ouate hydrophile souvent renouvelée. Une certaine période arrive aussi où le régime lacté simple devient un adjuvant insuffisant de la digitale. On obtient alors parfois la diurèse en réduisant la ration liquide des 24 heures à 1 lit. 1/2 (2/3 de lait et 1/3 d'eau) pris par verres à bordeaux (Huchard et Fiessinger) ; l'effet, esquissé le 1er jour, s'affirme les 2e et 3e avec débâcle chlorurée, entretenue par la *digitaline* (1/10 de milligr. 10 jours de suite), puis par la *caféine* (25 centigr.) et la *théobromine* (50 centigr. 3 fois par jour).

Quand s'installe *l'asystolie à répétition*, les lésions viscérales étant déjà assez profondes (stase pulmonaire chronique, foie et rein cardiaques), les *doses fractionnées de digitale* sont préférables (10 centigr. *de poudre de feuilles* en *infusion* ou *macération* pendant 8 à 10 jours, ou X gouttes de la *solution de digitaline à* 1 p. 1000, pendant 4 à 6 jours). Certains malades conservent, des mois et des années, une activité relative, en prenant toutes les 2 ou 3 semaines (avec ou sans repos et diète lactée) 1/2 ou 1 milligr. de digitaline cristallisée. Mais, un moment arrive toujours où *l'asystolie* devient *irréductible*.

Quoique le vrai spécifique de l'asystolie, la *digitale* est, en certains cas, inactive, contre-indiquée (bradycardie arythmique avec œdèmes), parfois dangereuse (sclérose ou stéatose du myocarde). Force est alors de recourir à des agents de second plan, pourtant utiles, tels que : le *strophantus* (2 à 3 milligr. d'extr. titré par jour, pendant 8 à 10 jours), diurétique, régulateur du pouls et, en même temps, sédatif de la dyspnée et de l'angoisse précordiales; la *convallamarine* (30 à 50 centigr. en pilules), souvent efficace; le *sulfate de spartéine* (10 à 20 centigr. en potion, pendant 8 à 10 jours), d'action moins constante; la *théobromine* (2, 3, 4, 5 gr. par cachets de 50 centigr.), surtout diurétique, mais réussissant parfois là où a échoué la digitale, en particulier dans les cardiopathies artérielles avec sclérose rénale (Huchard); la *caféine*, puissant stimulant, précieux à la phase ultime des asystolies graves, à doses massives (1 gr. à 1 gr. 50) et par voie hypodermique 3 jours de suite au plus, associée à

2 gr. de *bromure de potassium*, pour corriger l'excitation). En général, ces divers cardio-toniques ne devront pas être associés à la digitale, mais lui succéder pour en prolonger l'effet (surtout le strophantus et la théobromine), ou la suppléer quand elle est devenue inutile et même nuisible, provoquant une bradycardie sans diurèse (Merklen), accentuant la dilatation cardiaque, la rétrostase et la cyanose. La répercussion de l'asystolie sur tel ou tel organe crée en outre des indications spéciales. Au *foie cardiaque*, on oppose les laxatifs, les diurétiques (*théobromine*, petites doses de *calomel*), la ponction de l'ascite; au *poumon cardiaque*, la *saignée* si la congestion est intense, les applications répétées de ventouses ou de sinapismes en cas d'œdème habituel des bases. Le *rein cardiaque*, qui ne contre-indique pas la *digitale*, est, de plus, justiciable du régime lacté ou déchloruré. L'insomnie et le délire des asystoliques (*cerveau cardiaque*) peuvent être amendés par le *sulfonal*, le *trional* et même la *morphine* (1/4 à 1/2 centigr., Merklen) qui calme la dyspnée de Cheyne-Stokes, mais accentue parfois le délire.

A la phase ultime de la *cachexie cardiaque*, la thérapeutique ne peut plus tendre qu'à soulager les angoisses du malade par l'*éther*, l'*huile camphrée*, l'*opium*, les inhalations d'*oxygène*, et à soutenir ses forces par une alimentation variée et les toniques (*caféine, théobromine, sulfate de strychnine, formiate de soude*).

L'asystolie aiguë, qu'elle complique soit une cardiopathie artérielle (par surmenage, écart de régime, ou au cours d'une bronchite, d'une pneumonie), soit la grossesse (sténose mitrale), se traduit d'habitude par une violente congestion pulmonaire qui réclame d'urgence, sous peine d'asphyxie rapide, une saignée de 200 à 300 gr. associée à des injections de caféine et à l'administration immédiate de la digitaline (1 milligr. d'emblée).

Ataxie locomotrice progressive. — Voir Tabes.

Athrepsie. — Syndrome cachectique

réalisé par la dyspepsie grave des nouveau-nés (avant 3 mois), l'*athrepsie* réclame avant tout un traitement hygiénique. Souvent la cause est un allaitement artificiel mal réglé; il suffit alors de mettre l'enfant au sein ou, à défaut de nourrice, d'améliorer la qualité et de régler minutieusement les quantités du lait (bon *lait stérilisé*, par biberons de 20 à 25 gr., coupés d'*eau lactosée* à 10 p. 100, ou donnés avec une cuillerée à café de solution à 5 p. 300 de *citrate de soude*, Variot), pour voir cesser les accidents. Mais, quand les troubles digestifs sont profonds, ils ne cessent que par une *diète hydrique* de 24 à 36 heures suivie de la reprise graduelle et prudente de l'alimentation d'abord avec de l'*eau d'orge* ou *de riz*, puis avec soit du *lait d'ânesse*, soit du *lait Backhaus n° 1* (de Carrion) ou en dernier lieu du *lait stérilisé* ordinaire, coupé de 20 à 25 gr. d'eau par biberon, et par quantité proportionnée au poids de l'enfant (ration obtenue en multipliant par 2 les 2 premiers chiffres de ce poids et ajoutant au produit 1/5 de lui-même si l'enfant pèse moins de 6000 gr., et 1/10 s'il pèse plus) et en recourant au besoin, au régime des repas rapprochés (Terrien). Mais le lait n'est pas toujours toléré; alors le *régime hydrocarboné*, réduisant au minimum les fermentations intestinales, fait souvent merveille (Combe, de Lausanne). On le réalise soit avec des farines délayées dans le *bouillon de légumes* ou du *babeurre*, soit avec la *soupe de malt*. Le *bouillon de légumes de Méry* (faire bouillir, 4 heures, dans 1 litre d'eau : carottes et pommes de terre āā 45 gr.; navets, pois ou haricots āā 25 gr.; passer, compléter le litre et ajouter 5 gr. de sel), fraîchement fait, sert à préparer, pour les biberons, des bouillies très claires (une cuillerée à café de crème de riz pour 100 gr. de bouillon) données aux mêmes doses que le lait (ou même 1/5 en plus). A ce régime, la déshydratation disparaît vite, remplacée même quelquefois par de l'œdème (remplacer alors le sel par du sucre). Le *babeurre* (v. c. m.), résidu jaunâtre liquide de la fabrication du beurre, sert aussi à préparer des bouillies

claires (10 à 12 gr. de froment, riz ou arrowroot pour 1 litre de babeurre; chauffer à feu doux et ajouter 70 à 80 gr. de sucre), fractionnées comme le lait; sous leur influence les enfants reprennent très vite du poids. A défaut de babeurre, on peut donner, aux enfants de 4 à 5 mois, la *soupe de malt* (soit celle de la maison Liebe, de Dresde, soit celle formulée par Sevestre : faire bouillir 10 minutes dans 1 litre de lait coupé de 2/3 d'eau, 120 gr. de farine et 25 gr. de sucre; laisser refroidir à 70° et ajouter une cuillerée à café de *malt* qui liquéfie le mélange). Enfin certains enfants ne tolèrent d'autre aliment que la *viande crue* qui a donné de beaux succès à Hutinel.

Si le régime est le facteur essentiel, il trouve dans quelques toniques de précieux auxiliaires. Les cas graves réclament l'usage des *bains sinapisés* (avec 50 gr. de *farine de moutarde*), des *injections de sérum artificiel* (5 à 10 gr., 3 fois par jour selon l'âge), ou mieux, de *plasma marin* (Quinton et Lachèze). L'*aération* large, obtenue par un grand cubage d'air, ou, si la saison le permet, par des sorties prolongées, s'impose également. Combe et Narbel ont beaucoup préconisé la *lécithine* (*solution huileuse d'ovolécithine* : une injection profonde, tous les 2 jours, dans la cuisse ou la fesse) et le *cacodylate de soude* (1 à 2 centigr. injectés, 2 à 5 jours de suite).

On doit enfin mettre ces enfants à l'abri des infections secondaires qui les guettent. La peau sera défendue par les *bains* ou de fréquentes *lotions* à l'*eau boriquée* ou *salicylée* (1 p. 100), suivis d'applications de poudres non fermentescibles (*talc*, *bismuth*, *oxyde de zinc*). L'antisepsie du tube digestif sera réalisée, dès le début, par la *diète hydrique*, les *lavages de l'estomac et de l'intestin*, et, au besoin, par l'administration du *calomel* (10 centigr.). Ces malades, toujours refroidis, ont encore besoin d'une chaleur constante (*enveloppement ouaté*, *boules d'eau chaude*, *couveuse* chez les prématurés). On les soustraira scrupuleusement à toute cause de contagion.

Atonie gastrique. — L'*atonie gastrique*, premier degré d'insuffisance motrice de l'estomac, implique un simple retard dans l'évacuation de l'organe, encore possible. Elle est justiciable d'un *traitement général*, d'un *régime* et d'un *traitement local*.

Le *traitement général* consiste essentiellement dans le *repos physique et moral* réalisé, dans les cas légers, par les *voyages* ou la *villégiature*, dans les graves, par le *repos complet au lit* (plusieurs jours ou semaines) et même par l'*isolement* du milieu habituel dans une maison de cure.

Le *régime*, de digestion aisée, peu toxigène, légèrement laxatif, se composera surtout de viandes grillées ou rôties bien cuites (bien mâcher), œufs frais, purées de légumes passées, légumes verts cuits à l'anglaise, pâtes alimentaires, fruits cuits ou très mûrs, fromages frais, crèmes. Le malade prendra peu de potage et ne boira à chaque repas qu'un verre de vin blanc coupé d'eau, ou de bière; mais il prendra, le matin, un verre d'eau d'Évian ou de Vittel, et, 2 à 3 heures après déjeuner et dîner, une tasse d'infusion chaude (thé, tilleul ou camomille) (Martinet). En outre, il s'abstiendra de charcuterie (sauf le maigre de jambon), de conserves, salaisons, gibier noir ou faisandé, fromages faits, poisson (sauf la sole et le merlan très frais), coquillages et crustacés.

Le *traitement local* comporte l'emploi des médicaments passant pour activer la motricité gastrique, et l'application des agents physiques. Les amers (*noix vomique, strychnine, quassia,* etc.) sont d'une efficacité douteuse (Soupault); A. Mathieu prescrit l'*ipéca* (2 à 5 centigr. à chaque repas) associé au *quinquina* et au *colombo*. On a conseillé la *pilocarpine* (Batelli), le *maté*. Les *peptones* (Roux et Balthazard) dans du bouillon ou du jus de viande, au début du repas, ont quelque action mais exposent à la diarrhée (Soupault). Le *bicarbonate de soude* et les *alcalins* (2 à 3 gr. par repas, ou eau de Vichy, de Vals) hâtent aussi l'évacuation gastrique.

Des *agents physiques* les plus recom-mandables sont : le *port d'une ceinture hypogastrique* (presque tous ces malades étant atteints de ptoses), ou la restauration, par la *gymnastique* (étant sur le dos s'asseoir sans l'aide des mains, les jambes fixées au sol ou bien ramener les jambes en position verticale), de la sangle musculaire abdominale; le *massage abdominal* (surtout chez les arthritiques, pléthoriques, gros mangeurs (Cautru, Huchard), pratiqué pendant 10 minutes, après un repos horizontal d'une heure succédant au repas; enfin la *faradisation* (une électrode fixe sur l'hypogastre, l'autre représentée par un rouleau promené sur l'abdomen).

Atoxyl. *Aminophénylarsinate sodique.* — *Caract. phys. et chim.* — Poudre blanche, cristalline, de saveur alcaline, inodore, soluble dans 6 p. d'eau froide, très soluble dans l'eau chaude, retenant très énergiquement son arsenic, ce qui la rend assez peu toxique.

Prop. et empl. thérap. — Paraît être un spécifique des trypanosomiases et des spirochétoses (notamment de la maladie du sommeil). Efficace dans le traitement de certaines dermatoses, de l'anémie, de la tuberculose, de certaines formes de la syphilis.

Formes pharmac., doses. — Solution à 10 p. 100; injection hypodermique (parfois même intraveineuse) journalière de 4 dixièmes de seringue, en augmentant tous les jours de la même quantité, de façon à arriver à 2 c. c. le 5e jour; à ce moment, injection seulement tous les deux ou trois jours; cesser à la moindre apparition de troubles (frissons, vertiges, céphalalgie, laryngo-pharyngite). Peu usité par voie buccale (en solution, tablettes ou capsules); 5 centigr. par jour pendant 8 jours, puis repos de 4 jours; association avec les ferrugineux.

Atrophies musculaires. — Des articles spéciaux étant consacrés aux amyotrophies de la *paralysie infantile* et des *névrites* (v. c. m.), il ne sera question ici que du traitement : de l'*atrophie musculaire progressive*, des *myopathies*, des *amyotrophies hystériques*, et des *atrophies musculaires réflexes* et *par inactivité*.

En général toute atrophie musculaire

réclame le *repos* et une *alimentation réparatrice*. Le froid humide et la fatigue seront soigneusement évités. Le saturnisme, la syphilis seront, s'ils semblent en cause, traités par les moyens appropriés. En dehors de ces cas, tout médicament (sauf les toniques anodins) est généralement inutile. Seule l'*électrothérapie* offre quelque efficacité, mais sous condition d'éviter : les courants trop forts ou à intermittences trop rapprochées, les séances trop fréquentes (tous les 2 ou 3 jours au plus) ou trop longues (quelques minutes seulement).

I. *Atrophie musculaire progressive*. — Avec Erb, il faut préférer la *galvanisation de la moelle*, en faisant agir les 2 pôles successivement, avec un courant modéré, sur les segments atteints. On peut encore placer le pôle positif à la nuque et le pôle négatif dans un bain d'eau salée où plongent les mains (courants de 5 à 6 milliampères ; séances de 8 à 10 minutes).

II. *Myopathies*. — Dans les *formes familiales*, toujours incurables, le traitement, uniquement hygiénique, combattra surtout la prédisposition tuberculeuse, très marquée chez ces malades. Dans la *forme juvénile de Erb*, la *galvanisation* du renflement cervical, et parfois du renflement lombaire (Voir plus haut), avec des courants faibles, peut arrêter ou même réparer l'atrophie. La *paralysie pseudo-hypertrophique* est justiciable de la *faradisation locale* qui en retarde les progrès, et aussi de la *galvanisation spinale* (courants faibles : un pôle de part et d'autre du renflement cervical, puis un pôle sur les reins et l'autre sur le ventre, séances d'une minute — Muller) qui doit être très longtemps poursuivie.

III. *Amyotrophies hystériques*. — Ici, l'*isolement*, la *suggestion*, les *agents esthésiogènes* (étincelle statique, aimants, faradisation au pinceau, à moins de contractures), s'il y a anesthésie, tiennent la première place. Comme mode de suggestion, Erb prescrit au sujet, pendant l'électrisation, des efforts de contraction musculaire volontaire.

IV. *Amyotrophies réflexes*. — Celles qui compliquent les arthropathies (les plus fréquentes) sont prévenues, dans une certaine mesure, par le *massage précoce et modéré des muscles*, mais sans mouvements (Castex). Quand l'atrophie est constituée, l'*électrisation* est seule efficace. Au début, on fait passer dans les muscles (pôle négatif en haut, pôle positif périphérique), durant 10 minutes, un *courant continu stable* de 6 à 8 milliampères. Plus tard, on peut, par des interruptions, provoquer des contractions (Plicque). La *faradisation* est préférable quand la parésie prédomine ou survit à l'atrophie et s'accompagne d'anesthésie cutanée, à condition qu'il n'y ait nulle tendance à la contracture. La *galvano-faradisation* modérée (Watteville) est également recommandable (ayant réuni le pôle N d'un courant induit au pôle P d'un courant continu, on applique les 2 pôles restés libres). Quel que soit le mode adopté, les séances ne seront répétées que tous les 2 ou 3 jours. Pendant la convalescence, toute compression forte, pouvant réveiller l'atrophie, sera interdite. Les cures hydro-minérales à *Aix-les-Bains*, *Luchon*, les *Eaux-Chaudes*, *Bourbonne* sont à conseiller.

V. *Amyotrophies d'inactivité*. — Les *formes localisées* (suite de fractures) sont justiciables de la *galvano-faradisation* intense. La *forme généralisée* (pyrexies graves) guérit par la *suralimentation*, le *massage*, le *bain statique* avec étincelles. Les *amyotrophies des hémiplégiques* seront atténuées par les courants continus faibles sans trop de secousses (Plicque).

Atropine. — Voir BELLADONE.

Aubépine. — *Cratægus Oxyacantha* (Rosacées). Fruits astringents. Fleurs douées de propriétés toni-cardiaques ; poison du myocarde à haute dose.

Formes pharmac., doses. — *Infusion de fleurs*, 10 p. 1000. *Teinture*, XXX à L gouttes par jour en 3 ou 5 fois.

Aubergine. — *Solanum esculentum* ou *Melongena* (Solanacées). Le fruit n'est qu'alimentaire mais intéresse l'hygiéniste en ce que, ingéré avant maturité, il peut provoquer des empoisonnements par la *solanine* qu'il contient alors.

Audinac. — Hameau de l'Ariège, à 6 km au N.-E. de Saint-Girons, entre les premiers contreforts des Pyrénées. Altitude 450 m. Eaux thermales (22°-23°) sulfatées-calciques et magnésiennes, légèrement ferrugineuses. *Source chaude* employée surtout en bains. *Source Louise* usitée surtout en boisson. Action légèrement laxative et diurétique.

Indicat. — Dyspepsies ; affections abdominales, utérines, vésicales.

Aulus. — Ariège (canton d'Oust). Altitude 776 m. Eaux froides (12°-19°), sulfatées-calciques, renfermant, en outre, des traces de métaux et de métalloïdes (mercure, chrome, argent, manganèse, zinc, arsenic, plomb, cobalt) ; utilisées en boissons, bains et douches.

Laxatives ou purgatives selon les doses ; diurétiques et dépuratives ; action excitante générale sur le système ganglionnaire et spéciale sur le système porte. Action cicatrisante prononcée sur les ulcères syphilitiques.

Indicat. — Toutes les affections dans lesquelles il y a lieu de modifier et de régulariser la circulation abdominale : dyspepsies, engorgements chroniques du foie et de la rate ; anémie, chlorose.

Aunée. — *Inula Helenium* (Composées). Racine amère et aromatique dont la substance active est l'*hélénine*, poudre blanche, cristalline, de saveur âcre, peu soluble dans l'eau et l'alcool, plus soluble dans l'éther et les essences.

Prop. et empl. thérap. — Antiseptique énergique et efficace des voies aériennes ; préconisée dans l'asthme, le catarrhe bronchique, la gangrène pulmonaire, la tuberculose pulmonaire. L'*hélénine* a été conseillée contre la leucorrhée (Hamonic).

Formes pharmac., doses. — *Usage int. :* Poudre de racine 2 à 10 gr. Hélénine 25 à 40 centigr. en pilules.

L'*Aunée conyze* (*Inula Conyza*) a été préconisée comme antidiarrhéique et antidysentérique.

Avoine. — Graminée dont le fruit constitue un remarquable aliment contenant en moyenne : 12 p. 100 d'albuminoïdes, 60 p. 100 de matières amylacées, des corps gras et, dans le péricarpe, un principe azoté stimulant, soluble dans l'alcool, et jouissant de la pro-

priété d'exciter les cellules motrices du système nerveux. Dépouillé des glumelles et du péricarpe, le fruit constitue le *gruau d'avoine*, servant à préparer des potages et des boissons adoucissantes ; le décocté est utilisé comme diurétique. L'emploi de la *bouillie de gruau d'avoine* pour l'alimentation des enfants chétifs et des convalescents donne d'excellents résultats ; c'est un puissant moyen de reminéralisation de l'organisme qui trouve dans cet aliment les éléments minéraux, et notamment les phosphates, sous une forme particulièrement utilisable et assimilable. La torréfaction communique à l'avoine une odeur et une saveur vanillées qui l'ont fait employer comme succédané du café.

Ax. — Ariège. Petite ville à 48 km au S.-E. de Foix. Altitude 716 m. Sources thermales et hyperthermales (24°-77°) fort abondantes, à température variable, sulfurées-sodiques, silicatées et renfermant, en outre, une assez notable proportion de gaz rares (*argon, néon, hélium*). Utilisées en bains, douches, pulvérisations, étuves, boisson.

Les *Eaux bleues* contiennent du soufre précipité, à l'état d'extrême division. On peut répartir ces eaux en trois groupes : 1° *douces*, sédatives et sans effet débilitant ; 2° *moyennes*, s'adressant aux sujets dont le système nerveux ou circulatoire demande de grands ménagements ; 3° *fortes*, convenant aux constitutions molles, lymphatiques, sans réaction.

Indicat. — Affections articulaires (rhumatisme surtout), dermatoses, maladies du système nerveux ; affections des muqueuses, des systèmes musculaire, glandulaire et osseux ; blessures, affections chirurgicales ; maladies des voies respiratoires. Les eaux d'Ax présentent les plus étroites analogies, tant au point de vue de la composition chimique que des indications, avec celles de Bagnères-de-Luchon.

Axonge. — Corps gras neutre tiré de la panne (épiploon) ou du pannicule sous-cutané du porc (région des reins). L'axonge est un mélange en proportions variables d'*oléine*, de *palmitine* et de *stéarine*. Seul véhicule employé jadis à la confection des pommades, elle est actuellement, sauf de rares circonstances, remplacée par des véhicules incapables de rancir, comme la *vaseline*, ou susceptibles de s'infiltrer à travers les couches superficielles du derme, comme la *lanoline*. Le rancissement (acidification) de l'axonge constituait un avantage en certains cas tels que : préparation des savons alcalins ou à base d'oxyde de plomb (èmplâtres). Ce rancissement peut être évité par l'addition de *benjoin* en poudre fine (20 gr. pour 500 gr. d'axonge), ce qui constitue l'*axonge benzoïnée*.

Azote (Protoxyde d'). *Gaz hilarant.* — *Caract. phys. et chim.* — Gaz neutre, incolore, inodore s'il est pur, peu soluble dans l'eau, plus soluble dans l'alcool.

Prop. physiol. et tox. — Gaz irrespirable, provoquant l'asphyxie quand il est inhalé à l'exclusion d'oxygène. Utilisé jadis comme *hypno-anesthésique*, ce qui exige l'emploi d'un mélange d'air et de protoxyde d'azote contenant 12 p. 100 d'oxygène que l'on soumet à un surcroît de pression de 30 cm de mercure, de façon, en accroissant la tension des gaz dissous dans le plasma sanguin, à réaliser la pression partielle de 760 mm pour le protoxyde d'azote. Dans ces conditions, le sujet respire comme dans l'air et s'anesthésie comme dans le protoxyde d'azote pur.

Azotique (Acide). — *Caract. phys. et chim.* — L'acide azotique dit officinal contient 63,6 p. 100 d'acide monohydraté. Liquide incolore prenant, peu à peu, à l'air et à la lumière, une coloration jaune, par formation de vapeurs nitreuses (acide hypo-azoteux).

Prop. et empl. thérap. — *Usage ext. :* Caustique contre les verrues, les végétations. *Usage int. :* Pour préparer la limonade nitrique : 2 gr. d'acide pour un litre d'eau sucrée et aromatisée.

Azotates. — Voir les bases : ARGENT, BISMUTH, MERCURE, POTASSE, SOUDE.

Azyme, ou *pain à chanter, hostie, oublie,* préparé avec une pâte de froment dénuée de levain, donc non fermentée. Utilisé jadis, en lamelles, pour envelopper les agents médicamenteux dont on voulait masquer le goût ou l'odeur. On donne actuellement à ces enveloppes la forme dite *cachet* (Voir ART DE FORMULER) réalisant, une fois mouillée et ramollie avec un peu d'eau, un bol plus ou moins facile à déglutir.

B

Babeurre. — Résidu fluide de la fabrication du beurre, le *babeurre* est un liquide jaunâtre, tenant en suspension des grumeaux de caséine. Il contient, par litre, 4 à 7 gr. de matières grasses, 35 à 38 gr. d'albuminoïdes ; 10 à 22 gr. de lactose, 75 centigr. d'acide lactique, des phosphates et des chlorures. Pour le préparer soi-même, on laisse aigrir 24 heures, en vase couvert, à la température de la chambre (18° à 20°), du lait cru, en l'additionnant au besoin de lait aigri la veille (Jacobson), puis on le bat dans une baratte ménagère aisément lavable ; en une 1/2 heure, le beurre est séparé et le babeurre reste. Il n'est pas utilisé en nature, mais sert à préparer des bouillies claires, de la façon suivante : ayant dilué environ 15 gr. de farines (froment, arrow-root, riz, orge, maïs ou farine alimentaire spécialisée) dans une petite quantité de babeurre, puis, en ayant ajouté assez pour compléter le litre, on chauffe à feu doux, très lentement, de façon que l'ébullition ne commence qu'au bout de 25 minutes, et en agitant sans cesse vivement. Quand le lait est monté 3 fois, on ajoute 15 à 18 morceaux de sucre (70 à 90 gr.). On usera d'un récipient en faïence et d'une cuiller en bois. Cette bouillie sert à remplacer le lait des biberons. Ses indications sont multiples : dyspepsies gastro-intestinales de tous genres, gastro-entérites chroniques (où elle est parfois seule tolérée); chez les atrophiques (de Sagher) et les nourrissons privés du lait maternel. Le babeurre provoque parfois des accès de fièvre éphémères (*fièvre de babeurre* de Tugendreich) mais seulement au cours des entérites fébriles (Rivet). Il ne sera donné alors qu'après 5 à 6 jours d'apyrexie. Le prix marchand du babeurre est très modique.

Baden (Autriche). — (*Aquæ Pannonicæ*). — Ville située à 24 km S.-O. de Vienne, sur le versant oriental de la montagne de Wienerwald. Altitude 212 m. Eaux thermales (28°-36° 5), faiblement minéralisées, chlorurées-sodiques, sulfatées-calciques et légèrement sulfhydriquées, plus riches en bases calciques qu'en bases sodiques. Utilisées en boisson, mais surtout en bains et en bains de piscine, bains de vapeur, douches, inhalations. Diurétiques, diaphorétiques et laxatives, provoquant toujours, à la suite de bains prolongés, un exanthème plus ou moins accentué; remarquables par leurs propriétés excitantes sur les systèmes nerveux et sanguin.

Principales indications. — Affections, surtout à formes torpides, des muqueuses laryngées et bronchiques, des voies digestives; affections cutanées à forme chronique et torpides; scrofule, affections chirurgicales, paralysies à la suite d'intoxications. Une contre-indication impérieuse est fournie par toutes les manifestations aiguës, les névralgies, les névroses, les affections organiques du cœur, la constitution pléthorique.

Baden (Suisse). — (*Aquæ Helveticæ*). — Ville du canton d'Argovie, à 21 km N.-O. de Zurich, sur la Limmat; dans une vallée étroite abritée par des montagnes plantées d'arbres verts. Altitude 547 m. Eaux hyperthermales (49°-51°), chlorurées-sodiques, sulfatées-calciques et légèrement sulfhydriquées. Utilisées en boisson, inhalations, bains, douches, bains de vapeurs. Diurétiques, diaphorétiques et laxatives, provoquant presque toujours, à la suite de bains prolongés,

un exanthème plus ou moins accentué.

Principales indications. — Affections rhumatismales (en dehors des manifestations aiguës), goutteuses (les bains simples ou de vapeurs peuvent déterminer des accidents aigus); hémorrhoïdes, pléthore abdominale.

Baden-Baden (Allemagne). — (*Thermæ inferiores*). — Ville du grand-duché de Bade, sur l'Oosbach, à 30 km S.-O. de Carlsruhe, à 32 km N.-E. de Strasbourg, dans le cercle du Rhin moyen, à l'entrée d'une des plus belles vallées latérales de la Forêt-Noire. Altitude 205 m. Eaux hyperthermales (47° 5-68° 6), chlorurées-sodiques, sulfatées-calciques, plus remarquables par leur température que par leur composition chimique. Utilisées en bains, douches d'eau et de vapeurs, inhalations et boisson. Diurétiques, diaphorétiques, stimulantes des sécrétions et excrétions, provoquant l'excitation fonctionnelle des organes avec lesquels elles se trouvent en contact.

Principales indications. — Affections rhumatismales, goutteuses, stomacales et intestinales; pléthore abdominale, scrofule, lymphatisme; affections chroniques des voies aériennes (principalement à forme catarrhale).

Badiane (de Chine). — Anis étoilé, *Illicium anisatum* (Magnoliacées); on utilise les fruits.

Princ. act. — Essence analogue à celle de l'anis.

Effets physiol. et tox. — Stimulant, stomachique; à haute dose, stupéfiant provoquant de l'amnésie, de la torpeur et de l'hébétude; forme la base de l'anisette de Bordeaux et de la liqueur dite *absinthe.* La *badiane du Japon* (*Illicium religiosum*), toxique (convulsivante), est à rejeter.

Empl. thérap., doses. — Utilisée pour faciliter la digestion, surtout dans la dyspepsie flatulente avec tympanisme; sous forme d'*infusion* 10 p. 1000 (après les repas), de *poudre* (1 à 3 gr. en cachets), de *teinture* (1 à 15 gr. avant les repas), associée souvent aux teintures de noix vomique ou de belladone.

Bagnères-de-Bigorre. — Chef-lieu

d'arrondissement des Hautes-Pyrénées, à 21 km S.-E. de Tarbes. Altitude 580 m. Eaux froides thermales et hyperthermales (18° 5-54°), très nombreuses et de composition différente : les unes sulfatées-calciques, les autres sulfhydriquées, d'autres légèrement ferrugineuses. Utilisées en bains, douches, pulvérisations, douches de vapeur, bains russes, étuves et aussi en boisson. Les sources les moins minéralisées et à température moins élevée sont hyposthénisantes ; les sources chaudes sont, au contraire, excitantes ; toutes sont plus ou moins laxatives. Le traitement doit être très étroitement surveillé.

Principales indications. — Arthritisme, toutes les affections se caractérisant par une débilité générale ou partielle, lymphatisme, scrofule, affections gastro-intestinales, engorgements viscéraux, plaies et ulcères torpides, affections laryngées et bronchiques.

Bagnères-de-Luchon. — Voir Luchon.

Bagnols. — Village de la Lozère, à 12 km E. de Mende. Altitude 941. Sources thermales (35°-42°), bicarbonatées-sodiques, chlorurées-sodiques, faiblement sulfurées. Utilisées en boisson, en bains (surtout de piscine), en douches, étuves et inhalations. Les bains de piscine sont excitants et très actifs ; l'action excitante se traduit souvent par un exanthème (fréquemment éruptions furonculeuses) et toujours par une desquamation épidermique abondante. Influence ménorrhagipare.

Principales indications. — Rhumatismes (à manifestations articulaires, musculaires ou névralgiques), dermatoses, scrofule, syphilis, aménorrhée, dysménorrhée, catarrhe utérin, inflammations chroniques des organes pelviens.

Bagnoles. — Village de l'Orne, commune de Couterne, à 21 km E.-S.-E. de Domfront. Altitude 163 m. Sources thermales (21°-41°) sulfatées-sodiques et chlorurées-sodiques, oligométalliques ; une source froide (12°) ferro-manganésienne et arsenicale. Utilisées en bains de baignoire et de piscine, douches et douches de vapeur (sources chaudes) et en boisson

(source froide). Réparatrices et revivifiantes ; activent la circulation, accroissent l'énergie musculaire et augmentent l'appétit.

Principales indications. — Affections veineuses (varices, phlébites), troubles fonctionnels des voies digestives, affections chroniques de l'utérus, dermatoses affectant la forme humide.

Bains. — Chef-lieu de canton des Vosges, à 28 km S.-O. d'Épinal. Altitude 306 m. Sources thermales et hyperthermales (34°-54°), oligométalliques, sulfatées-sodiques, légèrement chlorurées-sodiques et carbonatées-calciques. Utilisées surtout en bains de piscine prolongés, douches, étuves, et aussi en boisson. Excitantes des systèmes nerveux et sanguin ; les moins chaudes plutôt sédatives, les plus chaudes excitantes ; provoquant facilement la fièvre thermale (notamment avec ses phénomènes gastriques).

Principales indications. — Hystérie, hypochondrie, accidents de la ménopause, dyspepsie, pour les sources les moins chaudes (Bain-Neuf) ; rhumatismes, paralysies anciennes, pour les sources à haute thermalité (Bain-Romain).

Contre-indications. — Diathèses cancéreuse et tuberculeuse, syphilis.

Bains alcalins. — Voir SOUDE (CARBONATE DE).

Bains d'amidon. — Voir AMIDON.

Bains carbo-gazeux. — Voir CARBONIQUE (ACIDE).

Bains de Dowsing. — Les *bains de Dowsing* ou d'insolation électrique, permettant de réaliser une température de 50° à 150°, sont à la fois des bains de lumière et des bains d'air surchauffé. Accélérant légèrement le pouls et la respiration, ils activent fortement l'élimination cutanée et rénale. Les arthropathies, les névralgies, les plaies atones (bain local), l'obésité, le diabète, la goutte, le rhumatisme chronique (bain général) sont surtout appelés à en bénéficier.

Bains de Pennès. — Appelés aussi *bains alcalins aromatiques*, ils offrent la composition suivante (paquet pour un bain de 300 litres) :

Bromure de potassium. . . . 1 gr.
Carbonate de chaux. . . . . 1 —
Carbonate de soude. . . . . 300 —
Phosphate de soude. . . . 8 —
Sulfate de soude. . . . . . 5 —
Sulfate d'alumine. . . . . . 1 —
Sulfate de fer. . . . . . 3 —
Huile essentielle de
thym. . . . .
Huile essentielle de
lavande. . . . . āā 1 gr.
Huile essentielle de
romarin. . . . .

Ce sont des bains chauds, stimulants et toniques.

Bain de pieds. — Voir Balnéothérapie.

Bains de son. — Voir Son.

Bains de sublimé. — Voir Mercure (Bichlorure de).

Bains de térébenthine. — Voir Térébenthine.

Bains de tilleul. — Voir Tilleul.

Bains sulfureux. — Voir Sulfureux (Bains).

Balaruc. — Village de l'Hérault, sur l'étang de Thau, à 26 km S.-O. de Montpellier, à l'embouchure des canaux du Rhône et du Languedoc. Altitude 23 m. Eaux hyperthermales (48°), chlorurées-sodiques, légèrement chlorurées-magnésiennes, sulfatées-calciques et magnésiennes, bicarbonatées-calciques. Utilisées en boisson, en bains, douches et bains de vapeur. Excitantes et toniques; laxatives.

Principales indications. — Lymphatisme, scrofule, affections rhumatismales (sauf les manifestations cardiaques), affections gastro-intestinales, paralysies essentielles.

Balnéothérapie. — Ce mode d'hydrothérapie consiste dans l'immersion, partielle (siège, pieds, mains) ou totale du corps dans l'eau très froide (10° à 15°), froide (15° à 20°), fraîche (20° à 25°), tempérée (25° à 30°), tiède (30° à 35°), chaude (35° à 39°) ou très chaude (plus de 39°). L'addition à l'eau, de divers agents chimiques caractérise les *bains médicamenteux* (*alcalins, sulfureux, chlorurés sodiques, gélatineux, mercuriels*).

Il ne sera question ici que des *bains simples* (chauds, froids, généraux ou locaux). Les bains de mer seront étudiés à l'article Thalassothérapie.

I. *Bains froids de rivière ou de piscine.* — L'entrée dans l'eau (à 20°) détermine une impression constrictive, suivie, au bout de quelques minutes, d'une hyperémie du tégument qu'accompagne une respiration plus ample, une impression de chaleur, de bien-être et de souplesse (*réaction*). Trop prolongée, l'immersion entraîne bientôt des frissons et du malaise. Le bain froid est stimulant et névrosthénique, d'autant plus qu'il est plus court. L'entrée à l'eau doit être rapide. Pour atténuer le premier saisissement, le sujet mouillera le haut du corps avec une éponge trempée d'eau froide; une fois dans l'eau, il y exécutera des mouvements réguliers. Le bain tonique ne doit pas dépasser 20 à 30 secondes (Béni-Barde). Les effets calmants sont obtenus par un séjour plus long dans une eau moins froide ou dans une piscine tempérée. Le bain froid convient à beaucoup d'états nerveux et anémiques, à la fatigue musculaire. Il est nuisible s'il y a menace de congestion cérébrale, cardiopathie, lésion viscérale (spécialement pulmonaire), aptitude au rhumatisme. Beaucoup d'arthritiques et de rhumatisants peuvent cependant, sous certaines conditions, tirer bénéfice de l'eau froide.

II. *Bains froids de baignoire.* — Le *bain très froid* (8° à 15°), le plus rigoureux, produit une action excitante, à condition d'être très court et accompagné de frictions assez énergiques. Le bain seulement *froid* (15°, 22°, 25°) est usité dans beaucoup de pyrexies, spécialement dans la fièvre typhoïde (*méthode de Brand*, vulgarisée en France par F. Glénard, Juhel-Rénoy, etc.), où on l'y donne toutes les 3 heures, chaque fois que la température du corps atteint ou dépasse 39°; le malade y est laissé 10 à 15 minutes, à moins que ne se déclare un violent frisson qui doit l'en faire retirer aussitôt; dans l'eau, on le frictionne énergiquement et on lui donne quelques cuillerées de grog. Le bain froid provoque un abaissement thermique (de 2° au plus); il ralentit d'abord la circulation, pour l'activer plus tard ainsi que toutes les fonctions organiques (mouvements respiratoires plus profonds; ventilation pulmonaire et échanges respiratoires plus actifs; diurèse et élimination des substances toxiques; atténuation de la soif et de l'anorexie; cessation de la diarrhée). Le bain froid trouve du reste son indication dans beaucoup d'autres maladies aiguës : fièvres éruptives (surtout scarlatine maligne), broncho-pneumonie, rhumatisme cérébral, delirium tremens, etc.

III. *Bains chauds.* — Le *bain très chaud* (38°-45°) éveillant d'abord une sensation de chaleur assez vive, commence par faire pâlir la peau pour la congestionner ensuite; il accélère le pouls et la respiration qui devient plus ample. Il exige une étroite surveillance, car, trop chaud ou trop long, il entraîne des vertiges, des bruits d'oreilles, des éblouissements, du frisson ou même la syncope. Bien appliqué, le bain très chaud est pourtant très efficace contre le rhumatisme chronique, les fièvres éruptives (pour faciliter ou rappeler l'exanthème), les affections du tube digestif et des voies urinaires. Il active les sécrétions, la sudation, les contractions des fibres lisses (intestin, utérus). Dans la *méningite cérébro-spinale* (bains de 36° à 40° C.), il apaise rapidement l'excitation.

Le *bain tempéré* (32°-37°) ne doit donner la sensation ni de froid, ni de chaud; procurant un grand bien-être, il délasse et calme tous les énervés. Sa durée moyenne est d'une demi-heure; à sa suite le malade, après avoir été frictionné, se couchera ou fera une promenade. Contre la fatigue ou l'excitabilité légère, l'*immersion courte* suffit. A l'insomnie, à la vive excitation, au délire maniaque ou aux convulsions conviennent les *bains très prolongés* avec application de *compresses froides sur la tête.* Les bains chauds trouvent encore leur indication dans un grand nombre d'états morbides : dermatoses, pneumonie infantile, bronchite diffuse infantile (J. Renaut). Dans cette dernière, on donne à l'enfant, toutes les 3 heures, si sa température dépasse 39°, un bain de 7 à 8 minutes (compresses froides sur la tête); sous cette influence, l'état s'améliore vite et la bronchite ne se capillarise pas; dans les formes hyperthermiques à accès biquotidiens, on guette le début de l'accès pour donner un bain tiède à 35°, 34° ou 32° qui est répété une heure plus tard, si la température rectale continue à monter, puis encore 2 heures après, si elle atteint 39°. Dans la bronchite capillaire, les bains chauds rendent les mêmes services; si le cas est grave on débute par un bain sinapisé (Lemoine).

IV. *Bains locaux.* — Le *demi-bain* (peu usité en France) est donné à température fixe, ou refroidi. Le *demi-bain fixe tempéré* est salutaire aux goutteux et aux rhumatisants. Le *demi-bain frais* est antithermique; pendant sa durée, tout le corps est frictionné et la partie non immergée lotionnée avec une éponge trempée dans l'eau du bain. Le *demi-bain refroidi* est sédatif; on commence à 30° C. pour descendre de 2°, 3°, 4° ou 5°; en même temps, on fait des frictions sur le corps entier, et des lotions, avec l'eau du bain, sur les régions non immergées. Ce bain dure de 5 à 10 minutes. A sa suite, le malade est arrosé d'eau tempérée, frictionné, puis étendu sur un lit.

Le *bain de pieds froid* éveille une impression locale vive et des actions réflexes très variées (contractions intestinales et même vésicales; contractions utérines capables d'arrêter les métrorrhagies). Le *bain de pieds frais* de 10 à 12 minutes est sédatif dans l'entorse et les divers traumatismes du pied, il doit être alors répété plusieurs fois par jour. Le *bain de pieds très froid* de 2 à 4 minutes, suivi de frictions énergiques, entraîne une vive réaction qui décongestionne les organes supérieurs et aide également à combattre le froid aux pieds (Beni-Barde). L'immersion rapide des pieds dans l'eau froide, suivie d'un léger exercice, stimule la circulation des membres inférieurs et remplace avantageusement la pratique de Kneipp (promenade dans un pré mouillé). Le *bain de pieds chaud* détermine une hyperémie des membres inférieurs, mais moins durable et moins active que le bain de pieds froid. Il soulage les fluxions rhumatismales des pieds (encore mieux quand on le fait suivre d'immersion très rapide dans l'eau froide) et apaise les douleurs consécutives aux violents traumatismes des pieds.

Le *bain de siège froid* comporte une réaction analogue à celle du bain froid général; il peut servir à combattre : l'atonie ou la parésie des organes génito-urinaires, du gros intestin; les tendances congestives de l'estomac, du foie, de la rate et même du cerveau. Pour qu'il ait des effets durables, il est bon de le prolonger 15 à 20 minutes. Le *bain de siège tempéré* (32°-37°) et prolongé, nettement sédatif, calme les phlegmasies, les spasmes et l'hyperesthésie des organes pelviens (appareil génito-urinaire); il peut être répété plusieurs fois par jour. Le *bain de siège chaud* (37°-41°), après une courte vaso-constriction, produit une vaso-dilatation durable, sa durée peut atteindre une demi-heure. Il est capable de rappeler un flux hémorrhoïdaire ou menstruel intempestivement arrêté. On l'oppose aux poussées congestives des organes pelviens et aux névralgies des plexus avoisinants; on accroît son efficacité en le faisant suivre d'une très courte pluie froide (Béni-Barde).

V. *Bains de vapeur.* — Le *bain de vapeur* ou d'*étuve humide* se prend, soit dans une chambre, soit dans une boîte close (laissant émerger la tête), où circulent des vapeurs d'une température de 36° à 50° C. Après une première impression pénible avec congestion céphalique, la respiration se régularise et la sueur baigne le corps. La durée de ce bain varie de quelques minutes à une demi-heure, trois quarts d'heure au plus; il ne doit pas être souvent renouvelé (Beni-Barde). A la vapeur on peut mélanger une substance volatilisable (*térébenthine, benjoin, plantes aromatiques*). Les principales indications du bain de vapeur sont : le rhumatisme chronique, l'uricémie, l'obésité, les névralgies chroniques, cer-

taines dermatoses, le catarrhe laryngo-bronchique chronique. L'usage doit en être très prudent quand le cœur est asthénique ou surchargé de graisse (syncope possible).

Balanoposthite. — Complication de la blennorrhagie, la balanoposthite cède en général à de simples soins de propreté : lotions et immersion de la verge et du gland, plusieurs fois par jour, avec de l'*eau boriquée* à 4 p. 100. Les cas rebelles ou compliqués de phimosis guérissent rapidement, par des injections, entre le gland et le prépuce, avec une *solution de nitrate d'argent* à 1 p. 250 et par des lavages au *sublimé* (solution au 1/4000).

Barèges. — Village des Hautes-Pyrénées, à 57 km de Tarbes, sur la rive gauche du Bastan, à 19 km de Pierrefitte, sur la route allant de Luz au haut de la vallée de Campan. Il est dominé vers le nord par le pic du Midi de Bigorre, vers le sud par le pic d'Ayré, et n'est habitable que pendant quelques mois de l'année; c'est, après Les Escaldas, la station la plus élevée des Pyrénées. Altitude 1232 m. Eaux thermales et hyperthermales (24°-45°), sulfurées-sodiques, fortement alcalines et peu carbonatées, ce qui explique leur fixité. Utilisées surtout en bains de piscine prolongés et douches, rarement en boisson. Très actives, excitantes.

Principales indications. — Affections osseuses et articulaires, blessures de guerre, scrofule (produisant alors une excitation plus vive que les chlorurées-sodiques fortes, mais attaquant moins efficacement l'état scrofuleux, quoique remarquablement appropriées à certaines déterminations), certaines formes du rhumatisme, de la syphilis, certaines dermatoses herpétiformes.

La source de *Barzun-Barèges*, distante de 800 m. des sources de Barèges, doit être envisagée comme une atténuation des eaux de Barèges; ses propriétés se rapprochent beaucoup de celles de Saint-Sauveur; on l'utilise surtout comme modificateur des muqueuses des voies respiratoires et des organes génito-urinaires.

Banti (Maladie de). — Anémie splénique, peut-être d'origine palustre, la maladie de Banti que caractérisent une première phase très longue de splénomégalie et une seconde de sclérose hépatique avec ascite et subictère n'est guère justiciable que du traitement symptomatique. A l'anémie on opposera : une alimentation réconfortante, les *cures d'air et d'altitude*, la *médication ferrugineuse* ou *arsenicale* et spécialement le *cacodylate de fer* (3 à 10 centigr. en injections). Banti croit cependant qu'une guérison radicale peut suivre la *splénectomie* précoce.

Barlow (Maladie de). — Résultat d'un allaitement défectueux (abus des laits conservés ou modifiés par des procédés industriels), la *maladie de Barlow* ou *scorbut infantile* réclame un traitement surtout hygiénique. On remplacera d'abord l'aliment fautif par un régime convenable : *lait cru* ou seulement *bouilli* ou *pasteurisé*, *jus d'orange* (une cuillerée à café toutes les 2 ou 3 heures) ou *jus de raisin*. Un peu de *purée de pommes de terre* pourra être mélangée au lait à partir de 8 ou 9 mois ; on ajoutera de plus à la ration journalière quelques cuillerées à bouche de *crème fraîche* ; sont également très favorables : le *jus de viande fraîche* et le *bouillon de légumes*. Ce régime est très bien toléré jusqu'à guérison ; plus tard l'intolérance est fréquente, mais on peut alors le suspendre. Tant que dure la maladie, l'enfant vivra le plus possible à l'air libre et au soleil, mais toujours couché avec les membres immobilisés, de crainte des fractures. Les gencives malades seront, en outre, frottées au jus d'orange ou de citron. La *prophylaxie* consiste à proscrire l'usage exclusif des spécialités alimentaires et des laits modifiés pour conseiller l'emploi du lait pasteurisé ou bouilli. Le squelette des enfants de 8 à 9 mois (âge d'élection) sera spécialement surveillé.

Baryum (Chlorure de). — *Caract. phys. et chim.* — Lamelles blanches, de saveur âcre, solubles dans 3 p. d'eau, peu solubles dans l'alcool.

Effets physiol. et tox. — Agit sur le myocarde, les systèmes musculaires strié (crampes suivies de paralysie) et lisse (vomissements, diarrhée) ainsi que sur les centres respiratoire (asphyxie) et cardiaque ; dose de 2 gr. par kg mortelle pour le cobaye.

Empl. thérap., doses. — Utilisé comme hypertenseur dans les cardiopathies récentes ; comme altérant dans la scrofule, le cancer, la paralysie agitante. 1 à 5 centigr. par jour, en solution ou pilules. Sa toxicité le rend peu recommandable. L'emploi des sels de baryum pour le déplâtrage des vins est également à proscrire.

Barzun-Barèges. — (Voir Barèges). Cette source est située à 800 m. en aval de Barèges, sur la rive droite du Bastan. L'eau est amenée en conduite fermée à Luz afin de permettre son utilisation dans un climat plus doux. Luz est un chef-lieu de canton des Hautes-Pyrénées, à 16 km S. d'Argelès et à l'altitude de 630 m., dont dépend le hameau de Saint-Sauveur où existent des eaux thermales sulfureuses présentant une très grande analogie de composition chimique et d'indications thérapeutiques avec les eaux de Barzun-Barèges. Les eaux de Barzun sont atténuées comparativement à celles de Barèges, et les eaux de Saint-Sauveur encore atténuées par rapport à celles de Barzun. On a signalé, de tout temps, la richesse de l'eau de Barzun en azote, et il est extrêmement probable que ce gaz doit contenir une assez notable proportion de gaz rares (*argon*, *hélium*, *néon*, *crypton*), comme cela résulte des recherches de MM. Ch. Moureu et R. Biquard sur un assez grand nombre de sources.

Basedow (Maladie de). — Voir Goitre exophthalmique.

Bath. — Ville d'Angleterre, dans le comté de Somerset, sur l'Avon, à 17 km E. de Bristol et à 160 km S.-O. de Londres. Altitude 10 m. Eaux hyperthermales (43°-47°), sulfatées-calciques, légèrement sulfatées-sodiques et faiblement chlorurées-sodico-magnésiennes. Utilisées surtout en bains de piscine prolongés, étuves, douches, et aussi en boisson.

Principales indications. — Affections goutteuses et rhumatismales, états névropathiques, hystérie, hypochondrie, chlorose. On doit éviter cette station à l'époque des chaleurs de l'été.

Bauche (La). — Petit village de la Savoie, canton des Echelles, dans le massif subalpin de la Grande-Chartreuse, à 8 km de Lépin-d'Aiguebelle, station de la ligne de Lyon à Chambéry. Altitude 480 m. Eau froide (11° 5), ferrugineuse, faiblement bicarbonatée-calcique et magnésienne. Sa minéralisation la place au premier rang des eaux ferrugineuses; et elle possède une action puissante sur tous les états pathologiques si divers dépendant d'une insuffisance de l'hématose ou d'altérations globulaires. Utilisée exclusivement sous forme de boisson.

Principales indications. — Chlorose, anémie, faiblesse musculaire,. atonie générale, cachexies.

Baume opodeldoch. — (Codex). Appelé baume par abus de langage, employé en frictions comme sédatif de la douleur.

Savon animal desséché . .   120 gr.
Camphre pulvérisé . . . .   96 —
Ammoniaque liquide . . .   40 —
Huile volatile de romarin.   24 —
— — de thym. .   8 —
Alcool à 90° . . . . 1000 —

Agit par la réfrigération due à la volatilisation du camphre et par l'excitation imprimée aux capillaires superficiels.

Baume du Pérou. — *Caract. phys. et chim.* — Produit liquide, ou demi-solide, transparent, brun plus ou moins foncé, d'odeur suave, provenant d'incisions pratiquées aux troncs du *Myroxylon peruiferum* ou du *Myroxylon Pereiræ* (Légumineuses); insoluble dans l'eau, incomplètement soluble dans l'alcool étendu, la benzine, l'éther; miscible à l'alcool absolu et au chloroforme.

Effets physiol. et tox. — Renferme de l'acide cinnamique; effets balsamiques à petites doses; provoque, à hautes doses, de la diarrhée et des signes d'irritation rénale.

Empl. thérap., doses. — Utilisé *à l'intérieur* (50 centigr. à 2 gr.) en pilules ou potion) dans la bronchite chronique, mais peu recommandable à cause de son action sur le rein. *A l'extérieur*, acaricide énergique, recommandable contre la gale. Employé aussi en nature au pansement occlusif des plaies (enrobe les microbes et favorise la phagocytose — Suter); en glycéré, contre la leucoplasie buccale; en pommade, contre le prurit, la pelade; en inhalations, dans les rhinites, les laryngites.

Formules :

Pilules :

Baume du Pérou . . . . . .   3 gr.
Myrrhe . . . .   4 —
Extrait thébaïque .   Trente centigr.
Diviser en 30 pilules. De 5 à 10 par jour.

Mixture (pour inhalations) :

Baume du Pérou . . . . .   5 gr.
Térébenthine . . . .   3 —
Essence d'eucalyptus. . . .   2 —
Alcool à 90°. . . . .   20 —
L gouttes dans un verre d'eau bouillante en inhalations, fumigations ou pulvérisations.

Pommade :

Baume du Pérou. . . . . . .   10 gr.
Soufre précipité . . . . . .   20 —
Axonge benzoïnée . . . . . 120 —
contre la gale (Sabouraud).

Collutoire glycériné :

Baume du Pérou . . . .   2 gr.
Glycérine. . . . .   8 —

Baume de tolu. — *Caract. phys. et chim.* — Produit solide ou pâteux, brun-rougeâtre, d'odeur aromatique, obtenu par incisions sur l'écorce du *Myroxylon toluiferum* (Légumineuses); insoluble dans l'eau, soluble dans l'alcool, le chloroforme et l'éther.

Prop. thérap., indicat. — Balsamique, utilisé comme modificateur de la sécrétion bronchique, à la fin de la bronchite aiguë et au cours de la bronchite chronique.

Formes pharmac., doses. — 50 centigr. à 2 gr. en pilules; en potion, sous forme de sirop (30 à 100 gr.); en teinture alcoolique (4 à 10 gr.) ou éthérée (1 à 4 gr.); en fumigations (teinture).

Mêmes formules que pour le Baume du Pérou. (Voir BAUME DU PÉROU).

Baume tranquille — Préparation complexe inscrite au codex (*huile de jusquiame composée*). Outre des feuilles de jusquiame, de belladone, de stramoine, s'y trouvent des huiles essentielles d'hysope, d'absinthe, de thym, etc. Employé comme liniment calmant.

Bégaiement. — Distinct des *dysarthries* (chorée, sclérose en plaques, paralysie générale, etc.), le *bégaiement* implique toujours : le début dans l'enfance (3 à 7 ans; très rarement après 12), presque toujours à l'occasion d'un choc moral; des troubles respiratoires plus ou moins marqués; l'intermittence; enfin, la disparition totale dans le chant.

Le traitement ressortit à la méthode de *rééducation* adaptée au cas particulier par Chervin (père et fils). Il dure 3 semaines. La première est consacrée à l'étude des éléments de la parole et à des exercices respiratoires méthodiques; dans leur intervalle doit être observé un mutisme absolu. Dès la seconde semaine, en parlant lentement et avec une attention soutenue, le sujet ne bégaye déjà plus; les répétitions les plus choquantes, les grimaces, les spasmes ont disparu. La troisième se passe à consolider l'habitude nouvelle, à perfectionner la diction par la prononciation appuyée de toutes les syllabes, sans hâte et sans saccade. Les exercices de respiration, d'abord faits *à blanc*, sont ensuite associés à l'émission des voyelles. Initié ensuite au mécanisme d'articulation de chaque consonne, le bègue s'essaye à prononcer des syllabes, puis des mots et enfin des phrases. La gradation doit être très lente, surtout les 10 premiers jours. Le *traitement moral* a pour but d'assujettir l'élève à suivre et à copier servilement l'éducateur dans toutes les variantes de l'exercice. En général la cure est achevée en 3 semaines et, pour confirmer la guérison, quelques *exercices de persévérance* (3 heures de travail par jour pendant 1 mois) suffisent.

Le *bégaiement hystérique* comporte toujours des spasmes ou des zones anesthésiques unilatérales de la langue (Sollier). Les spasmes sont amendés par des tractions (rythmées ou non) de la langue et des exercices gradués pour la mouvoir. Les troubles sensitifs cèdent soit à la suggestion hypnotique, soit à la faradisation linguale. Les spasmes et l'anesthésie disparus, le bégaiement cesse aussitôt (Sollier).

Belladone et Atropine. — *Atropa Belladona* (Solanacées). On utilise de préférence les feuilles, dont la richesse en atropine (4 à 4,5 p. 1000) est à peu près constante, tandis que celle des racines varie de moins de 1 à plus de 6 p. 1000.

Principe act. — *Atropine* associée, en proportions variables, à d'autres produits mal définis, tels que *scopolamine, hyoscine, belladonine*, etc.

Effets physiol. et tox. — Relativement inerte pour beaucoup d'animaux (lapins), la belladone est toxique en raison directe de la complexité délicate des appareils nerveux. Chez l'homme, la tolérance individuelle, très variable, est plus grande dans l'enfance, moindre à un âge avancé.

Les effets de la belladone et de l'atropine se font sentir sur presque tous les appareils.

A doses faibles ou moyennes, l'*excitabilité cérébrale*, accrue en pleine santé, est atténuée dans l'état morbide (hypnagogue). Les hautes doses provoquent du vertige, de l'agitation, un délire hallucinatoire loquace, souvent gai ou érotique, parfois furieux, aboutissant au coma avec crises convulsives.

L'*excitabilité réflexe de la moelle*, d'abord exaltée, est ensuite réduite, puis abolie (paralysie). L'atteinte de la *sensibilité générale* se traduit par un prurit généralisé avec sensation de chaleur, auquel succède l'analgésie, puis l'anesthésie du tégument. L'atropine paralyse les filets pulmonaires sensitifs du pneumogastrique et les terminaisons de ses fibres cardiaques modératrices. Sur le *système musculaire strié*, après une tendance au mouvement, on note du tremblement et de la titubation ébrieuse. L'action de la belladone sur les *fibres lisses* s'exerce spécialement sur celles de l'intestin et des vaisseaux (voir plus loin).

Les effets de l'atropine sur la *pupille* sont particulièrement typiques. Son action, surtout locale, appréciable avec quelques millièmes de milligramme, atteint son apogée avec I goutte d'une solution à 5 p. 100; elle persiste alors 8 à 15 jours. La dilatation pupillaire succède aussi à l'usage interne de l'alcaloïde, mais exige de plus fortes doses; en tout cas les centres ne semblent y participer que secondairement. En l'espèce, il paraît s'agir surtout d'une inertie des fibres circulaires de l'iris avec contracture des fibres radiées. En paralysant les rameaux ciliaires du moteur oculaire commun, l'atropine provoque des troubles de l'accommodation et de la photophobie; mais en même temps elle élève la tension intra-oculaire et expose au *glaucome*, danger encore exagéré par son association à la cocaïne, mais supprimé par l'emploi de l'*homatropine* (v. c. m.).

Sur le *cœur*, la belladone, après une bradycardie très passagère, détermine de la tachycardie avec hypertension; d'abord contractés, les *petits vaisseaux* (pâleur, ischémie viscérale, pouls petit, concentré) se dilatent ensuite plus ou moins (face turgide, érythèmes, pouls plein et vibrant).

Dans une première phase, la *respiration* est ralentie et les terminaisons sensibles du vague sont anesthésiées (utilisée dans l'asthme, la coqueluche, etc.); dans une seconde, les mouvements respiratoires s'accélèrent et s'amplifient pour se paralyser en cas d'intoxication profonde. La sécheresse de la muqueuse laryngée cause de l enrouement et de l'aphonie. La *température*, accrue de 2° à 4° par les doses faibles, est abaissée de 1° à 3° par les hautes doses.

A petites doses, la belladone ou l'atropine entraînent la sécheresse du pharynx, sans nausées, exerçant en même temps sur les terminaisons sensitives du vague (dans l'*estomac*) une action sédative remarquable; sous cette influence le péristaltisme de l'*intestin* s'exagère, mais aussi on voit céder le spasme entretenu par l'irritation locale due au bol fécal, d'où exonération plus aisée (utilisé dans la constipation spasmodique). Avec les fortes doses, la sécheresse de la gorge va jusqu'à entraver la déglutition; les muqueuses sont con-

gestionnées, comme la peau. L'intoxication aboutit finalement à la paralysie de la musculature gastrique et intestinale.

La belladone modifie constamment les *sécrétions*. A doses faibles ou moyennes, elle tarit les sécrétions bucco-pharyngées et cutanées, supprime la sudation, mais respecte la diurèse. A hautes doses, elle entraîne, par contre, des hypersécrétions, de la diaphorèse avec oligurie et même anurie. Les doses thérapeutiques réduisent pourtant l'excrétion urinaire, par engourdissement de la sensibilité (utilisé contre l'incontinence nocturne d'urine et aussi contre les pollutions nocturnes).

Les principaux *antagonistes* de l'atropine sont : la *morphine* (rétrécit la pupille et paralyse les vaso-moteurs), l'*ésérine* (antagonisme surtout effectif sur la pupille, moindre sur le système musculaire) et, encore plus, la *muscarine* et la *pilocarpine*, cette dernière exerçant une action diamétralement opposée sur les sécrétions (salivaire, sudoripare, mammaire, pancréatique), le cœur et l'iris. Cependant le traitement des empoisonnements ne peut toujours bénéficier de ces antagonismes, les influences des toxiques opposés finissant souvent par se surajouter au lieu de se neutraliser.

L'atropine peut tuer à la dose de 2 à 3 centigr. Les accidents toxiques atteignent leur apogée en 2 heures, restent stationnaires 2 à 5 heures, pour se terminer après 12 à 15 heures. Précoce et rapide, l'élimination, effectuée surtout par l'urine, est complète au bout de 10 à 20 heures. Les phénomènes d'empoisonnement seront combattus par les stimulants diffusibles : piqûres d'éther et de caféine, alcool; par la sinapisation, les frictions cutanées, les affusions chaudes, après avoir tenté d'abord, naturellement, d'évacuer le poison par le lavage de l'estomac. (Les vomitifs ne peuvent agir, par suite de la paralysie des filets nerveux terminaux.) On pratiquera ensuite la respiration artificielle prolongée. Les antagonistes de la belladone n'en sont pas des antidotes vrais. La *pilocarpine* peut pourtant rendre service pour permettre l'élimination du poison.

Prop. thérap., indicat. — Comme sédatif du système nerveux, la belladone a été préconisée contre l'épilepsie, associée ou non aux bromures; on l'associe souvent à l'opium comme correctif, pour calmer l'excitation cérébrale, l'insomnie. Son action sur le pneumogastrique l'indique dans le traitement des toux spasmodiques (coqueluche), de l'asthme nerveux (contre-indiquée en cas d'œdème pulmonaire), de la maladie de Basedow. Les effets de l'atropine sur la pupille et les nerfs ciliaires la rendent précieuse en thérapeutique oculaire (kératite, iritis) mais l'usage en sera proscrit dans tous les cas où il y a tendance à l'hypertension intraoculaire. Comme modificateurs de la sensibilité gastrique et du péristaltisme intestinal, la belladone et l'atropine trouvent leur emploi dans le traitement des gastropathies douloureuses avec ou sans hypersécrétion, des vomissements, de la constipation spasmodique (seule ou associée à l'huile de ricin, au podophyllin, à la cascara, etc.), de l'occlusion intestinale, de la colique de plomb. La belladone est encore opposée à l'incontinence nocturne d'urine; l'atropine, aux sueurs des phthisiques, à l'urticaire. Localement, les pommades ou les suppositoires belladonés sont utiles comme antispasmodiques contre les hémorrhoïdes, la fissure à l'anus, etc. Les feuilles de belladone entrent dans la composition des cigarettes antiasthmatiques.

Formes pharmac., doses. — Quoiqu'agissant surtout par l'atropine, les préparations galéniques de belladone doivent encore aux autres alcaloïdes et aux isomères qui l'accompagnent des effets propres qui justifient leur emploi. On utilise surtout :

La *poudre de racines*, 1 à 10 centigr. en cachets ou pilules; *enfants*, 4 milligr. par année.

Poudre de feuilles (fraîchement préparée), 5 à 50 centigr. par jour; *enfants*, 3 à 5 milligr. par année.

Extrait, 2 à 15 centigr.; *enfants*, 1 à 2 milligr. par année. (*Usage ext.*) : 4 gr. p. 30 gr. d'excipient.

Teinture, V à XXX gouttes par jour; *enfants*, V gouttes par année.

Sirop (contient 37 centigr. ou XVIII gouttes de teinture pour 5 gr.) : *adultes*, 5 à 20 gr.; *enfants*, une cuillerée à café par 3 ans d'âge (Comby).

Formules :

Pilules opiacées belladonées.

Extrait thébaïque. .)
Extrait de belladone. } āā Un centigr.
Poudre de belladone)

pour une pilule; 1 à 3 par jour.

Mixture antispasmodique (Voir BROMOFORME).

Cachets antidyspeptiques :

Poudre de belladone. . . . . . . Cinq centigr.
Poudre de rhubarbe. } āā 20 centigr.
Magnésie anglaise . }

Cachet à prendre une demi-heure avant le repas.

Potion antiémétique :

Teinture de belladone.   3 gr.
Menthol cristallisé. .   25 centigr.
Eau chloroformée . .   150 gr.

Par cuillerées à soupe dans un demi-verre d'eau gazeuse.

Pilules laxatives :

Extrait de belladone. } āā Un centigr.
Poudre de belladone. }

une à deux, le soir, au coucher.

Potion contre l'incontinence nocturne :

Teinture de belladone . .   2 gr.
Antipyrine. . . . .   5 —
Sirop de groseilles. . . .   80 —
Eau dist. de tilleul. . . .   100 —

Une à deux cuillerées à soupe, le soir, au coucher.

Cigarettes antiasthmatiques :

Feuilles de datura. . . . .   20 gr.
   —   belladone . . .   10 —
   —   sauge . . . . .   15 —

pour vingt cigarettes.

Suppositoire calmant :

Extrait de belladone . .   1 centigr.
   —   thébaïque. . . .   2 —
Beurre de cacao . . . .   5 gr.

Pommade antihémorrhoïdale :

Extrait de belladone . .   5 gr.
Stovaïne. . . . .   1 —
Vaseline. . . . . }
Lanoline. . . . . } āā 20 gr.

Atropine (Sulfate d'). — *Caract. phys. et chim.* — Aiguilles soyeuses, très peu solubles dans l'eau, solubles dans 8 p. d'alcool, 25 d'éther, 43 de glycérine, dans les huiles. Le *sulfate neutre*, très soluble dans l'eau, est surtout employé.

Effets physiol. et tox. — Ceux de la belladone.

Prop. thérap. — Celles de la belladone; employé surtout en collyre, pour dilater la pupille, calmer les douleurs oculaires (dans l'iritis, la kératite, etc.); à éviter soigneusement en cas d'hypertension oculaire (Voir Homatropine); usité comme antisudoral chez les tuberculeux, comme antigastralgique et antiémétique chez les gastropathes ; accélère le pouls dans certaines bradycardies.

Formes pharmac., doses. — 1/2 à 1 milligr. 1/2 par jour, par doses fractionnées, en pilules, potion ou par voie hypodermique. Souvent associée à la morphine comme correctif.

Formules :

Collyre :

Sulfate d'atropine. 2, 5 ou 10 centigr.
Eau de laurier-cerise. . . . 1 gr.
Eau distillée. . . . . . . 9 —
III à V gouttes 2, 4 ou 6 fois par jour. Recommander au malade de cracher pour éviter d'avaler la solution passée par le canal nasal.

Pilules :

Sulfate d'atropine . .   Dix milligr.
Chlorhydrate de mor-
   phine. . . . . . .   Dix centigr.
Extrait de gentiane .   Q. S.
pour 10 pilules (1 à 2, le soir, contre les sueurs des phthisiques).

Solution hypodermique :

Sulfate d'atropine , .   Un centigr.
Chlorhydrate de mor-
   phine. . . . . . .   Dix   —
Eau distillée de lau-
   rier-cerise. . . . .   10 gr.

1/2 à 1 c. c., dans la colique hépatique ou néphrétique.

Potion contre la gastralgie hypersthénique :

Sulfate d'atropine . .   Un centigr.
Chlorhydrate de co-
   caïne . . . .   Cinq —
Menthol cristallisé. .   10   —
Alcool à 90°. . . . }
Eau distillée. . . . } āā 75 gr.

Par cuillerées à soupe dans un demi-verre d'eau sucrée.

Benjoin. — Suc résineux obtenu par incision de la tige de *Styrax Benzoïn* (Santalacées). On distingue : le *benjoin de Siam*, le plus estimé, et le benjoin de Sumatra.

Caract. phys. et chim. — Composé d'acide benzoïque, d'acide cinnamique, de plusieurs résines et d'une huile volatile.

Prop. thérap., indicat. — *A l'intérieur*, comme balsamique dans la bronchite chronique (peu usité); *en inhalations* dans le coryza, la laryngite, la trachéobronchite; *comme topique*, en dermatologie, contre les gerçures, les crevasses, les lésions érosives de la peau et des muqueuses sur lesquelles il laisse une couche protectrice.

Formes pharmac., doses :
Poudre. — *Usage int.* : 50 centigr. à 2 gr. en pilules ou cachets. *Usage ext.* : pour priser.

Teinture. — *Usage int.* : 2 à 10 gr. en potion. *Usage ext.* : en pommade, mixtures pour badigeonnages ou fumigations.

Cachets :

Benjoin de Siam porphyrisé. 2 gr.
Poudre d'eucalyptus . . . . 1 —
Div. en 10 cachets. Un toutes les heures.

Potion :

Teinture de benjoin. . . .   30 gr.
   —   de grindelia . . .   5 —
Terpine. . . . .   3 —
Alcool à 90°. . . . . . .   60 —
Eau dist. de laurier-cerise .   70 —
Cuillerée à soupe d'heure en heure.

Pilules :

Benjoin de Siam . . .　⎫
Gomme-ammoniaque.　⎬ āā 50 centig.
Goudron purifié . . .　⎭
Baume de soufre anisé.　X gouttes.

Masse à diviser en 10 pilules. Une toutes les heures.

Mixture :

Teinture de benjoin. . .　⎫ āā 15 gr.
　—　　d'eucalyptus. .　⎭
Menthol cristallisé. . . .　2 —
Alcool à 90° . . . . . .　20 —

XX gouttes dans un demi-verre d'eau bouillante, pour inhalations dans le coryza.

Vernis (stérésol) :

Benjoin purifié . . .　⎫ āā 10 gr.
Baume de tolu . . .　⎭
Gomme laque purifiée . .　270 —
Phénol cristallisé. . . .　100 —
Essence de cannelle .　⎫ āā 6 —
Saccharine . . . .　⎭
Alcool à 90°. . . .　Q. S.
pour un litre.

Topique contre les gerçures :

Teinture de benjoin . .　10 gr.
Glycérine à 28° . . . .　5 —
Vaseline . . . . .　⎫ āā 20 —
Lanoline . . . . .　⎭
Essence de roses. . . .　V gouttes.

Benzoïque (Acide). — Retiré soit du benjoin, par sublimation (alors odeur de benjoin), soit de l'urine des herbivores (par dédoublement de l'acide hippurique) ou obtenu par synthèse. Le premier doit seul être utilisé en médecine.

Caract. phys. et chim. — Lamelles ou aiguilles incolores et nacrées, rappelant celles de l'acide borique, de saveur chaude et acide avec arrière-goût amer ; solubles dans 400 p. d'eau froide, 12 p. d'eau chaude, 10 p. de glycérine, 3 p. d'éther, 2 p. 5 d'alcool.

Prop. thérap., indicat. — Utilisé pour modifier les urines alcalines ou ammoniacales, pour prévenir la lithiase phosphatique secondaire ; opposé aux pyélites et aux cystites purulentes ; favo-

rise chez les typhiques l'élimination des agents incomplètement oxydés (A. Robin) ; employé encore comme expectorant dans la bronchite chronique. Ne jamais le prescrire en cachets, à cause de son action irritante sur la muqueuse gastrique.

Formes pharmac., doses : 20 centigr. à 2 gr. en pilules ou en solution ; *enfants* : 5 centigr. par année d'âge.

Pilules :

Acide benzoïque .　⎫
Carbonate de gaïa-　⎬ āā 10 centigr.
col . . . . . .　⎪
Baume de tolu . .　⎭

Une pilule semblable toutes les deux heures.

Limonade benzoïque (A. Robin) :

Acide benzoïque . . .　1 à 3 gr.
Eau distillée de cannelle .　50 —
Sirop de tolu . . . . . .　100 —
Rhum vieux . . . .　100 —
Eau distillée. . . . . . .　750 —

Préconisée dans la fièvre typhoïde.

Potion expectorante :

Acide benzoïque. . .　3 gr.
Terpine . . . .　5 —
Baume de tolu. . . .　8 —
Codéine. . . . . . .　Dix centigr.
Alcool à 60°. . . . .　90 gr.
Sirop d'orgeat . . . .　60 —

Cuillerée à soupe toutes les deux heures.

Benzoate d'eugénol. — Voir Eugénol.

Benzoate de lithine. — Voir Lithine.

Benzoate de mercure. — Voir Mercure.

Benzoate de soude. — *Caract. phys. et chim.* — Le plus usité des benzoates ; poudre cristalline blanche, soluble dans 2 p. 5 d'eau et 13 p. d'alcool, de saveur âcre et salée.

Prop. thérap., indicat. — Éliminateur énergique ; employé comme fluidifiant dans la laryngite, la trachéo-bronchite ; comme éliminateur dans la goutte, le rhumatisme, la fièvre typhoïde ; comme antiseptique des voies urinaires dans la pyélonéphrite, la cystite ; comme cholagogue dans la lithiase biliaire.

Incompatib. — Acides, sels acides, caféine (en cachets).

Formes pharmac., doses : 2 à 5, 15 et 20 gr. en pilules, cachets, potion. Les solutions sont préférables, à cause des doses élevées habituellement nécessaires. *Enfants :* 5 centigr. par année d'âge.

Cachets :

Benzoate de soude } āā 50 centigr.
Salicylate de soude }

Pour un cachet. Deux à quatre par jour, avant les repas, dix à vingt jours par mois, lithiase biliaire (Chauffard).

Solution :

Benzoate de soude . . . . 25 gr.
Sirop d'écorces d'oranges
  amères. . . . . 60 —
Eau distillée . . . . 350 —

Chaque cuillerée à soupe contient 1 gr. Deux à six cuillerées par jour, selon les cas, dans un peu d'eau de Vichy, de Pougues, de Vittel ou d'Évian.

Potion contre la trachéo-bronchite :

Benzoate de soude . 5 gr.
Extrait fluide de Grin-
  delia . . . . 8 —
Dionine . . . . Trois centigr.
Sirop d'érysimum . . 80 gr.
Eau distillée de tilleul 90 —

Cuillerée à soupe toutes les deux heures.

Potion contre la bronchite aiguë infantile :

Benzoate de soude . . . . 2 gr.
Terpine . . . . 1 —
Sirop de tolu. . . . . . . 200 —

Une cuillerée à soupe toutes les heures dans un quart de verre d'infusion de violettes.

Benzonaphtol (*Benzoate de naphtol*). — *Caract. phys. et chim.* — Cristaux microscopiques, blanchâtres, inodores, insipides, presque insolubles dans l'eau, plus solubles dans l'alcool (1 p. 250).

Effets physiol. et tox. — Se dédouble dans l'intestin en acide benzoïque et naphtol ; très peu toxique.

Prop. thérap., indicat. — Bon antiseptique de l'intestin et diurétique ; employé dans les diarrhées putrides, la fièvre typhoïde, la grippe à forme intestinale, les dyspepsies intestinales avec fermentations.

Formes pharmac., doses : 2 à 6 gr. par fractions de 20 à 30 centigr. *Enfants :* 20 centigr. par année d'âge. S'administre délayé dans de l'eau ou du lait, en cachets, ou en suspension dans une potion.

Cachets :

a) Benzonaphtol . . . . 30 centigr.
  Hopogan . . . . . . 25 —
  Craie préparée. . . . 50 —

Pour un cachet ; un après chaque repas (dyspepsie avec fermentations).

b) Benzonaphtol . . . . 25 centigr.
  Salicylate de bismuth. 50 —

Pour un cachet. 6 à 8 par jour (fièvre typhoïde, grippe).

c) Benzonaphtol . . . . 30 centigr.
  Tannigène. . . . . . 50 —
  Goutte noire anglaise. I goutte.

Pour un cachet. 3 à 4 par jour avant les repas (diarrhée, lientérie).

Potion :

Benzonaphtol. . . . . . . 2 gr.
Julep gommeux . . . . . 100 —
Sirop de coings. . . . . . 80 —

Cuillerée à soupe toutes les deux heures (diarrhée infantile).

Bergeron (Maladie de). — Voir CHORÉE.

Bétol (*Salicylate de naphtol* β). — *Caract. phys. et chim.* — Poudre blanche, cristalline, inodore, insipide, insoluble dans l'eau, peu soluble dans l'alcool (1 p. 200), contient 48,8 p. 100 d'acide salicylique. Se dédouble dans l'intestin (pas constamment).

Prop. thérap., indicat. — Antiseptique de l'intestin ; préconisé aussi dans le rhumatisme.

Formes pharmac., doses : 1 à 4 gr. en cachets de 50 centigr. ou en suspension dans un sirop.

Beurre. — Le *beurre frais* est, avant tout, un aliment hydrocarboné ; à ce titre, il a été préconisé comme agent de suralimentation chez les phthisiques et les débilités non dyspeptiques ; il peut alors, dans une certaine mesure, remplacer l'huile de foie de morue, si elle est mal tolérée. Dœrfler vante en outre le beurre frais comme purgatif chez les nourrissons, à la dose de 1 à 3 cuillerées à café et davantage.

Beurre de Cacao. — Voir CACAO.

Bex. — Village de la Suisse, canton de Vaud, dans la vallée du Rhône, à 40 km. de Lausanne et 24 km. de Vevey. Il y existe des mines de sel gemme et des salines considérables dont on utilise les eaux mères. Eaux chlorurées (chlorures de magnésium, calcium, potassium, sodium) et sulfatées-sodiques. Utilisées sous forme de bains.

Indicat. — Toutes manifestations scrofuleuses, certaines dermatoses, rhumatisme articulaire chronique, affections chirurgicales (Voir EAUX-MÈRES).

Biarritz. — Station maritime des Basses-Pyrénées ; climat franchement marin et tonique ; température assez douce, mais vents fréquents et violents qui en interdisent le séjour aux tuberculeux pulmonaires ; favorable par contre aux tuberculoses osseuses et articulaires. L'automne est la saison de choix (Voir SALINS DE BIARRITZ).

Biberon. — Le biberon est un flacon de verre muni d'une *tétine* et destiné à l'allaitement artificiel. Les meilleurs modèles sont les plus simples, les plus faciles à nettoyer ; la tétine doit être aussi d'un entretien aisé. Les *biberons à tube* doivent être absolument proscrits. Une simple fiole coiffée d'une tétine peut suffire, pourvu que celle-ci présente une soupape pour l'entrée de l'air ; telles sont les fioles (en nombre égal à celui des repas journaliers) composant les appareils destinés à la stérilisation du lait à domicile (*appareil Soxhlet* ou *Gentile*). Quel que soit le modèle adopté, *le biberon doit être brossé et lavé à l'eau chaude* (additionnée de 10 p. 100 de carbonate de soude) *après chaque tétée*. Quand on utilise le biberon ordinaire, le mieux est de laisser, entre les tétées, biberon et tétine immergés dans l'eau boriquée ;

lorsqu'on se sert des appareils de Soxhlet ou de Gentile, il suffit de laver en une fois tous les flacons, avant d'y verser le lait. L'allaitement au biberon exige dans tous les cas, une asepsie scrupuleuse et une surveillance assidue.

Les repas seront espacés : 1° les 3 premiers mois de 2 heures le jour, de 4 heures la nuit ; 2° les 4e, 5e et 6e mois, de 2 h. 1/2 le jour, de 4 heures la nuit ; 3° après 6 mois, de 3 heures le jour avec une seule tétée facultative la nuit (J. Renault). A la campagne, quand le lait peut être livré aussitôt après la traite (lait de vache n'ayant pas réagi à la tuberculine ou lait de chèvre), la stérilisation est inutile ; autrement le lait devra, dès qu'il est trait, être pasteurisé par la méthode de Soxhlet. Il suffit de laisser bouillir 5 minutes l'eau du récipient pour assurer une conservation d'au moins 15 jours (J. Renault). Dans les grandes villes où le lait est toujours livré quelques heures après la traite, on préférera le *lait stérilisé industriellement* (à 110° au plus, ou mieux à 100°). En général, avant trois mois, le lait coupé est mieux toléré. On l'additionne donc d'eau bouillie tenant en solution 10 p. 100 de lactose (Marfan). Le premier mois on ajoute moitié d'eau, le 2e mois 1/3, le 3e 1/4 ; après 3 mois, on donne le lait pur. Le biberon sera toujours donné à une température voisine de la normale (36-37°). La ration quotidienne de lait (coupé ou non) sera réglée de la façon suivante : 1er mois, 450 à 550 gr. ; 2e mois, 650 à 750 gr. ; 3e mois, 750 à 850 gr. ; du 4e au 6e mois, 850 à 950 gr. et, du 6e au 10e, 950 à 1050 gr. Il y a moins d'inconvénients à rester au-dessous de ces moyennes (qui sont des *maxima*) qu'à les laisser dépasser, car c'est la tendance à suralimenter, dont on sait les dangers, que le médecin dans la pratique devra surtout réprimer. Ces chiffres ne concernent, naturellement, que l'enfant sain et tout état morbide commande la réduction plus ou moins considérable, ou même la suppression de la ration de lait.

Bier (Méthode de). — La *méthode de Bier* (de Leipzig) consiste à provoquer, soit par compression veineuse, soit par aspiration (à l'aide de ventouses de formes appropriées à la région traitée), une hyperhémie passive des régions malades qui exalterait le pouvoir bactéricide des tissus. La compression s'obtient généralement en appliquant, 12 à 15 cm au moins en amont des parties malades, une bande de caoutchouc (feuille de caoutchouc anglais très mince, mais très résistant) dont la constriction (jamais douloureuse pour le patient) doit respecter les artères. Ces parties elles-mêmes, bientôt envahies par un *œdème violacé* ou même *rouge feu*, sont enveloppées d'ouate. La méthode fut d'abord opposée au rhumatisme déformant (1892); la compression n'est alors maintenue que 4 à 5 heures); plus tard aux arthrites rhumatismales, blennorrhagiques, suppurées (compression prolongée de 10 à 20 ou 22 heures) et même, plus récemment, à des affections abarticulaires (phlegmons des gaines tendineuses, furoncles des diabétiques, otite, mastoïdites, amygdalites, pneumopathies, blennorrhagie chronique, etc.). Inoffensive, la méthode de Bier influence l'élément douleur (apaisée ou atténuée dans les 24 h.) ainsi que la fièvre (apyrexie plus ou moins rapide) et limite l'infection locale; abrégeant la suppuration quand elle existe et en circonscrivant les dégâts, tout en restaurant les fonctions des parties malades avec le minimum des pertes de substance.

Bière. — La *bière* est une boisson obtenue par fermentation de l'orge et autres céréales et aromatisée avec du houblon. Contenant de 3 à 7 p. 100 d'*alcool*, elle renferme, en outre : du *sucre* (0,3 à 1,3 p. 100), de la *dextrine* (5 à 10 p. 100), de l'*acide carbonique* (6 à 8 fois son volume), des *acides succinique, lactique, acétique*, des traces de *gluten*, de la *graisse*, des *albuminoïdes* et de 0,15 à 0,42 p. 100 de sels minéraux (de chaux, de potasse et phosphates).

Plus pauvre en acide carbonique et en alcool (2 p. 100), l'*extrait de malt* est bien plus riche en dextrine, sucre, azote et phosphates.

La bière légère et naturelle, consommée en quantités modérées, constitue une boisson saine et nourrissante qui souvent remplace avantageusement le vin chez les dyspeptiques et les enfants. Son usage chez les femmes qui allaitent est depuis longtemps classique. L'amertume de la bière en recommande l'usage pour masquer le goût de certains médicaments (notamment les *peptones* et les *iodures*). L'industrie prépare du reste beaucoup de bières et surtout d'extraits de malt médicamenteux.

La bière présente un petit nombre de contre-indications plus ou moins formelles : diabète, obésité, affections génito-urinaires (blennorrhagie, cystites), etc., etc.

Bière (Levure de). — *Caract. phys. et chim.* — Ferment transformant le sucre en alcool et acide carbonique; constitue une masse crémeuse, marron clair, exhalant une forte odeur de bière, formée surtout des cellules du *Saccharomyces cerevisiæ* et des ferments solubles qu'elles sécrètent. La *levure fraîche* serait plus active, mais est très altérable. La levure séchée à basse température conserve son activité, mais ses effets n'apparaissent qu'au bout de plusieurs jours.

Effets physiol. et tox. — La levure est épargnée par le suc gastrique, par les sucs pancréatique et intestinal, et par les bactéries de l'intestin; elle exerce une action retardante sur la digestion; ses effets semblent surtout résulter de modifications chimiques apportées au milieu intestinal. Ils ne sont pas toujours inoffensifs, car la levure peut provoquer des aigreurs, de la diarrhée, plus rarement des vomissements.

Prop. thérap., indicat. — La levure de bière a été préconisée d'abord contre la furonculose, les hydro-adénites de l'aisselle, l'orgeolet, les pyodermites suppurées (acné, impétigo), l'amygdalite phlegmoneuse; plus tard dans l'eczéma, le lichen, la variole, la pneumonie, la grippe, le diabète sucré, la fièvre typhoïde, les entérites infantiles, etc.

Formes pharmac., doses. — *Levure fraîche*, une cuillerée à café avant chaque repas, délayée dans un peu d'eau alcaline ou de bière. *Levure sèche*, 4 à

10 gr. par jour, en paquets ou en cachets. *Lavements*, chez les enfants, 2 à 3 cuillerées à café dans 60 gr. d'eau.

Birmenstorf. — Petite ville de Suisse, canton d'Argovie, à 10 km de Zurich. Sources salines sulfatées froides, jaillissant à 2 km de Baden. Il n'y a pas d'établissement à Birmenstorf, dont l'eau minérale est seulement recueillie pour l'exportation. Eau purgative, sulfatée-magnésienne (22 gr. p. 1000), sulfatée-sodique (7 gr. p. 1000), chlorurée-magnésienne (1 gr. 15 p. 1000). Saveur franchement amère, sans l'arrière-goût salé et désagréable de la plupart des autres eaux sulfatées-magnésiennes. Un verre d'eau à jeun.

Bismuth (Azotate basique de). — *Caract. phys. et chim.* — Poudre blanche, inodore, insipide, insoluble dans l'eau, plus ou moins solubilisée en présence des acides tartrique et citrique, ou des albuminoïdes en milieu alcalin ; se transforme dans l'intestin, en sulfure de bismuth (selles noires).

Effets physiol. et tox. — Agit comme topique absorbant, et antiseptique par mise en liberté d'acide azotique. Inoffensif à l'intérieur, même à très hautes doses. Son usage externe (sur les plaies) a pu déterminer une stomatite toxique, parfois compliquée d'ulcérations, de fièvre avec vomissements, diarrhée, albuminurie.

Prop. thérap., indicat. — *Usage int.* : Antidiarrhéique; analgésique (à titre de pansement de la muqueuse gastrique) dans les gastrites ulcéreuses, l'hyperchlorhydrie, l'ulcère gastrique (v. c. m.). — *Usage ext.* : Utilisé pour panser certaines plaies, les érosions superficielles (herpès génital), les dermatoses (zona, eczéma, etc.); entre dans la composition des pommades, des pâtes couvrantes; employé en injections uréthrales dans la blennorrhagie.

Formes pharmac., doses. — *Usage int.*, en bols, cachets, ou en suspension dans un liquide; *enfants*, 1 à 4 gr.; *adultes*, 6 à 10 gr., 20 gr. en pansement gastrique. — *Usage ext.*, poudre, pommades, pâtes.

Bols antidiarrhéiques :

Sous-nitrate de bismuth. ⎫ āā 5 gr.
Diascordium.. . . . . . ⎭

Diviser en 20 bols à prendre en un jour.

Cachets antidiarrhéiques :

Sous-nitrate de bismuth.	75 centigr.
Poudre de quinquina.	25 —
Poudre d'opium brut. Deux	—

Pour un cachet, 5 à 10 cachets dans les 24 heures.

Potion contre l'ulcus :

Sous-nitrate de bismuth.	10 à 20 gr.
Chloroforme . . .	1 —
Eau distillée de menthe.	150 à 300 —

A prendre, en une fois, le matin à jeun.

Pâte couvrante (eczéma sec) :

Menthol cristallisé. . . 30 centigr.
Vaseline. . . . . ⎫ āā 15 —
Lanoline. . . . . ⎭
Sous-nitrate de bismuth . . . . . ⎫ āā 10 gr.
Oxyde de zinc. . . ⎭

Potion antidiarrhéique :

Sous-nitrate de bismuth.	10 gr.
Laudanum de Sydenham.	XX gouttes.
Hydrolat de menthe.	10 gr.
Infusion de bistorte.	70 —
Sirop de ratanhia.. .	30 —

En trois fois dans la journée.

Poudre à priser (coryza) :

Sous-nitrate de bismuth. . . . . . ⎫
Acide borique . . . ⎬ āā 10 gr.
Borax. . . . . . ⎭
Menthol cristallisé . . . 20 centigr.
Chlorhydrate de cocaïne. 10 —

Poudre pour panser le zona :

Sous-nitrate de bismuth . . . . . ⎫ āā 10 gr.
Poudre de talc. . . ⎭
Stovaïne. . . . . 10 centigr.

Lavement antidiarrhéique :

Sous-nitrate de bismuth. .   20 gr.
Eau gommée au 1/20, ou
  mucilage de pépins de
  coings. . . . .   160 —

Bismuth (Sous-gallate de) ou *Dermatol.* — *Caract. phys. et chim.* — Poudre jaune-citron, inodore, presque insipide, insoluble dans l'eau, l'alcool, l'éther, soluble dans la lessive de soude (devient rouge).

Prop. thérap., indicat. — Astringent, antiseptique ; employé à l'intérieur contre la diarrhée, mais surtout à l'extérieur, pour panser les ulcères, les cancers ulcérés, les chancres, les gommes, l'eczéma suintant.

Formes pharmac., doses. — A l'intérieur, 2, 3 et 6 gr. en potion ou par prises de 3o à 5o centigr.

Potion antidiarrhéique :

Dermatol. . . . .   10 gr.
Julep gommeux. . . . . .   100 —
Sirop de coings. . . . . .   80 —

Cuillerée à soupe toutes les heures.

Cachets antidiarrhéiques :

Dermatol. . . . . } āā 5o centigr.
Craie préparée . . }
Poudre d'opium brut. Deux centigr.

Pour un cachet, 4 à 6 par jour.

Pâte contre l'eczéma :

Dermatol.. . . . . } āā 10 gr.
Oxyde de zinc. . . }
Acide salicylique.. . . 3o centigr.
Vaseline . . . .   15 gr.
Lanoline . . . .   5 —

Bismuth (Oxyiodogallate de). — Voir Airol.

Bismuth (Salicylate de). — *Caract. phys. et chim.* — Poudre blanche, cristalline, inodore et insipide, se décomposant aisément dans l'intestin pour dégager son acide salicylique.

Prop. thérap., indicat. — Antiseptique intestinal, antidiarrhéique ; comme topique, contre l'hyperhidrose palmaire ou plantaire.

Formes pharmac., doses. — 1 à 8 gr. en cachets ou potion gommeuse. *Enfants,*

5o centigr. par année d'âge, jusqu'à 3 gr.

Cachets (antisepsie intestinale) :

Salicylate de bismuth. 5o centigr.
Benzo-naphtol   30   —

Pour un cachet, 6 à 8 par jour.

Poudre contre l'hyperhidrose :

Salicylate de bismuth.. . .   10 gr.
Poudre de talc.. . . . . .   20 —

Potion antidiarrhéique :

Salicylate de bismuth. . .   12 gr.
Élixir parégorique.. . . .   15 —
Glycérine pure. . . . . .   60 —
Eau distillée de menthe. .   150 —

Cuillerée à soupe toutes les heures.

Bistorte. — *Polygonum Bistorta* (Polygonacées). On utilise la racine riche en tannin.

Prop. thérap., indicat. — Astringent, antidiarrhéique, entre dans la composition du diascordium.

Formes pharmac., doses. — *Décoction,* 1 à 20 gr. p. 1000. *Extrait,* 1 à 4 gr. en pilules.

Incompatib., comme le tannin, avec les sels de fer, l'albumine.

Blanc de baleine (*Cétine*). — Extrait des cavités du crâne du cachalot à grosse tête.

Caract. phys. et chim. — Masse blanchâtre, pailletée, onctueuse au toucher, insoluble dans l'eau, soluble dans l'alcool, l'éther et les huiles.

Usage thérap. — Sert d'excipient pour préparer le *cold-cream.*

Cold-cream :

Blanc de baleine . . . . .   60 gr.
Cire blanche. . . . . . .   30 —
Huile d'amandes douces..   215 —
Eau de roses . . . .   60 —
Teinture de benjoin. . . .   15 —
Huile volatile de roses.   X gouttes.

Blennorrhagie. — I. *Blennorrhagie de l'homme* — (a) *Blennorrhagie aiguë.* Dès que la maladie est reconnue, le sujet, mis à un repos relatif, portera, le jour, un *suspensoir* bien garni d'ouate. Tout en continuant à s'alimenter largement, il devra s'abstenir de vin pur, bière, liqueurs, café, thé, aliments épicés, asperges, truffes, et surtout éviter toute excitation génitale. Seront également proscrits : les exercices violents, les sports, la bicyclette et l'équitation. Le *séjour au lit*, quand il est possible, abrège beaucoup les accidents.

Le traitement varie avec les phases de l'écoulement. Quand est déclarée la période aiguë (écoulement franchement purulent, mictions douloureuses, rougeur et tuméfaction du méat, infiltration dure du canal), le *traitement antiphlogistique classique* reste le plus inoffensif. Par contre, si l'infection, toute récente, ne se traduit que par un suintement muqueux ou opalin, datant de quelques heures, il est indiqué de recourir aux *grands lavages antiseptiques* (méthode de Janet), également efficaces contre tout écoulement subaigu indolore (récidive) ou parvenu à son déclin.

Le *traitement traditionnel* de la période aiguë consiste : 1° à rendre les urines moins irritantes par dilution, en ajoutant à la boisson quotidienne 1 litre d'*eau alcaline* naturelle (Vals, Vichy, Pougues, Évian) ou artificielle (3 gr. de *bicarbonate de soude* ou 1 gr. de *salicylate*) sucrée à volonté (sirop de limon, de groseille, d'orgeat) et bue entre les repas ; 2° à modérer la congestion locale par de *grands bains* de 20 minutes, pris tous les 2 jours ; 3° à combattre les érections nocturnes, par le repos sur un lit dur et peu couvert, dans le décubitus latéral, par des *bains locaux* et des *enveloppements froids de la verge*, par l'administration de *bromure de camphre* (1 gr. à 1 gr. 50 en pilules, dragées ou piqûres), d'*extrait de belladone* (1 centigr. en suppositoires) ou d'*antipyrine* (1 gr. en lavements) ; 4° enfin, à prévenir les infections secondaires par des soins d'*antisepsie externe* : toilette du gland et du prépuce, 2 à 3 fois par jour, avec une solution de *permanganate de potasse* au 1/2000, pansements fréquents du méat avec des rondelles de coton hydrophile stérilisé. La *rétention d'urine*, complication possible de la phase aiguë, occasionnée par un écart de régime, une injection irritante, cède habituellement aux *bains tièdes prolongés* (1 heure ou plus), à l'application de *compresses froides* sur l'hypogastre et le périnée ; sinon, elle réclame l'intervention du cathétérisme, avec une sonde molle de Nélaton (stérilisée) de calibre moyen, succédant à un large lavage du gland et de l'urèthre à l'eau boriquée. Ces simples mesures hygiéniques suffisent parfois à guérir la blennorrhagie ; mais habituellement, la guérison complète exige une intervention plus active qui trouve son indication quand, après 2 ou 3 semaines, la douleur, la rougeur et l'œdème du méat ayant cessé, l'écoulement est devenu laiteux, muco-purulent et filant, ou même séro-muqueux. Alors seulement (jamais plus tôt, sous peine d'échec) peuvent entrer en jeu les *balsamiques* représentés, suivant les susceptibilités individuelles, soit par le *baume de copahu* (8 à 12 gr. en opiat ou capsules, aux repas), soit par le *cubèbe* (10 à 30 gr. associés ou non au copahu, sous forme d'opiat), soit par l'*essence de santal citrin* (2 à 6 gr. en capsules de 40 centigr. aux repas), soit par le *baume de gurjun* (4 gr. en potion, Vidal), l'*extrait fluide de kawa-kawa* (XX à XL gouttes, 3 fois par jour — Dupouy-Lewin), analgésique et anaphrodisiaque, ou le *gonosan* (Riedel), solution de résine pure de kawa (20 p. 100) dans l'essence de santal. Le copahu et le cubèbe, très efficaces, sont souvent mal tolérés par le tube digestif et exposent à des érythèmes intenses. Moins irritant, le *santal* donne, pourtant, à hautes doses, de vives douleurs de reins ; il est vrai que son dérivé l'*arrhéol* (2 gr. à 2 gr. 50) n'aurait pas cet inconvénient. Le *gonosan*, rendant les urines bactéricides à l'égard du gonocoque, se montre souvent très actif. Les balsamiques doivent être prescrits d'emblée *à doses massives* ; en même temps, les bains seront suspendus et les boissons ramenées au strict nécessaire. Dans les cas favorables, l'écoulement diminue de moitié ou des 3/4 dès les premiers jours, et cesse le 10° ou 12°. On poursuit alors les balsamiques une dizaine de jours, en réduisant très graduellement la dose jusqu'à suppression. L'hygiène et la continence seront encore observées trois semaines au moins après guérison, sous peine de récidive. Mené méthodiquement, le traitement par les balsamiques réussit très souvent.

La *méthode des grands lavages de Janet* est indiquée : 1° quand l'écoulement, encore récent, à peine teinté, est plutôt muqueux et ne comporte ni rougeur marquée, ni tuméfaction des lèvres du méat; 2° quand la chaude-pisse, à son déclin, n'est plus que subaiguë. Même dans ces conditions, elle est absolument contre-indiquée par les complications suivantes : mal de Bright (anurie possible), cardiopathies, vieillesse ou athérome avancés, orchite, prostatite, cystite, foyers périuréthraux d'infiltration ou de suppuration, préexistence d'un rétrécissement uréthral serré (commencer par le dilater). La technique de la méthode est la suivante : l'outillage consiste en un *bock* d'un litre en verre gradué muni d'un *tube de caoutchouc* de 2 m. 50 terminé par une *canule* à bout conique très obtus (*canule de Janet*). Le bock est rempli d'une solution tiède (au 1/2000 en moyenne) de *permanganate de potasse* et le tube est amorcé. Après miction et lavage du gland et du méat à l'eau savonneuse et avec la solution de permanganate, le malade est étendu sur une chaise longue ou un fauteuil bas; on procède d'abord au *lavage de l'urèthre antérieur* : élevant le bock à 50 cm seulement au-dessus de la verge, on remplit le canal, mais pour le laisser se vider dès qu'il est distendu, en écartant un peu la canule du méat, et on répète cette manœuvre jusqu'à épuisement du liquide. Ainsi passe, matin et soir, dans l'urèthre, un litre de solution tiède à 1 p. 2000, 4000 ou 5000, selon la susceptibilité du sujet. Dans les cas favorables, un lavage par 18 ou 24 heures devient suffisant au bout de 3 ou 4 jours. Alors, quand le canal ne montre plus trace d'inflammation, on peut élever peu à peu le titre des solutions (0,75 à 1 gr. p. 1000) et espacer les lavages (36-48 heures) à mesure que se tarit l'écoulement. Une récidive survient-elle, les lavages quotidiens avec la solu-

tion à 1 p. 1000 doivent être aussitôt repris. Tel est le traitement convenable, quand l'urèthre antérieur est seul infecté. Quand l'urèthre postérieur est pris, les lavages doivent pénétrer jusqu'à la vessie. Dans ce but, on élève le bock à 1 m. 50 au-dessus de la verge et on adapte exactement la canule au méat; puis, on invite le malade à pousser comme pour uriner; il sent alors lui-même l'arrivée du liquide dans la vessie; on en règle l'écoulement (par pression sur le tube) pour le suspendre et retirer la canule quand le sujet éprouve une forte envie d'uriner qu'on le laisse satisfaire. La même manœuvre est répétée à plusieurs reprises jusqu'à épuisement du liquide. Le lavage de l'urèthre postérieur, que doit toujours précéder celui de l'urèthre antérieur, s'opère avec des solutions plus faibles (1 p. 4000); on ne triomphe pas toujours d'emblée du spasme de la portion membraneuse, surtout chez les nerveux; cet échec pourra être évité par l'instillation préalable, dans l'urèthre antérieur, d'une solution de *cocaïne* ou mieux de *stovaïne* au 1/400 qui y sera laissée une minute. Ainsi se pratique la méthode des grands lavages; appliquée à temps, elle peut être réellement abortive et amener la guérison en 10 ou 12 jours; mais le fait n'est pas constant. Opposée aux formes subaiguës, en pleine phase d'état, ce qui impose l'usage de solutions faibles (au 1/4000), elle tarit, il est vrai, très rapidement l'écoulement, mais la guérison définitive tarde souvent plusieurs semaines. Par contre, institués à la période de déclin, les lavages guérissent radicalement en quelques jours (10 lavages), à moins d'uréthrite chronique. Le *permanganate de potasse* est le microbicide électif du gonocoque. Cependant, s'il échoue, on peut lui substituer avec succès soit le *protargol* (solution à 1 p. 1000), l'*iodure d'argent* (en émulsion dans du mucilage de graines de coing) ou le *collargol* (solution à 2 p. 1000, Balzer). Bien maniée, la méthode de Janet non seulement réduit considérablement l'écoulement, mais enraye les progrès de l'infection gonococcique et en prévient les habituelles complications. Malheureusement bien des cas particuliers lui échappent (cas tardifs), et, dans la pratique, elle ne profite qu'à une certaine classe de malades, puisqu'elle exige l'intervention personnelle et prolongée du médecin. Lorsque, malgré la destruction du gonocoque par le permanganate, l'écoulement persiste, entretenu par des agents d'infection secondaire, les grands lavages seront pratiqués avec une solution de *sublimé* à 1 p. 20000 ou 30000 ou d'*oxycyanure de mercure* (1/4000). Quant aux injections uréthrales faites par le malade lui-même, elles sont à peu près tombées en désuétude, surtout les *injections* dites *abortives* au *nitrate d'argent*, toujours dangereuses. Cependant, à la période de déclin, et faute de mieux, les injections antiseptiques peuvent rendre des services. On les administre avec une seringue en verre de 5 à 6 c. c., à bout conique. Le malade, après avoir uriné et poussé plusieurs injections à canal ouvert, remplit finalement le canal, sans forcer, en effaçant le méat par pression, et maintient le liquide 2 ou 3 minutes dans l'urèthre. Les solutions usuelles sont celles de *permanganate de potasse* (1/2 p. 1000), de *résorcine* (2 à 4 p. 100) et surtout de *protargol* (0,25 à 0,50 p. 100), cette dernière particulièrement efficace. Le moindre défaut des injections est de n'atteindre que l'urèthre antérieur; trop souvent, les malades, en les pratiquant sans asepsie ou brutalement, s'exposent à des complications (orchite, cystite, etc.).

b) Blennorrhagie chronique. — Les cas récents (goutte matinale contenant le gonocoque) peuvent céder aux grands lavages quotidiens de *permanganate* (solutions à 1 p. 4000, 2000 ou 1000) par séries de 8 à 10, renouvelées jusqu'à disparition du gonocoque. Quand la goutte qui persiste renferme des agents d'infection secondaire, mieux vaut recourir aux solutions de *protargol*, de *sublimé* (1/2000) ou d'*oxycyanure de mercure* (1/4000). Lorsque la goutte matinale est aseptique ou persiste malgré les lavages, la pratique des *instillations locales* avec la sonde à boule olivaire et la

seringue de Guyon (XV à X gouttes de solution de *nitrate d'argent* au 1/50 ou au 1/30 ou XL à L gouttes de solution de *protargol* au 1/50 ou au 1/10 tous les 3 ou 4 jours) peut parfaire la guérison après que le siège des lésions a été précisé par l'*épreuve des 2 verres*, le *cathétérisme* ou l'*endoscopie*. Dans ces conditions, l'effet du caustique (qui exaspère d'abord l'écoulement) peut être circonscrit soit au cul-de-sac du bulbe, soit à l'urèthre membraneux ou prostatique. Quand l'infection gonococcique est cantonnée dans les follicules de l'urèthre ou de la prostate, il importe, avant les lavages, de vider les foyers infectés par un *massage de la paroi uréthrale* (sur Béniqué n° 55-60) *ou de la prostate* (par toucher rectal). Mayer (Berlin) a appliqué avec succès la *méthode de Bier* à l'uréthrite chronique, avec une sonde rigide à ouvertures latérales, adaptée à un appareil aspirateur (après lavage du canal). Les cas invétérés comportent presque toujours des *sténoses uréthrales* (par infiltration ou début de sclérose) justiciables de la *dilatation méthodique* (tous les 3 jours), poussée jusqu'au n° 60 Béniqué (Lebreton). Certaines infiltrations ou lésions glandulaires réclament l'intervention directe, sous le contrôle de l'*uréthroscope*, soit du *galvano-cautère* à pointe fine, soit du *stylet électrolyseur de Kollmann*, soit d'un tampon imbibé de *glycérine au nitrate d'argent* (2 p. 100) ou *au sulfate de cuivre* (2 p. 100). Le séjour dans l'urèthre (la nuit) de *bougies en glycérine solidifiée* renfermant divers agents modificateurs : *ichthyol*, *iodoforme*, *tannin*, peut, quand il est toléré, rendre quelque service. Dans les cas invétérés, il est permis parfois d'espérer la guérison spontanée, hâtée par la médication tonique (*fer*, *arsenic*, *hydrothérapie*, *cures d'air*).

c) Complications. — Des articles spéciaux sont consacrés à l'*orchite*, à la *balanoposthite* et au *rhumatisme blennorrhagique*. Lorsque la *folliculite* s'éternise ou aboutit à une fistule, il faut la traiter par le *galvano-cautère*. La *périuréthrite*, quand elle se complique de foyers suppurés des corps caverneux, nécessite l'ouverture de ceux-ci suivie de lavages antiseptiques et, plus tard, de bains de verge très chauds et prolongés, pour prévenir les indurations consécutives. A la *cowpérite* douloureuse on oppose les compresses boriquées chaudes, et, en cas de suppuration, l'incision au point le plus sensible. La moindre poussée de *prostatite* impose la suspension de tout traitement local et le repos au lit avec *applications chaudes et humides* sur le périnée. On y joindra les *grands bains* quotidiens, les *bains de siège chauds* répétés, les *grands lavements chauds* pris au lit matin et soir (1 litre à 42°-45°, Reclus), les *suppositoires calmants* (*opium, belladone, cocaïne, ichthyol*) et les *laxatifs doux* (ni aloès, ni drastiques), pour prévenir la constipation. La *prostatite suppurée* est justiciable de l'*incision périnéale précoce;* en cas de *rétention d'urine*, les sondes molles en caoutchouc sont seules inoffensives. La *prostatite chronique* réclame, outre un *régime sévère* (ni boissons alcooliques, ni aliments épicés; peu de liquide, coït rare), l'usage des *laxatifs* et des *lavements chauds* et le *massage de la glande* (par la voie rectale). La *cystite aiguë* est justiciable : d'abord de la médication alcaline, émolliente et calmante : repos au lit, bains, lavements tièdes, *salicylate* (2 à 4 gr.) et *biborate de soude* (25 centigr. à 2 gr.), compresses hypogastriques chaudes, *suppositoires opiacés belladonés*, régime lacté absolu ou mitigé; plus tard, à la fin, de l'infusion de *bourgeons de sapin* et du *benzoate de soude* (2 à 3 gr.). Ces derniers agents associés aux eaux de *Vals, Vittel, Évian*, conviennent aussi à la *cystite chronique simple*, sans fermentation ammoniacale, celle-ci réclamant au contraire l'usage des acides (*acide benzoïque*, 30 centigr.), du *salol* et surtout des balsamiques (4 à 6 capsules de *santal* ou 3 à 10 pilules de *térébenthine cuite* du codex dosées à 40 centigr.). Si les balsamiques échouent, on peut recourir aux *instillations* (solution de nitrate d'argent au 1/50 X à XX gouttes, ou de sublimé au 1/1000 ou au 1/5000 XX à XXX gouttes, Guyon) aidées des *lavages à la sonde* avec une solution de *permanganate* au

1/1000 additionnée, par litre, de 25 centigr. de *nitrate d'argent* ou de 5 centigr. de *sublimé.*

II. **Blennorrhagie de la femme.** — *a) Blennorrhagie aiguë.* — Pendant la première période, les *grands bains* prolongés, les *lotions externes* à l'eau boriquée tiède, les *pansements ouatés* de la vulve font, avec le repos au lit, les *alcalins* et le *régime* (le même que chez l'homme), tous les frais du traitement. Quand l'examen au spéculum devenu possible a montré l'intégrité du vagin, on se borne à cautériser la muqueuse vulvaire chaque jour ou tous les 2 jours, au *nitrate d'argent* (sol. au 1/50) et à la panser avec de la *vaseline ichthyolée*, en s'abstenant d'injections qui pourraient propager l'infection. Si la *vaginite* existe, on lui oppose soit les injections avec 2 litres de solution tiède de *permanganate de potasse* (au 1/4000 ou au 1/2000), ou de *sublimé* (au 1/5000 ou au 1/2000) répétées 2 à 3 fois par jour, soit, de préférence, les *badigeonnages de la muqueuse* tous les 2 ou 3 jours avec une solution de *nitrate d'argent* (au 1/50 ou au 1/30), suivis de pansements avec des tampons à la *glycérine salolée* ou *iodoformée*. On peut encore, si l'utérus est indemne, répéter ces badigeonnages tous les jours, en les faisant précéder du *brossage au savon* et du *rinçage antiseptique* minutieux de la surface vaginale, et suivre d'un *tamponnement* soigneux à la *ouate* ou à la *gaze iodoformée* ou *salolée*. Quand la métrite est intense, mieux vaut se contenter des injections. L'*uréthrite* de la femme est également justiciable soit des *grands lavages au permanganate de potasse*, mais pratiqués avec la *sonde à jet rétrograde* de de Pezzer, soit des *instillations* (XX gouttes d'une solution au 1/50). Généralement limitée au col, la *métrite* réclame un traitement intra-utérin prudent (attouchements de la muqueuse avec un tampon d'ouate imbibé de *permanganate de potasse* (solution à 1 ou 2 p. 100), de *glycérine gaïacolée* (au 1/10), de *naphtol camphré* ou de *nitrate d'argent* (sol. au 1/20).

b) Blennorrhagie chronique. — Celle de la femme réclame l'emploi des mêmes agents antiseptiques et caustiques que le déclin de la forme aiguë, mais en solutions plus fortes. Le traitement minutieux et prolongé offre, dans ces cas, une haute portée prophylactique, ainsi, du reste, que celui de la *métrite chronique* et de la *bartholinite* (*incision large* dans la forme aiguë, *injections interstitielles de chlorure de zinc* dans la forme chronique, Jullien). La *cystite* cède aux mêmes moyens curatifs que chez l'homme. Le traitement de la *salpingite*, de la *pelvi-péritonite blennorrhagiques*, est du ressort de la gynécologie.

Blésité. — La *blésité* (ou *zézaiement, clichement*), vice de prononciation des consonnes linguales *s*, *z*, *g*, *ch*, ne dépend d'aucune malformation organique, mais d'une habitude fautive. Elle peut toujours disparaître en 15 à 20 jours, sans risque de récidive, par des *exercices méthodiques d'orthophonie* basés uniquement sur la physiologie du langage (Chervin).

Bleu de méthylène. — *Caract. phys. et chim.* — Poudre amorphe, d'un bleu foncé, mate, inodore, insipide, soluble dans 60 p. d'eau distillée.

Effets physiol. et tox. — Un quart d'heure après son ingestion, l'urine devient verdâtre, puis bleu-vert après 2 heures, enfin bleu foncé au bout de 4 heures; s'élimine encore à l'état de leucodérivés, oxydables à l'air, partie spontanément, partie après ébullition avec de l'acide acétique. Ces propriétés ont été utilisées par Achard et Castaigne pour apprécier la perméabilité rénale; par Chauffard, Cavasse et Castaigne, pour apprécier la valeur fonctionnelle de la cellule hépatique. L'intolérance de l'organisme pour le bleu peut se traduire : 1° par des nausées, des vomissements, du pyrosis, de la diarrhée; 2° par de la céphalée, des vertiges, de la courbature; 3° par de la pollakiurie ou même du ténesme vésical.

Prop. thérap., indicat. — Doué de propriétés bactéricides variables à l'égard 1° de l'hématozoaire du paludisme (succédané et synergique de la quinine, quand elle est mal tolérée ou contre-indiquée par la grossesse); 2° du gonocoque (pré-conisé en injections dans la blennorrhagie); 3° du bacille fusiforme de Vincent (préconisé contre la stomatite ulcéromembraneuse et l'angine de Vincent); 4° d'autres micro-organismes (utilisé dans le traitement de la dysentérie, de l'entérite tuberculeuse, de l'ozène, des conjonctivites infectieuses). Est aussi un sédatif de la douleur, efficace dans le tabes, les polynévrites, les névralgies; moins dans le rhumatisme aigu. A encore été vanté dans le traitement du diabète, de la sclérose rénale (action inconstante, parfois nocive), de l'hyperchlorhydrie. Recommandé comme agent de suggestion dans l'hystérie (en pilules), comme topique contre l'eczéma séborrhéique des plis, contre les plaques muqueuses.

Formes pharmac., doses. — *Usage int.*, 5 à 50 centigr. en cachets, capsules, pilules glutineuses. La plupart des accidents toxiques sont imputables à des doses excédant 1 gr. — *Usage ext.*, en poudre, solutions, lavements, collyres, solutions pour injections intra-musculaires.

Cachets (non irritants pour la vessie) :

Bleu de méthylène . . 5 centigr.
Poudre de noix muscade . . . . 10 —
Lactose pulvérisé . . . 20 —
Pour un cachet (5 à 7 par jour).

Capsules :

Bleu de méthylène . . 5 centigr.
Essence de santal. . . 25 —
Pour une capsule (blennorrhagie).

Suppositoires :

Bleu de méthylène. . . 6 centigr.
Extrait de belladone . . 2 —
Beurre de cacao . . . . 3 gr.
Pour un suppositoire.

Solution (pour injections intramusculaires) :

Bleu de méthylène 50 centigr. à 1 gr.
Eau distillée stérilisée . . . 10 —
Injecter 1 c. c.

(Pour plus de détails, voir : G. Pouchet. *Leçons de pharmacodynamie et de matière médicale*, 4° série, p. 133).

Bois de Panama. — Voir QUILLAJA.

Boldo. — *Peumus Boldus* (Monimiacées). Arbuste du Chili dont les feuilles sont employées dans le pays contre les affections du foie et des voies urinaires. Elles contiennent : un alcaloïde (*boldine*), un glucoside (*boldoglucine*), une huile essentielle, du tannin et de la gomme.

Effets physiol. et tox. — Le boldo agit à titre de stimulant général, d'excitant des fonctions urinaire et hépatique ; à doses excessives, l'essence et la teinture provoquent des vomissements et de la diarrhée. La *boldoglucine* serait, pour Laborde, hypnotique (?) et cholagogue. La *boldine* est un poison convulsivant.

Prop. thérap., indicat. — Le boldo a été surtout préconisé dans le traitement de la lithiase biliaire, de l'ictère catarrhal, de la congestion hépatique, pour rétablir ou régulariser la sécrétion biliaire et favoriser la diurèse.

Formes pharmac., doses. — Infusion (10 p. 1000). Teinture XX à LX gouttes.

Élixir de Boldo :

Feuilles de boldo contusées.   50 gr.
Alcool à 90° . . . .   100 —
Vin de Malaga . . . .   1 litre.

Par verre à liqueur.

Boldine. — Alcaloïde du Boldo.

Caract. phys. et chim. — Poudre blanche, très amère, presque insoluble dans l'eau ; très soluble dans l'alcool et l'éther. C'est plutôt à cet alcaloïde qu'il faut rapporter les propriétés légèrement hypnotiques du Boldo.

Formes pharmac., doses. — *Usage int.* : 5 milligr. à 1 centigr. en pilules.

Bondonneau. — Agglomération située à 3 km S. de Montélimar, dans le département de la Drôme. Altitude 140 m. Eau froide (10°), bicarbonatée-calcique et magnésique, iodo-bromurée. Utilisée surtout en boisson, et aussi en bains, injections, lotions, douches.

Principales indications. — Affections gastro-intestinales et utérines avec excitabilité congestive ou névropathique, névralgies sciatiques.

Boricine. — Voir BORO-BORAX.

Borique (Acide). — *Caract. phys. et chim.* — Se présente soit en aiguilles incolores, soit en paillettes onctueuses (s'il est obtenu par décomposition du borax en présence d'eau albumineuse), inodore, d'un goût acidulé. L'acide cristallisé est préférable. Soluble dans 25 p. d'eau froide, 3 p. d'eau bouillante, 16 p. d'alcool, 5 p. de glycérine ; 100 gr. d'eau dissolvent 16 gr. d'un mélange, à parties égales, de borax et d'acide borique, l'addition d'une petite quantité de magnésie augmente encore cette solubilité.

Effets physiol. et tox. — Absorbé facilement par les voies digestives, transformé en borate de soude dans le sang et éliminé par les urines, la salive, et l'expectoration (chez les tuberculeux). Bien que peu toxique, il peut provoquer, à doses excessives, des vomissements, du hoquet, de l'albuminurie, des embolies capillaires (par altération des hématies) et même du collapsus ; dans les cas bénins, tout se borne à des érythèmes suivis de desquamation, à des troubles dyspeptiques, à de la prostration avec fourmillements des extrémités.

Prop. thérap., indicat. — Antiseptique faible, utile, moins pour détruire les bactéries que pour en entraver la pullulation dans un milieu aseptique ; empêche le développement du *staphylocoque*, mais non du *streptocoque* ; exerce une action élective sur l'*oïdium albicans*, champignon du muguet. Ses effets non irritants, sa faible toxicité en ont généralisé l'emploi comme antiseptique usuel des cavités muqueuses (bouche, pharynx, fosses nasales, oreille, vessie, vagin, etc.). Il a été préconisé, à l'intérieur, comme antiseptique des voies urinaires, dans les cystites, les pyélites ; comme expectorant dans la tuberculose pulmonaire (Gaucher).

Formes pharmac., doses. — *Usage ext.* : Solution aqueuse à 4 p. 100, ou alcoolique, à saturation ; poudre pour insufflations ; pommade à 10 à 20 p. 100 ; glycéré, gaze à 10 p. 100.

Collutoire :

Acide borique. . . . .   2 gr.
Miel rosat. . . . .   10 —
Jus de citron . . . .   N° 1

Poudre à priser :

Acide borique porphy-
risé. . . . .   1 gr.
Menthol porphyrisé. .   20 centigr.
Poudre de réglisse . .   19 gr.

Solution boriquée :

Acide borique. . . .   40 gr.
Thymol. . . . . . .   2 —
Essence de girofles . .   V gouttes.
Eau distillée bouillie. .   1000 gr.

Solution concentrée :

Acide borique . . . . }
Borax. . . . . } āā 100 gr.
Magnésie calcinée . . .   25 —
Eau distillée bouillie. .   1000 —

Borate de soude. (*Borax*). — *Caract. phys. et chim.* — Cristaux prismatiques, incolores, solubles dans 10 p. d'eau froide, 2 d'eau bouillante, 8 de glycérine.

Effets physiol. et tox. — Ceux de l'acide borique, mais encore moins irritants localement. Son usage interne prolongé entraîne des troubles gastro-intestinaux et peut provoquer des éruptions eczémateuses et de la diarrhée.

Prop. thérap., indicat. — *Usage ext. :* Très usité comme antiseptique faible, en gargarismes ou collutoires, contre les angines, les stomatites, les aphthes, le muguet; en solution, pour lavages ou pansement humide des dermatoses enflammées (eczéma, impétigo, acné), de la lymphangite mammaire. — *Usage int. :* Préconisé contre l'épilepsie (Gowers), la paralysie agitante (Grasset); comme alcalin, dans la gravelle urique et les affections des voies urinaires.

Formes pharmac., doses. — *Usage int. :* 1 à 6 gr. en cachets ou potion. *Usage ext. :* en gargarismes, collutoires, solutions, pommades.

Solution (dermatoses enflammées) :

Borate de soude . . . . .   5 gr.
Salicylate de soude. . . .   2 —
Eau bouillie . . . .   500 —
pour pansements humides à la gaze neutre.

Gargarisme :

Borax . . . .   10 gr.
Teinture de pyrèthre . . .   5 —
Eau dist. de menthe . . .   100 —

Collutoire :

Borax. . . . . }
Miel rosat . . . . } āā 20 gr.
Essence de girofles. .   II gouttes.

Potion :

Borax. . . . .   10 gr.
Sirop de groseilles. . . . .   80 —
Eau distillée . . . .   90 —
(1 gramme par cuiller à soupe).

Cachets :

Borax. . . . . . . }
Benzoate de soude. } āā 30 centigr.

Pour un cachet (diathèse urique, goutte).

Borate (Per.-) de soude. — *Caract. phys. et chim.* — Poudre blanche cristalline, soluble dans l'eau; sa solution à 27 p. 1000 dégage deux fois son volume d'*oxygène*.

Prop. thérap., indicat. — Identiques à celles de l'*eau oxygénée* qu'il permet de préparer extemporanément. Sa solution est employée en lavages et gargarismes, dans les stomatites, les angines; en injections contre la leucorrhée; en pansements sur les plaies atones, les ulcères.

Formes pharmac., doses. — *Usage ext. :* solution 27 p. 1000; en poudre.

Boro-borax (*Boricine*). — *Caract. phys. et chim.* — Composé cristallin, neutre, obtenu en faisant chauffer, avec de l'eau, parties égales de borax et d'acide borique, jusqu'à ébullition. Soluble dans 7 p. d'eau.

Prop. thérap., indicat. — Antiseptique externe remarquablement toléré par la peau et les muqueuses, préconisé par J. Darier dans le traitement des dermatoses (eczéma, impétigo).

Formes pharmac., doses. — *Usage ext. :* Solution 1 à 4 p. 100, pour pansements, lotions, gargarismes, injections.

Botulisme. — Voir Intoxications alimentaires.

Boues minérales. — Les *boues minérales*, utilisées en bains complets ou en bains locaux, contre les arthropathies chroniques, les névralgies, les suites de traumatismes, agissent surtout par leur température élevée (35°-40°-45°) et les principes qu'elles renferment(sul-

fures de fer, sulfures alcalins, chlorures, etc.). Elles exercent à la fois :
une action locale, révulsive et résolutive ; une action générale, stimulante.
Les bains de boue se prennent surtout
à *Dax* et à *Saint-Amand*, en France.

Bouillon de légumes. — C'est une
dissolution, dans l'eau, des composés solubles contenus dans les légumes (pro-
téides, hydrates de carbone et, surtout,
sels de soude, de potasse, phosphates).
Il existe plusieurs recettes de bouillon de
légumes ; celle de Méry, une des plus
connues, consiste à faire bouillir pendant
4 heures, dans un litre d'eau, où on les
plonge à froid, les légumes suivants :

Pommes de terre	60 gr.
Carottes.	45 —
Navets	15 —
Pois secs	} āā 6 gr.
Haricots secs	

On passe le jus, on jette les légumes,
puis, ayant complété le litre avec de
l'eau bouillie, on ajoute 5 gr. de sel. Le
liquide obtenu, jaunâtre, légèrement
louche, est d'un goût fort agréable, très
bien accepté par les malades et les
enfants.

Comby préfère la formule suivante :
Faire bouillir pendant 3 heures, dans
3 litres d'eau :

Blé.	
Orge perlé	
Maïs concassé. . .	
Haricots (bruts ou décortiqués). . .	āā 30 gr. ou une bonne cuillerée à soupe.
Lentilles (brutes ou décortiquées) . .	
Pois (bruts ou dé- cortiqués). . . .	

Il reste, après ébullition, un liquide
que l'on ramène, par addition d'eau, au
volume de trois litres et qui est additionné
de 15 gr. de sel.

L'emploi des bouillons de légumes a
pris une place importante dans le traitement des affections intestinales (appen-
dicites à refroidir ou opérées ; entérites
infantiles (v. c. m.), des adultes et surtout des nourrissons). Il est utilisé, soit
pur, pour masquer ou mitiger la *diète*
hydrique, soit comme base de *bouillies fa-*
rineuses, préparées en délayant, à froid,
dans 100 gr. de bouillon, une demi-cuillerée (avant 6 mois) à une cuillerée à café
de farine (riz, orge ou avoine) puis en faisant cuire un quart d'heure. Parfaitement liquides, ces bouillies sont fort
bien prises au biberon par les enfants
qui tolèrent mal le lait. Quand les digestions sont redevenues normales, l'alimentation lactée est graduellement reprise
par mélange, au bouillon de légumes, de
quantités croissantes de lait.

Bouleau. — *Betula alba* (Amentacées).
Les feuilles et l'écorce sont utilisées
comme diurétique, astringent et fébrifuge. L'huile (essence de cuir de Russie)
est usitée en dermatologie. Les feuilles
sont employées en infusion (25 à 30 gr.
dans 150 à 200 gr. d'eau bouillante),
l'écorce l'est en décoction (15 gr.
p. 1000).

Boulimie. — La *boulimie*, ou exagération de la sensation de la faim, peut être
physiologique à l'âge de la *puberté*, pendant la *convalescence* de maladies aiguës.
Il suffit alors de la modérer pour prévenir l'indigestion. Autrement, il importe
d'abord de préciser la *cause de la bou-*
limie. Le *diabète*, l'*hyperchlorhydrie*, la
cholémie familiale (Gilbert et Lereboullet) entraînent une *boulimie avec po-*
lyphagie qui sera atténuée par les traitements appropriés à ces divers états. Très
capricieuse, parfois *anxieuse*, la *boulimie*
des neurasthéniques, *des hystériques*,
apaisée, en certains cas, par l'ingestion
d'une quantité minime d'aliments (*bou-*
limie sans polyphagie) tiendrait souvent à
une véritable *inanition* (Mathieu et J.-Ch.
Roux) curable alors par une alimentation suffisante aux repas, sans préjudice
du traitement général de ces névroses
(*isolement*, *repos*, *hydrothérapie*, *mas-*
sage, etc.).

Boulou (Le). — Village des Pyrénées-
Orientales, à 22 km de Perpignan et
11 km E.-N.-E. de Céret, sur la route
d'Espagne, au pied du Pic Estelle. Altitude 84 m. Eaux froides (16°-18°), bicarbonatées-sodiques, présentant la plus
grande analogie avec les eaux des sources
froides de Vichy ou certaines sources

de Vals. Utilisées en boisson, douches, dans les mêmes conditions que les eaux de Vals et de Vichy.

Bourbon-l'Archambault. — Chef-lieu de canton de l'Allier, situé au fond d'une vallée arrosée par la petite rivière de la Barge, à 22 km de Moulins. Altitude 260 m. Eaux hyperthermales (52°), chlorurées-sodiques, bicarbonatées mixtes, bromo-iodurées. Utilisées en bains de baignoire, de piscine, de vapeurs, douches, étuves, et même en boisson.

Principales indications. — Rhumatismes, scrofule, lymphatisme, paralysies, affections chirurgicales et gynécologiques, neurasthénie.

A côté des sources chaudes, émergeant d'un îlot de roches cristallines du Plateau central, il faut signaler une source froide (*source Jonas*) d'un caractère tout différent et qui appartient aux terrains de la plaine. Cette eau est bicarbonatée, sulfatée et magnésienne, en même temps que ferrugineuse et douée de propriétés laxatives. On en fait un grand usage au cours du traitement thermal, et cette eau froide constitue un puissant adjuvant de ce traitement thermal.

Bourbon-Lancy. — Chef-lieu de canton de Saône-et-Loire, situé dans la vallée de Saint-Léger, à 30 km de Moulins. Altitude 240 m. Eaux hyperthermales (46°-56°), faiblement minéralisées, à prédominance relative chloruro-sodique, riches en gaz rares (*argon, hélium, néon, crypton, xénon*). Utilisées en bains de baignoire, de piscine et de vapeur, douches, étuves, et quelques-unes des sources en boisson.

Principales indications. — Rhumatismes, scrofule, chlorose, paralysies.

Bourbonne-les-Bains. — Chef-lieu de canton de la Haute-Marne, arrondissement de Langres, situé au fond d'une vallée étroite parcourue par le Borne, dans la région appartenant à la partie supérieure du bassin de la Saône. Altitude 280 m. Eaux hyperthermales (42°-65°), chlorurées-sodiques fortes. Utilisées surtout sous forme de bains, douches d'eau et de vapeur, fomentations, applications de la boue des sources, mais également en boisson.

Principales indications. — Rhumatismes, scrofule, lymphatisme, paralysies, affections chirurgicales et gynécologiques.

Bourboule (La). — Village du Puy-de-Dôme, arrondissement de Clermont-Ferrand, dans la vallée de la Dordogne, à 14 km de la station de Laqueuille, à 7 km du Mont-Dore et à 50 km de Clermont. Altitude 846 m. Eaux froides (groupe Fenestre, 18°-19° sur la rive gauche de la Dordogne) et hyperthermales (groupe Choussy, Perrière, etc., 53°-56°, et même 60° au fond des puits, sur la rive droite de la Dordogne), chlorurées-sodiques fortes, bicarbonatées, gazeuses et arséniatées. Utilisées sous forme de boisson, de bains, de douches chaudes ou froides, de lotions, de pulvérisations, d'inhalations.

Principales indications. — Affections scrofuleuses (notamment catarrhes et dermatoses), cachectiques, rhumatismales (surtout rhumatisme noueux), certaines névroses telles que la chorée; tuberculose.

Bourdaine. — *Rhamnus Frangula* (Rhamnacées). Espèce très commune dans nos régions; l'écorce doit à la *franguline* (dédoublée dans l'eau en *rhamnose* et *émodine*) des propriétés purgatives précieuses (purge sans coliques au bout de 8 à 10 heures) dans le traitement de la constipation spasmodique habituelle.

Formes pharmac., doses. — Décoction 3 gr.; poudre de 1 gr. à 1 gr. 50 en cachets. Extrait fluide 4 à 5 gr.; *enfants*, 50 centigr. par année.

Décoction :

Écorce de bourdaine . . . . 3 gr.
Eau . . . . 250 —
Zeste d'une moitié d'orange.

Faire bouillir jusqu'à réduction à 100 c. c. et boire en se couchant.

Cachets :

Écorce de bourdaine pulvérisée . . . .
Rhubarbe pulvérisée.
Magnésie lourde. . .
} āā 20 centigr.

Pour un cachet. Le soir au coucher.

Elixir :

Écorce de bourdaine . .   1 gr. 50
Alcool à 60°. . . . . .   15 gr.

Laisser macérer 12 heures, filtrer et ajouter au filtrat :

Sirop de limons. . . . .   20 gr.

En une ou deux fois, le soir, au coucher.

Sirop :

Écorce de bourdaine . . .   50 gr.
Eau dist. bouillante . . .   120 —

Infuser, filtrer et faire dissoudre :

Sucre blanc . . . .   200 gr.

1 à 3 cuillerées à soupe le soir au coucher (enfants).

Bourdonnements d'oreilles. — Les *bruits d'oreilles subjectifs* (bourdonnements, tintements, sifflements) peuvent reconnaître une cause générale : *anémie, cardiopathie (aortique* surtout)*, artériosclérose, mal de Bright*, etc., qu'il importe surtout alors de dépister pour la traiter. Bien plus souvent, les bourdonnements sont un symptôme très pénible et très rebelle de l'*otite scléreuse progressive.* Sans préjudice du traitement local, réservé aux auristes, le médecin peut chercher à atténuer ce trouble. Toute la gamme des calmants : *bromures, aconit, acétanilide, phénacétine, bromidia, valérianate d'ammoniaque* peut être mise à contribution et, souvent, l'un ou l'autre apportera un soulagement passager. Charcot donnait la *quinine* à doses massives (75 centigr. à 1 gr. de sulfate en 4 cachets, pris entre les repas, par cures de 15 jours). Ce traitement qui exige le repos au lit, commence par exaspérer les bourdonnements, mais finit souvent par les éteindre parfois complètement, surtout s'ils font partie d'un *syndrome de Ménière*, cas où il trouve son indication précise. L. Lévi a obtenu quelque amélioration des bruits d'oreilles avec le *sérum de Trunecek.* On leur a encore opposé : l'extrait fluide de *cimifuga racemosa* (X à XXX gouttes — A. Robin et Mendel); la *thiosinamine* (Mac Cullagh). Enfin certains cas intenses et rebelles (assez pour pousser au suicide) seront amendés par les *piqûres de morphine.* C'est à eux qu'il faut opposer la

ponction lombaire à laquelle Babinski doit quelques beaux succès.

Bourrache. — *Borrago officinalis* (Borraginées). Les feuilles en infusion (5 à 10 p. 1000) sont d'un emploi populaire, comme sudorifique, au début du rhume.

Brachial (Paralysie radiculaire du plexus). — La plupart de ces paralysies reconnaissent une *origine obstétricale*; quelques-unes pourtant sont imputables à l'*hérédosyphilis* et sont, de ce fait, justiciables du *traitement spécifique.* Tous les autres cas le sont du *traitement électrique précoce* qui sera institué en se basant sur les résultats de l'*exploration électrique.* Les cas où tous les muscles frappés réagissent encore au courant faradique sont justiciables de la *galvano-faradisation.* L'électrode indifférente (pôle positif de la pile) est appliquée dans le dos; l'électrode active (pôle négatif du courant induit) est posée successivement sur tous les muscles et nerfs atteints, spécialement sur le *point de Erb* où la majeure partie du plexus brachial peut être excitée (Alb. Weil). On utilise des courants de 8 à 10 milli.-amp. avec des intermittences espacées de 10 minutes, par séances répétées au moins 3 fois par semaine. Quand tous les muscles lésés ou quelques-uns présentent la *réaction de dégénérescence*, on recourt exclusivement au courant galvanique, n'insistant sur les intermittences ou les renversements que lorsque quelques contractions commencent à se montrer. D'autant plus efficace qu'il est plus précoce, le traitement doit commencer peu de jours après la naissance; le processus dégénératif peut être ainsi prévenu. Les cas bénins guérissent en un mois. Les cas graves (avec D. R.) sont bien plus rebelles; souvent le premier indice d'amélioration n'apparaît que le 3° mois (A. Weil) et la motilité n'est complètement recouvrée qu'au bout de 4, 5, 8 ou 10 mois.

Certaines paralysies radiculaires succèdent à une *névrite ascendante d'origine traumatique.* On doit, parfois, pour arrêter les progrès de la lésion, pratiquer, à l'exemple de Chipault, la *résection intradure-mérienne des racines rachidiennes postérieures.*

Bradycardies. — Le ralentissement excessif des battements du cœur (au-dessous de 60), à moins qu'il ne soit *physiologique*, comme chez certains sujets, est tantôt *symptomatique*, tantôt *essentiel*(?) Dans la première variété, il faut traiter l'*élément causal*, très variable, suivant les cas : *anémie, inanition, paludisme, surmenage, convalescence de fièvres graves, insolation, crises douloureuses abdominales* (gastralgie, coliques hépatique, saturnine, néphrétique, appendiculaire, péritonite) *ou autres* (tabes, névralgies, angine de poitrine), *lésion bulbaire* (poliomyélites ascendantes, méningite tuberculeuse ou syphilitique) *ou cérébrale, intoxications* (tabac, opium, aconit, digitale, cyanure, colchique, belladone, jusquiame, etc.), *auto-intoxications* (ictère, diabète, urémie) ou *infections* (fièvre typhoïde, grippe, diphtérie, pneumonie, etc.). Dans ces différentes conditions, la thérapeutique sera surtout pathogénique.

La *bradycardie essentielle* ou *pouls lent permanent* (maladie de Stokes Adams) implique presque toujours l'*artériosclérose* et l'*insuffisance rénale*. On instituera donc, dans l'intervalle des crises syncopales et épileptiformes, un régime (lacté ou lacto-végétarien) et un traitement (*iodures* à petites doses ; *trinitrine, théobromine*) appropriés à ces deux facteurs. A la bradycardie elle-même on opposera, sans grand succès, le *café* et la *caféine*. Quand éclatent les paroxysmes (par anémie bulbaire), on aura immédiatement recours : au *décubitus dorsal* (la tête en position déclive), aux *inhalations de nitrite d'amyle, d'éther, d'oxygène*, aux *piqûres d'éther, de caféine, d'huile camphrée*, à la *respiration artificielle*, aux *tractions rythmées de la langue* et aux *injections de sérum artificiel*. En général, la *digitale* est contre-indiquée. La prophylaxie des crises consiste à éviter les émotions, les écarts de régime, le tabac, le surmenage, etc.

Brides-les-Bains. — Village du département de la Savoie, dans la vallée du Doron, à 5 km de Salins-Moutiers. Altitude 600 m. Eaux thermales (35°-36°), chlorurées-sulfatées (chlorurée-sodique, sulfatée-calcique et sodique), carboniques et sulfurées faibles. Utilisées sous forme de boisson, de bains de baignoire, de vapeurs et de boues, de douches et d'inhalations.

Principales indications. — Obésité dépendant de troubles dans les fonctions nutritives et les phénomènes d'oxydation, affections des voies digestives (notamment celles dépendant d'un ralentissement dans la circulation abdominale), dermatoses à forme humide.

Bright (Mal de). — Voir Néphrites.

Bromidia. — Hypnotique composé usuel dont la formule (déposée) est la suivante :

Bromure de potassium.	24 gr.
Hydrate de chloral . .	24 —
Extrait de cannabis . .	24 centigr.
— de jusquiame .	24 —
Eau distillée Q. S. pour	120 c. c.

Chaque cuillerée à café contient environ 1 gr. de bromure et de chloral et 1 centigr. des deux extraits. — *Doses :* 1 à 4 cuillerées à café dans un peu d'eau pure ou aromatisée (insomnie nerveuse).

Bromidrose. — Ce terme désigne l'*hyperhidrose fétide*, habituellement localisée (aux aisselles chez les femmes rousses ; aux pieds chez les hommes jeunes) parfois pourtant généralisée (hystériques). Il sera surtout question ici de la *bromidrose plantaire*, infirmité très pénible et très rebelle. On peut l'atténuer par certains soins hygiéniques : lavages répétés (de rigueur), trempages de quelques minutes dans une solution à 1 p. 100 de *permanganate de potasse* (Stewart) ou badigeonnages (de la plante, des espaces interdigitaux et sous-digitaux) avec une solution d'*acide chromique* à 1, 2 ou 3 p. 100 (Sabouraud) ; poudrages avec des poudres inertes : *bismuth, oxyde de zinc, talc*, additionnées d'*acide salicylique* (3 p. 100) ; changements de chaussettes aussi fréquents que possible.

Bromipine. — Combinaison du brome à l'huile de sésame ou d'œillette, contenant soit 10, soit 33,33 p. 100 de brome.

Caract. phys. et chim. — Liquide brun plus ou moins foncé. L'huile bromée forte correspond, par gramme, à 50 centigr. de bromure de potassium et à 63 centigr. par centimètre cube.

Prop. thérap., indicat. — Celles des bromures (épilepsie surtout), mieux tolérée par l'estomac, qu'elle traverserait sans être modifiée.

Formes pharmac., doses. — 15 gr. et plus, en potion; introduite aussi par voie hypodermique ou rectale.

Bromoforme. — *Caract. phys. et chim.* — Liquide incolore, très dense (2,13 et XXXVII gouttes au gramme). D'une odeur rappelant celle du chloroforme, peu soluble dans l'eau froide (3 p. 1000), aisément soluble dans l'eau chaude, l'alcool, l'éther.

Effets physiol. et tox. — Action locale très irritante sur les muqueuses; hypno-anesthésique en inhalations, antispasmodique à l'intérieur; à dose toxique, provoque la torpeur, puis le coma avec cyanose, pouls filiforme, abolition des réflexes, myosis; quelquefois éruption papuleuse.

Prop. thérap., indicat. — Calme la toux spasmodique, surtout chez l'enfant, dans la coqueluche, la grippe, etc. L'*eau bromoformée* trouve son indication dans les mêmes cas que l'*eau chloroformée* (gastralgie, vomissements).

Formes pharmac., doses : Adultes, XX à XXX gouttes. *Enfants,* avant 6 mois, I goutte, 3 fois par jour; de 6 mois à 1 an, III gouttes, 3 fois par jour; après un an, IV à V gouttes; de 1 à 3 ans, VI à XV gouttes. Il est essentiel (pour éviter toute action irritante) que le bromoforme soit à l'état de dissolution parfaite, ce qui s'obtient aisément par addition d'une petite proportion d'alcool et de chloroforme.

Élixir :

Bromoforme. . . . . 2 gr.
Chloroforme. . . . . 1 gr. 50
Teinture de racines d'aco-
   nit . . . . 4 gr.
Teinture de belladone . . 8 —
Alcool à 60°. Q. S. pour 250 c. c.

Cuillerée à café ou à soupe, suivant l'âge et le cas, dans un demi-verre ou un verre d'eau sucrée ou d'infusion de violettes.

Looch huileux (Marfan) :

Bromoforme . . . . 7 gr.
Huile d'amandes dou-
   ces . . . . }
Gomme arabique pul- } āā 30 —
   vérisée. . . . . . . }
Sirop de fleurs d'oranger . 40 —
Eau distillée de laurier-ce-
   rise . . . . 10 —
Eau distillée . Q. S. pour 300 c. c.

Contient IV gouttes de bromoforme par cuillerée à café, ce qui permet de régler les doses suivant l'âge.

Bromure d'ammonium. — *Caract. phys. et chim.* — Cristaux prismatiques incolores, peu stables, très solubles dans l'eau, de saveur salée et piquante.

Effets physiol. et tox. — Serait plus actif que les autres bromures (Brown-Séquard), à la fois sédatif et stimulant (par l'ammoniaque); réduit la diurèse et le taux de l'urée; est également un modificateur de la muqueuse bronchique.

Prop. thérap., indicat. — Préconisé contre la coqueluche, la chorée, l'insomnie congestive, l'épilepsie; usité surtout en association avec les bromures de potassium et de sodium.

Formes pharmac., doses. — Agit à plus petites doses que le bromure de potassium. *Adultes,* 2 à 5 gr. par doses fractionnées; *enfants,* 10 à 30 centigr. (coqueluche), en solution, sirop.

Bromure de calcium. — *Caract. phys. et chim.* — Sel blanc, déliquescent, peu stable, très soluble dans l'eau.

Prop. thérap., indicat. — Préconisé contre l'épilepsie, l'insomnie par éréthisme cérébral, le *delirium tremens,* la gastralgie; serait mieux toléré par les enfants que le bromure de potassium.

Formes pharmac., doses. — 2 à 4 gr. en solution, sirop; *enfants,* 10 à 25 centigr. par année. — *Incompatib.* Acides carbonique, citrique, tartrique, phosphorique, sulfurique, borique, benzoïque et leurs sels.

Sirop (enfants) :

Bromure de calcium . . .   10 gr.
Eau distillée de laurier-cerise . . . .   40 —
Sirop d'écorces d'oranges
amères. . . . .   150 —

1 gr. par cuiller à soupe.

Potion (gastralgie) :

Bromure de calcium .   3 gr.
Extrait de belladone. Quinze centigr.
Eau chloroformée . .   90 gr.
Sirop d'orgeat . . . .   80 —

Cuillerée à soupe 1 heure avant et
1 heure après les repas.

Bromure de camphre. — *Caract.
phys. et chim.* — Le *camphre monobromé*,
plus stable que le vrai bromure de
camphre, est seul usité. Cristaux prismatiques, transparents, d'odeur camphrée, presque insolubles dans l'eau,
très solubles dans l'alcool, l'éther, les
huiles.

Effets physiol. et tox. — Réduit le nombre des pulsations cardiaques, ralentit
la respiration, abaisse la température et
provoque de la somnolence. Détermine
chez les mammifères des hallucinations,
de l'incoordination motrice, des convulsions et de l'hypothermie.

Prop. thérap., indicat. — Énergique
sédatif nervin, utilisé surtout contre
l'éréthisme génital, la spermatorrhée,
l'excitation alcoolique ou hystérique, les
palpitations; préconisé aussi contre
l'épilepsie, la chorée, la paralysie agitante.

Formes pharmac., doses. — 10 centigr.
à 1 gr. 50 par jour, en pilules ou dragées; en injections hypodermiques (Voir
la formule).

Pilules :

Bromure de camphre . .   2 gr. 50
Oxyde de zinc . . . . .   1 gr. 50
Extrait de valériane. . .   5 gr.

Pour 50 pilules, 10 à 20 par jour.

Solution hypodermique :

Bromure de camphre. . . .   3 gr.
Alcool à 90°. . . . .   35 —
Glycérine pure . . . . . .   22 —

XX à XL gouttes par jour.

Bromure d'éthyle. — Voir ÉTHYLE.

Bromure d'or. — *Caract. phys. et
chim.* — Masse déliquescente brunâtre;
très soluble dans l'eau, l'alcool; incompatible avec les alcaloïdes.

Prop. thérap., indicat. — Préconisé
dans le cancer gastrique, l'épilepsie, la
syphilis (efficacité douteuse).

Formes pharmac., doses. — 1 à 2 centigr. par jour, en solution.

Bromure de potassium. — *Caract.
phys. et chim.* — Cristaux cubiques, incolores, inodores, de goût salé et amer,
solubles dans 2 p. d'eau, 4 de glycérine,
200 d'alcool, insolubles dans l'éther et
le chloroforme.

Effets physiol. et tox. — *Localement*,
effets très irritants sur le derme dénudé
ou sur l'hypoderme (pouvant aboutir à
la suppuration, après injection sous-
cutanée d'une solution même peu concentrée), ainsi que sur les muqueuses
(en solution concentrée). Les *effets généraux* sont respectivement imputables
au *brome* d'une part, de l'autre au *potassium*. Exerçant une action élective
sur le neurone central, le *brome* diminue
l'excitabilité réflexe cérébro-spinale,
surtout quand son exaltation se traduit
par des convulsions; son *influence hypnagogue* est liée à l'anémie cérébrale
par spasme vasculaire; elle s'accompagne
chez l'homme, d'une *anaphrodisie* constante et de l'*abolition du réflexe pharyngé* (avec 5 ou 6 gr. de bromure) par
anesthésie de l'isthme du gosier s'étendant au larynx; de plus hautes doses
(15 gr.) abolissent la sensibilité de la
cornée, des muqueuses conjonctivale,
vésicale, uréthrale et vaginale; l'anesthésie cutanée peut survenir à une phase
tardive de l'intoxication. Au *potassium*
sont imputables les modifications cardio-
vasculaires et respiratoires (nulles avec
le *bromure de sodium*); à faibles doses
(2 à 4 gr.), la systole cardiaque est plus
vigoureuse, la tension artérielle accrue,
les petits vaisseaux contractés (pâleur);
à hautes doses, la respiration se ralentit,
la systole, plus lente, s'affaiblit, les
vaisseaux se dilatent, on note de l'hypotension artérielle et de l'hypothermie.
Expérimentalement, la paralysie car-

diaque prédomine quand le bromure est injecté dans les veines.

L'*absorption* du bromure est très rapide (apparaît dans la salive au bout de 5 minutes). Son *élimination* s'opère par les reins, les glandes (mammaires, sudoripares, salivaires, lacrymales), par les fèces, et la bile. L'élimination cutanée du brome est la cause des *éruptions bromiques* (érythème, papules, pustules, vésicules, bulles ou même tubercules géants). Les doses moyennes activent la diurèse; les doses élevées la réduisent, donnant lieu à des urines plus denses, parfois albumineuses ou sanguinolentes, et même à de la paralysie vésicale. L'usage prolongé du bromure dessèche les muqueuses conjonctivale et pharyngée, et, en réduisant la sécrétion du suc gastrique, entraîne l'anorexie et la dyspepsie atonique.

Le terme *bromisme* désigne l'ensemble des signes d'intolérance manifestés par l'organisme à l'égard du bromure de potassium; leur intensité est proportionnelle aux doses absorbées et à la durée de la médication. La fétidité de l'haleine (douceâtre), la sécheresse buccale ou le ptyalisme (salive visqueuse), la parole pâteuse, la faiblesse, la petitesse du pouls avec refroidissement des extrémités indiquent déjà une *intoxication légère*. Si l'absorption du bromure continue, apparaissent bientôt les signes de l'*intoxication chronique* : céphalée gravative, pâleur, hébétude, amnésie, adynamie profonde, amaigrissement, dyspepsie (anorexie, langue sale, nausées, vomissements, parfois diarrhée), faiblesse des jambes, titubation, tremblement, vertiges, troubles de la parole et de l'écriture, enfin quelquefois délire hallucinatoire venant, en certains cas, compléter un syndrome simulant la *démence paralytique*. En même temps, avec une toux sèche et quinteuse, la respiration, ralentie, devient faible et superficielle, ce qui favorise hautement les infections broncho-pulmonaires (pneumonie terminale). La cachexie, l'entérite chólériforme, l'érysipèle, un anthrax gangreneux sont les épilogues possibles de l'intoxication. L'absorption de doses massives détermine, d'emblée ou après plusieurs semaines, des accidents d'*intoxication aiguë* : après une phase d'ivresse bromique, puis de stupeur (facies bouffi, regard éteint), le malade tombe dans le coma, à moins qu'il ne succombe à l'arrêt du cœur. Les dermatoses bromiques (polymorphes), communes à toutes les formes lentes d'intoxication, sont évitées dans une large mesure : 1° par l'asepsie soigneuse du tégument; 2° par l'antisepsie intestinale; 3° par le régime achloruré (Voir ÉPILEPSIE).

Prop. thérap., indicat. — Remarquable antispasmodique et sédatif de l'éréthisme nerveux, mais, en même temps, hyposthénisant; demeure le remède quasi-spécifique de l'*épilepsie* (v. c. m.) dite *essentielle* à laquelle on l'oppose, soit seul, soit associé à l'*opium* ou à la *belladone*; moins efficace contre l'*épilepsie symptomatique*, quoique recommandable dans l'*éclampsie puerpérale* ou *saturnine*, dans les *convulsions infantiles*; ne trouve son indication dans l'*hystérie* qu'à titre occasionnel, y étant plutôt nuisible en principe. La *chorée*, le *spasme de la glotte*, la *laryngite striduleuse*, l'*asthme nerveux* (sans catarrhe), les *vomissements réflexes* (grossesse, tuberculose) ou *post-anesthésiques* (en lavement), l'*œsophagisme*, l'*incontinence nocturne d'urine*, en sont également tributaires à divers degrés. Peut être utile, mais associé au chloral, dans le *tétanos* infectieux ou toxique (strychnine). Sans faire partie des hypnagogues vrais, il en favorise l'effet (par exemple uni au chloral, dans le *bromidia* (v. c. m.), et suffit souvent contre l'insomnie nerveuse ou toxique (thé, café, tabac). Soulage les *palpitations*, l'oppression et l'agitation nerveuse dans les cardiopathies bien compensées. Utilisé encore contre tous les *délires congestifs* (non infectieux), les *érections nocturnes* (chez les blennorrhagiques ou les opérés de phimosis), le *vaginisme*, la *spermatorrhée*. Donne également des succès dans certaines formes de *migraine*. Son usage comme anesthésique du pharynx et du larynx (pour l'examen ou les interventions sur ces régions) est délaissé pour celui de la *cocaïne* ou de la *stovaïne*.

L'anémie, la débilité, l'insuffisance cardiaque ou rénale, les affections broncho-pulmonaires, les états infectieux avec asthénie, stupeur ou tendance au collapsus contre-indiquent plus ou moins formellement la bromuration. (Pour plus de détails, voir : G. Pouchet, *Précis de pharmacologie et de matière médicale*, p. 488).

Formes pharmac., doses. — *Usage int.* : 1 à 10 gr. ; 4 à 8 gr. en moyenne dans l'épilepsie, maximum 20 gr. : *Enfants* 5 à 30 centigr. avant 1 an ; 30 centigr. à 1 gr. de 1 à 3 ans ; 1 à 2 gr. de 3 à 5 ans ; 1 à 4 gr. de 5 à 10 ans. Préférer les solutions aux cachets ; lavements parfois utiles. — *Usage ext.* très limité, collutoires, gargarismes, pommades.

Solutions :

a) Bromure de potassium . .   20 gr.
Eau distillée . . . .   300 —
Contient 1 gr. par cuillerée à soupe.

b) Bromure de potassium ⎫
—   de sodium. . ⎬ āā   5 gr.
—   d'ammonium ⎭
Eau distillée . . . .   150 —
Contient 50 centigr. de chaque bromure par cuillerée à soupe.

Collutoire :

Bromure de potassium .   1 gr. 50
Miel rosat. . . . . . .   10 gr.

Potions bromurées mixtes :

a) Bromure de potassium . .   10 gr.
Hydrate de chloral . . .   5 —
Bicarbonate de soude. . .   2 —
Sirop d'écorces d'oranges
amères. . . . .   80 —
Eau distillée de tilleul . .   90 —
1 gr. de bromure et 50 centigr. de chloral par cuillerée à soupe.

b) Bromure de potassium   10 gr.
Extrait de valériane .   15 —
Extrait de bel-
ladone . . . Cinquante centigr.
Sirop de valériane . .   80 gr.
Eau distillée de fleurs
d'oranger . . . . .   90 —
Par cuillerées à soupe.

Bromure de sodium. — *Caract.*

phys. et chim. — Cristaux cubiques, déliquescents, de saveur plus supportable que celle du bromure de potassium ; solubles dans 1 p. 8 d'eau et 5 d'alcool.

Effets physiol. et tox. — Ceux du bromure de potassium (voir plus haut), moins les effets du potassium sur le cœur et les vaisseaux ; est donc un modérateur réflexe mieux toléré que son congénère.

Prop. thérap., indicat. — Les mêmes que le précédent, mais mieux supporté par les enfants, les femmes, les vieillards ; plus indiqué en cas de tare rénale ou cardio-vasculaire. Mêmes doses et mêmes formules.

Bromure de strontium. — *Caract. phys. et chim.* — Cristaux incolores, très salés, solubles dans 1 p. d'eau et 2 d'alcool.

Prop. et empl. thérap. — Celles des autres bromures alcalins ; moins toxique que le bromure de potassium, mais moins actif contre l'épilepsie ; mieux toléré par le filtre rénal, provoque plus rarement des accidents cutanés. Mêmes doses que les précédents.

Bronchites aiguës. — I. *Trachéobronchite commune.* — Le malade gardera la chambre et même le lit s'il a la fièvre. Celle-ci sera combattue, à la *phase aiguë*, par la *quinine* (60 centigr. en 2 fois), tandis qu'à la toux on opposera : les grogs ou le lait chauds additionnés soit de *teinture d'opium* (X à XX gouttes par jour) ou *de belladone* (même dose), soit d'*alcoolature de racines d'aconit* (XX à XXX gouttes) seules ou associées, soit d'*eau de laurier-cerise* (10 à 15 gr. par jour) ou de *teinture de droséra* (XXX à L gouttes). A la période de coction, quand le malade commence à expectorer, se pose l'indication des balsamiques, sous forme de *benzoate de soude* (2 à 6 gr. en potion), de *baume de tolu* (3 à 4 gr. en pilules), de *terpine* (60 centigr. par jour en cachets) ou de *terpinol* (8 à 10 capsules de 10 centigr.). Les inhalations avec de l'eau très chaude additionnée de *menthol* (en solution alcoolique à 4 p. 100), de *teinture d'eucalyptus* ou *de benjoin* sont également recommandables.

II. *Bronchites diffuses.* — Les mêmes agents médicamenteux conviennent à la bronchite diffuse qui réclame d'autant plus de soins que la fièvre est plus élevée, les râles plus nombreux et plus fins. Le *séjour au lit* y est de rigueur. La *quinine* doit être donnée tant que persiste la fièvre. A la toux, on oppose l'*extrait thébaïque* (1 à 3 centigr.), le *sirop de morphine* ou *de codéine* (20 à 40 gr.), la *poudre de Dower* (30 centigr. à 1 gr. par jour), le *narcyl* (10 à 15 centigr. en sirop ou pilules) ou la *dionine* (5 milligr. à 1 centigr.); chez les enfants et les vieillards, le *lactucarium* (20 à 30 centigr. en sirop). Les *ventouses sèches* (aux bases), les *cataplasmes sinapisés* peuvent trouver leur indication. Quand les crachats deviennent épais et pelotonnés, peuvent intervenir soit les *balsamiques* (voir plus haut), soit, chez les arthritiques, les *sulfureux* (*soufre précipité et lavé* 30 à 50 centigr. le matin à jeun dans du thé léger; *eau de Bonnes*, 1 à 3 cuillerées à bouche dans du lait chaud), à moins de tendances congestives ou de germination tuberculeuse. Chez les artério-scléreux, les *iodures* (20 à 50 centigr.) sont préférables aux sulfureux (G. Lyon).

Quand les bronches intrapulmonaires sont envahies (crachats spumeux), qu'il existe de la dyspnée et de l'hyperthermie (39° à 39° 5), il faut être très sobre de narcotiques et d'autres calmants de la toux pour insister sur les *révulsifs* (ventouses sèches ou scarifiées, sinapisation large), les *stimulants* (*alcool, quinquina, acétate d'ammoniaque, ergotine*), les *expectorants* (doses fractionnées d'*ipéca*) et les *cardiotoniques* (*caféine*, 50 à 75 centigr.; extrait de *strophantus*, 2 à 3 milligr.; *sulf. de strychnine*, 1 à 5 milligr.). A la dyspnée intense on n'hésitera pas, chez un malade vigoureux, à opposer une *saignée* de 200 à 250 gr. Chez l'enfant, la *balnéation chaude systématique* (Renaut, de Lyon) est la méthode de choix. Toutes les 3 heures, si l'enfant a 39° ou plus, on donne un bain à 38°, de 7 à 8 minutes, avec affusions fraîches sur la tête. Aux enfants de 2 à 3 ans ou plus, on donne, pendant le bain, un peu de champagne,

de grog ou de vin d'Espagne. Aux bains on associe les *suppositoires de quinine* (15 à 25 centigr. de *chlorhydrate*, selon l'âge). Grâce à ce traitement, la fièvre tombe en 3 à 4 jours et la bronchite entre en résolution, sans se capillariser.

III. *Bronchite capillaire.* — *Chez l'adulte*, on institue le traitement de la bronchite diffuse, sans craindre de multiplier les larges *applications de ventouses*, et de donner l'*ipéca* à dose vomitive (1 gr. 50), sauf en cas d'adynamie ou d'âge avancé. Encore plus ici s'imposent les stimulants diffusibles : *éther, huile camphrée, sulfate de strychnine*, et les cardiotoniques. On soulagera l'oppression par des *inhalations d'oxygène*. Mais c'est surtout *chez l'enfant* qu'une intervention précoce et énergique doit combattre les poussées congestives et conjurer l'asphyxie. En ces cas, Renaut donne le bain tiède (32°, 34°, 35°), plutôt à l'heure des grandes poussées fébriles (matin et soir). Si, une heure après un premier bain à 35°, la température continue à monter, on en donne un second, puis un troisième 2 heures plus tard, si elle atteint encore ou dépasse 39°. En général, un abaissement de 1° au sortir du bain indique le début de la défervescence. Après échec des bains, on peut tenter les *enveloppements à l'eau de moutarde* (Heubner). Dans une cuvette contenant 1 lit. 1/2 d'eau à 40° c., on délaye 500 gr. de *farine fraîche de moutarde*, dont on laisse l'huile éthérée monter à la surface; puis, dans ce mélange, on plonge un drap de taille à envelopper l'enfant. L'ayant exprimé, on l'étale sur une couverture de laine et on y roule le petit malade pour l'y laisser 10 à 20 minutes, durant lesquelles l'enfant s'agite sous la vive irritation subie par la peau. Après un bain chaud qui enlève les particules de moutarde, nouvel enveloppement de 2 heures dans un drap mouillé d'eau tiède simple; alors, si la température monte, si la face est très rouge et le corps baigné de sueur, on termine par un nouveau bain chaud, ou, en cas d'hyperthermie, par une affusion froide. Il ne reste plus ensuite, après avoir bien séché l'enfant, qu'à le laisser reposer jusqu'au lendemain. Un seul enveloppement peut enrayer le processus; plus souvent, il en faut 2 ou 3 (1 par jour). Les inhalations de vapeur d'eau, l'alcool à petites doses sont des adjuvants utiles.

IV. *Bronchites secondaires.* — Certaines d'entre elles comportent des indications particulières. La *bronchite de la fièvre typhoïde* est avant tout justiciable des révulsifs (*ventouses*) et des *bains froids.* Aux *bronchites de la rougeole et de la coqueluche,* conviennent, particulièrement chez l'enfant, la *balnéation chaude* et les *enveloppements sinapisés*; chez l'adulte, les *ventouses sèches* et les *enveloppements chauds du thorax.* A la *bronchite grippale,* on opposera la *quinine,* les stimulants (vins généreux, champagne), le *sulfate de strychnine* (5 milligr. par jour), associé à l'*ergotine* (30 centigr. par jour) dans les *formes bronchoplégiques* (Huchard). La *bronchite diphtérique* est justiciable de la *sérothérapie* spécifique. Généralement associée à l'œdème pulmonaire, la *bronchite des albuminuriques* bénéficie du traitement de la néphrite : régime lacté; *ventouses* sèches sur le thorax et scarifiées sur les reins; *théobromine* (1 gr. 50 à 2 gr.). La *bronchite des cardiaques* réclame un traitement différent suivant qu'elle complique une *cardiopathie artérielle* (régime lacto-végétarien, *iodure de sodium* associé au *bromure*) ou une *lésion mitrale* (*digitale* ou *digitaline, caféine* ou *théobromine*); cependant les ventouses sèches, la sinapisation thoracique, la saignée, les purgatifs drastiques peuvent trouver leurs indications dans les deux formes. Chez les *emphysémateux,* les poussées aiguës de bronchite réclament : une révulsion précoce et énergique, la médication expectorante (*ipéca*) et cardiotonique (*caféine*). La *bronchite récidivante des arthritiques* sera prévenue par le traitement des lésions nasales qui souvent l'entretiennent, par des affusions froides ou des frictions au gant de crin destinées à aguerrir le tégument au froid.

Bronchites chroniques. — I. *Forme commune.* — L'important est : 1° de calmer la toux et la dyspnée; 2° de favoriser l'expectoration en la modifiant. Comme dans la bronchite aiguë, les sédatifs de la toux, qui n'interviendront que si sa fréquence trouble le sommeil, sont : l'*extrait thébaïque,* l'*eau de laurier-cerise,* la *codéine,* la *dionine,* le *narcyl,* le *bromoforme.* A la *dyspnée,* parfois asthmatiforme, on opposera les *ventouses* sèches, l'*oxygène* en inhalations, la *teinture de grindelia robusta* (XXX à XL gouttes), la *morphine* ou l'*héroïne* (à petites doses), et, si le cœur fléchit, la *digitale* ou le *strophantus.*

Il est encore plus indiqué de modifier la sécrétion bronchique (par tous les antiseptiques qu'elle contribue à éliminer) et d'en prévenir la stagnation. A ce double but concourront : les balsamiques (*baumes de tolu, du Canada, de copahu*; essence de *térébenthine, terpine, terpinol, eucalyptol*); la *créosote* (par voie rectale ou hypodermique), le *carbonate* ou le *benzoate de gaïacol*; les sulfureux qui agissent par exhalation d'hydrogène sulfuré, mais seront réservés aux bronchites torpides ou en décroissance, car ils congestionnent les bronches. La *fleur de soufre lavée* (une cuillerée à café le matin dans le lait), le *monosulfure de sodium* (3 à 4 gr.), l'*eau de Bonnes* ou de *Challes* (2 à 4 cuillerées à bouche dans du lait écrémé) en constituent les formes usuelles. L'expectoration sera aussi améliorée par les *inhalations* faites, 2 à 3 fois par jour, avec de l'eau bouillante (1/2 litre) additionnée d'*essence de térébenthine,* de *teinture de benjoin* ou d'*eucalyptus,* de *phénosalyl* ou d'*alcool mentholé* à 4 p. 100 (une cuillerée). Si l'expectoration est insuffisante, on suspendra d'abord les sédatifs de la toux, pour leur substituer, s'il est nécessaire, soit l'*oxyde blanc d'antimoine* (1 à 2 gr. pour sirop de polygala 30 et eau 60 — Combemale), soit la *poudre de Dower* et de *scille* (3 cachets de 10 centigr. par jour).

L'*hygiène générale* est essentielle. Elle consistera à éviter les brusques transitions de température, à s'aguerrir au froid par les frictions au *gant de crin* (avec *eau de Cologne* ou *essence de térébenthine*), par les *affusions froides,* les *bains chauds, salés* ou *sulfureux*. Si cela est possible, on conseillera l'hivernage sur la *Riviera*, à *Pau* ou à *Dax*, le séjour d'été à une altitude moyenne (*Caux*). Ces malades tireront encore grands bénéfices des *cures aux sources* soit *sulfureuses* (*Eaux-Bonnes, Cauterets, Challes, Amélie-les-Bains, Allevard*, etc.), dans les formes torpides, chez les lymphatiques, soit arsenicales (*la Bourboule, Mont-Dore*) chez les arthritiques congestifs.

II. *Formes spéciales.* — La bronchite chronique des enfants *rachitiques* ou *scrofulo-tuberculeux* sera amendée par l'usage habituel de l'*huile de foie de morue* (l'hiver) et du *sirop d'iodure de fer* ou *iodotannique* (l'été). Aux *arthritiques* bronchitiques convient la médication arsenicale (*arrhénal*). La bronchite chronique des *cardiaques*, des *néphrétiques*, des *vieillards* est justiciable des toniques du cœur (*digitale, strophantus, caféine*), des diurétiques (*théobromine*). Les lésions rénales contre-indiquent l'usage des balsamiques; la vieillesse, celui des sulfureux. Les emphysémateux surtout sont appelés à bénéficier, entre les poussées aiguës, de la médication iodurée (*iodure de sodium, iodure de codéine, iodure d'arsenic*) et de l'*aérothérapie* (Appareil de M. Dupont ou de Waldenberg). Le *catarrhe sec*, souvent associé à l'*asthme*, est particulièrement justiciable des inhalations de vapeur d'eau, des préparations de *codéine*, d'*aconit*, de *grindelia*, de *dionine* associées, s'il se complique d'emphysème, à la médication iodurée. Les cures au *Mont-Dore* sont très efficaces dans ces cas. A la *bronchorrhée séreuse des arthritiques*, on peut opposer la *belladone*, l'*ergotine*, l'*arsenic*.

Les *bronchites fétides* réclament plus spécialement l'emploi des expectorants (*oxyde blanc d'antimoine, polygala*) associés aux antiseptiques des bronches (*hyposulfite de soude*, 4 à 10 gr., *terpine, terpinol, eucalyptol, créosote, carbonate de créosote* ou *de gaïacol, thiocol*). Pour la créosote, on préférera la voie hypodermique ou rectale. Les *inhalations antiseptiques* avec un flacon à deux tubulures, dont l'une plonge dans une mixture médicamenteuse (*térébenthine, eucalyptus, benjoin, créosote, menthol, phénosalyl*) où barbote l'air inspiré, sont un adjuvant utile. Tapret, G. Sée ont préconisé les *bains d'air comprimé* saturé de principes médicamenteux (*créosote, eucalyptol*). Barth utilise les *inhalations* (v. c. m.) prolongées d'*oxygène* chargé de vapeurs balsamiques ou antiseptiques. Dans tous les cas, l'état général doit être soutenu par les cures d'air, la suralimentation et les agents de la médication tonique.

Bronchiques (Dilatations). — I. *Prophylaxie.* — Elle consiste : 1° à activer la résolution traînante des bronchites et des broncho-pneumonies par les *balsamiques*, l'*arsenic*, la *gymnastique respiratoire* (v. c. m.) (Rosenthal), l'*hydrothérapie*, les révulsifs (*coton iodé, vésicatoires, pointes de feu*), le séjour à la campagne; 2° chez les sujets suspects de syphilis, à instituer le *traitement spécifique*; 3° à traiter, si elle est en cause, la tuberculose fibreuse (*huile de foie de morue, suralimentation, aération continue*).

II. *Traitement.* — Il doit prévenir les poussées de bronchite; favoriser l'évacuation régulière des ectasies bronchiques; éviter qu'elles ne soient infectées par les bactéries putrides. Ici trouvent leur indication tous les agents opposés à la bronchite chronique : balsamiques et antiseptiques, à l'intérieur ou en inhalations, sulfureux. L'expectoration sera entretenue par le *polygala*, l'*oxyde blanc d'antimoine* et aussi par certaines *postures* spécialement *tussigènes*. Dans ce but, Quincke prescrit au malade, matin et soir, un séjour d'une demi-heure sur un lit d'abord horizontal, puis dont le pied est peu à peu surélevé (de 35 cm au plus), ce qui, en général, détermine l'expectoration, au bout d'un quart d'heure. Si les *crachats* deviennent *fétides*, on insistera sur les *inhalations de vapeurs créosotées*, sur les *injections intratrachéales* (v. c. m.) d'*huile mentholée* (8 p. 100) et *gaïacolée* (2 p. 100), les injections hypodermiques de *gaïacol*, et même, dans les cas graves, les injections intra-veineuses de *sérum normal* (50 c. c.) chargé de formaline (au 1/2000, Maguire). Les autres complications possibles sont les *hémoptysies*, qui réclament les soins habituels (*ergotine, chlorure de calcium*), et la *dilatation du cœur droit*, justiciable des cardiotoniques (*digitaline, strophantus*), de la révulsion thoracique (*ventouses*), parfois même de la *saignée*.

Broncho-pneumonies. — I. *Prophylaxie.* — Les malades atteints de rougeole, coqueluche, grippe, fièvre typhoïde, diphtérie, bronchite simple, tout particulièrement exposés à contracter la broncho-pneumonie, devront : 1° être protégés par un *isolement* rigoureux, contre tout risque de contagion secondaire (surtout dans les hôpitaux) ; 2° être prémunis contre l'auto-infection par des soins minutieux d'*antisepsie cutanée* (bains, lotions antiseptiques), *buccopharyngée* (irrigations fréquentes à l'*eau bouillie, boriquée* ou *salicylée*) et *nasale* (instillations à l'*huile mentholée* 2 p. 100 ou à la *vaseline résorcinée* 1 p. 100), Toute bronchite étant susceptible, sous diverses influences, de se capillariser, surtout chez les débilités, mérite une constante attention ; à cet égard, le meilleur agent prophylactique est la *balnéation chaude systématique* (Voir BRONCHITES). Dans les maladies comportant un alitement prolongé, l'hypostase, qui favorise l'infection bronchique, sera prévenue soit par de fréquents changements de décubitus, soit en prenant de temps en temps les enfants sur les bras.

II. *Traitement.* — Installé dans un local bien aéré, non surchauffé (18° C) où il sera bon de faire bouillir constamment de l'eau chargée de principes aromatiques (*térébenthine, eucalyptus*), le malade ne recevra que des aliments liquides, tant que durera la fièvre. Le *traitement hydrothérapique* sera institué sans retard. Aux cas légers conviennent les *enveloppements froids du thorax*. Le tronc de l'enfant est entouré d'une pièce de tarlatane pliée en plusieurs doubles ou d'une serviette éponge imbibée d'eau à 10° ou 12° et recouverte de taffetas chiffon ou de toile caoutchoutée, et son corps est enveloppé dans une couverture de laine. Bientôt après, la fièvre diminue, la respiration est plus ample, le réveil de la toux active l'expectoration, la réaction rougit vivement la peau ; suivant les cas, ce maillot humide est renouvelé toutes les demi-heures, toutes les heures ou toutes les 2 heures. L'effet en est accru par addition à l'eau de 1/4 d'alcool ou de vinaigre. En cas d'hyperthermie, on remplacera le maillot thoracique par le *drap mouillé* enveloppant tout le corps, sauf la tête, laissé une dem-iheure en place et renouvelé toutes les 2 heures. Si, malgré des lésions limitées et un cœur vigoureux, l'état général est grave (hyperthermie, stupeur, agitation, délire), on n'hésitera pas à recourir aux *bains froids* (Hutinel) en donnant le premier à 28° et les suivants de plus en plus froids jusqu'à 18°, ne laissant l'enfant que 5 à 10 minutes dans l'eau pour l'en retirer au premier frisson. Pendant tout le bain, le corps doit être frictionné et des affusions d'eau froide seront faites sur la tête. Après, l'enfant, roulé dans une couverture de laine, absorbe un grog chaud. La température est prise toutes les 3 heures et le bain renouvelé dès qu'elle atteint ou dépasse 39°, à moins qu'il n'y ait ni dyspnée ni excitation. Le bain froid calme l'oppression et l'agitation, active la diurèse et l'expectoration ; il réveille l'appétit, aussi est-ce après lui qu'il faut alimenter l'enfant. Cependant quand il n'est pas suivi d'une réaction franche et laisse les extrémités froides et violacées, mieux vaut ne pas insister et donner des *bains tièdes*, le premier (de 5 minutes) à une température inférieure de 2° à celle de l'enfant, les suivants, de plus en plus frais, jusqu'à 28° ou 25°. L'addition de *farine de moutarde* (150 à 200 gr. dans un sac de toile trempé dans l'eau froide puis exprimé dans le bain) en accroît au besoin l'action révulsive. Les bains tièdes sont presque toujours bien tolérés. Cependant, lorsque l'extrême réduction du champ de l'hématose rend l'asphyxie imminente, que l'adynamie est profonde et le cœur atone, il est plus prudent de recourir aux *bains chauds* de 10 minutes répétés toutes les 3 heures, malgré leur action plutôt sédative que tonique.

Le *traitement médicamenteux* sera aussi discret que possible. Les vomitifs (*ipéca*) ne sont admissibles que dès le début, chez les enfants vigoureux ayant les grosses bronches encombrées et un état gastrique marqué. L'hydrothérapie remplace avantageusement les antithermiques (sauf la *quinine* en suppositoires) souvent dangereux, les expectorants et les calmants (la plupart à proscrire); restent les stimulants (*cognac, malaga, champagne, éther, acétate d'ammoniaque, huile camphrée, sérum artificiel*) dont on usera selon les indications, et les cardiotoniques (*teinture de digitale, spartéine, caféine*) qui interviendront si le cœur se laisse dilater. A moins de pyodermites, on préférera la *voie hypodermique*, quand le médicament s'y prête. La dyspnée, la torpeur, la cyanose sont toujours heureusement modifiées par les *inhalations d'oxygène*.

III. — *Convalescence.* — Les suites de la broncho-pneumonie réclament une surveillance étroite destinée à prévenir, autant que possible, soit l'évolution tuberculeuse soit la sclérose pulmonaire et l'ectasie bronchique. Au premier risque on oppose la *suralimentation*, les *cures d'air*, la médication reconstituante (*arsenic, huile de foie de morue, sirop iodo-tannique, sérum marin*). Pour parer au second, on recourra aux révulsifs répétés, aux modificateurs de la sécrétion bronchique (*balsamiques, antiseptiques, sulfureux*), aux cures hydrominérales (*Eaux-Bonnes, Challes*).

IV. *Broncho-pneumonie de l'adulte et des vieillards.* — La *broncho-pneumonie de l'adulte* est rarement aussi diffuse et asphyxiante que celle de l'enfant; à cet âge la balnéation est peu pratique et non toujours inoffensive. Dans les cas moyens, la *révulsion*, étendue et souvent répétée, par les *ventouses* et les *enveloppements sinapisés*, la médication stimulante (vins généreux, *acétate d'ammoniaque, quinine, café*) et tonicardiaque (*strophantus, spartéine, sulfate de strychnine*), les *inhalations d'oxygène*, constituent les principales ressources de la thérapeutique. Si à l'oppression vive se joint

l'hyperthermie et l'ataxo-adynamie, on doit, sans hésiter, recourir au *maillot humide thoracique froid*, ou même au *drap mouillé*.

Trop souvent terminale, la *broncho-pneumonie des vieillards* ressortit encore plus aux stimulants généreux (alcool, injections d'*éther*, d'*huile camphrée*, de *sérum artificiel*) et aux toniques du cœur (*digitale, caféine*, etc.). On pourra, en outre, avoir recours soit aux *enveloppements thoraciques* avec un linge trempé dans de l'eau tiède sinapisée (par un sachet rempli de farine de moutarde), soit même aux *bains chauds*. On veillera à ce que le malade reste le plus possible assis sur son lit et change souvent d'attitude. Hayem a vanté les propriétés antidyspnéiques et expectorantes des *inhalations de nitrite d'amyle* (L gouttes matin et soir).

Bronzée (Maladie). — Voir ADDISON (MALADIE D').

Bryone. — *Brionia dioïca* (Cucurbitacées). La racine, seule employée, en rondelles, de saveur âcre et amère, contient un glucoside la *bryonine*. Le suc est un irritant local très actif.

Prop. et empl. thérap. — Purgatif drastique; prescrite par les homéopathes contre les affections pleuro-pulmonaires. A dose toxique, provoque du délire, des accidents cholériformes, des convulsions et le coma.

Formes pharmac., doses: Poudre de racine, 50 centigr. à 2 gr. en pilules.

Décoction ou infusion, 8 gr. par litre.

Alcoolature, 2 à 4 gr.

Vin (50 à 60 gr. de racine sèche par litre), 30 à 60 gr. (purgatif).

Buchu. — *Barosma* de diverses variétés (Rutacées) dont les feuilles s'emploient surtout en infusion.

Prop. et empl. thérap. — Préconisé comme diurétique-analgésique dans les pyélites chroniques, comme balsamique dans le catarrhe bronchique.

Formes pharmac., doses: Infusion 10 p. 1000, extrait fluide 1 à 2 gr., teinture 4 à 8 gr., sirop 30 à 60 gr.

Bubon. — Voir CHANCRE MOU.

Buda. — Fait partie de la ville de Pesth, capitale de la Hongrie, dont elle forme la partie occidentale bâtie sur la rive droite du Danube. *Buda* est sa dénomination hongroise et *Ofen* sa dénomination allemande. Altitude 155 m. Eaux de composition variée, froides et hyperthermales. Le groupe des hyperthermales ($42°$-$61°5$) est constitué par des eaux peu minéralisées, sulfatées-sodiques-magnésiennes, bicarconatées-calciques, ferrugineuses, sulfureuses accidentelles; elles laissent déposer un limon sulfureux, bitumineux et ferrugineux, utilisé pour les bains de boue et en applications topiques. Un groupe fort important est constitué par les eaux froides, sulfatées-sodiques-magnésiennes (SO^4Na^2 2 à 14 gr., SO^4Mg 4 à 10 gr. et *sources François-Joseph et Rakoczy* SO^4Na^2 23 gr., SO^4Mg 25 gr.). Enfin, un autre groupe comprend un certain nombre de sources ferrugineuses froides. Ce dernier est peu employé. Le groupe des hyperthermales est utilisé principalement sous forme de bains, surtout de bains de piscine, mais aussi en boisson; elles sont employées pour le traitement des diverses formes de rhumatisme et de certaines dermatoses. Le groupe des eaux froides sulfatées mixtes est utilisé en raison de leurs propriétés laxatives ou purgatives, suivant les richesses et les doses; on les emploie pour le traitement des maladies chroniques de l'intestin et des accidents de la pléthore abdominale. Une source sulfatée mixte et ferrugineuse est particulièrement remarquable à cause de son action à la fois laxative et reconstituante.

Bulbaire (Syndrome). — Complet ou fruste, le *syndrome bulbaire* traduit des lésions très variées de la région bulboprotubérantielle : tumeurs, ramollissements, hémorrhagies, poliencéphalites bulbaires. Les *néoplasmes* sont inaccessibles au chirurgien; le *ramollissement* ou l'*hémorrhagie*, quand ils sont diagnostiqués, ne réclament pas d'autre traitement que celui qu'on a coutume d'appliquer aux lésions cérébrales similaires. Cependant, le moindre soupçon de *syphilis* doit faire instituer le *traitement spécifique* intensif qui, alors, peu

agir sur les lésions. Autrement, la thérapeutique ne saurait être que palliative et symptomatique. Le médecin est bien désarmé contre la *paralysie labio-glosso-laryngée*. L'*ergot de seigle*, les *sels d'argent*, l'*arsenic*, les *iodures*, les *mercuriaux*, le *phosphore*, la *picrotoxine* (1 milligr. en piqûre, 4 à 5 au plus) ont été tour à tour préconisés. Pour Duchenne (de Boulogne), les *courants continus* (une électrode sur chaque apophyse mastoïde) appliqués 2 à 3 minutes, avec renversements alternatifs, auraient quelque utilité; de même la *galvanisation directe des muscles du voile du palais*, avec des courants moyens (pôle positif à la nuque, pôle négatif sur le pharynx et les côtés du larynx) pourrait, lorsqu'elle intervient dès le début, par de fréquentes séances, retarder l'amyotrophie. Dans l'*ophthalmoplégie progressive*, un pôle est appliqué sur la nuque, l'autre sur les paupières. De plus en plus entravée par les progrès de la paralysie pharyngée, l'alimentation doit bientôt être assurée avec la *sonde* (v. Gavage) et les *lavements nutritifs*. Les crises de suffocation dues à la chute de parcelles alimentaires dans les voies aériennes et à la paralysie des abducteurs vocaux rend parfois urgente la *trachéotomie*. Aux *troubles cardio-bulbaires* seront opposés le *sulfate de strychnine*, la *caféine*, l'*éther*, l'*huile camphrée* (en piqûres). Les accidents ultimes seront soulagés par les *injections de morphine*. Quant à la *poliencéphalite bulbaire aiguë*, à peine peut-on en ralentir la marche par la révulsion sur la nuque (*ventouses scarifiées, pointes de feu*) et le *gavage* à la sonde.

La *paralysie pseudo-bulbaire*, forme clinique du ramollissement cérébral, ressortit à la thérapeutique de celui-ci.

Bussang. — Village du département des Vosges, à quelques kilomètres des sources de la Moselle, à 40 km de Plombières et à 29 km S.-E. de Remiremont, au fond de la vallée, dans un des sites les plus pittoresques des montagnes des Vosges. Altitude 625 m. Eaux froides, oligométalliques, bicarbonatées-sulfatées, arboniques-ferrugineuses faibles.

Utilisées exclusivement en boisson. *Principales indications.* — Affections digestives, toutes affections (telles que : anémie, chlorose, dyspepsie, etc.) justiciables de la médication ferrugineuse, catarrhe de la vessie, coliques néphrétiques, gravelle.

C

Cacao. — On appelle *cacaos* les semences (grosses comme des fèves) fournies par le *cacaoyer* (*Theobroma Cacao,* Malvacées). Elles renferment 40 à 50 p. 100 de graisse dite *beurre de cacao,* 1 à 3 p. 100 de *théobromine* (v. c. m.), un peu de *caféine,* de l'*acide oxalique,* du *rouge de cacao* (3 à 5 p. 100), des *matières amylacées* (10 à 14 p. 100) et des *matières albuminoïdes* (12 à 15 p. 100), ce qui leur donne une grande valeur nutritive. Le cacao sert surtout à la fabrication du chocolat (par broyage avec du sucre). Sa richesse en graisse le rend peu propre à l'alimentation des dyspeptiques. Cependant, l'industrie produit des cacaos en poudre plus ou moins privés de graisse. La poudre de cacao entre, en proportions variables, dans la composition de plusieurs farines alimentaires, très goûtées par les jeunes enfants (*phosphatines, racahoutines*). Variot a montré qu'elle occasionnait souvent, dans le premier âge, la constipation, l'anorexie, le névrosisme et une dyspepsie spéciale. Enfin, chez l'adulte, l'*urémie,* la *lithiase urique* ou *oxalique* doivent faire interdire l'usage du cacao et du chocolat.

En pharmacie, le *beurre de cacao* sert à préparer les *suppositoires,* les *crayons médicamenteux* et certaines *pommades.*

(Pour plus de détails voir : G. Pouchet. *Leçons de pharmacodynamie et de matière médicale,* 5ᵉ série, p. 1015.)

Cachets. — Voir ART DE FORMULER.

Cachou. — *Caract. phys. et chim.* — Masse brun foncé, à cassure brillante, de saveur amère, astringente puis sucrée, obtenue par décoction des fruits de l'*Acacia Catechu* ou des feuilles de l'*Uncaria Gambir;* très soluble dans l'eau chaude, en partie dans l'eau froide; agit par la *catéchine* et l'*acide cachoutannique.*

Incompatib. — Sels de fer, alcaloïdes, albumines, émulsions, émétique (comme le tannin).

Prop. thérap., indicat. — Préconisé, comme astringent, contre la diarrhée et contre la blennorrhagie (à l'intérieur et en injections).

Formes pharmac., doses. — Poudre, 1 à 4 gr. en cachets ou pilules. Teinture, 20 à 30 gr. Sirop, 20 à 100 gr. *Usage ext. :* poudre en suspension dans l'eau.

Bols (Blennorrhagie).

Poudre de cachou . . . . . 6 gr.
Térébenthine de Chio . . . 4 —

Diviser en 10 bols. A prendre dans la journée.

Cachets (diarrhée).

Poudre de cachou .   40 centigr.
Poudre de cannelle . }
    — de muscade . } āā 10 centigr.

Pour un cachet. Cinq à dix par jour.

Injections uréthrales (Blennorrhagie).

Poudre de cachou . . . . . 4 gr.
Teinture de myrrhe . . . . 60 —
    — thébaïque. . . . . 30 —
Eau de roses . . . . 180 —

Passer au blanchet pour obtenir une colature.

Cacodylique (Acide). *Acide diméthylarsinique.* — *Caract. phys. et chim.* — Cristaux blancs, inodores, à peine acidulés, contenant 54,3 p. 100 d'arsenic métalloïdique répondant à 72 p. 100 d'acide arsénieux. Ne sert qu'à préparer les cacodylates.

Cacodylate de soude (*Diméthylarsinate sodique*). — *Caract. phys. et chim.* — Renferme 35,05 p. 100 d'arsenic. Cristaux incolores, inodores, de saveur alliacée, déliquescents, très solubles dans l'eau, insolubles dons l'éther.

Effets physiol. et tox. — Comparables à ceux des autres arsenicaux, mais toxicité beaucoup moindre (on a pu donner sans accident 80 centigr. et même 1 gr. 60) surtout par voie hypodermique; l'ingestion entraîne souvent la mise en liberté d'*oxyde de cacodyle*, corps toxique donnant à l'haleine, aux sueurs, aux selles, une odeur alliacée. Les premiers signes d'intolérance consistent en bouffées congestives, oppression, élévation thermique; ailleurs on observe : des coliques, de l'anorexie, de la gastralgie, de l'asthénie, des urines rares, brunes et albumineuses; on a noté d'autres fois de l'insomnie, de la tachycardie, de la dermatite exfoliatrice, ou encore, de l'engourdissement, des douleurs vives dans les jambes (arsenicisme). Le cacodylate de soude est très bien toléré par le tissu cellulaire sous-cutané; il est éliminé rapidement par les urines. Après un usage prolongé, des traces d'arsenic se retrouvent dans la plupart des tissus, notamment dans la peau et les poils.

Prop. thérap., indicat. — Les cacodylates semblent stimuler la nutrition et l'assimilation (urée en excès), accroître l'oxygène consommé par les tissus; ils activent la genèse des hématies sans modifier beaucoup celle de l'hémoglobine; le corps thyroïde serait l'agent intermédiaire de ces effets (A. Gautier). Le cacodylate de soude trouve son indication principale dans la tuberculose apyrétique (1ʳᵉ et 2ᵉ périodes); les poussées congestives, les hémoptysies, les périodes menstruelles doivent en faire suspendre l'emploi. Il a encore été préconisé : dans l'anémie grave, la leucémie, le diabète, la neurasthénie, la pellagre, la cachexie palustre, l'anémie cancéreuse, l'épithélioma lingual, certaines dermatoses (psoriasis, lichen plan, prurit du mycosis fongoïde, etc.). A. Gautier ne considère pas la fièvre, la diarrhée, les vomissements, ni l'albuminurie légère comme des contre-indications. Par contre, l'insuffisance hépatique en serait une formelle.

Formes pharmac., doses. — 2 à 10 centigr., en pilules, en gouttes, en lavements, et de préférence par la voie hypodermique. La voie gastrique sera abandonnée dès l'apparition de l'odeur alliacée de l'haleine (signe d'intolérance). Les solutions étant très altérables, préférer la forme en ampoules stérilisées. Ne pas faire plus de 8 à 10 injections consécutives et suspendre 8 à 10 jours. *Enfants*, 1 centigr. par année d'âge.

Solution hypodermique se conservant :

Acide cacodylique . . . 5 gr.
Saturer directement par
  le carbonate de soude
  et ajouter chlorhydrate
  de cocaïne . . . . . . 8 centigr.
Créosote dissoute en
  8 gr. d'alcool . . . . V gouttes
Eau distillée bouillie. Q. S. p. 1000
Contient 5 centigr. de cacodylate par c. c.
(A. Gautier).

Lavement (Renaut, de Lyon).

Cacolydate de soude. 25 à 40 centigr.
Eau distillée.. . . . . . . 200 gr.
5 c. c. dans l'intestin 2 fois par jour pendant 6 jours; 3 fois, pendant 10 jours, puis repos de 3 jours.

Potion :

Cacodylate de soude. . . Un gr.
Sirop de citrons. . . . . . 80 —
Hydrolat de menthe. . . . 90 —
10 centigr. par cuillerée à soupe. Deux à trois par jour, avant les repas.

Pilules :

Cacodylate de soude. Dix centigr.
Poudre de noix vomi-
  que . . . . 6 —
Conserve de roses. . . 10 —
Pour une pilule. Deux à trois par jour, avant les repas.

Cacodylate de fer. — *Caract. phys. et chim.* — *Cacodylate ferrique*, poudre amorphe, gris ou brun foncé, très soluble dans l'eau, contenant 19 p. 100 de sesquioxyde de fer et 48 p. 100 d'arsenic.

Prop. et empl. thérap. — Préconisé dans les anémies, la leucémie, aux doses de 10 à 20 centigr. en pilules ou solution (*enfants*, 1 centigr. par année) ou

6 à 9 centigr. en injections hypodermiques (solutions à 3 centigr. par c. c.).

Cacodylate de gaïacol. — *Caract. phys. et chim.* — Sel blanc, déliquescent, un peu caustique, de goût alliacé, renfermant le gaïacol et l'acide cacodylique à parties égales, peu soluble dans l'eau, soluble dans les huiles, l'alcool, la glycérine. Renferme 50 p. 100 de gaïacol.

Prop. et empl. thérap. — Recommandé contre la tuberculose, en solution hypodermique huileuse à 5 p. 100.

Injection hypodermique :

Cacodylate de gaïacol .   5 gr.
Gaïacol cristallisé. . .   1 gr. 50
Eau distillée stérilisée .   100 —

Injecter de 1 à 5 et même jusqu'à 10 ou 15 c. c. tous les 3 jours.

Cacodylate de mercure. — *Caract. phys. et chim.* — Soluble dans l'eau et l'alcool.

Prop. et empl. thérap. — Douloureux en injections hypodermiques, et toxique; on injecte, de préférence, un mélange de biiodure mercurique et de cacodylate de soude : injecter 1 à 2 c. c. — Syphilis avec anémie (Brocq).

Biiodure de mercure. .   15 centigr.
Cacodylate de soude. .   50   —
Iodure de sodium. . .   15   —
Eau distillée . . Q. S. p. 10 c. c.

Cacodylate de strychnine. — *Caract. phys. et chim.* — Sel blanc, presque insoluble dans l'eau (1,3 p. 1000), plus soluble dans la glycérine ou l'eau glycérinée, l'alcool.

Prop. et empl. thérap. — Stimulant tonique; 2 milligr. à 2 centigr. en pilules ou injections hypodermiques.

Cactus grandiflora ou *Cereus grandiflora* (Cactées), dont on utilise les fleurs.

Prop. et empl. thérap. — Cardiotonique, non diurétique, préconisé par Huchard, contre les palpitations nerveuses, la dilatation cardiaque, l'insuffisance aortique, sous forme d'extrait fluide (1 gr.) ou aqueux (20 à 30 centigr. en pilules) ou de teinture (XX à XXX gouttes).

Cade (Huile de). — *Caract. phys. et chim.* — Liquide oléagineux brun noirâtre, d'odeur empyreumatique, de saveur âcre, presque caustique, obtenu par distillation du bois de genévrier (*Juniperus oxycedrus*, Conifères), insoluble dans l'eau, soluble dans les huiles et la glycérine. Contient une notable quantité d'acide pyroligneux.

Prop. thérap., indicat. — Employée surtout comme topique, en frictions, contre le psoriasis, l'eczéma lichénoïde, certaines formes d'acné, plus rarement la gale. Moins usité à l'intérieur, sous forme d'*huile de Harlem*, contre la lithiase biliaire (Chauffard) ou rénale, la pyélonéphrite chronique (A. Robin).

Formes pharmac., doses. — *Usage ext. :* glycérolés, collodions, emplâtres, pommades (5 à 30 p. 100). *Usage int. :* 20 à 40 centigr. en une ou deux capsules.

Glycérolé cadique faible (Hôp. St-Louis):

Huile de cade. . . . . . .   14 gr.
Extrait fluide de Panama. .   5 —
Essence de girofle. . . . .   1 —
Glycérolé d'amidon . . . .   86 —

Glycérolé cadique fort :

Huile de cade. . . . . . .   46 gr.
Extrait fluide de Panama. .   5 —
Essence de girofle. . . . .   1 —
Glycérolé d'amidon . . . . .   50 —

Pommade :

Huile de cade. . . . . .   13 gr.
Huile de bouleau. . . .   2 —
Ichthyol. . . . . ⎫
Résorcine . . . . ⎬ āā 1 —
Lanoline. . . . . ⎫
Vaseline. . . . . ⎬ āā 15 —
Psoriasis (Sabouraud).

Pommade :

Huile de cade. . . . . .   13 gr.
Huile de bouleau . . . .   2 —
Résorcine . . . . ⎫
Ichthyol. . . . . ⎬ āā 1 à 2 gr.
Turbith minéral. . . . ⎫
Acide pyrogallique. . . ⎬ āā 1 gr.
Lanoline. . . . . ⎫
Vaseline. . . . . ⎬ āā 15 —
Psoriasis (Sabouraud).

Glycérolé :

Huile de cade. . . . .   2 à 5 gr.
Glycérolé d'amidon . .   30 —
Extrait fluide de Panama, Q. S. pour
émulsionner.

Eczéma chronique.

Cadéac. — Village des Hautes-Pyrénées, dans la vallée d'Aure, sur la rivière
La Neste, à 38 km de Bagnères-de-Bigorre et à 2 km de la petite ville d'Arrau.
Altitude 725 m. Eaux froides (13° 5-15° 6),
sulfurées-sodiques et faiblement chlorurées-sodiques. Employées en bains,
douches, inhalations, et en boisson.

Principales indications. — Dermatoses de
nature herpétique ou strumeuse, affections rhumatismales chroniques.

Café. — *Coffea arabica* (Rubiacées).
On utilise les graines, vertes ou torréfiées. Le *café vert* contient : *matières
grasses* 10 à 12 p. 100, *caféine* 1 à
1,25 p. 100, *matières azotées* 12 à 13 p. 100,
matières amylacées 10 à 13 p. 100 et de
l'*acide cafétannique* (glucoside). La torréfaction (à 250°-275°) détruit une partie de
la caféine ainsi que des hydrates de carbone et transforme une partie de l'acide
cafétannique en *caféone,* huile essentielle
aromatique.

Effets physiol. et tox. — En infusion
chaude (25 gr. p. 100 d'eau) le café favorise la digestion, accélère le pouls,
augmente la diurèse, stimule l'idéation
et les fonctions motrices, mais est une
cause fréquente d'insomnie, à moins
d'accoutumance. Les doses massives réalisent le *caféisme aigu* se traduisant par
l'apparition brusque d'angoisse avec soif
d'air, de subdélire, d'oppression extrême
avec palpitations, phénomènes bientôt
suivis de nausées, de diarrhée avec
ténesme, de diurèse avec strangurie,
d'hypothermie et de collapsus ; la mort
est exceptionnelle ; l'état normal ne revient qu'après plusieurs jours de courbature, de tremblements, de palpitations
arythmiques et d'anorexie. L'abus habituel du café entraîne le syndrome du
caféisme chronique semblant calqué sur
celui de l'alcoolisme chronique : tremblement à petites secousses prédominant
aux doigts, à la face, à la langue, trou-

blant la parole ; tressautements musculaires, crampes des mollets et des
pieds, céphalée, gastralgie, sommeil
agité de rêves professionnels, réveils en
sursaut suivis de lassitude profonde ;
humeur sombre et pusillanime ; atonie
gastro-intestinale avec anorexie, vertiges, constipation et débâcles ; polyurie
aqueuse, frigidité et impuissance, leucorrhée chez la femme ; palpitations, angoisse précordiale, pouls lent et arythmique ; fluxions hémorrhoïdaires ; anémie
générale avec algidité des extrémités ;
dyspnée d'effort ; troubles de la vue et
de l'ouïe ; prurit soit généralisé, soit
limité à l'anus ou à la vulve, urticaire,
eczéma séborrhéique ou impétigo. Dénué
de valeur alimentaire, le café, loin d'être
un agent d'épargne, permet seulement à
l'organisme d'utiliser ses réserves.

Prop. thérap., indicat. — Active la
digestion des hypopeptiques, mais entrave celle des hyperchlorhydriques
(Hayem). Favoriserait parfois la réduction de la hernie étranglée. Opposé surtout à l'asthénie cardiaque et aux états
adynamiques (fièvre typhoïde, pneumonie). Constitue, à haute dose, un bon
antidote de l'opium, par la caféine qui
combat la torpeur et le tannin qui neutralise les alcaloïdes (pourvu qu'il arrive
au contact du poison). Soulage ou prévient certains accès de migraine. Préconisé par Desprès contre la métrorrhagie
(plusieurs tasses). Utilisé comme véhicule
correctif de la quinine, de l'iode, des
iodures, de l'huile de ricin, etc. Sert, en
poudre, à désodoriser l'iodoforme. Contre-indiqué chez les jeunes enfants, les
nerveux, les malades présentant des
palpitations nerveuses ou une lésion
valvulaire bien compensée, les dyspeptiques, les arthritiques congestifs.

Formes pharmac., doses. — Infusion,
décoction, sirop.

Caféine. — *Caract. phys. et chim.* —
Cristaux soyeux, peu solubles dans l'eau
froide (1 p. 93), bien plus dans l'eau
bouillante, solubles dans 25 p. d'alcool,
8 de chloroforme ; solubilité dans l'eau
très accrue par le benzoate ou le salicylate de soude.

Effets physiol. et tox. — *Sur les*

muscles la caféine produit : 1° un accroissement direct de l'excitabilité aboutissant à la contracture, mais se montrant tardivement, avec de fortes doses et seulement dans des conditions spéciales ; 2° une excitabilité contractile secondaire aboutissant au tétanos et liée à une stimulation précoce et constante de la réflectivité spinale. *Sur le cœur et la circulation* : 1° les doses physiologiques provoquent, après une phase brève d'hypotension, une hypertension artérielle liée à la vaso-constriction périphérique et à l'énergie de systoles plus lentes ; 2° les doses toxiques, à la bradycardie primitive, font succéder une tachycardie arythmique avec hypotension extrême mais tendance à la contracture du myocarde. Très analogues à ceux de la digitaline, ces effets en diffèrent par l'insignifiante impression éprouvée par les organes modérateurs du cœur et l'importance de celle exercée sur les ganglions accélérateurs. *La diurèse* résulte non seulement des modifications de la tension artérielle, mais aussi d'une action spéciale sur les épithéliums du rein (nulle avec la digitaline). A petites doses, la *respiration*, après une phase de tachypnée, bénéficie, au bout de 3 heures, d'une action régulatrice qui permet un travail violent sans palpitations ni oppression. Sur l'*encéphale*, la caféine provoque une excitation fugace suivie d'une narcose très passagère grâce à sa rapide élimination ; à ce titre, elle favorise pourtant l'action de la morphine en cas d'asthme, d'asystolie ou de migraine. On a vu que les hautes doses exaltaient le pouvoir excito-moteur de la *moelle* (comme la strychnine) tandis que les doses moindres exagéraient seulement sa réflectivité. Très discutée, l'influence de la caféine sur la *nutrition* ressort des modifications qu'elle imprime au taux des déchets urinaires (urée, phosphates, soufre, etc.) ; loin d'épargner, elle augmente les dépenses de l'organisme ; elle permet pourtant une épargne partielle de l'albumine mais exagère la destruction des hydrates de carbone ; en tout cas, elle favorise et perfectionne les oxydations. Suivant que la nutrition est en équilibre, en suractivité ou en déficit, la caféine augmente ou réduit les déchets ; elle se borne à faciliter l'utilisation des réserves et assure leur reconstitution rapide mais à condition que l'alimentation soit suffisante, car, autrement, à une énergie factice succède l'épuisement.

Prop. thérap., indicat. — Chez l'homme sain, l'injection, sous la peau, de 30 centigr. de caféine produit d'abord un certain malaise : vertige ébrieux, anxiété, parole hésitante, inaptitude au moindre effort ; ces troubles se dissipent en 3/4 d'heure pour faire place au bout de 2 heures à un état d'euphorie, de gaieté et d'alacrité musculaire remarquable, à une facilité de travail inusitée ; à cette phase utile, de durée variable, succède une période d'épuisement imposant le repos ou le sommeil avant le retour à l'état normal. Aisément absorbée par la voie gastrique ou hypodermique, rapidement éliminée par l'urine et par la bile, la caféine ne s'accumule pas. De fait, elle facilite beaucoup le travail musculaire et notablement le travail intellectuel, permettant de les poursuivre un certain temps sans fatigue. Elle peut suppléer aussi, en un certain sens, à l'alimentation. Mais on utilise surtout, en thérapeutique, son action cardio-tonique et diurétique ainsi que la stimulation énergique et rapide qu'elle imprime aux centres nerveux. Elle trouve ses principales indications : dans l'asystolie irréductible, quand le myocarde ne répond plus à la digitale ; dans l'asthénie cardiaque des pyrexies infectieuses (embryocardie, collapsus), en particulier de la fièvre typhoïde et de la pneumonie adynamiques ; dans les néphrites, pour réveiller ou activer la diurèse, en cas d'hypotension ; l'hypertension artérielle la contre-indique. Encore utilisée contre la migraine, les névralgies, associée ou non à des agents analgésiques. Mal tolérée, elle détermine du délire ou des vomissements.

Formes pharmac., doses. — 30 centigr. à 2 gr. par jour, en potion plutôt qu'en cachets (mal tolérés sauf à petites doses), ou en pilules et surtout en injections hypodermiques (15 à 50 centigr. par jour).

L'emploi doit en être modéré, fractionné, et surtout passager, sous peine de surmener ou de tétaniser le myocarde. *Chez l'enfant* ne pas dépasser 15 à 20 centigr.

Incompatib. — Éviter de sucrer les solutions contenant du benzoate de soude avec des sirops acides (groseilles, limons) précipitant l'acide benzoïque.

Potion :

Caféine. . . . . } āā 5 gr.
Benzoate de soude . . }
Hydrolat de tilleul. . . 300 —

25 centigr. de caféine par cuillerée à soupe.

Solution hypodermique :

Caféine. . . . . 2 gr. 50
Benzoate de soude. . . . 3 gr.
Eau distillée bouillie, Q. S. p. 10 c. c.

25 centigr. par c. c. Injecter un demi c. c. à 1 c. c. par jour.

Potion mixte :

Caféine. . . . . 2 gr.
Benzoate de soude. . . . 3 —
Iodure de potassium. . . . 5 —
Sirop d'écorces d'oranges
   amères . . . . 80 —
Hydrolat de mélisse. . . . 90 —

Cuillerée à soupe toutes les 2 ou 3 heures.

Cachets (migraine) :

Caféine. . . . . . . } āā 15 centigr.
Pyramidon . . . . }
Salicylate de soude . 7 —

Un cachet semblable, toutes les heures, jusqu'à sédation de l'accès.

Sérum caféiné :

Caféine. . . . . 1 gr.
Phosphate disodique . . . 1 —
Sulfate de sodium . . . . 2 —
Chlorure de sodium . . . 3 —
Eau distillée bouillie. . . 500 —

Injecter de 100 à 500 c. c.

Solution hypodermique (enfants) :

Caféine. . . . . 25 centigr.
Cinnamate de soude. . 20 —
Eau distillée bouillie, Q. S. p. 10 c. c.

Injecter de 1/4 à 1 c. c.

(Pour plus de détails, voir : G. Pouchet, *Leçons de Pharmacodynamie et de matière médicale*, Ve série, p. 1004 et suiv.).

Cajeput. — Voir Mélaleuca.

Cajeputol. — Voir Eucalyptol.

Calabar (Fève de). — Voir Fève de Calabar.

Calcium (Bromure de). — Voir Bromures.

Calcium (Carbonate de). — *Caract. phys. et chim.* — *Craie préparée*, obtenue par précipitation du chlorure de calcium avec le carbonate de soude; poudre blanche, insoluble dans l'eau, l'alcool, etc. Légèrement soluble dans l'eau chargée d'acide carbonique.

Prop. thérap., indicat. — Un des meilleurs agents de neutralisation de l'acidité gastrique, moins analgésique que le bicarbonate de soude, car il dégage moins d'acide carbonique, mais ne provoquant pas de tympanisme; habituellement prescrit associé à d'autres alcalins (bicarbonate de soude, magnésie, etc.), au sous-nitrate de bismuth; utilisé encore contre les empoisonnements par les acides, contre la diarrhée; préconisé en Allemagne contre l'uricémie. Comme topique, entre dans la composition des poudres dentifrices, des poudres absorbantes (dermatoses suintantes) et des pâtes couvrantes.

Formes pharmac., doses. — *Usage int. :* 1 à 10, 15 gr. en cachets ou, mieux, en paquets ou en suspension dans l'eau.

Incompatib. avec tous les acides.

Potion saturante :

Craie préparée . . . . . . 50 gr.
Sirop de fleurs d'oranger . 100 —
Eau distillée bouillie . . . 800 —

Un verre à madère toutes les heures (Gastro-succorrhée, Debove).

Poudre saturante analgésique :

Chlorhydrate de cocaïne Dix centigr.
Bicarbonate de soude . 20 gr.
Craie préparée. . }
Magnésie calcinée. }
Sous-nitrate de } āā 10 —
bismuth . . . . . }

Une cuillerée à café dans un demi-verre d'eau, une heure et deux heures après le repas (hyperacidité gastrique).

Paquets antigastralgiques :

Poudre de racine de bel-
  ladone . . . . Un centigr.
Craie préparée. . ⎫
Phosphate de soude ⎬ āā 1 gr.
Magnésie calcinée. . . 25 centigr.

Pour 1 paquet, n° 20. 1 paquet, 1 heure et 2 heures après le repas dans un peu d'eau (gastralgie des hyperchlorhydriques).

Cachets antidiarrhéiques :

Craie préparée. . ⎫
Salicylate de bis- ⎬ āā 5o centigr.
muth . . . . . ⎭
Poudre d'opium brut. Trois —

1 à 3 cachets par jour avant les repas (diarrhée).

Calcium (Carbure de). — *Caract. phys. et chim.* — Masses grises, décomposables, par hydratation, en chaux et acétylène.

Prop. et empl. thérap. — Caustique par la chaux qu'il met en liberté; préconisé par Guinard, dans le cancer utérin, comme topique caustique, hémostatique et désinfectant.

Calcium (Chlorure de). — *Caract. phys. et chim.* — *Anhydre* ou *cristallisé*, ce dernier seul usité; prismes incolores, déliquescents, de saveur salée et amère, solubles dans 1/4 de leur poids d'eau froide, très solubles dans l'alcool.

Effets physiol. et toxiques. — Bien toléré par l'estomac, sauf à haute dose (nausées, vomissements, diarrhée); favorise la coagulation du sang; à dose toxique, agit comme poison musculaire.

Prop. thérap., indicat. — Bon hémostatique local et général; c'est à lui que la gélatine doit ses propriétés coagulantes. Utilisé contre toutes les hémorrhagies (hémoptysies, hématémèses, méléna, etc.). Favorise la digestion des graisses en les saponifiant; préconisé, à ce titre, par G. Sée, dans les dyspepsies et recommandé pour hâter la digestion du lait (dont il coagule la caséine).

Formes pharmac., doses. — 2 à 5. gr. par jour, en solution, potion, lavement. *Enfants*, 20 centigr. par année d'âge jusqu'à 10 ans, puis 2 gr. par jour. Ne pas le prescrire dans du lait.

Potion hémostatique :

Chlorure de calcium . . .   5 gr.
Extrait fluide d'hamamelis. 20 —
Sirop de mûres. . . . . .   8o —
Hydrolat de laitue . . . . 6o —
Cuillerée à soupe d'heure en heure.

Potion (enfants) :

Chlorure de cal-
  cium . . . . . 5o centigr. à 1 gr.
Sirop de fleurs d'oranger . 30 —
Eau . . . .   6o —
                    (Nobécourt.)

Lavement (hémorrhagies intestinales) :

Chlorure de calcium . . .   3 gr.
Antipyrine. . . . .   1 —
Mucilage de pépins de coings 150 —

Calcium (Fluorure de). — *Caract. phys. et chim.* — Cristaux insolubles dans l'eau.

Prop. et empl. thérap. — Entrave les fermentations, surtout la fermentation lactique. Préconisé par A. Robin, contre la dyspepsie avec fermentations.

Formes pharmac., doses. — 5 à 10 centigr. en cachets.

Cachets :

Fluorure de cal-
  cium . . . . . . 2 à 10 centigr.
Iodure double de
  bismuth et de cin-
  chonidine (*éry-
  throl*). . . . . . 2 à 10   —
Magnésie calcinée .   10   —

1 cachet à la fin de chaque repas (A. Robin).

Calcium (Oxyde de). — *Caract. phys. et chim.* — Chaux, soit *anhydre* (masses spongieuses dures, s'échauffant et se délitant au contact de l'eau qui se combine avec elle), soit *hydratée*. La chaux est soluble dans 78i p. d'eau froide. L'*eau de chaux médicinale* s'obtient en agitant 1 p. de chaux hydratée dans /ƒo p. d'eau (pour dissoudre la potasse contenue parfois dans la chaux), puis en additionnant le dépôt, après décantation, de 100 fois son poids d'eau.

Prop. thérap., indicat. — La *chaux vive* est employée comme caustique (moins violent que la potasse, ne fuse pas comme elle), seule ou associée à la potasse (*pâte de Vienne, caustique de Filhos*); elle sert aussi de base à nombre de pâtes épilatoires. Le *lait de chaux* est un désinfectant (surtout des selles). L'*eau de chaux* est utilisée comme anti-acide (hyperchlorhydrie) et, encore plus, comme antidiarrhéique chez les enfants, ainsi que comme dissolvant des fausses membranes diphthériques. Associée à l'huile d'olive (āā), elle forme le *liniment oléo-calcaire* employé jadis au pansement des brûlures.

Formes pharmac., doses. — *Chaux vive*, entre en proportion variable dans les pâtes caustiques et épilatoires. *Lait de chaux* (contenant 15 à 20 p. 100 de chaux éteinte), comme désinfectant des selles, des fosses d'aisance (fièvre typhoïde, dysenterie, etc.). *Eau de chaux*, 30 à 150 gr. en potion, ou, en quantité variable, en gargarismes, lavages, etc.

Caustique de Vienne :

Potasse caustique.	50 gr.
Chaux vive.	60 —

Caustique de Filhos :

Potasse caustique.	50 gr.
Chaux vive	10 —

Pâte épilatoire :

Chaux vive	5 à	10 gr.
Foie de soufre. . . .	3 à	6 —
Amidon		10 —

Délayer avec un peu d'eau, étendre une couche de 1 à 2 mm. et laisser en contact de 5 à 15 minutes.

Potion antidiarrhéique (adultes) :

Eau de chaux	100 gr.
Laudanum de Sydenham .	1 —
Sirop d'écorces d'oranges amères.	80 —

Cuillerée à soupe d'heure en heure dans un demi-verre d'infusion de violettes.

Potion antidiarrhéique (enfants) :

Eau de chaux.	100 gr.
Sirop de coings.	50 —

Cuillerée à café d'heure en heure dans un demi-verre d'infusion de violettes.

Calomel. — Voir MERCURE (PROTO-CHLORURE DE).

Cambo. — Bourg des Basses-Pyré-nées, sur la Nive, à 19 km de Bayonne. Altitude 60 m. Station climatérique tem-pérée (température moyenne de l'hiver 7° 9) convenant aux tuberculeux et aux névropathes débilités. Il s'y trouve, en outre, deux sources : l'une chaude (21° 8), sulfatée-calcique et magnésienne, acci-dentellement sulfureuse; l'autre froide (15° 2), à peine minéralisée, ferrugineuse. Il est intéressant de noter que ces eaux, fort peu minéralisées, sont remarqua-bles par l'existence d'une notable pro-portion de gaz rares : *néon*, *argon*, *hélium*, notamment. Utilisées sous forme de boisson, bains, douches.

Principales indications. — Affections de la peau, engorgement des viscères abdominaux, lymphatisme, scrofule, état catarrhal, chlorose, anémie et même phthisie au premier et au second degré.

Camomille. — *Anthemis nobilis* (Composées) dont on utilise les fleurs renfermant : un principe amer, une résine, une essence (contenant des *éthers de l'acide angélique*) et un alcool (l'*an-thémol*). L'*infusion* (à 5 p. 1000 ou 5 têtes pour 100 gr. d'eau) est utilisée comme stimulant stomachique; très concentrée, elle devient vomitive. Localement, la *décoction* a été préconisée en fomenta-tions chaudes dans la conjonctivite ca-tarrhale. L'*huile de camomille* (macéra-tion au 1/10) *simple* ou *camphrée* est employée en frictions.

Camphorate de pyramidon. — Voir PYRAMIDON.

Camphorique (Acide). — *Caract. phys. et chim.* — Obtenu par réaction de l'acide nitrique sur le camphre; pe-tits cristaux blancs, amers et acides, solubles dans l'eau, plus solubles dans l'alcool et l'éther.

Prop. et empl. thérap. — Excellent antisudoral pour les phthisiques; son échec chez eux serait un signe pronos-tique très grave.

Formes pharmac., doses. — 4 à 6 gr. (par fractions de 50 centigr.), en cachets ou en solution dans l'eau alcoolisée.

Camphre. — *Caract. phys. et chim.*
— On n'utilise en thérapeutique que le *camphre du Japon*, masse cristalline d'odeur *sui generis*, de saveur brûlante retirée par distillation des racines et des branches du *Laurus camphora* (Lauracées). Très peu soluble dans l'eau (1 p. 870), soluble dans 1 p. 5 d'alcool, 1 p. d'éther, 3 p. d'huile; très soluble aussi dans l'acide acétique.

Effets physiol. et tox. — Sur la peau et les muqueuses, action d'abord excitante, puis dépressive (analgésie); influence très irritante sur la muqueuse gastrique. A l'intérieur, à faibles doses, stimulation des appareils vasculaire et nerveux, débutant souvent par de l'exaltation psychique (délire gai) mais bientôt suivie d'influence sédative et stupéfiante. Élimination par la surface pulmonaire et la peau, partiellement par l'urine, en combinaison glycuronique réduisant la liqueur cupro-potassique. A doses toxiques, provoque des convulsions suivies de paralysie et de coma parfois mortel.

Prop. thérap., indicat. — Le camphre est antiseptique (il élève le taux des leucocytes mais en suspend les mouvements amœboïdes). A petites doses, est employé comme sédatif antispasmodique, comme anaphrodisiaque; utilisé aussi pour corriger l'action irritante de la cantharide sur les voies urinaires; mais il trouve sa principale indication, à fortes doses et par voie hypodermique, dans le traitement du collapsus, des états ataxo-adynamiques et de l'atonie du myocarde, où il est d'une efficacité égale sinon supérieure à celle de l'éther. Préconisé encore contre l'œdème aigu du poumon (Huchard), la broncho-pneumonie infantile. Comme topique, employé, soit comme analgésique, résolutif ou sédatif, soit comme révulsif et stimulant (en frictions); opposé aussi au prurit, à certaines dermatoses, au coryza, etc.

Formes pharmac., doses. — *Usage int.*: 50 centigr. à 2 gr. par jour, en pilules, potions, injections hypodermiques, lavements. *Enfants*, 5 centigr. par année d'âge; surveiller de très près les effets de la médication, en raison des fréquentes susceptibilités individuelles. — *Usage ext.*: sous diverses formes : alcool ou eau-de-vie camphrée, liniments, pommades. Le camphre entre dans la composition du baume Opodeldoch et de l'eau sédative.

Solution :

Camphre.	4 gr.
Acide acétique	65 —

Une cuillerée à café dans un verre d'infusion de menthe 2 à 6 fois par jour.

Pilules :

Camphre pulvérisé. . .	1 gr. 50
Musc pulvérisé. . . .	50 centigr.
Extrait thébaïque . Quinze	—
Sirop simple.	Q. S.

Diviser en 6 pilules, à prendre dans la journée.

Lavement :

Camphre pulv.	50 centigr. à 1 gr. 50
Extrait thébaï-que. . . .	Deux à cinq centigr.
Jaune d'œuf.	nº 1
Décoction de guimauve. .	150 gr.

Liniment :

Alcool camphré.	25 gr.
Huile de camomille camphrée.	80 gr.
Cérat de Galien.	10 gr.
Teinture de belladone. . .	10 gr.

Solutions hypodermiques :

Camphre	1 gr.
Menthol.	3 centigr.
Huile d'amandes douces stérilisée.	5 c. c.

1 à 3 seringues de Pravaz (collapsus d'origine cérébrale).

Camphre	1 gr.
Huile d'olive stérilisée. . .	10 gr.
Éther sulfurique.	1 gr.

1 à 4 c. c.

Poudre à priser :

Camphre porphyrisé. . . .	99 gr.
Menthol.	1 gr.

Mélanger très exactement.

Camphre (Bromure de). — Voir BROMURES.

Camphré (Naphtol). — *Caract. phys. et chim.* — Liquide onctueux, incolore, résultant du mélange, à chaud, d'une partie de naphtol β et de deux de camphre. Insoluble dans l'eau; miscible à l'alcool, à l'éther, au chloroforme, aux huiles.

Prop. thérap., indicat. — Antiseptique puissant, mais à manier avec réserve à cause de sa toxicité. Utilisé en badigeonnage contre les angines, la diphthérie, mais surtout en injections (mélangé à de l'huile) dans les abcès froids, dans les cavités séreuses tuberculisées (péritoine, plèvre, articulations), les otites suppurées, les ganglions tuberculeux.

Formes pharmac., doses. — *Usage ext. :* Employer un mélange, à parties égales, de naphtol camphré et d'huile d'olive stérilisée, dont on injectera, au plus, 4 à 5 c. c.

Cancer en général. — Le terme général de *cancer* désigne les tumeurs malignes tendant vers la généralisation. Celle-ci, il est vrai, survient dans des délais très variables, selon la nature histologique du néoplasme, son siège, l'âge du malade, etc. Un agent anticancéreux devra théoriquement : 1° *détruire le tissu néoplasique*; 2° *modifier le terrain organique* qui, constamment, offre une aptitude spéciale à la pullulation des greffes cancéreuses. Deux méthodes médicales modernes ont abordé le problème de la guérison du cancer, la *radiothérapie* et la *sérothérapie*, voyons ce qu'on en peut attendre.

I. *Radiothérapie anticancéreuse.* — Les rayons X semblent agir en déterminant sur les cellules néoplatiques une dégénérescence lente et progressive, accompagnée d'un afflux considérable de leucocytes appelés à compléter la destruction des éléments déchus. Les cellules très jeunes paraissent subir spécialement leur action. Jusqu'ici la radiothérapie ne semble exercer qu'une influence locale destructive sur les néoplasmes assez superficiels pour être accessibles aux rayons les plus pénétrants. On la sait pourtant capable de modifier profondé-

ment la composition du sang chez les *leucémiques*, et, à cet égard peut-être, serait-elle susceptible de transformer le terrain cancéreux. Quoi qu'il en soit, cette méthode a surtout triomphé dans le traitement des *épithéliomas cutanés bénins* et des *lymphosarcomes ganglionnaires* ou *amygdaliens* (Cohn); les effets en sont déjà plus incertains et seulement palliatifs dans les cas de *cancers du sein* primitifs ou récidivés; ils sont presque toujours nuls contre les tumeurs profondes ou viscérales, les épithéliomes des muqueuses (langue, joue). Cependant Clopatt a guéri en 44 séances un *lymphosarcome du médiastin*, et il existe plusieurs exemples publiés (Doumer et Lemoine) de guérison ou d'amélioration considérable de *cancer gastrique* par la radiothérapie.

II. *Sérothérapie anticancéreuse.* — Le cancer, dont l'origine parasitaire semble extrêmement probable, a été déjà l'objet d'assez nombreuses tentatives sérothérapiques. La plupart de ces sérums provoquent, même sur les néoplasmes graves, et dès les premières injections, une très notable amélioration (diminution de la douleur et de la tumeur), mais ensuite, les bénéfices se ralentissent, puis le processus reprend bientôt son évolution qui, souvent, devient extrêmement rapide (Tuffier). En certains cas, les mêmes effets résultent de l'injection d'un sérum quelconque. L'amélioration temporaire semble tenir à une *leucocytose provoquée* fugace qui entraîne la *phagocytose momentanée des cellules cancéreuses*, phénomène qui ne se reproduit pas dans la suite.

La thérapeutique opposée au *cancer, maladie générale*, reste donc encore bien rudimentaire. Rappelons cependant que Jaboulay et Launois ont pu améliorer l'état général de cancéreux inopérables et suspendre quelque temps la progression néoplasique, grâce à la *quinine*, donnée soit en cachets (1 gr. par jour), soit en injections hypodermiques (60 à 75 centigr. et plus), 5 jours par semaine (*liqueur de Fowler* les 2 autres jours). On a encore préconisé les injections hypodermiques de *Trypanroth* (50 centigr. dans 40 c. c. de sérum isotonique stérilisé). Chez les syphilitiques, on doit toujours tenter le traitement mercuriel intensif pendant 15 à 20 jours (Horand) mais *sans iodure* (surtout en cas de cancer lingual).

Cancer de l'estomac. — I. *Traitement médical*. — Purement palliatif, il ne peut prétendre qu'à prolonger la survie : 1° en rendant possible l'alimentation, grâce à un régime convenable, à divers eupeptiques, et en stimulant l'appétit; 2° en réduisant au minimum les douleurs et les fermentations digestives.

Le *régime* ne peut être uniforme. Le *lait* est l'aliment de choix, mais s'il est mal toléré, le *képhir*, quand les malades l'acceptent, peut donner d'excellents résultats (Hayem), à condition qu'il n'existe ni hypersécrétion, ni stase gastrique. Le régime lacté est le seul possible en cas de sténose pylorique ou de gastrorrhagie récente. Autrement, certains malades supportent un *régime mixte végéto-animal* (lait, purées de légumes, pâtes alimentaires, gelées de viande, œufs peu cuits et battus, viande hachée ou pulpée). Les *peptones*, les *albumoses* (somatose), le *plasmon* peuvent rendre des services. Les condiments, les mets excitants ou fermentés sont à interdire.

L'*anorexie* sera combattue par les amers (*noix vomique*, *quassia amara*, *colombo*, etc.) ou, mieux, par le *persulfate de soude* (10 centigr., 2 fois), le *métavanadate de soude* (1 milligr., 2 fois) ou le *chlorure d'ammonium* (25 centigr., A. Robin).

A l'*apepsie*, on opposera : les *acides* (*chlorhydrique*, *phosphorique*) en solutions ou limonades absorbées par cuillerées, aux repas; la *pepsine*, la *papaïne*, la *maltine* (en cachets aux repas), la *pancréatine* (après les repas, en pilules kératinisées). La *gastérine* de Frémont, la *dyspeptine* de Hepp (sucs gastriques naturels) sont infidèles chez les cancéreux.

Les *fermentations*, surtout marquées en cas de sténose pylorique, sont atténuées par les *lavages de l'estomac*, dont on n'usera cependant qu'avec réserve, les faisant toujours suivre d'une injection de *sérum artificiel* (Soupault). A l'intérieur, Soupault recommande le *bétol*

associé à la *résorcine* et au *charbon végétal*. A. Robin oppose à la fermentation lactique le *fluorure d'ammonium* (12 milligr. par repas), et, à la fermentation butyrique, l'*érythrol* (2 centigr.) ou le *soufre iodé* (10 centigr.).

Suivant leur origine, les *douleurs* cèdent soit aux alcalins (*craie préparée*, *eau de chaux*), soit aux analgésiques (*cocaïne*, *eau chloroformée*, *codéine*, *morphine*).

On luttera contre les *vomissements* par la *diète lactée*, la *glace*, ou, en donnant, avant les repas, de très petites doses de *morphine*, de *picrotoxine* ou d'*atropine* (A. Robin).

Les *gastrorrhagies* sont justiciables du *chlorure de calcium* ou du *perchlorure de fer* (voir HÉMATÉMÈSES).

Le *condurango blanco*, le *chlorate de soude* (Brissaud), sans être nullement spécifiques de la maladie, sont pourtant d'utiles adjuvants. Le premier (XV gouttes d'extrait fluide, 2 fois par jour), améliore les digestions de certains cancéreux, le second (8 à 16 gr. par jour, Soupault) amène parfois, en peu de semaines, un mieux remarquable. Il est contre-indiqué en cas d'albuminerie.

Le *bichlorhydrate de quinine* (1 gr. par jour par voie alternativement buccale sous-cutanée et rectale) semble ralentir, dans une certaine mesure, les progrès du néoplasme.

La *radiothérapie* a fourni à Lemoine (de Lille) et à Doumer des résultats encourageants (20 cas : 3 guérisons, 2 améliorations très grandes ; dans tous les autres, amendements notables de tous les accidents et réduction de la tumeur).

Il est toujours indiqué de soutenir l'état général avec le *cacodylate de soude*, l'*arrhénal* et les *glycérophosphates*.

II. *Traitement chirurgical*. — Théoriquement, le cancer de l'estomac doit être enlevé aussitôt que diagnostiqué; mais la mortalité de la *gastrectomie* est encore considérable (29 p. 100). Précoce, l'intervention a pu pourtant assurer une survie prolongée (6 à 8 ans), et, même déjà tardive, elle donne encore une survie appréciable (2 à 3 ans). Les récentes statistiques comptent 94 opérés sans récidive au début de la 3e année, 89 guéris depuis 16, 10 ou 5 ans (surtout cancer du pylore). Logiquement on devrait donc intervenir dès qu'une dyspepsie suspecte (même sans vomissements) fait soupçonner un néoplasme (René Leriche). Hartmann estime que dans tous les cas où, à l'échec du traitement médical, s'ajoute la probabilité du cancer, la *cœliotomie exploratrice* est justifiée. Quand le néoplasme est diffus, la gastrectomie, qui doit être totale, reste discutable; lorsqu'il est bien limité, sa résection donne certainement des résultats bien supérieurs à ceux de la *gastro-entérostomie*. La résection sera large, comprenant la petite courbure et la chaîne ganglionnaire qui l'avoisine.

La *gastro-entérostomie* sera réservée aux cas de cancer inopérable avec stase gastrique. Elle fait disparaître douleur et vomissements, mais, étant pratiquée à une période avancée, sa mortalité est élevée (42,8 p. 100). A sa suite les survies prolongées sont rares. Après une amélioration très marquée, mais laissant subsister un certain degré d'anémie, la cachexie se déclare et amène la mort 6 mois 1/2, en moyenne, après l'opération (Hartmann).

Cancer de l'intestin. — Le cancer de l'intestin réclame, selon les cas, un traitement médical ou chirurgical.

I. *Traitement médical.* — Purement palliatif, son rôle se réduit à alimenter le malade, à entretenir le cours des matières et à combattre les fermentations intestinales. Le *régime* comportera surtout des aliments nourrissants sous un petit volume : lait, œufs, peptones, poudres de viande, purées de légumes, fruits cuits. La stase fécale sera prévenue par l'usage régulier de laxatifs anodins : *huile de ricin, cascarine, évonymine, poudre de réglisse composée, eaux purgatives*, etc., et par l'*entéroclyse* prudente, dans les cas de cancer rectal admettant le passage d'une sonde. L'*antisepsie intestinale* sera tentée avec la poudre de *charbon*, le *bétol*, la *magnésie*, l'*hopogan*. A la *douleur*, on opposera les applications chaudes sur le ventre, la *belladone*, le *chanvre indien*, les *gouttes noires*, la *morphine*

(le plus tard possible). Les *hémorrhagies*, la *perforation intestinale* (v. c. m.) seront traitées comme il convient. Le *chlorate de soude* (8 à 10 gr.) est indiqué ici comme dans le cancer gastrique. L'*extrait de grande chélidoine* (1 à 5 gr., Denissenko) a aussi été vanté contre le cancer de l'intestin.

II. *Traitement chirurgical.* — La résection précoce et totale du segment malade (*entérectomie*), possible en l'absence d'adhérences et d'invasion ganglionnaire, est l'opération de choix (facile pour l'ampoule rectale et respectant souvent le péritoine); mais le diagnostic, trop souvent tardif, ne la rend qu'exceptionnellement réalisable. Alors, l'intervention, seulement palliative (*entéroanastomose* ou *anus contre nature*) ne peut prétendre qu'à prévenir l'occlusion intestinale, tout en réduisant beaucoup les symptômes douloureux.

Cancer de l'œsophage. — On oppose au rétrécissement cancéreux de l'œsophage des moyens *médicaux* ou *chirurgicaux*.

I. *Traitement médical.* — Il peut soulager la dysphagie imputable au *spasme* et à la *tuméfaction congestive*, dont la part est toujours notable. Afin d'éviter toute irritation locale, le malade ne doit prendre que des aliments liquides ou en purées très claires; il gardera le lit pendant les phases d'exacerbation. L'ingestion, avant les repas, de faibles doses de *cocaïne* ou de *stovaïne* et de *morphine*, en solution ou pastilles, atténue beaucoup le spasme. L'irritation de la muqueuse est très sensiblement réduite par le contact prolongé d'une solution soit de *chlorate de soude* (8 gr. par jour) prise par cuillerées à café (Soupault), soit de nitrate d'argent (1 à 4 p. 100) instillée (2 à 3 gr.) au plus tous les 2 jours, avec une seringue spéciale, au niveau de la sténose (Rosenheim).

II. *Moyens physiques.* — Le *lavage de l'œsophage* est surtout utile quand les aliments séjournent et fermentent dans une poche surmontant le rétrécissement. Boas le pratique avec un tube en Y permettant d'oblitérer momentanément le pertuis néoplasique.

Le *cathétérisme*, destiné à franchir et à dilater le rétrécissement, est bien plus dangereux qu'utile (accidents mortels possibles). L'usage de *sondes à demeure* est moins périlleux. Elles sont *longues* ou *courtes*. Les *sondes longues*, à bout coupé, sont introduites à l'aide d'un mandrin de baleine ; l'extrémité supérieure en est ramenée par une des fosses nasales pour être fixée à l'extérieur (Kirmisson). Les *canules courtes* réalisant un véritable *tubage* du rétrécissement sont maintenant plus usitées ; elles sont adaptées à l'extrémité d'un long tube de gomme avec mandrin de baleine, permettant de les placer, puis de les laisser en ramenant des fils destinés à pouvoir les retirer plus tard (appareil de Symonds). La canule à demeure est en métal ou en caoutchouc mou, comme un tube à drainage (Charters, S. Symonds) ; elle permet au malade de sentir le goût des aliments et d'avaler sa salive. Le tube est changé environ tous les 2 mois ; malheureusement la méthode comporte des manœuvres souvent délicates et n'est pas applicable à tous les cas (formes douloureuses, hémorrhagiques). Récemment Max Einhorn, ayant imaginé d'introduire jusqu'au rétrécissement une olive creuse contenant une parcelle de *radium* (25 centigr.), a obtenu, dans 6 cas, une réelle amélioration (diminution de la tumeur, des douleurs).

III. *Traitement opératoire.* — Quand la tumeur occupant la portion cervicale de l'œsophage en permet l'ouverture au-dessous du rétrécissement, l'*œsophagotomie externe* est justifiée et peut être suivie de succès. Bien plus souvent la seule intervention à discuter est la *gastrostomie*, dont la mortalité est considérable et qui n'assure qu'une survie très courte, sur des sujets généralement opérés en pleine cachexie. Une intervention précoce fournirait probablement de meilleurs résultats (Terrier, Hartmann).

Cancers du foie et des voies biliaires. — I. *Cancer du foie.* — Uniquement symptomatique, le traitement peut seulement tendre : 1° à calmer les douleurs ; 2° à réduire au minimum les fermentations intestinales tout en assurant l'alimentation ; 3° à combattre l'insuffisance hépatique et, s'il y a lieu, l'ictère et l'ascite. Les *opiacés*, la *morphine*, les *liniments calmants* sont les meilleurs sédatifs des douleurs, parfois très vives. Le *lait écrémé* est l'aliment le mieux toléré et le plus propre à réaliser une antisepsie intestinale relative ; on pourra y joindre, si elles sont tolérées, des purées de légumes et des pâtes ; le *képhir* mérite aussi d'être mis à l'essai. A l'insuffisance hépatique, on opposera : les *lavements de sérum* (à 7 p. 1000), l'*opothérapie hépatique* (200 gr. de foie de porc macérés dans 500 gr. d'eau, à prendre en lavement), le *drap mouillé chaud à* 38° (contre l'agitation, Chauffard) et le *chlorure de calcium* (contre les hémorrhagies). On traitera par les moyens usuels l'*ictère* (*antisepsie des voies biliaires*, *régime lacté*) et l'*ascite* (*ponctions* rares, *régime déchloruré*) quand on les observe. Au début, on cherchera à soutenir l'appétit par le *persulfate de soude*, l'*arsenic* (*arrhénal*) et les forces par le *formiate de soude*, la *strychnine*, les *glycérophosphates*. Mais, dans tous les cas, on restera très sobre de médicaments, car la désorganisation du foie expose aux accidents toxiques.

La *résection partielle du foie cancéreux* a été tentée par de hardis opérateurs (C. Jacobs, Hochnegg, Lucke) et quelquefois suivie d'une survie appréciable (7 mois) ; mais on ne saurait encore conseiller systématiquement semblable intervention.

II. *Cancer des voies biliaires.* — La *forme hépatique* (cancer massif parti de la vésicule) comporte les mêmes indications que le cancer du foie.

La *forme biliaire* a pour expression principale un *ictère chronique par rétention* qui, s'il n'est pas trop tardif, mériterait de bénéficier d'une intervention tendant à rétablir le cours de la bile, particulièrement dans les cas de *cancer de la vésicule* ou *de l'ampoule de Vater* (L. Fournier). Purement symptomatique la *thérapeutique médicale* diffère peu de celle que réclame le cancer du foie.

Cancer du larynx. — Le traitement est *curatif* ou seulement *palliatif* suivant qu'une intervention chirurgicale est possible ou non.

I. *Traitement palliatif* — Réservé aux cas inopérables et à ceux où le malade refuse toute intervention radicale, il se borne à soutenir les forces et à atténuer les symptômes pénibles. La *dyspnée* n'est soulagée que par la *trachéotomie précoce* pratiquée aussi bas que possible. Pour éviter toute irritation, on ne touchera pas sans nécessité à la canule externe. Des hémorrhagies peuvent tenir à une canule trop longue qui devra alors être raccourcie. D'autres, par contre, liées aux progrès du néoplasme vers la trachée, réclament l'usage d'une canule plus longue ou souple en caoutchouc rouge. La trachéotomie assure une survie moyenne de 17 mois.

Les *douleurs* cèdent plus ou moins : à la *morphine*, aux insufflations de *cocaïne*, de *stovaïne* ou d'*orthoforme*, à l'ingestion d'*antipyrine* en solution concentrée (30, 40, 50 p. 100. Neumann). Pour modérer la *dysphagie*, on applique, 1/2 heure avant les repas, les mêmes topiques calmants, ou on fait des *piqûres de morphine* dans la région du cou (M. Boulay). En certains cas, force est de recourir aux *lavements alimentaires* ou au *gavage* avec une sonde qui sera laissée à demeure (passée par le nez) si son introduction entraîne de trop vives douleurs. Quand les hémorrhagies viennent de bourgeons cancéreux voisins de la plaie trachéale, elles cèdent soit à l'ablation de ceux-ci (s'ils sont pédiculés) par l'anse galvanique, soit à des attouchements avec la *ferripyrine*, l'*eau oxygénée* ou l'*adrénaline* (1 p. 1000). Les pulvérisations de *chloral* (sol. 1 p. 100) corrigent la suppuration et la fétidité.

II. *Traitement chirurgical.* — Comme pour tout cancer, le succès durable dépend de la précocité de l'intervention ; mais ici, la phase opératoire est longue, car longtemps les lésions restent locales et les ganglions indemnes. Cependant, on n'opérera que les cancers superficiels et circonscrits. L'extirpation se fait par voie buccale ou par une incision cervicale.

L'*ablation par les voies naturelles* (Fraenkel) s'opère au moyen de curettes et de pinces à emporte-pièce. Elle ne s'adresse qu'aux cas où tous les tissus malades lui sont accessibles. L'*ablation par incision cervicale* (sous-hyoïdienne, transversale, ou plus souvent médiane et verticale), permettant d'enlever plus sûrement toutes les parties envahies, est presque toujours la méthode de choix. Suivant l'étendue des lésions, l'opération tantôt est limitée aux parties molles et ne comporte qu'une légère mutilation, tantôt intéresse une part des cartilages, ce qui laisse souvent encore subsister la phonation (voix faible), grâce à des brides cicatricielles suppléant les cordes vocales. La *laryngotomie* entraîne une mortalité de 9 à 14 p. 100, mais il n'est pas rare d'observer, à sa suite, une survie de 3 ans et plus (8 à 14 p. 100). Il est encore des cas où l'étendue des lésions impose une opération plus large, l'*ablation totale du larynx ;* mais la gravité en est telle (mortalité 44 p. 100) qu'on y recourt très rarement, d'autant que la survie qui succède aux cas favorables n'est guère supérieure à celle qui suit la trachéotomie.

. **Cancer du pancréas.** — Contre cette affection le médecin est bien désarmé. Les principales indications sont de remédier au défaut de suc pancréatique et de rétablir le cours de la bile. Pour remplir la première Gilbert et Carnot préconisent l'*extrait aqueux puis desséché de pancréas de porc.* Pour combattre l'ictère Terrier conseille la *cholécystentérostomie* qui, cependant, ne paraît pas prolonger beaucoup la survie. Richardière et P. Carnot proposent d'établir une simple fistule biliaire cutanée et de suppléer, par des *pilules de bile desséchée,* à l'absence de ce liquide dans l'intestin.

Cancer du poumon. — Qu'il soit *primitif* ou *secondaire* (au cancer du sein, le plus souvent), le cancer du poumon et de la plèvre se traduit par un certain nombre de symptômes hautement douloureux que longtemps le médecin peut soulager. S'il est à peu près impuissant contre les compressions veineuses et les œdèmes qu'elles comportent, il peut opposer aux pseudo-névralgies (par compression nerveuse) les ressources de la médication analgésique soit externe (pulvérisations de *chlorure de méthyle*, liniments *gaïacolés*, *compresses chlorofor-mées*, etc.), soit interne (*quinine*, *pyra-midon*, *acétanilide*, *phénacétine*, etc.); le *bichlorhydrate de quinine*, spécialement en injections hypodermiques, combat en même temps la douleur et le processus néoplasique (Jaboulay). La dyspnée et la toux sont surtout justiciables des pré-parations de *morphine*, de *dionine* et d'*héroïne*, des inhalations d'*oxygène*. Une certaine période arrive même où les *injections de chlorhydrate de morphine* restent le principal remède à opposer aux symptômes pénibles et le seul ca pable, avec l'aide des hypnotiques (*sul-fonal*, *trional*, *hypnal*, *véronal*), de pro-curer un peu de calme au malade. On ne craindra pas alors de forcer les doses. Des hémoptysies surviennent quelquefois qui seront combattues par les *ventouses*, la *sinapisation* énergique, les *piqûres d'ergotine* ou le *chlorure de calcium;* celles du début, dues à des poussées congestives périnéoplasiques, sont du reste les seules curables, les hémoptysies tardives traduisant la destruction des gros vaisseaux par le néoplasme. Quoi-que la thoracentèse opposée à la pleuré-sie cancéreuse soit suivie d'un retour rapide de l'épanchement (hémorrhagique) qui n'est pas sans affaiblir le malade, on ne saurait refuser à celui-ci le bien-être passager qui succède à la ponction. On recourra donc à des aspirations par-tielles, n'enlevant que le trop-plein de la plèvre, chaque fois que la dyspnée intolérable l'exigera.

Afin de prévenir les infections secon-daires, on entourera, en outre, la peau et les muqueuses de constants *soins d'asepsie*. Il importe aussi de soutenir, le plus longtemps possible, les forces du malade par une alimentation appro-priée à son état, ainsi que par les agents de la médication tonique : *caféine*, *strychnine*, *glycérophosphates*, *arrhé-nal*, etc. La compression du pneumo-gastrique et du sympathique exige éga-lement parfois l'intervention des cardio-toniques : *strophantus*, *spartéine*, etc.

Cancer du rein. — Les tumeurs malignes du rein (épithéliome, carci-nome, sarcome) sont justiciables de la *néphrectomie par voie lombaire* ou *trans-péritonéale* (bien plus grave), suivant leur volume. Précoce et large, l'opéra-tion est quelquefois *curative*; bien plus souvent, elle n'est que *palliative*, met-tant momentanément terme aux douleurs et aux hématuries, jusqu'à la récidive fatale. Quand l'intervention chirurgicale est impossible, le *traitement médical* se bornera à combattre la douleur, les hé-maturies et l'anémie qui en résultent. Contre les douleurs la *morphine* est l'arme la plus précieuse; les hématuries seront traitées par les moyens habituels (V. HÉMATURIES). A l'anémie on oppo-sera une alimentation réparatrice et l'usage des préparations arsenicales (*ca-codylate de soude*, *arrhénal*) qui même auraient une valeur curative, quand la tumeur est de nature lymphadénique.

Canet (Onguent). — Voir ON-GUENT.

Canigou (Sanatorium du). — A Vernet-les-Bains (Pyrénées-Orientales). Altitude 750 m. Temp. moy. : hiver 6°, printemps 14°, été 19°, automne 8°. Cure d'air, en forêt l'été, sous des vérandas l'hiver.

Cannabine — Voir CHANVRE INDIEN.

Cannelle de Ceylan. — *Cinnamo-mum zeylanicum* (Lauracées). On utilise l'écorce contenant une essence composée d'*aldéhyde cinnamique* (60 à 70 p. 100), d'une petite quantité d'*eugénol*, de *phel-landrène* et de *safrol*.

Effets physiol. et tox. — Très irritante, cette essence est peu toxique, agis-sant d'abord comme stimulant de la force musculaire, des battements cardiaques, de la respiration, des sécrétions et même du péristaltisme intestinal (convulsions à doses massives), elle entraîne, secon-dairement, de la dépression et de la som-nolence.

Prop. thérap., indicat. — Stimulant des centres nerveux, opposé au collap-sus, aux tendances syncopales; tonique digestif. Fait partie de la potion de Todd, de l'élixir de Garus, de l'alcoolat de mélisse, etc.

Formes pharmac., doses. — Poudre, 5o centigr. à 2 gr.; eau distillée, 10 à 6o gr. en potion; teinture, 10 gr. en potion.

Potion cordiale :

Teinture de girofle	10 gr.
Rhum vieux	100 —
Sirop simple.	60 —
Hydrolat de cannelle. . .	90 —

A prendre en deux ou trois fois dans la journée.

Cachets :

Poudre de cannelle. .	4o	centigr.
— de girofle. . .	20	—
— de muscade. .	10	—

Cachet à prendre une heure après le repas (fermentations gastro-intestinales).

Cannes. — Station climatérique de la Riviera (Alpes-Maritimes), climat maritime, abrité des vents du Nord par la montagne, plus éventée cependant que Menton; la poussière et les brusques variations thermiques la rendent moins propre aux tuberculeux qu'aux pré-tuberculeux et aux convalescents, à titre tonique. Les névropathes congestifs préféreront le Cannet, à 3 km dans les terres.

Canquoin (Pâte de). — Voir ZINC (CHLORURE DE).

Cantharides (*Lytta vesicatoria*). — Coléoptères d'un beau vert métallique, à reflets cuivrés, longs de 15 à 20 mm, vivant surtout en Italie et en Espagne; odeur forte, rappelant celle de la souris; renferment une huile verte non vésicante et un principe vésicant la *cantharidine* (Voir plus bas), source des accidents toxiques dus au *vésicatoire* (v. c. m.).

Prop. thérap., indicat. — Servent à la préparation des *vésicatoires*, des *mouches de Milan* (emplâtres vésicants), du *vésicatoire liquide*; la *teinture* est usitée comme irritant local contre les alopécies peladiques et autres, son usage interne est à déconseiller.

Formes pharmac., doses. — L'*emplâtre vésicatoire* contenant 1/4 ou 1/3 (*vésicatoire anglais*) de son poids de poudre de cantharides sert à préparer le sparadrap vésicant (Voir VÉSICATOIRE). *Teinture* (usage externe seulement), 10 à 20 gr. en mixtures, pommades, etc.

Mixture excitante (Pelade) :

Chloroforme	15 gr.
Alcoolat de Fioravanti.	
Teinture de cantharides.	ãã 5 —
Teinture d'iode.	
Acide acétique cristallisable.	5 à 10 —

Friction le matin, après savonnage de la tête (Besnier).

Mixture excitante contre la pelade :

Teinture de cantharides.	
Chloroforme.	ãã 10 gr.
Teinture de Baumé. . .	
Alcoolat de Fioravanti.	

Pour frictions sur les parties malades (Besnier).

Cantharidine. — *Caract. phys. et chim.* — Anhydride de l'acide cantharidique; substance cristalline très peu soluble dans l'eau et l'alcool froid, plus soluble dans l'alcool bouillant, le chloroforme et l'éther; les cantharidates sont solubles.

Effets physiol. et tox. — Localement, rubéfaction, vésication ou sphacèle de la peau, suivant la durée de l'application. La rougeur s'accompagne de prurit, de picotement ou même de douleur vraie; le soulèvement de l'épiderme (ampoule) tient à la filtration de sérosité à travers les réseaux capillaires dilatés par dermite exsudative. La cantharidine provoque, quand elle passe dans le sang, des signes d'irritation intense des voies urinaires (rein, uretère, vessie, urèthre) qui l'éliminent : urines rares, foncées, hématiques, albumineuses (néphrite diffuse avec glomérulite), ténesme vésical (cystite purulente), érections douloureuses; à plus hautes doses, apparaissent du gonflement des voies salivaires, des vomissements muco-sanguinolents et de la diarrhée. Les cas mortels comportent des troubles cardio-pulmonaires, et de l'hyperthermie aboutissant au collapsus ou aux convulsions asphyxiques.

Prop. et empl. thérap. — Dangereux à l'intérieur; sert seulement à préparer les toiles et papiers vésicants, les cantharidates.

Capillaire. — Deux sortes : Capillaire du Canada, *Adiantum pedatum*, et Capillaire de Montpellier, *Adiantum Capillus Veneris* (Fougères); fait partie des espèces béchiques. La plante entière est employée, comme pectoral, en infusion (10 p. 1000) ou en sirop (30 à 80 gr.) dans les potions prescrites contre la toux.

Capsules surrénales. — Voir ADRÉNALINE.

Capsules. — Les *capsules* ou *capsulines* sont des enveloppes ovoïdes en gélatine pouvant contenir de 10 à 50 centigr. et plus de substance médicamenteuse (poudre ou, plus souvent, liquide soit huileux soit volatil, de goût ou d'odeur peu tolérables). Le nom de *perles* est réservé à la forme sphérique. Il importe que la paroi des capsules soit souple, aisément digestible, et que leur contenu (dont on doit spécifier le dosage) ne soit pas de nature à dissoudre la gélatine.

Capvern. — Bourg des Hautes-Pyrénées, station du chemin de fer entre Tarbes et Lannemezan. Altitude 560 m. Eaux thermales 21° 8-24°), sulfatées et bicarbonatées-calciques, légèrement sulfatées-sodiques et magnésiennes. Utilisées sous forme de bains, douches, boisson.

Principales indications. — Affections de l'appareil génito-urinaire, affections de l'appareil digestif et de ses annexes, diathèse urique.

Carabaña. — Espagne, province de Madrid. Eaux froides, sulfatées-mixtes, sodiques et magnésiennes (100 gr. SO^{4}Na^2; 3 gr. SO^{4}Mg; 1 gr. 60 NaCl par litre) légèrement chlorurées-sodiques-magnésiques-calciques. Exportées et très employées comme eaux purgatives; dose habituelle : un verre à bordeaux.

Carbonates. — Voir les BASES.

Carbone (Sulfure de). — *Caract. phys. et chim.* — Liquide incolore très dense (1,27), très mobile, à odeur de chloroforme (s'il est pur), devenant fétide à l'air, inflammable, pouvant former avec l'air un mélange détonant; dissol-

vant les cires, les graisses; peu soluble dans l'eau (2,5 p. 1000).

Effets physiol. et tox. — *Localement*, action rubéfiante énergique, très douloureuse; en pulvérisations, analgésique par réfrigération; injecté sous la peau, provoque des eschares; attaque les hématies. *En inhalations*, se montre hypno-anesthésique faible, mais très toxique s'il est impur. *A l'intérieur*, peu toxique s'il est pur, éliminé surtout par les poumons. L'*intoxication chronique* (par inhalation, dans l'industrie du caoutchouc) comporte une phase d'excitation (céphalée, vertiges, myalgies, agitation loquace, insomnie, éréthisme génital), puis une phase dépressive (anorexie, vomissements, troubles visuels et auditifs, analgésie ou hyperesthésie, paralysies, amnésie, mélancolie, impuissance) aboutissant à la cachexie. Très rare, l'*intoxication aiguë* se traduit, après des signes d'ivresse, par un coma avec hypothermie.

Prop. thérap., indicat. — La solution aqueuse (*eau sulfo-carbonée saturée*) est un puissant antiseptique, dont l'usage continu désodorise et aseptise les fèces. Indiquée dans la fièvre typhoïde (Dujardin-Beaumetz, Sapelier), les diarrhées putrides, la stase gastrique avec fermentations.

Formes pharmac., doses. — *Eau sulfo-carbonée saturée :* 5 à 15 cuillerées à soupe par jour. Lavement gazeux (acide carbonique chargé de vapeurs de sulfure de carbone).

Solution aqueuse :

Sulfure de carbone pur.   10 gr.
Eau distillée . . . . .   500 —
Essence de menthe . .   V gouttes.

Agiter et laisser reposer, avant l'usage; 5 à 15 cuillerées à soupe par jour, dans un demi-verre d'eau rougie ou de lait.

Mixture (à prendre par gouttes) :

Sulfure de carbone . . . .   10 gr.
Alcoolat de menthe. . . .   90 —
V à X gouttes trois fois par jour, dans du lait.

Carbonique (Acide). — *Caract.*

phys. et chim. — Gaz incolore, inodore, de saveur piquante, plus dense que l'air (D. 1,529) soluble dans son poids d'eau à froid, liquéfiable et solidifiable par compression et refroidissement.

Effets physiol. et tox. — *Localement*, provoque sur le tégument des picotements, de la rougeur et une anesthésie plus ou moins marquée (surtout sur les muqueuses). *En inhalations*, produit d'abord une accélération de la respiration avec hypertension artérielle, puis une respiration plus lente et plus faible avec hypotension. En l'absence d'oxygène, la phase d'excitation, très fugace, est suivie de paralysie et d'asphyxie. Un mélange titré d'oxygène (20 p. 100), d'azote (35 p. 100) et d'acide carbonique (45 p. 100), provoque non l'asphyxie, mais l'anesthésie générale avec respiration ralentie. L'*ingestion* d'eau chargée d'acide carbonique excite l'appétit et la sécrétion gastrique ; après une sensation de chaleur, elle anesthésie la muqueuse de l'estomac. A trop haute dose, elle amène le tympanisme de l'organe, du vertige et des éructations.

Prop. thérap., indicat. — Employé en *inhalations* contre la coqueluche, la dyspnée des tuberculeux (2 à 4 litres, 1 à 2 fois par jour, Weill). Plus souvent utilisé sous forme d'*eaux gazeuses*, soit en lavages, dans les angines (avec un siphon muni d'un tube), soit ingérées, pour calmer les vomissements, la gastralgie, ou contre la gravelle phosphatique (ne pas ajouter de jus de citron qui rendrait l'urine alcaline). C'est à l'acide carbonique qu'il dégage dans l'estomac que le *bicarbonate de soude* doit une part de ses effets. Les *bains carbogazeux*, naturels ou artificiels, ont été vantés comme cardiotoniques et régulateurs de la tension artérielle (contre l'hypertension).

Potion de Rivière :

N° 1. *Potion alcaline :*

Bicarbonate de potasse. . .   2 gr.
Eau distillée. . . . .   50 —
Sirop de sucre. . . . . . .   15 —

N° 2. *Potion acide :*

Acide citrique. . . . . . .   2 gr.
Eau distillée. . . . .   50 —
Sirop de limon. . . . . . .   15 —

Donner, successivement, une cuillerée de la potion n° 1 et, aussitôt après, une cuillerée de la potion n° 2.

Carbure de calcium. — Voir Calcium.

Carmes (Eau de mélisse des). — Voir Mélisse.

Carragaheen. — *Fucus crispus* (Floridées). Algue contenant jusqu'à 80 p. 100 de mucilage ; forme la base du *lait analeptique de Thodanter* obtenu par ébullition, dans 1 litre de lait, pendant 10 minutes, de 5 gr. de carragaheen avec 5 gr. de cannelle et 30 gr. de sucre (passer sur une étamine) ; préparation efficace comme béchique.

Carvi. — *Carum Carvi* (Ombellifères). Le fruit contient (comme celui de l'anis, du fenouil, etc.) une huile essentielle.

Prop. et empl. thérap. — Employé comme stomachique, sous forme de *poudre* (2 à 4 gr. en cachets) ou d'*essence* (X à XV gouttes).

Cascara sagrada. — *Rhamnus Purshiana* (Rhamnacées). — Arbuste des côtes nord du Pacifique, dont on utilise l'écorce comme laxatif ou comme purgatif.

Effets physiol. et tox. — Poudre : laxative aux doses de 15 à 25 centigr. ; 50 à 75 centigr. de poudre provoquent, après 5 à 6 heures, 2 ou 3 selles. Drastique à dose massive (5 à 8 gr.) ; les petites doses agissent, sans coliques ni nausées, soit sur les fibres lisses de l'intestin, soit sur la sécrétion biliaire.

Prop. thérap., indicat. — Indiqué surtout contre la constipation habituelle. Son usage prolongé amènerait l'hyperacidité gastrique (Hayem).

Formes pharmac., doses. — *Poudre :* 25 centigr. (dose laxative), à 1 gr., 1 gr. 50 (dose purgative) en cachets ou dragées ; enfants, 2 à 3 centigr. par année d'âge. *Extrait fluide* (représentant son poids de l'écorce) : XX à L gouttes ; II à III par année d'âge chez l'enfant. *Teinture*, XXX à XL gouttes.

Cachets :

Poudre de cascara. . . .   25 centigr.
Poudre de rhubarbe. .   15   —
Magnésie calcinée. . .   10   —

Pour 1 cachet. Le soir, au coucher.

Élixir :

Extrait fluide de cascara. .   10 gr.
Sirop de nerprun. . . . .   50 —
Vin de Lunel. . . . . . .   100 —

Par cuillerées à soupe.

Pilules :

Poudre de cascara . .   1 gr. 50
Conserve de roses. . .   80 centigr.

Diviser en 10 pilules. 1 à 3, le soir, au coucher.

Sirop (enfants) :

Extrait fluide de cascara. .   10 gr.
Sirop d'écorces d'oranges
    amères. . . . .   200 —

Par cuillerées à soupe.

Cascarille. — *Croton Eluteria* (Euphorbiacées). On utilise l'écorce, d'odeur agréable (due à l'essence de cascarille) et de saveur amère (cascarilline).

Prop. et empl. thérap. — Stimulant eupeptique, non astringent, employé jadis contre le paludisme. A dose excessive, provoque des vomissements et de la céphalée.

Formes pharmac., doses. — *Infusion*, 5 à 10 p. 1000. *Poudre*, 1 à 2 gr. en cachets. *Teinture*, 5 à 20 gr. en potion, élixir.

Cascarine. — *Caract. phys. et chim.* — Aiguilles cristallines prismatiques jaune-orangé, isolées par Leprince de l'écorce de cascara sagrada. Pour certains auteurs, produit mal défini, représentant l'ensemble des glucosides contenus dans le cascara.

Prop. thérap., doses. — Laxatif opposé à la constipation habituelle; 10 à 30 centigr. par jour, en pilules ou élixir. Très inférieur à l'emploi de la poudre de cascara *en nature.*

Caséinate d'argent. — Voir Argent.

Caséine. — *Caract. phys. et chim.* — Un des éléments albuminoïdes du lait; poudre jaunâtre, insipide, inodore, insoluble dans l'eau, soluble dans l'ammoniaque et les alcalis étendus.

Prop. et empl. thérap. — Utilisée, par Unna, pour la préparation d'un vernis pouvant servir d'excipient à divers agents usités en dermothérapie (résorcine, soufre, ichthyol, pyrogallol, etc.), et offrant l'avantage de s'enlever par simple lavage.

Vernis à la caséine (Unna) :

Caséine. . . . .   15 gr.
Soude . . . .   o gr. 43
Glycérine. . . . .   7 —
Vaseline. . . . .   21 —
Salol. . . . .   1 —
Eau . . . .   55 gr. 57

Émulsion d'huile de foie de morue (Léger) :

Caséine humide de 1 litre de lait.
Eau dist. de laur.-cerise ⎱ $\overline{\overline{a}}\overline{\overline{a}}$ 100 gr.
Eau distillée simple . . ⎰
Bicarbonate de soude . . .   5 —
Huile de foie de morue. .   500 —
Sirop de sucre . . . . . .   250 —

F. S. A.

Casse. — Fruit du *Cassia Fistula* (Légumineuses), arbre croissant en Égypte; consiste en une gousse, longue de 20 à 60 cm, large de 2 cm, cloisonnée en loges que remplit une pulpe noirâtre, de saveur douceâtre, un peu aigrelette.

Prop. thérap., indicat. — La pulpe (contenant du sucre, de la gomme et un tannin spécial) est laxative aux doses de 5 à 8 gr., purgative (avec des coliques) aux doses de 5o à 6o gr.

Castéra-Verduzan. — Village du Gers, dans le vallon de l'Auloue, sur la route d'Auch à Condom, à 23 km d'Auch. Altitude 105 mètres. Deux sources thermales (23° 5); l'une (grande fontaine) est sulfurée-calcique et ferrugineuse; l'autre petite fontaine), sulfatée-calcique. Utilisées sous forme de boisson, de bains, et quelquefois de douches.

Principales indications. — Affections de la peau et des muqueuses, scrofule. Le rapprochement d'une source ferrugineuse et d'une source sulfureuse, ainsi que l'analogie de composition chimique de ces eaux, rendent leurs applications fort analogues à celles de Cambo.

Castoréum. — Masse dure, brun foncé, brillante, d'odeur fétide, de saveur âcre et amère, sécrétée par les glandes annexes de l'appareil génital du *Castor fiber*, rongeur vivant au Canada et en Sibérie. Le castoréum contiendrait du phosphate de spermine.

Prop. et empl. thérap. — Stimulant antispasmodique, succédané infidèle du musc et d'efficacité très discutée.

Formes pharmac., doses. — *Poudre*, 5 centigr. à 1 gr. 50 et plus, en pilules. *Teinture alcoolique* ou *éthérée*, 2 à 5 gr. en potion.

Cataplasmes. — Les cataplasmes sont des topiques, de consistance pâteuse, destinés à entretenir sur la peau un pansement humide et émollient, chaud ou froid; on les prépare en diluant, dans l'eau chaude ou froide, de la farine de lin ou de la fécule. La masse ainsi obtenue est entourée de mousseline ou de tarlatane. Des feuilles de gaze ou d'ouate imbibées d'un mucilage de lin ou de Fucus crispus, permettent aussi d'improviser, par immersion dans l'eau chaude, un bon cataplasme aseptique. Du reste, le cataplasme sera souvent remplacé, avec avantage (surtout dans les dermatoses), par un carré de gaze stérilisée (en plusieurs doubles) imbibée d'eau bouillie, simple ou boriquée. La farine de graine de lin est sujette à fermenter, ce qui la rend fétide et rapidement irritante pour le tégument. Le cataplasme sinapisé se prépare en saupoudrant (au-dessous de la gaze) un cataplasme avec de la farine de moutarde; la température de celui-ci doit être inférieure à 50°, autrement la chaleur s'opposerait au développement de l'essence de moutarde.

Caustique de Filhos. — Mélange de potasse caustique (50 gr.) et de chaux vive (10 gr.) (Codex).

Caustique de Vienne. — Mélange de 50 gr. de potasse caustique et de 60 gr. de chaux vive.

Cauterets. — Petite ville des Hautes-Pyrénées, sur le gave de Cauterets, au pied de montagnes boisées, à 11 km de la station de Pierrefitte. On compte 22 sources thermales (30°-55°), sulfurées-sodiques, disséminées le long de la vallée sur une étendue de 3 km et à des altitudes variant de 950 à 1147 m., formant trois groupes : 1° de l'Est ou du Nord; 2° de l'Ouest et du Centre; 3° du Midi. Les sources de La Raillère, parmi les plus importantes, constituent le groupe de l'Ouest. Les eaux de Cauterets, riches en silice, s'altèrent assez rapidement au contact de l'air, leurs sulfures se transformant en sulfites et hyposulfites. Leur minéralisation est constituée principalement par du monosulfure de sodium. Utilisées sous forme de : boisson, gargarismes, douches pharyngiennes, humages, irrigations, bains, douches. Eaux très excitantes, assez riches en gaz rares (*néon*, *argon*, *hélium*).

Principales indications. — Affections cutanées accidentelles ou liées à la diathèse herpétique, affections respiratoires, maladies de dénutrition, affections rhumatismales, affections syphilitiques, scrofule, lymphatisme.

Caux. — Station d'altitude (1100 m. très fréquentée du canton de Vaud, au-dessus de Territet auquel elle est reliée par un funiculaire. Séjour convenant plutôt aux anémiques, aux neurasthéniques, aux convalescents qu'aux tuberculeux avérés. La cure se fait été comme hiver.

Caviar. — Aliment, très estimé des Russes, formé d'œufs d'esturgeons salés dans l'huile. Sa richesse en matières grasses et en lécithine en font un agent reconstituant puissant pouvant trouver son emploi chez les tuberculeux non fébriles qu'il convient de suralimenter. Il représente, dans une certaine mesure, un succédané de l'huile de foie de morue.

Cecropia obtusa (Ulmacées). — Les feuilles sont vantées par Gilbert et Carnot, comme cardiotoniques et diurétiques, soit en *cachets* (1 à 2 gr.), soit en *teinture alcoolique*, XXX gouttes par jour.

Cedrus Atlantica (Conifères). — Le bois de cet arbre renferme une huile essentielle d'odeur et de saveur agréables (insoluble dans l'eau, mais soluble dans l'alcool, l'éther et les huiles), dont les propriétés balsamiques sont utilisées dans le traitement de la blennorrhagie et des bronchites chroniques.

Formes pharmac., doses : 3 à 8 gr. en

capsules ou en solution dans l'huile de foie de morue.

Centaurée (Petite). — *Erythræa Centaurium* (Gentianacées). On utilise les sommités fleuries.

Prop. et empl. thérap. — D'un usage populaire, comme stomachique laxatif, comme tonique, vermifuge et même fébrifuge.

Formes pharmac., doses. — *Infusion*, 10 p. 1000. *Poudre*, 1 à 10 gr. *Extrait*, 2 à 4 gr.

Céphalalgie. — Le mal de tête est un symptôme très banal, dont le traitement rationnel exige avant tout la *notion précise de sa cause*, tirée d'un examen clinique méthodique.

I. *Céphalalgies d'origine réflexe.* — Certaines céphalées (péri-orbitaires, accrues par efforts visuels) traduisent soit un *vice de réfraction* : myopie, hypermétropie ou astigmatisme, qui réclame le port de verres convenables, soit une *iritis* qui sera traitée par les moyens appropriés. En d'autres cas, le mal de tête tire son origine d'une *affection nasale* : rhinite aiguë ou subaiguë (soulagé par la *cocaïne*), ulcération de la pituitaire, déviation de la cloison, hypertrophie ou œdème du cornet moyen, hypertrophie du cornet inférieur, polypes, sinusite, végétations adénoïdes, qu'il faudra soigner. Ailleurs (douleur au vertex, à la nuque ou à l'occiput, exaspérée par les périodes menstruelles), c'est une *affection de l'utérus* (congestion, ulcération, déviation) qui est en cause et réclame une intervention.

II. *Céphalalgies d'origine nerveuse.* — Chez les neuro-arthritiques, les cholémiques, le mal de tête avec nausées et vomissements ressortit à la *migraine* (v. c. m.). En d'autres cas, l'évolution, les points douloureux dénoncent une véritable *névralgie du trijumeau* (Voir NÉVRALGIE FACIALE). Ailleurs, l'examen permet de dépister la *neurasthénie* ou l'*hystérie*. La *céphalée neurasthénique* est tantôt congestive (après les repas; avec rougeur, battements, éblouissements) et justiciable du *bromhydrate de quinine* (40 centigr.), tantôt anémique (matinale, pâleur, vide dans la tête) et soulagée

par l'*acétate d'ammoniaque* (5 gr. dans un verre d'eau sucrée — Liégois). La *céphalée hystérique* cède au traitement de la névrose, à la *suggestion*, directe ou déguisée (*souffle électrique*).

III. *Céphalalgies d'origine toxique.* — Elles sont d'une extrême fréquence. La *céphalée prodromique des infections*, observée surtout dans la fièvre typhoïde, la malaria, ressortit au traitement rationnel de ces pyrexies (*balnéation, antisepsie intestinale, quinine*). La *céphalée urémique* est justiciable du *régime lacté*, des *purgatifs drastiques*, parfois de la *saignée* ou de la *ponction lombaire*. La *céphalée de la constipation* relève du régime (peu de viande, légumes, fruits), des laxatifs, de l'antisepsie intestinale et hépatique (*calomel* à petites doses, *cholagogues, salicylate de soude, salophène*). Ailleurs, le mal de tête est entretenu par le *tabac*, l'*alcool*, l'*oxyde de carbone* qu'il faut supprimer pour le voir guérir.

IV. *Céphalalgies par compression.* — Le diagnostic en est souvent difficile (continuité, violence croissante, exacerbations nocturnes). S'agit-il d'une *tumeur cérébrale*, le traitement ne peut être que palliatif (Voir TUMEURS CÉRÉBRALES), à moins que la *syphilis* ne soit en cause (traitement spécifique); la *ponction lombaire* soulage pourtant quelquefois beaucoup. L'*abcès du cerveau* ressortit surtout à la chirurgie. Le mal de tête peut encore être directement lié à un *glaucome* (tension douloureuse du globe oculaire, cornée terne et insensible, pupille large et réagissant mal) qu'il serait grave de méconnaître (perte de la vue en quelques heures).

V. *Céphalalgies par anémie ou congestion cérébrale.* — L'*anémie cérébrale* dépend soit d'une anémie générale (*fer, arsenic*, etc.), soit d'une lésion aortique (*opium, morphine, nitrite d'amyle*) ou de l'artériosclérose cérébrale (Voir ARTÉRIOSCLÉROSE). La *congestion cérébrale* réclame un traitement un peu différent, suivant qu'elle est *active* (*applications froides* sur la tête, *sinapismes* aux membres inférieurs, *purgatifs drastiques, saignée* générale ou locale) ou *passive* chez un cardiaque (*saignée*, *purgatifs drastiques*, *digitaline*).

VI. Céphalalgies diathésiques. — Certains maux de tête traduisent une dyscrasie, telle que le *diabète* (régime, etc.), la *goutte* (*colchique*, *alcalins*, etc.) ou le *rhumatisme* (*salicylates*) et sont justiciables du traitement de l'affection causale.

VII. Céphalalgies infantiles — Les plus spéciales à cet âge sont la *céphalée de croissance* (repos musculaire, toniques, phosphate de chaux) et la *céphalée par surmenage intellectuel* (repos cérébral, aération, exercices physiques, hydrothérapie tiède); les autres, d'origine *digestive* (dyspepsie gastro-intestinale) *nerveuse* ou *diathésique* (ascendants goutteux ou arthritiques) rentrent dans les catégories précédentes. Nous ne parlerons que pour mémoire de la *céphalée méningitique* (*balnéation chaude*, *ponctions lombaires*. Voir MÉNINGITES).

Cérat. — Mélange de cire (1/4) et d'huile d'amandes douces (3/4), de consistance crémeuse, employé jadis au pansement des plaies, pur ou comme excipient de divers médicaments (par exemple, 10 gr. de sous-acétate de plomb pour 90, dans le *cérat de Goulard*). L'usage en est presque complètement délaissé.

Cereus grandiflora. — Voir CACTUS.

Cerfeuil. — *Chærophyllum Cerefolium* (Ombellifères).

Prop. et empl. thérap. — Les feuilles et les racines sont d'un usage populaire, en décoction (10 p. 1000) comme emménagogue et diurétique. Quelques variétés, comme *Chærophyllum bulbosum* (Cerfeuil bulbeux), *Ch. temulum* (Cerfeuil enivrant), *Ch. sylvestre* (Cerfeuil sauvage) sont capables de provoquer des phénomènes toxiques assez marqués.

Céréales. — Graines alimentaires, dont les principales sont : le *froment*, le *seigle*, l'*orge*, l'*avoine*, le *riz*, le *maïs* et le *sarrasin*; offrant, suivant les espèces, une richesse variable en hyrate s de carbone (riz 77 p. 100), en graisses (maïs 4,6 p. 100), ou en albumine (froment 12,4 p. 100). Plusieurs d'entre elles servent à la fabrication du *pain* (v. c. m.) qui en tire sa valeur alibile et des *pâtes alimentaires* (mélange de farines et d'œufs) bien plus

digestibles. Les graines germées servent à la préparation de *farines diastasées* rendues plus assimilables par leur richesse en ferments. Springer recommande, chez les enfants et les convalescents, l'usage des *décoctions de céréales*, à cause de leur richesse en sels minéraux et de la présence de phosphore organique ou minéral. Pour les préparer, on fait bouillir 3 heures, dans 4 litres d'eau, 2 cuillerées à soupe de blé, orge, avoine, seigle et maïs, puis, après refroidissement, on passe le résidu (un litre) à travers un tamis fin (Voir BOUILLON DE LÉGUMES).

Cerises. — *Cerasus vulgaris* (Rosacées).

Prop. et empl. thérap. — Les fruits et les pédoncules (queues) sont utilisés, les premiers comme laxatifs, les seconds comme diurétiques.

Formes pharmac., doses. — *Fruits* en sirop; *pédoncules* en infusion 100 gr. p. 1000, ou sirop.

Cérium (Oxalate de). — *Caract. phys. et chim.* — Poudre grisâtre, inodore, insoluble dans l'eau, l'alcool, l'éther.

Prop. et empl. thérap. — Préconisé contre : les vomissements incoercibles de la grossesse, les crises gastriques hystériques ou tabétiques, la toux des phthisiques.

Formes pharmac., doses. — 5 à 20 centigr. en pilules.

Cérium (Valérianate de). — Mêmes indications et même mode d'emploi que l'oxalate.

Céruse. — Voir PLOMB.

Ceyssatite. — Terre d'infusoires, poudre inerte, siliceuse, très fine, servant d'excipient en dermatologie, pour la préparation de pâtes. (Usages analogues à ceux de l'oxyde de zinc, du talc, du kaolin, du bismuth, etc.)

Chabetout. — Village du Puy-de-Dôme, sur la rive gauche de la Couze, à 25 km d'Issoire et à 3 km d'Ardes. Altitude 710 m. Eaux froides (14°), bicarbonatées-sodiques et calciques. Utilisées en boisson, bains et douches.

Principales indications. — Affections gastro-intestinales, congestions hépatiques, affections scrofuleuses.

Challes. — Bourg de la Savoie, à 5 km de Chambéry. Altitude 290 m. Eaux froides (10°5), sulfurées et carbonatées-sodiques, bromurées et fortement iodurées (sulfuration de beaucoup supérieure à celle de toutes les eaux sulfureuses connues : 0,36 NaHS par litre). Utilisées surtout en boisson et constituant une médication interne d'une grande énergie. Remarquablement stables pourvu qu'elles soient soustraites à l'influence de l'air et constituant, par conséquent, une médication sulfureuse et iodée très active après leur transport loin de la source. On les emploie aussi en bains, douches, gargarismes et inhalations.

Principales indications. — Affections strumeuses, affections gastro-intestinales en relation avec l'herpétisme, affections des voies respiratoires et des muqueuses bronchique ou génito-urinaire.

Champignons (Intoxication par les). — Voir Amanites.

Chancre induré. — Voir Syphilis.

Chancre mou. — Il est indiqué d'éteindre d'abord la virulence du chancre par les caustiques ou la chaleur, pour le panser ensuite comme une plaie simple. La cautérisation n'est possible que sur un chancre récent, unique, non compliqué de phimosis. Certains sièges (méat, urèthre, anus) la contre-indiquent. Les caustiques usuels sont : la pâte au *chlorure de zinc* (1/10 pour *oxyde de zinc* 9/10 et eau Q. S., Balzer), étalée sur un tampon d'ouate laissé 24 heures; le *nitrate d'argent* (solution à 3 p. 100 imbibant un tampon d'ouate laissé à demeure sur le chancre, Fournier), l'*acide phénique liquide* ou la *teinture d'iode* (attouchements quotidiens, Hoffmann). La *chaleur* (42°) éteint rapidement la virulence du bacille de Ducrey; aussi a-t-on opposé au chancre mou soit les *bains généraux prolongés* de 17 à 18 heures, à 37° ou 38° (Aubert de Lyon), souvent mal tolérés, soit les *bains locaux* de 10 à 20 minutes, répétés 2 à 3 fois par jour, avec de l'eau aussi chaude que possible, additionnée d'*acide phénique* (1 p. 100, Arnozan et Vigneron) ou de *permanganate de potasse* (solution teinte vin rouge,

Hoffmann), soit la *vapeur chaude* (à 100°), dont on règle la température en tenant le jet entre 1 et 8 cm du chancre (10 à 15 séances de 3 à 10 minutes, Maufanowsky), ou le *thermo-cautère* laissé un instant à 1/2 cm du chancre (1 ou 2 séances, Audry). Le *pansement* de choix est l'*iodoforme porphyrisé* auquel, si on en redoute l'odeur, on peut substituer : le *tannoforme*, l'*iodol*, le *xéroforme* ou l'*aristol*. Du reste, le chancre mou résiste peu aux antiseptiques (Sabouraud), dont l'efficacité est même suffisante quand la cautérisation est impossible. A cet égard l'*eau oxygénée* (3 p. 100) additionnée d'*acide chlorhydrique* (5 p. 1000) aurait une action spécifique sur le bacille de Ducrey (Brœse, Van Grœnsu). En tout cas, les pansements trouvent un utile adjuvant dans les *bains locaux*, indispensables s'il existe un *phimosis* (bains dans la solution de permanganate qui sera aussi injectée dans le sac préputial).

Le *bubon simple* cède souvent au seul repos et à des pansements humides chauds. Si la régression tarde, on fait, au point fluctuant, une incision de 5 mm perpendiculaire au pli inguinal, pour injecter, plusieurs fois, dans la poche de la *glycérine*, additionnée de 10 p. 100 d'*iodoforme*. Quand la suppuration persiste, on élargit l'incision et on bourre la cavité de *gaze iodoformée*; les cas rebelles sont soumis au *curetage*.

Le *bubon chancreux* (*chancre mou ganglionnaire*) doit être traité, comme le chancre, par les caustiques (*chlorure de zinc, acide phénique liquide*), la chaleur (*chauffage au thermo-cautère*) et les antiseptiques (*éther camphré ou iodoformé, gaze iodoformée*, mèche imbibée d'*eau oxygénée* [voir plus haut], etc.).

Les *chancres phagédéniques*, encore plus, sont justiciables des larges cautérisations avec les *pâtes au chlorure de zinc*, le *thermo* ou le *galvanocautère*, à condition qu'on puisse, en une séance, atteindre toutes les anfractuosités de l'ulcère.

Chanvre indien. — *Cannabis indica* (Ulmacées-cannabinées). N'est qu'une variété du chanvre de nos contrées. La partie active, oléo-résine appelée *charas*

(masses brunâtres, compactes, friables, de saveur faible, d'odeur rappelant celle de la plante), est surtout contenue dans les sommités fleuries récoltées un peu après la floraison. Le chanvre indien se trouve dans le commerce sous diverses formes : *haschich* des Arabes (extrait complexe), *gunjah* des Hindous, *bhang*, *siddhi* ou *sabzi* des Hindous (feuilles sèches mélangées à quelques fruits). On connaît mal encore les principes actifs du chanvre indien dont on prétend avoir isolé plusieurs corps mal définis : *cannabène*, *cannabinol*, *cannabindone*, *cannabinine*, *cannabine tannique de Merck*, *cannabinone*, etc., dont les effets sont variables.

Effets physiol. et tox. — *A petites doses*, tendance au mouvement, euphorie, puis, surtout, ivresse spéciale avec exaltation extrême de la mémoire, de l'imagination (hallucinations démesurées, réalisation rêvée des idées favorites du sujet), ensuite période d'extase, puis de sommeil agréable ou coupé de cauchemars et suivi d'un réveil sans malaise ni fatigue. *A dose élevée*, ralentissement de la respiration, tachycardie, sécheresse bucco-pharyngée, hyperhidrose, vomissements (suivis de faim impérieuse), frémissements musculaires, refroidissement et fourmillements des membres inférieurs, somnolence, puis sommeil comateux. *A doses massives*, céphalalgie intense, palpitations un peu arythmiques avec hypertension artérielle et rougeur de la face; spasme laryngé pouvant aboutir à l'aphonie et suspendre la respiration; spasme pharyngo-œsophagien entravant la déglutition; contractions spasmodiques des muscles masticateurs; dilatation pupillaire d'origine centrale; accélération, puis ralentissement graduel de la respiration aboutissant à la mort. *L'intoxication chronique par le haschich* se traduit par une aboulie plus ou moins complète avec réduction ou abolition de la faculté d'attention; une apathie et un état mélancolique plus ou moins profonds (facies pâle, émacié, regard fixe, atone, sensibilité émoussée); du tremblement musculaire; une cachexie progressive avec impuissance génitale et anorexie, aboutissant à l'aliénation accompagnée de tremblements généralisés et coupée d'hallucinations terrifiantes pouvant déterminer des actes impulsifs furieux.

Prop. thérap., indicat. — Le chanvre indien est utilisé soit comme hypnotique (dans le *bromidia*, v. c. m.), soit comme analgésique dans certaines migraines, plus souvent comme sédatif des douleurs gastro-intestinales (G. Sée).

Formes pharmac., doses. — *Extrait*, 20 à 80 centigr. *Teinture*, 2 à 3 gr. (par fractions). *Extrait gras* (forme de choix), 5 à 6 centigr. par jour en 3 fois. Ne pas employer le *baume de chanvre indien de Denzel* qui a causé des accidents toxiques.

L'usage des préparations précédentes sera toujours passager.

(Pour plus de détails, voir : G. Pouchet, *Leçons de pharmacodynamie et de matière médicale*, 2ᵉ série, p. 844).

Pilules (migraine) :

Extrait de chanvre in-
dien. . . . . cinq centigr.
Caféine. . . . . 10 —

Une pilule semblable, d'heure en heure, jusqu'à dix, au maximum.

Potion (insomnie nerveuse) :

Extrait de chanvre in-
dien . . Un gramme vingt-cinq
Extrait de jus-
quiame. . . cinquante centigr.
Lupulin . . . . 5 gr.
Julep gommeux . . . 100 —

Une à deux cuillerées à soupe, le soir.

Mixture antigastralgique :

Teinture de chanvre indien. 10 gr.
Teinture de coca . . . . . 5 —
Teinture de belladone . . . 2 —

XXX à L gouttes dans un demi-verre d'infusion de camomille.

Potion antigastralgique :

Extrait de chanvre indien. Deux gr.
Extrait de coca . . . . . Cinq —
Extrait de jusquiame. . . Un —
Sirop de Karabé. . . . . 80 —
Eau chloroformée . . . . 100 —

Une à trois cuillerées à soupe, espacées d'heure en heure.

Charbon. — On distingue chez l'homme un *charbon interne* à porte d'entrée intestinale (ingestion de produits contaminés) ou pulmonaire (par inhalation), et un *charbon externe* par inoculation cutanée, *pustule maligne* ou *œdème malin* de beaucoup le plus commun.

I. *Prophylaxie.* — La diffusion de la *vaccination préventive des animaux*, en réduisant considérablement leur mortalité par le charbon, a rendu bien plus rare la maladie chez l'homme. Néanmoins, la viande des animaux morts du charbon ne doit pas être consommée ; leurs corps seront incinérés, détruits par les acides, ou au moins inhumés à une grande profondeur. La désinfection des locaux contaminés s'impose. Malheureusement on ne peut stériliser, sans les détruire, les peaux, les crins, la laine ou les cornes provenant des animaux infectés. Mais des résultats sont déjà obtenus par une bonne ventilation des ateliers où sont manipulés les crins, et par l'installation de *bouches d'aération* entraînant au dehors les poussières du triage des laines.

II. *Traitement.* — Le *charbon externe* (*pustule maligne, œdème malin*), lésion primitivement locale, doit être détruit aussitôt que diagnostiqué, pour prévenir la généralisation. Ce but est atteint soit par le *thermo-cautère* (excision et débridements suivis de pansement antiseptique), soit par les caustiques chimiques : *chlorure d'antimoine liquide* (imbibant un tampon appliqué quelques heures), *potasse à l'alcool* (fragment enfoui dans une cavité creusée dans l'eschare) ou *sublimé* (poudre de sublimé comblant une incision cruciale faite au thermo-cautère). On peut encore cerner la lésion d'*injections interstitielles* quotidiennes, répétées jusqu'à régression de l'œdème et chute de l'eschare, avec des *dilutions fortes d'iode* (2 à 5 p. 100 dans l'eau iodurée), des solutions d'*acide phénique* (1 p. 100) ou de *sublimé*. Verneuil et Trélat, avant les injections (dans toute la zone œdémateuse), détruisaient l'eschare au thermo-cautère.

Au *charbon interne* (primitif ou secondaire à la pustule maligne), on oppose les stimulants : *alcool*, à haute dose, *sulfate* ou *chlorhydrate de quinine* (30 centigr. toutes les 3 heures, Schultze) et l'antisepsie interne, réalisée surtout par la *teinture d'iode* (II gouttes toutes les 2 heures dans un peu de lait) ou l'*acide phénique* (75 centigr. pour excipient 250 gr., une cuillerée à bouche toutes les 2 heures, Lavrof). Quand existe une lésion locale, elle doit être pansée au *sublimé* à 1 p. 1000 ou à l'*eau oxygénée*. Les *injections intraveineuses* quotidiennes de *collargol* (5 gr. de solution à 1 p. 100), sans traitement local, ont fourni à Fischer un beau succès. Le *charbon pulmonaire* est justiciable des *inhalations d'oxygène*.

Le *sérum anticharbonneux* (d'animaux immunisés) n'est encore que préventif, ou n'est curatif que dans les premières heures de l'infection.

Des soins appropriés seront appliqués aux complications telles que : l'*œdème de la glotte* (*trachéotomie*), les *infections secondaires* (*drainage, antisepsie*), les *cicatrices vicieuses* consécutives.

Charbon végétal. — Obtenu par carbonisation de bois légers (peuplier ou bourdaine).

Effets physiol. — Sec et bien pulvérisé, il absorberait 100 fois son volume de gaz ; désinfectant et désodorisant des selles ; provoquerait, à haute dose, l'hypersécrétion des glandes de l'intestin. Retient énergiquement les alcaloïdes.

Prop. thérap., indicat. — Utilisé contre le météorisme par fermentations gastro-intestinales, contre les diarrhées fétides et certaines intoxications (champignons, arsenic, phosphore, strychnine, etc.). Entre, comme topique, dans la composition de certaines poudres dentifrices, mais s'accumule dans les interstices dentaires.

Formes pharmac., doses. — *Usage int.* : 1 à 20 gr. et plus par jour (n'est désodorisant qu'à fortes doses) en *cachets, tablettes, granulés.* — *Usage ext.* : en poudre, associé à la poudre de quinquina, à la pierre ponce pulv., etc.

Incompatib. — Avec le chlorate de potasse (mélange détonant), les alcaloïdes qu'il retient.

Cachets :

Charbon porphyrisé. .   5o centigr.
Magnésie calcinée. . .   20   —
Poudre de colombo . .   1o   —

Pour un cachet. Cinq à dix par jour, entre les repas (tympanisme des dyspeptiques).

Poudre dentifrice :

Charbon porphyrisé . . . .   3o gr.
Poudre de quinquina rouge.   20 —
Essence de menthe . . . .   2 —

Charcot (Maladie de). — Voir Sclérose latérale amyotrophique.

**Charcot-Marie (Amyotrophie
type).** — Voir Atrophies musculaires.

Charité (Vin diurétique de la). —
Voir Scille.

Châteauneuf-les-Bains. — Petite
ville du Puy-de-Dôme, sur la Sioule,
affluent de l'Allier, à 25 km N.-O. de
Riom. Altitude 558 m. Eaux froides et
chaudes (14°-37°), gazeuses, bicarbonatées-
sodiques, calciques et magnésiennes,
fortement lithinées, faiblement sulfatées-
chlorurées-sodiques et ferrugineuses.
Utilisées sous forme de boisson, bains
et douches. Toniques et reconstituantes.
Principales indications. — Affections
rhumatismales et goutteuses, chloro-
anémie, affections des voies digestives.

Châteldon. — Petite ville du Puy-
de-Dôme, à 20 km de Vichy, sur la
route de Thiers. Altitude 34o m. Eaux
froides (10°-13°), gazeuses, bicarbonatées-
calciques-sodiques-magnésiennes. Apéritives, toniques, reconstituantes et légèrement excitantes. Utilisées principalement
sous forme de boisson et aussi de bains.
Principales indications. — Gastralgies,
affections génito-urinaires, chlorose, anémie.

Châtel-Guyon. — Petite ville du Puy-
de-Dôme, dans un repli des premiers
contreforts des monts Dômes, à 20 km
de Clermont-Ferrand et à 5 km O. de
Riom. Altitude 360 m. Eaux thermales
(27°5-35°), gazeuses, chlorurées-magné-
siennes-sodiques-potassiques-lithinées,
bicarbonatées-calciques-magnésiennes-
ferrugineuses, légèrement sulfatées-sodiques. Leur composition chimique est

extrêmement remarquable (l'acide carbonique combiné est insuffisant pour
saturer toute la chaux et toute la magnésie) et nulle autre eau minérale, de
la France ou de l'Etranger, ne peut leur
être comparée dans leur action stimulante de toutes les fonctions du tube
digestif et de ses annexes. Utilisées sous
forme de boisson, de bains, de douches
ascendantes, d'irrigations, de bains de
piscine à eau courante, de douches
chaudes ou froides.
Principales indications. — Affections
gastro-intestinales, utérines, rénales,
hépatiques, vésicales; obésité, chloro-
anémie, lymphatisme, affections de l'appareil circulatoire, affections congestives.

Chaudesaigues. — Chef-lieu de canton du Cantal, sur le Remontalou, un
des affluents de la Trueyère, dans une
gorge sauvage, au pied des montagnes
qui séparent l'Auvergne du Gévaudan.
Altitude 65o m. Nombreuses sources
hyperthermales (57°-84°5) et une source
froide (Condamine), ferrugineuse. Les
eaux thermales sont faiblement minéralisées, à prédominance de carbonate,
chlorure et silicate sodiques, légèrement
arsenicales. Utilisées sous forme de
bains, de douches, de boisson.
Principales indications. — Affections
rhumatismales, névralgies, affections
des premières voies respiratoires, affections organiques du cœur consécutives
au rhumatisme, scrofule, accidents éloi-
gnés de la syphilis.

Chaulmoogra (Huile de). — *Caract.
phys. et chim.* — Huile épaisse, brune,
acide, d'odeur et de saveur nauséeuses,
tirée des semences de *Gynocardia odorata*
(Bixacées). Renferme les *acides gynocardique* et *palmitique.*
Prop. thérap., indicat. — Paraît réellement efficace, à hautes doses longtemps
poursuivies, contre la lèpre tuberculeuse,
mais est trop souvent mal tolérée soit
par le tube digestif (gastralgie, vomissements, diarrhée), soit par le tégument
(érythèmes vésiculeux) ou l'hypoderme
(injections douloureuses).
Formes pharmac., doses. — *Usage
int.:* 1° Par *gouttes*, d'abord V matin et
soir, puis augmenter de IV à VI par

jour jusqu'à C ou CC en 3 ou 4 fois, dans du thé chaud ou de l'infusion de menthe; continuer 2 à 3 mois, sauf intolérance (Brocq); 2° en *capsules* de 15 centigr. ou en *cachets*; 3° en *injections hypodermiques*, stérilisée et filtrée à la bougie Chamberland 5 c. c. 2 fois la semaine (Jeanselme). — *Usage ext.:* en *pommade* ou *emplâtre* (sur les tubercules non ulcérés).

Pommade :

Huile de Chaulmoogra. . 2 à 4 p.
Vaseline . . . . 5 p.
Paraffine . . . . 1 p.
(Vidal).

Chaux. — Voir CALCIUM (OXYDE DE).

Chélidoine (Grande). — *Chelidonium majus* (Papavéracées). Le latex de la tige, caustique, est d'un emploi populaire contre les verrues et les cancers.

Cheltenham. — Grande ville d'Angleterre, comté de Glocester, la plus riche de toutes les stations de la Grande-Bretagne par le nombre et la grande variété de ses sources. Altitude 100 m. Eaux froides (7°-19°) formant quatre groupes : 1° chlorurées et sulfatées-sodiques; 2° sulfatées-magnésiennes; 3° chlorurées et carbonatées-mixtes, ferrugineuses; 4° sulfureuses.

Chêne (Écorce de). — Utilisée en décoction (50 p. 1000) comme astringent (tannin), en lotions, bains locaux, injections vaginales, gargarismes.

Chicorée sauvage. — *Cichorium Inthybus* (Composées). — Les feuilles et les racines sont utilisées comme amer laxatif. Entre, avec la rhubarbe, dans la composition du *sirop de chicorée composé* (pédiatrie).

Formes pharmac., doses. — *Feuilles* en infusion, 10 p. 1000. *Racines* en infusion, 20 p. 1000. *Extrait*, 1 à 5 gr. *Sirop composé*, 10 à 50 gr.

Chiendent. — *Triticum repens* (Graminées). Le rhizome, contenant des sels de potasse et de la *triticine*, sert à préparer, par infusion (20 p. 1000), une tisane diurétique, souvent additionnée de nitrate de potasse (4 gr.) et sucrée avec du miel (30 gr.).

Chloral (Hydrate de). — *Caract. phys. et chim.* — Masses cristallines saccharoïdes ou cristaux prismatiques tabulaires, de saveur amère et brûlante, d'odeur pénétrante rappelant celle du melon; émettant des vapeurs à la température ordinaire; très solubles dans l'eau (1 gr. d'eau en dissout 3 gr. 85), l'alcool, l'éther, le chloroforme, les corps gras; vite altérables à l'air (à conserver en flacons de verre foncé bien bouchés). Absorbé rapidement, éliminé presque en totalité par l'urine à l'état d'acide urochloralique et, pour une faible part, en nature par le poumon. Une très petite quantité se dédouble dans l'organisme en chloroforme et formiate alcalin.

Effets physiol. et tox. — *Localement*, le chloral cause sur la peau de la rougeur avec cuisson, de la vésication ou même une eschare; *a fortiori* sur les muqueuses; très irritant pour celle de l'estomac (douleur, nausées, vomissements) qu'il peut nécroser et ulcérer; aussi le diluer toujours d'au moins 50 fois son poids de liquide. — *A l'intérieur, à dose thérapeutique* (1 à 4 gr.), détermine en 10 à 20 minutes, des bâillements puis un sommeil invincible de 4 à 6 heures, avec respiration et pouls ralentis, résolution musculaire, yeux convulsés en dedans, myosis, abaissement thermique (parfois plus d'un degré), réflexes conservés, réveil normal. *A plus hautes doses* (4 à 6 gr.), provoque un sommeil plus profond, plus long avec anesthésie relative, réflexes très affaiblis ou abolis. *A doses toxiques* (plus de 8 gr.) entraîne, après une phase passagère d'excitation, un sommeil lourd, foudroyant, accompagné de pâleur générale, de lividité faciale, d'hypothermie marquée, d'anesthésie complète étendue à la peau, aux muqueuses et à la cornée; de mydriase, d'une respiration d'abord accélérée puis ralentie, avec pouls arythmique, intermittent et filiforme, phénomènes aboutissant à une mort soit brusque (syncope cardiaque primitive, rare), soit plus lente par arrêt successif de la respiration puis du cœur, précédée de sueurs profuses. En somme, le chloral réduit la sensibilité et la réflectivité de l'écorce cérébrale et, à un moindre degré, de la moelle et du bulbe, les obnubilant d'autant plus que la dose est plus élevée. Chez l'homme, l'anesthésie reste incomplète, sauf aux doses toxiques. La perte du pouvoir excito-moteur de la moelle entraîne une résolution musculaire remarquable, mise à profit pour combattre le tétanos et le strychnisme. *Sur le sang*, l'action directe de solutions trop concentrées détruit les hématies (d'où embolies pulmonaires, hémoglobinurie). *Sur le cœur*, le chloral exerce, même à dose thérapeutique, une influence dépressive (bradycardie ou arythmie, hypotension artérielle, dilatation ventriculaire) qui commande une grande réserve, dans son emploi, en cas d'insuffisance cardiaque et d'hyposystolie. Ses effets ralentissants sur la respiration et les oxydations doivent aussi en limiter l'usage dans les affections broncho-pulmonaires, l'asthme, et dans les pyrexies infectieuses. L'*intoxication chronique des chloralomanes* se traduit souvent par un syndrome simulant la paralysie générale : céphalée rebelle (insomnie ou sommeil invincible), vertiges, hébétude, déficit intellectuel, tremblements, anesthésie cutanée, fourmillements, crises épileptiformes, parésie ou paraplégie ; en outre, la dyspepsie (gastralgie, vomissements, diarrhée), l'asthénie cardiaque et les stases viscérales sont constantes. On note souvent une rougeur persistante de la face, des joues, des oreilles, des conjonctives ; les érythèmes multiformes sont fréquents (par vaso-dilatation paralytique). La mort est généralement due aux progrès de l'asystolie, de l'asphyxie, ou à l'albuminurie avec anasarque.

(Pour plus de détails, voir : G. Pou-CHET, *Leçons de pharmacodynamie et de matière médicale*, 1ʳᵉ série, p. 602).

Prop. thérap., indicat. — A dose convenable, le chloral amène un sommeil paisible, rarement troublé de rêves ou d'hallucinations, terminé par un réveil normal, mais parfois accompagné de lassitude, de lourdeur de tête et de sécheresse buccale, pour peu que la dose utile ait été dépassée. Celle-ci doit être plus faible chez les nerveux, les affaiblis, les anémiques, les enfants ; plus forte chez les buveurs et les maniaques. L'in-

somnie liée à la congestion encéphalique, à la douleur, est rebelle au chloral qui, au contraire, dans le premier cas, exagère l'excitation. Par contre, les malades atteints de tétanos, ou intoxiqués par la strychnine, en tolèrent des doses considérables (jusqu'à 20 gr. par jour) ; chez eux, si le chloral ne guérit pas toujours, il amende les contractures, apaise la douleur, et, en relâchant leurs muscles, permet de les alimenter et de gagner du temps. En outre, il calme les convulsions de l'éclampsie, puerpérale ou infantile, et diminue l'agitation des choréiques. — *Localement*, est utilisé en lavages, comme antiseptique des cavités muqueuses et comme antiprurigineux.

Formes pharmac., doses. — Il y a avantage à toujours administrer le chloral seul, en solutions suffisamment étendues (en ingestion) pour ménager la muqueuse gastrique, et à doses fractionnées, pour tâter les susceptibilités individuelles. *Dose hypnotique :* 2 à 4 gr., à moins d'accoutumance ; chez les alcooliques, les maniaques, 5 à 8 gr. par fractions, en surveillant l'effet ; contre le tétanos, le strychnisme, l'éclampsie, atteindre 6 à 8 gr. par jour et plus, mais peu à peu. En cas d'urgence, l'emploi de la *voie intraveineuse* (20 c. c. d'une solution au 1/20 injectés 3 à 4 fois par jour) est justifié. *Chez l'enfant*, 5 centigr. par année d'âge, en lavement, suppositoire ou potion. — Pour l'*usage externe*, solutions à 2 ou 3 p. 100.

Potion :

Hydrate de chloral . .	2 à 4 gr.
Mucilage de gomme ara-bique.	50 —
Sirop d'écorce d'oranges.	50 —
Essence de menthe. .	III gouttes.

Par cuillerées à soupe dans un quart de verre d'eau, de demi-heure en demi-heure jusqu'à effet somnifère.

Sirop :

Hydrate de chloral . .	2 à 4 gr.
Solution saturée de bi-carbonate de soude .	10 —
Sirop de menthe . . .	90 —
Chloroforme	II gouttes

Par cuillerées à soupe diluées, de demi-heure en demi-heure jusqu'à effet (préférable au sirop de chloral du Codex, altérable et irritant).

Lavement :

Hydrate de chloral. .	4 à	6 gr.
Lait bouilli		300 —
Jaune d'œuf.		n° 1

Suppositoire :

Hydrate de chloral.	3 gr.
Blanc de baleine.	3 —
Beurre de cacao	2 —

Chloral-antipyrine. — Voir HYPNAL.

Chloralamide. — *Caract. phys. et chim.* — Obtenu par action du chloral anhydre sur la formiamide. Cristaux blancs, inodores, amers, non caustiques, solubles dans 9 p. d'eau froide, 1 p. 1/2 d'alcool à 90°; dédoublé (en chloral et formiamide) par la chaleur (au-dessus de 60°) et les alcalis; s'élimine par l'urine à l'état d'acide urochloralique.

Prop. thérap., indicat. — Hypnotique inférieur au chloral, aussi irritant pour l'estomac et déprimant pour le cœur, provoquant parfois une phase d'excitation plus marquée. Convient surtout à l'insomnie sans douleur des neurasthéniques et des vieillards. Contre-indiqué chez les cardiaques et les néphrétiques.

Formes pharmac., doses : 1 gr. 50 à 3 gr. par jour, par cachets de 25 centigr. ou en solution acidulée (pour éviter le dédoublement).

Potion :

Chloralamide.	2 à	3 gr.
Alcoolat de menthe . .		15 —
Sirop simple.		60 —

A prendre en une seule fois.

Chloralimide. — *Caract. phys. et chim.* — Résulte de la déshydratation du chloralammoniaque par la chaleur. Aiguilles longues, incolores, inodores, insolubles dans l'eau, solubles dans l'alcool, l'éther, le chloroforme, les corps gras.

Effets physiol. et tox. — Encore mal étudiés; n'offre nul avantage en thérapeutique sur le chloral.

Chloralose. — *Caract. phys. et chim.* — Combinaison du chloral et du glucose. Petites aiguilles fines, de saveur amère nauséeuse, peu solubles dans l'eau froide, bien plus dans l'eau chaude, l'alcool et l'éther, rapidement altérables par les alcalis. Sans action irritante.

Effets physiol. et tox. — Provoque chez l'homme, à dose thérapeutique, un sommeil calme (sauf chez les nerveux) succédant parfois à une phase d'ivresse psychique, accompagné, au début, de congestion de la face et terminé par un réveil sans troubles. Agit électivement sur l'écorce grise cérébrale, mais respecte la réflectivité spinale qui se trouve exaltée, quoique les excitations douloureuses ne soient pas perçues. Dépourvu du reste d'action irritante sur le tube digestif et d'action dépressive sur la tension sanguine et sur le myocarde dont l'énergie est plutôt accrue. Ne trouble la respiration qu'à doses toxiques (mouvements de plus en plus faibles et irréguliers, puis arrêt). Son inconvénient majeur est de provoquer trop souvent, chez les névropathes, des accidents passagers mais émouvants (tremblements convulsifs généralisés, raideur cataleptique, spasmes de la mâchoire, incontinence d'urine et des fèces) qui en contre-indiquent l'emploi dans toutes les affections spasmodiques et convulsives.

Prop. thérap., indicat. — Hypnotique n'ayant pas les inconvénients du chloral en cas d'insuffisance cardiaque, mais contre-indiqué dans tous les états convulsifs et chez les névropathes. A employer avec précaution.

Formes pharmac., doses. — 40 à 50 centigr., toujours par cachets de 10 centigr. (pas plus) répétés de demi-heure en demi-heure, avec une infusion chaude.

(Pour plus de détails, voir : G. POU-CHET, *Leçons de pharmacodynamie et de matière médicale*, 1re série, p. 676).

Chlorate de potasse. — *Caract. phys. et chim.* — Lames hexagonales blanc nacré, de saveur fraîche, solubles dans 17 p. d'eau froide, 2 p. d'eau bouillante, 30 p. de glycérine, presque insolubles dans l'alcool et l'éther. Donne des mélanges détonants avec toutes les substances organiques et nombre de produits minéraux (soufre, phosphore, sulfure d'antimoine, magnésie, salicylate de soude, phénol, salol, thymol, hypophosphite de chaux, oxalate de potasse, lactates).

Effets physiol. et tox. — Très rapidement diffusible, décelé au bout de 10 minutes dans les urines (principale voie d'élimination), de 5 minutes dans la salive (qui en élimine pendant 15 à 48 heures), éliminé plus faiblement par le lait, la sueur, le mucus nasal, les larmes, la bile (cholagogue). Se réduit, en cédant son oxygène, au contact du pus, des matières en putréfaction et aussi du sang vivant, surtout si celui-ci est moins alcalin et plus chargé d'acide carbonique (fièvre, gêne respiratoire). Cette réduction comporte la formation de méthémoglobine par destruction d'hématies dont les débris encombrent la rate, les reins et la moelle des os. La nécrose globulaire massive peut entrainer l'asphyxie, des lésions rénales, l'urémie. Quoique rares, les accidents toxiques sont graves, surtout chez les enfants, spécialement sensibles, et les sujets atteints d'insuffisance rénale.

Prop. thérap., indicat. — Surtout utilisé en collutoires, gargarismes, lavages, dans les stomatites (stomatite mercurielle spécialement), angines, gingivites où il agit comme antiseptique et favorise la rénovation des couches épithéliales. En poudre, agit comme caustique et hâte la réparation des épithéliomas cutanés. Est utilement incorporé aux poudres ou pâtes dentifrices. *A l'intérieur*, 6 gr. au plus en potion chez l'adulte; s'en abstenir chez l'enfant.

Collutoire :

Chlorate de potasse pulvérisé. . . . . 5 gr.
Sirop de mûres. . . . . . 50 —

Gargarisme antiseptique :

Chlorate de potasse. . . . 10 gr.
Eau. . . . . 250 —
Mellite de roses . . . . . 50 —
Acide chlorhydrique . . . 2 —

Poudre (ozène) :

Chlorate de potasse. . . . 1 gr.
Sous-nitrate de bismuth. . 10 —

Solution (ozène) :

Chlorate de potasse . } āā 5 gr.
Acide borique . . . . }
Eau distillée . . . . . 150 —

Gargarisme (stomatite mercurielle):

Chlorate de potasse . . . 10 gr.
Laudanum de Sydenham . 1 —
Eau distillée de laurier-cerise . . . . 15 —
Infusion de feuilles de ronces. . . . . 100 —

Ce gargarisme doit être employé à la température de 40° environ, pour permettre la solubilité du chlorate de potasse.

Gargarisme (stomatite ulcéro-membraneuse) :

Chlorate de potasse . . . 10 gr.
Alcoolat de cochlearia . . 30 —
Sirop de quinquina. . . . 60 —
Décoction de quinquina. . 250 —

Potion (phagédénisme, stomatite mercurielle) :

Chlorate de potasse . . . 7 gr.
Sirop de framboises. . . . 30 —
Eau distillée. . . . . . . 150 —

Par cuillerée à soupe.

Chlorate de soude. — *Caract. phys. et chim.* — Cubes incolores, très peu sapides, solubles dans 3 p. d'eau froide.

Effets physiol. et tox. — Très vite absorbé et éliminé; effets analogues à ceux du chlorate de potasse, mais inoffensif pour le sang, n'étant pas réduit à son contact.

Prop. thérap., indicat. — Identiques à celles du chlorate de potasse. Préconisé en outre contre le cancer de l'estomac à forme épithéliale et la dyspepsie hyperchlorhydrique.

Formes pharmac., doses. — *Usage ext.*: Gargarismes, collutoires, solutions. — *Usage int.*: cachets ou solutions, 8 à 16 gr. (épithélioma gastrique, Brissaud); 5 à 8 gr. en 2 ou 3 prises (hyperchlorhydrie, Soupault).

Chlore. — *Caract. phys. et chim.* — Gaz jaune-verdâtre, dense (2,44), d'odeur suffocante, soluble dans l'eau (1 litre d'eau en dissout 2 l. 156 à 20°) pour former l'*eau de chlore*.

Effets physiol. et tox. — Action locale caustique (rubéfaction cutanée) exercée aussi par l'eau de chlore (douleur et rougeur). Action très irritante sur la muqueuse respiratoire, déjà sensible au millionième; son inhalation est rapidement mortelle (trachéite pseudo-membraneuse, broncho-pneumonie, somnolence; action dépressive sur les centres respiratoires, cardio-vasculaire et thermique) à 1 p. 1000.

Prop. thérap., indicat. — Le chlore est un désinfectant, bactéricide énergique, mais son action irritante le rend peu maniable; aussi est-il utilisé surtout sous forme d'hypochlorites (v. c. m.), alcalins et alcalino-terreux. L'*eau chlorée* très diluée activerait la digestion gastrique, en provoquant la formation d'acide chlorhydrique.

Chlorétone. (*Acétone-chloroforme*). — *Caract. phys. et chim.* — Obtenu par distillation d'un mélange de chloroforme, d'acétone et de potasse caustique. Poudre blanche, cristalline, d'odeur et de saveur camphrées, très peu soluble dans l'eau froide, soluble dans l'alcool, l'éther et la glycérine. Très volatil.

Prop. et empl. thérap. — *Localement*, anesthésique et antiseptique, usité en laryngologie et en art dentaire. *A l'intérieur*, préconisé comme hypnotique dans les psychoses et l'insomnie des vieillards (contre-indiqué chez les cardiaques); opposé aussi aux vomissements incoercibles.

Formes pharmac., doses. — *Usage ext.*: poudre, pommades, suppositoires. — *Usage int.*: 50 centigr. à 1 gr. par jour en solution alcoolique, en capsules ou en suspension dans un sirop.

Chlorhydrates. — Voir les BASES.

Chlorhydrique (Acide). — *Caract. phys. et chim.* — Gaz incolore, très irritant, fumant à l'air, extrêmement soluble dans l'eau (1 litre d'eau en dissout 460 litres, soit 752 gr. à 20°). L'*acide chlorhydrique liquide officinal*, très caustique, incolore, en contient en solution 34,4 p. 100 (densité 1,17; XXI gouttes au gramme). L'*acide chlorhydrique dilué* est le précédent étendu de 10 fois son poids d'eau.

Effets physiol. et tox. — *Localement*, caustique violent provoquant sur la peau, la muqueuse buccale, des eschares grisâtres molles; sur la muqueuse gastrique, des eschares jaunâtres. Son *ingestion* peut tuer, à doses relativement faibles, provoquant une gastro-entérite intense. Ses vapeurs sont très irritantes pour les voies respiratoires. A doses thérapeutiques et dilué, il favorise très nettement la peptonisation des aliments dans l'estomac et excite la sécrétion pancréatique. Il agit, en outre, comme antiseptique, en s'opposant aux fermentations gastriques.

Prop. thérap., indicat. — Utilisé : comme eupeptique dans la dyspepsie hyposthénique ou l'hypochlorhydrie, et contre la diarrhée chronique liée à l'hypopepsie (Soupault); comme antiseptique dans la stase gastrique avec fermentations. Contre-indiqué en cas d'hyperchlorhydrie.

Formes pharmac., doses. — 30 centigr. à 2 gr. par jour, en gouttes ou en solution.

Potion (hypopepsie et atonie gastrique) :

Acide chlorhydrique officinal	1 gr. 50
Teinture de noix vomique.	2 gr. 50
Teinture de colombo. .	8 gr.
Julep gommeux. . . .	150 —
Essence de menthe. . .	V gouttes.

Cuillerée à soupe à la fin du repas.

Sirop (hypopepsie) :

Acide chlorhydrique officinal.	2 gr.
Sirop simple	200 —
Alcoolature de citron. . .	2 —

Une cuillerée à soupe dans un demi-verre d'eau, une demi-heure après le repas (Gourin).

Sirop (diarrhée de l'hypochlorhydrie) :

Acide chlorhydrique pur.	6 à 8 gr.
Sirop de limons.	200 —
Eau distillée	800 —

Un verre à madère dans le cours du repas (Soupault).

Chloridia. — Préparation eupeptique et antigastralgique dont la composition est la suivante :

Pepsine extractive (titre 50). . . . . . . 10 gr.
Acide chlorhydrique . 2 —
Chlorhydrate de cocaïne . . . . . . 20 centigr.
Eau chloroformée saturée . . . . 160 gr.

Une à deux cuillerées à café par jour, à la fin du repas, dans de l'eau sucrée.

Chloroforme. — *Caract. phys. et chim.* — Liquide incolore, dense (1,50), mobile, de saveur sucrée, d'abord piquante, puis fraîche, d'odeur suave, peu soluble dans l'eau (0,9 p. 100), très soluble dans l'alcool et l'éther, miscible aux huiles, insoluble dans la glycérine. Dissout l'iode, le soufre, le phosphore, les graisses, les résines, la gutta-percha, nombre d'alcaloïdes, etc. Décomposé par la lumière (Le conserver en flacons de verre jaune ou bleu, par fractions de 100 à 125 gr. additionnées de 10 c. c. d'alcool éthylique très pur).

Effets physiol. et tox. — *En inhalation* : 1° Phase d'excitation, plus marquée chez les femmes, les enfants, les alcooliques ; mouvements convulsifs désordonnés, délire, rêves hallucinatoires, pupilles légèrement dilatées, pouls plein, serré, régulier, hypertension artérielle ; 2° phase de sommeil préanesthésique (très courte) : éclipse de la conscience et de la perception sensorielle ; 3° anesthésie : disparition de la sensibilité douloureuse puis tactile, du tronc et des membres d'abord, puis de la face (de la pituitaire et de la conjonctive en dernier), finalement anesthésie sensorielle (audition éteinte la dernière) puis sympathique, contraction progressive des pupilles ; 4° résolution musculaire : abolition successive des réflexes (1° larynx et luette ; 2° cornée ; 3° tendon rotulien), pâleur du tégument, respiration régulière, mais stertoreuse, pupilles contractées, pouls régulier, relâchement complet des muscles, narcose profonde. La *syncope chloroformique* (Voir SYNCOPE) pré-

sente 3 variétés : 1° la *syncope primaire*, *laryngo-réflexe*, ou arrêt du cœur par irritation des filets terminaux du laryngé supérieur (évitable et souvent curable); 2° la *syncope secondaire* ou *bulbaire* (par inhalation trop massive), faisant suite à une tachycardie passagère (pouls 150-160) et à 3 ou 4 systoles lentes et prolongées (excitation, puis paralysie des centres accélérateurs ; excitation des origines bulbaires du pneumogastrique); 3° la *syncope tertiaire* ou *toxique* (par anesthésie trop poussée ou trop longue) succédant à la baisse rapide de la tension artérielle (pouls filiforme) et à l'arrêt de la respiration (paralysie bulbaire par saturation chloroformique) avec dilatation brusque de la pupille, accident toujours fatal. Les accidents du chloroforme sont plus à craindre chez : les nerveux, les anémiques, les alcooliques, les cardiopathes, les artério-scléreux, les brightiques, les hépatiques, les emphysémateux, les blessés affaiblis par un choc traumatique ou une hémorrhagie ; dans ces divers cas, l'anesthésie doit être discutée ou menée avec grande prudence. Prédisposent encore à la syncope certaines interventions telles que : réduction des luxations de l'épaule, des hernies étranglées depuis plusieurs jours ; opérations sur la marge de l'anus. A l'anesthésie succèdent habituellement de l'intolérance gastrique (24 à 48 h.) et souvent de l'albuminurie durant plusieurs jours. — *En ingestion*, le chloroforme a des effets très analogues. L'*intoxication aiguë* (accidentelle ou volontaire) se traduit par : 1° de la gastralgie et des vomissements, de l'excitation ébrieuse, la perte de l'intelligence et des sens ; 2° un sommeil profond avec résolution musculaire, puis respiration et circulation troublées, hypothermie. L'*intoxication chronique* (chloroformomanie, rare, ou accidents professionnels) détermine de l'insomnie, des névralgies, des douleurs rhumatoïdes, de la torpeur physique et psychique. — *Localement*, le chloroforme exerce sur le tégument une action irritante pouvant aller jusqu'à la vésication et accompagnée d'analgésie ; elle est plus énergique quand l'épiderme a été d'abord macéré par une application chaude.

(Pour plus de détails voir : G. Pou-CHET, *Leçons de pharmacodynamie et de matière médicale*, 1re série, p. 149).

Prop. thérap., indicat. — *En inhalation*, surtout utilisé, à titre d'hypno-anesthésique, par les chirurgiens, dans un but opératoire ou explorateur, mais souvent employé par les médecins, comme antispasmodique, contre : l'éclampsie puerpérale ou infantile, l'état de mal épileptique ou hystérique, le tétanos, la rage, la coqueluche, l'asthme, la chorée grave, etc. *En ingestion*, employé le plus souvent sous forme d'*eau chloroformée* (voir plus loin). *Comme topique*, utilisé, soit pur, comme révulsif analgésique (ou comme excitant de la peau), soit mélangé à un corps gras, comme analgésique local.

Formes pharmac., doses. — *Usage int.* : 2 à 4 gr., en potion (eau chloroformée); *enfants*, II gouttes par année. — *Usage ext.* : une ou deux cuillerées à café sur une compresse imbibée d'eau, comme révulsif (Vulpian); mixtures, liniments, pommade.

Liniment :

Chloroforme. . . . . . ⎫
Huile de jusquiame . . ⎬ āā 15 gr.
Laudanum de Rousseau. . ⎭   5 —

Pommade :

Chloroforme . . . . .   10 parties.
Cire blanche . . . . .   5 —
Axonge. . . . .   85 —

Mixture excitante :

Chloroforme . . . . . . ⎫
Acide acétique cristalli- ⎬ āā 5 gr.
sable. . . . . ⎭

Pour frictionner les plaques de pelade.

Traumaticine :

Chloroforme. . . . .   90 gr.
Gutta-percha . . . .   10 —

Remplace le collodion, comme excipient de certains topiques, dans le traitement des dermatoses (psoriasis surtout).

Mixture anesthésique et caustique :
Chloroforme . . . . . ⎫
Laudanum de Sydenham. ⎬ āā 2 gr.
Créosote. . . . . . . ⎭
Teinture de benjoin. . . .   10 gr.

Pour anesthésier et détruire la pulpe dentaire (art dentaire).

Chloroformée (Eau). — Solution saturée de chloroforme (soit 9 centigr. de chloroforme ou LIII gouttes pour 100 gr. d'eau). Doit être préparée extemporanément et ne pas contenir de chloroforme en excès (très irritant).

Prop. thérap., indicat. — Excellent analgésique des voies digestives, antiémétique, antiseptique. Excipient agréable pour les potions hypnotiques et utile pour les solutions hypodermiques (conservateur des alcaloïdes remplaçant avantageusement l'eau de laurier-cerise). Comme topique, action anti-prurigineuse.

Formes pharmac., doses. — *Usage int.* : 20 à 100 gr. pure ou plutôt diluée; *enfants*, 10 à 20 gr. par année. — *Usage ext.* : en lotions.

Potion antigastralgique :

Chlorhydrate de co-
caïne . . . .   Dix centigr.
Teinture de belladone.   Un gr.
Elixir parégorique . .   Dix —
Sirop d'écorces d'o-
ranges amères . . .   80 —
Eau chloroformée sa-
turée. . . . .   100 —

Par cuillerée à soupe.

Potion analgésique et hémostatique :

Solution officinale de
perchlorure de fer.   X à XX gouttes.
Eau chloroformée di-
luée (de moitié). .   130 gr.
Eau de fleurs d'oran-
ger . . . .   20 —
    (de Beurmann).

Potion somnifère :

Chlorhydrate de mor-
phine. . . . .   Deux centigr.
Eau chloroformée sa-
turée. . . . . . .   60 gr.
Eau de fleurs d'oranger   60 —
Sirop simple . . . .   30 —

Potion hypnotique :

Bromure de potassium . .	2 à 4 gr.
Eau chloroformée saturée.	100 gr.
Eau de fleurs d'oranger. .	30 —
Sirop simple	20 —

Chlorose. — Le terme *chlorose* ne doit désigner qu'une *maladie d évolution* frappant, sans cause apparente, les filles de 12 à 24 ans.

Le *repos* est la première indication. Hayem prescrit l'*alitement* dans les chloroses intenses. Dans les formes légères, un mois de repos suffit; 6 à 8 semaines s'imposent dans les cas graves.

Très important, le *régime* sera adapté à l'état dynamique et chimique de l'estomac déterminé par un examen complet. On réagira surtout contre l'alimentation dite reconstituante conseillée par l'entourage et qui, trop souvent, éveille ou aggrave la dyspepsie. Le régime variera forcément suivant que dominera l'*hyper-* ou l'*hypopepsie*, qu'elles seront ou non compliquées de *dilatation*. En cas d'hyperpepsie marquée, le fer n'interviendra qu'après 15 jours de repos et de régime. Donné plus tôt, s'il y a hypopepsie, il sera associé utilement à l'*acide chlorhydrique* ou au *képhir*.

Comme préparations ferrugineuses, Hayem préfère les *protosels* (*protoxalate*, *protolactate*, *protochlorure*, *protoiodure*) moins irritants, aux doses moyennes de 20 à 50 centigr. par jour prises pendant ou après les repas. Le *citrate de fer*, le *tartrate ferrico-potassique*, le *glycéro-phosphate de fer* (A. Robin) sont également recommandables. Gilbert et Lereboullet préconisent le *cacodylate de fer* à la dose de 5 à 30 centigr. par voie gastrique ou de 3 à 10 centigr. par voie hypodermique (solution titrée à 3 centigr. par c. c.). Le fer donné d'abord à faible dose, sera porté peu à peu à dose active et continué tant que la restauration globulaire (vérifiée au microscope) ne sera pas complète. Il est utile de suspendre le fer 10 jours par mois et d'en varier les préparations.

On ne devra lui associer ni le *tannin*, ni les *alcalis* et leurs carbonates (incompatibles). Des deux principaux écueils de la médication ferrugineuse, la *constipation* et le *noircissement des dents*, le premier (nul avec le protoxalate) sera prévenu par l'usage simultané de laxatifs; le second par la prise en cachets ou pilules bien enrobées.

Le traitement à domicile, seul possible quand les troubles dyspeptiques sont sérieux, suffit le plus souvent. Vantées par A. Robin, les *cures aux sources ferrugineuses* seraient, pour Hayem, le plus souvent inutiles ou nuisibles. Les *chloroses torpides* chez les sujets peu excitables se trouvent bien du *climat marin*, des cures aux *eaux salines* ou *sulfureuses faibles*, du séjour aux *grandes altitudes* (1500-1800 m.). Ces agents sont, par contre, nuisibles aux *chlorotiques excitables* (Huchard) qui préféreront les stations d'*altitude modérée* (800 à 1000 m. au plus, Auvergne, Vosges, Jura, Pyrénées).

L'*arsenic* ne s'adresse qu'à certaines chloroses (chloroses graves, chlorose de la ménopause, des garçons, chloro-anémie tuberculeuse); en pratique, l'*arrhénal*, le *cacodylate de fer* sont souvent efficaces. Fréquemment, les chloroses torpides sont justiciables des eaux de *la Bourboule* ou du *Mont-Dore*.

Moyens adjuvants. — Si le *fer*, le *repos* et l'*aération* sont les facteurs indispensables du traitement, on leur adjoindra souvent avec fruit quelques agents de second plan. La *douche froide à jet brisé* ne convient qu'aux chloroses déjà amendées par le repos et le fer; son emploi prématuré est nuisible. Hayem conseille le *drap mouillé froid* contre la chlorose fébrile. L'*éponge ruisselante* ou la *friction à l'eau froide* (le matin, avec un gant de toilette imbibé d'eau à 20°) ou les *frictions sèches* au gant de crin sont, par contre, presque toujours tolérées et favorables. Les *inhalations d'oxygène* réussissent souvent dans les chloroses intenses ou dyspeptiques, contre les vomissements et l'anorexie; l'*eau oxygénée* (une cuillerée à café avant les repas, dans un demi-verre d'eau de Vals) est également utile dans les formes hypopeptiques. Nous ne parlerons que pour mémoire des traitements fondés sur des conceptions pathogéniques spéciales : *opothérapie ovarienne* (Charrin), *médullaire* (moelle osseuse, Fraser, etc.), *thymique* (Blondel). S'ils comptent quelques succès, on ne saurait leur accorder de valeur absolue.

Chlorurémie. — Widal et Javal nomment ainsi un syndrome lié à la rétention des chlorures dans l'organisme, motivée par une imperméabilité rénale pour le chlorure de sodium. Retenu au niveau du rein, celui-ci ne reste pas dans le sang, mais passe dans les tissus où il provoque l'œdème. La chlorurémie se trahit donc d'abord par des *œdèmes* plus ou moins généralisés. La *chlorurémie viscérale* peut se traduire par des accidents respiratoires (*dyspnée*), gastriques (*vomissements*, véritables décharges de chlorures), intestinaux (*diarrhée*) ou nerveux (*céphalée, respiration de Cheyne-Stokes*) jadis imputés à l'urémie et dont il faut apprendre à dépister l'origine. Tous ces troubles cèdent au régime déchloruré (Voir Déchloruration), seul ou associé à l'usage des diurétiques, spécialement de la *théobromine*. Dans tous les états comportant une chlorurémie effective ou imminente, les *injections de sérum normal* seront proscrites, comme susceptibles de provoquer des accidents graves (pseudo-méningitiques).

Chlorures. — Voir les bases.

Chocolat. — Voir Cacao.

Cholécystite calculeuse. — Voir Angiocholécystite.

Cholémie simple familiale. — Les sujets présentant les stigmates de la *cholémie simple familiale*, telle que la conçoivent MM. Gilbert et Lereboullet, sont héréditairement prédisposés aux infections des voies biliaires; une thérapeutique rationnelle commande donc de les soumettre à une hygiène appropriée. On leur conseillera un régime composé plutôt d'aliments hydro-carbonés que d'aliments azotés et dont on exclura toutes les substances capables de favoriser les fermentations intestinales : charcuterie, conserves, salaisons, gibier noir, viandes peu cuites, poisson de mer, fromages faits, etc. Il sera, en outre, indiqué d'entretenir l'asepsie des voies biliaires par l'usage des cholagogues (*boldo, opothérapie biliaire*) et des antiseptiques du foie, tels que le *benzoate* et le *salicylate de soude* (1 à 2 gr. par jour, 10 à 20 jours par mois). Ce traitement est sujet du reste à bien des variantes en rapport avec les nombreuses manifestations de l'état diathésique.

Choléra asiatique. — I. *Diarrhée prémonitoire.* — L'usage des *purgatifs*, justifié dans d'autres diarrhées, doit être ici rejeté, sauf peut-être celui du *calomel* (5 centigr. toutes les heures ou toutes les 2 heures, ou 30 à 50 centigr. d'emblée, puis de petites doses répétées) qui agit plutôt comme antiseptique.

L'*opium* sous ses diverses formes (*extrait, teinture, poudre, laudanum, gouttes noires, élixir parégorique*) et la *morphine* sont, à cette période, plus généralement employés et réussissent souvent, surtout associés aux antiseptiques intestinaux (*bétol, salicylate de bismuth* : 3 à 4 gr. de chaque par jour) dont ils favorisent l'action, ou à la *limonade lactique* (solution à 10 p. 100 aromatisée et sucrée); il importe d'instituer en même temps une rigoureuse *diète hydrique*, pour priver de tout aliment la culture bacillaire qui s'opère dans l'intestin. Inutile de rappeler que le *calomel* et l'*acide lactique* ne sauraient être employés simultanément.

II. *Choléra confirmé et Algidité.* — A cette période, la diarrhée profuse et l'intolérance gastrique laissent la première place aux agents physiques, ainsi qu'aux injections intraveineuses et hypodermiques.

Le *refroidissement* et les *crampes* réclament la mise en œuvre de moyens variés : *thé* chaud au rhum, *élixir de chartreuse* (si l'estomac les tolère), *boules d'eau chaude, briques chaudes, sachets de sable chaud, frictions* simples et aromatiques (alcoolats, térébenthine) et surtout *bains chauds* (à 38° ou 40°) *simples, salés* (4 à 5 kg de sel) ou *sinapisés* (2 kg de moutarde) répétés toutes les 3 heures.

Contre l'*adynamie*, on luttera avec l'*acétate d'ammoniaque*, le *café*, la *li-*

queur d'Hoffmann, les injections répétées d *éther* et de *sulfate de strychnine*, l'*alcool* (dont on ne doit pas abuser).

La *dyspnée* sera souvent amendée par les *inhalations d'oxygène*. Quant à la *diarrhée*, elle est justiciable à cette période, non de l'*opium* qui favoriserait le collapsus, mais du *tannin* (5 à 10 gr. dans 1 litre d'infusion de camomille, Cantani), ou de l'*acide tannique* en solution chaude (5 à 10 gr. p. 1000) avec laquelle on pratique des *irrigations intestinales* (Grasset).

Mais le collapsus peut résister à tous ces moyens. Alors l'*injection intraveineuse* chaude (à 37°-38°) de *sérum de Hayem* (chlorure de sodium 5 gr., sulfate de soude 10 gr. pour 1 litre d'eau) ou de *solution saline physiologique* (chlorure de sodium 7 gr. 50 p. 1000) est héroïque et amène de vraies résurrections. Ayant stérilisé le tégument, on met à nu (en ouvrant, d'un coup de ciseau en V, la peau soulevée avec une pince et en divisant l'aponévrose), soit une veine du pli du coude, soit une saphène, puis, après ligature du bout inférieur, on l'incise pour y introduire l'aiguille creuse ou la canule de verre qui termine l'appareil à injection. Le sérum stérilisé contenu dans une ampoule, bouchée à la lampe, qui est accrochée à 1 m. 60 ou 1 m. 80 au-dessus du plan du lit, s'écoule par son propre poids. On en injecte au moins 1500 gr. et, au plus, 2 litres à 2 litres 1/2. Quand reparaît le collapsus, on renouvelle la transfusion au bout de 24 heures au plus tôt; on a pu faire au même sujet jusqu'à 4 ou 6 transfusions. La transfusion peut être associée aux bains chauds. Il paraît prudent (Lesage) de transfuser dès que le pouls faiblit et ne se relève pas sous l'influence des bains chauds, sans attendre le collapsus confirmé. Aux injections intraveineuses on a reproché : leur technique un peu délicate, les dangers d'embolies gazeuses ou autres, le retour fréquent, sous leur influence, de la diarrhée profuse et des vomissements. Dans les cas graves, ces inconvénients passent au second plan; dans les autres, les *injections hypodermiques de sérum*,

d'un emploi bien plus simple, donnent aussi d'excellents effets, plus lents à se manifester, mais peut-être plus durables (Mathieu et Siredey). On injecte 250 à 300 gr. dans la fesse (derrière le trochanter), la cuisse (face externe) ou le flanc. On masse doucement la bosse que forme le liquide pour en hâter la résorption; l'injection peut être répétée plusieurs fois par jour. Si la boule d'œdème ne se résorbe pas, il faut recourir, sans retard, à la transfusion veineuse.

III. *Période de réaction*. — A cette période, la fièvre, l'état typhoïde sont justiciables des moyens habituels : *quinine*, *affusions* ou même *bains froids* en cas d'hyperthermie; *alcool*, *acétate d'ammoniaque*, *caféine*, *spartéine* en cas d'adynamie. Les *boissons abondantes*, la *théobromine* favoriseront l'élimination des déchets et des médicaments accumulés dans l'organisme. Si l'anurie reparaît, les injections de sérum interviendront de nouveau.

IV. *Prophylaxie*. — La défense contre l'importation du choléra peut être assurée par le système des quarantaines, la stricte surveillance des ports et des gares frontières, la mise en observation et l'isolement de tout voyageur suspect, la désinfection des linges et hardes provenant d'un foyer contaminé. On préviendra la diffusion des cas par la mise en œuvre des mêmes principes : isolement sévère des malades et du personnel qui les soigne; désinfection soigneuse des selles, des linges souillés, etc.

Les essais de *vaccination anticholérique* n'ont donné en Europe (méthode de Ferran) que des résultats contestables. Dans les régions d'endémie cholérique (aux Indes), la vaccination par le *procédé de W. M. Haffkine* (inoculation de cultures mortes de bacilles virgules), pratiquée en grand, paraît, d'après les statistiques, réduire notablement la morbidité et la mortalité cholériques. Elle est, en tout cas, inoffensive.

Choléra infantile. — Ce terme désigne la forme algide la plus grave de la *gastro-entérite infantile*. Avant tout, il faut, dans ces cas, instituer, sans retard, la *diète hydrique* (v. c. m.); à l'eau, on peut substituer le *thé très léger* additionné, par litre, d'une cuillerée à café de cognac et donné, soit tiède s'il n'y a pas de vomissements, soit, s'il y en a, glacé, par cuillerées toutes les 5 à 10 minutes. En même temps, l'enfant sera réchauffé avec des *boules*, de l'ouate, des *compresses chaudes* sur le ventre et, surtout, par des *bains* de 5 à 10 minutes (3 à 4 par jour), à 38°, additionnés, en cas de collapsus, de *farine de moutarde* (50 gr. à la dernière minute). A la diète hydrique, aux bains, on associera, 2 à 3 fois par jour, des injections de 15 à 20 c. c. (selon l'âge) de *sérum normal* ou de *sérum marin isotonique* (faites lentement et aseptiquement, avec la seringue de Debove, sous la peau du ventre, à la face externe de la cuisse ou dans la ligne axillaire). Marfan ajoute au sérum 25 centigr. p. 100 de *benzoate de caféine*. Ces injections sont indiquées quand la fontanelle est déprimée, le ventre rétracté, la diarrhée persistante, ainsi que l'anurie, et quand les pupilles rétrécies ne réagissent plus à la lumière. Grâce à elles, le pouls se relève, la diurèse reparaît et l'enfant se ranime. Dans les cas de collapsus extrême, c'est à *l'injection intraveineuse* de 500 gr. de *sérum de Hayem* (Voir CHOLÉRA ASIATIQUE) qu'il faut recourir d'urgence. Si, malgré la diète hydrique, les vomissements persistent, on leur opposera les *lavages de l'estomac* pratiqués à l'aide d'une sonde uréthrale n° 30, munie d'un petit entonnoir et avec 100 à 150 gr. de solution saline à 3 p. 100.

La diète hydrique sera maintenue 24 heures dans les cas moyens, 36 à 48 heures quand la diarrhée persiste. Les injections de sérum ne doivent pas être répétées plus de 5 à 6 jours. Quand les accidents toxi-infectieux ont disparu, la *reprise de l'alimentation* sera toujours très prudente; on commencera par le *bouillon de légumes* de Méry (Voir ATHREPSIE) ou les *Décoctions de céréales* (orge, riz); ensuite pourront être essayés le *babeurre* (v. c. m.) ou le *képhir* n° 2; puis, peu à peu, on reviendra soit aux tétées (nourrissons au

sein), soit au lait (d'abord coupé de moitié d'*eau bouillie lactosée*, à 10 p. 100). Lorsqu'au syndrome cholériforme survit la diarrhée, on peut la combattre par les moyens usuels : *calomel* (1 à 3 centigr., 3 fois par jour), *tannigène* (25 centigr., 2 à 4 fois par jour), *tannalbine*, *salicylate de bismuth*, *talc* ou *craie préparée*, et même *élixir parégorique*.

Choléra nostras. — Voir ENTÉRITES AIGUËS.

Chorées. — I. *Chorée de Sydenham*. — L'enfant choréique doit être séparé de ses camarades ou frères et sœurs, exposés, autrement, à mimer ses gestes morbides, par imitation inconsciente. Sa propre émotivité exige, du reste aussi, l'isolement. Les parents devront lui éviter toute émotion, s'abstenir de toute réprimande sur le désordre de ses mouvements et de toute allusion à sa maladie. Tout travail intellectuel sera suspendu. Le *repos au lit pendant toute la période d'état* contribue beaucoup à hâter la guérison. Réconfortante, l'*alimentation* consistera surtout en laitage, légumes verts et fruits; le café, le vin, les excitants en seront exclus. On veillera à la régularité des garde-robes. Des médicaments antichoréiques, l'*arsenic* et l'*antipyrine* sont les plus efficaces.

L'*arsenic* est donné sous forme de *liqueur de Boudin*, dont la dose quotidienne est incorporée à 120 gr. de julep gommeux que l'enfant prend par cuillerées à bouche toutes les 2 heures, avec une tasse de lait. On débute par 4 gr. de liqueur, puis on augmente de 2 gr. par jour jusqu'à cessation presque complète des mouvements (vers le 12e où 15e jour, rarement le 20e; avec 30, 40, 50 gr. de liqueur de Boudin). Des *signes d'intolérance* (gastralgie, nausées, vomissements, anorexie, coliques, diarrhée) peuvent apparaître, qui obligent à suspendre la médication ou à en réduire le taux (de 4 à 6 gr.) 1 ou 2 jours, pour la reprendre ensuite. Le résultat une fois acquis, on poursuit le traitement en diminuant, chaque jour, la dose de 4 gr. (Comby, Grancher, J. Renault). Cette méthode guérit la chorée en 12 à 15 jours, quelquefois moins, en 20 jours au plus, mais elle exige le *contrôle quotidien du médecin*, l'intoxication étant toujours imminente.

Marfan l'accuse de masquer la chorée sans la guérir, en déterminant une torpeur intellectuelle et une inertie musculaire proches de la paralysie toxique. L'arsenic peut être également donné sous la forme (moins toxique) de *cacodylate de soude* (2 à 4 centigr. en injections) fort bien toléré (Lannois, J. Russell, etc.) ou d'*arrhénal*.

Moins active que l'arsenic, l'*antipyrine* est par contre plus inoffensive. On en donne 3 à 4 gr. par jour, de 6 à 10 ans, et 5 à 6 gr., de 10 à 15 ans. En fractionnant les doses le plus possible, en leur associant l'eau de Vichy et le lait qui en hâtent l'élimination, on rend les accidents (vomissements, érythèmes) exceptionnels ou très légers. Les hautes doses doivent être continuées jusqu'à amélioration très nette, à condition de surveiller attentivement le pouls, la température et le taux des urines. Les phénomènes toxiques, l'albuminurie, la tachycardie ou la bradycardie contre-indiquent la médication.

La *chorée associée au rhumatisme*, ou évoluant sur un terrain rhumatisant, cède parfois mieux au *salicylate de soude* (2 à 4 gr. par jour), au *salophène* ou à l'*aspirine* (1 à 3 gr.), à doses massives d'abord, puis moyennes. Dans les chorées graves et rebelles, la *ponction lombaire* (1 ou 2 au plus, avec soustraction de 2 c. c. de liquide) a donné quelques succès (Jemma). L'*agitation*, l'*insomnie*, le *délire*, l'*ataxie excessive des mouvements* réclament, outre l'arsenic et l'antipyrine, l'emploi d'autres agents sédatifs : *opium*, *chloral* (2 à 4 gr.), *trional* (60 centigr., 3 fois par jour), *bains tièdes* (de 10 à 15 minutes, à 33°-35°, toutes les 3 ou 4 heures) ou enveloppements dans le *drap mouillé* (2 à 3 fois par jour au plus).

La guérison sera confirmée par la *gymnastique suédoise* ou la *mécanothérapie* qui restaureront la coordination motrice, par l'*hydrothérapie* (douches tièdes, puis froides; bains sulfureux), l'*aération* (séjour à la campagne) et les toniques (*fer*, *quinquina*, *kola*, *glycérophosphates*, etc.).

La *chorée de l'adulte* est justiciable de la même thérapeutique que celle de l'enfant.

II. *Chorée gravidique.* — Le *chloral* (5 à 8 gr.), l'*antipyrine*, l'*arsenic* sont également indiqués contre la chorée des femmes enceintes. L'extrême agitation, la dénutrition obligent parfois à provoquer l'*accouchement prématuré* qui met habituellement fin aux accidents, résultat obtenu, du reste, en certains cas, par la simple *dilatation du col*. Mais cette forme souvent grave est toujours susceptible de se terminer par la mort.

III. *Chorée chronique de Huntington.* — Cette maladie, à évolution progressive, aboutit à la déchéance mentale, quels que soient les moyens thérapeutiques mis en œuvre.

IV. *Chorées hystériques.* — L'*isolement*, l'*alitement*, la *gymnastique* rationnelle, les *douches*, l'*arsenic* forment les facteurs essentiels du traitement. On peut tirer grand parti de la *suggestion* sous la forme suivante : après un simulacre d'anesthésie chloroformique, les membres sont immobilisés dans des gouttières bien garnies, ce qui met fin aux mouvements en 5 à 6 jours (Hugghe).

V. *Chorées de Dubini et de Bergeron.* — De ces deux formes (dites *chorées électriques*) caractérisées par des secousses saccadées, la première, inconnue en France, très grave, aboutit, quel que soit le traitement, au coma mortel; la seconde, comparable à la *maladie des tics*, au *paramyoclonus multiplex*, en diffère pourtant en ce qu'elle est curable par l'*émétique* (5 centigr.).

Chromique (Acide). — *Caract. phys. et chim.* — Cristaux prismatiques rouge foncé, déliquescents ; très soluble dans l'eau, décomposé par l'alcool, forme, avec les substances organiques, des mélanges détonants. Pourtant très maniable en solution dans l'acide acétique. Oxydant énergique.

Prop. thérap., indicat. — Caustique (jaunit l'épiderme ; eschare gris-jaunâtre sur les muqueuses) et astringent très efficace sur les ulcérations simples des muqueuses gingivale, bucco-pharyngée, linguale, nasale. Opposé, en solution étendue, à la bromidrose des pieds. Mais la toxicité de ce produit (vomissements, diarrhée, collapsus ; mortel à la dose de 3o centigr.) doit en faire éviter l'usage sur de grandes surfaces.

Formes pharmac., *doses*. — *Usage ext.* : Cautérisations par attouchements avec un tampon d'ouate (roulé sur une baguette) imbibé, soit de déliquium, soit d'une solution forte (1/2) ou faible (1/10).

Chrysarobine. — Produit extrait de la *poudre de Goa* qui en contient 80 p. 100 et provient elle-même de l'*Andira Araroba* (arbre du Brésil ; Légumineuses-Papilionacées). La chrysarobine est un produit de réduction du chrysophanol.

Caract. phys. et chim. — Petites lamelles jaunes, inodores, insipides ; insoluble dans l'eau, soluble dans les solutions alcalines de soude, de potasse, le chloroforme, l'éther.

Effets physiol. et tox. — Colore la peau en jaune brun, en y produisant une vive irritation, et les urines en jaune foncé. Son absorption peut provoquer de la fièvre et de l'insomnie.

Prop. thérap., *indicat.* — Les mêmes que celles de l'acide chrysophanique. Opposée au psoriasis, à la pelade, aux hémorrhoïdes.

Formes pharmac., *doses.* — *Usage ext.* : Pommade, traumaticine ou collodion au 1/10.

Pommade :

Chrysarobine	2 gr.
Vaseline. . . . . } āā 15 —
Lanoline . . . . }

Traumaticine :

Chrysarobine	10 gr.
Chloroforme.	90 —
Gutta-percha	10 —

Collodion :

Chrysarobine . . . . } āā 1 gr. 50
Acide salicylique . . }
Collodion riciné. . . .	10 gr.

Chrysophanique (Acide). *Chrysophanol.* — *Caract. phys. et chim.* — Produit presque identique à la chrysarobine et confondu avec cette dernière dans le commerce de la droguerie ; aiguilles jaunes d'or insolubles dans l'eau, solubles dans l'alcool, l'éther et le chloroforme.

Effets physiol. et tox. — Très irritant pour les muqueuses et la peau ; peut provoquer des érythèmes multiformes généralisés ; colore les poils en jaune ; à l'intérieur, violent purgatif drastique (Existe en très faible quantité dans le séné, le cascara). Parasiticide.

Prop. thérap., *indicat.* — Agent réducteur du psoriasis (E. Besnier), qu'il peut blanchir en 15 jours, de l'eczéma sec, du pityriasis versicolor, de l'herpès circiné.

Formes pharmac., *doses.* — *Pommade* 2 à 5 p. 100, *solution chloroformée* à 10 ou 15 p. 100 (pour badigeonnages) ou, mieux, *traumaticine.* Toujours limiter les applications pour éviter les réactions trop vives. (Mêmes formules que la *chrysarobine*).

Cicutine (ou **Conicine**). — *Caract. phys. et chim.* — Alcaloïde liquide, oléagineux, volatil, d'odeur vireuse, de saveur amère, tiré de la ciguë ; peu soluble dans l'eau (1 p. 90) soluble dans l'alcool et l'éther ; forme des sels dont le seul usité est le *bromhydrate*, stable et soluble dans 2 p. d'eau et d'alcool.

Effets physiol. et tox. — *Localement* : provoque une vive inflammation douloureuse, parfois du sphacèle. — *A l'intérieur* : 1° *à doses faibles*, sensation de langueur, engourdissement, titubation, dérobement des jambes ; vue trouble, scintillante, mydriase ; 2° *à plus fortes doses*, vertige, angoisse précordiale, dyspnée, pâleur, légère hypertension sanguine, sensibilité et réflexes exaltés, myosis, diurèse ; 3° *à une phase plus avancée*, exagération des réflexes, tremblements, contractures, puis collapsus algide plus ou moins profond avec hypothermie et sensation de froid glacial, sans aucun trouble psychique, réapparition de la mydriase, mort par asphyxie due à la paralysie des muscles respiratoires (peut être différée ou évitée par la respiration artificielle). La conicine agit sur les extrémités nerveuses motrices mais ne respecte pas, comme le curare, le pneumogastrique. Elle provoque l'anaphrodisie. Elle exagère la sécrétion bronchique et paralyse la respiration avant le cœur.

(Pour plus de détails voir : G. POUCHET, *Leçons de pharmacodynamie et de matière médicale*, 5e série, p. 614).

Prop. thérap., indicat. — On n'emploie que le bromhydrate, comme antispasmodique, contre l'asthme, la coqueluche, le tic douloureux de la face.

Formes pharmac., doses. — Un demi à 2 centigr. de bromhydrate de cicutine, en potion, ou, mieux, en injection hypodermique. *Enfants*, 1 milligr. par année.

Solution hypodermique :

Bromhydrate de
conicine . . . Cinquante centigr.
Alcool à 90° . .   1 gr. 50
Eau distillée . .   23 gr.

Contient 2 centigr. par c. c.

Cicutine (Bromhydrate de). — Voir CICUTINE.

Cigarettes médicamenteuses. — Les cigarettes représentent un mode d'inhalation des produits de combustion de certaines feuilles médicamenteuses. Ce procédé est surtout recommandé aux asthmatiques qui fument ainsi des mélanges à base de feuilles de belladone, de jusquiame et de datura, additionnées de nitrate de potasse. Ces feuilles peuvent aussi se fumer dans des pipes.

Cidre. — Boisson rafraîchissante obtenue par fermentation du suc de pommes. Le cidre titre 2 à 5 p. 100 d'alcool; diurétique et légèrement purgatif, il a été préconisé par Garrod, comme antigoutteux. Son acidité le rend trop souvent indigeste pour les dyspeptiques; il favorise, en outre, la carie dentaire.

Ciguë. — Grande ciguë ou *Conium maculatum* (Ombellifères) seule employée en thérapeutique.

Effets physiol. et tox. — Ceux de la *cicutine* (v. c. m.) modifiés par la présence de la *méthyl-conicine* et de la *cicutoxine* (délire, convulsions épileptiformes). La conicine se rencontre dans les feuilles et, surtout, les fruits verts.

Prop. thérap., indicat. — L'usage externe, comme analgésique local, est seul recommandable. Sous cette forme, la ciguë est un calmant vraiment efficace (soulage les douleurs des cancéreux).

Formes pharmac., doses. — *Pommade* (10 p. d'extrait de fruit pour 40 d'excipient), *emplâtre* (9 p. d'extrait de fruit, 2 p. d'emplâtre diachylon, 1 p. de résine élémi).

Cimicifuga racemosa (Renonculacées).

Effets physiol. et tox. — Médicament vasculaire et modérateur de l'irritabilité réflexe (A. Robin et Mendel). A hautes doses, peut provoquer de la céphalée, de la titubation et des vomissements.

Prop. thérap., indicat. — Prescrit en Amérique pour régulariser les douleurs de l'accouchement. Vanté encore comme antispasmodique, expectorant, cardiotonique, mais surtout contre les bourdonnements d'oreilles qu'il calme souvent.

Formes pharmac., doses. — *Usage int.* : Extrait fluide, XV à XXX gouttes.

Cinabre. — Voir MERCURE (BISULFURE ROUGE DE).

Cinchonidine. — **Caract. phys. et chim.** — Un des alcaloïdes du quinquina. Prismes rhomboïdaux très peu solubles dans l'eau.

Effets physiol. et tox. — A doses toxiques, provoque de l'ivresse, de la paraplégie, des convulsions, du tremblement, de la tachycardie, des nausées, des vomissements.

Prop. thérap., indicat. — Succédané infidèle de la quinine, employé seulement sous forme de *bromhydrate basique* (soluble dans 40 p. d'eau — 5 à 30 centigr. en cachets) et de *sulfate* (à doses doubles du sulfate de quinine) contre le paludisme.

Cinchonine. — Un des alcaloïdes du quinquina, isomère de la *cinchonidine* (v. c. m.).

Caract. phys. et chim. — Prismes quadratiques presque insolubles dans l'eau.

Effets physiol. et tox. — Plus toxique que la quinine; provoque des troubles visuels, de la titubation, des attaques épileptiformes, des irrégularités cardiaques et respiratoires.

Prop. thérap., indicat. — Le sulfate (prismes rhomboïdaux solubles dans 65,5 p. d'eau), seul employé, ne saurait remplacer la quinine, mais pourrait rendre des services dans le paludisme grave, quand celle-ci provoque de l'hémoglobinurie (Pampoukis).

Formes pharmac., doses. — 30 à 50 centigr. de sulfate, en cachets.

(Pour plus de détails voir : G. Pou-CHET, *Leçons de pharmacodynamie et de matière médicale*, 3e série, p. 264).

Cirrhoses du foie. — La cirrhose demeure curable durant toute une phase initiale, difficile à préciser cliniquement, mais répondant sans doute à la vitalité persistante d'un certain nombre de cellules hépatiques. Pendant toute la *période préascitique*, la première place appartient à l'*hygiène alimentaire*, qui doit réduire au minimum le travail du foie en diminuant le plus possible la production des toxines intestinales que la cellule hépatique est devenue plus ou moins inapte à neutraliser. Seront interdits : les boissons alcooliques, la charcuterie, le gibier, les salaisons, le poisson de mer, les coquillages, les crustacés, les fromages faits, les graisses, les épices, la pâtisserie. Sont au contraire permis : le laitage, les légumes verts (sauf l'oseille), les purées, les pâtes alimentaires, les œufs et les fruits cuits. Les seuls médicaments utiles sont ceux qui concourent à entretenir les fonctions intestinales et l'asepsie des voies biliaires : sels purgatifs (*sulfate de soude, sel de Seignette*), à petites doses quotidiennes (5 à 10 gr. chaque matin), eau de *Carlsbad* (un verre le matin à jeun); cholagogues et antiseptiques du foie, tels que : *calomel* (2 à 3 centigr. à jeun), *salicylate* et *benzoate de soude* (1 à 2 gr. par jour), infusion de *boldo*. Sont également d'utiles adjuvants : les *irrigations intestinales chaudes*, les *tubs chauds*, le *massage doux* de la région hépatique (A. Robin). Les *cures de raisin* (1 à 6 kg de raisin absorbés, sans les peaux, le matin et de 3 à 5 heures), les *cures de petit-lait* (3 à

4 grands verres de 20 en 20 minutes) ont aussi donné quelques succès. Les hépatiques doivent en outre s'abstenir de tout excès, de tout surmenage et se soumettre, par périodes, à la médication arsenicale (*arséniate de soude* ou *arrhénal*). C'est aussi à la phase de précirrhose que l'*opothérapie hépatique* donne ses meilleurs effets. On fera donc prendre chaque jour au malade 120 gr. de *foie frais de porc* haché et délayé dans du bouillon (Hirtz); ou encore, on lui prescrira, en lavement, une macération de 200 gr. de foie de porc dans un demi litre d'eau froide (Burlureaux), à moins qu'on ne donne la préférence à l'*extrait hépatique* (1 gr.) ou à la *bile de bœuf condensée*. L'opothérapie hépatique est plus efficace quand on lui associe le *régime lacté* absolu ou mitigé. Le *traitement hydrominéral* de la cirrhose se fait surtout à Vichy, Brides, Chatel-Guyon, Pougues, Vittel ou Évian.

L'apparition de l'*ascite* impliquant des lésions scléreuses déjà étendues, commande un régime plus sévère. Quoique les cholagogues, le calomel soient encore utiles, il peut être avantageux alors de leur substituer de petites doses d'*iodure de potassium* ou *de sodium* (50 centigr. à 1 gr. par jour). Les purgatifs drastiques (*scammonée, eau-de-vie allemande, gomme gutte*), les diurétiques (*nitrate* et *acétate de potasse, potion de Millard, théobromine, lactose, pilules de Lancereaux*), trouvent souvent leur indication pour hâter la régression de l'ascite. En tout cas, pendant la phase de recrudescence le *lait*, le *lait écrémé* (Gilbert) ou le *képhir* composent toute l'alimentation. L'*ascite* elle-même doit être ponctionnée avant que son abondance n'oblige à la soustraction d'une trop grande quantité de liquide (Voir Ascite). Un grand nombre de ponctions sont souvent nécessaires avant que le liquide cesse de se reproduire, surtout dans la cirrhose alcoolique hypertrophique. Talma (d'Utrecht) a opposé à l'ascite cirrhotique une opération consistant à suturer l'épiploon au péritoine pariétal et à la paroi abdominale, dans le but de dériver le sang du système porte vers le système cave. L'*opération de Talma*, comportant encore une mortalité considérable, n'est que palliative et trouve rarement son indication formelle. Ces divers facteurs thérapeutiques conviennent indistinctement à toutes les formes de cirrhoses. Les variétés étiologiques de la maladie créent, en outre, quelques indications spéciales.

Traitement des formes. — Des *cirrhoses alcooliques*, c'est la *forme hypertrophique* qui est la plus accessible au traitement général exposé plus haut; la *forme atrophique* (type Laënnec) est bien plus exceptionnellement curable.

La *cirrhose de Hanot* est principalement justiciable du *régime lacté* (pendant les poussées congestives et ictériques) ou *lacto-végétarien* associé à l'antisepsie intestinale, à l'usage du *calomel* et de l'*iodure de sodium*.

La *cirrhose lithiasique* peut être prévenue par une opération appropriée (*cholécystentérostomie* ou *fistule biliaire*) et opportune. Quand elle est confirmée, les accidents en sont atténués par le *régime lacté* et l'antisepsie des voies biliaires (*salicylate, benzoate de soude*).

La *cirrhose syphilitique* impose l'institution précoce de la médication spécifique intensive (6 à 8 gr. d'*iodure* et injections hypodermiques de *sels mercuriels solubles ou insolubles*), sans préjudice du régime et de l'hygiène que réclame toute cirrhose

La *cirrhose paludéenne confirmée* sera traitée par les *douches chaudes* sur la région hépatique, le *calomel* et, surtout, les injections hypodermiques d'*arrhénal* (Hirtz).

Dans la *cirrhose cardiaque*, au *régime lacté* absolu ou mitigé, à la *déchloruration*, il faut associer l'usage des cardiotoniques (*digitale, spartéine, caféine*) et du *massage* méthodique.

Le traitement des *cirrhoses dyspeptiques, goutteuses, diabétiques*, subira nécessairement des modifications appropriées à la nature du terrain.

Traitement des complications. — La plupart des cirrhoses aboutissent à des accidents terminaux d'*insuffisance hépatique* (Voir ICTÈRE GRAVE). A une phase avancée, les hémorrhagies sont fréquentes, spécialement dans le domaine de la veine porte. Aux *hémorrhagies externes* on opposera les applications locales de solutions d'*antipyrine*, de *chlorhydrate de cocaïne* (à 1 p. 100), d'*adrénaline* (à 1 p. 1000); les *hémorrhagies internes* seront combattues par le *chlorure de calcium* (2 à 3 gr. par jour). Enfin les cirrhotiques sont sujets à des infections secondaires (*érysipèle, pneumonie*) souvent très graves qui seront plutôt traitées par des agents physiques, ou, au moins, par des médicaments anodins, en raison des dangers de toute substance toxique chez les malades à foie insuffisant.

Citarine. — *Caract. phys. et chim.* — Poudre blanche, cristalline, obtenue par action de la formaldéhyde sur le citrate de soude. Soluble dans l'eau froide, à laquelle elle communique une saveur de limonade.

Prop. thérap., indicat. — Éliminateur de l'acide urique, diurétique, préconisé contre l'attaque de goutte aiguë.

Formes pharmac., doses. — 7 à 8 gr. par jour, dans de l'eau sucrée, en plusieurs fois, ou en cachets, comprimés.

Citrates. — Voir les BASES.

Citrique (Acide). — Existe dans le citron, l'orange, la groseille, la framboise, la tomate, etc.

Caract. phys. et chim. — Cristaux prismatiques, incolores, de saveur acide agréable, solubles dans leur poids d'eau froide (solution très altérable), dans l'alcool, l'éther.

Prop. thérap., indicat. — Sert à la préparation de limonades, boissons bien acceptées des fébricitants. Peut remplacer le citron dans le scorbut, le vinaigre dans l'empoisonnement par les alcalins. Préconisé dans la gravelle phosphatique (pour acidifier les urines), dans l'hypopepsie et le rhumatisme articulaire aigu. Absorbé à l'état de citrate alcalin.

Formes pharmac., doses. — *Usage int.*: Limonades 2 à 5 p. 1000. Sirop 10 p. 1000.

Limonade citrique :

Acide citrique . . . . 4 gr.
Sirop de limon . . . . 100 —
Eau . . . . Q. S. pour 1 litre.

Limonade vineuse :

Acide citrique . . . . .   4 gr.
Sirop de limon. . . . }
Vin rouge . . . . . . } āā 100 —
Eau . . . . . Q. S. pour 1 litre.

Potion (rhumatisme, Huchard) :

Acide citrique . . . . 5 à 10 gr.
Sirop diacode. . . . . }
Sirop de cerises . . . } āā 25 —
Eau . . . .   250 —

2 à 3 cuillerées à soupe, toutes les deux heures.

Citron. — *Citrus Limonum* (Rutacées). On utilise le suc du fruit.

Prop. thérap., indicat. — Mêmes indications que l'*acide citrique* (v. c. m.), mais d'un usage plus agréable; plus fidéle aussi, dans le scorbut et la maladie de Barlow. L'acide se transforme dans l'économie en citrates alcalins. Préconisé dans la dyspepsie hypopeptique, la gravelle urique, la lithiase biliaire, le rhumatisme. *Comme topique*, dans la diphthérie (pour dissoudre les fausses membranes).

Formes pharmac., doses. — *Jus de citron* : en limonade crue (jus de 2 citrons pour 1 litre d'eau) ou cuite (2 citrons coupés, avec le zeste, pour 1 litre d'eau bouillante); en sirop, ou pur (50 à 120 gr., rhumatisme). *Oléosaccharure*, 1 à 10 gr. *Essence*, II à XXV gouttes (pour aromatiser). *Alcoolature de zestes*, 2 à 15 gr. Le jus de citron est aussi employé en badigeonnages (du pharynx, des conjonctives).

Citrophène. — *Caract. phys. et chim.* — Sel neutre résultant de la combinaison de 3 molécules de paraphénéthydine avec une molécule d'acide citrique. Poudre blanche, acidulée, soluble dans 250 p. d'eau froide et 50 p. d'eau bouillante (l'*apolysine*, corps très voisin, est bien plus soluble), plus soluble dans l'eau alcoolisée, acidulée ou gazeuse.

Prop. thérap., indicat. — Préconisé dans le rhumatisme subaigu et chronique. Action analgésique remarquable; action antipyrétique inconstante (sueurs profuses); vanté aussi contre la migraine et l'insomnie nerveuse.

Formes pharmac., doses. — 5 à 6 gr. par jour, en cachets de 1 gr. ou en solution. *Enfants*, 10 centigr. par année.

Potion :

Citrophène. . . . .   10 gr.
Eau chloroformée . . . . 120 —
Sirop de menthe. . . . .   30 —

3 à 6 cuillerées à soupe en 24 heures.

Climats d'altitude. — Voir ALTITUDE.

Climats maritimes. — Voir BAINS DE MER.

Climatothérapie. — Voir AÉROTHÉRAPIE.

Coaltar. (*Goudron de houille, goudron minéral.*). — Résultat de la distillation de la houille, réservé à l'usage externe.

Caract. phys. et chim. — Liquide noir, épais, d'odeur empyreumatique, alcalin, soluble dans l'eau, partiellement soluble dans l'alcool, de nature très complexe, renfermant des hydrocarbures, des phénols, des ammoniaques composées, des bases pyridiques et quinoléiques, etc., bien plus toxique que le goudron végétal.

Prop. et empl. thérap. — Utilisé comme désinfectant sous forme d'émulsion ou de coaltar saponiné.

Formes pharmac., doses. — L'*émulsion* formée de coaltar, de savon et d'alcool à 85° (āā) est mêlée à l'eau dans la proportion de 3 % (pour lotions, injections, pansements). Le *coaltar saponiné*, liquide jaune verdâtre, est un mélange de coaltar (1 p.) et de teinture de bois de Panama (4 p.) qui est employé pur ou dilué dans 5 à 20 p. d'eau.

Coca. — *Erythroxylon Coca* (Érythroxylées). Arbuste de l'Amérique du Sud dont on utilise les *feuilles*. Celles-ci sont mâchées par les indigènes (mêlées à de la chaux) pour tromper la faim et la fatigue. Elles passent aussi pour aphrodisiaques. En thérapeutique, valent surtout par leur teneur en *cocaïne* (v. c. m.); contiennent d'autres alcaloïdes (*isococaïne, homococaïne, tropacocaïne*, etc.), moins importants, de l'*acide cocatannique*, de la *cocatine* (corps gras) et une essence.

Prop. et empl. thérap. — Utilisée comme stimulant et tonique dans les états neurasthéniques et adynamiques; comme analgésique local contre la gastralgie, l'angine, la stomatite, le prurit.

Formes pharmac., doses. — *Usage int.:* Poudre de feuilles, 3 à 5 gr. en cachets. Extrait alcoolique, 2 à 4 gr. en potion; 10 centigr. par année pour les enfants. Extrait fluide, 2 à 5 gr. (XLV gouttes au gramme); *enfants* 20 centigr. par année. Teinture au 1/5, 5 à 15 gr. — *Usage ext.:* Infusion à 10 p. 1000 en gargarismes, lotions, pansements, etc.

Vin :

Teinture de coca . . . . . 100 gr.
Vin de Madère . . . . . . 900 —
Par verre à liqueur.

Elixir tonique :

Extrait de coca . . . . . . 5 gr.
Teinture de coca . . . . . 20 —
Alcoolat de mélisse . . . 60 —
Sirop d'écorces d'oranges
amères . . . . 100 —
Par cuillerée à soupe.

Gargarisme :

Teinture de coca . . . . . 15 gr.
— benjoin . . . 5 —
Menthol cristallisé . . . . 2 —
Infusion de coca à 2 p. 100. 250 —

Cocaïne. — *Caract. phys. et chim.* — Gros prismes clinorhombiques incolores, très peu solubles dans l'eau (1 p. 1300), solubles dans l'alcool, l'éther, le chloroforme, les huiles, la benzine. On utilise surtout le *chlorhydrate* (cristaux incolores) dont 1 gr. se dissout dans 75 centigr. d'eau froide, soluble dans l'alcool et l'éther.

Effets physiol. et tox. — *Localement,* la cocaïne suspend l'activité de tous les éléments vivants en contact avec elle (terminaisons nerveuses sensitives ou motrices, éléments musculaires, glandulaires, centres nerveux, épithéliums, leucocytes), mais impressionne plus spécialement les neurones sensitifs. Injectée dans la gaine d'un nerf ou appliquée, en solution concentrée (avec de l'ouate hydrophile), autour de son tronc, elle en suspend totalement la conductibilité (section physiologique) pour un temps variable. Sur les nerfs mixtes, les fibres sensitives sont d'abord atteintes, et l'analgésie apparaît de la périphérie au centre. *A l'intérieur,* la cocaïne à *dose faible* provoque d'abord des troubles cérébraux : subdélire, ivresse, loquacité, puis de l'exaltation motrice avec exagération des réflexes; de l'excitation du sympathique (exophthalmie, mydriase); d'abord ralenti, avec hypotension, le *pouls* est bientôt accéléré et intermittent, tandis que la tension sanguine monte, par vaso-constriction; la respiration est aussi accélérée, mais moins ample; accrues durant la phase d'excitation (salivation, polyurie), les *sécrétions* se tarissent ensuite (bouche sèche); les petites doses rendent aux muscles fatigués un regain d'énergie, et parfois agissent aussi sur la motricité gastro-intestinale (vomissements, diarrhée); encore plus que la caféine, la cocaïne peut donner à la nutrition un coup de fouet passager aux dépens des réserves de l'organisme. Elle stimule aussi les centres thermiques (élévation de température). Les *doses toxiques* déterminent (souvent après les phénomènes précédents) : des convulsions toniques puis cloniques suivies de paralysie et d'analgésie étendue mais incomplète du tégument; des lipothymies, des syncopes avec pouls petit, filiforme; un ralentissement progressif de la respiration (par tétanisation des muscles respiratoires) avec cyanose, et aboutissant, dans les cas mortels, à l'arrêt de celle-ci puis du cœur. Le sang artériel devient plus riche en oxygène, le sang veineux plus pauvre; les leucocytes subissent une véritable action nécrosante. La susceptibilité à la cocaïne croît, dans la série animale, en raison de la complexité des centres nerveux. Aux accidents curables survivent souvent, pendant plusieurs jours, de l'insomnie, des troubles intellectuels, de la cardialgie et de l'anorexie. Dans les cas légers, les premiers troubles cèdent souvent aux inhalations de nitrite d'amyle (II à V gouttes); dans les cas graves, il faut leur préférer l'usage du chloral.

(Pour plus de détails, voir : G. POUCHET, *Leçons de pharmacodynamie et de matière médicale*, Ire série, p. 442 et 553).

Prop. thérap., indicat. — *Comme anesthésique local* (en chirurgie spéciale et générale), la cocaïne est utilisée en badigeonnages et en instillations (chlorhydrate à 1 p. 200) pour analgésier le pharynx, le larynx, l'oreille moyenne, la conjonctive, la cornée et l'iris (en 5 à 8 minutes, anesthésie durant 10 minutes). Très superficielle, l'anesthésie oculaire s'accompagne d'ischémie, de fixité du globe, de mydriase, d'un peu de parésie de l'accommodation et de légère hypotension des milieux de l'œil (la cocaïne est pourtant dangereuse en cas de glaucome). Les badigeonnages sont encore efficaces sur la pituitaire, les muqueuses rectale et génito-urinaire, le col utérin, mais avec des solutions plus concentrées (2 p. 100). Reclus a vulgarisé, en France, l'usage de la *cocaïne en chirurgie*. Celle-ci est injectée, d'abord dans l'épaisseur du derme où elle trace une ligne blanchâtre proéminente, puis successivement dans tous les tissus à inciser, en solution à 1 p. 100 (4, 5, 10 15 c. c. selon les cas). En Allemagne, on préfère l'*anesthésie régionale*, obtenue, après ischémie du membre à opérer, par 4 injections pratiquées aux 4 points opposés de celui-ci ; cette méthode exige moins de cocaïne et respecte le champ opératoire. La cocaïne en *injection sous-arachnoïdienne* (Voir cet article) déterminant, par action sur les racines rachidiennes, l'anesthésie de la moitié inférieure du corps, est maintenant délaissée à cause de ses dangers et remplacée par la *stovaïne*. L'emploi chirurgical de la cocaïne (à la façon de Reclus) reste recommandable pour la pratique des interventions régulières, à champ opératoire circonscrit. Il est contre-indiqué chez les enfants (avant 10 ans), les névropathes, sur les tissus mal irrigués ou mal innervés. La cocaïne (injectée dans la gencive) est également d'un usage courant en art dentaire (avulsion des dents). Bien plus inoffensives que les injections sous-arachnoïdiennes, les *injections épidurales de cocaïne* (v. c. m.) atténuent beaucoup les douleurs de la sciatique et des autres névralgies des membres inférieurs. *Comme analgésique médical*, la cocaïne est opposée (en pulvérisations, gargarismes ou badigeonnages) aux douleurs des angines, des ulcérations bucco-pharyngées, de la dentition, des rhinites, des laryngites, des brûlures, etc. *Comme vaso-constricteur*, elle est précieuse dans les rhinites spasmodiques, l'asthme nasal, le coryza (rétablit la perméabilité nasale par rétraction de la pituitaire), l'épistaxis, mais l'usage n'en sera jamais laissé à la discrétion des malades (Voir COCAÏNISME). *En ingestion*, elle est encore utilisable contre les douleurs œsophagiennes et gastriques.

Formes pharmac., doses. — *Usage ext.* : solutions hypodermiques et épidurales de 50 centigr. à 2 p. 100. Pour badigeonnages, solutions à 3 et exceptionnellement à 5 p. 100. L'addition de phénol, qui empêche la diffusion générale, est avantageuse. Collyres à 1 p. 100. Poudres composées pour insufflations. Pommades. — *Usage int.* : 1 à 10 centigr. en potion, cachets, pilules ; *enfants*, 2 milligr. par année.

Solution hypodermique :

Chlorhydrate de cocaïne. . . . . . Trente centigr.
Eau chloroformée saturée. . . . . ⎫
Eau distillée de laurier-cerise. . . . . ⎬ āā 15 gr.
               ⎭

1 centigr. par centimètre cube.

Collutoire :

Chlorhydrate de cocaïne. . 3 gr.
Hydrolat de menthe. . . . 40 —
Miel rosat. . . . . 60 —

Douleurs de la dentition. (Emploi à surveiller).

Solution pour badigeonnages :

Chlorhydrate de cocaïne . 2 gr.
Phénol cristallisé. . . 0,50 à 1 —
Eau distillée. . . . . . 100 —

Pommade :

Chlorhydrate de cocaïne.	1 gr.
Vaseline.	} āā 10 —
Lanoline.	

Prurit vulvaire ou anal.

Potion antigastralgique et anti-émétique :

Chlorhydrate de cocaïne	Dix centigr.
Teinture de belladone	Un gr.
Teinture de capsicum	Deux —
Bromure de potassium	5 —
Sirop d'écorces d'oranges amères.	80 —
Eau chloroformée.	100 —

Par cuillerée à soupe.

Suppositoire :

Phénate de cocaïne	Un centigr.
Beurre de cacao	4 gr.

Hémorrhoïdes.

Poudre :

Chlorhydrate de cocaïne.	2 gr.
Menthol porphyrisé	1 —
Camphre porphyrisé.	97 —

En prises contre le coryza.

Cocaïne (Chlorhydrate de). — Voir Cocaïne.

Cocaïnisme chronique. — Certains névropathes et dégénérés en arrivent à s'intoxiquer avec des doses progressives et quotidiennes de cocaïne, pouvant atteindre 1 gr. 50, 2 gr. ou 2 gr. 50. Il en résulte des troubles sensitifs et psychiques (hallucinations, délire, dépression mentale, insomnie), un état de dénutrition qui exigent un traitement énergique analogue à celui qui est habituellement opposé à la *morphinomanie.* Le cocaïnomane sera *rigoureusement isolé* dans une maison de santé spéciale et veillé par un garde sûr. Possible le plus souvent, la *suppression brusque et totale d'emblée* n'entraîne que des accidents tolérables : dyspnée légère, palpitations, insomnie, anxiété, dépression intellectuelle et morale, qui cèdent en quelques jours pour faire place à un grand appétit (Sollier).

Cependant certaines *intoxications profondes* avec état cachectique véritable compliqué de lésions cardiaques, pulmonaires et rénales, réclament plus de ménagements et la pratique de la *suppression progressive* aidée par une hygiène et une médication appropriées. L'alimentation sera réconfortante; à l'asthénie cardiaque on oppose le *café noir*, les piqûres de *caféine* ou de *spartéine;* à l'insomnie, le *trional* ou le *sulfonal;* aux menaces de collapsus la *révulsion cutanée* et les *piqûres d'éther.* Après disparition des signes d'abstinence, la guérison sera hâtée par l'*hydrothérapie froide*, la *gymnastique* et le *massage.* Lorsque le cocaïnisme complique la morphinomanie, on procédera à la suppression de la cocaïne avant d'entreprendre la démorphinisation.

Cochlearia. — *Cochlearia officinalis* (Crucifères). On utilise les feuilles, les fruits et les sommités fleuries, tandis qu'on emploie la racine du *Cochlearia Armoracia* (Voir Raifort).

Prop. thérap., indicat. — Antiscorbutique, incorporé aux élixirs dentifrices, au sirop antiscorbutique.

Formes pharmac., doses. — Infusion 20 p. 1000. Sirop 20 à 60 gr. Alcoolat 10 à 30 gr.

Elixir dentifrice :

Alcoolat de cochléaria	150 gr.
Teinture de benjoin	50 —
Essence de girofles.	
— de cannelle.	} āā VII gouttes.
— de menthe.	

Codéine (*Méthylmorphine*). — *Caract. phys. et chim.* — Tirée de l'opium. Cristaux octaédriques, inodores, amers, solubles dans 80 p. d'eau froide, 1 p. 17 d'eau chaude, très solubles dans l'alcool et le chloroforme.

Effets physiol. et tox. — Mal connus, en raison de la difficulté de l'obtenir pure. Engourdit les fonctions cérébrales en exaltant, plus que la morphine, la réflectivité spinale. Le sommeil qu'elle provoque est superficiel, sans réveil désagréable. A dose toxique, tremblements, convulsions tétaniques et coma asphyxique.

(Pour plus de détails, voir : G. Pouchet, *Leçons de pharmacodynamie et de
matière médicale*, 2ᵉ série, p. 456, 501
et 754).

Prop. thérap., indicat. — Non analgésique, à peine narcotique, mais bon
calmant de la toux.

Formes pharmac., doses. — 5 à 10 centigr. par jour en solution, sirop (celui du
codex contient 4 centigr. par cuillerée à
soupe), pilules. *Enfants :* 1 centigr. avant
1 an, 2 centigr. à 3 ans et au-dessus
(Variot).

Potion :

Codéine. . . .   Cinquante centigr.
Eau distillée. . . .   100 gr.
Sirop de framboises..   80 —

La cuillerée à soupe = 5 centigr. de
codéine.

Pilules :

Codéine pulvérisée .   Trois centigr.
Terpine. . . . .   15 —
Extrait de polygala. .   Q. S.

Pour une pilule; 1 à 3 par jour.

Sirop (médecine infantile) :

Codéine. . . . . . .   Dix centigr.
Teinture de belladone.   Un gr.
Bromure de potassium.   2 — 50
Sirop de polygala.. .   80 —
Hydrolat de laitue. .   100 —

Par cuillerée à soupe : 1 centigr. codéine; V gouttes teinture de belladone,
25 centigr. bromure de potassium; le
tiers de ces quantités par cuillerée à
café.

Codéine (Biiodure de). — *Caract.
phys. et chim.* — Aiguilles jaunâtres,
solubles dans 60 p. d'eau froide, 3 p.
d'eau bouillante, peu dans l'alcool. Contient 54,02 p. 100 de codéine et 43,54
d'iode.

Prop. et empl. thérap. — Préconisé
contre la bronchite des emphysémateux,
à la dose de 5 à 15 centigr. en potion ou
pilules.

Codéine (Phosphate de). — *Caract.
phys. et chim.* — Paillettes très solubles dans l'eau (1 pour 4 d'eau).

Prop. et empl. thérap. — Succédané

avantageux de la codéine, à cause de sa
solubilité. Vanté comme hypnotique dans
les états mélancoliques.

Formes pharmac., doses. — 10 à 20 centigr. en pilules, potion ou en injections
hypodermiques (très douloureuses).

Solution hypodermique :

Phosphate de codéine.   Un gr.
Phénol cristallisé.   } āā 25 milligr.
Menthol cristallisé.   }
Eau distillée de laurier-
    cerise. . . . .   10 gr.

1/2 seringue (5 centigr.) à 1 seringue.

Cognac. — Eau-de-vie de vin de Cognac, liqueur distillée, contenant environ
50 p. 100 d'alcool. Son action irritante,
à l'état pur, sur la muqueuse gastrique
doit en faire proscrire absolument l'usage
chez les dyspeptiques (sans préjudice de
ses effets généraux). Elle devrait toujours être absorbée à l'état de dilution.
Bien que plus toxiques que les alcools
de qualité inférieure (de marc, de cidre,
de grains, de betteraves, de pommes de
terre, etc.), les bonnes eaux-de-vie de
Cognac sont moins rapidement nocives
et exposent moins aux dégénérescences
viscérales (Pouchet, Daremberg, Magnan, Laborde). Le cognac peut être
prescrit, à titre de stimulant, sous forme
de grog (dans du thé, de la citronnade),
dans les pyrexies graves, la pneumonie,
spécialement chez les alcooliques. Certains dyspeptiques tolèrent mieux que
le vin de l'eau additionnée d'une très
petite quantité de Cognac (une cuillerée
à café par verre).

(Pour plus de détails, voir : G. Pouchet, *Leçons de pharmacodynamie et de
matière médicale*, 2ᵉ série, p. 148 et 269).

Coing. — *Cydonia vulgaris* (Rosacées). On utilise les fruits (en sirop)
et les semences. Le sirop à l'intérieur
(50 à 100 gr.), contre la diarrhée, associé
à d'autres astringents ou à l'opium; les
semences, en décoction, comme topique
astringent, en lavement ou en badigeonnages (gerçures du mamelon).

Colchicine. — *Caract. phys. et chim.*
— Glucoside tiré du colchique; éther
méthylique de la colchicéine; prismes
orthorhombiques jaunâtres, très amers,

très altérables (surtout à chaud), solubles dans l'eau, l'alcool, le chloroforme, insolubles dans l'éther.

Effets physiol. et tox. — N'est absorbée et ne produit d'effet qu'au bout de quelques heures; s'élimine très lentement, par le rein et, un peu, par l'intestin. S'accumule, de sorte que les petites doses, longtemps répétées, peuvent amener des accidents. Exerce, *à doses thérapeutiques*, une action analgésiante sur les filets sensitifs terminaux (utilisée contre les douleurs goutteuses et rhumatismales); diminue l'acidité urinaire et active l'élimination de l'urée, de l'acide urique, des sels de sodium et de potassium; modère les échanges et les oxydations; empêche l'accumulation des déchets dans l'organisme, rendant celui-ci moins sujet à la fièvre et les tissus moins aptes à se phlogoser. Les premiers signes de saturation portent sur l'intestin (coliques, diarrhée) et l'estomac (gastralgie); ils ne dépendent pas d'une irritation locale et peuvent succéder à l'absorption hypodermique. Les *doses toxiques* provoquent des vomissements, parfois sanguinolents (langue rouge, sèche), de violentes coliques avec tympanisme douloureux, hypersécrétions biliaire et intestinale, bientôt suivies de réactions réflexes : céphalée très vive avec regard fixe et mydriase; pouls d'abord amplifié et ralenti, puis petit, rapide et intermittent; prostration, collapsus, anurie; respiration lente et laborieuse, s'arrêtant, dans les cas mortels, avant le cœur; convulsions asphyxiques terminales avec cyanose et sueurs profuses, visqueuses.

Prop. thérap., indicat. — Antigoutteux, surtout efficace pendant les attaques aiguës, inutile dans leurs intervalles. Efficacité douteuse dans le rhumatisme chronique.

Formes pharmac., doses. — 1/2 à 2 milligr. par jour en granules. La toxicité de la colchicine commande une surveillance étroite des malades (cas mortel avec 3 milligr.); commencer par de petites doses et suspendre aussitôt dès qu'apparaît de la diarrhée. Utiliser la formule de Houdé :

Colchicine cristalli-
sée. . . . . . Soixante milligr.
Lactose. . . . . 4 gr.
Gomme arabique . . . 1 —
Sucre pulvérisé. . . . 1 —

F. S. A., diviser en 60 pilules argentées. (Pour plus de détails, voir : G. Pouchet, *Leçons de pharmacodynamie et de matière médicale*, 5ᵉ série, p. 673).

Colchique. — *Colchicum autumnale* (Liliacées). On utilise les bulbes et surtout les fleurs et les semences, plus riches en *colchicine* (v. c. m.).

Effets physiol. et tox. — Ceux de la colchicine, mais réaction gastro-intestinale plus intense. Celle-ci est, très fréquemment, contemporaine de la sédation de l'accès; et il faut souvent pousser l'administration jusqu'à sa réalisation, en augmentant graduellement et progressivement.

Prop. thérap., indicat. — Spécifique de la goutte aiguë.

Formes pharmac., doses. — Préférer l'*alcoolature de fleurs de colchique* (0,65 p. 1000 de colchicine) et la *teinture de semences de colchique* (0,70 p. 1000 de colchicine), XV à XX gouttes pour commencer. Le colchique forme la base de nombreuses préparations spécialisées : *liqueur de Laville*, *teinture de Cocheux*, *pilules de Lartigue*, *poudre de Pistoia*, etc., dont la teneur en colchicine est très variable. Dans tous les cas, procéder très progressivement et suspendre dès les premiers signes d'intolérance (diarrhée).

Mixture antigoutteuse :

Teinture de semences de
colchique. . . . . 10 gr.
Teinture de racines d'aconit. 3 —
     —   d'extrait d'opium.. 2 —
Résine de gaïac. . . . . . 1 —

XX à L gouttes dans 1/2 verre d'infusion de sauge édulcorée.

Potion :

Extrait de semences de
colchique. . . . . Dix centigr.
Teinture de semences
de colchique. . . . Cinq gr.
Décocté de gaïac. . . 100 —
Sirop de limons.. . . 80 —

Cuillerée à soupe d'heure en heure, en arrêtant s'il se produit la moindre manifestation gastro-intestinale.

Pilules :

Bromhydrate de quinine	6 gr.
Poudre de semences de colchique.	2 —
Extrait de semences de colchique.	50 centigr.
Extrait de gaïac. . . .	5 gr.
Glycérine.	X gouttes.

F. S. A. 40 pilules. 2 par jour, 1 matin et soir.

Poudre de Pistoïa :

Poudre de bulbes de colchique.	20 gr.
Poudre de racine de bryone..	10 —
— de bétoine	50 —
— de gentiane. . . .	10 —
— de camomille. . .	10 —

Divisez en 50 paquets; 1 à 2 par jour.

Cold-cream. — Voir Blanc de baleine.

Colique de plomb. — Épisode du saturnisme chronique, la *colique de plomb* comporte deux principales indications : *calmer la douleur, faire cesser la constipation.* Les *applications chaudes* (cataplasmes, sacs d'eau chaude sur le ventre, lavements très chauds), soulagent parfois, mais on doit généralement, pour triompher des douleurs, recourir à la *belladone* (10 à 20 centigr. d'extrait, par pilules de 1 à 2 centigr.), à l'*extrait thébaïque* ou, mieux, à la *piqûre de morphine;* aux opiacés il importe, en outre, d'associer constamment les purgatifs : *huile de ricin* (30 à 50 gr.), *lavement purgatif* ou *eau-de-vie allemande* (15 à 20 gr.). Après la crise les fonctions intestinales seront entretenues par les laxatifs, spécialement par le *miel soufré* (1 à 2 cuillerées à soupe par jour).

Souvent, les purgatifs échouent ou sont mal tolérés; le *lavement électrique* (v. c. m.) remédie à cet inconvénient en permettant de vider l'intestin tout en apaisant la douleur. L'électrode négative est appliquée sur le bas-ventre, la positive (dans une sonde) introduite dans le rectum rempli d'eau salée; on débite des courants de 30 milliampères avec interruptions toutes les 5 secondes (Labadie-Lagrave et L. Regnier, Galiard, Belin). Quand on ne vise qu'à apaiser les coliques, il suffit, ayant appliqué le pôle positif sur les dernières vertèbres dorsales et le négatif sur l'épigastre, de faire passer pendant 15 à 20 minutes, des courants de 5 à 10 milliampères. Achard, Delcarde ont pu également supprimer rapidement la douleur en injectant dans l'espace épidural (voir Injections épidurales) 3 c. c. de *solution cocaïnée* à 1 p. 100. A. Robin, attribuant, dans la colique de plomb, un rôle à l'*hypersthénie gastrique*, commence par saturer l'acidité de l'estomac par les alcalins, puis combat la douleur, en injectant sous la peau 2 à 5/10 de milligr. de *bromhydrate de scopolamine.*

Colique hépatique. — I. *Traitement de la crise.* — La colique hépatique est l'expression clinique la plus commune de la migration des calculs à travers les voies biliaires. Dans les cas légers, sans état nauséeux, les *applications chaudes* sur l'abdomen, les *liniments laudanisés* ou *chloroformés*, les *bains chauds* prolongés (1/2 heure à 1 heure, les capsules d'*éther sulfurique* ou d'*éther amyle-valérianique* (2 à 4 à 1/2 heure d'intervalle), l'*eau chloroformée* (100 à 150 gr. ou l'*huile d'olive* aromatisée avec de la teinture d'anis) suffisent parfois, avec les lavements ou les suppositoires opiacés et belladonés, pour soulager la douleur. Pendant l'accès, le malade est soumis au régime lacté (lait écrémé) mitigé.

Les crises violentes sont, avant tout, justiciables de la *piqûre de morphine.* On commence par 1/2 centigr. de *chlorhydrate* et on peut aller jusqu'à 1 centigr. 1/2 ou 2 centigr. en tâtant la susceptibilité du sujet. L'efficacité de la piqûre est accrue si à la morphine on associe le *sulfate d'atropine* (1/2 à 1 milligr.). Certains sujets intolérants pour la morphine supportent l'*héroïne (chlorhydrate)* injectée à la dose de 3 milligr.

renouvelée 2 ou 3 fois au plus en 24 heures. Mais la morphine et surtout l'héroïne ne doivent être maniées qu'avec la plus grande prudence chez les artérioscléreux avec insuffisance cardiaque ou rénale (mort subite possible). La grande colique hépatique impose une diète à peu près absolue (lait glacé gazéifié ou additionné d'eau de Vichy, champagne frappé). Les crises graves exposent à diverses complications : 1° les *vomissements incoercibles*, auxquels on opposera la glace, la *potion de Rivière*, la *cocaïne*, l'*eau chloroformée*, le *menthol* ; 2° le *collapsus*, justiciable des *piqûres d'éther*, de *caféine* et d'*huile camphrée*; enfin 3° la *congestion pulmonaire*, amendée par l'application, à la base du thorax, de *cataplasmes sinapisés* ou de *ventouses sèches*. La *colique vésiculaire* (Gilbert) exige : le repos absolu au lit, le régime du *lait écrémé*, par petites rations, et les applications chaudes (compresse humide) permanentes sur la région vésiculaire (ni purgatifs, ni cholagogues, mais lavements évacuateurs).

II. **Prophylaxie**. — Le retour des coliques hépatiques sera prévenu par une hygiène propre à régulariser la sécrétion biliaire et à restreindre les fermentations irritantes du contenu intestinal. Le *régime alimentaire* sera celui des arthritiques, c'est-à-dire *végétarien mitigé* avec interdiction du gibier noir ou faisandé, de la charcuterie, des poissons gras, des conserves, etc. Il n'y a pas lieu d'interdire les œufs (au contraire). En outre, les repas seront légers et fréquents. On conseillera l'*exercice* régulier au grand air ou le *massage*, les *bains* fréquents, les *douches tièdes* ou *chaudes* sur la région du foie. De plus s'impose l'usage des cholagogues : *boldo* (XX à XXX gouttes de teinture avant les repas), *huile d'olive* (100 gr. en 2 fois), *glycérine* (20 à 30 gr. en potion, Ferrand), *jus de citron* (1/2 verre le matin à jeun) ou *huile de Harlem* (1 ou 2 capsules, le soir, tous les 8 ou 10 jours — Chauffard). L'huile d'olive se prend à la dose de 100 à 400 gr. le soir ou le matin à jeun; on peut, si elle est mal tolérée, la donner en lavements tièdes (Fleiner, Blum)

ou lui substituer l'*acide oléique* (1 gr par jour en capsules, Artault de Vevey). Le *salicylate* et le *benzoate de soude*, cholagogues et antiseptiques usités par Chauffard, sont d'un emploi plus pratique et plus efficace. Le malade prend 1 à 2 gr. de chaque en 2 à 4 cachets, aux repas, 10 à 20 jours de suite par mois et, en outre, par intervalles, quelques capsules d'*huile de Harlem* (voir plus haut). Si le salicylate est mal toléré, on peut lui substituer le *salophène* (mêmes doses). A. Robin donne, à titre cholagogue, l'*extrait fluide de Combretum Rambaultii* (du Mexique), VIII à XX gouttes, une 1/2 heure avant déjeuner et dîner, avec une cuillerée de glycérine, dans un 1/2 verre d'eau de Vichy. Ces différentes méthodes peuvent du reste être alternées suivant les besoins et les susceptibilités individuelles. Mais le traitement sera, autant que possible, complété par des *cures hydrominérales* à *Vichy* ou à *Carlsbad* (réservé aux obèses pléthoriques). L'artériosclérose, les cardiopathies, la stéatose ou la sclérose hépatiques, l'infection biliaire contre-indiquent Vichy (Hirtz). Lorsque Vichy et Carlsbad sont nuisibles, on peut prescrire *Vittel* (source salée), *Contrexéville* ou *Pougues*. Pour remplacer la cure de Vichy, on peut conseiller l'ingestion d'eau de la *Source d'Hauterive*, 3/4 d'heure avant déjeuner (400 gr. en 2 fois à 1/2 heure d'intervalle) et 2 heures avant dîner (250 gr.), pendant 20 jours (A. Robin).

Colique néphrétique. — La crise de colique néphrétique, comme celle de colique hépatique, réclame d'abord un *traitement analgésique.*- Ici encore, les *compresses chaudes* sur l'abdomen, les lavements additionnés de *laudanum* (XX gouttes), de *chloral* (1 à 2 gr.) ou d'*antipyrine* (1 à 2 gr.), les suppositoires à l'*extrait thébaïque* (5 centigr.) et à l'*extrait de belladone* (2 centigr.) soulagent quelquefois; mais, fréquemment, la douleur ne cède qu'à la *piqûre de chlorhydrate de morphine* (1/2 à 1 centigr. avec 1/2 milligr. de sulfate d'atropine), de *dionine* (1 centigr., A. Robin) ou d'*héroïne* (3 milligr.). Pendant l'accès, le lait est seul toléré. Les diurétiques (2 gr. de *fleurs de reine des prés* ou de *fèves des marais* infusées dans 150 gr. d'eau) favorisent la migration du calcul mais augmentent les douleurs. Selon Woods, la crise serait très abrégée par le *massage bimanuel* (sous le chloroforme) qui favorise l'expulsion du calcul.

Le *traitement prophylactique* applicable dans l'intervalle des crises est celui de la *diathèse urique* dont on trouvera les éléments aux articles Goutte et Lithiase rénale.

Collargol. — Voir Argent.

Collodion. — Liquide sirupeux, très adhésif, solution de fulmicoton dans un mélange d'éther et d'alcool à 95°. Rendu élastique par addition de 7 p. 100 d'huile de ricin.

Prop. thérap., indicat. — Sert à recouvrir les petites plaies aseptiques (souvent irritant). Sert aussi de véhicule, pour certains topiques antiseptiques (salol, iodoforme), révulsifs (iode, cantharidine), caustiques (acide salicylique) ou modificateurs (tannin, pyrogallol, ichthyol, etc.).

Collutoires. — Topiques liquides ou de consistance sirupeuse que l'on étale sur la muqueuse bucco-pharyngée (angine, stomatites), ayant habituellement pour base la glycérine ou le miel rosat (30 à 60 gr.) auxquels on incorpore une substance astringente (tannin) ou antiseptique (borate de soude, résorcine, etc.).

Collyres. — Médicaments à appliquer directement sur l'œil ou la paupière. Ils sont secs, mous ou liquides ; les premiers, en poudre, en crayons ou cristaux (sulfate de cuivre) ; les seconds, en pommade (iodoforme, oxyde jaune de mercure, etc.) ; les troisièmes, en solutions aqueuses (eau distillée simple ou de roses, de laurier-cerise, etc.) ou huileuses. Les collyres liquides sont astringents (sulfate de zinc), caustiques (sulfate de cuivre, nitrate d'argent), analgésiants (cocaïne, stovaïne) ou modificateurs de la pupille (atropine, ésérine, cocaïne, pilocarpine). Les collyres à l'huile stérilisée ont l'avantage de conserver parfaitement intacts les alcaloïdes qu'ils

tiennent en dissolution (surtout l'ésérine).

Colombo. — *Chasmanthera palmata* (Ménispermacées). La racine renferme de la *colombine* (analogue à la quassine), de la *berberine* et une huile volatile.

Prop. thérap., indicat. — Apéritif et eupeptique ; ne constipe pas et n'est toxique qu'à très fortes doses (effets émétiques).

Formes pharmac., doses. — Extrait, 20 centigr. à 1 gr. Poudre, 50 centigr. à 4 gr. Teinture, 5 à 15 gr. Infusion, 10 p. 100.

Vin tonique amer :

Extrait de colombo.   aa   2 gr. 50
   —   de quassia.
Vin de Malaga ou de
   Madère.. . . . . 500 —

Cachets digestifs :

Poudre de colombo. . 40 centigr.
   —   de simarouba . 20 —
Magnésie calcinée. . . 10 —

Pour 1 cachet, 1/2 heure avant chaque repas.

Coloquinte. — Fruit du *Cucumis Colocynthis* (Cucurbitacées). On utilise la partie charnue.

Prop. thérap., indicat. — Purgatif drastique très énergique, cholagogue et diurétique ; à hautes doses, provoque de la gastro-entérite cholériforme avec anurie. Puissant dérivatif indiqué dans les hydropisies et l'ascite. Entre dans la composition de la liqueur Laville (v. c. m.). Contre-indiqué en cas d'entérite et pendant la grossesse (passe pour abortif).

Formes pharmac., doses. — Poudre, 20 à 80 centigr. Extrait, 5 à 25 centigr.

Pilules de coloquinte composées (Codex) :

Aloès. . . . . . .   aa 5 centigr.
Coloquinte. . . . .
Essence de girofle . . . 1 milligr.

Pour 1 pilule.

Comas. — Tout état comateux réclame un petit nombre de *soins préliminaires* toujours identiques : évacuation du rectum (lavement purgatif) et de la vessie ; toilette minutieuse du tégument, surtout des régions sujettes au sphacèle ; asepsie des orifices naturels ; alimentation lactée par la bouche ou la sonde nasale.

Le traitement du *coma apoplectique* a été exposé à l'article *apoplexie*.

I. *Coma traumatique*. — Le coma consécutif à un *traumatisme crânien* peut tenir à la *commotion* et ne tarde pas alors à se dissiper ; aussi la *crâniotomie* n'est-elle justifiée qu'après une phase d'expectation employée à aseptiser le conduit auditif, la bouche et les fosses nasales (pour prévenir l'infection). Si cependant une plaie existe, mieux vaut intervenir de suite.

II. *Coma des affections méningitiques*. — Il est formellement justiciable de la *ponction lombaire*.

III. *Coma des tumeurs cérébrales*. — Pour peu que la *syphilis* soit suspectée, on doit instituer d'emblée, pendant 3 semaines, un *traitement spécifique intensif*. Le coma lié aux autres néoplasmes ne peut bénéficier que d'une opération soit palliative (*trépanation* ou *ponction lombaire*) dirigée contre l'hypertension intracrânienne, soit curative (*ablation*).

IV. *Coma épileptique*. — Après un paroxysme simple il convient de respecter le coma. Il n'y a lieu d'intervenir que si le coma succède à des accès subintrants, et cela par le traitement de l'*état de mal* (Voir ÉPILEPSIE).

V. *Coma hystérique*. — L'*apoplexie hystérique* est justiciable de l'*expectation*, à moins que la découverte d'une *zone hystérogène* permette, par *pression à son niveau*, de ranimer le malade, d'emblée ou après une crise convulsive.

VI. *Coma des infections*. — Les comas de la *syphilis*, du *paludisme*, sont curables par la mise en œuvre intensive, d'urgence et par voie hypodermique, de leurs médications spécifiques respectives (*mercure*, *quinine*). Dans les grandes pyrexies la *balnéation* soit *chaude ou tiède* (35°-36° — dans la *grippe*, la *pneumonie*, le *choléra*), soit *fraîche ou froide* dans la *fièvre typhoïde*, la *scarlatine*, le

rhumatisme cérébral), les *lotions* ou les *affusions froides*, les *émissions sanguines*, les *injections de sérum normal* (7 à 8 p. 1000), les *injections intraveineuses de salicylate de soude* (20 à 40 centigr. dans le coma rhumatismal, Fiessinger), les piqûres d'*éther* et de *caféine* triompheront quelquefois du coma.

VII. *Comas toxiques*. — Si le coma succède à l'absorption d'*opium*, de *jusquiame*, de *cocaïne*, d'*alcool*, d'*éther*, etc., après avoir lavé l'estomac, on pratiquera la *respiration artificielle*, les *tractions rythmées de la langue*, on administrera (par voie buccale ou rectale) du *café* ou du *thé* chauds, on fera inhaler du *nitrite d'amyle*. En outre se pose l'indication de certains *contrepoisons* : *carbonate de soude* (4 gr. en solution) pour le *chloroforme* ; *teinture d'aconit* (60 centigr. en 2 fois) pour la *digitale* ; *chlorhydrate de pilocarpine* (3 à 6 milligr. en injection hypodermique) pour la *jusquiame* ; *caféine* pour la *cocaïne* (et décubitus dorsal). Même conduite à tenir, moins le lavage de l'estomac, quand le poison a été introduit par voie hypodermique ou par inhalation (*éther*, *chloroforme*).

Le coma déterminé par l'*oxyde de carbone* ressortit, avant tout, aux *inhalations d'oxygène*, aux *purgatifs* et aux *injections de sérum artificiel*.

VIII. *Coma diabétique*. — A la première menace (acétonurie, odeur acétonique de l'haleine), il convient d'instituer la *diète hydrique* (avec de l'*eau de Vichy*) ou le *régime lacté* absolu et de prescrire les *alcalins à haute dose* (20 gr. de bicarbonate de soude par jour). Quand le coma est déclaré, les *inhalations d'oxygène*, la *caféine* en injections (1 gr., 1 gr. 50 par jour), les purgatifs drastiques ont quelques chances de succès. Lépine préconise les *injections intraveineuses de sérum artificiel additionné de bicarbonate de soude* (10 gr. par litre : 3 à 6 litres en 24 heures).

IX. *Coma urémique*. — Ici, une *saignée* de 200 à 400 gr. est la première indication. En même temps, on injecte sous la peau 1/4 de litre à 1 litre (dans les 24 heures) de *sérum artificiel*, après s'être assuré que les accidents observés.

sont liés à l'*azotémie* (habituel) et non à la *chlorurémie* (aggravée par les injections salines). Le régime lacté, un purgatif drastique ou un lavement purgatif, des inhalations d'oxygène complètent le traitement. Lemoine (de Lille) préconise l'*éther* à doses massives (toutes les heures une injection de 2 c. c.). Les inhalations de *chloroforme*, les lavements de *chloral* conviennent aux cas compliqués de convulsions. Le *bain tiède* de 20 minutes réussit contre le *coma de la néphrite aiguë*. Les *piqûres de caféine* doivent intervenir quand le cœur faiblit. On doit aussi quelques succès à la *ponction lombaire* surtout contre l'urémie des néphrites aiguës (G. Carrière).

X. **Coma dyspeptique**. — C'est un coma par auto-intoxication et que distingue une dyspnée spéciale (inspiration profonde, laborieuse; expiration haletante); compliquant la stase gastrique du cancer, de la dilatation stomacale et de la gastrite chronique, il est justiciable du *lavage de l'estomac*, de l'*entéroclyse* et de l'antisepsie intestinale (*benzo-naphtol*, *charbon*, *salicylate de soude*).

XI. **Coma par insolation ou grand froid**. — Le *coma par insolation* sera combattu par la *saignée*, une *vessie de glace* sur la tête et un *purgatif drastique* énergique. Au *coma par grand froid* on doit opposer d'abord les *frictions* avec de la neige ou de l'eau froide et les *boissons fraîches* pour ne recourir à la chaleur et aux *boissons chaudes* qu'après que le malade a repris connaissance.

Compressions de la moelle. — La compression de la moelle est *brusque* ou, bien plus souvent, *lente*.

I. **Compression brusque**. — La compression par fracture vertébrale peut être rapidement mortelle (colonne cervicale). Dans les cas diagnostiqués et curables, le malade sera immobilisé d'abord sur un matelas d'eau (contre les escharres) et on videra sa vessie. La fracture sera ensuite réduite, soit lentement, ar *extension continue* exercée sur les aisselles d'une part et le bassin de l'autre, soit, mieux, par *suspension* (v. c. m.) suivie (pour maintenir les fragments) de l'application du *corset plâtré de Sayre*. Si la réduction ne peut être maintenue, s'il existe des esquilles, on est autorisé à tenter la *trépanation du rachis*, quoique les résultats en soient encore incertains.

Quand la compression tient à une *luxation vertébrale*, il faut en tenter la réduction, malgré les dangers qu'elle comporte à la région cervicale.

Les *compressions par hémorrhagies méningées* peuvent bénéficier hautement de la *ponction lombaire* (Albertin).

II. **Compression lente**. — La compression exercée par une *tumeur intraspinale* ne comporte qu'un traitement palliatif. Les *tumeurs intra-* et *extraméningées* d'existence et de siège bien déterminés sont, dans certains cas, justiciables de l'*ablation* après *trépanation du rachis*, intervention un peu périlleuse (lésions de la moelle, hémorrhagies bulbaires, choc nerveux), mais capable d'amener la guérison si le néoplasme est bénin ou inflammatoire.

Rares, les *exostoses* peuvent être le plus souvent enlevées sans danger par le chirurgien.

Presque toujours secondaire (surtout au cancer du sein), le *cancer vertébral* entraîne des *compressions radiculaires* que traduisent des *pseudo-névralgies* très vives et la *paraplégie douloureuse*. Ici, le traitement, seulement palliatif, se résume dans la *médication analgésique* sous toutes ses formes : *phénacétine*, *acétanilide*, *aspirine*, *bromures*, *pyramidon* et surtout *morphine* (en piqûres) dont on peut user sans scrupules dans la circonstance. Les *injections épidurales de cocaïne* ou *de stovaïne* trouvent encore ici leur indication formelle.

Le *mal de Pott* (tuberculose vertébrale et *pachyméningite tuberculeuse*) est la cause la plus commune de compression médullaire. La thérapeutique doit chercher à modifier : la *lésion*, les *symptômes* et l'*état général*. A la lésion, qui, du reste, peut guérir spontanément, on a appliqué plusieurs méthodes. La *méthode orthopédique*, la plus usitée, consiste à combiner l'*immobilisation* et l'*extension continue* en plaçant le malade dans la *gouttière de Bonnet* ou le *lit de Lanne-*

longue; quand toute inflammation a cessé, on remplace la gouttière par un *corset plâtré de Sayre* appliqué sur un maillot, rembourré d'ouate au niveau des saillies osseuses, tandis que le malade reste suspendu par le cou et les aisselles jusqu'à siccité de. l'appareil. Le *mal de Pott sous-occipital* est soumis à l'immobilisation dans une *minerve plâtrée* ou un appareil analogue. Quoique tardifs, les résultats sont généralement bons. Les gibbosités récentes, petites ou moyennes, formées rapidement et réductibles sous le chloroforme, sont, pour Chipault, justiciables de la *ligature apophysaire*, qui immobilise le rachis en fixant, entre elles, les apophyses épineuses avec un fil d'argent. La *méthode de redressement brusque de Calot*, opposée surtout à la difformité physique, peut aussi, en certains cas, remédier à la paraplégie pottique. Celle-ci est parfois également justiciable de la *laminectomie*, mais seulement en cas d'accidents menaçants (troubles respiratoires ou sphinctériens; décubitus acutus), car autrement la guérison spontanée est presque de règle.

A l'immobilisation, au traitement de la lésion vertébrale, on doit généralement associer la *galvanisation* et le *massage* des muscles atrophiés ou leur *faradisation*, mais seulement s'il n'existe ni douleurs ni contractures. Aux *symptômes douloureux* on oppose les moyens habituels : *liniments chloroformés, laudanisés*; *pulvérisations de chlorure de méthyle*; analgésiques (*antipyrine, pyramidon, aspirine, phénacétine, bromures*, etc.). La *rétention d'urine* réclame l'usage régulier du cathétérisme aseptique. Les *eschares* seront également pansées avec grand soin.

Le *traitement hygiénique du mal de Pott* est celui de toutes les tuberculoses osseuses ou ganglionnaires : *alimentation réparatrice* et *aération continue* associée au repos, de préférence dans une *station maritime* (Berck).

Compte-gouttes. — Les *compte-gouttes* et les *flacons compte-gouttes* donnent, au gramme, un nombre de gouttes variable, non seulement avec la densité du liquide médicamenteux, mais surtout avec le *diamètre extérieur* de l'orifice d'écoulement. Aussi, pour les substances actives, est-il important de spécifier l'usage du *compte-gouttes normal* qui doit avoir 3 mm de *diamètre extérieur* et fournir, au gramme, XX gouttes d'eau distillée à la température de 15° C.

Condillac. — Village de la Drôme, à 10 km N. de Montélimar. Altitude 100 m. Eaux froides, acidules-gazeuses, bicarbonatées-calciques, légèrement chlorurées et sulfatées-sodiques. Utilisées sous forme de boisson principalement et aussi sous forme de bains et douches.

Principales indications. — Dyspepsies, diarrhées chroniques, diathèse urique, affections de l'intestin et du foie, anémie, chlorose, scrofule, lymphatisme, certaines dermatoses rebelles.

Condiments. — Les condiments (poivre, moutarde, clou de girofle, safran, cannelle, etc.), relevant le goût des aliments, en facilitent la digestion et réveillent l'appétit; cependant leur usage habituel finit par irriter la muqueuse gastrique. Aussi, est-il indispensable d'en limiter ou d'en interdire l'emploi chez les dyspeptiques (surtout les hypersthéniques), les goutteux, les névropathes et les hépatiques.

Condurango. — *Gonolobus Condurango* (Asclépiadacées). On utilise l'écorce de la racine, qui contient un glucoside amer complexe, la *condurangine*, du tannin et une substance résineuse.

Effets physiol. et tox. — Assez fortement toxique, la condurangine, agissant surtout sur la moelle, provoque des symptômes tétaniques et ataxiques.

Prop. thérap., indicat. — Agit sur la digestion comme tonique amer et sédatif de la douleur. Utile dans les dyspepsies atoniques douloureuses, dans le cancer gastrique (sans spécificité à son égard).

Formes pharmac., doses. — Décoction (15 gr. dans 360 gr. d'eau; faire macérer 24 heures et réduire de moitié), 2 à 3 cuillerées à soupe par jour. Extrait fluide, 2 à 4 gr. Teinture, 2 à 4 cuillerées à café.

Potion antigastralgique :

Extrait fluide de condu-
rango. . . . .   5 gr.
Teinture de belladone. . .   2 —
— de coca. . . . . .   10 —
Eau distillée de laurier-
cerise. . . . .   90 —
Sirop de framboises . . . .   80 —

4 à 5 cuillerées à soupe par jour.

Potion tonique eupeptique :

Extrait fluide de condu-
rango. . . . .   8 gr.
Teinture de noix vomique.   3 —
Infusion de quassia. . . . .   90 —
Sirop d'écorces d'oranges
amères . . . .   80 —

Cuillerée à soupe une 1/2 heure avant le
repas.

Congénitales (Affections) du cœur.
— Voir Cyanose.

Congestion cérébrale. — La *congestion cérébrale d'origine diathésique*
(*goutte, arthritisme*) ne réclame, si elle
est légère, que l'emploi de moyens
simples : *décubitus* la tête et les épaules
élevées, *sinapismes* aux jambes, *boule
d'eau chaude* aux pieds, *compresse froide*
ou *sac de glace* sur la tête. En cas d'indigestion, on donne un *vomitif*. Il sera
toujours utile de prescrire un *lavement
purgatif* (*séné, sulfate de soude*), et, le
lendemain, un *purgatif drastique* (eau-
de-vie allemande). Après échec des
moyens précédents, les *sangsues* à l'anus
ou à l'épigastre trouveront leur indication. Les cas graves avec pléthore évidente sont justiciables de la *saignée générale* ou, au moins, de la *saignée locale*
(sangsues derrière l'oreille, du côté opposé
à la paralysie, si elle existe).

La suppression des règles (âge de la
ménopause), d'un flux hémorrhoïdaire,
d'une fluxion articulaire (goutte, rhumatisme); certaines infections, auto-intoxications (urémie), intoxications (alcool,
nitrite d'amyle), peuvent provoquer une
congestion cérébrale réflexe. Alors, on
tentera, suivant les cas, de *rappeler soit
les règles* (XX gouttes de *teinture de
digitale* et *bromure*, ou capsules d'*apioline*, pendant les 5 jours précédant la

date probable des règles), soit les *fluxions
articulaires* (vésicatoires), ou les *hémorrhoïdes* (*aloès*). Au cours des *pyrexies
infectieuses*, on appliquera aux enfants
des *bottes d'ouate*, on fera aux adultes,
pendant les bains, des *affusions froides*
sur la tête. L'*urémie* réclame spécialement la *saignée générale*; la *congestion
des alcooliques* est, par exception, amendée
par l'*opium* (Potain, Mossé). Seule la
congestion cérébrale palustre est justiciable d'une médication spécifique (injections hypodermiques de *chlorhydrosul-
fate de quinine*).

Contre la congestion secondaire aux
affections encéphaliques ou cérébro-spinales (*paralysie générale, sclérose en
plaques, tabes, paralysie agitante, épilepsie, tumeurs*), les *émissions sanguines*
sont moins indiquées et on leur préférera
l'*ergotine*, quoique son emploi soit plutôt
préventif. Mais, ici aussi, les *sinapismes*
aux jambes, la *compresse froide* sur la
tête, et surtout les *purgatifs* restent
nettement indiqués. On y joindra les
bromures. Préventivement, la constipation habituelle sera combattue par les
laxatifs (*huile de ricin, calomel, aloès*).

La *congestion cérébrale passive des cardiaques* fait partie de l'asystolie et réclame le même traitement : *régime lacté,
digitale, purgatifs drastiques*, quelquefois *saignée*. L'*hypertrophie du cœur* peut
se compliquer d'une *congestion cérébrale
active* qui cédera aux *bromures*. On trouvera à l'article *coup de chaleur*, le traitement de la congestion cérébrale des
soldats en marche.

Prophylaxie. — Aux sujets menacés
de congestion cérébrale on conseillera
une vie calme et réglée, un régime frugal,
plutôt végétarien, l'usage régulier des
laxatifs; on interdira toute boisson excitante et tout excès.

Congestion hépatique. — I. *Congestion aiguë.* — Cette forme complique
surtout les *infections à localisations intestinales* : fièvre typhoïde, dysenterie,
appendicite, choléra, tuberculose intestinale, et traduit l'effet des toxines char-
riées par la veine porte. Dans ces divers
cas, l'indication primordiale est l'*antisepsie intestinale*, que réaliseront le ré-

gime lacté, les purgatifs fréquents (purgatifs salins et surtout *calomel*), les grands lavements et les agents tels que le *benzonaphtol*, le *salol* et le *peroxyde de magnésium* (*hopogan*). L'*hématozoaire du paludisme* intervient aussi directement dans certaines congestions du foie (formes bilieuses) justiciables de la *quinine*, de l'*ipéca* ou, encore, du *calomel*. L'*ipéca* (*en lavage*) convient aussi à la congestion hépatique qui complique la *dysenterie*.

II. *Congestions chroniques.* — La plupart, d'origine gastro-intestinale, sont plus ou moins favorisées soit par des *états diathésiques* (goutte, diabète, arthritisme) ou *dyspeptiques* (stase gastrique ou intestinale), soit par la *suppression d'un flux habituel* (règles, hémorrhoïdes) ou par des *conditions de climat* (pays chauds, paludisme chronique). Le foie se congestionne sous l'influence irritante des ingesta; de l'alcool d'abord, ensuite de tous les produits de fermentations anormales développés dans le tube digestif. Aussi le *régime alimentaire* doit-il tenir le premier rang dans la prophylaxie et le traitement (dans les pays chauds particulièrement). Si, dans les cas aigus, s'impose la diète lactée, les formes chroniques s'accommodent souvent d'un *régime lacto-végétarien mitigé* impliquant la réduction ou l'abstention de viande, l'interdiction de la charcuterie, des conserves, des salaisons, du gibier, des poissons gras, des crustacés, des graisses, des fromages faits, des boissons alcooliques et, parfois aussi, du thé et du café. Le riz, les purées de féculents, les pâtes alimentaires, les œufs frais, les légumes verts cuits et les fruits cuits entreront pour une large part dans les menus. Le *traitement proprement dit* trouve ses principaux éléments dans la *médication alcaline*, les *laxatifs doux*, les *lavages de l'intestin* et parfois *de l'estomac*, les agents de l'*antisepsie intestinale et hépatique*. L'*eau de Vichy* (Grande Grille), l'eau de *Carlsbad* (le matin à jeun) trouvent ici leur indication. Comme laxatifs on préférera soit le *sulfate de soude* ou de *magnésie*, par petites doses répétées, soit les cholagogues : *podophylle*, *évonymine*, *calomel* (50 centigr. à

1 gr.). Les *lavements froids* pourront intervenir comme dans l'*ictère* (v. c. m.). L'*entérocolite chronique* réclame l'emploi des *grands lavages de l'intestin*; l'*ectasie gastrique*, celui du lavage de l'estomac. Déjà favorisée par le régime et les évacuants, l'antisepsie intestinale sera entretenue par l'emploi du *salol*, du *benzonaphtol*, du *bétol*, du *peroxyde de magnésium* (hopogan), les premiers associés, soit à la *craie* (diarrhée), soit à la *magnésie* (constipation). On cherchera en outre à régler et à désinfecter la sécrétion biliaire par l'usage, alterné ou combiné, du *salicylate* et du *benzoate de soude* (1 à 2 gr.), du *calomel* (1 à 3 centigr. par jour) et du *boldo* (en infusion ou teinture). On pourra, au besoin, recourir à l'*opothérapie hépatique* (Voir OPOTHÉRAPIE). Enfin le traitement sera complété par l'emploi des *révulsifs locaux* (*ventouses* sèches ou scarifiées, *sinapismes*, *pointes de feu* sur la région du foie), des courtes *douches chaudes* sur la région hépatique (sans grande percussion), des *bains tièdes* et du *massage*.

La *congestion hépatique des cardiaques* prédomine chez les asystoliques dont le foie est déprécié par une tare antérieure (alcoolisme, paludisme, goutte), constituant alors l'*asystolie hépatique* qui, outre le *régime lacté* et la *digitaline*, réclame une thérapeutique visant plus spécialement la glande malade : *ponction de l'ascite*, si elle existe, *ventouses scarifiées* sur la région du foie, *calomel* administré soit à petites doses (5 centigr.) répétées, soit comme diurétique (40 à 60 centigr. en 3 fois, associé à un peu d'opium; pendant 3 jours au plus) en surveillant de près l'état de la bouche.

Congestion pulmonaire. — I. *Congestion primitive* (Maladie de Woillez). — C'est une pneumonie atténuée. *Chez l'adulte*, on lui opposera soit la révulsion sur le côté malade (*sinapismes*, *cataplasme sinapisé*, *ventouses* dont quelques-unes scarifiées sur le point de côté), soit le *maillot humide* (serviette imbibée d'eau froide et recouverte de taffetas gommé) et, à l'intérieur, à titre de vasoconstricteurs, l'*ergotine* (en potion ou piqûres), le *tannin* (2 gr. en potion) et

surtout l'*ipéca* à dose vomitive (1 gr. 50)
ou réfractée (*poudre de Dover*, 2 à 4 cachets de 25 centigr.). Dans les cas
intenses une saignée de 200 à 300 gr.
est justifiée. *Chez l'enfant*, on pourra,
dans les cas légers, se borner à pratiquer des frictions sèches avec de l'alcool
camphré ou de la térébenthine (G. Lyon),
à appliquer des *bottes d'ouate* et à prescrire l'*ipéca* (20 à 50 centigr. de poudre)
à la fois décongestionnant et expectorant. Dans les cas intenses, on recourra
plutôt soit aux *bains chauds* (de 6 à
8 minutes, à 38°, toutes les 3 heures),
soit aux *bains tièdes sinapisés* (60 gr. de
farine de moutarde dans un sachet), ou
aux *enveloppements froids sinapisés* (serviette imbibée d'eau froide ou tiède sinapisée). Le traitement de la *spléno-pneu-
monie* de Grancher est calqué sur celui
de la congestion primitive.

II. *Congestion pleuro-pulmonaire.* —
La thoracenthèse (très lente) ne sera
pratiquée que si la dyspnée l'impose;
autrement la révulsion (*cataplasmes sinabisés, ventouses sèches*) sera préférable.

III. *Congestion secondaire aux pneumopathies.* — Au cours de la *pneumonie*,
de la *broncho-pneumonie*, les symptômes
sont très aggravés par des *poussées
congestives* auxquelles on opposera avec
succès soit la *révulsion* (sinapisation,
ventouses), soit les procédés hydrothérapiques : *bains tièdes, enveloppements
chauds* ou *froids du thorax* ou même
bains froids (chez l'enfant). La congestion
intense et étendue est, chez les sujets
robustes, justiciable de la *saignée*.

IV. *Congestion secondaire à la tuberculose.* — Au cours de la *granulie*, la
congestion pulmonaire, motivant surtout
la dyspnée, doit être combattue par une
révulsion énergique. Les *poussées congestives* *pérituberculeuses* sont des épisodes
fréquents de la *phthisie chronique*, surtout
dans les *formes éréthiques*; c'est à elles
que ressortissent les *hémoptysies de la
1re période*. On les préviendra en interdisant les exercices violents (escrime,
équitation, cycle), les excès génitaux;
en prémunissant les malades contre les
brusques transitions de température; en
imposant aux femmes le repos pendant

la période menstruelle et les jours qui
la précèdent. A la congestion déclarée
on opposera les révulsifs (*sinapismes,
ventouses sèches*) et les vaso-constricteurs
(*seigle ergoté, tannin*, 4 cachets de
20 centigr.).

V. *Congestions des pyrexies infectieuses.* — La *congestion pulmonaire de
la grippe* sera traitée comme la congestion primitive, mais en insistant sur les
toniques (*caféine, sulfate de strychnine,
huile camphrée*). Parfois rapidement
menaçante, la *congestion du début de la
rougeole* est justiciable des *bains frais*
(28° à 30°) associés aux *affusions froides*,
au *café*, aux *grogs* (donnés dans le bain)
et suivis de *frictions* énergiques ou d'injections de *caféine* (G. Lyon). La *congestion active du rhumatisme articulaire
aigu* justifie l'emploi du *tartre stibié*
(20 à 30 centigr. dans un julep de
120 gr. donné par cuillerées à bouche
d'heure en heure, un jour seulement;
Jaccoud) associé à celui du thé au rhum
ou des grogs chauds. La *quinine* à
bonnes doses trouve son indication dans
la *congestion pulmonaire du paludisme*.
La *congestion hypostatique de la fièvre
typhoïde*, amendée par les fréquents *changements de décubitus*, par les applications répétées de *ventouses sèches*, est
relativement rare chez les malades soumis à la *balnéation froide* qui en constitue le remède de choix; à celle-ci sera
associé l'emploi des *cardiotoniques*,
quand le myocarde faiblit.

VI. *Congestions d'origine cardio-vasculaire.* — Chez les artérioscléreux, les
néphrétiques, la congestion pulmonaire,
souvent liée à l'insuffisance rénale, revêt
la forme aiguë œdémateuse (Voir ŒDÈME
PULMONAIRE). C'est une paralysie vaso-
motrice aiguë qui semble en cause dans
le *coup de sang pulmonaire* des alcooliques exposés au froid, ainsi que dans
le *coup de chaleur* et les *accidents
gravido-cardiaques* des femmes atteintes
de *sténose mitrale*; dans ces diverses
modalités, la *saignée d'urgence* est le
traitement de choix. La *saignée* amende
aussi quelquefois la *congestion passive
des bases pulmonaires* chez les asystoliques (mitraux); mais, en général, celle-

ci cède, comme les autres stases viscérales, à la *diète lactée* et à la *digitale*. La résolution en sera hâtée par les applications répétées de *ventouses sèches*. Dans l'*asystolie irréductible*, on doit se borner à modérer la dyspnée par les *ventouses*, les *inhalations d'oxygène* et *d'éther* (en piqûres et en inhalations).

Congestion rénale. — A. Robin décrit une *congestion rénale aiguë primitive a frigore* qui paraît bien une néphrite atténuée secondaire à un état infectieux. En tout cas, le *paludisme* peut·engendrer une congestion rénale dont l'autonomie est indiscutable. Enfin, comme les autres viscères, le rein peut subir, au cours de l'asystolie, la *congestion passive*.

I. *Congestion rénale active.* — Elle réclame le même traitement que la néphrite aiguë : *ventouses scarifiées* au niveau du triangle de J.-L. Petit, *repos au lit* et *régime lacté*. Le lait sera maintenu tant que l'urine contiendra de l'albumine, des leucocytes et des cylindres; puis l'alimentation habituelle sera reprise, après une période de *régime déchloruré*. Le froid devra être soigneusement évité et une cure à *Saint-Nectaire* achèvera la guérison.

II. *Stase rénale des cardiaques.* — Les *émissions sanguines locales* ou même *générales* (en cas d'oligurie et d'œdème très marqués), le *repos* et le *lait* (2 litres seulement) trouvent encore ici leur indication, mais on y joindra la révulsion intestinale (*sulfate de soude* ou *eau-de-vie allemande*), l'usage des diurétiques (100 gr. de *lactose*, 1 à 2 gr. d'*acétate de potasse*; 50 centigr. à 1 gr. de *théobromine*; 40 centigr. de *calomel* en 4 fois) et surtout des cardio-toniques (*digitale*, *spartéine*, mais ni strophantus, ni convallaria pour A. Robin). Le rein cardiaque peut également bénéficier de la *déchloruration*, surtout si les œdèmes sont très marqués.

Conicine. — Voir CICUTINE.

Conserves. — Pâtes officinales molles obtenues en pilant avec du sucre certaines substances médicamenteuses (d'origine végétale le plus souvent). Telles sont la *conserve de roses*, la *marmelade*

de Tronchin. Leur rapide altérabilité tend à en faire délaisser l'emploi.

Constipation. — La constipation réclame un traitement variable suivant les sujets (sexe, âge, conditions diathésiques) et selon sa forme (*accidentelle* ou *habituelle*; *atonique* ou *spasmodique*). Contre elle les agents physiques et les moyens hygiéniques auront toujours le pas sur les agents médicamenteux (laxatifs et purgatifs) dont le choix ne sera pas laissé au malade, qu'on devra prévenir en outre des inconvénients · de l'abus des purgations.

I. *Régime.* — Les légumes herbacés, les compotes, les fruits mûrs, le pain de seigle, le pain dit *complet*, le miel, les aliments gras, la bière, le cidre, le képhir, les boissons abondantes tiendront une large place dans l'alimentation des constipés.

II. *Moyens hygiéniques.* — *Agents physiques.* — Autant que possible le sujet évitera de résister au besoin d'aller à la selle. Chaque jour, il doit se présenter, à heure fixe, à la garde-robe et répéter, quelque temps, les efforts de défécation. Il s'astreindra, en outre, à des exercices physiques quotidiens (sans fatigue). L'application chaque matin, sur le ventre, pendant 3 à 4 heures, de *compresses imbibées d'eau froide* est une pratique efficace. Il en est de même de la *douche périnéale froide*, du *bain de pieds froid* et de l'*hydrothérapie générale froide*. Le *massage* interviendra sous diverses formes : pétrissage et massage profond du côlon contre l'*atonie*; effleurage, frictions, massage vibratoire contre la constipation spasmodique. La *gymnastique* est souvent très utile, notamment l'exercice consistant à passer du décubitus dorsal à la position assise sans le secours des mains (les bras croisés ou les mains derrière la tête). La *gymnastique suédoise* comportera des mouvements actifs en cas d'atonie, et passifs en cas de spasme. La *franklinisation* compte quelques succès : le malade étant sur un tabouret isolant et relié à une machine statique, on tire de sa surface abdominale, spécialement de la fosse iliaque gauche, de fortes étincelles, avec une boule reliée au sol ; souvent chaque séance est suivie d'un besoin impérieux. La *faradisation externe* ou *interne* peut aussi être utilisée. Les applications externes se pratiquent en fixant une électrode en un point quelconque et en promenant l'autre sur le ventre, spécialement sur la fosse iliaque gauche (10 minutes, 2 à 3 fois par jour) ; les applications internes (moins actives), en établissant le courant entre une plaque abdominale ou lombaire et une électrode métallique intrarectale. Plus efficace, la *galvanisation* (10 minutes par jour), se pratique soit en fixant une électrode sur chaque fosse iliaque, soit en promenant lentement l'une d'elles (p. négatif) sur l'abdomen ; on débite des courants de 12 à 15 milliampères fréquemment intervertis. Le *lavement électrique* (v. c. m.), moyen très puissant, fait l'objet d'un article spécial. Les neurasthéniques, les déprimés, les ralentis de la nutrition pourront bénéficier des *courants de haute fréquence*.

III. *Lavements et suppositoires.* — Les lavements simples (500 gr.) sont employés *froids* ou *chauds* ; la constipation spasmodique contre-indique les premiers. La pratique habituelle des lavements a l'inconvénient d'émousser la sensibilité spéciale du rectum. Au lavement on peut associer de l'*huile d'olive*, de la *glycérine* (1 à 2 cuillerées à bouche), du *sel marin* (10 à 20 gr.), du *miel de mercuriale* (10 à 20 gr.). Le *lavement purgatif* du codex contient 15 gr. de *sulfate de soude* et 50 gr. de *miel de mercuriale* dans 450 gr. d'*infusion de feuilles de séné* (10 gr.).

Les *suppositoires* agissent surtout en réveillant le besoin d'aller à la selle. On les introduit 10 minutes avant de se présenter à la garde-robe. Le *savon*, la *glycérine solidifiée*, le *miel durci*, le *beurre de cacao* simple ou renfermant de la glycérine en sont les éléments habituels.

L'*entéroclyse* (v. c. m.) ou méthode des grands lavages du gros intestin avec de l'eau chaude, additionnée ou non d'agents modificateurs, est très recommandable contre certaines constipations

chroniques. Kussmaul et Fleiner préconisent les *grands lavements d'huile d'olive chaude* (400 à 500 gr. à 37°) pris dans la position couchée, le bassin surélevé (de 20 à 25 centim.) et introduits lentement avec un irrigateur ordinaire ; ils doivent être gardés plusieurs heures durant lesquelles le sujet reste couché, d'abord sur le côté gauche, puis sur le droit ; après plusieurs lavements quotidiens, l'apparition de selles bilieuses liquides indique qu'il y a lieu de suspendre le traitement. Les lavements d'huile d'olive peuvent également amender la constipation chronique des nourrissons (Wunsch).

IV. *Purgatifs*. — Les uns ont une action purement mécanique, d'autres excitent soit la sécrétion biliaire (*cholagogues*), soit la sécrétion des glandes de l'intestin ; il en est qui réveillent seulement les contractions intestinales ; enfin les *drastiques* agissent à la fois sur la sécrétion et la contractilité.

Sans effet irritant, les *purgatifs mécaniques* peuvent être utilisés longtemps sans inconvénients. Tels sont : la *graine de lin*, les *semences de psyllium* (une cuillerée le soir dans de l'eau sucrée), la *graine de moutarde blanche* (1 à 2 cuillerées à café le matin), l'*huile de ricin* (une cuillerée à café ou à bouche comme laxatif, 30 à 40 gr. comme purgatif, 10 à 20 gr. chez l'enfant) prise en nature, en capsules, ou mêlée à du sirop de cassis, à de la bière ; l'*huile d'olive* (3 à 4 cuillerées à bouche, pure ou dans une tasse de thé, 3 jours de suite tous les 15 jours ; G. Sée) ; enfin le *beurre frais* (chez les nourrissons, 1 à 3 cuillerées à café ou à soupe par jour, selon l'âge ; Dœrfler).

Plutôt laxatifs les *cholagogues* sont d'origine *végétale* ou *minérale*. Au premier groupe appartiennent : le *podophyllin* (2 à 5 centigr. avec de la belladone pour prévenir les coliques), l'*évonymin* (5 à 20 centigr.), la *cascara* (25 centigr. de poudre) ou la *cascarine* (pilules de 20 centigr.) et l'*émodine* (10 à 15 centigr.), principe actif de l'*écorce de bourdaine*. Dans le second, on range : le *calomel* à dose purgative (50 centigr. à 1 gr. chez l'adulte ; 10 à 40 centigr. chez l'enfant) ou laxative (5 à 10 centigr., 2 fois par semaine ou 1 à 2 centigr. par jour); l'*acide tartrique* qui, administré (enrobé dans du gluten) 3 à 4 heures après le repas, n'est libéré que dans l'intestin où il exciterait la formation d'un ferment spécial, la *sécrétine* réagissant, après résorption, sur le pancréas et le foie (Enriquez et Hallion).

Des *purgatifs hypersécréteurs*, les uns sont *sucrés*, tels : le *sirop de fleurs de pêcher* ou *de rose pâle*, le *miel de Narbonne* (20 à 30 gr.), la *lactose* (5 à 10 gr. chez le nourisson), la *glycérine* (10 à 40 gr.), la *manne* en larmes ou en sortes (20 à 40 gr. chez l'enfant, 40 à 100 chez l'adulte, dans de l'eau ou du lait chaud), la *casse* (10 à 50 gr. de pulpe), le *romarin* (25 à 100 gr. de conserve), le *tamar indien*, le *karu*, le *petit-lait*, le *raisin* (cures de petit-lait et de raisin); les autres sont *salins* : le *sulfate de soude* (30 à 50 gr. comme purgatif; 6 à 7 gr. comme laxatif, le matin à jeun, dans un verre d'eau, à 37°; Manquat), le *phosphate de soude* (30 à 60 gr.), le *tartrate de soude* et le *sel de Seignette* (30 gr.), le *chlorure de sodium* (40 à 60 gr.), la *magnésie calcinée* et l'*hydrate de magnésie* (30 à 50 centigr. et 2 gr. comme laxatifs; 10 à 20 gr. comme purgatifs), le *sulfate de magnésie* (15 à 20 gr.), le *citrate de magnésie* (50 gr. en limonade). Le sulfate de soude est le principe actif de beaucoup d'eaux purgatives naturelles (*Brides, Marienbad, Carlsbad, Rubinat, Carabana, Villacabras*); de même le sulfate de magnésie (*Montmirail, Sedlitz, Pullna, Birmenstorf, Hunyadi Janos*, etc.) et le chlorure de sodium (*Châtel-Guyon*). N'appartenant ni à l'un, ni à l'autre des genres précédents, l'*écorce de bourdaine* (*poudre* en cachets de 1 gr. le soir, ou *extrait fluide alcoolique*, 1 cuillerée à café), récemment remise en honneur, passe, suivant les auteurs, soit pour un purgatif hypersécréteur, soit pour un drastique léger, ou pour un cholagogue.

Les *purgatifs musculaires* sont plutôt des laxatifs. Les principaux sont : la *noix vomique* ou la *fève de Saint-Ignace* (teinture de noix vomique, X à XXX gouttes ou teinture de Baumé, IV à VIII gouttes), la *strychnine*, leur principe actif; la *belladone* (1 à 2 centigr. d'extrait ou de teinture) et la *jusquiame* (2 à 4 centigr. d'extrait). On associe souvent la belladone à d'autres laxatifs pour combattre le spasme intestinal et éviter les coliques.

Les *purgatifs drastiques* stimulent, à la fois, la sécrétion et la motricité intestinales. Les plus usités sont : le *sirop de nerprun* (30 à 60 gr.), la *rhubarbe* (50 centigr. à 1 gr. avant le repas, comme laxatif; 2 à 3 gr. comme purgatif); les *follicules de séné*, lavés à l'alcool pour éviter les coliques (50 centigr. à 2 gr. de poudre ou 10 à 20 gr. p. 1000 en infusion), l'*aloès* (30 à 60 centigr. en cachets ou pilules) qui est irritant et congestionne les veines rectales et l'appareil génital (à proscrire en cas de grossesse). Les *drastiques vrais*, dont les effets violemment irritants peuvent servir à titre dérivatif, sont le *jalap*, la *scammonée*, la *gomme-gutte* et l'*huile de croton* (dangereuse).

V. *Indications selon les formes de la constipation.* — La *constipation accidentelle* est justiciable d'un purgatif salin qui vide l'intestin. A la *constipation habituelle*, il faut d'abord n'opposer qu'une hygiène et un régime appropriés, puis des lavements ou des suppositoires comme adjuvants, et, en dernier lieu seulement, des laxatifs, choisis par tâtonnement, souvent variés, mais toujours employés à titre exceptionnel, en n'atteignant les doses purgatives que si l'auto-intoxication l'exige. Les fermentations intestinales très marquées sont justiciables de l'*entéroclyse*. Les signes de *constipation spasmodique* contre-indiquent les purgatifs violents auxquels on préférera : l'*huile de ricin*, le *calomel* et les cholagogues. Le *spasme intestinal* sera amendé par la *belladone* (1 à 3 centigr. d'extrait en pilules ou suppositoires), l'*assa fetida* (2 à 4 gr.), le *valérianate de zinc* (4 à 8 centigr.), les *lavements huileux* (Fleiner), quelquefois même l'*opium*; on lui opposera encore les douches chaudes (35° à 37°) en pluie, à basse pression, sur l'abdomen (2 à 3 minutes 1/2), le *bain de siège chaud* (33° à 36°) de 30 minutes (Mazeron), les séances prolongées d'*effleurage* et surtout l'hygiène (repos physique et moral; ni alcool, ni café, ni thé, ni épices; boissons tièdes; cure à Châtel-Guyon, Plombières). La *constipation par atonie* réclame surtout l'usage des purgatifs musculaires, du pétrissage profond, de la gymnastique méthodique, de l'hydrothérapie froide et de l'électrisation. Le *lavement électrique* sera réservé aux cas d'*obstruction intestinale*. Beaucoup de constipations sont symptomatiques d'une dyspepsie, d'un état nerveux, d'une affection utérine, hépatique ou cardiaque qu'il importe de préciser pour instituer un traitement rationnel.

Contractures. — Raideur involontaire et durable d'un muscle ou d'un groupe musculaire, la *contracture* reconnaît des *causes* très variables : *toxiques* (strychnine, tétanie, tétanos), *névropathiques* (hystérie surtout) ou *organiques* (lésions primitives ou secondaires du faisceau pyramidal), dont le détail ne saurait trouver place ici. Nous ne pouvons qu'esquisser la thérapeutique générale du symptôme, surtout envisagé comme complication de l'hémiplégie et de l'hystérie. On trouvera étudié aux articles *tétanos*, *hémiplégie infantile*, *maladie de Little*, le traitement des contractures qui font partie de ces affections.

I. *Thérapeutique générale*. — Les *agents physiques* propres à atténuer la contracture sont surtout : les *enveloppements tièdes* ou le *bain tiède* prolongé, l'*effleurage* très prudent, la *galvanisation* très faible. On évitera avec soin les applications froides, la faradisation et le pétrissage. Quelques *agents médicamenteux* sont à divers degrés sédatifs de la contracture; tels sont : les *inhalations de chloroforme* (contractures intenses, prolongées), le *chloral* à hautes doses (plutôt en lavements), les *bromures* (de sodium et de strontium), et, au second plan, la *belladone* et la *valériane*.

II. *Contracture post-hémiplégique*. — Pour en prévenir autant que possible l'apparition, il faut, une quinzaine au plus tard après l'attaque, placer, 2 fois par jour, pendant 5 à 10 minutes : 1° le *bras* paralysé en abduction forcée, l'avant-bras, la main et les doigts en extension; 2° le pied et les orteils en flexion dorsale en relevant le bord externe du pied (Geigel). Ces exercices que le malade ne tarde pas à pouvoir exécuter lui-même, seront répétés pendant des mois. La *rééducation* de la station, de la marche, les *mouvements actifs* exécutés progressivement avec des appareils à traction élastique, le *massage* doux et méthodique (*effleurage* surtout), concourront à réduire au minimum le développement des contractures. La valeur de l'*électrothérapie* appliquée à l'hémiplégie est très discutée; en tout cas, il importe de proscrire absolument la faradisation, dès l'apparition de la moindre tendance spasmodique. La *galvanisation* faible (4 à 5 milliampères au plus) rendrait, par contre, quelque service.

III. *Contracture hystérique*. — Étroitement liée à l'anesthésie des muscles qu'elle frappe, cette contracture se dissipe avec elle. Certains procédés, tels que la *contention permanente* (par des appareils d'immobilisation), le *massage profond*, la *faradisation*, sont à proscrire absolument, car ils exagèrent la contracture. Le chloroforme en inhalations, utile pour préciser le diagnostic quand il est hésitant, n'a pas, dans l'espèce, de valeur thérapeutique. La pratique de choix consiste à imprimer au membre des *mouvements forcés* de sens opposé aux muscles contracturés et aussi à leurs antagonistes, sans avoir égard aux douleurs assez vives qui en résultent (cause possible de crise avec perte de connaissance) et sont la condition indispensable du retour de la sensibilité. Après quelques secousses, la contracture cède, plus vite si elle était douloureuse; mais il reste à en prévenir le retour par de nouvelles séances de *mobilisation passive*, et à rétablir les fonctions du membre par la *mécanothérapie* (exécution de mouvements forcés, tendant à éveiller de la douleur articulaire) et la *rééducation* (P. Sollier). Quand la contracture n'est qu'un épisode de la grande hystérie, c'est le traitement général de la névrose qui mérite la première place.

Contrexéville. — Village des Vosges, canton de Vittel, arrondissement de Mirecourt, dans un vallon, sur les bords de la petite rivière le Vair. Altitude 342 m. Eaux froides (10°-11°5), sulfatées-calciques et magnésiennes, bicarbonatées-calciques. Utilisées principalement sous forme de boisson, mais aussi sous forme de bains, douches et irrigations.

Principales indications. — Gravelle urique, goutte, rhumatisme, affections des voies urinaires, des reins, du foie.

Convallaria maialis. — *Muguet* (Liliacées). On utilise les feuilles, les fleurs, les fruits et les racines. La plante contient : 1° de la *convallamarine*, soluble dans l'eau et l'alcool; 2° de la *convallarine*, amère, cristalline, presque insoluble dans l'eau (surtout dans les feuilles et les rhizomes).

Effets physiol. et tox. — *A doses thérapeutiques*, ralentit et amplifie les contractions cardiaques, provoque une diurèse constante, sans exagérer sensiblement la tension artérielle. Exerce, en outre, une action tonique et sédative sur le système nerveux (la *convallamarine*). Mieux tolérée par l'estomac que la digitale, ne s'accumule pas. Effets, du reste, assez lents et progressifs (au bout de 10 à 12 jours). *A doses toxiques*, accélération des contractions cardiaques, hypotension artérielle brusque, dyspnée intense, puis arythmie et arrêt subit du cœur. La *convallamarine* provoque la mort en systole; la *convallarine*, la mort en diastole; à doses non toxiques, celle-ci détermine de la diurèse, des nausées, de la diarrhée et des coliques (effets exclusivement drastiques).

(Pour plus de détails, voir : G. Pou-CHET, *Précis de pharmacologie et de matière médicale*, p. 395),

Prop. thérap., indicat. — Cardiotonique, succédané infidèle de la digitale. Utilisable pourtant dans les intervalles des cures digitaliques, dans les arythmies simples; comme sédatif contre les palpitations, l'insuffisance aortique.

Formes pharmac., doses. — Infusion, 10 à 20 p. 1000 (provoque parfois des troubles digestifs). Poudre, 2 à 10 gr. en cachets. Extrait aqueux (préparation de choix), 1 à 3 gr. en pilules, potion. Extrait fluide, 2 à 5 gr. Teinture, X à XXX gouttes. *Convallamarine* : 5 à 10 centigr. en pilules, cachets, solution alcoolisée.

Pilules

(dans l'intervalle des cures digitaliques):

Extrait de muguet. Quinze centigr.
Sulfate de spartéine.   Cinq —
Pour une pilule; 2 à 3 par jour, pendant 2 à 4 semaines.

Potion :

Convallamarine. Vingt-cinq centigr.
Extrait fluide de muguet. . 25 gr.
Hydrolat de menthe. . . . 90 —
Sirop d'écorces d'oranges
   amères . . . . 80 —
2 à 3 cuillerées à soupe par jour.

Convulsions infantiles. — Très fréquentes dans l'enfance, les convulsions reconnaissent des causes très diverses que l'on peut grouper sous trois chefs : 1° *convulsions d'origine réflexe*, motivées par les impressions vives (émotions), la dentition, une irritation gastro-intestinale (indigestion, constipation, vers intestinaux) ou cutanée; 2° *convulsions imputables à l'irritation des centres moteurs, par les toxines des pyrexies infectieuses;* 3° *convulsions par irritation directe des centres nerveux* (exsudats méningés, abcès ou tumeur du cerveau, hémorrhagie cérébrale). Le *lymphatisme*, l'*hypertrophie du thymus* sont des causes prédisposantes (Hanson). La *thérapeutique pathogénique* (traiter la constipation, les vers intestinaux, l'hyperthermie, l'asphyxie, le paludisme ou la syphilis) est, quand elle est applicable, la plus rationnelle. Sinon, on cherche à apaiser directement les convulsions. Les *inhalations de chloroforme*, à doses fractionnées (V, VI gouttes) ont leur efficacité, mais celle-ci serait trop fugace, si on ne leur associait les *lavements de chloral* (25 centigr. à 6 mois, 50 centigr. à 1 an ou 2, dans 30 gr. de lait chaud), introduits avec une sonde rectale. La *stase cérébrale* concomitante réclame parfois l'usage des *émissions sanguines*, associées aux *injections de sérum artificiel*, particulièrement dans les intoxications et les toxi-infections. Rendront aussi des services : les *lavements d'assa fœtida* (1 gr. et un jaune d'œuf dans 100 gr. de lait) ou d'*antipyrine* (10 à 20 centigr. dans 5 à 10 gr. d'eau), si les reins sont intacts. Également recommandables, les *bromures* ont une action plus lente. Les *convulsions du début des fièvres* sont avant tout justiciables des *bains* à 35° avec compresses froides sur la tête. Si l'anoxhémie est en cause, on recourra aux *inhalations d'oxygène*. Le *calomel* convient particulièrement aux convulsions motivées par la constipation, comme les *vermifuges* s'adressent aux convulsions vermineuses. En cas de lésion méningée, la *ponction lombaire* peut être efficace. Le *spasme glottique*, la *tétanie*, convulsions spéciales, sont étudiés à part (v. c. m.).

Copahu. — Improprement appelé baume; suc oléorésineux obtenu par l'incision du tronc de plusieurs arbres du genre *Copaifera* (*C. officinalis*, *C. guianensis*, Légumineuses).

Caract. phys. et chim. — Liquide épais, brunâtre, d'odeur spéciale, de saveur âcre, amère, soluble dans l'alcool et l'éther, solidifiable par addition de magnésie. Renferme : 1° 80 p. 100 d'une *essence* formée par un sesquiterpène, un alcool sesquiterpénique et des éthers de cet alcool; 2° une *résine* presque entièrement formée d'*acide copahivique*.

Effets physiol. et tox. — Bien toléré à petites doses (1 à 2 gr.); l'essence s'élimine par les poumons, la peau (sueurs odorantes) et l'haleine; la résine, par les urines (colorées, d'odeur spéciale, donnant par l'acide azotique un précipité de résine rappelant l'albumine mais soluble dans l'alcool ou l'éther). A doses massives (10 à 15 gr.), cause des vomissements, des coliques et de la diarrhée; l'élimination cutanée entraîne des érythèmes multiformes (roséole, papules, miliaire, érythème scarlatiniforme), parfois prurigineux.

Prop. thérap., indicat. — Balsamique, antiseptique des voies urinaires, tarissant les écoulements blennorrhagiques à leur déclin (surtout associé au cubèbe). A presque disparu de la thérapeutique antiblennorrhagique actuelle dont il n'est plus qu'un adjuvant discuté. Utilisable aussi comme modificateur de l'expectoration des bronchites chroniques.

Formes pharmac., doses. — 6 à 20 gr. fractionnés en capsules, pilules solidifiées par la magnésie, opiat (associé au cubèbe).

Opiat :

Copahu. . . . . 20 gr.
Poudre de cubèbe. . . . . 40 —
Essence de menthe. . XX gouttes.

De 8 à 24 gr. par jour; en bols enrobés de pain azyme.

Pilules :

Copahu. . . . . } āā.
Carbonate de magnésie . . . }

Divisez en bols de 1 gr. De 10 à 20 par jour.

Coque du Levant. — Fruit de l'*Anamirta Cocculus* (Ménispermacées), arbuste de la côte de Malabar.

Effets physiol. et tox. — Les mêmes pour le fruit en nature ou son principe actif, la *picrotoxine* (aiguilles incolores, très amères, solubles dans 150 p. d'eau, 10 p. d'alcool et 3 p. d'éther). Poison convulsivant et tétanisant à action élective sur le bulbe (Vulpian); absorption lente, même par voie hypodermique (30 à 95 minutes) ou intraveineuse (3 à 10 minutes). Outre des crises épileptiformes, s'observent encore des troubles cardiaques (1° systoles plus lentes et plus fortes avec hypertension; 2° accélération et hypotension) et secrétoires (salivation, sueurs profuses, diarrhée) également d'origine centrale. Toxique à partir de 30 centigr., la coque du Levant tue à la dose de 2 gr. 50. Déjà dangereuse à 2 centigr., la *picrotoxine* est mortelle à 30 centigr. Employée à la pêche frauduleuse (empoisonnement des rivières) et pour falsifier la bière, la coque du Levant peut rendre toxique la chair des poissons qu'elle a tués (s'ils sont vidés tardivement). Le seul antagoniste ou antidote efficace est le *chloral*, à condition qu'il soit injecté promptement et à bonne dose dans les veines.

Prop. thérap., indicat. — Préconisé comme antiépileptique, vermifuge, parasiticide ; prescrit contre la dysménorrhée, la chorée, la paralysie agitante, la maladie de Basedow, l'hypersthénie gastrique (A. Robin).

Formes pharmac., doses. — *Usage int.* Teinture : commencer par X gouttes, monter très graduellement à C gouttes par jour, en fractionnant. Picrotoxine : 3 à 6 milligr. en fractionnant (en solution alcoolisée). — *Usage ext.* Poudre comme parasiticide (peut causer des accidents).

Coqueluche. — Le *début de la coqueluche* sera traité comme la trachéobronchite vulgaire (voir BRONCHITES), dont elle reproduit le tableau clinique. Aux quintes déclarées on oppose une thérapeutique non spécifique, dont chacun des nombreux agents (la plupart visant l'élément spasmodique), malgré son heure de vogue et quelques succès, compte aussi des échecs.

I. *Antispasmodiques.* — Préconisée par Trousseau, la *belladone* fut longtemps le remède classique ; donnée à doses actives, associée ou non à l'aconit, au droséra, elle demeure une précieuse ressource. On prescrit la *teinture* (associée à l'alcoolature d'aconit ; aux teintures de droséra, de digitale, de valériane, au bromoforme) ou le *sirop* (avec du sirop de Tolu ou d'éther). Il importe de mesurer soigneusement les doses suivant l'âge et d'en surveiller de près les effets.

L'*antipyrine* compte de nombreux partisans (Dubousquet-Laborderie, Le Goff, etc.). On l'administre à la dose de 50 centigr. par année d'âge, en un sirop dont on donne une prise après chaque quinte, avec de l'eau de Vichy ou du lait. Marfan associe l'antipyrine au sirop de belladone.

Très prôné, dès son apparition, le *bromoforme* se donne aux doses de : I goutte 3 fois par jour avant 6 mois, 4 fois par jour de 6 à 9 mois ; II gouttes 3 fois par jour de 9 mois à 2 ans. Après 2 ans, on peut donner, par jour, autant de fois IV gouttes que l'enfant à d'années d'âge. Très peu soluble dans l'eau, le bromoforme (v. c. m.) se dissout dans l'huile (donnée en *émulsions*) et dans l'alcool, ce qui permet de l'associer à la *teinture de belladone*, à l'*alcoolature de racines d'aconit*. L'*eau bromoformée saturée*, contenant 5 centigr. de bromoforme par cuillerée à bouche peut aussi être prescrite, associée ou non au *sirop de belladone*. Le bromoforme, à dose toxique, provoque le coma. On doit donc en suspendre l'emploi dès que la somnolence s'exagère.

Le *chloroforme*, en inhalations, a été vanté par H. de Rothschild, qui dans plusieurs cas, a vu les quintes disparaître définitivement, aussitôt ou en quelques jours, à la suite d'une anesthésie chloroformique, produite avec l'appareil à oxygène de Guglielminetti (en 5 à 10 minutes). Le chloroforme exerce dans l'espèce une action non seulement *antispasmodique* et *anesthésique*, mais probablement aussi *antiseptique locale* sur la muqueuse respiratoire. R. Rahner préconise l'*antitussine*, pommade composée (difluordiphényle 5 gr., vaseline 10 gr., lanoline 85 gr.) employée en frictions (après savonnage) sur le cou, la poitrine et la région interscapulaire. Elle agirait comme antispasmodique et expectorant.

II. *Antiseptiques.* — L'*antisepsie générale* a été tentée dans la coqueluche avec divers agents. On a introduit sous la peau : du *gaïacol* (2 c. c. 1/2 d'huile gaïacolée au 1/10) ; du *goménol* (5 à 10 c. c. d'huile goménolée à 5, 20 et 50 p. 100), très efficace selon Leroux et Pasteau, Tozzi, Ausset ; du *bichlorhydrate* ou du *bromhydrate de quinine*. La quinine est plus souvent donnée *ab ore* ou en suppositoires. La *médication arsenicale* a été récemment préconisée contre la coqueluche par H. de Nittis, qui l'expérimenta en raison de ses effets dans l'asthme et dans la chorée. Il donne I goutte de liqueur de Fowler par jour et par année d'âge, en surveillant l'enfant, afin de suspendre momentanément la médication au premier indice de saturation (bouffissure du visage). Les coqueluches ainsi traitées auraient une évolution remarquablement bénigne (moins de quintes) ;

en même temps l'arsenic manifeste ses propriétés toniques.

L'*antisepsie locale* est rendue rationnelle par la présence de l'agent pathogène dans les premières voies respiratoires. On devra donc veiller avec soin à l'*antisepsie de la bouche* (avec la solution de *phénosalyl* à 1 p. 100) et surtout *des fosses nasales* (avec de l'*huile mentholée* ou *résorcinée*); ces mesures pareront, en outre, au risque des infections secondaires.

III. **Hygiène.** — *Pendant les quintes*, l'enfant étant assis, on lui libérera le cou et le thorax de tout lien et on lui soutiendra le front. Il serait même possible de faire avorter la quinte en saisissant la mâchoire inférieure pour la porter en bas et en avant (Caillé, de New-York, et J. Sobel), mais cette manœuvre n'est applicable qu'aux grands enfants.

La fréquence des *vomissements* obligera à alimenter les enfants aussitôt après les quintes, par des repas légers et substantiels; le lait est parfois seul toléré; le *café* atténue la tendance à vomir; en certains cas on doit recourir à l'*alimentation rectale*.

J. Simon maintenait le coquelucheux à la chambre et même au lit jusqu'à guérison. Justifiée chez les enfants du 1ᵉʳ âge, les débilités et dans les formes graves, cette pratique ne s'impose pas toujours. Dans les cas moyens, non compliqués, l'aération est bienfaisante, quand la température extérieure est douce.

Les coquelucheux seront *isolés*, quoique, en général, le diagnostic soit trop tardif pour rendre cette mesure efficace. Il sera utile de stériliser les mucosités expectorées et vomies (avec le sublimé à 1 p. 1000), de désinfecter chambre et literie.

IV. **Traitement des complications.** — Les complications accidentelles des quintes : *épistaxis, convulsions, syncope, asphyxie* sont justiciables des procédés usuels (voir ces mots). Les complications majeures sont la *bronchite diffuse* et la *broncho-pneumonie*. Pour les prévenir, on opposera à toute bronchite fébrile la *balnéation chaude systématique*. (Voir Bronchite.)

La *méthode de Springer*, consistant à

envelopper, toutes les 3 heures, le thorax et le cou de l'enfant, pendant 10 à 30 minutes, avec deux *serviettes imbibées d'eau froide sinapisée* (une poignée de farine de moutarde dans une cuvette d'eau) au-dessus desquelles est enroulée une couverture de laine, se recommande également par ses effets sédatifs sur les quintes et les vomissements, par son action tonique et antipyrétique qui permettent de supprimer tout agent médicamenteux. Les *bains tièdes* modèrent les accidents nerveux (délire, agitation, convulsions). Un *changement d'air* s'impose souvent pour hâter la convalescence et réparer l'anémie consécutive.

Cordiale (Potion). — Voir Alcool.

Coriandre. — *Coriandrum sativum* (Ombellifères). Les semences contiennent une essence aromatique formée de *linalol droit* et d'*éthers linalyliques*.

Effets physiol. et tox. — *A petites doses*, l'essence de coriandre est excitante, à la façon de l'alcool; à forte dose, elle provoque une ivresse délirante puis comateuse; à dose toxique elle est paralysante d'emblée.

Prop. thérap., indicat. — Stomachique, carminatif; forme un des éléments de l'alcoolat de mélisse composé.

Formes pharmac., doses. — Infusion 10 p. 1000.

Corps jaunes. — Certains physiologistes ont préconisé l'usage des corps jaunes (d'ovaires de vaches) contre la dysménorrhée et, plus spécialement, contre les accidents nerveux de la ménopause.

Corps thyroïdes frais. — Préconisés surtout contre le myxœdème, congénital ou acquis (pour le mode d'emploi, voir Myxœdème). Exercent une action vasodilatatrice et hypotensive antagoniste de celle des capsules surrénales et de l'adrénaline. (Voir Opothérapie thyroidienne.)

Coryzas. — I. *Coryza aigu*. — Plusieurs procédés, d'une efficacité variable selon les sujets, permettent de faire avorter le coryza : Braud conseille de respirer toutes les heures (sur une éponge placée au fond d'un cornet de papier) X gouttes d'un mélange d'*acide phénique* et *d'ammoniaque* (āā 5 gr.) dans 15 gr. d'eau et 10 gr. d'alcool. On a encore préconisé les inhalations de *teinture d'iode*, *d'eau de Cologne*, de *térébenthine*, *d'alcool camphré*, *d'acide acétique*, de *chloroforme mentholé* à 1 p. 10, d'*ichthyol* en solution à 1 p. 200 dans un mélange d'alcool et d'éther. Sternberg, de Vienne, a remis en honneur la *diète sèche* (suppression des potages; réduction des boissons à 2 verres à bordeaux d'eau rougie par jour et un verre d'eau le soir), qui permettrait d'enrayer le coryza en 24 ou 48 heures. Les inhalations de *vapeurs chaudes d'eau oxygénée à 12 vol.* auraient aussi la propriété d'arrêter le coryza à son début; quand l'obstruction du nez l'exige, on les fait précéder d'un badigeonnage de la muqueuse avec la solution d'adrénaline au 1 p. 1000. Enfin on recourt souvent à l'*insufflation de poudres antiseptiques* de formules très variées où s'allie presque toujours, dans un véhicule comme le *bismuth* (*salicylate* ou *sous-nitrate*) ou la *lactose*, une petite proportion de *chlorhydrate de cocaïne* (2 p. 100) ou de *stovaïne*, à des antiseptiques tels que le *salol*, l'*acide borique*, le *camphre*, ou l'*orthoforme*.

Les autres agents thérapeutiques n'ont qu'un rôle symptomatique. La *cocaïne*, soit en poudre composée (prisée), soit en pommade ou en solution (à 1 p. 100) pulvérisée dans les fosses nasales rétablit rapidement la perméabilité nasale par rétraction de la pituitaire mais expose au *cocaïnisme chronique*, aussi lui préférera-t-on le *menthol* soit en *pulvérisations* (solution au 1/30 dans l'huile de vaseline) dans les narines (avec un instrument spécial), soit en *inhalations* (XXX gouttes de solution alcoolique à 4 p. 100 dans un bol d'eau chaude).

Le *traitement interne* ne s'impose pas; le *sulfate de quinine* associé à l'*antipyrine* ou à la *phénacétine* soulagera pourtant le malaise du rhume, et un purgatif léger pourra être utile en cas d'embarras gastrique. Le malade s'abstiendra de tabac, de mets épicés, évitera la poussière, la fumée, la fraîcheur des matins et des soirs, le surmenage; il aura soin de se moucher d'une seule narine à la fois et sans effort (de crainte d'*otite*).

Le *coryza iodique* cède rapidement à la suppression du toxique causal. Les *coryzas symptomatiques* (grippe, rougeole, coqueluche, etc.) réclament un traitement soigneux. Le *coryza du nouveau-né* tire sa gravité de l'entrave qu'il apporte à l'allaitement et du danger de bronchite qu'il comporte. On lui opposera les *instillations* (avec une seringue spéciale) d'*huile mentholée* au 1/60 ou de *glycérine boriquée* à 2 p. 100 (quelques gouttes 2 à 3 fois par jour, Variot) et l'*entretien de la perméabilité nasale*, soit par *aspiration* du mucus (avec un instrument spécial) de chaque narine, soit par des *insufflations* avec la poire de Politzer (dont l'air ressort par l'autre narine) qui seront pratiquées avant chaque tétée. Si les circonstances l'exigent, l'enfant sera alimenté (avec du lait tiré du sein) à la cuiller ou à la sonde.

II. **Rhinite purulente de la seconde enfance.** — Fréquemment associée à l'*impétigo*, elle est souvent déterminée par le *staphylocoque doré*. La rhinite est *vestibulaire* ou *profonde*. Dans la première, après avoir détaché les croûtes ramollies par des pansements humides à l'eau bouillie tiède, on enduit 3 ou 4 fois par jour les surfaces sous-jacentes d'une pommade assez consistante à base de *tannin* (1/10), de *calomel* (1/40) ou de *précipité jaune* (1/20). Chez les enfants dociles l'application (2 heures matin et soir) dans les narines, de tampons d'ouate imbibés d'*eau d'Alibour* diluée de 5 fois son volume d'eau est très efficace.

La *rhinite profonde* comportant l'encombrement des fosses nasales par le muco-pus exige l'emploi de lavages pratiqués successivement dans chacune d'elles, 2 à 4 fois par jour avec 150 à 300 gr. de solution saline physiologique (7 p. 1000) ou d'une solution soit de *biborate de soude* (1 p. 100), soit de *résorcine* (5 p. 100). L'injection, faite *à jet horizontal*, sous pression modérée et *d'une façon discontinue* (par saccades), pour permettre le retour du liquide par la même narine (et non par l'autre en passant par la gorge), se pratique avec une seringue en verre ou un énéma. Dans l'intervalle des lavages, on introduit, dans chaque narine, gros comme une noisette d'une pommade antiseptique (*acide borique* 10 p. 100 et *dermatol* 1 p. 100 ou, *résorcine* 5 p. 100 et *menthol* 1/2 p. 100) qui doit être reniflée et gardée 5 à 10 minutes. Si l'enfant est incapable de renifler, on insuffle dans les fosses nasales (avec un tube de caoutchouc) des poudres fines médicamenteuses (*aristol, dermatol, iodol* ou, *résorcine* 2 à 6 gr. associée à 20 gr. d'*acide borique*, ou *soufre précipité* en poudre fine). Les cas rebelles réclament l'usage du *nitrate d'argent* en insufflations ou badigeonnages, sous le contrôle de la vue. Le *terrain lymphatique* sera, d'autre part, modifié par l'*huile de foie de morue*, le *sirop iodotannique*, les *cures marines* ou *hydrominérales* soit *salines* (Salins), soit *sulfureuses* (Challes). De grands *soins de propreté* s'imposent aussi, pour éviter les auto-inoculations des narines à la peau et inversement.

III. *Rhinite purulente du nouveau-né.* — Presque toujours *blennorrhagique* et souvent associée à l'ophtalmie de même nature, elle a pour origine habituelle une *vaginite* de la mère. On recourra, avec la même technique que dans la rhinite impétigineuse (voir plus haut), à des *lavages* à l'eau salée, boriquée ou résorcinée au 1/200 pratiqués sur l'enfant tenu par un aide, incliné sur le côté et la tête penchée au-dessus d'une cuvette ; chaque lavage sera suivi d'instillations dans chaque narine avec de l'*huile de paraffine à l'iodol* (1/20) ou d'insufflations (pendant que l'enfant crie, ce qui évite la pénétration dans le larynx) avec de l'*acide borique* ou de la *lactose* additionnée d'*iodol* (1/4) ou d'*iodoforme* (1/20). En cas d'échec, les fosses nasales seront, 2 fois par jour, lavées à l'eau distillée bouillie puis badigeonnées sous le contrôle du miroir, avec un pinceau d'ouate imbibé de solution de *nitrate d'argent* (du 1/100 au 1/20). On fera aussi le nécessaire pour assurer l'alimentation. La *prophylaxie* de la rhinite gonococcique implique : 1° la *désinfection des voies génitales de la mère*, pendant la grossesse, en cas de vaginite suspecte ; 2° la *désin-*

fection des fosses nasales du nouveau-né par introduction, dans chaque narine, d'un tampon d'ouate imbibé de solution de sublimé à 1 p. 2000.

IV. *Rhinites purulentes secondaires.* — Complications possibles de la *rougeole*, de la *grippe*, de la *variole*, de l'*érysipèle*, etc., sources fréquentes d'infections voisines (*otite, sinusite*) ou à distance (*broncho-pneumonie*), elles réclament des soins antiseptiques minutieux (voir plus haut). Ailleurs sont en cause : un *corps étranger*, des *végétations adénoïdes*, des *lésions tuberculeuses* ou *syphilitiques* auxquelles on doit opposer un traitement approprié.

V. *Rhinites pseudo-membraneuses.* — En cas de *rhinite diphtérique*, l'injection de *sérum antidiphtérique* s'impose aussitôt le diagnostic arrêté ou probable, puis on pratique des *lavages antiseptiques* et des *insufflations* de lactose associée à parties égales d'*iodol* ou d'*iodoforme*, en se gardant d'arracher les fausses membranes avec des pinces.

La *rhinite fibrineuse*, qui semble imputable à une *diphtérie atténuée*, guérit presque toujours en 2 à 4 semaines, seule ou par les instillations (3 fois par jour) d'*huile mentholée* à 2 p. 100. L'*enchifrènement* peut nécessiter soit l'enlèvement des membranes avec une pince, après cocaïnisation, soit des instillations (pour les dissoudre) d'*eau oxygénée* à 12 *vol.* (quelques gouttes).

Cotarnine (Chlorhydrate de). — Voir STYPTICINE.

Cotonnier. — *Gossypium herbaceum* (Malvacées). On utilise la *racine* douée de propriétés analogues à celles de l'ergot de seigle (hémostatique utérin) et les *semences* préconisées sous forme d'extrait (*lactagol*) comme galactogène celui-ci excite la sécrétion lactée et la rend plus riche en beurre et caséine. L'*extrait en poudre* se prescrit, dans du lait, par cuillerées à café (1 à 4 par jour).

Coudes. — Village du Puy-de-Dôme, à 25 km. de Clermont-Ferrand et 10 km. d'Issoire, sur les bords de l'Allier, au confluent de cette rivière et de la Couze de Champeix. Altitude 340 m. Eaux froides (13°-15°), gazeuses, bicarbonatées mixtes, faiblement chlorurées-sodiques, légèrement ferrugineuses. Utilisées sous forme de boisson presque exclusivement.

Principales indications. — Affections de l'appareil digestif, de l'appareil génito-urinaire, arthritisme.

Courants faradiques. — Voir FARA-DISATION.

Courants galvaniques. — Voir GAL-VANISATION.

Courants de haute fréquence. — Voir HAUTE FRÉQUENCE (COURANTS DE).

Courge. — *Cucurbita Pepo* (Cucurbitacées). On utilise les semences comme anthelminthique, surtout chez les enfants et contre le *bothriocéphale.*

Formes pharmac., doses. — *Adultes* 50 à 60 gr. *Enfants* 30 à 45 gr. de graines décortiquées, réduites en pâte et mêlées à du miel, ou formant un looch (2 ou 3 jours de suite).

Tænifuge (enfants) :

Semences de courges
    mondées. . . . . . . 30 à 60 gr.
                (selon l'âge)
Sucre pulvérisé. . . . 30 à 60 gr.
Eau distillée de fleurs
    d'oranger . . . . .   15 —
Infusion de thym
    (2 p. 100) . . . . . .   125 —

à prendre le matin, à jeun ; donner une heure après 20 gr. d'huile de ricin.

Cousso ou Kousso. — *Hagenia abyssinica* (Rosacées). Les fleurs sont utilisées comme tænifuge.

Caract. phys. et chim. — Petites fleurs sèches, rougeâtres, de saveur amère, âcre, désagréable. Renferment du tannin, une résine, une essence et un corps cristallisable, la *Kosine,* passant pour le principe actif (?)

Effets physiol. et tox. — Provoque, à la dose de 15 gr., des vomissements, de la diarrhée, parfois de la céphalée et de la prostration.

Prop. thérap., indicat. — Bon tænifuge, vanté jadis contre les *tænias solium, mediocanellata, bothriocéphale.* Provoque une première selle au bout d'une heure ; le parasite est expulsé à la 3ᵉ ou 4ᵉ. Le kousso tend à être délaissé à cause de son goût intolérable et, surtout, parce que son activité s'atténue progressivement à partir du moment de sa récolte.

Formes pharmac., doses. — Après un jour de diète, le malade avale, sans la passer, une infusion (un quart d'heure), de 15 à 20 gr. de fleurs de kousso pulvérisées, dans 250 gr. d'eau tiède. Si l'effet tarde (après 1 heure), il absorbera 20 gr. d'huile de ricin.

Crampes. — Les *crampes accidentelles* cèdent généralement au *repos,* aux applications chaudes, à un *massage* doux, à certaines *attitudes* distendant les muscles contracturés. Mais on devra toujours chercher, pour le traiter, l'élément causal : *varices, intoxication* (alcool, thé, café, plomb, acide phénique), *auto-intoxication* (stase gastrique ou intestinale, uricémie), *diabète, chlorose, artériosclérose, mal de Bright.* Les crampes secondaires aux *grandes infections* (choléra, fièvre typhoïde, dysenterie) sont justiciables du traitement même de ces infections et spécialement de l'*antisepsie intestinale.*

Les *crampes professionnelles,* notamment la *crampe des écrivains,* presque toujours nées sur un terrain neuro-arthritique, sont très rebelles. On leur opposera : le *repos fonctionnel* des muscles atteints (indispensable), le *massage* méthodique (effleurage), la *gymnastique* active et passive (*mécanothérapie*), la méthode de Bier (v. c. m.), et la *galvanisation* faible. Il importe, en outre, de modifier l'état nerveux par l'*hydrothérapie* (*douches tièdes*), l'*aération,* le *repos* physique et moral.

Cransac. — Gros bourg de l'Aveyron, dans la vallée de l'Ennas, près de la rivière de l'Aune, affluent du Lot. Altitude 300 m. Eaux froides, provenant du lessivage, par les eaux météoriques, des cendres de houilles pyriteuses en ignition dans la région de la commune désignée sous le nom de Montagne-Brûlante. Cette provenance explique leur composition chimique : sulfatées-magnésiennes-calciques-aluminiques-potassiques-manganiques. Composition variable suivant les saisons et l'abondance des eaux météoriques. Utilisées presque exclusivement sous forme de boisson, mais aussi sous forme de bains et douches.

Principales indications. — Chlorose, anémie, scrofule, lymphatisme, paludisme et engorgements chroniques du foie venant à la suite, affections rhumatismales et cutanées.

Créoline ou Crésyl. — *Caract. phys. et chim.* — Liquide brun-noirâtre, épais, alcalin, à odeur de bitume, soluble dans l'alcool, le chloroforme, l'éther ; obtenu en traitant les huiles lourdes de houille par de la lessive de soude et une résine, après séparation du phénol. Forme, mélangé (2 p. 100) à l'eau, une émulsion laiteuse, jaunâtre.

Effets physiol. et tox. — Ni caustique, ni irritant pour la peau ; peu toxique, pourrait pourtant, à fortes doses, provoquer du collapsus, comme le phénol.

Prop. thérap., indicat. — Antiseptique (détruit : le staphylocoque, le streptocoque ; les bacilles cholérique, typhique, tuberculeux ; le colibacille). Désodorisant (plaies, suppurations fétides), antiparasitaire. Topique utile dans les dermatoses prurigineuses.

Formes pharmac., doses. — *Usage ext. :* — Émulsions 2 à 10 p. 1000 pour lotions, injections vaginales ; gaze, ouate créolinées pour pansements. Pommade 10 à 30 p. 100. L'émulsion doit être fraîchement préparée.

Créosal. — Voir CRÉOSOTE (TANNATE DE).

Créosotal. — Voir CRÉOSOTE (CARBONATE DE).

Créosote. — *Caract. phys. et chim.* — La *créosote de goudron de bois* (un des produits de la distillation sèche du bois de hêtre), la seule officinale (la *créosote de houille* devant être réservée pour la désinfection), est un liquide huileux, jaunâtre, brunissant à l'air, d'une forte odeur de goudron, très caustique, de saveur brûlante, soluble dans l'alcool, l'éther, la glycérine, les huiles, très peu soluble dans l'eau (1 p. 100), assez dense (1080) et de réaction neutre.

Effets physiol. et tox. — Absorbée facilement par les voies digestives, la peau, l'hypoderme. S'élimine par le poumon et surtout par les urines (s. f. de composé sulfoconjugué). Pure, provoque : sur la peau de la cuisson et, à la longue, une brûlure au 1er degré ; sur les muqueuses, une eschare superficielle. N'est plus qu'astringente une fois diluée. Ingérée pure ou en solution concentrée, est violemment irritante pour la muqueuse digestive (brûlure, vomissements) ; n'est tolérée que très diluée (0,80 p. 1000). Absorbée à doses élevées, provoque de la céphalée, des vertiges, des bouffées de chaleur, du ralentissement de la respiration. L'*intolérance* se révèle par : un goût persistant de créosote dans la bouche, du vertige ébrieux, de la torpeur, des sueurs profuses, une impression de froid avec hypothermie (33°), puis hyperthermie (41°), et par des urines noires. L'intoxication peut encore se traduire par du délire hallucinatoire et des accidents pseudo-méningitiques. L'usage (par ingestion) prolongé de la créosote peut entraîner une gastrite atrophique (Hayem).

Prop. thérap., indicat. — Antiseptique des bronches et des voies digestives ; en outre, tonique-apéritif et stimulant de la nutrition. Surtout préconisée dans la tuberculose pulmonaire dont elle passa quelque temps, à tort, pour un remède spécifique. Conserve une utilité incontestable pour modifier les sécrétions bronchiques, réveiller l'appétit et améliorer la nutrition, particulièrement dans les formes torpides, apyrétiques ou peu fébriles et peu congestives, avec expectoration abondante. Le gaïacol, qui est son agent actif, lui est du reste préférable. Contre-indiquée dans les formes éréthiques, très fébriles, hémoptoïques, à marche rapide, chez les phthisiques cachectiques, albuminuriques ou dyspeptiques (du moins par voie gastrique). Dans tous les cas, les réactions seront étroitement surveillées et l'estomac scrupuleusement ménagé. En dehors de la tuberculose, la créosote est encore utilisée dans les bronchites chroniques ; et, à petites doses, dans l'atonie gastrique, comme stomachique et anti-fermentescible. Comme topique, est opposée à l'odontalgie et aux chéloïdes cutanées (injections huileuses, P. Marie).

Formes pharmac., doses. — La dose

utile est de 2 gr., au moins; pour l'atteindre, sans intolérance, il faut combiner les divers modes d'introduction : ingestion (pilules de 10 centigr., huile de foie de morue créosotée à 50 p. 1000), lavements (1 à 4 gr., voir formules), suppositoires, injections sous-cutanées (huile d'olive créosotée au 1/15), frictions, inhalations (voir formules).

Huile de foie de morue créosotée :

Créosote de hêtre . . . . 50 gr.
Huile de foie de morue. . 950 —

Une à deux cuillerées à soupe matin et soir (60 centigr. de créosote par cuillerée).

Solution huileuse hypodermique :

Créosote pure de hêtre. . 10 gr.
Huile d'olive stérilisée . . 150 —

5 à 20 c. c. par jour (injecter très lentement).

Pommade (pour frictions) :

Créosote pure de hêtre.   5 gr.
Lanoline . . . .)
Axonge . . . . } āā 25 —
Huile. . . . .)

Frictions sous les aisselles, en avant et en arrière du thorax.

Solution pour pulvérisations :

Créosote pure de hêtre. . 30 gr.
Essence d'eucalyptus . . .   7 —
Alcool à 90° . . . .   10 —
Eau distillée. . . . . . . 140 —

pour alimenter un pulvérisateur de Lucas-Championnière dans la pièce habitée par le malade.

Pilules :

Créosote pure de hêtre. 10 centigr.
Poudre de savon amyg-
    dalin 25   —

pour une pilule; 8, 15 ou 20 par jour.

Lavements créosotés :

a) Créosote pure de hêtre. 2 à 4 gr.
Huile d'olives. . . . .   25 —
Jaune d'œuf. . . . . .   n° 1
Mucilage de racine de
    guimauve. . . . . . 200 gr.

b) Créosote pure de hêtre. 2 à 4 gr.
Lait . . . .   200 —

c) Créosote pure de hêtre. 1 à 3 gr.
Eau distillée. . . . . 100 à 300 —

Suppositoire :

Créosote pure de hêtre. 50 centigr.
Beurre de cacao. . . .   4 gr.

pour un suppositoire.

Mixture stomachique :

Créosote pure de hê-
tre. . . . .   2 gr. 50
Teinture de noix vo-)
mique . . . . } āā 15 gr.
Teinture de colombo.)

X à XV gouttes dans un demi-verre d'eau ou de lait, une demi-heure avant le repas.

Mixture odontalgique :

Créosote de hêtre. . .   10 gr.
Camphre. . . . . . .)
Benjoin purifié. . . . } āā 15 —
Teinture de cresson du
    Para. . . . .   10 —

Imbiber un tampon de coton.

Créosote (Carbonate de) (*Créosotal*). — *Caract. phys. et chim.* — Substance melliforme, non caustique, insoluble dans l'eau, soluble dans l'alcool et les huiles. Contient 92 p. 100 de créosote; mieux tolérée qu'elle par le tube digestif.

Prop. et empl. thérap. — Mêmes indications que la créosote.

Formes pharmac., doses. — 2 à 10 gr. en solution alcoolique ou huileuse.

Créosote (Phosphite de) (*Phosphotal).* — *Caract. phys. et chim.* — Liquide visqueux, jaune-rougeâtre, à odeur de créosote, de saveur chaude, non caustique. Contient 90 p. 100 de créosote. Soluble dans 100 p. d'eau; bien plus dans l'huile, l'alcool, la glycérine.

Prop. et empl. thérap. — Comme la créosote; se prescrit en capsules, émulsion (50 centigr. à 2 gr.), lavements (1 à 3 gr.). *Enfants,* 10 centigr. par année.

Créosote (Tannophosphate de) (*Taphosote*). — *Caract. phys. et chim.* — Liquide sirupeux, ambré, très peu soluble dans l'eau.

Prop. et empl. thérap. — Comme la créosote; se prescrit en solution huileuse ou émulsion.

Crésol ou **Crésylol.** — *Caract. phys. et chim.* — Phénol dérivé du toluène ou méthylbenzène, tiré de la créosote de houille (par distillation), mélange de 3 isomères : *ortho*, *méta* et *para-crésol*; liquide incolore, réfringent, presque insoluble dans l'eau, soluble dans l'alcool, la glycérine, l'éther. On prépare un *crésol synthétique* cristallisé. Le *para-crésylol* est seul usité.

Effets physiol. et tox. — Caustique localement. Toxique, à l'intérieur, mais moins que le phénol ordinaire.

Prop. et empl. thérap. — Antiseptique supérieur au phénol; utilisé comme désinfectant, en solutions aqueuses obtenues par addition soit de soude (*solutol*), soit de savon (*lysol*).

Solution (Choay) :

Paracrésol cristallisé. .   9 gr.
Poudre de savon amyg-
 dalin . . . .   4 gr. 50
Eau distillée. . . . .   300 gr.

(Les solutions dans les eaux calcaires sont troubles.)

Cresson. — *Nasturtium officinale* (Crucifères). — Le *suc* des feuilles est employé comme antiscorbutique (100 à 150 gr.) soit frais, soit sous forme de *sirop antiscorbutique* dont il est un des éléments.

Crésyl. — Voir Créoline.

Crésylol. — Voir Crésol.

Creuznach. — Voir Kreuznach.

Crises gastriques. — Au cours des *crises gastriques*, l'estomac ne tolère aucun aliment liquide ou solide; une gastralgie intense coexiste, en outre, souvent mais non toujours. La crise dure 24 à 48 heures ou se prolonge 15 jours et plus. Dans l'intervalle des paroxysmes, les digestions sont parfaitement normales. Le *tabes*, cause habituelle des crises gastriques, n'est pas la seule; elles peuvent ressortir aussi soit à la *paralysie générale*, à l'*hystérie* ou à la *neurasthénie*, soit à la *lithiase biliaire* ou *rénale*, à la *néphroptose* ou à l'*appendicite chro-*

nique. Il faut toujours combattre la cause si elle est curable (*néphropexie, port d'un bandage, appendicectomie*). Les *crises gastriques tabétiques* sont très rebelles à la thérapeutique. On suspendra d'abord toute alimentation et toute boisson et on prescrira le repos absolu au lit; les *lavements alimentaires* s'imposent en certains cas pour soutenir les forces. Contre la douleur et les vomissements on a conseillé : les *pulvérisations d'éther* ou *de chlorure de méthyle* sur l'épigastre, l'*eau chloroformée*, la *cocaïne*, le *chloroforme* associé à la *teinture d'iode* (āā, III à IV gouttes 2 à 3 fois par jour, Grasset), le *valérianate* et l'*oxalate de cérium* (25 à 30 centigr. 3 fois par jour); mais trop souvent ces moyens échouent et seule la *piqûre de morphine* soulage le malade; le caractère passager des crises permet du reste d'en user sans risque de morphinomanie. Dans un cas, Debove a pu faire cesser instantanément une crise gastrique atrocement douloureuse par une seule *ponction lombaire* ayant extrait 30 c. c. de liquide (en hypertension). L'*injection intra-rachidienne* ou *épidurale de stovaïne* mérite également d'être essayée. Les *crises prolongées* entraînent parfois un état de *collapsus grave* avec pouls filiforme, crampes et anurie qui réclame l'emploi des *injections massives de sérum artificiel* (500 à 1000 gr. par jour) seules capables de conjurer la terminaison fatale.

Crocq (Sérum de). — Sérum artificiel indiqué comme tonique nervin chez les neurasthéniques et les débilités :

Phosphate de soude . . .   2 gr.
Eau distillée stérilisée . .   100 —

1 à 2 c. c.

Crocus sativus. — Voir Safran.

Croton-chloral (*Butylchloral*). — *Caract. phys. et chim.* — Liquide oléagineux incolore, se solidifiant, par hydratation, en une masse cristalline à odeur de chloral, peu soluble dans l'eau à froid, plus à chaud, soluble dans l'alcool et l'eau glycérinée.

Effets physiol. et tox. — Agit électivement, comme hypno-anesthésique, sur les cellules cérébrales; moins hypnotique, mais plus anesthésique que le chloral. Bien que moins toxique pour le cœur que celui-ci, n'offre pas grand avantage sur lui, car il n'agit qu'à plus hautes doses.

Prop. thérap., indicat. — Exerce sur les névralgies crâniennes, et spécialement sur celles du trijumeau, une action sédative élective qui n'est malheureusement que passagère.

Formes pharmac., doses. — 4 à 8 gr. par jour, par fractions; en potions alcoolisées ou glycérinées.

Croton Tiglium. — Euphorbiacées. On utilise l'*huile* tirée des graines (par expression).

Caract. phys. et chim. — L'*huile*, en majeure partie glycéride de l'*acide tiglique* (purgatif), doit ses propriétés drastiques à la *résine de croton*, contient aussi de la *Ricine*. De couleur jaune-orangé avec reflets bleuâtres, d'odeur désagréable, de saveur âcre et caustique, elle doit se dissoudre entièrement dans l'éther à 62° et l'alcool à 90°.

Prop. et empl. thérap. — Purgatif drastique très violent à la dose de I à II gouttes (à *ne pas employer*). Topique rubéfiant et révulsif, soit en badigeonnages, pure ou étendue d'huile d'olive, soit en frictions sous forme de *crayon* (2 gr. d'huile pour 8 gr. de beurre de cacao et 2 gr. de cire).

Croup. — I. *Sérothérapie.* — Le *sérum antidiphtérique* doit intervenir dès que le croup est reconnu ou seulement suspecté (bien que le rôle du bacille de Lœffler dans le croup soit actuellement mis en doute). Quelquefois une angine antérieurement observée a déjà été traitée par le sérum, en ce cas, une nouvelle injection ne s'impose que si le croup déclaré tardivement, dénonce une immunisation imparfaite. Lorsque angine et croup sont en même temps constatés, il faut d'emblée injecter 20 (avant 5 ans) ou 30 (après) c. c. de sérum. Quand l'injection devance tout accès de suffocation, une seconde ne s'impose pas avant 24 heures; au contraire, si l'enfant ayant subi déjà des crises d'oppression n'est pas soulagé au bout de 12 heures, il est prudent de lui réinjecter sans tarder 10 c. c. On renouvelle ensuite les injections de 12 en 12 heures ou de 24 en 24 heures, selon la marche des accidents.

II. *Traitement local.* — Il se borne maintenant à des *fumigations émollientes* faites à proximité de l'enfant. On pulvérise de l'*eau boriquée* chaude à 2 p. 100, ou bien on fait évaporer sur une veilleuse un litre d'eau additionnée de *teintures d'eucalyptus et de benjoin* (āā 30 gr.), ou encore, on fait bouillir, toutes les heures, pendant 1/4 d'heure, des bassines d'eau contenant des *feuilles d'eucalyptus*. On limite la diffusion des vapeurs en installant une sorte de tente autour du lit (Variot et Glover). Les *inhalations d'oxygène* sont également recommandables.

III. *Indications opératoires.* — Quand le sérum ne suffit pas à écarter les menaces d'asphyxie, force est de recourir au *tubage* ou à la *trachéotomie* (v. c. m.), mais l'avènement de la sérothérapie a fait prévaloir la règle de *temporiser le plus possible.* En général, l'efficacité du sérum ne se déclarant qu'au bout de 24 heures, le tout est de savoir si le malade pourra atteindre ce terme. Les cas d'asphyxie imminente imposent l'intervention d'urgence; mais quand on a le choix du moment, on n'opérera que si *un tirage très intense persiste depuis une heure sans répit;* encore la temporisation est-elle permise chez les enfants de plus de 5 ou 6 ans ayant, depuis plus de 30 heures, reçu du sérum, tant que n'apparaissent pas des signes de fatigue (pouls rapide, tendance au sommeil). Par contre, avant 2 ans et chez les enfants débilités, il est sage d'intervenir dès que, à de fréquents spasmes glottiques, s'ajoutera un tirage un peu intense. Quant aux *contre-indications absolues*, il n'en existe pas, car, si sombre que soit le pronostic, il faut toujours faire bénéficier le malade des seules chances de salut qui lui restent.

Fera-t-on le tubage ou la trachéotomie? Marfan tient le *tubage* pour l'opération de choix et la *trachéotomie* pour l'opération de nécessité. Selon J. Renault, il n'est pas prouvé que, depuis l'emploi du sérum, les résultats de la trachéotomie soient inférieurs à ceux du tubage, peut-être même sont-ils supérieurs (Botticher) et la trachéotomie offre sur le tubage l'avantage d'être toujours possible. Cependant elle reste, en tout cas, une opération délicate, exposant à des fautes de technique dont les conséquences sont immédiatement graves, tandis que le tubage mal exécuté, ne conduit qu'à un simple échec; mais la constante possibilité de cet échec (non toujours imputable à l'opérateur) oblige à toujours prévoir la trachéotomie d'urgence, après toute tentative de tubage. Il en résulte que tubage et trachéotomie, indiqués par les menaces d'asphyxie mécanique, donnent à l'enfant mêmes chances de guérison (J. Renault). Mais, si le trachéotomisé peut, sans risque sérieux, être laissé aux soins d'une garde exercée, toujours capable de nettoyer la canule interne, l'*enfant tubé*, exposé, à chaque instant, à l'obstruction brusque ou lente du tube exigeant le *détubage* immédiat que doit souvent suivre le *retubage*, ne saurait se passer de la *surveillance continue d'un médecin* exercé à l'intubation et même à la trachéotomie qui peut s'imposer si la réintroduction du tube devient impossible ou aggrave la dyspnée (Voir Tubage). Aussi le tubage n'est-il d'un emploi pratique qu'à l'hôpital ou dans les familles en situation de recourir aux soins d'un interne de garde. Dans tous les autres cas, la trachéotomie paraît préférable.

IV. *Traitement général.* — Le traitement général est celui de l'infection diphtérique (Voir Angine diphtérique, Diphtérie). Il faut, à tout prix, *alimenter le malade* avec du lait (1 l. 1/2 à 3 litres) en cas de fièvre ou d'albuminurie, sinon, avec des œufs, du bouillon, du jus de viande, de la viande crue pulpée, etc. Même en cas de néphrite, on n'hésitera pas, si le lait n'est pas toléré, à permettre du bouillon, des œufs, des potages gras ou maigres, en recourant, au besoin, à la déchloruration. Les boissons seront abondantes. Comme tonique le *café* ou le *thé léger* sont préférables aux grogs et aux vins généreux dont l'abus est nuisible. Ausset et Combemale donnent, matin et soir, un *bain* à 37° de 10 minutes, et injectent 4 fois par jour 100 c. c.

de *sérum artificiel*. En tout cas l'asepsie de la bouche et des fosses nasales sera entretenue par des *irrigations buccales* avec la solution de *phénosalyl* (à 1 p. 500) et des *instillations* nasales d'*huile mentholée* à 2 p. 100. Les vomitifs sont inutiles et nuisibles. Chez les enfants nerveux l'emploi des antispasmodiques (potion avec 50 centigr. de *bromure de sodium* et 15 centigr. de *pyramidon*, à 5 ou 6 ans, Marfan), l'application sur le cou d'une *cravate de tarlatane imbibée d'eau très chaude* et renouvelée toutes les 2 ou 3 minutes (Marfan), les *enveloppements thoraciques* (avec des compresses mouillées recouvertes de taffetas gommé) aident beaucoup à attendre les effets du sérum.

Comme dans toute diphtérie, la *prophylaxie* consistera à isoler le malade et à injecter aux autres enfants de son entourage 5 c. c. de sérum, à titre préventif.

Group (Faux): — Le *faux croup* ou *laryngite striduleuse* implique l'association d'une laryngite aiguë et d'un élément spasmodique. Il faut traiter spasme et laryngite. Aux *accès de suffocation* on opposera les *applications chaudes au-devant du cou* (éponge ou compresses imbibées d'eau très chaude) et l'*inhalation de vapeurs* répandues dans la chambre soit avec un pulvérisateur à vapeur (*spray*), soit mieux par ébullition (sur une lampe à alcool) d'une bassine d'eau placée près du lit, sous un rideau ou un drap formant tente au-dessus de lui (*tente de vapeur* de Variot et Glover), sans cependant nuire à la bonne aération ni entraîner des risques d'incendie. Chez les grands enfants, les *inhalations* pourront être appliquées suivant la technique courante. A ces moyens on ajoutera l'emploi des *bottes d'ouate* saupoudrées de farine de moutarde, et, dans l'intervalle des accès, celui des agents antispasmodiques : *bromures* (1, 4, 5 gr. par jour, Huchard), *éther*, *chloral*, *alcoolature de racine d'aconit* (X gouttes), *belladone* (teinture X gouttes ou sirop 10 gr.), *codéine* (1 à 2 centigr., Variot et Glover) ou *quinine* à doses réfractées (Leewellyn Hall), prescrits, selon les cas, isolément ou associés. L'abondance des mucosités laryngées ou bronchiques rend parfois utile un *vomitif* (10 à 40 centigr. de *sulf. de cuivre*, ou 40 centigr. à 1 gr. de *poudre d'ipéca*), mais il est le plus souvent superflu. Exceptionnellement, ces moyens échouent, le tirage persiste, le visage se cyanose, le cœur fléchit et on doit recourir au *tubage* ou à la *trachéotomie*, mais non sans avoir essayé soit les *tractions rythmées de la langue*, soit l'*abaissement de la base de la langue par le procédé d'Escherich*. Quant à la *laryngite* qui bénéficiera déjà du traitement des accès, on lui opposera, en outre, les inhalations par les narines de *vapeurs mentholées* (solution alcoolique à 4 p. 100, XX gouttes dans un demi-verre d'eau bouillante) qui s'adressent en même temps au *coryza* habituellement concomitant. La répétition des laryngites est souvent liée à l'existence de *végétations adénoïdes*, de *grosses amygdales*, du *tempérament lymphatique*, facteurs étiologiques dont chacun réclame un traitement approprié (*ablation des végétations; morcellement des amygdales; huile de foie de morue* ou *sirop iodo-tannique, séjour à la mer, affusions froides quotidiennes*).

Crymothérapie. — Voir FROID, GLACE.

Cryogénine. (*Métabenzamidosemicarbazide*). — *Caract. phys. et chim.* — Poudre blanche, cristalline, de saveur rappelant celle de l'antipyrine, peu soluble dans l'eau.

Effets physiol. et tox. — Toxicité très faible; à peu près inerte chez l'homme sain; chez les tuberculeux fébricitants, abaisse la température de 1° à 2°, ou prévient l'accès fébrile, quand elle est donnée avant. Ne provoque ni sueurs, ni malaise, ni collapsus.

Prop. thérap., indicat. — Antipyrétique non analgésique; surtout indiquée contre la fièvre hectique des tuberculeux; préconisée aussi contre la fièvre typhoïde, la grippe, le rhumatisme aigu, etc.

Formes pharmac., doses. — 40 à 60 centigr. (en cachets) au début de l'ascension thermique ou peu avant, les premiers jours, puis 20 à 40 centigr. tous les jours ou tous les 2 jours suivants pour maintenir l'effet. *Enfants* 10 centigr. par année.

Cubèbe. — *Piper Cubeba* (Pipéracées). On utilise le fruit desséché, d'odeur spéciale, de saveur forte, camphrée, amère et aromatique; renferme une huile essentielle, une résine âcre et amère (acide cubébique) et un corps neutre cristallisé, inerte.

Effets physiol. et tox. — Les mêmes que ceux du copahu, mais plus anodins; s'élimine par l'urine (mêmes réactions), la muqueuse bronchique, la peau (éruptions plus rares); provoque, à fortes doses, de la cuisson épigastrique, à doses toxiques, des vomissements, de la diarrhée, des douleurs lombaires et même des hématuries.

Prop. thérap., indicat. — Antiblennorrhagique, employé seul, ou, plus souvent, associé au copahu qu'il rend plus tolérable.

Formes pharmac., doses. — 10 à 25 gr. en opiat (voir COPAHU). *Oléo-saccharure* 2 à 4 gr. dans le lait. *Extrait éthéré* 1 à 3 gr. en émulsion ou en capsules.

Cuillerées. — Les médicaments liquides se prescrivent souvent par cuillerées; bien que le contenu des cuillers (à soupe, à café, à dessert) soit en réalité assez variable, on table, en formulant les potions, sur les bases moyennes suivantes, différant nécessairement avec la densité du liquide prescrit :

La cuiller à café (ou à thé) correspond à 4 c. c. ou 4 gr. d'eau, ou 5 gr. de sirop.

La cuiller à entremets (ou à dessert) correspond à 12 c. c. ou 12 gr. d'eau ou 16 gr. de sirop.

La cuiller à soupe correspond à 16 c. c. ou 16 gr. d'eau ou 21 gr. de sirop.

En général, il est plus aisé de baser les prescriptions sur le calcul des volumes que sur celui des poids.

Cuivre. — Quelques sels de cuivre (*acétate neutre, oxyde noir* et surtout *sulfate*, voir plus bas) sont usités en thérapeutique (l'acétate et l'oxyde exceptionnellement), mais leur étude intéresse surtout l'hygiène.

Effets physiol. et tox. — Bien que longtemps admise comme un dogme, la toxicité du cuivre n'est possible que dans des conditions irréalisables dans la pratique (injection intra-veineuse sous forme d'albuminates); elle se traduit expérimentalement par des symptômes de paralysie ascendante et d'asphyxie progressive. Autrement, l'ingestion des sels de cuivre est, grâce à leur action très irritante, immédiatement suivie de rejet du poison, et leur causticité, en nécrosant les éléments qu'ils touchent, s'oppose à leur absorption. Du reste, les composés cupriques sont souvent rendus inoffensifs par les aliments auxquels ils sont mêlés. D'autre part, les cellules hépatiques ayant pour eux une affinité spéciale (action antitoxique et élimination par la bile) contribuent encore à protéger l'organisme. Cependant, quoique sans danger, le reverdissage des conserves de légumes par le sulfate de cuivre, doit être interdit, parce que, comme tous les antiseptiques, cet agent rend, dans une certaine mesure, les légumes impropres à la digestion et à l'absorption. Quant aux accidents observés chez les ouvriers en cuivre (sécheresse de la gorge, soif, ptyalisme, chaleur de la peau, fièvre, abattement, cachexie) leur spécificité est loin d'être établie.

(Pour plus de détails; Voir : G. Pouchet, *Précis de Pharmacologie et de Matière médicale*, p. 659 et *Traité de Toxicologie* de Lewin.)

Cuivre (Sulfate de). — *Caract. phys. et chim.* — Cristaux bleus, solubles dans 4 p. d'eau, 3 p. 3 de glycérine, insolubles dans l'alcool et l'éther.

Prop. thérap., indicat. — Antiseptique et désinfectant très employé, très efficace dans certaines dermatoses (impétigo). Caustique-astringent, surtout utilisé en collyre. A l'intérieur, vomitif peu usité, mais précieux dans quelques circonstances.

Formes pharmac., doses. — *Usage ext.* : pur ou en crayons mitigés comme caustique, en collyres de 1 p. 1000 à 1 p. 100; en solutions de 0,5 p. 1000 pour injections, à 5 p. 100 comme désinfectant; en pommades. — *Usage int.* : 10 à 30 centigr. en potion (vomitif); enfants 5 centigr.

Collyre :

Sulfate de cuivre . . .	25 centigr.
Dionine	50 —
Eau distillée de mélilot.	10 gr.

Eau d'Alibour modifiée : (Sabouraud).

Eau distillée camphrée à saturation et filtrée. . .	300 gr.
Sulfate de zinc.	2 —
— cuivre	1 —

Frictions légères et répétées (20 fois par jour) avec des boulettes d'ouate hydrophile imbibées de cette solution (Impétigo).

Crayon mitigé :

Sulfate de cuivre		5 gr.
Alun de potasse. . . .	} āā	10 —
Azotate de potasse. . .		

Fondre et couler en crayons.

Solution pour injections :
(blennorrhagie)

Sulfate de cuivre . . .	1 gr. 50
Orthoforme porphyrisé	3 gr.
Eau distillée.	200 —

Vomitif :

Sulfate de cuivre.	1 gr.
Poudre d'amidon.	4 —

Mêler très exactement et diviser en 10 prises dont on administre une toutes les 5 minutes, délayée dans un demiverre d'eau tiède, jusqu'à production des vomissements.

Cumin. — *Cuminum Cyminum* (Ombellifères). Les fruits renferment une essence formée surtout de *cymène* et d'*aldéhyde cuminique*. Sont employés comme condiment et servent à préparer le kummel.

Prop. et empl. thérap. — Stimulant, aromatique, stomachique; passe pour emménagogue. Employé en infusion 10 p. 1000, ou en poudre 20 centigr. à 2 gr.

Curare. — Substance toxique provenant de la zone équatoriale de l'Amérique du Sud et fournie par plusieurs *strychnées*. Se présente sous forme d'une masse résinoïde noire, d'odeur vireuse, de saveur amère, imparfaitement soluble dans l'eau. Contient un alcaloïde déliquescent, la *curarine*, d'activité vingt fois supérieure. On distingue : 1° le *curare* *des vases* (Amazone); 2° le *curare des calebasses* (Guyane anglaise), moins actif.

Effets physiol. et tox. — Employé par les indigènes pour empoisonner les flèches, le curare est bien plus absorbable par les plaies que par la muqueuse digestive (Abs. presque nulle). L'absorption est pourtant lente (10 à 20 minutes) et l'élimination rapide. L'action propre du curare consiste en une paralysie portant sur la substance unissante des plaques terminales des nerfs moteurs, respectant le jeu des centres nerveux, la sensibilité et la contractilité musculaires; la mort arrive par asphyxie due à la paralysie des muscles de la respiration précédant l'arrêt du cœur; elle peut être différée ou évitée par la respiration artificielle.

Prop. thérap., indicat. — On a cherché à opposer le curare à l'*intoxication tétanique* ou *strychnique*, mais il ne présente, à l'égard de ces poisons, qu'un antagonisme apparent. Voisin et Liouville en ont tiré quelque profit contre l'*épilepsie*, aux doses fractionnées de 1 à 5 centigr. en injections hypodermiques (par 1/2 c. c. d'une solution à 1 p. 50). Le curare demeure avant tout un agent précieux d'expérimentation pour le laboratoire.

Cure de terrain. — La *cure de terrain* est un des éléments de la *méthode d'Œrtel* (de Munich) applicable à certaines cardiopathies; les autres consistant dans la *réduction des boissons*, le *massage* et les *agents sudorifiques* : étuve, bains de vapeur, enveloppements dans la laine. La cure de terrain elle-même (*terrain Kurorte*) comportant des exercices méthodiques et gradués de marche sur des pentes diversement inclinées est appliquée dans beaucoup de stations montagneuses, dans le but de favoriser l'*hypertrophie compensatrice*, de prévenir la surcharge graisseuse du cœur et d'activer la circulation périphérique tout en améliorant la respiration et en favorisant l'élimination des liquides et des toxines. Mais il est bon de retenir que, chez beaucoup de *cardiaques vrais*, elle hâte la *dilatation du cœur*. En réalité, la cure d'Œrtel ne s'adresse guère qu'aux

faux cardiaques, aux *névrosés du cœur*, aux *cardiaques gros mangeurs et polysarciques* porteurs d'une lésion valvulaire bien compensée. Elle est nuisible dans les cas d'*endocardite récente*, d'*angine de poitrine*, d'*artériosclérose avancée*, d'*anévrysme aortique* et toutes les fois que le myocarde est insuffisant (Barié). Beaucoup de cardiopathes tolèrent mieux la *cure de terrain modifiée par Potain* : marche lente, graduée, sur un terrain en pente douce, exécutée *en état d'expiration retenue*, de façon que, soutenu par la tension intra-thoracique, le cœur, moins enclin à se laisser distendre ne soit astreint qu'à un travail moyen. La cure de terrain convient également à certains tuberculeux (dyspnéiques par sclérose pulmonaire, emphysème ou adhérences pleurales; obèses et cardiaques (Ch. Mantoux).

Cusset. — Petite ville de l'Allier, sur le Sichon, à 3 km de Vichy. Altitude 277 m. Eaux froides (15°-17°), alcalines, gazeuses, à prédominance de bicarbonate de sodium, utilisées comme les eaux de Vichy et dans les mêmes conditions.

Cyanhydrique (Acide). — *Caract. phys. et chim.* — *Acide prussique*, ou plus exactement *Nitrile formique*, liquide incolore, mobile, peu dense, très volatil, dégageant une forte odeur d'amandes amères, soluble en toutes proportions dans l'eau, l'alcool, l'éther. Il prend naissance aux dépens d'un certain nombre de glucosides contenus dans beaucoup de végétaux, notamment dans les amandes amères, les amandes des noyaux de cerises, d'abricots, de prunes, etc., les feuilles de laurier-cerise, un grand nombre de graines.

Effets physiol. et tox. — Absorption facile et extrêmement rapide, spécialement par inhalation. A dose toxique, provoque, en quelques secondes, la paralysie subite de la respiration et du cœur par inhibition des fonctions bulbaires succédant à une douleur aiguë traduite par un cri d'angoisse, presque constant; aucune lésion n'est appréciable après la mort, sauf la rutilance passagère du sang par formation de *cyanhémoglobine*.

La dose mortelle pour l'adulte est de 5 centigr. ou même moins. A doses moindres, on observe surtout de la dyspnée spasmodique, de l'angoisse précordiale, des vertiges, des convulsions, partielles puis générales, de la cyanose avec hypothermie et des accidents asphyxiques. L'intoxication légère se traduit par de la constriction pharyngée et thoracique, des étourdissements, une céphalée gravative et de la courbature. On ne connaît pas d'antidote du nitrile formique. On opposera aux accidents toxiques: les affusions froides, la saignée, les inhalations de chlore, d'oxygène; les tractions rythmées de la langue, les piqûres d'éther, de caféine et d'huile camphrée.

Prop. thérap., indicat. — L'acide cyanhydrique est utilisé comme calmant de la toux, uniquement sous forme d'*eau distillée de laurier-cerise*, 5 à 20 gr. dans une infusion pectorale. *Enfants* 1 gr. par année. Il existe, au codex, deux solutions d'acide cyanhydrique qu'il importe de ne pas confondre: 1° la solution d'acide cyanhydrique dissous, *au centième*; 2° l'eau distillée de laurier-cerise, contenant 5 centigr. d'acide cyanhydrique pour 100 gr.

(Pour plus de détails; Voir: G. PouCHET, *Précis de Pharmacologie et de Matière médicale*, p. 478.)

Cyanose. — Le terme *cyanose* désigne la couleur bleuâtre de la peau et des muqueuses, liée à un trouble de l'hématose d'origine respiratoire ou cardiaque. Le traitement de la cyanose d'origine respiratoire est exposé à l'article *asphyxie*. Seule nous occupera ici la *cyanose congénitale* ou *maladie bleue*, syndrome traduisant un grand nombre de *malformations cardiaques* (communications inter-ventriculaires ou inter-auriculaires; sténose ou interversion des orifices des gros vaisseaux, etc.). Le traitement est uniquement symptomatique: les malades seront astreints à une *sévère hygiène* excluant tout facteur de surmenage cardiaque: fatigue, efforts, émotions, repas copieux, tabac, café, thé, alcool. Chez eux s'impose le repos physique et moral dans un climat tempéré, loin de tout risque de contamination pulmonaire (surtout en cas de *sténose pulmonaire* qui prédispose à la tuberculose). A l'*oppression habituelle* on opposera les *bromures*, la *valériane*, les inhalations d'*iodure d'éthyle*, d'*éther*; à la *toux*, la *codéine*, la *dionine*, le *narcyl*, le *drosera*. Les *crises d'asphyxie* sont justiciables des inhalations d'oxygène, des piqûres d'*huile camphrée* et d'*éther*; les *syncopes* des piqûres de *caféine* et des *tractions rythmées de la langue*. Les *palpitations* seront calmées par les moyens usuels: *bromures*, *bromhydrate de quinine*, *valérianate d'ammoniaque*. Les *révulsifs forts* devront être proscrits, en raison de la vulnérabilité spéciale de la peau (Barié). Quand le myocarde fléchit, les cardiotoniques (*digitale*, *strophantus*), le *régime lacté* et les *purgatifs* trouvent leur indication. A ces divers agents, il faut associer ceux de la *médication arsenicale*, dans le but de relever la nutrition et de favoriser l'*hyperglobulie*, mode naturel de défense de l'organisme à l'égard de la malformation congénitale.

Cyanure de potassium. — *Caract. phys. et chim.* — Cristaux cubiques blancs, déliquescents, très solubles dans l'eau, moins dans l'alcool et la glycérine, très altérables à l'humidité, décomposés par les acides, l'iode, les sels de fer et de mercure.

Effets physiol. et tox. — Les mêmes que ceux du nitrile formique compliqués de ceux de l'alcali qui, dans les cas d'empoisonnement (mort à la dose de 5 à 10 centigr.), provoque des lésions intenses de gastro-entérite.

Prop. et empl. thérap. — Les mêmes que ceux de l'acide cyanhydrique, mais l'usage de ce produit (5 à 20 milligr.) est à déconseiller, en raison de sa toxicité.

Cyanures (Autres). — Voir LES BASES.

Cynoglosse (Pilules de). — Voir OPIUM.

Cypridol. — Solution d'iodure mercurique (bi-iodure) à 1 p. 100 dans une huile neutre aseptique. Employé en injections intra-musculaires à la dose de 20 centigr.

D

Datura stramonium. — [*Stramoine, Pomme-épineuse* (Solanacées)]. Plante annuelle de nos régions occasionnant parfois des empoisonnements (confusion des feuilles avec celles d'épinard). Contient un alcaloïde, la *daturine* (produit complexe), mélange d'*atropine* avec des alcaloïdes ou d'autres composés indéterminés.

Effets physiol. et tox. — Comme la belladone, détermine : la sécheresse de la gorge, la dysphagie, la mydriase, l'hypertension artérielle, la sédation de la douleur et, à doses toxiques : des nausées, de la diarrhée, des érythèmes, de la céphalée, du vertige, et surtout, un *délire avec hallucinations fantastiques* et des troubles visuels (mydriase, cécité) pouvant durer plusieurs jours ou semaines.

Prop. et empl. thérap. — Utilisé comme antispasmodique contre l'asthme, la coqueluche, la toux nerveuse, surtout en fumigations. Plus actif que la belladone, mais bien moins usité.

Formes pharmac., doses. — *Usage int.* : Poudre de feuilles 5 à 25 centigr.; enfants 1 centigr. par année. Infusion 5 à 50 centigr. pour eau 150 gr. Extraits aqueux ou alcoolique 2 à 10 centigr. Alcoolature ou teinture X à L gouttes. Sirop 10 à 30 gr. Cigarettes (1 gr. de feuilles par cigarette).

Pilules (épilepsie) :

Extrait de datura. .	Trois centigr.
Poudre de datura. .	Cinq —
Camphre.	Un —
Opium brut	Deux —
Mellite simple . . .	Q. S. —

Pour 1 pilule, le soir au coucher.

Potion :

Teinture de datura . . .	Trois gr.
Élixir parégorique . . .	10 —
Sirop de cerises.	80 —
Eau dist. de laurier-cerise.	90 —

Cuillerée à soupe 1 heure avant les repas.

Poudre composée (pour fumigations ou cigarettes). (Voir BELLADONE).

Daturine. — Comme l'*atropine* non synthétique, n'est qu'un mélange où prédominent l'atropine et l'atropidine unies à des proportions variables d'atropamine, de belladonine, de scopolamine, d'hyoscine, ainsi qu'à des composés encore indéterminés. Préférer l'atropine, dans la pratique.

Davos. — Station d'altitude dans une haute vallée des Grisons (1500 m.). Cure toute l'année (sauf à l'époque de la fonte des neiges), indiquée particulièrement dans les tuberculoses apyrétiques à forme torpide. Peu de contre-indications : phthisie fibreuse avec insuffisance cardiaque, formes éréthiques très fébriles à marche rapide.

Dax. — Chef-lieu d'arrondissement des Landes, sur la rive gauche de l'Adour, au milieu de forêts de pins et à quelques kilomètres de la mer. Le climat de Dax en fait une station d'hiver. Altitude 40 m. Eaux thermales et hyperthermales (38°-61°), légèrement sulfatées-calciques-magnésiennes et chlorurées-sodiques. Utilisées exceptionnellement sous forme de boisson, le plus généralement sous forme de bains de baignoire, bains de piscine à eau courante, bains douches, irrigations, douches de vapeur, *bains de boue* qui constituent la partie la plus remarquable du traitement de Dax. Ces boues végéto-minérales jouent un rôle très important dans le traitement hydrothérapique de cette station. Elles ont pour origine le développement, sous l'influence de la lumière, de certaines conferves (*Oscillaires* et *Anabènes*, donnant naissance, au contact de l'air, à la glairine) dans le limon de l'Adour baigné par les eaux thermales. Ces boues sont sulfureuses et ferrugineuses; elles renferment, en plus d'une quantité assez considérable de matière organique et des éléments minéraux des eaux thermales, des traces de fluor, lithium, baryum,. strontium, manganèse, cuivre, arsenic, antimoine, de petites quantités d'iode et de brome, à côté d'une assez notable proportion de gaz rares (néon, argon, hélium, notamment). Leur température atteint 43°-44°. On les utilise aussi localement ou en frictions. On utilise également les eaux mères provenant de salines situées aux environs de Dax. Les eaux sont d'abord légèrement excitantes, puis sédatives; elles sont susceptibles de toutes les applications des eaux à haute thermalité et à faible minéralisation.

Principales indications. — Affections rhumatismales sous toutes leurs formes, affections chirurgicales; affections utérines, intestinales, vésicales.

Décapsulation du rein. — Imaginée et appliquée par Edebolhs (de New-York) à la cure du mal de Bright, la *décapsulation* consiste, ayant découvert le rein (par une incision de 10 cm allant de la 12ᵉ côte à la crête iliaque) pour l'attirer vers la paroi et le libérer des adhérences qui peuvent le relier à son atmosphère graisseuse, à inciser sa capsule sur son bord convexe, pour la décoller doucement (de part et d'autre de l'incision) du parenchyme rénal (sans le déchirer ni le faire saigner) et la réséquer. Quoique les lésions soient très inégalement réparties sur les 2 reins, la *décapsulation* doit être le plus souvent *bilatérale* et exécutée rapidement (1 heure au plus) en une seule séance. Quand la néphrite n'est pas trop avancée, l'opération, relativement bénigne, a des suites simples. Les principaux écueils possibles sont : la longueur de la 12ᵉ côte, la mobilité exagérée du rein ou l'adhérence extrême de la capsule au parenchyme. Elle présente une mortalité moyenne de 13,5 p. 100. Dans les cas favorables, la fonction rénale se rétablit peu à peu; d'abord, l'urée reprend son taux normal (au bout d'un mois), puis les cylindres disparaissent (en 3 à 4 mois) et l'état général se relève tandis que l'hypertension artérielle s'abaisse. Les cas opérés appartiennent aux divers types de néphrites (N. interstitielle, diffuse, épithéliale).

Suivant Edebolhs, l'efficacité de l'intervention tiendrait à l'éclosion, entre l'écorce dénudée du rein et l'enveloppe cellulo-graisseuse, de néo-vaisseaux assurant une néo-circulation plus large, favorable à la résorption des exsudats inflammatoires et à la rénovation de l'épithélium; mais beaucoup de chirurgiens rejettent cette théorie, incompatible avec la régénération rapide (constatée) de la capsule. L'opération est encore trop neuve et a été trop rarement pratiquée en Europe pour qu'il soit permis de la juger définitivement. Les quelques guérisons confirmées qu'a fournies la décapsulation, en recommandent cependant l'essai, non sur des reins complètement désorganisés (Le Dentu), mais sur des malades arrivés à une phase moins avancée du mal de Bright. M. Vidal d'Arras lui doit deux succès sur des néphrites chroniques. Pasteau et Ertzbischoff, dans un cas de néphrite hématurique intense, chez une jeune femme, ont vu la décapsulation faire cesser tous les accidents graves, rétablir la diurèse et déterminer une amélioration équivalente à la guérison. Quelques chirurgiens préfèrent cependant la *néphrotomie* (incision simple du rein), surtout indiquée contre la néphrite aiguë avec tension intra-rénale élevée et anurie, capable même d'améliorer la diurèse dans la *néphrite parenchymateuse.* Quant à la *néphrite interstitielle,* néphrotomie ou décapsulation pourraient tout au plus en atténuer les symptômes (Francis Boyd d'Edimbourg).

Déchloruration. — Préconisée à l'origine par Achard, F. Widal, la *cure de déchloruration* est une méthode diététique basée sur la restriction des chlorures alimentaires et destinée à combattre les hydropisies liées à la rétention des chlorures, par imperméabilité des reins à ces éléments. A ration normale, les aliments contiennent environ 1 gr. 50 de sel naturel; l'absorption quotidienne de 2 gr. de chlorure de sodium est suffisante à la santé, mais l'homme arrive, par habitude gustative, à en consommer 15 à 17 gr. par jour. A l'état sain, ce chlorure est aisément éliminé par le rein, mais celui-ci lui devient-il imperméable, le sel est alors retenu dans les tissus dont il amène l'hydratation (*œdèmes*). Cette dernière s'opère en 2 temps : 1° hydratation des tissus profonds (phase de *préœdème*) dénoncée seulement par la balance, souvent accompagnée de dyspnée; 2° infiltration du tissu sous-cutané (*œdème*). L'imperméabilité des reins aux chlorures est sujette à des variations individuelles; pour les évaluer, il suffira de peser parallèlement chaque jour : 1° le sel des aliments, 2° le malade lui-même (le matin après miction); son poids commence-t-il à excéder la moyenne, on peut en conclure que la dose de chlorure tolérable est dépassée. L'efficacité du *régime lacté* contre les œdèmes tient à sa pauvreté en chlorures, mais il échoue ou est même nuisible chez certains néphrétiques, parce que sa teneur en chlorures excède encore le degré de leur perméabilité rénale. Il faut alors instituer le *régime déchloruré* où peuvent entrer tous les aliments, à condition qu'ils soient privés de sel : viande rouge (100 à 200 gr. par jour) relevée avec du jus de citron, pain sans sel (100 à 250 gr.), pommes de terre au four ou cuites au beurre; petits pois, carottes, poireaux au beurre, sans sel; gelée de viande (pour assaisonner les légumes verts), œufs, pâtisseries, fruits. Grâce à lui, l'impulsion cardio-vasculaire parvient à chasser les chlorures et, avec eux, l'eau retenue dans les tissus.

L'action déchlorurante du régime est accrue par la *théobromine* chez les néphrétiques, par la *digitale* chez les cardiaques (Courmont et Grenet). La cure de déchloruration doit être réglée sur les indications fournies par la balance. Courmont et Grenet pèsent tous les 3 jours les malades en imminence d'œdème; leur poids moyen étant représenté, sur une feuille, par une ligne colorée horizontale, ils instituent un régime (lacté ou non) contenant au plus 2 gr. de sel et activent la déchloruration par la *théobromine* ou la *digitale*, dès que cette ligne est dépassée. Quand l'état des malades s'améliore, on augmente peu à peu leur ration de sel alimentaire, tout en contrôlant, par des pesées quotidiennes, les effets du régime, afin de s'arrêter dès que le poids du corps tend à dépasser la moyenne. La cure de déchloruration est indiquée non seulement dans les *néphrites* (*épithéliales* surtout), où elle active la régression de l'anasarque et combat les accidents de *chlorurémie* (v. c. m.), mais encore dans les *hydropisies* de toutes origines : *cardiaques* (*asystolie*), *hépatiques* (*ascite des cirrhoses*), *péritonéales* (*péritonite tuberculeuse*), *veineuses* (*phlegmatia alba dolens*), *intestinales* (*dysenterie, athrepsie*), *pleurales* (*pleurésies*). Avant d'être appliquée au traitement des œdèmes, elle avait déjà été utilisée par MM. Richet et Toulouse pour accroître l'efficacité du *bromure de potassium* chez les épileptiques. Enfin cette méthode trouve encore son indication dans le traitement de l'*hyperchlorhydrie* (v. c. m.), car c'est le chlorure de sodium qui fournit au suc gastrique les éléments de l'H.Cl.

Décoction. — Préparation dans laquelle on laisse bouillir la substance active dans l'eau, pendant un temps variable (une demi-heure en moyenne).

Décoction blanche de Sydenham. — Préparation phosphatée antidiarrhéique dont la formule est classique.

Phosphate tricalcique . . .	10 gr.
Mie de pain de froment . .	20 —
Gomme arabique pulvérisée.	10 —
Sucre blanc	60 —
Eau de fleurs d'oranger . .	10 —
Eau commune . . Q. S. pour 1 litre.	

Dégénérescence mentale. — Les *dégénérés* sont des sujets que des tares physiques et morales, existant dès le jeune âge, placent dans un état habituel d'infériorité intellectuelle ou de déséquilibre mental. La *dégénérescence* est, le plus souvent, *héréditaire* (hérédité névropathique; neuro-arthritisme, alcoolisme, syphilis des ascendants; consanguinité; âge avancé d'un des parents; coït en état d'ivresse; émotions, traumatismes pendant la grossesse), mais elle peut être *acquise* (traumatisme ou infection ayant entraîné un arrêt de développement ou une malformation cérébrale). La dégénérescence se traduit par des troubles mentaux plus ou moins graves dont le degré fait diviser ses victimes en 4 classes : les *idiots*, les *imbéciles*, les *débiles*, les *dégénérés supérieurs* ou *déséquilibrés simples* (Magnan). On trouvera à l'article Idiotie le traitement qui convient aux idiots et aux imbéciles; nous ne rappellerons ici que la conduite à tenir à l'égard d'enfants que des anomalies physiques ou intellectuelles, une hérédité chargée permettent de ranger dans les *demi-débiles* ou les *déséquilibrés*. Chez ces sujets s'impose, avant tout, une hygiène physique et morale rationnelle. Autant que possible, on les élèvera à la campagne, ne leur imposant qu'un travail modéré quoique réglé, entrecoupé d'exercices physiques en plein air. L'*éducateur* s'attachera à étudier leurs aptitudes de façon à les orienter dans la voie où ils semblent devoir réussir avec le minimum d'efforts (Ballet). Il importe de les soustraire aux émotions violentes, aux occasions de colère, à tous les spectacles capables de frapper vivement leur imagination. Tout en demeurant ferme à l'égard de leurs caprices, il faut les traiter avec douceur et se garder de les contrarier brutalement. Certains troubles, comme les *obsessions*, sont justiciables de l'*hydrothérapie*, de la *diversion* par les travaux manuels ou les distractions calmes et réclament l'intervention d'une volonté ferme capable d'exercer une influence suggestive continue et efficace. Le même ascendant moral est nécessaire pour la direction des *abouliques* et des *phobiques*. Dans quelques cas exceptionnels, la *suggestion hypnotique* peut intervenir avec succès. Enfin, la *folie morale*, les diverses formes de délire (*persécution, ambition, hypocondrie, mysticisme*) exigent, le plus souvent, l'*internement* dans des établissements spéciaux.

Dégénérescence amyloïde. — Voir Amyloïde.

Délires. — Les *délires* reconnaissent des causes très diverses : *infections fébriles* (état et convalescence), *intoxications* (alcool, belladone, chloral, éther, morphine, cocaïne, etc.), *auto-intoxications* (insuffisances hépatique ou rénale; constipation, glycémie); *chocs nerveux, sur-*

menage (chez les prédisposés); *lésions méningo-encéphaliques*; *névroses* (hystérie, neurasthénie, épilepsie), *stase cérébrale* (asystolie) ou *vésanies*. En tous les cas, il importe de dépister autant que possible l'élément causal pour lui opposer un traitement approprié. On combattra donc d'abord l'*infection*, l'*intoxication* et la *dénutrition*. Chez les prédisposés, le mieux est d'intervenir dès la période prémonitoire (phase de fatigue, de dépression) par le repos, les *bains frais*, un *régime* (lacté ou autre) s'il y a lieu (albuminurie, diabète), les *purgatifs*, et l'*antisepsie du tube digestif*. Si la *fièvre* existe, on lui oppose des *antithermiques* usuels ou plutôt la *balnéation*; elle est aggravée par tous les moyens de contention forcée (camisole) qu'on remplacera par l'*isolement* sous une étroite surveillance. L'*alitement* s'impose dans tous les délires aigus avec agitation ou hallucinations (*confusion mentale, manie, mélancolie*) qu'il contribue beaucoup à calmer. Il convient également à la *démence paralytique*, mais d'une façon moins continue, de crainte des eschares. Par contre, les *délirants chroniques* dont la nutrition est normale pourront se lever et seront avantageusement occupés à des travaux capables de les soustraire à leurs obsessions.

Traitement moral. — Tendant à dissuader le délirant de ses conceptions erronées, il n'a malheureusement de prise que sur celles qui reposent sur des hallucinations incertaines, discutées par le sujet lui-même, comme il arrive chez les mélancoliques conscients, les obsédés, les dégénérés délirants.

Traitement physique. — A l'*excitation* on oppose avec succès les *bains chauds* (30°-34°) *prolongés* (1/2 à 2 heures) avec *affusions froides sur la tête*, répétées tous les 2 jours, tous les jours ou 2 fois par jour. Au contraire, la *dépression* réclame l'emploi de l'*eau froide* (douche à jet brisé ou drap mouillé). Des sédatifs médicamenteux, les plus fidèles sont : le *laudanum* (X à CL gouttes) indiqué surtout dans la mélancolie anxieuse, l'*ergotine* (états congestifs) et principalement le *chlorhydrate d'hyoscine* en piqûres (1/5 de milligr. à 1 milligr. au plus), très efficace mais à manier prudemment. L'*insomnie* des délirants est justiciable des hypnotiques, spécialement du *chloral* (2 gr. et plus, le soir) associé au bromure (3 gr. au dîner), ou encore, du *sulfonal* (1 gr. à 1 gr. 50), du *trional* (50 centigr. à 1 gr.), du *chloralose* (20 centigr.) et du *véronal* (30 centigr.).

Traitement des réactions. — Les réactions sont les actes violents que les délirants, sous l'empire de leurs conceptions erronées, tentent sur leur entourage ou sur eux-mêmes; elles exigent impérieusement l'*isolement dans des asiles spéciaux*, autant à titre d'agent calmant que le malade réclame parfois lui-même, que comme mesure de préservation sociale. L'internement n'est contre-indiqué que chez certains *mélancoliques conscients* à réactions modérées dont la claustration aggraverait les souffrances morales. Quand les réactions prennent la forme de *refus d'aliments*, force est de recourir à la *sonde nasale* ou *buccale*, pour introduire matin et soir, dans l'estomac, la ration alimentaire convenable additionnée des médicaments nécessaires, en ayant soin d'éviter les fausses routes (une fois la sonde en place, s'assurer que la respiration est normale).

Delirium tremens. — Voir ALCOOLISME.

Dengue. — Dans les cas légers, le repos, la diète, les tisanes rafraîchissantes ou diaphorétiques suffisent. Mais certaines *formes* sont hautement *fébriles et douloureuses*. Aux *myalgies* et aux *arthralgies* on opposera le *salicylate de soude* (4 gr. par jour) ou, mieux, l'*aspirine* (2 à 4 gr.), le *salicylate de pyramidon* (2 gr.), la *phénacétine* (1 à 2 gr.) et les onctions avec des *liniments* laudanisés, chloroformés, ou avec le *salicylate de méthyle*. La médication interne est en même temps antithermique; quand la dengue évolue sur un terrain suspect de *paludisme*, la *quinine* est préférable. En cas d'*hyperthermie* (40°) on recourra à la *balnéation tiède* ou aux *affusions froides*. L'*embarras gastrique* pourra justifier l'emploi d'un purgatif (*calomel*), les *vomissements* réclament parfois celui de la

glace, de l'*eau chloroformée*, de la *potion de Rivière*. A l'*exanthème tardif*, le plus fréquent, on oppose les sudorifiques (*acétate d'ammoniaque, bains de vapeur*), et, s'il est très prurigineux, les pommades à l'*oxyde de zinc* additionnées de *cocaïne*, de *menthol*, les lotions avec une infusion de *guaco*, suivies de larges poudrages au *talc*. A la période d'état, le *lait* est l'aliment de choix, avec, comme boisson, la *limonade* citrique ou lactique. Les *complications pulmonaires* sont exceptionnelles. Souvent traînante la *convalescence* sera hâtée par la médication tonique (*sulfate de strychnine, glycérophosphates, arrhénal*). Le malade ne sera rendu à la vie commune qu'après plusieurs *bains antiseptiques*. Comme dans toute infection contagieuse et épidémique, s'imposent l'*isolement*, la *désinfection* de la chambre, de la literie et des vêtements.

Dentition (Accidents de la). — La fréquence des *accidents nerveux* (convulsions, méningisme), *digestifs* (diarrhée), *respiratoires* (laryngite striduleuse, bronchite) et *cutanés* (eczéma impétigineux), chez les enfants en travail de dentition, n'est pas niable, mais ils ne résultent qu'indirectement de l'éruption dentaire qui en favorise seulement l'éclosion en dépréciant le terrain organique et en exaltant les aptitudes morbides héréditaires ou acquises. Tous ces troubles doivent donc être combattus comme s'ils étaient primitifs. Toutefois, la *douleur des gencives*, la *salivation*, la *stomatite*, conséquences directes de l'évolution dentaire, exigent un traitement local. Dès le premier âge, et surtout pendant la dentition, s'imposent les soins d'*antisepsie buccale*; après chaque prise de lait, on passera dans la bouche de l'enfant un tampon d'ouate imbibé d'*eau boriquée* ou d'*eau de Vichy* additionnée de 1/4 d'*eau oxygénée à 12 vol.* Pour calmer les douleurs, on touchera les gencives avec le doigt mouillé de *glycérine légèrement mentholée et cocaïnée*. L'*incision des gencives* est une pratique qu'il vaut mieux éviter. Les *troubles nerveux*, s'ils sont marqués, céderont aux *bains tièdes*, au *bromure de sodium* (30 centigr. le soir, dans du lait) et aux *lavements de chloral* (25 centigr. le soir). L'*eczéma de la face*, l'*impétigo*, toujours plus rebelles lors de la dentition, seront combattus par les lotions à l'*eau d'Alibour* au 1/3 et les poudrages à l'*oxyde de zinc*; ils sont fréquemment liés à des *fermentations intestinales* qu'on cherchera d'abord à modérer par une *alimentation bien réglée* et quelquefois par le *calomel* à petites doses (un centigr. par jour, 3 jours sur 7). La *laryngite*, le *spasme glottique*, la *bronchite* seront traités comme s'ils étaient indépendants de la dentition.

Chez l'*adulte*, l'*éruption de la dent de sagesse* occasionne quelquefois des accidents infectieux graves (*ostéo-périostites, sinusites, phlegmons du cou, phlébite*), évitables du reste par la pratique, dès les premières manifestations inflammatoires, d'une rigoureuse *antisepsie buccale* (v. c. m.). Lorsque la dent est emprisonnée par la gencive tuméfiée, il faut inciser celle-ci et cautériser, 2 à 3 fois par jour, la surface cruentée avec de la glycérine additionnée de 1/10 de phénosalyl. Si les accidents persistent ou s'aggravent, on n'hésitera pas à enlever la dent.

Dermatol. — (Voir BISMUTH [SOUS-GALLATE DE]).

Desaignes. — Bourg de l'Ardèche, à 28 km de Tournon, qui possède une source jaillissant sur les bords du Doux. Altitude 425 m. Eau froide, gazeuse, bicarbonatée-sodique, de composition analogue à celle des eaux de Vichy. Mêmes indications et mode d'emploi.

Désessartz (Sirop de). — *Sirop d'ipéca composé*, expectorant très usité, en médecine infantile surtout.

Est ainsi constitué :

Ipéca concassé	3 gr.
Feuilles de séné	10 —
Serpolet	3 —
Fleurs de coquelicot	12 —
Sulfate de magnésie	10 —
Vin blanc	75 —
Eau de fleurs d'oranger	75 —
Eau bouillante	300 —
Sucre blanc	Q. S.

c'est-à-dire 180 gr. de sucre pour 100 gr. de liquide.

Adultes, une à trois cuillerées à soupe par jour.

Enfants, deux à six cuillerées à café.

Désinfection. — La désinfection des locaux, des vêtements, de la literie, des objets ayant subi le contact du malade s'impose après toute affection contagieuse parasitaire. Ces mesures d'hygiène, corollaire actuel de la *déclaration obligatoire des maladies contagieuses*, sont appliquées par des procédés divers dont le plus sûr paraît être le *dégagement dans les locaux contaminés*, d'abord hermétiquement clos, de *vapeurs d'aldéhyde formique* (obtenues par chauffage à l'autoclave, sous 3 à 4 atmosphères, d'une solution de formol et de chlorure de calcium) offrant, avec un pouvoir stérilisant des plus marqués, l'avantage de désinfecter sans détériorer (*Procédés Trillat*).

La quantité nécessaire est proportionnée au cubage d'air du local à désinfecter (1 litre de solution de formochlorol pour 100 m³). Dans les localités où la désinfection publique n'est pas organisée, on peut utiliser comme source de *formol* des *pastilles* ou des *agglomérés de formaline* préparés par l'industrie, qui laissent dégager ce gaz, quand on les expose à la chaleur (au-dessus de la flamme d'une lampe, dans un récipient spécial) ou lorsqu'on les fait brûler (*Fumigator Gonin*). La désinfection par l'acide sulfureux (v. c. m.) constitue un procédé beaucoup moins parfait, mais pratique et peu coûteux; en revanche, il est seul efficace pour la destruction des insectes et des animaux (rats).

Dextrine. — *Caract. phys. et chim.* — Poudre amorphe, blanc-jaunâtre, résultant de la saccharification de l'amidon. Très soluble dans l'eau (solution sirupeuse), dans l'alcool dilué, insoluble dans l'alcool concentré, l'éther.

Prop. et empl. thérap. — Utilisé comme empois pour la confection d'appareils inamovibles (fractures).

Dextrine	100 gr.
Eau-de-vie	60 —
Eau chaude	40 —

Solution pour imbiber des bandes de toile ou de tarlatane.

Diabètes sucrés. — I. *Diététique.* — Nous résumerons d'abord le *régime classique*, puis nous en indiquerons les modifications suivant les formes du diabète.

Sont autorisés : toutes les *viandes* (sauf le gibier faisandé), tous les *poissons de mer*, les *œufs* frais ; le *laitage* (500 gr. de lait au plus), surtout le beurre et les fromages ; la *graisse* d'oie ou de porc et les huiles comestibles ; les *légumes verts* (sauf l'oseille), les choux et les *pommes de terre* (type quarantaine) ; quelques *fruits* (olives, noix, noisettes, amandes, pommes, pêches, citron), comme *boissons :* les *eaux* pure, acidulée, gazeuse ou alcaline ; le *café* et le *thé* (sans sucre), les *vins de Bordeaux* (une bouteille par jour) ; comme *liqueurs :* le *cognac*, le kirsch, le genièvre ; comme *pain :* 50 gr. de pain grillé ou les pains d'amandes, de légumine, d'aleurone.

Sont interdits : le *sucre* et les *plats sucrés*, le chocolat et les confitures, le *pain*, les *farines*, les pâtes, les sauces aux farines, les *légumes à cosses* (pois, lentilles, fèves), le maïs, les *betteraves*, les *carottes*, l'oseille, les tomates, les champignons, les truffes ; comme *fruits :* le raisin, les cerises, les figues, les marrons ou châtaignes, les dattes ; en fait de *boissons :* les apéritifs, la bière, le cidre, les vins de liqueur, toutes les liqueurs sucrées, la chartreuse, le curaçao, l'anisette.

Sont, en certains cas, tolérés : les viandes marinées, les poissons de rivière, le cacao, les succédanés du sucre (glycérine, saccharine, dulcine, etc.) ; les pains de soya, de gluten, l'échaudé ; la pomme de terre ordinaire, les topinambours, les asperges, les champignons de couche, les radis, les haricots, les oignons, les navets ; de nombreux fruits (abricots, prunes, poires, fraises, framboises, groseilles, ananas, oranges), certaines bières (pale ale, stout), le bourgogne, le champagne sec, les vins d'Anjou ou du Rhin, le rhum, le whisky.

Applicable au *diabète sucré moyen*, ce régime doit, bien souvent, subir, dans la pratique, des modifications plus ou moins profondes, suivant la forme et l'âge de la maladie, le terrain sur lequel elle évolue, l'état de la nutrition, etc. C'est dans ce choix que le médecin devra surtout faire preuve d'opportunisme et de bon sens cliniques, rester toujours soucieux de ménager à tout prix l'état général, de n'imposer que des régimes tolérables, sans oublier que la glycosurie n'est qu'un symptôme dont on doit savoir parfois détourner l'attention au profit des autres accidents du diabète.

Le mieux est, avant de fixer définitivement le régime, d'instituer une *diète d'épreuve* pour tâter la tolérance du malade pour les hydrates de carbone. Dans le *diabète arthritique bénin*, quelques jours de régime carné font tomber la glycosurie ; on permet alors une certaine proportion d'hydrates de carbone dont de fréquentes analyses d'urine arriveront à fixer, par tâtonnement, le taux tolérable. Au point de vue de la tolérance par les diabétiques, les hydrates de carbone peuvent être rangés dans l'ordre décroissant suivant : 1° pommes de terre, 2° farine d'avoine, 3° macaroni, 4° châtaignes, 5° riz, 6° haricots secs, 7° lentilles, 8° pois, 9° lait, 10° pain et 11° sucre (Marcel Labbé). Le *régime adipo-carné exclusif* de Cantani, à peu près délaissé aujourd'hui, ne saurait être que temporaire. Le *régime carné mitigé* admettant 50 gr. de pain et 100 gr. de crème est accepté plus longtemps. Le *régime mixte* avec hydrates de carbone selon la tolérance du sujet, est le plus usité. Quand la glycosurie persiste malgré le régime carné, 24 heures de *diète liquide* (thé, 1 litre ; bouillon, 200 gr. ; café noir, 250 gr. ; eau, 200 gr.), supprime quelquefois le sucre (Naunyn) qui peut même ne pas reparaître ensuite avec une alimentation comprenant des hydro-carbures. Les deux écueils du régime carné, même mitigé, sont la *dénutrition*, chez les malades qui le supportent mal et s'en dégoûtent, et l'*acétonémie* (menace de *coma diabétique*) ; dans ces conditions on n'hésitera pas à y renoncer, au moins pour un temps. Il importe aussi de n'y recourir qu'avec grande réserve chez les *goutteux*, les *graveleux* et les *artérioscléreux*. Le *régime lacté* que sa richesse en lactose (48 p. 1000) devrait théoriquement contre-indiquer, réussit cependant contre certaines formes de diabète (*Diabète dyspeptique, diabète avec albuminurie, diabète hépatique avec gros foie, menace d'intoxication diabétique*). Dans les diabètes graves (*Diabète pancréatique* ou *nerveux* à marche rapide), on ne saurait imposer au malade un régime rigoureux sans compromettre son alimentation ou l'exposer aux accidents comateux. Il en est de même dans les *diabètes communs parvenus à une période avancée* (hypo-azoturie et amaigrissement). Enfin il existe des *régimes antidiabétiques paradoxaux* qui, dans certains cas particuliers, donnent des résultats. A. Mossé (de Toulouse) recommande de substituer au pain un poids triple de *pommes de terre* (en robe de chambre), particulièrement dans le *diabète maigre*. Récemment, Von Noorden a, plusieurs fois, triomphé d'une glycosurie intense par le *régime d'avoine* ou alimentation exclusive avec une bouillie composée de *farine d'avoine* (250 gr.), de *beurre* (300 gr.) et de *blanc d'œuf battu* (100 gr.), en y ajoutant, comme boisson, du *vin* ou du *cognac* et du *café noir* fort. Ce régime, qui fait merveille dans certains diabètes graves, est au contraire nuisible dans d'autres qu'améliorent les *pommes de terre* ou le *riz* (Von Duhring). Enfin le *sucre* lui-même a été vanté par Œfele, comme réducteur de la glycosurie, dans certaines formes de diabète. Cet auteur prescrit, par jour, en dehors des repas, dans de l'eau ou du café, 35 à 100 gr. de sucre, par prises fractionnées dont chacune est suivie d'un exercice musculaire. Sous son influence, les forces musculaires se relèvent toujours et la glycosurie baisserait dans 95 p. 100 des cas. De Renzi insiste spécialement sur l'efficacité des *légumes verts* et des *fruits* pour accroître la tolérance des diabétiques à l'égard de la *lévulose*. M. A. Robin décrit un *diabète dyspeptique* lié à l'*hypersthénie gastrique* et justiciable du régime antidiabétique, mais avec interdiction des crudités, des acides et large emploi des *alcalins*.

II. **Hygiène.** — Le diabète exige une vie paisible exempte de tout surmenage cérébral, et surtout, de toute émotion dépressive. *L'exercice musculaire*, modéré et progressif, réussit aux malades vigoureux, à condition de ne jamais être poussé jusqu'à la fatigue. Très sensibles au froid, les diabétiques devront, pour s'en préserver, être toujours *vêtus de laine*. Leur peau sera l'objet de soins incessants : *lotions tièdes, bains salés* ou *alcalins, frictions sèches*. Les sudations profuses leur sont nuisibles en favorisant l'hyperglycémie toxique par réduction de la diurèse. Les *distractions, les voyages,* leur sont favorables s'ils ne fatiguent pas. Les séjours sous un *climat tempéré,* les *cures d'altitude moyenne* (600-700 m.) (Mathieu) sont à conseiller. Le *climat marin* et même les *bains de mer* très courts sont permis si les forces sont intactes.

III. **Traitement thermal.** — Le diabète est tout particulièrement appelé à bénéficier des *cures hydro-minérales* surtout aux *sources alcalines.* Les *diabètes gras avec forte azoturie* ressortissent à *Vichy, Vals,* et à *Carlsbad* si le foie est gros. Les *diabètes avec faible azoturie* ou *hypoazoturie* seront plutôt améliorés par *Royat, Ems, Saint-Nectaire. Royat* est surtout indiqué si le taux global de l'urée est abaissé, son excrétion diurne restant égale ou inférieure à son excrétion nocturne (Bouchinet); *Saint-Nectaire* convient spécialement aux *diabétiques avec faible albuminurie.* Les *diabétiques goutteux* et *graveleux* préféreront *Évian, Vittel, Contrexéville.* Les diabétiques avec *manifestations pulmonaires* sont plutôt dirigés sur *La Bourboule.* Le petit diabète avec *arthralgies* est justiciable d'*Aix-les-Bains.* On enverra les *diabétiques dyspeptiques* à Pougues, les *affaiblis* aux stations ferrugineuses (*Forges, Spa, Saint-Moritz*) ou chlorurées sodiques (*Biarritz, Wiesbaden, Salins, Bourbonne,* etc.). Les *diabètes graves* contre-indiquent toute cure hydro-minérale.

IV. **Traitement médicamenteux.** — Le *bicarbonate de soude* est l'antidiabétique le plus complet et le plus inoffensif; on le donne à la dose de 2 à 6 gr., par périodes de 10 à 15 jours; il convient plus spécialement au *diabète arthritique.* Les doses massives (20, 30, 40 gr.) seront réservées aux cas d'intoxication diacétique. Le *salicylate de soude*, aux doses de 1 à 2 gr. continuées 15 à 20 jours (seul ou associé au bicarbonate), s'adresse surtout au *diabète goutteux* (Lecorché). Le *sulfate de soude*, à dose laxative (5 à 10 gr.) ou purgative (15 à 50 gr.) convient aux *diabétiques à gros foie*. L'*aspirine* réduit rapidement la glycosurie du *diabète nerveux*. Le *bromure de potassium* peut être utile aux *diabétiques neurasthéniques* (Lecorché), mais seulement à doses moyennes (2 à 4 gr.) et d'une façon passagère (10 jours de suite au plus) à cause de ses effets dépressifs (Lecorché). L'*iodure de potassium* ne trouve qu'exceptionnellement son indication, à petites doses (25 à 50 centigr.) chez les *diabétiques artérioscléreux ou syphilitiques*. Le *carbonate* ou, mieux, le *benzoate de lithine* (soluble) sont souvent très efficaces dans le *diabète goutteux*.

Par son action retardante sur la nutrition l'*opium* abaisse le taux du sucre et de l'urée; antidiabétique dès longtemps réputé, il conserve toute sa valeur à cet égard. On le prescrit sous forme d'*extrait thébaïque* (2 à 5 centigr.) par périodes de 15 à 20 jours; l'*acétonurie* le contre-indique. La *belladone* réduit surtout la *polyurie* et la *polydipsie*; elle peut être associée à l'opium (à doses moitié moindres). Plus efficace la *valériane* (30 centigr. à 1 gr. d'extrait en pilules) abaisse non seulement la polyurie mais la glycosurie et l'azoturie; elle s'adresse surtout au *diabète nerveux*. Les sels de *quinine*, spécialement le *chlorhydrate* (15 à 25 centigr. 2 fois par jour, par périodes de 10 jours) sont vantés par Semmola, Worms, Lecorché, comme d'utiles antidiabétiques de second plan. La *strychnine* (sulfate 2 à 5 milligr.) ne sert qu'à relever l'appétit et les forces chez les diabétiques asthéniques.

L'*arsenic* semble abaisser la glycosurie en supprimant le glycogène, par inhibition de la cellule hépatique. La *liqueur de Fowler* (II, XV ou XX gouttes) fut longtemps la préparation de choix. On lui préfère maintenant le *cacodylate de soude* ou l'*arrhénal* (2 à 3 centigr.). M. Renaut (de Lyon) conseille l'arsenic aux *diabétiques albuminuriques* (à la place de l'antipyrine), mais certains malades ne le tolèrent pas. Les *préparations ferrugineuses*, surtout le *protoxalate* et le *tartrate ferrico-potassique* (10 à 30 centigr. par jour) trouvent très souvent leur indication chez les diabétiques qui commencent à perdre leurs forces. Lecorché en usait constamment.

Les *vanadates de soude, de lithine*, le *phospho-vanadate de soude*, antiglycosuriques très en vogue, semblent agir par oxydation. On commence par 1 milligr. pour atteindre peu à peu 5 milligr. et en suspendre l'emploi après 12 à 15 jours (Létienne), de crainte d'irriter le tube digestif.

L'*antipyrine*, introduite par A. Robin dans la thérapeutique du diabète où elle a conquis une grande place, paraît empêcher la transformation du glycogène en sucre. Les petites doses (30 centigr. aux 3 repas) suffisent, associées à parties égales de *bicarbonate de soude*; mais l'emploi en sera intermittent; du reste certains diabétiques ne tolèrent nullement l'antipyrine. Elle est contre-indiquée dans le diabète pancréatique, dans les diabètes avancés, asthéniques, compliqués d'albuminurie.

La *pipérazine* et le *lycétol* (50 centigr. à 1 gr. par jour en cachets) sont de bons adjuvants chez les diabétiques goutteux.

P. Marie et Le Goff ont pu réduire la glycosurie et relever l'état général avec le *bleu de méthylène* (capsules de 15 centigr. av. p. é. de poudre de noix de muscade, 4 à 8 capsules par jour).

La *levure de bière* (50 gr. par jour) a fourni à Cassaët (de Bordeaux) des améliorations marquées; paraissant agir sur la glycosurie alimentaire, elle permet au diabétique d'absorber impunément une certaine dose de féculents, notamment de pain. Elle cause parfois quelques troubles digestifs, et il est possible qu'elle transforme en alcool le sucre du sang.

L'*huile de foie de morue* est un précieux reconstituant, surtout quand le diabétique commence à maigrir ou à se tuberculiser. Peut-être doit-on aussi lui attribuer une *action opothérapique*.

A. Robin scinde le traitement du diabète en 3 *étapes* : 1° Pendant 5 jours, le malade prend (une heure avant le repas) 75 centigr. à 1 gr. d'*antipyrine*, seule ou associée aux *alcalins*, au *quinquina*, à l'*huile de foie de morue* ou à un sel purgatif (15 à 20 gr. de *sel de Seignette* le matin) ; 2° Pendant 2 périodes de 6 jours séparées par 4 jours de repos, le malade prend, aux 3 repas, un cachet contenant 40 centigr. de *sulf. de quinine*, 2 milligr. d'*arséniate de soude* et 25 centigr. de *thériaque* en poudre, sans préjudice des adjuvants de la 1re étape ; 3° pendant 10 jours, le sujet prend des pilules composées de 1 centigr. d'*extrait thébaïque*, 1/2 centigr. d'*extrait de belladone* et de 10 centigr. d'*extrait de valériane* : deux les deux premiers jours, quatre les deux jours suivants, deux les six derniers jours. Les 3 étapes durent un mois ; le mois suivant, on donne des *alcalins*, si l'azoturie persiste ; du *fer* en cas de fatigue ou d'hypo-azoturie.

V. *Opothérapie*. — Le diabète a surtout été soumis aux *opothérapies pancréatique* et *hépatique*. Les indications de cette méthode manquent encore de précision. Gilbert et Carnot ont amélioré des diabétiques à gros foie avec soit la *macération du foie de porc* (100 à 150 gr. de foie pour 200 à 250 gr. d'eau tiède) en lavements, soit du *foie râpé ou pulpé* (100 gr.) ingéré dans du bouillon tiède. Depuis, Gilbert et Lereboullet ont distingué un *diabète par anhépatie* (glycosurie faible, de 40 à 50 gr. au plus, apparaissant ou prédominant 3 heures après le repas, surtout celui du soir ; peu d'urée ; acide urique en excès ; urobilinurie fréquente ; polyurie minime ou modérée) et un *diabète par hyperhépatie* dans lequel rentrent celui des *cirrhoses pigmentaire* et *hypertrophique*, les *diabètes nerveux*, *pancréatique* et *traumatique* (glycosurie intense de 100, 150, 600 gr. à maximum 4 à 6 heures après le repas ; azoturie commune ; foie insuffisant, souvent gros ; polyurie, polydipsie, etc., marche rapide). Dans le *diabète par anhépatie*, quelques doses de 12 gr. d'extrait de foie réduisent ou suppriment la glycosurie, relèvent le taux de l'urée et l'état général, la

médication agissant comme stimulant de la fonction hépatique. Dans cette forme l'*extrait pancréatique* est inerte ou accroît la glycosurie. Dans le *diabète par hyperhépatie* l'extrait de foie échoue ou même accroît la glycosurie ; celle-ci, au contraire, est parfois atténuée par l'*extrait pancréatique* pris en même temps sous forme de capsules kératinisées de 25 centigr. (avant déjeuner et dîner) et de suppositoires renfermant 50 centigr. à 2 gr. d'extrait et introduits une heure avant les repas (repos horizontal durant cette heure). L'extrait pancréatique semble exercer une action frénatrice sur la fonction hépatique. Les deux formes bénéficient du *régime anti-diabétique* et du *lait*, mais surtout le *diabète par anhépatie* également justiciable des *alcalins* et du *massage*, mais non de l'*opium*, des *bromures* et de l'*antipyrine*, qui conviennent, par contre, au *diabète par hyperhépatie* dans lequel les alcalins sont contre-indiqués.

VI. *Traitement selon la forme*. — Rappelons que, en dehors de la division exposée plus haut, le *diabète arthritique* est justiciable : du régime mitigé, des alcalins, du salicylate de soude et des sels de lithine (goutteux), quelquefois de l'opium, de l'antipyrine et de l'arsenic ; que la valériane, l'aspirine, les bromures et l'antipyrine conviennent particulièrement au *diabète nerveux* ; enfin, que le *diabète pancréatique* réclame surtout l'emploi des toniques : huile de foie de morue, fer, quinquina et des alcalins avec le lait (pour prévenir le coma) et exclut tout régime sévère (principalement le régime carné absolu exposant à l'acétonémie) et tout surmenage.

VII. *Traitement de quelques symptômes*. — L'*acétonémie*, le *coma*, la *gangrène diabétiques* (v. c. m.) font l'objet d'articles spéciaux. Les *dermatoses*, très fréquentes chez les diabétiques, sont surtout justiciables du *régime*, de l'*antisepsie intestinale*, des *alcalins*, quelquefois de la *levure de bière* ; on se gardera de leur appliquer des topiques irritants qui provoqueraient aisément des eschares ou des ulcérations. On usera, sans crainte, des poudres inertes. La propreté minutieuse s'impose surtout dans les régions génitales. Les *névralgies* (sciatique double), la *neurasthénie*, les *polynévrites* qui sont fréquemment des signes révélateurs du diabète, ne réclament pas de traitement bien spécial outre celui de la cause. Souvent mais non toujours mortelle, la *pneumonie des diabétiques* exige surtout l'emploi des toniques généraux (*alcool, éther, strychnine*) et des cardiotoniques (*caféine, strophantus*). La *phthisie des diabétiques* sera traitée par la *suralimentation*, l'arsenic, l'*huile de foie de morue*, la *créosote;* elle doit laisser tolérer un régime très large. L'*albuminurie diabétique*, quand elle est légère et ne ressortit pas à une néphrite, guérit par le seul traitement rationnel du diabète. La *bouche*, les *dents* (*carie, gingivite expulsive*), le *pharynx* sont sujets, chez les diabétiques, à des irritations, à des infections locales que préviendront à grand'peine des soins constants d'*antisepsie bucco-pharyngée* (v. c. m.), surtout avec l'*eau oxygénée*. L'*estomac des diabétiques*, soumis à un surmenage intensif, traverse, à certains moments, des *phases dyspeptiques* qui réclament principalement le repos de l'organe, la diète lactée, l'emploi des laxatifs et des alcalins; le même traitement convient aux *crises gastriques* symptomatiques de l'acétonémie. C'est encore au *régime lacté* temporaire associé à de petites doses de *calomel* 2 à 3 centigr.) qu'on aura recours contre les *troubles hépatiques* très communs chez les diabétiques.

Les progrès de l'antisepsie réduisent maintenant beaucoup les risques des *nterventions chirurgicales* chez les diabétiques. Elles ne sont contre-indiquées que dans les diabètes graves ou compliqués (tuberculose, acétonémie, mal de Bright, cardiopathies). La plupart des diabétiques tolèrent mal les antiseptiques, surtout l'acide phénique dont on s'abstiendra toujours. On donnera la préférence à l'eau bouillie ou à l'eau oxygénée faible.

Diabètes insipides. — I. *Diabète azoturique.* — Aussi azoté que possible le *régime* sera composé de viandes, œufs, lait, poissons, beurre, graisses, et,

si la glycosurie fait défaut, de sucre, haricots, lentilles, pois, etc. Le malade mangera à sa faim, ou même, se suralimentera, si ses digestions sont faciles. Les *exercices physiques* modérés en plein air sont à conseiller, si les forces les permettent; sinon le *repos au lit* s'impose. La *douche chaude* matinale suivie de repos au lit est très efficace. Généralement très frileux, ces malades doivent se couvrir chaudement. Il est logique de leur conseiller les agents anti-déperditeurs, tels que la *valériane* à haute dose (15, 20, 30 gr. d'extrait), l'*opium*, l'*antipyrine*, le *bromure*, les *phosphates*, l'*arsenic.*

II. *Diabète phosphatique.* — Le *régime alimentaire* est analogue à celui du *diabète sucré*, car la glycosurie alimentaire y est fréquente; si elle manque, les féculents seront permis; en tout cas, on insistera sur les *aliments riches en phosphore* : poissons, laitances, cervelles, œufs, ris de veau, etc. L'*hygiène* est celle des autres diabétiques. Quelle que soit la cause de la phosphaturie, il faut réparer les pertes de l'organisme en phosphates en lui en fournissant sous des formes assimilables : solution de *chlorhydro-phosphate* ou de *lacto-phosphate de chaux* (25 centigr. par cuillerée à bouche), *glycéro-phosphate de chaux* (solution gazeuse), *de soude, de potasse, de magnésie* (50 centigr. à 1 gr. par jour), par voie buccale ou hypodermique; *acide phosphorique officinal* dilué à 1/2 pour 100 (un verre à liqueur au milieu des repas). En même temps, la dénutrition sera enrayée par la médication arsenicale sous ses diverses formes : *liqueur de Fowler, arséniate de soude, arrhénal* (par périodes de 10 à 15 jours).

III. *Diabète oxalurique.* — L'oxalate de chaux existe normalement dans l'urine ; l'*oxalurie* ne devient pathologique que si, sans cause alimentaire, elle dépasse 7 centigr. par litre. Quoique presque toujours associée à l'*uricémie* et à la *glycosurie*, l'oxalurie occupe, en certains cas, le premier plan et mérite toute l'attention du médecin. La *diététique* doit exclure les aliments (végétaux surtout) et les boissons riches en oxalates : *cacao, oseille, rhubarbe, poivre, thé, épinards, asperges, choux, salades, groseilles, fraises, bières fortes, cidre*. Le café, le chocolat, la chicorée, les betteraves, les haricots blancs, ne seront que tolérés. Les vins mousseux, les eaux gazeuses sont à interdire. Les aliments qui conviennent le mieux sont : les viandes fraîches (sauf le porc), les poissons frais (sauf la morue), les céréales, les farineux, les pommes de terre, les fruits (sauf les groseilles et les fraises); comme boisson, on conseillera : les vins légers de Bordeaux, ou mieux l'eau pure (non calcique).

L'*hygiène* comporte : le repos physique et moral, la vie rurale, l'exercice en plein air sans fatigue, la pratique des sports soigneusement graduée, la *gymnastique suédoise*, le *massage*, l'*hydrothérapie* chaude ou tiède suivie de frictions stimulantes. Des médicaments, le plus utile est le *bicarbonate de soude* (2, 4, 6 gr. par jour par périodes de 10 à 15 jours). Le *citrate*, le *tartrate*, le *benzoate de soude* rendront aussi des services. Les sels de chaux sont contre-indiqués. L'oxalurie, étant toujours accompagnée d'une dissolution anormale des phosphates, réclame l'usage des *phosphates de soude et de potasse* (50 centigr. à 2 gr. par jour). Très fréquents, les *troubles dyspeptiques* seront combattus par la *médication peptique* (Voir ANACHLORHYDRIE).

Ces malades pourront souvent bénéficier de *cures hydro-minérales* dans des stations variables selon les cas : *Royat* (sauf la source Saint-Victor), *Pougues*, *Plombières*, *Évian*, *Contrexéville* (*Pavillon*, malgré sa surcharge calcique). Le *climat marin*, les *cures d'altitude* conviennent également aux oxaluriques.

Diachylon. — *Sparadrap de diachylon gommé*, topique adhésif obtenu en étendant sur une toile l'*emplâtre diachylon*, mélange complexe, à base de savon plombique et de gommes-résines. Employé jadis pour panser les petites plaies, les ulcères, certaines lésions cutanées; tombé à peu près en désuétude et remplacé par les *emplâtres caoutchoutés*

auxquels on incorpore divers agents antiseptiques.

Diarrhée. — Voir ENTÉRITES.

Diascordium. — Électuaire opiacé astringent très complexe, appartenant à l'ancienne pharmacopée; renferme surtout, dans un mélange de miel rosat très cuit et de vin de Grenache, des plantes riches en tannin et un peu d'extrait d'opium. Prescrit, comme anti-diarrhéique, aux doses de 2 à 8 gr., souvent associé au bismuth.

Dienne. — Station d'altitude française (sanatorium) dans le Cantal (1300 m.) près de Murat (une heure de voiture).

Diète. — La *diète* est la réduction plus ou moins complète de la ration alimentaire appliquée seulement aux aliments solides (le plus souvent) ou étendue même aux liquides. La *diète absolue* (ni solides ni liquides) ne s'impose que dans un très petit nombre de cas, et pour un temps très limité. La diète excluant tous les ingesta, sauf l'eau (*diète hydrique*) est assez souvent indiquée et peut rendre de grands services. Nous ne pouvons que rappeler brièvement ici les indications générales de la diète dans les divers états pathologiques, sans entrer dans le détail des régimes réclamés par chacun d'eux. La diète dont les anciens médecins ont fait grand abus est maintenant, au contraire, l'objet d'une réaction excessive.

I. *Effets utiles.* — Elle met au repos l'appareil digestif, est antithermique, favorise la résorption des épanchements, réduit le travail du cœur, supprime, avec les aliments, les toxines dont ils sont la source et les matériaux qu'ils fournissent à la vie des bactéries intestinales, évite les phénomènes congestifs (foie, cerveau, poumons) qu'entraîne la digestion (Manquat), et, selon Teissier et Guinard, diminue les aptitudes de l'organisme à certaines toxémies.

II. *Inconvénients.* — La diète contraint l'organisme à vivre à ses dépens (*autophagisme*), surtout dans l'enfance et la vieillesse; elle exalte la réceptivité aux infections, en affaiblissant la phagocytose et en restreignant l'exode, par les divers émonctoires, des déchets de la nutrition.

(La diète hydrique est à l'abri de ce dernier reproche.)

Quand elle est proportionnée à l'état des voies digestives, du cœur et de la nutrition, à l'âge et aux forces du malade, la diète rend de signalés services.

III. *Indications.* — Au cours des *infections fébriles*, la diète trouve sa raison d'être dans : la constante réduction des aptitudes digestives et assimilatrices; l'influence fâcheuse de l'alimentation sur la température, les congestions viscérales et la toxémie. Le régime idéal serait ici celui qui, tout en soutenant l'organisme, réduirait au minimum le travail des voies digestives et l'élaboration des toxines en activant leur élimination (à cet égard, les boissons abondantes sont indiquées).

Dans les *intoxications*, en dehors des antidotes, l'alimentation doit être réduite au minimum, surtout si le foie et la muqueuse digestive sont lésés.

Les *auto-intoxications* trouvent souvent dans la diète, spécialement la diète hydrique, un agent dépurateur de premier ordre; ainsi en est-il dans l'*urémie*, le *coma diabétique* et l'*insuffisance hépatique*; maintenue pendant 24 ou 48 heures, associée ou non aux injections soit de *sérum artificiel*, soit de *solution alcaline*, elle y active l'élimination des déchets. En cas d'anasarque lié à la néphrite aiguë, la diète hydrique est un procédé héroïque de *déchloruration*.

Les *cardiopathies*, qui en tout temps exigent un régime frugal propre à ménager le myocarde, réclament impérieusement la diète dès que se déclare l'*hyposystolie* et l'*asystolie*. Huchard a vanté l'effet diurétique de la *réduction des liquides*. Après échec du lait et de la digitale, chez les asystoliques œdématiés, il suffit parfois de réduire les boissons à 1 litre et demi (2/3 de lait, 1/3 d'eau) bu en 24 heures, par verres à Bordeaux, pour déterminer une *diurèse* rapide avec fortes décharges de chlorures (plus lente si l'anasarque est très étendu).

Au cours des *gastropathies*, la diète trouve son indication chaque fois que s'impose le repos de l'estomac. Tel est le cas, notamment, dans l'*ulcère gastrique*, après une *hématémèse* (diète de quelques jours), chez les malades qu'une dyspepsie nerveuse ou une grave intoxication alimentaire frappent d'une *intolérance gastrique rebelle*. La diète absolue peut être, sans inconvénient, maintenue 4, 6, 8 et même 10 jours, à condition d'assurer l'hydratation de l'organisme par des *lavements* biquotidiens d'*eau salée* (eau 250 gr., NaCl 2 gr.) et des *injections de sérum artificiel* (100 à 200 gr.).

Le même genre de diète (mais sans lavements) convient aux malades subissant une poussée d'*appendicite* plus ou moins aiguë qui sous cette influence entrera plus ou moins vite en résolution. La *gastro-entérite* et surtout le *choléra infantile* trouvent dans la *diète hydrique* un mode héroïque d'antisepsie intestinale. La règle est alors de substituer aux rations de lait d'égales rations d'*eau bouillie*. En pratique, l'eau simple est souvent remplacée par une eau minérale (*Vals, Aleï*), additionnée ou non de *cognac* (une cuillerée à café par litre), par une *infusion de camomille* ou de *thé*, mais toujours *sans sucre*. Dans les cas graves, le liquide doit fréquemment être donné soit par cuillerées à café toutes les demi-heures (glacé, quand l'intolérance gastrique l'exige), ou par cuillerées à bouche toutes les 5 à 10 minutes (tiède en l'absence de vomissements, sinon glacé). Chez le nouveau-né, la diète hydrique ne peut être prolongée plus de 18 à 48 heures, même associée à son complément habituel les *injections sous-cutanées de solutions salines* (à 3 p. 100 de NaCl, 20 à 30 c. c. par kg du poids de l'enfant) à 40° C. Si les accidents persistent, on remplace l'eau par du *bouillon de légumes* ou de la *décoction de céréales* (Voir ATHREPSIE). Chez l'adulte, le *choléra asiatique* ressortit aussi à la *diète hydrique* mais associée à la *médication anti-diarrhéique* et aux *injections intra-veineuses de sérum artificiel* si l'algidité menace (Voir CHOLÉRA).

Dans les *pneumopathies*, on n'oppose la diète (seulement relative) qu'à la toxémie qui souvent provoque ou entretient l'*œdème* et la *congestion du poumon*. La diète favorise également la résorption des *épanchements pleuraux*.

Les *maladies du système nerveux* sont rarement appelées à bénéficier de la diète. Les sujets menacés de *congestion* ou d'*hémorrhagie cérébrale* devront observer une diète relative, opposée à l'hypertension artérielle. Les hystériques atteintes d'*anorexie mentale* tolèrent exceptionnellement la diète qu'elles peuvent d'abord prolonger plusieurs semaines sans amaigrissement notable.

IV. *Contre-indications*. — D'une façon générale, la diète est contre-indiquée toutes les fois que l'organisme affaibli est incapable d'en faire les frais. Les enfants, les vieillards, les adolescents à l'âge de la croissance, les anémiques, les tuberculeux chroniques, les diabétiques, tous les débiles ne seront astreints à la diète qu'en cas de nécessité absolue et avec grande réserve.

Digalène. — Produit de composition inconnue que l'on tente de substituer à la digitaline et aux préparations galéniques de digitale. Ne présente sur elles aucun avantage et laisse toujours une incertitude en raison de l'absence complète de données relatives à sa composition.

Digitale. — *Digitalis purpurea* (Scrofulariacées), seule espèce usitée en thérapeutique; on utilise les feuilles de la rosette, récoltées la 2ᵉ année, avant la floraison complète. On préfère la digitale des Vosges (teneur en digitaline assez constante); le limbe seul des feuilles est employé.

Les feuilles contiennent 3 glucosides actifs : 1° la *digitaline cristallisée chloroformique* (La digitoxine allemande n'est autre chose que notre digitaline; les digitalines amorphes sont des produits impurs, complexes); 2° la *digitaléine*, glucoside pulvérulent encore très actif, mais bien moins sur le cœur et le système nerveux que la digitaline; la *digitonine*, glucoside cristallisable du groupe des saponines, favorisant la solubilisation dans l'eau des deux produits précédents, à peu près inerte dans la plante sèche, mais douée, dans la plante

fraîche, de propriétés hémolytiques actives et contribuant hautement à l'action des préparations galéniques de digitale.

Effets physiol. et tox. — Absorption par voie gastrique toujours très lente, sous une forme encore ignorée; élimination non moins lente, d'où *accumulation des doses successives, capables de provoquer brusquement des effets toxiques. Localement*, le contact de la digitaline est très irritant pour tous les tissus, surtout pour la muqueuse digestive; celui de la digitale en nature l'est encore plus (vomissements, coliques, diarrhée). *Absorbée*, la digitale agit, à la fois et inégalement, sur : le myocarde, le système nerveux et les vaisseaux. Elle n'est diurétique qu'occasionnellement. Les actions de la digitaline et de la digitale, bien que non absolument identiques, sont calquées l'une sur l'autre. Comme premier *effet utile*, la digitaline ralentit et régularise parallèlement, en augmentant leur vigueur, les systoles des deux ventricules; à ce ralentissement synchrone, répond une plus large expansion diastolique. *A doses toxiques*, elle provoque d'abord une bradycardie excessive, souvent irrégulière, qui fait bientôt place à de la tachycardie ou alterne avec elle; puis une arythmie spéciale, arythmie rythmée (*en salves*), caractérisée par des séries de 2, 3 ou 4 systoles rapprochées, que séparent des pauses de durée variable, par des systoles avortées et des palpitations, tous phénomènes coïncidant avec une énergie contractile croissante (sauf dans les oreillettes qui commencent à faiblir). Quand la *dose mortelle* est atteinte, l'activité des systoles ventriculaires est brusquement abolie, après une dernière phase de tachycardie régulière. Chez tous les animaux, le cœur meurt en systole et en état de demi-tétanos, persistant chez les animaux à sang froid dont on trouve le ventricule contracturé et exsangue, passager chez les mammifères dont le myocarde subit progressivement le relâchement diastolique, en raison de la nature des éléments cellulaires du muscle cardiaque qui ne sont pas aptes à conserver l'état de contracture tétanique comme ceux

des animaux à sang froid. Le ralentissement primitif semble imputable à une
stimulation modérée des terminaisons
intra-cardiaques du vague; à doses plus
élevées, cette excitation s'exagère et entraîne de l'arythmie avec ralentissement;
à doses encore plus fortes, l'excitation
exaspérée multiplie les phases arythmiques; finalement, les doses toxiques,
amenant l'épuisement paralytique des
nerfs modérateurs, n'agissent plus que
sur les terminaisons des accélérateurs.
A la phase prémortelle, le myocarde
échappant à l'action des accélérateurs
et des modérateurs n'obéit plus qu'à son
automatisme propre. Outre ses effets
toni-cardiaques, la digitaline exerce
encore sur les vaisseaux périphériques
une action constrictive intense, d'origine
à la fois directe et centrale (excitation
du sympathique); cette vaso-constriction
contribue, pour une part, à la bradycardie
et à l'hypertension artérielle. La *diurèse
digitalique* ne saurait tenir uniquement
à l'hypertension sanguine, mais résulte
bien plus de l'accélération du courant
sanguin et de la résorption des œdèmes
et des hydropisies dont l'existence
est indispensable à sa production.
En dehors de l'excitation des centres
vaso-moteurs, la digitaline n'agit sur le
névraxe qu'à doses toxiques (d'emblée ou
par saturation); l'intolérance se révèle
alors soit par une douleur sus-orbitaire
intense (avec amblyopie), soit par des
vertiges, des bourdonnements et une
syncope, suivis d'un délire nocturne
hallucinatoire rappelant le délire alcoolique, parfois de convulsions. Comme le
cœur, la *respiration* est ralentie puis
accélérée par la digitaline. Elle abaisse
parfois notablement la *température.*
L'*appareil digestif* ne réagit que soit au
contact direct de doses massives de
digitale, soit par saturation entraînant
l'élimination irritante de digitaline par
la muqueuse digestive (quelle que soit
la voie d'introduction); la réaction se
traduit par de la gastralgie, des vomissements pénibles et tenaces, des coliques
(exaltation du péristaltisme) non toujours
accompagnées de diarrhée. Le *système
musculaire général strié* (convulsions,

paralysies), ou *lisse* (vomissements,
coliques, ténesme vésical, contractions
utérines) n'est impressionné que par les
doses toxiques de digitale; autrement ne
se révèle que l'action élective sur la
fibre musculaire cardiaque.

Prop. thérap., indicat. — Ralentit, stimule et régularise les contractions cardiaques; détermine une diurèse subordonnée à l'existence des œdèmes et des
hydropisies. L'hyposystolie et l'asystolie
(de toutes causes) : asystolie des cardiopathies, surtout mitrales, asthénie des
pyrexies infectieuses (pneumonie, fièvre
typhoïde, etc.), en constituent les indications principales, spécialement lorsque
le pouls est accéléré, irrégulier et
inégal. Son emploi exige l'intégrité relative du myocarde. Il est contre-indiqué
par : l'hypersystolie, l'hypertension
artérielle (à moins d'oligurie et de dilatation cardiaque), l'eusystolie, la bradycardie, la cardiosclérose, l'insuffisance
rénale (pas toujours), l'intolérance gastro-
intestinale (Voir Asystolie). Administrée
soit à contre-sens, soit à doses trop
fortes ou trop prolongées, la digitale
peut avoir des effets néfastes : exagération de l'ataxie cardiaque, pouls misérable, anurie, vomissements, diarrhée, etc.

Formes pharmac., doses. — *Poudre
de feuilles* (doit être souvent renouvelée)
soit en nature, par *cachets* ou *pilules*
(forme peu recommandable parce que
mal tolérée par les voies digestives), soit
mieux en *infusion* (20 à 50 centig.) ou
en *macération* (30 à 80 centigr.). *Enfants*
(indication rare) 10 à 20 centigr. de
poudre de 3 à 5 ans; 20 à 30 centigr. de
5 à 10 ans; s'abstenir avant 2 ans (Marfan). *Teinture de digitale*, très recommandable, 50 centig. à 2 gr. par jour.
(LIV gouttes au gramme); enfants
II gouttes par année. *Sirop* (doit être
fraichement préparé) correspondant à
10 centigr. de poudre par cuillerée à
soupe : 10 à 50 gr.; 2 gr. par année chez
l'enfant. *Extraits* à rejeter. *Vin de digitale composé à l'Hôtel-Dieu* (voir formules), bonne préparation titrant pour
20 gr. (un verre à liqueur) 10 centigr.
de poudre de feuilles de digitale, 15 centigr. de scille et 1 gr. d'acétate de potasse.

Vin de Trousseau bien trop riche en principes actifs (contient, pour 20 gr. : 3o centigr. de feuilles, 25 centigr. de scille, 1 gr. d'acétate de potasse). *Digitaline* (v. c. m.).

Quelle que soit la préparation choisie, il est de règle, en raison des effets cumulatifs de la digitale, de ne pas prolonger son emploi plus de 3 à 5 jours de suite. Les avantages de l'administration d'une dose massive d'emblée ou de doses moindres répétées sont encore discutés (Voir Asystolie). Les effets de la digitale sont toujours très favorisés par le repos au lit et la diète lactée.

Infusion :

Poudre de feuilles
   de digitale. . .   20 à 5o centigr.
Eau bouillante . .   25o gr.

Faire infuser une demi-heure à 70°, passer et sucrer avec du sirop de fleurs d'oranger. A prendre en 6 ou 8 fois dans les 24 heures.

Macération :

Poudre de feuilles
   de digitale . . .   3o à 8o centigr.
Eau froide. . . . .   25o gr.

Faire macérer 12 heures, passer et sucrer ; à prendre en 5 ou 8 fois dans la journée.

Pilules :

Poudre de digitale . .)
  —   scille . . . } āā 5 centigr.
  —   scammonée)
Mellite simple . . .   Q. S.

Pour une pilule ; 2 à 6 par jour. Asystolie des brightiques (Lancereaux).

Potion (pneumonie) :

Teinture de digitale. . .   trois gr.
Elixir parégorique . . .   20 —
Sirop de cerises. . . . .   80 —
Eau dist. de laurier-cerise   90 —

Par cuillerées à soupe de trois en trois heures.

Potion (enfants, asystolie) :

Teinture de digitale . . . .   un gr.
Sirop diacode . . . .   30 —
Eau dist. de laurier-cerise .   20 —

Cuillerée à café toutes les 2 heures.

Vin de digitale composé de l'Hôtel-Dieu :

Poudre de digitale . . .   5 gr.
Squames de scille . . .   7 — 5o
Baies de genièvre. . . .   75 —
Acétate de potasse dessé-
   ché . . . .   5o —
Vin blanc à 10 p. 100
   d'alcool . . . .   900 —
Alcool à 90° . . . . . .   100 —

(Pour plus de détails, voir : G. Pouchet. *Leçons de Pharmacodynamie et de Matière médicale*, 5° série, p. 747 à 1003).

Digitaline. — *Caract. phys. et chim.* — Prismes d'aspect nacré et chatoyant, de saveur très amère, absolument insolubles dans l'eau, même bouillante, peu solubles dans l'alcool à froid, plus à chaud, très solubles dans le chloroforme.

Effets physiol. et tox. — Ceux de la digitale, mais plus constants et plus rapides. Les accidents graves peuvent apparaître avec une dose de 2 milligr. en une fois.

Prop. thérap., indicat. — Celles de la digitale à laquelle on tend de plus en plus à la substituer, à cause de l'inégalité d'action des préparations galéniques de feuilles (la digitale des Vosges contient par kilogramme de feuilles 5 à 8 gr. de glucosides totaux dont 1 gr. 5 à 2 gr. de digitaline cristallisée) dont la teneur en principe actif varie non seulement avec la provenance des feuilles, mais avec la préparation employée.

Formes pharmac., doses. — Toujours spécifier *digitaline cristallisée chloroformique* (de Nativelle ou de Petit-Mialhe) soit 1 milligr. en une fois (L gouttes de la solution titrée au 1000°) dans un demi-verre d'eau, soit 1/3 (XVI gouttes) ou 1/5 (X gouttes) pendant 3 ou 5 jours consécutifs. Ne pas renouveler la médication avant 10, 15 jours ou 3 semaines. Quand on prescrit les doses massives, un repos absolu de 48 heures au lit s'impose. *Enfants* de 5 à 10 ans 1/5 à 1/4 de milligr. (X à XII gouttes de la solution titrée) une fois donnés. *Par voie hypodermique*, la digitaline, très irritante, peut provoquer des phlegmons ; cependant les solutions huileuses (à 1 p. 4000) sont mieux tolérées. La forme en granules n'est pas à conseiller.

Solution titrée à 1 pour 1000 :

Digitaline chloro-
   formique . . . *Dix milligrammes.*
Glycérine à 28° B. 3 c. c. 5
Eau distillée. . . 1 c. c. 5
Alcool à 95°. . Q. S. pour 10 c. c.

L gouttes au compte-gouttes normal correspondent à 1 milligr. de digitaline.

Potion :

Digitaline chloro-
   formique . . . *Dix milligrammes.*
Alcool à 90°. . . } āā 75 gr.
Eau distillée. . . }

Cette solution contient 1 milligr. par cuillerée à soupe et environ 1/3 de milligr. par cuillerée à café.

Diiodoforme. (*Éthylène periodé*). — *Caract. phys. et chim.* — Cristaux jaune pâle, à peu près inodores, très stables, insolubles dans l'eau, peu solubles dans l'alcool et l'éther.

Prop. et empl. thérap. — Préconisé comme succédané de l'iodoforme, parce que inodore, mais sa stabilité extrême en fait un composé inerte. Lui préférer les *aristols*.

Dilatations bronchiques. — Voir Bronchiques (Dilatations).

Dilatation cardiaque. — Voir Asystolie.

Dilatation de l'estomac. — La *dilatation de l'estomac* est l'augmentation de la capacité gastrique, quelles qu'en soient les causes. Elle est constamment secondaire à divers facteurs qu'il faut préciser : *obstacle pylorique* (*ulcère, sténose cicatricielle* ou *néoplasique*) ou *relâchement atonique de la paroi musculaire*. Le traitement diffère nécessairement selon la cause ; les éléments en sont exposés aux articles : *Sténose pylorique* et *Atonie gastrique*.

Dionine (*Chlorhydrate d'éthylmorphine*). — *Caract. phys. et chim.* — C'est de la codéine dont le groupement méthyle a été remplacé par le groupe-

ment éthyle. Poudre blanche cristalline, inodore, amère, soluble dans 7 p. d'eau, soluble dans l'alcool, précipitée par le chlorure de sodium.

Prop. thérap., indicat. — Hypnotique, sédatif et analgésique, analogue mais supérieur à la codéine (toxicité à peu près égale) ; agit comme sédatif de la toux plus que de la dyspnée (bien que Hoff lui attribue le ralentissement et la prolongation des mouvements respiratoires). Indiquée dans la coqueluche, l'asthme, la grippe, la pneumonie, les bronchites, la tuberculose (calme les points de côté, modère les sueurs), la phthisie laryngée (facilite la déglutition), les insomnies douloureuses, la gastralgie ; utile dans la morphinomanie (pas d'accoutumance). La saturation est révélée par de l'hyperémie encéphalique parfois assez marquée (contre-indiquée chez les congestifs). Pas d'action locale irritante (sauf en poudre). Absorption (par toutes voies) et élimination faciles.

Formes pharmac., doses. — *Usage int.* 2 à 10 centigr. en 24 heures par voie buccale ; 15 à 30 milligr. par voie souscutanée. Enfant, 1 à 2 milligr. par année, pas avant deux ans.

Cachets :

Dionine . . . . Deux centigrammes.
Poudre d'ipéca . . . . 5 centigr.
Acétate de potasse . . 30 —

pour un cachet, 6 à 10 par jour. Usages de la poudre de Dower (Van Heufel).

Solution hypodermique :

Dionine. . . . Trente centigrammes.
Eau distillée bouillie.)
Eau distillée de laurier- } āā 5 gr.
  cerise . . . .)

I c. c. = 3 centig. (injecter 1/2 à 1 seringue).

Potion :

Dionine . . . Quinze centigrammes.
Teinture de belladone. Trois grammes.
Sirop d'érysimum . . . . . 80 gr.
Eau de fleurs d'oranger . . 90 —

Cuillerée à soupe toutes les deux heures (bronchite de l'adulte).

Potion composée (enfants, coqueluche) :

Dionine . . . . . Cinq centigrammes.
Teinture de belladone . . Deux gr.
Bromure de potassium. . . 8 —
Sirop de pavots blancs . . 80 —
Eau de fleurs d'oranger . . 90 —

Cuillerée à soupe toutes les 3 heures.

Dioscoride (Granules de). — Voir Arsénieux (Acide).

Diphtérie. — I. *Sérothérapie curative.* — Avant 1894, le traitement de la diphtérie consistait, essentiellement, dans *l'ablation répétée des fausses membranes,* suivie d'*attouchements de la muqueuse malade avec des agents antiseptiques.* Aujourd'hui, le traitement local se borne (sauf dans les diphtéries associées) à de *grands lavages à l'eau bouillie* dont on recherche surtout l'effet mécanique, et la première place revient à la *sérothérapie,* la toxi-infection ayant trouvé dans le *sérum antidiphtérique de Behring et Roux* son remède spécifique. En France, le *sérum* est préparé à l'Institut Pasteur avec le sang de chevaux immunisés par des doses progressives d'antitoxine diphtérique (1 litre en 3 mois). Renfermé dans des flacons de 10 à 20 c. c., il doit être jaune citrin, clair et limpide. Il conserve son efficacité pendant un an et plus. Lorsqu'il est trouble, mieux vaut le rejeter ; cependant si on ne peut aussitôt le remplacer, il y a moins de risque à l'employer qu'à retarder l'inoculation. Les *doses injectées* varient, selon l'âge et les cas, de 5 à 20 c. c. On utilise la *seringue de Debove* et une aiguille de Pravaz ordinaire, plutôt en platine iridié. La seringue, l'aiguille et son ajutage en caoutchouc, enveloppés dans un linge propre, sont plongés dans de l'eau qui est portée pendant 10 minutes à l'ébullition, puis, le linge retiré de l'eau bouillante est ouvert et étalé sur une assiette sans toucher à son contenu (J. Renault); on laisse ensuite refroidir complètement les instruments, car la chaleur coagulerait le sérum. Les mains de l'opérateur et la peau de la région choisie (le flanc, un peu au-dessous des fausses côtes) sont soigneusement savonnées à l'eau bouillie et passées au sublimé (sol. à 1 p. 1000) comme pour toute intervention chirurgicale. La seringue est montée et essayée avec de l'eau bouillie puis remplie comme une seringue de Pravaz: on procède ensuite, comme pour toute injection hypodermique, sur l'enfant maintenu par deux aides, après avoir fait à la peau un gros pli à la base duquel on plonge horizontalement l'aiguille de 1 cm à 1 cm 1/2. Le piston doit être poussé doucement et lentement. L'injection achevée, on applique sur la région une feuille d'ouate hydrophile stérilisée qu'un bandage de corps maintient en place pendant 24 heures. La boule que forme le sérum sous la peau se dissipe d'habitude en une demi-heure. Il est bon de rincer aussitôt la seringue à l'eau bouillie afin que le sérum ne s'y coagule pas.

Les *effets du sérum* sont déjà appréciables au bout de 5 à 6 heures. En cas de *diphtérie pure,* les fausses membranes, un peu gonflées, deviennent d'un blanc laiteux qui les fait paraître plus larges. Après 10 à 15 heures leur centre se bombe, leurs bords, gaufrés et retroussés, se décollent, tandis qu'elles cessent d'adhérer à la muqueuse, assez pour céder au jet d'un grand lavage ou à l'action d'un tampon. Dans les cas légers, la gorge peut être détergée en 24 heures ; dans les cas moyens, il ne reste, après 36 ou 48 heures, que de petits îlots blancs qui ont disparu le 3e jour, habituellement sans retour. Quand les fausses membranes se reproduisent, elles sont en général légères, circonscrites et ne résistent pas à une nouvelle inoculation. Lorsqu'un diagnostic précoce a permis d'injecter le sérum avant toute exsudation, celle-ci fait défaut; aussi, en cas d'épidémie, doit-on faire l'injection à tout malade atteint d'angine, sans attendre l'apparition de la fausse membrane. La grande supériorité de la sérothérapie est de pouvoir prévenir l'extension de l'exsudat au larynx, presque toujours épargné quand elle intervient avant son invasion. Est-il déjà atteint (voix et toux rauques ou éteintes) mais sans tirage, quand on injecte le sérum, les fausses membranes qui le tapissent sont souvent rejetées en bloc au bout de 24 ou 36 heures. A la 2e *période* (tirage, accès de suffocation), l'injection peut encore amener une détente en 24 ou 36 heures, mais, durant ce délai, il faut se tenir prêt à l'*intubation*. A la 3e *période* (dyspnée continue, asphyxie imminente) le sérum est encore indiqué, mais les progrès de l'asphyxie obligent souvent à intervenir (*tubage* ou *trachéotomie*) avant que ses effets se manifestent. Sous l'influence de la sérothérapie on assiste aussi au rejet des *fausses membranes nasales* et à la réduction des *adénopathies* devenues moins sensibles. Si elles persistent au bout de 24 heures, une nouvelle injection est nécessaire. Normalement la sérothérapie fait tomber la *fièvre* et ralentit le *pouls* (de 140, 120 à 100), après 24 ou 48 heures et brusquement dans les formes légères; après 2 à 3 jours et graduellement dans les formes sévères. La persistance de la fièvre et de la tachycardie le 2e ou 3e jour indique une recrudescence qui réclame une nouvelle injection. Dans les cas favorables, l'état général, le facies, l'appétit s'améliorent sous l'action du sérum, les urines deviennent plus abondantes, l'*albuminurie*, si elle existait, diminue quelquefois, les *paralysies* s'amendent mais l'*anémie* ne se répare pas aussitôt, quoique la *leucocytose* (presque constante dans la diphtérie) diminue après l'injection (pas dans les cas mortels).

Si hautement efficace dans la *diphtérie pure*, le sérum l'est malheureusement moins dans les *diphtéries septiques* où l'intoxication par le bacille de Klebs se complique d'une *infection streptococcique* ou autre; les fausses membranes restent alors grisâtres et adhérentes après l'injection et l'état général ne présente pas la détente caractéristique. Cependant, quoique l'accord ne soit pas fait sur les conditions des associations microbiennes dans la diphtérie, il semble que celle-ci commence le plus souvent par être pure, les autres bactéries n'intervenant que secondairement. La sérothérapie précoce pourrait donc presque constam-

ment éviter les infections secondaires dont la fréquence a, du reste, beaucoup diminué. On ne saurait d'ailleurs trop proclamer l'*extrême importance du diagnostic et du traitement antitoxique précoces de la diphtérie*. Le sérum est d'autant plus efficace qu'il intervient plus tôt, point encore plus essentiel chez les jeunes enfants qui, trop souvent, ne sont traités qu'après l'apparition du *croup*, généralement précédé d'une *angine* restée méconnue. Ainsi, la plupart des cas malheureux sont imputables à l'intervention trop tardive de la sérothérapie.

II. *Injections préventives.* — Quand un enfant frappé de diphtérie a des frères et sœurs restés indemnes, il est prudent de les soumettre à des *injections préventives*. Elles ne confèrent, il est vrai, qu'une immunité relative et temporaire (3 à 4 semaines au plus), mais suffisante cependant pour circonscrire l'épidémie et rendre remarquablement bénins les cas qui se déclarent chez les enfants inoculés.

III. *Accidents sériques.* — Certains d'entre eux sont *immédiats*; au bout de 20 à 30 minutes, la région de l'injection devient le siège d'un *érythème* rosé, de *fourmillements*, parfois de *douleur* à la pression; un léger *mouvement fébrile* peut même s'ébaucher. Ces phénomènes résultent souvent d'une *faute d'asepsie*. Il en est autrement de la *fièvre sérique*, ascension thermique variable (38°-40°), de 6 à 8 heures, survenue dans les 12 heures succédant à l'injection et qui, pour certains auteurs, serait presque constante. L'antitoxine lui est étrangère, car elle peut suivre l'injection du sérum d'un cheval non immunisé. Trois ou quatre jours après l'inoculation (*accidents précoces*) peut éclater une *poussée d'urticaire*, discrète ou généralisée, de 12 à 24 heures, comportant parfois de l'*agitation* et un léger train de *fièvre*. Les *accidents tardifs* (11e au 15e jour) sont les plus intenses. Consistant en *érythèmes scarlatiniformes, morbilliformes* ou *polymorphes*, vite généralisés, très prurigineux et très capricieux, d'une durée de 3 à 4 jours, ils se compliquent souvent d'un *pseudo-rhumatisme*, circonscrit ou généralisé, qui persiste une huitaine. Quelquefois nulle, la *fièvre* atteint plus habituellement 38°, 39° ou 40°, accompagnée, en certains cas, de *prostration* ou d'*agitation*, de *vomissements*, de *diarrhée* et d'un regain d'*albuminurie*. Heureusement tout se dissipe en peu de jours (2, 3, 6, 8 jours).

Les *érythèmes précoces* ou *tardifs* ne dérivent peut-être pas directement du sérum. Les premiers rappellent beaucoup certains exanthèmes attribués jadis à la diphtérie; les seconds, plus communs dans les diphtéries associées, sont peut-être imputables aux agents d'infection secondaire (*streptocoques*); la sérothérapie en a pourtant accru la fréquence et joue sans doute le rôle de cause occasionnelle. Quant aux *néphrites graves*, elles ont de tout temps compliqué la diphtérie, et on ne saurait en accuser le sérum. Spronck (d'Utrecht) prétend éviter les accidents sériques en soumettant, pendant 20 minutes, le sérum, avant de l'injecter, à une température de 58°, incapable d'altérer son pouvoir antitoxique.

Diphtérique (Angine). — Voir Angine diphtérique.

Diphtérique (Laryngite). — Voir Croup.

Diphtérique (Paralysie). — Bien que la sérothérapie ne prévienne pas toujours les *paralysies diphtériques*, elle paraît en avoir diminué la fréquence et la gravité (Netter, Sevestre); certaines semblent même guérir rapidement sous son influence (Mongour, Comby, Sicard et Barbé). La *paralysie du voile du palais*, la plus fréquente, gêne beaucoup la déglutition. Pour y remédier, le malade avalera la tête plus basse que le tronc et sera nourri de bouillies épaisses, de purées et de crèmes. Dans les cas graves, le *gavage* et l'*alimentation rectale* s'imposent cependant. Le seul médicament qui semble un peu efficace est le *sulfate de strychnine* (1/2 à 2 milligr. en piqûres). On aura recours, en outre, à l'*électrothérapie*. On utilise les *courants continus* en plaçant une électrode fixe à la nuque et en excitant les muscles paralysés (du voile et des

paupières) avec une olive montée sur tige et poignée (séances de 10 à 15 minutes avec fréquentes pauses). Quand la paralysie frappe les *membres*, l'électrode fixe est appliquée soit à la nuque (membre supérieur), soit aux lombes (membre inférieur), l'autre aboutissant à une cuvette pleine d'eau salée dans laquelle on fait plonger la main ou le pied (séances tous les jours, puis tous les 2 jours). A la *paralysie du diaphragme* on oppose la *faradisation du phrénique* (une électrode au cou, entre les chefs du sterno-mastoïdien, l'autre appliquée, 25 à 30 fois par minute, sur les insertions costales du diaphragme). La *paralysie du pneumogastrique* est justiciable de la *galvanisation* (courants de 5 à 10 milliampères) pratiquée soit avec deux tampons dont chacun est placé entre les chefs inférieurs de chaque sterno-mastoïdien, soit avec une plaque (pôle négatif) fixée au sterno-mastoïdien gauche et un tampon promené sur la région précordiale (séances de 5 à 10 minutes).

Dipsomanie. — La *dipsomanie*, distincte de l'*alcoolisme*, est une maladie mentale liée à la *dégénérescence héréditaire* et caractérisée par des *accès paroxystiques intermittents et périodiques*, durant lesquels le malade, sous l'empire d'une impulsion irrésistible, absorbe de grandes quantités de boissons spiritueuses (vin, liqueurs ou éther, chloroforme), tandis que, dans l'intervalle des crises, il demeure parfaitement sobre. Chaque paroxysme aboutit à une *ivresse* plus ou moins profonde, justiciable du traitement de l'*alcoolisme aigu* (v. c. m.), mais, en général, les stigmates de l'alcoolisme chronique font défaut chez ces sujets (Lasègue). Le seul traitement rationnel serait : 1° l'*isolement*, au moins *pendant les accès*, quand, ce qui est habituel, des *prodromes* en signalent l'approche, et, 2° dans leur intervalle, la *rééducation* et la *suggestion* à l'état de veille ou dans le sommeil hypnotique, sans préjudice de l'*hygiène générale* nécessaire à tous les dégénérés (*exercices physiques, aération, hydrothérapie*). Si l'impulsion dépend de l'*épilepsie*, la *médication bromurée* est indiquée. Malheureusement, il est rare que les malades consentent à un isolement de durée suffisante, auquel du reste la législation française ne se prête pas davantage.

Dithymoliodé. — Voir Aristol.

Diurétine. — Mélange, très soluble, de théobromine-sodique et de salicylate de soude, très peu usité en France. (Voir Théobromine).

Dormiol. — *Caract. phys. et chim.* — Obtenu par action de l'hydrate d'amylène sur le chloral hydraté. Liquide huileux, incolore, d'odeur camphrée, de saveur brûlante puis fraîche, lentement soluble dans l'eau, miscible à l'alcool, à l'éther et aux huiles. Existe dans le commerce en solution aqueuse à 50 p. 100.

Prop. thérap., indicat. — Provoque en une demi-heure, à la dose de 50 centigr., un sommeil de 5 à 8 heures avec réveil normal. Utile contre l'insomnie des neurasthéniques, des aliénés mélancoliques. Échoue contre l'insomnie douloureuse, celle des maniaques, des agités, des épileptiques.

Formes pharmac., doses. — 50 centigr. à 2 gr. en capsules, potions, lavements.

Potion :

Dormiol.	2 gr.
Huile d'amandes douces . .	10 —
Gomme arabique pulv. . .	5 —
Sirop de coings	30 —
Eau distillée de fleurs d'oranger	60 —

A prendre en quatre fois dans un demi-verre de lait ou d'infusion de violettes (jusqu'à effet hypnotique.)

Dosage des médicaments. — La *dose* ou quantité de médicament à administrer en une fois ou en 24 heures est subordonnée à une série de conditions variables dont la thérapeutique doit tenir un compte scrupuleux : *effet recherché* (très différent, pour certaines substances, selon la dose); *âge, sexe du malade, antécédents, état moral, diète, état de santé ou de maladie, susceptibilités individuelles.* C'est ainsi que le *calomel*, altérant à la dose de 1 centigr., purge à celle de 30 ou 60 centigr. mais ne purge plus à dose toxique (2 à 4 gr.); que la *rhubarbe*, tonique à petite dose

(30 à 60 centigr.) devient drastique à haute dose (4 gr.); pour certains médicaments l'action est diminuée à dose élevée (*aloès, ipéca, scammonée, huile de ricin*). Les mêmes doses ont des effets très différents suivant qu'elles sont, ou non, diluées ou fractionnées. Les *femmes* sont bien plus sensibles que les hommes à l'action médicamenteuse. Le tableau suivant, dressé par Gaubius, donne, approximativement, les variations que doivent subir les doses avec l'âge, la dose efficace pour l'adulte étant prise pour unité :

Adulte.	1
Avant 1 an	de 1/16 à 1/20
Après 1 an.	du 1/15 au 1/12
De 1 à 2 ans. . . .	1/8
De 2 à 3 ans. . . .	1/6
De 3 à 4 ans. . . .	1/4
De 4 à 7 ans. . . .	1/3
De 7 à 14 ans . . .	1/2
De 14 à 20 ans. . .	2/3
De 20 à 60 ans. . .	1
Après 60 ans. . . .	ordre inverse.

Ces données sont très générales, car pour certains médicaments (calomel, belladone) la tolérance des enfants est très grande, tandis que pour d'autres (opium) c'est leur susceptibilité qui s'exagère. Certaines substances produisent des effets excessifs, toxiques, chez les névropathes, chez les malades affaiblis ou dont les émonctoires (foie, reins) sont en état d'infériorité fonctionnelle. Quant aux susceptibilités individuelles (pour l'*antipyrine*, le *salicylate*, la *morphine*, l'*aconitine*, les *iodiques*, le *calomel*, etc.), il est impossible de les apprécier d'avance autrement que d'après les commémoratifs, les dires des malades; aussi est-il sage, pour toute substance active, chez un malade inconnu, de toujours tâter d'abord le terrain par de faibles doses.

Dothiénentérie. — Voir Fièvre typhoïde.

Douches. — Voir Hydrothérapie.

Dower (Poudre de). — Voir Opium.

Dowsing (Bains de). — Voir Bains de.

Dragées. — En pharmacie, les *dra-*

gées sont des pilules enrobées de sucre. La dragéification est utile pour masquer le mauvais goût ou la fétidité de certains médicaments (aloès, iodoforme, valériane); elle est à rejeter pour les composés déliquescents, pour les agents capables de désagréger le sucre. Les dragées ont souvent l'inconvénient de traverser le tube digestif sans se dissoudre ou de n'être assimilées que tardivement et irrégulièrement; leur contact peut aussi être irritant pour la muqueuse gastrique. L'usage en est contre-indiqué en cas de gastropathie et aussi chez les diabétiques.

Drap mouillé. — Voir Hydrothérapie.

Drosera rotundifolia. (*Droseracées*). — Le *suc* offre la propriété de dissoudre l'albumine et de digérer la viande. La plante entière sert à préparer une teinture et un extrait très usités par les homœopathes contre la toux spasmodique des coquelucheux et des tuberculeux.

Formes pharmac., doses. — Teinture, 1 à 2 gr. (jusqu'à 10 et 15). *Enfants*, X gouttes par année. Extrait, 5 à 50 centigr.

Potion (toux quinteuse) :

Teinture de drosera	10 gr.	
— lobelia	5	—
— belladone . . .	1	—
Sirop de codéine	80	—
Eau distillée de laurier-cerise	90	—

Cuillerée à soupe d'heure en heure.

Dubini (Chorée de). — Voir Chorées (Fausses).

Duboisine. — *Caract. phys. et chim.* — Corps mal défini (quoique cristallisé; cristaux jaunes, insolubles dans l'eau), extrait des feuilles du *Duboisia myoporoïdes* (Solanacées) arbuste d'Australie; sans doute mélange d'*atropine*, d'*atropidine*, d'*hyoscine*, etc.

Effets physiol. et tox. — Ceux de l'atropine, plus rapides mais moins durables. Provoque : la mydriase, la sécheresse de la gorge, la tachycardie et, à doses toxiques, du vertige, du délire et des convulsions.

Prop. thérap., indicat. — Employé par les oculistes, comme succédané de l'atro-

pine. Préconisé : comme sédatif contre le goitre exophtalmique, l'excitation maniaque, l'épilepsie; comme antisudoral chez les phthisiques. Sa grande toxicité, autant que l'inconstance de sa composition, doit rendre très réservé dans son emploi.

Formes pharmac., doses. — On n'utilise que le *sulfate de Duboisine* très soluble dans l'eau. *Usage int. :* 1/4 à 1/2 milligr. *Usage ext.:* en collyres à 5 centigr. p. 100.

Dulcine (Sucrol). — *Paraphénétolcarbamide.* — *Caract. phys. et chim.* — Poudre cristalline, soluble dans 800 p. d'eau froide, 50 p. d'eau bouillante, de saveur sucrée préférable à celle de la saccharine dont elle a la valeur édulcorante. Très peu toxique.

Prop. et empl. thérap. — Usitée, en comprimés (5 à 20 centigr.), pour sucrer les boissons et aliments des diabétiques.

Duotal. — Voir Gaïacol (Carbonate de).

Dupuytren (Maladie de). — Voir Rétraction de l'aponévrose palmaire.

Dupuytren (Pilules de). — Voir Mercure (Bichlorure de).

Durtol. — Sanatorium voisin de Clermont-Ferrand (Puy-de-Dôme), à 300 m. de la station de Durtol, à 520 m. d'altitude seulement; ne présente pas, comme séjour d'hiver, les avantages des grandes altitudes.

Dysenterie. — Le terme *dysenterie* désigne un syndrome qui est l'expression de deux infections actuellement distinctes : 1° la *dysenterie amibienne*, due à un protozoaire, l'*Amœba dysenteriæ* ou *Entamœba histolytica* de Schaudinn, affection des pays chauds, propre aux coloniaux ou prise (rarement) à leur contact, productrice de l'abcès du foie; 2° la *dysenterie bacillaire* due au *bacille dysentérique*, affection estivale épidémique des zones tempérées, restant habituellement localisée au côlon, ne se compliquant jamais d'abcès du foie mais de toxémie déterminée par les toxines du microbe. La dysenterie amibienne n'est encore justiciable d'aucun traitement spécifique; la thérapeutique en est purement prophylactique et symptomatique. Il n'en est pas de même, comme on le verra, de la dysenterie bacillaire.

I. *Dysenterie amibienne.* — *Prophylaxie.* — L'*isolement* n'est pas indispensable, l'*antisepsie médicale* suffit. Les déjections seront soigneusement désinfectées avec des solutions d'*acide phénique* (5 p. 100), de *sublimé* (1 p. 1000) ou de *sulfate de cuivre* (5 p. 100); les linges, les hardes, la literie seront passés à l'étuve. S'impose également la désinfection des bassins et de tous les ustensiles servant au malade. L'*eau de boisson*, source la plus fréquente des épidémies sera surveillée tout spécialement. On mettra tout en œuvre pour prévenir la contamination des puits, des sources. Toute eau suspecte sera filtrée ou, mieux, bouillie avant l'usage. Les eaux saumâtres seront consommées sous forme d'infusions. Les *mauvaises conditions d'hygiène* : encombrement, malpropreté, surmenage, écarts de régime, brusque refroidissement doivent être combattues. Les conserves, les salaisons, les fruits verts, les boissons alcooliques seront interdits. Aux colonies, le *port d'une ceinture de flanelle* est indispensable. En cas d'épidémie, les bivouacs sont à éviter; l'emplacement du campement sera changé s'il est possible.

Traitement médicamenteux. — Au début, la première indication est de *rétablir la sécrétion biliaire*. A ce but concourent surtout l'*ipéca* et les *purgatifs*. L'*ipéca* est prescrit selon la *méthode Brésilienne* (Helvétius, Segond) modifiée par Delioux de Savignac. Segond conseille de jeter sur 4 à 6 gr. de poudre d'ipéca 250 à 300 gr. d'eau bouillante. On décante, après 10 à 12 heures d'infusion, puis, au marc on ajoute même dose d'eau bouillante, laissée infuser le même temps (10 à 12 heures); on peut répéter l'infusion une 3ᵉ et une 4ᵉ fois. La 1ʳᵉ infusion est vomitive et purgative; la 2ᵉ, donnée le lendemain, est mieux tolérée (nausées, selles plus rares); la 3ᵉ régularise les selles devenues bilieuses et apaise le ténesme. Delioux de Savignac faisait prendre, toutes les heures, une cuillerée de *décoction d'ipéca* (4 gr. de poudre dans 300 gr. d'eau laissée

bouillir 5 minutes, filtrée et additionnée de *sirop d'opium* et d'*hydrolat de cannelle* āā 30 gr.). La *dysenterie gangréneuse* contre-indique l'ipéca. Des purgatifs, les plus usités sont le *sulfate de soude*, le *sulfate de magnésie*, le *sel de Seignette*, l'*huile de ricin* (12 gr. plusieurs jours de suite — Delioux de Savignac) et surtout le *calomel* très vanté par les Anglais, à dose purgative (50 centigr. à 1 gr.) ou à doses fractionnées (5 centigr. en 10 paquets, un toutes les heures — Law) dont l'inconvénient est d'exposer à la salivation. Les doses massives agissent à titre cholagogue et antiseptique. Les *lavements modificateurs* introduits le plus haut possible dans l'intestin (*entéroclyse*) rendent de grands services contre la dysenterie. On les administre après une selle ou un lavement évacuant. Stephen Makensie employait jadis les *lavements de nitrate d'argent* (sol. de 2 à 6 p. 1000, 1 l. 1/2), très douloureux. On leur préfère maintenant ceux de *collargol* (10 à 50 centigr.) beaucoup moins irritants. Gastinel préconise les *lavements au permanganate de potasse* (25 centigr. p. 500 gr.) chauds (45°) quotidiens ou biquotidiens. Berthier vante les *lavements au bleu de méthylène* (10 à 25 centigr. dans 500 ou 1000 gr. d'eau chaude) donnés 2 à 4 fois par jour, après garde-robe, dans le décubitus, le bassin un peu surélevé, et gardés aussi longtemps que possible; ils calmeraient le ténesme et ramèneraient les selles bilieuses en un ou deux jours. Rocaz (de Bordeaux), H. Roger ont tiré bon profit de l'*eau oxygénée à 12 vol.* étendue soit d'eau bouillie (4/5), soit d'eau alcaline (solution à 4 p. 1000 de bicarb. de soude p. ég.), soit d'une solution saline composée (chlor. de sod. 5, phosph. de soude 3, bicarb. de soude 0,50 p. eau 1000 : 9 p. 10). On pratique avec elle des lavages 3 fois par jour; toujours après un lavement évacuateur.

Aux *épreintes* et au *ténesme* on oppose les *lavements émollients* (décoction de *graines de lin*, de *racines de guimauve*, d'*amidon*). Les lavements astringents dont la forme de choix est le *lavement au tannin* (0,50 p. 100) ne trouvent leur indication qu'au déclin de la dysenterie (Kertulis) ou dans la *dysenterie chronique*.

L'*antisepsie intestinale* par le *salol*, la *naphtaline*, l'*iodoforme* est peu efficace. Il faut lui préférer l'*antisepsie générale* par le *collargol* (10 à 20 centigr. en frictions, injections intra-veineuses, pilules, potion ou suppositoire) qui est bien tolérée et très favorable (Netter).

Le *Kho-Sam* graine indigène d'Extrême-Orient dont les malades ingèrent 5 à 6 amandes par jour enrayerait la dysenterie aiguë en 2 à 6 jours (Lemoine).

La *dysenterie algide* est justiciable des *piqûres d'éther*, *d'huile camphrée*, de *caféine* ainsi que de la *transfusion de sérum artificiel*, si se montre le collapsus.

La *médication anti-diarrhéique* (opium, bismuth) si précieuse dans les autres entérites, est dangereuse à la phase d'état de la dysenterie où elle peut provoquer l'éclosion d'un *abcès du foie*. L'opium entre pourtant dans les anciennes formules, associé à l'ipéca dont il modère les effets vomitifs. Son emploi n'est en effet admissible qu'à ce titre, ou à la phase de déclin, pour enrayer une diarrhée rebelle n'ayant plus aucun caractère dysentérique.

Régime alimentaire et agents physiques. — Le *lait* est l'aliment de choix, pur ou additionné de thé, de café, d'eau de chaux, d'eau de Vichy. S'il est mal toléré on peut lui substituer : les *décoctions de céréales*, le *bouillon* (sans poireaux), les *purées de féculents*, les *pâtes*. Quand l'état s'est amélioré on peut permettre les viandes blanches, la *viande crue pulpée*, les *œufs mollets*. Comme boissons, l'eau de riz, l'eau gommeuse, la limonade lactique sont à conseiller.

Les *grands bains tièdes*, les *compresses humides chaudes* calment les douleurs. Une grande propreté s'impose. Le *changement de climat* exerce toujours une très heureuse influence : le *climat marin* est très favorable.

II. **Dysenterie bacillaire.** — La dysenterie bacillaire réclame, à peu près, les mêmes *mesures prophylactiques* que la dysenterie amibienne (désinfection des selles, du linge ; surveillance des eaux de boisson, etc.) ; mais il faut y joindre l'injection préventive de sérum antitoxique qui, à la dose de 10 c. c., procure une immunité passagère de 10 à 12 jours ; son emploi sera utile chez toutes les personnes de l'entourage du malade, surtout chez les enfants.

Le *traitement* lui-même est purement séro-thérapique, depuis que MM. Vaillard et Dopter à l'exemple de Rosenthal et de Gabritchewski, ont obtenu, en immunisant des chevaux contre le bacille dysentérique, un sérum doué de propriétés curatrices et préventives à l'égard de la dysenterie bacillaire de l'homme. Ce sérum immunisant l'organisme contre l'agent pathogène et ses toxines peut, s'il intervient dès le début, enrayer l'infection. Les *doses* utiles sont subordonnées au moment de l'intervention, à l'âge des malades et à la gravité des cas, jugée d'après la fréquence des selles. Prises à temps les *formes moyennes* cèdent à une injection de 20 c. c. de sérum, renouvelée, si besoin, le lendemain et le surlendemain. Les *formes graves* réclament l'injection, d'emblée, de 40 à 60 c. c. réitérée le lendemain, puis l'emploi de doses décroissantes jusqu'à réduction du nombre des selles et modification de leur aspect. Dans les *cas très graves ou traités tardivement*, il faut injecter par jour, en 2 fois, 80, 90 ou même 100 c. c. de sérum, jusqu'à rémission des troubles intestinaux. *Chez l'enfant*, on utilise des doses moitié moindres. Comme tous les sérums, celui de la dysenterie expose à quelques *accidents sériques* bénins et fugaces : urticaire, érythèmes, arthralgies, fièvre légère, pouvant être évités ou très atténués par l'administration, le jour de l'injection et les 2 suivants, de 2 à 3 gr. de *chlorure de calcium* (Netter).

Le sérum antidysentérique soulage en quelques heures les douleurs et les épreintes et modifie les selles en 24 ou 48 heures. De 12 à 24 et 60 p. 100 chiffres moyens, son emploi a fait tomber la mortalité de la dysenterie de 1,6 p. 100.

Dyshidrose. — Cette dermatose

consiste en vésicules claires, prurigineuses, apparaissant, brusquement et symétriquement, sur le dos des mains, pour se rompre après quelques jours et disparaître en une ou deux semaines, après desquamation. Purement symptomatique le *traitement* se borne à appliquer, au début, des *émollients* (eau bouillie avec 5 p. 1000 de salicylate de soude) et, plus tard, des pommades couvrantes (*pâte à l'oxyde de zinc*).

Dysménorrhée. — *Dysménorrhée* signifie menstruation laborieuse. Le traitement varie avec les formes. Les accidents peuvent prédominer pendant la phase prodromique des règles (*dysménorrhée de sécrétion*), consistant alors en douleurs très vives dans le bas-ventre, les reins, les cuisses, accompagnées de ténesme vésical ou rectal, de céphalée et de vomissements. En ce cas les emménagogues (*apiol, apioline, teinture de sénéçon*) administrés 2 à 3 jours avant la date probable des règles, peuvent atténuer la crise; quand elle se déclare, les applications chaudes sur le ventre, les suppositoires à l'*extrait thébaïque* et à l'*extrait de belladone*, les lavements d'*antipyrine* apaiseront les douleurs. Dans l'intervalle des règles on traitera l'état général, opposant le *fer* ou l'*arsenic* à la chlorose, l'*hydrothérapie* au nervosisme, les *alcalins* et l'*hygiène* à l'arthritisme.

Ailleurs, quoique analogues aux précédents, les accidents douloureux sont plus tardifs, liés à la rétention de caillots dans l'utérus résultant soit d'une *sténose cervicale* (parfois consécutive à des cautérisations), soit d'une *flexion utérine* (*Dysménorrhée d'excrétion*); aussi vives les douleurs ont un caractère expulsif et cessent avec l'expulsion de caillots moulés sur la cavité utérine. Le traitement calmant comporte, outre le repos, l'emploi des moyens indiqués plus haut; mais avant tout, il faut, dans l'intervalle des règles, supprimer la cause en dilatant la sténose ou en redressant l'utérus fléchi.

La *dysménorrhée membraneuse* implique l'expulsion, à chaque époque, après de vives douleurs rappelant celles de l'accouchement, et au milieu de réactions nerveuses réflexes (ténesme vésico-rectal, vomissements, dyspnée, crises convulsives) d'une masse membraneuse arrondie (la muqueuse utérine exfoliée) qui peut faire croire à une fausse couche. Ici, au traitement médical impuissant on préférera un ou plusieurs *curetages*, seuls capables d'amener la guérison qui cependant peut aussi succéder à une grossesse, s'il en survient une (rare). En outre, il faut modifier le terrain nerveux ou arthritique (*régime, hydrothérapie*).

Dyspepsies. — Dyspepsie signifie *digestion laborieuse*; le dyspeptique simple est celui qui se plaint de l'estomac ou accuse des symptômes réflexes d'origine gastrique, mais en l'absence de toute altération notable de l'organe, présentant seulement une *hyperesthésie* initiale. Ce trouble nerveux primitif entraîne des troubles sécrétoires et moteurs essentiellement variables selon les cas. La dyspepsie est tantôt *simple*, tantôt *compliquée* soit de troubles sécrétoires (*hyper-, hypo-, anachlorhydrie*) ou moteurs (*stase, dilatation*), soit de lésions plus ou moins graves (*sténose pylorique, gastrite, ulcère, cancer*). Cette distinction, autant que celle des dyspepsies *primitives* et *secondaires* est essentielle en thérapeutique. Un examen minutieux s'impose donc avant de conclure à la *dyspepsie simple*. Quand elle a été reconnue, reste à diriger le traitement contre l'*hyperesthésie du plexus solaire* souvent entretenue soit par des *excès alimentaires*, soit par le *surmenage physique* ou *intellectuel*, causes qu'il faut savoir dépister pour les combattre. Très souvent prédominantes les *causes psychiques* (préoccupations, chagrins) réclament un *traitement psychique* (distractions, voyages). Ailleurs la crainte de souffrir pousse le malade à restreindre son alimentation au point d'amener l'*inanition* et la suggestion médicale est urgente pour lui prouver qu'il est indemne de toute affection organique, et doit, à tout prix, se nourrir afin d'échapper à la cachexie. En d'autres cas, d'*origine réflexe*, la *dyspepsie* est liée à une *cardiopathie*, à une *affection utérine* (fibrome), à une *ptose rénale* auxquelles il faut d'abord remédier, pour la guérir. Essentiellement variable avec la forme de la dyspepsie (hyper- ou hyposthénique) le *traitement médicamenteux* comporte des éléments divers qui trouvent leur place aux articles : *atonie gastrique, dilatation, gastralgie, hyperchlorhydrie, hypochlorhydrie*, etc. Les agents qui triomphent le mieux de la dyspepsie simple sont en général : le *repos physique et moral*, le *régime alimentaire*, la *révulsion*, le *massage*, l'*hydrothérapie* et la *médication alcaline*.

Dyspeptine. — Voir Opothérapie gastrique.

Dyspnée. — La *dyspnée* ou difficulté de respirer est une sensation subjective coïncidant ou non avec un obstacle réel à l'accès soit de l'air, soit du sang dans les alvéoles pulmonaires. Avant d'en instituer le traitement, il importe d'en préciser la cause, car l'oppression tient à des facteurs très variables dont chacun réclame une thérapeutique propre. Nous ne pouvons en passer ici qu'une revue très rapide.

La dyspnée peut tenir à un *obstacle laryngé* (*tirage* dans le croup, le fauxcroup, les sténoses du larynx, le spasme glottique) elle exige alors, si elle persiste soit le *tubage*, soit la *trachéotomie*. L'*insuffisance nasale* (polypes, végétations adénoïdes) comporte aussi une oppression spéciale qui se dissipe avec sa cause. La dyspnée liée à l'*abcès rétro-pharyngien*, à *la glossite* est en général facile à reconnaître.

Les *affections pulmonaires* et *pleurales* sont les sources les plus fréquentes d'oppression. L'auscultation en révèle alors l'origine. Quand un *point de côté* est en cause, les ventouses scarifiées soulagent beaucoup. La dyspnée liée à la *congestion pulmonaire*, à la *pneumonie* est modérée par les révulsifs : *ventouses sèches, sinapismes, enveloppements froids* ou *chauds du thorax*, par la *morphine*, la *dionine* ou l'*héroïne*. Quand des mucosités encombrent les bronches (*bronchite*) il faut en provoquer le rejet par les *vomitifs*, les *expectorants* et, chez les enfants, insti-

tuer la *balnéation chaude systématique* destinée à prévenir la bronchite capillaire et la broncho-pneumonie. L'oppression des *emphysémateux* est justiciable de l'*iodure de potassium*, à moins d'hyposystolie ou de sclérose rénale. L'anhélation des *tuberculeux* réclame l'emploi de la *morphine* à petites doses, des *inhalations d'oxygène*, d'*acide carbonique* (Weill, de Lyon) ou des *vaporisations d'eau chaude* (G. Lyon). Enfin, si une pleurésie est en cause, la *thoracentèse* devient parfois nécessaire, quoique les grands épanchements ne soient pas les plus dyspnéiques. La *pleurésie diaphragmatique*, le *pneumothorax*, l'*embolie pulmonaire* se traduisent par une suffocation angoissante qui n'est qu'atténuée par *les piqûres de morphine*.

Quand l'examen a vérifié l'intégrité de l'appareil pleuro-pulmonaire, la cause de la dyspnée doit être cherchée dans l'état du *cœur*, des *vaisseaux* ou des *reins*. Les *cardiopathies* sont d'abord dénoncées par la *dyspnée d'effort* qui ne cède qu'au repos ; à la *phase asystolique*, la dyspnée, ne faisant plus trêve au repos, réclame l'emploi des révulsifs (*ventouses*), du *régime lacté* et des toniques du cœur (*digitale, caféine*, etc.). Au cours des *cardiopathies artérielles*, la dyspnée, nocturne, asthmatiforme, souvent liée à l'œdème pulmonaire, est plutôt justiciable des *émissions sanguines*, des *révulsifs*, des piqûres d'*éther*, d'*huile camphrée* ou de *caféine* de la déchloruration. Quand la dyspnée cardiaque revêt le *type de Cheyne Stokes* (artériosclérose cérébrale), il faut, associer à la digitale, la morphine à très petites doses (Merklen). La *dyspnée des artério-scléreux* souvent liée, à la fois, aux insuffisances cardiaque et rénale est surtout apaisée par le *régime lacté* ou *lacto-végétarien* (*Dyspnée ptomaïnique* de Huchard).

Lorsque l'oppression ne tient qu'à l'*insuffisance rénale*, elle cède habituellement au *régime lacté* ou *déchloruré*, opposés à ses causes habituelles l'*urémie* ou la *chlorurémie*. Cependant, à une phase avancée du mal de Bright, le cœur se laisse dilater et l'emploi des cardiotoniques devient justifié. L'*œdème pulmonaire* des néphrétiques lié à la *chlorurémie* ressortit plus spécialement à la *déchloruration*.

La *fièvre*, à elle seule, peut être une cause de dyspnée ou plutôt de *tachypnée*, justiciable des agents antithermiques.

L'essoufflement peut encore traduire l'hypoglobulie (*anémies*) ou l'inaptitude des hématies à fixer l'oxygène (*intoxication oxycarbonée*) causes dont chacune réclame un traitement approprié.

La *dyspnée nerveuse* est tantôt purement *fonctionnelle*, tantôt liée à une *lésion nerveuse centrale ou périphérique*. A la première variété appartiennent les *dyspnées asthmatique* (Voir ASTHME) et *hystérique* (tachypnée ou rythme de Cheyne Stokes, justiciables de la *suggestion*); à la seconde, les dyspnées compliquant certaines lésions cérébrales (*hémorrhagie* ou *thrombose*), spinales (*poliomyélites ascendantes*; *myélites bulbaires*) ou névritiques (*névrite* ou *compression du pneumogastrique*) auxquelles on ne saurait opposer que des moyens palliatifs (piqûres de *morphine*, d'*héroïne*, inhalations d'*oxygène*).

Rappelons que l'oppression passagère imputable au séjour dans une *atmosphère confinée* ou *raréfiée*, à l'*altitude*, se dissipe dès que ses causes cessent. L'*arsenic* atténue la dyspnée des montagnards.

E

Eau. — L'eau de source, filtrée, est souvent la boisson de choix chez les fébricitants, la seule tolérée par beaucoup de malades qui la préfèrent aux tisanes. Son absorption, en quantité notable, est indispensable au cours des infections pour favoriser l'élimination des toxines. La *diète hydrique* (eau filtrée ou eau bouillie) trouve dans d'autres cas son indication (gastro-entérites infantiles, appendicite, auto-intoxications des adultes, urémie, coma diabétique, etc.) et rend journellement de signalés services. (Voir DIÈTE.)

L'eau distillée est également employée pure, en injections sous-cutanées, à titre de révulsif, pour soulager certaines névralgies, en particulier la sciatique, les points de côté des tuberculeux. Les injections sont alors pratiquées *loco dolenti*; elles sont douloureuses.

Eau d'Alibour. — Voir CUIVRE (SULFATE DE).

Eau blanche. — Voir ACÉTATE DE PLOMB.

Eau bromoformée. — Voir BROMOFORME.

Eau chloroformée. — Voir CHLOROFORME.

Eau de chaux. — Voir CALCIUM (OXYDE DE).

Eau de goudron. — Voir GOUDRON.

Eau de laitue. — Eau distillée de feuilles de laitues, véhicule usuel pour nombre de potions; dose à volonté. (Voir LAITUE.)

Eau de laurier-cerise. — Voir CYANHYDRIQUE (ACIDE).

Eau de mélisse des Carmes. — Voir MÉLISSE.

Eau de mer. — Voir BAINS DE MER, SÉRUM DE QUINTON.

Eau de riz. — Voir RIZ.

Eau oxygénée. — *Bioxyde d'hydrogène* (H^2O^2). — *Caract. phys. et chim.* — Liquide incolore, très dense (1,45) inodore, de saveur piquante, métallique. Pure, elle peut dégager 475 fois son volume d'oxygène. L'eau oxygénée officinale ne peut dégager que 42 fois (usage chirurgical) ou même 40 fois (usage médical) son volume d'oxygène. Celle du commerce contient toujours des traces d'acides chlorhydrique, nitrique ou sulfurique (pour la conserver). L'eau oxygénée dégage son oxygène au contact de la fibrine du sang qu'elle coagule sous forme de mousse épaisse. C'est un oxydant énergique. Ne pas la confondre avec l'eau chargée d'oxygène sous pression (*eau oxygénatée*).

Effets physiol. et tox. — *Localement*, blanchit la peau et décolore les poils ; dans la bouche, excite et épaissit la sécrétion salivaire. Injectée dans les veines des animaux, provoque de la somnolence, de l'anesthésie généralisée, ralentit les contractions du cœur et la respiration (Laborde). Injectée sous la peau, détermine de l'emphysème sous-cutané.

Prop. thérap., indicat. — *A l'intérieur*, préconisée (largement diluée) : comme antiseptique gastro-intestinal, comme eupeptique et anti-émétisant (vomissements incoercibles, vomissements nerveux). *A l'extérieur*, hémostatique et antiseptique énergique. Précieuse pour arrêter les épistaxis, les hémorrhagies dentaires, les hémorrhagies en nappe, (mais à la vaso-constriction primitive succède souvent une vaso-dilatation qui peut favoriser les hémorrhagies secondaires). Indiquée comme antiseptique, dans le pansement des plaies atones (ulcères), des plaies et suppurations gangréneuses (diabète) ou fétides ; préconisée en lavages contre les stomatites, les angines, les otites chroniques, la pleurésie putride, l'infection puerpérale ; en lavements, dans la dysenterie, le cancer du rectum ; en injections, dans les abcès tuberculeux. Utilisée encore contre les taches de rousseur, les engelures (bains locaux), comme épilatoire, dentifrice, etc.

Formes pharmac., doses. — *Usage int.* : Eau oxygénée à 10 vol., une à trois cuillerées à soupe diluées dans une solution ou une eau minérale (Vichy, Vals) alcaline. — *Usage ext.* : Eau oxygénée à 12 vol. soit pure (hémostatique), soit diluée (1/2, 1/4) dans de l'eau pure ou alcalinisée.

Potion stomachique :

Eau oxygénée	20 gr.
Teinture de colombo. .	10 —
Baume de soufre anisé .	25 centigr.
Sirop de cerises	80 gr.
Eau distillée de laurier-cerise	90 —

Cuillerée à soupe une heure et deux heures après le repas.

Collutoire (stomatite, muguet) :

Eau oxygénée	āā Q. V.
Miel blanc.	

Préparer le mélange seulement au moment du besoin.

Gargarisme :

Eau oxygénée	60 gr.
Chlorate de potasse. . . .	8 —
Hydrolat de menthe . . .	100 —

Lavement (infection intestinale chez les enfants) :

Eau oxygénée	50 gr.
Borax	5 —
Eau bouillie	100 —

Dans la pratique, l'emploi de l'eau oxygénée, tant pour les usages internes que pour les usages externes, est, le plus souvent, avantageusement remplacé par celui des peroxydes (ektogan, hopogan) ou du perborate de soude.

Eau phagédénique. — Voir Mercure (Bichlorure de).

Eau de Pullna (artificielle).

Sulfate de soude	15 gr.
— de magnésie. . . .	21 —
Chlorure de magnésium .	3 —
— de calcium . . .	1 —
— de sodium . . .	1 —
Eau gazeuse (à 5 vol.). . .	625 —

Purgatif salin : 1 à 2 verres.

Eau de Rabel. — Voir Sulfurique (Acide).

Eau sédative. — Pour lotions révulsives et analgésiques (Codex).

Ammoniaque liquide. . .	60 gr.
Alcool camphré	10 —
Chlorure de sodium . . .	60 —
Eau distillée.	1000 —

Eau de Sedlitz (artificielle).

Sulfate de magnésie . . .	30 gr.
Bicarbonate de soude. . .	7 —
Acide tartrique crist. . . .	6 —
Eau	600 —

Purgatif salin (à boire par moitié ou en entier).

Eau sulfo-carbonée. — Voir Carbone (Sulfure de).

Eau sulfureuse. — Voir Sulfure de sodium.

Eau-de-vie allemande. — Voir Jalap.

Eaux-Bonnes. — Village des Basses-Pyrénées, à l'entrée de la gorge de la Sourde traversée par le Valentin, torrent qui se jette près de Laruns dans le gave d'Ossau. Il est situé à 6 km de Laruns. Altitude 750 m. Eaux thermales (22°-32° 7) et une source froide (12°). Sulfurées-sodiques et sulfhydriquées (mélange de Na^2S et $NaHS$), chlorurées-sodiques et légèrement sulfatées-calciques. Elles renferment, en outre, des traces de nombreux métaux et métalloïdes, ainsi qu'une proportion notable de gaz rares (néon, argon, hélium, notamment). Utilisées sous forme de boisson, de bains, d'irrigations, de douches, de humage.

Principales indications. — Affections chroniques des voies respiratoires, manifestations torpides de la tuberculose, herpétisme, lymphatisme, scrofule.

Eaux-Chaudes. — Village des Basses-Pyrénées, sur la rive droite du gave d'Ossau, à 6 km de Laruns et à 8 km des Eaux-Bonnes. Altitude 675 m. Eaux thermales (24°-36° 5) et une source froide (10° 6). Sulfureuses et sulfhydriquées faibles, très faiblement alcalines. Le traitement externe constitue la médication prédominante de cette station et sa proximité des Eaux-Bonnes permet de lui combiner la médication surtout interne de cette dernière. Moins excitantes que les eaux de Barèges et les Eaux-Bonnes, les Eaux-Chaudes se rapprocheraient plutôt de celles de Saint-Sauveur, de Luchon et de Cauterets. Elles sont assez riches en gaz rares, mais moins riches en hélium que les Eaux-Bonnes.

Principales indications. — Affections rhumatismales, dermatoses, catarrhes chroniques des organes génito-urinaires, métrites chroniques, accidents attribuables à la syphilis larvée et aux empoisonnements métalliques.

Eaux-mères. — Résidu d'évaporation des salines où l'on exploite le sel gemme ou l'eau de mer. On les obtient de deux façons : par évaporation spontanée ou par évaporation artificielle. Ces eaux ne peuvent donc être considérées ni comme un produit naturel, ni comme une eau minérale artificielle. Liquides sirupeux, de couleur fauve ou brunâtre, sans odeur, de saveur âcre et très salée, de forte densité (1150-1200). Leur composition, assez variable suivant la provenance (Voir Bex, Elmen, Kissingen, Kreuznach, Mannheim, Nauheim, Salies, Salins, Sassendorf), peut aller de 20 à 300 gr. par litre pour le seul chlorure de sodium. Ces eaux-mères diffèrent sensiblement par la nature du sel prédominant dans leur composition : $NaCl$ pour Salins du Jura; $MgCl^2$ pour Briscous-Biarritz, Salies-de-Béarn et Bex; $CaCl^2$ pour Kreuznach et Nauheim; celles de Salies-de-Béarn et de Briscous-Biarritz sont particulièrement riches en bromures. Elles manifestent surtout une action propulsive; et, à cet égard, les eaux iodo-bromo-chlorurées sont tout particulièrement remarquables. Dans tous les cas, agents thérapeutiques puissants exigeant une surveillance étroite. Leur grande richesse en principes actifs les rend puissamment résolutives, altérantes et névrosthéniques. Chez les sujets susceptibles, l'usage interne peut produire de l'irritation des muqueuses, accompagnée soit de spasmes musculaires (parfois même contractures) et de troubles circulatoires, soit de diarrhée et de vomissements. Dans l'emploi externe, la saturation se traduit par : courbature générale, sécheresse de la peau (principalement à la face palmaire des mains), pouls fort et tendu, céphalalgie, inappétence, embarras gastrique. La tolérance est extrêmement variable. On les emploie tout à fait exceptionnellement à l'intérieur; le plus souvent en bains, irrigations, applications; presque toujours plus ou moins diluées. *A l'intérieur* : 2 à 6 gr. une à deux fois par jour, à jeun, dans un quart de verre d'eau, de lait ou de sirop (on peut arriver progressivement jusqu'à deux verres entiers); *à l'extérieur* : 10 à 50 litres pour un bain d'eau simple ou salée, applications topiques deux fois par jour durant deux heures de compresses imbibées d'eau-mère pure ou mitigée, injections dans les plaies profondes ou les trajets fistuleux.

Principales indications. — Scrofule, lymphatisme, affections chirurgicales, tous les cas où existe l'indication d'une médication fortement altérante et résolutive.

Eaux minérales. — Il est impossible, encore actuellement, d'établir une limite tranchée entre les *eaux potables* et les *eaux minérales.* Ces dernières sont caractérisées : ou bien par une composition chimique plus ou moins complexe, leur radio-activité, leur thermalité, ou bien parce que l'observation a permis de les reconnaître comme douées de propriétés thérapeutiques. D'après les plus récentes recherches, il faut compter, en outre, avec la *forme* sous laquelle les divers composés sont tenus en dissolution dans une eau minérale, ainsi qu'avec le degré de division extrême (*état radiant*) que tel ou tel élément peut acquérir dans cette dissolution. Les eaux minérales possèdent, en effet, à leur point d'émergence, des qualités intrinsèques, insaisissables par l'analyse, leur communiquant des propriétés physiologiques et thérapeutiques propres, très complexes, leur conférant une sorte d'individualité et rendant leur synthèse impossible, en raison de ces états particuliers de la matière, soit chimiques, soit dynamiques, qui correspondent à leurs activités médicamenteuses.

Pour faciliter leur étude et établir les cadres de leurs attributions, on a classé les eaux minérales de la façon suivante. Au point de vue de leur température : *athermales* ou *froides*, celles dont la température ne dépasse pas 20°; *thermales*, celles dont la température est comprise entre 20° et 38°; *hyperthermales*, celles dont la température dépasse 38°. Au point de vue de leur composition chimique : *sulfureuses*, divisées en sulfurées-sodiques et sulfurées-calciques ou sulfhydriquées; *chlorurées*, comprenant les chlorurées-sodiques, chlorurées-sulfurées, chlorurées-bicarbonatées, chloru-

rées-sulfatées; *bicarbonatées*, comprenant les bicarbonatées-sodiques, bicarbonatées-calciques, bicarbonatées-mixtes, bicarbonatées-chlorurées, bicarbonatées-sulfatées, bicarbonatées-sulfatées-chlorurées; *sulfatées*, comprenant les sulfatées-sodiques, sulfatées-calciques, sulfatées-magnésiennes, sulfatées-mixtes; *ferrugineuses*; *indéterminées*, comprenant les faiblement minéralisées (*oligométalliques*) et les thermales simples. La proportion, plus ou moins considérable, de certains autres éléments (métalloïdes, métaux, gaz rares) ne confère que des qualités secondaires au point de vue de la constitution chimique, mais pouvant être de première importance quant aux applications thérapeutiques.

Éclampsie infantile. — Voy. Convulsions.

Éclampsie puerpérale. — I. *Prophylaxie.* — Pour prévenir l'*éclampsie puerpérale*, il est indispensable de pratiquer périodiquement (tous les 8 jours) pendant, et surtout, à la fin de la grossesse (3 derniers mois), l'examen des urines ; spécialement chez les *primipares*, afin de pouvoir instituer, dès l'apparition de l'albuminurie, le *régime lacté* absolu ou mitigé.

II. *Traitement.* — Lorsque l'éclampsie est déclarée, la malade sera maintenue au lit, à l'abri des traumatismes et sa langue refoulée derrière les arcades dentaires (avec un linge), pour lui éviter les morsures ; elle sera en même temps soumise à des *inhalations massives de chloroforme* poussées jusqu'à résolution et renouvelées dès l'apparition de secousses convulsives sur la face. Le *chloral* en potion (2 à 4 gr.) quand la déglutition est possible, ou en lavements (4 à 6 gr.) si ceux-ci sont gardés, est souvent aussi efficace. Charpentier le donnait à hautes doses (1er lavement de 4 à 10 gr. et, au besoin, un 2e, puis un 3e de 4 gr. à 5 ou 6 heures d'intervalle). Au chloral on peut associer la *piqûre de morphine* (1 centigr. toutes les 2 ou 3 heures).

Aux agents sédatifs il faut ajouter tous ceux capables de combattre la toxémie causale : *lavements purgatifs, grands bains chauds,* s'ils sont possibles, et surtout, dans les cas sévères, *saignée copieuse* (3oo à 4oo gr. suivant la vigueur de la malade) suivie de l'injection de 5oo à 1ooo gr. de *sérum artificiel* sous la peau de la fesse ou de la cuisse. Naturellement, le régime lacté absolu sera maintenu.

Les *indications obstétricales* de l'éclampsie, notamment celles de l'*accouchement provoqué*, sont encore discutées par les accoucheurs. L'enfant est-il viable, le col dilaté ou dilatable, tous s'accordent pour délivrer la femme au plus vite. Mais, si la grossesse n'approche pas de son terme, si les tendances à l'expulsion restent faibles ou nulles, les uns, à moins d'*anurie* ou d'*hyperthermie* extrême, prêchent l'*abstention* qui comporterait une bien moindre mortalité, tandis que les autres préconisent l'*accouchement prématuré artificiel* par *dilatation bimanuelle*.

Il importe de savoir que les éclamptiques tolèrent mal les *solutions antiseptiques* (surtout l'*acide phénique* et le *sublimé*); aussi préférera-t-on, chez elles, l'usage de l'*eau bouillie*, soit pure, soit additionnée d'*eau oxygénée*, d'*aniodol* ou de *permanganate de potasse* (1 p. 4ooo).

Ecthyma. — L'*ecthyma* (*Rupia* de Bateman) est une lésion ulcéreuse *streptococcique* surtout observée sur les membres inférieurs des sujets surmenés, affamés ou cachectiques. Le repos, les bains, un régime réparateur sont d'abord indiqués. Localement, l'ecthyma sera lavé et recouvert d'un pansement humide à l'*eau d'Alibour faible* (eau, 5oo gr., *sulf. de cuivre*, 2 gr., *sulf. de zinc*, 3 gr.). Si la cicatrisation tarde, elle sera hâtée par des applications de pommade au *sous-carbonate de fer* (1 gr. p. 4o de vaseline. — Sabouraud.)

Eczéma. — Nous ne saurions fournir ici que des données très générales. Tout eczéma durable ou récidivant impose l'*examen méthodique complet du malade* (examen des urines) dont on profitera pour corriger, autant que possible, par un traitement général approprié, toutes les anomalies de santé qu'il aura permis de relever : *dyspepsie*, *goutte*, *diabète*, *albuminurie*, *insuffisance rénale*, *cholé-*

mie, etc. Ces principes posés, le traitement de l'eczéma est surtout local. Aux formes aiguës on oppose : les *enveloppements humides avec de l'eau bouillie simple* (2 fois par jour), ou, si les lésions sont très circonscrites, les applications de *cataplasmes de fécule de pommes de terre*. Quand l'eczéma a perdu de son acuité, on peut le panser avec des solutions de *borate* ou de *salicylate de soude* (5 p. 1ooo). Lorsqu'il est *refroidi* (pas avant), on étend, sur les surfaces malades, des *pâtes couvrantes* à l'*oxyde de zinc* ou au *carbonate de bismuth* (au 1/4). Les *formes demi-squameuses* à croûtes grasses (dans les plis) sont justiciables des *pommades cadiques faibles* (oxyde de zinc et huile de cade $\bar{a}\bar{a}$ 5 gr. ; vaseline, 2o; lanoline, 5. Sabouraud). Les *eczémas subaigus* et *chroniques localisés*, réclament l'emploi d'agents réducteurs énergiques : solution d'*acide picrique* au 1/200 (imbibant des compresses recouvertes d'imperméable) ou solution de *nitrate d'argent* au 1/4o ou au 1/2o (attouchements quotidiens après décapage par application préalable d'une feuille de caoutchouc vulcanisé). Les *eczémas rebelles des extrémités* ne cèdent qu'à des agents plus actifs ; pommades de zinc à l'*acide salicylique* (au 1/2o) ou à la *chrysorabine* au 1/5o ou 1/3o (Sabouraud).

Ektogan. — Voir Zinc (Peroxyde de).

Éléphantiasis. — Voir Filariose.

Élaterium et **Élatérine**. — Suc du fruit du concombre sauvage *Ecbalium elaterium* (Cucurbitacées) contenant 4o p. 1oo de principe actif *Elaterine* ; purgatif drastique, hydragogue très énergique (à la dose de 1 centigr. pour l'elaterium, et de 3 à 4 milligr. pour l'élatérine). Produit dangereux, à rejeter.

Électrothérapie. — La thérapeutique utilise l'électricité sous ses diverses formes : 1° *courants continus* ou *galvaniques* ; 2° *courants interrompus* ou *faradiques* ; 3° *électricité statique* ou *franklinisation* ; 4° *courants de haute fréquence* ; 5° *rayons X*. Les principales indications de ces agents seront résumées aux articles : *galvanisation*, *faradisation*, *galvano-faradisation*, *franklinisation*, *haute fréquence* et *radiothérapie*.

Électuaires. — On appelle ainsi, en pharmacie, des préparations officinales de consistance pâteuse, très complexes, obtenues par le mélange d'une poudre fine avec du miel, du sirop, du vin ou une résine liquide. Cette forme est presque entièrement tombée en désuétude.

Élimination des médicaments. — Issue hors de l'organisme des médicaments en nature ou de leurs produits de transformation; elle est la condition indispensable de l'effet thérapeutique; si elle manque ou est retardée en raison soit de la nature du médicament (accumulation), soit de l'état du malade (imperméabilité rénale, insuffisance hépatique) les effets toxiques apparaissent. Le *rein* est une des plus importantes voies d'élimination. Aussi doit-on, sous peine d'accidents graves, s'assurer de sa perméabilité, avant d'administrer des médicaments actifs. L'intégrité du *foie* n'importe pas moins; on sait qu'il fixe et transforme les substances introduites par les voies digestives pour les éliminer ensuite par la bile (les métaux surtout) ou les laisser passer dans le sang. Les malades dont la cellule hépatique est dépréciée sont bien plus exposés aux intoxications médicamenteuses. Le *poumon* élimine les produits volatils, les essences. La *peau* contribue à éliminer l'iode, le brome, le mercure, le copahu, l'antipyrine, etc., dont le passage est signalé par des éruptions caractéristiques. Les *glandes salivaires* concourent à l'élimination du chlorate de potasse, du mercure, etc. Enfin, chez les nourrices, beaucoup de médicaments passent, en partie, par les glandes mammaires (alcaloïdes, mercure, iodure de potassium, etc)., circonstance à considérer pour éviter les accidents chez le nourrisson si on doit médicamenter la nourrice, mais profitable aussi parfois, puisqu'elle permet de traiter l'enfant indirectement en médicamentant sa nourrice. La thérapeutique met encore autrement à profit la voie d'élimination des médicaments pour agir électivement sur certains organes. Là est le principe de l'*antisepsie médicale* : antisepsie des voies urinaires (balsamiques, salol, benzoate de soude, etc.), des bronches (balsamiques, essences, etc.), des voies biliaires (cholagogues, salicylate de soude, calomel), de la bouche (chlorate de potasse), etc., qui se proposent essentiellement de faire parvenir des substances modificatrices jusqu'aux tissus malades inaccessibles à l'action directe. L'élimination correcte des médicaments peut être vérifiée expérimentalement. En clinique, on la contrôle surtout par l'examen des urines.

Élixir parégorique. — Voir Opium.

Élixir stomachique de Stoughton ou *Teinture d'absinthe composée.*

Aloès.	5 gr.
Cascarille	5 —
Rhubarbe.	15 —
Gentiane.	25 —
Germandrée	25 —
Absinthe.	25 —
Écorces d'oranges amères .	25 —
Alcool à 60°	1 litre.

2 à 15 gr. Anorexie. Atonie gastrique.

Élixir de longue vie. — Voir Aloès.

Ellébore (blanc et vert). — Voir Vératrum.

Elmen. — Empire d'Allemagne, province de Saxe, dans le voisinage de Salza. Eaux froides, chlorurées-sodiques, d'un degré de minéralisation variable (20 à 40 gr. NaCl), légèrement sulfatées, calciques. Cette station est surtout remarquable par l'utilisation des eaux-mères de salines situées dans les environs, très riches en chlorure et en bromure de magnésium (environ 140 gr. de chaque p. 1000). Elles comportent dans leur spécialisation toutes les affections justiciables des eaux chlorurées sodiques fortes et des eaux-mères.

Embarras gastrique. — Qu'on lui reconnaisse une origine infectieuse ou digestive (fermentations stomacales) l'*embarras gastrique* comporte un ensemble de troubles gastro-intestinaux et généraux, dont la durée peut varier de quelques jours à 2 ou 3 semaines, avec ou sans fièvre. Les récidives en sont fréquentes chez les dyspeptiques par *atonie gastrique* ou *hypopepsie*; on en évitera le retour chez ces malades en les soumettant à une hygiène convenable. Leur *régime* se composera surtout de laitage mélangé à des farines ou à des pâtes alimentaires, d'œufs frais en nature, de viande en quantité modérée, de poisson de mer blanc, de mets féculents et sucrés; on en exclura les aliments fermentés ou fermentescibles tels que : gibier, fromages faits, charcuterie, salaisons, conserves. A ces malades se recommandent en outre les *petites purgations répétées* (une cuillerée à dessert d'*huile de ricin*, ou 10 gr. de *sulfate de soude*, une ou deux fois la semaine), ainsi que les *lavages intestinaux*. L'usage des *antiseptiques intestinaux* donne des résultats moins constants.

Quand la crise est déclarée, le mieux est : de débuter par un *purgatif salin* (*sulfate de soude* ou *de magnésie* 30 gr.) ou une prise de *calomel*, renouvelés au besoin quelques jours plus tard; de pratiquer de grands *lavages intestinaux* quotidiens et de maintenir, jusqu'à guérison, les malades à un régime sévère, uniquement composé de *lait* coupé d'*eau de Vichy* (glacé, si les vomissements persistent) et de *bouillon dégraissé*. Dans les cas de dyspepsie avérée, il est souvent nécessaire de ne permettre le lait qu'après 24 ou 48 heures de *diète hydrique*.

Embolie cérébrale. — L'embolie cérébrale a pour expressions cliniques l'*apoplexie* et l'*hémiplégie* (v. c. m.) dont le traitement fait l'objet d'articles spéciaux.

Embolie pulmonaire. — Voir Apoplexie pulmonaire.

Embrocations. — On appelle ainsi des liniments contenant, émulsionnés dans l'eau, des agents rubéfiants.

Émétique. — Voir Antimoine (Tartrate de potasse et d').

Émodine. — Principe actif de plusieurs purgatifs végétaux; dérivé de la *trioxyméthylanthraquinone* se trouvant dans les rhubarbes, les casses, le nerprun, la bourdaine, le cascara, les sénés, les aloès.

Emphysème pulmonaire. — I. Prophylaxie.—Pour préserver les *bronchi-*

tiques de l'emphysème pulmonaire, l'important est de hâter la guérison des poussées aiguës et d'en prévenir le retour par une hygiène bien comprise. L'*asthme* est-il en cause, il faut tout faire pour réduire la durée et l'intensité de ses accès. Entre les paroxysmes, les asthmatiques et les malades sujets à la bronchite doivent aguerrir leur peau aux brusques transitions de température par des *affusions froides* ou des *frictions sèches*.

II. *Traitement.* — L'emphysème constitué est une lésion irréparable dont on ne peut que pallier les manifestations. Pour tirer des poumons altérés le maximum de rendement fonctionnel, le malade sera soumis aux pratiques aérothérapiques (Voir Aérothérapie) sous forme soit de *bains d'air comprimé* (20 séances au moins), soit d'*inspirations dans l'air comprimé* et d'*expirations dans l'air raréfié*. Chez les athéromateux, les obèses, les tuberculeux, les cardiaques, les inspirations dans l'air comprimé seront suivies d'expirations à l'air libre, l'air raréfié favorisant la congestion bronchique et les hémoptysies. Les emphysémateux sont aussi appelés à bénéficier de la *mécanothérapie*, de la *gymnastique* et de la *rééducation respiratoires méthodiques*.

Les troubles fonctionnels de l'emphysème pulmonaire seront atténués par les *médications iodurée* et *arsenicale* associées ou alternées. L'*iodure de potassium* ou *de sodium* pourra être donné à la dose quotidienne de 20 à 60 centigr. 15 à 20 jours par mois; la *liqueur de Fowler* à celle de V à XV gouttes (graduellement), 15 jours par mois. Actuellement l'*arrhénal* (2 à 5 centigr.) lui est préféré, mais son usage ne doit pas être poursuivi plus de 5 à 6 jours consécutifs. Chez les enfants, l'iodure de sodium sera remplacé par l'*iodure de fer* (Lemoine) ou l'*iodure d'arsenic* (solut. à 1 p. 100 V à X gouttes à chaque repas, Saint-Philippe). L'iodure est à proscrire chez les emphysémateux tuberculeux. Quand le cœur est dilatable ou dilaté, la *caféine* longtemps continuée (25 centigr. par jour en piqûres) trouve son indication (Lemoine).

Les crises dyspnéiques des emphysémateux réclament les mêmes soins que les accès d'*asthme* (v. c. m.); elles sont momentanément soulagées par les *inhalations d'oxygène*. Pour les prévenir, le malade ne fera le soir qu'une légère collation. En tout cas, derrière tout emphysème on cherchera toujours si ne se cache pas un autre facteur d'oppression (insuffisance rénale).

Les emphysémateux tirent souvent profit des cures thermales que, suivant leur état diathésique, ils feront soit à *la Bourboule*, au *Mont-Dore*, à *Royat* (arthritiques, goutteux); soit à *Allevard*, *Eaux-Bonnes*, *Cauterets* (emphysème compliqué de grippe) ou à *Saint-Honoré* (bronchites congestives). L'*altitude* est contre-indiquée s'il existe des troubles cardiaques.

Emplâtres. — Pâtes épaisses, adhésives, formées de résines mêlées à des corps gras, ou d'un savon à base de plomb. Étalés sur une étoffe de coton ou de fil, ils constituent le sparadrap. On distingue : 1° les *emplâtres résineux*, dénués d'oxyde métallique combiné et composés comme les onguents, mais plus consistants; les *emplâtres proprement dits* à base d'oxyde de plomb combiné avec les acides gras.

Emplâtre blanc. — Voir Plomb (Protoxyde de).

Emplâtre rouge de Vidal. — Voir Mercure (Bisulfure rouge de).

Emplâtre simple. — (Codex).

Litharge pulvérisée . . . . 1000 gr.
Axonge. . . . . 1000 —
Huile d'olives. . . . . . 1000 —
Eau. . . . . 2000 —

L'emplâtre simple sert, en dermothérapie, de véhicule à divers agents modificateurs.

Emplâtre de Vigo. — Renferme 18 p. 100 de mercure (v. c. m.).

Empyème (Opération de l'). — I. *Indications.*— L'opération de l'empyème ou pleurotomie est indiquée dans la plupart des pleurésies purulentes et aussitôt le diagnostic posé. A cette règle il y a pourtant quelques exceptions : la *pleurésie pneumococcique pure*, capable de se résoudre spontanément ou après thoracentèse, n'exige la pleurotomie que si, après une ou deux ponctions, la fièvre persiste et le liquide se reproduit; la *pleurésie purulente tuberculeuse primitive* (abcès froid pleural) n'est pas justiciable de l'empyème, mais d'un traitement général hygiènique et de *thoracentèses* rares pratiquées quand l'abondance du liquide l'exige. Par contre une *pleurésie purulente non bacillaire* peut, chez un tuberculeux, guérir par la pleurotomie qui est justifiée quand les lésions pulmonaires sont discrètes. En dehors de ces cas particuliers, il faut évacuer le pus sans retard, dès que sa présence a été constatée dans la plèvre. L'opération donne de très beaux succès chez les enfants. Elle est également indiquée chez les vieillards, à moins de faiblesse excessive.

II. *Technique.* — Naturellement s'impose l'asepsie soigneuse de la région à inciser, des instruments et des mains de l'opérateur. Un bistouri droit, un autre boutonné, des pinces hémostatiques, deux gros drains longs de 15 cm, une seringue à injections hypodermiques, un trocart, des éponges stérilisées, des crins de Florence, de la gaze et de l'ouate hydrophile, plusieurs litres de solution antiseptique (*eau salée à* 7 p. 1000 stérilisée, *eau boriquée à* 40 p. 1000, ou, *eau oxygénée* étendue au 1/10 ou au 1/20) constituent un matériel suffisant. Quand le pus occupe la grande cavité pleurale, on incise généralement le VIII° espace intercostal, au niveau de la ligne axillaire postérieure; chez l'enfant le VII° ou le VI° espace sont préférables. Quand existe un *empyème de nécessité*, on incise à son niveau, à moins que le siège en soit défavorable. L'*empyème enkysté* (costo-pulmonaire ou du sommet) ne laissant pas le choix de l'espace, doit être incisé au point où la ponction a ramené du pus. Les *pleurésies purulentes interlobaire, médiastine, diaphragmatique*, ne sont qu'exceptionnellement accessibles à la pleurotomie. L'*anesthésie générale* n'est en aucun cas admissible. On peut, sans graves risques (à moins de cardiopathie ou d'extrême faiblesse), anesthésier la peau de l'espace choisi soit en injectant dans son épaisseur 1 c. c. de solution de *cocaïne* à 1 p. 100) ou de *stovaïne*, soit en pulvérisant à sa surface du *chlorure d'éthyle*. L'opération elle-même est très simple : après avoir vérifié, avec la seringue de Pravaz, la présence du pus dans la région choisie, on incise rapidement les diverses couches de l'espace intercostal jusqu'à la plèvre pariétale que reconnaît l'index gauche; se guidant toujours sur le bord supérieur de la côte inférieure bien repéré, on ponctionne de la pointe du bistouri, jusqu'à la cavité, puis on achève, avec le bistouri boutonné, l'ouverture qui doit être longue de 8 à 10 cm. Dès que la cavité est ouverte, le pus s'écoule par saccades, habituellement projeté à distance par les quintes de toux qui secouent le malade ; pour en éviter l'irruption, on applique un tampon de gaze sur la plaie. Le pus qui ne s'est pas écoulé spontanément est entraîné au dehors par un *lavage* avec une des solutions indiquées. Les *drains*, taillés en biseau, sont d'abord introduits dans la plèvre et maintenus avec une épingle de sûreté (fixée au pansement ou à un fil entourant le thorax). On pratique le lavage avec un *bock* muni d'un tube de caoutchouc terminé par un embout de verre qui est enfoncé dans un des drains ; le récipient rempli du liquide (chauffé à 37°) est élevé à une hauteur convenable pour que celui-ci pénètre sans violence dans la cavité et en sorte par l'autre drain. Si le *pus* est *inodore*, ce premier lavage ne s'impose pas ; il est au contraire indispensable si le pus est fétide, et sera fait alors de préférence avec de l'*eau oxygénée* ou une solution de *permanganate de potasse* au 1/4000. La plaie est pansée avec un carré de *gaze aseptique* fendu de façon à laisser passer les drains et recouvert d'une épaisse couche d'ouate hydrophile; le thorax est entouré d'une large bande d'ouate ordinaire maintenue par une bande de tarlatane. Lors des pansements ultérieurs, les lavages, qui retardent la cicatrisation, ne doivent être répétés que si le liquide reste fétide ou si la température dépasse la normale.

Ils deviennent nécessaires toutes les fois que l'issue du pus semble incomplète et que surviennent des ascensions thermiques inexpliquées. Renouvelé d'abord chaque jour, le pansement ne l'est ensuite que tous les 2, 3, 4 ou 6 jours, suivant que le liquide le transperce plus ou moins vite. Chaque fois le drain est retiré, nettoyé et raccourci s'il y a lieu (à mesure que s'oblitère la cavité); les progrès de la cicatrisation obligent aussi à réduire son calibre, mais on se gardera de le retirer tant qu'il peut encore pénétrer dans la plaie.

III. *Accidents opératoires et consécutifs.* — L'*incision sèche*, la *blessure du diaphragme, du péritoine* sont évitées par la *ponction exploratrice*. L'incision au lieu d'élection exclut en général la *blessure de l'artère intercostale* ; si elle se produit (incision d'un siège anormal; anomalie artérielle), il faut pincer l'artère et la lier, ou, ce qui est plus aisé, passer un fil enserrant la côte et l'artère. L'*érysipèle*, les *suppurations métastatiques*, la *nécrose partielle de la côte* tiennent toujours à une faute d'asepsie ou à une surveillance imparfaite de la plaie. Les *paralysies transitoires* consécutives à l'empyème reconnaissent des causes encore obscures. Les *syncopes*, les *crises convulsives* réflexes déterminées par les lavages peuvent être évitées en les pratiquant toujours à basse pression; leur traitement est celui des mêmes accidents d'autre origine. Les *accidents d'intoxication* sont devenus rares, grâce à l'exclusion des antiseptiques forts, de la pratique des lavages.

IV. *Suites.* — La pleurotomie laisse constamment, après cicatrisation, un *affaissement thoracique* du côté malade qui peut être atténué par l'*aérothérapie* et les exercices de *gymnastique respiratoire*. Après une intervention tardive sur un thorax peu souple, une cavité suppurante peut s'éterniser. L'indication se pose alors d'une *résection pluricostale (Opération d'Estlander* ou *de Quénu)* destinée à hâter la cicatrisation ; malheureusement cette opération, toujours grave, est quelquefois rendue inutile ou dangereuse, en raison de conditions locales (vaste poche; siège au sommet; moignon pulmonaire non dilatable) ou générales (tuberculose, vieillesse, dégénérescence amyloïde). Le diagnostic, de l'étendue du siège de la poche et de la fistule est toujours facilité par la *radioscopie* après injection, dans la cavité, d'une émulsion de bismuth.

Dans les cas où ne persiste qu'un *trajet fistuleux superficiel* sa cicatrisation peut suivre un *curetage* ou une *cautérisation*, à moins qu'il ne soit entretenu par une *nécrose costale* qui devra alors être traitée (*grattage de la côte, extraction du séquestre*).

Ems. — Bourg de l'Empire d'Allemagne, grand duché de Nassau. Altitude 94 m. Eaux thermales et hyperthermales (29°5-47°5), gazeuses, bicarbonatées mixtes, chlorurées-sodiques et faiblement sulfatées. Utilisées en boisson, bains, douches, inhalations.

Principales indications. — Affections catarrhales chroniques (notamment celles de l'appareil respiratoire), affections utérines, goutte, rhumatisme, chlorose, pléthore abdominale et affections qui s'y rattachent.

Émulsions. — Préparations d'apparence laiteuse dans lesquelles une substance solide ou liquide (s. grasse) est maintenue en suspension dans l'eau, à l'état de grande division et de façon à peu près stable, grâce à l'addition (en proportions convenables) de gomme (arabique ou adragante), de mucilages (semences de lin, de coings, de psyllium), de jaune d'œuf, de saponine, de bois de Panama, de savon, ou, grâce à l'emploi, comme véhicule, de lait d'amandes ou de lait animal, émulsion naturelle. Le looch blanc (voir AMANDES), le looch huileux, le julep gommeux sont des émulsions usuelles. Les liquides acides ou alcooliques détruisent les émulsions.

Encausse. — Village de la Haute-Garonne, à l'entrée de la vallée de Cabanac, sur la rive droite du ruisseau le Job, à 10 km S. de Saint-Gaudens, non loin de la lisière où s'effectue le raccordement de la montagne et de la plaine. Altitude 362 m. Eaux tempérées (19°5-

22°), sulfatées-calciques et magnésiennes, faiblement chlorurées-sodiques et carbonatées-calciques. Laxatives, diurétiques, sudorifiques, toniques, reconstituantes et altérantes. Résolutives des engorgements et des congestions passives de l'abdomen. Utilisées sous forme de boisson, de bains et de douches.

Principales indications. — Affections des muqueuses gastro-intestinales et génito-urinaires, affections hépatiques, affections vasculaires.

Encens ou Oliban. — Larmes résineuses grises, solubles en partie dans l'alcool, mieux dans l'éther et fournies par le *Boswellia Carterii* (Térébinthacées). Fait partie de la *thériaque*, des *pilules de cynoglosse*. Sert à l'obturation des cavités dentaires.

Encéphalites aiguës. — Il faut distinguer l'*encéphalite aiguë simple* primitive aboutissant à la paralysie cérébrale infantile ou à l'hémiplégie spasmodique et l'*encéphalite suppurée* (*abcès du cerveau*), généralement secondaire à un traumatisme, à une suppuration voisine ou éloignée.

I. *Encéphalite aiguë simple.* — Le traitement doit combattre : l'*infection générale*, l'*inflammation locale* et les *symptômes* (vomissements, convulsions). A l'*infection* on oppose la *quinine* (en suppositoires de 10 à 20 centigr. selon l'âge) et les *purgatifs* (*calomel* ou *sulfate de soude*), répétés au besoin, à intervalles de 2 ou 3 jours. L'*inflammation locale* est justiciable de la révulsion (vésicatoires à la nuque ou sur la région douloureuse) et des *sangsues* derrière les oreilles (du côté opposé aux convulsions). On combat les *convulsions* par des *bains tièdes* prolongés et des lavements contenant même quantité de *bromure* et de *chloral* (20 à 40 centigr. selon l'âge), les *vomissements* par une alimentation surtout liquide et lactée.

II. *Encéphalite suppurée.* — Son traitement ressortit surtout à la chirurgie; le traitement médical n'est que symptomatique.

La *prophylaxie* consiste à ouvrir et à désinfecter sans retard tout foyer suppuré capable d'engendrer l'abcès du cerveau (otites, mastoïdites, etc.), à panser antiseptiquement toute plaie de tête.

Le *traitement médical* sera conforme à celui de l'encéphalite aiguë simple. La céphalée sera modérée par l'*antipyrine*, la *phénacétine*, la *morphine*, les signes d'excitation par les antispasmodiques, la torpeur par les stimulants.

Le traitement chirurgical s'impose dès que le diagnostic est ferme, car lui seul peut éviter la terminaison fatale. Les indications diffèrent suivant que la lésion causale est une suppuration de voisinage (oreille, nez, orbite), un traumatisme ou un foyer à distance (abcès métastatique d'origine pulmonaire).

L'abcès d'origine auriculaire, le plus fréquent, généralement unique et collecté, de siège variable (temporal, frontal, occipital, pariétal et même cérébelleux), cortical ou profond, doit être évacué sans délai, qu'il y ait ou non continuité entre les lésions périphériques et centrales. Le mieux est de *trépaner l'apophyse mastoïde et la caisse*, avec la gouge et le maillet de préférence (Broca et Maubrac), procédé permettant d'accéder d'emblée, ou en un second temps, dans la fosse temporale ou cérébelleuse, si le pus y est collecté. Lorsque les signes cliniques (monoplégie brachiale) dénoncent un abcès à distance (frontal), une seconde ouverture cranienne devient nécessaire. Si l'abcès est profond, la découverte en est facilitée par la *ponction cérébrale exploratrice*. Le traitement donne au moins 50 p. 100 de succès.

L'abcès traumatique est probable chez tout malade frappé d'accidents méningitiques à la suite soit d'une fracture du crâne, soit d'une ostéite suppurée des os du crâne succédant, d'emblée ou tardivement, à un traumatisme. Existe-t-il une plaie suppurante ou cicatrisée, on trépane à son niveau ; sinon on s'oriente d'après les *symptômes de déficit* (paralysies), à condition qu'ils signalent un foyer nettement localisé. La dure-mère incisée, le siège exact de l'abcès sera dénoncé par le *signe de Roser-Braun (disparition des battements cérébraux)*, puis restera à rechercher le pus par des ponctions en divers sens.

Mais ce procédé n'est guère applicable qu'après les *traumatismes de la voûte*. En cas de *fracture du rocher*, le siège peu accessible des foyers suppurés commande le plus souvent l'abstention.

Encéphalites chroniques. — Les *encéphalites chroniques infantiles* tantôt succèdent à une encéphalite aiguë, tantôt résultent d'une sclérose lente et progressive. Elles ont pour expression un syndrome nerveux où, suivant les formes cliniques, prédominent soit les contractures, l'athétose ou les mouvements choréiques, soit les crises épileptiformes, les troubles trophiques ou les troubles psychiques. Il en résulte divers types : l'*hémiplégie spasmodique*, la *maladie de Little*, l'*athétose double*, la *chorée congénitale*, l'*épilepsie* et l'*idiotie*.

Ces divers syndromes, on ne doit pas l'oublier, peuvent ressortir à l'*hérédosyphilis* qui, si elle est en cause, pose l'indication du traitement mixte (*injections mercurielles* et *iodure de potassium*) capable de suspendre l'évolution de la sclérose. Aux autres facteurs étiologiques ne s'appliquent que des mesures préventives. L'*accouchement prématuré*, origine fréquente d'encéphalite (pour l'enfant), sera autant que possible évité ; on redoutera de même, en cas de dystocie, les causes de compression prolongée de la tête et d'asphyxie du nouveau-né. L'encéphalite consécutive à une naissance avant terme est, du reste, plus curable que celle qui succède à des hémorrhagies méningées par dystocie.

Dans certaines hémiplégies spasmodiques à marche très progressive, il y a lieu de prolonger la révulsion (*pointes de feu, vésicatoires* sur la nuque ou le crâne, du côté opposé à la paralysie) bien au delà de la période aiguë.

Le reste du traitement médical ne vise que les symptômes. La *paralysie* est justiciable de la *galvanisation descendante de la moelle* ou de la *galvanisation cérébrale* (pôles aux apophyses mastoïdes; séances de 3 minutes tous les 2 jours), commencées un mois après la disparition des accidents aigus. La paralysie est d'autant plus marquée qu'elle débute plus tard. On lui opposera, en outre, les *frictions stimulantes*, le *massage* et la *mobilisation passive*, pour prévenir la rétraction tendineuse. La *contracture* est modérée par les *bains tièdes*, les *bains de boue*, le *bromure*, les cures à *Néris* et *Plombières*.

La rigidité spasmodique généralisée sans paralysie notable ou *maladie de Little* est très amendée par l'*éducation motrice méthodique* des membres atteints (marche, course, exercices manuels) et le *traitement orthopédique*, qui secondera le *traitement opératoire* dans la correction des attitudes vicieuses.

L'*athétose*, les *mouvements choréiformes* réclament l'usage de la *valériane*, de l'*antipyrine* et des *bromures*, spécialement pendant les phases d'agitation.

Les *crises épileptiformes* sont justiciables de la *médication bromurée* telle qu'elle est instituée contre l'épilepsie (v. c. m.); du reste, elles tendent à cesser après 30 ans. Contre l'*atrophie musculaire* et les *arrêts de développement* on n'a d'autres ressources que la *galvanisation* et les *bains salés chauds*; la cure marine est contre-indiquée. L'*imbécillité*, l'*idiotie* sont atténuées par le *traitement pédagogique*. (Voir Idiotie).

Traitement chirurgical. — Il s'applique soit aux rétractions tendineuses, soit à la lésion centrale. Les membres peuvent être redressés par la *ténotomie* portant, selon les cas, sur le tendon d'Achille, l'aponévrose plantaire, les demi-tendineux, demi-membraneux et biceps. Elle n'est justifiée que si la contracture ne progresse plus. On la fait suivre d'une immobilisation prolongée (30 jours) dans un appareil plâtré. Les *appareils orthopédiques* régularisent la reprise des mouvements ou corrigent les déformations rebelles.

La lésion causale de l'hémiplégie spasmodique peut être justiciable d'une opération dans les cas où elle consiste en un *kyste* (traumatique ou non), à condition que des signes d'épilepsie partielle en précisent nettement le siège. Les opérations les plus précoces sont les plus efficaces.

Encéphalopathie saturnine. — Ce terme désigne des accidents cérébraux divers : délire, convulsions épileptiformes, hémiplégie, coma, qui souvent alternent ou se succèdent chez les saturnins, réclamant un traitement approprié à leur véritable cause, qui est variable et doit être d'abord dépistée (*insuffisance rénale* ou *hystérie*). Aux *symptômes d'excitation* on oppose la *médication bromurée*; à la *paralysie hystérique* la suggestion et la *faradisation*; à l'*urémie* le *régime lacté*, les piqûres d'*éther*, de *caféine*, la *saignée* et parfois les injections de *sérum artificiel*.

Endocardites aiguës. — I. *Endocardite infectieuse atténuée.* — Au cours du *rhumatisme articulaire aigu*, sa cause habituelle, il est logique de chercher à prévenir l'endocardite et, à cet égard, le meilleur prophylactique paraît être le *salicylate de soude* (4 à 6 gr.) dont on poursuivra l'usage 5 ou 6 jours au moins après la cessation des douleurs. A l'endocardite déclarée, on oppose des *révulsifs locaux* et un *traitement général*. On commence par appliquer des *ventouses scarifiées* sur la région précordiale (à plusieurs reprises au besoin), puis on entretient la révulsion, s'il y a lieu, soit par des *vésicatoires volants* posés et pansés aseptiquement, soit par des *pointes de feu* ou des badigeonnages répétés de *teinture d'iode*. A l'intérieur, il semble que le *salicylate de soude* agisse favorablement même sur l'endocardite déclarée, quoique quelques auteurs le contestent. Quand la phase aiguë est passée, l'usage des *iodures* (de potassium et de sodium, 50 à 80 centigr.) alterné ou non avec celui de préparations arsenicales (*arséniate de soude, arrhénal*) paraît contribuer à activer la résorption des exsudats valvulaires et à en retarder l'évolution scléreuse (Barié). Reste à combattre les symptômes. Contre l'*hyperthermie* on donne le *sulfate* ou le *chlorhydrate de quinine*. A l'*éréthisme* ou à l'*arythmie cardiaques* on oppose soit la *digitale* (macération de 30 à 40 centigr. de feuilles pendant 5 à 6 jours), soit la *digitaline cristallisée* (solution titrée X gouttes, 3 ou 4 jours de suite) ou le *strophantus* (1 à 3 milligr. d'extrait titré). Après défervescence, les *bromures* (3 à 4 gr.) ou la *valériane* (*extrait de valériane* ou *valérianate d'ammoniaque*) suffiront à régulariser les battements cardiaques (Barié). Le malade doit, pendant toute la durée de l'endocardite aiguë, garder le lit et s'alimenter légèrement, surtout avec du lait. La *convalescence* réclame l'emploi de la médication tonique (*fer, arsenic, glycérophosphates, cure d'air*).

II. *Endocardites infectantes.* — Ces endocardites représentent une des localisations de *septicémies généralisées* presque toujours rebelles à toute thérapeutique. Il est indiqué de soutenir l'organisme par des toniques (*éther, alcool, café, caféine, digitale*, injections intra-veineuses de *sérum artificiel*) pour renforcer ses moyens de défense contre l'infection. Jusqu'ici, les agents opposés directement à celle-ci (*quinine à haute dose*) sont d'un effet douteux, sauf peut-être le *collargol* qui, injecté dans les veines à la dose de 7 à 9 centigr. semble avoir donné quelques résultats.

Endocardites chroniques. — Le traitement des endocardites chroniques est étroitement lié à celui des diverses *lésions valvulaires* qu'elles engendrent et de leurs troubles fonctionnels.

Énésol. — (Voir MERCURE [SALICYLARSINATE DE]).

Enghien. — Petite ville à 8 km de Paris, dans une plaine attenante vers le sud à la vallée de la Seine. Altitude 44 m. Eaux froides (10°-14°), sulfurées-calciques accidentelles et sulfhydriquées, sulfatées-calciques. Utilisées sous forme de boisson, bains, douches, pulvérisations, inhalations. Leur usage interne provoque une excitation manifeste s'exerçant sur le système nerveux, le système circulatoire, l'appareil digestif, les reins, la peau et se traduisant par de l'agitation, de l'insomnie, des douleurs névralgiques, des éruptions cutanées.

Principales applications. — Affections catarrhales d'origine lymphatique et scrofuleuse, affections herpétiques.

Entéralgie. — L'*entéralgie* est un syndrome caractérisé par l'apparition inopinée et périodique de violentes *coliques intestinales* durant de quelques

heures à 2 ou 3 jours, accompagnées de météorisme mobile, parfois de vomissements et de constipation (matières ovillées, rubanées). L'intestin fonctionne normalement entre les accès, souvent occasionnés par le surmenage intellectuel, les émotions, et frappant plutôt les névropathes arthritiques. Semblant liées à un *spasme du côlon et de l'S iliaque*, les crises d'entéralgie sont justiciables non des purgatifs (contre-indiqués, les drastiques surtout), mais de la *belladone* (XV à XX gouttes de *teinture*) et même de l'*opium* (L à C gouttes d'élixir parégorique) qni apaisent les douleurs et lèvent la constipation. Les *bains chauds*, la *faradisation abdominale* (au pinceau) soulagent souvent. Dans l'intervalle des accès se pose l'indication des laxatifs anodins (*huile de ricin, fleur de soufre, rhubarbe*), de la *galvanisation intestinale* (pôle positif sur les dernières vertèbres dorsales; pôle négatif promené sur les côlons), des *douches chaudes* ou *tièdes* et des cures hydrominérales à *Néris, Plombières* ou *Ragatz*. L'hygiène physique et morale (aération, repos intellectuel, etc.) est essentielle pour éviter le retour des accès. Avant de conclure à l'*entéralgie* il est indispensable d'avoir éliminé, par un examen clinique minutieux, tous les facteurs organiques de coliques : *entérites, appendicite chronique, sténose intestinale, tabes, coliques de plomb*, etc.

Entérites aiguës. — I. *Gastro-entérite infantile.* — La première indication est de *régler le régime*. Le mieux est d'instituer la *diète hydrique* (Voir DIÈTE) pendant 24 ou 48 heures; ensuite, si l'amendement obtenu le permet, on remplace, peu à peu, suivant la tolérance de l'intestin, l'eau pure soit par de l'*eau de riz* ou du *bouillon de légumes* (pur, puis additionné de *farine de riz*, une demi ou une cuillerée à café p. 100) puis par du lait (en quantité progressive). Selon les cas, la *décoction de céréales* de Comby (blé, orge perlé, maïs concassé, haricots blancs secs, pois secs, lentilles, de chaque 30 gr., sel marin 20 gr. pour 3 litres d'eau réduits à 1 par 3 heures d'ébullition) additionnée de farine (de riz, d'orge ou d'avoine, une cuillerée à café p. 100 gr.), le *babeurre* sucré, le *kéfir n° 2* ou le *lait Backhaus* seront mieux supportés. Tel ou tel de ces aliments servira de transition pour ramener peu à peu l'enfant à l'allaitement normal, mais par une très lente progression en réglant minutieusement le nombre des repas et sans forcer jamais les doses, en revenant, sans hésiter, à la diète hydrique si la diarrhée ou les vomissements reparaissent.

Quand les fermentations intestinales ne cèdent pas à la diète, on peut recourir aux *grands lavages* (Voir ENTÉROCLYSE), répétés 3 fois par jour avec de l'eau salée (1 p. 100) bouillie. En général, les *purgations* (5 à 10 gr. d'*huile de ricin* ou 5 à 15 centigr. de *calomel*) ne trouvent leur indication (après 6 mois) que si la diarrhée ou les vomissements reparaissent après une première amélioration (Marfan). Les antiseptiques internes (*benzo-naphtol*, etc.) sont maintenant délaissés, sauf l'*acide lactique* (limonade à 3 gr. p. 125).

Il est rare que les *vomissements* résistent à la *diète hydrique*; dans le cas contraire les *lavages de l'estomac* pratiqués avec une sonde de Nélaton n° 33, sous une pression de 40 cm à 1 m., avec de l'eau bouillie, sont très efficaces. Variot préconise, contre les vomissements et la diarrhée, l'usage du *citrate de soude* (solution à 5 pour 300, par cuillerées à soupe).

L'*opium* et les *astringents* ne doivent intervenir que si la diarrhée persiste après élimination du contenu septique de l'intestin. Les astringents les plus usités sont : le *sous-nitrate*, le *salicylate de bismuth*, la *craie*, le *talc*, le *tannigène* (50 centigr. à 1 gr. par paquets de 25 centigr.). L'*opium* ne sera donné qu'après 6 mois (I goutte de laudanum à 1 an, II à 2 ans, ou V à XV gouttes d'*élixir parégorique*).

Aux *coliques* on oppose les *applications chaudes* sur le ventre (compresses humides chaudes souvent renouvelées), à la *fièvre* et à l'*agitation* les *bains tièdes* (35°) ou *frais* (28°, 25°) de 5 à 10 minutes répétés au besoin toutes les 3 heures. Les *bains sinapisés* (150 gr. de farine de moutarde), les injections d'*éther*, de *caféine*, d'*huile camphrée*, de *sérum artificiel* ne deviennent généralement nécessaires que dans les *formes algides* (Voir CHOLÉRA INFANTILE). Dans l'*entérite folliculaire*, la purulence des selles peut poser l'indication des *lavements de nitrate d'argent* (5 centigr. pour 100 gr. d'eau). A l'usage des féculents, du kéfir, on doit joindre parfois celui de la *viande crue pulpée* ou de la *viande cuite moulinée*.

II. *Entérite aiguë des adultes*. — Il est d'abord indiqué de mettre l'intestin au repos et de le libérer de son contenu putride. Dans ce but sera instituée une *diète hydrique* sévère, le malade prendra par petites doses soit du thé léger, soit de la citronnade ou de la limonade lactique (15 gr. p. 1000), soit du bouillon de légumes, ou, si les vomissements persistent, du champagne frappé étendu. Le soir ou le lendemain matin, il prendra, soit un cachet de calomel (50 à 60 centigr.) additionné, si les coliques sont vives, de 1 centigr. d'opium, soit 30 gr. de sulfate de soude ou un verre à Bordeaux d'*eau de Carabana* (plusieurs matins de suite). Lorsque prédominent les phénomènes de *colite dysentériforme*, les *grands lavages de l'intestin* à l'eau bouillie chaude (38°) (Voir ENTÉROCLYSE) sont préférables aux purgatifs. En certains cas, les *lavements antiseptiques* (*eau boratée* ou *eau oxygénée à 12 vol.* étendue d'eau alcaline; solution de permanganate à 1 p. 1000) suffisent. Les *formes ulcéreuses* réclament l'emploi de *lavements de nitrate d'argent* (25 à 50 centigr. p. 200 gr. d'eau); les vomissements rebelles, celui du *lavage de l'estomac*.

Les *douleurs* sont justiciables des *compresses humides chaudes* souvent renouvelées. L'*opium* ne doit intervenir qu'après élimination des produits toxiques de l'intestin; on le donnera sous forme de *poudre* (5 à 20 centigr.), de *laudanum de Sydenham* (X à XX gouttes), de *gouttes noires anglaises* (III à VIII gouttes) ou d'*élixir parégorique* (1 à 2 cuillerées à café par jour), et on lui associera, avec avantage, des poudres absorbantes (*bismuth*, *craie*, *talc*) ou antiseptiques (*benzo-naphtol*, *bétol*, *peroxyde de magnésium* en pilules kératinisées).

L'alimentation ne sera reprise que très graduellement, en commençant par le lait stérilisé coupé d'eau de chaux ou d'eau de Pougues, les potages à la crème de riz faits avec du bouillon de légumes, le tapioca au lait, le kéfir s'il est accepté, pour continuer par les œufs frais à la coque, la viande pulpée, les pâtes et les purées. La convalescence sera hâtée par l'*hydrothérapie chaude*, les *cures d'air*. Tant que la guérison n'est pas confirmée, le malade doit s'abstenir de : crudités, légumes verts, fruits, boissons abondantes, mets épicés ou fermentescibles, et éviter toute cause de refroidissement (surtout de l'abdomen).

Les *formes légères* cèdent à la diète et à un léger laxatif suivi de l'administration d'une dose d'*élixir parégorique*. La *diarrhée estivale*, qui peut devenir grave, surtout chez les vieillards, exige une *diète hydrique* sévère, une purgation précoce (*calomel* avec ou sans *poudre d'opium*), souvent, les *lavages intestinaux* et une extrême prudence dans la reprise de l'alimentation. Le *choléra nostras*, qui peut être un mode ou une suite de la diarrhée estivale, exige un traitement aussi rigoureux que le choléra asiatique : thé au rhum, bains chauds, *transfusion séreuse*, injections de *caféine*, d'*huile camphrée*, etc., (Voir Choléra). L'*entérite dysentériforme*, outre les moyens applicables à toute diarrhée aiguë, réclame quelques mesures spéciales : large emploi des *lavages intestinaux*, *lavements d'ipéca* (3 gr. infusés dans 25 gr. d'eau), de *nitrate d'argent* ou d'*eau oxygénée* étendue ; au besoin ipéca selon la méthode brésilienne ; petites doses répétées de *sulfate de soude* (5 à 8 gr. chaque matin).

Entérites chroniques. — L'*entérite chronique des nourrissons*, résultat d'un allaitement mal dirigé, aboutit à l'*athrepsie* (v. c. m.) et réclame le même traitement.

L'*entérite chronique de l'adulte* est souvent secondaire à l'*urémie*, à la *goutte*, à la *syphilis*, à l'*amylase intestinale*, à la *lymphadénie*, aux *cirrhoses*, au *paludisme chronique*; ailleurs elle est consécutive à la *rougeole*, à la *fièvre typhoïde* ou à l'abus de certains médicaments (*colchique, drastiques*). Le traitement de ces diverses formes est étroitement lié à celui de leurs causes. Il ne sera question ici que des *entérites chroniques primitives*.

En réalité l'entérite chronique n'est souvent primitive qu'en apparence et résulte, en bien des cas, d'une *gastropathie* ou d'un *trouble de la secrétion biliaire* qu'il importe de dépister pour les traiter. La gastropathie consiste habituellement en une *dyspepsie asthénique* avec *hypochlorhydrie* à laquelle on opposera une thérapeutique appropriée.

Les *opiacés* ne suspendent la diarrhée que pendant leur emploi, aussi ne doit-on y recourir qu'accidentellement et à petites doses (*élixir parégorique*), pour calmer les coliques. Il en est de même des poudres absorbantes : *bismuth, craie, dermatol, talc*, etc., dont l'effet n'est que palliatif, et des astringents : *tannin, tannigène, tannalbine, ratanhia*, d'effets souvent inconstants et irritants pour l'estomac.

L'*antisepsie intestinale* peut trouver son emploi si les selles sont très fétides et si l'entérite frappe surtout l'intestin grêle: la préférence sera donnée aux agents les moins irritants : *benzo-naphtol* (4 à 5 gr.), *bétol, salol* (prudemment), *salicylate de bismuth* ou *de magnésie* (2 à 5 gr.), *peroxyde de magnésium* (2 gr. par jour en pilules kératinisées Gilbert, Bertherand). La *limonade lactique* (10 à 15 gr. p. 1000) préconisée par Hayem peut donner quelques succès ; la *limonade chlorhydrique*, ou plutôt l'*acide chlorhydrique* à haute dose (1 à 2 gr. en 24 heures Soupault) est très efficace, mais semble plutôt agir à titre d'eupeptique et de modificateur de la digestion gastrique.

Les *purgatifs* s'indiquent quand les selles sont très fétides ou en cas de *colite chronique*, sous la forme d'*huile de ricin* et de *sulfate de soude* (4 à 6 gr.) à petites doses répétées plusieurs jours.

Les agents appropriés à la cause de la diarrhée sont toujours préférables. Chez les *dyspeptiques*, la guérison succédera, selon les formes, à l'emploi plus ou moins prolongé, soit de l' *H Cl* (1 à 2 gr. par jour en limonade, associé ou non au blanc d'œuf), de la *gasterine de Frémont* ou de la *dyspeptine de Hepp*, soit des alcalins à petites doses (G. Lyon) : *eau de Vichy tiède* (1/2 à 1 verre avant le repas) *phosphate, chlorate* ou *sulfate de soude* (1 à 2 gr. dans un verre d'eau tiède le matin à jeun). La diarrhée entretenue par des fermentations gastriques intenses peut guérir par les *lavages de l'estomac* à l'eau bouillie.

Le *régime* est de première importance. Il convient d'abord de mettre le tube digestif au repos par quelques jours de diète lactée (lait stérilisé coupé d'*eau de chaux*); en cas d'intolérance, chaque prise de lait sera suivie d'une dose de *pancréatine* ou remplacée par du *kéfir*. Au lait on ajoute ensuite des bouillies farineuses, des purées, des pâtes alimentaires, plus tard des viandes fraîches bien cuites et bien divisées, mais en faible proportion, ou de la viande crue pulpée. Comme boisson, on préférera les infusions chaudes.

Le régime ne suffirait pas si on n'y joignait : la *cure de repos et d'air* (en montagne), le *massage abdominal* (effleurage et massage vibratoire), les *frictions excitantes*, les *pratiques hydrothérapiques* (compresses humides chaudes, la nuit, sur le ventre ; bains et douches tempérés) et les *cures hydrominérales* (Plombières, Luxeuil, Royat). Les *lavages de l'intestin* à basse pression et espacés sont surtout utiles dans les formes à prédominance colique.

Entérite muco-membraneuse. — L'*entéro-colite muco-membraneuse* comporte toujours une *constipation chronique* liée au spasme limité ou généralisé du gros intestin, spasme imputé à une cause variable suivant les auteurs ; *irritation directe de la muqueuse colique* par des matières dures (Mathieu), *névropathie primitive* (*entéro-névrose*, G. Lyon), *entéroptose, hépato-* ou *néphroptose* (Glénard), *hypersthénie gastrique* (A. Robin, Bardet), facteur d'irritation à distance telle que : *appendicite chronique, hémorrhoïdes* ou *fissure anale, affection*

utérine ou *annexielle, rétroversion, fibrome, bride péritonéale* (comprimant l'intestin) *lithiase biliaire*. L'entérite pourrait dépendre également de végétations adénoïdes du naso-pharynx (Delacour et Trémolières, Guisez). Le traitement, tout en s'adaptant à chaque cause, gardera pour principal objectif, de combattre la constipation spasmodique et l'état nerveux général.

L'*entéro-colite nettement secondaire* réclame, avant tout, la suppression de la cause : *appendicectomie* (appendicite chronique), *dilatation anale* (hémorrhoïdes) ou *application des courants de haute fréquence* (fissure anale); *port d'une sangle de Glénard* (entéroptose) *ablation des végétations adénoïdes, ablation des fibromes, hystéropexie* (rétroversion) ou *traitement gynécologique* (métrite, annexite). Si on constate des signes positifs d'*hyperchlorhydrie* ou d'*ulcère pylorique*, ce qui n'a rien de constant (Soupault), il est logique de leur opposer un régime et un traitement appropriés (alcalins, belladone, etc.).

L'*entéro-colite primitive* est justiciable d'un *traitement local* destiné à régulariser les fonctions intestinales et d'un *traitement général* tendant à calmer l'état nerveux qui entretient le spasme colique.

I. **Traitement local.** — L'intervention des purgatifs et des laxatifs n'est justifiée que si des matières fécales irritantes sont retenues ; toujours accidentelle, elle ne sera demandée qu'à des agents anodins, incapables d'exagérer le spasme : *graines de lin* ou *de psyllium* (1 à 2 cuillerées dans un demi-verre d'eau fraîche, avant le repas), *huile de ricin* (1 à 2 cuillerées à café) avec de la *belladone* (X à XII gouttes de teinture ou 1 à 2 centigr. d'extrait) et non à des purgatifs salins ou drastiques. Très en vogue, les *grands lavages de l'intestin* (Voir ENTÉROCLYSE) soulagent beaucoup, à condition d'être donnés chauds (38°-40°), lentement (1/2 heure) et à basse pression (bock à 30 ou 50 cm de haut), avec de *l'eau bouillie*, simple ou additionnée soit de *bicarbonate de soude* (10 à 30 gr. p. 1000), soit de *teinture de sauge* (V à

X gouttes, A. Robin), mais on se gardera d'abuser de cet agent palliatif, destiné seulement à vider l'intestin, en attendant que le régime et le traitement général aient régularisé les selles. On ne saurait non plus conseiller l'emploi quotidien des *lavements simples* ou des *suppositoires* qui, à la longue, émoussent la sensibilité rectale. On leur préférera les *lavements d'huile tiède* (250 à 500 gr. Fleiner), pris le soir (avec une seringue, un bock ou un flacon à soufflerie) et gardés, très efficaces quand ils sont tolérés. Le *massage abdominal* peut rendre service, à condition d'être très doux (*effleurage* ou *massage vibratoire*) sous peine d'exagérer le spasme. Mais, dans bien des cas, l'*électrothérapie* est le traitement de choix. Zimmern fait passer, d'une fosse iliaque à l'autre, avec 2 électrodes tenus par la malade elle-même, un courant galvanique porté graduellement de 0 à 60 ou 150 milliampères, ramené à 0, puis progressivement accru de nouveau, après renversement (interversion des pôles), pour être encore ramené au 0 et ainsi de suite pendant 20 minutes par séance. Après une moyenne de 20 à 30 séances on voit, en général, cesser successivement : l'émission des membranes, les douleurs et la constipation. Les premiers jours du traitement il est fréquent d'observer de la fatigue ou de l'insomnie ; pendant toute sa durée, la malade, qui supprimera tout laxatif (sauf un peu d'huile de ricin au début) et tout lavage, doit se présenter chaque jour, à heure fixe, à la garde-robe.

Pendant les crises aiguës de colite la malade garde le lit et applique, sur le ventre, des compresses humides chaudes. On oppose : aux douleurs, les préparations de *belladone*, de *codéine* et de *cannabis indica* ; à la *fièvre*, le *calomel* à dose purgative, les *lavages intestinaux*, la *balnéation froide* et les injections de *sérum*. L'obstruction stercorale est justiciable du *lavement électrique* (v. c. m.). Pendant ces accès, le *régime féculent* (décoction de céréales, bouillies claires, riz au lait) est le mieux toléré.

II. **Traitement général.** — Dans la plupart des cas s'impose le *repos physique et moral*, sous la forme d'une *cure d'air*, plutôt dans un climat d'altitude. Les *frictions sèches*, l'*hydrothérapie tiède* (bains, douche à la lance divisée) sont d'utiles adjuvants. Il en est de même des agents de la médication tonique : *cacodylate de soude* (2 à 5 centigr. en injection), *lécithine* (30 à 50 centigr.), *phosphate de soude* (2 à 4 gr.), *sulfate de strychnine* (1 à 5 milligr.).

Le *régime* sera réglé sans être assez sévère pour obliger le malade à restreindre son alimentation, tendance qu'il faut combattre à tout prix. Les repas se composeront surtout de potages au lait et aux pâtes, bouillies aux farines diverses, purées de légumes, pommes de terre au four, salades cuites passées, œufs frais, viandes grillées ou rôties (en petite proportion), fruits cuits ou très mûrs (pêches et raisin), fromages frais, pain rassis ou biscottes. La boisson de choix est l'*eau de source* (Vittel, Évian, Alet), additionnée, au besoin, d'un peu d'*extrait de malt* (A. Robin). Une *infusion chaude* à la fin du repas est à conseiller. Combe (de Lausanne) préconise (pour réduire au minimum les fermentations intestinales) le *régime lacto-farineux*, véritable gavage de farineux (farine de céréales, riz, pâtes, lait et sucre) ne comportant (en volume) que 1/5 d'albuminoïdes (œufs de préférence) et réparti en 5 ou 6 repas journaliers. Pendant les crises aiguës, les malades toléreront surtout les potages au lait ou au bouillon de légumes et aux pâtes, les bouillies, parfois le kéfir, les œufs ou la viande crue pulpée. Ils devront, dans tous les cas, s'abstenir : de crudités, de pâtisserie, de graisses, poissons gras ; de crustacés, gibier, charcuterie (sauf le maigre de jambon) ; de sauces, d'épices ; de choux, choucroute, tomates, oseille, asperges ; de vin.

III. **Traitement thermal.** — *Plombières* et *Châtel-Guyon* sont les deux stations de choix ; la première pour les névropathes excitables et les hypersthéniques gastriques, la seconde pour les formes torpides, les jeunes sujets lymphatiques, les hyposthéniques gastriques.

Bagnères-de-Bigorre, *Luxeuil* conviennent aux entérites liées à une affection utérine ou annexielle. L'association de l'entéro-colite soit à l'hypersthénie gastrique, soit à la lithiase biliaire ou rénale, pourra, suivant les cas, faire donner la préférence à *Vichy*, *Vittel* ou *Évian* (Bouloumié).

Entérite tuberculeuse. — I. *Prophylaxie*. — Afin de retarder le plus possible l'apparition de la diarrhée chez les tuberculeux, il importe : 1° de n'user qu'avec réserve, par la voie gastrique, de tous les médicaments irritants (*créosote*, *arsenic*, etc.) pour le tube digestif; 2° de proportionner l'alimentation aux aptitudes assimilatrices de chaque malade, en ayant égard au type de dyspepsie qu'il présente, de façon à ne pas irriter la muqueuse digestive sans nécessité.

II. *Traitement*. — A la phase cachectique, lorsque l'entérite, devenue ulcéreuse, complique la gastrite atrophique, la thérapeutique est trop souvent impuissante. Il est indiqué de traiter la dyspepsie gastrique par les moyens appropriés : *pepsine* (1 à 2 gr. au milieu ou à la fin du repas), *pancréatine* (10 centigr. une demi-heure après le repas, en pilules kératinisées), *strychnine*. L'entérite elle-même sera combattue par le *régime* (bouillies, purées, pâtes, riz, œufs, jambon, viande râpée, ou, dans les cas graves : lait additionné d'eau de chaux, kéfir n° 3, parfois viande crue), par les antiseptiques intestinaux tels que: *salicylate de bismuth*, *benzo-naphtol*, *bétol*, additionnés ou non d'opium (*poudre d'opium*, *gouttes noires*, *laudanum*), celui-ci présentant l'inconvénient de suspendre l'élimination des matières en putréfaction. Chez ces malades Hayem préconise l'*acide lactique* (10 à 15 gr. pour 1 litre d'eau sucrée avec 100 gr. de sirop de coings). Gilbert a vanté les effets du *peroxyde de magnésium* (50 à 75 centigr. en pilules kératinisées, 1 heure avant le repas); Netter ceux du *collargol*, en pilules (1 à 2 centigr. 1 heure avant le repas), lavements (10 à 50 centigr.) ou suppositoires (10 à 30 centigr.). L. Rénon a constaté l'efficacité du

bleu de méthylène donné en cachets, associé à la *lactose* (15 à 20 centigr. de bleu et 60 à 80 centigr. de lactose en 3 ou 4 cachets par jour). Lorsque les lésions prédominent dans la dernière portion du côlon, les *lavements modificateurs* (tannin, eau oxygénée, nitrate d'argent) peuvent trouver leur indication (Voir DYSENTERIE). La *tuberculose limitée au cæcum* peut, dans certains cas, bénéficier d'une intervention chirurgicale.

Entéroclyse. — Les *grands lavages intestinaux* se pratiquent suivant une technique toujours à peu près identique. L'*outillage* se compose d'un *bock* rempli de 3 à 8 litres de liquide chaud (40° environ) et muni d'un *tube de caoutchouc* de 1 m. de long, à robinet, sur lequel on adapte une *sonde de Debove* qui est introduite dans le rectum jusqu'au milieu du côlon transverse. Le sujet est étendu sur un lit garni de toile caoutchoutée, la hanche gauche légèrement relevée par un coussin. Le bock ne doit pas être élevé à plus de 20 ou 30 cm au-dessus du malade; ainsi le liquide emplit doucement le gros intestin (3 litres environ), puis l'intestin grêle dont l'invasion exige parfois une pression un peu supérieure (élévation prudente du bock); d'abord limitée aux flancs la matité gagne alors peu à peu le bas-ventre et finalement l'ombilic; puis, la pénétration du liquide dans l'estomac est signalée par des nausées suivies du rejet de celui-ci, plus ou moins souillé de matières fécales.

Habituellement, le *lavage du côlon* est seul recherché. Alors le *bock de 2 litres* suffit, muni d'un tube et d'une *canule rectale souple en caoutchouc rouge*, longue de 30 cm, large de 10 à 12 mm et percée, près de son extrémité, de 2 orifices latéraux. Le bock est élevé à 30 ou 60 cm et on injecte 3/4 de litre à 1 litre 1/2 de liquide. Après un premier lavage rendu aussitôt, on introduit 3/4 de litre que le sujet garde quelques minutes, en se couchant sur le côté droit afin de favoriser l'arrivée du liquide dans le côlon transverse et le cæcum.

Chez les jeunes enfants, on fait pénétrer de 15 cm environ dans le rectum une *sonde de Nélaton* (n° 22 à 25 de la filière Charrière), on maintient l'anus fermé avec les doigts, et on n'élève le bock qu'à 10 ou 20 cm. Au début, on retire, à plusieurs reprises, la sonde pour laisser s'écouler les premières portions de l'eau souillée par les matières.

Le *liquide employé* varie selon les cas : *eau bouillie simple*; *eau alcaline* (30 gr. de bicarbonate de soude par litre), *naphtolée* (25 centigr. p. 1000) ou *salée* (1 p. 100); *infusion de camomille, décoction de racines de guimauve, solution de permanganate de potasse* (10 centigr. p. 200), etc. Sa *température* varie de 30°, 32°, 37° (enfants) à 40°, 45° et même 48° (adultes).

Le *lavage complet* est opposé aux *entérites aiguës*, au *choléra* (algide ou non), aux *toxémies d'origine intestinale*. Le *lavage du gros intestin* s'adresse aux différentes formes de *colite* (*entéro-colite infantile, dysenterie, entéro-colite muco-membraneuse, typhlite stercorale*, etc.).

Entérokinase. — Ferment intestinal provoquant la sécrétion de la *trypsine* et du *suc duodénal*. Opposée à la dyspepsie intestinale, à la constipation chronique, à l'entérite muco-membraneuse, sous forme d'*eukinase* (Enriquez et Hallion), poudre tirée de la muqueuse duodénale du porc, administrée en capsules glutineuses (respectées par le suc gastrique) de 20 centigr. (5 après chaque repas, durant 4 à 5 jours, puis 3 seulement).

Entéroptose. — *Entéroptose* signifie *insuffisance des moyens de fixité de l'intestin*, spécialement du côlon; en général la ptose s'étend aux autres viscères : rein, le droit surtout (*néphroptose*), foie (*hépatoptose*), estomac, et a pour expression un syndrome complexe où se confondent, à divers degrés, les signes de la *dyspepsie atonique*, de l'*entérocolite muco-membraneuse* et de la *neurasthénie* (v. c. m.); aussi la thérapeutique doit-elle avoir égard à ces multiples facteurs. Pour Glénard et d'autres auteurs, l'entéroptose serait l'élément primitif. Pour rétablir l'équilibre abdominal, il faut fournir aux viscères, que maintient mal une paroi musculaire insuffisante, un soutien artificiel, représenté par une ceinture hypogastrique (*sangle de Glénard*); celle-ci sera renforcée soit par un coussin à air placé à la partie inférieure de l'abdomen chez les sujets à ventre aplati, sans relief, soit par des pelotes de forme et de siège appropriés, chez ceux dont le rein ou le foie sont flottants. La ceinture, combinée ou non à un *corset droit*, sera appliquée dans le décubitus. Faucher remplace la ceinture par un corset spécial soutenant à la fois l'abdomen et la base du thorax. Le *massage abdominal*, l'*hydrothérapie*, un *régime* adapté aux troubles dyspeptiques (*atonie* ou *hypersthénie gastrique*; *entérite mucomembraneuse*) et nerveux concomitants (Voir Neurasthénie) sont des compléments indispensables du traitement. Quand les forces du sujet le permettent, on lui fera exécuter des *exercices gymnastiques méthodiques* (étant sur le dos s'asseoir 6 à 12 fois, les bras croisés ou les mains derrière la tête; élever les jambes étendues à angle droit sur le tronc; faire 6 à 12 fois, matin et soir, de profondes inspirations et des expirations forcées) destinées à restaurer les muscles de la paroi abdominale, pour lui permettre de se passer de ceinture. Quand la ptose rénale prédomine, il est parfois utile d'y remédier par la *néphropexie* (Voir Rein mobile).

Envenimation par morsure de serpents. — On cherche d'abord à *évacuer le venin* et à en *restreindre l'absorption* : 1° par la *succion de la plaie* (inoffensive à moins de grandes ulcérations buccales), ou, si la région s'y prête, par l'*application d'une ventouse* après scarification des points d'entrée des crochets venimeux; 2° en plaçant autour du membre et au-dessus de la morsure un *lien constricteur*, qui tantôt est laissé en place 1/2 heure à 1 heure au plus, tantôt, appliqué d'abord tout près de la plaie, est, à plusieurs reprises, détaché et replacé plus haut pour éviter l'étranglement, tout en ne laissant le venin pénétrer que progressivement dans la circulation. En outre, il importe de *neutraliser sur place le poison resté dans la région mordue*; pour cela il faut injecter, dans le trajet des dents à venin et sous la peau environnante, du *chlorure de chaux* (solution récente au 1/60) ou, à son défaut, soit de l'*eau de Javel diluée* au 1/5, soit une solution au 1/100 d'*acide chromique* ou de *permanganate de potasse*. Les cautérisations au *fer rouge*, à l'*ammoniaque* ou à l'*acide phénique* sont inutiles et nuisibles. Ces mesures d'urgence doivent permettre d'attendre la médication spécifique, c'est-à-dire l'*injection de sérum antivenimeux* (sérum de cheval immunisé contre le venin). La *dose à injecter* est de 10 c. c, chez l'enfant et de 20 c. c. chez l'adulte; on la doublera d'emblée s'il s'agit d'une espèce très venimeuse. L'outillage et le manuel opératoire sont ici identiques à ceux que comporte la *sérothérapie antidiphtérique* (Voir Diphtérie), sauf dans les cas graves qui réclament l'*injection intraveineuse*. Le sérum antivenimeux est efficace contre les venins des divers serpents de l'Inde, de l'Indo-Chine, de l'Égypte, de l'Amérique et même contre celui des scorpions. L'*antivenin de Fraser*, sérum desséché en poudre que l'on fait, pour l'usage, dissoudre dans un peu d'eau, se recommande à la pratique dans les régions où pullulent les serpents venimeux.

L'usage de la médication spécifique ne doit pas faire négliger les *moyens propres à activer l'élimination du poison* qui a pu être absorbé *et à combattre les symptômes morbides* qui peuvent se manifester. Les purgatifs, les vomitifs (*ipéca*), les diaphorétiques (*jaborandi*) rempliront la première indication, et aussi dans une certaine mesure, les remèdes empiriques tels que certaines *infusions* ou *décoctions* (*feuilles de galium*, de *bardane*, de *frêne*, *fleurs de genêts, écorce de frêne*) et l'*huile d'olive* à haute dose. A la seconde répondront les stimulants : *café chaud* (en abondance), *alcool, acétate d'ammoniaque* et, en cas de tendances syncopales : les piqûres d'*éther*, de *caféine*, de *sulfate de strychnine*, d'*huile comphrée*. On ne doit jamais désespérer en matière d'envenimation et le salut peut dépendre d'un gain de quelques minutes.

Éphémère (Fièvre). — (Voir Fièvre).

Épilation. — Éradication systémati-
que des poils, dans un but thérapeutique ou esthétique. L'épilation joue un grand rôle dans le traitement des dermatoses parasitaires du cuir chevelu et des régions pileuses. Elle est indiquée dans tous les cas où le follicule et la racine du poil sont contaminés ainsi que dans ceux où le poil joue, à l'égard du derme enflammé, le rôle d'un corps étranger irritant. Les teignes, les sycosis, l'eczéma chronique de la barbe sont les affections qui exigent le plus souvent l'épilation. Celle-ci était pratiquée jadis à la pince (par une main exercée), procédé encore indiqué en certains cas, mais la dépilation est singulièrement facilitée par l'emploi des *rayons X* (Voir Radiothérapie) qui, en supprimant toute adhérence des poils à leurs follicules, en permet l'éradication indolente, en masse, à la main, ce qui est actuellement, pour les teignes, le traitement de choix. Opposée surtout aux hypertrichoses de la face, chez la femme, l'*épilation esthétique* poursuit la destruction définitive de la racine du poil. Ce but n'est rempli ni par les *pâtes* dites *épilatoires*, ni par les rayons X (repousse habituelle), mais seulement par l'*électrolyse* destructive de chaque bulbe pileux avec une aiguille spéciale (pôle négatif) introduite successivement dans tous les follicules à traiter (Brocq).

Épilepsie (dite essentielle). — I. *Traitement abortif de l'accès.* — Certains procédés mis en œuvre dès l'apparition de l'aura permettent quelquefois de faire avorter la crise; tels sont : l'*inhalation de quelques gouttes de nitrite d'amyle* (dont le sujet peut toujours porter sur lui des ampoules); la *ligature du membre où débute l'aura* (si elle est périphérique); des *frictions* énergiques, un *coup* rudement donné, l'application sur la région frappée d'aura (auras cranienne, vertébrale, épigastrique, précordiale) d'un *sac de glace* ou d'une *compresse glacée*; une *interpellation vive à haute voix*, en cas d'aura psychique.

II. *Traitement de l'attaque.* — L'attaque déclarée, le sujet, étendu sur un tapis ou un lit très bas, la tête sur un oreiller dur ou une couverture roulée, loin de tout objet offensif, sera libéré de tout lien ou vêtement capable de lui serrer le cou ou le thorax (cravate, ceinture, corset) et débarrassé, s'il y a lieu, de son dentier remplacé par un bouchon placé entre les mâchoires. Une pince, placée sur la langue, servira soit à la refouler dans la cavité buccale (pour en prévenir les morsures), soit à l'attirer au dehors, si elle tend à tomber au fond du gosier, ou encore, à pratiquer des *tractions rythmées* si l'écoulement de la salive dans le larynx fait craindre l'asphyxie. Ces mesures suffisent en cas d'*accès isolé*. Il faut faire plus, quand les attaques se succèdent en série (*état de mal*), et chercher soit à en suspendre le cours par des moyens appropriés : *inhalations de chloroforme*, d'*éther*, de *bromure d'éthyle*, associées ou non à des *inhalations d'oxygène*; injections de *morphine* (1 à 2 centigr.) ou de *trional* (1 gr. de solution éthérée ou glycérinée — Maunier); *lavements de bromure* (8 gr.) et *de chloral* (2 gr.) additionnés, si le cœur faiblit, de X à XV gouttes de *teinture de strophantus* (Konrad Alt); soit à réduire la tension sanguine encéphalique par divers procédés tels que : la *ligature des membres*, la *botte de Junod*, la *compression des carotides*, le *bain* ou le *drap mouillé sinapisés* (Féré), les *ventouses scarifiées* à la nuque ou derrière les oreilles, la *saignée* (chez les pléthoriques); soit enfin à combattre l'auto-intoxication (J. Voisin) par les vomitifs, les purgatifs, l'antisepsie intestinale (lavements avec 50 à 75 centigr. de *bétol* ou de *benzo-naphtol*), le *lavage de l'estomac* et les diurétiques (lait, 50 à 100 gr. de lactose). Lorsque l'état de mal se complique d'*hyperthermie* (plus de 39°), les *lotions froides*, le *drap mouillé*, les *bains frais* (22°-24°) trouvent leur indication ainsi que les injections de *sérum artificiel*. Si la *phase stertoreuse* se prolonge outre mesure, on peut y mettre fin par des *inhalations d'ammoniaque*, ou, en flagellant la face avec une serviette mouillée.

III. — *Traitement des suites de l'attaque*. — Quand l'accès est suivi de *délire* le sujet doit être isolé et alité sous la surveillance permanente de deux infirmiers, dans une chambre ne contenant aucun objet capable de blesser. L'agitation extrême est justiciable des piqûres de *chlorhydrate d'hyoscine* (1/2 milligr.) et des *bains prolongés* (2 à 3 heures) à 32°, 33° avec affusions froides sur la tête.

IV. *Traitement de la maladie*. — La *médication bromurée* est universellement adoptée pour restreindre au minimum la fréquence des crises épileptiques (convulsives ou autres). Le *bromure de potassium* est le sel de choix. Ball, Charcot, Gilles de la Tourette donnaient les trois bromures; Gilles prescrivait une solution contenant (pour 1 litre d'eau distillée bouillie) 40 gr. de *bromure de potassium* et 12 gr. de *bromure de sodium*, de *bromure d'ammonium* et de *benzoate de soude* (1 gr. de l'association par cuillerée à bouche). La *dose suffisante* est celle qui abolit le *réflexe épiglottique* (absence de nausée quand on touche l'épiglotte avec une cuiller. A. Voisin); ou dilate la pupille en rendant paresseuse sa réaction à la lumière et à l'accommodation (Gilles de la Tourette); le signe de la pupille est, du reste, inconstant et peut n'apparaître qu'à la phase toxique (J. et R. Voisin); cette dose varie suivant les sujets et l'âge (50 centigr. à 1 gr. avant 3 ans, 2 à 5 gr. de 5 à 10 ans; 3 à 8 gr. après 10 ans); elle est sensiblement abaissée (3 à 4 gr. chez l'adulte) depuis que, à l'exemple de Toulouse, Richet, etc., on associe à la médication le *régime déchloruré* qui en accroît beaucoup l'activité et prolonge l'effet du bromure après sa suspension, en maintenant quelque temps l'imprégnation de l'organisme (J. et R. Voisin). La bromuration doit être *très progressive*. Charcot conseillait les doses croissantes (2, 3, 4, 5 gr. pendant 4 semaines) et décroissantes (5, 4, 3, 2 gr. pendant les 4 suivantes) alternées. Chez la femme, on s'arrange pour que la dose maxima corresponde à la semaine qui précède les règles (phase critique pour les attaques). Si les accès sont irréguliers, la dose quotidienne de bromure est divisée en deux ou trois parts dont chacune est prise avant le premier déjeuner et après les deux repas principaux ; quand l'attaque revient à heure fixe, le sujet prend les 2/3 de la dose 2 heures avant l'heure probable de l'accès. Lorsque surviennent des signes de saturation : asthénie physique et morale, torpeur, constipation, anorexie, il est sage de suspendre complètement le traitement quelques jours pour purger le malade et le soumettre au régime lacté et aux diurétiques (XV gouttes de *teinture de scille et de digitale*. Gilles de la Tourette) ; la dose suffisante est ensuite reprise peu à peu. On devra, du reste, tenir l'intestin libre par 1 ou 2 verres d'eau purgative par semaine, ou au moins par mois ; modérer la laryngo-trachéite par des *inhalations chaudes de feuilles d'eucalyptus* et prévenir les éruptions bromiques par de fréquents *bains savonneux* (2 par semaine) et le *savonnage quotidien* de la face et du cou à l'eau chaude. En général, quand aucun accident n'a reparu depuis un an, on peut commencer à réduire la dose suffisante pour arriver à la suppression graduelle. Gilles de la Tourette évalue à 2 ans, 2 ans 1/2 ou 3 ans la durée de la cure bromurée suffisante (10 à 15 mois pour neutraliser les accidents, 1 an de période stationnaire, 6 mois de réduction progressive). La *débromuration* sera très graduelle ; on la réalise en ne donnant plus, peu à peu, le bromure que tous les 2, 3, puis 4 jours. Plusieurs procédés accroissent la tolérance de l'organisme pour le bromure. Voisin a d'abord préconisé l'*antisepsie intestinale* qui, en effet, prévient les accidents de bromisme ; on a recommandé le *régime lacto-végétarien* qui, le plus souvent, ne s'impose pas (J. et R. Voisin). Le *régime hypochloruré*, le dernier venu, semble le plus efficace ; pourtant il n'irait pas sans inconvénients (déminéralisation, dégoût, moindre résistance aux influences infectieuses et toxiques, délire mélancolique) et n'est pas toujours bien accepté. Toulouse compense la *déminéralisation* par le *phosphate de soude* (5 à 10 gr. par jour). J. et R. Voisin, L. Krantz préviennent le *délire achlorurique* en alternant le régime sans sel (15 jours) et le régime ordinaire (2 mois), et en faisant coïncider la dé-

chloruration avec les phases de suspension du bromure.

A vrai dire, il n'existe aucun succédané du bromure de potassium dans l'épilepsie. A peine est-il permis, pendant les phases d'intolérance, de compter sur la *valériane* ou le *valérianate d'ammoniaque*. Chez les congestifs, on peut associer l'*ergotine* aux bromures. Le *camphre*, l'*asa fœtida* trouvent aussi, dans certains cas spéciaux, leur indication.

V. **Hygiène des épileptiques.** — Il importe de dépister l'épilepsie dès les premières convulsions infantiles, de façon à lui opposer d'emblée une *éducation spéciale* : vie au grand air, plutôt à la campagne, travail intellectuel, à domicile, et prudemment dosé (2 à 3 heures au plus par jour). Adulte, l'épileptique choisira une *profession de plein air* (horticulteur, agriculteur) comportant des promenades à pied et des exercices sans fatigue. Il devra éviter : le confinement, surtout dans les locaux surchauffés (15° à 16° au plus), le sommeil de la journée, les bains trop chauds, les excès de table ou de coït, le surmenage intellectuel, le voisinage d'une source de chaleur vive. Son régime alimentaire sera mixte, approprié à ses aptitudes digestives ; en seront exclus : les mets épicés, les viandes peu fraîches, la charcuterie, le gibier ainsi que le café, le thé et les boissons alcooliques. Le tabac sera également interdit. On évitera à l'épileptique toute occasion d'émotion vive. Afin de le soustraire aux accidents entraînés par l'attaque inopinée, on lui conseillera de loger au rez-de-chaussée, de s'abstenir de bains de mer, de rivière ou de piscine. L'*hydrothérapie* (douches froides à jet brisé de 20 à 30 secondes, sur le corps seulement, suivies d'un bain de pieds chaud) est souvent un utile adjuvant du traitement.

Il est à souhaiter que les épileptiques de la classe ouvrière puissent trouver place dans des *colonies agricoles* qui seraient, à leur égard, la meilleure forme d'assistance.

Épilepsie symptomatique. — Contrairement à l'*épilepsie essentielle*, cette forme est souvent justiciable d'une *thé-*

rapeutique *causale* appliquée, à bon escient, après un diagnostic précis. La fréquence de l'*épilepsie syphilitique* (*héréditaire* ou *acquise*) fera toujours rechercher la syphilis avec grand soin et justifiera un *traitement d'épreuve*, même si l'enquête reste négative. Le *traitement spécifique* sera *mixte* et *intensif*, prenant de préférence la forme des injections de *sels mercuriels solubles*. Les résultats en sont souvent surprenants. Quand les convulsions ressortissent à une *intoxication* (*alcoolisme, saturnisme*) ou à une *auto-intoxication* (*indigestion, urémie, éclampsie, acétonémie*), le facteur causal, dépisté sans retard, sera combattu par les moyens appropriés. On agira de même dans les cas imputables aux *vers intestinaux* (vermifuges) ou à certaines lésions périphériques, sources de *convulsions réflexes*, telles que : *phimosis, cicatrices douloureuses; lésions oculaires, nasales, pleurales, cardiaques, corps étrangers* justiciables fréquemment d'une *intervention chirurgicale*. Mais, très communément, l'épilepsie tient à une des lésions encéphaliques ou craniennes irritant directement les centres moteurs : *lésion en foyer* (ramollissement, hémorrhagie, hématome, abcès), *sclérose cérébrale, tuberculose, néoplasme* ou *lésion traumatique*. Si quelques-unes ne sauraient bénéficier que d'un *traitement médical palliatif*, d'autres (traumatismes, tumeurs, hématomes, abcès) sont plus ou moins accessibles au chirurgien qui peut soit lever la cause de compression ou d'irritation, soit réséquer le centre cortical commandant aux muscles par lesquels prélude l'attaque. L'intervention est justifiée dans les cas suivants : 1° *traumatisme récent* (redressement d'un enfoncement cranien; extraction d'une esquille, d'un projectile, d'un caillot); 2° *traumatisme ancien*, si la cicatrice ou la dépression cranienne répond au centre des muscles par lesquels débute l'attaque, et si l'intelligence est indemne; 3° *tumeur bénigne* (*fibro-lipome* ou *kyste*), surtout si elle n'agit que par compression; 4° *kyste, hématome, foyer hémorrhagique* ou *plaque de pachyméningite superficiels*, spécialement si la zone corticale sous-jacente est intacte. En général, ces interventions amènent très souvent des résultats immédiats; mais si quelques-uns sont durables, beaucoup ne sont que passagers, la trépanation semblant agir comme un traumatisme quelconque. Du reste, certaines observations prouvent que l'épilepsie jacksonienne peut résulter de *lésions extra-rolandiques* (lobe frontal, protubérance, bulbe) dont le siège n'est pas indiqué par celui des convulsions, mais ne peut être déduit que de la topographie des paralysies persistant entre les accès et de certains autres signes de localisation (*troubles psychiques* pour les lobes frontaux); aussi, pour Lucas-Championnière, l'épilepsie partielle isolée ne justifierait pas l'intervention. Quand la localisation du foyer est impossible, la *ponction lombaire* pourrait déterminer une amélioration considérable (Roux et Joubert).

Le *traitement médical* des accidents de l'épilepsie symptomatique est identique à celui qu'on a coutume d'opposer à ceux de l'*épilepsie dite essentielle* (v. c. m.).

Épistaxis. — Nombre d'épistaxis s'arrêtent spontanément ou par les petits moyens. Certaines (chez les pléthoriques, les hémorrhoïdaires, les cardiaques, les artério-scléreux) doivent être respectées, à moins qu'elles ne se prolongent outre mesure. Mais il en est d'une durée inquiétante qui réclament l'emploi d'agents plus actifs, les uns à la portée du malade lui-même, les autres exigeant l'intervention du médecin. Les premiers sont nombreux : *compression de la narine qui saigne* en appliquant, du doigt, l'aile du nez sur la cloison; introduction, à l'entrée de la fosse nasale, d'un *tampon de coton* hydrophile ou *de gaze* stérilisée imbibée d'*eau oxygénée* à 12 volumes ou d'une *solution d'antipyrine* au 1/6, tamponnement auquel peut être associée la compression de la narine entre le pouce et l'index (l'index dans la narine saine, le pouce sur l'aile externe de la narine saignante — Martinet.) Le tampon peut encore être imbibé d'une solution de *ferripyrine*, de *chlorhydrate de cocaïne* (au 1/5) ou d'*adrénaline* (solution au 1000° dans le sérum normal), cette dernière, parfois efficace en simples badigeonnages. La cocaïne et l'adrénaline sont contre-indiquées chez les *artério-scléreux hypertendus*. Si ces procédés échouent, l'injection dans la fosse nasale (d'abord débarrassée de ses caillots par une irrigation très chaude (45°), de 50 à 60 c. c. de *sérum gélatiné* (gélatine blanche 5 gr., sérum artificiel 200) amène souvent l'hémostase. La *cautérisation* et le *tamponnement* ne peuvent être pratiqués que par le médecin. La *cautérisation* s'opère sur *le point qui saigne*, dûment reconnu avec le spéculum nasal (habituellement sur la cloison à 2 ou 3 cm de profondeur) puis touché soit avec un stylet cannelé préalablement garni (par fusion à la chaleur d'une lampe) d'*acide chromique* ou de *nitrate d'argent* (moins actif), soit avec la pointe du *thermo* ou du *galvano-cautère* chauffée au *rouge sombre*. Le *tamponnement* est tantôt *antérieur* seulement, tantôt *antéro-postérieur*. Le *tamponnement antérieur*, qui doit combler toute la fosse nasale, sera fait sous le contrôle de la rhinoscopie, à l'aide d'une pince fine et coudée, avec une bande de gaze aseptique longue de 1 m. et large de 10 cm, méthodiquement, de bas en haut ou de haut en bas. Le tampon, laissé 12 ou 24 heures au plus, est retiré prudemment après imbibition par un liquide antiseptique. Le détamponnement est facilité par l'usage de coton hydrophile ou de gaze enduite d'huile de vaseline stérilisée. On a encore conseillé d'introduire, avec un mandrin, dans la fosse nasale, un *condom* de caoutchouc ou de baudruche qui est ensuite rempli d'air ou de liquide et lié à son orifice, procédé qui peut réussir, à moins de rupture du sac. Le *tamponnement antéro-postérieur* a pour but de transformer en cavité close la fosse nasale qui saigne, en obturant ses orifices antérieur et postérieur. On prépare : 1° *deux tampons de gaze iodoformée*, l'un (antérieur) de taille proportionnée à la narine, l'autre (postérieur) gros comme la dernière phalange du pouce et muni de deux fils longs de 30 cm.; 2° *une sonde uréthrale en gomme*

rouge et une *pince à mors plats*. La sonde est glissée jusqu'au pharynx, le long du plancher de la fosse nasale. A son extrémité, ramenée avec la pince jusqu'à la bouche, on assujettit un des fils du tampon postérieur qui peut alors être attiré et, guidé par l'index, fixé dans la choane; au fil nasal, fortement tendu, est attaché le tampon qui doit boucher la narine, tandis que le fil resté dans la bouche est attiré au dehors et fixé à la joue avec du diachylon. *Le tamponnement ne doit pas être laissé en place plus de 24 heures*. Pour l'enlever, on coupe le fil nasal; le tampon antérieur tombe aisément, le postérieur est retiré avec le fil buccal ou avec une pince recourbée passée derrière le voile; on achève par une irrigation tiède à l'*eau formolée* à 1 p. 1000. Cette méthode, passible de nombreux reproches (exposant à l'infection; laborieuse pour le médecin, pénible pour le malade), n'est qu'un pis aller. Avant d'y recourir, on devra tenter le *tamponnement préchoanal par voie nasale* (E. Escat) avec une *pince de Lubet-Barbon* et une touffe de *pengawar* (filaments d'une sorte de fougère arborescente). Ce dernier produit, également utilisable en applications directes sur le point saignant, possède des propriétés hémostatiques précieuses (Lubet-Barbon). Les hémostatiques internes : *ergotine, chlorure de calcium*, etc. échouent le plus souvent contre l'épistaxis. Le *traitement médical* visera uniquement le facteur causal qu'on devra préciser avec soin : *polype naso-pharyngien*, état infectieux (*fièvre typhoïde, infection hémorrhagique*), *hémophilie, chlorose, mal de Bright, cirrhose, cardiopathie, goutte, artériosclérose*, etc., pour lui opposer des moyens appropriés.

Epsom. — Ville d'Angleterre, comté de Surrey, à 22 km S.-S.-O. de Londres. Eaux froides, sulfatées-magnésiennes (environ 9 p. 1000), chlorurées-calciques et magnésiennes, sulfatées-calciques. Purgatives à la dose de plusieurs verres. Exportées.

Erb (Type juvénile de). — Voir ATROPHIES MUSCULAIRES.

Ergot de seigle. — *Caract. phys. et*

chim. — Forme évolutive du *Claviceps purpurea*, champignon croissant, les années pluvieuses, sur les épis des céréales, surtout du seigle, pour n'atteindre son état parfait (*sphérie*) que sur le sol. Présente, en droguerie, l'aspect de corps fusiformes, longs de 2 à 3 cm, épais de 2 à 6 mm., sub-cylindriques, un peu arqués, creusés sur chaque face d'un sillon longitudinal, colorés en brun ou violet foncé, d'odeur désagréable (rance), de consistance cornée, à cassure nette, blanche au centre. L'air, la lumière, l'humidité, le vieillissement altèrent très vite l'ergot dont la conservation n'est assurée que par un dessèchement soigneux à 50°-60°. La *poudre* offre une saveur âcre et nauséeuse. Quatre principes actifs principaux ont été isolés de l'ergot : 1° un résinoïde, la *sphacélotoxine*; 2° une saponine, l'*acide ergotinique*; 3° deux alcaloïdes, l'*ergotinine de Tanret* et la *cornutine de Kobert*, produit mal défini semblant tenir, physiologiquement, des trois autres.

Effets physiol. et tox. — Chez l'homme, l'ingestion massive de la poudre d'ergot (10 à 15 gr.) ou d'ergotine (4 à 7 gr.), ou bien l'ergotisme chronique déterminent des troubles variés trouvant presque tous leur explication soit dans des ischémies locales diversement distribuées et liées à des spasmes vasculaires, soit dans la contraction d'organes pourvus de fibres musculaires lisses (estomac, intestin, bronches, utérus). Tels sont : 1° les *troubles digestifs* : sécheresse de la gorge (sécrétions amoindries), gastralgie, vomissements, coliques, diarrhée (exaltation du péristaltisme gastro-intestinal); 2° les *troubles nerveux :* vertiges, amblyopie, bruits d'oreille, céphalée constrictive très pénible, torpeur intellectuelle (troubles d'irrigation encéphalique), abolition des réflexes, fourmillements, analgésie puis anesthésie cutanées à début périphérique, douleurs musculaires diffuses, puis crises convulsives ou tétaniformes (troubles d'irrigation de la moelle); 3° les *troubles respiratoires :* dyspnée intermittente, douleurs thoraciques (contracture des muscles lisses des bronches); 4° les *trou-*

bles cardio-vasculaires : pouls ralenti, fuyant (ralentissement de l'activité circulatoire et des contractions cardiaques), violentes douleurs sur un ou plusieurs membres avec tuméfaction érysipélateuse, prélude de la gangrène (anémie du système capillaire, rétraction oblitérante des artérioles); 5° les *troubles utérins :* contracture tétanique de l'utérus (de une ou deux heures) avec rétraction plus ou moins complète de ses sinus et de ses vaisseaux, effets plus marqués en cas de grossesse, entraînant l'avortement (avec des accidents graves) si celle-ci est peu avancée, ou, lors de l'accouchement à terme, soit la compression du fœtus et des troubles dans sa circulation pouvant aboutir à sa mort, soit des ruptures utérines, la rétention du placenta ou un obstacle à la dilatation du col. Le seigle ergoté agit donc, avant tout, sur le système musculaire lisse viscéral et, surtout, vasculaire. Cette action est non seulement directe sur les vaisseaux, mais encore indirecte sur les centres vaso-moteurs. Les divers principes actifs de l'ergot y prennent une part variable : la *sphacélotoxine*, agissant spécialement sur les fibres lisses vasculaires et utérines, est l'agent principal de la gangrène; l'*acide ergotinique* (contenu en quantité notable dans les ergotines), non vaso-constricteur, agit électivement sur les centres nerveux, éteignant la réflectivité spinale et déterminant finalement une paralysie ascendante médullaire et cérébrale; l'*ergotinine*, seul alcaloïde nettement défini, détermine aussi le spasme vasculaire et la contraction utérine, mais moins énergiquement que la sphacélotoxine. Les effets de l'acide ergotinique manquent souvent, car il est décomposable en grande partie dans le tube digestif.

L'*ergotisme*, ou intoxication chronique par ingestion de farines avariées, revêt deux formes principales, l'une *gangreneuse*, l'autre *convulsive*. Toutes deux débutent par une phase d'*ivresse ergotique* (vertiges, céphalée, hébétude, troubles visuels et auditifs) accompagnée plutôt de douleurs (élancements, brûlures, froid) dans la première et de fourmillements dans la seconde. La *forme gangreneuse* aboutit à la mortification d'un ou plusieurs membres, par gangrène habituellement sèche et élimination spontanée des eschares. La *forme convulsive* se traduit par des contractures atrocement douloureuses immobilisant les membres dans des attitudes anormales ou tout le corps dans une rigidité cadavérique; elle se termine, après une phase délirante, par le coma mortel. Le seigle ergoté peut également réaliser des syndromes très comparables à ceux soit du *tabes* (lésions des cordons postérieurs), soit de la *paralysie générale* (Tuczek). Ce polymorphisme clinique semble tenir surtout à la richesse variable des graines contaminées soit en sphacélotoxine, soit en ergotinine ou en acide ergotinique, variabilité liée elle-même aux diverses causes d'altération auxquelles aura été exposé l'ergot.

Prop. thérap., indicat. — Utilisé surtout comme vaso-constricteur pour favoriser l'hémostase dans toutes les hémorrhagies viscérales, mais spécialement dans les métrorrhagies (celles liées aux fibromes). Contre-indiqué pendant la grossesse et pendant le travail; ne trouve son emploi, en obstétrique, que contre les hémorrhagies de la délivrance, quand l'utérus est libre de tout débris placentaire et de tout caillot; encore lui préfère-t-on habituellement les injections chaudes ou la provocation directe des contractions utérines. Opposé encore : comme tonique vasculaire, aux congestions pulmonaires, spinales, cérébrales, cutanées (sueurs des phthisiques, urticaire, couperose); comme cardiotonique, aux myocardites infectieuses ; comme tonique bronchique, à la forme bronchoplégique de la grippe.

Formes pharmac., doses. — *Poudre* (préparée fraîchement avec de l'ergot de seigle récent), préparation de choix, 1 à 5 gr. par jour, par prises de 50 centigr. Enfants, 10 centigr. par année. La *poudre dégraissée*, à doses plus faibles (préparation infidèle). *Extrait aqueux* repris par l'alcool (ergotine Bonjean), 1 gr. en pilules, potion. *Extrait fluide* (ergotine Yvon), 1 à 3 gr. en potion, in-

jections hypodermiques. Enfants, 5 centigr. par année.

Eau hémostatique :

Seigle ergoté concassé (*récent*) . . . . 100 gr.
Eau bouillante . . . . . . 500 —
Épuiser par lixiviation et ajouter :
Alcoolat de citron . . . . 5 gr.

3 à 4 cuillerées à soupe par jour.

Pilules :

Ergotine Bonjean. . .
Bromhydrate de quinine. . . . . . . } āā 5 gr.
Sulfate d'atropine. Un centigramme.
Glycérine à 28°B . . . . X gouttes.

Diviser en 50 pilules. Cinq à dix par jour. (Urticaire.)

Cachets :

Poudre d'ergot récent. Vingt centigr.
Bromhydrate de quinine. 30 centigr.

Pour un cachet. Un toutes les heures, jusqu'à dix, au maximum.

Mixture :

Poudre d'ergot récent . 2 à 4 gr.
Élixir de Garus . . . } āā 50 —
Eau bouillie . . . . .

Cuillerée à soupe toutes les 4 heures.

Pilules :

Poudre d'ergot récent. . . . 2 gr.
Beurre de cacao . . . . . . 1 —

Diviser en 10 pilules, 2 à 3 par jour.

Potion antihémoptoïque :

Ergotine Bonjean. . . . . 4 gr.
Teinture de digitale . . . 2 —
Sirop de ratanhia. . . . . 160 —
Eau distillée de menthe. . 120 —

Cuillerée à soupe toutes les 2 heures.

Potion antimétrorrhagique :

Ergotine Bonjean . . 1 gr.
Teinture de digitale . XXV gouttes.
Sirop de ratanhia . . 30 gr.
Infusion de roses de Provins ou de feuilles de ronces . . . 90 gr.

Cuillerée à soupe toutes les demi-heures.

Pilules antihémoptoïques :

Ergotine Bonjean. .   ⎫
Acide gallique . . . ⎬ āā 1 gr. 20
Extrait thébaïque . Quarante centigr.

Diviser en 20 pilules, 2 à 10 par jour.

Solution hypodermique :

Ergotine Bonjean . .   3 gr.
Glycérine pure . . .   ⎫
Solution saturée de ⎬ āā 15 gr.
CO⁵NaH . . . . .   ⎭

15 centigr. par c. c.

(L'addition de solution saturée de bicarbonate de soude atténue beaucoup la douleur.)

Ergotinine. — *Caract. phys. et chim.* — Alcaloïde principal de l'ergot de seigle; aiguilles cristallines, incolores, inodores, insolubles dans l'eau pure, solubles dans l'eau acidulée, l'alcool (1 p. 200), l'éther et le chloroforme.

Effets physiol. et tox. — Voir ERGOT DE SEIGLE.

Prop. thérap., indicat. — Celles de l'ergotine.

Formes pharmac., doses. — 1/4 à 5 milligr. en potion ou en injection hypodermique.

Solution hypodermique :

Ergotinine cristallisée.   Un centigr.
Acide lactique. . . . .   2 centigr.
Eau distillée de laurier-
   cerise . . . .   3 gr.
Eau distillée bouillie. .   7 —

Injecter un à cinq c. c.

Ergotisme. — L'intoxication chronique par l'ergot de seigle devient de plus en plus rare avec les progrès de l'hygiène industrielle qui assurent la surveillance des farines alimentaires et l'élimination de celles qui sont contaminées. (Pour la sémiologie, voir ERGOT). Quand se déclarent des accidents de ce genre, la source de l'intoxication doit être dépistée avec soin et supprimée. Aux accidents eux-mêmes, on oppose surtout l'*opium*, l'*alcool*, l'*éther* ; il serait logique de recourir aux vaso-dilatateurs, tels que les *iodures*, la *trinitrine*, les *nitrites*, etc., et aux sédatifs, comme la *belladone* et le *chloral*.

(Pour plus de détails, voir : G. POUCHET, *Précis de Pharmacologie et de Matière médicale*, p. 428).

Éructations. — Voir AÉROPHAGIE.

Erysimum officinale (Crucifères).— Les feuilles et la plante fleurie sont utilisées en *infusion* (30 gr. p. 1000) et en sirop composé (20 à 100 gr., Codex), comme béchique contre l'extinction de voix de la laryngite aiguë.

Érysipèle. — L'érysipèle comporte un *traitement local* dirigé contre la streptococcie cutanée et un *traitement général* opposé aux réactions qu'elle éveille dans l'organisme et aux complications.

I. *Traitement local.* — Presque tous les topiques usités le sont grâce à leurs propriétés antiseptiques. Talamon pulvérisait, sur la plaque érysipélateuse, de l'*éther au sublimé* (à 1 p. 1000); Roger pulvérise de l'*éther camphré* (à saturation); Desesquelles badigeonne les parties malades et leur pourtour avec de l'*huile camphrée* additionnée (pour 30 gr.) de *gaïacol cristallisé* et de *menthol* (āā 1 gr.); Allen, avec du *collodion à l'ichthyol* (25 p. 100). A l'usage de l'éther camphré Roger joint celui d'*injections hypodermiques d'eau oxygénée à 12 vol.* étendue de son volume d'une solution à 4 p. 100 de bicarbonate de soude (3 ou 4 de 5 à 6 c. c.) pratiquées autour des plaques envahissantes des membres. Enfin A. Robin préfère les *pulvérisations d'une solution chaude de sublimé* (1 p. 1000) *à l'acide tartrique* (1 p. 100) avec un pulvérisateur (à vapeur ou ordinaire) placé à 50 cm de la plaque. D'une durée de 20 minutes à une demi-heure, elles sont répétées toutes les 4 heures les 2 premiers jours, moins souvent ensuite, après sédation. Les cheveux sont coupés ras, si le cuir chevelu est envahi; les yeux, durant les pulvérisations, sont fermés et garantis par un tampon d'ouate; dans l'intervalle de celles-ci, on recouvre les parties malades de compresses de gaze imbibées d'*eau boriquée saturée* ou d'une *solution de salicylate de soude à 1 p. 100* et recouvertes de taffetas chiffon. Les *plaques de sphacèle*, s'il s'en produit, sont soumises à des bains locaux dans une solution de *permanganate de potasse* au 1/10 000 et pansées avec de la gaze imbibée d'*eau oxygénée neutre* (Roger). L'érysipèle ayant souvent pour foyer initial les fosses nasales, la bouche, le pharynx ou l'oreille externe, leur désinfection par des agents antiseptiques (*eau naphtolée* à 0,20 p. 1000 pour la bouche; instillations d'huile mentholée à 1 p. 100 ou résorcinée à 2 p. 100 dans le nez et l'oreille) s'impose.

II. *Traitement général.* — Le *sérum antistreptococcique* est, théoriquement, le remède spécifique de l'érysipèle. En pratique, ses résultats sont inconstants. C. Ayer (*Med. Record*) en vante pourtant les effets (2 à 4 injections précoces, de 10 à 20 c. c.) sur l'état général et local et même sur la leucocytose qu'il réduirait. Quoique peu de médications internes aient prise sur les lésions cutanées, la *levure de bière* (3 cuillerées à café par jour) en suspendrait parfois les progrès en 2 à 3 jours (Dessaux). Autrement, le traitement doit tendre surtout à tonifier l'organisme et à favoriser l'élimination des toxines qui l'encombrent. La première indication sera remplie par la *quinine*, l'*acétate d'ammoniaque*, l'*alcool*, le *sirop d'éther*; la seconde par le *régime lacté*, le *benzoate de soude* (4 gr., Roger), les *injections de sérum artificiel*, de *caféine* et, si le cœur fléchit, par la *spartéine* ou la *digitaline cristallisée*. L'hyperthermie et l'adynamie sont justiciables de la *balnéation froide* ou de la *balnéation tiède* (surtout après 40 ans, Roger). Fréquent, le *délire* est aussi calmé par les bains tièdes; par l'*opium* chez les alcooliques; par la *valériane* (4 à 5 gr. d'extrait), le *bromure de sodium* ou de *calcium* (2 gr.), le *sulfonal* ou le *trional* (1 gr.) chez les femmes nerveuses. Les urines doivent être examinées journellement. Les *abcès*, les *arthrites purulentes* sont du ressort de la chirurgie. L'*érysipèle à répétition* sera prévenu par une *antisepsie soigneuse des cavités de la face.* Le traitement des *complications pulmonaires, pleurales* se rattache à celui des *pyosepticémies* (v. c. m.).

III. *Prophylaxie.* — La nature microbienne et contagieuse de l'érysipèle impose, à l'égard de ceux qui en sont atteints, les mesures d'*isolement* et de *désinfection* usitées contre toute affection de cet ordre. Le personnel qui approche le malade prendra les précautions de rigueur en pareil cas (blouse de toile; antisepsie des mains et du visage, etc.). Les locaux, la literie, le linge et les hardes contaminés seront également soumis à la désinfection.

Érythème noueux. — Voir Érythème polymorphe.

Érythème polymorphe. — Qu'il revête la forme papuleuse, noueuse ou bulleuse, l'érythème polymorphe n'est justiciable que d'un traitement symptomatique : *repos au lit, régime* excluant tous les aliments fermentescibles; *quinine, salicylate de soude* ou *aspirine* à l'intérieur, suivant que prédominent la fièvre ou les arthralgies; localement, *bains d'amidon*, larges poudrages avec des poudres inertes (*amidon, talc, oxyde de zinc*); en cas de *prurit*, lotions au *sublimé*, à l'*eau phéniquée*, onctions avec la *pâte à l'oxyde de zinc mentholée* ou *cocaïnée*; contre l'*érythème noueux*, applications de *salicylate de méthyle*, de *glycérine* ou d'*huile gaïacolées*. Le traitement s'adressera en outre au *terrain* qui est, suivant le cas, *arthritique* (alcalins), *lymphatique* (huile de foie de morue, sirop iodo-tannique) ou *anémique* (fer, arsenic).

Érythrol. — *Caract. phys. et chim.* — Iodure double de bismuth et de cinchonidine; poudre rouge vif, insoluble dans l'eau.

Prop. thérap., indicat. — Antiseptique, désinfectant; opposé à la stase gastrique avec fermentations butyriques (A. Robin).

Formes pharmac., doses. — 2 à 10 centigr. en cachets (associé à la magnésie) à la fin des repas.

Érythrol (Tétranitrate d'). — Éther tétranitrique de l'alcool tétratomique *érythrite*. Son appellation ne doit pas le faire confondre avec l'iodure double de bismuth et de cinchonidine; ces deux composés n'ont absolument rien de commun. Opposé à l'hypertension artérielle, à la dose de 2 à 3 milligr. Offre l'inconvénient de provoquer parfois une vive céphalalgie. Peu usité.

Escaldas (Les). — Village de la Cerdagne française, dépendant de la commune de Villeneuve, canton de Saillagouse, dans les Pyrénées-Orientales. Altitude 1350 m., sur le versant sud des Pyrénées. Eaux thermales et hyperthermales (26°-42°5) et une source tempérée (18°5), sulfurées-sodiques. Utilisées sous forme de boisson, bains, douches, inhalations, pulvérisations. Possèdent toutes les propriétés des eaux sulfureuses de la chaîne des Pyrénées, jointes aux avantages d'un climat d'altitude.

Principales indications.—Lymphatisme, scrofule, rhumatismes, névralgies, névroses, dermatoses.

Ésérine. — Voir CALABAR (FÈVE DE).

Esprit de Mindérerus. — Voir ACÉTATE D'AMMONIAQUE.

Éther acétique. (*Acétate d'éthyle*). — *Caract. phys. et chim.* — Liquide aromatique, mobile, soluble dans 7 p. d'eau, très soluble dans l'alcool et l'éther; n'est inaltérable que s'il est anhydre.

Effets physiol. et tox. — Peut provoquer l'anesthésie générale, mais seulement par saturation de l'organisme (injections hypodermiques associées aux inhalations). Anesthésique bronchique et analgésique local efficace. A l'intérieur, expectorant.

Prop. thérap., indicat. — A l'intérieur, opposé à la bronchite chronique, à la bronchorrhée. Comme topique, opposé aux névralgies et au rhumastisme.

Formes pharmac., doses. — *Usage int. :* XXX à L gouttes en potion. — *Usage ext. :* en inhalations ou en frictions sous forme de liniments, d'embrocations.

Potion (bronchite) :

Éther acétique	2 gr.
Teinture de lobélie	4 —
Julep gommeux	150 —

Cuillerée à soupe toutes les heures.

Liniment (rhumatisme) :

Éther acétique.	} āā 50 gr.
Huile de jusquiame . .	}
Camphre.	10 —
Essence de thym. . . .	2 —

Éther amyl-nitreux. — Voir AMYLE (NITRITE D').

Éther amyl-valérianique. — Voir AMYLE (VALÉRIANATE D').

Éther bromhydrique. — Voir ÉTHYLE (BROMURE D').

Éther chlorhydrique. — Voir ÉTHYLE (CHLORURE D').

Éther iodhydrique. — Voir ÉTHYLE (IODURE D').

Éther méthylsalicylique. — Voir MÉTHYLE (SALICYLATE DE).

Éther nitrique (*Éther azotique*). — *Caract. phys. et chim.* — Liquide incolore, d'odeur agréable, insoluble dans l'eau, très soluble dans l'alcool et l'éther.

Prop. et empl. thérap. — Inhalé même en petite quantité, provoque de la céphalée et de l'asphyxie. Utilisé en Angleterre (mêlé à parties égales d'alcool), comme diurétique (jusqu'à 30 gr. du mélange). Préconisé aussi comme excitant diffusible; X à L gouttes, en potion.

Éther sulfurique (*Éther ordinaire*). — *Caract. phys. et chim.* — Liquide incolore, peu dense (0,736 à 0°), très mobile, d'odeur suave, de saveur brûlante et fraîche, émettant des vapeurs très denses (2,565), très inflammables, formant, avec l'air, des mélanges détonants très dangereux. Soluble dans 9 p. d'eau, très soluble dans l'alcool. Dissout les graisses, les cires, les résines, le soufre, l'iode, le brome, de nombreux alcaloïdes et glucosides.

Effets physiol. et tox. — *En inhalation,* hypno-anesthésique bien moins actif que le chloroforme. On note successivement : 1° une *phase d'excitation ébrieuse* (avec congestion faciale), parfois prolongée et intense chez les névropathes et les alcooliques; 2° une *phase de sommeil* presque normal, accompagnée bientôt d'abolition de la sensibilité instinctive et d'exagération des réflexes; 3° une *phase médullaire* à début brusque, préludant par de l'excitation spinale (éjaculation fréquente), pour aboutir à de la paralysie motrice avec analgésie et abolition des réflexes; 4° une *phase bulbaire* (toxique) de paralysie des centres respiratoire, cardiaque et vaso-moteur.

Rarement aboli, le réflexe cornéen n'est affaibli qu'assez tardivement. Le myosis avec pupille fixe est habituel. La mydriase brusque et persistante est grave mais peut n'indiquer que l'excitation du sympathique abdominal. Si l'éther se montre plutôt tonique et modérateur du cœur (les syncopes primitive et même secondaire sont exceptionnelles avec l'éther, mais la syncope tertiaire ou toxique est plus dangereuse), il détermine : une vasodilatation périphérique (favorisant le refroidissement et les hémorrhagies) et pulmonaire (favorisant la congestion et les infections pulmonaires) intense, souvent une hypersécrétion trachéo-bronchique se traduisant par du râle trachéal et des ronchus (expose à la bronchite et à l'œdème pulmonaire); quelquefois du hoquet, des vomissements et du tremblement généralisé. L'élimination (par le poumon et un peu par les urines) est rapide ; le réveil peut comporter une nouvelle phase d'agitation intense et prolongée. Si l'anesthésie par l'éther est moins dangereuse que celle du chloroforme, elle est moins rapide et expose à d'autres accidents (agitation, hémorrhagies, cyanose, pneumopathies tardives). Les affections respiratoires, l'alcoolisme la contre-indiquent absolument. L'ingestion ou l'inhalation habituelle de petites doses d'éther (*éthéromanie*) provoquent des troubles variables : nervosité, tremblement musculaire, hypertrophie du foie (inhalation); dyspepsie, pituites (ingestion), marche incertaine, céphalée; hystérie toxique, psychoses.

Prop. thérap., indicat. — Comme *hypno-anesthésique*, exige l'emploi d'un masque; la dose habituelle est de 20 à 50 gr. A l'intérieur, *stimulant diffusible* très actif contre la syncope (post-hémorrhagique), le coma, le collapsus et l'adynamie (du choléra, des fièvres graves); *antidyspnéique* recommandé chez les asystoliques et les urémiques (à hautes doses, Lemoine); *antispasmodique* (en inhalation ou ingestion) usuel contre les accidents hystériques, la gastralgie nerveuse, l'angine de poitrine, la colique hépatique (remède de Durande). Semble (associé à l'opium) exercer une action favorable sur l'éruption variolique (du Castel). *Localement*, employé : soit en pulvérisations, comme réfrigérant, pour l'anesthésie locale ou la révulsion; soit en injection dans les loupes non enflammées (comme dissolvant de leur contenu, Vidal).

Formes pharmac., doses. — (*Usage int.*) 2 à 5 gr. (V gouttes par année chez l'enfant), soit par *gouttes*, sur du sucre ou dans de l'eau sucrée, soit en *perles*, ou sous forme de *liqueur d'Hoffmann* (éther et alcool à 90° āā), de *sirop d'éther* (2 p. 100 d'éther); soit, de préférence, en *injections hypodermiques* (1 c. c. chaque fois) poussées lentement dans le tissu cellulaire profond (éther pur ou camphré). Très douloureuses, les piqûres d'éther peuvent, si elles sont faites près d'un filet nerveux, être suivies de névrite ou de paralysie.

Potion antispasmodique :

Éther sulfurique	3 gr.
Teinture de musc.	5 —
Teinture de valériane. . .	10 —
Sirop de belladone	50 —
Julep gommeux.	100 —

Cuillerée à soupe toutes les 2 heures.

Mixture éthéro-opiacée (variole) :

Éther sulfurique	4 gr.
Élixir parégorique	20 —
Sirop diacode.	50 —
Julep gommeux.	100 —

Cuillerée à soupe toutes les 2 heures.

Potion cordiale (pneumonie) :

Éther sulfurique.	5 gr.
Liqueur d'Hoffmann. . . .	25 —
Teinture de digitale	2 —
Teinture de lobélie. . . .	5 —
Elixir parégorique	15 —
Sirop de framboises	50 —
Hydrolat de menthe	60 —

Cuillerée à café toutes les 1/2 heures, dans 1/2 verre d'infusion tiède de sauge.

Solution hypodermique camphrée :

Éther sulfurique.	10 gr.
Camphre	2 —

Injecter de 1/2 à 2 c. c. en plusieurs fois.

Éthyle (Acétate d'). — Voir Éther acétique.

Éthyle (Bromure d'). (*Éther bromhydrique.*) — *Caract. phys. et chim.* — Liquide incolore, mobile, d'odeur agréable, de saveur sucrée puis brûlante, insoluble dans l'eau, très soluble dans l'alcool et l'éther. Très dense (1,473), très altérable à l'air et à la lumière (coloré en jaune-brun par le brome). Vapeurs non inflammables.

Effets physiol. et tox. — En inhalation, provoque une hypno-anesthésie, débutant et se dissipant très vite; sans irritation locale, sans agitation prodromique, comportant une insensibilité immédiate des muqueuses nasale et laryngo-bronchique, une perte de connaissance et de conscience très rapides (1 à 3 min.), mais une anesthésie vraie plus lente (6 à 8 minutes) et une résolution toujours tardive, parfois incomplète. Sur la *circulation*, se comporte comme un vaso-dilatateur, hypotenseur, et un poison du myocarde, mais seulement par saturation de l'organisme (syncope tertiaire fatale). Accélère d'abord la *respiration* puis la régularise et la ralentit; à dose toxique, l'arrête avant le cœur. Provoque une *hypersécrétion* intense (sueur, salive, larmes, mucus bronchique). S'élimine surtout par les poumons et les reins (albuminurie à hautes doses).

Prop. thérap., indicat. — Hypno-anesthésique de choix pour les opérations courtes (spécialement sur le naso-pharynx) ou pour prévenir la syncope laryngo-bronchique du début de la chloroformisation. La syncope secondaire, d'abord respiratoire, cède généralement à la respiration artificielle. La syncope primitive n'est possible qu'avec un produit impur (action du brome ou de l'acide bromhydrique). Le bromure d'éthyle est contre-indiqué chez les alcooliques, les nerveux, les cardiaques, les brightiques. Les inhalations à petites doses sont recommandables, à titre antispasmodique, dans l'hystérie, l'épilepsie, et comme sédatif de la toux nerveuse et de la dyspnée. *En potion*, le bromure d éthyle est opposé aux douleurs gastriques. *Localement* (en pulvérisations), il se comporte comme un bon analgésique utilisable dans beaucoup de petites interventions (incision de panaris, ongle incarné, etc.).

Formes pharmac., doses. — *Inhalations*, environ 10 à 15 gr. pour l'anesthésie, 20 à 40 centigr. comme antispasmodique. *En potion*, 2 à 4 gr. associé à l'alcool. *En pulvérisations*, permet l'emploi du thermo-cautère.

Potion antigastralgique :

Éther bromhydrique parfaitement pur . . . . 3 gr.
Alcoolat de mélisse composé. . . . .)
Alcoolat de Garus . . .) āā 40 gr.
Sirop d'écorces d'oranges amères. . . . . . . 80 —

Cuillerée à soupe à la fin des repas.

Éthyle (Chlorure d'). (*Éther chlorhydrique*). — *Caract. phys. et chim.* — Liquide incolore, d'odeur éthérée, très volatil (bout à 11°), inflammable, soluble dans 24 p. d'eau, très soluble dans l'alcool.

Effets physiol. et tox. — *Pulvérisé sur la peau*, la refroidit et, après une douleur assez vive, l'insensibilise complètement pour 1 à 2 minutes. *En inhalations* massives, provoque en 30 à 40 secondes, après quelques mouvements de défense, une anesthésie de 4 minutes. Peu toxique, produit la bradycardie et l'hypotension artérielle. Irrite les cellules hépatiques et rénales (pigments biliaires et albumine dans l'urine).

Prop. thérap., indicat. — Bon *anesthésique local*, utilisé en tubes métalliques d'où il s'échappe en un jet de vapeur sous la seule chaleur de la main, soit pour soulager la pleurodynie, soit pour pratiquer de petites opérations (incisions, avulsion de dents, etc.). L'*anesthésie générale* exige l'emploi d'une compresse fortement imbibée apportant au malade le chloréthyle presque pur. Son usage n'est justifié que pour les très courtes opérations, ou comme prélude à l'anesthésie chloroformique qu'il accélère beaucoup, avec une faible dose de chloroforme.

Éthyle (Iodure d'). — *Caract. phys. et chim.* — Liquide incolore, mobile, d'odeur éthérée un peu alliacée, très dense (1,975), très peu soluble dans l'eau, très soluble dans l'alcool et l'éther, très altérable à la lumière.

Effets physiol. et tox. — Absorbé très rapidement et dédoublé dans l'organisme en iodure de sodium et alcool. Provoque l'anesthésie plus lentement que le chloroforme mais pour plus longtemps. Inutilisable à cet égard à cause de son altérabilité.

Prop. thérap., indicat. — Utilisé surtout comme anesthésique respiratoire et médicament iodé, dans l'asthme et la dyspnée des artério-scléreux; préconisé par G. Sée contre la tuberculose, la scrofule, la syphilis, le rhumatisme.

Forme pharmac., doses. — En ampoules scellées, pour inhalation, de X à XXX gouttes.

Éthyle (Nitrite d'). (*Éther nitreux*). — *Caract. phys. et chim.* — Liquide incolore, mobile, à odeur de pomme-reinette, de saveur âcre et brûlante, très altérable, très inflammable, peu soluble dans l'eau, très soluble dans l'alcool et l'éther.

Prop. et empl. thérap. — A peine anesthésique, surtout vaso-dilatateur. Employé, en Angleterre, en solution alcoolique à 5 p. 100, comme stimulant diurétique. En France, l'*esprit de nitre dulcifié* (alcool à 90° 300, acide azotique officinal 78, eau distillée 22) se donne en potion (2 à 4 gr.) ou en limonade (20 à 30 gr. p. 1000). L'éther nitreux a les mêmes usages que le *nitrite d'amyle* (XX à L gouttes, comme vaso-dilatateur).

Éthylmorphine (Chlorhydrate d'). — Voir Dionine.

Éthylnarcéine (Chlorhydrate d'). (*Narcyl*). — *Caract. phys. et chim.* — Aiguilles solubles dans 120 p. d'eau; solubilité accrue par addition de benzoates ou d'acide citrique.

Prop. et empl. thérap. — Analgésique, sédatif de la toux à la dose de 1 à 5 centigr. en sirop ou par voie hypodermique (2 centigr.).

Étranglement interne. — Voir Occlusion intestinale.

Exophthalmique (Goitre). — Voir Goitre exophthalmique.

Eucaïne B. — *Caract. phys. et chim.* — Dérivé synthétique de la cocaïne, 2 ou 3 fois moins toxique que l'*eucaïne A* (abandonnée), 4 fois moins que la *cocaïne*. Le chlorhydrate (surtout employé) est soluble dans 20 p. d'eau; ses solutions ne sont pas altérées par l'ébullition.

Prop. et empl. thérap. — Analgésique local usité surtout en art dentaire, en injections hypodermiques; un peu moins actif que la cocaïne; en outre, action vaso-dilatatrice assez gênante (peut être corrigée par l'addition de cocaïne et de phénol). Les injections provoquent une douleur assez durable.

Formes pharmac., doses. — En solution hypodermique à 1 p. 100, 2 à 3 c c.

Eucalyptus. — (Myrtacées). Grand arbre d'origine australienne dont on utilise les feuilles qui contiennent du tannin, une résine et une essence dont on retire l'*eucalyptol* (v. c. m.).

Prop. thérap., indicat. — Fébrifuge infidèle; balsamique opposé au catarrhe bronchique, aux bronchites fétides, à la gangrène pulmonaire. Les plantations d'eucalyptus sont utiles dans les régions palustres pour dessécher le sol.

Formes pharmac., doses. — *Infusion* 20 p. 1000. *Poudre de feuilles* 4 à 15 gr. en cachets. *Alcoolature* 4 à 16 gr. en potion. *Sirop* 30 à 100 gr. *Essence* 20 centigr. à 2 gr. en perles. L'infusion chaude ou la *teinture* (quelques gouttes dans de l'eau bouillante) sont usitées aussi en *fumigations*.

Eucalyptol ou Cinéol. — *Caract. phys. et chim.* — Produit voisin de la terpine, tiré de l'essence d'eucalyptus. Liquide incolore, mobile, d'odeur camphrée, de saveur amère et brûlante, peu soluble dans l'eau, très soluble dans l'alcool, l'éther, les huiles, la vaseline.

Prop. thérap., indicat. — Balsamique. Mêmes usages que l'eucalyptus; préconisé contre la tuberculose apyrétique avec expectoration abondante, la gangrène pulmonaire, le paludisme (action inconstante).

Formes pharmac., doses. — 50 centigr. à 2 gr. en capsules ou en injections hypodermiques (solution dans l'huile de vaseline), seul ou associé à la créosote, au gaïacol ou à l'iodoforme.

Mixture pour inhalations :

Eucalyptol	5 gr.
Gaïacol cristallisé	3 —
Iodoforme	2 —
Alcool à 90°	25 —

L gouttes dans un verre d'eau bouillante, en inhalations; ou vaporisation avec l'appareil de Lucas-Championnière.

Solutions hypodermiques :

a) Eucalyptol . . . . 20 gr.
Huile d'amandes douces sté-
    rilisée. . . . . 80 —

b) Eucalyptol. . . . . 20 gr.
Gaïacol . . . . 5 —
Huile d'amandes douces sté-
    rilisée. . . . . 80 —

c) Eucalyptol . . . . 25 gr.
Gaïacol . . . . 8 —
Iodoforme. . . . . 2 —
Huile d'amandes douces sté-
    rilisée . . . . 80 —

1 à 4 injections hypodermiques par jour, de 2 à 5 c. c. chacune.

Eugénol. — *Caract. phys. et chim.* — Produit tiré de l'essence de girofle, insoluble dans l'eau, soluble dans l'alcool et l'éther, les huiles grasses et fixes.

Prop. thérap., indicat. — Opposé comme antithermique et antiseptique à la gangrène pulmonaire, à la tuberculose cavitaire. Analgésique local comme le gaïacol.

Formes pharmac., doses. — 80 centigr. par jour en capsules ou injections hypodermiques. On utilise aussi le *chlorhydrate d'eugénol*, produit cristallisé, 50 centigr. à 2 gr. en cachets, potion ou piqûres. On peut utiliser la solution au 1/20 dans l'huile de vaseline dont on injecte 1 à 10 c. c., progressivement, ou la formule suivante :

Eugénol pur	20 gr.
Iodoforme	2 —
Huile d'amandes douces sté-rilisée	80 —

Eukinase. — Voir Opothérapie intestinale.

Euquinine. (*Éther éthylcarbonique de la quinine.*) — *Caract. phys. et chim.* — Cristallisée en aiguilles blanches, insipides, solubles dans l'eau acidulée, l'alcool, l'éther, le chloroforme.

Prop. thérap., indicat. — Usages de la quinine. Se recommande par son insipidité (chez les enfants). Ne provoque pas de troubles digestifs.

Formes pharmac., doses. — 1 à 4 gr. en cachets ou en poudre (dans du lait, du potage, de l'eau alcoolisée). Enfants, 10 centigr. par année.

Europhène (*Iodure d'isobutylorthocrésol*). — *Caract. phys. et chim.* — Poudre fine, jaunâtre, à odeur de safran, insoluble dans l'eau, soluble dans l'alcool, l'éther, les huiles fixes; renferme 18 p. 100 d'iode qu'elle cède aisément en milieu humide et alcalin.

Prop. thérap., indicat. — Topique antiseptique, succédané de l'iodoforme; pas toxique, peu irritant. Sert au pansement des brûlures, des chancres, des ulcères, des lésions du naso-pharynx, du larynx, des dermatoses suintantes et suppurées.

Formes pharmac. — Poudre pure ou avec acide borique āā, pommade (2 à 5 p. 100), collodion, suppositoires, crayons, solutions (éthérées, huileuses).

Euzet. — Village du Gard, arrondissement d'Alais, commune d'Allègre, auquel il convient de joindre la station voisine *Les Fumades*. Altitude 130 m. Eaux froides (13°), sulfurées-calciques accidentelles et sulfhydriquées, sulfatées et bicarbonatées - calciques; en outre, bitumineuses, ce qui leur donne une caractéristique tout à fait particulière. Utilisées sous forme de boisson, de bains (baignoire et piscine), de douches, d'irrigations.

Principales indications. — Affections catarrhales des voies respiratoires (notamment chez les vieillards), dyspepsies, engorgements du foie, dermatoses sèches.

Évaux. — Petite ville de la Creuse, située vers l'extrémité nord du plateau central, sur l'embranchement de Montluçon à Eygurande, à la naissance d'un vallon dont les eaux débouchent dans le Cher. Altitude 460 m. Eaux thermales et hyperthermales (28°-57°), sulfatées-sodiques, bicarbonatées mixtes, légèrement chlorurées et silicatées-sodiques. Deux sources sont sulfureuses accidentelles, d'autres sont ferrugineuses. On remarque dans ces eaux la présence d'une grande quantité de conferves (*Anabena* et *Zygnema*) formant un *limon* employé comme celui de Néris. Utilisées en boisson, bains (baignoire et piscine), bains de vapeur, douches. Les conferves sont employées en topiques et en frictions.

Principales indications. — Rhumatisme chronique sous toutes ses formes, suites de grands traumatismes, névralgies, certaines dermatoses. Les sources sulfureuses du Grand-Mur et du Petit-Cornet sont efficaces dans les catarrhes bronchiques et les laryngites catarrhales; les eaux ferrugineuses présentent le rare avantage de la thermalité.

Évian. — Petite ville de la Haute-Savoie, à 10 km E. de Thonon, sur la rive méridionale du lac de Genève, en face de Lausanne. Altitude 378 m. Eaux froides (10°-12°), oligométalliques, principalement bicarbonatées-calciques et magnésiennes. Utilisées sous forme de boisson, de bains, de douches. Diurétiques, accélératrices des actes de désassimilation et douées de propriétés sédatives dans les affections chroniques du tube digestif et des voies urinaires, surtout lorsqu'il y a concomitance d'un état d'éréthisme nerveux.

Principales indications. — Dyspepsies, gastralgies, état d'irritation chronique de l'intestin, catarrhes vésicaux, coliques néphrétiques, gravelle, irritation vésicale consécutive à la présence de calculs ou à des manœuvres de lithotritie.

Évonymine. — *Caract. phys. et chim.* — Poudre verdâtre à forte odeur vireuse, de saveur amère; extrait hydro-alcoolique de l'écorce de l'*Evonymus atropurpureus* ou *fusain* (Célastracées); insoluble dans l'eau, peu soluble dans l'alcool et l'éther.

Prop. thérap., indicat. — Purgatif drastique, cholagogue; usité comme laxatif contre la constipation habituelle. A fortes doses, provoque des coliques et devient un poison du cœur. Préconisé encore comme antisyphilitique.

Formes pharmac., doses. — 5 à 15 centigr. en pilules de 5 centigr. ingérées le soir.

Pilules contre la constipation habituelle :

Évonymine. . . . . } āā 3 centigr.
Podophyllin . . . . }
Extrait de jusquiame. . Cinq —

Une à deux pilules semblables, le soir, au coucher.

Exalgine (*Méthylacétanilide*). — *Caract. phys. et chim.* — Aiguilles blanches ou tablettes prismatiques, inodores, insipides, peu solubles dans l'eau (1,5 p. 100), très solubles dans l'eau bouillante ou alcoolisée, l'alcool.

Effets physiol. et tox. — Chez l'homme, augmente surtout l'excitabilité de l'écorce cérébrale et de la moelle avec action prédominante sur la sensibilité; élève légèrement la tension sanguine, mais sans impressionner le pneumogastrique. A dose toxique, provoque rapidement des convulsions épileptiformes et des accidents asphyxiques par formation de méthémoglobine dans les hématies. 50 centigr. suffisent pour provoquer, en 15 à 20 minutes, des éblouissements, des vertiges et des bourdonnements d'oreilles. S'élimine, après transformation, à l'état de dérivé sulfo-conjugué colorant parfois l'urine en rouge-brun. Celle-ci réduit la liqueur de Fehling (produits dextrinoïdes). *Localement*, abolit la sensibilité des tissus avec lesquels elle est mise en contact.

Prop. thérap., indicat. — Analgésique efficace opposé aux névralgies congestives, aux douleurs des rhumatismes, du tabes. Chez les diabétiques, modère la polyurie et la glycosurie. Analgésique local.

Formes pharmac., doses. — 40 à 80 centigr., par prises de 15 centigr. au plus, soit en cachets, soit mieux en potion ou en pilules.

Potion :

Exalgine.	1 gr. 50
Alcoolat de menthe . .	15 gr.
Sirop de framboises . .	50 gr.
Eau distillée.	100 gr.

Une cuillerée à soupe = 15 centigr.

Cachets :

Exalgine	3 gr.
Extrait de belladone . . . . . . } Phosphate de codéine . . . . . }	āā 30 centigr.
Sucre de lait . . .	5 gr.

F. S. A. Diviser en 10 cachets; un ou deux au moment des accès douloureux.

(Pour plus de détails, voir : G. Pouchet, *Leçons de Pharmacodynamie et de Matière médicale*, 4ᵉ série, p. 173.)

Extraits. — Produit de l'évaporation d'un suc ou d'une solution aqueuse, alcoolique, éthérée, provenant de l'épuisement d'une substance végétale par l'eau, l'alcool, l'éther. L'influence de la chaleur, le contact prolongé de l'air, pendant la durée de temps nécessaire pour amener le suc ou la solution à consistance molle, sont des causes d'altération profonde des principes actifs contenus dans ces sucs ou solutions. Aussi leur richesse, partant, leur action thérapeutique est-elle extrêmement variable. Ce sont des formes médicamenteuses qui devraient être abandonnées, pour la plupart, ou, tout au moins, réservées à la préparation d'excipients, tels que : conserve de roses, extrait de gaïac, de réglisse, de quinquina, etc., pour la confection des masses pilulaires. Il en est tout autrement des *extraits fluides*, préparés dans des conditions telles que les principes actifs subissent aussi peu d'altération que possible et dans lesquels la présence d'une certaine quantité d'alcool et de glycérine, agissant comme antiseptiques, empêche des modifications ultérieures. En outre, ces extraits offrent le grand avantage de représenter leur propre poids de plantes fraîches, ce qui simplifie beaucoup les calculs de posologie. Il en est de même des produits récemment proposés sous la dénomination d'*énergétènes*.

F

Face (Hémi-atrophie de la). — Affection très rebelle, l'*hémi-atrophie faciale progressive* est justiciable, à titre palliatif, de l'*électrothérapie* appliquée suivant les mêmes principes que dans le traitement des *atrophies musculaires* (v. c. m.).

Faciale (Névralgie). — C'est la *névralgie du trijumeau*. On doit distinguer : 1º la *névralgie faciale accidentelle a frigore*; 2º la *névralgie faciale symptomatique* d'une lésion diagnostiquable et curable ; 3º la *névralgie faciale grave paroxystique*, compliquée ou non de spasme musculaire (*tic douloureux de la face*), affection généralement très rebelle.

I. *Névralgie faciale accidentelle.* — Elle cède habituellement plus ou moins vite aux agents antinévralgiques usuels : *antipyrine, pyramidon, phénacétine, aspirine, quinine, aconitine, gelsemium*, etc.

II. *Névralgie faciale symptomatique.* — Elle réclame un traitement approprié à sa cause qu'il importe d'abord de préciser : *chlorose, dyspepsie, affection utérine, carie dentaire, périostite du maxillaire* (chez les édentés), *sinusite frontale* ou *maxillaire* (curetage), *paludisme* (quinine), *syphilis* ou *tabes* (traitement spécifique intensif, surtout si la névralgie est double), *dacryocystite, épilepsie* (cure bromurée), *artériosclérose* (régime lacto-végétarien), *hystérie* (suggestion sous forme de *souffle statique*).

III. *Névralgie faciale essentielle grave.* — Ici, l'échec des petits moyens oblige à recourir aux traitements énergiques internes ou externes, à l'électrothérapie ou à une opération plus ou moins radicale. L'*opium à hautes doses,* suivant la méthode de Trousseau, Charcot, Gilles de la Tourette, est souvent un palliatif efficace. On le donne en *pilules d'extrait thébaïque de 2 centigr.*, débutant par 2, 4 ou 5 selon la tolérance et augmentant d'une pilule tous les 2 jours, jusqu'à sédation de la douleur ; ayant maintenu 2 ou 3 jours la dose maxima, on la réduit d'une pilule tous les 2 jours, quitte à l'élever de nouveau si la douleur se réveille. La *dose suffisante* oscille, suivant les sujets, entre 20 et 60 centigr. Les signes d'intolérance sont combattus par les moyens convenables (laxatifs, thé, café, etc.). Quoique ce traitement écarte pour longtemps les accidents douloureux, il n'exclut pas la possibilité d'une récidive, et est moins bien toléré une deuxième fois. Les dangers d'accoutumance doivent faire proscrire la *morphine.* Les *pulvérisations de chlorure de méthyle* (les yeux fermés), renouvelées selon les besoins, font souvent disparaître ou, du moins, atténuent considérablement les névralgies les plus douloureuses (Debove) ; elles n'entraînent à la face qu'un érythème passager suivi de desquamation, mais sans pigmentation consécutive. Brissaud et Grenet ont pu conjurer les douleurs pendant un an par des *injections de 1 centigr. de cocaïne* au point le plus douloureux. Ostwalt traite les formes graves de la névralgie faciale par des *injections profondes d'alcool cocaïné* ou *stovaïné* sur les points d'émergence des principales branches du trijumeau. Quand ces divers moyens échouent, on peut, avant de discuter l'opportunité d'une opération, recourir à l'*électrothérapie* qui, sans être toujours efficace, parvient habituellement à rendre la vie tolérable. Zimmern conseille la technique suivante (variante de celle de Bergonié) : le côté malade est recouvert d'une sorte de *masque hémifacial* fait de plusieurs couches de gaze hydrophile bien humectée d'eau tiède, et relié au *pôle positif* d'une pile, l'*électrode négative* étant placée sur la nuque ou dans le dos ; les *courants* employés ne sont que de 3 *à 12 milliampères*, mais agissent pendant *une heure et plus ;* on peut enseigner au sujet à les appliquer lui-même, se contentant de la surveillance et de la direction générale du traitement. Fixé avec une bande le masque ne provoque aucune fatigue. Les séances doivent être quotidiennes, à heure fixe. L'amélioration peut se montrer dès la première semaine ; plus habituellement, elle ne commence qu'au bout d'un mois, pour ne devenir manifeste qu'après 3 ; on peut alors suspendre la cure, mais à condition d'y revenir par intervalles (8 à 10 jours par mois) ; les récidives sont possibles, il est vrai, mais toujours plus courtes et moins intenses, séparées par de bien plus longues phases de calme absolu. L'action des courants continus peut être accrue en imbibant l'électrode faciale d'une solution d'*antipyrine* au 1/10 ou de *cocaïne* au 1/5 (Plicque).

La *Radiothérapie* a également donné quelques beaux succès, entre les mains de Gramegna, Fauveau de Courmelles, Béclère, Haret, etc., même dans des formes convulsives rebelles. Le traitement consiste à irradier, une fois par semaine, pendant 5 à 20 minutes, le point le plus douloureux. Les séances sont de 3 à 4 unités, H. de Holzknecht (Voir Radiothérapie) ; Fauveau de Courmelles recommande, pour prévenir les brûlures, d'interposer, entre le tube et le malade, une large plaque d'aluminium reliée au sol (à une gouttière, à une conduite d'eau ou de gaz). Le plus souvent les deux premières séances n'amènent aucun soulagement, ou même provoquent une exaspération parfois considérable des douleurs (Béclère et Haret) ; mais celles-ci s'apaisent à la troisième pour disparaître sans retour parfois dès la quatrième. Les malades seront prévenus de ce premier effet possible qui ne doit pas faire abandonner la cure. En certains cas, la guérison n'est confirmée qu'après 10, 20 ou 25 séances.

L'intervention chirurgicale est souvent l'ultime ressource. Contre la *névralgie des édentés,* Jarre a préconisé la *résec-*

tion du bord alvéolaire à la gouge. Plus souvent, on recourt à la *résection totale de l'une ou des 3 branches du trijumeau*, ou, dans les cas extrêmes, à la *résection du ganglion de Gasser*, opération souvent efficace mais difficile et exigeant un chirurgien très entraîné. Bien plus bénigne, la *résection du ganglion supérieur du sympathique* a donné des succès.

Faciale (Paralysie). — Les *paralysies faciales d'origine périphérique ou bulbaire* sont justiciables : 1° d'un *traitement électrique*, 2° d'un *traitement général*.

I. *Traitement électrique.* — La *faradisation* n'est justifiée que dans les formes légères, avec conservation presque entière de la contractilité faradique ; mais, lorsque celle-ci ne répond qu'à des courants d'une intensité douloureuse, la *galvanisation* est préférable ; elle s'impose si la contractilité faradique est exaltée (paralysie d'or-centrale) ; la faradisation serait alors nuisible. On appliquera une électrode sur la nuque et l'autre sera promenée à l'émergence du facial ainsi que sur ses différentes branches, en évitant les points d'émergence du trijumeau ; l'électrisation portera surtout sur l'orbiculaire, le buccinateur et le releveur de la lèvre supérieure (Plicque). Alb. Weil commence par chercher à agir sur la névrite, pour prévenir l'atrophie des muscles, en plaçant sur chaque apophyse mastoïde un tampon de 2 cm² (pôle négatif du côté malade) et en débitant pendant 5 minutes un courant galvanique de 6 à 8 milliampères. Dans les *paralysies légères*, le même auteur combine la *faradisation* et la *galvanisation* : la main du malade est d'abord mise en rapport avec le pôle positif d'une pile dont le pôle négatif est relié à un tampon qui est successivement posé sur les points moteurs des 3 rameaux du facial et des divers muscles qu'il innerve (1 minute environ sur chaque, en ramenant d'abord chaque fois l'intensité à 0) ; les électrodes sont ensuite reliées à un appareil à chariot à gros fil et à interruptions lentes, de façon à provoquer, dans tous les muscles paralysés, des contractions

méthodiques (30 secondes pour chaque).

Si la paralysie comporte des *douleurs*, des *spasmes* (avec contractilité faradique exagérée) ou la *réaction de dégénérescence*, la *galvanisation* est seule applicable. Weil se borne alors au 1er temps de l'électrisation, telle qu'il la pratique (v. plus haut). Plicque, plaçant l'électrode positive sur la nuque, promène lentement l'électrode négative sur les points d'élection. Les courants employés sont de 5 à 6 milliampères au plus, de 2 à 4 seulement dans les formes spasmodiques. Les séances, d'une durée de 10 minutes, sont d'abord répétées tous les jours, puis seulement 2 fois par semaine. Les *cas légers* (contractilité faradique conservée) guérissent en 3 semaines à un mois ; les *cas sévères* (réaction de dégénérescence) demandent 3 à 6 mois de traitement. Les *étincelles statiques* sont utiles dans les formes tenaces et le *souffle statique* dans la paralysie hystérique (Plicque). Lorsque se déclare la *rétraction consécutive du côté paralysé*, on peut lui opposer soit la *galvanisation très faible* (2 à 3 m.-a. ; pôle positif sur les muscles), soit la *faradisation du côté sain* (Erb), ou encore le *massage doux* et l'*extension mécanique* prudente pratiquée, avec les doigts, par le malade lui-même.

II. *Traitement général.* — Il trouve surtout son indication lorsque la paralysie reconnaît une cause accessible à la thérapeutique : *syphilis* (traitement spécifique intensif), *diabète* (régime, etc.), *végétations adénoïdes* ou *infections rhinopharyngées* (intervention et antisepsie locale appropriées), *névropathie* ou *hystérie* (isolement, hydrothérapie) ; *alcoolisme* ou *saturnisme* (suppression du poison causal). Quand la paralysie faciale est liée à une *otite*, à une *tumeur parotidienne*, elle est rebelle à l'électrisation. Les *destructions traumatiques du facial* sont quelquefois curables par une intervention consistant à *anastomoser le facial* soit *avec l'hypoglosse* soit, mieux, *avec le spinal*. Dans ces conditions, le nerf recouvre, au moins, une part de ses fonctions et la tonicité musculaire se réveille assez pour corriger l'asymétrie faciale au repos (J.-L. Faure).

Faîne (Huile de). — Huile tirée des fruits du hêtre (*Fagus silvestris*, Cupulifères); proposée comme succédané de l'huile de foie de morue et utilisée comme excipient de divers médicaments, notamment de la créosote.

Falkenstein (Sanatorium de). — Sanatorium allemand, sur le Taunus, à 400 m. d'alt., un des plus anciens établissements de cure pour tuberculeux et un des modèles du genre.

Faradisation. — Soumis à l'action des *courants induits*, les muscles sont animés de contractions, isolées si les interruptions sont rares, et fusionnées (*tétanisation*) si elles sont fréquentes. Les *bobines à fil fin* fournissent des *courants de tension* dont l'application répétée, avec des interruptions rapides, entraîne l'*atrophie des muscles*; ces courants ne trouvent leur emploi que comme agents soit *de révulsion cutanée* (avec le pinceau) contre les douleurs, les névralgies (courants forts), soit *de massage léger* (courants faibles). Les contractions musculaires éveillées par les *bobines à gros fil avec interruptions lentes* réalisent une sorte de gymnastique dont la répétition favorise la régénération de ces organes (dans les *amyotrophies sans réaction de dégénérescence*).

Les courants faradiques éveillent aussi la *contraction des fibres musculaires lisses*, à un degré assez atténué, il est vrai, à travers la paroi abdominale. Cette propriété est cependant utilisée contre les *atonies de l'estomac, de l'intestin, de la vessie* et contre les *affections douloureuses de l'utérus*; dans ces dernières, la faradisation se montre encore *hémostatique* par vaso-constriction.

En *applications générales*, les courants induits (au moyen d'électrodes ou de bains) stimulent la nutrition et, à ce titre, sont à conseiller dans les divers *états bradytrophiques* et *neurasthéniques*.

Farcin. — Voir Morve.

Farines. — Préparées avec les fruits ou les semences des céréales, les farines constituent des agents alimentaires très riches en substances nutritives et de composition variable, suivant leur origine. Voici les plus usitées, contenant p. 100 :

	HYDRATES DE CARBONE	ALBUMINOÏDES	GRAISSE
Froment .	67,9	12,4	1,8
Orge. . .	64,9	11,1	2,1
Seigle . .	71,2	8,9	1,2
Avoine . .	57,8	10,4	3,2
Sarrasin .	60,3	10,2	2,4
Maïs . . .	68,4	9,9	4,6
Riz . . .	77,0	7,0	0,6

Les farines tiennent une grande place dans l'alimentation des enfants, sous forme soit de bouillies légères au lait, à l'eau ou au bouillon de légumes, soit de décoctions (Voir Décoctions de céréales). Elles ont pris une grande importance dans les régimes des dyspeptiques et le traitement des entérites, sous l'influence des travaux de Combe (de Lausanne) qui a montré le parti qu'on en pouvait tirer pour réaliser l'antisepsie intestinale. Elles sont alors prescrites surtout à l'état de pâtes ou de bouillies très cuites.

Les *farines diastasées* obtenues avec des graines commençant à germer sont plus aisément assimilables en raison de leur richesse en ferments.

Les farines de riz, d'avoine et d'orge sont, en général, les mieux tolérées; les deux dernières se recommandent en cas de constipation, la première s'il y a tendance à la diarrhée. La farine de maïs est moins digestible, en raison de sa richesse en graisse.

Farines lactées. — Les farines lactées que prépare l'industrie, par déshydratation du lait, ont pris dans l'alimentation des nourrissons une place considérable. On en fait des potages en en délayant 2 à 4 cuillerées à soupe dans 300 gr. d'eau. Leur emploi est peu recommandable; cependant, elles peuvent fournir d'assez bons résultats, mais à la condition expresse de n'entrer que pour une assez faible part dans le régime de l'enfant et de ne jamais se substituer entièrement au lait frais, ce qui favoriserait l'éclosion du scorbut infantile.

Féculents. — Voir PAIN, PATES ALI-
MENTAIRES.

Fenouil. — *Fœniculum vulgare* (Ombellifères), plante dont on utilise les fruits.

Effets physiol. et tox. — Les fruits contiennent une essence (composée d'*es-
tragol*, d'*anéthol* et de *fénolone droite*)
qui, à petites doses, provoque une excitation fugace suivie de dépression, ralentit et renforce le pouls, et, à hautes
doses, devient épileptisante par action
sur le bulbe.

Prop. thérap., indicat. — Stimulant et
carminatif, favorise le péristaltisme intestinal. Fait partie des *semences carminatives*.

Formes pharmac., doses. — *Infusion*
10 p. 1000. *Poudre de semences* 1 à 4 gr.
Hydrolat 25 à 50 gr. *Huile volatile* I à
X gouttes.

Fer (en général). — *Rôle dans l'organisme.* — Élément indispensable à tout
organisme animal. Celui de l'homme en
contient 7 à 12 gr. (dans l'hémoglobine
en majeure partie). Jouant le rôle d'*oxy-
dase*, le fer emprunte l'oxygène de l'air
pour le faire servir aux combustions organiques. Il semble que le *fer minéral*
soit impropre à l'absorption et que, seul,
le *fer dissimulé* dans les aliments serve
à l'entretien de l'organisme sain, bien que
les composés organiques du fer (avec les
peptones, les albumines, les nucléines)
soient absorbables en faible quantité par
la muqueuse intestinale. Les principales
sources de fer alimentaire sont : la viande,
les jaunes d'œuf, les épinards, l'avoine, les
lentilles, les fèves, les haricots. Absorbé,
le fer s'accumule non seulement dans
le sang mais dans le foie (50 p. 100), la
moelle osseuse, les granulations des éosinophiles, la rate, les reins ; le superflu
en est éliminé surtout par les fèces, la
bile, un peu par l'urine et la desquamation épidermique. Introduit expérimentalement, en notable quantité, dans le
torrent circulatoire, le fer s'y comporte
comme un corps étranger toxique. A
petites doses, au contraire, il relève la
vitalité cellulaire, surtout celle des
noyaux, et stimule les combustions.

Effets physiol. et tox. — Si l'effet de
l'administration du fer est à peu près

nul sur l'organisme sain, il est, par
contre, très marqué dans certains états
pathologiques. Selon Bunge, le fer des
aliments serait, chez les chlorotiques,
fixé et détourné de l'absorption par des
produits de fermentations intestinales
(hydrogène et hydrogène sulfuré), et la
médication ferrugineuse n'agirait alors
qu'en accaparant ces produits de décomposition pour permettre au fer dissimulé
d'être absorbé. Quoi qu'il en soit, la
fixation du fer est, dans certaines conditions, indiscutable ; mais on ignore
encore s'il provient des aliments ou du
fer médicamenteux transformé par une
combinaison organo-métallique. En
dehors de ces conditions spéciales, l'administration du fer peut entraîner divers
accidents : troubles digestifs (gastralgie,
constipation rebelle), circulatoires (tachycardie, angoisse précordiale, congestions), nerveux (insomnie) et cutanés
(acné, érythèmes prurigineux).

Prop. thérap., indicat. — Le fer exerce,
dans la chlorose et la plupart des anémies secondaires, une action spécifique
sur la multiplication des hématies et
leur teneur en hémoglobine qu'il accroît.
Il agit, en même temps, comme excitant
cellulaire général et comme tonique du
système nerveux et de l'appareil génital.
S'il joue un rôle utile dans les anémies
post-hémorrhagiques, il ne se montre
absolument spécifique que dans la chlorose (Voir CHLOROSE) et ses manifestations. Il est encore recommandable dans
l'anémie des convalescents, des rachitiques, des scrofuleux, des rhumatisants,
des goutteux, des diabétiques, des saturnins. Il est inférieur à l'arsenic dans les
anémies pernicieuse et palustre. Son usage
sera souvent utilement alterné avec celui
du mercure chez les syphilitiques. Le
contre-indiquent à divers degrés : la
tuberculose à forme éréthique et à tendances congestives, la fièvre, l'état pléthorique, les cardiopathies valvulaires,
les états dyspeptiques primitifs.

Formes pharmac. — En pratique, tous
les composés ferrugineux (fer métalli-
lique, sels ferriques, combinaisons organo-métalliques) sont également efficaces parce que les sucs digestifs les

rendent toujours assimilables par solubilisation, doubles-décompositions et
combinaisons appropriées. En principe,
les combinaisons organiques ne sont pas
préférables aux combinaisons minérales.
Les sels ferreux exercent peut-être sur
les oxydations une action supérieure à
celle des sels ferriques. Les agents les
mieux tolérés sont les préparations ferrugineuses insolubles et les combinaisons organo-métalliques, ainsi que
certaines eaux minérales (Orezza, La Bauche, Luxeuil, Cransac, Forges, Rennes-
les-Bains, Renlaigue, Sylvanès, Pyrmont, Spa). L'assimilation rapide du fer
sera toujours assurée au mieux par
l'usage des aliments qui en contiennent
le plus (jaunes d'œufs, épinards, avoine,
lentilles, etc.). Suivant les cas, la médication ferrugineuse trouvera dans l'arsenic, le phosphore, l'huile de foie de
morue, les amers, les purgatifs, les
agents physiques (air marin, altitude,
massage), de puissants et utiles adjuvants. On évitera d'associer, dans les
formules, les sels de fer au tannin et aux
produits en contenant (quinquina, cachou, vin rouge), aux carbonates alcalins,
à l'acide phosphorique, à l'albumine, à
l'arséniate de soude (précipités), à l'antipyrine, au phénol, au chlorate de potasse. L'*hématogène*, nucléo-albumine
ferrugineuse du jaune d'œuf, constitue
la forme la plus parfaite des composés
ferrugineux au point de vue de l'assimilation.

Fer métallique. — *Formes pharmac.,
doses.* — Sera utilisé seulement sous la
forme, très recommandable, de *fer réduit
par l'hydrogène* (poudre grise insoluble
dans l'eau, soluble dans les acides qui
forment des sels avec elle), 5 à 30 centigr. en cachets, pilules, chocolat
(Codex).

Pilules :

Fer réduit par l'hydro-
gène. . . . .   2 gr. 50
Poudre de rhubarbe .   5 —
Extrait mou de quin-
quina . . . .   4 —
Glycérine pure. . . .   XX gouttes.
Diviser en 50 pilules (2 par jour).

Cachets :

Fer réduit . . . . .   10 centigr.
Poudre de noix vomi-
que. . . . .   cinq —
Poudre de colombo.   25   —
 — de rhubarbe.   30   —

Pour un cachet, 3 à 4 par jour.

(Pour plus de détails, voir : G. Pou-
CHET, *Précis de Pharmacologie et de Matière médicale*, p. 662.)

Fer (Arséniate de). — Voir ARSÉ-
NIATES.

Fer (Cacodylate de). — Voir CACO-
DYLATES.

Fer (Carbonate de). (*Protocarbonate
ferreux*). — *Caract. phys. et chim.* —
Insoluble dans l'eau, très altérable à
l'air.

Formes pharmac., doses. — En pilules
seulement. Forme la base des *pilules de
Blaud* (2 à 10 par jour) et des *pilules de
Vallet* (2 à 10 par jour) inscrites au
Codex.

Fer (Chlorure de). (*Protochlorure de
fer* ou *chlorure ferreux*). — *Caract. phys.
et chim.* — Sel blanc, très soluble dans
l'eau et l'alcool, mais très altérable par
hydratation ou oxydation (perchlorure).
Très recommandable en pilules ou dragées. Forme la base des *pilules de Ra-
buteau*.

Pilules :

Chlorure ferreux sec.   1 gr.
Poudre de gomme . . }
 — de réglisse. . } āā 0 gr. 50
Eau. . . . .   Q. S.

Pour dix pilules ; à enrober dans de la
limaille de fer porphyrisée, puis recouvrir d'une solution éthérée de mastic et
de baume de tolu. Deux par jour, au
début des repas.

Fer (Citrate de) ammoniacal. —
Caract. phys. et chim. — Écailles rouge
foncé, déliquescentes, très solubles dans
l'eau, insolubles dans l'alcool et l'éther.

Formes pharmac., doses. — Surtout en
solution, sirop, vin. Le sirop du Codex
(10 gr. de sel pour 1000 de sirop de
quinquina au vin) contient 20 centigr.
par cuillerée à soupe.

Fer (Glycéro-phosphate de). — Voir GLYCÉRO-PHOSPHATES.

Fer (Iodure de). (*Protoiodure de fer, iodure ferreux*). — *Caract. phys. et chim.* — Sel blanc, mal cristallisé, très hygrométrique (devient vert), de saveur styptique.

Prop. thérap., indicat. — Opposé spécialement au lymphatisme, à la scrofule, à l'anémie des convalescents, à l'hérédo-syphilis; remplace l'huile de foie de morue pendant la saison chaude. Cause parfois de la gastralgie, noircit souvent les dents.

Formes pharmac., doses. — *Sirop* (Codex) titrant 10 centigr. par cuillerée à soupe. *Pilules de Blancard* (Codex) contenant 5 centigr. par pilule (4 à 6 par jour).

Fer (Oxalate de). (*Protoxalate de fer, oxalate ferreux*). — *Caract. phys. et chim.* — Poudre jaune pâle, insoluble dans l'eau.

Prop. thérap., indicat. — Préparation de choix dans la chlorose pour Hayem. Ne constipe pas.

Formes pharmac., doses: — 20 à 40 centigr. par jour en *cachets* ou *pilules*.

Pilules :

Oxalate ferreux . . . . 2 gr.
Sucre de lait. . . . . 4 gr.
Mellite simple . . . . Q. S.

Pour 20 pilules; 2 à 6 par jour, au début des repas.

Cachets :

Oxalate ferreux. . . . . 2 gr.
Poudre de Simarouba. . . . 8 —

Pour 20 cachets; 2 à 6 par jour, au début des repas.

Fer (Oxyde de). (*Oxyde ferrique, sesquioxyde de fer*). — *Caract. phys. et chim.* — Poudre rouge, amorphe, insoluble, attaquée par les acides.

Prop. et empl. thérap. — Usité seulement comme topique sur les plaies atones; fait partie (1/5) de l'*onguent Canet*.

Fer (Perchlorure de). (*Chlorure ferrique, sesquichlorure*). — *Caract. phys. et chim.* — Lames violacées, brillantes, déliquescentes, solubles dans l'alcool et l'éther. La solution officinale contenant 26 p. 100 de sel, titrant XX gouttes au gramme, est seule usitée.

Prop. thérap., indicat. — Hémostatique très employé jadis mais à rejeter; est caustique à l'extérieur (eschare) et inefficace à l'intérieur.

Fer (Peroxyde de) hydraté. (*Hydrate ferrique*). — *Caract. phys. et chim.* — Produit brun, gélatineux, insoluble dans l'eau. Peut s'obtenir instantanément en mélangeant de l'ammoniaque diluée ou une solution de bicarbonate de soude à une solution de perchlorure de fer.

Prop. thérap., indicat. — Employé uniquement comme antidote de l'acide arsénieux, des arséniates et des arsénites (2 à 3 cuillerées à soupe, au moins). (Voir ANTIDOTE.)

Fer (Peptonate de). — Obtenu en redissolvant, dans un mélange de chlorhydrate d'ammoniaque, d'ammoniaque et de glycérine diluée, le précipité formé par action du perchlorure de fer sur une solution de peptone.

Peptone sèche. . . . . 5 gr.
Eau distillée de laurier-cerise. . . . . } āā 50 —
Glycérine officinale . .
Dissoudre à froid et ajouter :
Perchlorure de fer officinal . . . . 6 —
Eau distillée de laurier-cerise . . . . 25 —
Ajouter au mélange des deux liqueurs précédentes :
Ammoniaque saturée de AzH⁴Cl . . . . . . Q. S.
pour dissoudre le précipité formé d'abord.

De XX à L gouttes dans un quart de verre d'eau, au début des repas.

Fer (Pyrophosphate de) citro-ammoniacal. — *Caract. phys. et chim.* — Écailles jaunes ou brunes, solubles dans l'eau, presque dénuées de saveur métallique. Base d'un *sirop* du Codex en contenant 20 centigr. par cuillerée à soupe.

Fer (Protoxalate de). — (Voir FER [OXALATE DE].)

Fer (**Sous-carbonate de**). (*Sesqui-oxyde ferrique hydraté. Safran de Mars apéritif*). — *Caract. phys. et chim.* — Poudre amorphe, rouge-brun, insipide, insoluble dans l'eau.

Prop. thérap., indicat. — Bon ferrugineux à l'intérieur. Employé en outre, comme topique, sur les ulcères variqueux et ecthymateux.

Formes pharmac., doses. — *Usage int.*: 50 centigr. par jour en cachets ou pilules (associé à la rhubarbe ou à la gentiane). — *Usage ext.*: en pommade à 1 p. 40.

Fer (**Sulfate de**). (*Sulfate ferreux*). — *Caract. phys. et chim.* — Prismes verdâtres, de saveur styptique. Usité surtout comme désinfectant des locaux, en solutions de 20 à 50 p. 1000.

Fer (**Tartrate de potasse et de**). — *Caract. phys. et chim.* — Écailles rouges, transparentes, déliquescentes, de saveur un peu métallique, très solubles dans l'eau, insolubles dans l'alcool (incompatible avec les teintures). Ferrugineux très usité.

Formes pharmac., doses. — *Sirop* (Codex) contenant 50 centigr. de sel par cuillerée à soupe.

Pilules, *Teinture de Mars tartarisée* du Codex, solution au 1/5 très vite altérable, *Vin*.

Pilules :

Tartrate ferrico-potassique . . . . $\Big\}$ āā 5 gr.
Extrait mou de quinquina. $\Big/$

Pour 50 pilules ; 2 à 4 par jour.

Vin (Patein) :

Tartrate ferrico-potassique. . . . . $\Big\}$ āā 10 gr.
Extrait de quinquina. . $\Big/$
Eau distillée. . . . . .   10 —
Glycérine . . . .   20 —
Vin de madère.   Q. S. p. un litre.

Verre à liqueur à la fin du repas.

Ferments de raisin. — *Levure sélectionnée de raisin*, utilisée dans les mêmes cas que la levure de bière ; semble détruire les matières sucrées dans le tube digestif et modérer les putréfactions in-

testinales d'où leur emploi souvent efficace contre le diabète et contre les dermatoses liées aux dyspepsies avec fermentations (furonculose, acné, eczéma).

Ferments métalliques. — Ce terme a été appliqué aux métaux colloïdaux (A. Robin) dont les solutions se comportent comme certains ferments solubles (à doses infimes, le platine colloïdal décompose l'eau oxygénée, mais seulement dans certaines conditions de milieu et de température). On a cherché à utiliser ces propriétés en thérapeutique, mais la question est encore à l'étude.

Ferment lab. — Ferment isolé du suc gastrique, partie active de la présure ; c'est le *lab* qui coagule le lait. Le ferment lab est utilisé en thérapeutique pour faciliter la digestion du lait chez les dyspeptiques hypopeptiques et dans certaines gastro-entérites infantiles.

Ferments lactiques. — On désigne ainsi des cultures de *bacille paralactique* (Tissier). Celles-ci sont administrées systématiquement dans le but de corriger les putréfactions intestinales chez les sujets atteints d'entérite ou d'auto-intoxications d'origine digestive. Le traitement comporte, en outre, un régime alimentaire très sévère. Le bacille est absorbé sous la forme soit de culture pure dans le lait, soit de comprimés. Cette méthode nouvelle est encore à l'étude.

Fermentations gastriques. — (Voir ANTISEPSIE GASTRO-INTESTINALE.)

Fermentations intestinales. — (Voir ANTISEPSIE GASTRO-INTESTINALE.)

Ferropyrine ou **Ferripyrine.** — *Caract. phys. et chim.* — Combinaison de perchlorure de fer et d'antipyrine. Poudre cristalline rouge, soluble dans 5 p. d'eau froide ; solutions non caustiques, non irritantes, mais peu stables.

Prop. thérap., indicat. — Hémostatique efficace et analgésique ; infidèle comme ferrugineux.

Formes pharmac., doses. — *Usage int.*: à déconseiller comme ferrugineux ; d'une efficacité discutée comme hémostatique général. — *Usage ext.* : sol. à 20 p. 100 comme hémostatique local ; opposée avec succès aux hémorrhagies nasales, alvéolaires, utérines (injections intra-utérines).

Fétides (Bronchites). — (Voir BRON-
CHITES.)

Fétides (Pleurésies). — Les *pleurésies fétides* se compliquant très vite de
septicémies ou de toxémies graves, sont
justiciables de l'*empyème*.(v. c. m.) *précoce* suivi de *lavages* répétés à l'*eau oxygénée étendue* ou à la *solution de permanganate de potasse au 1/4000.*

Fèves de Calabar. — (Voir CALABAR
[FÈVES DE].)

Fèves de Saint-Ignace. — Semences
du *Strychnos Ignatii* (Solanacées-Loganiacées) contenant assez constamment,
p. 1000, 5 de *brucine* et 15 de *strychnine*;
utilisées dans les mêmes conditions que
la *noix vomique* et agissant en raison de
leur teneur en strychnine (v. c. m.).

Effets physiol. et tox. — Ceux de la
noix vomique et de la strychnine.

Prop. thérap., indicat. — Tonique du
système nerveux, apéritif; stimule la
motricité gastrique.

Formes pharmac. doses. — Trois fois
plus riche en strychnine que la noix vomique. *Poudre* 1 à 10 centigr. en cachets. *Teinture* VI à X gouttes et surtout *Gouttes amères de Baumé* II à
X gouttes.

Cachets (anorexie) :

Poudre de fèves de
  Saint-Ignace. . .   cinq centigr.
Poudre de Colombo.)
  — de Quassia . } $\overline{\overline{a}}\overline{\overline{a}}$ 25 —

Pour un cachet, une demi-heure avant
les repas.

Mixture (atonie gastrique) :

Gouttes amères de
  Baumé. . . . . . XXX gouttes.
Teinture de coque du
  Levant. XX   —
Teinture de rhubarbe 40 gr.
  — de gentiane   70 —

Cuillerée à soupe dans un quart de verre
d'eau aromatisée avec élixir de Garus,
après le repas.

Fève des marais. — (*Vicia Faba*,
Légumineuses-Papilionacées). La *fleur* a
été préconisée, en infusion, 10 p. 1000,

comme diurétique, spécialement chez les
malades atteints de lithiase urique.

Fibrolysine. — Poudre blanche, cristalline, facilement soluble dans l'eau,
composée de 1 mol. de thiosinnamine et
une demi-mol. de salicylate sodique.
Employée en injections hypodermiques
(sol. à 15 p. 100 dans l'eau stérilisée —
très facilement altérable) aux doses de
20 à 30 centigr. pour remplacer la thiosinnamine (v. c. m.) difficilement soluble).

Fiel de bœuf. — Bile de bœuf, utilisée comme cholagogue dans la lithiase
biliaire, l'ictère, la cholémie familiale,
sous forme soit de *poudre* (1 à 10 gr. en
cachets), soit d'*extrait* (1 à 10 gr. en pilules).

Fièvre (en général). — La *fièvre* est
un syndrome caractérisé par une série
de réactions organiques complexes :
*hyperthermie, troubles circulatoires, res-
piratoires, nerveux, sécrétoires,* provoquées par des facteurs variables dont
l'*infection* est le principal mais non le
seul, car, de même qu'il y a des *suppurations aseptiques,* il est aussi des *fièvres
aseptiques.* Les *réactions fébriles simples*
comportent un accroissement des oxydations générales et respiratoires; les
réactions fébriles graves entraînent une
désintégration organique plus intense et
une réduction des oxydations (A. Robin).
Avant d'instituer le traitement d'une
hyperthermie, il importe d'en préciser
l'origine et le type. La meilleure thérapeutique est celle qui, visant directement l'élément causal (microbien ou
autre), lui oppose une médication spécifique (*quinine* dans la *malaria, sérum de
Roux* dans la *diphtérie*) ou s'attaque
chirurgicalement à un foyer infectieux
pyrétogène (ouverture et antisepsie d'une
collection purulente); malheureusement,
les cas qui en sont justiciables sont encore peu nombreux. Dans les états fébriles simples, dans les fièvres aseptiques (*fièvre de surmenage, fièvre nerveuse,
fièvre hystérique*), le choix de l'antipyrétique importe peu : suivant les cas, le
repos, les *sédatifs du système nerveux,*
l'*antipyrine,* le *pyramidon,* la *phénacétine,*
la *cryogénine,* etc., trouvent leur indi-

cation. Il en va autrement dans la *fièvre des infections graves*; ici les antipyrétiques nouveaux, dont la plupart agissent en réduisant les oxydations, sont contre-indiqués et la thérapeutique doit chercher à favoriser les réactions naturelles (*oxydations, élimination des éléments toxiques*). Les *sels de quinine* réduisent la désintégration tout en respectant les oxydations, surtout à doses modérées (5o à 8o centigr.), suffisantes pour obtenir l'effet tonique, seul but à poursuivre. C'est donc à eux qu'on recourra, ou encore, à l'*acide salicylique*, au *salicylate de soude*, à l'*aspirine*, au *collargol* mais surtout on instituera une *hygiène* propre à activer le plus possible les échanges et le jeu des émonctoires; on en trouvera les principaux éléments dans l'*aération*, les *inhalations d'oxygène*, le *régime lacté*, les *boissons abondantes* et encore plus dans l'*hydrothérapie* (lotions, drap mouillé, balnéation), moyens qui, en élevant la tension artérielle et la diurèse, favorisent la dissolution et l'exode des toxines (A. Robin). Les *irrigations rectales*, les *purgatifs salins*, le *calomel*, les *cardiotoniques*, concourront pour leur part à remplir ces indications.

Fièvre bilieuse hémoglobinurique. — Quoique ne dérivant pas directement du paludisme, la *fièvre bilieuse hématurique* évolue toujours sur un terrain préparé par lui; on l'a imputée soit à la *quinine*, soit à un *microbe spécial* (Yersin, Plehn, Sambon); à vrai dire, les sels de quinine la provoquent chez certains malades prédisposés. On lui a opposé : le *chloroforme* (4 gr. dans une potion gommeuse), le *sulfate de soude*, de *grands lavements salés froids* (Quennec). H. Vincent a pu prévenir, chez les prédisposés, cette action hémolysante de la quinine, en commençant par leur administrer, plusieurs jours, du *chlorure de calcium* (4 à 6 gr. en potion ou 1 à 2 gr. en injections hypodermiques dans du sérum normal); procédé précieux pour certains paludéens qui, autrement, seraient privés des bienfaits de la médication spécifique. Sans nier l'action de la quinine, Laveran ne la croit pas exclusive et admet l'inter-

vention d'autres facteurs encore obscurs.

Fievre intermittente. — Il ne sera question ici que de la *fièvre paludéenne*, les *fièvres intermittentes hépatique, septicémique, hectique*, réclament un traitement approprié à leurs causes respectives et qui sera exposé à leur sujet.

I. *Traitement quinique*. — La quinine demeure l'agent spécifique de choix à opposer aux accès intermittents. On préférera le *chlorhydrate de quinine* qui sera administré, après un léger repas, 4 à 6 heures avant le début présumé de l'accès, en cachets ou en injections intramusculaires, s'il y a intolérance gastrique. Chez l'adulte, on donnera au moins 1 gr. en une fois, 1 gr. 50 ou 2 gr. en cas d'échec (Koch); chez l'enfant, on prescrit, avant 1 an, 1 c. c. d'une solution au 1/10; on augmente ensuite de 1 c. c. par année d'âge. Habituellement la défervescence correspond à la disparition des hématozoaires. L'*euquinine* et l'*aristoquinine* se recommandent à la thérapeutique infantile par leur défaut d'amertume (Comby). Quel que soit l'âge, on doit soupçonner une complication quand la fièvre résiste à la quinine donnée à bonnes doses. Les *récidives*, quelques semaines après la guérison, sont fréquentes. Pour les prévenir, le malade guéri prendra, pendant au moins 2 mois, 1 gr. de quinine tous les 10 ou 11 jours, et, à ce prix, restera presque certainement indemne (Koch).

II. *Succédanés de la quinine*. — Si la quinine échoue, ou est mal tolérée, on peut recourir à l'*arsenic* ou au *bleu de méthylène*. L'arsenic peut être efficace sous forme d'*acide arsénieux* (*liqueur de Boudin*), d'*arrhénal* (5 à 6 centigr. dans les accès légers, 10 centigr. dans les accès intenses, Fontoymont) ou d'*atoxyl*. En certains cas, la quinine, d'abord inactive, ne donne tout son effet qu'après une cure arsenicale (Goldsmidt). Enfin, l'*arsénite de quinine*, sel inoffensif dont la dose journalière peut être portée à 1 gr. 20 ou 1 gr. 5o (en 4, 5 ou 6 cachets pris à 1/2 heure ou 1 heure d'intervalle) donnerait souvent d'excellents résultats (N. P. Benaky, de Smyrne). Le *bleu de méthylène* administré en pilules ou capsules de 10 centigr. (6 par jour) agit rapidement sur la fièvre intermittente et provoque une forte diurèse (Rosin, Guttman, Ehrlich). Ziemann le considère comme contre-indiqué sous les tropiques, en raison de l'*anorexie* qu'il entraîne. Malgré les précieux services que sont appelés à rendre les succédanés de la quinine, ils ne sauraient la supplanter dans les cas graves où il est urgent d'agir vite et fort.

Fièvre jaune. — L'agent pathogène de la fièvre jaune n'ayant pas, jusqu'ici, été isolé, cette affection est encore privée de traitement spécifique et les divers sérums qu'on a tenté de lui opposer n'ont pas fait leurs preuves. La thérapeutique en reste donc symptomatique.

La *fièvre* sera combattue par les *enveloppements froids*, les *bains frais* à 28°-30° de 10 minutes, 2 à 3 fois par jour, qui agissent en même temps contre l'*agitation* et l'*anurie*. Les *vomissements* ressortissent aux moyens usuels : *boissons glacées* (lait, champagne), *potion de Rivière*, *compresses froides sur l'épigastre*. L'intolérance gastrique rend souvent seule utilisable la *voie hypodermique* pour l'administration des agents stimulants, toniques (*quinine, éther, caféine, sérum artificiel*) et hémostatiques (*ergotine, ergotinine*). En certains cas, le *lavage de l'estomac*, les *grands lavages de l'intestin* avec de l'eau salée à 7 p. 1000 pourront trouver leur indication.

Prophylaxie. — Tout navire de provenance suspecte sera astreint à une *quarantaine* sévère (3, 5 à 7 jours pour les personnes) et à la *désinfection des cales, des marchandises et des vêtements*. Dans les pays où règne la maladie, les Européens logeront loin du littoral, et, autant que possible, à une certaine altitude ; ils éviteront les sorties après le coucher du soleil (les culicides pathogènes ne piquent que la nuit) et observeront un régime alimentaire en rapport avec le climat. Les *moustiques* (*Stegomya-fasciata*) semblant les agents principaux de propagation de la fièvre jaune, sa prophylaxie comporte les mêmes mesures que celle du paludisme : *suppression des eaux stagnantes ; pétrolage des nappes*

d'eau ; protection des habitations par des *toiles métalliques à mailles fines* (moins de 1 mm) obturant toutes les ouvertures, et *des individus* par des *gants* et des *voiles*.

Fièvre récurrente. — Aucune médication spécifique n'étant encore opposable à la fièvre récurrente, on en est réduit à combattre les symptômes. La *quinine* n'exerce pas sur le *spirochæte d'Obermeier* la même action que sur l'hématozoaire du paludisme, l'*atoxyl* pourrait peut-être lui être opposé ; Boinet a donné, par analogie, le *bleu de méthylène* (50 centigr. à 1 gr.). La *fièvre* est justiciable des antipyrétiques usuels : *antipyrine, phénacétine, cryogénine, aspirine, salicylate de soude*, dont les 2 derniers soulageront en même temps les *arthralgies* (fréquentes). La *balnéation froide* ou *tiède* est également recommandable. A l'*embarras gastrique* initial avec *subictère* pourront remédier une ou plusieurs prises de *calomel*. Les accidents d'*adynamie*, de *collapsus cardiaque* réclament souvent l'emploi des injections d'*éther*, de *caféine*, de *sulfate de strychnine* ou d'*huile camphrée*.

Durant les rémissions on s'efforcera de tonifier le malade par le *fer*, l'*arsenic*, les *glycéro-phosphates*.

Les *rechutes* seront traitées comme la première atteinte, en insistant sur les *toniques* et l'*alimentation* qui doit être, à la fois, légère et réparatrice. Dans les cas où la *malaria* s'associe à la fièvre récurrente, la *quinine* retrouve son indication formelle.

Le typhus récurrent exige les mêmes mesures d'*isolement* et de *désinfection* que toute maladie contagieuse. On s'appliquera surtout à anéantir les parasites tels que *puces* et *punaises* dont les morsures semblent jouer le premier rôle dans la propagation du mal (Metchnikoff).

Fièvre typhoïde. — I. *Hygiène.* — La *chambre* du typhique sera vaste, bien aérée, dépourvue de rideaux, de tapis, de tentures et de meubles superflus. S'il est possible, deux chambres (une de jour, une de nuit) sont préférables. Son lit, peu large, sera garni, sous le drap, d'une toile imperméable, et dessus, à hauteur du siège, d'une alèze facile à changer dès la moindre souillure. Une température de 16° sera suffisante. Le tégument et surtout les orifices naturels doivent être maintenus scrupuleusement propres par de fréquentes lotions antiseptiques (avec de l'eau boriquée ou salicylée): toute excoriation ou pustule sera recouverte, après lavage, d'un pansement occlusif. Pour prévenir les *eschares*, on fera souvent changer le malade de décubitus et on le couchera, à la moindre menace, sur un *matelas d'eau* de mêmes dimensions que le lit (non sur un coussin d'air annulaire). L'*asepsie de la bouche* et *du pharynx, des fosses nasales* n'est pas moins essentielle; on y pourvoira plusieurs fois par jour, par des irrigations buccopharyngées au *phénosalyl* (sol. à 1 p. 100) et des instillations d'*huile mentholée* à 2 p. 100 dans les narines.

II. *Alimentation.* — Elle doit être exclusivement liquide. Le *lait*, s'il est toléré, en est la forme de choix (1 à 2 litres, par tasses données 15 à 30 minutes après le bain); on peut l'aromatiser de thé, de café, de cacao, donner en outre, de temps à autre, du bouillon dégraissé, des décoctions de céréales (orge, riz, avoine délayés dans du bouillon de légumes). Debove a insisté sur la nécessité de *faire absorber au typhique une très grande somme de boissons* (6 à 8 litres) citronnade, orangeade, limonade lactique, grogs légers, eaux minérales (Évian, Vittel, Contrexéville, Vals, Alet). Imputant une part du syndrome typhique à l'inanition, Vaquez préconise un régime plus substantiel : toutes les 2 heures, une tasse de lait, remplacée à 8 heures, midi et 6 heures par des aliments variés : 1° à 8 heures, tasse de thé, café au lait ou racahout; 2° à midi, soupe au lait additionnée d'un jaune d'œuf, d'une demicuillerée à café de somatose, d'un verre à bordeaux de gelée ou de jus de viande; 3° à 6 heures, repas analogue ou bouillon avec un jaune d'œuf; 4° dans la nuit, une cuillerée à café de somatose dans du lait. Ewald estime que l'alimentation du typhique doit être aussi riche que possible et comporter, par jour, 100 gr.

d'albumine, 100 gr. de graisse, 300 gr. d'hydrate de carbone (2300 à 2500 calories). Pour Pierart et nombre d'auteurs, cette suralimentation tendrait à aggraver les accidents toxémiques de la maladie. L'alimentation solide ne sera reprise, par degrés, qu'une fois l'infection tout à fait éteinte (Voir CONVALESCENCE).

III. *Balnéothérapie.* — Elle est le meilleur palliatif actuel du syndrome typhoïde. La *formule de Brand* est la plus rigoureuse : bain de 10 à 15 minutes, à la température de 15 à 18°, donné toutes les 3 heures jour et nuit, chaque fois que la température rectale atteint ou dépasse 39°. *Avant le bain*, la face et la poitrine sont humectées d'eau plus froide que celle de la baignoire, le malade boit quelques gorgées de grog ou de vin vieux; *pendant le bain*, des affusions froides sont faites sur la tête (ceinte d'un bandeau) de 5 en 5 minutes, le thorax et les membres sont vigoureusement frottés, le malade boit (au milieu du bain) un demi ou un verre d'eau froide; un frisson passager marque l'entrée dans l'eau, un autre, plus long, éclate après 10, 12 ou 15 minutes, indiquant que le bain doit prendre fin; *après le bain*, le malade, roulé dans une couverture de laine, une boule aux pieds, est couché sur le côté; le bien-être qu'il éprouve, au bout de 15 à 30 minutes, est mis à profit pour l'alimenter (lait, bouillon, eau rougie) avant qu'il s'endorme. Dans les formes hyperthermiques, ataxiques, il faut donner toutes les 2 heures un bain à 15°, et, dans l'intervalle, envelopper le thorax, l'abdomen et la tête de compresses imbibées d'eau froide. Dans tous les cas, l'eau du bain, qu'il vaut mieux additionner de *naphtol* (40 à 50 gr.) sera changée au moins tous les jours et chaque fois qu'elle aura été souillée.

Le *bain tiède à température constante* est préféré par quelques médecins. Hare et Hirschfeld (Australie) donnent les bains à 29°-32° avec des résultats très satisfaisants, les estimant plus antipyrétiques que les bains froids. Stadelman donne, par jour, 2 à 3 bains à 30° ou 32° de 20 minutes.

Le *bain tiède progressivement refroidi* fut préconisé par V. Ziemssen, Bouchard, etc. Le malade entre dans un bain dont l'eau est inférieure de 2° ou 5° à sa propre température ; on refroidit l'eau de 1° toutes les 10 minutes jusqu'à ce qu'elle soit à 30° ; le malade y reste encore 10 minutes (1 h. 10 à 1 h. 40 en tout) puis en est retiré ; on ne fait ni frictions, ni affusions froides sur la tête. On donne 6 à 8 bains en 24 heures ; on les suspend de minuit à 6 heures.

Les *bains chauds* sont vantés par Bosc (de Montpellier), par Renaut (de Lyon), etc. Bosc donne un bain de 12 à 15 minutes à 39° toutes les 3 heures, avec compresses froides sur la tête. Il prétend leur efficacité au moins équivalente à celle des bains froids.

Quelle qu'en soit la forme, la balnéation entraîne de remarquables effets antithermiques, antitoxiques, diurétiques et sédatifs ; elle suspend généralement la diarrhée et restreint au minimum le syndrome typhoïde et ses complications. Au *bain froid*, il faut reconnaître des propriétés stimulantes et cardiotoniques de premier ordre ; au *bain tiède* une action antithermique moins brutale et peut-être supérieure (Hirschfeld), des effets sédatifs constants ; du *bain chaud* on a signalé l'action diurétique, l'effet décongestionnant sur les organes thoraciques. Le froid, le tiède, le chaud ont leurs fervents intransigeants, prêchant pour une cure systématique instituée dès le début et dans tous les cas. Pour Brand et son école, le bain froid ne souffre que peu de contre-indications : entérorrhagie abondante, perforation intestinale, péritonite, cardiopathies, complication pleuro-pulmonaire tardive et tendance au collapsus. En réalité, le bain est un puissant agent thérapeutique dont la température doit être déterminée par l'opportunisme clinique du médecin. Les *bains froids* conviennent aux sujets jeunes, à système cardio-artériel normal, dans les cas intenses (39°-40°) avec insomnie, délire ou ataxoadynamie, mais sont plus ou moins contre-indiqués chez les vieillards, les emphysémateux, les cardiaques, les enfants, les obèses, les névropathes rebelles à la réfrigération, malades appelés, par contre, à bénéficier des *bains tièdes* ou *refroidis*. Chez les enfants, les bains de 5 minutes, à 28° au besoin refroidis (de 2° par bain) jusqu'à 26°, 20° ou 18°, avec affusions froides sur la tête, sont fort bien tolérés. Chez les gens âgés, les nerveux, les *bains tièdes* à 29-32° répondent aux principales indications. Le *bain chaud* convient plus particulièrement aux enfants atteints de bronchite diffuse ou de broncho-pneumonie, aux adultes offrant une forme hémorrhagique ou rénale avec toxémie marquée (hypothermie) et dépréciation des défenses de l'organisme (Bosc).

IV. *Autres procédés hydrothérapiques.* — Dans les cas légers, on peut appliquer, seuls ou associés à la balnéation, des agents réfrigérants et sédatifs de second plan, mais encore utiles tels que : *lotions froides* (grosse éponge imbibée d'eau fraîche, pure ou vinaigrée, passée rapidement sur tout le corps), *enveloppements froids complets* (drap mouillé avec frictions) ou *partiel* (thoracique, abdominal, céphalique) plus ou moins répétés selon les cas et avec de l'eau plus ou moins froide, additionnée, au besoin, de *farine* ou d'*essence de moutarde* si on recherche, en outre, un effet révulsif. Le *lavement froid* peut être donné, non seulement comme évacuant, mais comme antithermique. Le substituant aux bains, quand ils sont inapplicables, Lemoine (de Lille) donne, toutes les 3 heures, un lavement de 2 litres d'eau bouillie à 18° ou 20°, à basse pression (50 cm) et en laissant l'intestin se vider graduellement. Les *affusions froides* (arrosage de 2 à 5 minutes avec de l'eau à 10° ou 15°) agissant plutôt comme stimulants n'ont guère d'avantage sur le bain froid.

V. *Antithermiques médicamenteux.* — La plupart n'abaissent que momentanément la température sans améliorer les autres symptômes de la toxi-infection, aussi leur utilité est-elle très discutable. Le plus acceptable est la *quinine* qui est en même temps tonique. Bouchard la donne tous les 3 jours, à la dose de

1 gr. 50 à 2 gr. (par cachets de 50 centigr. à 1/2 heure d'intervalle). Legendre en prescrit des doses analogues. A. Robin n'en donne que 30 à 60 centigr. par jour en 2 fois (matin et soir). Mais, pour la plupart des auteurs, la quinine n'est qu'un adjuvant des méthodes hydrothérapiques.

L'*acide salicylique*, le *salicylate de soude* sont à peu près délaissés ; le second trouve parfois son indication, mais plutôt comme cholagogue. L'*aspirine* (2 à 4 gr. par jour) pourra quelquefois rendre des services.

L'*antipyrine*, le *pyramidon*, la *phénacétine* sont, en l'espèce, plus souvent nuisibles qu'utiles. La *cryogénine* est plus inoffensive ; antipyrétique puissant (1 gr. le premier jour, 60 centig. le deuxième, puis 50 ou 20 centigr. par jour), elle calmerait en outre l'insomnie, l'excitation, le délire et combattrait la stupeur (Boutteville). Son action renforce celle des bains et de la quinine ; elle n'entraîne qu'une défervescence de quelques heures.

VI. *Antisepsie intestinale.* — Elle a perdu une grande part de sa vogue. Le *benzo-naphtol*, le *bétol*, le *salicylate de bismuth* peuvent pourtant trouver leur emploi en cas de diarrhée fétide, de météorisme, quoique l'une et l'autre cèdent habituellement à l'eau froide. Les lavements et les purgatifs sont, d'autre part, les meilleurs préventifs des fermentations intestinales. La pratique des *lavements froids légèrement antiseptiques* (salicylate de soude 2 p. 1000 ou naphtol β 0,40 p. 1000) répétés matin et soir à faible pression est très recommandable. Certains auteurs donnent, en outre, systématiquement, un *purgatif salin* (*sulfate de soude* 15 à 20 gr.) tous les 3 jours, jusqu'à la période d'état. Bouchard donne, pendant les 4 premiers jours de traitement, 40 centigr. de *calomel* (en 20 pilules prises d'heure en heure). Salet (de Saint-Germain) l'utilisant plutôt comme antiseptique, en prescrit 20 centigr. par jour, par prises de 1 centigr. jusqu'à salivation. En tout cas, le calomel reste le purgatif d'élection chez les enfants. Pour Hayem, l'an-

tiseptique intestinal de choix est l'*acide lactique* (20 gr. par jour en limonade). Plus récemment on a préconisé le *sulfophénate de zinc* (Smith, J. Forest) aux doses de 20 à 60 centigr. toutes les 2 heures qui suffisent pour modérer le tympanisme et désodoriser les selles.

VII. *Antisepsie générale et sérothérapie.* — Aucun médicament ne paraît combattre directement la vitalité du bacille d'Eberth. La *quinine* ne saurait y prétendre ni le *calomel*. Essayé par Rénou et Louste, le *collargol* en frictions quotidiennes (pommade à 15 p. 100) pourrait avoir, chez les typhiques, un effet comparable à celui qu'il produit dans les autres septicémies. Pour J. Gaillard, les injections intra-veineuses d'*argent colloïdal électrique* (5 à 15 c. c. par injection) seraient encore plus efficaces.

Chantemesse prépare et injecte aux typhiques un *sérum antitoxique* (sérum de cheval immunisé par des injections de toxine soluble) qui lui a fourni ainsi qu'à Josias, à Brunon (de Rouen), des résultats très satisfaisants (mortalité moyenne 3,7 p. 100). Ce sérum provoque d'abord une *réaction* (tuméfaction de la rate et du tissu lymphoïde ; leucocytose très marquée ; réapparition des éosinophiles ; élévation du pouvoir agglutinant du sérum) puis une *crise de défervescence* ; sous son influence le pouls se ralentit, ou s'il s'accélère, la tension sanguine s'élève, le facies s'anime et se colore, le bien-être et l'appétit renaissent, une polyurie marquée apparaît qui dissipe l'albuminurie si elle existait ; l'amaigrissement, pendant la maladie, est très faible ; la phase d'état et la convalescence sont très abrégées ; les complications sont habituellement rares. Les effets sont d'autant plus favorables que le sérum intervient plus tôt. Il est vrai que Chantemesse associe la balnéation froide à la sérothérapie. D'une application délicate, sa méthode n'a pu encore entrer dans la pratique usuelle.

VIII. *Médication tonique.* — Dirigée contre l'adynamie, la médication tonique est un adjuvant précieux de la balnéothérapie ; son intervention s'impose encore plus si les bains sont contre-indi-

qués; ses principaux agents sont :
l'*alcool* (bordeaux, champagne, cognac,
rhum) à donner surtout pendant ou après
le bain froid, quand il est indiqué; le
café, le thé, l'*éther*, l'*acétate d'ammoniaque*, le *formiate de soude*; les piqûres
de *caféine*, d'*huile camphrée*, de *sulfate
de spartéine*, de *sulfate de strychnine*,
les *injections de sérum artificiel* (500 à
600 gr.). Les toniques méritent surtout
la première place chez les typhiques
âgés et quand le cœur faiblit. Bosc a
préconisé l'injection quotidienne systématique de 800 à 1000 c. c. de sérum,
dans le but d'activer l'élimination des
toxines par le rein (diurèse) et le tube
digestif (vomissements, diarrhée).

Tels sont les principaux agents thérapeutiques applicables à la fièvre typhoïde;
le choix en sera subordonné à la forme
et à la marche de la maladie, à l'âge du
malade. Il nous reste à formuler brièvement les indications que comportent
chaque forme clinique, les conditions
propres à chaque malade (âge, terrain),
les principales complications.

IX. *Formes atténuées.* — Elles sont
justiciables de la *quinine* (50 centigr. à
1 gr.), des *lotions froides* et, en cas
d'agitation, des *bains tièdes progressivement refroidis*; les *bains froids* ne deviennent nécessaires que si apparaissent
du délire ou autres symptômes graves.

X. *Formes hyperthermiques, ataxo-
adynamiques.* — L'ataxo-adynamie, le
délire réclament l'usage des bains froids,
si l'état du cœur et des artères le permet, en leur associant, au besoin, des
compresses froides sur l'abdomen et la
quinine (1 gr., 1 gr. 50). Si, à une certaine phase, se montre une tendance au
refroidissement des extrémités, au collapsus, mieux vaut tiédir les bains ou
se borner aux *grands lavements froids*
(Hutinel). Dans les *formes septicémiques*,
il faut toujours associer aux bains froids
l'emploi des toniques (alcool, éther,
caféine, sulfate de strychnine, sérum
artificiel à hautes doses).

XI. *Fièvre typhoïde chez les enfants.* —
La fièvre typhoïde, généralement grave
avant 5 ans, est bénigne de 5 à 12. Les
très jeunes enfants réagissent très bien

aux bains; avant 4 ans, on peut donner
toutes les 2 heures un bain à 26°, refroidi, dans les cas rebelles, à 25°, 20° ou
même 18° (Ausset), en prenant pour
principal guide, l'état du cœur et des
reins. Chez les *nourrissons*, Marfan
donne d'emblée (à 39° et plus) le bain
de 22° refroidi à 20°, puis de 20° refroidi
à 18°, de 5 minutes de durée; en cas
d'*apnée*, l'enfant, aussitôt retiré, est
vigoureusement frictionné et soumis aux
tractions rythmées de la langue. Guinon
applique aussi la formule de Brand,
mais acclimate l'enfant à l'eau froide en
donnant successivement le bain à 33°,
30°, 27° puis 25°. Dans les *formes légères
du second âge*, un *lavement froid* quotidien, une purgation tous les 2 jours (10
à 15 gr. de *citrate de magnésie*), la
quinine associée au *benzo-naphtol* ou au
bétol (aa 40 centigr. 2 fois par jour à
6 ans) constituent pour Marfan une thérapeutique suffisante. Hutinel y joint
les *lotions froides* (4 à 5 par jour) ou
les *bains tièdes.* Dans les *formes sévères
du second âge*, Marfan donne encore les
lavements froids, le citrate de magnésie
(10 à 15 gr. tous les 2 jours), le benzo-
naphtol, mais élève la dose de *quinine*
(*bichlorhydrate*) à 1 gr. ou 1 gr. 50 donnés vers 5 ou 6 heures du soir, par
prises de 50 centigr. de demi-heure en
demi-heure. En cas d'échec, il baigne
l'enfant (chaque fois que la température
atteint 39°) d'abord à 32° puis à 30°, pour
arriver peu à peu au bain de 25°.

XII. *Fièvre typhoïde des gens âgés.* —
Juhel Rénoy ne redoutait pas les bains
froids après 40 ans et recommandait soit
le *bain sédatif tonique* de 12 à 15 minutes, à 20°, toutes les 3 heures avec
affusions froides sur la nuque, soit même,
en cas de complication (rein, cœur, poumon, cerveau), le *bain stimulant* de
10 minutes à 18° toutes les 2 heures,
avec affusions à 10° et compresses glacées sur le cœur, le thorax ou le crâne
(Bolognesi). Cependant, en général, il
est plus sage de s'en tenir aux bains
tièdes, aux lotions, à la quinine associés
aux cardio-toniques (caféine, spartéine,
strychnine, sérum artificiel, etc.).

XIII. *Fièvre typhoïde de la femme, de la*

femme enceinte. — Beaucoup de femmes nerveuses ne tolèrent que les bains frais ou tièdes et supportent mal la caféine (excitation) ou la quinine (bourdonnements). Ni la grossesse, ni la lactation ne contre-indiquent les bains ; la grossesse commande seulement de restreindre les doses de quinine et d'insister sur l'antisepsie des voies génitales, pour prévenir l'infection consécutive à l'avortement ou à l'accouchement.

XIV. *Fièvres typhoïdes secondaires ou associées.* — La fièvre typhoïde est plus grave quand elle se greffe sur un état pathologique antérieur : cardiopathie, néphrite, dyspepsie, affection nerveuse, alcoolisme, morphinisme, obésité, diabète, goutte, syphilis, etc. ; ou lorsque elle s'associe à une autre infection : paludisme, grippe, tuberculose. Ces conditions complexes créent des indications et des contre-indications thérapeutiques que le médecin saura appliquer à chaque cas particulier en s'inspirant des principes de la pathologie générale.

XV. *Traitement des complications.* — La *diarrhée*, le *météorisme* trouvent dans l'*hydrothérapie froide* leur remède de choix (bains, compresses); à son défaut, on leur opposera les *antiseptiques intestinaux*, les *astringents* non irritants et l'*opium* (avec réserve). Les *vomissements*, l'*intolérance gastrique* sont justiciables, comme ailleurs, de la *diète hydrique*, de la *glace*, de l'*eau chloroformée*, des *révulsifs* sur l'épigastre.

Les *hémorrhagies intestinales* cèdent souvent à l'*immobilisation*, à la *diète*, à la *glace intus et extra*. Dans les cas sérieux (3e semaine et après) la pratique suivante (de Mathieu) est très recommandable : substitution du *drap mouillé* aux bains, de la *diète hydrique* au lait (2 à 3 jours); chaque jour 1 à 2 *lavements d'eau bouillie* (1 litre) à 48° additionnés de 4 gr. de *chlorure de calcium* et introduits sous faible pression (bock à 20 ou 40 cm de haut); potion avec 2 gr. de chlorure de calcium; immobilisation de l'intestin par 4 à 5 pilules de 1 centigr. d'*extrait thébaïque*. A cette médication on peut associer le *sous-nitrate de bismuth* (5 gr. par jour) que

Letulle emploie systématiquement à doses massives (80 à 120 gr. en 24 heures par prises de 10 gr.). L'évacuation des caillots par le premier lavement est essentielle, pour en prévenir la putréfaction. On a encore utilisé les *injections intra-veineuses de sérum gélatiné contenant du chlorure de calcium* (Fr. G. Wrigt), le *chlorhydrate d'adrénaline* (solution à 1 p. 1000) soit par la bouche (X gouttes toutes les 2 heures), soit en piqûres (XX gouttes toutes les 3 heures, Clayton Thrush).

La *perforation intestinale* impose les mesures suivantes : repos absolu, *vessie de glace* sur l'abdomen, *diète* (sauf petits fragments de glace), injections de *sérum artificiel*, piqûres de *morphine* et d'*éther*. L'impuissance habituelle du traitement médical commande de discuter sans retard l'opportunité d'une *intervention chirurgicale* (résection du diverticule de Meckel ou de l'appendice; suture séro-séreuse *à la Lambert*, suivies de lavage du péritoine au sérum stérilisé et de drainage soigneux) qui devra être *précoce*, *rapide* et menée à bien avec peu d'anesthésique (mortalité 77 p. 100).

La plupart des *complications bronchopulmonaires* sont évitables ou curables soit par l'emploi méthodique des *bains froids* ou *chauds*, des *enveloppements froids du thorax*; soit, si l'eau froide est contre-indiquée, par les applications répétées de *ventouses sèches* et de *compresses sinapisées*; soit, si l'hypostase tient à l'asthénie cardiaque, par les *toniques du cœur*. La *laryngite typhique* peut être évitée par les toilettes soigneuses et répétées du pharynx, par les inhalations de vapeurs antiseptiques (menthol, eucalyptus, benjoin, créosote).

La *myocardite* est la complication que prétendent spécialement prévenir la plupart des traitements systématiques opposés à la fièvre typhoïde et en première ligne la méthode de Brand; aux moyens hydrothérapiques, il convient d'associer tous les agents propres à soutenir et à régler la systole cardiaque : application prolongée (en interposant une compresse de flanelle) d'un *sac de glace* sur la région précordiale; boissons alcooliques et stimulantes chaudes (vins généreux, café, thé au rhum, etc.); piqûres de *caféine*, de *sulfate de strychnine* ou de *spartéine*, d'*éther*, d'*huile camphrée* ou injections de *sérum artificiel*. Le *collapsus prolongé* exige en outre des enveloppements répétés dans une flanelle imbibée d'eau très chaude et des frictions énergiques (respectant l'abdomen). La *syncope tardive*, autre conséquence de la myocardite, sera prévenue par la surveillance constante du pouls, par le décubitus permanent, l'interdiction de tout mouvement brusque et une alimentation aussi réparatrice que le permet l'état de l'intestin.

La *néphrite thyphoïdique* impose le *régime lacté* ou au moins *déchloruré*: Merklen, loin de craindre alors le *bain froid*, le recommandait; si le cœur fléchit, il est pourtant prudent de débuter par le *bain tiède* qui, du reste, est généralement préféré dans ces cas. O. Martin préconise même le *bain chaud* à 40° qu'il considère comme le remède de choix.

Nous avons dit par quels soins de propreté et d'asepsie constants et minutieux, on pouvait prévenir, autant que possible, les *excoriations*, les *suppurations* et les *eschares cutanées*.

Certaines complications nerveuses graves créent des indications particulières. La *céphalée* cède d'habitude assez vite aux bains avec affusions froides sur la nuque, à l'enveloppement permanent du front et de la tête par des *compresses imbibées d'eau froide*, et, au besoin, à l'application d'une *vessie de glace*. Le *délire*, l'*ataxo-adynamie* sont, avant tout, justiciables de la *balnéation froide intensive* et de la *réfrigération céphalique* dans l'intervalle des bains. Dans les cas rebelles, la *valériane*, l'*asa fœtida*, le *musc*, les *bromures*, le *chloral* pourront trouver leur indication. Quand le *délire* persiste, à une période avancée, et se complique d'*accidents convulsifs*, les *bains tièdes* ou *chauds prolongés* sont à préférer. Le délire des typhiques convalescents peut tenir soit à l'*inanition*, soit aux médicaments (*quinine, alcool, acide salycilique*), soit au *terrain névropathique*

(*délires partiels, vésaniques*) et est justiciable alors, suivant sa cause, du *régime tonique*, de la *suppression des médicaments* ou de l'*isolement avec surveillance*. Lorsque (dans les formes ataxo-adynamiques), le malade est plongé dans le *coma*, il faut substituer aux bains froids les *lotions froides*, le *drap mouillé* avec frictions, le *bain tiède*, en y joignant les piqûres d'*éther*, d'*huile camphrée*, de *caféine*, etc., et les injections de *sérum artificiel*.

XVI. *Convalescence.* — La *reprise de l'alimentation solide*, après la fièvre typhoïde, exige d'infinies précautions. Au bouillon on ajoute d'abord du tapioca, de la semoule, de la crème d'orge, permettant des potages d'épaisseur croissante; puis on autorise le chocolat, les laits de poule, et enfin les œufs peu cuits sans pain, les bouillies, les pâtes ou le riz très cuits, la viande hachée; on poursuit par les purées de féculents, les crèmes, la marmelade, en graduant très soigneusement les rations et prescrivant au malade de bien mastiquer. Imputables soit au 1er repas carné, soit à la constipation ou à une suppuration locale (abcès), les *accès de fièvre* qui troublent parfois la convalescence réclament un traitement approprié à leur cause. S'agit-il d'une *rechute*, on reprendra aussitôt la diète et le traitement employé contre la première atteinte.

XVII. *Prophylaxie.* — La meilleure *prophylaxie publique* consiste : 1° à fournir à la consommation une *eau de source pure* correctement captée et canalisée; 2° à exercer une surveillance étroite sur les *parcs aux huîtres* souvent contaminés, dans les centres ostréicoles, par des eaux suspectes. La *prophylaxie privée* vise la contagion et la propagation du mal. En temps d'épidémie, les habitants de la région contaminée consommeront exclusivement soit de l'*eau bouillie* ou *filtrée*, soit des *eaux minérales*. Malgré la rareté de la *contagion directe*, il importe pourtant que l'entourage des malades observe les précautions usuelles : port d'une *blouse de toile*, *lavage antiseptique des mains*, repas hors de la chambre du typhique. La *stérilisation des linges* par ébullition, la *désinfection* de la literie, des vêtements, et finalement, du local ne s'imposent pas moins; mais la mesure essentielle est la *désinfection immédiate des fèces* qui renferment le contage. Dans ce but, le bassin présenté au malade doit toujours contenir 250 gr. de *lait de chaux*; le tout est vidé dans les cabinets où est encore versé ensuite un demi-litre de lait de chaux; après chaque selle, le bassin est passé à l'eau bouillante et au sublimé.

XVIII. *Vaccination.* — En Angleterre, le Ministère de la guerre a autorisé officiellement l'emploi du *vaccin de Wright* dans l'armée coloniale. Culture virulente atténuée par la chaleur (60°), ce vaccin, injecté sous la peau de la face postérieure de l'épaule ou du flanc, provoque quelques légers accidents généraux et locaux puis confère une *immunité qui paraît durer environ 2 ans.* L'expérience a prouvé que les sujets vaccinés contractaient bien plus rarement que les autres la fièvre typhoïde, et que ceux qui en étaient atteints présentaient habituellement des formes bénignes.

Filariose. — I. *Prophylaxie.* — Les sujets séjournant dans les régions intertropicales où règne la *filariose* ne consommeront que des eaux filtrées et s'abstiendront de végétaux crus poussant à fleur de terre, surtout au voisinage des eaux stagnantes (habitat des embryons de filaire).

II. *Traitement.* — Il n'est encore qu'hygiénique et symptomatique. La peau sera mise à l'abri de tout traumatisme; ses solutions de continuité seront lavées et pansées aseptiquement. L'*hémato-chylurie* exige le régime lacté et le repos au lit. A l'intérieur, l'*arsenic*, les *mercuriaux*, l'*iodure de potassium*, la *térébenthine*, le *copahu*, la *fougère mâle*, la *santonine*, l'*acide benzoïque* (50 centigr. 3 fois par jour), le *thymol* (5 centigr. toutes les 4 heures) ont été tour à tour préconisés. L'essentiel serait d'atteindre la filaire femelle, en injectant dans les ganglions lymphatiques de la *teinture d'iode*, ou tout autre parasiticide; mais la susceptibilité du système lympha-

tique rend cette intervention risquée (Lancereaux).

Les *épanchements chyleux* du péritoine, de la vaginale, des plèvres seront, au besoin, ponctionnés. Le *varicocèle lymphatique*, l'*éléphantiasis du scrotum* peuvent, si leur volume s'exagère, bénéficier d'une opération chirurgicale. On parera également, par une incision opportune, aux suppurations liées à la mort du parasite (*abcès du scrotum*).

Fissure anale. — Le traitement médical de la fissure échoue souvent; les *suppositoires opiacés, belladonés, cocaïnés* ne sont que des palliatifs. S. Lewis (de Brooklyn), préconise le procédé suivant : après avoir bien précisé le siège de la fissure et appliqué, quelques minutes, en cas de spasme, une grosse bougie flexible, on pratique un grand lavage à l'eau chaude, puis on badigeonne la lésion et son pourtour avec une *solution saturée de permanganate de potasse.* On introduit ensuite, 2 fois par jour, un suppositoire au *sulfo-ichthyolate de bismuth* et on prescrit un régime alimentaire rafraîchissant. La guérison pourrait succéder à une seule application; si elle tarde, la persistance d'autres fissures est probable, et, lorsqu'elles échappent à l'exploration, mieux vaut, après cocaïnisation, badigeonner toute la région au permanganate de potasse.

Longtemps, la *dilatation de l'anus* sous le chloroforme fut le seul remède aux fissures rebelles. Actuellement, le traitement de choix paraît être l'*application des courants de haute fréquence.* On introduit dans l'anus une *électrode à fourreau de verre* ou une *électrode métallique simple* (modèle de Doumer) et on la relie à la spire supérieure d'un *résonateur de haute fréquence monopolaire*, réglé de façon à donner un effluve tolérable (Doumer); très souvent, on obtient en 5 ou 6 séances de 5 minutes une guérison complète (E.-A. Weil).

Finsen (Méthode de). — Voir PHOTOTHÉRAPIE.

Fioravanti (Baume de). — *Alcoolat de Fioravanti ou de térébenthine com-*

posé. Très ancienne préparation ainsi formulée :

Térébenthine du mélèze.	500 gr.
Résine élémi.	100 —
— tacamaque. . . .	100 —
Succin.	100 —
Styrax liquide	100 —
Galbanum	100 —
Myrrhe	100 —
Baies de laurier	100 —
Aloès.	50 —
Racine de galanga . . .	50 —
— de gingembre . .	50 —
— de zédoaire . . .	50 —
Cannelle de Ceylan . .	50 —
Girofle.	50 —
Muscade.	50 —
Fleurs de dictame de Crète	50 —
Alcool à 80°	3 000 —

Employée, en frictions, soit contre les douleurs rhumatismales, les contusions (pure ou associée à d'autres agents rubéfiants), soit comme stimulant.

Fluorescéine (*Phtaléine de la résorcine*). — *Caract. phys. et chim.* — Poudre blanche se dissolvant dans l'eau qu'elle rend verte et fluorescente.

Prop. et empl. thérap. — Ses solutions servent à déceler les corps étrangers de la cornée (tache verte au niveau de l'ulcération).

Collyre :

Fluorescéine	20 centigr.
Carbonate de soude. .	35 —
Eau distillée	10 gr.

Instiller une goutte.

Fluorure d'ammonium. — *Caract. phys. et chim.* — Corps cristallin, soluble dans l'eau, attaquant le verre.

Prop. et empl. thérap. — Opposé par A. Robin aux gastropathies avec fermentations lactiques (antiseptique gastrique), à la dose de 5 à 10 centigr. (solution à 1 p. 300, une cuillerée à soupe à la fin du repas).

Fluorure de calcium. — Voir CALCIUM.

Fluorure de sodium (*Fluorol*). — *Caract. phys. et chim.* — Poudre blanche, soluble dans l'eau.

Prop. et empl. thérap. — Antiseptique appliqué surtout à la désinfection des voies lacrymales (sol. de 1/2 à 5 p. 1000) et de la vessie (sol. de 1/4 à 1 p. 1000).

Fluxion de poitrine. — Voir CONGESTION PULMONAIRE, PNEUMONIE.

Foie. — Voir OPOTHÉRAPIE HÉPATIQUE.

Foie cardiaque. — Voir ASYSTOLIE.

Forges-les-Eaux. — Chef-lieu de canton de la Seine-Inférieure, au centre du pays de Bray, sur la ligne de Paris à Rouen, irrigué par trois cours d'eau, l'Epte, l'Andelle et la Béthune. Altitude 160 m. Eaux froides (6°-7°) ferrugineuses, bicarbonatées-calciques, légèrement silicatées. Utilisées sous forme de boisson, de bains, de douches, d'injections et irrigations. Occupent l'un des premiers rangs dans la classe des eaux ferrugineuses. Toniques et reconstituantes ; diurétiques et sédatives.

Principales indications. — Chlorose, anémie, alanguissement général occasionné par une hématose incomplète, par des hémorrhagies répétées ou par le paludisme ; troubles nerveux de tous genres, hystérie. Contre-indiquées chez les pléthoriques et les apoplectiques.

Formaldéhyde (*Aldéhyde formique*). — *Caract. phys. et chim.* — Corps gazeux obtenu par oxydation ménagée de l'alcool méthylique ; très soluble dans l'eau. Le *formol* ou la *formaline* du commerce en est une solution aqueuse à 40 p. 100. Il existe aussi une solution à 40 p. 100 dans l'alcool à 80°. Le formol est un liquide incolore, de saveur poivrée, dégageant des vapeurs très irritantes.

Effets physiol. et tox. — *Localement*, les solutions étendues (1 p. 1000) causent une cuisson vive mais passagère, les solutions concentrées (5 p. 100) sont caustiques (eschares). Longtemps *inhalées*, les vapeurs de formol sont toxiques. *A l'intérieur*, l'absorption massive de 4 à 6 gr. de formol (sol. à 40 p. 100) est dangereuse (Le Dentu). Les petites doses de formol retardent la digestion pancréatique des albuminoïdes.

Prop. thérap., indicat. — Antiseptique plus puissant que le sublimé (plutôt à

titre empêchant qu'à titre microbicide).
Désinfectant et désodorisant de premier
ordre. Ses vapeurs pénètrent les tissus
animaux ; aussi les utilise-t-on pour la
désinfection des locaux. Les solutions
de formol sont utilisables contre : l'infection puerpérale, l'ozène, l'empyème
du sinus maxillaire, la carie dentaire,
les infections bucco-pharyngées, etc.

Formes pharmac., doses. — *Vapeurs*
(désinfection des locaux). *Solutions* : à
5 p. 1000 (désinfection des instruments
qu'elle n'altère pas) ; à 2,5 p. 100 (lavage
des plaies gangréneuses et infectées).
Solution alcoolique à 50 p. 100 (sueurs
nocturnes des phthisiques).

Formaline. — Voir FORMALDÉHYDE.

Formiate de quinine. — Voir QUI-
NINE.

Formiate de soude. — *Caract. phys.
et chim.* — Cristaux rhomboédriques
blancs, déliquescents, très solubles dans
l'eau.

Prop. thérap., indicat. — Celles de
l'acide formique. Prétendu tonique nervin vanté contre la neurasthénie, l'asthénie des convalescents, la débilité
sénile, le diabète (provoque parfois un
peu de fièvre et des signes de congestion).

Formes pharmac., doses. — 2 à 3 gr.
en solution, sirop, élixir.

Formine. — Voir UROTROPINE.

Formique (Acide). — *Caract. phys.
et chim.* — Liquide incolore, volatil,
d'odeur piquante, très soluble dans l'eau
et l'alcool.

Prop. thérap., indicat. — A l'extérieur, antiseptique énergique. A l'intérieur, vanté à tort comme tonique musculaire, dans toutes les asthénies (voir
FORMIATE DE SOUDE).

Formes pharmac., doses. — *Usage
int.* : VIII à X gouttes dans un peu
d'eau, 3 fois par jour. Plus usité sous
forme de formiate de soude, mieux toléré
par l'estomac.

Formol. — Voir FORMALDÉHYDE.

Formuler (Art de). — Voir ART DE....

Fougère mâle. — *Polypodium
Filix-mas* (genre Nephrodium). On utilise les *rhizomes frais* (jaune-verdâtre à
l'intérieur) récoltés en juillet dans le
Jura ou les Vosges. Ils renferment : une

huile essentielle (anthelminthique), une
huile grasse, un tannin spécial et la
Filicine (éther diisobutyrique de la phlo-
roglucine), vermicide très actif mais
toxique pour l'homme s'il est absorbé,
donnant naissance dans les milieux
alcalins de l'économie à de l'*acide filicique*. L'une et l'autre étant très solubles
dans les huiles, on se gardera d'administrer après la fougère mâle aucun purgatif huileux (huile de ricin notamment).
L'altérabilité du rhizome frais lui fait
préférer l'*Extrait éthéré*, masse huileuse
verte, d'odeur forte et désagréable, contenant tous les principes actifs de la
plante, plus actif quand il est de préparation récente.

Effets physiol. et tox. — La filicine et
l'acide filicique agissent énergiquement
sur les tænias, le bothriocéphale, l'ankylostome, le cysticerque celluleux. Leur
absorption chez l'homme (à la faveur
d'un purgatif huileux) a pu provoquer
des accidents graves (phase d'excitation,
faiblesse générale, convulsions tétaniques, ictère, albuminurie) et même mortels (asthénie cardiaque, coma).

Prop. thérap., indicat. — Anthelminthique très efficace (tænia inerme, bothriocéphale, ankylostome).

Formes pharmac., doses. — *Poudre de
rhizome frais* 10 à 15 gr. (Enfants
50 centigr. par année) et une heure après :
calomel à la vapeur et scammonée
āā 30 centigr., gomme-gutte 10 centigr.

Extrait éthéré 4 à 8 gr. (Enfants
50 centigr. par année) associé à 50 centigr. ou 1 gr. de calomel.

Tænifuge :

Extrait éthéré de fougère
   mâle . . . . 8 gr.
Poudre de fougère mâle. . 6 —
Calomel à la vapeur. . . . 1 —

Diviser en 20 bols ; un toutes les 10 minutes les 10 premiers, les autres toutes
les demi-heures jusqu'à effet.

Capsules de Créquy :

Extrait éthéré de fou-
   gère mâle . . . . . 50 centigr.
Calomel . . . . 5 —

pour une capsule, n° 16. En prendre une
toutes les dix minutes jusqu'à effet.

Sirop vermifuge :

Rhizomes de fougère mâle.	50 gr.
Feuilles de séné	15 —
Mousse de Corse.	25 —
Fleurs de pêcher.	6 —
Écorce de citron	5 —
Eau bouillante	200 —

Laisser infuser 12 heures; passer avec expression et faire dissoudre, à froid, 240 gr. de sucre blanc. *Enfants :* 4 à 6 cuillerées à café par jour, de quart d'heure en quart d'heure.

(Pour plus de détails, voir G. Pou-CHET, *Précis de Pharmacologie et de Matière médicale*, p. 794.)

Fowler (Liqueur de). — Voir Arsé-NITE DE POTASSE.

Fraisier. sauvage. — *Fragaria vesca* (Rosacées). La racine, astringente, est préconisée par A. Robin, contre la diarrhée chronique (1 gr. 50 en infusion).

Framboisier. — *Rubus idæus* (Rosacées). Le fruit (rafraîchissant) sert à préparer un sirop acidulé de goût agréable, souvent utilisé comme excipient (ne pas l'associer à des sels alcalins).

Franklinisation. — La *franklinisation* est l'application thérapeutique des divers modes de l'électricité statique : *bain statique, souffle statique, étincelles, courants frankliniques, effluves frankliniques induits.* La source d'électricité est une *machine statique à influence, à plateaux d'ébonite.* Les diverses formes d'application sont obtenues grâce à l'usage d'électrodes et de dispositifs variés dont le détail ne saurait trouver place ici.

Le *bain statique* peut amender certaines *maladies par ralentissement de la nutrition, l'émotivité,* certains *troubles hystériques* ou *neurasthéniques.*

L'*étincelle* agit, à titre révulsif et trophique, contre les *névralgies,* les *paralysies,* certaines lésions de la peau et des muqueuses (*lupus, lichen, acné, ulcérations du col.* (E.-Alb. Weil).

Le *souffle statique* (le négatif surtout) active la réparation des plaies (*ulcère de jambe*), modifie favorablement certaines dermatoses (*eczéma*) et calme le *prurit.*

Les *courants frankliniques* sont applicables à certaines *amyotrophies.*

Les *courants frankliniques induits* sont utilisés dans le traitement de l'*incontinence d'urine,* de la *constipation,* de la *dyspepsie nervo-motrice,* de certaines *paralysies.*

Franzensbad. — Station thermale de Bohême, sur le territoire d'Egra et à 4 km de cette ville. Altitude 643 m. Eaux froides (8°5-10°), sulfatées et chlorurées-sodiques, faiblement bicarbonatées mixtes, ferrugineuses. Il existe également des *boues minérales* qui sont employées dans les cas de paralysies et d'arthrites. Utilisées sous forme de boisson, de bains, bains gazeux locaux et bains de boues. Laxatives, diurétiques, reconstituantes et légèrement excitantes; certaines sources manifestant plus spécialement les qualités des eaux ferrugineuses, d'autres celles des eaux sulfatées-sodiques.

Principales indications. — Anémie, chlorose, troubles de la menstruation, affections du tube digestif et de ses annexes, catarrhes des voies respiratoires et urinaires, anémie consécutive à des métrorrhagies, à des hémorrhoïdes, etc.

Frène. — *Fraxinus excelsior* (Oléacées). On utilise les feuilles (contenant de la *fraxinine*) et l'écorce (contenant de la *mannite*) en infusion (feuilles 15 à 25 p. 1000, écorce 10 à 15 p. 1000) comme purgatif, fébrifuge et contre certaines dermatoses (eczéma chronique des arthritiques, des goutteux).

Friedrichshall. — Ville de l'Empire d'Allemagne, duché de Saxe-Meiningen, à 16 km de Cobourg, dans la vallée de la Greck. Eaux froides, sulfatées mixtes, chlorurées-sodiques et magnésiennes (SO^4Na^2 6 gr., SO^4Mg 5 gr., $NaCl$ 8 gr., $MgCl^2$ 4 gr.). Laxatives et purgatives, sans produire de fatigue de l'appareil digestif, tout en déterminant une révulsion sur le tube intestinal. Dose : 1 à 2 verres, à jeun. Exportées.

Friedreich (Maladie de). — La thérapeutique est à peu près impuissante contre une malformation héréditaire telle que la maladie de Friedreich. Dans les familles où elle sévit, les enfants seront soustraits à l'allaitement maternel, élevés ensuite en plein air, et soumis à des pratiques d'*hydrothérapie*, de *gymnastique* et de *massage*. A la maladie déclarée, on oppose le *nitrate d'argent*, le *chlorure d'or et de potassium*, quoique leur efficacité soit bien douteuse. L'*huile de foie de morue*, l'*arsenic*, les *glycéro-phosphates* concourront à maintenir la santé générale. Ladame (de Genève), Deschamps (de Rennes) ont conseillé la *galvanisation de la moelle* (électrode positive de 5o cm² sur la nuque, électrode négative de 100 cm² sur les lombes) avec un courant de 20 milliampères (séances quotidiennes de 15 minutes.) Dans la plupart des cas, la *méthode de rééducation* de Frenkel rendra des services. (Voir RÉÉDUCATION.) La *suspension*, le *massage*, l'*hydrothérapie* sont d'utiles adjuvants. L'usage d'un *chariot* approprié rendra la marche possible aux enfants dont l'incoordination est très marquée.

Froid. — (Voir GELURES.)

Fucus crispus. — (Voir CARRAGAHEEN).

Fulguration. — I. *Accidents causés par la foudre.* — Il importe d'abord de combattre l'*état syncopal* par des *tractions rythmées de la langue* et la *respiration artificielle*. Les *accidents consécutifs* sont justiciables d'un *traitement symptomatique*. Aux *paralysies* on oppose le *massage*, l'*électrisation*; aux troubles liés à l'*hystéro-traumatisme*, l'*hydrothérapie*, les *bromures*, la *suggestion* tendant à convaincre le sujet de la bénignité des accidents en cause. Les brûlures seront pansées avec les topiques usuels (*acide bicrique*).

II. *Accidents causés par l'électricité industrielle.* — Comme les précédents, ils réclament : l'emploi de la *respiration artificielle*, des *tractions rythmées de la langue* qu'il faut parfois répéter pendant une demi-heure ou 1 heure. Les *brûlures* seront pansées comme il convient. Les *paralysies* sont justiciables de la *galvanisation*, du *massage*; les *névralgies*, des *bromures*, de la *quinine*, de l'*antipyrine*. Jellinek (de Vienne), estime qu'il y aurait avantage à pratiquer la *ponction lombaire* aussitôt après l'accident (hy-

pertension intracranienne constante). Assez spéciaux, les *accidents oculaires* (réduction de l'acuité et du champ visuels; photophobie, blépharospasme; douleurs péri-orbitaires) sont quelquefois rebelles. La douleur sera combattue par la *cocaïne* et les *compresses froides*, la diminution de l'acuité visuelle par la *galvanisation* et le *sulfate de strychnine* (1 à 2 milligr.).

III. *Prophylaxie.* — Les accidents d'électrocution peuvent être prévenus par : l'*isolement rigoureux des fils conducteurs*, l'usage, par les ouvriers, de *gants de caoutchouc* et de *plaques isolantes*, chaque fois qu'ils touchent aux câbles conducteurs. En cas d'accident à leur contact, il faut *se hâter d'en séparer la victime* avec les précautions nécessaires pour éviter soi-même les effets du courant. L'arrêter à l'usine est généralement impossible en temps utile. On se bornera donc, avec des outils à manche de bois (à moins qu'on ne dispose de gants de caoutchouc), soit à *couper le câble* s'il s'agit d'un courant interrompu, soit à l'*écarter du sujet*, si le courant est continu.

Fumades (Les). — Village du Gard, arrondissement d'Alais, commune d'Allègre. Plus sulfureuses que les eaux d'Euzet (Voir EUZET).

Fumeterre. — *Fumaria officinalis* (Papavéracées). La plante fleurie a été vantée comme dépuratif. Employée en *infusion* (20 p. 1000) et en *sirop* (20 à 100 gr. comme excipient des solutions alcalines ou arsenicales chez les eczémateux).

Benzoate de soude. .	2 gr.	
Bicarbonate de soude.	10 —	
Sirop de fumeterre. .	}	
— de gentiane . .	} āā 200 —	

2 à 4 cuillerées à soupe par jour. Eczéma des arthritiques (Brocq).

Fumigations. — On appelle *fumigations* l'utilisation thérapeutique des produits de combustion de certains agents médicamenteux (nitre, feuilles de belladone, de datura) brûlés généralement dans une assiette (avec un peu de nitrate de potasse pour activer la combustion) au voisinage du malade qui peut inhaler plus directement les vapeurs, soit avec un entonnoir dont il place la douille entre ses dents, soit sous une serviette lui recouvrant la tête.

Furoncles. — Le furoncle est une suppuration locale que favorise souvent une altération variable de l'état général : diabète, uricémie, auto-intoxication d'origine digestive qu'il importe de préciser; aussi exige-t-il un traitement local et général.

1° *Traitement local.* — On a proposé de nombreux procédés pour faire avorter le furoncle dès son début ou pour en suspendre, plus tard, l'évolution : badigeonnage de la papule soit avec de la *teinture d'iode pure* soit, mieux, avec une *solution* concentrée d'*iode* (4 gr.) *dans de l'acétone* (10 gr.) liquide noir devenant sirupeux et moins irritant avec le temps, plus caustique que la teinture d'iode, mais pouvant éteindre l'inflammation après une seule application (Gallois et Courcoux); *injection d'oxygène* à la base ou dans le cratère du furoncle, avec une aiguille de Pravaz (reliée à une bonbonne de gaz par un tube de caoutchouc) après aseptisation du tégument (J. Thiriar, de Bruxelles); *électrolyse* avec une aiguille en acier (pôle négatif) enfoncée dans la tumeur soumise, pendant 5 minutes, à un courant galvanique de 5 à 10 milliampères (Cirera Salse); *pulvérisations*, sur la surface malade, d'*eau phéniquée* (à 1 ou 2 p. 100) ou d'*eau boriquée* saturée (Verneuil); pansement avec un ouataplasme imbibé d'eau boratée ou boriquée; antisepsie de la région malade soit par des frictions quotidiennes à l'alcool ou à l'éther, ou avec une solution alcoolique de cyanure d'hydrargyre à 1 p. 500 (Leredde), soit par des toilettes fréquentes avec du *savon à l'hermophényl*; emploi de la *méthode de Bier*. Ce dernier procédé, le plus récent, se pratique de la façon suivante : sur la région malade aseptisée, puis enduite de vaseline stérilisée, on applique, avec douceur, une ventouse (préalablement stéri-lisée) surmontée d'une poire en caoutchouc permettant de régler à volonté l'aspiration qui sera toujours modérée. La ventouse reste appliquée 3/4 d'heure par jour, au maximum, par séances successives de 5 minutes coupées de repos de 2 minutes. Au-dessous d'elle, la région se gonfle et se violace; il en suinte du pus, un peu de sang ou de la sérosité, mais après chaque séance, la douleur est moindre, et, si une incision centrale devient nécessaire, pour favoriser la sortie des bourbillons, elle est toujours très minime. Dans l'intervalle des séances d'hyperémie, le furoncle est pansé avec de la gaze stérilisée sèche, sans aucun agent antiseptique.

2° *Traitement général.* — Il est surtout indispensable quand les furoncles sont multiples ou récidivants (*Furonculose*). En cas de glycosurie ou d'uricémie, on instituera un régime et un traitement appropriés (voir Diabète, Goutte). De même s'il existe des fermentations gastriques ou intestinales anomales (voir Antisepsie intestinale) auxquelles on opposera souvent avec succès, le *régime végétarien*. Le traitement par la *levure de bière* est maintenant classique; il consiste à faire absorber au malade, trois fois par jour, au début des repas, une cuillerée à café ou une cuillerée à soupe de *levure fraîche* (prise à la brasserie) délayée dans un verre à bordeaux d'eau ordinaire, de bière ou d'eau minérale alcaline (Vichy ou Vals). La levure provoque parfois de la gastralgie, du pyrosis, des renvois acides ou, plus rarement, de la diarrhée. En général les effets favorables se manifestent entre le 3e et le 10° jour. Pour prévenir le retour de nouveaux furoncles, il est bon d'entretenir l'asepsie des téguments par l'usage quotidien du savon à l'hermophényl. On prépare actuellement des levures sèches presque aussi efficaces que la levure fraîche et souvent mieux tolérées (3 à 10 gr. en cachets ou granulés). A la levure de bière on peut encore substituer les *ferments de raisin* (v. c. m.) plus agréables et souvent mieux supportés.

G

Gabian. — Bourg de l'Hérault, arrondissement de Béziers, sur la Tongue, à 14 km de Pézénas, à 3 km de la houillère de Roujan. Eaux froides, acidulées, sulfatées-calciques, surtout remarquables par la présence d'une assez forte proportion de substance bitumineuse dans l'une des sources (source de l'huile de pétrole). On recueille ce produit, constitué par une matière à la fois huileuse et goudronneuse, et on l'exploite sous le nom d'*huile de Gabian*.

Principales indications. — Spécialisation encore indéterminée par suite d'études insuffisantes.

Gabian (**Huile de**). — Appellation donnée parfois à l'huile de naphte brute. (Voir GABIAN, PÉTROLE.)

Gaïac. — *Guaiacum officinale* (Rutacées). Le bois, dense, résineux, dégage, par frottement, une odeur aromatique. Il contient une résine, la *gaïacine*, d'odeur balsamique, de saveur brûlante, insoluble dans l'eau, soluble dans l'alcool, composée d'acides gaïaconique, gaïacétique et gaïacique.

Prop. thérap., indicat. — Préconisé jadis comme stimulant, diaphorétique, contre l'aménorrhée, la dysménorrhée, la goutte, la syphilis ; comme abortif de l'amygdalite aiguë (Morell-Mackenzie). Peut, à haute dose, produire des accidents de gastro-entérite.

Formes pharmac., doses. — *Usage int.* : *Poudre* 2 à 10 gr. *Extrait* 1 à 5 gr. en pilules. *Sirop* 30 à 60 gr. — *Usage ext.* : *Teinture alcoolique*, entre dans la composition de plusieurs dentifrices.

Gaïacol (*Éther monométhylique de la Pyrocatéchine*). — *Caract. phys. et chim.* — Le plus abondant des éléments constituants de la créosote (25 p. 100). Celui qui en est extrait par distillation contient constamment des phénols (créosol, crésylols). On lui préférera toujours le *gaïacol cristallisé synthétique*, seul pur, constitué par des cristaux prismatiques incolores, fondant à 28°5, solubles dans 60 p. d'eau, dans 7 p. de glycérine officinale, en toutes proportions dans la glycérine anhydre, dans l'alcool, l'éther et les huiles.

Effets physiol. et tox. — Absorption facile par les muqueuses, très rapide par la peau (plus lente en solutions glycérinées ou huileuses) ; élimination par les reins sous forme d'*éther gaïacol-sulfonique*, et sans doute par d'autres émonctoires. Les effets toxiques sont identiques à ceux de la créosote (v. c. m.). *Localement*, le gaïacol pur étalé sur la peau provoque, au bout de 15 minutes, seulement s'il y a de la fièvre, un fort abaissement de température qui peut, si la dose est excessive, aboutir au collapsus ; mais il est bientôt suivi d'une réascension thermique avec frissons, sueurs profuses et malaise pénible. Le gaïacol se comporte, en outre, comme un analgésique local.

Prop. thérap., indicat. — Comme la créosote, le gaïacol modère la toux, la fièvre hectique et la dyspnée en modifiant l'expectoration des tuberculeux qui tend à devenir moins purulente ; il relèverait aussi la nutrition, diminuerait les sueurs et réduirait le nombre des bacilles dans les crachats. Agit aussi comme antiseptique dans le catarrhe chronique des bronches. Mais la créosote pure, correctement maniée, semble plus efficace et est moins toxique que le gaïacol dont l'unique avantage est la constance de sa composition. Son emploi, en badigeonnages, comme antithermique contre la fièvre des tuberculeux, offre plus de dangers que d'avantages. Restent ses effets analgésiques locaux utilisés contre les névralgies, les myalgies, les arthralgies, les douleurs de l'érysipèle, de l'orchite, etc. ; ses propriétés anesthésiques dont peuvent profiter les petites interventions superficielles (incisions d'abcès, de panaris).

Formes pharmac., doses. — Usage int. :
10 à 30 centigr. par jour, par fractions de 5 à 10 centigr. soit en pilules, soit en solution dans l'huile de foie de morue (10 à 20 p. 1000) ou dans une potion alcoolisée (vin, élixir). On injecte aussi, sous la peau, de l'huile gaïacolée à 20 p. 100, pure ou additionnée d'iodoforme et d'eucalyptol. Administré encore en *lavements* ou *suppositoires.* — *Usage ext. :* Comme *analgésique local*, en pommades, solutions huileuses ou glycérinées fortes.

Pilules :

Gaïacol cristallisé. . . . . 10 gr.
Poudre de savon desséché. 15 —

Diviser en 100 pilules; 4 à 20 par jour, progressivement, au début des repas.

Lavement :

' Gaïacol cristallisé. 50 centigr. à 2 gr.
Huile d'olives . . . . . . 10 —
Jaune d'œuf . . . . N° 1
Mucilage de guimauve . . 120 gr.

Potion :

Gaïacol cristallisé. . . 1 gr. 50
Teinture de racines d'a-
conit . . . . 3 —
Alcoolat de Garus. . . 100 —
Sirop de framboises. . 80 —

3 à 5 cuillerées à soupe par jour.

Pommade (orchite) :

Gaïacol cristallisé. . . 1 gr.
Vaseline . . . .
Lanoline . . . . } āā 5 —

Liniment analgésique composé :

Gaïacol cristallisé. . . . . 3 gr.
Menthol. . . . . 2 —
Huile de jusquiame . . . . 25 —

Solutions huileuses hypodermiques :

Gaïacol cristallisé . . . . . 10 gr.
Huile d'amandes douces stérilisée. . . . . 90 —

Injecter 1/2 c. c. au début, en augmentant progressivement jusqu'à 25 c. c.

Gaïacol cristallisé. . . 6 gr.
Eucalyptol . . . . . . 2 —
Iodoforme. . . . . . . 25 centigr.
Huile d'amandes douces
stérilisée . . . . . . 20 gr.

Injecter de 1 à 5 c. c. par jour.

Gaïacol (Benzoate de) (*Benzosol*). — *Caract. phys. et chim.* — Cristaux incolores, inodores, insipides, à peine solubles dans l'eau, solubles dans l'alcool, l'éther, le chloroforme. Moins caustique que le gaïacol; ne se dédouble que dans l'intestin.

Formes pharmac., doses. — 25 centigr. à 1 gr. en cachets ou pilules.

Gaïacol (Cacodylate de). — Voir CACODYLATE.

Gaïacol (Carbonate de). — *Caract. phys. et chim.* — Poudre blanche, cristalline, inodore, insipide, insoluble dans l'eau, soluble dans l'alcool, décomposable par la chaleur.

Formes pharmac., doses. — 25 centigr. à 1 gr. en cachets. *Enfants,* 10 centigr. par année.

Gaïacol (Phosphate de). — *Caract. phys. et chim.* — Poudre inodore, insipide, insoluble dans l'eau, les huiles, la glycérine, soluble dans l'alcool; ne se dédouble que dans l'intestin.

Formes pharmac., doses. — 40 centigr. à 2 gr. en cachets.

Gaïacol (Phosphite de). — *Caract. phys. et chim.* — Lamelles cristallines blanches, d'odeur aromatique, solubles dans l'eau et l'alcool.

Formes pharmac., doses. — 50 centigr. à 2 gr. en cachets, potion, lavements.

Gaïacolsulfonate de potassium. — Voir THIOCOL.

Gaïacyl (*Gaïacolsulfonate de calcium*). — Sel calcique du dérivé sulfoné du gaïacol; poudre gris mauve, soluble dans l'eau et l'alcool, insoluble dans les huiles. Solutions aqueuses de couleur rouge violacé, ni irritantes ni toxiques. On emploie les solutions aqueuses à 5 ou 10 p. 100 comme analgésique local (injections hypodermiques, lavages, irrigations, badigeonnages, etc.).

Galbanum. — Gomme-résine tirée du *Peucedanum galbanifluum* (Ombellifères), contient une huile essentielle, de l'ombelliférone et de l'oxycoumarine. Appelée *résine utérine* par les Allemands, qui la considèrent comme emménagogue et modificateur utérin. Stimulant antispasmodique, entrant dans les formules du diascordium, de la thériaque, du baume de Fioravanti, du diachylon, etc. Produit devenu rare.

Formes pharmac., doses. — 5o centigr. à 2 gr. en pilules.

Gale. — Le traitement de la gale consiste en frictions vigoureuses, de 20 minutes, sur toute la surface cutanée avec une *pommade soufrée (axonge benzoïnée* 120 gr., *soufre précipité* 20 gr., *baume du Pérou* 10 gr., Sabouraud); cette frotte est suivie d'un *bain savonneux*, puis, pendant 15 jours, de *bains d'amidon* et d'onctions avec une *pommade à l'oxyde de zinc*. Lorsque les suppurations et irritations secondaires sont très marquées, il est bon, pour les amender, de faire précéder la frotte de lotions antiseptiques non irritantes et de quelques bains d'amidon. Le prurit qui survit fréquemment à la frotte ne doit être attribué à une récidive qu'après vérification soigneuse, sous peine d'aggraver sans raison l'irritation locale par une nouvelle application soufrée. La *récidive* peut tenir à des œufs d'acares épargnés par la frotte, mais n'est reconnaissable que 3 semaines après celle-ci.

Gallanol (*Anilide de l'acide gallique*). — Cristaux lamellaires blancs, inodores, très peu solubles dans l'eau froide, plus dans l'eau chaude, solubles dans l'alcool, l'éther et le chloroforme. Utilisé comme dermatique (succédané du pyrogallol et de la chrysarobine, dont il n'offre pas la toxicité) dans les cas d'eczéma et, surtout, de psoriasis. Non irritant, ne tache pas la peau ni le linge. S'emploie en saupoudrages, pommade au 10°, ou incorporé à de la traumaticine.

Gallard (Gouttes blanches de). — Voir Morphine.

Gallate (Sous-) de bismuth. — Voir Bismuth.

Gallate (Oxyiodo) de bismuth. — Voir Airol.

Gallate de mercure.—Voir Mercure.

Galle (Noix de). — Voir Noix.

Gallique (Acide). — *Caract. phys. et chim.* — Longues aiguilles soyeuses, inodores, de saveur styptique; solubles dans 100 p. d'eau froide, 3 p. d'eau bouillante, 2 p. 1/2 d'alcool, 40 p. d'éther. Ne coagule pas l'albumine.

Prop. thérap., indicat. — Astringent mieux toléré que le tannin. Opposé aux hémorrhagies, à l'albuminurie aiguë (Gubler, Millard).

Formes pharmac., doses. — 5o centigr. à 2 gr. en cachets, pilules, potion.

Gallobromol (*Acide dibromogallique*). — *Caract. phys. et chim.* — Fines aiguilles blanches, solubles dans 10 p. d'eau; plus dans l'alcool et l'éther.

Effets physiol. et tox. — Administré en cachets provoque de la gastralgie; à hautes doses, colore l'urine en noir. A dose toxique altère les hématies (sang couleur sépia, méthémoglobine).

Prop. thérap., indicat. — Sédatif du système nerveux, moins déprimant que le bromure de potassium, mais aussi moins efficace dans l'épilepsie; utilisable contre la chorée et chez les neurasthéniques agités. Employé comme topique dans la blennorrhagie (E. Rollet).

Formes pharmac., doses. — 2 à 6 gr. en solutions alcoolisées.

Galvanisation. — I. *Outillage.* — Galvanisation se dit de l'application médicale du courant galvanique ou continu. Le courant est fourni : soit par une *batterie de piles* (au *chlorure de zinc* avec *bioxyde de manganèse*); soit par des *accumulateurs*, réunis en séries, que l'on peut charger sur les secteurs d'éclairage; soit par le courant du secteur lui-même, transformé et réduit par son passage au travers d'instruments spéciaux (*dynamocommutatrice* ou *réducteur de potentiel*). La *graduation du courant* s'obtient au moyen de *collecteurs de rhéostats* ou de *réducteurs de potentiel*. Le courant galvanique est appliqué à l'aide d'*électrodes* de formes et de surfaces variables et avec des appareils dits *interrupteursrenverseurs*. Ces applications sont soit *générales*, soit *locales*.

II. *Applications thérapeutiques.* — Les maladies par ralentissement de la nutrition, l'obésité, les congestions passives, les œdèmes peuvent bénéficier des *applications générales* (à hautes intensités) des courants galvaniques. En raison de ses propriétés résolutives, c'est le *pôle négatif* qui doit être appliqué sur les régions à modifier.

Les *applications locales* de courants intenses trouvent leur emploi dans les affections douloureuses ; le *pôle positif* est alors relié à de larges électrodes recouvrant tout le territoire du nerf malade (E.-Alb. Weil). Les paralysies, les atrophies musculaires sont plutôt justiciables des courants continus faibles (1 à 20 milliampères) dont on utilise le *pôle négatif.*

L'*action électrolytique* du courant galvanique est utilisée, avec des aiguilles ou des tiges métalliques, pour détruire les poils, les nævi, pour pratiquer des cautérisations, pour déterminer la coagulation du sang dans les angiomes ou les anévrysmes, etc.

La galvanisation a encore été appliquée comme agent régulateur de la circulation encéphalique ou comme résolutif des exsudats méningés ; son action sur la circulation utérine, sur la régression des infiltrations péri-utérines, sur les sécrétions gastriques et intestinales peut également être mise à profit.

Galvano-cautérisation. — Les courants galvaniques forts, empruntés soit à des piles au bichromate de potasse, soit au secteur d'éclairage, provoquent l'incandescence des fils de platine qu'on leur fait traverser. Cette propriété est mise à profit pour pratiquer des *cautérisations.* Les fils, montés sur un manche isolant muni d'un bouton interrupteur de courant, reçoivent des formes appropriées à leur usage (pointe, couteau, rateau, etc.). Le *galvano-cautère* offre sur le thermo-cautère plusieurs avantages : champ d'action aisément circonscrit, absence de rayonnement du calorique, facilité de produire, de graduer et de suspendre instantanément l'incandescence. Le *galvano-cautère* trouve son emploi dans le traitement de certaines lésions cutanées : *lupus, acné, nævi, verrues,* etc. Dans celui de l'*hypertrophie des amyg-*

dales, des *abcès tonsillaires et rétropharyngiens,* des *gangrènes de la bouche et du pharynx,* sans parler de ses applications multiples en *rhino-laryngologie,* dont le détail ne peut trouver place ici.

Galvano-faradisation. — Ce terme désigne l'application combinée d'un courant galvanique et d'un courant faradique associés au moyen d'un *combinateur* spécial (C. *de Watteville*). Le courant continu est emprunté à une pile, le courant faradique à une bobine d'induction à gros fil ou à fil fin. Les *applications générales* du courant galvano-faradique activent la nutrition ; ses *applications locales* peuvent favorablement modifier les *œdèmes locaux* articulaires et péri-articulaires, les *stases,* certaines *affections utérines* et *péri-utérines.* Les *névralgies,* les *spasmes* sont justiciables du *courant galvano-faradique de tension* (bobine à fil fin) ; les altérations des muscles striés, du *courant émané de la bobine à gros fil* (E.-A. Weil).

Gangrène de la bouche. — Voir GINGIVO-STOMATITE GANGRENEUSE.

Gangrène diabétique. — I. *Traitement médical.* — Les prodromes de la gangrène consistant en sensations de froid, de léger engourdissement, réclament quelques mesures préventives ; suppression des chaussures défectueuses, des jarretières susceptibles de gêner la circulation, protection des pieds contre le froid, bains de pieds tièdes (non trop chauds) ou bains d'eau gazeuse ; marche modérée avec arrêts fréquents. Dès que les fourmillements et l'engourdissement s'accentuent, que les orteils, pâles ou cyanosés, deviennent douloureux, le repos au lit s'impose. Protégé par un cerceau et placé dans une gouttière ménageant le creux poplité, le membre, surélevé par un coussin et libre de toute compression, sera enveloppé d'ouate ou de compresses boriquées recouvertes de taffetas chiffon. L'usage de l'acide phénique et du sublimé doit être, dans ces cas, soigneusement proscrit. Le *traitement du diabète* ne sera pas pour cela négligé : soustrait à toute occasion de surmenage physique ou intellectuel, le malade sera sevré de tabac, café, thé et de tout agent excitant ou toxique. A la *douleur*, à l'*agitation* on doit opposer quelquefois de petites doses de *morphine*; l'*iodure de potassium* (30 à 50 centigr.) trouve aussi son indication comme vaso-dilatateur (A. Neumann).

II. *Traitement chirurgical.* — Une asepsie minutieuse permet maintenant d'opérer ces malades avec quelques chances de succès. On pratique l'amputation précoce du membre gangrené, aussi haut que possible. Mais ces interventions comportent encore une mortalité de 40 p. 100.

Gangrène du pharynx. — Voir ANGINE GANGRÉNEUSE.

Gangrène du poumon. — La *gangrène pulmonaire* est justiciable soit d'un *traitement médical* purement palliatif, soit d'un *traitement chirurgical* (seul curatif), lorsque le foyer est accessible et peut être drainé.

I. *Traitement médical.* — Il se propose : 1° de stimuler les moyens de défense de l'organisme; 2° de désinfecter le poumon par une médication interne et des inhalations antiseptiques. Une alimentation réparatrice et l'usage des toniques (*alcool, café, quinquina, quinine, sulfate de strychnine, glycéro-phosphate,* etc.) rempliront la première indication. A la seconde concourront, plus ou moins, divers procédés : vaporisation, au voisinage du malade, d'eau chargée d'*acide phénique* (2 p. 100), de *permanganate de potasse* (5 p. 1000), de *teinture de benjoin,* d'*essences de térébenthine ou d'eucalyptus* (2 p. 100); inhalations d'*oxygène* chargé de *térébenthine* ou de *gaïacol*; injections intra-trachéales d'huile d'olive (4 gr. chaque fois) chargée de *gaïacol* (2 p. 100) et de menthol (8 p. 100); injections hypodermiques d'*huile gaïacolée* ou *eucalyptolée*; injections intra-veineuses de *sérum normal* (50 c. c. tous les jours ou tous les 2 jours) contenant 1/2 p. 100 de *formaline* (Grainger Stewart); administration à l'intérieur : d'*alcoolature d'eucalyptus* (2 gr. par jour), d'*eucalyptol* (5 à 20 capsules de 15 centigr,), de *terpine* ou de *terpinol*, de *carbonate de gaïacol*, de *thiocol*, d'*hyposulfite de soude* (5 à 12 gr. en potion et lavements) s'éliminant, en

partie, par la muqueuse bronchique, sous forme d'acide sulfureux ou sulfhydrique (Lancereaux, Dumas). Certains symptômes tels que : *point de côté, hémoptysies* exigent aussi parfois une intervention appropriée. On a encore cherché à atteindre les foyers gangréneux avec le trocart ou l'aiguille à thoracentèse, pour les vider ou y injecter diverses substances : *solutions iodées, thymolées, mentholées* (2 p. 100), *naphtol camphré*; mais quoique palliatifs, ces procédés exposent à quelques accidents : quintes de toux, suffocation, infection pleurale, hémoptysies. En somme, le traitement médical n'est qu'exceptionnellement efficace et doit être réservé aux cas bénins et à ceux où l'intervention chirurgicale est impossible.

II. — *Traitement chirurgical.* — Il est formellement indiqué, quand le foyer est unique (même étendu), bien circonscrit, abordable, mais cesse de l'être lorsque tout signe de foyer fait défaut, que les lésions s'étendent au côté opposé, que les foyers sont multiples, disséminés et inaccessibles, quand la gangrène est diffuse ou l'état général très grave, mais seulement s'il est désespéré (Audrey). L'opération de choix est la *pneumotomie large et précoce*; le siège du foyer sera précisé par l'auscultation et, encore mieux, par la *radioscopie*. Quand la plèvre intacte est libre d'adhérences, son infection sera prévenue par les procédés appropriés (fixation préalable du poumon, méthodes pneumatiques pour ouvrir la plèvre sans pneumothorax — Tuffier). La *thoracotomie* permet l'ablation des foyers mortifiés; les *lavages* sont habituellement contre-indiqués (accès de suffocation) sauf à faible pression; le *drainage* sera fait avec un drain souple pour éviter l'érosion des vaisseaux. Les interventions pour gangrène pulmonaire comportent une mortalité d'environ 40 p. 100. Dans les cas heureux, la guérison est lente et exige, en moyenne, 1 mois ou 6 semaines, quelquefois bien plus (9 à 10 mois).

Gangrène sénile. — Le traitement médical de la gangrène sénile comporte les mêmes indications locales que celui de la gangrène diabétique (v. c. m.).

L'*hygiène générale*, le *régime* sont ceux de l'*artério-sclérose* (v. c. m.); la *médication iodurée*, qui facilite la circulation périphérique, est logique sinon très efficace; si la *syphilis* est avérée ou probable, on doit, sans retard, prescrire l'*iodure de potassium* à haute dose. Quant à l'*opportunité de l'amputation*, elle sera méthodiquement discutée, d'après l'âge et la résistance du malade, l'étendue de la gangrène et l'état de la perméabilité artérielle dans les divers segments du membre. Dans tous les cas, l'usage prudent de la *morphine* s'impose souvent contre les douleurs très vives dont souffre le malade. On instituera, en outre, un *régime réparateur* et on prescrira les cardiotoniques non vaso-constricteurs, tels que le *strophantus* (extrait).

Gangrène symétrique des extrémités. — Appelée encore *asphyxie locale des extrémités, maladie de M. Raynaud*, cette affection est plutôt un *syndrome* résultant de causes très variables : *artério-sclérose, diabète, mal de Bright, paludisme, hystérie, neurasthénie, maladie de Basedow, insuffisance thyroïdienne, alcoolisme, saturnisme, ergotisme*, facteurs étiologiques qu'il faut savoir dépister. Le traitement visera : les *lésions locales*, les *troubles nerveux trophiques, l'état général*.

I. **Traitement local.** — A la *période asphyxique*, on pratiquera sur les parties malades, matin et soir, avec un tampon d'ouate stérilisée imbibée d'*huile de camomille camphrée* chaude (30°-35°) des *frictions* douces, dans le sens de la circulation artérielle à la phase d'asphyxie blanche, en sens inverse à celle de cyanose. Les topiques irritants tels que : baume de Fioravanti, baume Opodeldoch, exposant au sphacèle, sont à proscrire formellement. *Pendant les crises*, l'immersion des mains dans l'eau tiède est recommandable. *Dans leur intervalle*, le froid aux extrémités sera combattu par l'enveloppement ouaté, le port de gants de laine très larges ou de moufles le jour, et, la nuit, de gants souples graissés intérieurement, par les lotions à l'eau très chaude simple ou sinapisée. La position déclive des mains est à éviter le jour comme la nuit (les poser sur un coussin ou un oreiller). *Quand la gangrène est déclarée*, les parties mortifiées, lavées à l'eau bouillie ou à l'eau oxygénée étendue, seront prémunies contre toute infection secondaire par une couche d'ouate ou de gaze stérilisée. Les douleurs et la réaction déterminées par le sillon d'élimination seront modérées par l'instillation, à son niveau, d'*huile mentholée* ou *camphrée* à 5 ou 10 p. 100 (Phulpin). Thibierge préconise le port (plusieurs heures par jour) de *gants de caoutchouc remplis d'oxygène* (mis en communication avec un ballon), pour réveiller la vitalité des tissus.

II. **Traitement électrique.** — Surtout applicable à l'asphyxie locale des hystériques et des grands neurasthéniques, il consiste en séances de *galvanisation*. Avec des courants de 10 à 20 milliampères; on place le pôle positif sur la nuque et le sujet plonge les mains dans une cuvette d'eau salée qui est reliée au pôle négatif.

III. **Traitement général.** — On opposera aux affections causales signalées plus haut (*diabète, mal de Bright*, etc.), si on les constate, une hygiène et un traitement appropriés. Le *spasme vasculaire* dominant presque toujours le processus, on le combattra par les *bromures*, la *valériane*, le *valérianate d'ammoniaque* et même l'*opium* (extrait thébaïque 2 à 10 centigr. en pilules) si les douleurs sont très vives. Les sédatifs associés à l'*hydrothérapie* sont particulièrement indiqués en cas de *neurasthénie* ou de *maladie de Basedow*. Le *sulfate de quinine* est quelquefois efficace, surtout chez les paludéens. Lancereaux et Paulesco ont préconisé l'*iodothyrine* (2, 4 à 6 comprimés de 25 centigr. par jour) dont on doit surveiller les effets et suspendre de temps en temps l'emploi. Quant aux agents opposés en général à l'*hypertension* (*iodures, trinitrine*), leur inefficacité est habituelle dans le syndrome de Raynaud. Toutefois ces malades bénéficieront de l'hygiène recommandée aux hypertendus : abstention d'alcool, de vin pur, de thé, de café, de viandes faisandées, salaisons, crustacés, conserves, poisson, coquillages; repos physique et moral, vie à la campagne dans un climat tempéré.

Gargarismes. — Les gargarismes sont des médicaments, antiseptiques ou analgésiques, destinés au traitement local des affections bucco-pharyngées, spécialement des angines. Ils ne doivent pas être avalés. Le gargarisme ne baigne que très incomplètement les parties malades; aussi tend-on actuellement, de plus en plus, à lui substituer les grands lavages du pharynx (Voir ANGINES).

Garus (Élixir de). — Voir ÉLIXIR.

Gastein. — Bourg (Hof-Gastein) de l'Empire Austro-hongrois, province de Salzbourg, dans une étroite vallée des Alpes tyroliennes, traversée par le torrent de l'Achen. La vallée de Gastein s'ouvre dans celle de la Salzach, au sud de Salzbourg. Le village de Wildbad-Gastein où se trouvent les établissements thermaux est à 1 km du bourg. Altitude 1050 m. Eaux thermales et hyperthermales (31°-71°5), oligométalliques, principalement sulfatées-sodiques, assez riches en gaz rares (argon, néon, hélium). Utilisées surtout sous forme de bains, douches, bains et douches de vapeur, mais aussi en boisson.

Principales indications. — Toutes les formes de rhumatisme, paralysies consécutives aux hémorrhagies cérébrales, atrophies musculaires généralisées, atonie générale, affections utérines, hystérie. La cure d'altitude vient joindre son influence à celle de la cure thermale.

Gastérine. — Voir OPOTHÉRAPIE GASTRIQUE.

Gastralgie. — La gastralgie réclame un traitement variable, essentiellement subordonné à sa *cause* que devra déterminer l'analyse attentive des *signes concomitants*, de sa *chronologie* relativement aux heures de repas (très important), de *l'état général* du malade. Il importe de distinguer d'abord la *gastralgie nerveuse*, qui n'offre aucun rapport avec les heures de repas, de la *gastralgie dyspeptique* liée aux diverses formes de la dyspepsie (hyper- ou hyposthénique; hyperesthésie gastrique) soit pure, soit secondaire à une lésion organique (gas-

trite, adhérences périgastriques, ulcère, cancer) ou au spasme pylorique. On songera aussi à la possibilité d'une *gastralgie réflexe* éveillée à distance par la *lithiase biliaire* ou *rénale*, le *rein mobile*, l'*appendicite*, une *affection utérine*. Telle ou telle de ces variétés sera reconnue grâce à un examen méthodique. Il nous reste à signaler les principaux moyens de soulager la gastralgie, en indiquant pour chacun, à quelle forme il convient spécialement. Le syndrome *crise gastrique* (v. c. m.) a été étudié à part.

I. *Traitement général.* — Le *repos physique et moral* dans un climat convenable, en certains cas l'*alitement* ou même l'*isolement* (gastralgie nerveuse grave) s'imposent plus ou moins suivant la cause; de même l'*hydrothérapie chaude* (bain ou douche tiède prolongée) sédative ou *froide* (drap mouillé, douche à la lance divisée de 15 à 30 secondes) plutôt stimulante. Certains malades (ralentissement de la nutrition, excitation cérébrale) se trouvent mieux de l'*exercice* (marche, sports). Le *massage* (effleurage d'abord), la *gymnastique suédoise* trouveront aussi leur indication, d'emblée ou après la cure de repos.

II. *Traitement local.* — La *révulsion* peut être très efficace sous ses diverses formes : *applications chaudes* (boule d'eau chaude, sac de sable chaud) ou *froides* (compresse imbibée d'eau froide, sac de glace), *sinapismes*, *pointes de feu*, *compresse chloroformée* (quelques gouttes), *pulvérisations* ou *stypage au chlorure de méthyle*, *galvanisation* (larges électrodes; pôle positif à l'épigastre).

III. *Traitement médical.* — Il vise la douleur soit directement, soit en régularisant la digestion gastrique. Plus ou moins efficaces selon les cas, le moment et les malades, les *analgésiques* doivent être souvent variés. Réussiront tour à tour : les *opiacés* (laudanum, gouttes noires, élixir parégorique), la *morphine*, la *codéine*, la *belladone* (extrait, sirop, teinture), le *sulfate d'atropine* (vanté par beaucoup d'auteurs), le *chlorhydrate de cocaïne* (5 centigr.), la *stovaïne*, l'*eau chloroformée*, le *menthol*, l'*éther* (perles sirop), l'*extrait gras de cannabis indica*. On pourra les associer de façons variées, entre eux ou avec les agents suivants. Les *bromures*, la *valériane* agissent plutôt sur les centres nerveux.

Les *alcalins* apaisent spécialement la *gastralgie tardive des dyspeptiques hyperacides* (Voir HYPERCHLORHYDRIE). On aura le choix entre : le *bicarbonate* ou le *citrate de soude* (10 gr. par jour), la *craie préparée*, la *magnésie* qui peuvent être donnés à hautes doses au moment des crises, le *chlorate de soude* (5 à 8 gr. par jour), le *sulfate* et le *phosphate de soude* (2 à 3 gr., le matin à jeun, dans de l'eau tiède). Le *sous-nitrate de bismuth* (15 gr. dans 120 gr. d'eau à prendre par moitié, matin et soir) a été très vanté par Fleiner. G. Leven nie l'utilité des doses massives. L'*acide carbonique naissant* obtenu par absorption de mélanges gazogènes ne le dégageant que lentement (*Paquet n° 1*, ac. tartrique 1 gr. — *Paquet n° 2*, bicarb. de soude 0,40, carb. de chaux 0,30, hydrocarb. de magnésie 0,20) calmerait, encore mieux que les alcalins, les douleurs tardives (L. Meunier).

Le *lavage de l'estomac* s'adresse à la gastralgie liée à la *stase alimentaire* (sténose pylorique) et agit mécaniquement en mettant fin à la distension de la paroi stomacale. On se gardera d'en abuser. La gastralgie liée aux *adhérences périgastriques*, sans sténose pylorique marquée, est parfois soulagée par l'emploi de la *thiosinamine* (v. c. m.) par voie hypodermique (G. Herschell).

· IV. **Traitement chirurgical.** — Il est indiqué dans tous les cas où la gastralgie tient à un *obstacle à l'évacuation de l'estomac : sténose médiogastrique, pylorique* ou *duodénale; contracture rebelle du pylore*, justiciables soit de la *gastro-entérostomie*, soit de la *pylorectomie*. Certaines gastralgies liées à des *adhérences* ou à une *suppuration périgastrique* cèdent à la *rupture des adhérences* ou à l'*ouverture de l'abcès*. Enfin quelques *gastralgies réflexes* sont appelées à bénéficier d'une intervention rationnelle (lithiase biliaire, appendicite, salpingite, rein mobile, etc.).

Gastrique (Suc). — Voir OPOTHÉRAPIE GASTRIQUE.

Gastrite aiguë et subaiguë. — La *gastrite aiguë* est d'origine infectieuse ou toxique. La *gastrite infectieuse* n'est autre que l'*embarras gastrique* (v. c. m.). Les *gastrites toxiques* succèdent à l'ingestion de diverses substances caustiques ou irritantes. Si un *alcali caustique* est en cause, on le neutralisera par des *acides* (vinaigre ou jus de citron); s'agit-il d'un *acide fort*, on recourra à la *magnésie* à haute dose. Les *vomitifs*, les *purgatifs*, le *lavage de l'estomac* sont à proscrire dans ces cas; de même l'ingestion d'eau en quantité, celle-ci pouvant, si le sujet a avalé de l'acide chlorhydrique, occasionner, par combinaison, un vif dégagement de chaleur. Les poisons moins offensifs, à action lente, sont justiciables du *lavage de l'estomac* et d'antidotes appropriés. Lorsque le toxique a été évacué ou neutralisé autant que possible, reste : à apaiser l'irritation gastrique par le *repos de l'organe* (diète, glace *intus* et *extra*) rendu tolérable par de petits *lavements d'eau salée* (200 gr.) et des *injections de sérum artificiel;* à calmer les douleurs par des *piqûres de morphine;* à combattre, au besoin, le collapsus par des *injections d'éther, d'huile camphrée*, de *sulfate de strychnine* ou de *caféine*.

La *gastrite subaiguë* a pour type la *gastrite alcoolique* justiciable du même traitement que l'ulcère de l'estomac; au début : *repos, diète absolue* ou *lactée, compresses froides* sur l'épigastre; plus tard : *chlorate de soude* (2 gr. par jour), *lait de bismuth* (15 gr. p. eau 200; moitié matin et soir); interdiction de tout aliment irritant.

Gastrites chroniques. — Complexus surtout anatomique, la *gastrite chronique* peut ne se traduire par aucun trouble clinique défini; ailleurs, elle a pour expressions les diverses formes de dyspepsie auxquelles on opposera les remèdes appropriés : *alcalins* à hautes doses, s'il s'agit d'*hyperchlorhydrie* (v. c. m.), *acides* et *ferments digestifs* si l'*hypo-* ou l'*anachlorhydrie* (v. c. m.) sont en cause. L'*acide chlorhydrique* est prescrit tantôt à doses minimes, pour stimuler l'appétit et le péristaltisme gastrique (*médication excito-peptique*), tantôt à doses considérables destinées à réaliser une véritable *digestion artificielle* (dans la *gastrite atrophique*); on l'administre, pendant ou après les repas, plus ou moins dilué (4, 6, 8 p. 1000 d'eau) et aromatisé de *sirop de limon* ou d'*alcoolature de citron*; Linossier lui associe de l'albumine. L'adjonction de la *pepsine*, de la *pancréatine* (2 à 3 gr.), de la *papaïne* (25 centigr.) paraît d'une utilité contestable (Soupault). Les propriétés hautement eupeptiques de la *gastérine de Frémont* (suc gastrique de chien), de la *dyspeptine de Hepp* (Voir ANACHLORHYDRIE) trouveront souvent leur emploi.

L'*hypersécrétion de mucus*, assez fréquente dans les gastrites, est justiciable des *lavages de l'estomac* avec une solution alcaline (particulièrement l'*eau de chaux* qui dissout le mucus).

Gastrorrhagies. — I. *Hémorrhagies abondantes*. — Le malade doit garder le repos dans l'*immobilité absolue* et observer la *diète complète*. Il trompera sa soif soit en se baignant souvent la bouche et la gorge avec de l'eau alcaline acidulée de citron ou aromatisée de menthe, soit en prenant des lavements d'eau bouillie ou salée (250 gr.). Pendant ce temps, l'épigastre sera constamment couvert de *compresses froides* ou d'un *sac de glace*. Après 2 ou 3 jours, il est souvent permis de rompre la diète, par quelques cuillerées d'*eau de riz*, d'*eau albumineuse*, puis par du *lait glacé* à doses croissantes (de quelques demi-tasses à 2 litres par jour) pour revenir ensuite, peu à peu, aux potages, aux œufs, aux purées, etc. Cependant, dans les cas rebelles, les *lavements nutritifs* permettent à la rigueur de prolonger la diète de 30 à 94 jours. On peut également utiliser les *moyens vaso-constricteurs réflexes* tels que : *glace dans le rectum, sac de glace sur les bourses* (Weinberg), ou *lavements de 500 gr. à 48° ou 50°* (pris dans le décubitus et l'immobilité, sans aucun effort pour les garder), répétés 3 fois par jour au moins et continués 8 jours après l'hémostase (Tripier, de Lyon). La *tendance au col-*

lapsus, à la syncope réclame en outre l'usage des stimulants : injections d'*éther*, de *caféine*, d'*huile camphrée*, de *sérum artificiel*. En général les *hémostatiques médicamenteux* sont inutiles ou même nuisibles (Soupault). L'*intervention chirurgicale* opposée aux hémorrhagies massives est plus funeste qu'utile (mortalité 70 p. 100).

II. *Hémorrhagies moyennes*. — Les gastrorrhagies moyennes et répétées comportent les mêmes indications générales que les grandes, mais avec une diète moins sévère et un retour plus précoce aux régimes lacté, ovo-lacté ou lacto-végétarien. Certains cas seront favorablement modifiés par le *lait de bismuth*, l'*ergotine*, le *chlorure de calcium* (Soupault). Souvent entretenues par la *stase gastrique*, les *gastrorrhagies du cancer* pourraient céder au *lavage de l'estomac* (Linossier). Si le traitement médical échoue, une opération pourra trouver ici son indication; soit la *gastrectomie* qui supprime, par excision, la lésion saignante, soit la *gastro-entérostomie* soustrayant l'ulcère à l'action irritante du contenu gastrique. Certains facteurs étiologiques dictent une conduite spéciale : lorsqu'une *cirrhose* est en cause, il faut la traiter et renoncer à toute opération. Si on suspecte la *syphilis*, on recourra aux *frictions* ou aux *injections mercurielles* et aux lavements d'*iodure de potassium*. Les *gastrorrhagies hystériques* cessent par le régime lacté et la suggestion.

III. *Petites hémorrhagies*. — On les traitera en s'inspirant des mêmes principes, opposant : à la gastrite causale le régime lacté, le *lait de bismuth*, le *nitrate d'argent* en potion (solut. 20 à 30 centigr. p. 100, une demi-cuillerée à bouche 3 fois par jour dans un demi-verre d'eau distillée) ou en lavages (solut. à 1 p. 1000) et le *chlorate de soude* (5 à 8 gr. par jour); à l'anémie : l'*arrhénal* et le *cacodylate de fer*.

Gastro-succorrhée. — La *gastro-succorrhée*, caractérisée par la présence constatée, après 12 heures de jeûne, de liquides variables dans l'estomac, n'est qu'un épiphénomène du syndrome *hyper-*

chlorhydrie (v. c. m.), sa cause habituelle serait un *ulcère juxta-pylorique* (Soupault) contre lequel doit être dirigée la thérapeutique (Voir ULCÈRE DE L'ESTOMAC). Cependant, pour Taguet, la gastro-succorrhée ne serait qu'une *névrose gastrique réflexe* pouvant, suivant les cas, reconnaître une *origine : nerveuse, traumatique, cardio-pulmonaire, rénale, intestinale, hépatique* ou *génitale*. La clinique devra rechercher ces divers facteurs dont s'inspirera la thérapeutique.

Gaultheria procumbens. — Voir PALOMMIER.

Gavage. — Le gavage est l'*introduction des aliments dans l'estomac par la sonde.* Il s'impose dans plusieurs cas : quand *les malades refusent tout aliment* (aliénés, hystériques); lorsque la *déglutition est impossible* (paralysie bulbaire ; opération sur la bouche, la langue, etc.); quand *l'estomac rejette les aliments déglutis ; si on veut y introduire une somme d'aliments supérieure à celle dont l'appétit permet l'ingestion.* Le gavage est souvent la suprême ressource contre les *vomissements nerveux* (*hystérie gastrique, sitiophobie, anorexie mentale*) ou les *vomissements incoercibles de la grossesse.* Debove a montré les avantages de cette pratique pour suralimenter certains *tuberculeux anorexiques* dont l'intolérance gastrique reconnaît souvent des causes plus nerveuses qu'organiques.

Technique. — Il suffit d'introduire le tube jusqu'au milieu de l'œsophage. On se sert du *tube de Debove* ou d'un *tube de plus faible calibre* monté sur un *flacon à 2 tubulures* dont la seconde porte une soufflerie permettant d'injecter dans l'estomac le mélange nutritif. Lorsque le *refus d'aliments* interdit la voie buccale, on introduit dans une narine une sonde uréthrale de calibre convenable, puis, s'étant assuré que son extrémité est bien dans l'œsophage et non dans les voies aériennes, on y injecte doucement le repas avec une seringue. Le gavage ne peut utiliser que des aliments liquides : lait pur ou mêlé de poudre de viande, de farines alimentaires ; bouillon additionné de jaunes d'œuf ou de viande crue pulpée, etc.

Chez le phthisique, on suivra une progression lente, commençant par 25 gr. de poudre de viande, un œuf, un demi-litre de lait ou de bouillon, pour arriver peu à peu à 300 gr. de poudre de viande, 6 à 12 œufs et 3 litres de lait ou de bouillon en 3 repas (Debove), en ayant soin de couper périodiquement la suralimentation d'une phase de régime lacté, sans attendre les *signes de saturation :* rougeur de la face, dyspnée, palpitations, vertiges, pituites, pyrosis, diarrhée (Grancher).

Si le gavage est mal toléré, on le fera précéder d'un *lavage de l'estomac* à l'eau de Vichy. Les sujets atteints de *stase gastrique* (par *sténose pylorique non cancéreuse*) avec *hypersécrétion* sont également justiciables de l'alimentation par la sonde; chaque matin, à jeun, on vide l'estomac avec le tube, on pratique un petit lavage (les premiers jours) puis on introduit un repas composé d'abord de 300 c. c. de lait et de 60 gr. de poudre de viande, ration portée ensuite peu à peu à 400 c. c. de lait et 100 gr. de poudre. Dans la journée le malade, astreint à un régime sévère (lait ou potages au lait, œufs), prend des alcalins à hautes doses s'il souffre (Mathieu et Laboulais).

Gazost. — Voir ARGELÈS.

Gélatine. — *Caract. phys. et chim.* — Substance albuminoïde préparée au moyen des os et des cartilages des mammifères (par hydratation de l'osséine des os ou de la kératine des cartilages). Pure, est représentée par des plaques minces, transparentes, lentement solubles dans l'eau chaude qui se prend alors en gelée en se refroidissant. Cette gelée constitue, pour les bactéries, un milieu de culture très favorable.

Effets physiol. et tox. — En tant qu'*aliment,* la gélatine, bien que peu nutritive, semble se comporter comme un agent d'épargne des albuminoïdes. Elle ne fermente pas dans l'estomac et est aisément absorbée par l'intestin. En *application locale* sur une surface saignante, une solution salée de gélatine à 37° se gélifie pour former un tampon hémostatique, tout en rendant plus coagulable le sang qui est à son contact.

En *injections sous-cutanées*, la gélatine, dissoute dans du sérum, accroît également l'aptitude générale du sang à se coaguler (à cause des sels de calcium tenus en dissolution); mais on ignore encore ses conditions d'absorption; les injections entraînent souvent des accidents généraux (frissons, fièvre) et locaux (rougeur, noyau douloureux); l'hypercoagulabilité n'est pas sans dangers (thromboses, embolies). Le plus grave inconvénient réside dans les accidents d'infection (tétanos, notamment) qui peuvent survenir à la suite d'injections de gélatines incomplètement stérilisées.

Prop. thérap., indicat. — *En ingestion*, les aliments riches en gélatine (gelées de viande, bouillon gélatineux) entreront utilement dans le régime des convalescents, des tuberculeux à suralimenter; la gélatine en nature a été préconisée contre la diarrhée infantile. En *injections hypodermiques*, la gélatine a été préconisée par Lancereaux et Paulesco, Huchard contre l'anévrysme aortique (Voir ANÉVRYSME) et opposée à l'hémoptysie, au purpura, à la dysenterie; la méthode n'est pas inoffensive. Comme *hémostatique local*, la gélatine est journellement utilisée sans danger contre les hémorrhagies en nappe, l'épistaxis, la métrorrhagie (v. c. m.), les hémorrhoïdes saignantes, etc. *En dermatologie*, elle sert à préparer des vernis coagulables (colles), opposés au prurit ou servant à maintenir certains médicaments au contact de la peau.

Formes pharmac., doses. — *Comme antidiarrhéique* 6 à 8 gr. par jour en solution à 10 p. 100, par fractions de 10 gr., chauffées puis ajoutées au biberon. Comme *hémostatique général* : injections sous-cutanées de sérum normal additionné de 5 gr. de gélatine blanche (pour 200 à 250 c. c.) après stérilisation rigoureuse (pour détruire le *bacille tétanique* existant souvent dans la gélatine) (pour la technique, voir ANÉVRYSME). Comme *hémostatique local*, solution de 5 à 10 gr. de gélatine pour 1000 de sérum normal. La gélatine, étant un milieu de culture excellent, ne sera appliquée que sur des surfaces aseptiques ou désinfectées. On peut, pour en prévenir la contamination, additionner ses solutions d'un agent antiseptique (phénol, formol, sublimé). Dans tous les cas, elles seront stérilisées deux fois à 100°).

Sérum gélatiné :

Gélatine blanche.	5 à 10 gr.
Chlorure de sodium	7 gr. 50
Eau distillée. . .	1000 —

Hémostase locale.

Sérum gélatiné :

Gélatine blanche	50 gr.
Chlorure de calcium. . .	10 —
Eau.	1000 —

Hémostase locale (Carnot).

Gélatinés (Sérums). — Voir GÉLATINE.

Gelées. — Voir GÉLATINE.

Gélose. — Gelée végétale obtenue par décoction de l'*agar-agar* (*Gigartina isiformis* et *spinosa*, Algues-Floridées) dans l'eau (1 à 2 p. 100). Peut servir d'excipient pour le traitement des dermatoses; ne se rétracte pas, mais doit être additionnée d'un antiseptique pour prévenir les cultures microbiennes.

Gelsémine. — *Caract. phys. et chim.* — Alcaloïde tiré du *Gelsemium* : poudre blanche, se présentant sous deux modifications : cristallisée et amorphe; peu soluble dans l'eau, plus soluble dans l'alcool et l'éther. Le chlorhydrate, plus soluble dans l'eau, est plutôt usité. Produit très toxique (Voir GELSEMIUM).

Prop. thérap., indicat. — Analgésique général et local, mydriatique.

Formes pharmac., doses. — 1 à 10 milligr. en pilules; 1/4 de milligr. en injections hypodermiques (chlorhydrate). Collyres à 1 p. 100.

Gelsemium sempervirens. — Jasmin sauvage ou de Virginie (Apocynacées). Arbuste grimpant dont on utilise la racine et le rhizome contenant de l'*acide gelsémique* et un alcaloïde, la *gelsémine.*

Effets physiol. et tox. — Poison paralysant; détermine 1° de l'exagération des réflexes; 2° de la paralysie des terminaisons motrices, puis sensitives; provoque la mydriase, l'hypothermie, ralentit le cœur, diminue la tension artérielle et tue par paralysie respiratoire. L'intolérance se trahit d'abord par de la céphalée, des vertiges, des troubles de la vue, des nausées, de l'oppression, de la faiblesse musculaire allant jusqu'à la prostration générale.

Prop. thérap., indicat. — Usité en Amérique contre les névralgies (surtout faciales), la migraine; effets inconstants; intolérance fréquente.

Formes pharmac., doses. — *Poudre* 5 à 20 centigr. *Teinture* X à C gouttes (X gouttes à la fois seulement). *Extrait fluide américain* V à XXX gouttes, plusieurs fois par jour.

Gelures et accidents provoqués par le froid. — L'exposition prolongée au froid rigoureux détermine localement (extrémités, oreilles, nez) des *gelures* et des troubles généraux variables : *cyanose, torpeur, syncope, congestion cérébrale* ou *pulmonaire.* Les *sujets gelés* doivent être dévêtus et soumis à de vigoureuses *frictions* soit avec une étoffe de laine, soit avec de la neige ou une éponge imbibée d'eau froide. On leur fera boire ensuite des *grogs chauds,* mais il serait dangereux de les exposer trop tôt à la chaleur; dès qu'ils sont ranimés, on les engagera à marcher. En cas de *syncope,* le *décubitus,* la *respiration artificielle,* les *tractions rythmées de la langue* trouvent leur indication formelle. Constate-t-on une *congestion pulmonaire* ou *encéphalique,* il faut lui opposer sans retard la *révulsion* (sinapismes, ventouses), la *saignée,* et parfois aussi les cardiotoniques : *caféine, sulfate de strychnine* ou *de spartéine.* Lorsque les gelures aboutissent au *sphacèle,* on se borne à préserver la région des infections secondaires par un pansement antiseptique.

La prophylaxie de ces accidents consiste à se prémunir contre le grand froid : 1° par le port d'épais vêtements de laine (surtout au niveau des extrémités); 2° par une alimentation substantielle riche en hydrocarbones; 3° par l'abstention d'alcool (qui favorise les congestions par refroidissement; 4° par

le *mouvement,* qui s'impose surtout quand s'ébauche l'assoupissement précurseur de la syncope.

Genêt à balais. — *Genista scoparia* (Légumineuses-Papilionacées). La plante, surtout les fleurs, contiennent : 1° un corps résinoïde mal défini; 2° de la *Scoparine,* matière colorante cristallisable, diurétique par stimulation de l'épithélium rénal; 3° de la *Spartéine* (v. c. m.), alcaloïde cardiotonique, chimiquement voisin de la nicotine et de la conicine.

Effets physiol. et tox. — Le *suc de genêt* exercé : 1° une action diurétique (scoparine) accompagnée parfois de salivation; 2° une action toxique se traduisant par de la tachycardie et de la tachypnée avec hypotension sanguine.

Prop. thérap. indicat. —Les tiges et les feuilles sont surtout purgatives et diurétiques; les fleurs et les semences seraient éméto-cathartiques. Le suc frais est fortement hydragogue (usité en Angleterre, additionné d'alcool). Les fleurs du genêt d'Espagne (*Genista juncea*) contiennent un alcaloïde toxique, la *cytisine.* Leur substitution à celles du genêt à balais peut provoquer des phénomènes toxiques: torpeur, faiblesse, inertie motrice, dyspnée, quelquefois même tremblements convulsifs.

Formes pharmac., doses. — On n'emploie, en France, que les fleurs en infusion (15 à 30 p. 1000). Voir SPARTÉINE.

Genévrier. — *Juniperus communis* (Conifères). Le fruit (*baie de genièvre*), réputé stomachique, emménagogue et diaphorétique, est surtout utilisé comme diurétique (très actif). Opposé spécialement aux hydropisies, à l'ascite. A haute dose, devient irritant pour les voies urinaires (hématuries). Comme topique, excitant cutané (fait partie du *baume Opodeldoch*).

Formes pharmac., doses. — *Infusion* 10 à 20 gr. p. 1000. *Huile volatile* II à VI gouttes. *Extrait* 2 à 5 gr. Les baies de genièvre entrent dans la composition de la plupart des vins diurétiques (de l'Hôtel-Dieu, de la Charité). Infusion de baies de genièvre dans du vin blanc (25 p. 1000), un verre à bordeaux. *Alcoolat* en frictions.

Potion diurétique :

Huile volatile de ge-
  nièvre . . . . . .   XXX gouttes.
Extrait de baies de)
  genièvre . . . . . } āā 10 gr.
Oxymel scillitique .)
Alcool à 60° . . . .   100 —
Sirop d'écorces d'o-
  ranges amères . .   90 —
2 à 3 cuillerées à soupe par jour.

Liniment :

Huile volatile de genièvre . 20 gr.
Huile de camomille cam-
  phrée . . . . 80 —

Gentiane. — *Gentiana lutea* (Gentianacées). Fraîche, la racine est narcotique ; sèche, elle n'est plus qu'amère et
tonique, grâce à un glucoside, la *Gentio-
picrine* ; contient aussi une substance
sucrée ; ne renferme ni tannin, ni acide
gallique.

Prop. thérap., indicat. — Amer-stomachique, stimule l'appétit et la motricité
gastrique.

Formes pharmac., doses. — *Macération*
(10 p. 1000). *Infusion composée* (avec
écorces d'oranges et de citrons). *Poudre*
50 centigr. à 5 gr. en cachets. *Extrait*
(très bon excipient) 20 centigr. à 2 gr.
Teinture 2 à 10 gr. *Teinture composée*
(avec cardamome et écorces d'oranges).
Sirop 10 à 100 gr. *Vin* 60 à 120 gr. Il
entre de la gentiane dans les *élixirs de
Peyrilhe*, de *Stougthon*, de *longue vie* ;
dans la *thériaque*, le *diascordium*, etc.

Cachets (atonie gastrique) :

Poudre de gentiane.)
  — de quassia . } āā 30 centigr.
  — de colmobo.)
Un cachet semblable 1/2 heure avant
chacun des repas.

Mixture :

Teinture de gentiane. .   20 gr.
  — de colombo. .)
  — de quassia . . } āā 5 —
  — de noix vomique.   10 —
V à XX gouttes dans un verre à liqueur
de vin de quinquina ou une tasse d'infusion de germandrée 1/2 heure avant le
repas.

Sirop composé :

Sirop de gentiane . . .)
  — d'absinthe. . . . }
  — de cannelle . . . } āā 50 gr.
  — de houblon . . .)
Cuillerée à soupe 1/2 heure avant le
repas.

Élixir apéritif :

Extrait de gentiane . .)
  — d'absinthe . . . } āā 5 gr.
Teinture de badiane . .)
  — de cascarille . }
  — de colombo. . } āā 10 gr.
  — de myrrhe . .)
Alcoolat de cochléaria .   60 —
Sirop d'écorces d'oranges
  amères . . . .   90 —
Cuillerée à soupe 1/2 heure avant le
repas.

Géranium (Essence de). — Parfum
antiseptique usité contre les brûlures
(X à XX gouttes en pommade).

Pommade :

Essence de géranium.)
  — de verveine. }
  — d'origan . . } āā X gouttes.
  — de thym . .)
Microcidine. . . . .   20 centigr.
Vaseline blanche. . .   60 gr.

Brûlures (Lucas-Championnière).

Germandrée. — *Teucrium Cha-
mædrys* (Labiées). Plante amère, aromatique, employée en *infusion* (10 à 20 de
sommités fleuries p. 1000) comme tonique-
stomachique.

Gingembre. — *Zingiber officinalis*
(Amomacées). La racine, usitée surtout
comme condiment, contient des résines,
du *gingérol*, une huile essentielle, mélange de *cymène*, de *camphène* et de
phellandrène.

Prop. thérap., indicat. — Excitant, carminatif. Passe pour aphrodisiaque.

Formes pharmac., doses. — *Poudre* 1 à
2 gr. *Teinture* 1 à 10 gr.

Girofle. — *Caryophyllus aromaticus*
(Myrtacées). Les fleurs en bouton (*clous
de girofle*) contiennent une essence
très odorante, de saveur âcre et brûlante,

formée surtout d'*eugénol* (v. c. m.) et de *caryophyllène*.

Effets physiol. et tox. — L'essence provoque une ivresse lourde avec torpeur de la sensibilité et résolution musculaire.

Prop. thérap., doses. — Stimulant digestif, condiment. L'essence, très antiseptique, est usitée en art dentaire.

Formes pharmac., doses. — *Poudre* 50 centigr. à 2 gr. *Teinture* 5 à 10 gr. en potion. *Essence* I à X gouttes.

Glace (en thérapeutique). — La glace est employée *à l'intérieur* ou en *applications externes*. Ingérées, la glace et les boissons glacées accélèrent la digestion, combattent les nausées et les vomissements. On prescrit couramment la déglutition de petits *fragments de glace*, de *glace pilée* (par cuillerées à café) contre les vomissements de la *péritonite*, de la *chloroformisation*, du *choléra*. Le *champagne frappé* répond aux mêmes indications. De même, la glace ajoutée au lait permet à l'estomac de le tolérer. Les *gastrorrhagies* sont aussi traitées par l'ingestion de fragments de glace. La glace employée à l'intérieur doit être *aseptique*, c'est-à-dire obtenue par congélation d'eau filtrée ou stérilisée, d'eau de source bien captée. Il importe encore que l'usage en soit continu, de façon à exclure la réaction congestive qui peut succéder à son interruption inopportune.

En *applications locales*, la glace, contenue alors dans un sac de caoutchouc de forme variable avec la région où on le place, agit surtout comme vaso-constricteur, analgésique et antiphlogistique. C'est sur l'abdomen que le *sac à glace* trouve son emploi le plus fréquent : sur l'épigastre contre les *vomissements*, la *gastralgie*, les *gastrorrhagies ;* sur l'hypogastre contre les *métrorrhagies ;* dans la fosse iliaque, contre les poussées aiguës de *salpingo-ovarite*, l'*appendicite aiguë* ou *subaiguë* (fosse iliaque droite). Quand la réfrigération est opposée à la *péritonite généralisée*, à une *hémorrhagie intestinale*, il est essentiel que le sac à glace recouvre toute la surface abdominale, sans peser sur elle (le suspendre au cerceau qui soutient les couvertures). Béni Barde a combattu avec succès les *métrorrhagies* en introduisant dans le vagin un sac à glace de forme appropriée (renouvelé jusqu'à effet). Sur le crâne, le sac à glace agit comme sédatif contre la *céphalée* (méningite, etc.), l'*excitation cérébrale* (*délires aigus, delirium tremens, excitation maniaque*, etc.). Sur la région précordiale, les applications glacées sont d'un usage courant en Allemagne, principalement contre l'*asthénie cardiaque*, les *palpitations ;* sous leur influence, les battements du cœur se ralentissent, se régularisent et la tension artérielle s'élève. Chapman a, jadis, cherché à agir sur le grand sympathique par des applications glacées sur les côtés du rachis. Selon lui, placé sur la région cervicale, le sac à glace modifierait la circulation encéphalique ; sur la région dorsale, il exercerait une influence sur le foie, la rate et les membres supérieurs ; placé sur la colonne lombaire, il agirait dans la sphère des organes pelviens et des membres inférieurs. Le sac à glace entier (sur tout le rachis) est indiqué contre les irritations spinales.

Quel que soit le but poursuivi, il importe : 1° pour prévenir les escharres, d'interposer constamment un fragment de flanelle entre la peau et le sac à glace ; 2° de renouveler la glace à mesure qu'elle fond, de façon qu'il en reste toujours dans le sac ; 3° de n'en pas interrompre les applications sans raison (efficacité épuisée ou nulle).

Letulle et Richard ont préconisé l'emploi de la *réfrigération gastrique* contre l'*anorexie des tuberculeux*. Leur méthode consiste à appliquer pendant 30 minutes, le matin et avant le repas du soir, de l'*acide carbonique solide* (qui s'évapore sans mouiller) sur les régions épigastrique et hépatique. La température de la peau ne doit pas descendre au-dessous de 25° C. (*cryothérapie locale*).

Globulaire. — *Globularia vulgaris* (Globulariées). Cette plante renferme de la *globularine* (glucoside) et de la *globularétine* (résine), principes de la *teinture* dite *Prasoïde*.

Effets physiol. et tox. — La globularine

serait cardiotonique et névrosthénique ; la globularétine serait diurétique, purgative et cholagogue, capable, à hautes doses, de provoquer de la congestion rénale et de l'entérite.

Prop. thérap., indicat. — Agents éliminateurs des déchets organiques, et stimulants de la nutrition. Surtout indiqués dans la goutte chronique, le rhumatisme chronique ou subaigu, les manifestations uricémiques.

Formes pharmac., doses. — *Teinture Prasoïde*, débuter par VI gouttes matin et soir (pour éviter l'action purgative), augmenter d'une goutte par prise jusqu'à XX gouttes matin et soir, dose longtemps tolérable. *Extrait aqueux* 10 gr. *Extrait alcoolique* 80 centigr. à 1 gr. 50. *Globularine* 20 à 40 centigr.

Glossites. — Le traitement des *glossites tuberculeuse* et *syphilitique* se rattache à celui de la *tuberculose* et de la *syphilis bucco-pharyngées* (v. c. m.); il ne sera question ici que des autres glossites.

I. *Glossite simple.* — Elle est justiciable des bains locaux avec les *décoctions d'orge*, de *guimauve* ou de *graine de lin*, additionnées de *borate* ou de *salicylate de soude* (2 p. 1000) et de *chlorhydrate de cocaïne* (1 p. 1000); lorsque les douleurs initiales sont calmées, les *astringents* (infusions de *thé;* solution de *tannin* à 1 p. 100, 0,5 p. 100) trouvent souvent leur emploi. La *forme chronique* se trouve mieux des onctions avec l'*huile de vaseline* ou l'*huile d'amandes douces.* On recherchera toujours, pour la traiter, la cause de la glossite : dyspepsie, constipation; usage du tabac, de l'alcool, des épices.

II. *Glossite traumatique.* — Simple ou ulcéreuse, elle est toujours entretenue par des dents vieillies, déjetées, tranchantes ou pointues, par la négligence des soins de la bouche (tartre, gencives suppurantes); aussi importe-t-il d'abord : d'arracher les dents irréparables ou déjetées; d'obturer, passer à la meule ou nettoyer les autres; d'aseptiser les gencives par des applications quotidiennes de *teinture d'iode* (10 gr.) étendue d'*alcool* à 60° et de *teinture de cochléaria* (āā 20 gr.)

(Sabouraud). Plus tard, les bains de bouche à l'*eau de Saint-Christau* et à l'*eau de guimauve* hâteront la réparation des lésions.

III. *Leucoplasie linguale.* — Elle est tantôt *simple* et alors toujours associée à des lésions buccales des joues, des lèvres (Voir LEUCOPLASIE BUCCALE); tantôt *syphilitique*, limitée en ce cas à la langue et presque constamment accompagnée de *glossite scléreuse*. La *leucoplasie simple*, contre laquelle la plupart des topiques sont nuisibles ou inutiles, paraît très heureusement modifiée par la *radiothérapie* (Sabouraud). Très rebelle la *leucoplasie syphilitique* est justiciable du traitement général opposé à la *glossite scléreuse*.

IV. *Glossite exfoliatrice marginée.* — De cause inconnue, sans signes fonctionnels, cette affection absolument bénigne ne réclame aucun traitement spécial. On pourra prescrire les *bains de bouche* et les *gargarismes* à l'*eau de Vichy*, à l'*eau de Saint-Christau;* les applications de *baume du Pérou* (Sabouraud).

V. *Langue noire.* — Fréquente chez les vieillards, cette mycose linguale (parasite cultivable sur gélose glycérinée) cède assez vite aux frictions pratiquées avec une solution alcoolique d'*acide salicylique* à 10 p. 100; aux applications d'*eau oxygénée neutre* à 12 vol. étendue, ou aux badigeonnages d'*éther camphré* (Sabouraud).

VI. *Glossodynies.* — Ce sont des douleurs rebelles localisées en certains points de la langue et indépendantes de toute lésion appréciable. Observées chez les neurasthéniques suggestibles, elles sont justiciables du *traitement général de la neurasthénie* et, surtout, de la *suggestion* appuyée par la prescription d'un topique tel que *huile mentholée* (à 5 ou 2 p. 100), *glycérine phéniquée*, ou par un attouchement avec la pointe du galvanocautère.

Glotte (Œdème de la). — Répondant à des causes variables, les œdèmes du larynx réclament un traitement approprié à chacune d'elles, tantôt curatif, tantôt seulement palliatif.

I. *Traitement curatif.* — Certains médicaments : *iodures*, *antipyrine*, etc. peuvent déterminer de l'œdème laryngé ; si le fait se produit, il faut en suspendre aussitôt l'usage, notamment dans les laryngites spécifiques traitées par l'iodure de potassium.

Il est des œdèmes par *vaso-dilatation d'origine nerveuse*, justiciables des *applications froides*, des petites doses de *morphine* et d'*atropine*.

Certaines *infiltrations gommeuses* réclament un traitement antisyphilitique prudent.

Une *brûlure*, un *érysipèle*, un *abcès*, une *laryngite varioleuse*, une *périchondrite* peut entraîner un *œdème laryngé inflammatoire* qui sera modéré par l'application d'un *sac de glace* devant le cou et l'ingestion de fragments de glace toutes les demi-heures ou tous les quarts d'heure.

Si l'œdème tient à une *cardiopathie*, à une *néphrite*, on appliquera sur le cou une *éponge imbibée d'eau aussi chaude que possible*, sans préjudice du traitement que réclame la maladie causale.

II. *Traitement palliatif.* — Il vise la dyspnée continue et les crises de suffocation. A la *dyspnée continue* on opposera les *inhalations de vapeur tiède* soit pure, soit chargée de *menthol*, de *teinture de benjoin*, d'*eucalyptus*, ou même de traces d'*adrénaline* (ajoutés au liquide du pulvérisateur à vapeur). Les pulvérisations astringentes sont plus nuisibles qu'utiles. La *toux* réclame quelquefois l'emploi du *sirop diacode* ou du *sirop de morphine*. S'il s'agit d'*œdème vrai* (non d'infiltration), on recourra, après cocaïnisation du larynx et sous le contrôle du miroir, à des *scarifications* avec un bistouri spécial à lame cachée. Mais, en bien des cas, le *tubage* ou la *trachéotomie* sont préférables. Malheureusement le tube est souvent rendu inefficace ou nuisible : 1° par le gonflement des tissus surplombant son orifice supérieur, assez marqué parfois pour l'obturer ; 2° par la tuméfaction des tissus plus inférieurs tendant à le rejeter au dehors ; 3° par les *ulcérations traumatiques* qu'il entraîne, suivies en certains cas de *rétrécissement cica-*

triciel. Pour ces motifs, l'intervention de choix reste encore la *trachéotomie précoce* qui met le larynx au repos et permet, s'il y a lieu, de le scarifier ou de le cureter. La canule ne sera retirée qu'après dégonflement complet des parties.

Glotte (Spasmes de la). — I. *Spasme glottique des nourrissons.* — Cette névrose essentielle est souvent rebelle à tout traitement, surtout si l'accès est inopiné. Quand il éclate, il faut desserrer l'enfant, l'asseoir, lui soulever la tête, sinapiser le devant de sa poitrine, ses mollets, lui frictionner le dos et les membres, tâcher de provoquer chez lui un effort de vomissement en titillant le pharynx avec une plume ; enfin pratiquer des *tractions rythmées de la langue*. Les parents eux-mêmes peuvent recourir sans retard à ces moyens. D'autres regardent le médecin comme : appuyer l'index sur la base de la langue en l'attirant en avant, pour éveiller des nausées ; chercher à ranimer le réflexe respiratoire en introduisant dans les fosses nasales une plume ou un porte-coton trempé dans l'*huile mentholée* ; faire au besoin des piqûres d'*éther*, d'*apomorphine* ou de *morphine* (1/4 de milligr.). *Si la crise se prolonge*, la respiration peut encore renaître grâce à la *faradisation* ou à la *galvanisation thoracique* ou *rachidienne* ; autrement s'imposent l'*insufflation*, le *tubage* ou la *trachéotomie* suivis de *respiration artificielle*. La mort par paralysie cardiaque rend souvent ces tentatives superflues.

La première crise passée, il importe, dès que l'enfant avale, de lui administrer du *calomel* et, dès qu'il respire, de lui faire inhaler de l'*éther* ou du *chloroforme*. Interviendront ensuite : les *bains chauds prolongés* (1/2 heure-1 heure), puis les potions calmantes à base de *bromure*, de *valériane*, d'*antipyrine*, ou de *chloral* ; enfin le *repos* loin de toute cause d'émotion ; toutes mesures destinées à prévenir une récidive à bref délai. D'autre part, pour en écarter le plus possible le danger à venir, s'impose une hygiène sévère : *allaitement régulier, changement d'air, traitement rationnel*

*des affections causales (rachitisme, végé-
tations adénoïdes, adénopathie trachéo-
bronchique).*

_ II. *Spasme glottique des adultes.* —
Lorsque éclate un accès, il faut dégager le
cou, asperger le visage d'eau fraîche et
faire respirer au malade de la *vapeur
d'eau chargée de chloroforme* (XL gouttes
dans 500 gr. d'eau à 65°, ajouter toutes
les 5 minutes autant de gouttes jusqu'à
fin d'accès. Boulay). L'application de
l'éponge chaude sur le cou, d'un *sac de
glace* sur la nuque sont aussi à recommander. Le malade doit rester calme.
On l'invite, si le spasme résulte d'un
pansement intra-laryngé, à fermer aussitôt la bouche, pour ne plus respirer
que par le nez. *Lorsque l'apnée se prolonge
d'une façon inquiétante*, on pratiquera
sans retard le *tubage*, ou, à son défaut,
la trachéotomie intercricothyroïdienne
exécutable sans aide.

La *prophylaxie* consiste dans l'administration des agents antispasmodiques :
bromures, valérianates, antipyrine et dans
la recherche, pour y remédier s'il est
possible, de la *cause du spasme : obstruction nasale* (végétations adénoïdes, corps
étrangers, polypes, rhinite hypertrophique), *compression du récurrent* (tumeur
du cou, du médiastin), *névrose* (hystérie,
épilepsie) ou *tabes.* Chez certains malades la sensibilité laryngée est telle
qu'on ne doit entreprendre aucun pansement sans avoir cocaïné la glotte et la
pituitaire (M. Boulay).

Gluten (Pain de). — Formé par l'association de gliadine et de gluténine, le
gluten est une albumine végétale isolée
de la farine par malaxation de celle-ci
sous un filet d'eau. On en prépare, pour
les diabétiques, un pain qui ne renferme
que 16 p. 100 de fécule (au lieu des 40 à
72 p. 100 du pain ordinaire). Malheureusement, le pain de gluten est désagréable
et indigeste. Aussi tend-on, de plus en
plus, à lui substituer le pain de Soja,
ou les pommes de terre.

Glycérés. — Médicaments ayant pour
base la glycérine seule ou le mélange de
glycérine et d'amidon, tenant en dissolution ou en suspension telle ou telle substance, suivant qu'elle y est soluble (tan-

nin, borate de soude, etc.) ou insoluble
(iodoforme).

Glycéré d'amidon. — Voir AMIDON.

Glycérine. — *Caract. phys. et chim.*
— Liquide sirupeux, incolore, inodore,
sucré, résultant du dédoublement des
graisses (en acides gras et glycérine).
Densité 1,27; miscible à l'eau et à l'alcool; insoluble dans l'éther, le chloroforme, les huiles grasses. Dissout nombre d'agents médicamenteux (alcaloïdes,
savons, gommes, cires, soufre, tannin,
etc.), les rendant souvent moins irritants (phénol, gaïacol). Très avide d'eau.
Incompatible avec l'acide chromique, le
bichromate et le permanganate de potasse (mélange détonant). Non miscible
au goudron, à l'emplâtre simple.

Effets physiol. et tox. — *Localement*,
humecte la peau intacte, sans l'irriter (si
elle est neutre); détermine, par contre,
sur le derme dénudé ou les plaies, une
vive cuisson; ne provoque pas de réaction en injection hypodermique. *A l'intérieur*, absorbée rapidement par les
voies digestives, mais à fortes doses (30
à 40 gr.) irrite la muqueuse intestinale
et éveille le péristaltisme (diarrhée).
Passe pour cholagogue. Épargnerait les
combustions organiques, sans être un
véritable aliment. A peine toxique en
ingestion.

Prop. thérap., indicat. — *A l'intérieur*,
préconisée comme fluidifiant de la bile
contre la lithiase biliaire, la colique hépatique (Ferrand); comme agent d'épargne, dans la phthisie pulmonaire(G. Sée);
comme succédané du sucre chez les diabétiques. Employée aussi comme laxatif
ou purgatif (peu recommandable par
voie gastrique).

A l'extérieur, usitée en lavements ou
suppositoires pour provoquer la défécation (devient irritante à la longue); très
employée, en dermatologie, comme excipient (de l'amidon, du tannin, de
l'huile de cade, de l'acide tartrique, etc.).
Permet d'obtenir des solutions phéniquées fortes peu caustiques.

Formes pharmac., doses. — *Usage int. :*
20 à 30 gr. dans un peu d'eau de Vichy
contre la colique hépatique, (Ferrand) ou
5 à 15 gr. par jour à titre préventif (li-

thiase biliaire). *En lavements ou suppositoires* 2 à 5 gr. (contre-indiquée chez les hémorrhoïdaires).

Lavement :

Glycérine officinale .   15 à 30 gr.
Extrait de belladone.   cinq centigr.
Décoction de son . .   100 gr.

Un à deux lavements par jour.

Potion (lithiase biliaire) :

Glycérine officinale . . . .   50 gr.
Crème de tartre soluble . .   10 —
Hydrolat de fleurs d'oranger.   90 —
Sirop des cinq racines. . .   50 —

2 à 6 cuillerées à soupe par jour.

Glycérine solidifiée (excipient pour suppositoires, ovules, crayons, etc.) :

Gélatine blanche . . . . .   10 gr.
Eau distillée . . . .   30 —
Glycérine. . . . .   60 —

F. S. A. On peut remplacer le mélange eau et gélatine par le suivant :

Agar-agar pulvérisé . .   5 gr.
Bicarbonate de soude . 5 centigr.
Eau distillée . . . . .   50 gr.

Suppositoires :

a) Glycérine solidifiée .)
   Beurre de cacao . . . } āā 2 gr.

Mélanger par fusion et émulsionner.

b) Glycérine . . . .   100 gr.
   Savon amygdalin. . . .   50 —
Mélanger au bain-marie et ajouter :
   Beurre de cacao . . . .   50 gr.

Pour 40 suppositoires.

c) Glycérine . . . .   20 gr.
   Gomme adragante . . .   2 —
   Beurre de cacao . . . .   50 —

Pour 12 suppositoires.

Glycérolés. — On appelle glycérolés toutes les préparations formées de glycéré d'amidon auquel est incorporée une substance active, de préférence une poudre ou un extrait (tannin, acide tartrique, huile de cade, etc.). On doit éviter d'y ajouter des liquides en trop grande quantité, afin de ne pas liquéfier le mélange. Les termes *glycéré* et *glycérolé* sont indifféremment appliqués à la même préparation.

Glycéro-phosphates. — Combinaisons phosphatées organiques, assimilables, formées par l'acide phosphoglycérique, sur le modèle des composés existant dans la lécithine de l'œuf. Préconisés par A. Robin comme stimulants de la nutrition et, surtout, des échanges azotés (élévation du taux de l'urée, des chlorures, du coefficient d'oxydation azoté). Trouvent leur principale indication chez les surmenés, les neurasthéniques apathiques, les anémiques, les convalescents, les rachitiques, les scrofuleux; dans les cachexies avec phosphaturie (diabète, albuminurie, tuberculose pulmonaire). Sont usités à divers degrés : les *glycéro-phosphates de calcium, de sodium, de potassium, de fer, de magnésium, de quinine, de lithium*. Le premier sert à obtenir tous les autres, par double décomposition. Leur faible stabilité les rend souvent peu maniables.

Glycéro-phosphate de calcium. — *Caract. phys. et chim.* — Poudre blanche, légère, soluble dans 15 p. d'eau froide, plus dans l'eau acidulée, bien moins dans l'eau bouillante, insoluble dans l'alcool, les élixirs, le vin.

Formes pharmac., doses. — 50 centigr. à 2 gr. en cachets, potion, sirop (sans alcool), granulés. Avantageusement associé aux autres glycéro-phosphates.

Cachets :

Glycéro-phosphate de
calcium. . . . . . .   30 centigr.
Glycéro-phosphate de
sodium. . . . .   10 —
Glycéro-phosphate de
potassium. . . . . .   10 —
Glycéro-phosphate de
magnésium . . . . .   10 —
Glycéro-phosphate de
fer. . . . .   5 —
Poudre de fèves de
Saint-Ignace . . . .   3 —

Pour un cachet (2 à 3 par jour).

Sirop :

Glycéro-phosph. de chaux.   10 gr.
Sirop de limons (ou de cerises) . . . .   200 —

(1 gr. par cuillerée à soupe). Cuillerée à soupe dans un demi-verre d'eau de Vittel ou de Contrexéville ou, mieux encore, d'eau de Seltz artificielle.

Solution gazeuse :

Glycéro-phosph. de chaux.   20 gr.
Eau de Seltz artificielle. .   300 —

1 gr. par cuillerée à soupe.

Glycéro-phosphate de fer. — *Caract. phys. et chim.* — Poudre amorphe, verdâtre, très altérable, soluble dans 10 parties d'eau (solutions instables).
Formes pharmac., doses. — En cachets seulement, 15 à 50 centigr.

Glycéro-phosphate de lithium. — *Caract. phys. et chim.* — Poudre blanche, soluble dans 3 p. d'eau.
Formes pharmac., doses. — 25 centigr. à 1 gr. en cachets, ou solution dans une eau gazeuse.

Glycéro-phosphate de magnésium. — Poudre blanche, soluble dans 10 p. d'eau (mêmes usages que le glycéro-phosphate de calcium).

Glycéro-phosphate de potassium. — Sel déliquescent, insoluble dans l'alcool.

Glycéro-phosphate de quinine. — *Caract. phys. et chim.* — Aiguilles cristallines solubles dans l'eau acidulée (acide citrique ou tartrique), l'alcool, la glycérine. Composé très stable contenant 72,6 p. 100 de quinine.
Formes pharmac., doses. — 25 centigr. à 1 gr. en cachets, 80 centigr. en injections hypodermiques.

Glycéro-phosphate de sodium. — *Caract. phys. et chim.* — Sel déliquescent, insoluble dans l'alcool.
Formes pharmac., doses. — 25 centigr. à 1 gr. en solution, sirop ; et surtout en injections hypodermiques (solution au 1/4). Solution gazeuse et sirop (Voir GLYCÉRO-PHOSPHATE DE CALCIUM.)

Solution hypodermique :

Glycéro-phosph. de sodium.   10 gr.
Eau distillée de laurier-
cerise. . . . .   50 —

Injecter de 1 à 10 c. c. (20 centigr. de glycéro-phosphate sodique par c. c.).

Glycogène. — *Caract. phys. et chim.* — Hexosane voisin de l'amidon. Poudre blanche, insipide, soluble dans l'eau.
Prop. thérap., indicat. — Améliore la nutrition des cachectiques, neutralise les toxines, exalte la phagocytose et les moyens de défense de l'organisme. Préconisé contre l'insuffisance hépatique (diabète, cirrhoses) et les états infectieux compliqués de troubles hépatiques (pneumonie, fièvre typhoïde, tuberculose), contre la dénutrition des hyperchlorhydriques (attribuée à l'élaboration vicieuse des féculents, L. Meunier), des morphinomanes, des intoxiqués par le tabac.
Formes pharmac., doses. — 50 centigr. à 1 gr. 50 en capsules enrobées de gluten ou par voie hypodermique (solution 25 centigr. pour 10 gr., 2 à 3 c. c.).

Glycosuries. — Voir DIABÈTE SUCRÉ.

Glycyrrhizine ammoniacale. — *Caract. phys. et chim.* — Glucoside azoté, provenant de divers *Glycyrrhiza* (Légumineuses), insoluble dans l'eau, mais soluble dans des solutions ammoniacales. Écailles sèches, translucides, de couleur brune, formant des solutions colorées en jaune, et leur communiquant la saveur du *bois de réglisse* dont elle est tirée. Insoluble dans l'alcool.
Prop. et empl. thérap. — Sert à préparer des tisanes à saveur de réglisse (50 centigr. p. 1000).

Goitre exophtalmique. — I. *Hygiène.* — Quelle qu'en soit la cause, le syndrome, commande un certain nombre de précautions hygiéniques : éviter le surmenage physique et intellectuel, les impressions vives ; s'abstenir de mets indigestes et de boissons excitantes (café, thé, alcool) ; observer le régime lacté pendant les phases asystoliques ; le reste du temps, chercher à modérer les *fermentations intestinales* par le choix des aliments et les médicaments (*benzo-*

naphtol, salophène); (pour la femme) renoncer, s'il est possible, au mariage, à la grossesse (aggrave les accidents) et à l'allaitement; séjourner à la campagne (pas à la mer) ou dans une station d'altitude moyenne. Le choix d'une *station hydrominérale* est subordonné au tempérament soit *anémique* (Pougues, Spa, Saint-Moritz, Mont-Dore, Plombières), soit *éréthique* (Néris, Ragatz ou Bourbonne). Les eaux sulfureuses sont contre-indiquées. Les troubles mentaux exigent parfois l'*isolement* et une *cure psychothérapique*.

II. *Agents physiques*. — Souvent efficace l'*hydrothérapie* doit toujours débuter par des *douches tièdes* ou *chaudes* très courtes (25 à 30 secondes au plus) que l'on pourra refroidir progressivement. Les *bains chauds* d'une demi-heure, ou *frais* (30°) de 4 à 6 minutes remédient, les uns à l'excitation, les autres à la dépression.

L'*électrothérapie* compte des partisans convaincus. La *faradisation* (séances de 10 à 12 minutes) est appliquée avec une électrode large fixée sur la nuque et une plus petite (pôle positif) promenée autour des yeux, sur les carotides, le corps thyroïde et la région précordiale (Vigouroux). On pratique la galvanisation de la manière suivante : l'électrode positive, d'une surface de 150 à 200 cm², est placée dans le dos; l'électrode négative, large de 80 à 120 cm², doublée de feutre, se moule sur le goitre; on débite des courants portés graduellement à 50 et 80 milliampères (pour calmer l'irritabilité du sympathique) pendant 10 à 25 minutes ous les jours ou tous les 2 jours. Delherm utilise le *courant galvano-faradique* avec le même dispositif mais en faisant passer dans le circuit, à la fois, un courant galvanique de 25 à 40 milliampères et un courant faradique à interruptions rapides.

La *radiothérapie* (séances de 5 à 10 minutes, pendant 5 à 6 jours) a été également préconisée et a fourni quelques succès. Il en est de même de la *radium-thérapie*.

III. *Traitement médicamenteux*. — Faute d'agent spécifique, la médication vise, selon les cas, tel ou tel symptôme. Au *nervosisme*, aux *palpitations* on oppose le *bromure de potassium* (2 à 6 gr.), la *valériane*, les *valérianates*, l'*antipyrine* associée à la *quinine*, l'*aconit* (dans les formes névralgiques). La *trinitrine*, le *bromhydrate de quinine* (50 centigr. à 1 gr. 50 par jour, Huchard) s'adressent plus particulièrement à l'*éréthisme vasculaire*. Le *tremblement* peut être combattu par la *teinture de veratrum viride* (X à XXX gouttes, G. Sée), l'*insomnie* par le *sulfonal*, le *trional*, le *véronal*; l'*excitation cérébrale* par le *chlorhydrate d'hyoscine* (chez les maniaques). Contre la *tachycardie* les préparations de *digitale*, de *digitaline cristallisée* préconisées jadis échouent souvent quand elles ne sont pas nuisibles; le *strophantus* (1 à 2 milligr. d'extrait) est moins infidèle. L'*asystolie* réclame l'emploi des moyens usuels (v. c. m.). Préconisé par Babinski, Chibret, Launois, etc., le *salicylate de soude* semble exercer une action favorable sur l'ensemble du syndrome. Aux *sueurs profuses* on oppose le *sulfate d'atropine* (1/2 à 1 milligr.); à la *fièvre thyroïdienne* l'*aconit*, l'*antipyrine*, le *pyramidon*, l'*aspirine* ou la *cryogénine*. Contre les crises de *diarrhée profuse*, la *pancréatine* (50 centigr. par repas) ou encore l'*atropine* trouvent leur indication.

IV. *Opothérapie*. — Elle a pris tour à tour les formes les plus diverses : opothérapie thyroïdienne, sérothérapie; opothérapie thymique, ovarienne, parathyroïdienne, surrénale, testiculaire, thyrotoxique, hypophysaire, etc.

Considéré tour à tour comme antagoniste et comme analogue du corps thyroïde, le *thymus* (de veau) a été administré à l'état frais (30 à 75 gr. par jour) contre la maladie de Basedow avec des succès divers (amendement de tous les signes ou même guérison après un traitement de 3 semaines à 1 an); la médication est, en tout cas, inoffensive.

Quoique illogique en théorie, la *médication thyroïdienne* compte à son actif un certain nombre d'améliorations. On prescrit soit la *glande fraîche de mouton* (glande du cornet) à la dose de 1 gr. à 1 gr. 50 par jour en cachets, soit l'*extrait glycériné*, soit la *glande desséchée* en capsules (renfermant chacune 1/6 de glande) ou en pastilles, soit l'*iodothyrine de Baumann* (en tablettes de 30 centigr.), combinaison iodée organique succédanée du corps thyroïde. Ces préparations étant toutes très toxiques doivent être dosées très prudemment, en débutant, soit par 30 centigr. de glande fraîche ou d'iodothyrine, soit par 1/5 de glande sèche. On suspendra aussitôt si le pouls devient mobile, rapide ou instable (Béclère). La méthode trouve son indication spéciale dans : 1° les *goitres exophtalmiques tendant à évoluer vers le myxœdème*; 2° les *goitres vrais qui se basedowifient*; 3° les *goitres exophtalmiques d'origine infectieuse*, consécutifs à la grippe, à la fièvre typhoïde, etc. (Gauthier de Charolles), mais elle n'est pas sans danger (tachycardie, cachexie) et présente quelques contre-indications formelles (lésions pulmonaires, cardiaques, rénales; glycosurie, albuminurie, délires).

V. *Chymothérapie antithyroïdienne.* — Ballet et Enriquez ont basé sur la théorie de l'hyperthyroïdation le traitement de la maladie de Graves par le *sérum d'animaux éthyroïdés*. Plusieurs succès furent obtenus par des injections hypodermiques (4 à 15 c. c.) de sérum de chiens ainsi opérés. La méthode fut reprise en Allemagne par Mœbius avec le *sérum de chèvres ou de moutons éthyroïdés*. Utilisable un mois après la thyroïdectomie, le sérum, conservé par addition d'acide carbonique (0,5 p. 100), est ingéré dans du vin, à des doses variant de X, XX ou XXV gouttes par jour (Paul Sainton) à 5 gr. tous les 2 jours (Mœbius). En France, Hallion préfère à l'emploi du sérum celui du *sang total* de cheval (thyroïdectomisé en respectant les parathyroïdes externes) *additionné de glycérine (hématothyroïdine)* qu'il prescrit à la dose initiale de 2 cuillerées à café par jour, portée peu à peu à 3 cuillerées à bouche. Le traitement comporte des phases de repos (2 jours, une semaine, un mois ou plus) subordonnées à ses résultats. En Hollande, Lanz a utilisé avec succès le *lait de chèvres éthyroïdées*. La méthode de Ballet et Enriquez a fourni à ses auteurs, à Mœbius, à Thienger, à Alexander, à Hallion, à

P. Sainton et Pisante, etc. de très remarquables résultats (guérisons 10 p. 100; améliorations 80 p. 100; aggravations ou échecs 10 p. 100 [Sainton]) qui la recommandent à toute l'attention des cliniciens. Les autres tentatives opothérapiques n'ont donné que des résultats isolés et inconstants.

VI. *Traitement chirurgical.* — Les principales opérations tentées contre la maladie de Basedow sont : la *ligature des artères thyroïdiennes* (des 4, Mikulicz, etc., ou de 3 seulement, Kocher); l'*exothyropexie*; la *thyroïdectomie partielle* (un lobe, Kocher, Heydenreich, Wolf, Doyen, Starr, etc.) et la *section* ou la *résection bilatérale du grand sympathique cervical* (Jaboulay, Reclus et Faure, Jonnesco). La ligature a fourni à Kocher 31 guérisons ou améliorations sur 34 cas, avec une mortalité de 9 p. 100. La thyroïdectomie donnerait environ 75 p. 100 de succès. La sympathicectomie se pratique au-dessous du ganglion cervical supérieur. La résection du sympathique tantôt est limitée au ganglion cervical supérieur, tantôt s'étend aux 2 autres et aux cordons intermédiaires (Reclus et Faure). Beaucoup moins graves que les précédentes, les opérations sur le sympathique ont à leur actif quelques succès remarquables. La thyroïdectomie, opération difficile et périlleuse, expose aux hémorrhagies, à la mort subite (par un mécanisme inconnu); même partielle, elle peut être suivie de *myxœdème* ou de *tétanie*. La sympathicectomie, elle-même, ne serait pas non plus toujours inoffensive (syncope). En somme, une intervention sanglante ne doit être proposée qu'après échec de toutes les ressources du traitement médical, ou dans certains cas d'urgence. La thyroïdectomie s'adresse particulièrement aux goitres basedowifiés et suffocants (asphyxie par compression de la trachée). La sympathicectomie réussit mieux chez les gens âgés. L'asphyxie est également justiciable de la *trachéotomie*. En tout cas, on saura que les basedowiens offrent à tout choc opératoire une résistance réduite qui en aggrave le pronostic.

Goménol. (*Essence de Niaouli*). —

Caract. phys. et chim. — Liquide citrin, très mobile, d'odeur vive et suave, extrait par distillation des feuilles et des fleurs du *Melaleuca viridiflora* (Myrtacées), arbre de Nouvelle-Calédonie. Est formé surtout de cinéol (ou eucalyptol).

Prop. thérap., indicat. — Antiseptique, anticatarrhal opposé aux affections des muqueuses bronchique et génito-urinaire et, comme topique, aux brûlures, aux ulcères, aux crevasses du sein. Appliqué aussi à l'hygiène cutanée.

Formes pharmac., doses. — *Usage int.* : (Intolérance gastrique fréquente) 1 à 3 gr. par capsules de 25 centigr. (goménol pur ou huile goménolée à 50 p. 100). Pâte, sirop. *Injections intratrachéales* d'huile goménolée à 5 ou 10 p. 100 (1 à 5 c. c.). *Inhalations* de goménol pur. *Injections hypodermiques* d'huile goménolée à 10 ou 20 p. 100 (2 à 20 c. c.). *Localement* solution à 2 p. 1000 pour antisepsie de la peau, des muqueuses (injections, lavements). Glycérine goménolée, ovules, etc.

Gomme adragante. — Tirée de différentes espèces d'*Astragalus* (*gummifer, aristatus, verus, creticus*, etc.) (Légumineuses). Se trouve, dans le commerce, à l'état vermiculé ou en plaques. Peu soluble dans l'eau, mais capable de former avec elle, à la dose de 30 à 50 centigr. p. 100, des mucilages persistants utilisés pour émulsionner des huiles fixes ou volatiles, des poudres, etc.

Gomme arabique. — Provenant des *Acacias* : *Senega, arabica, Seyal, stenocarpa, horrida*, etc. (Légumineuses); soluble dans l'eau, insoluble dans l'alcool, l'éther, les huiles. Constituée par un mélange de pentosanes et d'hexosanes.

Prop. thérap., indicat. — Adoucissant utilisé dans la préparation du sirop de gomme, de la potion gommeuse du Codex; véhicule usuel de nombreux médicaments, des pâtes pectorales. Elle joue aussi le rôle d'un enduit, capable de soustraire les surfaces irritées au contact de l'air et des corps étrangers.

Formes pharmac., doses. — *Tisane* 20 p. 1000. *Sirop* 10 p. 100. *Pâtes* ou *tablettes.*

Potion gommeuse (julep gommeux) :

Gomme arabique pulvérisée.	10 gr.
Sirop simple	30 —
Eau distillée de fleurs d'oranger.	10 —
Eau distillée bouillie. . .	100 —

Pâte de gomme arabique (dite *Pâte de guimauve*) :

Gomme arabique pulvérisée	70 gr.
Sucre blanc en poudre. . .	70 —
Blanc d'œuf.	N° 1
Eau distillée de fleurs d'oranger.	20 gr.

F. S. A.

Poudre des voyageurs (Poudre tempérante gommeuse) :

Gomme arabique pulvérisée	60 gr.
Sucre de lait pulvérisé. . .	60 —
Poudre de réglisse.	20 —
— de racine de guimauve	10 —
Nitrate de potasse pulvérisé.	10 —

Diviser en 10 paquets; 1 paquet dans 1 litre d'eau, à prendre par verres dans la journée.

Gomme-gutte. — *Caract. phys. et chim.* — Latex jaune, solidifié, de plusieurs Garcinia, surtout du *Garcinia Hanburyi* (Clusiacée du Cambodge). Préférer la gomme-gutte de Siam en canons. Renferme un glucoside, anhydride d'acide dédoublé par la bile et les sucs intestinaux.

Effets physiol. et tox. — Action drastique associée à la congestion des organes pelviens (comme l'aloès). Pas d'effet cholalogue. Substance dangereuse, pouvant tuer à la dose de 4 gr. Son emploi, comme couleur, peut amener des accidents chez les enfants.

Prop. thérap., indicat. — Purgatif drastique violent, hydragogue; généralement associé à d'autres agents analogues (aloès, scammonée, jalap); opposé aux hydropisies cardiaque ou rénale ou, comme dérivatif, à l'apoplexie (à employer toutes les fois qu'il est indiqué d'obtenir des évacuations séreuses très abondantes).

Formes pharmac., doses. — 10 à 30 centigr. et plus, en pilules.

Pilules :

Gomme-gutte. . . .	1 gr.
Poudre de cannelle .	⟩
— de gingembre.	⟩ āā 50 centigr.
Sirop simple	Q. S.

Diviser en 10 pilules; 1 tous les quarts d'heure, jusqu'à effet purgatif.

Gomme-gutte	⟩
Résine de jalap . . .	⟩
— de scammonée.	⟩ āā 5 centigr.
Aloès	⟩
Savon médicinal . . .	Q. S.

Pour 1 pilule. De 1 *à* 4, le matin à jeun.

Gossypium herbaceum. — Voir Co-TONNIER.

Goudron végétal. — *Caract. phys. et chim.* — Liquide épais, brun noirâtre, acide, résultant de la distillation sèche, en vase clos, à haute température du bois : soit de pin maritime (*Pinus Pinaster*) (goudron des Landes), soit du *Pinus sylvestris* (goudron de Norvège). Produit très complexe, contenant divers phénols, du xylol, du gaïacol, des carbures d'hydrogène, des alcools (A. méthylique), des acides (A. acétique). Soluble dans l'alcool, l'éther, les huiles, l'acide acétique, les solutions alcalines. Très différent du goudron de houille.

Prop. thérap., indicat. — Seul goudron employé à l'intérieur; modificateur de la sécrétion bronchique, de la muqueuse des voies urinaires; antiseptique intestinal. Topique opposé au psoriasis, à la séborrhée du cuir chevelu, à l'eczéma sec.

Formes pharm., doses. — *Usage int.:* 20 centigr. à 1 gr. en capsules, pilules ou sirop. *Eau de goudron*, obtenue en laissant séjourner sur du goudron de l'eau potable (*non séléniteuse*, autrement formation possible d'hydrogène sulfuré). — *Usage ext.:* Pommades au 1/10, au 1/4 (lui préférer l'huile de cade).

Pilules :

a) Goudron purifié.	⟩	
Baume de Tolu .	⟩ āā 10 centigr.	
Poudre de Dower. . .	15 centigr.	

Pour une pilule, 1 à 4 par jour.

b) Goudron purifié.	⟩	
Benjoin de Siam.	⟩ āā 10 centigr.	
Iodoforme. . . .	⟩	

Pour une pilule, 1 à 4 par jour.

Émulsion de goudron :

Goudron purifié.	20 gr.
Teinture de Quillaya.	⟩
Alcool à 90°.	⟩ āā 100 gr.
Eau distillée chaude . . .	780 gr.

(Codex) : une cuillerée à café, aux repas, dans un peu d'eau.

Goulard (Lotion de). — Voir ACÉTATE DE PLOMB.

Gourme. — Ce terme désigne l'impétigo du visage chez les enfants (d'origine streptococcique). Celui-ci cède à un traitement purement externe : 1° pulvérisations d'eau bouillie ou cataplasmes de fécule tièdes pour faire tomber les croûtes; 2° frictions douces 20 fois par jour avec des tampons d'ouate hydrophile imbibés de la solution : *sulfate de cuivre* 1 gr., *sulfate de zinc* 2 gr., *eau distillée camphrée* à saturation et filtrée 300 gr. (Sabouraud), sans pansement humide; 3° la nuit, *pâte de zinc* (oxyde de zinc et vaseline āā). Souvent la gourme est entretenue par l'*impétigo chronique narinaire* qu'il faut combattre avec des badigeonnages intra-narinaires au nitrate d'argent (sol. au 1/20, Sabouraud) ou par le *lymphatisme*, heureusement modifié par les injections de *sérum marin* (30 gr. tous les 3 jours) Variot et Quinton.

Goutte. — I. *Attaque de goutte articulaire franche.* — Certains auteurs, avec Bouchard, traitent l'attaque de goutte par l'expectation, du moins les premiers jours; d'autres, avec Lecorché, trouvent plus logique de l'enrayer sans retard. En tous les cas, le *repos au lit* et l'*immobilisation* s'imposent : Préservée du poids des couvertures par un cerceau, l'articulation malade sera couverte de compresses imbibées soit d'eau tiède

(Rendu), soit d'une solution sursaturée de *borax* (borax et eau chauffés à p. égales, A. Robin) et recouvertes de taffetas chiffon ; l'enveloppement ouaté, avec ou sans badigeonnage au *salicylate de méthyle*, est également recommandable ; tout topique irritant est à proscrire. A l'intérieur, on prescrit d'emblée le *colchique*, sous forme de *teinture de semences* (XX gouttes 3 fois par jour les 2 1ers jours, 2 fois les 3e et 4e, 1 fois les 5e et 6e) ou de *liqueur Laville* (une demi-cuil. à café 3 fois par jour les 2 1ers jours, 2 fois les 3e et 4e, une fois les 5e et 6e (Lecorché). Le médicament n'est suspendu qu'après indolence complète de l'articulation, à moins de sueurs profuses ou de forte diarrhée. La *colchicine*, dangereuse et d'effet inconstant, sera laissée de côté. Le colchique est contre-indiqué dans les accès de goutte succédant à une manifestation viscérale, et quand le rein est touché. La violence des douleurs peut obliger à user de la morphine, quoiqu'il soit, en principe, préférable de s'en abstenir. A l'*insomnie*, on opposera le *bromure*, le *chloral*, le *trional* ou le *véronal*. Pendant toute la crise, le malade mangera légèrement (lait, œufs, purées, pâtes, légumes verts, fruits cuits) et boira, par jour, une bouteille d'*eau d'Évian* ou *de Vittel*. Quand le colchique n'a pas d'effet laxatif, un peu d'eau purgative tous les 2 jours est à conseiller. Si la *fièvre* est *vive*, l'intervention de la *quinine* ou de l'*aspirine* est justifiée.

II. *Goutte subaiguë et chronique.* — Les crises qui marquent une goutte déjà ancienne sont moins aiguës et parfois dispersées sur plusieurs jointures. Au *colchique* on doit alors préférer le *salicylate de soude* (4 à 6 gr. par jour) ou, s'il est mal toléré, un de ses succédanés (*aspirine, salophène*). Dans cette forme aussi, la *résine de gaïac* (50 centigr. de poudre au 1er déjeuner) ou la *teinture prasoïde* (XX gouttes), solution alcoolique de *globularine* et de *globularétine*, trouveront leur emploi. Les mêmes agents thérapeutiques restent indiqués lorsque les attaques, tendant à devenir subintrantes, laissent des déformations permanentes. Dans ces conditions, Lecorché

prescrivait des cures prolongées de *salicylate de soude* (2 à 4 gr. pendant 10 à 15 jours avec repos de 5 jours ; ou 50 à 60 centigr. par jour pendant des semaines). L'emploi prolongé de la *résine de gaïac* ou de la *teinture prasoïde* convient également dans la goutte asthénique. Le salicylate de soude préviendrait l'ankylose et les raideurs articulaires, activerait la résorption des exsudats ; ce dernier but est aussi rempli par de petites doses d'iodures. La douleur et les lésions sont encore amendées par les *applications locales d'air surchauffé* (à 150°-200°) dans les appareils de Tallermann, Bier, Blottière et Simonot ou avec le *thermaérophore* du Dr Ostwalt. Les essais de *mobilisation des jointures*, de *rééducation musculaire* ne doivent être tentés qu'en dehors des poussées subaiguës.

IV. *Diathèse goutteuse.* — La thérapeutique de la diathèse goutteuse comprend : 1° l'usage de médicaments propres à dissoudre et à éliminer l'acide urique ; 2° une hygiène physique et alimentaire opposée à la surproduction de cet acide.

Le *bicarbonate de soude* est un des sels les plus usités chez les goutteux qui peuvent en prendre 2 à 5 gr. par jour (loin des repas), 10 à 15 jours par mois. On lui préfère souvent le *benzoate de soude* (50 centigr. à 4 gr. par jour). Le *carbonate de lithine* (30 centigr. à 1 gr. dans de l'eau gazeuse), le *benzoate*, le *salicylate de lithine* (50 centigr. à 2 gr.) sont dès longtemps réputés comme dissolvants de l'acide urique, mais cette vertu leur est contestée par Mathieu, Moitessier ; en outre, leur usage prolongé entraîne souvent des troubles digestifs. Les propriétés dissolvantes de la *pipérazine* (1 gr. en 3 prises, dans de l'eau) semblent bien supérieures, ainsi que celles du *sidonal* (*quinate de pipérazine*) (4 à 5 gr. par jour en 2 fois, dans un verre d'eau, 20 jours par mois) qui est inoffensif, et, exerce, en outre, une action évidente sur les arthrites chroniques, les *tophi*, permettant même à hautes doses (5 à 8 gr.) de juguler la goutte aiguë (Mylius). Le *lycétol* (*tartrate de diméthyl pipérazine*) paraît, d'autre part, un sédatif de la douleur (1 gr. à 1 gr. 50 en 2 ou 3 fois dans un verre d'eau de Vittel) et est, en général, mieux toléré que la pipérazine. On a également vanté les effets de l'*uricédine Stroschein* (une cuillerée à café dans un verre d'eau chaude une heure avant le 1er déjeuner et, si besoin, une heure avant dîner), et, plus récemment de l'*acide thyminique* (produit de dédoublement de l'acide nucléinique) qui normalement assure la solubilité de l'acide urique dans le sérum sanguin (75 centigr. à 1 gr. 25 par jour, aux repas). L'*urotropine* (50 centigr. à 1 gr. 50 dans un verre d'eau) trouve plutôt son indication en cas de gravelle ou de cystite ; il empêche la fermentation ammoniacale de l'urine dans la vessie.

Le goutteux doit accorder la première place au *traitement hygiénique*. Suivi avec rigueur, il dispense souvent de tout médicament ; tandis que, s'il est négligé, la plupart d'entre eux sont inefficaces.

L'*alimentation* doit se composer de *légumes pour les 2/3 et seulement de 1/3 de viande et d'œufs*. A part l'oseille et les épinards, presque tous les légumes sont permis, de préférence cuits à l'eau et beurrés sur la table ; les féculents ne seront pris qu'en quantité modérée ; on autorisera tous les fruits, mais cuits ou très mûrs ; en général les viandes faites, les volailles sont préférables aux viandes blanches ; les poissons maigres aux poissons gras ; on ne tolérera qu'un minimum de corps gras ; le gibier noir ou faisandé, la charcuterie (sauf le jambon), les crustacés, les coquillages, les viscères (ris de veau, rognons, cervelles), les fromages faits, les condiments (poivre, piment) sont à interdire. Le laitage est permis, le jus de citron recommandé (dans la salade, en guise de vinaigre). Le thé, le café ne seront que tolérés ; le chocolat est défendu. La boisson de choix est l'*eau*, pure ou additionnée de très peu de *vin blanc* (du Rhin ou de la Moselle) ou de *bordeaux vieux* ; le cidre, la bière, le Champagne sont interdits. L'*absorption d'une grande quantité de liquides* (matin et soir et aux repas) est essentielle pour le goutteux. Il devra, par contre, *s'alimenter très modérément*. L'ex-

périence a, du reste, prouvé qu'on pouvait supprimer totalement l'acide urique exogène par un régime dénué de nucléo-albumines ou de purines (M. Labbé et Furet, W. Hall, P. Fauvel), c'est-à-dire composé essentiellement de : lait, fromage frais, beurre, œufs, céréales (pain, biscuits, farines, riz, pâtes), fruits, légumes (sauf les légumes à cosses, les champignons et les asperges), sucre. On doit interdire surtout la viande de bœuf, le poisson et les légumes secs.

L'*exercice physique* est le meilleur agent prophylactique. Dans la goutte récente, sans impotence, *tous les sports* sont recommandables : marche, bicyclette, escrime, aviron, tennis, alpinisme, chasse, etc., mais *sans surmenage*. Quand une ou plusieurs jointures sont raides ou sensibles, que les muscles sont atrophiés ou endoloris, l'exercice n'est possible qu'après une *période d'entraînement* consacrée au *massage sédatif* (effleurage, tapotage), à la *mobilisation passive*, à la *mécanothérapie* et à la *rééducation méthodique des muscles* (F. de Grandmaison). Grâce à l'emploi prolongé de ces moyens, les muscles, graduellement régénérés, retrouvent peu à peu leurs fonctions ainsi que la faculté d'accomplir des *exercices d'assouplissement* et les mouvements divers répétés avec les *appareils à traction mécanique*.

L'*électrothérapie* peut être appliquée à la goutte sous la forme suivante : le membre malade plonge dans une solution de *lithine* à 2 p. 100 additionnée d'un peu de lithine caustique et reliée au pôle positif d'une pile ; le pôle négatif est relié à une électrode placée sur les lombes et on débite un courant porté, par degrés, de 0 à 150 ou 200 milliampères. Les séances, de 20 à 30 minutes, sont quotidiennes ou biquotidiennes (Th. Guilloz).

L'*hydrothérapie froide* (douches, affusions, etc.) n'est qu'un agent prophylactique utile aux jeunes sujets de souche goutteuse. A la goutte confirmée convient plutôt l'*hydrothérapie tiède ou chaude*. Les bains froids et les bains de mer sont interdits.

Les *cures d'air* en climats tempérés

sont excellentes à condition de comporter le *repos intellectuel absolu* et la *marche en plein air sans fatigue*.

L'entretien des fonctions cutanées est essentiel ; à ce but concourront les *bains alcalins chauds*, l'*exercice* (pour faire transpirer), le port de la *flanelle* et les *frictions au gant de crin*.

Les goutteux bénéficient particulièrement des *cures thermales*. *Vichy* convient au *goutteux floride*, obèse, à accès francs, à urines surchargées d'urée et d'acide urique ; *Royat*, ou *Saint-Nectaire* aux goutteux déjà amaigris, présentant des douleurs rhumatoïdes disséminées et des urines riches en acide urique mais non en urée (A. Robin). Les goutteux vigoureux dont l'uricémie ne s'est trahie que par des arthralgies vagues, des poussées d'eczéma, des urines chargées d'acide urique, ou par un seul accès franc, sont justiciables de *Vittel*, *Évian*, *Contrexéville* ou *Martigny*. La goutte chronique avec anémie ressortit à *Bourbonne*, *Bourbon-l'Archambault*, *Aix-la-Chapelle*, *Plombières*, *Ragaz*, ou même aux sources ferrugineuses : *Bussang*, *Spa*, *Saint-Moritz*, *Orezza* (Lecorché), sulfatées calciques (*Pougues*).

V. *Médications accessoires.* — Lecorché insistait constamment sur l'utilité des toniques, du *fer* (*protoxalate, tartrate ferrico-potassique*) et du *quinquina* dans la goutte, surtout dans la *forme asthénique* où le régime doit être moins sévère, de crainte que le malade ne restreigne son alimentation.

Très communs chez les goutteux, les *troubles dyspeptiques* seront traités selon leur forme (*atonie* ou *hypersthénie*) par des agents appropriés : *noix vomique, strychnine, acide chlorhydrique* ou *alcalins*. Les troubles intestinaux ne méritent pas moins d'attention, exigeant souvent l'usage des laxatifs doux (*calomel, podophylle*) ou des *purgatifs salins* à petites doses, opposés aussi à la *congestion hépatique*, fréquente chez ces malades.

VI. *Localisations ou complications viscérales.* — La *lithiase rénale*, le *diabète*, l'*obésité*, fréquemment compagnes de la goutte, imposent alors au traitement diverses modifications de détail. A la *gravelle* conviennent l'emploi de l'*uricédine*

ou de l'*urotropine* ; les eaux d'*Ems*, *Wildungen*, *Évian*, *Vittel*, *Contrexéville*. Au *diabète* on opposera les *alcalins* à fortes doses ; à l'*obésité* l'exercice musculaire, l'abstention de graisses et de féculents, sans trop accroître la ration de viande. Les goutteux sont sujets à des *hématuries* (après les crises articulaires), à de la *pollakiurie*, à des *cystites* réclamant la cure à Contrexéville ou Vittel. Souvent d'origine alimentaire et manifestation diathésique directe, l'*albuminurie goutteuse* cède habituellement à une hygiène appropriée (réduction de la ration carnée, exercices physiques, etc. F. de Grandmaison). Quand l'albuminurie traduit une *néphrite atrophique*, elle exige un traitement bien plus rigoureux (Voir NÉPHRITES) surtout si se déclarent des *accidents urémiques* (Voir URÉMIE). Certains accidents nerveux : *vertiges, céphalalgie, sciatique, névralgie cubitale* peuvent ressortir à l'uricémie et sont alors justiciables du *colchique*. Certaines *bronchites*, certains accès d'*asthme*, également liés à la goutte, cèdent soit au retour d'une crise articulaire, soit au colchique, soit à la cure de Royat ou d'Ems. Trop aisément imputées à la goutte, les *hémoptysies* trahissent souvent une germination tuberculeuse. Les *troubles cardio-artériels* des goutteux dépendent presque tous de l'*artériosclérose* et réclament le même traitement, à part l'*arythmie* et les *intermittences*, qui parfois sont justiciables des antigoutteux. De même, l'*angine de poitrine goutteuse* n'est fréquemment qu'une localisation thoracique de la *goutte musculaire* et ressortit au même traitement (*gymnastique respiratoire*). La *phlébite goutteuse*, souvent compliquée d'embolies, réclame, comme toute phlébite, l'*immobilisation rigoureuse*.

Gouttes (Poids des). — Les médicaments actifs liquides se prescrivent par *gouttes* (en écrire le nombre en chiffres romains), comptées au *compte-gouttes* (v. c. m.) normal, donnant XX gouttes pour 1 c. c., ou 1 gr., d'eau distillée à 15°. Il importe de ne pas oublier, pour les divers liquides médicamenteux, le nombre de gouttes nécessaire pour donner un gramme. Le tableau suivant le rappelle :

Eau distillée   20
Liqueur de Pearson.   21
Ammoniaque officinale . . .   22
Liqueur de Fowler   23
Glycérine officinale à 28° B. .   25
Liqueur de van Swieten. . .   30
Laudanum de Sydenham. . .   33
Gouttes noires anglaises . .   37
Bromoforme   37
Acide lactique   39
Créosote de hêtre.   43
Salicylate de méthyle. . . .   43
Extraits fluides.   45
Huile phosphorée au 1000°. .   48
Essences (menthe, anis). . .   50
Paraldéhyde   50
Alcool à 60°   53
Alcoolatures   53
Teintures.   53
Eau de Rabel.   54
Essence de térébenthine. . .   54
Terpinol   55
Chloroforme   56
Eucalyptol   57
Trinitrine (solut. officinale) .   60
Alcool à 90°   61
Teinture d'iode   61
Nitrite d'amyle.   65
Liqueur d'Hoffmann.   72
Éther officinal   90
Ether absolu (anesth.) . . .   100

La formule ci-dessous permet d'obtenir, avec les alcaloïdes ou les glucosides très actifs, une solution donnant exactement L gouttes au gramme et correspondant à 1 milligr. de principe actif par gramme :

Principe actif. . Un centigramme.
Eau distillée . . . . . 3 c. c. 5
Glycérine à 28° B . . . 1 c. c. 5
Alcool à 95°.   Q. S. p. 10 c. c.

Gouttes amères de Baumé. — Voir Fèves de Saint-Ignace.

Gouttes blanches de Gallard. — Voir Morphine.

Gouttes noires anglaises. — Voir Opium.

Goutte saturnine. — La *goutte saturnine* est justiciable de la même médication que la goutte primitive : *colchique* ou *salicylate de soude* contre les accès aigus ; *lithine, sidonal*, etc., *eaux alcalines* (Vichy, Vals) contre les arthropathies chroniques. On traitera en même temps l'intoxication plombique.

Grains. — Pastilles de forme sphérique comme les pilules.

Granules. — Petites pilules de 3 à 5 centigr., le plus souvent à base de lactose, servant, en général, à administrer des substances actives (alcaloïdes ou glucosides) à doses fractionnées (1/10 à 1 milligr. par granule). Cette forme médicamenteuse est peu recommandable, en raison de l'inconstante dissolution des granules dans le tractus digestif qui expose soit à leur inefficacité absolue, soit à des accidents toxiques inopinés (par dissolution tardive et massive). Les solutions titrées leur seront toujours préférées.

Granules de Dioscoride. — Voir Arsénieux (Acide).

Granulie. — Quoique les diverses formes de granulie (*catarrhe suffocant, forme typhoïde, granulie pleurale*) soient au-dessus des ressources de l'art, on doit pourtant lutter contre leurs divers symptômes. A la *fièvre* on opposera les *lotions froides*, les *badigeonnages de gaïacol*, les *frictions de collargol*, la *cryogénine* (20 centigr. à 1 gr.); à la *dyspnée* la révulsion (*sinapisation, ventouses sèches*), l'*éther*, la *morphine*, l'*héroïne*, la *dionine*; à l'*infection générale*, le *tannin*, les *iodures*, l'*iodoforme* et le *sérum antituberculeux de Marmorek* (un succès de Néele et Cornières, de Lisieux), sans préjudice de l'hygiène générale et de l'alimentation qui méritent toute l'attention du médecin.

Gravido-cardiaques (Accidents). — Ce terme désigne les accidents d'hyposystolie ou d'asystolie occasionnés chez les cardiopathes par la grossesse ou l'accouchement. Il s'agit habituellement d'une *asystolie à prédominance pulmonaire* compliquant en général le *rétrécissement mitral*.

Dès que la grossesse est reconnue chez une femme atteinte de *lésion valvulaire bien compensée*, il importe : de lui interdire toute fatigue tout en lui conseillant une *marche quotidienne mo-*

dérée ; de lui prescrire une *alimentation légère* et de surveiller attentivement la quantité des urines ainsi que l'état de la systole. Si se déclarent des signes de *congestion hépatique* ou *rénale* (oligurie), le *repos au lit*, le *régime lacté* s'imposent, aidés de légers *purgatifs salins* et de *théobromine* à dose moyenne (Vaquez et Millet). Lorsque le *cœur* devient *insuffisant*, les indications diffèrent suivant que l'asystolie prédomine sur la grande ou sur la petite circulation. Dans le premier cas (œdèmes diffus, stases hépatique et rénale, insuffisance tricuspide), soit durant la grossesse, soit après l'accouchement, on peut, au régime lacté associer la *digitale à doses fractionnées*, en débutant, si les poumons sont congestionnés, par un *purgatif salin*, des *ventouses scarifiées* ou une *saignée* de 200 à 300 gr. Dans le second (stase ou œdème aigu du poumon par sténose mitrale), si les accidents sont réductibles (oppression modérée, tachycardie, stase pulmonaire) le *repos au lit*, le *lait*, les *cataplasmes sinapisés*, la *théobromine*, les *ventouses scarifiées*, la *poudre de Dover* à doses fractionnées peuvent suffire ; mais si les troubles sont plus menaçants, l'indication de l'*accouchement provoqué* peut se poser, surtout si la grossesse approche de son terme. On peut toujours essayer d'abord l'effet de la *saignée copieuse* (200-400 gr.) associée à la *révulsion intestinale* (purgatifs), au *régime lacté* et aux *inhalations d'oxygène ;* mais si, en dépit de ce traitement, reparaissent pendant 1 mois ou 6 semaines des crises graves d'*apoplexie pulmonaire*, il faut *provoquer l'accouchement prématuré*, en ayant soin d'attendre une phase d'accalmie ; l'usage du *chloroforme* est alors légitime et sans danger, à condition d'être étroitement surveillé. La gêne extrême de la circulation pulmonaire contre-indique l'emploi de la digitale et de la caféine (Merklen, Potain). Quand l'oppression persiste après l'accouchement, elle est justiciable de la *morphine* (1/2 centigr. toutes les 5 ou 6 heures). En tous les cas, quand se déclarent des signes de collapsus, on ne doit plus hésiter à pratiquer des injections d'*éther*, d'*huile camphrée* ou de *caféine*.

Gravelle. — Voir Lithiase rénale.

Graves (Maladie de). — Voir Goitre exophtalmique.

Grenadier. — *Punica Granatum* (Myrtacées). Arbuste de l'Europe méridionale (surtout du Portugal) dont *l'écorce de la racine* est surtout utilisée. Inodore, de saveur amère et astringente, elle contient quatre alcaloïdes isolés par Tanret : la *Pelletiérine* (v. c. m.), l'*Isopelletiérine*, la *Méthylpelletiérine* et la *Pseudopelletiérine*, dont les deux premiers, seuls, ont une action thérapeutique et, en outre, une forte proportion de tannin (25 à 30 p. 100).

Effets physiol. et tox. — Analogues à ceux du curare et de la vératrine. Paralyse les appareils périphériques de la locomotion ; tue par arrêt respiratoire et paralysie des terminaisons du vague (Voir Pelletiérine). Même à dose thérapeutique, provoque des vertiges, des troubles visuels, de la faiblesse des membres inférieurs, des crampes dans les mollets, parfois des nausées et des vomissements (recommander au sujet de rester couché les yeux fermés).

Prop. thérap., indicat. — Tænifuge efficace contre le tænia armé. La richesse en tannin de la drogue en nature empêche l'absorption rapide des alcaloïdes toxiques qu'elle renferme. Aussi son emploi, sous cette forme, est-il préférable à celui des alcaloïdes (très coûteux ; associés au tannin pour l'usage).

Formes pharmac., doses. — La préparation de choix est le *macéré-décocté*. Pour un adulte, 1° laisser macérer 24 heures, dans un litre d'eau, 60 gr. de *poudre d'écorce fraîche de racine de grenadier*, 2° réduire la macération à 300 c. c., par évaporation à petit feu (en évitant l'*ébullition* qui volatiliserait les alcaloïdes). Administrer le liquide (aromatisé avec du sirop d'écorces d'oranges amères) en 3 ou 4 fois, dans l'espace de 3 heures. Donner, deux heures après, un purgatif (l'huile de ricin n'est pas contre-indiquée ici comme après la fougère mâle). Faire rendre le parasite sur un vase plein d'eau tiède. Chez l'enfant (après 5 ans) 20 gr. de poudre d'écorce pour 250 gr. d'eau.

Gréoulx. — Bourg des Basses-Alpes, arrondissement de Digne, à 50 kil. N.-O. de Marseille et à 25 kil. de Manosque, sur les bords du Verdon, non loin de son confluent avec la Durance. Altitude 350 m. Eaux thermales (20°-38° 7), chlorurées-sodiques, légèrement sulfurées-calciques et iodo-bromurées. Laissent un assez abondant dépôt de glairine. Utilisées sous forme de boisson, de bains (baignoire et piscine à eau courante), de douches, de bains et douches de vapeur. La glairine est utilisée en applications topiques. Possèdent plutôt des qualités sédatives et résolutives que les qualités des eaux sulfureuses.

Principales indications. — Rhumatisme sous toutes ses formes, névralgies, scrofule, lymphatisme, dermatoses humides ou sèches, plaies et ulcères atoniques. La douceur et l'égalité du climat jouent un rôle important dans la cure.

Grindelia robusta. — Synanthérée du Mexique. On utilise les sommités fleuries et les capitules contenant des principes résinoïdes et une *saponine.*

Effets physiol. et tox. — Antispasmodique; régularise et tonifie les contractions cardiaques. A doses toxiques, dépression de l'excitabilité cérébrale et paralysie de la moelle. Son usage prolongé pourrait provoquer de la diarrhée et de l'anurie.

Prop. thérap., indicat. — Très vantée, en Amérique, contre l'asthme et la coqueluche. Préconisée par C. Paul dans la bronchite emphysémateuse, par Huchard dans la dyspnée des artérioscléreux.

Formes pharmac., doses. — *Extrait fluide* 50 centigr. à 2 gr,; enfants, 10 à 20 centigr. par année. *Teinture* XXX à XLV gouttes; enfants, X gouttes par année. *Extrait alcoolique* 10 à 15 centigr. en pilules.

Mixture (asthme) :

Teinture de grindélia . . .	8 gr.	
— de belladone. . .	1	—
— de polygala . . .	10	—
— de baume de Tolu.	20	—

Au moment de l'accès, cuillerée à café dans un demi-verre d'infusion édulcorée d'hysope, de demi-heure en demi-heure; 5 au maximum.

Potion (coqueluche) :

Extrait fluide de grindélia.	3	gr.
Teinture de drosera	2	—
— de lobélie	5	—
Infusé d'hysope.	90	—
Sirop de codéine	80	—

3 à 6 cuillerées à soupe par jour.

Mixture (dyspnée de l'artériosclérose) :

Extrait fluide de grindélia. .	10 gr.	
— — de convallaria.	5	—
Teinture d'opium camphrée.	20	—

XXX à L gouttes, trois à quatre fois par jour, dans un quart de verre d'infusion édulcorée d'hysope.

Grippe. — Aucune *médication spécifique* n'est encore opposable à la grippe; à peine peut-on instituer contre elle un *traitement général* visant la fièvre, la courbature et l'état infectieux. On se borne, le plus souvent, à combattre les symptômes prédominants.

I. *Traitement général.* — L'*antipyrine* (1 à 2 gr. par jour) associée à la *quinine* (*sulfate* ou *chlorhydrate* 50 centigr. à 1 gr. par jour) est le remède le plus usuel. A l'antipyrine on peut substituer, dans l'association, la *phénacétine*, le *pyramidon* (50 centigr. à 1 gr.) ou l'*aspirine* (2 à 3 gr.) associée à la *caféine* (5 centigr. par prise). L'emploi de l'*oxyquinothéine* est également efficace. Ces divers agents agissent comme antipyrétiques et antinévralgiques; la quinine compense par ses effets toniques l'action déprimante de l'antipyrine et de ses succédanés qui, pour cette raison, ne doivent pas être prescrits seuls. A ce traitement interne il importe d'associer des mesures d'*hygiène* et d'*antisepsie des muqueuses* : repos absolu au lit et alimentation liquide, tant que dure la fièvre; boissons abondantes, café, thé, alcool à petites doses; irrigations bucco-pharyngées avec de l'eau chaude additionnée de *phénosalyl* (X gouttes par verre); instillations matin et soir, dans chaque narine, d'*huile mentholée* à 2 p. 100 (III gouttes), et, dans chaque oreille, de *glycérine phéniquée* (4 p. 100). Il peut être utile de débuter par du calomel à dose purgative (30 à 50 centigr.); Freudenthal, qui en fait un spécifique abortif de la grippe, le donne à doses fractionnées (20 centigr. en 2 fois chez l'homme; 15 centigr. en 3 fois chez la femme; autant de centigrammes que d'années chez l'enfant). Le calomel est également vanté par Bergmann (12 centigr. toutes les 2 heures jusqu'à purgation, ou 36 centigr. renouvelés au bout de 6 heures s'il n'y a pas eu de selle), à titre d'antithermique et d'antiseptique intestinal.

II. *Traitement symptomatique*. — Le *coryza* est justiciable des *inhalations de vapeurs mentholées* et des autres agents appropriés (Voir Coryza). La *trachéobronchite* aussi est heureusement modifiée par les *vapeurs de menthol* (menthol pur dans un flacon à 2 tubulures plongé dans l'eau chaude) et les divers sédatifs de la toux : *aconit, droséra, bromoforme, opium, codéine, narcyl, dionine*, surtout indiqués si elle devient quinteuse (Voir Bronchites). Veut-on activer et modifier l'expectoration, le *benzoate de soude* (2 à 4 gr.), la *terpine* (30 à 60 centigr.), le *thiocol* (50 centigr. à 1 gr.), l'*iodure de caféine* (1 à 2 gr.), la *teinture de grindélia robusta* (XL à L gouttes) trouveront leur emploi associés ou non à la *poudre de Dover* (25 à 50 centigr.). En même temps interviendront les divers modes de révulsion : *sinapisation, ventouses, compresses imbibées d'eau froide*, ou la *balnéation chaude systématique* (chez les enfants). La *forme bronchoplégique* de la grippe (Huchard) est surtout justiciable du *sulfate de strychnine* (2 à 3 milligr.), de l'*ergot* (5 à 15 centigr.), de la *caféine*, de l'*hydrastinine*, de l'*éther* et de l'*huile camphrée*. Le traitement de la *bronchopneumonie grippale* n'offre rien de spécial. La *forme pseudo-phymique* sera soigneusement distinguée de la tuberculose; elle contre-indique l'usage de la créosote. Commune, souvent insidieuse, la congestion pulmonaire ne sera pas méconnue; on lui opposera : la *révulsion* et, de préférence, le *maillot froid humide* ou les *bains chauds* chez l'enfant; à l'intérieur,

l'*alcool*, les *vaso-constricteurs* (ergotine, hydrastinine, strychnine), les *cardiotoniques* et, contre la dyspnée, l'*oxygène*.

Généralement adynamique, la *pneumonie grippale* ressortit plutôt aux *enveloppements froids* ou *chauds*, à la *digitaline* (1 milligr. en 1 ou 2 jours) ou à l'*iodure de caféine* (Boix) associés au régime lacté et aux *toniques* (vin généreux, champagne, café, sérum artificiel).

La *pleurésie grippale* ne réclame pas de traitement spécial; son fréquent passage à la purulence commande de vérifier souvent la nature du liquide, afin de pratiquer l'empyème en temps utile.

Les *accidents nerveux* prédominent dans beaucoup de grippes. Aux *névralgies*, on opposera, si la quinine et l'antipyrine ont échoué, la *phénacétine*, le *salophène*, l'*aconitine* 1/4 de milligr., ou les *pilules de Moussette*; à l'excitabilité générale, les *bromures* (prudemment), le *valérianate d'ammoniaque* ou *de quinine*; au *délire* à l'*ataxoadynamie*, le *drap mouillé*, les *bains tièdes* ou *froids*. L'*insomnie* cède au *trional*, au *véronal*, au *bromidia*, au *citrophène* (chez l'enfant). Trouble le plus commun, l'*adynamie* est justiciable de tous les agents de la *médication tonique* : alcool, café, caféine, éther, strychnine, etc. Les *bains tièdes*, le *sac de glace* sur la tête conviennent à la *pseudo-méningite grippale*. Trop souvent incurable la *méningite vraie* pose l'indication des *bains chauds prolongés* et de la *ponction lombaire*. La grippe est l'occasion fréquente d'*accidents hystériques* ou *neurasthéniques*. La *myélite*, l'*encéphalite* sont au-dessus des ressources de l'art. Les *polynévrites* sont justiciables d'abord des analgésiques, des bains chauds et plus tard de l'*électrothérapie*.

Les *voies digestives* sont toujours plus ou moins atteintes. Suivant les cas, on est appelé à remédier à la *stomatite aphteuse* (bains locaux d'*eau oxygénée* coupée d'*eau de Vichy*), à l'*angine* (*gargarismes salicylés*), à l'*otite moyenne* (paracentèse du tympan, instillations d'*huile de vaseline iodoformée* dans la caisse), à l'*anorexie* (lait glacé, *képhir, persulfate de soude*), à l'*intolérance gastrique* (potion de Rivière, champagne frappé coupé d'eau, lavements alimentaires, diète hydrique, compresses froides sur l'épigastre), à la *gastralgie* (suppression des aliments irritants). La *constipation rebelle* est justiciable des grands lavages intestinaux, des purgatifs salins, du colomel; ces derniers également applicables à la *diarrhée* qui, si elle se prolonge, réclame l'emploi du *bismuth*, de la *craie*, de l'*hopogan*, de la *limonade lactique* ou de l'*eau oxygénée*. Les injections de *sérum artificiel* trouvent leur indication dans la *forme cholérique*. En cas de *colite dysentériforme*, les douleurs seront combattues par les applications chaudes et les opiacés; on instituera la *diète hydrique* suivie d'un régime sévère (bouillies à l'eau, képhir). La diarrhée associée à une fièvre continue constitue la *forme typhoïde de la grippe* justiciable de l'antisepsie intestinale (*calomel, salophène*) et des *bains tièdes*. Si la *constipation* et le *météorisme* prédominent, mieux vaut recourir à la *glace* sur le ventre, aux *grands lavements froids* ou aux *lavements électriques* (Lemoine).

Les *manifestations cardiaques* sont parfois au premier plan : tachycardie, bradycardie, arythmie, dilatation du cœur (par myocardite); elles contre-indiquent l'usage de l'antipyrine et réclament celui de l'alcool, du café, de la *caféine*, de la *spartéine*, du *strophantus* ou de la *strychnine* associés au régime lacté et l'application d'une *vessie de glace* sur la région précordiale. L'*endocardite septique*, la *péricardite*, l'*aortite* sont moins accessibles à la thérapeutique (v. c. m.). Également observée la *phlébite grippale* réclame le traitement habituel des phlébites.

L'*albuminurie* grippale, la *néphrite* consécutive commandent le régime lacté et l'usage de la *théobromine*. Mais le rein peut être pris d'emblée et manifester son atteinte par une crise d'*anurie* et d'*urémie* convulsive ou comateuse justiciables soit de la *saignée* d'urgence, soit, dans les cas moins graves, de *ventouses scarifiées* sur les reins, de *grands bains tièdes* et de *lavements froids*.

Des vertiges, de la bradycardie, des syncopes et la dyspnée de Cheyne Stokes caractérisent une *forme bulbaire de la grippe* (Huchard) à laquelle on opposera la *strychnine* et la *trinitrine* en injections sous-cutanées.

La grippe expose encore à bien des *complications* : hématuries, cystite, orchite, métrite, métrorrhagies, arthrites, arthralgies, à bien des *suites* : hystérie, maladie de Basedow, paralysies, psychoses; mais leur traitement ne tire de leur cause aucune indication spéciale.

III. **Convalescence.** — Celle de la grippe commande de grands ménagements; elle sera toujours hâtée par une *cure d'air* en climat convenable. On demandera aux amers (*noix vomique, strychnine*, etc.), à l'arsenic (*cacodylate de soude, arrhénal*), au *formiate de soude*, aux *glycéro-phosphates*, le réveil de l'appétit et des forces, ainsi qu'à l'*hydrothérapie* et à un régime réparateur.

IV. **Prophylaxie.** — En temps d'épidémie, pour échapper à la grippe, on évitera tout surmenage, tout excès et on entretiendra, par des soins quotidiens, l'asepsie de la bouche et des fosses nasales. Les grippés et ceux qui les soignent seront isolés; le linge, la literie, les locaux contaminés seront soumis à une *désinfection méthodique*.

Grossesse (Fausse). — La *fausse grossesse* est un *accident hystérique* dont, avant tout, il importe de dépister la nature. Son traitement ressortit à celui de la névrose et à la suggestion.

Gruau. — Voir AVOINE.

Guaco. — *Mikania (Eupatorium) Guaco* (Composées). On utilise la racine dont le principe actif est constitué, pour la majeure partie, par une *saponine*.

Effets physiol. et tox. — Paralyse les terminaisons sensitives des nerfs.

Prop. thérap., indicat. — Employé surtout *intus* et *extra* comme antiprurigineux (prurigo de Hébra, prurit sénile, eczéma prurigineux) et antinévralgique.

Formes pharmac., doses. — *Usage int. :* Extrait 20 à 60 centigr. en pilules. Sirop 15 à 30 gr. — *Usage ext. :* macération de poudre pour imbiber des compresses ou pour lotions sur les régions malades.

Guagno. — Bourg de la Corse (Sant'-Antonio-di-Guagno), à 73 km. d'Ajaccio, au milieu de hautes montagnes. Eaux thermales (source des Yeux 37°) et hyperthermales (Grande source 51°), sulfurées-sodiques, se rapprochant des sulfurées-thermales des Pyrénées. Utilisées surtout sous forme de bains (baignoire et piscine), de douches, mais aussi en boisson.

Principales indications. — Affections chirurgicales, suites de blessures par armes à feu, affections cutanées. Important hôpital militaire dont la clientèle a pourtant diminué depuis la création de l'hôpital permanent d'Amélie-les-Bains et l'agrandissement de celui de Barèges.

Guarana. — *Caract. phys. et chim.* — Pâte desséchée, brunâtre, de saveur amère et astringente, préparée avec les graines de *Paullinia sorbilis* (Sapindacée du bassin de l'Amazone); contient 6 à 8 p. 100 de caféine et du tannin.

Prop. thérap., indicat. — Préconisé, comme astringent, contre la diarrhée, la dysenterie; et comme antinévralgique contre la migraine (agit comme caféique).

Formes pharmac., doses. — *Poudre* 20 centigr. à 2 gr., en cachets. *Extrait alcoolique* 30 centigr. à 1 gr. *Décoction* 3 gr. pour une tasse. *Teinture* 10 à 20 gr. en potion.

Guber (Bosnie). — Station hydrominérale préconisée dans le traitement de la lèpre.

Guimauve. — *Althœa officinalis* (Malvacées). La racine, les feuilles, les fleurs, contenant un mucilage, sont utilisées comme émollient.

Formes pharmac., doses. — *Décoction de racines* 30 à 50 p. 1000, pour gargarismes, collutoires, lavements, lotions émollientes. *Infusion de fleurs* 20 p. 1000, émolliente, pectorale (s'associe aux autres fleurs pectorales : mauve, violette, coquelicot, tussilage). *Sirop* à volonté.

Gargarisme émollient :

Mucilage de racine de guimauve . . . . 250 gr.
Miel blanc . . . . 50 —
Teinture de vanille . . . . 1 —

Gurjun (Baume de), dit aussi *Baume de Gurgum.* — *Caract. phys. et chim.* — Liquide visqueux, rouge brun, à reflets verdâtres, d'odeur rappelant celle du copahu, de saveur âcre et aromatique, obtenu par incision du tronc de plusieurs arbres de la famille des *Diptérocarpacées* (Indes).

Prop. thérap., indicat. — Antiblennorrhagique, analogue mais inférieur au copahu.

Formes pharmac., doses. — Même emploi et mêmes doses que le copahu.

Gurnigel. — Bourg de Suisse, canton de Berne, à 50 km environ de cette ville, sur le versant N.-O. d'une montagne couverte de forêts de sapins et reliée à la chaîne du Stockhorn. Altitude 1153 m. Eaux froides (7°-8°), gazeuses et sulfurées-calciques accidentelles, sulfatées-calciques. Il existe une source bicarbonatée-ferrugineuse. Utilisées surtout en boisson, mais aussi en bains (l'eau minérale est chauffée par circulation de vapeur) et en douches. Laxatives, diurétiques et reconstituantes. Le limon minéral des sources agit énergiquement sur la peau; on l'emploie en épithèmes ou fomentations.

Principales indications. — Affections gastro-intestinales, engorgements du foie, manifestations multiples des diathèses scrofuleuse et herpétique, les différentes modalités de l'anémie. La cure d'altitude intervient pour une large part dans les résultats de la cure hydrominérale.

Gutta-percha. — Résine du *Dichopsis Gutta* (Sapotacées) et d'un assez grand nombre d'autres représentants de la même famille : *Sapota, Achras,* etc. Employée en feuilles (gutta-percha laminée) comme imperméable pour pansements humides, ou en solution chloroformée (*traumaticine,* Voir Chloroforme), comme excipient d'agents modificateurs de la peau (dans le psoriasis surtout).

Gymnastique. — *Culture méthodique de l'appareil locomoteur* (muscles et articulations). La gymnastique peut être appliquée au traitement d'affections très diverses, car la régularisation des fonctions locomotrices peut retentir sur le jeu de la plupart des organes et encore plus sur la nutrition générale. Il y a lieu de distinguer la *gymnastique fran-*

çaise et la *gymnastique suédoise* (de Ling). La première comporte : 1° des *manœuvres générales*, soit *sans appareils* (marche, saut, course, assouplissements), soit *avec appareils* (bâtons, haltères, barre fixe, barres parallèles, trapèze, etc.); 2° des *manœuvres localisées* (limitées à un membre, au thorax, à une articulation). La seconde, qui tend à décomposer et à doser le mouvement pour faire travailler isolément tel groupe musculaire, ou telle articulation, exige toujours l'intervention soit d'un éducateur (*gymnaste*), soit d'un appareil mécanique (*mécanothérapie*). Le *gymnaste* tantôt mobilise les jointures qui en ont besoin, au moyen de *mouvements passifs* très variés; tantôt dose, par une *opposition manuelle* faible, forte ou très forte, les mouvements actifs qu'il prescrit au sujet. Les *appareils mécaniques* imaginés par Zander permettent une limitation et un dosage encore plus précis des mouvements passifs et actifs. La mécanothérapie utilise des *machines* : 1° *à mouvements actifs*; 2° *à mouvements passifs*; 3° *à massage mécanique*. Dans les premières, la résistance du gymnaste est représentée par des leviers gradués munis d'un contrepoids mobile permettant un entraînement très progressif. La gymnastique d'opposition peut encore être pratiquée à domicile au moyen d'*appareils à traction élastique* (genre Sandow) se prêtant à l'exécution de mouvements méthodiques très variés dont chacun favorise le développement de tel ou tel groupe musculaire.

La *gymnastique française avec appareils* (anneaux, barre fixe, trapèze, etc.), celle qu'on pourrait appeler *acrobatique*, ne trouve guère son emploi qu'en *éducation physique*, pour développer la décision, la hardiesse, favoriser la croissance; elle exige une étroite surveillance, car elle n'est pas sans danger. Faisant aussi partie de la gymnastique pédagogique, les *assouplissements*, la *marche*, la *course* sont déjà bien plus applicables en médecine, étant à la portée de chacun et presque à tout âge. Mais la véritable gymnastique médicale est la *gymnastique d'opposition* dont les efforts et les

résultats sont gradués et localisés à volonté.

La *mécanothérapie passive* est surtout une méthode d'entraînement propre à rendre aux membres très impotents une motilité suffisante pour exécuter des exercices actifs, avec, puis sans le secours d'appareils mécaniques. Dans la pratique courante, la *gymnastique suédoise* et l'usage des *appareils à traction mécanique* répondent à la plupart des indications. Celles-ci se posent surtout dans les maladies chroniques. La gymnastique intervient soit pour activer la nutrition (gymnastique générale), chez les *goutteux*, les *diabétiques*, les *obèses*, les *arthritiques*; soit pour activer et régulariser la circulation périphérique (de façon à réduire le travail du cœur), dans les *cardiopathies valvulaires*, chez les *artérioscléreux*, les *variqueux*; soit encore (gymnastique localisée) pour relever la tension abdominale, en cas d'*atonie intestinale* ou d'*entéroptose*. En d'autres cas, elle concourt : à rétablir la mobilité d'une ou plusieurs articulations, compromise par la *goutte*, le *rhumatisme chronique*, une *paralysie*, une *myélopathie*; à restaurer les fonctions de muscles atrophiés ou altérés par l'*uricémie* (de Grandmaison); à régulariser, grâce à une *rééducation* véritable (v. c. m.), la marche, la station, les mouvements des membres supérieurs dans la *chorée*, le *tabes*, la *maladie des tics*, l'*hystérie*, etc. L'*asthme*, l'*emphysème*, la *tuberculose pulmonaire* sont surtout appelés à bénéficier de la *gymnastique respiratoire* (voir plus loin).

Gymnastique respiratoire. — Par *gymnastique respiratoire* on entend un système d'exercices respiratoires physiologiques, répétés dans diverses attitudes et combinés à des mouvements passifs ou actifs des membres. Exigeant la direction et la surveillance constante d'un médecin, cette gymnastique se propose de développer, rétablir ou maintenir le jeu normal de l'appareil respiratoire (G. Rosenthal). Assimilable à une véritable *rééducation*, elle trouve son emploi dans nombre d'états pathologiques. Les *adénoïdiens vrais* (opérés), les *faux adé-*

noïdiens, déshabitués de la respiration nasale soit par leurs antécédents (végétations dans l'enfance), soit par des fluxions répétées de la pituitaire, tireront un réel bénéfice de la gymnastique respiratoire, souvent indispensable pour donner tout son effet à l'ablation des végétations. Le même traitement amende rapidement la *pseudo-hypertrophie du cœur de croissance* liée au développement imparfait du thorax. Il corrige également ment l'insuffisance respiratoire créée par la *névralgie intercostale*, les *fractures de côte* non compliquées. Seraient aussi de son ressort certaines *anémies* sans hypoglobulie notable (Maurel, de Toulouse) ainsi qu'un grand nombre de *convalescences* qui ne bénéficient de la cure d'air qu'à cette condition. Les *scléroses pulmonaires* consécutives à la bronchopneumonie, à la pleurésie, ainsi que les *rétractions thoraciques* et les *scolioses* qu'elles entraînent, pourraient bien souvent être prévenues par des exercices respiratoires méthodiques institués après et même pendant les maladies causales (Rosenthal). En favorisant, chez les prédisposés à la phthisie, le développement du thorax, toujours imparfait, en annihilant les *zones d'inertie respiratoire* (l'inertie sous-claviculaire surtout), la gymnastique respiratoire devient un précieux *agent de prophylaxie anti-tuberculeuse* (Maurel); elle peut même, à la phase initiale de la forme commune (en s'adressant d'abord aux zones saines), revendiquer un *rôle curatif*.

Quant à la *technique de la méthode*, nous ne pouvons en donner ici qu'un aperçu très rapide. Lorsque le sujet a été habitué à une *respiration exclusivement nasale*, premier résultat à obtenir, on lui fait exécuter au commandement : 1° des *respirations dans diverses attitudes* (couché sur le dos ou le côté, assis, debout, les bras en croix, en avant ou en l'air); 2° des *respirations combinées à des mouvements passifs du tronc* (le sujet étant assis les jambes étendues, ou, couché sur un divan, le faire inspirer tandis qu'on l'étend ou qu'on l'assoit), *des bras* (inspirations avec élévation des bras en avant ou sur les côtés; retour à la position première pendant l'expiration) ou *des jambes* (flexion des jambes dans le décubitus, pendant l'inspiration; extension pendant l'expiration); 3° des *respirations combinées à des mouvements actifs des bras* (principaux mouvements d'assouplissement; mouvements de natation à sec); 4° *des respirations pendant la marche, la parole, la lecture à haute voix, le décubitus, le repos* (marcher en inspirant quand le pied gauche pose à terre, et en expirant quand c'est le droit). Pendant tous ces exercices, un geste de la main (levée pour l'inspiration, abaissée pour l'expiration) règle les mouvements respiratoires qui, d'abord assez rapides et superficiels, doivent se faire de plus en plus lents, amples et profonds, toujours la bouche close. L'essentiel est *que la respiration soit complète*, avec *contraction du diaphragme* se traduisant, à chaque inspiration, par le soulèvement de l'abdomen.

Gynocardia odorata. — Voir Chaulmoogra (Huile de).

Gynocardique (Acide). — Principe actif de l'huile de Chaulmoogra.

Prop. thérap., indicat. — Antilépreux.

Formes pharmac., doses. — 1 à 3 gr. par capsule de 20 centigr. Lui préférer le *gynocardate de soude* (1 à 4 gr.) mieux toléré.

H

Haleine (Fétidité de l'). — L'*haleine fétide* tient à des causes très variables : *lésion dentaire* (carie, tartre, périostite), *buccale* (stomatite), *pharyngée* (amygdalite lacunaire, adénoïdite), *nasale* (rhinite chronique, ozène, etc.) ; *affection laryngée* (laryngite syphilitique, tuberculeuse, cancéreuse) ou *broncho-pulmonaire* (bronchite fétide, gangrène pulmonaire, etc.) ; *dyspepsie avec stase gastrique*. Le traitement rationnel de ce symptôme doit donc viser directement sa cause, qu'il importe, avant tout, de préciser. En certains cas, l'haleine doit son odeur à diverses substances volatiles absorbées puis éliminées par la muqueuse bronchique : *alcool, éther, paraldéhyde, ail, balsamiques*, etc. ; ces facteurs sont aisés à dépister.

Hall et Halle. — Plusieurs stations de ce nom, dans l'Empire d'Allemagne (Wurtemberg et Saxe) et dans l'Empire d'Autriche (Tyrol), sont remarquables par l'existence d'eaux froides chlorurées-sodiques ne présentant aucune spécialisation particulière.

Hamamelis virginica ou *noisetier de la sorcière* (Saxifragacées). — On utilise l'écorce et les feuilles contenant, outre du tannin, une huile essentielle qui serait le principe actif.

Prop. thérap., indicat. — Remède populaire en Amérique contre les varices, les hémorrhoïdes et les hémorrhagies. Toxicité presque nulle. Paraît atténuer les poussées fluxionnaires des variqueux et des hémorrhoïdaires. Utile contre les métrorrhagies congestives, seul ou associé soit à l'hydrastis canadensis, soit à l'ergot ; mais, en raison de l'incompatibilité existant entre les préparations d'hamamelis et celles d'hydrastis ou d'ergot, et comme, d'autre part, l'alcool possède une action pharmacodynamique précisément opposée, il vaut mieux administrer chaque substance séparément et à assez long intervalle.

Formes pharmac., doses. — *Extrait fluide* 4 à 20 gr. *Teinture* 3 à 15 gr. Les autres préparations sont très infidèles.

Élixir (hémorrhoïdes) :

Extrait fluide d'hamamelis. 50 gr.
Teinture de bourgeons de peupliers . . . . 90 —
Sirop d'écorces d'oranges amères . . . . 60 —
3 à 4 cuillerées à soupe par jour.

Potion :

Ext. fluide d'hamamelis.
Sirop de rhubarbe composé . . . . } āā 100 gr.
Teinture de vanille . . 1 —
3 à 4 cuillerées à soupe par jour.

Mixture (métrorrhagies) :

Teinture d'hamamelis . . . 20 gr.
— d'hydrastis . . . . 7 —
Ergotine . . . . 10 —
Alcoolat d'essence de térébenthine . . . . 40 —
Cuillerée à café, 6 à 8 fois par jour, dans un demi-verre d'infusion sucrée de petite centaurée.

Hammam (El). — Algérie, département de Constantine. Eaux thermales (36°), chlorurées-sodiques.

Hammam-Melouane. — Algérie, département et arrondissement d'Alger, commune de Rovigo, à 8 km de Rovigo et 37 km d'Alger. Eaux hyperthermales (39°-41°), chlorurées-sodiques fortes.

Hammam-Meskoutine. — Algérie, département de Constantine, arrondissement de Guelma, commune de Clauzel, à 22 km de Guelma, sur la ligne de Bône à Constantine. Altitude 300 m. Eaux hyperthermales (78°-95°), oligo-métalliques, chlorurées et sulfatées-sodiques, arsenicales. Utilisées sous forme de bains (baignoire, piscine, vapeur), de douches, de douches de vapeur et aussi de boisson.

Hammam-Rhira. — Commune mixte

d'Algérie, département d'Alger, arrondissement de Miliana, canton de Bou-Medfa, à 3o km de Miliana et 115 km d'Alger. Altitude 52o m. Eaux froides, chaudes et hyperthermales (17°-67°), sulfatées-calciques et ferrugineuses. Utilisées en boisson et bains.

Harlem (Huile de). — Voir Cade (Huile de).

Haschich. — Voir Chanvre indien.

Haute fréquence (Courants de). — I. *Outillage.* — Les *courants alternatifs de haute fréquence* (courants d'Arsonval-Testa) sont fournis par des *appareils condensateurs* spéciaux et un *solénoïde*, puisant, eux-mêmes, à des sources électriques variées : accumulateurs, courants continus ou alternatifs du secteur urbain (après transformation), machines statiques. On les applique au corps humain, soit directement ou avec un lit condensateur, soit avec un *résonnateur mono* ou *bipolaire*. L'*application directe* se fait par 2 électrodes reliées au solénoïde ; dans le procédé du *lit condensateur*, l'un des conducteurs aboutit sous une chaise longue recouverte d'ébonite, l'autre à deux poignées fixées aux appuis-bras et tenues par le malade étendu sur l'appareil. L'*application avec résonnateur* permet, grâce à l'emploi d'une série d'électrodes spéciales, de soumettre le sujet aux *étincelles*, à l'*effluve* ou au *bain électrique*.

II. *Effets physiologiques.* — Les *applications générales*, même à une très haute intensité (6oo à 1ooo volts), n'éveillent nulle douleur ni sensation quelconque, sauf sur le lit condensateur dont les poignées échauffent les mains, mais elles modifient profondément la nutrition en l'accélérant, accroissent le pouvoir réducteur de l'oxy-hémoglobine, augmentent les déchets urinaires et abaissent sensiblement la tension artérielle. Les *applications locales directes* exercent des actions analgésiques, résolutives, vaso-motrices et trophiques (E.-A. Weil). L'*étincelle* du résonnateur provoque sur la peau une anémie locale passagère avec aspect *chair de poule*, puis une hyperémie plus durable ; une *série d'étincelles le long du rachis* élève la tension

artérielle. L'*effluve*, surtout *bipolaire*, produit également l'*hypertension*, mais aussi une *vasodilatation* locale intense et une *analgésie* pouvant aller jusqu'à l'anesthésie.

III. *Indications thérapeutiques.* — Le *lit condensateur* serait très efficace chez les *artérioscléreux hypertendus* (Moutier), les *arthritiques*, les *neurasthéniques*. On oppose les *applications directes* à certaines *arthropathies rhumatismales*, aux *névrites*, aux *amyotrophies*, etc. (Denoyes). Diverses dermatoses : *eczéma*, *lichen*, *psoriasis*, *lupus érythémateux*, *prurits*, etc. ; certaines *névralgies* seraient justiciables de l'*effluve* ou de l'*étincelle* monopolaires. Les applications monopolaires, dans le rectum, d'une *électrode à manchon de verre* trouvent, actuellement, leur indication formelle dans le traitement des *hémorrhoïdes* et de leurs complications, de la *fissure anale*, de la *rectite* et du *prolapsus rectal*, des *prostatites* et de la *constipation rebelle*. L'analgésie qu'entraînent les applications locales directes peut être utilisée pour les petites opérations dentaires (Régnier et Didsbury).

Les *applications bipolaires avec résonnateurs*, l'*effluvation* ou les *applications générales* sont employées dans nombre d'états pathologiques : *névralgies*, *myalgies*, *arthrites chroniques*, *amyotrophies réflexes*, *atonie gastrique*, *neurasthénie*, *diabète*, *arthritisme*, *tuberculoses locales*.

Hauterive. — Source de Vichy (Voir Vichy).

Hayem (Sérum de). — La solution saline connue sous ce nom et dont voici la formule :

Chlorure de sodium pur .	5 gr.
Sulfate de soude cristallisé pur	10 —
Eau distillée stérilisée. .	1 ooo —

est surtout indiquée (injectée sous la peau ou dans les veines) dans le traitement des entérites avec déshydratation extrême de l'organisme, spécialement dans celui du choléra où il a donné ses meilleurs effets. On injecte de 1oo à 15oo c. c.

Hectique (Fièvre). — La *fièvre*

hectique est une fièvre vespérale qui, débutant d'habitude de 3 à 7 heures, atteint 38°, 39° ou plus. Surtout observée dans la *tuberculose pulmonaire ouverte*, elle est attribuée aux toxines soit du bacille de Koch, soit des agents pyogènes à lui associés (cavernes). Quand elle est modérée, le *repos horizontal* est le premier remède à lui opposer; on pourra y joindre les *lotions fraîches* faites avec de l'eau alcoolisée. Les antithermiques n'ont sur elle qu'un effet momentané, trop souvent payé par des malaises pénibles : sueurs profuses, adynamie; aussi leur indication ne se pose-t-elle que quand un répit passager est nécessaire au malade pour s'alimenter; le mieux est alors de prévenir l'accès en donnant le médicament avant l'heure probable de son début. La *quinine* étant inefficace, il faut s'adresser soit à l'*antipyrine* (60 centigr. à 1 gr. à midi et vers 3 heures), soit à la *phénacétine* (35 centigr.), à l'*aspirine* (1 à 2 gr.) ou à la *cryogénine* (50 centigr. à 1 gr.). L'usage de petites doses d'*alcool* est, en même temps, très logique. Certains auteurs ont préconisé le *gaïacol cristallisé* (liquéfié par la chaleur) en badigeonnages sur le thorax; on en étale 1 gr. à 1 gr. 50 sur une surface de 10 à 15 cm² et on recouvre de taffetas gommé; au bout d'une heure la température subit une dépression de 1° à 1°5 qui atteint son maximum 2 heures plus tard; mais cette hypothermie ne va pas sans quelques troubles : sueurs profuses, mauvais goût dans la bouche ou même collapsus, celui-ci surtout à redouter à la phase cavitaire.

En dehors de la phthisie, la fièvre hectique est généralement d'origine septicémique; elle peut être l'indice d'une *suppuration streptococcique* (pleurale ou autre), d'une *infection biliaire* (fièvre intermittente hépatique) ou *urinaire* (chez les calculeux, les rétrécis, les prostatiques). Dans ces divers cas c'est à l'élément causal qu'il faut s'attaquer (drainage de la collection purulente; antisepsie des voies biliaires; rétablissement du cours des urines, etc.) et la médication antithermique est impuissante.

Hédonal. (*Méthylpropylcarbinoluréthane.*) — *Caract. phys. et chim.* — Cristaux incolores, peu solubles dans l'eau froide (1 p. 102), d'odeur aromatique, de saveur analogue à celle du menthol.

Effets physiol. et tox. — Hypnotique presque pas toxique (hallucinations après un usage prolongé), sans action sur la circulation et la respiration; entièrement décomposé dans l'organisme en eau, acide carbonique et urée.

Prop. thérap., indicat. — Hypnotique plus actif que l'hydrate de chloral. Indiqué dans l'insomnie de la neurasthénie, des états chroniques (sans troubles psychiques), des pyrexies. Produit, en un quart d'heure ou une demi-heure, un sommeil calme de 5 à 7 heures, avec abaissement de température et diurèse légère. Infidèle dans les insomnies graves.

Formes pharmac., doses. — 1 à 3 gr. en cachets; 1 gr. suffit habituellement. On l'associe, avec avantage, au trional.

Heilbrunn ou **Oberheilbrunn.** — Bourg de la Bavière, dans les Alpes bavaroises. Altitude 800 m. Eaux froides (16°), faiblement chlorurées-sodiques (5 p. 1000) et iodo-bromurées. Toniques, reconstituantes et très excitantes. Utilisées surtout en boisson, mais aussi en bains.

Hélénine. — Voir AUNÉE.

Héliothérapie. — Mode de *photothérapie* utilisé en Allemagne et en Suisse et consistant dans l'exposition au soleil, plusieurs heures par jour (bain solaire de durée progressive), du corps nu, la tête abritée par un chapeau de paille. L'intensité des rayons calorifiques est, le cas échéant, modérée par l'emploi d'une cage vitrée sur laquelle coule de l'eau froide. L'héliothérapie trouve sa principale indication dans l'anémie, les convalescences difficiles et même la tuberculose. Localement, on l'a opposée aux arthrites et aux plaies rebelles dont elle hâterait la guérison.

Helmerich (Pommade d'). — Voir SOUFRE.

Helmitol (*Anhydrométhylènecitrate d'hexaméthylènetétramine*). — *Caract. phys. et chim.* — Aiguilles blanches inodores, de saveur acidulée, solubles dans 7 p. d'eau.

Prop. thérap., indicat. — Antiseptique des voies urinaires (dégage de la formaldéhyde).

Formes pharmac., doses. — *Usage int.:* 2 à 4 gr. en cachets. — *Usage ext. :* solutions de 1 à 2 p. 100 pour lavages vésicaux.

Hématémèses. — Voir GASTRORRHAGIES.

Hématurie. — Le sang mêlé à l'urine peut tirer sa source des divers segments du tractus urinaire : *urèthre postérieur, vessie, uretère, bassinet* ou *rein.* De ce fait l'hématurie réclame un traitement variable avec sa cause. Certaines hématuries succèdent à un *traumatisme* uréthral, vésical ou rénal, à une *fausse route* (chez les prostatiques), à l'*évacuation trop complète de la vessie* après rétention ; d'autres sont imputables à un *calcul vésical* ou *rénal* (à l'occasion d'une course en voiture ou en chemin de fer), à une *tumeur de la vessie* ou *du rein,* à une *cystite,* à une *néphrite,* à la *tuberculose des voies urinaires,* à la *stase rénale* asystolique. Il est enfin des hématuries d'*origine parasitaire.* A chacune de ces causes répondent des indications spéciales, mais des prescriptions générales sont applicables à toutes.

I. *Indications générales.* — Toute hématurie nécessite le *repos horizontal absolu,* le *régime lacté froid,* surtout en cas de néphrite. Un *sac de glace* sera placé soit sur l'hypogastre, soit sur la région lombaire, suivant que le sang vient de la vessie ou du rein. Les hémostatiques internes : *ergot, ergotine, adrénaline, sérum gélatiné* (en injections hypodermiques), *chlorure de calcium,* pourront être utilisés. Lorsque des caillots encombrant la vessie l'empêchent de se vider, il faut les aspirer avec une forte sonde, introduite prudemment, et une seringue à large canule. Les hémorrhagies vésicales rebelles sont justiciables de la *taille hypogastrique* suivie d'*hémostase directe.* Aux hématuries rénales on peut opposer les *ventouses* au niveau du triangle de J.-L. Petit, les *grands bains très chauds* à 40°, 42° (sauf chez les cardiaques et les artérioscléreux) ou la *saignée générale* (chez les urémiques).

L'*anémie consécutive* est réparable par les toniques (alcool, fer, etc.), et même, si elle est extrême, par des injections de sérum artificiel.

II. *Indications spéciales.* — Lorsqu'elles ne cèdent pas au repos les *hématuries traumatiques* réclament une *intervention chirurgicale* tendant à rechercher la source du sang pour la tarir directement. Les hématuries seront épargnées aux prostatiques, grâce à une grande douceur dans le cathétérisme, et à la précaution de n'évacuer que le trop-plein de la vessie quand elle est très distendue. Le *repos* est le grand remède des *hématuries calculeuses,* mais il reste ensuite à s'attaquer au calcul lui-même. Les *hématuries d'origine néoplasique* ne cèdent qu'à l'*ablation de la tumeur* quand elle est opérable ; les *tumeurs inopérables de la vessie* bénéficient, à titre palliatif, de la *taille hypogastrique.* Quand une *néphrite* ou une *cystite* est en cause, il faut la traiter par des moyens appropriés.

Hémiplégie. — Sur l'*hémiplégie de la face* le traitement a peu de prise ; on se bornera à stimuler les muscles, tous les 2 ou 3 jours, par quelques *secousses faradiques* légères et courtes. Il en est autrement aux membres qui réclament d'urgence la *mobilisation précoce* pour prévenir l'arthrite, les douleurs, l'atrophie musculaire, et, dans une certaine mesure, la contracture. Dès que le coma est dissipé, et même avant, s'il se prolonge, il faut, matin et soir, mobiliser, une à une : les jointures des doigts, du poignet, du coude et l'articulation scapulo-humérale en donnant au bras toutes les attitudes physiologiques ; on achève par un léger *massage des muscles* (de leur insertion osseuse à leur insertion tendineuse), en appuyant sur ceux qui s'atrophient et ne faisant qu'effleurer ceux que guette la contracture ; en activant la circulation des muscles ces manœuvres en assurent la nutrition. L'aptitude aux infections secondaires étant très accrue chez les hémiplégiques, il importe de les soumettre à une antisepsie soigneuse de la peau ainsi que des muqueuses buccale et vésicale. L'*hémiparé-*

sie des muscles du thorax et de l'abdomen,
cause de troubles respiratoires et digestifs (congestion et infections pulmonaires, stase fécale) exige aussi des exercices spéciaux. Dès que la motilité commence à se réveiller, on doit en entreprendre la *rééducation*. On réapprendra
au malade à se mettre sur son séant, à
descendre du lit, tout en l'encourageant
et en lui évitant les accidents. La *béquille*, la *canne-béquille*, la *chaise rou-
lante de Leyden-Jacob* concourront à restaurer la *station debout* et la *marche*.
L'habitude de *soulever le membre paralysé*
est recouvrée par l'usage de *petits bancs*
de hauteurs croissantes. Le malade peut
s'exercer à fléchir et à étendre la jambe
à l'aide d'*appareils à traction*. Plus délicate au *membre supérieur*, la rééducation
comporte des mouvements actifs progressifs exécutés soit avec des *appareils à
traction élastique*, soit, pour la supina-
tion et la circumduction, avec des *roues
spéciales* (P. Kouindjy). Le *traitement
électrique*, dont l'emploi exige une grande
prudence, ne doit intervenir que 15 ou
20 jours après la fin de l'ictus apoplectique. Après chaque séance de mobilisation et de massage, on fait alors passer,
durant 10 à 15 minutes, un *courant galvanique faible* dans les membres atteints,
fixant le pôle positif sur la région dorsale supérieure (membre supérieur) ou
inférieure (membre inférieur), et, promenant l'électrode négative sur les masses
musculaires paralysées; on termine par
quelques interruptions en élevant l'intensité du courant (Gilles de la Tourette). Poursuivi patiemment pendant
plusieurs mois, ce traitement amène souvent des améliorations inespérées. Toujours accessoire le *traitement médicamenteux* se réduit à l'administration de
petites doses d'*iodure de potassium*, seul
ou associé au *bromure* et à l'usage de
laxatifs destinés à assurer des selles
quotidiennes. L'*hygiène générale* physique et morale (vie paisible à la campagne) ne sera pas négligée.

Hémiplégie hystérique. — L'*hémiplégie hystérique* présente des allures
extrêmement capricieuses; tantôt, très
passagère, elle guérit brusquement à
l'occasion d'une vive émotion, d'une
attaque convulsive; tantôt, très rebelle
(surtout chez l'homme), elle dure des
mois et des années. Elle peut céder à des
moyens simples : *emploi des aimants,
électrisation, suggestion* à l'état de veille
ou dans le sommeil hypnotique; mais,
comme elle équivaut, ainsi que la plupart des accidents hystériques, à une
amnésie, la véritable indication consiste
à *réapprendre au sujet les divers mouvements dont il a perdu le souvenir*. Dans
ce but, on éveille successivement, avec
un appareil faradique, la contraction des
principaux groupes musculaires des
membres paralysés, en attirant l'attention du sujet sur les mouvements correspondants; la même opération est répétée en réduisant, peu à peu et à son
insu, l'intensité du courant pour l'enga-
ger plus tard à reproduire volontairement les mêmes mouvements, but qui
est atteint assez vite en général. Avec de
la patience et de la méthode, en procédant du simple au complexe (3 ou
4 séances de 20 minutes dans les cas
récents ; davantage dans les anciens), on
arrive assez vite à un résultat.

Hémiplégie infantile. — Le traitement de l'*hémiplégie spasmodique infantile* ne peut être que palliatif. Au début,
la thérapeutique s'adresse aux convulsions (v. c. m.), ou, si elle existe, à la
méningite aiguë. Lorsque l'hémiplégie
est constituée, il faut prévenir les déformations par la *galvanisation*, en
fixant l'électrode positive à la nuque et
en promenant la négative sur les muscles
paralysés (séances de 10 à 15 minutes
tous les 2 jours). A défaut de courants
continus, on peut utiliser les *courants
faradiques à intermittences rares*. On y
joindra, chaque jour, des *mouvements
passifs* destinés à redresser les membres
pour les maintenir ensuite par le port
d'*appareils orthopédiques*. Plus tard, si
les déformations tiennent à des *rétractions fibreuses*, il faut y remédier par la
ténotomie. Les *crises épileptiques* sont
justiciables de la *médication bromurée*.
Au point de vue psychique, l'*arriération
simple* ressortit à la *méthode d'éducation
de Séguin et de Bourneville* (Voir IDIOTIE).

Hémispasme glosso-labié. — L'*hémispasme glosso-labié* réclame le même traitement que les autres contractures hystériques : *massage très doux* (effleurage), *suggestion*, *faradisation du côté opposé* (avec le pinceau), ou *souffle électrique* sur le côté malade.

Hémoglobine. — *Caract. phys. et chim.* — Substance albuminoïde cristallisable constituant le principe colorant des hématies. Cristaux rouge-brun, solubles dans 8 à 10 p. d'eau (solution rouge pourpre), dans la glycérine hydratée. Contient environ 0,42 p. 100 de fer. Précipitée par l'alcool, les vins riches en alcool, le tannin.

Prop. thérap., indicat. — Préconisée comme ferrugineux dans les anémies ; mais elle est détruite dans le tube digestif, transformée dans le foie en pigments biliaires, ou, si elle est injectée sous la peau à hautes doses, éliminée par l'urine.

Hémoglobinurie. — L'hémoglobinurie est un symptôme qui peut compliquer nombre d'états pathologiques : *intoxications* (acide phénique, salol, iode, quinine, chlorate de potasse, acide pyrogallique, etc.), *infections* (scarlatine, érysipèle, fièvre typhoïde, typhus, rhumatisme et surtout *syphilis* et *paludisme*, *néphrite*, *dyscrasies* (uricémie, oxalurie). L'*hémoglobinurie essentielle a frigore* apparaît de plus en plus rare, à mesure que les causes du grand syndrome sont mieux connues. La thérapeutique est naturellement variable avec la cause.

I. *Hémoglobinurie a frigore.* — Les malades qui y sont sujets éviteront le froid et le surmenage, renonceront à l'hydrothérapie froide, feront chaque jour des frictions au gant de crin et porteront, en tout temps, des vêtements de laine. En injectant à des animaux du sérum humain à doses massives, MM. Widal et Rostaine ont obtenu un *sérum antisensibilisateur* qui leur a permis de procurer (par injections hypodermiques de 25 c. c.) à une femme atteinte d'hémoglobinurie paroxystique une immunité d'un mois contre ses accès *a frigore*.

II. *Hémoglobinurie toxique.* — Pour l'éviter il suffit de n'user qu'avec prudence des médicaments qui y exposent, en particulier de la *quinine* chez les paludéens sujets à l'hématurie.

III. *Hémoglobinurie infectieuse.* — Au cours des infections aiguës elle bénéficie du traitement appliqué à la maladie causale, spécialement du *repos au lit* et du *régime lacté absolu*. La *syphilis*, acquise ou héréditaire, cause la plus commune d'hémoglobinurie infectieuse, doit, dans tous les cas où elle est soupçonnable, être soumise aux *injections de biiodure de mercure*, et, après une dizaine de jours, à l'*iodure de potassium*, à doses prudentes, en surveillant constamment l'état des urines pendant toute la cure. Le traitement de la *fièvre bilieuse hémoglobinurique* (v. c. m.) a été exposé ailleurs.

IV. *Hémoglobinurie néphrétique.* — L'hémoglobinurie est un facteur fréquent de coloration des urines au cours des néphrites chroniques. Elle exige, dans ces cas, le repos au lit, la diète lactée intégrale et l'application de ventouses sur les lombes.

V. *Hémoglobinurie dyscrasique.* — Si l'hémoglobinurie semble imputable à un excès d'acide urique ou oxalique dans les urines, elle cédera au traitement hygiénodiététique et médicamenteux, soit de l'*uricémie* (Voir GOUTTE), soit de l'*oxalurie* (v. c. m.).

Hémoglobinurique (Fièvre bilieuse). — Voir FIÈVRE BILIEUSE HÉMOGLOBINURIQUE.

Hémophilie. — L'*hémophilie* est une aptitude familiale aux hémorrhagies, se montrant dès le premier âge, mais tendant parfois à s'atténuer plus tard. Encore obscure sa pathogénie semble, d'après les recherches modernes, liée à un trouble hépatique et à l'absence ou à l'altération, dans le sang de ces malades, d'un ferment coagulant ou *fibrin-ferment*. P. Émile Weil admet, en outre, une *forme acquise* de l'hémophilie, moins grave que la *forme familiale*.

I. *Prophylaxie.* — Elle consiste à épargner à l'hémophile toute plaie même insignifiante et toute intervention san-

glante (sauf après un traitement préparatoire). Dans ce but, ces enfants, élevés
plutôt en famille et soumis à une surveillance constante, éviteront les professions susceptibles de les exposer, plus
tard, aux piqûres ou aux coupures. L'hémophilie se transmettant plutôt par les
femmes, il est préférable que les filles
qui en sont atteintes renoncent au mariage. Ces malades observeront une sévère
hygiène : abstinence d'alcool, de café,
de thé, d'épices; régime lacto-végétarien
mitigé; hydrothérapie froide, vie à la
campagne sous un climat doux.

II. *Traitement*. — La médication tonique par l'*huile de foie de morue* et le
sirop iodotannique, par le *fer* et l'*arsenic*
est à conseiller. Ces malades tolèrent
mal certains médicaments, le mercure
notamment. Contre les *poussées congestives* on a préconisé les *purgatifs salins*,
les *bains de pieds sinapisés*, les *toniques
du cœur* (*digitale, caféine*), la *quinine*.

Les *hémorrhagies superficielles* sont
justiciables : 1° de la *compression* directe
ou à distance (sur les grosses artères du
membre), préférable à la cautérisation
au fer rouge, à la ligature de l'artère
principale du membre, procédés infidèles; 2° des applications locales d'*antipyrine*, d'*eau oxygénée* (v. c. m.), de solution d'*adrénaline* (à 1 p. 1000) ou de sérum
frais (M. Labbé). Les *épanchements sanguins sous-cutanés et intra-musculaires*
exigent le *repos du membre* en bonne posture (demi-flexion pour le membre supérieur, extension pour l'inférieur); les
hémarthroses, l'*immobilisation* et la *compression*. Aux *hématémèses*, aux *entérorrhagies* on opposera la *glace intus* et
extra; aux *métrorrhagies* non puerpérales, l'*ergot de seigle*, les *injections
chaudes* et le *tamponnement*. En cas de
grossesse le bénéfice de l'avortement ou
de l'accouchement prématuré est discutable, l'accouchement à terme étant souvent normal. Des hémostatiques internes
les moins infidèles sont : l'*ergotine* et le
chlorure ou le *lactate de calcium* (2 à 4 gr.
3 jours de suite, puis repos de 3 ou 4 jours,
M. Labbé), ces derniers applicables, à
titre préventif, pendant les 8 jours précédant une opération (2 gr. 3 fois par jour,

Wallis). Wil. F. Tailor est parvenu à rendre au sang sa coagulabilité normale par
une cure méthodique à l'*extrait thyroïdien*. En cas de cholémie le *suc hépatique*
donnerait des résultats. Dès longtemps
on avait noté l'effet héroïque de la transfusion dans les cas graves d'hémophilie.
On a démontré, depuis, l'influence coagulante remarquable des *injections intra-
veineuses de sérum d'homme, de lapin* ou
de cheval. En injectant dans les veines
d'un hémophile 10 à 20 c. c. de sérum
d'homme sain, de cheval ou de lapin,
P.-Émile Weil a pu ramener la coagulation du sang à la normale en 48 heures
et pour une dizaine de jours (après 5 semaines le trouble se reproduit). Le *sérum
de bœuf* exposant à des accidents sériques
est à rejeter. Le sérum agit surtout *frais*.
En cas d'urgence on peut pourtant recourir au *sérum antidiphthérique* ou *antitétanique* ou même au *sérum artificiel*
(Tüffier). Les injections hypodermiques
sont également efficaces mais à doses
plus fortes (20 à 30 c. c.). Ce procédé
permet d'entreprendre, après une ou plusieurs injections préventives, une opération sanglante sans risque d'hémorrhagie
grave.

Hémoptysie. — L'*hémoptysie* est le
rejet, par la bouche, de sang venu des
voies aériennes. Elle reconnaît pour
principales causes : la *tuberculose pulmonaire* à ses diverses périodes et les
cardiopathies. Les hémoptysies tuberculeuses sont les plus souvent observées.
Celles de la première période sont, par
elles-mêmes, bénignes; celles de la phase
d'état sont plus sévères, surtout s'il y a
de la fièvre; celles de la phase cavitaire
sont rarement curables.

I. *Prophylaxie*. — La fatigue physique
ou intellectuelle, les efforts, le séjour
dans des locaux surchauffés ou confinés;
les excès de table, de coït; le surmenage
vocal sont, pour le tuberculeux, autant de
facteurs d'hémoptysie à éviter. L'époque
menstruelle y prédispose également les
femmes, aussi doivent-elles : 1° prendre
à l'approche de celle-ci du *bromure*, des
pilules d'aloès et des *bains de pieds sinapisés*; 2° garder le repos pendant sa
durée. Les tuberculeux congestifs de-

vront s'abstenir de fer, d'arsenic et de cures sulfureuses.

II. *Traitement.* — Tout malade crachant le sang doit d'abord être rassuré ainsi que son entourage. Installé dans une chambre fraîche et ventilée, il gardera le lit, en position demi-assise, le thorax relativement immobile, et incliné du côté du poumon qui saigne. Niedner conseille même d'immobiliser la moitié malade dans des bandes de sparadrap caoutchouté, les unes horizontales et imbriquées (à la base), les autres verticales et appuyant sur des tampons d'ouate qui comblent les fosses sus-épineuse et sous-claviculaire. Condamné à garder un silence absolu et à retenir sa toux le plus possible, le malade n'absorbera que des aliments légers et substantiels (laitage, œufs, bouillon, potages). Il peut être utile de provoquer soit la vaso-dilatation périphérique par des *sinapismes*, des *bains de pieds sinapisés*, des *ventouses sèches*, l'administration de la *trinitrine* ou du *nitrite de sodium* (Lawrason Brown), soit la vaso-constriction profonde réflexe par application de *sacs de glace* placés sur le thorax (sur la région qui saigne, si l'auscultation l'indique, sinon, sur la région présternale ou interscapulaire), sur les bourses ou sur les grandes lèvres (5 minutes au plus, Gros d'Alger). Dans les cas graves, on a conseillé de réduire l'afflux du sang vers le thorax par l'application de la *ventouse de Junod* ou par la *ligature temporaire* (1/4 d'heure) *des membres* à leur racine. Le plus utile médicament interne est l'opium (12 à 20 centigr. d'*extrait thébaïque*, ou *sirop d'opium*) ou la *morphine* (1 à 3 centigr. en piq.) qui modèrent la toux. Quoique couramment employés, l'*ergot de seigle* (1 à 2 gr. de poudre en plus. fois) et ses dérivés l'*ergotine* (2 à 4 gr. par jour), l'*ergotinine* de Tanret (1 milligr. en piq.) sont souvent infidèles. L'*ipéca* à dose vomitive (2 à 3 gr. de poudre en 4 à 6 paq. à 8 minutes d'intervalle) ou nauséeuse (10 centigr. tous les 1/4 d'heure) est un vaso-constricteur éprouvé qui peut aussi être donné, associé à l'opium, sous forme de *poudre de Dower* (50 à 75 centigr. en plus. fois). La *digitale* est un bon adjuvant, opposé à l'éréthisme cardiaque quand il existe, mais son action est lente. Les hémostatiques modernes, tels que le *chlorure de calcium*, la *gélatine*, l'*adrénaline*, peuvent aussi participer au traitement de l'hémoptysie. Le *chlorure de calcium* (2 à 6 gr. en potion) est inoffensif et a donné des succès. Les injections de *sérum physiologique* (7 p. 1000) *gélatiné* (2 à 5 p. 100) à la dose de 100 à 200 gr. (P. Carnot) peuvent également arrêter l'hémorrhagie pulmonaire, mais ne doivent être faites qu'avec des solutions strictement stérilisées (pour écarter tout risque de tétanos). Souques et Morel, Martinet et d'autres ont triomphé d'hémoptysies graves en injectant sous la peau 1/2 milligr. d'*adrénaline* (1/2 c. c. de la solution au 1/1000); cette substance semble même plus active sur les hémoptysies cavitaires que sur celles de la 1re période (Martinet). On peut encore la donner en potion, mais à plus haute dose (1 à 3 milligr. par jour). La dose sera, au contraire, très réduite si on recourt, comme Vaquez, aux *injections intra-parenchymateuses* (1/4 de milligr.) ou, comme Yvert, aux *injections intra-trachéales* (1/4 de milligr.). En tout cas, un agent aussi puissant ne sera manié qu'avec une extrême prudence. Gilbert et Carnot ont, avec quelque succès, appliqué à l'hémoptysie, les propriétés coagulantes des *extraits hépatiques* (10 à 12 gr.). Plus récemment, F. Hare, Rouget et Lemoine, Soulier, Pic et Petitjean ont vanté les vertus hémostatiques des *inhalations de nitrite d'amyle* (VI à IX gouttes) qui détermineraient, dans la petite circulation, une vaso-constriction très rapide d'un précieux secours en cas d'urgence. Gaultier et Chevalier ont montré l'efficacité de l'*extrait éthéré de Guï*.

L'*hémoptysie des cardiaques* menace rarement par son abondance; elle est surtout l'expression d'une *asystolie* qui réclame l'emploi du *régime lacté*, des *purgatifs drastiques*, des *toniques du cœur* (*digitale*, etc.), quelquefois même de la *saignée*.

L'*hémoptysie par rupture anévrysmale*

résiste en général à tous les traitements (mort par syncope).

L'*hémoptysie des infections hémorrhagipares* ne commande pas d'autre traitement que celui de la toxi-infection causale.

Hémorrhagie cérébrale. — I. *Prophylaxie.* — Ceux que des signes d'artériosclérose ou leur hérédité prédestinent à l'hémorrhagie cérébrale devront, en dehors du traitement de l'athérome (Voir ARTÉRIOSCLÉROSE) observer certaines précautions. Ils éviteront le surmenage intellectuel, les émotions morales, les brusques transitions de température, le soleil en été, le séjour dans des locaux surchauffés en hiver, les repas copieux surtout le soir, les excès alcooliques, les excitations génésiques. En résumé, la sobriété, une vie calme et réglée, avec une certaine activité physique sont à conseiller.

II. *Traitement.* — Après l'*ictus*, le traitement est celui de l'apoplexie (v. c. m.). Le malade sera alité, la tête un peu haute, dans une chambre calme; on lui appliquera des *sinapismes* aux jambes, aux cuisses et à la plante des pieds; on placera sur son front des *compresses glacées*, ou, du côté de l'hémisphère atteint, si l'hémiplégie le précise, un *bonnet de glace* qui, dans le cas contraire, couvrira toute la tête; un lavement purgatif lui sera aussi administré sans retard. Les *sangsues* (4 à 6) sur la nuque ou derrière l'oreille répondant au côté lésé trouvent encore fréquemment leur indication. L'opportunité de la *saignée générale* est bien plus discutée; vantée par les uns, elle est rejetée par d'autres; cependant si l'hémorrhagie est certaine (vérifiable par *ponction lombaire*) et l'éréthisme cardiaque attesté par un pouls fort et vibrant, il est logique d'y recourir pour abaisser la tension artérielle (Gilles de la Tourette). Par les *médicaments* aussi on peut agir sur l'éréthisme cardiaque, l'hypertension artérielle et, en outre, sur les tendances convulsives, le collapsus, l'hémorrhagie, l'insomnie. A l'*hypertension* on a opposé l'*aconit*, le *vératrum viride*, l'*extrait de gelsénium*, la *trinitrine*, le *nitrite de soude*; à l'éré-

thisme cardiaque, le *bromure* (1 à 2 gr. par jour); aux *convulsions* ou aux *contractures*, le *chloral* (en lavements). Lorsque survient le *collapsus* il est justiciable des piqûres d'*éther*, de *caféine*, de *spartéine* ou d'*huile camphrée*. On peut tenter de modérer l'*hémorrhagie* par l'*ergotine* (1 à 2 gr. en piqûre), les injections de *sérum gélatiné* à 1 p. 100, et combattre l'*insomnie* par la *morphine* ou le *trional*. Si l'utilité de ces médicaments est souvent douteuse, les *soins hygiéniques* sont indispensables pour prévenir les infections secondaires et assurer l'alimentation du malade. La *toilette de la bouche* faite, plusieurs fois par jour, avec un tampon d'ouate hydrophile imbibé d'une solution légèrement antiseptique, est essentielle. Il en est de même des *lotions tièdes* fréquentes destinées à maintenir le tégument parfaitement propre, en particulier dans les régions sujettes au sphacèle. En cas de *rétention d'urine*, il faut vider aseptiquement la vessie, 3 fois par jour, avec la sonde. Aussitôt la déglutition possible, on fera avaler au malade, par cuillerées, toutes les heures ou toutes les demi-heures, du lait froid, du bouillon, de la citronnade, de l'eau de Vichy et, à l'occasion, un *purgatif salin* pour prévenir les fermentations intestinales. On trouvera exposé ailleurs le traitement de l'*hémiplégie* (v. c. m.).

Hémorrhagies de la moelle. — Les hémorrhagies spinales reconnaissent des causes variables : *traumatismes, intoxications* (oxyde de carbone, strychnine, nitrite d'amyle, etc.), *infections, refroidissement* ou *artériosclérose*; elles résultent, le plus souvent, de congestions plus ou moins intenses que doit viser surtout la thérapeutique. Celle-ci comporte : le *repos absolu* dans le décubitus dorsal, la *révulsion* sous toutes ses formes (sangsues, ventouses scarifiées) le long du rachis; les applications glacées, sur la même région, avec l'appareil de Chappmann (Voir GLACE); la *sinapisation périphérique* (sinapismes sur les jambes, les cuisses). Les soins de propreté, l'évacuation aseptique de la vessie, l'entretien de la vacuité du rectum sont de rigueur. A l'intérieur, les vaso-constricteurs, comme l'*ergot*, l'*ergotine*, l'*hydrastis canadensis*, peuvent avoir quelque utilité. Les *phénomènes douloureux* peuvent nécessiter l'emploi de la *belladone* (XXX à XL gouttes de teinture), des piqûres de *morphine* ou des *injections épidurales de stovaïne*. Le malade sera, en outre, alimenté et tonifié. Quand la phase aiguë est passée, il peut être indiqué de poursuivre la révulsion par des *pointes de feu*, de continuer l'*ergot de seigle* ou, chez les artérioscléreux, de prescrire l'*iodure de potassium* à petites doses.

Hémorrhagies méningées. — Qu'elles soient d'origine traumatique ou spontanée les *hémorrhagies méningées de l'adulte* comportent les mêmes indications thérapeutiques que l'*hémorrhagie cérébrale* ou l'*apoplexie* (v. c. m.) : *révulsion cutanée* (sinapismes), *purgatifs*, *saignées locales* (sangsues derrière les oreilles) ou *générale* (chez les pléthoriques), *bonnet de glace* sur la tête; en cas de collapsus, injections d'*éther*, de *caféine*, d'*huile camphrée*, de *sérum artificiel*; propreté scrupuleuse, surveillance des fonctions vésicales et des régions exposées au sphacèle; alimentation liquide, par la sonde si le malade ne peut avaler. Dans le cas particulier, les indications de la *ponction lombaire* sont encore mal précisées.

L'*hémorrhagie méningée obstétricale* se traduit par la *mort apparente du nouveau-né* justiciable des *tractions rythmées* de la langue, de l'*insufflation*, *de la respiration artificielle*. On a peu de prise sur la lésion elle-même, et, on ne peut guère songer à tenter la trépanation suivie d'évacuation du foyer. Les hémorrhagies plus tardives, imputables chez les enfants, à la *syphilis*, à la *coqueluche*, au *purpura*, aux *infections graves*, ne réclament aucune intervention spéciale en dehors du traitement de la maladie causale.

Hémorrhagies intestinales. — Le traitement des hémorrhagies intestinales est subordonné à leur cause, au siège de la lésion causale, à l'abondance du sang et à l'âge du malade.

Certaines *entérorrhagies accidentelles* succédant à une *plaie traumatique* (après ingestion d'un fragment d'os), à une *intoxication* (sublimé), à l'action d'un *purgatif drastique* cèdent en général rapidement au *repos*, à la *diète*, à la *glace intus et extra*. Quand l'hémorrhagie se répète, elle peut tenir soit à l'*enkylostomiase* (v. c. m.) et est justiciable alors d'un *vermifuge*, soit à une tumeur de l'intestin : *polype* chez l'enfant (le rechercher et l'exciser) ou *cancer du rectum*, chez l'adulte, réclamant une intervention chirurgicale qui sera, suivant l'étendue des lésions, radicale (*excision*) ou palliative (*anus contre nature*). Mais, des hémorrhagies rectales, la plus commune est celle des *hémorrhoïdaires*; elle n'exige un traitement que si elle est trop abondante ou trop répétée; on lui oppose alors les petits *lavements très chauds* (à 45°) additionnés de *chlorure de calcium* (20 gr. de solut. à 10 p. 100, à garder, Boas), d'*antipyrine* (2 p. 100), de *gélatine* (2 p. 100) ou d'*eau oxygénée* à 12 vol. (1/4).

La *dysenterie* comporte rarement des pertes de sang assez abondantes pour réclamer une intervention; on peut les combattre par les moyens déjà indiqués ou par les *lavements au tannin*, au *nitrate d'argent* (Voir Dysenterie). Les hémorrhagies de la *colite ulcéreuse* sont justiciables du *sulfate de soude* par petites doses quotidiennes (2 à 6 gr., G. Lyon). Les entérorrhagies de l'*ulcère duodénal*, très comparables aux gastrorrhagies de l'ulcère stomacal, réclament le même traitement : *diète hydrique*, puis lactée, *glace, bismuth, alcalins à hautes doses*.

Les *hémorrhagies de l'intestin grêle* ont pour type habituel celles de la *fièvre typhoïde*. On les traitera de préférence par la méthode qu'a préconisée Mathieu : immobilisation complète, suspension des bains remplacés par le *drap mouillé*, *diète hydrique* de 2 ou 3 jours; 2 lavements quotidiens d'eau bouillie (1 litre à 48°) additionnés de 4 gr. de *chlorure de calcium* et donnés à basse pression (bock à 20 ou 40 cm. au-dessus du lit); à l'intérieur, potion avec 2 gr. de *chlorure de calcium*, 4 à 5 pil. de 1 centigr. d'*extrait thébaïque*, pour immobiliser l'intestin, et, au besoin, 3 prises espacées de *s.-n. de bismuth*. L'évacuation des caillots est assurée par les lavements. Au bout de quelques jours, on peut permettre le lait, et, après 5 ou 6, reprendre les bains, si le sang ne reparaît pas dans les selles. D'autres moyens ont été opposés aux cas rebelles : les *injections intra-veineuses de sérum stérilisé additionné* de *gélatine* à 2 p. 100 ou de *chlorure de calcium* (G. WRIGHT); les *injections hypodermiques* (toutes les 3 heures jusqu'à hémostase) de la *solution au* 1/1000, *de chlorhydrate d'adrénaline* (XX gouttes), associées à l'ingestion, toutes les heures, de X gouttes de la même solution (Clayton Thrush), sans préjudice de la *glace* (succion de fragments de glace; sac de glace sur l'abdomen) dont l'usage est classique.

Les mêmes agents trouvent leur emploi dans les entérorrhagies d'autres causes très diverses : *cardiopathies* (embolies de l'artère mésentérique), *urémie, artériosclérose* (chez les vieillards), *cirrhoses, ictère grave, leucémie*; mais on devra s'abstenir d'adrénaline chez les hypertendus. En outre, la *piqûre de morphine* est souvent préférable à l'opium pour immobiliser l'intestin; les injections d'*ergotine Yvon* (1 c. c.) sont également recommandables.

Lorsque l'hémostase est obtenue, il reste souvent à combattre l'*anémie consécutive* et la tendance au *collapsus*, par l'*alcool* (grogs, champagne), les *piqûres d'éther*, de *caféine*, d'*huile camphrée* ou de *sulfate de strychnine*, les injections de *sérum artificiel*.

Le *mélœna des nouveau-nés* comporte quelques indications spéciales. Quand la *syphilis* est en cause, ce qui est fréquent, le *traitement spécifique* (frictions d'*onguent napolitain, liqueur de Van Swieten*), doit être institué; dans tous les cas, on espace les tétées, on donne du *chlorure de calcium* (50 centigr.), de la citronnade glacée et on injecte de l'*ergotine Yvon* (1/4 de seringue) ou de l'*adrénaline* (V à VI gouttes de solution à 1 p. 1000, Champetier et Daversin). L'*adynamie* concomitante ressortit aux *injections de sérum artificiel* (5 à 10 c. c.), aux *bains chauds*

et à l'*enveloppement ouaté* (G. Lyon).

Hémorrhoïdes. — Les *hémorrhoïdes symptomatiques* des maladies du foie ou du cœur, des cystites, de l'hypertrophie prostatique, des affections utérines, annexielles ou intestinales, de la grossesse ne nous arrêteront pas ; qu'elles soient *passagères* (grossesse) ou à respecter (cirrhoses), elles ne réclament que le traitement de la maladie causale. Il sera surtout question ici des *hémorrhoïdes* dites *essentielles*.

I. **Traitement général.** — Il consiste en soins hygiéniques applicables dans l'intervalle des poussées fluxionnaires et des complications. Le régime alimentaire doit être celui des arthritiques : peu de viande, abstention d'aliments épicés, de vin pur, de liqueurs ; l'*hydrothérapie*, un *exercice* modéré sont à conseiller. Le sujet doit se présenter chaque jour, à heure fixe, à la garde-robe ; la constipation sera combattue plutôt par les *lavements froids* et le *massage intestinal* que par les laxatifs ; de ces derniers les moins irritants sont l'*huile de ricin*, le *podophylle*, la *cascara*, la *bourdaine*. Dans tous les cas, s'impose une scrupuleuse propreté de la région anale, entretenue par des *lotions à l'eau boriquée froide* répétées matin et soir et après chaque garde-robe. Pour Gilbert et Lereboullet, tout hémorrhoïdaire, étant un hépatique avéré ou latent, réclame un régime et un traitement propres à modifier l'état du foie (Voir CHOLÉMIE); à cet égard, le *massage direct du foie* est recommandable. Lagrange traite les hémorrhoïdes mécaniquement, par une gymnastique spéciale tendant à développer les muscles du plancher périnéal; à moitié couché sur un lit, les genoux en demi-flexion, le malade résiste aux efforts d'un aide pour les écarter, et, en même temps, soulève le siège au-dessus du lit; cette manœuvre est répétée plusieurs fois avec des repos (séances de 2, 4, 5, 10, 15 minutes), jamais jusqu'à la fatigue. Le traitement interne par l'*hamamelis virginica* (4 à 20 gr. d'extrait fluide ou 3 à 15 gr. de teinture) est en général illusoire.

II. **Traitement médical local.** — Les

hémorrhoïdes externes ne réclament, si elles sont indolentes et flétries, que des *soins antiseptiques*, à moins qu'elles ne soient sujettes à s'excorier; auquel cas mieux vaut les exciser (au bistouri ou à l'anse galvanique).

Favorisée par la constipation et les écarts de régime, la *fluxion douloureuse des hémorrhoïdes externes* sera calmée par le *repos*, les *bains de siège* (*froids et courts*, 3 à 4 minutes à 15°, *tièdes* à 30° ou *chauds* à 45°-48°), l'application de tampons d'ouate hydrophile imbibés d'*eau boriquée chaude*, de *solution stovaïnée forte*, d'*adrénaline étendue*, ou, en cas de suintement, d'*eau blanche* ou de *sulfate de zinc* (solution à 1/2 p. 100). L'*adrénaline*, la *stovaïne* peuvent être incorporées à des *pommades*, mais la vaseline n'est pas toujours tolérée. Quand l'acide borique irrite, on lui substitue le *borate de soude*.

Les *hémorrhoïdes internes indolentes non procidentes* n'exigent que des *lavements d'eau boriquée froide*, pour en prévenir l'inflammation tout en combattant la constipation.

Les *hémorrhoïdes internes procidentes* sont souvent *réductibles* avec une éponge imbibée d'eau froide, ou, après la défécation, le soir, grâce au décubitus, *siège soulevé* (sur un coussin mou assez épais), qui parfois suffit à dissiper une crise aiguë en 2 ou 3 nuits.

Lorsque les *hémorrhoïdes procidentes* deviennent *irréductibles* à l'occasion d'une poussée fluxionnaire, on peut apaiser la douleur par des suppositoires à la *morphine* (1 à 2 centigr.), à l'*extrait de belladone* (1 centigr.) ou à la *stovaïne* (2 à 3 centigr.); mais il est préférable de *tenter la réduction* par divers procédés : 1° *taxis* succédant à l'application soit d'un tampon d'ouate hydrophile imbibé d'*eau très chaude* ou d'*adrénaline* en solution très diluée, soit d'une vessie de glace; 2° *applications rectales de courants de haute fréquence* (v. c. m.), avec une *électrode de Oudin* à manchon de verre ou une *électrode métallique de Doumer* dont la simple pression suffit, assez souvent, à réduire la masse procidente. Les *courants de haute fréquence*

avec résonnateur exercent, en effet, une énergique action sédative et anesthésique; sous leur influence, les crises aiguës ou subaiguës récentes s'apaisent (en 5 à 10 séances de 3 minutes), les tumeurs hémorrhoïdaires (les masses récentes) peuvent se dissiper ou se flétrir (masses anciennes); le prurit, la cuisson, la congestion anales diminuent considérablement, et même, la *constipation* peut s'amender. Ces applications sont indolentes et inoffensives (Delherm et Laquerrière). Seulement palliatives dans les formes invétérées, elles trouvent leur indication formelle en cas de *spasme sphinctéralgique* et de *fissure* (v. c. m.).

Les *hémorrhoïdes saignantes* entraînant des pertes sanguines copieuses et répétées réclament l'usage de petits lavements (20 gr.) pris après une selle (pour être gardés) et additionnés de *chlorure de calcium* (4 p. 100), d'*antipyrine* (4 p. 100) ou d'*eau oxygénée* (Voir Hémorrhagies intestinales). Les cas rebelles exigent parfois l'introduction, dans le rectum, d'un *sac de baudruche rempli de fragments de glace*, ou le *tamponnement* pratiqué avec des bourdonnets d'ouate salicylée (G. Lyon).

III. **Traitement chirurgical.** — Si les moyens médicaux échouent, il ne faut pas hésiter à recourir à une opération. Suivant les cas, la *dilatation forcée de l'anus* sous le chloroforme (avec les doigts ou le spéculum), l'*excision au bistouri* suivie de réunion, la *cautérisation au thermo ou au galvanocautère* (au *rouge sombre*) trouveront leur indication. Souvent palliative seulement, la *dilatation* s'adresse aux petites tumeurs avec spasme. L'*excision* ou la *cautérisation* conviennent seules aux hémorrhoïdes procidentes avec relâchement sphinctérien. Roux (de Lausanne) obtient en 2 ou 3 jours la disparition des tumeurs hémorrhoïdaires en injectant avec une seringue de Pravaz (après dilatation de l'anus, sous le chloroforme) à la base ou au centre de chacune, II gouttes de *glycérine phéniquée* à 50 ou 80 p. 100.

Le traitement de la *fissure anale* fait l'objet d'un article spécial (v. c. m.).

Hépatites — Voir Cirrhoses.

Hépatiques (Coliques). — Voir Co-
LIQUES HÉPATIQUES.

Hépatisme. — Voir CHOLÉMIE FAMI-
LIALE.

Hermophényl. — Voir MERCURE
(PHÉNOLDISULFONATE DE SODIUM).

Héroïne. (*Diacétylmorphine*). —
Caract. phys. et chim. — Poudre blanche
cristalline, très peu soluble dans l'eau
(le chlorhydrate est très soluble), plus
dans l'eau alcoolisée.

Effets physiol. et tox. — Moins hypnotique et plus convulsivante que la morphine ; agit à plus faible dose, mais
provoque plutôt l'engourdissement que
l'hypnose vraie ; par contre, effets analgésiques supérieurs à ceux de la morphine, et, en outre, action élective sur la
respiration (inspirations plus lentes et
plus amples, accroissement de la ventilation pulmonaire ; sensibilité respiratoire émoussée) ; renforce et ralentit les
systoles cardiaques, abaisse la tension
artérielle. Ne provoque ni nausées, ni
vomissements, ni constipation (exagère
le péristaltisme intestinal). Par sa transformation en héroïne, la morphine voit
s'atténuer son influence sur la sphère
cérébrale, tandis que ses effets excitants,
convulsivants ou parésiants sur la sphère
bulbo-médullaire sont exagérés. L'intolérance se traduit par des vertiges, de la
céphalée, de la lassitude. Les doses
élevées provoquent de l'agitation, des
mouvements choréiformes localisés, puis
des crises tétaniques prolongées. Plus
toxique que la morphine tout en offrant
les mêmes dangers d'accoutumance
(*Héroïnomanie*).

Prop. thérap., indicat. — Utilisée surtout comme sédatif de la dyspnée et de
la toux (à cet égard, plus toxique que
la dionine et action plus vite épuisée
par accoutumance) et comme analgésique
chez les malades ne tolérant pas la
morphine. Préconisée dans l'asthme, la
coqueluche, la toux et la dyspnée des
tuberculeux.

Formes pharmac., doses. — 25 à
40 milligr. par jour, par prises de 5 à
10 milligr. en cachets, pilules ou potion.
Par voie hypodermique (chlorhydrate)
3 à 9 milligr.

Prises :

Héroïne . . Trois à quatre centigr.
Sucre de lait . . . }
Magnésie calcinée . } āā 30 —

Diviser en six prises (5 milligr. par
prise).

Solution :

Héroïne . . . . Dix centigr.
Acide acétique . . . . X gouttes.
Eau distillée . . . . 10 gr.

X gouttes (représentant 5 milligr. d'héroïne) dans un verre d'infusion chaude
de sauge, menthe, violette ou tilleul,
5 à 6 fois par jour.

Potion :

Héroïne . . . . Cinq centigr.
Alcool à 90°. Q. S. pour dissoudre
Sirop de fleurs d'oran-
     ger . . . . }
Sirop de tolu . . . . } āā 50 gr.
Glycérine pure . . . }

Une cuillerée à soupe (6 à 7 milligr.
d'héroïne) 4 à 7 fois par jour.

Pilules :

Héroïne . . . . . Quinze centigr.
Poudre de réglisse. 2 gr.
Extrait de polygala. Q. S.

Diviser en 30 pilules (5 milligr. d'héroïne par pilule) 5 à 8 par 24 heures.

Cachets (insomnie) :

Héroïne . . . . . . Cinq centigr.
Trional . . . . . . 10 gr.

Diviser en 10 cachets. Un le soir avec
une tasse d'infusion chaude de tilleul.

Solution hypodermique :

Chlorhydrate d'hé-
     roïne. . . . . . . Cinq centigr.
Eau distillée de lau-
     rier-cerise . . . . 10 gr.

1 c. c. contient 5 milligr. de chlorhydrate d'héroïne.

(Pour plus de détails, Voir G. Pou-
CHET, *Leçons de Pharmacodynamie et de
Matière médicale*, 2ᵉ série, p. 483, 515
et 759).

Héroïnomanie. — Les héroïnomanes sont fréquemment des *morphinomanes* qu'on a eu le tort de chercher à guérir avec l'héroïne ; l'*héroïnomanie primitive* est encore exceptionnelle. Plus toxique que la morphine, l'héroïne est bien moins longtemps tolérée (2 à 3 ans au plus) et entraîne une déchéance physique et mentale bien plus prononcée, caractérisée par de profonds *troubles de l'hématose*, des *crises de suffocation d'origine bulbaire* et de la *torpeur intellectuelle* (P. Sollier).

La *suppression de l'héroïne* est aussi difficile et bien plus dangereuse que celle de la morphine. Ici aussi la *méthode de la suppression rapide* est la plus pratique ; mais elle comporte des accidents qui, quoique identiques à ceux de la démorphinisation (syncopes), sont ici bien plus périlleux, car, si chez les morphinomanes on les voit céder à une très petite dose de morphine, ils sont souvent, chez les héroïnomanes, rebelles à l'héroïne, et ne cèdent pas toujours aux *piqûres d'éther ou de caféine* ; chez les premiers, en effet, l'*asthénie cardiaque* est seule en cause, tandis que, chez les seconds, la syncope, d'origine bulbaire, entraine un arrêt de la respiration avec cyanose et pouls filiforme. Pour cette raison, le procédé de choix, pour tourner le danger, consiste à *remplacer aussitôt l'héroïne par la morphine*. Le sevrage devient ensuite aussi aisé que chez les morphinomanes (P. Sollier).

Herpès zoster. — Contre l'herpès zoster ou *zona* il n'existe aucun traitement spécifique. Si les vésicules sont intactes, on s'opposera à leur rupture en les saupoudrant largement de *talc* et d'*oxyde de zinc* et recouvrant le tout d'un pansement ouaté occlusif ; quand les vésicules sont excoriées, on remplace la poudre par une couche de *pâte à l'oxyde de zinc* additionnée de *menthol* (1 p. 100) et de *cocaïne* (1 p. 100) ou d'*orthoforme* (5 à 10 p. 100). A l'élément névralgique on oppose la *quinine*, l'*antipyrine*, le *pyramidon* ou l'*aconitine*. Dans les cas très douloureux, les *pulvérisations de chlorure de méthyle* faites avec inter-

position d'un double taffetas gommé, ou d'une feuille de caoutchouc collée à la peau (Sabouraud), sont très efficaces : 2 heures après, le malade souffre davantage pendant 3 ou 4 heures mais pour être ensuite très soulagé ou même guéri définitivement. Le *zona rebelle des vieillards*, le *zona symptomatique du cancer pleuro-pulmonaire* sont parfois assez douloureux pour justifier l'usage des *piqûres de morphine*. Les *injections intra-rachidiennes* ou *épidurales de stovaïne* sont également utilisables dans ces cas. Le *zona primitif épidémique* réclame, en outre, une médication antithermique et antiseptique générale (*purgatifs, quinine,* etc.). Le *zona ophthalmique* est souvent très douloureux ; tenace, la *névralgie* est justiciable de l'*aspirine*, du *salicylate de soude*, des *sangsues* ou des *ventouses* au pourtour supérieur de l'orbite, et, à la période aiguë, des piqûres de *dionine* (1 centigr.). Les *pustules de la conjonctive* seront pansées avec la *pommade iodoformée* à 3 p. 100 additionnée de *sulfate d'atropine* (0,50 p. 100) en cas d'iritis concomitant (Terson). Une *ulcération grave de la cornée* exige la *suture*, plus ou moins étendue, *de la fente palpébrale*.

Herpès génital. — Cette affection récidive avec une déplorable ténacité ; le meilleur traitement prophylactique semble être le lavage local quotidien avec de l'*eau phéniquée* à 2 p. 100. Au moment des poussées, on peut étaler sur la lésion soit de la *pâte à l'oxyde de zinc boriquée*, soit du *sous-nitrate de bismuth* finement pulvérisé, après lavage à l'*eau boriquée* tiède. On s'abstiendra surtout de cautérisations ou de topiques irritants.

Herpétique (Angine). — Voir ANGINE.

Hétol. (*Cinnamate de soude.*) — *Caract. phys. et chim.* — Cristaux solubles dans 20 p. d'eau.

Prop. thérap., indicat. — Préconisé contre la phthisie pulmonaire (Landerer), neutraliserait les toxines tuberculeuses et provoquerait une polynucléose intense.

Formes pharmac., doses. — 1 à 5 centigr., en injections hypodermiques de solutions dans l'eau ou le sérum normal, en débutant par 1 à 2 milligr.

Hoffmann (Liqueur d'). — Voir ÉTHER SULFURIQUE.

Holocaïne (Chlorhydrate d'). — *Caract. phys. et chim.* — *Amidine*, résultant de la combinaison de la phénacétine avec la paraphénéthydine, découverte par Tauber; aiguilles incolores, peu solubles dans l'eau froide (2,5 p. 100), bien plus dans l'eau chaude.

Effets physiol. et tox. — Plus toxique (3 à 4 fois) que la cocaïne. Poison musculaire local et poison tétanisant. I à II gouttes d'une solution à 1 p. 100 produisent, en une minute, l'anesthésie complète de la cornée et de la conjonctive.

Prop. thérap., indicat. — Anesthésique local exclusivement réservé à la pratique oculistique. Ne produit ni dessèchement, ni altération de l'épithélium cornéen, ne provoque ni mydriase, ni modification de l'iris et de la pression intra-oculaire.

Formes pharmac., doses. — Collyres à 1 p. 100, I à V gouttes.

Homatropine. — *Caract. phys. et chim.* — *Tropéine*, obtenue par déshydratation du produit de combinaison de la base tropine avec l'acide phénylglycolique. Prismes incolores, amers, peu solubles dans l'eau, très solubles dans l'alcool.

Prop. thérap., indicat. — Mydriatique très peu toxique, non irritant, n'exposant pas au glaucome, même après emploi prolongé. Opposé, chez les myopes, au spasme de l'accommodation.

Formes pharmac., doses. — On utilise le *bromhydrate*, très soluble dans l'eau.

Collyre :

Bromhydrate d'homatropine . . . . 2 centigr.
Eau distillée. . . . . . 9 gr.
Eau distillée de laurier-cerise . . . . 1 —

I à II gouttes par jour (myopes).

Hombourg. — Ville d'Allemagne, province de Hesse-Nassau, sur l'Eschbach, à la base méridionale du Taunus, à 30 km N.-E. de Wiesbaden et à 14 km de Francfort-sur-Mein. Altitude 200 m.

Eaux froides (11°-16°), gazeuses, chlorurées-sodiques, ferrugineuses et faiblement bicarbonatées-calciques. Utilisées en boisson, inhalations, douches, bains. Toniques reconstituantes; laxatives à la dose de plusieurs verres.

Principales indications. — Affections catarrhales de l'appareil digestif, des voies génito-urinaires, des voies respiratoires; pléthore abdominale.

Hopogan. — Voir MAGNÉSIUM (PEROXYDE DE).

Hoquet. — Le hoquet est un *spasme clonique du diaphragme* tantôt *accidentel*, après un repas trop copieux, tantôt *symptomatique* d'états morbides variés.

Contre le hoquet lui-même on a conseillé bien des remèdes, *petits moyens* ou *médicaments*. Des premiers, il faut retenir les suivants : boire, à petites gorgées, de l'eau fraîche ou de l'eau gazeuse en faisant, après chaque gorgée, une inspiration lente et profonde; exécuter une série de mouvements respiratoires profonds, rapides (45 à 50 par minute) et ininterrompus (Mathieu); suspendre la respiration aussi longtemps que possible; appliquer sur l'épigastre des compresses chaudes ou froides, des sinapismes; maintenir, avec les doigts ou une pince, la langue tirée hors de la bouche (Laborde, Viaud, Noir). Parmi les médicaments, les plus usuels sont : l'*éther* (gouttes ou perles), l'*eau chloroformée*, la *morphine*, le *sulfate d'atropine*, la *teinture de cannabis indica* (X à XX gouttes), le *valérianate d'ammoniaque*, la *cocaïne*, le *menthol*, les *bromures*, le *chloral*, la *quinine*. On peut encore essayer la *galvanisation du phrénique* (pôle positif au cou; pôle négatif promené sur les insertions du diaphragme, à la base du thorax).

Le *hoquet symptomatique* est fréquemment justiciable de traitements plus rationnels. Le *hoquet des dyspeptiques hypersthéniques* réclame un régime approprié et l'emploi des *alcalins* à hautes doses; celui de la *stase gastrique* cède au *lavage de l'estomac*; le *hoquet de la sténose œsophagienne* est de même amendé par le *cathétérisme du conduit*. Le *calomel* convient au *hoquet par helminthiase*;

la *morphine*, la *glace* à celui de la *pleu-résie diaphragmatique*, de la *péritonite*; le *sulfate de quinine* à celui des *paludéens*. Les *tumeurs du médiastin*, l'*adénopathie trachéobronchique*, la *péricardite*, la *grossesse*, les *affections utérines*, l'*ascite*, l'*obstruction intestinale*, l'*appendicite* sont d'autres causes possibles de hoquet auxquelles on fera en sorte d'opposer une thérapeutique pathogénique. L'*alcoolisme aigu*, l'*urémie*, la *fièvre uroseptique* comportent parfois ce symptôme qui cède alors à un traitement antitoxique. Les toxines bactériennes sont sans doute en cause dans le *hoquet des infections* (choléra, grippe, fièvre typhoïde, etc.). Celui du choléra est calmé par les *compresses chaudes* sur l'épigastre ; celui des *typhiques* (signe généralement fâcheux) par les bains, les injections de sérum artificiel, à moins qu'il ne tienne à une *perforation intestinale* ou à une *appendicite paratyphoïde* (Bromchis). Bruyant et souvent rebelle, le *hoquet hystérique* doit, comme les autres spasmes, être combattu par des procédés variés : *compression latérale du larynx, immobilisation temporaire des fausses côtes et du diaphragme, traction continue de la langue, faradisation du larynx ou du diaphragme* (Sollier).

Hôtel-Dieu (Vin de l') ou *Vin de digitale composé*. — Vin diurétique et cardio-tonique (souvent prescrit jadis, peu usité actuellement) dont voici la formule :

Poudre de digitale. . .	5 gr.
Squames de scille . . .	7 — 50
Baies de genièvre . . .	75 —
Acétate de potasse desséché.	50 —
Vin blanc à 10 p. 100 d'alcool.	900 —
Alcool à 90°.	100 —

20 gr. (un verre à liqueur) correspondent à 10 centigr. de poudre de feuilles de digitale, 15 centigr. de scille et 1 gr. d'acétate de potasse. Ne pas confondre avec le vin de Trousseau, trois fois plus riche en digitale.

Houblon. — *Humulus Lupulus* (Ulmacées). On utilise les cônes et les fleurs femelles dont les écailles renferment, à leur face interne, une poussière végétale résineuse, le *lupulin*, poudre jaune rougeâtre, amère, contenant une huile essentielle et un principe amer cristallin (acide lupulique).

Effets physiol. et tox. — L'inhalation des émanations de houblon provoque de la céphalée et de la somnolence. A l'intérieur, le lupulin agit comme amer stomachique, un peu laxatif. Ses effets anaphrodisiaques sont classiques.

Prop. thérap., indicat. — Le houblon est utile comme tonique amer chez les lymphatiques, les scrofuleux. Il sert à aromatiser la bière. Le *lupulin* est un sédatif de l'éréthisme génital. C'est un poison du système nerveux, au même titre que les essences.

Formes pharmac., doses. — *Infusion* 10 p. 1000. *Extrait* 30 centigr. à 2 gr. *Lupulin* 50 centigr. à 2 gr. en cachets.

Houx. — *Ilex Aquifolium* (Ilicinées). On utilise les feuilles comme sudorifique et fébrifuge, les baies comme purgatif.

Formes pharmac., doses. — *Décocté* de feuilles fraîches 30 à 60 p. 1000. Poudre de feuilles 6 gr.

Houx (Petit) ou *Fragon*. — *Ruscus aculeatus* (Liliacées). La racine (une des 5 racines diurétiques) est utilisée en décoction (20 p. 1000), comme diurétique.

Huchard (Sérum de). — Solution hypodermique, tonique et diurétique, opposée par Huchard à la manie sénile et ainsi formulée :

Caféine.		aa 5 gr.
Benzoate de soude		
Phosphate de soude	10 gr.	
Eau distillée stérilisée	Q. S. p. 100 c. c.	

Injecter 5 à 10 c. c.

Huile d'amandes douces. — Voir AMANDES.

Huile de Cade. — Voir CADE.

Huile de Chaulmoogra. — Voir CHAULMOOGRA.

Huile de foie de morue. — *Caract. phys. et chim.* — On distingue : 1° l'*huile vierge*, issue, sous une chaleur douce, des foies frais bien isolés de leurs annexes, liquide jaune d'or, à peine acide, à odeur de poisson frais, de saveur rappelant celle de la sardine fraîche, solidifiable à — 15°; 2° l'*huile blonde ambrée*, de couleur vin de Madère grâce à la mise en liberté de pigments biliaires, d'odeur tolérable mais plus marquée que la précédente, de même saveur, bien que plus acide; 3° l'*huile brune*, ayant subi un commencement de putréfaction, d'odeur et de saveur repoussantes la rendant impropre à la thérapeutique, malgré son activité élevée. L'huile blonde ambrée est la plus riche en principes actifs et sera, par suite, préférée.

La composition de l'huile de foie de morue est fort complexe. Outre des graisses remarquablement assimilables, elle renferme : des ammoniaques composées, des bases de la série pyridique, des alcaloïdes spéciaux (*aselline, morrhuine*, etc.), isolés par A. Gautier et Mourgues, un acide particulier (*acide morrhuique*), des *lécithines*, et, en combinaisons organiques : du *phosphore*, de l'*iode*, du *brome*, du *soufre*. Les corps gras contenus dans l'huile de foie de morue sont éminemment assimilables, en raison de l'acidité légère de l'huile ainsi que de son mélange à des diastases hépatiques et à des matériaux de la bile favorisant son émulsion ; aussi obtient-on facilement des émulsions stables.

Effets physiol. et tox. — La plus assimilable des huiles animales, l'huile de foie de morue, est, par ses lécithines, un agent de reconstitution et d'épargne de premier ordre (épargne l'usure des albuminoïdes). Grâce à l'acide morrhuique, elle stimule l'appétit et la diurèse, et ses alcaloïdes agiraient comme toniques sur le système nerveux. Sous son influence, on observe un gain rapide de poids, et l'augmentation de la richesse globulaire du sang. L'intolérance se manifeste par la persistance du goût spécial dans la bouche, par des nausées, des vomissements et, surtout, de la diarrhée (signe de saturation); quelquefois par des éruptions eczémateuses. La composition de l'huile de foie de morue ne rend pas absolument compte de ses effets ; aussi tend-on à les comparer à ceux des agents opothérapiques.

Prop. thérap., indicat. — Analeptique tonique reconstituant, agent d'épargne; surtout indiquée dans les formes torpides de la tuberculose pulmonaire (à condition qu'il n'existe ni fièvre, ni diarrhée et que la tolérance soit parfaite); encore plus dans les tuberculoses locales, chez les lymphatiques et les scrofulo-tuberculeux; chez les rachitiques (pure ou additionnée de phosphore); dans l'ostéomalacie; dans les déchéances organiques de causes diverses (syphilis, scorbut, diabète, suppurations, rhumatisme chronique, troubles de croissance). Comme *topique*, l'huile de foie de morue est opposée au *prurigo de Hebra*.

Formes pharmac., doses. — Le dégoût et les troubles digestifs qu'elle provoque sont les plus grandes causes d'échec de l'huile de foie de morue. Elle est généralement bien acceptée par les enfants. Chez l'adulte, la tolérance s'établit grâce à divers artifices ou par suggestion. La saison froide est la plus favorable. La médication sera suspendue une huitaine tous les 20 ou 25 jours. L'huile sera prise soit au milieu ou à la fin des repas, soit avant le coucher. Le goût est dissimulé de diverses façons, suivant les malades : mélange avec du bouillon, du lait, de la bière (entre la mousse et la bière), du café, du thé, de l'eau-de-vie, de l'essence d'eucalyptus ou d'anis, de la créosote; emploi des émulsions ou des capsules molles. L'intolérance digestive peut être combattue : par l'hygiène (altitude, air vif, exercice), par l'addition de sel marin, l'ingestion simultanée d'amers apéritifs (vin de quinquina avec II gouttes de teinture de noix vomique), d'éther (55 centigr. par cuillerée d'huile), d'eupeptiques (pancréatine en poudre ou en pilules). Les doses moyennes quotidiennes sont, pour l'adulte, de 30 à 100 gr. et plus; pour l'enfant, 5 à 20 gr. avant 5 ans, 20 à 50 gr. après. L'huile de foie de morue sert de véhicule à plusieurs agents médicamenteux: créosote (15 p. 1000), iode (2 p. 1000), phosphore (1. p. 10 000), lécithine (4 p. 1000), iodoforme (0,25 p. 100), etc.

Émulsions :

a) Huile de foie de morue
blonde . . . . 50 gr.
Sirop de bourgeons de pin. 10 —
Gomme arabique pulvérisée 15 —
Essence d'anis. . . . . . . 1 —
Mucilage de carragaheen
        Q. S. pour 100 c. c.

F. S. A., 3 à 6 cuillerées à soupe par
jour.

b) Huile de foie de morue . . 60 gr.
Sucre finement pulvérisé. . 20 —
Gomme arabique pulv. ⎱
   —   adragante — ⎰ āā 5 —
Infusion forte de café . . . 20 —
Rhum ou kirsch . . . . . 10 —
Teinture de vanille . . . . 1 —

F. S. A., 3 à 6 cuillerées à soupe par
jour.

c) Huile de foie de morue
blonde . . . . 80 gr.
Lait condensé. . . . . . . 30 —
Sirop de sucre . . . . . . 30 —
Eau distillée . . . . 20 —
Essence d'amandes
   amères. . . . . . . IV gouttes.

F. S. A., 3 à 6 cuillerées à soupe par
jour.

d) Huile de foie de morue
blonde. . . . . 480 gr.
Solution de lactophosphate
de chaux. . . . . 150 —
Sirop de lactophosphate
de chaux . . . . 325 —
Gomme adraganthe. . . . 5 —
Alcoolature de citrons . . 20 —

F. S. A., 3 à 6 cuillerées à soupe par
jour.

Huile de foie de morue iodée :

Huile de foie de morue
blonde . . . 500 gr.
Iode bisublimé. 50 centigr. à 1 gr.

Faire dissoudre à chaud au bain-marie
jusqu'à décoloration. De 2 à 3 cuillerées
à soupe par jour.

Emplâtre :

Huile de foie de morue
brune. . . . . 10 gr.
Cire blanche . . . . 9 —
Poix blanche . . . . 1 —

(Pour plus de détails, voir : G. Pouchet, *Précis de Pharmacologie et de
Matière médicale*, p. 565.)

Huile de Gabian. — Voir Gabian.
Huile grise. — Voir Mercure.
Huile de Harlem. — Voir Cade
(Huile de).
Huile de jusquiame. — Voir Jusquiame (Huile de).
Huile de lin. — Huile siccative employée seulement (rarement) comme excipient.
Huile d'œillettes. — Huile siccative
tirée des graines de pavot; n'est employée que comme excipient.
Huile d'olives. — Obtenue par expression du péricarpe et de l'amande du
fruit de l'olivier, *Olea europæa* (Oléacées); la première expression donne
l'*huile vierge*; la seconde l'*huile ordinaire*. Liquide jaune verdâtre, de saveur
douce, se figeant entre 5° et 10°, prise en
masse à 2°.
Effets physiol. — Émulsionnée par le
suc pancréatique, dans l'intestin, puis
saponifiée. On lui a attribué des effets
cholagogues très discutés (Doyon et
Dufour). Paraît agir, à titre réflexe, sur
le spasme de l'intestin (constipation
spasmodique, colique de plomb), et des
voies biliaires (colique hépatique). Injectée sous la peau (1 à 30 c. c.), l'huile
d'olives est absorbée en 3 à 4 jours; si la
dose est excessive, l'huile émulsionnée
s'enkyste.
Prop. thérap., indicat. — Préconisée
par Touâtre, G. Sée, Willemin, Chauffard et Dupré, contre la colique hépatique. La crise serait prévenue (si elle
est imminente) ou suspendue en quelques minutes (si elle est déclarée) par
l'ingestion, en une fois, de 50 à 200 gr.
et plus d'huile (loin des repas). La lithiase invétérée avec atonie et dilatation
des voies biliaires, l'infection biliaire
ascendante contre-indiquent la médication
(Barth) qui, du reste, compte de nom-

breux échecs. Est vantée par Weil dans le traitement de la colique saturnine qu'elle soulagerait en quelques jours. Conseillée aussi contre la colique néphrétique. Opposée (en lavements de 400 à 500 c. c.) par Fleiner à la constipation (v. c. m.) habituelle. L'huile d'olive stérilisée est, en outre, un excipient très usité, soit pour la médication locale (huile mentholée, salicylée, etc.), soit pour la méthode hypodermique (huile créosotée, biiodurée, etc.).

Formes pharmac., doses. — Usage int. : 30, 50, 200 et jusqu'à 400 gr. (colique hépatique) pure ou aromatisée. *Inject. hypodermiques* 10 à 30 c. c. chez les phthisiques, à titre alimentaire. *Lavements* 20 à 50 gr. émulsionnés avec un jaune d'œuf, contre la constipation, ou 500 à 200 c. c. d'huile pure introduite le soir dans l'intestin (constipation spasmodique, Fleiner).

Émulsion (colique hépatique, Chauffard).

Huile d'olives . 150 à 400 gr.
Cognac. . . . . 15 gr.
Jaune d'œuf . . . . . n° 2.
Menthol . . . . 50 centigr.

A prendre le matin, en 2 fois, à 1/4 d'heure ou 1/2 heure d'intervalle.

Huile aromatisée (coliques hépatiques) :

Huile d'olives. . . . . . 1000 gr.
Essence : amandes amères,
  anis, citrons, cannelle,
  girofle, menthe, oran-
  ges (*ad libitum*). . . . 1 —
Teinture de vanille . . . 5 —

Par fractions de 50 à 200 gr. (d'un verre à madère à un verre ordinaire).

Lavement émulsionné :

Huile d'olives . . . . . . 150 gr.
Teinture de quillaja . . . 20 —
Jaune d'œuf . . . . n° 3.

Un lavement semblable, matin et soir pendant une semaine, le soir seulement pendant une autre semaine, puis tous les deux jours pendant un mois au moins.

Huile de ricin. — Voir RICIN.

Huntington (Chorée de). — Voir CHORÉE CHRONIQUE.

Hunyadi-Janos et **Hunyadi-Lazlo.** — Sources situées dans le voisinage de la ville de Bude, royaume de Hongrie. Eaux froides, sulfatées-sodiques-magnésiennes (23 gr. SO^4Na^2 et 24 gr. SO^4Mg p. 1000). Exportées comme eaux purgatives. Dose : un à deux verres.

Hydatiques (kystes) du foie. — Aucun traitement médical n'est efficace contre les kystes hydatiques du foie. Suivant les indications, ils réclament : 1° la *ponction simple* ; 2° la *ponction suivie de l'injection d'un liquide antiseptique*, retiré après quelques minutes ou abandonné dans la poche ; 3° l'*incision large suivie d'évacuation, de lavage et de drainage*.

La *ponction évacuatrice* se pratique avec un appareil aspirateur (Dieulafoy ou Potain) et une aiguille fine (n° 2 de l'appareil Dieulafoy) en platine iridié. Une minutieuse asepsie de l'outillage, des mains de l'opérateur, du champ opératoire, est d'abord de rigueur. Le sujet étant immobile, bien à plat sur le dos, l'aiguille est plongée profondément au point culminant du kyste. Il faut *s'abstenir de toute ponction exploratrice et aspirer d'emblée tout le liquide*, de crainte qu'il ne s'en écoule dans le péritoine quand on a retiré l'aiguille ; si elle se bouche pendant l'aspiration, on la laissera en place pour reponctionner à côté avec une seconde aiguille et ne retirer les deux qu'après épuisement du liquide. *Aucune pression ne doit être exercée sur l'abdomen pendant l'aspiration* ; lorsqu'elle est achevée, on retire l'aiguille en laissant se soulever les parois abdominale et kystique, puis, ayant pansé aseptiquement la petite plaie cutanée, on enveloppe l'abdomen d'une bonne couche d'ouate maintenue par un bandage de flanelle serré. Le malade garde ensuite le repos pendant 24 heures et on lui fait une piqûre de *morphine*, s'il souffre. Même aseptique, la ponction simple expose à quelques accidents (la plupart par intoxication hydatique) : *urticaire, vomissements, embarras gastrique avec fièvre, crises convulsives, syncope, tachycardie, dyspnée asphyxique* (par œdème aigu du poumon, après évacuation trop rapide). Heureusement rares, ces accidents ont pourtant pu exceptionnellement devenir mortels. L'évacuation simple peut guérir le kyste hydatique, surtout s'il est jeune, à paroi souple, ou si l'hydatide est morte, ce qui ne peut être affirmé d'avance. Mais, assez souvent, le liquide reparaît ou une poche secondaire se forme, ce qui oblige, en certains cas, à des ponctions multiples. Ces inconvénients sont évités par la *ponction suivie d'une injection modificatrice*. Par l'aiguille, laissée en place, on injecte soit une *solution acide de sublimé* (à l'*acide picrique*) à 1 p. 1000, soit de l'*eau naphtolée* (25 centigr. p. 1000) moins toxique mais beaucoup moins active. Debove injecte, après évacuation du liquide, 100 gr. (ou plus) de la solution de sublimé au 1000°, qu'il retire après 10 minutes, pour laver ensuite la poche à l'eau salée bouillie. Netter et Chantemesse préfèrent la solution de sublimé au 2000°. Dans les kystes de petite taille, Hanot injectait et laissait 15 à 40 gr. de solution au 1000° (dose non toxique). Tous ces procédés sont, à divers degrés, efficaces et indiqués si le kyste se vide bien, ce qui implique une seule vésicule ou peu de vésicules. Si le kyste se vide mal, ce qui dénote la multiplicité des vésicules filles, le *procédé de Bacelli* consistant à retirer une petite quantité de liquide pour lui substituer un égal volume de solution antiseptique trouve son emploi, tandis que, dans d'autres conditions, il exposerait au suintement du liquide dans le péritoine par l'orifice de piqûre. Les kystes suppurés avec pus stérile sont encore justiciables du procédé de Debove. Au contraire, la *laparotomie* convient seule dans certains cas : *kystes suppurés septiques, kystes rompus dans le péritoine, kystes récidivants, kystes alvéolaires*. Le procédé de choix est l'*incision en un temps* qui est, suivant le siège du kyste, *médiane, latérale, postérieure* et *transpleurale* ou *lombaire*. Nous ne saurions insister ici sur la technique. Grave, l'opération comporte une cicatrisation lente et peut laisser après elle un trajet fistuleux.

Prophylaxie. — Les kystes hydatiques dérivant des *œufs du tænia échinocoque*, hôte habituel de l'intestin du chien, œufs absorbés en général avec l'eau de boisson ou la salade, la prophylaxie consiste à n'user pour la table, le lavage des salades, et la cuisson des légumes, que d'*eau soigneusement filtrée*.

Hydatiques (kystes) du poumon. — Purement symptomatique et palliatif, le *traitement médical* des kystes hydatiques du poumon n'est justifié que dans les cas où le diagnostic de nature ou de siège reste incertain. Il se borne à combattre, par des moyens appropriés, la *toux*, les *hémoptysies*, les *douleurs thoraciques*, l'*expectoration* et la *dyspnée* (Voir HÉMOPTYSIES, BRONCHITES). Dès que le rejet de produits hydatiques, ou une ponction exploratrice a confirmé le diagnostic, une intervention chirurgicale s'impose. La *thoracentèse* simple ou suivie d'une injection modificatrice est plus dangereuse qu'utile et doit être abandonnée en tant que procédé curateur. C'est donc à la *pleurotomie* ou à la *pneumotomie* qu'il convient de recourir.

La *pleurotomie* s'adresse aux kystes superficiels ou rompus dans la plèvre. La paroi thoracique est, comme pour l'empyème, incisée, couche par couche, jusqu'à la poche hydatique si elle est intacte ; celle-ci est ouverte, vidée, débarrassée (avec le doigt) de ses vésicules filles puis lavée à l'*eau boriquée*. Les pansements sont renouvelés jusqu'à la cicatrisation qui est assez rapide. Aussitôt après l'opération, peut se déclarer un *demi-coma*, peut-être imputable à l'intoxication hydatique.

Opération plus sérieuse, entraînant souvent des résections costales, des débridements étendus du poumon, causes possibles d'hémorrhagies en nappe, la *pneumotomie* est exigée par les *hystes profonds*. Les lèvres de la plaie pulmonaire sont suturées à celles de la plaie cutanée et la perte de substance est bourrée de *gaze aseptique* concourant, à la fois, au pansement et à l'hémostase.

Les suites sont simples mais assez longues. Quand un kyste, infecté par voie bronchique, a provoqué, en s'ouvrant dans la plèvre, un *pyo-pneumothorax*, l'*empyème* trouve son indication comme pour une simple pleurésie purulente.

Les opérations sur les kystes hydatiques du poumon donnent une proportion de 90 p. 100 de succès (Tuffier).

Hydatique (kyste) du rein. — La *rupture du kyste* est son principal danger, évitable seulement par le traitement chirurgical. Le kyste est extirpé, après incision, par voie lombaire ou transpéritonéale. Le *capitonnage de la poche* (procédé de Delbet) dispense du drainage et évite les suppurations prolongées.

Hydrastine. — *Caract. phys. et chim.* — Alcaloïde extrait du rhizome de l'*Hydrastis canadensis* (Renonculacées), de constitution analogue à celle de la narcotine; prismes orthorhombiques incolores et brillants, très amers, insolubles dans l'eau. Forme, avec les acides, des sels solubles.

Effets physiol. et tox. — A doses thérapeutiques, ralentissement puis accélération des battements cardiaques coïncidant avec l'anémie relative des organes abdominaux et de l'utérus ainsi qu'avec la diurèse. A doses toxiques, à une hypertension passagère, succède de l'hypotension sanguine avec arythmie (par action sur le sympathique et le splanchnique) aboutissant à l'arrêt du cœur (par paralysie des centres vaso-moteurs et des ganglions intra-cardiaques).

Prop. thérap., indicat. — Vaso-constricteur. Hémostatique interne opposé aux métrorrhagies, aux hémoptysies.

Formes pharmac., doses. — 5 à 30 centigr. par jour en cachets ou pilules.

Hydrastinine. — *Caract. phys. et chim.* — Produit obtenu en oxydant l'hydrastine, à chaud, par l'acide nitrique. Poudre blanche, peu soluble dans l'eau, soluble dans l'alcool et le chloroforme. Le *chlorhydrate* (cristaux blancs très amers), très soluble, est seul usité.

Effets physiol. et tox. — Paralyse d'emblée le pouvoir excito-moteur mé-

dullaire. Tonifie la systole cardiaque, vaso-constricteur et hypertenseur plus énergique que l'hydrastine. A hautes doses, tue par arrêt de la respiration, comme l'aconitine (la respiration artificielle peut retarder la mort).

Prop. thérap., indicat. — Celles de l'hydrastine et de l'hydrastis.

Formes pharmac., doses. — *Chlorhydrate* 5 à 10 centigr. en pilules ou en injections hypodermiques (solution au 1/10).

Pilules hémostatiques :

Chlorhydrate d'hydrastinine.   1 gr.
Acide gallique . . . .   5 —
Ergotine. . . . .   4 —

Pour 50 pilules; une pilule de quart d'heure en quart d'heure jusqu'à 4 au minimum et 12 au maximum.

Hydrastis canadensis. — Renonculacée du Canada dont on utilise le rhizome, très odorant, de saveur amère, contenant : de l'*hydrastine*, de l'*hydrastinine*, de la *berbérine* et de la *canadine* ou méthylbérine.

Effets physiol. et tox. — Ceux de l'hydrastine et de l'hydrastinine (v. c. m.).

Prop. thérap., indicat. — Usité surtout comme hémostatique interne, contre les métrorrhagies, les ménorrhagies, la congestion utérine; action lente, doit être administré avant les règles; opposé aussi aux hémoptysies (Huchard). Préconisé encore comme stomachique dans la dyspepsie atonique.

Formes pharmac., doses. — *Décoction* (60 p. 1000). *Teinture* 50 centigr. à 1 gr. ou XXV à LV gouttes 5 à 6 fois par jour. *Extrait fluide américain* 4 à 10 gr. par jour, en 4 ou 5 fois, dans une potion *non alcoolisée.*

Potion :

Extrait fluide d'hy-⎫
   drastis . . . . . . ⎬ āā 10 gr.
Eau de fleurs d'oranger.⎪
Sirop de cannelle . . ⎭

Cuillerée à café toutes les 2 heures.

Pilules :

Extrait fluide d'hydrastis . . 6 gr.
Extrait aqueux de seigle er-
    goté. . . . . 3 —
Fer réduit par l'hydrogène . 3 —
F. S. A. 120 pilules; 2 à 5 toutes les 4 heures.

Mixture :

Teinture d'hydrastis. . . . . 10 gr.
   —   d'hamamelis . . . 20 —
   —   de viburnum. . . 3 —

Cuillerée à café toutes les deux heures dans un demi-verre d'infusion de menthe édulcorée avec du sirop d'épine-vinette (métrorrhagies, ménorrhagies).

Hydrocéphalie. — I. *Hydrocéphalie aiguë*. — Le traitement diffère suivant que l'hydrocéphalie est primitive ou secondaire. A l'*hydrocéphalie primitive* on ne peut guère opposer que la médication antiphlogistique : *sangsues* derrière les oreilles, *glace* sur la tête, *purgatifs* (calomel), et, si les accidents ont quelque durée, *frictions stibiées* en des zones circonscrites (larges comme une pièce de 10 centimes) du cuir chevelu, préalablement rasé. En cas d'échec, il faut, sans tarder, parer aux accidents de compression cérébrale par la *ponction lombaire*. L'*hydrocéphalie symptomatique* réclame parfois, outre les moyens précédents, un *traitement pathogénique* qui, suivant les cas, visera : soit l'*hérédo-syphilis* (traitement spécifique), soit la *gastro-entérite* (diète, antisepsie intestinale), soit la *néphrite avec anasarque* (révulsion lombaire, saignée, lait, drastiques, etc.). Dans ces conditions aussi la ponction lombaire trouve encore son emploi comme agent de décompression.

II. *Hydrocéphalie chronique*. — Quoique le traitement médical soit bien décevant, quelques méthodes thérapeutiques méritent encore mention. L'origine syphilitique de l'hydrocéphalie est assez fréquente pour qu'on soit autorisé à toujours tenter d'abord un traitement d'épreuve d'un mois par l'*iodure de potassium* (20 centigr. à 1 gr.) et les *frictions mer-*curielles (1 à 3 gr. d'onguent gris). Quelquefois en cause, le *rachitisme* est justiciable de l'*huile de foie de morue phosphorée*. Dans les *hydrocéphalies à début aigu* et dans les *poussées aiguës au cours de l'hydrocéphalie chronique*. Bourneville a tiré quelque profit de la méthode suivante : application, sur la tête rasée, d'une *capeline en bandelettes d'emplâtre de Vigo* laissée, si possible, une semaine, puis, renouvelée ou remplacée par une *friction mercurielle* quotidienne; chaque mois, un *vésicatoire* laissé 15 à 24 heures, remplacé, quand il commence à sécher, par du Vigo; dans le même temps 10 centigr. de *calomel* 2 fois par semaine. On peut aussi utiliser, à titre révulsif, les *pointes de feu*, la *teinture d'iode* ou encore les *frictions de tartre stibié* sur une surface du diamètre d'une pièce de 10 centimes, déterminant un suintement entretenu 6 à 8 semaines avec de l'*onguent basilicum* (Quinke). Dans la forme vulgaire de l'hydrocéphalie, la révulsion est généralement inutile.

III. *Traitement chirurgical*. — Dans la majorité des cas, ce traitement est contre-indiqué en raison des grands dangers auxquels il expose et de son inefficacité habituelle. Il est cependant justifié dans certaines conditions limitées. Si, au cours d'une hydrocéphalie moyenne (congénitale ou acquise), compatible avec une survie notable et n'entravant pas absolument la vie familiale, l'épanchement ventriculaire subit une recrudescence brusque ou progressive menaçant directement l'activité cérébrale, la motilité, la vision ou même la vie, on doit tenter d'urgence, et répéter au besoin la *ponction lombaire* ou *ventriculaire* (d'Astros) quoiqu'elle ne soit que palliative et se borne à lever la compression cérébrale. Par contre, la même opération semble capable d'amener une amélioration considérable dans les *hydrocéphalies à début aigu*, surtout si elles tiennent à une *méningite séreuse* respectant relativement les ventricules, l'épendyme et les méninges. Lorsque l'hydrocéphalie dépend d'un *néoplasme*, c'est, naturellement, son ablation qui est indiquée.

Les principaux procédés opératoires sont : la *ponction ventriculaire* et la *trépano-ponction*, la *ponction avec drainage simple ou sous-cutané* et la *ponction lombaire* (v. c. m.) qui seule est du ressort de la médecine. Dans l'hydrocéphalie, elle doit laisser s'écouler, chez l'adulte, 20 à 100 c. c. de liquide, et, chez l'enfant, 2 à 65 c. c. Malheureusement, dans certains cas, les cavités ventriculaires sont indépendantes de l'espace sous-arachnoïdien, et, alors, la ponction lombaire ne modifie en rien l'hydrocéphalie. L'unique ressource est en ce cas la ponction ventriculaire.

Les *injections modificatrices d'iode* sont trop souvent périlleuses, quoique d'Astros leur trouve quelques indications, lorsqu'elles sont prudemment maniées (injecter quelques centimètres cubes d'une solution au 1/50 ou au 1/60, après soustraction d'une petite quantité de liquide encéphalique) et répétées en se guidant sur leurs effets réactionnels.

IV. **Hygiène.** — Bourneville a prouvé qu'une éducation rationnelle et méthodique permettait d'obtenir, chez certains hydrocéphales, un développement intellectuel relatif.

Hydrolats. — *Eaux distillées* résultant de la distillation de l'eau sur les racines, l'écorce, les feuilles ou les fleurs de diverses plantes fraîches (menthe, fleur d'oranger, tilleul, laitue, laurier-cerise, etc.), auxquelles elles empruntent leurs principes volatils. Les hydrolats n'acquièrent tout leur arome qu'après un mois ou deux, mais pour peu de temps (les conserver à l'abri de la lumière et de la chaleur). Ils sont surtout utilisés comme excipients (sauf l'eau de laurier-cerise).

Hydronéphrose. — La distension du rein et du bassinet par une urine aseptique peut reconnaître des causes diverses qui font varier le traitement réclamé par l'hydronéphrose. Celle-ci est *congénitale* ou *acquise*.

Due à un vice de développement, l'*hydronéphrose congénitale* n'est curable que dans certaines conditions (abouchement anormal, coudure des uretères, mobilité du rein). Bien plus commune, l'*hydroné-*

phrose acquise peut tenir : 1° à la *compression de l'uretère* par une tumeur pelvienne ou vésicale; 2° à son oblitération par un calcul; 3° à sa *coudure* par une ectopie rénale (*hydronéphrose intermittente*). Il faut, toutes les fois que cela est possible, traiter la cause.

I. **Thérapeutique pathogénique.** — L'extirpation d'une tumeur pelvienne ou vésicale, la fixation du rein mobile peuvent guérir certaines hydronéphroses. Si un *calcul enclavé* est en cause (rare), son extraction par *néphrotomie* est indiquée. Mais, très fréquemment, la cause de l'hydronéphrose reste ignorée et on en est réduit à combattre les symptômes.

II. **Traitement symptomatique.** — Intermittente et variable, l'*hydronéphrose ouverte* est en partie réductible par *malaxation*, manœuvre qui corrige en même temps l'ectopie rénale et la coudure de l'uretère. Le *cathétérisme urétéral* (Albarran) peut amener le même résultat. La *néphrorraphie* achève le traitement en mettant le malade à l'abri d'une récidive.

L'*hydronéphrose fermée*, invariable, exige une intervention plus complexe. La *ponction simple* n'est que palliative dans l'hydronéphrose vraie (Tuffier). Suivant les cas, quatre opérations sont à choisir. Si l'*obstacle siège au haut de l'uretère*, on peut soit le lever directement (*section d'une valvule, d'une sténose*), soit sectionner l'uretère au-dessous de lui pour en aboucher le bout inférieur au bassinet (*urétéro-pyélonéostomie*). Si l'*obstacle occupe la partie inférieure de l'uretère*, on peut lui opposer l'*urétérotomie* simple ou la *section de l'uretère au-dessus de lui* suivie de l'*abouchement à la vessie du bout supérieur du conduit*.

Lorsque l'origine et les signes de l'hydronéphrose font craindre l'*insuffisance du rein opposé* (dont la perméabilité peut être appréciée par le procédé du bleu et la séparation des urines selon la méthode de Luys), il est prudent de recourir d'abord à la *néphrotomie lombaire* qui permet d'explorer la perméabilité urétérale. La vie du sujet est alors sauvegardée, si les lésions sont bilatérales, et l'urine du rein opéré s'écoulant par la plaie lombaire, celle de l'autre remplissant la vessie rendent compte, par leurs caractères, du fonctionnement de chaque glande. Malheureusement, la néphrotomie laisse une *fistule persistante* et expose à l'*infection de la poche rénale*. Aussi, dès que la perméabilité de l'autre rein est prouvée, faut-il pratiquer la *néphrectomie secondaire précoce*, intervention relativement bénigne (Tuffier). L'*hydronéphrose volumineuse* avec oblitération définitive de l'uretère est justiciable de la *néphrectomie primitive*, à condition que le rein opposé fonctionne normalement. La *voie lombaire* est la moins dangereuse (mortalité 6,4 p. 100, Tuffier).

Hydrorrhée nasale. — Les crises d'hypersecrétion qui caractérisent cette maladie cèdent surtout aux agents vaso-constricteurs : *cocaïne* en badigeonnages ; *sulfate d'atropine* (1/2 milligr.) et de *strychnine* (2 milligr.) à l'intérieur (Lermoyez). Les cautérisations sont généralement plus nuisibles qu'utiles. Castex préconise les badigeonnages avec une solution faible de *nitrate d'argent*. On doit en outre *modifier le terrain arthritique*. Pour Lermoyez et Mahu, le traitement de choix consisterait en *applications* (2 fois par semaine pendant 2 minutes) *d'un courant d'air sec surchauffé* (à 80° ou 100° par passage à travers un serpentin métallique) à la surface de zones circonscrites de la pituitaire.

Hydrothérapie. — Ce terme désigne surtout actuellement le *traitement externe par l'eau, sous toutes ses formes et à toutes températures*. Les principaux modes de l'hydrothérapie sont : la *douche*, l'*affusion*, le *drap mouillé*, le *maillot humide* et le *bain froid*.

La *douche* est *locale* (hépatique, splénique, hypogastrique, épigastrique, périnéale, vaginale, ascendante, etc.) ou *générale* (tout le corps sauf la tête), *froide* (10° à 20°), *chaude* (35° et plus), *écossaise* (chaude terminée par un jet froid très court) ou *alternative* (série de douches froides et chaudes alternées). La douche varie encore dans sa forme. Les plus usuelles sont la *douche à la lance* (*divisée ou non*) et la *douche en pomme d'arrosoir*. Le jet doit d'abord parcourir la face postérieure du corps (côté droit de haut en bas, puis gauche de bas en haut, et, retour rapide de haut en bas), puis la face antérieure, de la même façon. Aujourd'hui très délaissée, la *douche en pluie* tombe de 2 m. 50 ou 3 m., d'une pomme d'arrosoir fixe, sur le sujet qui doit porter un bonnet de caoutchouc ou de toile cirée ; elle est avantageusement remplacée par le *collier douche*. La *douche en colonne* tombe également de haut, mais en un seul jet de 2 cm à 2 cm 1/2 de diamètre. Dans la *douche en cercle* le sujet reçoit l'eau de 8 à 10 cerceaux percés de trous et superposés, distants de 12 à 15 cm.

L'*affusion* consiste à verser sur le corps, nu dans une baignoire, plusieurs seaux d'eau froide.

Le *drap mouillé* consiste à envelopper le corps d'un drap préalablement trempé dans l'eau froide et fortement tordu ; l'enveloppement est accompagné de frictions vigoureuses.

Le *maillot humide* est un drap plus ou moins imbibé d'eau froide, selon les indications, enveloppant le corps, en totalité ou en partie, et recouvert d'une couverture de laine. Le sujet est couché sur un lit. La durée de l'application varie avec l'effet recherché.

Les *bains* font l'objet d'un article spécial (Voir Balnéation).

I. *Effets physiologiques.* — Ils varient avec la *température* et le *choc de l'eau*. Le sujet ressent d'abord une impression de suffocation ; localement, la peau pâlit sous la douche et présente le phénomène dit *chair de poule* ; puis, avec la *réaction*, naît une sensation de chaleur bienfaisante, tandis que le tégument rougit, que la respiration s'élargit. La réaction tonifie le système nerveux, active les échanges, et favorise, avec la diurèse, l'élimination des déchets de la nutrition. Brèves et très froides, les pratiques hydrothérapiques sont excitantes et toniques, davantage quand s'y ajoute la percussion (douche). Les *applications froides prolongées* sans percussion sont sédatives chez les sujets vigoureux ; chez les nerveux, il faut leur préférer les appli cations tièdes ou chaudes. La douche chaude prolongée est sédative ; la douche chaude très courte est excitante. La douche en cercle est très excitante.

II. *Modes d'administration.* — La douche sera utilement précédée d'un exercice modéré (p. ex. avec un appareil à traction élastique). La température de la salle de douche doit être, au moins, de 15° à 18°. *Pendant la douche*, le sujet, appuyé à un support, doit respirer largement et faire quelques mouvements volontaires. D'une durée initiale maxima de 15 à 20 secondes, la douche sera précédée d'un bain de pieds chaud, chez les sujets qu'elle oppresse d'une façon excessive. *Après la douche* le sujet, essuyé avec un linge rude, s'habille rapidement, soit pour se livrer, s'il est ingambe, à un exercice violent (*gymnastique, course, marche rapide*), soit, s'il est impotent, pour se soumettre à une *friction* ou à un *massage général.*

III. *Indications.* — Un grand nombre d'états pathologiques sont justiciables de l'hydrothérapie, en première ligne : l'*hystérie*, la *neurasthénie*, les *psychoses*, la *chorée vulgaire*, la *maladie de Basedow*; dans certaines conditions seulement, l'*épilepsie* (contre l'anémie) et l'*hystéro-épilepsie*. Les affections organiques du système nerveux (*lésions encéphaliques et médullaires*) ne ressortissent à l'hydrothérapie, et encore, avec de grandes réserves, qu'à la *période de sclérose confirmée*, à condition qu'il n'existe ni hyperesthésie, ni contractures. L'hydrothérapie trouve encore son indication dans l'*anémie*, les *affections chroniques avec asthénie*, les *dyspepsies nerveuses* primitives ou secondaires, les *maladies utérines et annexielles chroniques*, la *constipation* (douche ascendante). On trouvera aux articles traitant de ces maladies le mode d'hydrothérapie qui convient à chacune.

IV. *Contre-indications.* — Pour Winternitz, les *âges extrêmes* ne contre-indiqueraient pas l'eau froide. Chez le *nourrisson*, les *frictions avec un linge mouillé* amendent la cyanose par gastro-entérite, les processus torpides et les troubles circulatoires de tout ordre. Le *vieillard*, l'artérioscléreux peut bénéficier aussi des *applications froides rapides et localisées* qui abaissent ou relèvent la tension sanguine suivant qu'elle est exagérée ou insuffisante. Habituellement la douche froide est mal tolérée par les *rhumatisants arthritiques*, mais cette règle n'a rien d'absolu. Les *cancéreux*, les *tuberculeux*, s'ils ne sont pas curables par l'hydrothérapie, peuvent pourtant, à certains égards (troubles nerveux, asthénie, anorexie), en tirer bénéfice. Elle est, il est vrai, nuisible dans les formes fébriles ou congestives de la bacillose pulmonaire ou dans les cas trop avancés, encore son emploi judicieux peut-il, même là, rendre quelque service. L'hydrothérapie est très délicate à manier chez les *cardiaques*, les *artérioscléreux* ; son usage doit cesser dès que le cœur devient insuffisant.

Hydrothorax. — L'hydrothorax est une des manifestations de l'*hydropisie d'origine cardiaque* ou *rénale*. Il réclame un *traitement local* et *général* ; purement palliatif, le premier se borne à extraire le liquide accumulé dans les plèvres par la *thoracentèse*, pratiquée tour à tour d'un côté puis de l'autre et renouvelée tant que se reproduit l'épanchement, de manière à faciliter la respiration et le travail du cœur jusqu'à l'apparition de la *diurèse critique*. C'est elle que cherche, précisément, à provoquer le traitement général, par le *repos*, le *régime* (*lacté* ou *achloruré*) et les *purgatifs* aidés soit des cardiotoniques (*asystolie*) : *digitale, strophantus, spartéine*, soit des diurétiques (*anasarque des néphrites*) : *lactose, caféine* ou *théobromine.*

Hyères. — Station méditerranéenne, à quelques kilomètres de la mer, bien abritée des vents du nord; température moyenne des journées (d'octobre à avril) 14°. Climat remarquablement sédatif. Séjour d'hiver recommandable aux tuberculeux bronchitiques, aux emphysémateux, aux rhumatisants, aux albuminuriques.

Hyosciamine (*Atropidine*). — *Caract. phys. et chim.* — *Cristallisée* en longues aiguilles incolores, solubles dans l'eau, plus solubles dans l'alcool et l'éther. Produit extrait de la *belladone* et de la *jusquiame* (v. c. m.) et isomère de l'atropine, mais plus active au point de vue de l'action physiologique.

Effets physiol. et tox. — Comme l'atropine, excite puis déprime et paralyse le système nerveux; dilate la pupille (lui donne une forme ovale). A doses toxiques, provoque des vertiges, la sécheresse bucco-pharyngée, la rougeur du visage, des selles diarrhéiques (par contraction des fibres lisses de l'intestin), un délire violent avec hallucinations visuelles; le pouls est accéléré ainsi que la respiration; la mydriase intense.

Prop. thérap., indicat. — Celles de l'atropine. Préconisée surtout contre la paralysie agitante, la manie aiguë, la chorée.

Formes pharmac., doses. — *Hyosciamine cristallisée*, un demi à un milligramme en granules. En oculistique, *collyres*. L'hyosciamine du commerce de la droguerie est un corps trop mal défini, par suite trop inconstant dans ses effets, pour que l'usage en soit recommandable.

Hyoscine (*Scopolamine*). — *Caract. phys. et chim.* — Alcaloïde tiré de la jusquiame, des *Duboisia* et, surtout, du *Scopolia Atropoides*, isomère ou identique avec la *scopolamine*; cristaux transparents, peu solubles dans l'eau, solubles dans l'alcool et le chloroforme. Produit mal défini. On n'utilise que le *bromhydrate* et le *chlorhydrate* très solubles dans l'eau (1 p. 5).

Effets physiol. et tox. — Comparables à ceux de l'atropine et de l'hyosciamine mais variables avec la provenance du produit employé. Toxicité extrême.

Prop. thérap., indicat. — Opposée (les sels) surtout à l'excitation maniaque, par les aliénistes (sédatif puissant), à la maladie de Parkinson, au tremblement sénile, à la chorée, à la maladie des tics.

Formes pharmac., doses. — *Bromhydrate* 1/10 à 1/2 milligr., *chlorhydrate* mêmes doses, en solution, granules, injections hypodermiques. Produits dangereux, comme tous les corps mal défi-

nis; à n'utiliser qu'avec la plus grande prudence et à condition d'en connaître exactement la provenance.

(Pour plus de détails, voir : G. Pouchet, *Précis de Pharmacologie et de Matière médicale*, p. 502 à 507.)

Hyperchlorhydrie. — L'hyperchlorhydrie est la *sécrétion d'un suc gastrique trop riche en pepsine et en acide chlorhydrique*. Très fréquent, ce trouble n'entraîne de symptômes dyspeptiques que s'il se complique d'une *hyperesthésie de la muqueuse gastrique* liée à des causes d'irritation locale (régime carné, hyperchloruré; aliments irritants, épicés; boissons alcooliques; médicaments irritants) ou générale (surmenage physique ou moral; émotions; affections nerveuses). L'hyperchlorhydrie est souvent associée à la *migraine*, à l'*ulcère de l'estomac*, à la *gastrite*, à la *constipation*. Accélérant la peptonisation des albuminoïdes elle entrave par contre la digestion des hydro-carbonés, d'où *amaigrissement* (fréquent) contrastant avec un appétit excessif.

L'hyperchlorhydrie réclame un traitement: 1° quand elle entraîne des troubles dyspeptiques; 2° lorsqu'elle détermine soit des troubles nerveux réflexes : *palpitations, asthme nerveux, fausse angine de poitrine, névralgies, migraines* (Soupault), soit des *troubles de nutrition* (amaigrissement) destinés à s'amender avec elle.

I. *Régime alimentaire.* — Les cas graves avec vive irritation gastrique exigent le *régime lacté absolu*; dans les cas moins sévères ou améliorés on peut, outre le lait, le petit-lait ou le kéfir, permettre les *jaunes d'œufs*, les *féculents* (purées; farine d'avoine), les *pâtes alimentaires*, les *aliments sucrés* et les *marmelades de fruits*. Conseillée par certains auteurs (Mathieu) pour fixer l'HCl, la *viande* est très bien tolérée mais exerce une influence excitante indéniable (Soupault). Linossier lui préfère les œufs, moins irritants; Soupault ne l'autorisait que longtemps après la sédation des accidents. Dans certaines formes graves où le lait fermente, force est pourtant de lui substituer la *viande crue* (Linossier).

Quoique théoriquement modérateurs de la sécrétion chlorhydrique, les *aliments gras* sont, en pratique, mal supportés par les hyperchlorhydriques (Soupault), sauf peut-être le *beurre cru* et la *crème* qui, s'ils sont bien digérés, combattent l'amaigrissement. Le *sel* excite la sécrétion gastrique, non directement, mais après avoir pénétré dans la circulation; aussi ne doit-il être permis qu'avec mesure. Le *régime déchloruré* rigoureux et prolongé peut même améliorer la dyspepsie hyperchlorhydrique (Vincent, R.-J. Laufer). Comme *boisson*, l'*eau pure*, les eaux d'*Evian* ou d'*Alet* sont à préférer; la *bière*, l'*extrait de malt* et le *cidre* sont quelquefois tolérés; le *vin* sera interdit.

II. **Hygiène.** — Le *repos physique et moral* sont indispensables à la guérison. La *cure d'altitude* (800, 1200, 1700 mètres) alliée à une alimentation réglée est à conseiller (A. Robin). L'*hydrothérapie générale* trouve son indication dans l'éréthisme nerveux des malades. La *compresse humide* sur l'épigastre, *froide* ou, plus rarement, *chaude*, calme la douleur et modifie peut-être la sécrétion. L'*effleurage* prudent de la région gastrique peut rendre quelque service (Cautru). Dans certains cas, l'*électrisation* amende la douleur.

III. **Traitement médicamenteux.** — Il doit poursuivre 4 buts principaux : 1° apaiser la douleur; 2° réduire la sécrétion; 3° favoriser l'évacuation du contenu gastrique; 4° éteindre l'hyperesthésie de la muqueuse (Linossier). Contre la *douleur*, le *bicarbonate de soude* à bonne dose est d'un effet certain; on peut lui associer d'autres alcalins : *craie préparée, magnésie, phosphate de chaux* qu'il vaut mieux donner en poudre qu'en cachets. Pour saturer constamment le milieu gastrique, on donne le mélange alcalin, par cuillerées à café ou à bouche, toutes les heures ou toutes les 2 heures, jusqu'au terme de la digestion (Debove). Comme analgésique, le *sous-nitrate de bismuth* vient aussitôt après les alcalins auxquels on peut l'associer. Seul, il doit être donné à forte dose (15 à 20 gr. délayés dans l'eau) en une ou deux fois

dans la journée. Bon sédatif de la douleur, le *chlorate de soude* décongestionne la muqueuse gastrique. Le même effet est obtenu par les solutions de *nitrate d'argent* (1 ou 2 p. 1000) employées en lavages ou avalées par cuillerées. *Pour réduire la sécrétion gastrique*, on a préconisé le *sulfate de soude*, la *belladone* et l'*atropine*. Le *sulfate de soude* se donne à petites doses (3 gr.) le matin à jeun, dans un verre d'eau, seul ou associé au *bicarbonate de soude* (4 gr.) ou au *phosphate de soude* (5 gr.). La *belladone*, qui, en modifiant la sécrétion, diminue l'acidité et la douleur, se donne en pilules de 1 centigr. d'extrait (1 à 4 par jour), pendant 10 à 15 jours; on peut lui substituer le *sulfate d'atropine* (piqûre de 1/2 milligr. par jour, pendant 10 à 15 jours) dont quelques auteurs injectent 1/2 milligr. avant le repas. Quoique la digestion des amylacés trouve un adjuvant indirect dans les alcalins, on a cherché à y pourvoir autrement. Cette indication est remplie par l'usage des *masticatoires*, très répandu en Amérique et préconisé en France par L. Meunier. Le masticatoire est une masse de résine insoluble et aromatisée que le malade mâche, après le repas, pendant une heure, afin d'exciter une sécrétion salivaire favorable à la digestion de l'amidon qu'entrave l'excès de l'H Cl, et dont l'insuffisance entretient l'hypersécrétion. Le même auteur recommande le *glycogène* (20 à 50 centigr. par jour) pour s'opposer à l'amaigrissement dû à l'insuffisante assimilation des aliments hydrocarbonés.

IV. **Traitement chirurgical.** — Dans les formes rebelles de l'hyperchlorhydrie avec hypersécrétion et stase alimentaire importante impliquant un *spasme pylorique* marqué, il y a avantage à proposer la *gastro-entérostomie*, qui, dans la circonstance, est une opération bénigne, suivie de très beaux succès (Soupault-Hartmann).

Hyperidrose. — L'hyperidrose est *l'exagération de la sécrétion sudorale indépendante de toute autre maladie bien définie*. Plus fréquente chez les *obèses*, les *arthritiques*, les *névropathes*, elle est tantôt *généralisée*, tantôt *limitée* (*éphidrose*) aux aisselles, aux mains, aux pieds où elle est souvent fétide (Voir BROMIDROSE). Le traitement est *général* ou *local*. Certains médicaments internes ont la propriété de réduire la sécrétion sudorale; tels sont : le *sulfate d'atropine* (1/2 à 2 milligr.), la *belladone* (2 à 5 centigr. d'extrait), le *phosphate de chaux* (4 à 10 gr.), le *tannin* (10 centigr. à 1 gr.), l'*agaric* en poudre (25 centigr. à 1 gr.), l'*agaricine* (5 à 10 milligr.), l'*ergot de seigle*, l'*arséniate de strychnine* (2 à 3 milligr.), le *tellurate de soude* (25 milligr. à 3 centigr. pendant 3 à 4 jours), le *véronal* (30 centigr. le soir, pendant 3 jours); mais on conçoit que l'usage n'en puisse être qu'accidentel, surtout quand il s'agit d'agents toxiques. Aussi est-il plus rationnel de chercher à *modifier le terrain* soit *arthritique* (alcalins, iodure de sodium), soit *nerveux* (bromures, valérianates, eau froide) ou *anémique* (fer, arsenic, quinquina, etc.). Quoique souvent sans effet les *topiques* méritent pourtant d'être essayés. Suivant les cas, les *affusions froides* ou *chaudes*, quotidiennes, les frictions avec l'*alcool formique officinal* (L. Weil), les badigeonnages (1/4 du corps tous les 3 ou 4 jours) à la *formaline*; les poudrages avec un mélange de *talc* (2) et de *formaline* (1), avec du *sous-nitrate de bismuth*, de l'*oxyde de zinc* ou du *talc* additionnés de *naphtol* (2 p. 100) ou d'*acide salicylique* (3 p. 100) pourront, à divers degrés, atténuer cette infirmité rebelle.

Hypertension artérielle. — Le traitement de ce symptôme a été indiqué à l'article ARTÉRIOSCLÉROSE.

Hyperthermie. — Voir FIÈVRE.

Hypertrophie des amygdales. — Ce terme s'entend surtout de l'*hypertrophie des amygdales palatines*; celle de l'amygdale pharyngée a été étudiée ailleurs (Voir ADÉNOÏDES [VÉGÉTATIONS]). Le seul traitement médical utile dans cette affection est la mise en œuvre des agents modificateurs du terrain lymphatique : *huile de foie de morue, sirop d'iodure de fer, arsenic, cure marine, eaux chlorurées sodiques*. Les topiques sont inefficaces et le *traitement chirurgical* est seul actif. On a le choix entre l'*ignipuncture*, le *morcellement*, la *discision* et l'*amygdalotomie*.

L'*ignipuncture* consiste à plonger dans les orifices cryptiques la pointe du *galvanocautère* pour la faire ressortir en un point voisin, après section du tissu séparant le point d'entrée du point d'issue. On fait 5 ou 6 cautérisations par séance. Celles-ci sont renouvelées tous les 12 ou 15 jours pendant 6 semaines à 8 ou 10 mois. L'emploi d'un gros couteau galvanique creusant dans l'amygdale de profonds sillons transversaux (3 par glande) fournit à Moure un résultat plus rapide et évite la formation de cratères s'enflammant facilement. Entre les séances d'ignipuncture s'impose l'usage d'un gargarisme antiseptique (*phénosalyl* 1 p. 100) pour prévenir les infections secondaires (otite). Le procédé de Moure est surtout indiqué sur les amygdales enchatonnées.

Le *morcellement* consiste à exciser l'amygdale en 3 ou 4 prises pratiquées sur ses parties saillantes avec une pince emporte-pièce spéciale (Ruault). A peine douloureuse, n'entraînant qu'une perte de sang et une réaction insignifiantes, cette opération que l'on fait suivre d'un badigeonnage avec une *solution iodo-iodurée* au 1/10 peut rester partielle, étant suivie, plus tard, de rétraction du moignon. Le morcellement remplace avantageusement l'ignipuncture et l'amygdalotomie.

La *discision* n'est applicable qu'aux amygdales dont les cryptes sont distendues par des masses caséeuses (*amygdalite lacunaire chronique*); elle consiste à introduire dans ces cavités un crochet mousse pour en dilacérer les parois et les orifices, afin d'en libérer le contenu. Chaque discision est suivie d'un badigeonnage avec une *solution iodo-iodurée*. Plusieurs séances sont souvent nécessaires.

Pratiquée avec l'amygdalotome de Mathieu, l'*amygdalotomie* n'est applicable que dans la 1re et la 2e enfance, sur les amygdales pédiculées. Elle ne doit exciser que la partie de la glande qui déborde les piliers. L'enfant garde la chambre les premiers jours et reçoit une alimentation liquide ; d'abord recouverte d'une fausse membrane, la plaie se déterge au bout de 5 à 6 jours et est cicatrisée après une quinzaine. L'amygdalotomie comporte toujours quelque risque d'hémorrhagie, particulièrement chez l'adulte ; aussi l'ablation avec l'*anse galvanique*, placée à froid, puis portée au *rouge sombre*, lui est-elle incontestablement supérieure. Elle est facilitée par un badigeonnage préalable à la cocaïne ; chez les enfants indociles, on utilise l'anesthésie au *bromure d'éthyle*. En ne surchauffant pas le fil et en faisant de nombreuses intermittences, l'opération se fait absolument *à blanc*.

Hypertrophie du cœur. — L'*hypertrophie vraie du cœur* (sans dilatation) doit généralement être respectée et même favorisée, sans pourtant lui faire dépasser le but. Un régime reconstituant, mais non excitant, excluant l'alcool, le café, le thé, le tabac, tendra à réduire le travail du myocarde. Si les efforts, les travaux de force sont contre-indiqués, un *exercice méthodique sagement réglé* est à conseiller : marche quotidienne en terrain plat, puis en pente modérée (Œrtel), accompagnée d'inspirations brèves et d'expirations contenues et allongées, gymnastique suédoise. A certains moments, l'*éréthisme cardiaque*, les *palpitations* exigeront l'emploi des calmants : repos absolu, alimentation légère, *bromures* et *valérianates*. La *digitale* est le plus souvent inutile ou nuisible, à moins que l'hypertrophie ne fasse place à la dilatation, justiciable du traitement de l'insuffisance cardiaque (Voir Asystolie). A l'*hypertrophie de la néphrite interstitielle* on opposera la médication hypotensive : régime lacto-végétarien, *iodures alcalins*, *trinitrine*, tant que la maladie n'est pas arrivée à la phase de dilatation du cœur où les cardiotoniques reprennent leurs droits.

Hypertrophique (Paralysie pseudo-). — Les progrès de l'évolution de cette myopathie semblent retardés par la *faradisation des muscles* (Plicque). On a conseillé de lui associer la *galvani-*sation *de la moelle* (un pôle de part et d'autre du renflement cervical, ou un pôle sur les reins au niveau du renflement lombaire et l'autre sur le ventre), avec des courants faibles débités pendant 5 minutes (séances tous les 2 jours, durant des années). Muller a obtenu par cette méthode un beau succès.

Hypnal (*Monochloral-antipyrine*). — *Caract. phys. et chim.* — Obtenu par mélange de deux solutions aqueuses concentrées, l'une d'hydrate de chloral, l'autre d'antipyrine. Cristaux incolores, un peu amers, peu solubles dans l'eau, très solubles dans l'alcool, décomposés par les alcalis.

Effets physiol. et tox. — Chez l'animal (voie intra-veineuse), hypnotique à 25 centigr. par kilogramme, anesthésique à 30 ou 35 centigr. ; toxique à 1 gr. par kilogramme. Dépresseur du cœur et hypotenseur, grâce à l'action cumulative du chloral et de l'antipyrine ; le cœur s'arrête après la respiration. Élimination rapide par l'urine.

Prop. thérap., indicat. — Hypnotique-analgésique fidèle, ne produisant pas l'assuétude. Indiqué contre l'insomnie douloureuse (névralgie dentaire, céphalée, etc.), l'éclampsie, la toux spasmodique. N'entraîne ni troubles digestifs, ni congestion encéphalique. Contre-indiqué chez les cardiaques, sauf en cas de lésion aortique bien compensée (G. Sée). Préférable au chloral chez l'enfant.

Formes pharmac., doses. — 1 à 2 gr. en cachets (non irritant) ou potion alcoolisée. *Enfants* : 10 centigr. par année.

Élixir (Bardet) :

Hypnal.	1 gr.
Eau distillée	15 —
Chartreuse	4 —

Potion :

Hypnal.	6 gr.
Alcool à 90°.	
Alcoolat d'écorce d'oranges amères. . . .	15 —
Sirop simple.	40 —
Eau distillée	30 —

1 gr. d'hypnal par cuillerée à soupe.

Hypnone (*Acétophénone*). — *Caract. phys. et chim.* — Liquide incolore, très réfringent, mobile, volatil, d'odeur rappelant celle de l'amande amère et de la fleur d'oranger, insoluble dans l'eau, soluble dans l'alcool, l'éther et les huiles.

Effets physiol. et tox. — Irritant local énergique ; expérimentalement, provoque des troubles respiratoires graves, la parésie du myocarde, de l'hypotension artérielle et des phénomènes asphyxiques (sang noir, hypothermie). Chez l'homme, action sédative sur le système nerveux ; mais d'un emploi peu recommandable.

Prop. thérap., indicat. — Hypnotique inconstant et infidèle ; dangereux chez les cardiaques. A rejeter de la pratique.

Formes pharmac., doses. — A été administré à la dose de 15 à 30 centigr., en capsules de 5 centigr.

Hypnopyrine. — *Caract. phys. et chim.* — Dérivé chloré de la quinine ; fines aiguilles prismatiques nacrées, amères, d'odeur légèrement chlorée, solubles dans 8 p. d'eau froide, très solubles dans l'alcool, insolubles dans l'éther et le chloroforme.

Prop. thérap., indicat. — Pour Bolognesi, serait, à la fois, analgésique, antithermique et hypnotique. A hautes doses (plus de 2 gr.), provoque des bourdonnements d'oreilles. Infidèle comme antithermique, mais permet d'obtenir une analgésie durable (au moins 5 heures) en quelques minutes, à la dose de 50 centigr. dans les cas de céphalée fébrile et de migraine. Agit comme hypnotique sur l'insomnie douloureuse. Opposée aux douleurs névralgiques, rhumatismales, tabétiques, à la migraine, etc.

Formes pharmac., doses. — 25 à 50 centigr. en cachets ou pilules, en solution, suppositoires.

Hypnotisme. — Surtout appliqué au traitement des accidents hystériques, l'hypnotisme consiste à *faire passer le sujet en état de somnambulisme*, soit en lui fermant les yeux et les maintenant clos un certain temps, tandis que, d'une voix ferme et un peu basse, on lui intime l'ordre de dormir, soit par la prise du regard ou la fixation d'un objet brillant (procédé plus défectueux), cela, dans le but d'utiliser la suggestibilité propre à l'hypnose pour guérir tel ou tel trouble nerveux : *paralysie, contracture, anesthésie, vomissements, idée fixe*, etc. (Voir HYSTÉRIE). L'utilité et l'innocuité de cette méthode sont actuellement très contestées. Plutôt nuisible dans les hystéries légères, son emploi ne paraît justifié, dans une certaine mesure, que chez les sujets assez engourdis par la névrose pour subir l'hypnose sans difficulté et voir, sous son influence, leur état s'améliorer (Sollier). Le *réveil complet après chaque séance* (en rouvrant les yeux et soufflant dessus) est essentiel. On aura en outre pour règle absolue dans tous les cas : 1° *de ne jamais endormir un sujet sans son consentement ou celui de sa famille ;* 2° de *toujours opérer en présence d'un tiers* (visible ou dissimulé), afin d'échapper d'avance à toute accusation portée par le sujet. L'hypnotisme est passible de plusieurs reproches : il n'est qu'un *paroxysme hystérique provoqué*, modifiant profondément le terrain hystérique (Gilles de la Tourette) ; les tentatives d'hypnotisation peuvent simplement aboutir à l'éclosion de la *première attaque convulsive ;* répétées, les hypnotisations ont souvent pour résultat des *crises de somnambulisme spontané* survenant sous les influences les plus fortuites (vue d'un objet brillant, injonction d'une personne étrangère à la médecine) ; l'hypnose crée, peu à peu, un besoin de suggestion analogue à celui de certains toxiques (éther, morphine) ; il est du reste des malades réfractaires à l'hypnotisme, ou, n'en tirant aucun bénéfice ; aussi, *ne doit-on y recourir que lorsqu'on n'a rien à perdre et que tous les autres traitements ont échoué* (Joffroy).

Hypochlorhydrie. — L'*hypochlorhydrie* ou insuffisance de la sécrétion du suc gastrique, est tantôt *congénitale*, tantôt *fonctionnelle* (dyspepsie), tantôt *liée à une lésion de la muqueuse gastrique* (gastrite ou cancer) ; fonctionnelle, elle ne tombe guère au-dessous de 1 p. 1000 de l'acidité totale (Soupault) ; constituant un des symptômes de l'*asthénie gastrique*, elle ne saurait pourtant caractériser à elle seule une forme de dyspepsie. L'hypochlorhydrie entraîne : 1° une peptonisation insuffisante du contenu gastrique ; 2° une réduction de la sécrétion du suc pancréatique dont l'excitant principal est l'acidité du suc gastrique ; 3° l'exaltation des fermentations gastriques, et surtout, intestinales (diarrhée). C'est à ces divers troubles que le traitement s'adresse. Il peut chercher soit à *exciter la sécrétion chlorhydrique* par des agents physiques ou médicamenteux ; soit à *compenser artificiellement l'insuffisance du suc gastrique*. A la première indication répondent : les *boissons froides*, les *applications froides* ou *chaudes sur l'épigastre*, le *massage* ou la *galvanisation* de l'estomac, les *amers* (*gentiane, colombo, quassia, noix vomique, strychnine*) dont l'efficacité est contestable, les *alcalins à petites doses avant les repas* (3 gr. de *bicarbonate de soude* dans un peu d'eau tiède) et le *chlorure de sodium* à faible dose (surtout sous forme d'injections de *sérum artificiel*). A l'indication de favoriser artificiellement la peptonisation répond l'administration de *pepsine* à bonne dose (2 à 4 cachets de 50 centigr. de *pepsine en paillettes* pendant le repas) ou de *papaïne* (10 à 20 centigr. par repas) et d'*acide chlorhydrique officinal* (V à X gouttes dans un verre d'eau une demi-heure après le repas) ou d'un autre acide (*acide phosphorique* ou *sulfurique*). C'est à l'*acide lactique* que le *képhir* doit ses bons effets dans l'hypochlorhydrie (Voir ANACHLORHYDRIE). La *gastérine* de Frémont ou la *dyspeptine* de Hepp peuvent également trouver ici leur emploi.

Hypochlorites. — Voir LES BASES.

Hypocondrie. — L'hypocondrie semble traduire une *interprétation exagérée, erronée ou délirante de sensations périphériques ou viscérales* perçues par certains sujets, sensations répondant tantôt à des troubles hallucinatoires ou purement fonctionnels, tantôt à des lésions organiques positives. Il convient de distinguer les *tendances hypocondriaques* que peuvent manifester certaines encéphalopathies ou certaines névroses bien définies et le syndrome spécialisé sous le nom de *délire hypocondriaque*. En effet, l'hypocondrie peut se greffer accessoirement sur un fond de *neurasthénie*, de *paralysie générale*, d'*artériosclérose cérébrale*, de *mélancolie*, de *persécution*, de *dégénérescence*, d'*hystérie* ou d'*épilepsie* (rare), d'*alcoolisme*, de *pellagre*, etc. La *folie hypocondriaque* véritable, frappe d'habitude des sujets cumulant la neurasthénie compliquée de troubles très marqués de la sensibilité générale et la dégénérescence mentale. La thérapeutique est nécessairement subordonnée au terrain. L'hypocondrie est-elle nettement secondaire, c'est la maladie causale qu'il convient d'abord de traiter. En tous cas, une analyse clinique minutieuse doit dresser le bilan des troubles somatiques accessibles à l'examen physique et dépister ceux qui semblent alimenter les conceptions hypocondriaques. Si ces troubles ou les lésions qui les entretiennent sont curables on a de grandes chances pour voir les préoccupations qu'ils motivent se dissiper avec eux. Malheureusement ces cas sont peu nombreux ; dans les autres l'unique ressource est le *traitement moral*. Le *changement de milieu*, l'*isolement ;* les *voyages* et les *exercices physiques* (pourvu que les malades les acceptent comme une distraction agréable), sont de précieux adjuvants, ainsi que les *agents physiques* (*cures d'air* ou *d'altitude ; hydrothérapie, électrothérapie*) qui pourront participer à la suggestion. A cet égard il est essentiel que le médecin sache acquérir et garder sur son malade une influence prépondérante. Pour y parvenir il devra adopter une attitude exempte de toute ironie, écouter avec une patiente et grave attention les longues confidences du malade et répondre à ses doléances par des prescriptions méthodiques. Dans l'ordre psychique, on oriente souvent très avantageusement ces malades vers l'altruisme, les intéressant au soulagement des infortunes d'autrui de façon à faire diversion à leurs préoccupations personnelles.

Hypophyse. — L'hypophyse a été administrée, à titre opothérapique, aux malades atteints d'acromégalie. Louis

Rénon et Arthur Delille l'ont opposée, avec quelque succès, à la maladie de Bàsedow et à des syndromes analogues (tachycardie, hypotension artérielle et oligurie) compliquant certaines toxi-infections (tuberculose, fièvre typhoïde, diphtérie, pneumonie, grippe) et imputés jadis à la myocardite. Jusqu'ici la médication n'a pas encore fait ses preuves.

Hyposulfites. — Voir Les bases.

Hysope. — *Hyssopus officinalis* (Labiées). Très peu usitée; contient une essence épileptisante par action bulbaire. Les sommités fleuries sont employées en infusion (20 p. 1000), comme stimulant, sudorifique, béchique, expectorant.

Hystérie. — I. *Prophylaxie.* — Les enfants que leur hérédité prédispose à l'hystérie réclament une éducation un peu spéciale. Si la mère ou le père présentent des accidents hystériques actuels, *l'éloignement de l'enfant* s'impose, surtout à partir de 6 ou 7 ans, pour le soustraire à l'influence du milieu. A cet égard, l'*internat* dans de bonnes conditions d'hygiène et de direction, est indiqué. On conseillera le *plein air*, le *régime tonique* et les *exercices physiques* (non sportifs); on évitera à l'enfant les enthousiasmes excessifs, l'exaltation musicale ou religieuse. Les jeunes filles seront averties à l'avance de la première apparition des règles qui, autrement, cause souvent un fâcheux choc moral. Les *vacances* s'écouleront *à la campagne*, dans une *station d'altitude*, si possible, plutôt qu'au bord de la mer. Si la jeune fille n'est que prédisposée à l'hystérie, le mariage sera favorable. Il n'est admissible dans l'*hystérie confirmée* que s'il réunit toutes les conditions de reconfort physique et moral. La *grossesse* est bienfaisante, si elle est désirée, à condition de ne pas se renouveler trop souvent. Par contre, l'*allaitement* sera interdit. Chez les hystériques mâles, le mariage est plutôt à déconseiller.

II. *Traitement général.* — Il doit viser surtout l'*élément psychique* et la *sensibilité générale* dont l'équilibre est toujours plus ou moins compromis. Charcot attachait à l'isolement une importance primordiale. Réalisé dans un établissement hydrothérapique sous une surveillance médicale éclairée, plus ou moins rigoureux selon les cas, il fournit des résultats rapides, à condition que sa durée soit suffisante (3 mois au moins). Les *agents physiques* méritent le premier rang dans le traitement général de l'hystérie, spécialement l'*hydrothérapie froide*, excellent agent esthésiogène et tonique, de préférence sous la forme de *douche froide à jet brisé très courte* (5 à 15″ à 7 ou 8°; 20 à 25″ à 10° ou 12°) sur tout le corps (sauf la tête) en modérant le jet sur les zones hyperesthésiques et hystérogènes. Le *mal de tête*, le *vertige* seront évités par des *compresses froides* sur le front, un *bain de pieds chaud*; la suffocation par une *serviette roide* sur la poitrine. Aux sujets très sensibles on donnera plutôt la *douche écossaise* avec ou sans transition. Un *exercice musculaire* préalable assurera la réaction, complétée ensuite par une *friction* de quelques minutes avec un drap rude ou par une *promenade* de 20 à 30 minutes, ou bien, chez les sujets impotents, par une séance de *massage* et de *mouvements passifs*. Les douches seront suspendues pendant les règles. A défaut d'installation convenable, on peut, à la douche, substituer le *drap mouillé* (eau à 8°-12°) avec friction de 4 à 5 minutes, suivie aussi de marche, de massage ou de repos au lit; il peut également servir d'acheminement à la douche. Le traitement hydrothérapique doit être poursuivi plusieurs mois.

L'*électricité* est encore un bon agent esthésiogène. Le *pinceau faradique* réveille bien la sensibilité des *zones anesthésiques* et, ainsi, amende souvent les accidents auxquels elles se superposent (paralysies, contractures, aphonie, anorexie). La *franklinisation* sous forme d'*étincelles*, de *frictions à la boule*, de *souffle électrique*, par séances de 5 à 20 minutes tous les 2 jours, peut remplacer le pinceau et exerce, en outre, une action tonique. La *galvanisation* avec des courants très faibles est utilisée comme analgésique, antispasmodique, l'électrode indifférente (pôle négatif) étant fixée à la nuque et l'électrode active (pôle positif) étant promenée sur les régions atteintes.

Le *massage* est surtout utilisé contre les paralysies et les contractures.

Il n'existe pas à proprement parler de *traitement médicamenteux* de l'hystérie. Les vaso-dilatateurs comme le *nitrite d'amyle* (quelques gouttes en inhalation) améliorent parfois instantanément quelques manifestations hystériques dues sans doute à l'angiospasme : contractures, anesthésies, parésie, aphasie, bégaiement (Hirtz et Louste). L'action des *bromures*, de la *valériane*, des *valérianates* est très inconstante. Nombre de médicaments peuvent cependant trouver un emploi justifié à titre d'*agents de suggestion*.

III. *Traitement des accidents*. — Les *attaques* d'intensité moyenne dont l'évolution est prévue par celle de crises antérieures n'exigent que des précautions contre les contusions et les chutes. Placée loin de toute excitation, dans le demi-jour d'une chambre paisible, la malade sera maintenue sur un lit par deux alèzes, l'une passée en travers de l'ombilic, l'autre placée au-dessus des genoux ; les mouvements des membres étant limités par des bandes roulées autour des chevilles et des poignets garnis d'ouate. Pour prendre ces dispositions, on suspend les convulsions par compression d'une zone frénatrice (ovarienne ou autre). Au contraire les *paroxysmes répétés en série (état de mal)*, les *crises délirantes ou comateuses*, celles qui pourraient mal finir (*spasme glottique*) réclament une intervention active destinée à interrompre le cours des accidents ou à en modifier la forme par divers artifices : *compression des zones frénatrices, hypnotisation par pression sur les globes oculaires, suggestions* patientes et soutenues tendant à orienter dans un sens convenable l'état mental du sujet, *inhalations de chloroforme* à doses fractionnées (sans y insister). Si les accidents se prolongent, mieux vaut chercher à les transformer en provoquant une crise convulsive par pression d'une zone hystérogène ou en plongeant le sujet en

état léthargique, pour l'y laisser 7 à 8 heures (Gilles de la Tourette). C'est par la crise convulsive provoquée que l'on a le plus de chances de dissiper un *état de mal délirant* ou *comateux*. Le rôle du traitement général consiste surtout à espacer les paroxysmes.

Contre les douleurs et les hyperesthésies localisées : *pseudo-angor, rachialgie, gastralgie, vaginisme* (v. c. m.), etc., la thérapeutique est assez désarmée. Suivant les cas, la *réfrigération* (glace, pulvérisations d'éther), la *faradisation* très prudente, le *bain* ou le *souffle statiques*, les *frictions avec la boule franklinique* donneront quelque soulagement. Aux *anesthésies* plus ou moins étendues, superposées ou non à des *contractures*, à des *paralysies*, à des troubles sensoriels (*surdité, amaurose*), on opposera le *courant faradique* qui, appliqué modérément, 5 à 6 minutes, réveillera souvent la sensibilité et, en même temps, la fonction compromise avec elle (voix, ouïe, vue, etc.).

Les *contractures* sont justiciables de la *malaxation des muscles antagonistes*, aussi précoce que possible (quand ils sont accessibles), ou de l'*effleurage des faisceaux contracturés.* Le sujet est-il hypnotisable, on l'endort pour lui suggérer de ne plus être contracturé au réveil. Les contractures cèdent aussi à la *chloroformisation*, mais reparaissent au réveil. Cependant toute contracture subit, avec le temps, un épuisement graduel.

Les *paralysies hystériques* exigent aussi un traitement précoce par la *faradisation*, le *bain statique* (séances quotidiennes et prolongées), le *massage*, par la *mobilisation passive des membres paralysés*, avec torsions éveillant la sensibilité des articulations (Sollier) ; par les tentatives de mouvements actifs associés aux mouvements homologues du membre sain pour réaliser une sorte de *rééducation progressive*. Les effets du traitement et la valeur de la guérison (complète quand a disparu l'anesthésie) se mesurent au retour plus ou moins parfait de la sensibilité cutanée des régions atteintes. Plus la paralysie est ancienne, plus elle est rebelle. On pourra lui opposer la *suggestion hypno-*

tique, après échec des autres moyens, si le sujet est hypnotisable. Quand existe une zone hystérogène, il y a avantage à provoquer un paroxysme convulsif capable de dissiper la paralysie.

Aux troubles trophiques cutanés : *pemphigus, eschares, œdème bleu*, on oppose parfois avec succès le *pinceau faradique* (séances longues et quotidiennes) qui convient également contre les *atrophies musculaires*. Les *adhérences fibreuses*, les *rétractions tendineuses* succédant à des contractures prolongées, seront libérées par la *mobilisation sous le chloroforme* aidée de *ténotomies* appropriées et suivie d'immobilisation (au moins la nuit), dans un appareil plâtré.

Les *hémoptysies hystériques* ne réclament pas habituellement de traitement spécial. Aux *hématémèses*, surtout répétées, il est prudent d'opposer le *régime lacté absolu* comme s'il existait un *ulcère gastrique* (qui, du reste, s'observe parfois). L'*hystérie gastrique* comporte le plus souvent une zone d'*anesthésie* ou d'*hyperesthésie épigastriques* à laquelle seront appliqués, comme traitement, les divers procédés esthésiogènes ou sédatifs déjà indiqués. Contre l'*intolérance gastrique*, l'*anorexie*, c'est encore à l'*isolement rigoureux* combiné au traitement général qu'il faut, de toute nécessité, recourir jusqu'à restauration de l'équilibre normal. Les mêmes moyens aidés de *chloroformisations répétées*, de la *faradisation des parois abdominales* auront raison de la *tympanite gastro-intestinale*, de la *constipation* ou de la *diarrhée hystériques*.

I

Ibogaïne (Chlorhydrate d'). — *Caract. phys. et chim.* — Alcaloïde isolé du *Tabernanthe Iboga* (Apocynacées). Le chlorhydrate, seul employé, est un corps cristallisé, presque insoluble dans l'eau, soluble dans l'alcool, l'éther et le chloroforme.

Prop. thérap., indicat. — Tonique général, aphrodisiaque, cardiotonique, excitant de la nutrition (action analogue à celle de la coca et de la kola). Préconisé contre la neurasthénie, la grippe, dans la convalescence des pyrexies.

Formes pharmac., doses. — 2 à 3 centigr. en pilules.

Ichthyol. — *Caract. phys. et chim.* — Liquide visqueux, brun foncé, ressemblant à du goudron, à odeur désagréable de pétrole, de saveur alliacée ; partiellement soluble dans l'alcool et l'éther, dont le mélange le dissout entièrement ; émulsionnable dans l'eau, capable de le dissoudre s'il est bien neutre ; miscible aux huiles et aux graisses. Corps mal défini (*ichthyol-sulfonate d'ammoniaque*), contenant 8 à 10 p. 100 de soufre (son principe actif) ; est obtenu par distillation de schistes bitumineux des environs de Seefeld (Tyrol) ou d'Autun, très riches en poissons fossiles.

Effets physiol. et tox. — Toxicité très faible. *A l'intérieur*, se comporte comme les sulfureux (l'ingestion donne lieu à des renvois désagréables). *Localement*, agent antiseptique, surtout à l'égard du streptocoque ; en outre, action kératoplastique remarquable (Unna), favorise, par réduction lente et déshydratation, la prolifération de la couche cornée de l'épiderme, décongestionne le derme.

Prop. thérap., indicat. — *A l'intérieur* (peu usité), préconisé contre la tuberculose pulmonaire, la bronchite chronique, l'asthme, le rhumatisme, la sciatique. *Localement*, opposé, comme antiseptique et agent décongestionnant, à la blennorrhagie (injections), à la métrite (pansements), à l'entérite muco-membraneuse (lavements), à l'érysipèle, à l'hyperhidrose ; aux brûlures, engelures, gerçures ; à la blépharite ciliaire, à nombre de dermatoses (eczéma séborrhéique, psoriasis, acné, etc.).

Formes pharmac., doses. — *Usage int. :*
10 centigr. à 2 gr. en capsules ou solution. — *Usage ext. :* pommades, glycérolés
10 à 20 p. 100 ; savon, traumaticine, collodion 5 à 10 p. 100 ; suppositoires de
20 à 50 centigr. ; ovules (glycérine solidifiée) contenant 10 à 50 centigr. d'ichthyol ; crayons. — *Incompatibles :* acides,
iode et iodures.

Potion :

Ichthyol. . . . . 10 gr.
Hydrolat de menthe, ... 90 —
Sirop d'écorces d'oranges
   amères . . . . 80 —

1 gr. par cuillerée à soupe ; de 3 à 10 par
jour, à la fin des repas.

Pommade :

Ichthyol. . . . . 3 à 6 gr.
Vaseline. . . . . } āā 15 gr.
Lanoline. . . . . }

Traumaticine (érysipèle) :

Ichthyol . . . . 6 gr.
Traumaticine simple. . . . 20 —

Badigeonnage large de 2 cm, un peu en
dehors du bourrelet (Juhel-Rénoy).

Glycérolé (engelures) :

Ichthyol . . . . 4 gr.
Glycérolé d'amidon à la glycérine neutre . . . . . . 30 gr.

Suppositoires :

Ichthyol. . . . . 10 à 20 centigr.
Beurre de cacao .   3 gr.
Cire blanche. . .   50 centigr.

pour un suppositoire (fissure, hémorrhoïdes).

Vernis (nævi) :

Ichthyol. . . . . 1 gr.
Collodion élastique . . . . 8 —

Solution (lavages intestinaux) :

Ichthyol . . . . 1 gr.
Eau bouillie. . . . . . . un litre.
(Comby.)

Injection uréthrale (blennorrhagie) :

Ichthyol. . . . . 5 à 10 gr.
Eau albumineuse. . . . 120 gr.

Pâte (eczéma sec) :

Ichthyol. . . . . 6 gr.
Amidon . . . . }
Oxyde de zinc . . . . . } āā 20 gr.
Vaseline . . . . }
Lanoline . . . . } āā 30 gr.

Ictères. — I. *Ictère catarrhal.* — Le
séjour au lit est nécessaire, au moins au
début. Le malade boira, toutes les
4 heures, 250 gr. à 300 gr. de *lait* (*écrémé*
de préférence) additionné de quelques
cuillerées d'eau alcaline. Au lait certains
auteurs préfèrent le *bouillon de légumes*
ou les *décoctions de céréales.* Les eaux
alcalines légères, la citronnade fraîche,
le *petit-lait,* l'*infusion de boldo* (2 gr. de
feuilles par jour en 2 tasses) constituent
les boissons de choix ; on proscrira toute
boisson alcoolique, sauf chez les vieillards débiles (champagne frappé). Au déclin de l'ictère, outre le lait, on permet
les *purées de légumes,* les *pâtes,* les
fruits cuits ; plus tard, les *œufs,* les
viandes blanches.

Les *fermentations intestinales* seront
combattues surtout par le régime, les
laxatifs et les cholagogues. Les antiseptiques (*naphtol, bétol*), le *calomel* à dose
purgative sont souvent mal tolérés. On
peut administrer, chaque matin, soit un
laxatif salin (*sulfate de soude* et *sel de
Seignette,* āā une cuillerée à café dans
un verre d'eau de Vichy), soit une pilule
cholagogue (*évonymine* 5 centigr. ; *podophyllin* et *extrait de belladone* āā 1 centigr.), soit 2 à 3 centigr. de *calomel,* ou
encore, prescrire aux repas, 2 fois par
jour, 1 gr. de *salicylate,* de *benzoate de
soude* ou de *salophène* (antiseptiques des
voies biliaires) auxquels on préférera, en
cas de diarrhée, le *salicylate de bismuth*
(4 gr.) associé à la *résorcine* (30 centigr.).
Si ces moyens ne rétablissent pas le
cours de la bile, on pourra recourir aux
pilules de fiel de bœuf (kératinisées), à la
glycérine, à l'*oléate de soude,* et surtout
aux *grands lavements froids* (selon la
méthode de Krull) de 1 à 2 litres d'eau
bouillie à 12 ou 15°, pris le matin, ou
matin et soir au besoin, et gardés aussi
longtemps que possible (5 à 10 minutes).
On peut additionner l'eau d'*acide borique*

ou de *salicylate de soude* (2 à 4 gr.). S'il y a des coliques, les *lavements très chauds* sont préférables. Sous l'influence des grands lavements froids, la bile reparaît parfois dans les selles en 2 jours; plus habituellement en 6 ou 10; en même temps, se déclare une *crise polyurique* et *azoturique*. Le *prurit* des ictériques sera modéré par : les *bains alcalins*, les *douches chaudes*; par les *lotions chaudes* additionnées de *phénosalyl* (1/200), de *sublimé* (1 p. 2000) ou de *poudre de guaco*; par les poudrages au *talc mentholé* (1/2 p. 100) ou par la *médication thyroïdienne* (Gilbert et Herscher).

II. *Ictères de causes diverses.* — Si l'ictère se prolonge ou si la note infectieuse domine, la *balnéation*, les *injections de sérum artificiel* trouvent leur indication. L'*ictère émotif* est justiciable du même traitement que l'ictère catarrhal. L'*ictère syphilitique* réclame l'intervention de la *médication spécifique mixte*. L'*ictère lié au paludisme* sera traité par la *quinine*; l'*ictère de la dysenterie* par l'*antisepsie intestinale*, le *calomel*, l'*ipéca* (selon la méthode brésilienne). Les *ictères hématiques* (d'origine infectieuse ou toxique) nécessitent l'intervention des *ferrugineux* et de l'*arsenic* (cacodylate de soude, arrhénal).

III. *Ictère grave.* — Trop souvent, il résiste à tous les efforts de la thérapeutique. La méthode de Chauffard est la moins infidèle : *régime lacté* (2 litres par jour); chaque matin, lavement évacuant suivi, une heure après, d'un lavement de 250 gr. d'*eau salée* à 7 p. 1000, à garder; chaque jour, dans un peu d'eau, 100 gr. de *foie de porc pulpé*; contre l'agitation, *enveloppements*, matin et soir, dans un *drap mouillé chaud* (38°), ou *bains frais* (28°-30°) de 10 minutes à 1/4 d'heure 2 à 3 fois par jour. Aux *hémorrhagies* on opposera le *chlorure de calcium* (2 à 4 gr.); au collapsus les *injections d'éther*, de *caféine*, d'*huile camphrée*. On sera sobre de médicaments chez ces malades privés de moyens de défense contre l'intoxication.

IV. *Ictère des nouveau-nés.* — L'*ictère diopathique*, manifestation de la cholémie familiale (Gilbert et Lereboullet),

guérit sans aucun traitement. L'*ictère symptomatique* peut reconnaître plusieurs causes : *oblitération congénitale des voies biliaires* (il est alors rapidement mortel); *gastro-duodénite* (*diète hydrique* avec de l'eau alcaline, petits *lavements froids*, très petites doses de *calomel*); *syphilis congénitale* (*liqueur de Van Swieten* ou *frictions mercurielles* à l'enfant, *iodure* à la nourrice); *septicémies par infection de la plaie ombilicale* (mort habituelle); enfin, infection d'origine intestinale, *maladie bronzée* de Laroyenne et Charrin (bains sinapisés, café léger, injections de sérum).

Ictus laryngé. — L'*ictus laryngé* ou *vertige laryngé*, perte de connaissance précédée d'un picotement laryngé et d'une toux quinteuse, est souvent *secondaire* à une *tumeur du médiastin*, à un *goitre*, au *tabes*, à l'*hystérie*, à l'*épilepsie*, à une *affection nasale* et coïncide fréquemment avec une paralysie laryngée. Ailleurs, il est *primitif*, chez les arthritiques, de 40 à 50 ans, atteints de laryngite ou de bronchite légère. La *prophylaxie* consiste à traiter la maladie ou la diathèse causales. A l'ictus lui-même on oppose les *inhalations d'éther* ou *de chloroforme*, les *pulvérisations d'une solution de cocaïne* ou *de stovaïne*, les *bromures*, la *morphine*, l'*antipyrine* (3 à 6 gr.), la *belladone*. Si le sujet tarde à se ranimer, l'ultime ressource est le *tubage* ou la *trachéotomie*.

Ictus apoplectique. — Voir Apoplexie.

Idiotie. — Syndrome traduisant un certain nombre d'affections encéphaliques, l'*idiotie* consiste en un *arrêt de développement, congénital ou acquis, des facultés intellectuelles et affectives*, accompagné ou non de troubles moteurs et de perversions des instincts. Le *traitement* consiste à utiliser les quelques notions existantes à la culture dont est capable le reste du champ intellectuel. C'est la *méthode médico-pédagogique*, imaginée en France par Itel, Voisin et Séguin, perfectionnée par Bourneville. Elle tend à occuper les petits malades, du lever au coucher, de pratiques d'hygiène alternées avec des exercices physiques et intellectuels. Le traitement doit débuter dès les premiers signes. Procédant du simple au composé, on accoutume d'abord l'enfant à marcher, à faire usage de ses mains, de ses sens; ce n'est que plus tard qu'est abordée son éducation psychique. De vastes espaces, des aspects très variés sont nécessaires pour éduquer les *sens visuel* et *olfactif*. L'éveil du *sens musculaire*, l'apprentissage de la *marche* exigent une gymnastique raisonnée consistant surtout en exercices d'assouplissement. Initié aux usages de la main par l'emploi des échelles de Pichery, de boules, de planchettes, l'enfant apprend d'abord les mouvements d'opposition du pouce. Des épreuves thermiques, le contact de surfaces rugueuses, d'étoffes concourent à l'*éducation du toucher* indispensable à l'apprentissage des mouvements usuels tels que : boutonner, lacer, nouer. L'*attention*, l'*instinct de conservation*, presque toujours absents chez les idiots, finissent souvent ainsi par s'éveiller. Avec un peu de persévérance on arrive même à leur faire manier le couteau et la fourchette, à leur donner des habitudes de propreté.

La *part pédagogique du traitement* met surtout à profit l'*attention individuelle* et l'*imitation*.

La représentation visuelle et tactile des lettres est la première notion que l'on cherche à suggérer par l'emploi de *syllabaires colorés et en relief*. Avec des étoffes, des surfaces géométriques, se donnent de très utiles *leçons de choses*. Les *notions de poids*, d'*espace*, de *temps* s'acquièrent peu à peu, au cours de promenades où l'attention est attirée sur toutes choses : végétaux, animaux, étables, écuries, jardinage, etc. Chaque exercice doit être soigneusement proportionné à la capacité d'attention de chaque enfant.

Parallèlement est poursuivi l'*entraînement physique* : escrime, danse, exercices militaires, gymnastique. Le *traitement médical* sous forme d'*hydrothérapie*, de *massage*, d'*électrisation*, de *médication thyroïdienne* (si le *myxœdème* est en cause, v. c. m.) assurera l'équilibre des fonctions organiques. Quant à

l'*enseignement professionnel*, il a fait ses preuves à Bicêtre où M. Bourneville a montré la possibilité d'améliorer, d'une façon évidente, la plupart des enfants idiots et d'élever assez leur niveau intellectuel pour leur donner accès à la vie sociale (à condition de les traiter de bonne heure).

Impaludisme. — Voir PALUDISME.

Impétigo. — Voir GOURME.

Impuissance. — Lorsque l'impuissance ne traduit pas une affection organique : *myélopathie*, *tabes*, *diabète*, elle a pour origine presque constante une *phobie* liée à un *état névropathique* ou *neurasthénique*; la *timidité*, l'*onanisme* avec sa répercussion sur l'équilibre du sens génital motivent souvent cette psychopathie qui ressortit surtout à la *thérapeutique suggestive*. Tout sera mis en œuvre pour persuader les onanistes de renoncer à leur habitude, pour rassurer et encourager les timides. Avant toute expérience génitale s'impose une phase d'abstinence et de réparation physique où la vie au grand air, les distractions sportives sans fatigue, l'hydrothérapie trouvent leur indication. A côté de ces préceptes généraux prend place, au second plan, l'emploi d'agents physiques et médicamenteux propres à renforcer la suggestion. L'*électricité* est surtout employée sous forme de *galvanisation* : une large électrode positive est appliquée à hauteur du centre génito-spinal, tandis qu'un tampon négatif est promené sur le périnée, les bourses, le cordon, la racine de la verge (courants de 10 à 20 milliampères; séances quotidiennes de 1/4 d'heure). On peut encore placer l'électrode positive sur les lombes et la négative sur le bulbe. Contre l'impuissance cérébrale a été également préconisée l'application générale des *courants de haute fréquence* (effluvation bipolaire) avec étincelles le long du rachis. Les médicaments opposés d'habitude à l'impuissance sont : l'*arsenic* (*arrhénal*), la *lécithine*, les *glycérophosphates*, le *formiate de soude*, le *phosphure de zinc* (4 à 20 milligr.), la *noix vomique*, le *sulfate de strychnine* (1 à 8 milligr.), et, plus récemment, le *chlorhydrate de yohimbine* (solution à 1 p. 200, XX gouttes 3 fois par jour, ou 3 à 4 tablettes titrées à 5 milligr.). La plupart étant toxiques ne sauraient être prescrits qu'accidentellement.

Incompatibilités. — Association de substances constituant des mélanges défectueux quant à la forme ou aux effets physiologiques. L'incompatibilité peut être : 1° *pharmaceutique*; 2° *chimique*; 3° *pharmacodynamique*.

1° *Incompatibilités pharmaceutiques.* — Préjudiciables surtout à la réputation du médecin, elles consistent à formuler des prescriptions inexécutables pour le pharmacien (substances ne se mélangeant pas ou insolubles dans tel véhicule; sels ou mélanges déliquescents prescrits en cachets ou pilules) ou dont la forme enlève à l'agent médicamenteux toute activité (préparations de moutarde ou d'amandes amères rendues inertes par la chaleur, les acides ou l'alcool).

2° *Incompatibilités chimiques.* — Les plus importantes (Voir ANTAGONISME et ANTIDOTISME); elles peuvent déterminer, par réaction chimique, des *précipités*, des *décompositions* ou même des *explosions*, des réactions rendant la préparation plus active, inactive ou toxique. On ne les évitera qu'en se rappelant les lois de Berthollet (double décomposition, mise en liberté des acides et des bases) et les effets détonants du mélange de sels cédant aisément leur oxygène (chlorates, bichromates, permanganates, etc.) à des substances organiques riches en carbone (sucre, poudres végétales, charbon, etc.). Cependant, certains mélanges engendrant un composé insoluble (fer ou alcaloïde avec un médicament tannique) sont parfois volontairement formés pour rendre l'action médicamenteuse immédiate plus douce ou plus durable.

En d'autres cas, la réaction chimique nuisible peut s'opérer dans l'organisme, par double décomposition (*incompatibilités médiates*), après ingestion successive de deux agents incompatibles, ou par l'application locale de l'un après ingestion de l'autre (calomel et iodure de potassium; ce dernier et onguent mercuriel; limonade tartrique, jus d'o-ranges ou de citrons après administration d'oxyde blanc d'antimoine ou de kermès, ce qui solubilise l'antimoine). Les principales incompatibilités chimiques, avec quelques exemples, sont résumées dans le tableau suivant :

1° *Acides et alcalis*, ex. : borate de soude, bicarbonate de soude avec glycérine.

2° *Tannin et alcaloïdes*, ex. : sirop de Gibert au quinquina; antipyrine, pyramidon associés à l'extrait de quinquina; extraits fluides d'hamamelis et d'hydrastis associés.

3° *Tannin et sels de fer.*

4° *Sels de fer et mucilages.*

5° *Sels métalliques solubles* et *sulfures alcalins.*

6° *Albumine* avec *alcaloïdes, alcools, acides, sels de mercure solubles.*

7° *Matières organiques* avec *chlorates, permanganates, bichromates* (ex. : acide chromique et alcool).

8° *Calomel* avec : *iodures, cyanures, acides, alcalins, alcalino-terreux* et *benzoate de soude* du commerce.

9° *Phosphate disodique* et *arséniate de soude* (solution aqueuse) avec *sels d'alcaloïdes, strychnine, quinine.*

10° *Borate de soude* (solution aqueuse) avec *sels d'alcaloïdes*, par exemple, avec *chlorhydrate de cocaïne.*

11° *Iodures alcalins* avec *paraldéhyde.*

12° *Aristols, iodoforme* avec *sels d'argent* et de *mercure.*

13° *Orthoforme* avec *azotate d'argent.*

14° *Sels à acides insolubles* avec *acides forts* (ex. : benzoate de soude et sirop de cerises).

15° *Bicarbonate de soude*, en potion, avec préparations galéniques contenant des *acides* ou des *alcaloïdes.*

16° *Antipyrine* avec *chloral* ou *salicylate de soude.*

17° *Iodures alcalins* avec *alcaloïdes* ou *glucosides.*

18° *Iode, brome, soufre*, avec *composés ammoniacaux* ou *sels minéraux.*

19° *Iode* avec *essence de térébenthine.*

20° *Iode* (dissous dans KI ou autre dissolvant) avec *hyposulfite de sodium.*

21° *Fluorure d'ammonium* ou de *sodium* avec *eau de chaux.*

22° *Persulfate de soude* avec *chlorures, bromures, iodures.*

23° *Teintures résineuses* (bryone, eau-de-vie allemande) avec *solutions aqueuses.*

24° *Arséniate de soude* et *sels de fer* (ex. : vin de quinquina arsénio-ferrugineux).

25° *Sirop d'écorces d'oranges amères* avec *phosphate acide de chaux* ou préparations de *lacto-* ou de *chlorhydrophosphate de chaux* (coagulation).

26° *Phosphate disodique* avec *phosphate de potasse* (āā en paquets ou en cachets, mélange déliquescent).

27° *Hypophosphite de calcium* avec *chlorate de potassium* ou tout autre composé cédant aisément de l'oxygène (mélange détonant).

28° *Iodol* avec *oxyde jaune de mercure* (mélange détonant).

29° *Emplâtre diachylon* ou *simple* avec *pyrogallol, chrysophanol, chrysarobine* ou *acide salicylique.*

3° *Incompatibilités pharmacodynamiques.* — Elles naissent des antagonismes physiologiques entre agents médicamenteux. On ne les évitera que par la notion précise de l'action de chaque médicament sur l'organisme. Ces antagonismes sont du reste parfois mis à profit par le thérapeute pour atténuer l'effet d'une substance active ou pour en neutraliser les résultats nuisibles et inutiles, sans troubler son efficacité (ex. : congestion cérébrale et labyrinthique liées à la médication salicylée, évitées par le seigle ergoté; vaso-dilatation provoquée par le nitrite d'amyle corrigée par la cocaïne; effets dépressifs du chloroforme sur le cœur prévenus par la morphine, la spartéine, la digitale ou l'atropine).

(Pour plus de détails, voir : G. Pouchet, *Précis de Pharmacologie et de Matière médicale*, p. 10 à 28.)

Incontinence nocturne d'urine. — *L'incontinence d'urine essentielle* (uniquement *nocturne* ou *diurne et nocturne*) est une infirmité habituellement liée à une *tare névropathique héréditaire*, quelquefois entretenue par une lésion locale (*phimosis, hypospadias, polype de l'urèthre*) ou distante (*végétations adénoïdes*). Elle a reçu, selon les auteurs, des expli-

cations très diverses : *atonie du sphincter uréthral* (incontinence nocturne et diurne), *irritabilité vésicale, sommeil trop profond, rêve de miction, épilepsie* (crises espacées laissant des stigmates d'attaques), *psychopathie pure* (incontinence uniquement nocturne et pollakiurie diurne), *hyperacidité urinaire.* De ces théories sont nées autant de méthodes thérapeutiques. Quoi qu'il en soit, l'origine psychique du trouble semble la plus fréquente.

Si une des malformations signalées (phimosis, etc.) ou des végétations adénoïdes sont constatées, on devra la ou les faire disparaître par une opération appropriée. Si l'hyperacidité urinaire paraît en cause, il suffira souvent, pour voir cesser le trouble, de donner, par jour, 50 centigr. à 2 gr. de *bicarbonate* ou de *phosphate de soude* (pendant 5 à 6 mois, puis cesser graduellement). Autrement, on s'adressera d'abord aux *moyens simples* tels que : rationner la boisson le soir; coucher l'enfant le pied du lit un peu surélevé; le réveiller une ou plusieurs fois la nuit pour le faire uriner (en différant progressivement l'heure du réveil); le rassurer et lui garantir la guérison. On usera aussi de l'hydrothérapie (*douche* générale ou locale, *lotions froides, drap mouillé*). Si ces mesures échouent on pourra leur associer l'emploi soit de la *belladone* à doses progressives (1 à 10 centigr. d'extrait, au coucher, Trousseau), soit de l'*antipyrine* (2 à 3 gr. moitié à dîner, moitié au coucher, Perret et Devic). On a également préconisé le *sulfate de strychnine* (1/2 à 2 milligr.), l'*ergot de seigle* (10 centigr. de poudre, 3 fois par jour), la *teinture* ou l'*extrait fluide de rhus aromatica* (1 à 4 gr.), le *bromure de potassium* (3 à 4 gr., Bouchut). Si les médicaments sont inefficaces, l'*électrothérapie* doit être essayée. Guyon conseille la *faradisation du sphincter uréthral*, pratiquée avec une *bobine à gros fil* donnant des *intermittences lentes* (une secousse par seconde). L'électrode indifférente (p +) est fixée sur l'hypogastre, l'électrode active (p —) est tantôt introduite jusqu'au sphincter uréthral, avec une sonde spéciale, tantôt appliquée (sous forme de tampon) sur le périnée. Le courant est réglé sur la sensibilité du malade ; les séances, de 5 minutes, sont répétées 3 fois par semaine. La faradisation périnéale suffit chez les garçons ; chez les filles, l'électrode doit être introduite dans l'urèthre ou dans le vagin. Les séances seront continuées au moins un mois après le dernier accident. Si le spasme de l'urèthre ou l'irritabilité vésicale paraissent en cause, la *galvanisation intensive* semble plus indiquée. Albert Weil, plaçant une électrode négative de 100 c² sur les lombes et deux électrodes positives de très grande surface, l'une à l'hypogastre, l'autre au périnée, débite des courants de 60 à 80 milliampères par séances de 1/2 heure à 3/4 d'heure. Que l'électricité agisse ou non par suggestion, elle fournit une forte proportion de succès (55 p. 100).

Restent un petit nombre de procédés semblant agir par inhibition. Tels sont : les *injections épidurales* (Albarran et Cathelin, Cantas), les *injections rétro-rectales* (Jaboulay et Révil), et la *ponction lombaire* (Babinski et Boisseau, Sicard, etc.). Ils consistent : le premier à injecter tous les 2 jours, le soir, dans l'espace épidural (Voir INJECTIONS ÉPI-DURALES) soit 15 à 20 c. c. de sérum normal, soit 1 c. c. de solution cocaïnée à 2 p. 100 ; le second, à injecter doucement, dans la loge rétro-rectale, 100 à 150 c. c. de sérum artificiel (l'aiguille est enfoncée verticalement, à la pointe du coccyx, tandis que l'index gauche, introduit dans le rectum, en contrôle la pénétration) ; le troisième, à soustraire, par ponction lombaire, 15 c. c. de liquide céphalo-rachidien. (Recommencer après 15 jours, en cas d'insuccès.) Ces trois méthodes comptent, chez l'enfant et chez l'adulte, assez de succès, dans des cas rebelles, pour mériter d'être mises à l'essai après échec des agents physiques et médicamenteux.

Infantile (Hémiplégie). — Voir HÉMIPLÉGIE.

Infantile (Paralysie). — La *phase infectieuse fébrile* prévenant la paralysie, et dont la signification échappe le plus souvent, ne comporte pas d'indications thérapeutiques spéciales. A la *fièvre* on oppose la *quinine*, les *bains tièdes*, l'*antipyrine*, le *salicylate de soude*, l'*aspirine*, ces derniers médicaments étant en outre analgésiques. En cas de *convulsions*, les *inhalations de chloroforme* (goutte à goutte) trouvent leur emploi pendant les crises, le *bromure* et les *bains tièdes* dans leurs intervalles. Si la localisation spinale est soupçonnée, les *frictions d'onguent mercuriel* (50 centigr. à 1 gr.) le long du rachis, tous les 2 ou 3 jours sont justifiées ; on force les doses et on donne de l'*iodure* chez les enfants suspects d'*hérédo-syphilis*. La *constipation* sera combattue par le *calomel* à dose purgative.

Quand la *paralysie* a remplacé la fièvre, les agents physiques : *électricité*, *massage*, *gymnastique*, prennent le premier rang. D'abord s'impose un *examen électrique* minutieux des muscles et des nerfs, destiné à préciser l'état de la contractilité dans chaque groupe. Lorsque les *contractilités faradique et galvanique* ne sont que *réduites*, on peut espérer, en 8 à 10 mois, une guérison presque absolue. Si, en l'*absence de toute contractilité faradique*, subsiste une *contractilité galvanique altérée*, le cas, bien que plus grave, laisse encore l'espoir d'une amélioration sérieuse en 1 an ou 18 mois. Par contre, l'*abolition des deux modes de contractilité* indique une dégénérescence incurable mais exigeant néanmoins un traitement électrique prolongé (2 ans et plus) susceptible encore de favoriser la croissance du membre et de rendre aux muscles quelque vitalité (E.-A. Weil). La plupart des auteurs préconisent maintenant le traitement précoce. On commence par la *galvanisation*, avec des courants de 10 milli.-amp. au plus, plaçant une électrode positive de 100 cm² sur le renflement lombaire ou cervical (suivant le siège des lésions) et reliant au pôle négatif, un bain d'eau tiède où plonge l'extrémité du membre atteint (pendant 15 à 20 minutes 3 fois par semaine). *Ensuite, si la contractilité faradique subsiste*, l'électrode spinale, laissée en place, est reliée à une bobine à gros fil dont l'autre pôle communique avec un tampon qui est promené successivement sur les divers muscles atteints (5 minutes pour chaque); les interruptions doivent être lentes (3o par minute). *Si la contractilité galvanique subsiste seule*, on conserve la disposition première, mais en remplaçant les bains par un tampon promené sur les muscles atrophiés dont on provoque la contraction par quelques interruptions et renversements. *Plus tôt intervient le traitement* (dès la fin de la phase inflammatoire) *plus grandes sont les chances de guérison*. Il faut poursuivre patiemment l'électrisation tant que se manifestent des progrès même légers. Même dans les cas anciens, abandonnés des années, le traitement électrique peut agir soit sur les fibres isolées restées saines, soit sur la croissance du membre (E.-A. Weil); on ne doit y renoncer que si aucun progrès n'est appréciable après 6 à 8 mois. Dans tous les cas, le *massage*, la *gymnastique suédoise*, l'*hydrothérapie* sont de précieux adjuvants. Les membres malades sont soumis à un *effleurage* léger (2 à 3 minutes), puis au *pétrissage* profond et au *tapotement*, en insistant sur les groupes musculaires atteints (10 à 15 minutes en tout); ensuite on imprime aux membres une dizaine de mouvements passifs reproduisant ceux qu'exécuteraient les muscles paralysés, puis quelques mouvements en sens inverse auxquels l'enfant doit opposer une résistance moyenne (Massy). L'*hydrothérapie* trouve son emploi sous forme de bains sulfureux ou salés, d'*enveloppements humides* ou de *douches*. Les cures hydro-minérales à *Salies-de-Béarn*, *Salins*, *Bourbonne* seront fort utiles.

Traitement chirurgical. — Robert Kennedy (de Glascow), attribuant la paralysie infantile à une lésion du plexus brachial (habituellement localisée au confluent des divisions des 5e et 6e nerfs cervicaux), lui oppose une opération consistant à dégager de la gangue conjonctive qui les enveloppe les segments de nerfs malades, et à les exciser pour suturer entre eux les bouts sectionnés. Le siège exact des lésions est précisé, avant, par l'électro-diagnostic. Plus ha-

bituellement, les interventions sanglantes, visant les *difformités laissées par les paralysies*, consistent, suivant les cas, en : *ténotomie* des muscles antagonistes rétractés, *suture des tendons de muscles atrophiés à ceux de muscles intacts ; fixation des articulations ballantes par arthrodèse*. Les résultats de ces opérations peuvent encore être améliorés par l'électrisation ultérieure. L'usage des *appareils orthopédiques* n'est justifié qu'après que l'infirmité est devenue définitive (sauf en cas de déviation du pied), car toute compression ou constriction marquée tend à accroître les troubles trophiques, musculaires et autres.

Influenza. — Voir Grippe.

Inhalations. — L'*inhalation* est un mode d'introduction des agents médicamenteux dans l'organisme, basé sur le remarquable pouvoir absorbant des alvéoles pulmonaires et des dernières ramifications bronchiques. Destinées à agir tantôt sur l'état général (oxygène, chloroforme, nitrite d'amyle, etc.), tantôt seulement sur les voies respiratoires supérieures ou profondes (menthol, créosote, eucalyptol, etc.), les inhalations utilisent soit des gaz (oxygène, acide carbonique, protoxyde d'azote, etc.), soit les vapeurs émises à froid par des corps très volatils (chloroforme, éther, nitrite d'amyle, etc.) ou obtenues par intervention de la chaleur seule ou de la vapeur d'eau sous pression (pulvérisateur à vapeur). La pulvérisation est un procédé d'inhalation très imparfait ne permettant la pénétration de l'agent modificateur que dans les premières voies (fosses nasales, pharynx, larynx). Ce sont les gaz et les vapeurs des essences et des corps volatils qui pénètrent le plus profondément et sont le plus sûrement absorbés ; la vapeur d'eau, pure ou chargée de substances médicamenteuses, l'est déjà beaucoup moins. Les inhalations se pratiquent, soit directement, par le nez ou la bouche largement ouverte, tandis que le malade exécute de grandes inspirations et que le gaz employé s'échappe d'un tube placé dans leur voisinage immédiat ou que le liquide volatil placé dans un récipient est maintenu devant la bouche; soit indirectement à l'aide d'appareils divers dits *inhalateurs* permettant, grâce à des dispositifs variables, l'accès de l'agent médicamenteux, pur ou, plus souvent, mélangé d'air, par un tube tantôt muni d'un embout que le sujet tient dans la bouche, tantôt s'évasant en un masque qui embrasse à la fois sa bouche et ses narines. En d'autres cas, on se contente de saturer de vapeurs médicamenteuses la chambre qu'occupe le malade. Un autre moyen d'en activer l'absorption est de placer le malade (2 ou 3 heures par jour) dans une cloche à air comprimé (Voir AÉROTHÉRAPIE) où la pression est progressivement élevée (d'une demi-atmosphère au plus) par introduction d'air (15 à 20 m. c. à l'heure, pour une cloche de 5 m. c.) ayant barboté dans le liquide choisi (en général *créosote* ou *eucalyptol*). Cette méthode a fourni à G. Sée, à Tapret, à M. Dupont des résultats encourageants, notamment dans le traitement de la tuberculose pulmonaire. La méthode des *injections trachéales* (v. c. m.) *de Mendel* est également un procédé perfectionné d'inhalation. (Pour plus de détails, voir CHLOROFORME, ÉTHER, OXYGÈNE).

Injections épidurales. — Les *injections rachidiennes épidurales par ponction du canal sacré* ont pour but l'introduction dans l'*espace épidural* (entre la dure-mère spinale et le périoste du canal rachidien) de diverses substances médicamenteuses destinées à agir sur les racines rachidiennes en respectant la moelle elle-même (Cathelin, Hallion). La technique est la suivante : Le sujet étant soit couché *en chien de fusil*, soit dans la *position génu-pectorale*, et la peau de la région à ponctionner ayant été aseptisée selon les règles habituelles, on recherche l'*orifice du canal sacré* représenté par un triangle isocèle, à base coccygienne, ayant un tubercule à chaque angle; pour le repérer, il suffit au doigt de suivre la crête sacrée, de haut en bas, jusqu'à sensation d'une légère dépression limitée latéralement par deux tubercules (cornes inférieures du sacrum); si la crête sacrée est peu appréciable, on

cherche, par tâtonnement, ces deux tubercules, à 2 cm au-dessus de la rainure inter-fessière. On se sert d'une *aiguille stérilisée*, longue de 6 cm, large de 7/10 de mm et à biseau de 3 mm. Ayant ponctionné au-dessus de la ligne bituberculeuse, sous la pulpe de l'index explorateur, on enfonce l'aiguille, d'abord un peu obliquement (inclinée à 10°) jusqu'à ce qu'on la sente franchir un ligament puis on la fait encore pénétrer horizontalement de 5 cm, toujours dans le plan médian; on adapte alors la seringue pour pousser lentement l'injection (Cathelin). On injecte soit une *solution de cocaïne* à 1 ou 2 p. 100 (1 à 2 c. c.), ou de *stovaïne*, soit du *gaïacol iodoformé* ou du *sérum artificiel*. L'opération que doit suivre un repos de quelques heures, n'occasionne jamais d'accident; elle peut être, au besoin, renouvelée 2 ou 3 fois à 1 ou 2 jours d'intervalle. Les injections épidurales permettent de soulager dans nombre d'affections douloureuses : *sciatique, lumbago; névralgies des membres inférieurs, lombo-fessières, intercostales; crises hémorrhoïdaires, fissure anale, crises douloureuses des affections génito-urinaires; viscéralgies des tabétiques, torticolis, arthrites sèches*. Dans les *syphilis graves cérébro-spinales*, on peut, par cette voie, injecter des *sels mercuriels solubles (cyanure, benzoate)*. Chez les *tétaniques*, on peut injecter soit du *chloral*, soit du *sérum antitétanique* (Cathelin). La méthode épidurale n'offre aucun des dangers des *injections intra-rachidiennes*.

Injections sous-arachnoïdiennes. — Les *injections sous-arachnoïdiennes* ont pour but l'introduction de substances médicamenteuses dans le canal vertébral où elles diffusent dans le liquide céphalo-rachidien. Imaginée par Corning, la méthode, expérimentée par Quincke, fut vulgarisée par Bier, Tuffier, Chaput, Doleris, etc. Les substances introduites sont soit des analgésiques (*cocaïne, stovaïne, adrénaline*), soit des sédatifs du système nerveux (*chloral, bromures*), soit des agents anti-bactériens (*sels solubles de mercure, iodure* dans la syphilis; *quinine* dans le paludisme; *col-*

largol dans les infections) ou antitoxiques (*sérum antitétanique*, etc.), soit des *solutions salines* (dans l'épilepsie). L'*introduction des agents non anesthésiques* est tentée dans l'espoir d'agir plus vite et plus fort sur les centres nerveux ; elle a donné des résultats contradictoires, quelques accidents graves et est encore à l'étude. Par contre, l'*introduction des anesthésiques*, souvent pratiquée, semble appelée à rendre de réels services, malgré le discrédit qu'ont jeté sur elle de nombreux accidents immédiats ou consécutifs, les uns légers et passagers (*lipothymies, mal de tête, vomissements*, etc.), les autres graves (*méningo-myélite, mort subite*). Une grande part de ces mécomptes tiendraient à des fautes de technique et à l'emploi de véhicules non isotoniques avec le liquide céphalo-rachidien (Delattre). L'anesthésie est recherchée dans un *but tantôt chirurgical ou obstétrical* (on obtient ainsi en 4 à 10 minutes une analgésie complète de la moitié sous-diaphragmatique du corps pour une durée de 1 heure à 1 h. 1/2), tantôt *médical* pour apaiser divers accidents douloureux : *sciatique, lumbago, névralgies* diverses, *viscéralgies abdominales*, etc.

Tuffier conseille la *technique* suivante : on se sert d'une *aiguille en platine*, stérilisée, longue de 9 cm, d'un diamètre de 1 mm. 1, taillée en biseau très court ; la *solution analgésique* (isotonique, rigoureusement et récemment stérilisée), est à une température de 37° ; le sujet, bien prévenu, est assis les bras allongés en avant et le dos fortement bombé (pour écarter les lames vertébrales) ; l'index gauche repère, sur une ligne réunissant des deux crêtes iliaques, l'apophyse épineuse de la Vᵉ lombaire, tandis que la main droite enfonce l'aiguille à 1 cm à droite de la ligne épineuse, tout contre le bord de l'index gauche ; si l'aiguille a bien pénétré dans le canal, un peu de liquide céphalo-rachidien s'écoule ; on adapte alors à l'aiguille la seringue chargée et on pousse l'injection lentement (en une minute). Tuffier injectait jadis 15 milligr. de *chlorhydrate de cocaïne ;* il préfère actuellement la *sto-*

vaïne beaucoup moins toxique. Cette petite opération exige, comme les grandes, des précautions d'asepsie rigoureuse, très simplifiées par l'usage des *ampoules seringues* préparées par l'industrie.

Injections hypodermiques. — Les *injections hypodermiques* sont destinées à introduire des substances médicamenteuses dans le tissu cellulaire sous-cutané ou dans l'épaisseur des muscles. Ainsi, les médicaments rigoureusement dosés produisent très rapidement (3 minutes) leur *effet intégral* ; mais la méthode exige l'usage de *substances non irritantes, absorbables sans le secours des sucs digestifs et solubles dans des liquides inoffensifs.* Pourtant, certaines substances insolubles (*calomel, mercure*) sont injectables *en suspension dans des corps gras* (huile de vaseline) ; mais leur absorption, par intermédiaire des phagocytes, est beaucoup plus lente.

I. *Outillage.* — La *seringue de Pravaz* a été délaissée pour des *seringues stérilisables* supportant l'ébullition sans se détériorer. Les modèles les plus usités sont ceux de *Malassez*, de *Straus*, de *Roux*, de *Debove*. Nous ne saurions ici les décrire en détail. Leur capacité varie, selon l'usage qu'on leur demande, de 1 à 20 c. c. ; les grands modèles convenant à la sérothérapie. L'industrie construit maintenant des *ampoules auto-injectables* fermées à la lampe, contenant, titrées et stérilisées, les solutions médicamenteuses et présentant à une de leurs extrémités un bout calibré et rodé prêt à recevoir l'aiguille ; le liquide est poussé soit par une seringue adaptée à l'autre bout et comprimant l'air dans l'ampoule (Paillard, Ducatte), soit par une boule de caoutchouc incluse dans l'ampoule et poussée par un tube de verre (*ampoules-seringues* de Robert et Leseurre). La pratique des *injections massives* (5, 100, 300 gr. ou plus de sérum) exige l'emploi, soit de *flacons stérilisés à 2 ou 3 tubulures avec soufflerie*, soit, mieux, d'*ampoules volumineuses* munies de 2 tubes fermés à la lampe, l'un destiné à recevoir le tube d'épuisement qui forme siphon et aboutit à l'aiguille ; l'autre bourré d'ouate pour filtrer l'air auquel il donne accès. Ces ampoules, construites de façon à pouvoir s'accrocher à une hauteur convenable au débit du liquide injectable renferment celui-ci préparé et stérilisé d'avance. Les *aiguilles*, longues de 3 cm, ou plus (pour les injections intra-musculaires), doivent supporter le flambage sans se détériorer; à cet égard, la supériorité des *aiguilles en platine iridié* (Debove) est incontestable. En tout cas, quel que soit l'appareil adopté, il est essentiel que le liquide à injecter soit toujours *rigoureusement aseptique*.

II. *Manuel opératoire.* — A moins d'indication spéciale, on choisit pour l'injection une *région riche en tissu cellulaire lâche* : fesse, sillon rétro-trochantérien, paroi abdominale, face externe du bras ou de la cuisse, en évitant les réseaux veineux et le voisinage des nerfs importants. Ayant assuré l'*asepsie de ses mains, de la région choisie et de la seringue* dont le bon fonctionnement doit être vérifié d'avance, on soulève la peau, saisie entre le pouce et l'index gauches, tandis que l'autre main tenant l'instrument, plonge l'aiguille, d'un coup sec, à la base du pli cutané, en la dirigeant le plus loin possible de la face profonde du derme. Lorsque l'injection doit se faire dans un muscle (fessier, deltoïde, sus-épineux ou triceps brachial), on saisit celui-ci entre les doigts de manière à tendre la peau qui le recouvre et on y enfonce l'aiguille perpendiculairement. Le liquide doit toujours être poussé *très lentement*; certaines injections massives (huile créosotée ou gaïacolée) ne doivent introduire sous la peau que 20 gr. à l'heure. Les injections de *sérum artificiel* peuvent être poussées bien plus rapidement (10 ou 15 minutes pour un litre, réparti en divers points, par fractions de 300 à 500 gr.). L'aiguille retirée, le point piqué est nettoyé de nouveau et recouvert d'un peu d'ouate aseptique.

III. *Accidents.* — Plus ou moins vive suivant la substance injectée, la douleur est souvent sans rapport avec l'inflammation locale causée par celle-ci. A l'injection succède tantôt seulement de la *douleur* et un peu de *rougeur*, tantôt

un *nodule inflammatoire* capable de persister de quelques jours à 2 ou 3 semaines, tantôt enfin un *abcès* ou une *eschare* dermique. Les substances irritantes comme le *calomel*, la *quinine*, provoquent plus aisément un abcès (parfois *amicrobien*) favorisé ailleurs par le *terrain* (*diabétiques, morphinomanes, anciens paludéens*). Le sphacèle de la peau tient souvent à une injection poussée soit dans l'épaisseur du derme, soit dans un hypoderme trop dense ou œdématié. Si la suppuration et le sphacèle prennent des allures graves, une faute d'asepsie dans l'injection en est généralement responsable. Les nerfs sont rarement atteints; cependant on connaît des exemples de *névrites consécutives à des piqûres d'éther*. La *pénétration* du liquide injecté *dans une veine* peut n'entraîner qu'une *petite ecchymose locale*, mais il peut aussi en résulter des accidents graves (*défaillance, syncope, coma*), aisément évitables cependant par la précaution d'*enfoncer d'abord l'aiguille seule* pour n'y adapter la seringue qu'après s'être assuré qu'elle ne donne issue à aucune goutte de sang, technique indispensable quand la substance injectée est pulvérulente, précipitable dans le sang ou non miscible à lui. Les autres accidents généraux possibles sont imputables au médicament (dose excessive ou susceptibilité individuelle du sujet).

Injections intra-veineuses. — Les *injections intra-veineuses* sont destinées à introduire directement dans le torrent circulatoire soit un *médicament* dont on veut obtenir un effet immédiat, soit un *sérum artificiel* (pour diluer la masse sanguine, relever la tension artérielle ou activer l'émonction rénale) *ou antitoxique* (pour combattre certaines toxi-infections). Nous ne saurions exposer ici que la *technique de la méthode*.

Technique. — L'outillage consiste soit en une *seringue stérilisable* avec son aiguille (pour les injections de solutions médicamenteuses ou de sérum antitoxique) soit en un *bock de verre* ou une volumineuse *ampoule* (pour les injections massives) munis d'un long *tube de caoutchouc* que termine une *canule de verre à pointe fine* ou une *aiguille* à injection, le tout stérilisé. Si l'injection est de petit volume, il suffit de choisir une veine de calibre convenable, suffisamment distante du cœur et aisément accessible (pli du coude). Si elle est massive, on préférera soit l'*origine des saphènes*, au-dessous des malléoles ou au mollet, soit une *veine du dos du pied. Pour dénuder la veine*, ayant stérilisé la peau, on la soulève avec une pince pour la sectionner en V d'un coup de ciseau puis diviser de même l'aponévrose et la gaine vasculaire ; de la pince on saisit alors la paroi veineuse afin d'y enfoncer l'aiguille ou, l'ayant incisée longitudinalement, d'y introduire la canule de verre. L'une ou l'autre doit être, préalablement, purgée de toute bulle d'air et toujours introduite dans le sens du courant sanguin ; on lie quelquefois la veine au-dessous du point à injecter. La quantité du liquide introduit varie de 10, 100, 200 gr. (sérum dans les infections) à 1000 ou 1500 gr. (dans le choléra, après les hémorrhagies). Il est essentiel que le liquide, *isotonique* pour le sang, inoffensif pour les globules sanguins et les parois vasculaires, soit à la température du corps (37°-38°). La pénétration des injections massives est réglée par la hauteur à laquelle on place le bock ou l'ampoule (1 m. 50 à 1 m. 80 en moyenne). L'injection terminée, la plaie cutanée est suturée et recouverte d'un pansement aseptique. Les injections intraveineuses massives de sérum sont contre-indiquées dans un certain nombre de cas : affections valvulaires du cœur, phase asystolique des néphrites, âge avancé avec cœur et rein insuffisants, myocardites, hypertension artérielle, œdèmes (surtout pulmonaire), hydropisies, tuberculose pulmonaire.

Injections trachéales. — Imaginée par Green (de New-York), essayée par Bennett, Griesinger, Dor et Garel, l'*introduction de substances médicamenteuses dans la trachée* a été, en France, préconisée par Mendel contre la tuberculose pulmonaire. Cette introduction est inoffensive ; l'*absorption* est plus ou moins rapide selon le liquide employé (très rapide pour l'eau ; 15 jours pour l'huile

d'olive) ; le parenchyme pulmonaire tolère très bien le contact de l'*huile d'olive* mais n'absorbe pas l'*huile de vaseline* et est irrité par la *glycérine*. L'injection peut se faire : par *piqûre de la trachée* (procédé vétérinaire), par *cathétérisme laryngé* ou par *projection du liquide sur les parois du pharynx* (procédé de Mendel). Utilisant une seringue spéciale (*S. de Beheag*), Mendel attire la langue au dehors, place horizontalement la canule dans le sillon formé par un des bords de la langue et le pilier antérieur, tournant son orifice vers l'entrée du larynx et pousse le piston de façon à projeter le liquide dans le *sillon glosso-épiglottique*. Incorporées à de l'huile d'olive les substances injectées sont : soit des *essences* (*thym, lavande, menthe, eucalyptus, cannelle* à 5 p. 100), soit de l'*eucalyptol* (5 p. 100), du *gaïacol* (2,5 p. 100), de l'*iodoforme* ou du *bromoforme* (0,05 p. 100) ; elles exerceraient une action générale et locale. Pour Barbier et Bouvet, la méthode de Mendel serait passible de deux reproches : la presque totalité de la solution passe dans l'œsophage et le peu de liquide qui pénètre dans la trachée est contaminé au contact de la paroi pharyngée. Aussi le *cathétérisme du larynx sous le contrôle du miroir* serait-il bien préférable. Le liquide doit être *tiède* (35°-38°), on en injecte 1, 2 puis 3 c. c. tous les 2 jours, puis tous les jours. Sauf à la 3e période, la toux, la dyspnée, la fièvre, les sueurs nocturnes seraient supprimées, les malades gagneraient du poids.

Injections uréthrales. — L'*injection uréthrale* a pour but de mettre en contact, soit passager, soit plus ou moins prolongé, la muqueuse de l'urèthre avec des substances modificatrices (*caustiques, astringentes* ou *antiseptiques*) ; cette intervention trouve son principal emploi dans la *blennorrhagie*, à titre *préventif, abortif* ou *curatif*. L'outillage se réduit à une *seringue de verre ou d'ébonite à canule conique mousse*, pénétrant aisément, sans traumatisme, dans le méat de manière à l'obturer parfaitement sous une légère pression. Le *contenu de la seringue* est de 5 à 6 c. c. ; son piston doit manœuvrer sans effort ni à coup. Pour pratiquer une injection, le malade, après avoir uriné et lavé, avec une solution antiseptique, le gland ainsi que le méat, s'asseoit sur le bord d'une chaise (qui comprime le périnée), adapte à l'orifice du canal la canule de la seringue pleine et pousse lentement le piston ; il laisse d'abord ressortir le liquide à mesure qu'il pénètre, pour balayer les sécrétions du méat, renouvelle au besoin cette injection *à canal ouvert*, pour terminer par une injection *à canal fermé*, c'est-à-dire faite en pressant les lèvres du méat sur la canule tandis que pénètre le liquide, et, l'une contre l'autre, l'injection terminée. On laisse 2 à 3 minutes le canal distendu par la solution médicamenteuse, de façon qu'elle agisse mieux sur la muqueuse et pénètre dans les diverticules de l'urèthre. Pour éviter les *infections secondaires*, on doit opérer sur un *gland* et un *méat aseptisés*, avec une *seringue* et une *solution* également *stérilisés*. Il importe aussi que la somme de liquide injectée (à canal fermé), soit proportionnée à la capacité de l'urèthre antérieur et à sa faculté de distension ; dans ce but, il faut recommander au malade de pousser le piston lentement pour s'arrêter dès la première impression de résistance, ce qui lui évitera de forcer le sphincter uréthral, accident exposant à infecter l'urèthre postérieur s'il est encore indemne. C'est pour supprimer ce risque que l'on tend actuellement à délaisser les injections à canal fermé au profit des *injections répétées à canal ouvert*. Même dans ces conditions la pratique des injections ne saurait remédier à l'*infection de l'urèthre postérieur*, si elle existe ; aussi celle des *grands lavages de l'urèthre* (v. c. m.) lui est-elle incontestablement supérieure. Les injections uréthrales bien faites sont pourtant encore appelées à rendre des services, soit à titre prophylactique (après un coït suspect), soit dès les premières heures de l'écoulement, ou encore, à son déclin. A la période aiguë, leur action toujours irritante, non compensée par un rôle antiseptique réel, doit la faire proscrire.

Insomnie. — L'insomnie répond à des causes très variables qu'il importe, avant tout, de préciser pour instituer un traitement rationnel. Elle peut tenir : à la *douleur*, à l'*abus des excitants* (café, thé, tabac, alcool), à l'*auto-intoxication* (d'origine infectieuse ou dycrasique), à la *dyspepsie*, à un *trouble circulatoire* (*hypo* ou *asystolie*) ou *respiratoire* (insuffisance respiratoire, toux) ou, enfin, à un *trouble central* provoqué soit par une lésion organique des méninges, de l'encéphale, soit par une névrose.

L'*insomnie entretenue par la douleur* est justiciable de la *médication analgésique* représentée, suivant les indications individuelles, l'état du cœur et des émonctoires, par l'*opium*, la *morphine*, le *salicylate de soude* (rhumatisants), l'*antipyrine*, l'*aspirine* ou l'*hypnal*. Dans les cas rebelles, les hypnotiques vrais (*chloral, hédonal, bromures, trional*) seront souvent associés avec avantage aux analgésiques.

L'*insomnie toxique* cède aisément à l'abstention du poison (*café, thé, alcool, tabac*) ou du médicament (*caféine, kola, strychnine, glycéro-phosphate, lécithine, arsenic*) qui l'entretient.

L'*insomnie des infections* sera combattue soit par la *médication spécifique* de l'infection en cause si elle existe (*mercure* et *iodure* pour la *syphilis*, *quinine* pour le *paludisme*), soit par la *thérapeutique symptomatique* appropriée à chaque pyrexie (*antipyrétiques* et surtout *balnéation froide* ou *tiède*) et associée à quelques sédatifs (*opium, chloral, hédonal, bromures*), ou, chez les éthyliques, à une ration d'*alcool*. Imputable à l'inanition, l'*insomnie des convalescents* cède habituellement à la reprise de l'alimentation.

L'*insomnie par dyscrasie toxique* réclame un traitement variable selon qu'elle est liée à l'*insuffisance rénale* (*régime lacté*), à la *glycémie* (*régime, alcalins*), à l'*uricémie* (*médications antigoutteuses*), à la *cholémie* (*benzoate, salicylate de soude*), ou, à l'*artériosclérose* (*régime lacto-végétarien*).

L'*insomnie du dyspeptique*, tenant tantôt à l'*atonie gastro-intestinale*, à la *coprostase*, tantôt à l'*hyperchlorhydrie*. cède, suivant les cas, à un régime convenable, à la frugalité des repas, à l'*hydrothérapie* (compresse froide sur l'épigastre), aux *alcalins*, aux *laxatifs*, etc.

L'*insomnie des cardiaques* est justiciable soit de la *digitale* et des autres toniques du cœur si elle est liée à la stase encéphalique (*cardiopathies mitrales*); soit de l'*opium* et de la *morphine* à petites doses si elle traduit l'*anémie cérébrale* (cardiopathies artérielles). Le *chloral*, l'*hypnal*, l'*hypnopyrine* sont, dans ces cas, contre-indiqués.

L'*insomnie entretenue par la toux* (bronchite chronique, tuberculose pulmonaire) est amendée par les calmants tels que la *codéine*, la *morphine*, la *dionine*, le *narcyl*, l'*aconit*, le *droséra*, le *bromoforme*, agents dont on n'usera qu'avec réserve lorsque l'expectoration abondante ne saurait, sans danger, être entravée.

L'*insomnie nerveuse*, d'origine centrale, la plus fréquente, est entretenue, chez les *hystériques* ou les *neurasthéniques*, par les chagrins, les émotions, le surmenage intellectuel ou mondain. Après s'être assuré qu'aucun des facteurs précédents (intoxication, auto-intoxication, anémie, dyspepsie, etc.) n'est incriminable, on recourra plutôt, pour ramener le sommeil, aux moyens hygiéniques et aux agents physiques : coucher assez tardif, aération continue (fenêtre ouverte la nuit), *bain tiède* à la fin de la journée, *maillot humide* le soir, repos moral; suppression du travail intellectuel intensif le soir, des émotions vives, *douche statique*. L'*insomnie des névropathes* cède, assez souvent, à la *psychothérapie*, sorte d'entraînement de la volonté tendant à affranchir le malade de toute anxiété et de toute appréhension d'insomnie. L'usage des hypnotiques médicamenteux n'est applicable à l'insomnie nerveuse qu'accidentellement et après échec de tous les autres expédients, de crainte d'encourager une de ces habitudes tyranniques aisément contractées par ces malades et aboutissant trop souvent à une *intoxication chronique*. Parmi ces agents spéciaux les plus recommandables sont le *sulfonal* (1 gr. à 1 gr. 50) ou le *trional* (1 à 2 gr., avec une tisane chaude, 2 à

3 heures avant le coucher); l'*hypnal* (1 à 2 gr.); l'*hypnopyrine* (25 à 50 centigr.); l'*hydrate de chloral* (1 à 4 gr.), seul ou associé au *bromure de potassium* (mêmes doses) et à l'*extrait de chanvre indien* (1 à 3 centigr.); la *paraldéhyde* (4 à 6 gr.), l'*hédonal* (2 à 3 gr.), le *véronal* (50 centigr. à 1 gr.), le *bromure de camphre* (30 à 40 centigr.). L'*opium* (*extr. thébaïque* 2 à 5 centigr.), la *morphine* (1 à 2 centigr.) qui, souvent, constipent, ne conviennent guère aux nerveux, sauf en cas d'alcoolisme ou de douleurs abdominales. Le *chloralose* (20 centigr. au plus) est délicat à manier et souvent toxique. L'insomnie des *épileptiques* est spécialement justiciable du *bromure de potassium*; celle des *aliénés*, du *chlorhydrate d'hyoscine* (1/2 à 1 milligr.), sauf en cas de dépression (*morphine*), d'asthénie cardiaque ou de cachexie. Si, chez les névropathes, l'usage des hypnotiques est un pis aller, il est habituellement justifié (à condition d'être méthodique), contre l'insomnie des affections organiques de l'encéphale (*paralysie générale*, *tumeur* ou *ramollissement cérébral*, etc.). Le choix du médicament sera dicté par les indications individuelles et l'état des autres appareils.

Les *insomnies de l'enfance* reconnaissent quelques causes spéciales qu'il faut connaître; chez les *nourrissons* : un allaitement trop copieux ou mal réglé, la *dentition*, le régime trop excitant de la nourrice; chez les *grands enfants* : la *dyspepsie*, la *constipation*, un régime trop carné, l'abus des médicaments et des vins toniques, les *vers intestinaux*, la *chorée*, les *végétations adénoïdes* et les dermatoses prurigineuses (*prurigo de Hebra*, *ecxéma*, *lichen*, *phtiriase*, etc.). Il importe de dépister ces facteurs pour leur opposer un traitement approprié. Chez les *adolescents* le sommeil peut être troublé par la *céphalée de croissance* ou le *surmenage intellectuel* (hydrothérapie tiède, repos à la campagne).

Insuffisance aortique. — L'*insuffisance aortique bien compensée des jeunes sujets* (*d'origine endocarditique*) ne réclame que des soins hygiéniques : *repos relatif* sous un *climat doux*, vie exempte de surmenage, de soucis; abstinence de tabac, de café, thé, boissons alcooliques, alimentation substantielle mais frugale ; régularité des fonctions intestinales ; *bromures*, *éther*, *valériane* ou *valérianates* pendant les crises d'éréthisme cardiaque.

L'*insuffisance aortique des artérioscléreux* (*d'origine endaortique*) est justiciable du *régime lacto-végétarien*, des petites doses d'*iodure de potassium* ou de *sodium*, de la *trinitrine*, du *nitrite de sodium* (Voir Artériosclérose). Certaines complications réclament un traitement spécial. Aux *poussées d'aortite subaiguë* on opposera la révulsion présternale (*ventouses, pointes de feu*), le *bromure*, la *morphine*, l'*éther* (contre l'oppression) : à la *dyspnée toxique*, le *régime lacté, lacto-végétarien* ou *déchloruré*, les *purgatifs*, l'*éther*, l'*oxygène* ; à l'*œdème aigu du poumon*, la *saignée* copieuse (250 à 300 gr.). La *dyspepsie*, la *gastralgie* des aortiques sont justiciables du régime lacté prolongé, de la révulsion épigastrique, des calmants tels que : *eau chloroformée, cocaïne, stovaïne, belladone, opium, morphine*. Ces deux derniers agents trouveront encore mieux leur emploi contre l'*insomnie* et les crises d'*angine de poitrine* dont souffrent ces malades ; celles-ci également justiciables des inhalations de *nitrite d'amyle*, et, à titre préventif, de la *trinitrine* et des *iodures*.

Tant que se maintient la compensation et l'hypertension artérielle, la *digitale* ne peut qu'exagérer les accidents ; elle ne trouve son indication qu'à la *période troublée*, quand le pouls accéléré, mou, parfois arythmique, dénonce une systole défaillante (Voir Asystolie).

Insuffisance hépatique. — Voir Ictère grave.

Insuffisance mitrale. I. *Période de compensation.* — Le traitement consiste alors essentiellement en *mesures d'hygiène* : vie paisible sous un climat sec et tempéré, sobriété ; abstinence d'alcool, de café, thé, tabac. Aussitôt après l'endocardite aiguë causale (*phase latente de l'endocardite chronique*), les exercices sportifs tels que cycle, canotage, cheval, tennis seront interdits ; mais, dès les premiers indices de stase sanguine, des exercices méthodiques (*massage, gym-*

nastique respiratoire, gymnastique suédoise) deviennent rationnels (Vaquez), à condition d'être dosés prudemment ; de même, les *marches quotidiennes* (1 heure, 1 h. 1/2) en évitant la fatigue. La *cure de terrain* (v. c. m.) d'Œrtel ne convient qu'aux lésions bien compensées, aux cardiaques obèses gros mangeurs ; l'endocardite récente, l'hyposystolie la contre-indiquent (Barié). Un *climat* à température douce et stable est le plus convenable ; l'*altitude*, même faible, est mal tolérée ; l'*air marin* n'est supporté que dans certaines stations à climat doux et constant comme Arcachon (Lalesque).

II. *Période troublée.* — Lorsqu'elle s'annonce, les moyens hygiéniques trouveront dans les sédatifs du cœur (*éther, bromures, valériane*) et les purgatifs doux, de précieux adjuvants. Dès que le myocarde commence à fléchir, que le rythme du cœur est altéré, la *digitale* devient utile. On la donne d'abord, à titre préventif, par cures périodiques (tous les 15 jours, tous les mois) de 6 à 8 jours (XV gouttes de teinture ou un granule de 1 milligr. de *digitaline cristallisée* par jour), tout en instituant le *régime déchloruré*. Dès que se confirme l'*asystolie*, le repos au lit, le régime lacté avec réduction des liquides et un purgatif drastique s'imposent, puis (le lendemain) une prise de *macération de feuilles de digitale* (30 à 50 centigr.) ou, mieux, de *digitaline cristallisée* (1 milligr. ou L gouttes de la solution titrée ; un seul jour). La *débâcle urinaire* sera favorisée par le *lait*, la *théobromine* ou le *strophantus* dont l'usage peut être prolongé (15 à 20 jours) ; si elle n'est pas franche, on peut, après 3 ou 4 jours, redonner XV à XXX gouttes de solution titrée de digitaline. Après la diurèse déclarée, le régime lacté sera maintenu 6 à 8 jours. Mais, plus rapidement dans la maladie mitrale que dans les autres cardiopathies, les crises asystoliques deviennent irréductibles par la digitale et tendent à se compliquer d'*insuffisance tricuspidienne* (œdème énorme, cyanose) ; dans ces conditions une *saignée* réveille quelquefois, momentanément, l'aptitude du myocarde à réagir à la digitale. Lorsque celle-ci est définitivement épuisée, la *caféine* (50 à 75 centigr. en piqûres) aidée des *révulsifs* rendra encore au cœur une vigueur passagère, jusqu'à l'échéance de l'*asystolie terminale* (Voir ASYSTOLIE).

Insuffisance rénale. — Voir CHLO-RURÉMIE, URÉMIE.

Insuffisance tricuspide. — I. *Prophylaxie.* — Les *pneumopathies chroniques* sujettes à se terminer par *insuffisance tricuspidienne* devront, pour différer le plus possible l'échéance de la dilatation cardiaque, être soumises à un traitement méthodique par les *iodures*, les *balsamiques* et l'*arsenic*. En d'autres cas, la dilatation du cœur droit, d'abord passagère, dépend d'une *gastropathie* ou de la *lithiase biliaire* ; c'est alors l'*estomac* (régime lacté) ou le *foie* (*salicylate de soude, boldo*) qu'il importe d'abord de soigner.

Le plus habituellement, l'insuffisance tricuspidienne complique une lésion de la valvule mitrale constituant même, en certains cas, une dérivation utile à l'équilibre de la petite circulation. Aussi se bornera-t-on d'abord à lui opposer le *régime lacté* et les *purgatifs* ; s'il existe une forte *ascite* ou un *épanchement pleural*, même modéré, leur *évacuation* s'impose en premier lieu ; si elle ne suffit pas à enrayer l'asystolie, alors seulement on donnera la *digitale*, mais avec ménagement (X gouttes de la *solution au 1/1000 de digitaline cristallisée*, pendant 5 jours). Dans les cas graves avec orthopnée, cyanose extrême, œdème pulmonaire, la *saignée* amène souvent une détente salutaire (Barié). A cette période, il y a avantage à prescrire l'*alcool* et le *café*.

Intermittentes (Fièvres). — Voir FIÈVRE INTERMITTENTE.

Intolérance pour les médicaments. — Consiste dans l'apparition d'accidents plus ou moins violents déterminés, chez certains sujets, par des doses normales ou même minimes pour la plupart des autres. Les principales causes connues de l'intolérance sont : la *dyspepsie* (intolérance gastrique ou intestinale, spécialement pour les préparations mercurielles, ferrugineuses, iodurées, pour l'antipyrine, la quinine, le salicylate),

l'*insuffisance rénale* ou *hépatique*, le *diabète*, l'*artériosclérose*, le *nervosisme*, l'*arthritisme*. Souvent l'intolérance en général ou l'intolérance spécialisée pour certaines substances (comme pour certains aliments) tient à des causes encore inconnues et indéterminables à l'heure actuelle. Étant donnée l'impossibilité fréquente de prévoir ces susceptibilités individuelles, il est sage, chez un malade encore inconnu : 1° de ne prescrire un médicament actif qu'après s'être informé des accidents d'intolérance qu'il aura pu déjà présenter et surtout après examen méthodique des principaux appareils ; 2° de toujours débuter par de très petites doses, pour tâter le terrain. Plusieurs artifices permettent de vaincre l'intolérance quand la maladie réclame absolument la médication en question. Le fractionnement des doses en triomphe souvent ; ailleurs, au contraire, une dose massive sera tolérée alors qu'une petite provoquait des accidents (surtout pour les iodures dont l'élimination est plus active à hautes doses). L'institution du régime lacté absolu sera indiquée si les fonctions rénales ou hépatiques sont en défaut. La forme donnée au médicament (solution étendue, plutôt que cachets ; émulsion pour les agents irritants), son association à des correctifs bien choisis, à un excipient agréé par le malade, le moment de son absorption (à jeun, avant ou après le repas, selon les cas) jouent aussi un rôle plus ou moins important. Chez les névropathes, l'accoutumance et la suggestion entrent aussi en jeu. Parmi les médicaments usuels, ceux qui donnent lieu, le plus fréquemment, à ces manifestations de susceptibilités individuelles sont : l'aconitine, l'atropine, la morphine, la quinine, l'antipyrine, la cocaïne, le chloroforme, le salicylate de soude, l'iodure de potassium, les préparations mercurielles, les ferrugineux, l'arsenic, etc.

Localement, certaines peaux (en dehors du diabète) sont tellement irritables qu'elles ne tolèrent aucune pommade ni aucun topique. En dermatologie, parmi les agents dont l'application exige le plus de prudence, on peut citer en prémière ligne : l'onguent napolitain, les solutions de sublimé, de phénol (tolérance très accrue par la glycérine), l'huile de cade, le chrysophanol, l'iodoforme, la teinture d'iode. Il est même des cas où l'eau boriquée, le pansement humide simple, la vaseline pure déterminent des réactions irritatives.

Inuline. — Voir Aunée.

Invagination intestinale. — I. *Traitement médical*. — Il est impuissant; les purgatifs sont dangereux; le *lavement électrique* (v. c. m.) pratiqué dans les 24 premières heures, selon la technique de Boudet de Paris, a fourni quelques rares succès. Le *massage* est plus souvent nuisible qu'utile. Quand on est appelé dès le début, on peut tenter la *distension de l'intestin par un lavage à l'eau tiède légèrement salée* (un litre au plus, sous une pression maximum de 1 m.); l'injection doit être poussée lentement, avec une extrême douceur, pour éviter les ruptures de l'intestin; en cas d'échec, on pourra la renouveler une fois, avant de recourir à la laparotomie (Jalaguier). La mortalité des cas ainsi traités s'élève à 75 p. 100; toutes les guérisons concernent des interventions tentées avant la 41e heure.

II. *Traitement chirurgical*. — La laparotomie comporte aussi une mortalité globale de 75 p. 100, mais réduite à 22 p. 100 si on ne compte que les opérations précoces chez de très jeunes enfants. Le ventre est incisé sur la ligne blanche; si l'intestin est sain, on réduit le boudin invaginé en le repoussant de bas en haut par pression circulaire, à travers sa gaine, s'abstenant de tractions sur le bout supérieur, ou n'en usant qu'avec une extrême douceur; l'on ne referme le ventre qu'après s'être assuré que nulle lésion suspecte n'existe à la surface de l'anse invaginée; si on en constate, il faut soit drainer, soit attirer hors de la plaie l'anse altérée pour la laisser sous un pansement antiseptique (Jalaguier). La rapidité de l'opération est une condition de succès.

Lorsque le *sphacèle* ou des *adhérences* rendent l'*invagination irréductible*, force est de *réséquer le boudin invaginé* après

incision longitudinale de la gaine, opération longue et d'un mauvais pronostic, préférable pourtant à l'*anus contre nature* et à l'*entéro-anastomose*. En cas de *péritonite*, la *laparotomie* suivie de *lavage* et de *drainage* de la séreuse laisse une dernière chance de salut, mais bien précaire.

La *procidence de l'invagination par l'anus* ne contre-indique pas la laparotomie, à moins de gangrène des parties. En ce dernier cas, si les accidents d'occlusion sont modérés, l'expectation est permise; si l'occlusion est menaçante, mieux vaut exciser les portions accessibles.

L'*invagination chronique sans phénomènes d'étranglement* est, plus que l'invagination aiguë, justiciable des *tentatives répétées de réduction non sanglante*; il serait imprudent toutefois de s'y attarder outre mesure avant de recourir à la *laparotomie*. Faite *à froid*, celle-ci a pu réduire des invaginations très anciennes (6-9 mois). Si l'état des adhérences et de l'intestin s'oppose à la désinvagination, on peut recourir à la *résection des parties malades*, beaucoup moins grave *à froid* qu'*à chaud*.

Iodalbuminoïdes. — Combinaisons albuminoïdes de l'iode existant normalement dans certains organes (spécialement le corps thyroïde). Ce sont les iodalbuminoïdes qui semblent tenir la place prépondérante dans la sécrétion interne de cette glande; ils paraissent aussi entrer pour une grande part dans la constitution de l'*iodothyrine* de Baumann. C'est, finalement, à l'état d'iodalbuminoïdes que circule l'iode introduit médicalement dans l'économie; mais ces composés sont instables et l'iode s'élimine constamment à l'état d'iodure. Aussi l'administration de l'iode sous forme d'albuminoïdes iodés n'offre-t-elle aucun avantage sur celle des iodures. — (Pour plus de détails, voir : G. Pouchet, *L'iode et les iodiques*).

Iode et iodiques. — Caract. phys. et chim. — Lames rhomboïdales gris violacé à reflet métallique, d'odeur spéciale, de saveur chaude, piquante, à peine solubles dans l'eau (5525 gr. d'eau pour dissoudre 1 gr.), solubles dans 10 p. d'alcool à 95°, 20 p. d'éther, 53 p. de glycérine (solutions rouge brun), solubles aussi dans la benzine, le chloroforme, le sulfure de carbone (solutions violettes), dans 2 p. d'acétone, la vaseline, les huiles; très solubles dans les solutions d'iodures alcalins qui ne le laissent pas précipiter par addition d'un excès d'eau. Très répandu dans la nature, élément normal de l'organisme, l'iode, existant dans l'air à l'état de traces, est assez abondant dans l'eau de mer où certaines algues le fixent particulièrement (d'autant plus qu'elles sont plus jeunes). Le cresson en contient des proportions notables.

Effets physiol. et tox. — *Action locale* irritante et caustique; l'iode pénètre les tissus qu'il colore en jaune ou rouge brun, mortifiant complètement l'épiderme. Les vapeurs qu'il dégage (violettes), assez irritantes pour les muqueuses, y déterminent de la brûlure et de l'hypersécrétion. Étendue sur la peau saine, la teinture d'iode provoque à sa surface un érysipèle iodique, et, dans l'hypoderme, une abondante diapédèse leucocytaire dont la régression (en 8 jours) laisse des globules graisseux (explique les effets résolutifs de la teinture d'iode sur certaines néoplasies). Action analogue sur les muqueuses où l'irritation est atténuée, comme dans les tissus profonds, par la rencontre d'éléments albuminoïdes (d'où la tolérance pour les injections intra-parenchymateuses). L'iode possède, en outre, un pouvoir antiseptique considérable. A l'action locale s'ajoute toujours une certaine action diffusée.

L'absorption est aisée (à l'état de vapeur par la peau). Les iodures agissent par mise en liberté d'iode, sous l'influence de diastases oxydantes, surtout dans les tissus à réaction acide (estomac, rein, écorce cérébrale); celui-ci se fixe, à l'état dissimulé, sur les albuminoïdes, formant des *iodalbuminates* plus ou moins stables en circulation dans les humeurs alcalines, imprégnant les cellules mais se dissociant pour laisser finalement l'iode s'éliminer à l'état d'iodure (de sodium) tandis que la désassimilation des albuminoïdes se trouve activée. L'iode se fixe électivement sur certains organes : glandes thyroïdes, salivaires, testiculaires, ganglions lymphatiques, reins, poumons.

Facile, plus active, après les doses élevées, l'*élimination* s'opère surtout par l'urine (70 p. 100) mais aussi par la salive, le mucus bronchique, la bile, le lait, la sueur. Trois minutes après l'absorption d'un iodure alcalin, l'iode apparaît dans l'urine et la salive qui en éliminent pendant 3 à 10 jours (bien plus longtemps avec les composés organiques, 70 jours). Absorbé à petites doses, l'iode est aussi retenu plus longtemps.

Sur la circulation, il faut distinguer les effets thérapeutiques, pharmacodynamiques et expérimentaux. Si, sur un sujet sain, la tension sanguine est peu modifiée par les doses therapeutiques, elle est abaissée par celles-ci et le rythme cardiaque modifié dans divers états morbides bien définis (action liée surtout aux effets de l'iode sur l'appareil lymphatique et sur le sang, dont il accroît la fluidité). En toute autre condition, l'iode et les iodures ne deviennent hypotenseurs qu'à des doses toxiques, déprimant directement le cœur et troublant les centres vaso-moteurs, étant au contraire, à doses normales, des hypertenseurs, comme le prouve l'expérimentation sur les animaux (1° *à doses thérapeutiques*, faible accélération cardiaque et hypertension légère; 2° *à doses toxiques*, tachycardie et hypotension progressives, affaiblissement des contractions cardiaques qui cessent après une phase d'arythmie prémortelle). Les phénomènes diffèrent un peu avec l'*iodure de potassium* (v. c. m.), grâce à l'action de l'alcali. Il n'en est pas moins vrai que, répétée, l'action médicamenteuse entraîne un abaissement plus ou moins marqué et prolongé des tensions artérielle et veineuse avec contractions cardiaques un peu accélérées bien que soutenues, mais cet effet tient surtout : aux modifications du sérum sanguin (concentration, puis dilution et diminution de viscosité), à l'activité plus grande de la circulation périphérique, à une diurèse plus élevée. Cette action modératrice n'est que secondaire et consécutive; et, expérimentalement, l'iode demeure un agent hypertonique (par excitation des nerfs vaso-constricteurs et des accélérateurs cardiaques et paralysie plus ou moins marquée des nerfs vaso-dilatateurs).

L'*action lymphagogue* joue un rôle de premier ordre; elle s'exerce directement sur la paroi vasculaire pour faire transsuder la partie liquide du sang dans les espaces lymphatiques dont le contenu, devenu ainsi plus riche en sels, attire, à son tour, par action osmotique, l'eau des tissus voisins ou des exsudats pathologiques pour la faire rentrer dans le torrent circulatoire, faisant de la sorte concourir l'iode à l'élimination des déchets. Modéré, ce processus est favorable; exagéré, il entraîne des accidents (*œdème pulmonaire*). En excès *dans le sang*, l'iode dissout les hématies et met en liberté leur pigment.

L'iode agit sur la *respiration* par divers mécanismes : fluidification des exsudats visqueux (contemporaine de l'hyperémie et de la transsudation séreuse), d'où expectoration plus aisée et amélioration de la ventilation pulmonaire (utilisé dans l'asthme); résolution des stases veineuses par accélération de la circulation pulmonaire (mise à profit chez les cardiaques); réduction de la teneur du sang en acide carbonique (grâce à la suractivité circulatoire), ce qui réduit son action irritante sur le bulbe. En outre, par la transsudation, et l'élimination plus rapide des matériaux nuisibles, les iodiques améliorent les actes respiratoires. Les *doses toxiques* (surtout d'iodure de potassium) provoquent, avec une congestion pulmonaire intense, une tendance aux hémorrhagies (danger des iodures chez les tuberculeux) et l'apparition de nombreux éosinophiles.

Sur le *tissu lymphoïde*, l'iode exerce, ainsi que sur les *séreuses*, une stimulation énergique (*mononucléose intense, éosinophilie. desquamation de l'endothélium des séreuses* et *phagocytose suractive*), preuve de son influence favorable sur les processus de défense et d'immunité de l'organisme. En même temps, la rate et les ganglions sont le siège d'une congestion assez marquée; la sclérose les envahit, à la suite de doses fortes et prolongées.

L'iode modifie la *nutrition* en activant sensiblement les échanges et la désassimilation, spécialement des albuminoïdes (azoturie constante) et de certains tissus néoformés (gommes et exostoses syphilitiques). Les *fonctions digestives* ne sont troublées que par l'élimination partielle de l'iode à la surface de la muqueuse gastro-intestinale.

La *sécrétion* de la plupart des glandes (salivaires surtout, bucco-pharyngées, lacrymales, sudoripares, spermatiques, utéro-vaginales) sont accrues également par élimination d'iode; cependant la lactation est diminuée ou tarie.

La céphalalgie, la courbature, les vertiges, la prostration ou l'agitation, le délire, l'amnésie, le tremblement ou les convulsions traduisent l'action des iodiques sur le *tissu nerveux* (à doses toxiques). Les cas observés d'hémiplégie ou de paralysie alterne ressortissent plutôt à l'exsudation séreuse et à des troubles de la circulation cérébro-bulbaire.

Iodisme. — L'intolérance pour l'iode et les iodures tient à des facteurs variables : emploi de solutions trop concentrées, absorption massive, élimination retardée, états pathologiques (dyspepsies, cardiopathies, affections nerveuses, insuffisance rénale), mais, souvent aussi, uniquement à des susceptibilités individuelles. La forme des accidents varie également avec les sujets, sauf sur un point presque constant : la désassimilation excessive des albuminoïdes iodés normaux et des albuminoïdes des organes, tendant à réaliser une consomption progressive. L'expérimentation sur les animaux reproduit surtout l'œdème pulmonaire et l'inflammation des voies respiratoires supérieures. Chez l'homme, la suspension habituelle de la médication ne laisse observer que les premiers accidents toxiques : *acné, coryza, angine, laryngo-*

bronchite, *conjonctivite*, avec œdème palpébral ; plus rarement, *œdème glottique*, hémorrhagies pulmonaires (chez les tuberculeux). Sur la peau, peuvent apparaître encore de l'urticaire, des érythèmes papuleux ou bulleux, du purpura. La saveur amère et métallique accusée par les malades peut se compliquer d'anorexie (boulimie, plus rare), de *gastralgie*, de pyrosis ou même de *vomissements ;* l'intestin réagit par la diarrhée ou la constipation. Les troubles nerveux consistent en *mal de tête, apathie, vertiges,* tendances syncopales (*ivresse iodique*). Le *pouls* est accéléré et dépressible ; une *fièvre* légère n'est pas rare. On note parfois des arthralgies multiples (*rhumatisme iodique*), des crises de dyspnée asthmatiforme, de laryngite striduleuse. Les intoxications graves se traduisent soit par de l'*œdème aigu pulmonaire* ou *glottique*, des *hémorrhagies multiples* (épistaxis, hématémèses, melæna, hémoptysies, hématuries, purpura), soit par des *crises couvulsives* et *comateuses ;* elles peuvent aboutir à la mort (40 cas connus). La plupart des symptômes résultent de l'action de l'iode libre sur les divers parenchymes et sur les parois vasculaires (transsudation séreuse). Une *néphrite* légère n'est pas exceptionnelle (chez la femme et l'enfant surtout), due au dégagement de l'iode, favorisé par l'acidité du tissu rénal. L'action prolongée des iodiques tend à atrophier les testicules, les ovaires et les glandes mammaires.

(Pour plus de détails, voir : G. Pouchet, *Précis de Pharmacologie et de Matière médicale*, p. 704, et *L'iode et les iodiques.*)

Prop. thérap., indicat. — *A l'intérieur,* opposé à la scrofulo-tuberculose, au lymphatisme (adénopathies), à la syphilis, au rhumatisme chronique, au goitre ; préconisé contre le charbon, l'actinomycose ; antiémétisant efficace utilisé contre les vomissements des tuberculeux, des chlorotiques, des femmes enceintes, etc.

A l'extérieur, révulsif usuel (teinture en badigeonnages) opposé aux adénites, aux épanchements articulaires ou synoviaux, à la pleurésie sèche, aux douleurs musculaires ou névralgiques, aux furoncles (en solution dans l'acétone), à la pelade, à la périostite alvéolo-dentaire. Agit comme antiparasitaire et antiseptique sur la tricophytie cutanée, les plaies septiques, l'amygdalite, les ulcérations bucco-pharyngées ; comme modificateur local sur les stomatites, la pharyngite chronique, la vaginite, la métrite du col. Préconisé encore : 1° en *injection dans les cavités séreuses ou pathologiques,* contre l'hydrocèle (1/3 de teinture d'iode dans 2/3 d'eau iodurée), l'hygroma, la pleurésie purulente, les abcès froids, les kystes, les trajets fistuleux ; 2° en injections hypodermiques ou intra-parenchymateuses, dans la pustule maligne et autour, dans le goitre endémique (méthode discutée).

Formes pharmac., doses. — *Usage int. :* 1 à 20 centigr., préférer les solutions iodurées à la teinture d'iode (solution de 1 p. d'iode dans 12 p. d'alcool à 90°, contenant, par gramme ou par LXI gouttes, 77 milligr. d'iode) toujours plus irritante (de V à XXX gouttes dans du lait, du café ou du vin d'Espagne). Chez l'enfant, la forme de choix est le sirop iodotannique (2 gr. par année) ou le sirop de raifort iodé.

Usage ext. : badigeonnages ou injections avec la teinture pure ou étendue d'eau iodurée. Collutoires, gargarismes, avec la teinture étendue de glycérine. Collodion, coton iodés. Pommade. Huile iodée pour injections hypodermiques.

Incompatib. : sels d'argent, de mercure, de plomb ; alcaloïdes, amidon, gomme ; cyanures, eau de laurier-cerise, alcalis et carbonates alcalins.

Solution de Lugol :

Iode métallique . . .   20 centigr.
Iodure de potassium .   40   —
Eau distillée. . . . . 100 gr.

(12 centigr. d'iode par verre à bordeaux.)

Sirop de raifort iodé (codex) :

Iode. . . . .   1 gr.
Alcool à 90°   15   —
Sirop de raifort composé. 985   —

(2 centigr. d'iode par cuillerée à soupe.)

Sirop iodotannique phosphaté :

Iode bisublimé.	2 gr.
Tannin à l'alcool.	5 —
Phosphate bicalcique.	20 —
Acide lactique	Q. S.
Eau distillée.	360 gr.
Sucre blanc	640 —

F. S. A.,

(4 centigr. d'iode et 40 centigr. de phosphate de chaux par cuillerée à soupe).

Vin iodotannique :

Iode bisublimé.	1 gr.
Extrait de ratanhia	4 —
Sirop antiscorbutique.	aa 100 —
Sirop de quinquina.	
Vin de Frontignan	750 —

Par verre à liqueur, un quart d'heure avant les repas.

Huile de foie de morue iodée (Voir HUILE DE FOIE DE MORUE).

Potion iodée antiémétique :

Teinture d'iode	6 gr.
Extrait de ratanhia	1 —
Sirop antiscorbutique	80 —
Eau chloroformée.	90 —

Par cuillerée à café de quart d'heure en quart d'heure.

Mixture glycérinée pour badigeonnage des amygdales, du pharynx, etc.

Teinture d'iode.	20 gr.
Tannin à l'alcool	3 —
Glycérine.	10 —

Acétone iodée pour badigeonner les furoncles :

Iode bisublimé	4 gr.
Acétone	10 —

Collodion iodé :

Iode bisublimé	1 gr.
Collodion.	25 —

Bain iodé :

Iode métallique	10 gr.
Iodure de potassium	20 —
Eau.	250 —

Ajouter à Q. S. d'eau pour un grand bain.

Solution iodée pour injections hypodermiques dans les cas de pustule maligne :

Iode bisublimé	5 gr.
Iodure de potassium	10 —
Eau distillée	50 —

Circonscrire la base de la pustule par un cercle d'injections, avec I à II gouttes, espacées chacune de 1 cm.

Teinture d'iode gaïacolée (pleurésie, névralgies) :

Teinture d'iode (récente).	10 gr.
Gaïacol cristallisé.	1 à 5 —

F. S. A.

Teinture d'iode morphinée (pleurésie, névralgies, iritis) :

Teinture d'iode (récente)	10 gr.
Chlorhydrate de morphine.	0 gr. 50 à 2 gr.

F. S. A.

Ces deux dernières solutions doivent être préparées seulement au moment du besoin et employées à très bref délai.

Solutions pour injections vaginales :

Iode métallique.	3 gr.
Iodure de potassium.	6 —
Eau distillée	1000 —

Solution à injecter dans l'hydrocèle :

Teinture d'iode.	20 à 40 gr.
Iodure de potassium.	4 —
Eau distillée.	100 —

Iode (Trichlorure d'). — *Caract. phys. et chim.* — Obtenu par action du chlore sur l'iode ; cristaux jaune orangé, d'odeur chlorée, très solubles dans l'eau et l'alcool ; décomposable à l'air en protochlorure, acides iodique et chlorhydrique.

***Prop. thérap., indicat.* —** Antiseptique énergique dont l'usage a été préconisé en chirurgie générale (solut. au 1/2000 ou au 1/5000), en ophthalmologie ; en gargarismes (solut. à 1 p. 1000).

Iodés (composés) organiques. — Voir IODALBUMINOÏDES.

Iodipines. — *Caract. phys. et chim.* — Liquides huileux, d'un jaune plus ou moins foncé, résultant de la combinaison de l'iode avec l'huile de sésame, en proportions variables (soit 10, soit 25 p. 100).

Effets physiol. et tox. — Absorbée dans l'intestin ; se fixerait en nature sur certains tissus (hypoderme, muscles, moelle osseuse, foie) pour ne dégager l'iode que lentement, d'où élimination très lente et action toxique très faible (iodisme très rare).

Prop. thérap., indicat. — Celles des iodures ; opposées à la syphilis, au tabes, à l'asthme, à l'artériosclérose, au rhumatisme chronique, à l'actinomycose.

Formes pharmac., doses. — *Voie gastrique* : iodipine à 10 p. 100, 2 à 4 cuillerées à café dans du lait ou de la bière, ou en capsules. *Voie intra-musculaire* (injections peu douloureuses) 10 à 25 c. c. d'iodipine à 25 p. 100 dans la région fessière, pendant 8 à 10 jours (s'assurer que l'aiguille n'est pas dans une veine).

Iodoforme. — *Caract. phys. et chim.* — Dérivé du méthane correspondant au chloroforme (c'est le méthane ou formène triiodé) ; contient 96,70 p. 100 d'iode ; paillettes ou tables hexagonales jaune soufre, d'odeur désagréable et très pénétrante, presque insoluble dans l'eau (1 p. 5000), soluble dans 80 p. d'alcool, dans 6 p. d'éther, dans le chloroforme, la benzine, les huiles fixes et volatiles. Solutions éthérées ou alcooliques altérables par la lumière.

Effets physiol. et tox. — *Absorption* facile par la peau, encore plus par les muqueuses et les plaies, activée par la présence de matières grasses, de tissu adipeux. *Élimination* par l'urine (en faible part à l'état d'iodure alcalin), la salive, la sueur et les autres émonctoires. Passe en nature dans l'économie, surtout à l'état de combinaison organique spéciale (avec les albuminoïdes probablement). *Localement*, action analgésique constante, irritante chez certains sujets. *A l'intérieur*, détermine expérimentalement : 1° à doses moyennes, bradycardie avec systoles plus énergiques ; 2° à hautes doses, bradycardie, puis tachycardie extrême aboutissant à l'arrêt du cœur en diastole, après arrêt de la respiration

(action prédominante sur le centre bulbaire du pneumogastrique). Du reste, action variable selon les espèces animales : narcose chez le chien, le chat, jamais observée chez le cobaye ni chez l'homme. Effets toxiques favorisés par la solubilisation dans l'huile, l'état très divisé (iodoforme porphyrisé), l'emploi simultané du phénol, l'application sur des régions riches en graisse (seins, moelle des os), l'âge avancé, le cancer, l'état cachectique.

L'intoxication légère se traduit : par une saveur spéciale (alliacée au contact de l'argent, notée du reste après absorption de doses minimes et hors de toute intoxication) entraînant l'anorexie, par des signes d'embarras gastrique ; par un délire violent la nuit et un état mélancolique anxieux le jour ; par des éruptions polymorphes (érythèmes, vésicules, eczéma, urticaire) très prurigineuses, surtout chez les prédisposés. Dans l'*intoxication grave*, l'anorexie et l'intolérance gastrique sont absolues, l'amaigrissement est rapide, le délire nocturne est hallucinatoire et furieux, la mélancolie diurne est plus profonde. Le pouls est petit, rapide et dépressible ; on note souvent de la fièvre (39-40°) et de la néphrite. Les alternatives d'excitation et de dépression peuvent durer des semaines. Les cas mortels (40 à 45 p. 100 des cas graves) se terminent par collapsus et syncope respiratoire. (Anatomiquement : dégénérescence graisseuse du cœur, du foie et des reins.)

Prop. thérap., indicat. — *Comme topique* : action antiseptique très faible *in vitro*, mais incontestable en pratique ; attribuée au dégagement d'iode à l'état naissant, à la formation sur les plaies d'un vernis protecteur, à l'atténuation de la virulence des bactéries. Il diminue et supprime les sécrétions des plaies. Employé surtout au pansement des plaies anfractueuses voisines des cavités naturelles, des plaies douloureuses (rectum, vagin), des ulcérations syphilitiques ou tuberculeuses, du chancre mou, des ulcérations de la cornée ; au traitement des abcès froids, des tuberculoses locales (ganglionnaires, articulaires), en injections de solution éthérée ou d'émulsions huileuses. *A l'intérieur*, usage très restreint à l'heure actuelle ; opposé : à la tuberculose pulmonaire à forme torpide (diminue la toux et l'expectoration) mais contre-indiqué dans les formes fébriles et éréthiques ; à la bronchite fétide et à la gangrène pulmonaire (associé au gaïacol, à l'eucalyptol, au goudron, à l'opium, à la codéine).

Formes pharmac., doses. — Usage ext. : poudre en pansements (ne pas dépasser 10 gr. ; mais dose toxique très variable) ; gaze à 10 p. 100 ; collodion ; solutions éthérées au 1/20 (50 à 60 gr. au plus) ; émulsion dans l'huile d'olive 10 à 20 p. 100 (10, 20, 30 c. c.). Ovules, crayons, bougies à la glycérine iodoformée ; suppositoires ; pommades, etc. L'iodoforme peut être désodorisé par mélange avec : du café en poudre, de la coumarine ou de la vanilline (1/10), de l'essence de menthe ou de lavande (āā), du menthol (1/20). — *Usage int.* : 10 à 50 centigr. en pilules, capsules d'éther ou d'huile iodoformés.

Incompatib. — Sels de mercure (iodure de mercure), alcalis (décomposition), sels d'argent (caustique) ;

Poudres composées :

a) Iodoforme. . . . . 10 gr.
   Poudre de quinquina rouge. 20 —
   — de charbon . . . . 30 —

Pulvériser finement et mélanger très exactement (ulcères torpides).

b) Iodoforme. . . . . 20 gr.
   Sulfate de quinine. . . . . 5 —
   Poudre de colombo . . . . 10 —
   — de phellandrie. . . 15 —

Pulvériser finement et mélanger très exactement (plaies cancéreuses).

Poudre de Lucas-Championnière :

Iodoforme . . . . . . }
Quinquina gris. . . . }
Benjoin . . . . } āā 100 gr.
Magnésie blanche . }
Essence d'eucalyptus. 12 gr. 50

Pulvériser finement et mélanger très exactement.

Poudre absorbante et désinfectante :

Iodoforme. . . . . 40 gr.
Acide salicylique . . . . 20 —
Camphre . . . . 15 —
Craie préparée . . . . . 25 —

Pulvériser finement et mélanger très exactement.

Pommades :

a) Iodoforme . . . . 1 à 4 gr.
   Vanilline . . . . 10 à 40 centigr.
   Menthol. . . . . 5 à 20 —
   Axonge benzoïnée. 30 gr.

b) Iodoforme. . . 5 à 10 gr.
   Coumarine . . 50 centigr. à 1 gr.
   Menthol. . . 25 à 50 centigr.
   Vaseline. . . }
   Lanoline . . . } āā 25 gr.

Glycéré :

Iodoforme . . . . 1 gr.
Glycérine . . . . 9 gr.

Crayons :

Iodoforme . . . . 2 gr. 50
Glycérine solidifiée. . . 7 gr. 50

Collodion :

Iodoforme . . . . 1 gr.
Collodion élastique . . . 15 —

Suppositoire :

Iodoforme . . . . 5 à 20 centigr.
Extrait de jusquiame Cinq —
Beurre de cacao . . 4 gr.

Éther iodoformé :

Iodoforme . . . . 1 à 25 gr.
Éther à 65° . . . . . . 100 —

Huile iodoformée :

Iodoforme. . . . 5 à 10 gr.
Huile d'amandes
   douces stérilisée 1000 —
Essence d'amandes amères . . X à XX gouttes.

Voir Eucalyptol et Gaïacol.

Huile de foie de morue iodoformée :

Iodoforme. . . . . 5 gr.
Huile de foie de morue
   blonde . . . . 1000 —
Essence d'anis. . . . . 2 —

Cuillerée à café au commencement de

chaque repas, en augmentant graduellement jusqu'à la cuillerée à soupe.

Pilules (toux) :

Iodoforme . . . . .   5 centigr.
Extrait thébaïque. .   Deux   —
Codéine . . . . . .   Un   —
Extrait mou de quin-
  quina   10   —

Pour une pilule. De 1 à 4 par vingt-quatre heures.

Capsules :

Iodoforme . . . . ⎫
Eucalyptol . . . . ⎬ āā 5 gr.
Gaïacol . . . . ⎭
Huile d'amandes douces. ⎰ āā 10 gr.

F. S. A. Diviser en capsules gélatineuses contenant chacune 25 centigr.; de 4 à 10 par jour.

(Pour plus de détails, voir : G. PouCHET, *Précis de Pharmacologie et de Matière médicale*, p. 827).

Iodol (*Pyrrol tétraiodé*). — *Caract. phys. et chim.* — Renfermant 89 p. 100 d'iode. Poudre jaune brun, insipide, à odeur de thymol; soluble dans 3 p. d'alcool absolu, dans l'éther, le chloroforme, les huiles; presque insoluble dans l'eau.

Prop. et empl. thérap. — Succédané de l'iodoforme; employé surtout en oculistique (blépharite, conjonctivite chronique, kératite). *Incompatib.* avec oxyde jaune de mercure (mélange détonant).

Iodothyrine. — Voir THYROIODINE.

Iodure d'amidon. — *Caract. phys. et chim.* — Poudre bleu foncé, dont il existe une variété soluble dans l'eau (solution bleue, Quesneville).

Prop. et empl. thérap. — Forme de la médication iodée, bien tolérée par l'estomac. 50 centigr. à 1 gr. en sirop (à 1 p. 100).

Iodure d'ammonium. — *Caract. phys. et chim.* — Cristaux cubiques, déliquescents, de saveur désagréable; solubles dans 1 p. d'eau, dans l'alcool; insolubles dans l'éther; peu stable.

Prop. et empl. thérap. — Comme les iodures. *Usage int. :* 10 centigr. à 2 gr. en potion. — *Usage ext.:* pommade au 1/10.

Iodure d'éthyle. — Voir ÉTHYLE.
Iodure de fer. — Voir FER.
Iodure de lithium. — Voir LITHIUM.
Iodure de mercure. -- Voir MERCURE.
Iodure de méthyle. — Voir MÉTHYLE.

Iodure de plomb. — *Caract. phys. et chim.* — Poudre jaune, presque insoluble dans l'eau; soluble dans les acétates alcalins, surtout s'il y a un excès d'acide acétique.

Prop. et empl. thérap. — Usité (fort peu) seulement comme topique résolutif, en pommade à 10 p. 100.

Iodure de potassium. — *Caract. phys. et chim.* — Gros cristaux en trémies cubiques, transparents s'ils sont purs, jaunissant rapidement, opaques s'ils sont mélangés de carbonate alcalin; de saveur âcre, amère et salée; solubles dans 0 p. 8 d'eau froide, 2 p. 8 de glycérine, 18 p. d'alcool. Les solutions aqueuses (vite altérables à l'air et à la lumière par dégagement d'iode) dissolvent l'iode en grande quantité; elles ne doivent pas se colorer en présence de l'acide acétique.

Effets physiol. et tox. — Ceux de l'iode, mais un peu modifiés (sur la circulation) par la présence du potassium. On note une *phase de l'alcali* et une *phase de l'iode*. Chez les animaux à sang chaud, on distingue successivement : 1° une tachycardie passagère avec systoles plus faibles (par irritation); 2° une chute rapide, progressive de la tension artérielle, avec systoles plus lentes et plus énergiques; 3° une réascension de la tension sanguine avec persistance des contractions lentes et fortes; 4° des alternatives de tachycardie et de bradycardie. Bientôt, à l'influence du potassium, jusque-là prédominante, se mêle celle de l'iode; les pulsations deviennent plus rapides et plus faibles, la tension sanguine baisse progressivement, puis survient de l'arythmie et, finalement, l'arrêt du cœur en diastole (action toxique de l'iode). Sur les autres appareils, l'iodure de potassium se comporte surtout comme agent iodique (Voir IODE); les accidents d'*iodisme* lui sont très souvent imputables. Il est absorbé et éliminé très rapidement. Est bien toléré par l'estomac, à moins qu'il ne contienne un iodate (alors diarrhée et vomissements).

Prop. thérap., indicat. — Facilite la circulation et réduit le travail du cœur dans l'artériosclérose et la cardiosclérose; opposé à l'angine de poitrine, à l'anévrysme de l'aorte; contre-indiqué s'il y a tendance à l'œdème pulmonaire et à l'hypotension artérielle. Calme la dyspnée en facilitant l'expectoration, la circulation et la ventilation pulmonaires dans l'asthme, les bronchites chroniques, l'emphysème, la bronchite pseudo-membraneuse; contre-indiqué chez les tuberculeux (provoque des congestions péri-tuberculeuses, des hémoptysies). Préconisé pour activer la résorption des exsudats des séreuses, des adhérences pleurales (à la phase de déclin des pleurésies, des endopéricardites). Exerce une action résolutive sur les néoplasies syphilitiques (avant la sclérose) de toutes les périodes, mais surtout des phases tertiaire et secondo-tertiaire amende même certains accidents secondaires (céphalée, douleurs osseuses). Facilite l'élimination des métaux toxiques accidentellement fixés dans l'organisme (mercure, plomb), en provoquant la désintégration de la molécule *albumine-métal* (Pouchet). Effets trophiques utiles dans les rhumatismes et la goutte chroniques, l'obésité, le psoriasis. Effets antiparasitaires dans l'actinomycose. Préconisé encore (avec mesure) contre les néphrites saturnine, syphilitique, interstitielle. Employé aussi comme topique résolutif (pommade) et par les oculistes, en collyre (sclérite, épisclérite).

Formes pharmac., doses. — Comme cardio-vasculaire 50 centigr. à 1 gr. 50 par jour; comme antisyphilitique 4, 6 et même 10 gr. par jour; *toujours en solution ou en potion* (à cause de ses effets irritants sur la muqueuse gastrique), dans du lait, de la bière ou de l'eau de Vichy. L'iodisme sera prévenu par l'emploi de doses d'abord faibles, puis lentement croissantes (sauf urgence) prises au milieu des repas, par l'antisepsie intestinale et cutanée, par le régime lacté (de rigueur avec les hautes doses), par l'adjonction de divers palliatifs (belladone, bromure, arsenic, bicarbonate de soude, opium, etc.). Le goût est bien masqué par l'anisette, le curaçao, le sirop d'écorces d'oranges amères. Si l'estomac est intolérant, on peut donner l'iodure en lavements. *Enfants*, 10 à 20 centigr. par année. — *Usage ext.:* pommade (10 p. 100); glycérés, lavements, collyres (1 à 2 p. 100).

Incompatib. — La plupart des acides; tous les sels des métaux lourds (dangers de l'usage externe du calomel ou de l'onguent mercuriel chez les malades soumis à un traitement ioduré); certains alcaloïdes (sulfate neutre de quinine, sulfate de spartéine); teintures et extraits riches en tannin. — (Pour plus de détails, voir : G. POUCHET, *Précis de Pharmacologie et de Matière médicale*, p. 704, et *L'iode et les iodiques*).

Solution :

| Iodure de potassium | 20 gr. |
| Eau distillée | 300 — |

1 gr. par cuillerée à soupe.

Élixir (Fournier) :

Iodure de potassium	30 gr.
Sirop de sucre	350 —
Anisette ou curaçao	150 —

1 gr. par cuillerée à soupe.

Lait ioduré mixte :

Iodure de potassium.	} āā 50 centigr.
Bromure de potassium	
Chlorure de sodium.	1 gr.
Sucre vanillé.	10 —
Crème fraîche.	100 —

Potion (Huchard) :

Iodure de potassium.	} āā 10 —
Teinture de lobélie.	
Teinture de polygala.	
Extrait d'opium.	Dix centigr.
Eau distillée.	300 gr.

Cuillerée à soupe matin et soir (asthme).

Potion (asthme) :

Iodure de potassium. . . . 10 gr.
Teinture de grindelia . . .   5 —
    —   de lobélie . . . . 10 —
Terpine. . . . .   2 —
Benzoate de soude. . . . .   8 —
Alcoolat de cochléaria. . . 90 —
Sirop de polygala. . . . .   80 —

2 à 4 cuillerées à soupe par jour.

Potion (bronchite des emphysémateux) :

Iodure de potassium. . . . 10 gr.
Caféine. . . . .   3 —
Benzoate de soude. . . . .   5 —
Infusé d'hysope. . . . . .   90 —
Sirop de polygala. . . . .   80 —

2 à 4 cuillerées à soupe par jour.

Potion (goutte chronique) :

Iodure de potassium . . .   10 gr.
Benzoate de lithine. . . .   8 —
Benzoate de soude . . . .   12 —
Borax . . . .   5 —
Eau distillée. . . . . .   120 —
Sirop d'écorces d'oranges
    amères. . . . .   80 —

2 cuillerées à soupe par jour, avant le repas.

Iodure de sodium. — *Caract. phys. et chim.* — Sel très déliquescent, altérable à l'air, contenant 68,27 p. 100 d'iode, très soluble dans l'eau et l'alcool, de saveur moins âcre que l'iodure de potassium.

Effets physiol. et tox. — Ceux des iodiques en général, dégagés de l'action propre du potassium sur le cœur et les vaisseaux. Moins irritant pour le tube digestif.

Prop. thérap., indicat. — Ne saurait remplacer l'iodure de potassium dans la syphilis, mais lui paraît préférable dans l'artériosclérose et la cardiosclérose, chez les hypertendus, dans les cas d'intolérance gastrique pour l'iodure de potassium.

Formes pharmac., doses. — Mêmes doses et mêmes formules que pour l'iodure de potassium. Prescrire l'iodure *anhydre* ou *desséché*. (Voir plus haut.)

Potion (artériosclérose, rhumatisme chronique) :

Iodure de sodium sec.   10 gr.
Arséniate de soude.   Cinq centigr.
Benzoate de lithium.   5 gr.
Eau distillée. . . .   90 —
Sirop d'écorces d'o-
    ranges amères . .   80 —

2 cuillerées à soupe par jour, avant le repas.

Iodure de strontium. — *Caract. phys. et chim.* — Tablettes hexagonales déliquescentes. Doit être employé très pur (exempt de baryum).

Prop. thérap., indicat. — Celles de l'iodure de potassium. Mieux toléré par les dyspeptiques et les cardiopathes.

Formes pharmac., doses — Mêmes doses et mêmes formules que pour l'iodure de potassium auquel il est préférable dans un grand nombre de circonstances.

Potion iodée (rhumatisme chronique) :

Iodure de strontium . . .   20 gr.
Teinture d'aloès . . . . .   50 —
Eau distillée de cannelle . 125 —
Sirop de café . . . . . .   160 —

Cuillerée à soupe au début des repas (2 à 4 par jour).

Ionique (Thérapeutique). — Cette thérapeutique nouvelle, préconisée par S. Leduc (de Nantes), est basée sur la pénétration dans les tissus vivants de certains agents médicamenteux, sous l'influence du courant électrique. Ces substances (acides, bases, sels en solutions), conductrices pour le courant électrique (*électrolytes*), se laissent également dissocier par lui, de telle sorte que leurs radicaux acides, remontant le courant, se dégagent toujours autour du pôle positif ou *anode* (on les nomme *anions*, de ανα, en haut, et ιω, je vais), tandis que leurs radicaux métalliques, hydrogène compris (appelés *cathions*, de κατα, en bas et ιω, je vais), descendant le courant, se dégagent au pôle négatif ou *cathode*. La richesse du corps humain en chlorure de sodium en fait un véritable *électrolyte*, de sorte que, si, à sa surface, on applique, comme électrodes, des électrolytes, et que l'on fasse passer entre eux un courant électrique, celui-ci déterminera : 1° au pôle positif, l'exode des radicaux acides (anions) de l'organisme et la pénétration des radicaux métalliques (cathions) de l'électrode; 2° au pôle négatif, inversement, l'exode des radicaux métalliques du corps, et la pénétration des radicaux acides de l'électrode. Par exemple, si les deux électrodes sont imbibées d'iodure de potassium, le potassium (métal) pénétrera dans les tissus au pôle positif, tandis que l'iode y pénétrera au pôle négatif. Les électrodes constituées par des solutions salines introduisent, sous le pôle négatif, leurs radicaux acides qui se comportent, dans les tissus, comme les sels de sodium correspondants (iodure, phosphate, salicylate de soude, etc.). On peut utiliser, selon les cas, en thérapeutique, soit le radical acide, soit le radical métallique. L'*ion salicylique* (*anion*), préconisé contre le tic douloureux de la face, les arthralgies rhumatismales, sera utilisé en plaçant au pôle négatif une solution de salicylate de soude; l'ion *iode* (*anion*), de même, en plaçant au pôle négatif une solution d'iodure de potassium; mais l'ion *quinine* (*cathion*) sera administré en appliquant au pôle positif une solution de sulfate de quinine (effets analgésiques obtenus par Desfosses et Martinet dans certains cancers inopérables). L'ion *zinc* (*cathion*) sera aussi utilisé en appliquant, au pôle positif, une solution de chlorure de zinc (effets antiseptiques et hémostatiques).

La technique (Voir : Desfosses et Martinet, *Presse médicale*, 1907, n° 1) de l'ionisation est simple. Le *courant électrique* doit être peu intense (maximum de 100 milliampères, rarement atteint), mais avoir une assez haute tension (30 à 50 volts); peuvent le fournir : des *piles* (pile Leclanché de 20 à 30 éléments, comme installation fixe; pile au bisulfate de mercure comme appareil portatif), des *accumulateurs* (20 à 30 couples en tension) ou le *secteur urbain* (courant réduit par des *rhéostats* s'il est

continu, transformé en outre par un *transformateur* s'il est alternatif). Un *milliampèremètre* est naturellement nécessaire pour mesurer l'intensité du courant qui traverse le sujet. Les *fils*, fins et souples, seront rouges pour le pôle négatif, verts pour le positif. Consistant en plaques métalliques (étain), séparées de la peau par environ 16 épaisseurs de tissu hydrophile imbibé soit d'eau salée, soit de la solution choisie (à 2 p. 100, faite avec de l'eau distillée bien pure), les *électrodes* doivent être larges et sont maintenues avec quelques tours de bande. Avant de fixer les fils aux plaques, on en vérifie les pôles avec un papier spécial qui vire au rouge au contact du pôle négatif. On établit lentement le courant jusqu'à ce que le galvanomètre marque 20 ou 40 milliampères, suivant les cas et la tolérance du sujet, puis on le laisse passer à ce débit durant une demi-heure à une heure; on ramène ensuite lentement le courant à 0 avant de détacher les électrodes. En général minime, la *douleur* provoquée par le courant consiste en picotements ou brûlure (comme ceux de l'urticaire), elle cesse quand l'intensité de celui-ci est devenue fixe, variable du reste avec les sujets, l'accoutumance et la nature de l'ion employé; une brûlure vive très limitée peut tenir à la présence d'une érosion sous l'électrode; il faut alors suspendre le courant graduellement, lever la plaque, sécher la partie écorchée avec un peu d'alcool et la recouvrir d'une goutte de collodion élastique. Pour sauvegarder la peau et les tissus, les séances ne doivent pas être renouvelées plus de 3 fois par semaine. En certains cas, l'électrode active pourra être constituée par un bain (récipient en tôle émaillée, électrode en charbon) de la solution choisie dans lequel plongera la région malade (main ou pied par exemple). Après l'application, la peau est très rouge (surtout à l'électrode négative). La pénétration des ions à travers la peau saine paraît se faire par les glandes, les gaines des poils et le revêtement épidermique (Tuffier et Mauté). L'*ion salicylique* (solutions à 2 ou 4 p.

100) a fourni des résultats particulièrement favorables dans les névralgies, les douleurs rhumatismales et rhumatoïdes (rhumatisme chronique d'emblée ou après phase aiguë, arthrite blennorrhagique), les ankyloses et scléroses articulaires de diverses origines. La quantité maxima de salicylate de soude qui pénètre à chaque séance ne dépasse pas 23 centigr. La propriété de résoudre les raideurs et les ankyloses (*sclérolyse*) n'est du reste pas exclusive à l'ion salicylique, elle appartient à l'électrode négative simplement imbibée d'une solution de chlorure de sodium à 1 p. 100. Sous son influence (électrodes de 100 à 200 cm^2; courants de 40 à 80 milliampères), les régions raidies à la suite d'un processus inflammatoire ou d'un traumatisme s'assouplissent et se mobilisent rapidement. Ses bienfaits (surtout inhérents au seul passage du courant électrique) profiteront surtout aux ankyloses post-infectieuses, post-traumatiques et post-rhumatismales (dans ces dernières, l'ion salicylique agit en même temps sur l'élément douleur).

Comme on le voit, la thérapeutique ionique, bien que toute récente encore, est déjà riche de promesses.

Ipécacuanha. — Terme général désignant les racines de différentes Rubiacées, toutes vomitives (surtout, *ipécas annelé, ondulé, strié*). L'*ipéca annelé*, seul usité en France, provient de l'*Uragoga* ou *Cephælis Ipecacuanha* (Brésil). L'ipéca contient : une huile volatile fétide et très irritante, un tannin spécial; deux alcaloïdes, la *céphéline* et l'*émétine*; enfin, une *saponine* dont le rôle est sans doute important. L'*émétine* est plus expectorante, la *céphéline* plus vomitive.

Effets physiol. et tox. — *Absorption* facile; *élimination* par la muqueuse digestive, les reins et la peau. *Localement*, action très irritante (inflammation sur le derme dénudé ou les muqueuses; éternuements et suffocation par inhalation de poudre). Comme celle de l'émétique, l'*action vomitive* résulte d'abord de l'excitation du centre vomitif bulbaire, précédant l'irritation de la

muqueuse gastrique (prouvé par l'effet des injections intra-veineuses), mais cette irritation plus faible, moins vite suivie de vomissement, comporte moins de nausées et de dépression que celle du tartre stibié. Des sueurs profuses, une hypersécrétion biliaire, pancréatique, intestinale sont souvent associées aux vomissements. Les doses toxiques enflamment la muqueuse digestive (tuméfaction, suffusions sanguines, ulcérations) par élimination des principes actifs. Sur la *circulation*, on note le ralentissement des battements du cœur et l'abaissement de la tension sanguine. Sur le *système nerveux*, l'influence de l'ipéca est nettement déprimante (*contro-stimulant*). Sur le *sang*, une action hémolytique n'apparaît qu'avec les doses toxiques (due à la saponine). D'abord accélérée, la *respiration* est ralentie après les vomissements; les *sécrétions nasales* et *bronchiques* sont accrues et fluidifiées; les effets de l'ipéca sur la petite circulation sont encore discutés (hypérémie ou anémie pulmonaires). La *température* est abaissée.

Prop. thérap., indicat. — *Effets vomitifs* utilisés : dans les empoisonnements *récents* (par ingestion); dans l'embarras gastrique et les infections qu'il accompagne (amygdalite, grippe, fébricule typhoïde). *Effets purgatifs et cholagogues* mis à profit dans la diarrhée des pays chauds, et surtout la dysentérie. *Effets expectorants* recherchés : dans la bronchite des grosses et moyennes bronches (surtout dans l'enfance), à la phase des râles humides; dans la laryngite striduleuse; dans la congestion pulmonaire (?) *Effets hypotenseurs* utilisés contre les hémoptysies congestives du début de la tuberculose (sujets vigoureux) et diverses hémorrhagies (gastriques, utérines, intestinales, etc.). *Contre-indiqué* dans tous les états adynamiques, chez les vieillards, les cardiaques, les artérioscléreux.

Formes pharmac., doses. — *Poudre* 50 centigr. à 2 gr. (vomitif) en suspension dans du sirop d'ipéca; les mêmes doses mais fractionnées, associées ou non à l'opium, sont expectorantes, cholagogues, ou contro-stimulantes. *Extrait* 20 à 30 centigr. (1 gr. = 5 gr. de poudre). *Sirop* 10 à 30 gr. (20 gr. = 20 centigr. d'extrait). *Enfants*, par année : 10 centigr. de poudre, 5 centigr. d'extrait, 5 gr. de sirop. L'ipéca entre dans la composition de la poudre de Dower et du sirop de Desessartz.

Incompatib. — Tannin et substances tanniques, incompatibles des alcaloïdes, sels de plomb et de mercure.

Vomitif (adulte) :

Poudre d'ipéca. . . . .   1 gr. 50
Sirop d'ipéca. . . . . . 50 —

à prendre en 2 à 3 fois, à 1/4 d'heure d'intervalle; boire un peu d'eau tiède, aux premières nausées.

Vomitif (enfants) :

Cuillerée à café du sirop d'ipéca par année d'âge, dans un quart de verre d'infusion de fleurs de sureau (tiède).

Sirop de Desessartz (Voir Desessartz).

Ipéca à la brésilienne (Voir Dysenterie).

Poudre de Dower (Voir Opium).

Potion expectorante (bronchite infantile) :

Sirop d'ipéca. . . . . . . 20 gr.
Acétate d'ammoniaque. . . 10 —
Décocté de polygala. . . . 90 —
Sirop de tolu. . . . . . 60 —

Cuillerée à café, à dessert ou à soupe, suivant l'âge, toutes les deux heures.

Potion (hémoptysie, adultes) :

Poudre d'ipéca. . . . 2 à 3 gr.
Extrait de ratanhia. . .   1 —
Julep gommeux. . . . . 60 —
Sirop de digitale. . . . 40 —

Cuillerée à soupe toutes les demi-heures.

Pilules (hémoptysie, adultes) :

Poudre d'ipéca. . . . . . . 3 gr.
Extrait de ratanhia. . . . . 2 —

Diviser en 20 pilules; une pilule, de quart d'heure en quart d'heure, avec un verre à liqueur de boisson alcoolique (vin de Frontignan, Malaga, Lunel, ou Élixir de Garus).

Potion (congestion pulmonaire) :

Sirop d'ipéca. . . . . . . 30 gr.
Teinture d'aloès. . . . . . 25 —
Élixir parégorique. . . . . 15 —
Infusé d'hysope. . . . . . 60 —
Sirop de polygala. . . . . 50 —

Cuillerée à soupe toutes les deux heures.

Ischl. — Petite ville de l'Empire Austro-Hongrois, au confluent de l'Ischl et de la Traun, dans les Alpes du Salzkammergut, à 27 km. S.-O. de Gmunden. Altitude 480 mètres. Eaux froides (10°), chlorurées-sodiques. Une source (Schwefelquelle) est faiblement sulfatée-sodique et sulfurée accidentelle. Utilisées surtout en bains (souvent renforcés par addition d'eaux-mères), bains de vapeur, bains de boue (de la source sulfureuse), mais aussi en boisson. Excitantes, laxatives, toniques et résolutives. La cure est mixte et constituée, en réalité, par la combinaison de la cure hydrominérale avec la cure d'air (forêts de pins) et la cure de bains de petit-lait et de bourgeons de pins qui imprime à la station d'Ischl sa caractéristique toute spéciale.

Principales indications. — Lymphatisme, scrofule, formes torpides de la tuberculose, engorgement des organes splanchniques, certaines dermatoses chroniques.

Ivresse. — Voir Alcoolisme aigu.

J

Jaborandi et Pilocarpine. — *Caract. botan. et chim.* — *Pilocarpus pennatifolius* (Rutacées-Zanthoxylées), arbuste du Brésil dont les feuilles renferment une huile essentielle formée d'un mélange de *pilocarpène* (térébenthène), d'hydrocarbures, d'alcaloïdes (*pilocarpine, pilocarpidine, jaborine, jaboridine*) et d'*acide jaborique*.

La *pilocarpine*, alcaloïde liquide, sirupeux, amer, soluble dans l'eau et l'alcool, forme des sels cristallisés : le *nitrate* (sol. dans 8 p. d'eau et 130 d'alcool) et le *chlorhydrate* (très soluble dans l'eau, dans moins que son poids, et l'alcool), seuls usités en thérapeutique.

Effets physiol. et tox. — Chez l'homme, l'ingestion d'une infusion de 3 à 4 gr. de feuilles de Jaborandi dans 130 gr. d'eau (macérées 24 heures) ou de 1 à 2 centigr. de pilocarpine, détermine les effets suivants : rougeur de la face (avec tension et battement dans la tête, parfois vertiges) puis de tout le tégument (avec hyperthermie); remplacée, après 10 à 20 minutes, par des *sueurs profuses* (pouvant atteindre 300 à 500 gr.) accompagnées bientôt de *salivation intense* (100 à 1200 c. c., 500 en moyenne); ces phénomènes durent environ 2 heures. On peut noter, en outre, au début, un besoin pressant de défécation et de miction (A. Robin); pendant la sudation, la soif est vive, l'anorexie absolue, des nausées et des vomissements ne sont pas rares; après, la gorge et la peau se dessèchent, la fatigue est extrême, la température s'abaisse. Accéléré quand commence l'effet (avec légère hypotension), le pouls se ralentit sensiblement plus tard. La salivation intéresse successivement les glandes sous-maxillaires, parotidiennes, puis sublinguales. L'hypersécrétion s'étend encore au pancréas, à la glande hépatique (action cholagogue), aux glandes lacrymales, nasales, pharyngées, trachéo-bronchiques, aux glandes mammaires (chez les nourrices). L'action est nulle sur la secrétion urinaire, douteuse sur les secrétions gastrique et intestinale. *Sur le cœur*, on a vu qu'à une tachycardie initiale succédait de la bradycardie; la tension artérielle faiblit un peu; à doses toxiques, le pouls devient petit, filiforme; le cœur, arrêté en diastole, est ranimé sous l'influence de l'atropine (sur la circulation, l'infusion de feuilles est plus active mais plus toxique que la pilocarpine). *Sur l'œil* la pilocarpine amène souvent de l'amblyopie, des troubles de l'accommodation; à l'intérieur, elle provoque la *mydriase*, mais, en instillation locale, du *myosis* avec spasme de l'accommodation et abaissement de la tension intra-oculaire. L'action du jaborandi sur les sécrétions semble s'exercer, non directement, sur les cellules glandulaires, mais sur la substance unissante qui les met en relation avec les fibres nerveuses, comme il ressort des expériences de Vulpian. Sur la sudation, la salivation, sur la pupille, comme sur le rythme cardiaque et la tension sanguine, la pilocarpine se montre antagoniste de l'atropine; mais cet antagonisme est inutilisable en pratique, car la neutralisation des effets de l'atropine exige des doses énormes de pilocarpine, et laisse encore subsister des actions toxiques dangereuses. (Pour plus de détails; voir : G. POUCHET. *Leçons de Pharmacodynamie et de Matière médicale*, 5ᵉ série, p. 592).

Prop. thérap., indicat. — Intéressante pour le physiologiste, l'action du Jaborandi (et de son alcaloïde), est rarement utilisable en thérapeutique. La pilocarpine a été préconisée : comme sudorifique, au début des affections catarrhales (angines, bronchites), contre les hydropisies rénales (néphrites congestives) ou cardiaques, mais ses effets dépressifs la rendent souvent dangereuse dans ces dernières; elle a été essayée dans l'asthme, le diabète pancréatique (Lannois), l'urémie (comme éliminateur) et est encore opposée au vertige labyrinthique. En collyres, est employée contre le glaucome, l'iridochoroïdite. En applications locales, sert contre les alopécies et quelques dermatoses.

Formes pharmac., doses. — *Jaborandi* en macération de feuilles (1 à 4 gr. macérés 12 heures dans 125 gr. d'eau), infusion (2 à 4 gr. pour eau 200), teinture (1 à 6 gr. en potion), sirop (une cuillerée = 50 centigr. de feuilles).

Nitrate ou chlorhydrate de pilocarpine 5 milligr. à 2 centigr. par doses fractionnées, en potion ou injections hypodermiques. *Enfants* 2 milligr. par année. En collyres à 50 centigr. p. 100. En pommades à 10 ou 30 centigr. p. 100.

Liniment excitant (alopécie post-infectieuse) :

Teinture de jaborandi. .　25 gr.
Teinture de cantharides
　au 10e . . . .　25 —
Liniment savonneux. . .　100 —

M. S. A. et agiter avant de s'en servir, friction une fois par jour sur le cuir chevelu (Brocq).

Liniment excitant (Sabouraud) :

Liqueur d'Hoffmann. .　250 gr.
Ammoniaque liquide. .　4 —
Eau distillée. . . . .　25 —
Chlorhydrate de pilocar-
　pine. . . . .　50 centigr.
Alcoolat de lavande. . .　25 gr.

Pour frictions sur le cuir chevelu (alopécie post-infectieuse).

Potion (pneumonie fibrineuse, adultes) :

Extrait fluide de jaborandi.　10 gr.
Liqueur ammoniacale anisée.　3 —
Élixir parégorique. . . . .　15 —
Décocté de polygala. . . .　90 —
Sirop de bourgeons de pin.　60 —

Cuillerée à soupe toutes les deux heures.

Pilules :

Nitrate de pilocar-
　pine. . . . . . .　Deux centigr.
Poudre de feuilles
　de jaborandi. . .　5 —
Conserve de roses .　10 —

Pour une pilule (à jeun ou à grande distance des repas).

Injection hypodermique :

Nitrate de pilocarpine.　Dix centigr.
Eau distillée de lau-
　rier-cerise . . . . .　10 gr.

Injection 1 c. c. à 1 c. c. 5.

Collyre :

Nitrate de pilocar-
　pine. . . . . .　Cinq centigr. ·
Eau distillée (fraîche)
　de mélilot. . . . .　10 gr.

Jacksonienne (Épilepsie). — Voir
Épilepsie symptomatique.

Jalap. — *Caract. phys. et chim.* — L'*Exogonium Jalapa* (Convolvulacées) fournit la racine de jalap officinal renfermant 9 à 15 p. 100 d'une résine odorante et âcre formée de *jalapine* (soluble dans l'alcool et l'éther) et de *convolvuline* (soluble dans l'alcool seulement), très riche en amidon. La poudre de racine, d'un gris foncé, d'odeur spéciale, nauséeuse, est de saveur très âcre.

Effets physiol. et tox. — La poudre de résine, insoluble dans le suc gastrique, ne commence à agir que dans le duodénum au contact direct de la bile (indispensable à l'effet purgatif). Les hautes doses (1 à 2 gr. de racine, 50 centigr. à 1 gr. de résine) provoquent de violentes coliques (péristaltisme intense), du ténesme, des nausées et des vomissements (gastro-entérite). La dose de 4 gr. de résine peut provoquer la mort.

Prop. thérap., indicat. — Purgatif drastique ; dérivatif usuel opposé à la constipation des cardiaques et des néphrétiques œdématiés, des malades atteints de congestions cérébrale (apoplexie) ou pulmonaire. Souvent associé au calomel (pour en accélérer l'effet). Contre-indiqué dès que la muqueuse de l'intestin est enflammée.

Formes pharmac., doses. — Poudre de racine (préparation de choix) 50 centigr. à 2 gr. mélangés à du miel. Résine 10 à 50 centigr. (moins efficace). *Teinture de jalap composée* (eau-de-vie allemande) 10 à 30 gr. (10 à 12 gr. suffisent habituellement).

Teinture de jalap composée :

Résine de jalap. . . . . .　80 gr.
　》 de turbith. . . . .　10 —
Scammonée d'Alep. . . .　20 —
Alcool à 60°. . . . . . .　960 —

Purgatif drastique :

Eau-de-vie Allemande.　10 à 12 gr.
Sirop de nerprun. . .　20 —

à prendre le matin à jeun.

Cachet purgatif :

Poudre de jalap. . }
Calomel à la vapeur. } āā 50 centigr.
Poudre de belladone.　cinq —

pour un cachet.

Jaune (Fièvre). — Voir Fièvre jaune.

Jéquirity. — *Abrus precatorius* (Légumineuses).

Prop. et empl. thérap. — La macération de graines, très irritante, a été opposée (en applications locales) par de Wecker à la conjonctivite granuleuse (usage presque abandonné). Les graines contiennent une toxalbumine très toxique, l'*Abrine*.

Formes pharmac., doses. — Poudre de graines 1 gr. macéré dans 100 gr. d'eau, en collyre appliqué au pinceau.

Juglandin. — Extrait retiré du *Juglans cinerea* (Juglandées), Noyer cendré.

Prop. et empl. thérap. — Purgatif cholagogue (un peu irritant) à la dose de 10 à 20 centigr.

Jujubes. — Fruits du *Ziziphus vulgaris* (Rhamnacées).

Prop. et empl. thérap. — Employé comme béchique et pectoral, en *infusion* (50 p. 1000) ou *pâte*.

Junod (Ventouse de). — Elle consiste en un cylindre métallique où un membre entier peut trouver place, pour y subir l'action du vide produit par une pompe aspirante. Attirant le sang sur une surface très étendue, cet appareil permet une dérivation très marquée. Le vide doit être très progressif et fait sous le contrôle du manomètre adapté à l'appareil, sous peine de provoquer des accidents : syncope, ruptures vasculaires, épanchements sanguins. Il n'importe pas moins que la rentrée de l'air soit très graduelle. L'usage de la ventouse de Junod a été préconisé contre la *congestion pulmonaire* intense, la *broncho-pneumonie*, la *stase pulmonaire*, l'*œdème aigu du poumon* et les *accidents gravido-cardiaques*, cas où elle pourrait, en une certaine mesure, remplacer la *saignée*. Son emploi est tombé en désuétude et les quelques accidents auxquels il expose l'ont frappé d'un oubli peut-être excessif.

Jusquiame. — *Hyosciamus niger* (Solanacées). Grande plante herbacée de nos pays contenant plusieurs alcaloïdes : l'atropine et l'atropidine (Voir Hyosciamine) cristallisées, des isomères ou des polymères amorphes, et l'*hyoscine*

(corps sirupeux, isomère de la scopolamine). Du reste, ces derniers corps, chimiquement mal définis, ne sont probablement que des mélanges d'atropine et d'un composé encore inconnu.

Effets physiol. et tox. — Presque identiques à ceux de la *belladone* (v. c. m.) sur la pupille et le système nerveux.

Prop. thérap., indicat. — Narcotique et sédatif à la façon de la belladone ; opposée aux convulsions, aux tremblements, à la chorée, à la toux quinteuse.

Formes pharmac., doses. — *Usage int.* : 1° Infusion 50 centigr. p. 100 ; 2° Extrait aqueux 10 à 30 centigr. en pilules (enfants 1 centigr. par année) ; 3° Extrait alcoolique 5 à 10 centigr. en pilules ; 4° Poudre 20 à 50 centigr. (enfants 1 centigr. par année) ; 5° Teinture alcoolique 1 à 4 gr. ; 6° Pilules de Méglin (voir formules). — *Usage ext.* : 1° Décoction 50 p. 1000 ; 2° Glycéré d'extrait au 1/10 ; 3° Huile de jusquiame (au 1/3) pour liniments.

Pilules de Méglin :

Extrait de jusquiame.
Extrait de valériane. } āā 5 centigr.
Oxyde de zinc. . .

Pour une pilule ; 1 à 3 par jour (névralgies).

Potion (toux) :

Teinture de jusquiame. . . 6 gr.
— de ciguë . . . . . 3 —
Élixir parégorique. . . . 10 —
Julep gommeux. . . . . . 90 —
Sirop de bourgeons de pin. 80 —

4 à 6 cuillerées à soupe par jour.

Liniment :

Huile de jusquiame. . . . 20 gr.
Chloroforme . . . . 2 —
Laudanum de Rousseau . . 5 —

Suppositoire (hémorrhoïdes) :

Extrait de jusquiame. } āā 5 centigr.
— d'hamamelis.
Beurre de cacao . . 3 gr.

Juvénile (Forme) de Erb. — Cette amyotrophie est justiciable du traitement habituel des *atrophies musculaires* (v. c. m.).

K

Kamala. — Poussière rouge formée par des glandules recouvrant les fruits de l'*Echinus phillippinensis* (Euphorbiacées).

Prop. thérap., indicat. — Tænifuge particulièrement préconisé contre le *bothriocéphale*.

Formes pharmac., doses. — Poudre 4 à 12 gr. (enfants 50 centigr. à 1 gr. par année). Teinture (au 1/5) 4 à 10 gr.

Kaolin. — Argile blanche, très pure, employée en dermatologie, comme excipient de pâtes et de pommades.

Karlsbad. — Ville d'Autriche, dans la Bohême, cercle d'Eger, au fond de l'étroite vallée de la Töpel, dans le bassin de l'Elbe. Altitude 386 m. Eaux froides, thermales et hyperthermales (10°-73°5) bicarbonatées-chlorurées-sulfatées-sodiques. Deux sources athermales dont une ferrugineuse. La source la plus réputée est la source hyperthermale (73°5) du *Sprudel* dont le résidu d'évaporation, connu sous le nom de *sel de Karlsbad*, possède des propriétés très remarquables comme purgatif, notamment chez les goutteux et les rhumatisants. Utilisées en boisson, bains, douches, bains et douches de vapeur. Altérantes, purgatives, toniques. Donnent facilement lieu à des accidents congestifs.

Principales indications. — Affections de l'appareil digestif et de ses annexes (notamment affections hépatiques), affections des voies génito-urinaires, goutte, rhumatisme, obésité, diabète gras. — *Contre-indications :* maladies organiques du cœur et des gros vaisseaux, tuberculose, hémiplégies, prédisposition aux phénomènes congestifs.

Kawa-Kawa. — *Piper methysticum* (Pipéracées), plante de l'Océanie dont on utilise la racine.

Prop. thérap., indicat. — Effets diurétiques, antiphlogistiques et anesthésisiques sur les voies urinaires. Antiblen-norrhagique agissant sur l'écoulement et sur la douleur, efficace même à la période aiguë (Gubler, Dupouy, Labarthe). Opposé aussi à la cystite du col liée aux affections utérines (Chéron).

Formes pharmac., doses. — Racine râpée 6 à 8 gr. en macération dans 600 à 800 gr. d'eau. Extrait fluide de racine 1 à 3 gr. Extrait hydro-alcoolique 30 centigr. à 1 gr. en capsules.

Képhyr ou **Kéfyr.** — *Caract. phys. et chim.* — Lait fermenté préparé, dans le Caucase, par addition au lait de vache d'un champignon spécial (grains irréguliers à surface rugueuse et ridée). Liquide blanc, épais et pétillant, de saveur aigrelette et piquante. Outre de la caséine, précipitée en légers flocons, de l'albumine, de la syntonine, le képhyr contient de l'acide lactique (3 à 6 gr. par litre), de l'acide tartrique, de l'acide carbonique et de l'alcool. L'acide lactique et l'alcool résultent de la fermentation du lactose. Pour les usages thérapeutiques, le képhyr est préparé, soit industriellement, soit à domicile, avec une poudre sèche dite *képhyrogène*. Celle-ci est ajoutée (une dose pour 300 gr. de lait) à du lait bouilli, dans des bouteilles à parois épaisses incomplètement remplies, solidement bouchées puis couchées dans un local maintenu à une température de 18° à 19°. La fermentation, favorisée par agitation (au moins 3 fois par 24 heures) est plus ou moins poussée suivant le produit à obtenir; deux jours pour le *képhyr jeune* (n° 1), trois pour le *képhyr moyen* (n° 2), quatre pour le *képhyr vieux* (n° 3). Selon le temps de fermentation, la teneur en alcool varie de 60 centigr. à 1 gr. 50 p. 100.

Effets physiol. — Contrairement au lait, le képhyr ne subirait dans l'estomac qu'une coagulation nulle ou en flocons très ténus; son séjour y serait également plus court. Son assimilation serait favorisée par sa richesse en ferments solubles et en acide lactique (parvenu dans le duodénum, celui-ci excite la sécrétion pancréatique).

Prop. thérap., indicat. — Eupeptique spécialement indiqué dans les dyspepsies avec hypopepsie (avec ou sans diarrhée) ou apepsie (cancer de l'estomac, gastrite des tuberculeux, anémie pernicieuse). Ressource alimentaire dans d'autres cas d'intolérance gastrique (vomissements incoercibles de la grossesse, mal de Bright, urémie gastro-intestinale). Utilisé aussi contre les gastro-entérites infantiles. Le képhyr n° 1 est légèrement laxatif, le n° 3 constipe, le n° 2 est le plus usité. Le képhyr maigre (privé de graisse) convient mieux aux hépatiques (Gilbert).

Formes pharmac., doses. — Le *régime képhyrique* exclusif est d'un usage exceptionnel (apepsies, mal de Bright, entérites chroniques). Plus souvent, les prises de képhyr sont alternées avec des prises de lait ou associées au régime mixte. La dose moyenne varie, suivant la tolérance individuelle, de un verre à trois bouteilles par jour. On peut, au besoin, le sucrer ou le couper d'eau de Seltz. *Chez l'enfant*, le képhyr est donné aux mêmes doses que le lait, généralement sucré, souvent additionné de lait pur. Dans les cas graves, Hutinel préconise le képhyr de lait d'ânesse.

(Pour plus de détails, voir : G. Pouchet, *Leçons de Pharmacodynamie et de Matière médicale*, 2e série, p. 380).

Kermès. — Voir Antimoine (Oxysulfure d').

Kissingen. — Petite ville du royaume de Bavière, cercle de la Basse-Franconie, sur la Saale, affluent du Mein. Altitude 190 m. Eaux froides (11°-18°), gazeuses, chlorurées-sodiques, iodo-bromurées. Utilisées sous forme de boisson et de bains. Comme dans un certain nombre de stations d'Allemagne, l'eau est additionnée, avant l'ingestion, de petit lait chaud. Bains d'eau minérale, d'eaux-mères, de limon. Les eaux-mères sont remarquables par leur richesse en bromure de magnésium (250 à 280 gr. p. 1000). Laxatives, diurétiques et sudorifiques, toniques et altérantes. Très excitantes.

Principales indications. — Affections des organes splanchniques (notamment cavité abdominale), pléthore abdominale, lymphatisme, scrofule, rhumatisme. — *Contre-indications :* maladies organiques du cœur et des gros vaisseaux, tuberculose (ces eaux provoquent la fonte des tubercules), névropathie, prédisposition aux manifestations congestives.

Kho-Sam. — *Brucea sumatrana* (Rutacées-Quassiées). Le fruit (contenant de la *brucamarine*) a été préconisé contre la dysentérie, à la dose de 4 à 12 amandes par jour (Mathieu, Lemoine).

Kola. — *Sterculia* ou *Cola acuminata* (Malvacées), grand arbre analogue au châtaignier (côte occidentale d'Afrique) dont les fruits (*noix de kola*) présentent des propriétés toniques. Desséchés, ils contiennent 2,35 p. 100 de *caféine*, un peu de *théobromine*, du *tannin* et du *rouge de kola*. Dans la noix fraîche, la caféine se trouve à l'état soluble, combinée avec l'acide kolatannique, sous forme d'un tanno-glucoside instable.

Effets physiol. et tox. — A petites doses, la noix de kola (qui ne devrait être employée que fraîche) renforce la systole cardiaque, élève la tension artérielle, accroît l'endurance pour la fatigue et le jeûne (comme les caféiques, en général). A fortes doses, elle provoque des palpitations, de l'agitation et de l'insomnie. Les rôles respectifs de la *caféine* et du *rouge de kola*, dans ces actions, sont encore discutés.

Prop. thérap., indicat. — Stimulant névrosthénique indiqué dans les pyrexies adynamiques, chez les convalescents et les névropathes déprimés. Préconisé encore contre les diarrhées chroniques, la diarrhée de Cochinchine.

(Pour plus de détails, voir : G. Pouchet, *Leçons de Pharmacodynamie et de Matière médicale*, 5e série, p. 1014 et suiv.)

Formes pharmac., doses. — Teinture (au 1/5) 2 à 10 gr. en potion. Alcoolature 10 à 20 gr. Extrait fluide 1 à 5 gr. (enfants XX gouttes par année). Extrait alcoolique 20 centigr. à 2 gr. Vin de kola du Codex, un verre à bordeaux

2 fois par jour. Poudre 1 à 5 gr. en cachets.

Potion cordiale (pneumonie) :

Teinture de kola. . . .	20 gr.
Extrait fluide de kola. . .	10 —
Teinture de cannelle . . .	10 —
— de digitale. . . .	1 —
Alcoolat de Garus	100 —
Sirop de polygala	80 —

Cuillerée à soupe toutes les heures ou toutes les deux heures.

Pilules :

Poudre de noix de kola.
Extrait alcoolique de ⟩ āā 5 gr.
noix de kola . . . .

Diviser en 50 pilules; 6 à 12 par jour.

Élixir tonique :

Extrait fluide de kola. .
Teinture de kola. . . . ⟩ āā 75. gr.
Jus de citron . . . . .   nº 1
Teinture de vanille . .   3 gr.
Vin de Frontignan . .   850 —

Par verre à liqueur.

Cachets :

Poudre de noix de kola.   40 centigr.
— — muscade.   10 —

Pour un cachet avant chaque repas.

Sirop (enfants) :

Extrait fluide de kola .   5 gr.
Sirop d'écorces d'oran-
ges amères . . . . . ⟩ āā 50 —
Sirop amygdalin . . .

Par cuillerées à café (correspondant chacune à XV gouttes d'extrait).

Vin composé :

Extrait fluide de kola .
— — de coca.. ⟩ āā 75 gr.
Phosphate dicalcique. .
— disodique . . ⟩ āā 15 —
Acide citrique. . . . .   5 —
Vin de Frontignan. . .   750 —
Teinture de vanille . .   3 —
Sirop d'écorces d'oran-
ges amères . . . . .   100 —

Par verre à liqueur.

Koumys. — *Caract. phys. et chim.* — Lait de jument fermenté, usité surtout en Tartarie et en Sibérie; préparé en France avec 2/3 de lait d'ânesse et 1/3 de lait de vache additionnés d'un ferment (*Saccharomyces cerevisiæ*). Liquide blanc-bleuâtre, aigrelet, contenant environ 2 gr. d'alcool et 8 centigr. d'acide carbonique p. 100. Dans le koumis vrai, la nature de la caséine du lait de jument, très différente de celle du lait de vache, intervient pour une très grande part dans les propriétés alibiles.

Effets physiol. — Après quelques troubles digestifs, la tolérance s'établit. Les hautes doses exagèrent toutes les sécrétions (urines, sueurs, mucus bronchique), leur communiquant une odeur spéciale; peuvent provoquer aussi une légère ivresse.

Prop. et empl. thérap. — Aliment réparateur préconisé contre la phtisie, à la dose de plusieurs bouteilles par jour (peu usité en France) (Voir KÉPHYR).

Kousso. — Voir Cousso.

Krameria triandra. — Voir RATANHIA.

Kreuznach. — Ville de l'Allemagne, province du Rhin, gouvernement de Koblenz, sur la Nahe, station des lignes de Metz au Rhin. Altitude 112 m. Eaux froides et thermales (12°-30°5), chlorurées-sodiques fortes. Eaux-mères remarquables par leur richesse en chlorure de calcium (207 gr. p. 1000) et iodo-bromurées (2 gr. 5 $MgBr^2$ et 8 gr. 5 NaI p. 1000). Utilisées sous forme de boisson et de bains. Très excitantes. Reconstituantes, altérantes et résolutives; agissent puissamment sur l'hématose et le système lymphatique.

Principales indications. — Scrofule, lymphatisme, chloro-anémie, rhumatisme, asthénie chez les goutteux et les syphilitiques. — *Contre-indications :* maladies organiques du cœur et des gros vaisseaux, tuberculeux, pléthoriques, sujets prédisposés aux congestions des organes internes (poumons, cerveau).

Kystes hydatiques du foie. — Voir HYDATIQUES (KYSTES) DU FOIE.

Kystes hydatiques du poumon. — Voir HYDATIQUES (KYSTES) DU POUMON.

L

Labassère. — Village des Hautes-Pyrénées, dans la vallée de l'Ossouet, affluent de l'Adour, à 15 km de Bagnères-de-Bigorre. Altitude 750 m. Eau froide (12°-13°), sulfurée-sodique, très stable et transportée à Bagnères où elle est utilisée en boisson, seule ou conjointement avec celle de Bagnères. Stimulante des systèmes nerveux et sanguin, active toutes les fonctions de sécrétion, augmente la calorification; exerce une action élective sur les muqueuses des voies aériennes.

Principales indications. — Catarrhes, laryngites et bronchites chroniques; mais, en raison de son activité, *contre-indiquée* dans les affections organiques du cœur et des gros vaisseaux, dans les périodes inflammatoires, chez les sujets irritables, pléthoriques et prédisposés aux congestions et aux hémorrhagies.

La Bauche. — Voir BAUCHE.

La Bourboule. — Voir BOURBOULE.

La Motte. — Voir MOTTE.

La Preste. — Voir PRESTE.

Lactate d'argent. — Voir ACTOL.

Lactate de fer. — Voir FER.

Lactate de mercure. — Voir MERCURE.

Lactate de quinine. — Voir QUININE.

Lactate de strontium. — Voir STRONTIUM.

Lacté (Régime). — *Technique.* — Le *régime lacté absolu* est presque toujours tolérable, à condition d'être institué selon certaines règles, un peu variables du reste avec les sujets. La *ration journalière* est fractionnée en 6 prises (une toutes les 3 heures, de 7 heures du matin à 10 heures du soir); l'estomac est laissé au repos complet, du soir au matin. Il est essentiel que chaque prise soit *absorbée très lentement*, en un quart d'heure ou, mieux, une demi-heure (A. Robin) et *par petites gorgées.* Suivant les goûts

et susceptibilités du malade, le lait sera pris *froid, chaud, bouilli, complet* ou *écrémé*; le *lait cru* est permis, si on est sûr de sa provenance. Pour prévenir les fermentations buccales, la bouche sera rincée, après chaque bol de lait, avec une solution antiseptique (phénosalyl ou salicylate de soude). A la suite de chaque repas lacté, il est bon que le malade reste une demi-heure étendu, absolument immobile, avec une serviette chaude sur l'épigastre (A. Robin). Le goût du lait qui répugne à certains sujets, peut (sauf indications spéciales) être masqué par addition de diverses substances : *acide carbonique* (lait gazéifié), *café, thé, sucre, infusions diverses, vanille, zeste de citron, fleur d'oranger, laurier-cerise, kirsch, rhum, cognac.* Pour un homme au repos, la *ration quotidienne minima* est de 2 litres (par prises de 335 gr.), la *ration moyenne* de 3 litres (par prises de 500 gr.). Seuls les jeunes sujets arrivent à absorber 4 litres 1/2 à 5 litres (par prises de 750 à 835 gr.). Quoi qu'il en soit, toute diète lactée comporte une phase de tâtonnement de 8 à 10 jours et il est rare que, le premier jour, le malade puisse absorber plus de 1600 gr. (prises de 270 gr.). Une forte purgation suivie de 48 heures de *diète hydrique* (v. c. m.) constitue parfois une utile préparation (Surmont). On accroît peu à peu la ration, en augmentant chaque jour les prises, quitte à revenir momentanément en arrière, en cas d'intolérance; on peut encore débuter par du *lait écrémé* que l'on enrichit ensuite graduellement. Puis on cherche à combattre, par divers artifices, les troubles qui peuvent survenir : *vomissements, gastralgie, fermentations, constipation* ou *diarrhée.* Le *vomissement* pourra être prévenu par de très minimes doses de *morphine* ou d'*atropine* prises quelques minutes avant chaque repas. A la *gastralgie* on oppose soit une *eau alcaline (eau de chaux, de*

Vichy ou *de Vals* mêlée au lait), soit des *poudres alcalines* (*bicarbonate de soude, citrate de soude, magnésie calcinée, craie préparée*, isolées ou associées) prises après le lait, ou des *comprimés de craie*, à croquer après le repas (Bardet), soit divers ferments digestifs : *pepsine* (au milieu de la prise de lait), *lab-ferment, pancréatine* en pilules kératinisées (après la prise de lait). Les *fermentations gastro-intestinales* sont justiciables du *salicylate de magnésie*, de l'*eau oxygénée* (une cuillerée à café avec un peu d'eau alcaline), du *salophène*, de l'*eau chloroformée*, de *peroxyde de magnésium*, du *fluorure d'ammonium* (1 centigr. après chaque repas. A. Robin) ou du *soufre lavé* (10 à 20 centigr. après chaque repas. A. Robin). La *constipation* sera combattue par les *lavements froids*, les *grands lavages de l'intestin* à l'eau tiède additionnée de *teinture de sauge* (X gouttes par litre. A. Robin), par les laxatifs anodins : *lactose* (ajouté au lait), *graines de lin* ou de *psyllium, magnésie, cascara, bourdaine, podophylle*, etc. ; par l'addition, aussitôt que possible, au régime, de pain, de légumes, de fruits cuits. L'*eau de chaux*, le *bismuth*, l'*opium* (*laudanum, gouttes noires, élixir parégorique*) modéreront la *diarrhée*, si elle se déclare.

Nous ne saurions rappeler ici les nombreuses indications du régime lacté (surtout : affections gastriques, intestinales, rénales, cardiaques, hépatiques, hydropisies, pyrexies aiguës) basées la plupart sur la digestibilité du lait, ses propriétés diurétiques et antiseptiques, sa pauvreté en chlorures. Toutefois on n'oubliera pas que la diète lactée intégrale étant un *régime insuffisant* ne doit jamais être imposée ni surtout prolongée sans de sérieux motifs, et que, si les circonstances obligent à la maintenir longtemps, il faut, autant que possible, pour la rendre plus nourrissante, l'additionner des éléments hydrocarbonés qui lui manquent, cela sous forme de : *sucre* (60 à 70 gr. par litre), *tapioca, farines* et *pâtes alimentaires, pain*, etc. On commence, du retse, à réagir contre l'abus du lait, chez les jeunes enfants, comme chez l'adulte.

Lactique (Acide). — *Caract. phys. et chim.* — Liquide sirupeux, incolore, inodore, très acide, très soluble dans l'eau, l'alcool, l'éther. (Densité 1,215 — 1 gr. = XL gouttes).

Effets physiol. — *A petite dose*, est transformé sans doute en carbonate alcalin. *A haute dose*, une partie traverse en nature l'économie (éliminée par l'urine) et l'intestin (retrouvée dans les fèces). *Localement*, action caustique destructive sur les tissus morbides (granulations fongueuses), moins active sur les tissus sains, comportant une douleur tolérable de quelques heures. *Sur l'estomac*, action eupeptique à faible dose, nuisible à haute dose (diminution de l'H Cl libre et combiné, éructations, vomissements, diarrhée, cette dernière niée par Hayem). Agit, sans doute, comme d'autres acides sur la sécrétion pancréatique.

Prop. thérap., indicat. — *A l'intérieur*, opposé à la diarrhée verte bacillaire des nourrissons (après 2 mois, selles neutres ou un peu alcalines, Lesage); à la diarrhée des typhiques (Hayem), des tuberculeux; au choléra, à certaines diarrhées chroniques. Préconisé encore contre le diabète (Cantani), l'athérome (Rumpf), l'urémie digestive. — *Comme topique*, utilisé, à titre de caustique ou d'irritant local, contre les ulcérations tuberculeuses bucco-pharyngées et laryngées, le lupus des muqueuses et de la peau (après scarifications), la rhinite hypertrophique, les otites chroniques, la pelade, la mélanodermie.

Formes pharmac., doses. — *Usage int. :* Chez l'enfant (après 3 mois), 1 gr. par année, loin des tétées. Chez l'adulte, 1 à 15 gr., en limonade (10 à 20 p. 1000), potion ou gouttes. — *Usage ext. :* pur ou en solutions de concentrations diverses (20, 30, 80 p. 100); en glycéré ou collodion.

Limonade lactique (Dujardin-Beaumetz) :

Acide lactique	5 à 20 gr.
Sirop de sucre	20 à 30 —
Alcoolat de citron . .	2 —
Eau	1000 —

3 cuillerées à soupe tous les quarts d'heure. (Choléra).

Limonade :

Acide lactique.	5 à 10 gr.
Acide salicylique . . .	2 —
Borax.	3 —
Sirop de ratanhia . . .	250 —
Alcoolat de citron. . .	25 —
Eau distillée.	700 —

Par verre à madère toutes les heures ou même toutes les demi-heures (Diarrhée des typhiques, entérite tuberculeuse).

Potion composée (diarrhée verte des nourrissons) :

Acide lactique	5 gr.
Sirop de coings	150 —
Mucilage de carragaheen .	200 —

25 centigr. d'acide lactique par cuillerée à soupe; 1 cuillerée dans un demi-biberon de lait ou d'eau albumineuse récente.

Solution excitante (Sabouraud) :

Acide lactique.	10 gr.
Alcool à 60°.	50 —

Pelade, friction quotidienne sur la plaque.

Solution caustique (ulcérations tuberculeuses) :

Acide lactique	7 gr.
Phénol cristallisé. . . .	
Menthol cristallisé. . .	āā 1 —
Stovaïne.	

Lactophénine (*Paralactophénéthydine*). — *Caract. phys. et chim.* — Poudre blanche, insipide, soluble dans 350 p. d'eau et 9 p. d'alcool. Se dédouble, en présence des acides et des alcalis, en phénacétine et acide lactique.

Prop. thérap., indicat. — Effets hypnotiques et analgésiques plus marqués que ceux de la phénacétine; action antithermique moins brutale, mais plus prolongée. Provoque parfois de l'ictère. Opposée aux douleurs rhumatismales, aux névralgies, aux douleurs fulgurantes du tabes.

Formes pharmac., doses. — 3 à 4 gr. par jour, par cachets de 50 centigr.

Lacto-phosphate de chaux. — Voir Phosphates.

Lactose. — *Caract. phys. et chim.* — Sucre de lait (le lait de vache en contient 5 à 5,5 p. 100, le lait de femme 6,5 à 7 p. 100, le lait d'ânesse 6 p. 100) obtenu par évaporation du petit-lait. Prismes orthorhombiques durs, solubles dans 6 p. d'eau froide, 2 p. 5 d'eau bouillante, presque insoluble dans l'alcool. Favorise la dissolution de la magnésie. Fermente en donnant de l'acide lactique ou de l'alcool.

Effets physiol. — Aliment hydrocarboné comburé intégralement dans l'organisme, sauf à dose élevée (200 gr.); éliminé alors en partie par l'urine (*lactosurie*) rendue très abondante (2 à 3 litres) et très riche en urée; 90 à 100 gr. suffisent du reste à produire une diurèse ne comportant nulle modification du sang ni de la tension artérielle. Le lactose est laxatif et peut, à haute dose, provoquer la diarrhée.

Prop. thérap., indicat. — Diurétique efficace contre les hydropisies d'origine cardiaque, à condition que le rein soit relativement intact; échoue dans les œdèmes d'origine rénale ou cardiorénale. Utile comme correctif du lait de vache dans l'allaitement artificiel. Laxatif anodin chez les nourrissons (pur ou associé à la magnésie).

Formes pharmac., doses. — Comme diurétique 60 à 100 gr. par jour dans une tisane ou du lait. Chez le nourrisson, élevé au biberon, additionner le lait de vache de 1/15 (l'été) à 1/10 (l'hiver) de son poids de lactose (Londe). Comme laxatif, donner le lactose par cuillerée à café (enfants) ou à soupe (adulte) associé, au besoin, à moitié ou 2/3 de magnésie calcinée (Huchard). Étant sujettes à fermenter, les solutions de lactose doivent être préparées au moment de l'usage.

Lactucarium. — Voir Laitue.

Lait (Cures de petit-). — Le petit lait est du lait privé de beurre et de caséine; neutre ou légèrement acide, il est remarquable par sa richesse en *lactose* (5 p. 100) et en sels (*phosphates, chlorures*), par ses *propriétés laxatives* et *diurétiques*. Pauvre en principes nutritifs, il constitue plutôt un médicament qu'un aliment. Pratiquées surtout en Suisse et dans le Tyrol, les *cures de petit-lait* ont été vantées contre : la *phthisie*, l'*uricémie*, les *maladies* de l'*estomac*, de l'*intestin*, du *foie*, la *constipation*. La cure consiste à absorber, le matin à jeun, deux prises de petit-lait fraîchement préparé (de 120 gr. d'abord), à un quart d'heure d'intervalle (consacré à une promenade). Peu à peu les doses quotidiennes sont portées à 4, 5 ou même 8 et 10 verres de 120 gr. Sa *durée* moyenne est de 6 à 8 semaines.

Lait caillé bulgare. — Appelé aussi *yohourt* ou *yaourt*. Masse demi-solide, sorte de fromage blanc de saveur acidulée agréable, obtenu par action, sur le lait, de la *maya bulgare*, composée de plusieurs espèces bactériennes (surtout un bacille lactique, isolé par Lassol, survivant dans l'intestin). Préconisé par Metchnikoff contre les fermentations intestinales et l'artériosclérose qui, pour lui, en dériverait. Se prend par doses de 300 gr., le matin à jeun et au milieu de la journée. Effets comparables à ceux du képhyr; agit comme modificateur des fermentations du gros intestin; efficace contre certaines dyspepsies, la constipation habituelle, les auto-intoxications d'origine digestive et les dermatoses qui les compliquent (acné, couperose, eczéma, furonculose, etc.); en outre, effets diurétiques.

Laitances. — Au point de vue bromatologique, les *laitances de poisson* présentent une valeur alimentaire très élevée, principalement due à leur grande richesse en phosphore facilement assimilable (Voir Lécithine).

Laitue. — *Lactuca sativa* (Composées). On utilise : 1° un extrait obtenu par expression et évaporation (*thridace*); 2° les feuilles servant à préparer l'*eau distillée de laitue*; 3° sous le nom de *lactucarium*, le suc épaissi résultant des incisions faites sur la tige de la *Lactuca virosa*.

Prop. thérap., indicat. — Le *lactucarium* est légèrement hypnotique et sédatif de la toux. La *thridace* est à peu près inactive (excipient pilulaire). L'*eau distillée de laitue*, émolliente, sert surtout de véhicule aux potions calmantes.

Formes pharmac., doses. — *Lactucarium* (masse amorphe, noirâtre, amère) 10 à 50 centigr. *Sirop de lactucarium* 30 à 100 gr. *Sirop de lactucarium opiacé* du Codex (contenant, pour 20 gr., 5 milligr. d'extrait d'opium) 10 à 50 gr. *Thridace* 20 centigr. à 2 gr. *Eau distillée de laitue* à volonté.

Potion calmante composée (enfants) :

Bromure de potassium . .	5 gr.
Eau dist. de laurier-cerise.	15 —
Eau dist. de fleurs d'oranger.	60 —
Sirop de lactucarium . . .	120 —

Cuillerée à soupe toutes les 2 heures, dans 1/2 verre d'infusion de camomille.

Lamalou. — Petit village de l'Hérault, arrondissement de Béziers, au milieu des contreforts montagneux unissant les Cévennes à la montagne noire, dans un vallon s'ouvrant sur la vallée de l'Orb, à 10 km O. de Bédarieux. Altitude 190 m. Eaux froides, thermales et hyperthermales (16° 5-46° 6), bicarbonatées mixtes et renfermant, outre de petites quantités de silice et d'arsenic, des traces de lithium, de baryum, de strontium, de nickel, de cobalt, de plomb et de cuivre. L'eau d'une des sources (Buvette Capus) est ferrugineuse, peu alcaline et riche en sulfates. Utilisées sous forme de boisson, de bains (baignoire et piscine), de douches (eau et gaz). Reconstituantes, sédatives et hyposthénisantes. Leur usage trop prolongé peut amener de la surexcitation et un léger degré d'hyperesthésie.

Principales indications. — Rhumatisme et ses manifestations multiples et diverses, affections spinales (ataxie locomotrice, notamment), névralgies.

Laminaire. — *Laminaria digitata* (Algues). La tige (aseptisée par séjour dans l'éther iodoformé, ou stérilisée par la chaleur) est utilisée comme agent de dilatation soit du col utérin (en gynécologie et en obstétrique), soit des trajets fistuleux. On en prépare des fragments tournés et râclés, formant de petits mandrins dont le volume double sous l'influence de l'imbibition (ce gonflement fait défaut dans l'éther).

Lamotte Beuvron. — (Loir-et-Cher). Il s'y trouve un sanatorium (au milieu des sapins) propre à la cure d'air, en plaine, pour les tuberculeux.

La Mouillère. — Voir SALINS DE LA MOUILLÈRE.

Landouzy-Dejerine (Type). — Voi. MYOPATHIES.

Landry (Syndrome de). — Le syndrome *paralysie ascendante aiguë*, habituellement mortel, ressortit, suivant que son origine est périphérique ou cen trale, au traitement des *polynévrites* ou de la *myélite aiguë* (v. c. m.).

Langue noire. — Voir GLOSSITES.

Langue pileuse. — Voir GLOSSITES.

Langue (Tractions rhythmées de la). — Ce procédé a été décrit à l'article ASPHYXIE.

Lanoline. — *Caract. phys. et chim.* — Masse glutineuse, de couleur gris-jaunâtre, tirée du suint de la laine de mouton (mélange d'acides gras et d'éthers de la cholestérine); fusible à la chaleur (à 42°-45°), miscible aux autres graisses; soluble dans l'éther, le chloroforme, la benzine; capable d'absorber son poids d'eau et le double de son poids de glycérine. Favorise l'absorption, par la peau, des agents qui lui sont incorporés, en nature (mercure) ou en solution (iodure de potassium). Ne rancit pas. On distingue la *lanoline hydratée* (usuelle contenant 25 p. 100 d'eau) et la *lanoline anhydre* (moins usitée).

Prop. thérap., indicat. — Précieux excipient, pour les pommades, permettant de leur incorporer des solutions aqueuses variées (de sels, d'alcaloïdes, d'antiseptiques, d'extraits). On l'associe habituellement, par parties égales, à la vaseline.

Largine. — Voir ARGENT (ALBUMINATE D').

Laryngées (Paralysies). — Les *paralysies laryngées* sont tantôt *curables*, tantôt *incurables*. Les premières doivent être traitées sans tarder, si on veut éviter qu'elles ne passent dans le second groupe. Des secondes, les unes frappant les *constricteurs de la glotte* sont inof-

fensives, les autres intéressant les *dilatateurs* exigent un traitement palliatif sous peine d'accidents graves.

I. *Paralysies curables.* — Il en est qui, reconnaissant une cause curable telle que la *syphilis* (très fréquent) ou une *tumeur* (cause de compression) disparaissent avec elle, soit qu'on institue le traitement spécifique, soit qu'on enlève la tumeur (*adénopathie, goitre*) ou qu'on la traite (*anévrysme aortique*); d'autres paralysies réclament un traitement direct.

Les *paralysies catarrhales* (par laryngite) guérissent souvent spontanément, ou par l'insufflation de poudres un peu astringentes; toutefois on peut y joindre utilement l'*électrisation extra* ou *intra-laryngée* comme dans les *paralysies par surmenage vocal*. Pour pratiquer l'*électrisation extra-laryngée*, on place soit les 2 électrodes de chaque côté du cartilage thyroïde, soit (si l'on ne veut agir que sur un côté) l'électrode négative sur une lame du cartilage et la positive sur la nuque. L'électrisation est efficace quand le passage du courant renforce les sons que l'on fait émettre au malade. L'*électrisation intra-laryngée* exige l'usage d'un *rhéophore spécial*, excitateur sphérique ou olivaire monté sur un conducteur courbe revêtu d'une gaine isolante et dans lequel un bouton à ressort (près du manche) permet d'envoyer le courant à volonté. Chaque séance d'électrisation doit être précédée d'une anesthésie soigneuse (avec la *cocaïne* ou la *stovaïne*) de la muqueuse laryngée. L'électrode positive est fixée à la nuque ou tenue dans la main, l'électrode négative aboutit au rhéophore dont l'extrémité est garnie d'un peu de coton hydrophile imbibé d'eau. On ne fait passer le courant (en appuyant sur le bouton) qu'une fois le rhéophore placé (sous le contrôle du miroir). La topographie des muscles du larynx étant connue, on peut électriser isolément chacun de leurs groupes. On recourt à la *faradisation* soit seule, soit suivie de *galvanisation* (dans la même séance) par séances de 2 à 3 minutes tous les jours ou tous les 2 jours. Le *massage* de la région antérieure du cou peut être un utile adjuvant et, encore plus, la *rééducation de la voix* par l'émission méthodique des sons (*hé, hè*) filés et soutenus pendant l'expiration, sur différents tons (2 à 3 séances de 5 minutes par jour). La *parésie des cordes vocales par intonation vicieuse* est uniquement justiciable d'*exercices vocaux gradués* tendant à rectifier : l'articulation, l'émission des consonnes et des voyelles, la respiration pendant la lecture à haute voix ou le chant.

L'*aphonie hystérique* tantôt cède à des procédés très simples : application du *laryngoscope*, introduction d'une *sonde mousse* dans le larynx, *électrisation, massage, toucher rhino-pharyngien, tractions de la langue, auto-laryngoscopie, compression ovarienne*, qui, sans doute, ne sont que des modes de suggestion qu'il est bon de corroborer par des *exercices de gymnastique vocale* (émission de sons d'abord simples, puis de plus en plus complexes); tantôt reste rebelle à tous les traitements, même à la *suggestion hypnotique* ou récidive à tout propos. Dans tous les cas, il faut soigner les lésions nasales, pharyngées et laryngées concomitantes qui, fréquemment, entretiennent la paralysie, sans négliger le traitement de la névrose par l'*hydrothérapie*, la *valériane*, les *bromures*, la *strychnine* et l'*aération*.

Les *paralysies névritiques d'origine toxique, infectieuse* (diphtérie, grippe, fièvre typhoïde) ou *a frigore* réclament l'emploi alterné des *courants faradique et galvanique* (séances tous les jours ou tous les 2 jours) ou de la *galvanisation* seule s'il y a tendance au spasme de la glotte. On peut renoncer à l'électrisation si, après 5 ou 6 semaines, aucun progrès ne se montre, ce qui indique une lésion profonde. On prescrira, d'autre part, le *sulfate* ou l'*arséniate de strychnine* (0,002 à 0,004 milligr. par jour).

II. *Paralysies incurables.* — Certaines *paralysies récurrentielles limitées aux constricteurs* (paralysies phonatrices) comportent une survie prolongée, et même, si elles sont *unilatérales*, une restauration presque complète de la voix, par *suppléance de la corde vocale saine*

que favoriseront l'*électrisation* (2 à 4 séances par semaine) et les *exercices vocaux* tendant en même temps à retarder l'atrophie de la corde paralysée et à prévenir le surmenage du larynx. Par contre, les *paralysies récurrentielles prédominant sur les dilatateurs de la glotte* (paralysies respiratoires), surtout les *bilatérales* sont graves en ce qu'elles exposent à des *accès de suffocation* inopinés et critiques (dans le tabes spécialement) exigeant la *trachéotomie* d'urgence. Aussi quand la dyspnée paraît purement laryngée, en l'absence de toute compression trachéale ou bronchique, est-il prudent de pratiquer la *trachéotomie préventive* (avec *canule à soupape* permettant la phonation en se fermant pendant l'expiration). Ainsi opérés, les malades échappent aux risques de suffocation, jusqu'à ce que l'*extension de la paralysie aux constricteurs de la glotte*, en assurant la béance permanente de l'orifice glottique, rende inutile la canule trachéale. Dès lors, le seul accident à craindre est le *passage des aliments et surtout des liquides dans le larynx*, qu'on s'efforcera de prévenir soit en faisant boire les malades dans le décubitus latéral, soit par l'usage de la *sonde œsophagienne*,

Laryngés (Spasmes). — Voir GLOTTE (SPASMES DE LA).

Laryngite catarrhale aiguë. — I. *Hygiène.* — Le *repos de l'organe* (silence absolu ou relatif) est le premier point essentiel, surtout chez les professionnels de la parole et du chant. Sont à proscrire en outre : l'usage des boissons alcooliques, du tabac, des mets épicés; le séjour des locaux enfumés ou poussiéreux. Sont d'autre part à conseiller : une alimentation liquide ou semi-liquide et un bain de pieds très chaud.

II. *Traitement.* — La laryngite avorte quelquefois après une *transpiration profuse* provoquée par l'alitement après ingestion de boissons chaudes ou par un *bain de vapeur*. A cet égard, la vogue de la *teinture d'aconit* n'est pas justifiée. Au déclin de la maladie, les troubles peuvent être abrégés par des *insuffla-*

tions faites sur la glotte, sous le contrôle du miroir, tandis que le malade émet le son *hé* (qui relève l'épiglotte et clot la trachée) ; on insuffle soit du *calomel* (gros comme moitié d'une lentille) qui décongestionne le larynx pour quelques heures, rendant momentanément la voix au malade (surtout appliqué 3 ou 4 heures avant le temps où il doit parler ou chanter, à condition qu'il garde jusque-là un silence absolu (Boulay), soit gros comme une lentille d'un mélange de *lactose* (10) et de *tannin* (2) ou de *sozoiodolate de zinc* (1). L'*enrouement* peut survivre à la laryngite, entretenu par une *parésie* qui cède mieux aux *insufflations astringentes* (alun, tannin, oxyde de zinc, nitrate d'argent) qu'à l'électrisation.

Plusieurs procédés permettront au malade de calmer sa toux : résister le plus possible au besoin de tousser (la toux congestionne la glotte), sucer des pastilles de *chlorhydrate de cocaïne* (6 à 8 par jour), absorber des préparations à base d'*opium* (*poudre de Dover, gouttes noires anglaises*), de *morphine*, de *codéine*, de *dionine*, de *narcyl*, de *bromoforme*. Si la trachée est prise, on y instillera, avec profit, 3 jours de suite, à l'aide d'une seringue intra-laryngienne, 1 à 5 c. c. d'*huile de vaseline mentholée* au 1/20. La sécheresse de la gorge sera amendée soit par les bonbons mucilagineux (pâte de *réglisse*, de *lichen*, etc.), soit par des *inhalations* (par la bouche et le nez) pratiquées 3 à 6 fois par jour, pendant 5 minutes, au-dessus d'un bol (surmonté d'un entonnoir) ou d'un inhalateur plein d'une *infusion bouillante* (tilleul, camomille, eucalyptus), à laquelle on peut ajouter XX à XXX gouttes de *solution alcoolique de menthol* (4 p. 100), d'*essence de térébenthine* ou de *teintures de benjoin et d'eucalyptus* (āā). La *douleur*, si elle est notable, peut être apaisée par une *compresse humide froide* appliquée au-devant du cou, par l'ingestion fréquente de *fragments de glace*, ou même, s'il y a menace d'abcès, par le *sac de glace* placé sur le cou.

Quand des *croûtes adhérentes à la glotte* entraînent des *crises de spasme*, la chute en sera hâtée par les *inhalations*, les *insufflations intra-laryngées* d'*acide borique*, les *instillations d'huile mentholée* au 1/20. On en préviendra la formation par des *attouchements* au *chlorure de zinc* (solution au 1/60), par le *salicylate de soude* (2 à 4 gr.) ou le *benzoate de soude* (4 à 6 gr.) en potion. Si des *hémorrhagies* rebelles et notables compliquent la laryngite, le point qui saigne sera touché avec du *nitrate d'argent* pur (sur portecaustique spécial) ou en solution.

Laryngite chronique. — I. *Traitement des causes.* — Souvent, la laryngite chronique est entretenue par une *sténose nasale* (déviation de la cloison, rhinite hypertrophique, polypes), un *catarrhe naso-pharyngé*, des *végétations adénoïdes*, une *hypertrophie des amygdales*, facteurs que le traitement doit alors viser avant tout. Il importe, en beaucoup de cas, de suspendre tout exercice de parole, de chant, de faire changer de profession au malade. Le *tabac*, le *vin pur*, les *liqueurs*, les *mets épicés, trop chauds* ou *trop froids*, le séjour dans les milieux chargés de *fumée* ou de *poussière* sont à interdire. Le malade devra se déshabituer de râcler et de cracher sans nécessité, ce qui entretient l'irritation laryngée.

II. *Traitement local.* — Les inhalations, les insufflations, les badigeonnages, les cautérisations et le curettage en sont les principaux éléments.

Les *inhalations* (Voir LARYNGITES AIGUËS) sont surtout indiquées, soit dans les laryngites avec hypersécrétion ou formation de croûtes, soit pour calmer l'irritation consécutive aux badigeonnages. Les *pulvérisations* (préférer le *pulvérisateur à chaud de Siegle*) qui ne sont guère plus actives que les inhalations doivent être faites la bouche largement ouverte, le dos de la langue déprimé (au besoin avec une spatule) et en exécutant des inspirations profondes ; elles sont répétées 2 fois par jour, pendant 5 minutes, loin des repas, avec une solution de tannin à 1 p. 100 additionnée d'eau de laurier-cerise (5 gr.) et de glycérine (10 gr.). Pratiquées 3 fois par semaine, les *insufflations* (plusieurs par séance), avec de l'*alun*, du *tannin*, du *sozoïodolate de zinc* incorporés à du *lactose* ou à de la *gomme arabique* et additionnés d'un peu de *cocaïne*, permettent d'habituer graduellement le larynx au contact des médicaments et préparent aux *badigeonnages* constituant le traitement vraiment actif. On les pratique avec un *porte-coton* de taille et de *courbe* appropriées, garni d'un tampon d'ouate serré et imbibé d'un peu de solution modificatrice (*chlorure de zinc* de 1 à 10 p. 100; *nitrate d'argent* de 1/50 à 1/5; *glycérine iodée* de 1 à 10 p. 100 avec 5 p. 100 de KI). On débute par des solutions faibles dont on élève peu à peu le titre; on peut faire précéder le badigeonnage d'une *insufflation cocaïnée* (*chlorhydrate de cocaïne et lactose* āā). Le malade maintenant sa langue de la main gauche, l'opérateur tenant le miroir d'une main porte vivement de l'autre (la droite) le tampon jusqu'aux cordes vocales (tandis que le sujet émet le son *hé*) pour faire sur elles une véritable *friction*. Si le bord libre des cordes est entamé, le tampon doit franchir la glotte, lors d'une inspiration, de façon à venir s'essuyer sur ses lèvres. Le badigeonnage éveille toujours un *spasme* passager plus ou moins intense, qui, chez les vieillards, les cardiaques, les obèses, les débiles, pourrait devenir inquiétant, si on n'usait, avec eux, d'une grande douceur. Le spasme laisse une brûlure qui dure de quelques minutes à quelques heures. Les badigeonnages sont répétés tous les 2 jours avec des solutions de concentration croissante; au bout d'un mois, on suspend 8 jours, pour juger de l'effet; l'irritation artificielle apaisée, on reprend un mois si l'amélioration est insuffisante et ainsi de suite. Quand des *végétations polypeuses* ou des *nodules* accompagnent le catarrhe chronique, il est indiqué de les détruire avec des caustiques (*nitrate d'argent* ou perle d'*acide chromique*), au *galvano-cautère*; de les écraser à la *pince de Schrotter*, ou, de les exciser avec la *pince coupante* ou la *curette*, opérations délicates réservées aux spécialistes.

II. *Traitement général*. — Il est rationnel d'opposer à l'état constitutionnel : soit l'*arsenic* (dartreux), soit les *alcalins*

(arthritiques), soit les cures au *Mont-Dore*, à la *Bourboule*, à *Cauterets*, *Challes*, *St-Honoré*. On peut également, sans inconvénient, prescrire les *balsamiques* (*goudron, térébenthine, etc.*); mais, ces moyens, d'une efficacité douteuse, ne sauraient remplacer le traitement local.

Laryngite diphtérique. — Voir Croup.

Laryngite œdémateuse. — Voir Glotte (Œdème de la).

Laryngite striduleuse. — Voir Croup (Faux).

Laryngite syphilitique. — I. *Laryngite secondaire*. — Au *traitement mercuriel* (par voie hypodermique) il faut associer les *cautérisations locales* au *nitrate d'argent* (au 1/50) ou au *chlorure de zinc* (à 1/40). Le malade devra ménager sa voix et s'abstenir de fumer.

II. *Laryngite tertiaire*. — Elle est justiciable du *traitement iodo-mercurique* intensif (injections de *calomel*). Toutefois la cure iodurée exige une surveillance attentive, car elle peut provoquer l'*œdème de la glotte*. On fera de plus, 3 fois par semaine, des cautérisations au *chlorure de zinc* (au 1/30). On sectionnera au *galvano-cautère* les brides cicatricielles, et on traitera les sténoses de l'organe par le passage des *dilatateurs courbes de Schrotter*. En certains cas, l'unique recours est la *trachéotomie* suivie du port permanent d'une canule.

III. *Hérédo-syphilis laryngée*. — Fréquente, elle est *précoce* (nouveau-nés) ou *tardive* (adolescents). Sa marche insidieuse la rend redoutable, mais elle guérit merveilleusement par la *médication spécifique*.

Laryngite tuberculeuse. — Selon l'état du larynx et des poumons, le traitement est *curatif* ou seulement *palliatif*.

I. *Traitement curatif*. — Il est justifié si les lésions laryngées sont superficielles, ou, en cas contraire, si les poumons sont relativement respectés.

Le *traitement général*, de première importance, est celui de la tuberculose; toutefois la laryngite aiguë contre-indique la cure d'air libre.

Le *traitement local*, si les *lésions* sont *circonscrites* et *superficielles*, comporte l'emploi, souvent efficace, des moyens opposés à la laryngite chronique : *inhalations* (2 à 3 fois par jour, 5 minutes), au-dessus d'une infusion aromatique bouillante (1/2 litre) additionnée de VI à X gouttes soit de *baume du Pérou* mêlé d'alcool (1/3), soit d'*essence de térébenthine*, de *créosote* ou de *menthol* (sol. alcool. à 4 p. 100), *insufflations antiseptiques* (pour panser les ulcérations) avec de l'*iodoforme* (mêlé d'essence de menthe), de l'*iodol*, de l'*aristol*, du *soᶎoïodol de ᶎinc* purs ou étendus de *lactose*, de la *gomme arabique*; *badigeonnages* (après cocaïnisation), plus efficaces, avec de l'*huile mentholée* au 1/20, de la *glycérine créosotée* au 1/30, *iodoformée* au 1/20 ou *résorcinée* à 1/2, avec du *naphtol camphré*, du *phénol sulfo-riciné*, de la *créoline* ou du *gaïacol* (sol. à 2 p. 100 dans la paraffine liquide) et surtout avec de l'*acide lactique* (au 1/10, au 1/5, au 1/2). En général, on débute par le *menthol* pour accoutumer le larynx aux attouchements, puis on continue par l'*acide lactique* (2 à 3 fois par semaine) dont on emploie des solutions de plus en plus fortes, en appuyant fortement sur les points ulcérés (M. Boulay); ce traitement est lent (plusieurs mois) mais sûr. A l'acide lactique Mann, Krieg, Mermod (de Lausanne), préfèrent le *galvano-cautère* (cautère effilé ou olivaire) détruisant (après 3 badigeonnages cocaïnés du voile et du larynx à 3 min. d'intervalle) tout le tissu malade.

Les *lésions étendues et profondes* réclament un *traitement chirurgical*, seulement justifié si l'état général est bon. Les *ulcérations* sont détergées à la *curette simple*, les *excroissances* enlevées à la *curette double*, de façon à exciser tous les tissus malades; la plaie opératoire est badigeonnée à l'*acide lactique* à 1/2. Ce traitement convient surtout aux ulcérations et aux granulations de la face postérieure de l'épiglotte; il échoue contre les grandes tuméfactions arythénoïdiennes et l'infiltration massive de l'épiglotte. La *thyrotomie*, permettant un curage plus complet, n'est justifiée que si, à une laryngite très avancée, répondent des lésions pulmonaires très

légères (exceptionnel). M. *Schmidt* est partisan de la *trachéotomie systématique* qui favorise, par le repos de l'organe, la guérison des parties malades (quelques succès).

II. *Traitement palliatif.* — Il se borne à combattre les symptômes pénibles chez les malades dont la tuberculose pulmonaire et le mauvais état général empêchent la guérison. La *dysphagie*, la *toux*, la *dyspnée* sont surtout à combattre.

A la *dysphagie* on oppose : 1° les *insufflations* pratiquées une demi-heure avant le repas, soit avec un mélange (āā) de *chlorhydrate de morphine* (5 centigr.) et de *gomme arabique* (sédation de plusieurs heures après 20 à 30 minutes), soit avec de l'*orthoforme* (15 à 30 centigr.) mêlé à du *lactose* dont l'usage large et répété est inoffensif, soit avec du *chlorhydrate de cocaïne* (anesthésie fugace); 2° les *instillations intra-laryngées* (dans les cas légers), avec quelques gouttes d'*huile mentholée* au 1/20; 3° les *compresses humides, froides* ou *chaudes*, au-devant du cou; les inhalations de *baume du Pérou*. Les aliments mous et froids passent mieux; certains malades boivent mieux couchés sur le côté et avec un chalumeau. Dans les cas de *dysphagie intolérable*, on fait, au cou, une piqûre de morphine 1/4 d'heure ou 1/2 heure avant le repas. La *dysphagie par périchondrite* est très amendée par une opération (*incisions, scarifications* ou *extirpation*) justifiée seulement si le malade a gardé quelque force.

La *toux* sera calmée par la *codéine* (1 centigr.), la *dionine* (2 centigr.) en potions et par les *irrigations locales* avec quelques gouttes d'une solution de *chlorhydrate d'héroïne* au 1/40 procurant une analgésie et une sédation prolongées (12 heures, Hamm).

La *dsypnée spasmodique*, par accès, est justiciable des *inhalations d'éther ou de chloroforme*. La *dyspnée continue*, par sténose progressive de la glotte, ressortit soit au *curettage* (dyspnée modérée) suivi de surveillance médicale exigée par les risques de tuméfaction passagère consécutive, soit à la *trachéotomie* pratiquée tantôt d'*urgence*, tantôt *systéma-*

tiquement, dans l'espoir d'une amélioration, souvent considérable du reste et prolongée. En cas de tuméfaction et d'œdème légers, les pulvérisations d'*alun* ou de *tannin* au 1/100 peuvent suffire. De même, pour fluidifier les secrétions concrètes, les pulvérisations alcalines (*benzoate* ou *borate de soude* 3 p. 100) sont recommandables.

Laudanum. — Voir Opium.

Laurier-cerise. — *Prunus Lauro-Cerasus* (Rosacées-Prunées). On prépare, par distillation d'eau sur ses feuilles fraîches (récoltées à l'époque de la floraison), l'*eau distillée de laurier-cerise* qui contient, pour 100, 5 centigr. d'*acide cyanhydrique* (v. c. m.) constituant son principe actif. Une dose de 60 gr. d'eau distillée de laurier-cerise (4 cuillerées à soupe) ingérée en une fois a suffi pour déterminer une mort presque foudroyante.

Prop. thérap., indicat. — Sédatif de la toux, antispasmodique. Usité comme véhicule dans les solutions hypodermiques (pour y éviter l'éclosion de moisissures).

Formes pharm., doses: — Eau distillée 5 à 20 gr. *Enfants*, après 2 ans, 50 centigr. par année. Sirop 20 à 40 gr. *Enfants* 5 gr. par année.

Lavage de l'estomac. — Depuis sa vulgarisation par Kussmaul, le lavage de l'estomac a conquis une grande place dans le diagnostic et le traitement des gastropathies. Le point de vue thérapeutique sera seul envisagé ici.

I. *Technique.* — L'*outillage* consiste essentiellement en un tube de caoutchouc long de 1 m. 50 dont environ 50 cm. seulement franchissent les arcades dentaires et présentant 8 à 12 mm. de diamètre extérieur. L'*extrémité supérieure* est évasée pour recevoir un *entonnoir*; l'inférieure, ouverte dans l'axe du tube, offre en outre 2 fenêtres latérales. Le *tube Faucher*, de plus petit calibre, est d'une seule pièce et peu rigide. Le *tube de Debove* se compose d'une partie supérieure de 90 cm. molle et d'une inférieure (gastrique) de 50 cm. demi-rigide et à paroi lisse. Le *tube de Frémont* formé de 2 parties que réunit un tube de verre assez large et long de 5 à 6 cm. offre

une portion gastrique percée de 3 ouvertures à son extrémité et ayant des parois rigides sans être trop épaisses. Le *tube de Faucher*, recommandable par son large calibre intérieur, ne peut être introduit sans l'active participation du malade, à cause de son peu de soutien. Cet inconvénient disparaît avec le *tube de Debove*, bien plus rigide, mais à parois plus épaisses et d'un diamètre intérieur réduit. Le *tube de Frémont* tient le milieu entre les deux précédents. Munis d'un entonnoir, ces tubes permettent d'extraire le contenu gastrique, d'après le principe du siphon, en abaissant leur extrémité libre (après amorçage) jusqu'à ce que s'écoule le liquide. Ils peuvent également servir à introduire dans l'estomac, soit de l'eau (pour laver l'organe ou amorcer le siphon), soit des aliments liquides ou semi-liquides.

Pour introduire le tube, le sujet étant assis droit sur une chaise, la tête un peu inclinée en avant, le corps et les bras enveloppés d'un drap remontant jusqu'au cou, on l'engage à exécuter, dès qu'il sentira, dans le gosier, le bout de la sonde, plusieurs mouvements de déglutition, pour lui faire franchir la partie supérieure de l'œsophage, puis ensuite, à faire de larges inspirations, afin d'éviter les efforts de vomissement. Après ces recommandations, tenant le tube de la main droite, comme une plume, et, l'ayant humecté dans le liquide de lavage, on en dirige le bec vers la paroi postérieure du pharynx, puis on le pousse doucement tour à tour de l'une et l'autre main, tout en encourageant le malade à avaler et à respirer largement; son arrivée dans l'estomac est signalée par l'émission de quelques gaz. Avec les *malades peu dociles*, il vaut mieux, se tenant à leur droite et maintenant la sonde entre l'index et le médius de la main gauche, passée derrière la tête, la faire progresser de la droite, par petites poussées, les engageant à l'aspirer par succion, à tâcher de la déglutir quand son extrémité atteint le pharynx, et ensuite à respirer. Lorsque la sonde est introduite, si ne visant aucun but d'exploration, on veut seulement laver l'estomac, le mieux est de le vider, après avoir amorcé le siphon, et d'y introduire plusieurs reprises, pour l'en extraire aussitôt, du liquide de lavage (eau bouillie chaude, simple ou additionnée de *bicarbonate de soude* (3 à 5 p. 1000), de *naphtol* β, de *borate de soude* ou d'*acide borique* (10 p. 1000), jusqu'à ce que celui-ci revienne parfaitement limpide. En général, au bout de 4 à 5 séances, le sujet arrive à avaler lui-même le tube.

II. *Indications et contre-indications.* — La grande indication du lavage de l'estomac est la *stase-gastrique*, quelle qu'en soit la cause (*atonie gastrique* ou *sténose pylorique*), c'est-à-dire le séjour prolongé, dans l'estomac, d'aliments décomposés qui le distendent ou l'irritent. Dans ces conditions, en le vidant de temps en temps, on calme les douleurs, les vomissements et les autres troubles dyspeptiques. Mais l'*usage de la sonde sera toujours modéré*, car, excitant constamment l'estomac, il affaiblit l'organisme en lui soustrayant quantité d'eau et de chlorures. De plus, il est essentiel : de *laver l'estomac à jeun loin des repas* ; d'*espacer les lavages le plus possible*, en se guidant sur la fréquence des vomissements et l'intensité des douleurs ; de *ne pas vider l'estomac complètement*, et, si le cathétérisme doit être fréquent, de *se borner à extraire le contenu gastrique*, sans lavage consécutif. Les pertes en eau et en chlorures pourront être compensées par des *lavements salés* (200 gr.) ou des *injections de sérum artificiel* (250 c. c.) (Soupault). Dans tous les cas de *sténose pylorique*, le lavage n'est qu'un palliatif, et, l'*intervention opératoire*, si elle est possible, reste seule curative.

Le cathétérisme de l'estomac ne compte qu'un petit nombre de *contre-indications* absolues : *gastrorrhagie récente, cardiopathies, artériosclérose*, certaines *affections abdominales, grossesse*, etc.

Mais le lavage de l'estomac n'est pas réservé aux gastropathies, il trouve encore son emploi, dans les *empoisonnements aigus*, pour vider d'urgence l'organe, et, comme procédé palliatif, pour arrêter les vomissements dans certaines

occlusions intestinales, dans l'*appendicite aiguë*, le *choléra* (Delpeuch).

Lavage de l'intestin. — Voir ENTÉROCLYSE.

Lavage du nez. — Il consiste à laver successivement chaque fosse nasale, en y projetant horizontalement, avec une *seringue* ou un *énéma* à extrémité effilée, un jet de liquide, à pression modérée et par saccades laissant, à mesure, refluer le liquide par la même narine. Le sujet penche la tête au-dessus d'une cuvette et l'embout de l'instrument doit rester parallèle au plancher des fosses nasales ; il faut éviter le reflux du liquide par l'autre narine, de crainte de le voir pénétrer dans la trompe d'Eustache et infecter l'oreille moyenne, accident auquel expose l'usage de la *douche de Weber*. Pendant l'opération, le patient doit s'abstenir de parler et de déglutir. Suivant le plus ou moins d'encombrement des cavités par les sécrétions pathologiques, les lavages sont répétés 1 à 4 fois par jour, en faisant passer chaque fois 150 à 300 gr. de liquide dans chaque fosse nasale. Pour exclure toute sensation pénible, le *liquide de lavage* doit être, constamment, une solution saline tiède : *sérum physiologique* (Na Cl 7 p. 1000), solution de *bicarbonate*, de *biborate* ou de *sulfate de soude* à 1 p. 100, d'*acide borique* à 3 p. 100, de *résorcine* à 5 p. 1000. Les lavages du nez trouvent leurs principales indications dans : les *rhinites purulentes*, la *rhinite atrophique fétide* (ozène), les *sinusites de la face* et les *végétations adénoïdes*.

Lavage de l'urèthre. — Les grands *lavages de l'urèthre* ont été vulgarisés surtout par Janet dans le traitement de la blennorrhagie. L'*outillage* se compose : 1º d'un *bock d'Esmarch* (plutôt en verre, gradué et muni d'un thermomètre) de 1 à 2 litres, auquel s'adapte un *tube de caoutchouc* long de 3 m., muni d'une pince pour suspendre le courant et terminé par une *canule*, de verre ou d'ébonite, à bec conique très obtus ; 2º d'un *bassin* pour recueillir l'eau de lavage. Après avoir uriné, le malade s'étend sur une chaise longue ou s'asseoit dans

un fauteuil bas. Placé seulement à
50 cm au-dessus de la verge pour laver
l'urèthre antérieur, le bock est suspendu
à 1 m. 50 environ pour laver l'urèthre
postérieur. Le lavage peut être précédé
d'une injection de cocaïne (solution à
1 p. 400) que le malade conserve une
minute. Pour *laver la première portion
du canal* on commence par la remplir et
la laisser se distendre en appliquant, un
instant, les lèvres du méat sur la canule,
puis on les écarte pour laisser le liquide
s'écouler ; la même manœuvre est renouvelée jusqu'à ce que le bock soit vide,
interrompue de temps en temps pour
exprimer l'urèthre, du périnée au méat.
Le *lavage de l'urèthre postérieur* (contre
l'*urétrhite postérieure*) implique toujours
le lavage préalable de l'urèthre antérieur.
Quand celui-ci a été pratiqué, on élève
le bock à 1 m. 50 et, par quelques mouvements de rotation, on force la canule
dans le méat, en engageant le malade à
pousser comme pour uriner, ce qui permet au liquide de franchir le sphincter
uréthral, passage bien perçu par le
sujet. On règle la pénétration du liquide
dans la vessie en comprimant légèrement le tube entre les doigts, et la canule
est retirée au premier pressant besoin
d'uriner indiquant qu'il faut laisser se
vider la vessie ; on répète la même manœuvre jusqu'à vacuité du bock (un litre).
Un spasme uréthral s'oppose quelquefois
à l'entrée du liquide dans la vessie dès
la première séance ; mieux vaut, alors,
ne pas forcer et remettre au lendemain.

Des *liquides de lavage* le plus usuel
est la *solution tiède de permanganate de
potasse* à titre variable avec l'état de
l'écoulement ou la susceptibilité de
l'urèthre (de 1 p. 2000 à 1 p. 4000 ou
5000) et dont on fait passer un litre par
lavage. Dans l'*urèthre antérieur* on peut
user de la solution à 1 ou 0,50 p. 1000 ;
dans l'*urèthre postérieur*, où, pour tout
lavage complet, la solution à 25 p. 1000
suffit.

A peu près proscrite à la phase aiguë
de la chaudepisse (où elle est souvent
dangereuse), la méthode des grands
lavages est indiquée soit *dès le début de
l'écoulement*, à titre abortif, soit surtout

à son déclin et contre l'*uréthrite chronique*. A la période initiale, les lavages
faits matin et soir les 3 ou 4 premiers
jours, sont ensuite espacés de 18 heures,
de 24 puis de 36 heures (le 8e ou 9e jour
si la goutte est petite et muqueuse) et
enfin de 48 heures. Si le permanganate
échoue, on peut recourir au *protargol*
(sol. à 1 p. 1000) ou au *citrate de bismuth* (sol. à 50 centigr. p. 1000, à
1 p. 1000 puis 2 p. 1000. Balzer.) A la
période d'état, l'effet des lavages est
douteux et très lent sinon nuisible. Ils
reprennent leurs droits (lavages complets) au *déclin de l'écoulement* qu'ils
peuvent tarir en quelques jours (à moins
de lésions chroniques). On ne doit les
interrompre qu'après disparition des
gonocoques de l'exsudat. Dans la *blennorrhagie chronique*, les gonocoques
disparaissent d'habitude après 8 à 10
lavages ; si malgré cela l'écoulement
persiste, des *agents d'infection secondaire* sont généralement en cause et
d'autres antiseptiques tels que le *collargol* (à 1 p. 1000), le *sublimé* (à 1 p. 2000)
ou l'*oxycyanure de mercure* (à 1 p. 4000)
doivent leur être opposés.

Les lavages sont contre-indiqués :
1° par les inflammations péri-uréthrales
telles que : *abcès, cowpérite, prostatite,
épididymite, cystite* ; 2° par le *mal de
Bright*, les *cardiopathies* et l'*athérome*.

Lavande. — *Lavandula vera* (Labiées).
On utilise les fleurs et l'essence, pour
leurs propriétés aromatiques (uniquem-
ment à l'extérieur, pour parfumer divers
topiques), sous forme d'*alcoolat* (contenant 2 p. 100 d'essence), de *vinaigre* ou
d'*essence* pure.

Lavements. — I. *Technique.* — Les
lavements sont des remèdes, liquides ou
gazeux, introduits, par l'anus, dans le
gros intestin. En général, le lavement
d'un demi-litre ne dépasse pas l'ampoule
rectale ; *froid* ou *très chaud* (45°), il
excite les contractions intestinales et
éveille le besoin d'aller à la selle ; si le
malade lui cède, le liquide est expulsé,
seul ou mêlé à des matières ; s'il lui résiste, le lavement est absorbé. Les *lavements tièdes*, surtout de petit volume,
sont sédatifs et aisément résorbés. On

distingue : le *lavement entier* (500 gr.),
le *demi-lavement* (250 gr.) et le *quart de
lavement* (125 gr.); le premier, surtout
évacuateur, le second habituellement
médicamenteux (purgatif ou émollient).
le troisième destiné à être gardé pour
faire absorber tel ou tel médicament.
Les lavements s'administrent soit avec
un *irrigateur* ou un *injecteur* (*alpha*),
soit, mieux, avec un *bock* placé plus ou
moins haut selon la pression recherchée. La *canule* est tantôt courte, en os
ou en ivoire, tantôt longue de 8 à 10 cm
ou plus, en caoutchouc résistant mais
souple; on l'enfonce d'abord suivant une
ligne idéale qui irait de l'anus à l'ombilic, puis on la porte légèrement en
arrière jusqu'à ce qu'elle ait pénétré de
6 à 8 cm ou de 10 à 12 (avec la sonde
flexible). La position la plus favorable
à la pénétration du lavement est le décubitus latéral droit, le siège un peu
élevé, le tronc légèrement incurvé.

II. **Indications.** — Le lavement simple
froid ou très chaud (45°-48°) donné lentement, le quart de lavement huileux,
le demi-lavement d'huile donné le soir
et gardé la nuit (Fleiner) sont de bons
remèdes adjuvants de la *constipation*,
surtout si elle dépend de la paresse du
gros intestin ou de l'insensibilité de la
muqueuse rectale, car le lavement reste
inactif tant que la dernière partie du
colon est vide. Les *grands lavements
froids* de 1 à 2 litres poussés lentement
et gardés autant que possible trouvent
leur emploi : 1° à titre *antithermique* et
diurétique, dans la *fièvre typhoïde*;
2° comme *cholagogues*, dans l'*ictère catarrhal* (Voir Ictère). Les *lavements très
chauds* décongestionnent lors des *fluxions
hémorrhoïdaires* ou de la *prostatite
aiguë*. Les lavements froids soit simples, soit sucrés, salés ou mêlés de
glycérine (āā) sont utiles pour détruire
les *oxyures vermiculaires*. L'*obstruction
intestinale* est plutôt justiciable de l'*entéroclyse* (v. c. m.) que du lavement ordinaire.

III. **Lavements médicamenteux.** — La
plupart des médicaments solubles et non
irritants pour la muqueuse rectale peuvent être administrés sous forme de

lavements et sont même ainsi assez
rapidement absorbés. Le lavement médicamenteux, qu'il sera bon de faire
précéder d'un lavement simple, doit
être *tiède* et de *petit volume*, afin de
pouvoir être aisément conservé.

IV. **Lavements alimentaires.** — Les
lavements alimentaires sont une ressource précieuse dans tous les cas où
l'estomac ne peut rien garder (*intolérance
gastrique*) ou ne doit plus rien recevoir
(*gastrorrhagies*). Le gros intestin peut
absorber : l'*eau*, le *vin*, l'*alcool*, les *sels*,
le *sucre*, les *peptones* et, probablement,
les *matières grasses émulsionnées* (lait,
jaunes d'œufs) mais très lentement même
avec addition de pancréatine; le *sel*
semble jouer un rôle utile sur le péristaltisme de l'intestin, en étalant le
lavement sur une plus large surface de
la muqueuse; l'*eau* sert à désaltérer le
malade; le vin, très vite absorbé, intervient par ses propriétés stimulantes; le
lait est habituellement bien supporté.
Les *peptones*, liquides ou sèches (50 à
80 gr. dans 250 à 300 gr. d'eau), ont été
particulièrement préconisées pour l'alimentation rectale; l'addition d'*alcool* en
faciliterait l'absorption (Bial); Hayem
les croit plus assimilables lorsqu'elles
se forment dans l'intestin (par addition
de *pepsine* au lavement). Bien battus
dans de l'eau salée, les *œufs* semblent
valoir la peptone (Huber, Soupault) sans
en avoir l'action souvent irritante. L'emploi du lavement alimentaire n'est, en
effet, justifié qu'à la condition d'être
parfaitement toléré; pour cela, il importe
de ne pas le renouveler trop souvent et
d'en exclure tout agent irritant. L'eau
étant l'élément le plus indispensable à
l'organisme, il est essentiel, pour en
assurer l'hydratation, d'administrer journellement 3 à 4 lavements de 250 gr.
d'eau légèrement salée; si on veut leur
donner une valeur nutritive, on y ajoute
1 ou 2 œufs bien battus (blanc et jaune)
et 2 gr. de sel par œuf. Tout lavement
alimentaire doit être précédé d'un grand
lavement simple et porté lui-même, le
plus haut possible, au moyen d'une
sonde molle, enfoncée de 30 à 50 cm
environ. Théoriquement, l'alimentation

rectale pourrait longtemps entretenir la nutrition, mais en pratique, chez l'homme, elle est toujours insuffisante et ne saurait prétendre qu'au rôle d'expédient provisoire, précieux pourtant pour parer à l'inanition en attendant que l'usage des voies naturelles soit redevenu possible.

Lavement électrique. — Le *lavement électrique* constitue un agent précieux à opposer au début de certaines *occlusions intestinales*. Pour l'administrer, il faut disposer : 1° d'un *bock* de 2 à 3 litres avec tube de caoutchouc à robinet; 2° d'une *batterie galvanique* pouvant donner 40 milliampères au moins; 3° de *fils conducteurs*; 4° de 1 ou 2 *plaques abdominales* en cuivre ou étain doublées de feutre et de peau ou d'ouate hydrophile et de mousseline fine; 5° d'une *électrode de Boudet, de Paris* (*sonde* longue de 20 à 25 cm *en gomme*, renfermant un *tube de plomb* destiné à être relié à la source électrique et sur lequel peut être fixé le tube du bock). L'irrigateur rempli soit d'*eau bouillie tiède saturée de sel marin*, soit d'*eau de Vichy*, est suspendu à 50 ou 60 cm au-dessus du plan du lit où le malade repose à plat, sans oreiller et le bassin surélevé. La sonde ayant été introduite prudemment et profondément, on ouvre le robinet de manière que l'eau emplisse lentement l'intestin. Quand un quart ou un demi-litre s'est écoulé, on applique sur le ventre soit une plaque médiane de 9 cm sur 12, soit deux plaques latérales (de part et d'autre de la ligne médiane), puis le pôle positif ayant été relié à la sonde et le négatif aux plaques, on débite le courant qui est porté graduellement de 10 à 20, 30, 40 et 50 milliampères, le robinet de l'irrigateur demeurant entr'ouvert. Quoique le courant continu puisse suffire à éveiller les contractions intestinales, plus habituellement des *interruptions* ou des *renversements* sont nécessaires; on renverse donc le courant après 5 minutes (par interversion des fils, après l'avoir ramené à 0, pour lui rendre ensuite sa première intensité), puis on l'interrompt environ toutes les 5 minutes (Zimmern). Le lave-

ment dure un quart d'heure, 20 minutes. En général se déclare d'abord, pendant la séance, un *faux besoin* auquel le sujet doit résister, suivi dès la fin de l'électrisation, ou après quelques heures, d'un *besoin efficace*. Fréquemment, le malade commence par n'expulser que de l'eau un peu teintée mais mêlée de quelques gaz permettant d'affirmer la perméabilité de l'intestin. Parfois 2 ou 3 lavements sont nécessaires, séparés par des repos de 7 à 8 heures. L'effet du lavement électrique trouve un utile complément dans l'*entéroclyse*. (Pour les *indications*, voir INVAGINATION, OCCLUSION INTESTINALE.)

Lavey. — Village de la Suisse, canton de Vaud, dans la vallée et sur la rive droite du Rhône, à 3 km du défilé de Saint-Maurice. Altitude 375 m. Eaux hyperthermales (51° au griffon et 44° 5-46° aux buvettes), chlorurées-sulfatées-sodiques. Utilisées sous forme de boisson, de bains, de douches, le plus souvent mélangée aux eaux-mères de Bex (v. c. m.) qui se trouve dans le voisinage de la station de Lavey, fréquentée aussi comme station d'altitude et de cure d'air, en raison de ses conditions climatiques (source hyperthermale, eau froide et mouvementée du Rhône, atmosphère tonique et vivifiante de la vallée, eaux-mères de Bex). Eaux franchement excitantes.

Principales indications. — Scrofule et lymphatisme dans toutes leurs manifestations, rachitisme, engorgements ganglionnaires, caries osseuses, engorgements chroniques des viscères, débilité générale, dyspepsies, pléthore abdominale, catarrhes vésicaux.

Laville (Liqueur de). — Préparation spécialisée très efficace contre l'accès de goutte franche aiguë et dont la formule serait la suivante :

Poudre de semences de colchique	30 gr.
Poudre de coloquinte .	10 —
— de quinquina rouge.	25 —
Alcool à 95° . . . . . . } āā 100 —	
Eau distillée . . . . . }	
Vin de Xérès	800 —

F. S. A. Par cuillerées à café (1 à 4 par jour) dans un verre d'infusion de fleurs de reine-des-prés.

Le Boulou. — Voir BOULOU.

Lécithines. — *Caract. phys. et chim.* — Composés organiques dérivés de l'acide glycéro-phosphorique, les *lécithines* existent dans le jaune d'œuf (90 centigr. pour un jaune) et d'autres produits animaux (cervelle, laitances de poisson, foie, lait, etc.) et végétaux (champignons, haricots, lentilles). Celle du jaune d'œuf, la plus usitée, est un *distéaro-glycéro-phosphate de choline*, masse jaune, translucide, de consistance cireuse, d'odeur spéciale, (ou poudre blanche cristalline), insoluble dans l'eau (se décompose à son contact prolongé), soluble dans son poids d'alcool absolu, dans le chloroforme, la benzine et l'huile, Réaction neutre. Contient 3,84 à 4,12 p. 100 de phosphore. Produit très instable. On trouve parfois, dans le jaune d'œuf, des amas sphéroïdaux, actifs sur la lumière polarisée, constitués par des cristaux aciculés de lécithine.

Effets physiol. — La cuisson décompose la lécithine des aliments. Ingérée en nature, n'est absorbée qu'après dissociation par les sucs digestifs. Semble stimuler la croissance et la nutrition cellulaire, l'élaboration azotée (élévation du taux de l'urée et du coefficient d'utilisation azotée), favoriser la fixation du phosphore (réduction des phosphates urinaires) et la multiplication des hématies, exciter l'appétit. Non toxique aux doses usuelles.

Prop. thérap., indicat. — Utile dans tous les états de misère physiologique et d'asthénie nerveuse : tuberculose au début (Gilbert et Fournier), anémies, convalescences, neurasthénie, phosphaturie, diabète pancréatique (Lancereaux et Paulesco), débilité sénile.

Formes pharmac., doses. — Jaunes d'œuf (absorbés crus). Lécithine 15 à 50 centigr. et plus, en pilules (avec un excipient inerte), granulés, solution huileuse, ou, par voie intra-musculaire (en solution huileuse); les avantages de ce dernier mode d'introduction sont des plus discutables.

Pilules :

Lécithine	20 gr.
Huile d'olives.	5 —
Extrait mou de quinquina .	10 —

F. S. A. 100 pilules; de 10 à 20 par jour.

Huile de foie de morue lécithinée :

Lécithine	50 gr.
Huile de foie de morue .	1000 —

F. S. A. Environ 60 centigr. de lécithine par cuillerée à soupe.

Solution pour injections intra-musculaires :

Lécithine	50 centigr.
Huile d'olives lavée à l'alcool et stérilisée.	Q. S. p. 10 c. c.

Dissoudre au-dessous de 50°. Contient 5 centigr. par centimètre cube (Gilbert et Fournier).

Légumes (Bouillon de). — Voir BOUILLON DE LÉGUMES.

Légumine. — Principe albuminoïde soluble contenu dans diverses graines alimentaires (haricots, lentilles, pois) et utilisé pour la préparation (associé à une diastase végétale) de biscottes que leur pauvreté relative en fécule rend propres au régime des obèses, des diabétiques et de certains dyspeptiques.

Le Mont-Dore. — Voir MONT-DORE.

Lénigallol. — *Caract. phys. et chim.* — Triacétate de pyrogallol.

Prop. et empl. thérap. — Préconisé (en pâte ou pommade à 20 p. 100) contre l'eczéma du cuir chevelu, l'intertrigo, le prurigo.

Leptandra virginica (Scrofulariacées). — L'extrait aqueux du rhizome est employé comme laxatif cholagogue aux doses de 15 à 30 centigr., en pilules.

Lèpre. — 1. *Prophylaxie.* — Dans les pays contaminés, *l'enfant d'une femme lépreuse* doit, dès sa naissance, être séparé de sa mère et, si possible, élevé au biberon dans une contrée indemne. Si l'enfant est né dans une telle région, la séparation ne s'impose que si la mère présente des lépromes cutanés ouverts; dans le cas contraire (lèpre nerveuse sans mammite lépreuse; lait exempt de bacilles) l'allaitement maternel peut être autorisé (Jeanselme). Ces précautions rigoureuses devraient suffire, mais, comme elles sont rarement observées à la lettre, la protection sociale exige l'*isolement des lépreux*. Dans les régions où la lèpre, exceptionnelle, ne tend nullement à la diffusion, la *prophylaxie individuelle*, l'*hospitalisation des malades* suffisent, unies aux *mesures de quarantaine* opposées à l'importation du contage. En Norvège, en Danemark, pays d'endémie lépreuse, les malades porteurs de lésions cutanées ou nasales peuvent être contraints par la loi à vivre isolés dans leurs demeures ou dans des établissements spéciaux; les lépreux peuvent contracter mariage, mais, dès leur naissance, les enfants sont retirés aux parents et élevés dans des établissements publics. Lorsque l'endémie règne dans des pays peu civilisés, l'isolement est peu réalisable; on peut alors laisser libres les lépreux capables de gagner leur vie ou que leur famille assiste, mais il faut *interner d'office les lépreux vagabonds et mendiants* dans des *léproseries*, soit *terrestres*, entourées de clôtures effectives, soit, mieux, *maritimes* (dans des îles inhabitées). L'isolement de tous les lépreux indigents étant, dans certains pays, impraticable, on doit se borner à à leur y interdire : 1° l'exercice des professions favorisant le plus la diffusion de leur mal (celles concernant l'habillement, l'alimentation, le service de maison, le soin des malades); 2° l'accès des bains, des fontaines, des hôtels et des véhicules publics (Jeanselme).

II. *Traitement général.* — Il n'est, malheureusement, presque toujours que *palliatif*. Avant tout, le lépreux doit vivre dans de bonnes conditions d'aération, d'alimentation (peu carnée), de climat; les *ablutions quotidiennes*, les *bains chauds* lui sont très favorables. Certaines stations thermales lui conviennent spécialement : *Saint-Christau* (Basses-Pyrénées) en France, *Guber* en Bosnie, *Pelantoengon* à Java. Le remède antilépreux, le plus usité en France, est l'*huile de Chaulmoogra* donnée soit en capsules kératinisées (d'abord V gouttes matin et soir, puis graduellement, X, XX, L et C gouttes), soit, mieux, par *voie hypodermique* (jusqu'à 5 c. c. d'huile stérilisée par jour, pendant des semaines) ou *rectale* (lavements à base de lait). Ce médicament produit souvent des améliorations sensibles, malheureusement l'odeur en est répugnante, et il provoque fréquemment de la gastralgie ou de la diarrhée. Il est vrai que, bien faites, les injections, peu douloureuses, n'entraînent pas d'accidents, et peuvent être répétées longtemps. A l'huile de Chaulmoogra on peut substituer la *gynocardate de soude* (1 à 4 gr. par jour) cependant moins efficace. E. Vidal donnait le *baume de Gurjun* (de 2, 4 à 12 gr. par jour en 3 doses, avant les repas). Unna préconise l'*ichthyol* (1 gr. et plus par jour) sous forme de *sulfoichthyolate d'ammonium*, le *pyrogallol* et l'*acide salicylique*. Raynaud a obtenu de bons effets locaux et généraux, des injections systématiques de *cacodylate de soude*.

III. *Traitement local.* — Les effets très incertains du traitement général doivent trouver un adjuvant dans le traitement local. Si on surprend la *macule initiale* de la lèpre, il faut l'exciser sans retard; mais cela est exceptionnel. Les régions découvertes, étant les plus exposées aux *poussées de macules et de tubercules*, peuvent en être préservées par l'usage préventif de *pâtes couvrantes à l'oxyde de zinc* (Hallopeau). Quand se déclare une poussée avec fièvre, l'emploi des topiques doit faire place à celui de la *quinine* ou du *salicylate de soude* à hautes doses. Au déclin des poussées maculeuses et tuberculeuses, le traitement local reprend ses droits, pour hâter la résolution des lésions cutanées. A ce but concourent : les *emplâtres* ou les *pommades à l'huile de Chaulmoogra, au baume de Gurjun* (irritant) et les *vernis à la caséine* auxquels sont incorporés des agents réducteurs tels que les *acides chrysophanique, pyrogallique* ou *salicylique* (10 p. 100) destinés à provoquer l'*exfoliation de l'épiderme*, mais dont l'usage, toujours réservé, exige une surveillance médicale constante (Jeanselme). Les pommades ou les pâtes à la *résorcine*, à l'*ichthyol* peuvent remplir le même but. Les *lé-promes volumineux et circonscrits* sont plutôt justiciables des *caustiques* (pâte de Vienne injections de solutions phéniquées à 2 p. 100) ou du *galvano-cautère*; ce dernier surtout destiné aux *lésions des muqueuses* (nez, bouche, pharynx) que des lavages et de constants soins anti-septiques devront s'efforcer de prévenir.

IV. *Traitement de la lèpre anesthésique.* — Il vise surtout l'état général et les troubles nerveux. Le *cacodylate de soude*, l'*arrhénal*, l'huile camphrée sont de pré-cieux toniques dans ces cas. Aux *douleurs de la névrite* on oppose le *salicylate de soude*, l'*aspirine* ou l'*antipyrine* à hautes doses. Le *massage*, l'*électrisation* retar-dent les *amyotrophies*. La *faradisation* des zones anesthésiques *avec le pinceau* peut y réveiller une sensibilité passa-gère. Les *mutilations* réclament un pan-sement antiseptique, de crainte des *infec-tions secondaires*; de même, les *ulcères atoniques* seront protégés avec du *salol*, du *dermatol* ou de l'*iodoforme*. Les *taches pigmentaires* peuvent céder aux frictions de *savon vert*. En outre, la lèpre a fait l'objet de plusieurs *tentatives sé-rothérapiques* restées jusqu'ici infruc-tueuses.

Leucémies. — Les *leucémies*, quelle qu'en soit la forme (*aiguë, chronique, lymphatique, myélogène*, etc.) ont été jadis soumises aux médications les plus diverses et même à des tentatives chi-rurgicales (*splénectomie*) suivies, du reste, de résultats déplorables. Longtemps, l'*arsenic* d'abord sous la forme de *liqueur de Fowler* (X à XX gouttes par voie buccale, rectale, ou (diluée) par voie hy-podermique ou intra-ganglionnaire), puis sous celle de *cacodylate de soude* ou d'*ar-rhénal* (5 centigr.) surtout en piqûres, a été le seul remède donnant, chez ces malades, quelque amélioration portant du reste presque uniquement sur l'état général. Le *phosphore*, l'*iode* et les *iodures*, la *quinine* ne comptent à leur actif que des résultats douteux ou même des aggravations. L'*opothérapie splénique* ou *médullaire* (rate, moelle osseuse, ingé-rées fraîches ou injectées à l'état d'ex-traits glycérinés) n'a pas fait ses preuves non plus que les *sérums leucolytiques* expérimentés chez les animaux par Met-chnikoff, chez l'homme par Vaquez et Ribierre. Par contre, comme le cancer, la leucémie paraît être une des affec-tions appelées tout spécialement à béné-ficier de la *radiothérapie* qui compte déjà à cet égard nombre de succès. Suivant la forme clinique, les rayons X sont projetés soit *sur la rate* (en avant et en arrière), soit *sur les masses gan-glionnaires* ou *sur les os plats du thorax*. Les séances, plus ou moins espacées (tous les 10 ou 20 jours, tous les 8 jours) durent de 15 à 20 minutes. L'*anticathode* est placée à 25 cm et on utilise les rayons n° 5 (radio-chromomètre de Benoist). Sous leur influence, la *fièvre*, les *sueurs*, l'*apathie*, l'*anorexie* se dissipent rapide-ment, le poids se relève, les *tumeurs spléniques* et *ganglionnaires* subissent une réduction qui, malheureusement, n'est souvent que transitoire, les *phéno-mènes de compression* (médiastin) s'amen-dent en proportion. Cette amélioration correspond à un retour de la formule hématologique vers la normale. Le *taux des leucocytes diminue* plus ou moins vite (souvent après une phase de multi-plication consécutive aux premières séances) et dans des proportions consi-dérables (jusqu'à 90 p. 100 en 1 mois), tandis que *augmente celui des hématies* ainsi que leur teneur en hémoglobine. L'accroissement initial de la leucémie porte toujours sur les polynucléaires (Aubertin et Beaujard), et la réduction, sur les formes morbides, spécialement dans la *leucémie myélogène*. Dès lors, la radiothérapie peut être considérée comme la médication spécifique des états leu-cémiques et pseudo-leucémiques (A. Bé-clère). Toutefois les succès obtenus dans la leucémie chronique (surtout dans les formes récentes) ne s'observent pas dans les *leucémies aiguës* ou *rapides* (lym-phatiques ou myéloïdes) contre les-quelles les tentatives radiothérapiques n'ont donné que des améliorations très éphémères (E. Beaujard). Il semble même qu'on ne soit en droit de demander à la radiothérapie qu'un amendement plus ou moins durable de la leucémie et non la guérison. Elle rétablit momentanément le fonctionnement normal des organes lymphoïdes et ses bons effets ne peuvent persister qu'au prix d'un traitement longtemps, peut-être indéfiniment poursuivi, car elle ne semble pas atteindre la cause du trouble hématopoiétique. En cas de leucémie myéloïde, on évitera les séances trop rapprochées (dangereuses). Dans les cas graves, malgré la réduction de la leucémie, de la rate et des ganglions, le taux des hématies et de l'hémoglobine continue à baisser et la température à croître (Renon et Tixier). Quoi qu'il en soit, le traitement local trouvera toujours un utile adjuvant dans les moyens hygiéniques (*repos physique* et *intellectuel, cures d'air, régime tonique*), les cures hydrominérales (à La Bourboule) et même la *médication cacodylique* (injections de 5 centigr. de cacodylate de soude, 10 jours par mois).

Leucoplasie buccale. — Voir Glossites. (Le traitement de la leucoplasie buccale est identique à celui de la leucoplasie linguale.)

Levico. — Bourgade d'Italie, dans une vallée du Trentin. Altitude 530 m. Eaux froides et polymétalliques, représentées par deux sources très nettement différenciées : 1° *eau forte* ou *source de la caverne du Vitriol*, fortement sulfatée-ferrique et arsenicale, exclusivement utilisée sous forme de bains (jamais constitués par l'eau minérale pure); 2° *eau faible* ou *source de l'Ocre*, acidulée, ferrugineuse, faiblement sulfatée-calcique-magnésienne, arsenicale, utilisée sous forme de boisson. On emploie également, en applications topiques, les boues minérales de la source du Vitriol.

Principales indications. — Anémie, chlorose, dyspepsies atoniques (stomacales et intestinales), obstructions viscérales, convalescences longues et difficiles, cachexie paludéenne, pour ce qui concerne le traitement interne ou mixte; dermatoses rebelles aux eaux sulfurées, rhumatismes, paralysies, névralgies, affec-

tions du système vasculaire, pour ce qui concerne le traitement externe.

Levure de bière. — Voir Bière (Levure de).

Levures de raisin. — Voir Ferments de raisin.

Leyden-Mœbius (Type). — Voir Myopathies.

Leysin. — Une des stations de grande altitude (1430 m.) les plus fréquentées; dans le canton de Vaud (Suisse Française); exposée au midi et protégée des vents du Nord; domine la vallée du Rhône; est relié par un chemin de fer électrique à la station d'Aigle (ligne du Simplon). Plusieurs établissements de cure.

Lichen d'Islande. — *Cetraria islandica* (Lichens). — La plante contient : 1° de la *lichénine*, sorte de fécule formant de la gelée avec l'eau; 2° de l'*acide protocétrarique*, possédant des propriétés anti-émétiques.

Prop. et empl. thérap. — Très usité, comme aliment, en Islande. Vanté jadis contre la phthisie. Préconisé actuellement comme pectoral, anti-émétisant. Opposé encore à l'atonie gastrique (comme amer), aux diarrhées chroniques de l'enfance.

Formes pharmac., doses. — Infusion 10 p. 1000. Gelée 50 à 100 gr. Sirop 20 à 100 gr. Poudre 2 à 10 gr. Pâte, à volonté. Pastilles 5 à 20. Teinture XX gouttes avant les repas.

Lierre terrestre. — *Glechoma hederacea* (Labiées). — La plante fleurie est employée, comme béchique, en infusion (10 p. 1000) et en sirop (30 à 60 gr.). Fait partie des espèces dites vulnéraires.

Limon. — Voir Citron.

Limonade chlorhydrique. — Se prépare avec 2 gr. d'acide officinal (à 34,4 p. 100 de H Cl gazeux) pour 875 gr. d'eau et 125 gr. de sirop de sucre. Contre l'hypopepsie.

Limonade citrique. — Voir Citrique (Acide) et Citron.

Limonade phosphorique. — Remplace parfois très avantageusement les autres limonades à acides minéraux (chlorhydrique, sulfurique, nitrique). Même formule que la limonade chlorhy drique (Voir plus haut). Lui préférer la formule de Bardet :

Acide phosphorique offici- nal	28 gr.
Alcoolature d'orange	20 —
Sirop de sucre	250 —
Eau distillée . Q. S. pour 1 litre.	

Un à deux verres par jour.

Limonade purgative (Codex). — Voici sa formule :

Carbonate de magnésie	18 gr.
Acide citrique	30 —
Eau	300 —
Sirop de sucre	100 —
Alcoolat de citron	1 —

La *Limonade Rogé*, produit spécialisé très usité, contient, par bouteille, 50 gr. de citrate de magnésie et 2 gr. 50 d'acide citrique libre.

Limonade sulfurique. — Même formule que la *limonade chlorhydrique* (v. c. m.). Usitée contre les hémorrhagies, comme hémostatique général.

Limonade tartrique. — La limonade tartrique du Codex est un mélange de 100 gr. de *sirop d'acide tartrique* (contenant 1 gr. pour 100 d'acide) et de 900 gr. d'eau (boisson rafraîchissante).

Limonade vineuse. — Voir Citron.

Lin. — *Linum usitatissimum* (Linacées). — On utilise les graines, entières ou pulvérisées (farine de lin), et l'huile. Au contact de l'eau, les graines laissent transsuder une substance mucilagineuse; elles contiennent un glucoside, la *Linamarine*, susceptible de se dédoubler, dans certaines conditions et sous l'influence de certaines diastases, en donnant du nitrile formique (acide cyanhydrique).

Prop. et empl. thérap. — *A l'intérieur*, laxatif doux (graines entières) ou émollient (infusion). *A l'extérieur*, topique émollient. L'huile sert, en dermothérapie, à préparer des pâtes couvrantes.

Formes pharmac., doses. — *Usage int :* graines, 1 à 2 cuillerées à soupe par jour de graines entières *et non de farine*, pour éviter le dédoublement de la linamarine et la mise en liberté d'acide cyanhydrique (Voir Constipation). Infusion 10 à 20 p. 1000. — *Usage ext :* lave-

ment avec 20 à 40 gr. de graines. Cataplasme (v. c. m.) avec la farine de graines. Huile, comme véhicule de pâtes (avec des poudres inertes et de l'eau de chaux).

Liniments. — Topiques liquides, généralement à base d'huile, destinés à oindre le tégument ou à pratiquer, soit avec la main, soit avec un tampon de molleton ou de flanelle qui en est imbibé, des frictions sur telle ou telle région. Plusieurs formules de liniments sont inscrites au Codex (*liniment ammoniacal* (*simple* ou *camphré*), *liniment chloroformé*, *baume opodeldoch*, *huile de jusquiame composée*, etc.) qui peuvent servir d'excipients à d'autres préparations magistrales (par addition de tel ou tel principe actif, à condition qu'il soit soluble dans le corps gras formant la base du liniment, ou miscible à lui). Les liniments diffèrent des pommades par leur fluidité.

Lipothymie. — Voir Syncope.

Liqueur ammoniacale anisée. — Voir Ammoniaque.

Liqueur de Boudin. — Voir Arsénieux (Acide).

Liqueur de Burow. — Topique astringent opposé à l'eczéma suintant avec prurit (on en imbibe des compresses appliquées sur les régions malades). En voici la formule :

Alun	5 gr.
Acétate de plomb	25 —
Eau	300 —

Liqueur de Fowler. — Voir Arsénite de potasse.

Liqueur de Gowland. — Mixture antiprurigineuse (pour lotions) dont voici la formule :

Bichlorure de mercure .	
Chlorhydrate d'ammo- niaque	ãã 1 gr.
Alcool à 90°	
Eau distillée de laurier- cerise	ãã 15 gr.
Émulsion d'amandes amères	500 gr.

Liqueur d'Hoffmann. — Voir Éther sulfurique.

Liqueur de Labarraque. — Voir Soude (Hypochlorite de).

Liqueur de Laville. — Voir Laville.

Liqueur de Pearson. — Voir ARSÉ-
NIATE DE SOUDE.

Liqueur de Van Swieten. — Voir
MERCURE (BICHLORURE DE).

Liquidambar orientalis. — Voir
STYRAX.

Liserons. — Le liseron des haies,
Convolvulus sepium et la soldanelle,
Convolvulus soldanella (Convolvulacées)
contiennent un latex doué de propriétés
drastiques, à la manière du jalap et de
la scammonée (mais d'action moins irritante).

Formes pharmac., doses. — Suc laiteux
1 gr. Résine 75 centigr. à 1 gr. Teinture 5 à 20 gr. (comme succédané de
l'eau-de-vie allemande).

Émulsions purgatives :

a) Suc épaissi de grand liseron   1 gr.
    Sucre pulvérisé . . . . }
    Miel blanc . . . . . . } āā 10 —
    Lait bouilli . . . . .   110 —
    Eau distillée de laurier-cerise 5 —

En une fois, le matin, à jeun.

b) Résine de soldanelle. . 80 centigr.
    Sucre blanc pulvérisé .)
    Gomme arabique pulv. } āā 6 gr.
    Eau dist. de fleurs d'oranger. 2 —
    Sirop de coings . . . . . . 20 —
    Eau distillée. . . . . 80 —

En une fois, le matin, à jeun.

Pilules hydragogues :

a) Résine de liseron ou de
    soldanelle . . . . . 25 centigr.
    Extrait mou de quin-
    quina. . . . . 15 —

Pour une pilule ; 1 à 3 le soir.

b) Suc épaissi de liseron ou \
    de soldanelle. . . . .
    Poudre de racine de sol- } āā 1 gr.
    danelle. . . . .
    Poudre de digitale . . .)
    Sirop simple . . . . . . Q. S.

Pour 20 pilules ; 1 à 4 le soir.

Litharge. — Voir PLOMB (PROTOXYDE
DE).

Lithiase biliaire. — Voir COLIQUE
HÉPATIQUE (PROPHYLAXIE).

Lithiase bronchique. — Cette affection, rare, simulant parfois la phthisie
pulmonaire, comporte un traitement purement symptomatique. Il sera dirigé
contre les accidents susceptibles d'ac-
compagner l'expulsion des pierres du
poumon : *coliques pulmonaires* (*codéine,
dionine, morphine*), ou *hémoptysies* (v. c.
m.), et, contre les *infections secondaires*
soit *aiguës* (*fièvre, broncho-pneumonie*),
soit *chroniques* (phthisie calculeuse) que
peut occasionner leur présence dans
l'organe (*antithermiques, antiseptiques
des bronches, révulsion, aération, médication tonique*).

Lithiase intestinale. — Toujours
associée à la *constipation*, à l'*entéro-
colite muco-membraneuse* et parfois à la
diathèse goutteuse (Dieulafoy), la *gravelle intestinale* est justiciable des divers
agents thérapeutiques appropriés à ces
facteurs étiologiques (Voir ENTÉRO-CO-
LITE, GOUTTE).

Lithiase rénale. — Il faut distinguer les *gravelles acides* (calculs uriques
ou oxaliques) et les *gravelles alcalines*
(calculs phosphatiques). Les gravelles
urique et oxalique sont souvent associées ; la gravelle oxalique pure crée
quelques indications spéciales. La gravelle alcaline est presque toujours secondaire à une infection des voies urinaires.

I. *Hygiène des graveleux.* — Appartenant à la *série* dite *arthritique*, la
gravelle acide est justiciable des moyens
hygiéniques opposés à cet état constitutionnel : *exercice régulier en plein
air*, mais excluant la fatigue et la transpiration ; *gymnastique suédoise, massage
frictions sèches* au gant de crin, *hydrothérapie chaude, régime frugal.* A part
quelques variantes notées plus loin, la
même alimentation convient aux uricémiques et aux oxaluriques : petite ration
de *viande* (1/3) ; le reste consistant en :
*laitage, légumes verts, légumes en purée,
salades* assaisonnées au jus de citron,
fruits frais à discrétion (2/3) ; abstention
de *gibier noir* ou *faisandé*, de *charcuterie*,
de *salaisons*, d'aliments riches en nu-
cléine tels que *foie, cervelle, ris de veau*
(Klemperer), de *poisson de mer*, de *crus-*

tacés, de *mets épicés*, de *champignons*, de *foie gras*, de *truffes*, de *fromages faits;* suppression ou usage très réservé du *café*, du *thé*, du *cacao* et du *chocolat*. La boisson de choix est l'*eau pure*, dans laquelle pourra être toléré un peu de *vin blanc* du Rhin ou de la Moselle ou de *Bordeaux vieux*. La *bière*, les *vins liquoreux* (Madère, Malaga, Porto), les *vins mousseux*, les *eaux gazeuses*, les *liqueurs* sont à interdire. En cas de *gravelle oxalique* les aliments riches en acide oxalique tels que : *oseille, rhubarbe, haricots verts, épinards, asperges, groseilles, fruits verts, figues sèches;* le *thé*, le *chocolat*, le *cacao*, le *café* sont particulièrement proscrits. Il est inutile d'interdire la *tomate* dont la teneur en acide oxalique est insignifiante (5 milligr. par kilogramme). Chez certains oxaluriques, la *dyspepsie* ou la *neurasthénie* réclament des prescriptions spéciales (*massage, douches tièdes, cures d'altitude*). Dans toute gravelle acide, il importe d'entretenir la diurèse par des boissons abondantes (4 à 5 verres en dehors des repas), d'éviter les purgatifs et la transpiration qui réduisent le volume des urines.

II. *Traitement médicamenteux*. — Les gravelles acides sont surtout justiciables des *alcalins* qui agissent à la fois comme modificateurs de la nutrition et comme dissolvants des éléments constituant les calculs. Les sels d'un emploi usuel chez ces malades sont : le *bicarbonate de soude* (2 à 4 gr. entre les repas), le *benzoate de soude* (1 à 2 gr.), le *benzoate de lithine* (1 gr. par jour). A la *lithiase urique* conviennent de préférence les agents dont le pouvoir dissolvant s'exerce spécialement sur l'acide urique; tels sont : la *pipérazine* (20 à 30 centigr. par jour), le *lycétol* (mêmes doses), le *sidonal* (15 à 30 centigr.), l'*acide thyminique* (75 centigr. aux repas), l'*urotropine* et l'*uricédine*. Ils sont absorbés en solution, entre les repas, dans de l'eau ou une tisane diurétique (infusion de *fleurs de fève* ou de *stigmates de maïs*).

III. *Traitement hydrominéral*. — A part quelques contre-indications, les cures minérales sont très salutaires aux

graveleux. En général, sauf indications spéciales (dyspepsie, pléthore, troubles hépatiques), *Vichy* et *Vals* alcalinisent trop les urines pour être à conseiller. Doivent faire interdire toute cure thermale : la *lithiase vésicale*, l'*hématurie*, l'*irritabilité* ou la *paresse vésicale*, la *sclérose rénale* ou l'*hydronéphrose*. Aux *gravelles acides* conviennent par excellence soit les *eaux de lavage* peu minéralisées, *Contrexéville, Vittel, Evian;* soit les eaux lithinées ou bicarbonatées-sodiques faibles comme *Martigny* (Vosges) ou *Wildungen* (Allemagne). Encore quelques distinctions s'imposent-elles : en cas de *reins irritables* avec petites *hématuries*, *Evian* et *Amphion* doivent être préférés à *Contrexéville* et *Martigny* (A. Robin); le *catarrhe rénal* avec légère *pyélite* est justiciable de *Vittel, Evian* ou *Wildungen*; des traces d'albumine ne contre-indiquent pas Martigny ou Contrexéville. En tout cas la tolérance pour les eaux minérales peut être tâtée à domicile. La cure ne doit éveiller aucun malaise gastrique; les 6 verres absorbés doivent être à peu près éliminés dans les 2 heures qui suivent le dernier, sous forme d'une urine aqueuse mais déposant de nombreux cristaux rougeâtres d'acide urique; ils déterminent de plus, chaque matin, entre le dernier verre et le déjeuner 2 à 3 selles diarrhéiques fétides (A. Robin); pendant la cure, le malade se promène une demi-heure après chaque prise d'eau et ne se met à table que 2 heures après le dernier verre; il ne boit aux repas que de l'eau minérale et ne doit manger ni crudités, ni acides.

III. *Lithiase oxalique*. — On a vu que la lithiase oxalique réclamait à peu près la même hygiène que la lithiase urique. Ici encore, les *boissons abondantes* entre les repas, le *massage*, le *repos*, l'*hydrothérapie tiède* trouvent leur emploi, mais les alcalins sont inefficaces. Les *eaux de lavage* ont quelque utilité, à condition d'éviter les hautes doses qui exposeraient aux coliques hépatiques ou aux hématuries; il faut pourtant leur préférer *Royat, Pougues*, et *Bagnères-de-Bigorre*.

IV. *Gravelle alcaline*. — Si elle complique la *lithiase urique*, il faut renoncer aux alcalins et au régime herbacé; si elle traduit une *phosphaturie d'origine neurasthénique*, on lui opposera les *glycérophosphates*. Bien plus souvent, la gravelle alcaline complique des *infections urinaires* qui réclament soit une intervention chirurgicale appropriée, soit l'usage des *balsamiques* ou des antiseptiques des voies urinaires, tels que le *salol*, le *salicylate de soude*, le *biborate de soude*, l'*urotropine* ou le *benzoate de soude*. En tout cas, la lithiase alcaline, qui ne contre-indique pas *Contrexéville* (bicarbonatée-calcique) doit faire proscrire absolument les *eaux bicarbonatées sodiques fortes*. La logique indique en outre de restreindre l'alimentation végétale et d'administrer des *acides (phosphate acide de soude; acides nitrique, citrique, phosphorique, chlorhydrique)* dont l'efficacité reste pourtant douteuse.

Le traitement des *complications de la lithiase rénale* est exposé aux articles Anurie, Colique néphrétique et Pyélonéphrite.

Lithine. — *Caract. phys. et chim.* — *Oxyde de lithium*, cristaux blancs, de saveur caustique. On n'utilise que les sels (benzoate, carbonate, etc., voir plus loin).

Effets physiol. et tox. — Le lithium se comporte, au point de vue toxique, de façon très analogue au potassium; à doses massives (par voie intra-veineuse), il tue par asphyxie primitive, puis paralysie du cœur, arrêté en diastole, après une phase de bradycardie; son action s'exerce non directement sur le myocarde, mais sur les noyaux d'origine du pneumogastrique; elle se traduit encore par des nausées, des vomissements et de la diarrhée. Chez l'homme, l'intolérance se manifeste aussi par des troubles gastriques.

Prop. thérap., indicat. — Le lithium est un vrai médicament d'épargne, diminuant la destruction des tissus; en outre, à titre de dissolvant de l'acide urique, il est supérieur à tous les autres alcalins. Ses sels sont utilisés pour dissoudre les concrétions tophacées de la goutte et les calculs de la gravelle

urique. Leur indication à l'égard du rhumatisme déformant est beaucoup plus discutable.

Lithine (Benzoate de). — *Caract. phys. et chim.* — Aiguilles blanches, de saveur douce, d'odeur agréable, solubles dans 3,5 p. d'eau froide et 10 p. d'alcool à 90° (altérable à la lumière).

Prop. thérap., indicat. — Très bon dissolvant de l'acide urique, opposé à la goutte, à l'uricémie et, encore plus, à la lithiase urique.

Formes pharmac., doses. — 25 centigr. à 2 gr. en solution, cachets ou pilules. *Enfants*, 2 centigr. par année.

Potion (uricémie) :

Benzoate de lithine. .	5 gr.
— de soude . .	10 —
Borate de soude . . .	5 —
Sirop d'écorces d'oranges amères.	100 —
Hydrolat de menthe .	} āā 120 —
Eau distillée.	

3 à 6 cuillerées à soupe par jour.

Pilules :

Benzoate de lithine . . .	2 gr.
Extrait mou de quinquina.	1 gr. 50

pour 20 pilules; 6 à 10 par jour.

Cachets composés :

Benzoate de lithine. .	15 centigr.
Aspirine	25 —
Magnésie calcinée . .	10 —

pour un cachet; 4 à 10 par jour.

Lithine (Carbonate de). — *Caract. phys. et chim.* — Poudre blanche, cristallisée, inodore, de saveur alcaline, soluble dans 100 p. d'eau simple et 20 p. d'eau gazeuse.

Effets physiol. et tox. — Ceux de la *lithine* (v. c. m.). Les hautes doses (1 à 2 gr.) peuvent provoquer de l'intolérance gastrique. Son usage prolongé pourrait produire de l'anémie.

Prop. thérap., indicat. — Le plus usité des sels de lithine contre la diathèse urique, comme dissolvant de l'acide urique et des urates (depuis les expériences de Garrod sur les os et les cartilages incrustés d'urate de soude). Préconisé par Bouchard pour réduire les tophus. Lecorché ne le trouvait pas supérieur aux autres alcalins. En tout cas, la lithine n'a nulle action sur l'attaque de goutte aiguë.

Formes pharmac,. doses. — 20 à 70 centigr. par jour, en solution dans de l'eau gazeuse ; en cachets, pilules ou granulé effervescent. — *Usage ext. :* en solution pour pansements sur les tophus.

Cachets composés (diathèse urique) :

Carbonate de lithine . 15 centigr.
Pyramidon. . . . . . . 10 —
Poudre de colchique . 5 —

pour un cachet; 2 à 6 par jour.

Pilules :

Carbonate de lithine . . 2 gr.
Salicylate de soude . . . 3 —
Extrait mou de quinquina. 2 gr. 50

pour 20 pilules; 6 à 10 par jour.

Paquets effervescents :

Carbonate de lithine . . . . 1 gr.
Bicarbonate de soude. . . . 5 —
Acide citrique . . . . 4 —

pour 10 paquets; 2 à 6 par jour dans un verre d'eau.

Solution (usage ext.). Dyce-Duckworth :

Bicarb. de potasse. ⎫
Carbon. de lithine. ⎬ āā 25 centigr.
Iodure de lithium . ⎭
Eau . . . .   3o gr,

pour imbiber des compresses à appliquer sur les tophus.

Lithine (Salicylate de). — *Caract. phys. et chim.* — Aiguilles soyeuses, incolores, inodores, de saveur sucrée et piquante, solubles dans l'eau et l'alcool (6 gr. = 1 gr. de lithine).

Prop. thérap., indicat. — Indiqué contre la goutte subaiguë et le rhumatisme vague des uricémiques.

Formes pharmac. doses. — 5o centigr. à 2 gr. en cachets, ou solution; l'association avec le benzoate de soude est très recommandable.

Cachets :

Salicylate de lithine. . 20 centigr.
Benzoate de soude . . 30 —

pour un cachet, à prendre avec un verre d'eau de Vichy, de Vals, de Vittel ou de Contrexéville.

Lithium (Iodure de). — *Caract. phys. et chim.* — Sel déliquescent, blanc, très soluble dans l'eau et l'alcool.

Prop. thérap., indicat. — Utilisé contre le rhumatisme chronique par Teissier et Roques.

Formes pharmac., doses. — 4o à 6o centigr. en solution.

Little (Maladie de). — Dans les rares cas où le syndrome de Little ressortit à l'*hérédo-syphilis*, la *médication spécifique* peut amener de notables améliorations. Autrement le traitement, purement *symptomatique*, vise surtout la *contracture*, les *rétractions tendineuses* et l'*arriération intellectuelle*. L'examen sous le chloroforme permet de préciser la part des contractures et des rétractions. Aux premières on oppose un *massage* prudent (*effleurage*), la *mobilisation passive*, les *mouvements actifs*, l'*hydrothérapie tiède*, la *suspension*, la *galvanisation spinale* (courants faibles) et les *bromures* dont l'effet est fugace; aux secondes remédient les *ténotomies multiples* suivies d'immobilisation, en bonne attitude, dans des *appareils plâtrés* et du port d'*appareils orthopédiques*. L'*arriération intellectuelle* qui du reste s'atténue souvent avec les progrès de la motilité, est justiciable des *procédés médico-pédagogiques* (Voir Idiotie).

Lobélie. — *Lobelia inflata* (Campanulacées). *Prop. thérap., indicat.* — La plante entière (de saveur âcre et brûlante) est employée surtout contre l'asthme et la coqueluche, à titre d'expectorant et d'antidyspnéique.

Formes pharmac., doses. — Poudre 5 à 25 centigr. en cachets. *Enfants* 2 à 5 centigr. par année. Teinture (au 1/5) 1 à 4 gr. en potion, souvent associée à l'iodure de potassium. *Enfants* 20 centigr. (X gouttes) par année jusqu'à 10 ans: 2 gr. après 10 ans.

Potion anti-asthmatique (Dujardin-Beaumetz).

Iodure de potassium . ⎱ āā — 10 gr.	
Teinture de lobélie. . ⎰	
Eau	150 —

2 à 3 cuillerées à soupe.

Potion composée :

Teinture de lobélie.	1 gr.
Teinture de bella- ⎱	
done . . . . . . ⎰ āā 30 centigr.	
Teinture de racines ⎰	
d'aconit. . . . . ⎱	
Décocté de polygala.	90 gr.
Sirop d'érysimum .	80 —

Cuillerée à soupe toutes les heures ou toutes les deux heures; surveiller (coqueluche, *enfants* à partir de 3 ans).

Lobéline. — *Caract. phys. et chim.* — Liquide sirupeux, volatil, soluble dans l'eau, l'alcool et l'éther, extrait de la *Lobelia inflata.*

Prop. thérap., indicat. — Propriétés émétisantes. Substance mal définie, dangereuse ; à ne pas prescrire.

Loëche. — Une des stations thermales les plus importantes de la Suisse, dans le canton du Valais, au pied des rochers de la Gemmi, au fond d'une étroite vallée entourée de tous côtés, sauf vers le Sud, par de hautes montagnes. Altitude 1415 m. Eaux thermales et hyperthermales (29°-50°), sulfatées-calciques moyennes, azotées, carboniques faibles. Utilisées principalement sous forme de bains (baignoire, piscine), de douches, d'injections, de lotions, mais aussi de boisson. Excitantes, diurétiques et diaphorétiques, déterminant une stimulation marquée de tout l'organisme.

Principales indications. — Dermatoses récentes ou anciennes (surtout dermatoses humides auxquelles il est, précisément, plus difficile d'appliquer la médication hydrominérale sulfureuse), affections rhumatismales, scrofule, engorgements congestifs ou d'origine paludéenne. La cure de Loëche est remarquable par la durée très prolongée des bains (5 à 12 heures).

Lombaire (Ponction). — Préconisée par Quincke, la *ponction lombaire* est une opération simple répondant maintenant à nombre d'indications diagnostiques et thérapeutiques. On la pratique à l'aide d'un *trocart fin* ou d'une *aiguille en platine iridiée* (longue de 6 à 8 cm, large de 1 mm.), de la façon suivante : le sujet couché sur le côté, les cuisses fléchies sur l'abdomen, bombe le dos autant que possible; le lieu d'élection est dans les *IIe IIIe IVe ou V^e espaces interlamaires lombaires*, spécialement dans le IVe, le plus aisément repérable, surplombé qu'il est par la 4e apophyse épineuse lombaire située exactement sur une horizontale tangente aux 2 crêtes iliaques; cette région, ainsi que les instruments et les mains de l'opérateur doivent être naturellement rigoureusement aseptisées; on peut ponctionner le IVe espace sur la ligne médiane ou sur le côté; plus aisée chez l'enfant, la *ponction médiane* est faite horizontalement, à l'union du 1/3 supérieur et des 2/3 inférieurs de l'espace séparant les deux apophyses épineuses; la *ponction latérale* s'opère à 1 cm de la ligne médiane, à égale distance des 2 apophyses, avec l'aiguille inclinée un peu obliquement en haut; l'ayant enfoncée franchement de 3 ou 4 cm, on avance avec précaution dès qu'on sent avoir pénétré dans une cavité. Le liquide ne tarde pas à couler spontanément. La *ponction blanche*, si elle se produit, peut tenir soit à une *fausse route* (reponctionner), soit à l'*obturation de l'aiguille* (y passer le mandrin). Le *sang* venu des tissus entourant le rachis ne teinte que les premières gouttes de liquide; celui venu de l'*espace sous-arachnoïdien* colore tout le liquide. Chez l'adulte, on peut, sans danger, extraire 10, 15 ou 20 c. c. (moyenne 10). Les *accidents consécutifs* (céphalée, nausées) sont prévenus par le repos horizontal, tête basse, après la ponction.

Nombreuses sont maintenant les *indications* de la ponction lombaire. Elle semble amender tous les accidents liés à l'*hypertension du liquide céphalo-rachidien.* On l'oppose, avec des résultats variables : aux *méningites cérébro-spinale, tuberculeuse* ou *syphilitique*, aux *hémor-rhagies méningées*, aux *céphalées des tumeurs cérébrales*, de la *syphilis* ou de l'*urémie*, au *vertige auriculaire*, à l'*hy-drocéphalie*, aux *crises de douleurs ful-gurantes* et aux *crises gastriques des tabétiques*, à l'*incontinence nocturne d'urine*, à la *sciatique*, à la *chorée grave*, etc.

Longue vie (Élixir de). — Voir Élixir.

Loochs. — Potions préparées avec une émulsion (à base d'amandes générale-lement) et rendues plus denses à l'aide d'un mucilage. On les choisit, d'habi-tude, pour servir de véhicule soit à des poudres, soit à des liquides insolubles dans l'eau et l'alcool. Leur préparation est longue et minutieuse. On distingue le *looch blanc* (Voir Amandes), le *looch jaune* et le *looch huileux*.

Looch jaune :

Jaune d'œuf	N° 1
Huile d'amandes douces. .	30 gr.
Eau distillée de fleurs d'o-ranger.	10 —
Sirop de guimauve ou de capillaire.	30 —
Eau commune	100 —

Looch huileux :

Huile d'amandes douces . .	15 gr.
Gomme arabique pulvéri-sée.	15 —
Sirop de gomme	30 —
Eau distillée de fleurs d'o-ranger.	15 —
Eau commune	100 —

Lotions. — On appelle *lotions* des topiques liquides ayant pour véhicule soit l'eau, soit l'alcool, soit le mélange de l'une et de l'autre, et destinés seule-ment à être versés sur les surfaces ma-lades ou appliquées avec une éponge ou un linge. Elles diffèrent des liniments par leur fluidité plus grande et l'absence d'excipient gras.

Lotion excitante de l'hôpital Saint-Louis. — Topique destiné à favo-riser la repousse des cheveux dans la pelade :

Alcool camphré	125 gr.
Essence de térébenthine. .	25 —
Ammoniaque liquide . . .	5 —

très irritante, contre-indiquée en cas d'inflammation du cuir chevelu.

Lotion de Goulard. — Voir Acétate de plomb.

Lotions froides. — Voir Hydrothé-rapie.

Lucas Championnière (Poudre de). — Voir Iodoforme.

Luchon. — Chef-lieu de canton de la Haute-Garonne, arrondissement de Saint-Gaudens, la petite ville de Bagnères-de-Luchon est située au débouché du val de Labroust au fond de la vallée de la Pique. Altitude 630 m. Eaux ther-males et hyperthermales (17°-68°), sul-furées - sodiques - sulfhydriquées - hypo-sulfitées, alcalines. Déposent une sub-stance limoneuse (*barégine*) riche en soufre et en matière organique. Les sources froides sont oligométalliques ou ferrugineuses. Utilisées surtout sous forme de bains (baignoire et piscine), bains d'étuve et de vapeur, douches de toute espèce, inhalations, humage, et aussi sous forme de boisson. Représente, par la variété de constitution et de tem-pérature de ses sources, toutes les appli-cations de la médication sulfureuse des autres stations des Pyrénées.

Principales indications. — Herpétisme, lymphatisme, scrofule, affections rhu-matismales, affections catarrhales des voies respiratoires (à condition qu'elles ne coïncident pas avec des tubercules), syphilis. Contre-indiquées, comme toutes les eaux sulfureuses, dans les maladies organiques du cœur et des gros vais-seaux, les affections aiguës, la goutte, les affections cancéreuses, la tubercu-lose, chez les sujets irritables, pléthori-ques ou prédisposés aux congestions et aux hémorrhagies.

Lugol (Solution de). — Voir Iode.

Lumbago. — Les auteurs font du *lumbago* un rhumatisme soit des masses musculaires sacro-lombaires, soit des articulations vertébrales (A. Robin et Londe). On lui oppose des moyens *externes* et *internes*. Les *ventouses sca-*

rifiées, les *sangsues*, les *applications chaudes* (linges, briques, bouillotte); la révulsion à l'aide du *baume de Fioravanti* mêlé de 1/3 de *chloroforme* (sur une compresse imbibée d'eau chaude, laissée 5 à 10 minutes), les badigeonnages au *salicylate de méthyle*, les frictions avec un *liniment mentholé* (menthol, camphre, chloral, ãã), le *massage* prudent, les *pulvérisations de chlorure de méthyle* (très superficielles et sur très large surface), la *faradisation au pinceau* avec un très fort courant (Plicque) peuvent, suivant les cas, apaiser la douleur. Capitan recommande d'injecter, au point douloureux, dans 2 c. c. d'eau distillée, 1 gr. d'antipyrine et 3 centigr. de chlorhydrate de cocaïne. On a vanté, en ces derniers temps, les *injections intrarachidiennes de cocaïne* (0,005 à 1 centigr. de *chlorhydrate*) ou de *stovaïne*, que peuvent suppléer les *injections épidurales* (plus anodines) soit des mêmes agents, soit d'*huile gaïacolée* à 10 p. 100 additionnée d'*orthoforme* (1 p. 100, Colleville).

A l'intérieur, le *salicylate de soude* est moins efficace contre le lumbago que l'*aspirine*, l'*antipyrine*, le *salicylate de pyramidon* ou l'*oxyquinothéine*. Robin et Londe préconisent l'*infusion de feuilles de Jaborandi* (4 gr. macérés 8 à 12 heures dans l'alcool, puis infusés dans 150 gr. d'eau bouillante) et les injections hypodermiques de *glycéro-phosphate de soude*.

Le *lumbago prolongé* réclame l'emploi des *bains d'étuve sèche* ou *de vapeur* (simple ou térébenthinée), des *bains sulfureux*, des *douches chaudes*, des *douches de vapeur* et des cures hydro-minérales à *Plombières, Bourbonne-les-Bains, Aix, Luchon*, etc.

Lumière (Bains de). — Voir Photothérapie.

Lupulin. — Voir Houblon.

Lupus. — I. *Lupus érythémateux*. — C'est une affection très rebelle sur laquelle les agents irritants tels que les *emplâtres salicylés ou pyrogalliques* au 1/10, les *scarifications*, les *cautérisations galvaniques* ne donnent que de médiocres résultats. La *radiothérapie* (v. c. m.) semble être le traitement de choix; elle

peut être soit *intensive*, une seule séance faisant absorber 10 unités H, d'où eschare dont la guérison longue (3 à 5 mois), entraîne celle de la lésion primitive, soit *lente*, en 5 à 6 séances de 5 unités H, espacées de 18 à 20 jours (Sabouraud).

II. *Lupus tuberculeux*. — Le traitement doit, pour réussir, intervenir quand la lésion n'est pas plus large qu'une pièce de 50 centimes. Sa destruction est possible soit par la *pâte de Vienne demi-molle*, laissée 10 minutes (eschare de 7 à 10 millim. d'épaisseur; belle cicatrice consécutive), soit par le *permanganate de potasse* pur (dans les lupus ulcérés), soit à l'aide du *galvanocautère* dont la pointe attaque chaque nodule tuberculeux (séances tous les mois d'abord, puis tous les 2, 3, 4 mois) jusqu'au dernier. Quoique très bons, les résultats ainsi obtenus sont, malheureusement, presque toujours incomplets (Sabouraud). Le traitement de choix est la *photothérapie de Finsen* (par les rayons extraviolets) qui, à la longue, donne des succès complets et définitifs; toutefois elle exige l'emploi d'appareils compliqués et coûteux : arc voltaïque puissant, jeux de lentilles en cristal de roche séparés par des matelas d'eau courante; compresseur de cristal appuyé sur la lésion, etc. A chaque application (d'une demi-heure) succède, après 2 jours, une phlyctène qui s'ouvre et sèche, puis un processus inflammatoire profond qui, en 15 jours, atténue la lésion lupique; un même point (3 cm. de diam.) devant subir une série de 5 à 15 séances, le traitement des larges surfaces est interminable. Les *scarifications linéaires* et *quadrillées* s'adressent surtout aux *fongosités* et aux *cicatrices vicieuses*. Au *lupus fongueux ulcéré*, au *lupus des muqueuses*, aux *fistules tuberculeuses* on appose utilement les applications successives des *crayons de nitrate d'argent et de zinc métallique*, le dernier mettant en liberté l'*acide nitrique* (E. Besnier). Les *lupus des muqueuses* sont encore justiciables des cautérisations répétées à l'*acide lactique* pur, au *chlorure de zinc* (sol. au 1/10), etc.

Luton (Sérum de). — Solution tonique pour injections hypodermiques.

Sulfate de soude. . . . . .   10 gr.
Phosphate de soude. . . .   5 —
Eau distillée stérilisée. Q. S. p. 100 c. c.

Luxeuil. — Chef-lieu de canton de la Haute-Saône, arrondissement de Lure, sur les bords du Brenchin, à la naissance de la plaine et sur le revers occidental de la chaîne des Vosges. Altitude 310 m. Eaux thermales et hyperthermales (21°-52°5), oligométalliques, divisées en chlorurées-sodiques et ferrugineuses-manganésiennes. Leur thermalité constitue leur caractère le plus remarquable, en même temps que leur richesse notable en gaz rares (argon, néon, hélium), dont l'hélium forme la majeure partie. Utilisées sous forme de boisson, de bains (baignoires et piscine à eau courante), de douches de toute nature, de bains d'étuve et de caisse, de lotions, de compresses. Les boues minérales sont utilisées sous forme d'épithèmes. Toniques, reconstituantes, manifestement diurétiques et diaphorétiques, presque toujours sédatives du système nerveux, elles sont moins excitantes que celles de Bains et de Plombières, tout en offrant avec ces dernières les plus grandes analogies.

Principales indications. — Rhumatisme sous toutes ses formes, paralysies fonctionnelles, gravelle urique, hypertrophies du foie et de la rate consécutives à l'impaludisme, affections gastro-intestinales et utérines, certaines dermatoses.

Lycétol (*Tartrate de diméthylpipéra-zine*). — *Caract. phys. et chim.* — Poudre blanche, de saveur acidule, très soluble dans l'eau.

Effets physiol. et tox. — Ceux de la pipérazine (v. c. m.), favorise l'élimination de l'acide urique; est, en outre, diurétique.

Prop. thérap., indicat. — Anti-goutteux, opposé encore au rhumatisme chronique.

Formes pharmac., doses. — 50 centigr. à 2 gr. par jour en plusieurs fois, en cachets (avec de l'eau de Vittel ou d'Évian), granulé ou solution.

Lycopode. — *Lycopodium clavatum* (Lycopodiacées). Ses microspores sont usités, comme poudre inerte, au même

titre que les poudres de talc ou d'oxyde de zinc, contre les érythèmes, l'intertrigo, pour les soins de la peau des nourrissons.

Lymphatisme. — Quoique la *scrofule* ait été dépossédée par la *tuberculose* de la plupart de ses attributs, le terrain sur lequel elle évoluait subsiste cependant; terrain spécial, réalisé par l'hérédité ou une hygiène défectueuse, et sur lequel germent, non seulement des *tuberculoses locales*, mais des *infections secondaires variées* : *impétigo, otites, coryza, amygdalites, blépharites, orgelets, engelures, poly-adénites*, etc. Contre cette aptitude morbide, la thérapeutique et l'hygiène ne sont pas désarmées. A cette prédisposition, accusée dès la naissance et souvent dénoncée par les tares des ascendants, on doit opposer toutes les ressources de l'éducation physique : choix d'une *bonne nourrice* ou *allaitement artificiel étroitement surveillé*; plus tard, *alimentation substantielle, logis spacieux et aéré, vie à la campagne ou plutôt au bord de la mer*, usage précoce des *pratiques hydrothérapiques, exercice méthodique au grand air, asepsie soigneuse de la peau et des muqueuses*, crainte de toute *occasion de contagion tuberculeuse*. Trois agents essentiels composent l'arsenal médicamenteux du lymphatisme : *l'huile de foie de morue, l'iodure de fer* et l'*arsenic. L'huile de foie de morue* doit être donnée *à hautes doses*, en commençant par une cuillerée à bouche par jour, pour arriver, en augmentant, tous les 2 jours d'une cuillerée, à 5, 6, 7, 8, 10 par jour, en plusieurs prises dont chacune sera accompagnée, en cas d'intolérance, d'une dose de *pancréatine*. On réservera l'*iodure de fer* au cas où l'huile n'est absolument pas supportée, et, à la *cure d'été*, saison où il est préférable d'en suspendre l'usage. L'*arsenic* sous ses formes diverses (*liqueur de Fowler, arséniate de soude*, et surtout, *cacodylate de soude* ou *arrhénal*) et l'*iode* (*teinture d'iode, sirop iodo-tannique, solution iodo-iodurée, peptoniode*) sont, en général, plus indiqués chez les grands enfants.

Lymphomes et pseudo-lympho-

26

mes. — Par *lymphomes* on entend actuellement : les *lymphadénies aleucémiques* (*ganglionnaire, intestinale, amygdalienne, testiculaire* ou *cutanée* (Voir Mycosis fongoïde), l'*anémie infantile pseudo-leucémique* et la *splénomégalie primitive* de Debove et Brühl. Par *pseudo-lymphomes* on entend : 1° des *polyadénopathies* simulant la lymphadénie, mais liées à la *tuberculose* ou à une *autre infection* (lymphadénie infectieuse); 2° la *splénomégalie tuberculeuse*.

Le *traitement hygiénique et médicamenteux* des lymphomes diffère peu de celui opposé à la *leucémie* (v. c. m.). Ici aussi les *cures d'air*, la *vie à la campagne*, une *alimentation tonique*, la *médication arsenicale* et surtout la *radiothérapie* trouvent leur indication. Appliquée au *lymphadénome pur*, au *lympho-sarcome*, à la *splénomégalie lymphadénique*, l'*exérèse chirurgicale* n'a pas donné de résultats encourageants. Au contraire, opposée à la *lymphadénie infectieuse* ou *tuberculeuse* initiale ne frappant que quelques groupes ganglionnaires, l'*ablation* aussi radicale que possible est absolument indiquée. Il faut, en cas de lymphadénie infectieuse enlever, en outre, et surtout, le *foyer infectieux primitif* qui a contaminé les ganglions. Après l'ablation des adénopathies tuberculeuses, il n'est cependant pas rare de voir le processus récidiver ou se poursuivre dans les autres ganglions. Il est vrai que les remarquables succès obtenus, dans ces diverses formes, par la *radiothérapie* semblent reléguer au second plan le traitement chirurgical. Sous l'action des rayons X, en effet, en quelques séances, tous les ganglions entrent en régression. Les plus efficaces semblent être ceux qui provoquent une inflammation marquée de la peau; il paraît, en outre, indiqué d'employer les *tubes durs*, par *séances courtes*, en interrompant dès qu'apparaît la pigmentation. La *splénomégalie tuberculeuse* ne semble justiciable de la *splénectomie* que dans les cas à marche rapidement progressive avec douleurs locales très vives et aggravation rapide de l'état général (Quenu et Baudet); les résultats en sont du reste médiocres et on ne tentera l'opération qu'après avoir essayé une *cure radiothérapique*.

Lysidine (*Méthylglyoxalidine*). — *Caract. phys. et chim.* — Poudre cristalline, soluble dans 6 p. d'eau.

Prop. et empl. thérap. — Puissant dissolvant de l'acide urique, préconisé contre la goutte.

Formes pharmac., doses. — 1 à 5 gr. en cachets (*incompat.* avec l'iode, le tannin. le perchlorure de fer).

M

Magnésium. — *Effets physiol. et tox.* — Élément de l'organisme, prédominant dans les tissus riches en nucléines et nucléo-albuminates. Ingéré en poudre, le magnésium accroît la diurèse, les oxydations et l'élimination des déchets azotés. Expérimentalement, le magnésium agit, sur les extrémités nerveuses, à la façon du curare, mais il respecte plus longtemps les muscles respiratoires et le cœur, touchés seulement par de très hautes doses.

Magnésium (Hydro-carbonate de). (*Magnésie blanche, Magnésie anglaise*). — *Caract. phys. et chim.* — Poudre blanche très légère (ou blocs cubiques blancs), presque insoluble dans l'eau (à moins qu'elle ne soit saturée d'acide carbonique).

Propr. thérap., indicat. — Anti-acide comme la magnésie, se dissout plus vite dans les acides.

Formes pharmac., doses. — *Usage int.* : 1 à 10 gr., enfants 25 centigr. à 1 gr. par année. En cachets, tablettes, en suspension dans l'eau ou dans une potion. (Incompat. avec les acides). — *Usage ext.* : Comme poudre inerte, isolante, ou comme élément des poudres dentifrices,

Poudre antidyspeptique :

Magnésie blanche. . . 80 centigr.
Poudre de rhubarbe. . 40 —
Poudre de noix vo-
mique. . . . . . Trois —
pour une prise après le repas.

Poudre dentifrice :

Carbonate de magnésie.)
 » de chaux. . } āā 100 gr.
Poudre de quinquina {
rouge. . . . . . .)

Essence de menthe poivrée. 1 —

Poudre anti-gastralgique :

Magnésie blanche. . . . . 5 gr.
Poudre de cannelle. . . . 2 —
Poudre d'opium. . . Cinq centigr.
Diviser en 10 cachets; un à deux avant
les repas.

Magnésie effervescente :

Carbonate de magnésie.)
Sulfate de magnésie. . }
Bicarbonate de soude. } āā 10 gr.
Sel de Seignette. . . . }
Acide tartrique. . . .)
Cuillerée à café dans un verre d'eau.

Magnésium (Oxyde de) (*Magnésie
calcinée*). — **Caract. phys. et chim.** —
Poudre amorphe, blanche, sans odeur ni
saveur (pourtant, provoque une sensation
spéciale, dans la bouche, en s'hydratant).
On distingue : la *magnésie légère* ou *magnésie française* (densité 2,7 à 3) et la
magnésie lourde ou *magnésie anglaise*
(densité 3,5 à 3,8) ne différant que par
leur densité. Presque insolubles dans
l'eau, mais se combinant à elle, pour
engendrer l'hydrate de magnésie.

Effets physiol. et tox. — Ingérée, est
tranformée par l'HCl de l'estomac, en
chlorure de magnésium, soit intégralement (les doses de 50 centigr. à 1 gr.),
soit en partie (les hautes doses), tandis
que l'excédent neutralise les autres acides
ou passe dans l'intestin pour s'y changer
en bicarbonate (purgatif) ou être rejeté
avec les fèces. Son usage prolongé peut
engendrer la formation de concrétions

dures capables d'obstruer l'intestin. La
magnésie montre, pour le gaz acide carbonique, un pouvoir absorbant considérable (1000 fois son volume). Les doses
élevées (4 à 8 gr.) purgent au bout de
8 à 10 heures (sans coliques, mais réaction fréquente).

Prop. thérap., indicat. — A petite dose,
opposée à l'hyperacidité gastrique, à la
dyspepsie flatulente avec météorisme. A
dose massive, employée soit comme antidote dans l'empoisonnement par les
acides et les sels métalliques (si l'acide
arsénieux est en cause, ne pas associer
à la magnésie du sucre qui troublerait la
neutralisation et favoriserait la dissolution de l'arsénite de magnésium (Voir
ANTIDOTE), soit comme purgatif (la magnésie lourde purge, naturellement, à
moindre dose que l'autre). Sert encore à
accroître la solubilité dans l'eau de l'acide
borique (additionné de 1 gr. 50 de magnésie calcinée, un litre d'eau dissout
120 gr. d'acide borique au lieu de 40).
Comme topique, usitée à titre de poudre
inerte, absorbante et isolante.

Formes pharmac., doses. — *Usage int.*
50 centigr. à 2 gr. comme anti-acide, en
cachets ou en suspension dans l'eau; 2 à
15 gr. comme purgatif (dans de l'eau
sucrée ou avec du lactose qui en favorise
la dissolution); *enfants* 50 centigr. à
1 gr. par année. L'*hydrate de magnésium*
ou *magnésie hydratée*, plus aisément soluble dans les acides, ne provoque pas
dans la bouche la même sensation désagréable que la magnésie calcinée. — *Incompatib.* avec les carbonates alcalins, les
préparations arsenicales, le chlorate de
potasse, le borate de soude.

Cachets anti-acides :

Magnésie hydratée. .)
Bicarbonate de soude. } āā 30 centigr
Phosphate de chaux.)

Pour un cachet; 5 à 10 par jour.

Cachets anti-gastralgiques :

Magnésie calcinée. . } āā 50 centigr.
Craie préparée . . .)
Poudre de belladone deux — .

Pour un cachet; un cachet 2 heures et
3 heures après le repas (hyperpeptiques).

Médecine blanche :

Magnésie calcinée . . . . . 8 gr.
Sucre pulvérisé . . . . . . 50 —
Eau distillée. . . . . . . 40 —
Eau de fleurs d'oranger . . 20 —

Prendre en une fois et ingérer sitôt après le suc d'une orange.

Poudre laxative :

Magnésie calcinée . . . ⎫
Soufre sublimé et lavé . ⎬ āā 10 gr.
Sucre de lait pulvérisé . ⎭

Cuillerée à café le soir.

Poudre contre l'intertrigo (enfants) :

Magnésie calcinée . . . . 5 gr.
Talc . . . . 10 —
Acide salicylique . . . . 2 —
Essence de lavande . . . X gouttes.

Magnésium (Hydrate de) (*Magnésie hydratée*). — Caract. phys. et chim. — Poudre blanche, insoluble dans l'eau, soluble dans les acides, contenant 31 p. 100 d'eau.

Prop. thérap., indicat. — Mêmes usages et mêmes doses que la magnésie en général (Voir : Magnésium (Oxyde de). Moins sapide que la magnésie calcinée, parce qu'elle n'est pas avide d'eau comme cette dernière, et sature plus facilement les acides.

Magnésium (Peroxyde de). — Caract. phys. et chim. — Poudre blanche, insoluble dans l'eau, employée (associée à 70 ou 80 p. 100 de magnésie) sous le nom d'*hopogan*.

Prop. thérap., indicat. — Antiseptique gastro-intestinal, par mise en liberté d'oxygène, à l'état naissant, au contact des acides gastriques. Opposé aux dyspepsies avec fermentations et aux diarrhées acides. Action irritante, à la longue (Vaquez).

Formes pharmac., doses. — 30 à 60 centigr. par jour, en cachets, comprimés (effet gastrique) ou pilules kératinisées (effet intestinal).

Magnésie (Citrate acide de). — Caract. phys. et chim. — Sel blanc, à peine sapide, soluble dans 2 p. d'eau bouillante, insoluble dans l'alcool; facilement altérable. Se prépare en solutions extemporanées, par action de l'acide citrique sur la magnésie ou le carbonate de magnésie (base des limonades purgatives).

Prop. thérap., indicat. — Son absence de goût en fait un purgatif agréable, indiqué chez les enfants, mais d'effets tardifs et inconstants. Laxatif, à petites doses (en granulé).

Formes pharmac., doses. — *Dose laxative* 4 à 10 gr. en granulé. *Dose purgative* 30 à 60 gr. en limonade. *Enfants* 2 gr. par année.

Limonades purgatives :

	(1)	(2)	(3)
Carbonate de magnésie . . .	11 gr.	14 gr. 5	18 gr.
Eau distillée . .	300 —	300 gr.	300 —
Sirop de sucre .	100 —	100 —	100 —
Alcoolature de citron	1 —	1 —	1 —
Acide citrique .	18 —	24 —	30 —

Granulé effervescent :

Carbonate de magnésie . . 30 gr.
Bicarbonate de soude. . . 90 —
Acide citrique pulv. . . . 125 —
Sucre pulvérisé. . . . . . 25 —
Eau distillée. . . . . . ⎫ Q. S.
Alcool à 60°. . . . . . ⎭

F. S. A.

Dose laxative, cuillerée à café dans un verre d eau sucrée. Dose purgative, 30 à 60 gr. dans 750 gr. d'eau sucrée; par verre toutes les demi-heures.

Le *citrate de magnésie effervescent du commerce* est un mélange de tartrate de soude, d'acide tartrique et de bicarbonate de soude, obtenu en mêlant les deux poudres suivantes préparées d'après une technique spéciale.

1° *Poudre acide :*

Acide tartrique. . . . . . 22 gr. 50
Bicarbonate de soude. . . 11 gr. 50
Eau distillée . . . . . . 9 gr. 00

2° *Poudre alcaline :*

Acide tartrique. . . . . . 12 gr. 00
Bicarbonate de soude. . . 22 gr. 50
Eau distillée . . . . . . 9 gr. 00

F. S. A.

Le mélange se dissout rapidement dans l'eau avec dégagement d'acide carbonique ; sa saveur n'est pas désagréable. Laxatif à la dose d'une cuillerée à café dans un verre d'eau ; purgatif aux doses de 3o à 6o gr. dans 75o gr. d'eau sucrée, par verre toutes les demi-heures.

Borocitrate de magnésium et de sodium. — Sel cristallisable, constituant un excellent dissolvant des calculs urinaires (surtout gravelle urique). Dans la pratique, on le réalise par le mélange suivant :

Acide citrique.	10 gr.
Carbonate de magnésie . .	5 —
Borate de soude.	10 —

Pulvériser finement et mélanger exactement. — De 5o centigr. à 2 gr., mélangé ou non à du sucre en poudre, dans un verre d'eau gazeuse simple.

Magnésie (Silicate de). — Voir Talc.

Magnésium (Sulfate de). (*Sel de Sedlitz, sel d'Angleterre, sel d'Epsom*). — *Caract. phys. et chim.* — Cristaux prismatiques, incolores, de saveur très amère et un peu styptique ; solubles dans leur poids d'eau froide.

Propr. thérap., indicat. — Purgatif salin un peu plus irritant que le sulfate de soude et moins cholagogue ; constipation consécutive fréquente ; diffusion lente, action déshydratante sur les albuminoïdes des tissus vivants ; absorbé dans le sang, le condense par spoliation de sa partie liquide ; passe dans le lait des nourrices, pouvant ainsi provoquer la diarrhée chez les nourrissons.

Formes pharmac., doses. — Purge à la dose de 15 à 6o gr. ; dose moyenne 25 gr., dose laxative 6 à 7 gr. (*Enfants* : 1 à 2 gr. par année), en solution dans de l'eau gazeuse ou aromatisée (avec du sirop d'écorces d'oranges amères, de l'alcoolature de citron, de l'eau distillée de cannelle, du café, du suc de réglisse, de l'acide citrique ou tartrique), ou bien, sous forme d'eau minérale naturelle (Birmenstorff, Pullna, Montmirail, Sedlitz, etc.). Très souvent associé au sulfate de soude. *En lavement :* 15 à 20 gr.

Eau de Sedlitz artificielle :

Sulfate de magnésie .	3o gr.
Bicarbonate de soude. } āā	4 —
Acide tartrique. . . . }	
Eau distillée	65o —

Par verres.

Purgatif (adultes) :

Sulfate de magnésie .	25 gr.
Sirop d'écorces d'oranges amères.	5o —
Hydrolat de cannelle. } āā	6o —
Eau distillée. . . . . }	
Alcoolat de citron . .	2 —

A prendre en une fois.

Purgatif (enfants) :

Sulfate de magnésie. .	10 à 15 gr.
Sirop d'écorces d'oranges amères.	3o —
Suc de réglisse. . . .	10 —
Eau dist. de fleurs d'oranger . . . . . } āā 3o —	
Eau distillée. . . . . }	

A prendre en une fois.

Purgatif composé :

Sulfate de magnésie . }	
Sulfate de soude. . . } āā 15 gr.	
Sel marin . . . . . . }	

20 à 4o gr. dans 65o gr. d'eau gazeuse simple, à prendre par verres ; on peut ajouter par verre une cuillerée à soupe de suc de réglisse, comme correctif.

Lavement :

Sulfate de magnésie . } āā 15 gr.	
Follicules de séné . . }	
Eau bouillante	3oo —

Laisser infuser pendant 2 heures.

Magnésium (Tartrate de). — Mêmes indications ; mêmes doses et mêmes formes que le *citrate*. Peu usité.

Maillot humide. — Voir Hydrothérapie.

Maillot sec. — Procédé de sudation utile dans tous les cas où s'indique une rapide et intense hyperhémie cutanée : début du rhume, rhumatisme musculaire, lumbago, etc.

On le réalise en enveloppant le corps entier (pendant une demi-heure ou plusieurs heures), sauf la tête, dans plusieurs couvertures de laine auxquelles on peut ajouter un édredon. S'en abstenir chez les congestifs et les cardiaques.

Maïs. *Zea Maïs* (Graminées). — Les stigmates seuls sont employés en thérapeutique.

Propr. thérap., indicat. — Action en même temps diurétique, analgésique (grâce à une huile volatile encore mal connue) et sédative de l'irritation vésicale. Effets favorables dans la colique néphrétique, la gravelle, la cystite chronique; serait contre-indiqué dans la cystite aiguë.

Formes pharmac., doses. — Infusion 10 à 30 p. 1000. Extrait 1 à 5 gr., en potion ou pilules.

Potion diurétique et calmante (gravelle urique) :

Extrait de stigmates de maïs   5 gr.
Benzoate de soude. . . ⎫ āā 3 —
Salicylate de soude . . ⎭
Infusé de feuilles de buchu   90 —
Sirop des cinq racines. . .   80 —

Cuillerée à soupe toutes les 2 à 3 heures.

Mal de mer. — Peu de traitements réussissent contre le mal de mer. En général, on recommande pour l'éviter : le séjour *en plein air sur le pont à l'abri du vent* plutôt que dans les cabines, l'*alimentation régulière* (ne pas manquer un repas, W. T. Wood), le port d'une *large ceinture de flanelle* soutenant bien la paroi abdominale, le *décubitus dorsal la tête basse*, si le malade est obligé de s'étendre. Habituellement, les aliments les mieux tolérés sont les *biscuits secs au beurre* et légèrement épicés, le *lait de poule au rhum*; l'*alcool* est à éviter avant le déclin de la crise, moment où le *champagne frappé* trouve son emploi; cependant, sauf dans les cas très graves, il vaut mieux n'absorber que très peu de liquide. Dans les formes rebelles, Wood conseille le *thé de bœuf* ou tout autre extrait de viande. La médication de choix serait un mélange de *bromure de potassium* (2 gr. p. eau 45 gr.) et de *sirop de chloral*, à absorber par cuillerées à café toutes les 5 minutes, en dé-

butant dès la première nausée, pour ne cesser qu'après soulagement ou envie de dormir; habituellement 4 ou 5 prises suffisent. En cas de mauvais temps prolongé, il est bon de prendre, à intervalles réguliers, une cuillerée à café du mélange. En cas d'échec, on tentera de prendre, toutes les demi-heures, une goutte de *teinture d'iode* dans de l'eau.

· F. Regnault distingue le *mal de mer d'imagination* indépendant de l'état de la mer, justiciable des procédés de suggestion directe ou indirecte et le *mal de mer somatique* strictement subordonné au gros temps et plus ou moins soulagé par : la compression du ventre avec une ceinture, le calage dans le lit, l'anesthésie de la muqueuse gastrique grâce à l'ingestion, à jeun, d'une solution concentrée de cocaïne. M. Baudoin considère le mal de mer d'imagination comme rare et propre à certains névropathes, sujets également au *mal de voiture*, au *mal de chemins de fer*. Attribuant le mal de mer à l'hypersthénie gastrique, Bardet lui oppose les alcalins et les calmants de la sensibilité gastrique. Il sature d'abord l'hyperacidité par le *carbonate de chaux* et *de magnésie* (āā 2 à 3 gr.) associés au *bismuth* puis apaise l'éréthisme par un mélange de *picrotoxine*, de *chlorhydrate de morphine* (āā 5 centigr.), de *sulfate d'atropine* (1 centigr.) et de *validol* ou éther valérianique du menthol (20 gr.) dans 250 gr. de curaçao (une cuillerée à café toutes les heures ; 5 au maximum); il recommande en outre : le 1er jour, la diète ; le 2e, une petite tasse à café de lait toutes les heures et demie ; le 3e, de petits repas fréquents, et enfin, le régime normal (mais pas à la table commune). Desesquelle conseille l'*eau bromoformée saturée* (*adultes*, 250 gr. par jour ; *enfants*, 10 gr. avant 3 mois ; 20 gr. de 3 à 6 mois ; 30 gr. de 6 à 9 mois, 40 de 9 mois à 1 an ; puis 40 gr. par année d'âge). Mettant surtout en cause l'ébranlement cérébral et cérébelleux, les tiraillements du diaphragme, Chevalier propose l'emploi de l'*acide procétrarique* (tiré du lichen d'Islande). Aux Etats-Unis, Girard recommande d'injecter sous la peau, dès le premier trouble, un demi-milligr. de *sulfate d'atropine* et un milligr. de *sulfate de strychnine*, injection renouvelée, si besoin, au bout d'une heure (rarement nécessaire). L'*atropine-strychnine* peut aussi s'administrer en tablettes ou pilules, mais l'effet en est ainsi moins sûr. Le mal de mer d'imagination cède aux procédés, en apparence les plus étranges, à condition que les malades y ajoutent foi.

Mal (État de) épileptique. — Voir Épilepsie.

Mal (État de) choréique. — Voir Chorée.

Mal (État de) hystérique. — Voir Hystérie.

Maladie bleue. — Voir Cyanose.

Malaria. — Voir Paludisme.

Mal de Bright. — Voir Néphrites.

Malt. — Voir Orge.

Maltine ou Diastase. — Ferment soluble existant dans l'orge, le blé ou l'avoine en voie de germination.

Caract. phys. et chim. — Poudre amorphe, blanc-jaunâtre, très soluble dans l'eau, insoluble dans l'alcool concentré, capable de transformer l'amidon en dextrine et en maltose (sauf en présence des acides forts, des alcalis, du tannin, de l'alun et de la chaux). Doit transformer en sucre réducteur 50 fois son poids d'amidon.

Propr. thérap., indicat. — Favorise la digestion des substances amylacées, notamment chez les hyperpeptiques (la ptyaline étant neutralisée par l'hyperacidité gastrique). Il est logique de la prescrire associée aux sels alcalins (Boas).

Formes pharmac., doses. — 50 centigr. à 2 gr. en cachets ou élixir (très altérable) après les repas.

Cachets :

a) Maltine . . . . . .   50 centigr.
Phosphate de soude }
Craie préparée . . }   ãã 25 —

Pour un cachet; 1 à 2 une demi-heure après le repas.

b) Maltine. . . . . }
Pancréatine. . . . }   ãã 25 centigr.
Bicarbonate de soude   50 —

Pour un cachet; 1 à 2 une heure après le repas.

Mamelle (Extrait de). — On a préconisé l'*opothérapie mammaire* dans le but d'amender les accidents provoqués par le fibrome utérin. Cette méthode est encore trop récente pour être recommandable.

Manganèse (Carbonate de). — *Caract. phys. et chim.* — Sel blanc-rosé, insoluble dans l'eau, l'alcool; soluble dans les acides.

Prop. et empl. thérap. — Préconisé comme succédané du fer dans la chlorose, et comme emménagogue, aux doses de 10 à 30 centigr. en cachets ou pilules (peu usité). Se prescrit (seul ou associé au fer) quand le fer est inefficace ou insuffisant.

Manganèse (Bioxyde de). — *Caract. phys. et chim.* — Masses amorphes ou poudre gris foncé; insoluble, sauf dans les acides.

Prop. et empl. thérap. — Mêmes indications et mêmes doses que le carbonate.

Manganèse (Sulfate de). — *Caract. phys. et chim.* — Cristaux rosés, solubles dans 1 p. 5 d'eau.

Prop. et empl. thérap. — Mêmes indications que le carbonate. Doses 10 à 50 centigr. en cachets ou pilules. La propriété d'activer les oxydations et les combustions intimes dans l'organisme est surtout remarquable pour le *lactate de manganèse*.

Manie. — Qu'elle soit primitive ou dénonce la *paralysie générale*, l'*alcoolisme*, l'*épilepsie*, la *dégénérescence*, l'agitation maniaque réclame toujours un ensemble de mesures hygiéniques et thérapeutiques ne subissant que de légères variantes suivant ses formes. L'*isolement dans un établissement spécial* est presque toujours indispensable et ne peut être évité qu'en cas d'accès passagers liés à la démence sénile, à l'épilepsie ou à l'alcoolisme. La *séquestration cellulaire*, la *camisole de force*, moyens violents, dangereux pour ces malades, ont été définitivement condamnées pour faire place à l'*alitement* et à la *balnéation tiède prolongée*. Le séjour au lit qui doit, au moins pendant quelques semaines, être permanent, sera maintenu sans trop de peine par des procédés de douceur, de persuasion ou de distraction et, au début, grâce à l'usage du *lit cuve* (lit au ras du sol, à parois capitonnées, hautes de 1 m. au moins) qui facilite la surveillance. On laisse le malade se lever pour prendre ses bains, aller à la garde-robe, prendre l'air. Les *soins de propreté*, les fréquents *changements d'attitude*, préviendront l'*hypostase pulmonaire* et les *eschares*. Il est possible d'éviter : le *gâtisme* en conduisant, à heures fixes, le malade à la garde-robe; la *constipation*, par l'emploi du *massage abdominal*, des *lavements* et des *laxatifs* anodins. L'*anorexie*, liée à l'alitement, sera combattue par une alimentation légère et substantielle fractionnée en de fréquents repas. La *surexcitation génitale* n'est pas un obstacle absolu à l'alitement qui alors exige seulement une surveillance plus étroite. Il apaise du reste assez vite l'agitation, tout en augmentant beaucoup la sécurité; on le mitige à mesure que les accidents se calment. Dans les cas particulièrement rebelles ne permettant pas le maintien au lit, le malade est momentanément placé dans une *chambre capitonnée* de toutes parts (le plancher compris).

La *balnéation tiède* est du reste un puissant adjuvant de l'alitement. Les bains, donnés à 32°-34°, sont prolongés 2, 3, 4 heures ou même, jour et nuit, durant plusieurs jours, plusieurs semaines ou davantage, selon la pratique de Krœpelin (de Heidelberg). Des compresses imbibées d'eau froide sont appliquées sur la tête pendant le bain ; la *baignoire*, en tôle émaillée, à bords très arrondis, est alimentée d'eau à température constante. Sous une surveillance continue, les malades y mangent et peuvent y dormir grâce à un coussin à air en caoutchouc leur soutenant la tête. La *macération de l'épiderme* est atténuée par de fréquentes *onctions à la vaseline*. Sous l'influence du *bain permanent*, l'agitation tombe, l'appétit renaît et la pression sanguine se relève (Trénel). Il est pourtant contre-indiqué par l'*affaiblissement* extrême, l'*âge avancé*, et les *lésions pulmonaires* ou *cardiaques*. A défaut

de bains, le *drap mouillé froid* associé aux boissons abondantes (pour provoquer la sudation) peut rendre des services; Trénel lui reproche une action dépressive intense sur le cœur. La *douche froide* n'est indiquée qu'au déclin des crises maniaques, à titre d'agent tonique. Dans les cas d'agitation extrême, Cullerre a obtenu de bons effets des *injections sous-cutanées massives de sérum artificiel* (500 à 1000 gr.).

Quoique l'usage des médicaments calmants doive être très restreint chez les maniaques, il s'impose pourtant souvent au début, soit pour maintenir le malade au lit ou dans le bain, soit pour lui procurer un peu de sommeil. L'*opium* (*extrait thébaïque* ou *laudanum*) congestionne les centres nerveux et ne doit, comme la *morphine*, intervenir qu'au déclin des crises (Marcé, Ballet). Les *bromures* (4 à 6 gr.) ne réussissent guère que dans la *manie épileptique*, l'*érotomanie*, ou associés au *chloral* (1, 2, 3 gr.), à l'*hypnal*, au *chloralose*, agents dont les effets dépressifs sur le cœur exigent une étroite surveillance. Le *sulfonal* ou le *trional* (1 à 2 gr.), le *véronal* (50 centigr., 1 gr. 50, 2 gr.) sont de quelque ressource; au delà de 1 gr., le véronal ne doit être donné qu'à doses fractionnées, et *avec circonspection*. Le *sulfate de Duboisine* (1 à 2 milligr.), la *scopolamine* (*bromhydrate*, 3 milligr. en piqûres, Lallemand), puissants sédatifs mais très toxiques, ne sont pas sans danger. Le remède de choix contre l'excitation maniaque semble être le *chlorhydrate d'hyoscine* dont un demi-milligr. (en injection) procure, en 10 à 30 minutes, un sommeil de quelques heures à une nuit, ou, au moins, un calme assez prolongé (Magnan); mais il faut être sûr de la provenance de ce produit mal défini et son emploi impose une grande prudence; on devra ne le prescrire qu'en cas de nécessité, en débutant par 1/4 ou 1/3 de milligr., et s'en abstenir chez les cachectiques ou si le cœur est faible. Bourneville et Roux ont tiré de bons effets sédatifs des inhalations de *bromure d'éthyle*.

L'*alimentation* sera légère mais réparatrice. S'il y a de la *fièvre*, le *régime lacté* ou *lacto-végétarien* est indiqué. La *convalescence* sera abrégée par les *cures d'air*, l'*hydrothérapie froide*, un *exercice modéré* et les *travaux manuels*.

Manne. — *Caract. phys. et chim.* — Suc concret s'écoulant d'incisions faites à l'écorce du *Fraxinus Ornus* et de la variété *rotundifolia* (Oléacées), arbre cultivé dans la Pouille, la Sicile et la Calabre. On distingue : 1° la *manne en larmes*, la plus pure, récoltée en été, blanche, de saveur sucrée agréable, entièrement soluble dans l'eau ; 2° la *manne en sortes*, récoltée en automne, plus molle, d'un jaune sale, de saveur sucrée fade et un peu âcre ; 3° la *manne grasse*, la plus active, mais de saveur désagréable. Les mannes renferment 10 à 15 p. 100 de sucre, 20 à 80 p. 100 de *mannite*, de la dextrine et une substance résineuse qui semble en être le principe purgatif, les mannes qui en sont le plus riches étant les plus actives. On utilise aussi les produits appelés : manne de Briançon, du Liban, du Sinaï, du Caucase, de Perse, d'Australie.

Prop. thérap., indicat. — Purgatif doux prescrit surtout aux enfants, en raison de sa saveur sucrée.

Formes pharmac., doses. — 10 à 100 gr. dans de l'eau, du lait ou du thé chauds, ou sous forme d'électuaire. *Enfants* 2 gr. par année d'âge.

Médecine noire :

Manne grasse	60 gr.
Feuilles de séné	10 —
Sulfate de soude	15 —
Rhubarbe	5 —
Eau bouillante.	120 —

A prendre en une ou deux fois.

Électuaires (enfants) :

a) Manne en sorte	15 gr.
Magnésie hydratée	5 —
Miel blanc.	10 —

Par cuillerées à café.

b) Manne en sorte.	20 gr.
Soufre lavé.	5 —
Miel blanc.	10 —

Par cuillerées à café.

Marmelade de Tronchin :

Manne en sorte. . . .	125 gr.
Pulpe de casse	30 —
Huile d'amandes douces	
Sirop de violettes. . .	ãã 15 —
Eau distillée de fleurs	
d'oranger.	8 —

Par cuillerées à soupe d'heure en heure, en deux matinées, dans les catarrhes.

Guibourt et Soubeiran ont proposé la formule suivante modifiée :

Manne en sorte	
Pulpe de casse	
Huile d'amandes douces	ãã 40 gr.
Sirop de violettes . .	
Eau distillée de fleurs	
d'oranger.	8 —

Mannite. — *Caract. phys. et chim.* — Alcool hexatomique formant jusqu'à 80 p. 100 de la manne. Cristaux rhomboïdaux, faiblement sucrés, solubles dans 6 p. 6 d'eau et 80 p. d'alcool froid.

Prop. thérap., indicat. — Purgatif anodin, moins actif que la manne en nature.

Formes pharmac., doses. — 10 à 50 gr. en pastilles ou potion. *Enfants* 1 gr. par année.

Marétine. — *Caract. phys. et chim.* — Dérivé de la méthylacétanilide. Cristaux blancs, insipides, presque insolubles dans l'eau froide, très peu solubles dans l'eau chaude (2 p. 100) et l'alcool (1 p. 100). L'urine se colore en jaune sous son influence et réduit la liqueur de Fehling.

Prop. thérap., indicat. — Antipyrétique provoquant la sudation mais sans action sur le sang.

Formes pharmac., doses. — 25 à 50 centigr. en cachets.

Marienbad. — Petite ville de Bohème, cercle de Pilsen, à 31 km d'Eger, au fond d'une vallée enfermée par des collines recouvertes de sapins. Altitude 644 m. Eaux froides (7° 5-11° 5), riches en acide carbonique, légèrement ferrugineuses, de composition assez variable, bicarbonatées - calciques - magnésiennes, chlorurées-sulfatées-sodiques, bicarbonatées-mixtes, avec prédominance des uns ou des autres de ces groupements. Il existe encore des *boues minérales* qui tiennent une place importante dans la médication de Marienbad ; ces boues sont sulfatées-alcalines-terreuses-ferrugineuses. Utilisées surtout en boisson, en bains (eaux minérales, gaz, vapeurs, boues), en douches. Laxatives, toniques et reconstituantes ; sédatives du système nerveux.

Principales indications. — Obésité, affections chroniques de l'appareil digestif et de ses annexes (notamment engorgements du foie et stase veineuse ou pléthore abdominale), chloro-anémie, troubles de la ménopause, rhumatismes et névralgies rebelles.

Marjolaine. — *Origanum Majorana* (Labiées). Les sommités fleuries contenant une huile essentielle odorante sont employées (sous forme de poudre à priser) comme sternutatoires, stimulantes, toniques et amères (en infusion à 10 p. 1000).

Marlioz. — Petit hameau de la Savoie, à 2 km d'Aix-les-Bains, fournissant à cette importante station thermale des eaux froides (11°), sulfurées-sodiques (Na HS) et iodurées, qui sont utilisées, à Aix, en boisson, inhalations, pulvérisations, douches pharyngiennes, nasales, etc. (Voir Aix-les-Bains).

Marmelade de Tronchin. — Voir Manne.

Marronnier. *Æsculus Hippocastanum* (Sapindacées). — **Prop.** **et** **empl.** **thérap.** — Les semences (marrons d'Inde), les jeunes branches (15 à 30 gr. p. 1000 en décoction), l'écorce sont préconisées comme fébrifuge et antihémorrhoïdaire. On prépare avec les semences une teinture à 10 p. 100 (50 centigr. à 1 gr.) et une huile grasse vantée comme topique (en frictions) contre la goutte. L'écorce, et, surtout, les semences fraîches contiennent une *saponine*.

Martigny. — Bourg des Vosges, sur la ligne de Nancy à Langres, à 10 km S.-O. de Contrexéville. Altitude 377 m. Eaux froides (10° 5-13° 5), sulfatées-calciques, lithinées, ferrugineuses, silicatées. Utilisées surtout en boisson, mais aussi en bains (source savonneuse). Diu-

rétiques, stimulantes des processus de nutrition intime.

Principales indications. — Lithiase et gravelle urinaires, catarrhe vésical ou rénal[1], lithiase biliaire, toutes les manifestations de l'arthritisme. Les dermatoses sont plus spécialement justiciables des bains avec la source savonneuse. Offrent la plus grande analogie avec les eaux de Contrexéville et de Vittel, situées, d'ailleurs, dans la même région et provenant des mêmes formations géologiques.

Massothérapie. — I. *Effets physiologiques.* — *Massothérapie* signifie utilisation de la main à l'art de guérir (Berne). Le *massage de la peau* l'assouplit et l'amincit tout en favorisant le fonctionnement de ses glandes. Le *massage des muscles*, en y éveillant des contractions fibrillaires et en y activant la circulation, favorise l'élimination des déchets. Au point de vue vasculaire, le massage hâte la déplétion des veines, et, en y abaissant la tension sanguine, facilite la circulation artérielle et générale ainsi que la résorption des exsudats épanchés. Le *massage des régions répondant aux organes glandulaires* (*estomac*, *foie*, *reins*, etc.) stimule la fonction des épithéliums sécréteurs, réalisant une sorte d'*opothérapie d'origine mécanique* (Berne). *Dans la sphère nerveuse*, le massage détermine, d'une part, une espèce d'anesthésie des filets cutanés sensitifs et, de l'autre, une stimulation des terminaisons nerveuses qui concourt à régulariser l'équilibre nerveux général. Il accroît, en outre, la résorption interstitielle. L'effet du *massage abdominal* est complexe : il accroît l'énergie des contractions intestinales et combat l'hypertension artérielle (Cautru). En activant la désassimilation, le *massage général* réduit le poids du corps ; en stimulant toutes les fonctions vitales, il restaure l'appétit et le sommeil et régularise la nutrition (élévation de la température périphérique et du taux de l'urée) ; enfin, il accroît la résistance au travail des muscles fatigués.

II. *Technique.* — *L'outillage* du masseur est simple ; une *chaise longue* assez large, sans rebords ni dossier, garnie de coussins mobiles, des *tables mobiles* très légères supportant des *coussins de consistances variées* (balle d'avoine ou sable), des *tabourets* de hauteurs diverses, pour appuyer les jambes, des *ballons percuteurs* en caoutchouc creux, montés sur tiges (pour percuter les muscles et les insertions tendineuses) en forment les éléments essentiels. Outre une sérieuse culture médicale et une connaissance approfondie de l'anatomie, le massage exige une certaine vigueur musculaire, une égale dextérité des 2 mains dont les doigts, souples et très mobiles, doivent porter des ongles toujours soigneusement limés. Selon les cas, les régions à masser sont enduites soit de *vaseline simple* ou de *fécule* de pomme de terre (régions glabres), soit de *vaseline boriquée* additionnée de 1/6 de *baume de Fioravanti* (régions velues), soit d'*huile d'olive fine* (plis articulaires ; peau de femmes ou d'enfants). Autant que possible, les muscles doivent rester complètement relâchés. Les formes essentielles du massage sont : l'*effleurage*, le *pétrissage*, les *pressions*, les *percussions*, les *mouvements* et le *massage vibratoire*.

L'*effleurage* se pratique à l'aide de la paume de la main et de la pulpe des doigts (jamais du bout) en promenant la main (souple et non contractée) avec une pression douce et uniforme (plus appuyée pour les lésions profondes), de l'extrémité à la racine des membres.

Le *pétrissage* consiste en pressions alternatives exercées aussi par la paume de la main et la pulpe des doigts. Exigeant une grande dextérité, il doit ménager les régions riches en vaisseaux, nerfs et gros ganglions lymphatiques (triangle de Scarpa, creux axillaire). Comme le pétrissage détermine une légère anesthésie, son énergie peut être progressive. Il devient, sur certaines régions limitées, un *pincement* (avec la pulpe des doigts), et se transforme, sur les lésions plus étendues, en *malaxations* (avec 1 ou les 2 paumes). Du reste, au pincement doit toujours succéder la malaxation, celle-ci hâtant la résorption des produits exprimés par celui-là.

Douces ou fortes, les *pressions* s'exercent avec le pouce, la paume ou le talon de la main, le poing fermé, ou l'extrémité des index (*foulage*). Les *pressions douces* (lésions superficielles) sont, suivant les cas, *rectilignes*, *elliptiques* ou *spiroïdes*. Les *pressions fortes* (lésions profondes) consistent en *froissement* (profondeur moyenne) ou *foulage* (lésions anciennes et profondes).

Les *percussions* utilisent la *main* (ouverte ou fermée) ou un *instrument*. La *main ouverte* (les doigts écartés) peut percuter soit du bord cubital de l'auriculaire, les autres doigts venant successivement et passivement s'abattre sur lui (effet excitant), soit de la paume et de la face palmaire des doigts (effet calmant). Avec la *main fermée*, la *percussion faible* sert à stimuler les muscles, à faire résorber les exsudats et exerce une action hyposthénisante sur les gros troncs nerveux. Appliquée sur le cul-de-sac de l'articulation du genou (en cas d'hydarthrose), la *percussion forte* diffuse dans les tissus voisins le liquide exsudé (par rupture de la synoviale. Procédé de Berne). La *percussion instrumentale* utilise : 1° des *percuteurs à surface plane* (action révulsive, excitante, thermique) ; 2° des *percuteurs cylindriques* (pour éveiller la contraction musculaire) ou *cylindriques digités* (stimulation musculaire) ; 3° le *percuteur sphérique de Berne* (stimulation des muscles profonds). Avec les *mouvements actifs* et *passifs* la massothérapie confine à la *gymnastique suédoise* et à la *mécanothérapie* (Voir GYMNASTIQUE). Le *massage vibratoire* se pratique avec des appareils à mouvement mécanique (électriques ou autres).

Maté. — *Thé du Paraguay*, feuilles et jeunes sommités de l'*Ilex paraguaiensis* (Ilicinées) torréfiées et pulvérisées. Poudre vert-brunâtre à odeur de tan, de saveur amère et astringente, contenant de la caféine (5o centigr. à 1 gr. 5 p. 100), du tannin (*acide matétannique*), des matières albuminoïdes, une essence et une résine purgative insoluble dans l'eau.

Prop. thérap., indicat. — Stimulant

(provoquant moins souvent l'insomnie que le thé et le café), diurétique ; comme tous les caféiques, permet l'utilisation des réserves en cours d'une réparation alimentaire insuffisante, mais passagèrement.

Formes pharmac., doses. — Infusion (5 gr. p. 100), très usitée au Brésil et au Paraguay. Poudre 1 à 4 gr.

Matico. — Feuilles du *Piper angustifolium* (Pipéracées), de saveur aromatique, amère, d'odeur rappelant celles du cubèbe et de la menthe. Contiennent une résine (*maticine*), du tannin, un acide cristallin (acide artanthique) et une huile essentielle.

Prop. thérap., indicat. — Antiblennorrhagique (infidèle), astringent et hémostatique.

Formes pharmac., doses. — Infusion 10 pour 1000. Huile essentielle 25 centigr. à 1 gr. Teinture (au 1/5) 4 à 10 gr. Extrait 5 à 20 centigr. en pilules ou sirop.

Mauve. — *Malva sylvestris* (Malvacées). Les fleurs, contenant un mucilage, font partie des espèces pectorales. Les feuilles sont émollientes.

Prop. et empl. thérap. — Béchique, émollient. Infusion de fleurs 10 p. 1000. Décoction de feuilles en lavement.

Maya bulgare. — Voir LAIT CAILLÉ BULGARE.

Mécanothérapie. — Voir GYMNASTIQUE.

Médiastin (Tumeurs du). — Les *néoplasmes du médiastin*, quelle qu'en soit la nature, se traduisent par des symptômes de compression et d'irritation réclamant tous la même médication analgésique et palliative. Aux *névralgies* on oppose les *pulvérisations de chlorure de méthyle*, le *bromure*, l'*antipyrine*, la *phénacétine*, le *pyramidon*, l'*acétaniline*, l'*aspirine*, la *quinine* ; mais ces agents échouent souvent et force est de recourir à la *morphine* (en potion ou piqûres). Les crises de *dyspnée*, de *toux coqueluchoïde*, sont justiciables de la *belladone*, de l'*opium*, de la *codéine*, du *narcyl*, de la *dionine*, du *bromoforme*, du *drosera*, des inhalations d'*oxygène*, de *nitrite d'amyle* ou de *pyridine* : ici aussi, la

morphine, prudemment rationnée, reste la meilleure ressource. En certains cas la *dyspnée* est *continue*, liée à une *compression trachéale, bronchique* ou *pulmonaire*, à une *broncho-pneumonie*, à la *gangrène du poumon* ou à un *épanchement pleural* ; à cette dernière cause seulement on peut remédier efficacement par la *thoracentèse*. Contre les troubles de *compression vasculaire, cardiaque, œsophagienne*, la médecine reste à peu près désarmée. A la *cachexie*, épilogue habituel de ces néoplasmes, on oppose les agents de la *médication tonique* et une *alimentation reconstituante* (gavage à la poudre de viande, lavements nutritifs).

De la *nature de la tumeur* peuvent être déduites quelques indications thérapeutiques spéciales. Qu'ils soient, ou non, liés à la *leucémie*, les *lymphosarcomes* ou les *lymphadénomes* du médiastin, inaccessibles à la chirurgie, sont justiciables des traitements dirigés contre les lymphomes et la leucémie (v. c. m.), c'est-à-dire de la *médication arsenicale intensive* (*cacodylate de soude, arrhénal*) ou, mieux, de la *radiothérapie*, grâce à laquelle on peut espérer suspendre les progrès de la néoplasie.

Parmi les *tumeurs vraies du médiastin*, les *fibromes*, les *lipomes*, les *kystes dermoïdes*, à marche très lente, sont accessibles à l'intervention chirurgicale. Il en est de même des *kystes hydatiques* (exceptionnels) justiciables de la *ponction* suivie d'*injection parasiticide* (*sublimé, eau naphtolée, teinture d'iode*). Les *tumeurs malignes*, qu'elles soient secondaires à un cancer soit de voisinage (poumon, plèvre, œsophage, sein, rachis, etc.), soit éloigné, ou *primitives*, développées aux dépens du thymus ou de ses vestiges (*lymphosarcome, carcinome*, etc.), ne sont malheureusement justiciables que de la *thérapeutique palliative et symptomatique* indiquée en tête de cet article. Le traitement des *anévrysmes de l'aorte* (v. c. m.) a été exposé ailleurs.

Méglin (Pilules de). — Voir JUSQUIAME.

Melaleuca. — (Myrtacées). — On

tire de divers Melaleuca une essence dite *huile de Cajeput*, liquide, un peu jaunâtre, insoluble dans l'eau, soluble dans l'alcool, l'éther et les huiles fixes.

Prop. thérap., indicat. — Stimulant-diffusible, antiseptique des bronches, analgésique.

Formes pharmac., doses. — X à L gouttes dans une infusion chaude. Pilules de 10 centigr., 4 à 10 par jour. *Usage ext. :* liniments 5 à 10 gr. p. 100 d'excipient.

Mélilot. — *Melilotus officinalis* (Légumineuses-Papilionacées). Les sommités fleuries, renfermant de la *coumarine*, sont employées soit en infusion (10 ou 20 p. 1000) comme béchique, soit sous forme d'eau distillée, en collyre.

Mélisse (Citronnelle). — *Mélissa officinalis* (Labiées). Les feuilles, d'odeur agréable, de saveur chaude et un peu amère, renferment une résine amère et une huile essentielle composée surtout de *citral* et de *citronellal*.

Effets physiol. et tox. — Peu toxique, franchement stupéfiante, l'essence provoque, chez l'homme, de l'engourdissement, de la somnolence puis le sommeil, et, comme les hypnotiques, le ralentissement de la respiration avec bradycardie et hypotension artérielle.

Prop. thérap., indicat. — Stimulant, stomachique et antispasmodique; stupéfiant à hautes doses.

Formes pharmac., doses. — Infusion 10 p. 1000. Alcoolat 2 à 10 gr. Eau distillée à volonté. Eau de mélisse des Carmes ou *alcoolat de mélisse composé* (5 à 20 gr. dans de l'eau sucrée) dont voici la formule :

Mélisse fraîche en fleur .	900 gr.
Zestes frais de citron . .	150 —
Cannelle de Ceylan . . .	80 —
Girofle	80 —
Muscade.	80 —
Coriandre.	40 —
Racine d'angélique. . . .	40 —
Alcool à 80°.	5000 —

Mellites. — Sirops dans lesquels le sucre est remplacé par du miel. Ils prennent, s'ils contiennent du vinaigre, le nom d'oxymels ou d'oxymellites.

Très sujets à fermenter, ils exigent une grande surveillance.

Mélœna. — Voir HÉMORRHAGIES INTESTINALES.

Mélancolie. — Le mélancolique doit d'abord être séparé de son entourage habituel et installé dans un logement paisible, sous une *surveillance étroite de jour et de nuit* qu'exigent les *idées de suicide* dont il est très souvent obsédé. Quoique non toujours indispensable, la *maison de santé* est à préférer, surtout si le cas se complique de *délire*, d'*agitation* ou de *stupeur*. Renonçant à discuter les idées délirantes, ce qui fatigue le malade, le médecin se posera en conseiller compatissant (Ballet). Le *repos au lit* exerce habituellement sur l'angoisse, le délire, les hallucinations et l'état général une influence salutaire; le malade ne sera levé que quelques heures par jour. La *balnéation tiède* surtout indiquée le soir, pour calmer l'insomnie, ne doit pas être permanente (bains de 2 à 3 heures au plus). Le *drap mouillé*, la *douche froide*, les *bains sinapisés* peuvent rendre des services; mais ces malades réagissant en général très lentement, mieux vaut ne les soumettre à la douche froide tonique qu'à la phase de déclin de l'accès. Il importe que l'alimentation soit régulière, substantielle et abondante; la difficulté est souvent de la faire accepter; on devra s'y ingénier par maints artifices, et, en cas de refus absolu, recourir au *gavage* (v. c. m.) avec la sonde nasale permettant l'introduction, matin et soir, d'un litre de liquide nutritif (lait ou bouillon additionné d'œufs, de poudre de viande, de viande pulpée, de vin, de cognac, de médicaments). Parfois le refus d'aliments est entretenu par un *embarras gastrique* justiciable des moyens habituels (lavage de l'estomac, antisepsie intestinale, purgatifs, etc.). La *mélancolie simple consciente* est compatible avec une certaine somme d'activité qui sera utilement orientée vers le *jardinage*, la *gymnastique*, les *distractions* soigneusement mitigées de repos. Le *traitement médicamenteux* vise particulièrement l'*insomnie*, l'*anxiété*, l'*agitation* et l'*asthénie*. L'*opium* et la *morphine* en font presque tous les frais. On pourra tirer quelque profit des *bromures*, du *chloral*, de la *paraldéhyde*, du *trional*, quoique leur efficacité soit moindre. Ces malades tolèrent bien l'opium à hautes doses; on débute par 5 centigr. d'*extrait thébaïque* pour atteindre peu à peu 10, 20 et même 50 centigr.; on peut encore donner de X à L ou C gouttes de *laudanum*. G. Voisin préfère la *morphine* en piqûres, en commençant par 5 milligr. pour monter à 20, 30, 40 centigr. et même 1 gr. (en 2 ou 3 fois, jusqu'à apaisement de l'angoisse et production du sommeil); selon l'effet obtenu, les doses sont graduellement réduites; le sevrage est assez aisé. La constipation inhérente au traitement opiacé sera combattue par les lavements et les laxatifs. Le *gâtisme* est prévenu par les mesures habituelles : lavements préventifs, maintien du malade sur la chaise à heures fixes, soins de propreté. A la *mélancolie anxieuse avec idées délirantes* conviennent particulièrement l'*alitement*, les *bains prolongés*, l'*opium* et la *morphine*. La *mélancolie avec stupeur* exige plus souvent l'*alimentation forcée*, l'emploi des stimulants (*café, thé, bains sinapisés, drap mouillé, pinceau électrique*) et des toniques (*fer, quinquina, cacodylate de soude*).

Mélanodermies. — Tenant à des causes variables, les *mélanodermies* sont d'origine tantôt évolutive (*nœvi, lentigo, éphélides*), tantôt nerveuse (*maladie bronzée, péritonite tuberculeuse, syphilides pigmentaires, affections nerveuses, vitiligo*), tantôt hématique (*lymphadénies, leucémies, paludisme, diabète bronzé, cholémie familiale*), tantôt locale (*chaleur, lumière solaire, révulsifs, dermatoses irritatives, parasitaires* ou non) ou toxique (*arsenic, plomb, sels d'argent, antipyrine*). Surtout prophylactique le *traitement général* peut s'inspirer parfois de la cause, sans qu'il y ait lieu d'insister ici sur ces indications faciles à déduire de la notion étiologique. Trop souvent, le *traitement local* des pigmentations échoue; on a pourtant vanté un certain nombre de topiques semblant agir par irritation substitutive; telles

sont : les solutions au *sublimé* (solut. à 1 p. 500), à l'*acide lactique* (au 1/4), à l'*acide acétique* dilué, à l'*eau oxygénée*; les applications (la nuit) d'*emplâtre de Vigo*, d'*emplâtre salicylé* (à 1/10 ou 1/20), de collodions à l'acide chrysophanique (au 1/10, 1/15, 1/20. Leloir), etc.

Ménière (Vertige de). — Le *vertige de Ménière* est un syndrome spécial lié à des lésions variables de l'appareil auditif : *corps étranger du conduit auditif externe, exostose, polype, otite moyenne, sclérose du tympan ou de la fenêtre ronde, hypertension intra-labyrinthique*, etc. Si l'affection causale est curable, il suffit de la traiter pour faire cesser vertige et bourdonnements; autrement on peut leur opposer un certain nombre de méthodes thérapeutiques. Le *début apoplectiforme* réclame le traitement habituel des ictus : repos au lit, compresses froides sur la tête, lavement purgatif. Charcot, et, plus tard, Gilles de la Tourette ont traité le vertige de Ménière par le *sulfate de quinine* qui épuiserait l'excitabilité du nerf de Cyon. Après 8 jours de *diète lactée* préparatoire, on donne quotidiennement, pendant environ 1 mois, de 50 centigr. à 1 gr. de *quinine* en 4 fois (pendant ce temps le malade garde le lit); très exaspérés les 2 ou 3 premiers jours, les bourdonnements et les vertiges s'apaisent après 8 ou 10 : la dose suffisante est alors maintenue encore une quinzaine, puis la cure est suspendue un temps égal et reprise au besoin une seconde et une troisième fois, jusqu'à sédation. M. Boulay préfère l'administration prolongée (3 mois) de faibles doses de quinine (2 centigr. à déjeuner et à dîner) qui n'exagèrent pas les vertiges. Le *salicylate de soude* a été aussi essayé par Charcot, mais avec moins de succès. Hartman a vanté le *salol* (2 à 3 gr.); Urbanschisch la *strychnine* (VIII à X gouttes de *teinture de noix vomique*). Politzer et d'autres auristes font usage des injections hypodermiques de *chlorhydrate de pilocarpine* (2 à 6 milligr. loin des repas), surtout efficaces dans les cas récents. La *trinitrine* (solut. alcool. à 1 p. 100 XXX gouttes pour eau 3oo, 1 à 3 cuillerées à bouche) a également fourni des améliorations. L. Lévy a obtenu quelques avantages avec le *sérum de Trunecek* en piqûres. Les petites doses d'*iodure*, la thiosinamine (v. c. m.) sont indiquées dans l'*otite scléreuse*. Babinski doit à la *ponction lombaire* (soustraction de 15 à 20 c. c. de liquide) plusieurs beaux succès. Enfin certains procédés locaux (*ponction* ou *perforation du tympan* au galvanocautère; *douche de Politzer*) trouvent parfois aussi leur indication, ainsi que la *galvanisation* ou la *faradisation du sympathique cervical.*

Méningées (Hémorrhagies). — Voir Hémorrhagies.

Méningisme. — Ce terme, créé par E. Dupré, désigne un *syndrome méningitique* passager, plus commun chez les nerveux et comporte les mêmes indications thérapeutiques que la *méningite.*

Méningites aiguës. — I. *Prophylaxie.* — Les *méningites aiguës non tuberculeuses* résultant presque toutes d'infections d'origine auriculaire, nasale, pharyngée, oculaire ou cutanée, peuvent être prévenues par des *soins d'asepsie minutieux* portant sur l'oreille externe, les fosses nasales, la conjonctive, le tégument facial et crânien, au cours de toutes les pyrexies (*pneumonie, fièvre typhoïde, rougeole, grippe,* etc.) et phlegmasies locales (*otites* et *rhinites*, purulentes, *impétigo, érysipèle, irido-choroïdites,* etc.) exposant à cette complication, aussi bien que en temps d'épidémies méningitiques.

II. **Traitement.** — Si on en excepte les *méningites purulentes,* celles qui compliquent la *mastoïdite,* les *traumatismes du crâne,* les *suppurations de l'orbite,* toutes justiciables d'une thérapeutique chirurgicale (Voir Encéphalites), le traitement de toutes les *méningites aiguës non tuberculeuses* (méningites séreuses ou purulentes, méningite cérébro-spinale épidémique) est actuellement à peu près uniforme et consiste surtout dans la *balnéation chaude,* la *ponction lombaire* et les *injections iutra-rachidiennes de collargol* ou *d'électrargol.* Kolle et Wassermann préparent, il est vrai, un

sérum antiméningococcique (par injection, à des chevaux, de doses progressives de toxines méningococciques) qu'ils injectent sous la peau, à la dose de 10 c. c. mais son efficacité n'est pas encore prouvée. Préconisés par Aufrecht, vulgarisés en France par Netter, les *bains chauds* (de 10 à 25 minutes, à 38° ou 40°) modifient favorablement la *céphalée,* la *fièvre,* les *urines,* le *délire,* et les *contractures.* Pour éviter au malade tout mouvement douloureux, on aura soin de le porter au bain dans un drap de lit qui sera laissé dans l'eau. Selon la gravité du cas, le malade sera baigné soit toutes les 3 ou 4 heures jour et nuit, soit seulement matin et soir. D'*exploratrice* la *ponction lombaire* peut devenir *palliative*; dans les cas favorables, chaque ponction extrait un liquide de moins en moins louche. On renouvelle celle-ci (à intervalles de 2 à 5 jours) chaque fois que l'exige le retour d'accidents graves, spécialement de *signes d'hypertension intra-cranienne* (hypothermie, torpeur, coma); on soutire, à chaque ponction, de 10, 20 à 70 gr. de liquide. A leur suite, il est commun de voir céder la céphalée, diminuer le délire (Forster), se relever le pouls et disparaître le signe de Kernig (Netter).

Quelques auteurs font suivre la ponction lombaire *d'injections intra-durales* de diverses substances; l'utilité de cette pratique a été contestée par Forster, cependant l'introduction de *collargol* (5 centigr.), d'*électrargol* (5 c. c. après chaque ponction), dans le sac arachnoïdo-piémérien a donné à Widal et Ramond, à Sacquépée (collargol), à Paul Laurens et à Mosny (électrargol), soit dans la méningite cérébro-spinale, soit dans la méningite septique, plusieurs beaux succès. L'injection de collargol détermine une polynucléose intense qui favorise beaucoup l'englobement des méningocoques. Toutefois cette méthode semble contre-indiquée dans les méningites avec liquide puriforme aseptique où elle exagèrerait la réaction méningée (de Massary). Netter complète le traitement par des injections régulières et massives *de sérum artificiel.* On peut habituellement s'abstenir de toute médication interne ; cependant les circonstances pourront imposer l'emploi soit des agents sédatifs (*lavements de chloral, bromures, antipyrine, trional*, etc.), soit des stimulants (piqûres d'*éther*, de *caféine*, d'*huile camphrée*, de *cacodylate de soude*). A. Seibert a vanté l'efficacité du *salicylate de soude* (4 à 10 gr. en lavements) dans la *méningite cérébro-spinale* ; Schermer, Sacquépée, etc., celle du *collargol* (en frictions ou injections intraveineuses), surtout dans dans les formes septicémiques ; Ruhemann celle de l'*iodure de sodium* (1 à 2 gr.). Dès que l'on soupçonne le rôle possible de la *syphilis* (liquide céphalo-rachidien amicrobien ; *lymphocytose* ou *éosinophilie*) dans la genèse des accidents, il ne faut pas hésiter à instituer la cure intensive par les *injections de bi-iodure d'hydrargyre* et l'*iodure de potassium* qui, en pareil cas, ont fourni à Widal et Lesourd un beau succès, mais on peut voir la méningite septique compliquer la syphilis (Mosny). Parfois le trismus oblige, pour alimenter ces malades, à employer le *gavage* par la sonde nasale. La *balnéation chaude* doit être poursuivie, en espaçant les bains, pendant toute la convalescence.

Méningite tuberculeuse. — L'incurabilité habituelle de la méningite tuberculeuse ne doit pas dispenser à son égard de toute tentative thérapeutique, d'autant que, depuis que la *ponction lombaire* en permet le diagnostic rigoureux, il semble établi que certains cas peuvent guérir ; on doit donc placer le malade dans les meilleures conditions possibles de lutte contre la toxiinfection bacillaire. Chez les enfants prédestinés à la méningite par la nervosité ou la tuberculose de leurs ascendants, des *mesures prophylactiques* s'imposent : *éducation à la campagne*, dans un milieu paisible, loin de toute excitation nerveuse et de toute émotion vive, *culture intellectuelle restreinte* excluant tout surmenage, *aération, alimentation substantielle, hydrothérapie*. Quand la maladie est déclarée, on peut d'abord, adoptant l'hypothèse d'une *méningite syphilitique* méconnue, toujours pos-

sible, instituer un *traitement spécifique d'épreuve* de quelques jours, sous forme soit de frictions d'*onguent napolitain* (1, 2, 3, 4 gr. par jour), soit mieux de *calomel* (20 à 30 centigr. en 2 ou 3 fois ou par doses de 5 milligr. à 2 centigr. toutes les heures ; tous les 3 ou 4 jours) qui décongestionne les méninges, et en outre, d'*iodure de potassium* (50 centigr. en solution, par jour et par année d'âge) qui pour Weil ne serait pas absolument inefficace, même contre la méningite tuberculeuse. Après échec de cette médication, la seule conduite rationnelle consiste à combattre autant que possible les symptômes pénibles. Au *délire*, à la *céphalée* on peut opposer les applications froides sur la tête (*compresses ou vessie de glace*) maintenues 24 à 48 heures, les *lavements de chloral*, les *bromures*, l'*antipyrine*, la *morphine* (2 à 3 lavements de 1 centigr. à 5 ou 6 ans). Les *bains chauds* de 10 à 30 minutes à 38° contribueront aussi à modérer la *fièvre* et l'*agitation*. Les *convulsions* graves et répétées sont justiciables des *inhalations de chloroforme* ou d'*éther* ; les *vomissements*, de la *glace*, de la *potion de Rivière*, de l'*eau chloroformée* ; la *constipation*, de l'*huile de ricin*, du *calomel* à dose purgative, des *lavements purgatifs*. L'enfant, installé dans une chambre bien aérée, silencieuse, demi-obscure, loin de toute cause d'excitation, sera soutenu par une alimentation liquide (lait, bouillon, œufs). Le *collapsus*, s'il survient, sera combattu par des injections d'*huile camphrée*, de *caféine* et d'*éther*. Uniquement palliative, la *ponction lombaire* trouve son indication quand s'exagèrent les *signes de compression cérébrale* (torpeur, coma, céphalalgie). En tous les cas, on s'abstiendra de *révulsion locale* (*vésicatoires, huile de croton, sangsues*) qui ne saurait qu'exaspérer les souffrances du malade.

Ménispermum cocculus. — Voir Coque du Levant.

Ménopause. — Les *troubles de la ménopause* réclament surtout des *soins hygiéniques*. Lorsque la ménopause complique un état pathologique antérieur : dyspepsie, hépatisme, cardiopathie, névropathie, elle commande à son égard des soins encore plus attentifs. En tout cas, la femme de cet âge doit renoncer aux veilles prolongées, aux fatigues, aux excitations de tous genres, à toute occasion de refroidissement, à l'alcool, aux mets épicés ou fermentescibles pour mener une vie paisible, prendre un exercice modéré en plein air et suivre un régime rafraîchissant. L'abus du coït est alors aussi nuisible que la continence excessive.

Les interventions thérapeutiques utiles sont en petit nombre : *légers purgatifs* hebdomadaires ou plus fréquents; en cas de manifestations pléthoriques, *saignées locales* (*sangsues* à l'anus, au périnée, aux cuisses, aux genoux) ou même générales, s'il y a menace d'*apoplexie* (Dalché); en cas de *congestion pulmonaire ou médullaire, ventouses sèches ou scarifiées* sur le thorax ou le long du rachis. Certains *flux hémorrhoïdaires* périodiques, certaines *métrorrhagies* représentant des saignées salutaires, sont à respecter. La *congestion hépatique* est justiciable des purgatifs, spécialement du *calomel* associé à la *scammonée* (āā 5o centigr.). A la *congestion rénale*, aux *accidents dyspnéiques d'origine cardiaque* on opposera le *régime lacté absolu* par périodes de 8 à 15 jours (P. Dalché).

Quelques troubles locaux demandent des soins particuliers. La *leucorrhée congestive* cède aux grandes *irrigations chaudes* quotidiennes et à l'application hebdomadaire, sur le col (pendant 24 heures), d'un tampon d'ouate imbibé de *glycérine à l'acide lactique* (3 p. 100) (P. Dalché). Le *prurit vulvaire* sera calmé par des poudrages avec un mélange (āā) d'*orthoforme*, de *diiodoforme* et de *talc* (P. Dalché). Souvent liées à l'*hypertension artérielle*, les *métrorrhagies* sont justiciables, non de l'*ergotine* qui les aggraverait (Huchard), mais des sédatifs comme l'*opium*, ou, si une *lésion athéromateuse* est en cause, du *tamponnement* avec la solution gélatinée (Voir MÉTRORRHAGIE).

Jayle a vanté contre les accidents de la ménopause, les effets de l'*opothérapie* ovarienne (injections hypodermiques de *liquide ovarique*; ingestion d'*ovaires crus de brebis* et, surtout, de *poudre d'ovaires desséchés*, en cachets de 20 à 40 centigr. par jour. Hallion). En fait, cette médication amende surtout les phénomènes fluxionnaires : *bouffées de chaleur, crises de sueur, oppression, fausse angine de poitrine*, mais plutôt dans la *ménopause opératoire* que dans la *ménopause naturelle*. Elle est presque sans action sur les accidents nerveux. On a préconisé également, contre les mêmes accidents, l'emploi des *corps jaunes* (v. c. m.) sous le nom d'*ocréine*.

Menthe poivrée. — *Mentha piperita* (Labiées). Seule espèce employée en médecine. Les sommités fleuries et les fleurs donnent, par distillation, une *essence* d'odeur aromatique, de saveur brûlante, peu soluble dans l'eau, caustique à l'état pur. Elle contient du *menthol* (v. c. m.) en proportions variables (37 à 72 p. 100), des *éthers menthyliques*, une cétone, la *menthone*, et plusieurs terpènes.

Effets physiol. et tox. — L'essence de menthe est un excito-stupéfiant; l'effet excitant est faible et passager, l'effet calmant plus marqué et durable. Comme pour l'alcool, les hautes doses provoquent l'ivresse suivie d'état comateux. Effets locaux caustiques.

Prop. thérap., indicat. — La menthe est utilisée comme stomachique et, surtout, comme correctif dans les potions.

Formes pharmac., doses. — Infusion (10 p. 1000). Eau distillée 20 à 100 gr. Alcoolat 2 à 10 gr. Sirop 20 à 100 gr. Essence II à X gouttes. Pastilles.

Menthol. — *Caract. phys. et chim.* — Alcool secondaire (du groupe de l'hexaméthylène) constituant des cristaux prismatiques, transparents, offrant l'odeur et le goût de la menthe, très peu solubles dans l'eau (1 p. 1000) et la glycérine, très solubles dans l'alcool, l'éther, le chloroforme, les huiles grasses, l'huile de vaseline. Le menthol est surtout extrait de l'essence de menthe du Japon (tirée des variétés *Mentha crispa, hirsuta, canadensis*).

Effets physiol. et tox. — *Localement,*

éveille d'abord une sensation de froid suivie d'analgésie plus ou moins durable, de l'hypersécrétion et une douleur plus ou moins vive sur les muqueuses ainsi que sur la peau excoriée. Très comparable à celle de la cocaïne, l'action locale comporte l'ischémie par vaso-constriction. A *l'intérieur*, expérimentalement, effets dépressifs sur la motilité, la sensibilité et les réflexes; mort par paralysie du bulbe. Les hautes doses provoqueraient l'hypertension artérielle et la tachycardie, la somnolence et la fatigue.

Prop. thérap., indicat. — A l'intérieur, anti-gastralgique et anti-émétique (irritant). Comme topique, utilisé à titre antiseptique, analgésique et antispasmodique (en rhinolaryngologie); contre le le prurit (en dermothérapie), les névralgies (crayon mentholé), la carie dentaire.

Formes pharmac., doses. — *Usage int.* : 10 à 60 centigr. en émulsion ou potion alcoolisée. — *Usage ext.* : formes très diverses : poudre composée (à priser); pommade (1 à 10 p. 100); crayons ; huile mentholée (1 à 20 p. 100) pour applications sur la pituitaire, les muqueuses du larynx, de la trachée, dans l'oreille externe, etc.; vapeurs obtenues par chauffage du menthol pur, ou en versant dans de l'eau bouillante du menthol en solution alcoolique ; solution alcoolique (1 à 10 p. 100) ou éthérée (10 p. 100); menthol camphré (liquide obtenu par mélange de 1/3 de menthol à 2/3 de camphre).

Topiques anti-odontalgiques : menthol et thymol, ou menthol et phénol, ou menthol et hydrate de chloral, ou menthol et gaïacol, en parties égales.

Potion anti-émétique :

Menthol cristallisé. . .	3 gr.
Hydrate de chloral . .	2 —
Alcoolat de Garus. . .	} āā 75 —
Eau chloroformée . . .	

Cuillerée à soupe toutes les heures.

Liniments analgésiques :

a) Menthol cristallisé. . .	10 gr.
Huile de jusquiame . .	100 —

b) Menthol cristallisé. . .	5 gr.
Chlorhyd. de morphine.	2 —
Glycérine officinale . .	} āā 20 —
Chloroforme	

Crayons anti-névralgiques :

a) Menthol cristallisé. . .	3 gr.
Beurre de cacao	2 —
Lanoline	} āā 1 —
Cire blanche	

b) Menthol.	3 gr.
Paraffine	2 —

Pommade contre le prurit :

Menthol cristallisé. . .	2 gr.
Résorcine	1 —
Vaseline	} āā 50 —
Lanoline	

Solutions huileuses (antisepsie nasale, instillations laryngées et trachéales) :

Menthol cristallisé.	
Thymol.	
Phénol cristallisé. .	
Camphre	} āā de 1 à 5 gr.
Hydrate de chloral.	
Gaïacol cristallisé .	
Huile stérilisée . .	100 —

On peut associer le menthol à une seule ou à plusieurs de ces substances et réaliser ainsi depuis l'action antiseptique jusqu'à l'action caustique.

Solutions pour inhalations :

a) Menthol cristallisé	10 gr.
Camphre	3 —
Essence de térébenthine .	5 —
Alcool à 60°	100 —

b) Menthol cristallisé	10 gr.
Eucalyptol.	10 —
Terpinol.	5 —
Alcool à 60°	100 —

Cuillerée à café dans un bol d'eau bouillante, en inhalations, fumigations ; ou pour alimenter un pulvérisateur de Lucas-Championnière.

Poudre à priser :

Menthol cristallisé	1 gr.
Camphre	5 —
Café torréfié porphyrisé. .	95 —

Menthol (Valérianate de). — *Caract. phys. et chim.* — Éther du menthol, combinaison d'acide valérianique et de menthol (contenant 30 p. 100 de menthol) appelée aussi *validol*. Liquide incolore, parfumé, de saveur brûlante et âcre, insoluble dans l'eau.

Prop. thérap. indicat. — Stomachique, stimulant, antinévralgique; opposé au mal de mer (v. c. m.), à la céphalée nerveuse, et, localement, au coryza, au prurit.

Formes pharmac., doses. — *Usage int.* : X à XV gouttes, 2 à 3 fois par jour, sur du sucre, dans de l'eau sucrée ou en capsules. — *Usage ext.* : I à III gouttes dans les narines; pommade 10 à 15 p. 100.

Menton. — Station climatérique de la Riviera française; la plus chaude et la plus sèche, bien abritée contre les vents d'ouest; convient aux tuberculoses peu avancées apyrétiques, à forme torpide (climat moins excitant que Cannes, mais plus que San Remo et la Spezzia).

Ményanthe (*Trèfle d'eau*). — *Menyanthes trifoliata* (Gentianacées). Les feuilles contiennent un glucoside, la *ményanthine*, très voisin de celui trouvé dans la gentiane (soluble dans l'alcool).

Prop. thérap., indicat. — Amer-stomachique; l'extrait (exempt de tannin) est utilisé comme excipient.

Formes pharmac., doses. — Infusion (10 à 15 p. 1000). Extrait 1 à 2 gr. Poudre de feuilles 60 centigr. à 1 gr. en cachets. Teinture 1 à 2 gr.

Mercure (*Hydrargyre*). — *Caract. phys. et chim.* — Métal d'un blanc d'argent, liquide à la température ordinaire, très dense (D 13,6), solidifiable à — 40°, bouillant à 360°; émettant des vapeurs à toutes températures, à peu près insoluble dans l'eau, mais susceptible (après agitation prolongée et décantation) de la rendre toxique pour les micro-organismes et de subir une dissolution appréciable sous l'influence du courant galvanique; soluble, à froid dans l'acide nitrique concentré, à chaud dans l'acide sulfurique monohydraté; presque inattaquable par l'acide chlorhydrique. Se combine énergiquement avec nombre de métalloïdes : chlore, brome, iode, soufre; forme des *amalgames* avec la plupart des métaux; ne se combine à l'oxygène qu'à haute température (350°).

Effets physiol. et tox. — *Absorption.* La peau intacte n'absorbe pas les vapeurs de mercure (à la tension ordinaire) encore moins les solutions salines mercurielles, mais cette absorption commence dès que l'épiderme est entamé (d'où l'efficacité des frictions). La muqueuse gastro-intestinale n'absorbe pas les vapeurs de mercure (le mercure métallique peut être ingéré sans accidents); celle de l'intestin concourt plutôt à l'élimination du mercure; les humeurs qui la baignent sont les premiers agents des double-décompositions et des métamorphoses que doivent subir les mercuriaux avant d'être absorbés. La muqueuse pulmonaire absorbe activement les vapeurs mercurielles et c'est là une source fréquente d'intoxication (voir plus loin). Introduits sous la peau, les composés mercuriels provoquent de vives douleurs (en raison de leur action coagulante), mais leur introduction dans la profondeur des muscles en permet l'absorption rapide, avec le minimum d'irritation locale.

Circulation dans l'organisme. — Le mercure pénètre dans l'organisme soit *à l'état de vapeurs*, soit *à l'état de sels* (préformés ou formés sur place aux dépens de particules métalliques solubilisées par les éléments chimiques des sécrétions ou des tissus). Douées d'un pouvoir de diffusion considérable, les *vapeurs* émises par le mercure pénètrent dans le sang à la façon des gaz qu'elles accompagnent; elles sont absorbées surtout par la muqueuse pulmonaire, d'autant plus activement qu'elles sont émises à saturation, à des températures inférieures à celle de l'organisme qu'elles pénètrent. Le mercure n'est pas, comme on l'a cru, solubilisé d'abord dans les humeurs, pour circuler dans le sang à l'état d'albuminates. Merget a établi : qu'il circulait dans l'économie, à l'état de vapeurs, sans subir nulle modification ni altérer en rien le chimisme et la structure des éléments sanguins; qu'il pénétrait avec le sang dans tous les tissus pour s'éliminer, sous la même forme, par les divers émonctoires, à la seule condition que le point de saturation ne soit pas dépassé. Quant aux *composés mercuriels*, longtemps on crut que leur circulation dans l'organisme exigeait leur passage préalable à l'état de sels solubles nés de la combinaison soit du chlorure, soit de l'oxyde mercurique avec les albuminoïdes et les chlorures alcalins. En montrant que les peptonates ou les albuminates mercuriques précipitaient aussitôt (en grande partie à l'état de mercure libre) en présence d'une solution d'hémoglobine, Merget a ruiné cette théorie. Le mercure et ses composés doivent, dans tous les cas, avant de pénétrer dans l'organisme, subir soit une attaque, soit une métamorphose par double-décomposition, aboutissant, l'une ou l'autre, à la formation de chlorure mercurique, puis de chloralbuminate; mais, réduit par l'hémoglobine du sang, ce dernier fournit le mercure métallique très finement divisé dont la vapeur va se diffuser dans l'économie pour la saturer et y exercer son action spécifique.

L'action physiologique du mercure isolé, dégagée de tout effet imputable aux sels solubles, purement dynamique, s'exerce électivement sur les organes de structure délicate, comme le système nerveux (tremblements, convulsions, paralysies, et infiniment moins sur les autres (foie, reins, poumons, cœur.) Les accidents toxiques les plus intenses, les lésions les plus profondes résultent toujours du contact des éléments anatomiques avec le chlorure mercurique formé au cours des métamorphoses et des double-décompositions que subissent tous les composés mercuriels dans les milieux organiques.

Élimination. — Favorisée par les hypersécrétions que détermine le mercure, elle s'opère par l'urine (la majeure partie d'abord), la salive, l'intestin, la bile, la sueur, le lait, le pus. Une dose isolée est éliminée totalement en 24 heures. Une absorption prolongée entraîne la fixation de petites quantités de métal dans l'organisme (surtout dans le foie, les reins, les muscles, le cerveau) et une imprégnation générale qui, en thérapeutique, rend possible l'éclosion d'accidents plus ou moins graves dans les cas où des agents incompatibles avec le mercure (iodures ou cyanures) sont intempestivement appliqués comme topiques ou administrés à l'intérieur.

Effets généraux des mercuriaux. — Ils exagèrent la plupart des sécrétions. Les glandes du tube digestif et de ses annexes subissent toutes, sous leur influence, une suractivité fonctionnelle, mais les glandes salivaires tiennent, à cet égard, le premier rang. Le *ptyalisme* est le signe et donne la mesure de l'imprégnation mercurielle, bien que très variable avec les susceptibilités individuelles. Comportant le gonflement des glandes et des gencives, il aboutit à la *stomatite*. Plus fréquente chez la femme (surtout en état de grossesse), exceptionnelle en l'absence de dents (chez les nourrissons et les vieillards), elle est favorisée par la malpropreté buccale, la présence du tartre dentaire, la carie, l'usage du tabac. Débutant au niveau de la dernière molaire inférieure du côté où dort le malade, signalée par une haleine spéciale, elle est toujours plus marquée à la mâchoire inférieure; les gencives sont tuméfiées et ramollies, les dents sont ébranlées et comme allongées. Dans les *formes sévères*, la salivation peut atteindre 3 à 4 litres; la bouche, le pharynx, la langue sont assez œdématiés pour entraver la déglutition; l'épuisement, l'insomnie, l'inanition peuvent amener la mort. La *forme chronique* se traduit par la chute des dents, de profondes ulcérations et des nécroses partielles des maxillaires. Toute stomatite débute sans doute à la faveur d'une altération initiale de l'épithélium des glandes salivaires qui concourent à l'élimination du mercure; la muqueuse troublée dans sa nutrition devient dès lors apte aux cultures bactériennes. Exposent plus spécialement à la salivation : les frictions mercurielles, les fumigations, les injections intra-musculaires massives, le calomel à doses réfractées.

La diarrhée spéciale, souvent antérieure à la stomatite, accompagnée parfois de pesanteur dans la région du pancréas, traduit l'*action hypersécrétante* du mercure *sur l'intestin* (surtout le protoiodure et le sublimé), *le pancréas* et *le foie* (calomel, cholagogue).

Légèrement accrue, l'*urine* est plus riche en matériaux de déchet, grâce à l'activité de la dénutrition. Les plus fortes diurèses sont fournies par le calomel. Les doses élevées ou trop long-temps répétées entraînent fréquemment la *néphrite albumineuse* et une hypersé-crétion de sels calcaires provenant de la fonte du tissu osseux.

L'*action du mercure sur la nutrition* se traduit par un retard de la réparation organique et une désassimilation surac-tive prédominant sur les tissus morbides. Les doses toxiques, ou l'imprégnation prolongée, entraînent la décalcification des os, comme en témoignent les lésions des épiphyses et l'encombrement des tubuli rénaux par des cristaux d'oxalate de chaux. L'intoxication invétérée amène une cachexie spéciale, avec hypoglobulie et hypertrophie portant sur les paro-tides, le pancréas, le foie et les gan-glions lymphatiques.

Sous l'influence du mercure, le *sang*, moins visqueux, semble devenir moins apte à se coaguler. Les doses faibles entraînent l'*hyperglobulie* ; les hautes doses, au contraire, l'*hypoglobulie* avec accroissement des matières extractives.

L'usage prolongé des mercuriaux rend la systole cardiaque plus faible (pouls petit, ralenti), le *cœur* plus émotif (pal-pitations). L'intoxication aiguë rend le *pouls* filiforme, imperceptible. Expéri-mentalement, chez la grenouille, le su-blimé (solution étendue) paralyse le cœur en diastole.

A doses thérapeutiques, le mercure ne modifie pas la *température*. Cependant le calomel l'abaisse en cas de fièvre. Les doses toxiques provoquent l'hypother-mie et l'algidité des extrémités. La fièvre liée à la stomatite est due à l'infection secondaire.

Les mercuriaux exercent une action élective sur le *système lymphatique* dont ils réveillent les fonctions défensives et accroissent la vitalité (modification ra-pide des engorgements torpides et des lésions des séreuses).

On a vu que l'action propre du mer-cure isolé (à l'état de vapeurs) s'exerçait uniquement sur le *système nerveux* (tremblements, convulsions, paralysies, sans jamais de stomatite, de salivation, ni de diarrhée). Toute mercurialisation prolongée peut, en outre, provoquer quelques troubles cérébraux : état men-tal particulier (timidité, perplexité), insomnie, hallucinations nocturnes, ver-tiges, violents maux de tête ; symptômes plus ou moins atténués par le régime et l'hygiène.

Il reste enfin à rappeler l'*action pa-rasiticide* énergique et universelle des composés mercuriels (le sublimé surtout) sur tous les organismes inférieurs, ac-tion antiseptique dont l'utilisation est trop souvent limitée par leur action locale concomitante sur les tissus vivants dont ils réduisent la vitalité. *Localement*, les mercuriaux présentent, pour la plupart, d'énergiques propriétés irritantes, coagulantes et souvent caus-tiques.

Mercurialisme aigu. — Il résulte de l'introduction brusque dans l'organisme de doses massives soit de vapeurs mer-curielles (à une tension voisine de la sa-turation), soit de préparations solubles ou insolubles. La dose nocive varie beau-coup suivant les susceptibilités indivi-duelles.

La *forme suraiguë* débute par une sen-sation de saveur métallique dans la bouche avec constriction et cuisson gut-turales ; puis surviennent des nausées, des vomissements filants et sanguino-lents, une diarrhée souvent aussi san-guinolente ; l'abattement est profond, le pouls fréquent, petit et serré, la respi-ration ralentie ; bientôt le cœur faiblit, le corps se couvre de sueurs froides et visqueuses ; l'hypothermie compliquée de syncopes aboutit, en 24 ou 36 heures, au collapsus mortel.

La *forme aiguë* prélude par de la sa-livation et de la stomatite, des coliques et du ténesme ; fréquentes, les selles sont souvent sanguinolentes ; on observe l'albuminurie ou l'hématurie, souvent une anurie presque absolue; les altérations du sang entraînent soit des hémorrhagies multiples, soit des thromboses. La mort survient dans le marasme du 10ᵉ au 15ᵉ jour avec du hoquet et des palpitations.

Anatomiquement, le processus entraîne : 1° des lésions de gastro-entérite intense avec ulcérations dysentériformes (élimination du poison par la muqueuse digestive); 2° des lésions dégénératives typiques de l'épithélium rénal, avec accumulation de cristaux d'oxalate de calcium dans les tubuli (décalcification des os).

Mercurialisme chronique. — Lié à l'introduction prolongée de faibles doses dans l'organisme, il est *habituellement d'origine professionnelle* chez : les ouvriers des mines de mercure, les miroitiers et les doreurs au mercure (actuellement rare), les fabricants de baromètres, de lampes à incandescence, les sécréteurs de poils, etc. Le *début* est marqué par : une légère oppression épigastrique, de la fatigue, un appétit capricieux, de la pâleur, de l'amaigrissement, de l'asthénie et de l'arythmie cardiaques, des vertiges, des bourdonnements, des arthralgies, une émotivité exagérée, des cauchemars, la trémulation des doigts et de la pointe de la langue, un peu de salivation.

Bientôt s'installent les symptômes typiques intéressant l'appareil digestif et, surtout, le système nerveux. La *stomatite*, avec lésions ulcéreuses, est très favorisée par le mauvais état des dents. Le *catarrhe gastro-intestinal* s'accompagne de coliques, d'épreintes, de cuisson ano-rectale. Des plus caractéristiques, les *troubles nerveux*, consistent : 1° en un *tremblement intentionnel spécial* (analogue à celui de la sclérose en plaques), exagéré par l'émotion, la fatigue, les excès alcooliques, débutant par les membres supérieurs pour gagner, peu à peu, tous les muscles, rendant la parole soit saccadée, hésitante, soit lente et bégayante, pouvant persister indéfiniment, même après guérison des accidents toxiques (rattaché par Charcot et

ses élèves à l'hystérie); 2° en crises de *spasmes cloniques* prédominant sur les fléchisseurs (dits *calambres*); 3° en *paralysies*, bien plus rares, tardives, d'abord incomplètes, parfois passagères, frappant les extenseurs mais ne comportant ni amyotrophie, ni abolition des réflexes et de la contractilité électrique; 4° en *troubles sensitifs et sensoriels*, tels que : sensations de fourmillements, de froid, bourdonnements, troubles auditifs et visuels (rares); 5° en *troubles psychiques*, tels que : émotivité, terreurs imaginaires, plus rarement excitation maniaque. L'atteinte profonde de la *nutrition* se traduit par une pâleur extrême avec œdème de la face et des extrémités, purpura et hémophilie, prostration et anorexie qui donnent un cachet spécial à cette cachexie aboutissant souvent à la phthisie terminale.

(Pour plus de détails, voir : G. Pouchet. *Précis de Pharmacologie et de Matière médicale*, p. 668.)

Prop. thérap., indicat. — *A l'intérieur*, bactéricide spécifique du tréponème de la syphilis (v. c. m.) à toutes les périodes de l'infection. *En applications locales*, parasiticide énergique (phthirius du pubis, oxyures), antiphlogistique opposé jadis à la péritonite, à la méningite aiguës, au rhumatisme articulaire aigu, au phlegmon (au début), à l'orchite, etc., pratique actuellement délaissée.

Formes pharmac., doses. — Le mercure métallique est, théoriquement, la forme élective de la médication spécifique. En effet, l'objectif principal de la thérapeutique doit être la découverte du composé mercuriel réalisant au mieux la mise en liberté du mercure réduit, avec le moins de dommage possible pour les éléments anatomiques.— *Usage int.* : 5 à 10 centigr. en pilules ou sous forme de *poudre grise* (mercure éteint à l'aide de craie en poudre). *Voie intra-musculaire* 5 à 10 centigr., tous les 8 jours, sous forme d'huile grise. — *Usage ext.* : Onguent napolitain ou mercuriel double (mercure et axonge āā) 1 à 6 gr. en frictions, 1 à 2 gr. chez l'enfant, Onguent gris (1 d'onguent napolitain, 3 d'axonge), comme topique parasiticide. Suppositoires avec 10 centigr. d'onguent napolitain.

Pilules de Belloste :

Mercure purifié	
Miel blanc	ãã 60 gr.
Poudre d'aloès	
Poivre noir pulvérisé .	10 —
Rhubarbe — .	30 —
Scammonée d'Alep pulvérisée.	50 —

F. S. A. Diviser en pilules de 20 centigr. (5 centigr. de mercure par pilule).

Paquets :

| Poudre grise. . . . | 2 à 5 centigr. |
| Lactose . . . . . . | 20 centigr. |

Pour un paquet; un par jour délayé dans du lait (syphilis infantile, Variot). La poudre grise (*Mercurium cum cretâ*) renferme le tiers de son poids de mercure.

Pilules bleues :

Mercure purifié	2 gr.
Conserve de roses	3 —
Poudre de réglisse. . . .	1 —

F. S. A. Diviser en 40 pilules (5 centigr. de mercure par pilule).

Pilules de Sédillot :

Pommade mercurielle à parties égales, récente . . .	30 gr.
Savon médicinal pulvérisé.	20 —
Poudre de réglisse	10 —

F. S. A. Diviser en pilules de 20 centigr. (5 centigr. de mercure par pilule).

Huile grise :

Mercure purifié.	4 gr.
Lanoline.	3 —
Vaseline stérilisée	6 —

F. S. A. 35 à 40 centigr. de mercure par c. c.; I à III gouttes tous les 5 à 8 jours.

Huile grise de Neisser :

Mercure purifié	20 gr.
Teinture de benjoin . .	5 —
Huile de vaseline . . .	
Vaseline solide	ãã 20 —

42 centigr. de mercure par c. c.

Huile grise (Grimbert) :

Mercure purifié	20 gr.
Teinture éthérée de benjoin (au 1/3).	6 —
Huile de vaseline . . . . ,	10 —
Vaseline officinale.	30 —

42 centigr. de mercure par c. c.

Onguent napolitain (mercuriel double) :

| Mercure. . . . . | |
| Axonge benzoïnée. . . | ãã 30 gr. |

Onguent gris (mercuriel simple) :

| Onguent mercuriel double. | 10 gr. |
| Axonge benzoïnée. . . . . | 30 — |

Emplâtre mercuriel :

Mercure métal	30 gr.
Térébenthine.	
Cire jaune.	ãã 10 —
Emplâtre simple . . .	100 —

Mercure (Benzoate de). — *Caract. phys. et chim.* — Sel contenant 45,25 p. 100 de mercure. Soluble dans l'eau additionnée d'un iodure, d'un chlorure ou d'un benzoate alcalins. Insoluble dans l'huile.

Prop. thérap., indicat. — Antisyphilitique.

Formes pharmac., doses. — En injections intra-musculaires (solution préparée au moment de l'usage) 1 à 5 centigr. par jour; 1 à 2 milligr. chez l'enfant

Solutions pour injections intramusculaires :

(a) Benzoate de mercure.	1 gr.
Chlorure de sodium.	2 gr. 50
Eau distillée	100 —

1 centigr. par c. c., 2 par jour (Gaucher). (Une petite quantité se transforme en bichlorure, mais sans dommage.)

(b) Benzoate de mercure.	30 centigr.
Benzoate d'ammoniaque.	1 gr. 50
Eau	30 —
Ammoniaque.	Q. S.

1 centigr. par c. c., 2 à 4 par jour (Gaucher).

Mercure (Bichlorure de). — (*Chlorure mercurique* ou *sublimé corrosif*). — *Caract. phys. et chim.* — Cristaux blancs, transparents, très denses, de saveur métallique extrêmement désagréable. Réaction acide. Soluble dans 15 p. d'eau, 3 p. d'alcool, 4 p. d'éther, 13 p. de glycérine, 80 p. d'huile d'olives. Renferme 73,80 p. 100 de mercure. Attaque tous les métaux. Solubilité dans l'eau accrue par addition soit de *chlorure de sodium* ou d'*ammonium* (formation de chlorure double de mercure et de sodium ou d'ammonium) soit d'*acide tartrique* (5 gr. par litre). Ces dernières solutions ne précipitent pas le sérum.

Effets physiol. et tox. — *Localement*, violemment caustique en solutions concentrées; solutions fortes (1 p. 1000) souvent irritantes (érythèmes parfois vésiculeux). L'usage du sublimé, comme antiseptique, peut déterminer (surtout chez les accouchées, les brightiques) des syndromes toxiques, plus ou moins graves, d'allure un peu spéciale.

(a) *Forme légère.* — *Localement*, on observe divers degrés d'érythème : 1° la peau n'est d'abord que rugueuse, au point d'application, avec un épiderme épaissi tendant à s'exfolier; 2° des élevures rouges, des vésicules remplies de sérosité peuvent apparaître; 3° l'érythème, plus ou moins généralisé, formé de taches lenticulaires, rouge vif, isolées ou confluentes, très prurigineuses, envahit successivement : le bas-ventre, les faces interne et antérieure des cuisses, le thorax, puis la face interne des jambes dont la face externe n'est atteinte que bien plus tard, avec les membres supérieurs. Procédant par poussées successives, ces éruptions s'effacent peu à peu en 4 à 10 jours. Les troubles généraux, consistant en coliques, diarrhée, gingivite (liséré sur le collet des incisives; dents comme allongées), céphalée, agitation, sudation et petite fièvre, chez les nerveux, restent toujours légers.

(b) *Forme grave.* — Ici, les troubles généraux sont intenses : selles très fréquentes, glaireuses, sanguinolentes, fétides, contenant des lambeaux sphacélés; ventre très sensible, épuisement pouvant

aboutir au coma; urines également sanguinolentes, troubles, albumineuses, rares ou suspendues (anurie) dans les cas graves; stomatite plus ou moins marquée mais plus tardive que la diarrhée, quelquefois latente (eschares); assez souvent, état rappelant la fièvre typhoïde (torpeur profonde, pouls petit et fréquent, épistaxis, hémorrhagies multiples, agitation, insomnie), compliqué de congestion pulmonaire, de bronchite ou de broncho-pneumonie, mais habituellement avec hypothermie. Plus confluents que dans la forme légère, les érythèmes, suivant une autre marche, frappent d'abord les membres et en dernier lieu le tronc. Du reste, le titre de la solution, son mode d'emploi (isolé ou répété), la susceptibilité du sujet, l'état de son organisme, font varier beaucoup la forme et la gravité des accidents.

Prop. thérap., indicat. — Antisyphilitique, antiparasitaire et antiseptique énergique, mais trop souvent toxique, utilisé en obstétrique, en chirurgie, en médecine (kystes hydatiques, érysipèle, variole, angines) et en dermatologie (phthiriase, prurit, pelade, pityriasis versicolor, etc.).

Formes pharmac., doses. — *Usage int.* : 5 milligr. à 3 centigr. en solution (liqueur de Van Swieten) ou pilules; 1 à 2 centigr. par voie intra-musculaire (injections douloureuses). — *Usage ext.* : Solutions aqueuses pour l'usage chirurgical, dermatologique (1 gr. p. 1000) ou obstétrical (25 à 50 centigr. p. 1000); solutions faibles pour lavages uréthraux (5 à 10 centigr. p. 1000), fortes pour détruire les *pediculi* (25 à 50 centigr. p. 100). Collutoires glycérinés (à 1 p. 20, 30 ou 40) pour badigeonnages dans les angines. Solutions éthérées à 1 p. 50 ou p. 100, en pulvérisations sur les pustules varioliques ou la plaque d'érysipèle (caustique). Collodion au sublimé (1 p. 30). Bains de sublimé (20 gr. pour un bain, dans une baignoire émaillée ou en bois). Pommades, savon. — *Nourrissons*, liqueur de Van Swieten, X gouttes par jour les premiers mois, puis augmenter de X gouttes par mois d'âge, jusqu'à concurrence de LXXX gouttes par 24 heures (Boissard) en surveillant la courbe de l'enfant.

Liqueur de Van Swieten :

Chlorure mercurique. . .   1 gr.
Alcool à 90°. . . . . . .   100 —
Eau distillée. . . . . .   900 —
(L'alcool s'oppose à la décomposition).

Usage int. : 15 à 20 gr. par jour, soit 1 centigr. 5 à 2 centigr. de sublimé (adultes), en 4 ou 6 fois, dans du lait ou de l'eau de Vichy (1/2 verre), additionnés soit d'essence d'anis (quelques gouttes) soit, en cas de diarrhée ou de gastralgie, d'*élixir parégorique* (V à X gouttes) (Brocq). *Enfants* (voir plus haut).

Pour l'usage externe, employée pure ou étendue d'eau.

Pilules de Dupuytren :

Chlorure mercuri-
    que . . . . . . Trente   centigr.
Extrait d'opium. . Soixante   —
Extrait de gaïac. . 1 gr. 20

F. S. A. Diviser en 30 pilules (1 centigr. de sublimé et 2 centigr. d'extrait thébaïque par pilule).

*Solution pour injections intra-muscu-
laires* (Gaucher) :

Chlorure mercurique. Dix centigr.
Chlorure de sodium
    pur. . . . . . .   7 centigr. 5
Eau distillée bouillie. 10 gr.

1 centigr. par c. c.; une injection (1 c. c.) par jour.

Solution obstétricale :

Chlorure mercurique . . . 25 centigr.
Acide tartrique . . . .   1 gr.
Solution de carmin d'in-
    digo . . . . I goutte.
Pour 1 paquet; 1 paquet pour 1 litre d'eau.

Solution antiparasitaire :

Chlorure mercurique. . .   1 gr.
Eau de Cologne (ou alcool
    de menthe). . . . . . 100 —
1 cuillerée dans de l'eau tiède, pour frictions sur les régions pileuses (phthiriase du pubis, Vidal, Brocq).

Eau phagédénique :

Chlorure mercurique.   40 centigr.
Eau distillée. . . . . 12 gr.
Eau de chaux . . . .   125 —
Pure ou étendue d'eau, pour lotions sur les chancres, les plaques muqueuses, etc.

Liqueur de Gowland :

Chlorure mercurique.   1 gr.
Chlorure   d'ammo-
    nium . . . .   1 —
Alcool à 90°. . . . . ⎫ āā   15 —
Eau de laurier-cerise. ⎭
Émulsion d'amandes
    amères . . . . . .   480 —
Contre le prurit (lotions).

Solution éthérée :

Sublimé. . . . .   1 gr.
Éther sulfurique . . . . . 100 —
Pour pulvérisations très rapides sur le bourrelet de l'érysipèle (Talamon et Lovy).

Solution vinaigrée :

Chlorure mercurique. . .   1 gr.
Vinaigre. . . . .   300 —
Pour imbiber la chevelure en cas de phthiriase. Tue les *pediculi* et permet de détacher les lentes au peigne fin (Jeanselme).

Bain de sublimé :

Chlorure mercurique. . ⎫
Chlorhydrate d'ammo- ⎬ āā 20 gr.
    niaque . . . . . . ⎭
Pour 1 bain de 200 litres (dans une baignoire émaillée ou en bois).

Collutoire :

Chlorure mercurique . . .   1 gr.
Glycérine. . . . 20, 30 ou 40 —
Pour toucher la gorge, en cas de diphthérie associée (Goubeau, Moizard).

Savon au sublimé :

Chlorure mercurique. . .   10 gr.
Alcool à 90° . . . .   40 —
Savon simple (d'huile de
    coco). . . . . 950 —
F. S. A.

Mercure (Biiodure de). — (*Iodure mercurique*). — *Caract. phys. et chim.* — Poudre rouge vif, presque insoluble dans l'eau ; soluble dans l'eau additionnée d'un iodure ou d'un chlorure alcalin (sel double), dans l'alcool, l'éther (1 p. 200), les huiles (de 25 centigr. à 2 gr. p. 100). Altérable à la lumière. Contient 44,05 p. 100 de mercure.

Prop. thérap., indicat. — Antisyphilitique et antiseptique énergique.

Formes pharmac., doses. — *Usage int. :* 5 milligr. à 2 centigr. en solution, sirop ou en injections intra-musculaires (2 à 3 centigr. en solution huileuse ou aqueuse pour le traitement intensif). (Enfants, 1 à 2 milligr.). — *Usage ext. :* Solutions antiseptiques à 1 pour 4000 ; pommades à 1 p. 100.

Sirop de Gibert :

Iodure mercurique . . .	Un gr.
Iodure de potassium . .	50 —
Eau distillée	50 —
Sirop de gentiane. . . .	2400 —

Cuillerée à soupe =

Biiodure	1 centigr.
Iodure de potassium. .	50 —

Cuillerée à café =

Biiodure	3 milligr.
Iodure de potassium .	15 centigr.

Sirop de quinquina biioduré (Vidal) :

Iodure mercurique.	Quinze centigr.
Iodure de potassium.	15 gr.
Eau distillée . . .	50 —
Sirop de quinquina.	450 —

Ne pas filtrer, agiter. Deux cuillerées à soupe par jour (6 milligr. de biiodure par cuillerée à soupe).

Solution huileuse (*injections intramusculaires*) :

Iodure mercurique. .	Dix centigr.
Gaïacol synthétique .	75 —
Huile d'amandes douces stérilisée . . .	25 gr.

1 à 2 c. c. tous les jours ou tous les 2 jours.

Solution aqueuse (*injections*) :

Iodure mercurique. }	āā 20 centigr. 0
Iodure de sodium. }	
Chlorure de sodium	0 centigr. 7
Eau distillée stérilisée.	Q. S. p. 10 c. c.

1 c. c. par jour (Lafay, Émery).

Solution Midy (*injections intramusculaires*) :

Iodure mercurique. }	āā 1 centigr. 0
Iodure de sodium. }	
Subcutine.	0 — 5
Chlorure de sodium	0 — 2
Eau ozonée stérilisée	1 gr.

A conserver en ampoules.

Solution Yvon (*injections*) :

Iodure mercurique . }	āā 1 gr.
Iodure de potassium. }	
Phosphate trisodique.	2 —
Eau distillée stérilisée	Q. S. p. 50 c. c.

Solution ne coagulant pas l'albumine et très rapidement absorbée (2 centigr. de biiodure par c. c.).

Liqueur de Donovan modifiée :

Acide arsénieux .	Trente centigr.
Iodure mercurique.	Un gr.
Iodure de potassium.	10 —
Eau distillée.	Q. S. pour 100 c. c.

1 gr. représente : 3 milligr. d'acide arsénieux, 1 centigr. d'iodure mercurique, 10 centigr. d'iodure de potassium. De 50 centigr. à 1 gr. deux ou trois fois par jour, dans un demi-verre de tisane édulcorée de chiendent (dans les formes invétérées de la syphilis et pour le traitement des ulcères syphilitiques, notamment lupus). — *Usage ext.* : 5 gr. pour 20 ou 40 d'eau, en lotions.

Mercure (Cacodylate de). — *Caract. phys. et chim.* — Soluble dans l'eau et l'alcool, insoluble dans l'éther. Les solutions du produit pur sont acides. et très irritantes.

Prop. thérap., indicat. — Antisyphilitique très efficace contre les accidents secondaires et tertiaires, indiqué surtout chez les malades débilités ou neurasthéniques.

Formes pharmac., doses. — Brocq utilise un *cacodylate neutre*, composé très stable, dans lequel entre un peu de soude et d'iodure de sodium.

Solution pour injections intra-musculaires (Brocq) :

Biiodure de mercure. . . . . . . }
Iodure de sodium . } āā 15 centigr.
Cacodylate de soude.   50   —
Eau distillée. . . . Q. S. p. 10 c. c.

(1 centigr. 5 de biiodure de mercure et 5 centigr. de cacodylate de soude par c. c.). Injecter 1 à 2 c. c.

Mercure (Cyanure de). — *Caract. phys. et chim.* — Prismes carrés, incolores, solubles dans 10 p. d'eau froide, 20 p. d'alcool, 4 p. de glycérine. Contient 79,36 p. 100 de mercure.

Prop. thérap., indicat. — Antisyphilitique. Antiseptique opposé par les oculistes (localement) à la conjonctivite, à l'eczéma des paupières.

Formes pharmac., doses. — Solutions à 1 p. 100 en injections intra-musculaires (1/2 à 2 c. c.) ou intra-veineuses (1 c. c.). Solutions antiseptiques à 1 p. 1000.

Mercure (Lactate neutre de). — *Caract. phys. et chim.* — Prismes brillants, très solubles dans l'eau (1 gr. en dissout 2 gr. 75), insolubles dans l'alcool. Contient 52,9 p. 100 de mercure. Impossible à stériliser par la chaleur qui le décompose.

Formes pharmac., doses. — 1 à 2 centigr. en potion (solution à 1 p. 1000 insipide, 10 à 20 gr.); 1 à 3 centigr. en injections intra-musculaires (solutions à 1, 2 ou 3 p. 100, Gaucher).

Mercure (Oxycyanure de). — *Caract. phys. et chim.* — Cristaux incolores, solubles dans 200 p. d'eau et dans l'alcool. Contient 85,47 p. 100 de

mercure (peu stable). Les oxycyanures de mercure du commerce de la droguerie sont des produits de composition fort inconstante.

Prop. thérap., indicat. — Antisyphilitique. Antiseptique puissant, moins toxique que le sublimé et n'attaquant pas le métal des instruments.

Mercure (Oxyde jaune de). — *Caract phys. et chim.* — *Oxyde mercurique* sous forme de précipité jaune (obtenu par voie humide); poudre amorphe, jaune, insoluble dans l'eau et l'alcool, noircit à la lumière. Contient 92,6 p. 100 de mercure.

Prop. thérap., indicat. — Topique efficace contre la blépharite ciliaire, la kératite, l'eczéma rebelle.

Formes pharmac., doses. — *Usage ext. :* en pommades à 6 ou 10 p. 100. On a dû renoncer à son emploi en injections intra-musculaires, à cause de son action irritante.

Incompatib. — Acides, sels acides, chlorures, iodures, sulfures.

Pommades :

a) Oxyde jaune de
mercure . . . 50 centigr. à 1 gr.
Vaseline ou cérat sans eau. . 20 —

Eczéma impétigineux de la face (Brocq).

b) Oxyde jaune de mercure . . . . 60 centigr.
Vaseline . . . . 10 gr.

A étendre le soir, avec un pinceau sur le bord des paupières (blépharite).

Mercure (Oxyde rouge de). — *Caract. phys. et chim.* — *Oxyde mercurique* sous forme de précipité rouge (obtenu par voie sèche). Poudre cristalline rouge foncé, insoluble dans l'eau. Noircit à la lumière (par réduction du mercure).

Prop. thérap., indicat. — Exclusivement employé comme topique contre la blépharite et la kératite ulcéreuse.

Formes pharmac., doses. — *Usage ext. :* pommades 1 à 10 p. 100.

Pommades :

a) Bioxyde rouge de mercure . . . . 10 centigr.
Vaseline . . . . 20 gr.

A appliquer le soir. Blépharite ciliaire
(Sabouraud).

b) Précipité rouge. . ⎫
Acétate de plomb. ⎭ āā 30 centigr.
. Acétate basique de
cuivre . . . . . 60 —
Vaseline . . . . . 20 gr.

A appliquer le soir.

Mercure (Peptonate de). — *Caract.
phys. et chim.* — *Peptonate mercurique,*
composé soluble dans l'eau, obtenu par
action du bichlorure de mercure sur la
peptone de viande, en présence du chlorure de sodium. (On mélange les solutions de 1 gr. de peptone, de 1 gr. de
sublimé et de 2 gr. de sel marin, ce qui
doit donner une liqueur très limpide ;
on évapore dans le vide et on pulvérise
le résidu, masse grisâtre spongieuse,
contenant 1/4 de son poids de sublimé.)

Prop. thérap., indicat. — Antisyphilitique préconisé pour faire tolérer le
traitement mercuriel aux sujets susceptibles (pas d'avantages sur les autres
préparations correctement maniées).

Formes pharmac., doses. — 2 à 4 centigr. en pilules ou injections intra-musculaires. (L'addition de chlorure de
sodium ou d'ammonium, indispensable
pour la voie hypodermique, doit être
évitée pour la voie gastrique, à moins
que les pilules ne soient enrobées de
gluten.)

Pilules :

Peptonate mercu-
rique pulvérisé. 2 gr.
Poudre d'opium . 1 —
Poudre de quin- ⎫
quina rouge . . ⎬ āā 10 —
Extrait de gaïac . ⎭
Glycérine . . . . XX gouttes.

F. S. A. Diviser en 100 pilules, dont
chacune représente 2 centigr. de peptonate mercurique, c'est-à-dire 5 milligr.
de sublimé.

Solution Delpech (injections intra-
musculaires) :

Sublimé. . . . . . . un gramme.
Peptone sèche pulvé-
risée . . . . . . 1 gr. 50
Chlorure d'ammonium
pur . . . . 1 gr. 50
Eau distillée . . . . 80 gr.
Glycérine pure . . . 20 —

1 c. c. correspond à 1 centigr. de sublimé.

Mercure (Protochlorure de) (*Chlorure mercureux. Calomel. Précipité
blanc*). — *Caract. phys. et chim.* — Trois
formes, selon le mode de préparation :
1° *cristallisé,* en prismes microscopiques droits à base carrée, s'il est préparé
par sublimation ; 2° *précipité blanc,* s'il
résulte de la précipitation, par le chlorure de sodium, d'une solution de nitrate
mercureux, poudre amorphe, onctueuse,
dense, contenant toujours des sels mercuriques solubles ; 3° *calomel à la vapeur,* s'il est sublimé dans un courant
de vapeur d'eau (seule forme à employer
à l'intérieur), constitué alors par une
poudre blanche, très fine, très dense,
cristalline au microscope ; contient 84,9
p. 100 de mercure. Insoluble dans l'eau,
l'alcool, l'éther ; dissocié en mercure et
sublimé par action prolongée de l'eau
bouillante ou de la lumière. Décomposable en présence des solutions iodurées,
des cyanures, des alcalis et carbonates
alcalins ; de même que par trituration
avec la magnésie, le sucre de canne, la
gomme et un certain nombre de produits organiques.

Effets physiol. et tox. — 1° *A dose
massive,* exerce une action purgative
douce, péristaltogène sans coliques mais
parfois avec nausées, en même temps
antiseptique indiqué lorsque l'intestin est enflammé ou infecté ; en outre,
décongestionne le foie et excite l'excrétion biliaire (surtout s'il est associé à un
cholagogue vrai comme le podophyllin) ;
détruit les ferments figurés (entrave les
fermentations putrides des albuminoïdes)
mais respecte les ferments solubles de
l'estomac et de l'intestin ; provoque des
selles molles, couleur vert d'herbe (par

excrétion de pigments biliaires non transformés); à dose élevée, l'absorption est nulle ou insignifiante, grâce à la rapide élimination (pas de salivation). 2° *A doses fractionnées*, effets antiseptiques plus marqués sur le contenu intestinal et la sécrétion biliaire, mais absorption possible (par suite de la formation de sublimé) et salivation fréquente; action diurétique remarquable, discutée chez l'homme sain, mais incontestable en cas d'hydropisie cardiaque, bien que ne se déclarant que le 2° ou 3° jour et pour un temps limité (Lépine); diurèse attribuée à une excitation de l'épithélium rénal (qui ne doit pas être prolongée sous peine d'albuminurie). *Localement*, action nulle sur la peau intacte, mais irritante sur les surfaces ulcérées ou les muqueuses (décomposé sans doute par les liquides sécrétés) ainsi que sur le tissu cellulaire ou musculaire (douleur, nodule consécutif).

Prop. thérap., indicat. — A dose massive, purgatif de choix : chez l'enfant, contre l'embarras gastrique des nourrissons, les vers intestinaux; chez l'adulte, au début de la fièvre typhoïde, de la grippe à forme intestinale, au déclin de l'appendicite aiguë, en cas d'embarras gastrique fébrile, et, en général, au cours des pyrexies et des infections intestinales. A doses fractionnées, préconisé dans le traitement de la dysentérie, du choléra, des hépatites, des infections biliaires, de la grippe, et, à titre diurétique, des hydropisies cardiaques (contre-indiqué dans l'hydropisie rénale et chez les cachectiques). Opposé, à petites doses, aux dermatoses par auto-intoxication, surtout chez les enfants (eczéma impétigineux). Comme antisyphilitique, n'est usité que sous forme d'injections intra-musculaires rares. Comme topique, est opposé à nombre de dermatoses, et, en oculistique, aux taies de la cornée.

Formes pharmac., doses. — *Usage int.* : comme purgatif, 60 à 80 centigr. chez l'adulte; jamais moins de 3 centigr. chez le nourrisson; en général 5 centigr. par année, 50 centigr. à partir de dix ans (les enfants tolèrent le calomel bien mieux que les adultes); se prescrit mé-

langé à du lactose finement pulvérisé, soit en cachets, chocolat, biscuits, pilules, tablettes, soit en suspension dans l'eau ou le lait. A doses fractionnées : 1 à 5 centigr. par dose; comme diurétique 10 à 20 centigr. 3 ou 4 fois par jour pendant 2 jours. Comme antisyphilitique, 3 à 10 centigr. en suspension dans l'huile, par injection intra-musculaire (tous les 8 jours). — *Usage ext.* : (sous forme de calomel à la vapeur ou de précipité blanc) : en poudre, pommade, glycérolé, emplâtre, suppositoires.

Incompatib. — Avec les alcalis, les carbonates alcalins, les iodures, les cyanures (eau de laurier-cerise, looch, lait d'amandes amères), les poudres métalliques et certaines matières organiques (calomel décomposé par trituration avec la chaux, le sucre de canne, etc.). Quant à l'interdiction des aliments salés à la suite de l'administration du calomel, elle est absolument inutile, les chlorures étant, dans des conditions normales, incapables de décomposer sensiblement le calomel à la vapeur (du reste on ne saurait éviter le contact du calomel avec le chlorure de sodium contenu dans les cellules et les humeurs de l'organisme).

Cachets purgatifs :

a) Calomel à la vapeur. . 25 centigr.
   Lactose pulvérisé . . . 60   —

Pour un cachet; de 1 à 4 suivant l'âge et la susceptibilité individuelle.

b) Calomel à la vapeur. . 25 centigr.
   Podophyllin   1   —
   Lactose pulvérisé . . . 50   —

Pour un cachet; de 2 à 4 comme purgatif, un seul au coucher comme laxatif cholagogue.

c) Calomel à la vapeur. . 25 centigr.
   Poudre de résine de
      jalap. 15   —
   Poudre de résine de
      scammonée. 30   —

Pour un cachet; 1 à 2.

Pilules laxatives :

Calomel à la vapeur. . 50 centigr.
Aloès pulvérisé. . . . 1 gr. 50
Savon médicinal . . . 1 gr.
Pour 10 pilules; 1 à 2 le soir au coucher.

Pilules purgatives :

Calomel à la vapeur. . 80 centigr.
Poudre d'opium. . . Huit —
Poudre de rhubarbe. . 2 gr.
Extrait de réglisse . . Q. S.
Pour 8 pilules; en prendre 4 à la fois, puis, au bout d'une heure, si l'effet purgatif ne s'est pas produit, prendre les autres de quart d'heure en quart d'heure.

Purgatif (nourrissons et enfants) :

Calomel à la vapeur. . 50 centigr.
Miel blanc. . . . . . 100 gr.
Mélanger très exactement; 5 centigr. de calomel par cuillerée à café, une par année d'âge, jusqu'à dix ans.

Vermifuges (enfants) :

a) Calomel à la vapeur. . . . 1 gr.
Poudre de semen-contra. . 10 —
Miel blanc . . . . 80 —
Mélanger très exactement; environ 10 centigr. de calomel et 1 gr. de semen-contra par cuillerée à café.

b) Calomel à la vapeur . . . . 1 gr.
Poudre de rhizome de fougère mâle. . . . . 6 —
Extrait éthéré de fougère mâle. . . . . 8 —
Mélanger très exactement et diviser en 100 pilules; 20 à 50, dans du miel ou de la confiture, le matin à jeun.

Poudre vermifuge composée :

Calomel à la vapeur. . . 1 gr.
Résine de scammonée . . 1 gr. 25
Poudre de rhubarbe. . . 1 gr. 50
Mélanger très exactement; 20 à 50 centigr. pour les enfants, 1 à 3 gr. pour les adultes.

Poudre vermifuge (adultes) :

Calomel à la vapeur. . 30 centigr.
Gomme-gutte pulvér. . 50 —
En une fois, dans du sirop.

Bols anthelminthiques :

Calomel à la vapeur. . 25 centigr.
Extrait d'absinthe. . . 4 gr.
Pour 4 bols; un tous les quarts d'heure.

Électuaire vermifuge :

Calomel à la vapeur. . 80 centigr.
Poudre de semen-contra. . . . . 10 gr.
Résine de jalap pulvér. 4 —
Poudre de cannelle . . 2 —
Miel blanc . . . . . . 60 —
Mélanger très exactement; une demi à une cuillerée à café pour les enfants de 2 à 4 ans, 1 cuillerée à café à 1 cuillerée 1/2 pour ceux de 5 à 8 ans, 2 à 3 cuillerées à café de 9 à 15 ans; par cuillerée à soupe au delà de cet âge.

Pilules diurétiques (hydropisie cardiaque) :

Calomel à la vapeur . . . . } āā 1 gr.
Poudre de buchu . }
— de scille. . . 50 centigr.
Oxymel scillitique. 2 gr.
Pour 10 pilules; 1 à 2 par jour (surveiller la salivation).

Cachets altérants :

a) Calomel à la vapeur. . 25 centigr.
Lactose pulvérisé . . . 2 gr.
Mélanger intimement et diviser en 10 cachets; un toutes les heures (surveiller la salivation).

b) Calomel à la vapeur. . 10 centigr.
Scammonée d'Alep . . 30 —
Lactose porphyrisé . . 4 gr.
Mélanger intimement et diviser en 10 cachets.

Pilules antidysentériques de Segond :

Calomel à la vapeur. . 20 centigr.
Poudre d'ipéca. . . . 40 —
Extrait thébaïque. . Cinq —
Sirop de nerprun . . . Q. S.
Diviser en 6 pilules; une toutes les heures, dans la journée, pendant trois à quatre jours (surveiller la salivation).

Pilules de calomel opiacées :

Calomel à la vapeur .   1 gr.
Extrait thébaïque. Vingt-cinq centigr.
Extrait mou de quin-
  quina . . . .   80 centigr.
Diviser en 10 pilules ; une toutes les deux heures (surveiller la salivation).

Poudre mercurielle arsenicale de Dupuytren :

Précipité blanc . . . . . .   99 gr.
Acide arsénieux porphyrisé.   1 —
Mélanger exactement ; pour le pansement des ulcères syphilitiques et dartres rongeantes.

Pommade de Hebra (psoriasis, prurigo) :

Précipité blanc. . . . .   2 gr. 50
Onguent populéum. . .   20 gr.

Emplâtre au calomel :

Précipité blanc. . . .   80 gr.
Térébenthine. . . . . } āā 10 —
Cire jaune . . . . . . }
Emplâtre simple . . .   100 —

Collyres secs :

a) Calomel à la vapeur et lactose porphyrisé, par parties égales ; atténué au besoin avec Q. V. d'oxyde de zinc.

b) Calomel à la vapeur. } āā 30 centigr.
   Aloès porphyrisé . }
   Lactose. . . . . .   4 gr.

Onguent ophthalmique :

Précipité blanc . . . . . .   2 gr.
Oxyde de zinc . . . . . .   10 —
Camphre pulvérisé . . . .   1 —
Vaseline neutre . . . . . .   30 —

Suppositoire (oxyures) :

Précipité blanc. . . .   50 centigr.
Beurre de cacao . . . .   4 gr.

Injections intra-musculaires :

a) Calomel précipité pur.   50 centigr.
   Lanoline stérilisée. . .   1 gr. 80
   Vaseline   —   Q. S. p. 10 c. c.
5 centigr. calomel par c. c. ; une injection de 1 c. c. toutes les semaines ou tous les 4 jours.

b) Calomel à la vapeur. .   5 centigr.
   Gaïacoloïd   50   —
   Palmitine. Q. S. pour 1 c. c.
(Duret-Midy.) Injection indolore (?)

Mercure (Protoïodure de) (*Iodure mercureux*). — *Caract. phys. et chim.* — Poudre jaune-verdâtre, amorphe (ou cristalline et jaune), dense, insoluble dans l'eau et l'alcool, altérable à la lumière (passe au vert foncé, puis au noir). Contient 61,1 p. 100 de mercure.

Propr. thér., indicat. — Antisyphilitique, en général le mieux toléré par les voies digestives (provoque plutôt la diarrhée que la salivation). Moins douloureux que le calomel en injections intra-musculaires.

Formes pharmac., doses. — 5 à 10 centigr. en pilules ; 10 à 15 centigr. en injections intra-musculaires (une tous les 8 jours).

Pilules de Ricord modifiées :

Protoiodure récem-
  ment préparé. . Cinquante centigr.
Extrait thébaïque.   Dix   —
Poudre de réglisse   50   —
Miel blanc . . . .   Q. S.
F. S. A. Diviser en 10 pilules molles (5 centigr. de protoiodure et 1 centigr. d'extrait thébaïque par pilule).

Pilules de Fournier :

Protoiodure de mercure   Cinq centigr.
Extrait thébaïque. . .   Un   —
Extrait de gentiane . .   10   —
Pour une pilule ; deux par jour.

Injections intra-musculaires :

Protoiodure de mercure .   1 gr.
Huile de vaseline . . . .   10 c. c.
Un c. c. (10 centigr. de protoiodure) tous les 8 jours (Lévy-Bing).

Mercure (Phénoldisulfonate de sodium). (*Hermophényl*). — *Caract. phys. et chim.* — Poudre blanche, de saveur salée, très soluble dans l'eau (22 p. 100), contenant 40,2 p. 100 de mercure difficilement mis en liberté dans l'organisme ; très stable, ne précipitant pas l'albumine et ne coagulant pas le sérum.

Propr. thérap., indicat. — Antisyphilitique médiocre. Antiseptique puissant non irritant. Composé plus inoffensif que les autres mercuriaux, le mercure y étant à l'état dissimulé, mais aussi d'activité moindre.

Formes pharm., doses. — *Usage int.* : 5 à 10 centigr. par voie gastrique, en solution, sirop ou pilules ; 2 à 4 centigr. par la voie intra-musculaire. — *Usage ext.* : solutions antiseptiques à 1 ou 2 p. 100 ; pommade 3 p. 100 ; savon 1 p. 100 (possède l'avantage de rester à l'état soluble dans le savon) très avantageux pour réaliser l'asepsie des mains et du tégument.

Sirop :

Hermophényl. . . .	Un gramme.
Sirop simple	500 gr.

1 centigr. par cuillerée à café.

Pilules :

Hermophényl . . .	Trois gr.
Poudre de réglisse .	6 —
Extrait de gayac . . .	10 —
Glycérine	XXX gouttes.

Pour 100 pilules ; 3 à 5 par jour (syphilis).

Solutions pour injections :

	Vingt à qua
Hermophényl . . .	rante centigr.
Eau distillée bouillie	10 c. c.

Injection, tous les deux à trois jours, de 1 ou 2 c. c.

Mercure (Salicylate basique de). — *Caract. phys. et chim.* — Poudre blanche, amorphe, inodore, insipide, presque insoluble dans l'eau et l'alcool ; solubilisé par les chlorures, les iodures alcalins, le benzoate d'ammoniaque. — Contient 59,52 p. 100 de mercure en combinaison dissimulée.

Prop. et empl. thér. — Antisyphilitique, utilisé soit en pilules (5 à 10 centigr.), soit en injections intra-musculaires (5 à 8 centigr. tous les 8 jours, en suspension dans l'huile de vaseline ; ou 1 à 2 centigr. tous les jours en solution dans le benzoate d'ammoniaque).

Injections intra-musculaires :

a) (Insoluble).

Salicylate basique de mercure.	1 gr.
Huile d'olives stérilisée. .	1 c. c.
Huile de vaseline —	10 —

10 centigr. de salicylate de mercure par c. c. ; un c. c. tous les huit jours.

b) (Soluble).

Salicylate basique de mercure	50 centigr.
Benzoate d'ammoniaque	1 gr.
Ammoniaque pure . .	Q. S.
Eau distillée bouillie Q. S. pour 50 c. c.	

1 centigr. de salicylate de mercure par c. c. ; un à deux c. c. par jour.

Mercure (Salicylate neutre de). — *Caract. phys. et chim.* — Poudre grise aisément soluble dans l'eau et dans le sérum isotonique et contenant 42,1 p. 100 de mercure à l'état non dissimulé.

Prop. et empl. thérap. — Antisyphilitique utilisé en injection intra-musculaire à la dose quotidienne de 2 centigr.

Solution hypodermique (isotonique) :

Salicylate neutre de mercure.	vingt centigr.
Chlorure de sodium .	75 milligr.
Eau distillée stérilisée.	10 gr.

2 centigr. de sel de mercure par c. c. Injecter un c. c. par jour (Lévy-Bing).

Mercure (Salicylarsinate de). (*Enésol*). — *Caract. phys. et chim.* — Sel blanc, amorphe, soluble dans 25 p. d'eau, contenant 38,46 p. 100 de mercure, et 14,4 p. 100 d'arsenic. Dans ce sel, le mercure et l'arsenic sont dissimulés. Ses solutions ne coagulent pas l'albumine.

Prop. et empl. thérap. — Antisyphilitique et tonique employé en injections intra-musculaires (2 c. c. d'une solution à 3 p. 100, soit 6 centigr.) journalières pendant 20 à 25 jours. On prétend ainsi joindre à l'action spécifique du mercure l'action reconstituante de l'arsenic.

Mercure (Sulfate basique de). (*Sous-sulfate mercurique, Turbith minéral*). — *Caract. phys. et chim.* — Poudre jaune, amorphe, presque insoluble dans l'eau, insoluble dans l'alcool, contenant 84 p. 100 de mercure; décomposé par la chaleur et la lumière.

Prop. et empl. thérap. — Utilisé seulement, en pommade (3 à 15 p. 100), contre diverses dermatoses : teigne, sycosis, pelade, eczéma séborrhéique, etc.

Pommade :

Turbith minéral . . .   1 gr.
Vaseline pure. . . . .   20 à 30 —
Eczéma de la barbe (Brocq).

Mercure (Bisulfure de). (*Sulfure rouge*, ou *Cinabre*, en fragments, ou *Vermillon*, en poudre).—*Caract. phys. et chim.* — Insoluble dans l'eau.

Propr, thérap., indicat. — Employé surtout en dermothérapie, comme topique, sous forme d'emplâtre ou de pommade (10 p. 100). Entre dans la composition de la *pâte du frère Côme.*

Emplâtre rouge de Vidal :

Cinabre. . . . .   3 gr.
Minium. . . . .   5 —
Emplâtre diachylon . . . . 52 —

Mercure (Tannate de). — *Caract. phys. et chim.* — Poudre amorphe insoluble dans l'eau.

Propr. thérap., indicat. — Antisyphilitique prescrit à la dose de 20 à 30 centigr. en pilules (peu usité).

Mercuriale (Foirolle). — *Mercurialis annua* (Euphorbiacées). — La plante est purgative, grâce à un principe amer soluble dans l'eau; elle est aussi diurétique.

Prop. et empl. thérap. — Usitée surtout sous forme de décoction (15 p. 500), d'extrait aqueux (4 à 8 gr.) et de miel de mercuriale (parties égales de suc et de miel) incorporé surtout aux lavements purgatifs (30 à 60 gr.; enfants, 5 à 10 gr. par année).

Mérycisme. — Le mérycisme ou *rumination* est une habitude morbide par laquelle certains sujets ramènent dans la bouche (quelques minutes, 1/4 d'heure ou une demi-heure après la déglutition) des aliments plus ou moins intacts ou altérés, soit pour les mastiquer et les

avaler de nouveau, soit pour les rejeter. Le *mérycisme simple*, congénital et presque inconscient, toujours suivi de redéglutition du bol alimentaire qui garde sa saveur, est sans inconvénient sérieux. Le *mérycisme pathologique* tenant à un état dyspeptique ou névropathique (*hystérie, neurasthénie*) et comportant la régurgitation d'aliments plus ou moins décomposés que le malade rejette habituellement, constitue, par contre, une sorte de tic angoissant qui entraîne parfois une dénutrition rapide. Il n'est justiciable que de la *psychothérapie :* on explique au sujet le mécanisme, les dangers du trouble en question, et la nécessité de s'en corriger par l'observation et la volonté. Lorsque le tic est motivé par des malaises dyspeptiques qu'il tend à soulager, on commence par traiter la dyspepsie comme il convient. Certains artifices simples opposent à la rumination un obstacle mécanique; tels sont : l'*écartement des mâchoires* par un bouchon ou par un morceau de bois; l'exécution de *mouvements respiratoires profonds* (Soupault).

Mésotane. — *Caract. phys. et chim.* — Éther méthyloxyméthylique de l'acide salicylique dont il contient 75 p. 1000. Liquide oléagineux, jaunâtre, d'odeur suave, plus faible que celle du salicylate de méthyle, insoluble dans l'eau, soluble dans l'alcool, l'éther, le chloroforme et les huiles; altérable à l'air.

Prop. et empl. thérap. — Analgésique local analogue au salicylate de méthyle et offrant les mêmes indications (5 à 25 gr. par jour en badigeonnages, pur ou mêlé à égale quantité d'huile); est quelquefois irritant.

Métamorphoses des médicaments dans l'économie. — Il est exceptionnel que les agents médicamenteux circulent dans l'organisme sous la forme où ils y ont pénétré (quel qu'en soit, du reste, le mode d'introduction : voie gastrique ou sous-cutanée). En cas d'*ingestion*, le médicament subit successivement l'action de la salive, du suc gastrique, de la bile, des sucs pancréatique et intestinal : il en résulte que, suivant sa nature, il est solubilisé, décomposé ou dédoublé, soit aussitôt dans l'estomac, soit seulement dans l'intestin, étant absorbé, de ce fait, sous des formes variables, après oxydation, réduction ou synthèse. L'important est qu'il passe à l'état de composé soluble, autrement il traverserait simplement le tube digestif, sans agir. Injectés sous la peau ou dans les muscles, les composés solubles sont en général absorbés assez rapidement par les voies lymphatiques, en nature quand leur constitution s'y prête. Il n'en est pas de même des substances insolubles (comme par exemple, le calomel, le mercure (huile grise), etc. Normalement, celles-ci sont transformées peu à peu en composés solubles qui sont absorbés au fur et à mesure de leur production; mais, il n'en est pas toujours ainsi, et certaines conditions, aussi mal déterminées qu'impossibles à prévoir, peuvent toujours entraîner, dans la réserve injectée, des métamorphoses rapides suivies d'une absorption intense dont la continuité imperturbable conduit à des accidents d'intoxication parfois mortels. En général, c'est avec les albumines du sérum que les médicaments entrent finalement en combinaison, pour former des albuminates alcalins, propres eux-mêmes à circuler dans le milieu sanguin pour y subir ultérieurement les décompositions où métamorphoses susceptibles de dégager la substance active.

Métavanadates. — Voir Vanadates.

Méthylacétanilide. — Voir Exalgine.

Méthylal (*Diméthylate de méthylène*). — *Caract. phys. et chim.* — Liquide incolore, très mobile, d'odeur rappelant celles du chloroforme et de l'éther acétique, légèrement acide, soluble dans 33 p. d'eau, dans l'alcool, l'éther, les huiles. Bout à 42°.

Effets physiol. et tox. — Hypno-anesthésique en inhalation; hypnagogue en ingestion. Absorption et élimination (par le poumon et l'urine) rapides. A doses thérapeutiques, déprime l'excitabilité de l'encéphale mais exalte l'excitabilité réflexe, déprimée à son tour par les hautes doses. Provoque la tachycardie et abaisse la tension artérielle, d'abord passagèrement élevée (par action sur les centres bulbo-médullaires). Rend la respiration lente et profonde (stertoreuse à hautes doses). L'action toxique entraîne l'hypothermie et l'atonie du myocarde.

Propr. thérap., indicat. — Hypnotique non irritant, mais dont l'effet s'épuise en 4 ou 5 jours. Préconisé contre l'insomnie des déments, des morphinomanes, contre le delirium tremens. Analgésique local.

Formes pharmac., doses. — *Usage int. :* 1 à 5 gr. comme hypnotique, en potion, sirop (10 à 20 centigr. par année chez l'enfant). — *Usage ext. :* en liniment (20 à 30 p. 100 d'huile d'amandes douces) ou en pommade (5 méthylal, 3 cire, 30 gr. axonge).

Méthylarsinate disodique. — Voir Arrhénal.

Méthylatropine (**Bromhydrate de**). — *Caract. phys. et chim.* — Cristaux blancs solubles dans l'eau ou l'alcool étendu.

Prop. thérap., indicat. — Effets de l'atropine (Voir Belladone), mais toxicité moindre; moins mydriatique. Opposé aux sueurs nocturnes des phthisiques.

Formes pharmac., doses. — *Usage int. :* 5 à 10 milligr. en granules. — *Usage ext. :* collyre à 1 p. 100.

Méthyle (**Chlorure de**). (*Formène monochloré*). — *Caract. phys. et chim.* — Gaz incolore, d'odeur éthérée spéciale, soluble dans l'eau, bouillant à — 23°, liquéfiable sous une pression de 6 atmosphères; passe instantanément, à 15°, de l'état liquide à celui de vapeur en produisant une réfrigération considérable.

Effets physiol. et tox. — *En inhalation*, effets hypno-anesthésiques, mais exigeant de bien plus hautes doses que le chloroforme et se dissipant très vite, grâce à sa rapide élimination. *Localement*, en pulvérisation ou stypage, le contact de ses vapeurs congèle la peau qui blanchit et durcit, tandis que se produit, avec de l'anesthésie locale, une sensation de brûlure assez vive. Trop prolongée sur le même point, la réfrigération ainsi provoquée laisse de la rougeur, de la vésication ou même une eschare. La rougeur fait souvent place, après quelques jours, à de la pigmentation (sauf sur la face).

Prop. thérap., indicat. — Inusité comme hypno-anesthésique et utilisé seulement comme analgésique local. Préconisé par Debove contre les névralgies (sciatique, faciale, intercostale, dentaire), le lumbago, le torticolis, la gastralgie qui sont le plus souvent soulagés. Utilisé par Du Castel contre l'orchite blennorrhagique (stypage), par Sabouraud contre le zona (v. c. m.). Peut également servir à titre d'anesthésique local en petite chirurgie (mais inférieur, à cet égard, au chlorure d'éthyle qui lui est actuellement préféré).

Formes pharmac., doses. — Le chlorure de méthyle est conservé, à l'état liquide, sous pression, dans des siphons métalliques munis d'un bec laissant échapper à volonté un jet plus ou moins fort de vapeurs réfrigérentes (pour la technique des pulvérisations, voir NÉVRALGIES en général). Les applications locales peuvent aussi se pratiquer à l'aide de tampons de ouate ou de bourre de soie enveloppés de gaze de soie (*stypes*) que l'on imbibe de chlorure de méthyle, soit en les exposant au jet de vapeur du siphon (les tenir avec une pince en bois), soit en les plongeant dans le gaz liquéfié (conservé dans un thermo-isolateur de d'Arsonval). Le stype est placé au contact des parties douloureuses pour un temps variable suivant l'effet à obtenir (1 à 5 secondes).

Méthyle (Acétyl-salicylate de). — Voir SALICYLATES.

Méthyle (Salicylate de). — Voir SALICYLATES.

Méthylène (Bleu de). — Voir BLEU.

Méthylmorphine. — Voir CODÉINE.

Méthylthéobromine. — Voir CAFÉINE.

Métrorrhagies. — I. *Médication hémostatique.* — Toute métrorrhagie impose le *repos horizontal* avec le bassin légèrement soulevé par des draps ou des serviettes pliés. L'*ergot* et l'*ergotine* agissent même hors de l'état puerpéral, à condition d'être donnés à petites *doses fractionnées*. P. Dalché préconise l'*ergotine* (10 centigr.) associée au *sulfate de*

quinine (2 centigr.) et à la *poudre de digitale* (1 centigr.), en pilules dont la malade prend 5 par jour. Quoique probablement hémostatiques la quinine et la digitale ne sont que des adjuvants, la dernière surtout utile en cas de métrite ou de cardiopathie. Gallard prescrivait 30 à 50 centigr. de feuilles infusées dans 125 gr. d'eau, à prendre par cuillerées à bouche. A. Robin vante l'*extrait fluide de gossypium herbaceum* (XX à XXX gouttes 4 fois par jour). L'extrait fluide *de viburnum brunifolium* (XX à XXV gouttes 3 fois par jour), l'*hydrastis canadensis* (LX à LXXX gouttes d'extrait fluide, ou XX à XXX gouttes de teinture par jour), l'*hamamélis virginica* (X gouttes d'extrait fluide toutes les 2 heures ou V, XX ou XXX gouttes de teinture par jour) sont de fidèles hémostatiques utérins ; l'hamamélis est en outre décongestionnant. Aux *hémorrhagies de la ménopause* on a opposé l'*opothérapie ovarienne* et à celles liées à l'*hypothyroïdie chronique* la *thyroïdine* (Hertoghe, d'Anvers).

Les *injections chaudes* à 45°, 50° C. et plus, températures auxquelles les malades seront graduellement acclimatées, restent d'excellents agents hémostatiques, analgésiques et antiphlogistiques. Elles doivent être données *à basse pression et dans le décubitus dorsal*, le bassin un peu surélevé.

L'usage du *sérum gélatiné* (*sérum normal* additionné, par litre, de 5 à 10 p. 100 de *gélatine blanche* et de 10 gr. d'*acide phénique* ou 1 gr. de *sublimé*) est très efficace. La solution est liquéfiée au bain-marie avant l'usage, puis, le vagin ayant été rincé, une lanière de *gaze stérilisée imbibée de sérum gélatiné* est introduite dans l'orifice du col et laissée 24 heures en place. Chez les vierges, une injection vaginale ou l'introduction, dans le vagin, d'une mèche trempée dans la solution peuvent suffire, à condition de maintenir, par un coussin, le siège élevé et le tronc en déclivité, pour assurer la stagnation du liquide.

Le *classique tamponnement* pratiqué, bien aseptiquement, après évacuation du rectum et de la vessie, avec soit des bandes de *gaze stérilisée salolée ou iodo-formée*, soit des *bourdonnets d'ouate*, soit du *tissu de soie stérilisée*, par bandelettes libres ou tassé dans un *sac de soie* (Pozzi) offre souvent, en dernier ressort, une précieuse ressource.

Aux agents hémostatiques doivent toujours être associés ceux de la médication tonique, particulièrement les *injections sous-cutanées de sérum artificiel* (200, 300, 800 gr.).

II. *Indications pathogéniques.* — Les *nouveau-nées* sont exposées à des *métrorrhagies congestives* qui cèdent aisément à la *balnéation tiède*.

Les *ménorrhagies* sont des pertes qui exagèrent ou prolongent l'écoulement menstruel; en général les hémostatiques peuvent intervenir à partir du 5e jour des règles. L'*exercice régulier*, notamment la *bicyclette* (sans abus) peut contribuer à modérer le flux menstruel (P. Dalché) chez les jeunes filles.

Chez les femmes adultes, la métrorrhagie, souvent liée à la *métrite*, ressortit aux *grandes irrigations chaudes*, aux *bains de siège*, aux *narcotiques*, aux *antiphlogistiques*, aux *scarifications du col*, et plus tard, la phase phlegmasique passée, à l'*ergotine*, à la *quinine*, à la *digitale* ou à l'*hydrastis canadensis*, à la *salipyrine*, à la *stypticine*, à moins de réveil des douleurs. A l'*endométrite chronique hémorrhagique*, on doit opposer le *curetage*, ainsi qu'aux *métrorrhagies répétées* suivant de 1, 2 ou 3 mois les couches. Les *hémorrhagies des fibromes* résistent souvent à tous les traitements y compris l'*électricité* et l'*opothérapie thyroïdienne*. Les *métrorrhagies cancéreuses* cèdent mieux aux *topiques pulvérulents* qu'au sérum gélatiné; Guinard leur oppose les applications locales de *carbure de calcium*. Les hémorrhagies compliquant les *phlegmasies péri-utérines* contre-indiquent les agents excitant la contractilité des fibres lisses, et cèdent mieux aux *grandes irrigations chaudes* sédatives, prolongées 1 heure et plus, matin et soir. L'*ergotine* et ses succédanés conviennent, par contre, aux *métrorrhagies de la puberté* par hyperhémie ovarienne.

Les *métrorrhagies d'origine extra-génitale* (fausses utérines de Dalché) reconnaissent des causes diathésiques et organiques que l'examen clinique doit dépister pour leur appliquer une thérapeutique rationnelle. Certaines métrorrhagies des *obèses*, des *pléthoriques*, des *cardiaques* méritent d'être respectées, tout au moins les premiers jours. Celles qu'entretient la *constipation* seront amendées par les laxatifs doux (*poudre de réglisse composée*) en en exceptant l'*aloès* (congestionne le petit bassin). Les métrorrhagies liées à l'*entéroptose*, à la *lithiase biliaire* réclament le traitement rationnel de ces états morbides (port de la *sangle de Glénard*; usage du *boldo*, des *alcalins*, etc.); celles qui compliquent les *névralgies utérines* ou *pelviennes* sont justiciables des sédatifs : *quinine, antipyrine, aconit, bromures* et des *révulsifs* associés aux *hémostatiques*. Aux *métrorrhagies des cardiaques* on oppose le *repos absolu au lit*, les petites doses de *digitale* ou de *strophantus* associées à l'*ergot*, à la *quinine* et à la *noix vomique*. Au contraire l'ergot, l'ergotine, la quinine et la digitale aggravent les pertes liées à l'*hypertension artérielle*, justiciables de l'*opium*, des sédatifs et des *bains chauds* (Huchard). Si l'*athérome* ou la *stéatose des artères utérines* est en jeu, on doit recourir d'urgence au *tamponnement*.

Le *tamponnement* avec le *sérum gélatiné* ou la *ouate sèche* sera encore le meilleur recours contre les métrorrhagies par lésion sanguine telles que celles des *infections hémorrhagipares* (*variole, rougeole, purpura, ictère grave*), de la *leucémie*, du *diabète*, du *mal de Bright*. Celles de la *malaria* sont amendées par le *sulfate de quinine*.

Microcidine. — *Caract. phys. et chim.* — Mélange de naphtolate de soude (75 p. 100) et de produits mal définis d'oxydation du naphtol (25 p. 100). Poudre amorphe, blanche, soluble dans 3 p. d'eau (solutions concentrées brunes), facilement diffusible dans l'air.

Prop. thérap., indicat. — Antiseptique plus énergique que le phénol, en même temps bien moins toxique et non caustique. Indiqué pour l'antisepsie utérine, pleurale (Berlioz).

Formes pharmac., doses. — Usage ext. : Solutions aqueuses 3 à 5 p. 1000.

Miel. — Produit sucré sécrété par les abeilles (*Apis mellifera*-Hyménoptères). Renferme 70 à 75 p. 100 d'un mélange de glucose et lévulose, de la mannite, de la cire, des matières colorantes, odorantes et gommeuses, des acides végétaux, des ferments.

Prop. thérap., indicat. — Laxatif aux doses de 40 à 60 gr.; devient plus actif avec le temps, par transformation du sucre de canne en sucre interverti. Peut devenir toxique lorsque les abeilles le recueillent sur certaines fleurs (aconit, datura, gelsemium, rhododendron, etc.).

Formes pharmac., doses. — Usage int. : en nature 2 à 3 cuillerées à soupe ; sert à sucrer les tisanes, à préparer les mellites (miel de mercuriale). *Voie rectale,* en lavement (30 à 60 gr. pour eau 400) ou en suppositoires (3 à 5 gr.). Une cuillerée à café de miel blanc représente de 9 à 10 gr. et une cuillerée à soupe environ 30 gr.

Mellite simple : mêler 4 p. de miel avec 1 p. d'eau, réduire par évaporation jusqu'à densité 1,27 (31° Baumé), et passer à travers une chausse. Les *mellites composés* sont préparés à l'aide de décoctés, d'infusés ou de sucs de plantes. Ceux qui ont le vinaigre pour excipient portent le nom d'*oxymellites*.

Miers. — Village du Lot, arrondissement de Gourdon. Altitude 360 m. Eaux froides (15°), sulfatées-sodiques-calciques-magnésiennes, faiblement ferrugineuses et silicatées. Diurétiques, laxatives, modificatrices de la nutrition. Utilisées exclusivement sous forme de boisson.

Principales indications. — Engorgements du foie et de la rate, constipation opiniâtre, accidents de la pléthore abdominale, dyspepsies, chloro-anémie, cachexie paludéenne, affections des voies urinaires.

Migraines. — Le terme *migraine* désigne un syndrome douloureux reconnaissant probablement des causes disparates, ce qui explique la variété des agents thérapeutiques qui le soulagent, suivant les sujets.

I. *Migraine simple.* — Le *traitement de l'accès* ne réussit généralement, quel qu'il soit, qu'à condition d'être *institué dès le début, avant les premières nausées.* Longtemps (depuis G. Sée), l'*antipyrine*, à la dose de 2 gr., pris en 2 fois, à une heure d'intervalle, dans un demi-verre d'*eau alcaline* (Vichy, Vals), aromatisée ou non, ou dans une potion de Rivière, a été le remède usuel ; certains malades ne sont soulagés que par 3, 4 ou 5 gr. ; l'addition de *bicarbonate de soude* à chaque cachet, accroît la tolérance gastrique. A l'antipyrine peuvent être substitués le *pyramidon* (50 centigr. à 1 gr.), la *phénacétine* (50 centigr. à 1 gr. par cachets de 25 centigr.) ou l'*acétanilide* (2 à 4 cachets de 20 centigr.) dont chacun a ses fidèles. La *caféine* (25 centigr. 2 à 3 fois par jour) a également les siens ainsi que le *paullinia* (50 centigr. de poudre 2 à 3 fois par jour) dont elle est l'agent actif. Le *sulfate*, le *chlorhydrate* ou le *bromhydrate de quinine* (25 centigr. à 1 gr.) ont leurs adeptes de même que l'*oxyquinothéine*, base d'une spécialité très en vogue. Beaucoup de médecins associent, en diverses proportions, l'antipyrine, le pyramidon, la phénacétine avec la caféine, la quinine, etc. Le *chanvre indien* (extrait) vanté par Mackensie, Hirtz, Carron de la Carrière (en pilules de 15 milligr.), n'agit qu'indirectement sur l'accès (voir plus loin). Le *salicylate de soude* (4 à 6 gr. en 4 fois), le *salophène* (2 à 4 gr.) ont, à leur actif, quelques succès justifiant la thèse qui attribue à la migraine une origine rhumatismale, goutteuse ou cholémique. Le *nitrate d'aconitine* cristallisé (1/4 de milligr. en 2 fois) peut réussir, mais sa toxicité en rend l'emploi délicat. Les auteurs qui distinguent une *migraine blanche* (par vaso-constriction) et une *migraine rouge* (par vaso-dilatation) opposent à la première le *nitrite d'amyle* (en inhalations) ou la *trinitrine* (vaso-dilatateurs); à la seconde l'*ergot de seigle*, la *caféine* ou le *bromure* (vaso-constricteurs). Les *bromures* peuvent rendre grand service aux migraineux, mais plutôt dans les *formes* dites *accompagnées* (voir plus loin). On abrège encore la migraine en provoquant le sommeil, par une dose massive d'hypnotique (2 à 3 gr. de *chloral* ou d'*hypnal*). Par contre, l'*opium* et la *morphine* sont nuisibles. L'accès déclaré, le malade, gardant le lit dans l'obscurité, la tête élevée, n'absorbera que des liquides (infusions de camomille, de feuilles d'oranger) et se bornera à quelques applications locales palliatives : *serviette éponge très chaude* enveloppant toute la tête, compresses d'*eau très chaude* souvent renouvelées, compresses imbibées d'*eau chloroformée* ou *mentholée*, onctions avec une pommade (lanoline 3o gr.) additionnée de *salicylate de méthyle*, de *chloroforme* et de *menthol* (āā 5 gr. Carron de la Carrière).

Ces diverses médications ne sauraient prétendre qu'à faire avorter, à abréger ou à atténuer les crises. En outre, doit intervenir, dans leur intervalle, une *médication étiologique* dirigée contre la cause fonctionnelle ou organique de la migraine (*arthritisme, goutte, cholémie familiale, dyspepsie hypersthénique, auto-intoxication intestinale, insuffisance thyroïdienne, lésion nasale* ou *oculaire, neurasthénie, hystérie, épilepsie*) que l'examen clinique s'efforcera de dépister. Les *migraineux arthritiques* devront s'abstenir d'alcool et de tabac; se nourrir surtout de : laitage, œufs, légumes verts cuits ou en purée, viande en petite proportion (une fois par jour), fruits cuits ou très mûrs, boire de l'eau aux repas, faire un exercice régulier en plein air et surveiller leurs fonctions cutanées. Aux *goutteux* on conseillera, outre l'hygiène convenable (Voir GOUTTE), l'usage du *benzoate de lithine*, du *sidonal*, du *lycétol*, de l'*uricédine*, de l'*acide thyminique* ou du *colchique*. La *cholémie* sera combattue par l'usage des antiseptiques du foie et des cholagogues (*salicylate de soude, benzoate de soude, bile desséchée, salophène, calomel, boldo*). A l'*auto-intoxication intestinale* on opposera, outre le régime des purées et des pâtes plus ou moins mitigé ou le régime lacto-végétarien, l'emploi périodique des *laxatifs*, de *lavages intestinaux*, l'antisepsie intestinale. L'*hypothyroïdie* sera combattue par l'opothérapie thyroïdienne. Les migraines liées à la *dyspepsie hypersthénique* (parfois latente) seront prévenues ou espacées par le régime approprié et par la *saturation alcaline* (Voir HYPERCHLORHYDRIE) ; quelquefois du reste c'est l'*atonie gastrique* qui est coupable et doit être traitée. Certains migraineux ne guérissent qu'après l'intervention soit d'un rhinologiste sur une infection nasale (*sinusite*) ou un facteur d'imperméabilité nasale (*polype, végétations, rhinite hypertrophique*), soit d'un oculiste appelé à corriger l'*astigmatisme* ou l'*hypermétropie* par des verres appropriés. Chez la femme, la migraine dépend quelquefois d'une *affection utérine* ou *annexielle*. La *migraine des neurasthéniques* trouvera des palliatifs dans le *sulfate de strychnine* (1 à 2 milligr.), l'*arrhénal* (3 centigr. 5 jours sur 1o. E. Chaumier), l'*extrait de cannabis indica* (1 à 3 pilules de 15 milligr. 3o jours de suite. Mackensie) et les *douches chaudes*. En général, les migraineux tolèrent mal les cures thermales, le séjour au bord de la mer et se trouvent mieux de la montagne (Mendel). La *migraine des hystériques* ressortit, comme la névrose, à l'*hydrothérapie* méthodique et à la *psychothérapie* prenant ici la forme soit de massage local, soit de galvanisation céphalique (un pôle sur chaque tempe), soit de *souffle statique*, soit d'électrisation du sympathique cervical ou des muscles de la tête et de la nuque. Presque toujours *accompagnée*, la *migraine des épileptiques* est justiciable des *bromures* à dose efficace.

II. **Migraines accompagnées.** — Ce sont des migraines compliquées soit de *troubles visuels* (*migraine ophtalmique*), soit de *paralysies oculaires* (*migraine ophtalmoplégique*), soit d'*aphasie*, d'*hémiplégie*, ou de *troubles mentaux* (*amnésie, hallucinations*). Quoique ces épiphénomènes puissent apparaître dans des cas bénins justiciables des médications déjà indiquées, il n'est pas rare qu'ils dénoncent une affection plus ou moins sévère : *hystérie, tabes, paralysie générale, épi-*

lepsie symptomatique ou essentielle. C'est à la *migraine accompagnée grave et rebelle* que convient surtout la cure par des *doses croissantes* (1ʳᵉ semaine, 2 gr. par jour; 2ᵉ, 3 gr.; 3ᵉ, 4 gr.; 4ᵉ, 5 à 6 gr. et ainsi de suite jusqu'à sédation), *de bromures* (*bromure de sodium, de potassium, d'ammonium* āā), puis *décroissantes* (6, 5, 4, 3, 2 gr.), selon la méthode appliquée par Charcot et Gilles de la Tourette à l'*épilepsie* (v. c. m.). Suivie fidèlement pendant des mois, cette médication peut triompher des cas qui, par leur gravité, valent d'en affronter les inconvénients, très mitigés, du reste, par l'emploi parallèle du régime déchloruré (Toulouse).

Migrainine. — Produit spécialisé préconisé contre la migraine et ainsi composé :

Analgésine.	4 gr. 50
Caféine	45 centigr.
Acide citrique	5 —

Pour 10 cachets. 1 cachet d'heure en heure (jusqu'à 4).

Millard (Potion de). — Potion diurétique efficace préconisée par Millard dans le traitement des cirrhoses et dont voici la formule :

Baies de genièvre . .	10 gr.
Infuser dans	
Eau bouillante . . .	200 —
Ajouter :	
Nitrate de potasse. .	
Acétate de potasse. .	āā 2 —
Oxymel scillitique. .	50 —
Sirop des cinq racines.	30 —

A prendre en 4 ou 5 fois dans la journée.

Millefeuille. — *Achillea Millefolium* (Composées). Les sommités fleuries en infusion (20 p. 1000) passent pour emménagogues et antihémorrhoïdales.

Millepertuis. — *Hypericum perforatum* (Hypéricacées). Les sommités fleuries servent à préparer une infusion (20 p. 1000) qui passe pour vermifuge, et une huile entrant dans la formule du Baume du Commandeur.

Mindérérus (Esprit de). — Voir Acétate d'ammoniaque.

Minium. — Voir Plomb (Sesquioxyde de).

Mitrale (Maladie). — Voir Insuffisance mitrale.

Mitral (Rétrécissement). — Généralement congénital, le *rétrécissement mitral pur* ne se dénonce guère avant l'adolescence. Il impose, dès qu'il est reconnu, surtout lors des premières années de croissance rapide, des prescriptions hygiéniques sévères : A ces enfants doivent être interdits tous les jeux exigeant de violents efforts (saut, course, danse, tennis, bicyclette, etc.) et les travaux réclamant une grande dépense de force. La *vie au grand air*, les *frictions sèches* aromatiques, une alimentation réparatrice doivent leur être assurées. On les tonifiera, d'autre part, par l'*arsenic*, le *fer* (à moins de tuberculose), l'*huile de foie de morue* et les *glycérophosphates*.

A la *période d'état* surviennent des accidents créant de nouvelles indications : *phases d'éréthisme cardiaque*, justiciables du *repos complet*, des *bromures*, de la *valériane*, de l'*éther* et exigeant dans leurs intervalles, à titre préventif, l'abstention de café, thé, liqueurs, tabac, des précautions contre le froid, l'humidité (facteurs possibles d'endocardite rhumatismale) et les émotions vives ; *accidents broncho-pulmonaires* amendés par le *repos* associé à l'*aération continue* (surtout contre les accès pseudo-asthmatiques, Surmont); *crises d'hyposystolie* (repos, régime demi-sec, purgations), puis d'*asystolie* (v. c. m.).

C'est le rétrécissement mitral qui, le plus souvent, soulève la question des *dangers du mariage et de la maternité chez les jeunes filles cardiopathes*. Selon Peter les cardiopathies chroniques constituaient, au mariage et à ses suites, une contre-indication absolue. En fait, si le rétrécissement mitral met obstacle au mariage en raison des risques que ferait courir une grossesse, les conséquences qu'entraîne celle-ci ne sont pas fatalement graves : si jusqu'alors la lésion est restée silencieuse et bien compensée, si, d'autre part, la femme est en situation de garder, pendant la seconde moi-

.tié de la grossesse, un repos presque absolu (Barié). Dans tous les cas, après l'accouchement, l'allaitement sera interdit. Mais, quand la lésion s'est déjà compliquée de troubles asystoliques, tous les médecins sont d'accord pour déconseiller le mariage.

Mixtures. — Sous ce terme, on a coutume de désigner les préparations complexes très variées (comme composition et usage) qui ne peuvent être qualifiées ni de solution, ni d'émulsion. Cette terminologie n'offre du reste qu'une valeur purement-conventionnelle.

Molène. (*Bouillon blanc*). — *Verbascum Thapsus* (Scrofulariacées). Une des 4 fleurs pectorales. Les fleurs sont employées en infusion (20 p. 1000).

Molitg. — Village des Pyrénées-Orientales, dans le vallon de la Castellane, sur le versant opposé au Canigou, à 9 kil. de Prades et à 8 kil. du Vernet. Altitude 600 m. L'établissement des bains est à l'altitude de 450 m. Eaux thermales (21°-38°), sulfurées-sodiques et sulfhydriquées, faiblement silicatées et alcalines; contenant, en outre, une notable proportion de matière organique, à laquelle il faut attribuer, au moins en partie, leur onctuosité particulière. Utilisées sous forme de boisson, bains, douches, inhalations. Les boues et conferves sont employées en applications topiques. Sédatives, comme les eaux de Saint-Sauveur et de La Preste, en raison de leur sulfuration modérée, et s'adressant aux affections justiciables d'une thérapeutique sulfureuse atténuée et douce.

Principales indications. — Dermatoses à forme secrétante (traitement mixte, interne et externe); catarrhes des voies digestives, respiratoires, génito-urinaires; rhumatisme chronique, plaies anciennes, ulcères atoniques; lymphatisme, scrofule.

Mondorf. — Village du grand-duché de Luxembourg, à 14 km de Luxembourg et à 4 km de Sierck. Eau thermale (24°7), chlorurée-sodique-calcique, sulfatée-calcique, chloro-bromurée-magnésienne; légèrement iodurée, ferrugineuse, lithinée. Utilisée sous forme de boisson, de bains et d'inhalations. Analeptique, tonique et reconstituante, activant la circulation générale quand elle est prise en boisson, la ralentissant, au contraire, quand elle est employée sous forme de bains.

Principales indications. — Lymphatisme, scrofule, congestion hépatique, diabète, nervosité, rhumatismes chroniques, affections gastro-intestinales, pléthore abdominale.

Monesia. — *Lucuma glycyphlœa* (Sapotacées). L'écorce, contenant du tannin, de la glycyrrhizine et une saponine (la *monésine*), est utilisée comme astringent.

Prop. thérap., indicat. — A l'intérieur, antidiarrhéique. Comme topique, opposé aux hémorrhoïdes, à la fissure anale, à la blennorrhagie.

Formes pharmac., doses. — *Usage int.* : Extrait 50 centigr. à 4 gr. en pilules. Sirop 30 à 60 gr. Teinture (au 1/5) 1 à 4 gr. — *Usage ext.* : Extrait sec en poudre, en pommade (10 p. 100), en lavement (3 à 5 gr.), en injections uréthrales (solution 2 à 4 p. 100).

Mont-Dore. — Petite ville du Puy-de-Dôme, dans la haute vallée de la Dordogne, non loin de ses sources et presque au pied du pic de Sancy, à 10 km de Laqueuille. Altitude 1050 m. Eaux hyperthermales (42°4-45°) et une source froide (Sainte-Marguerite, 10°5), peu minéralisées comparativement aux autres eaux minérales de l'Auvergne, bicarbonatées mixtes, faiblement chlorurées-sodiques, arsenicales, siliceuses, ferrugineuses et gazeuses. Utilisées sous forme de boisson, de bains, de douches de toute nature, d'inhalations.

Principales indications. — Affections respiratoires (surtout d'origine arthritique), toutes manifestations de la diathèse neuro-arthritique (rhumatisme, diabète, dermopathies), affections du rhino-pharynx, du larynx, des bronches, asthme, emphysème. La cure d'altitude vient s'ajouter, très efficacement, à la cure hydrominérale.

Montecatini. — Bourg de l'Italie, province de Lucques, entre Florence et Pise. Le village thermal est situé à la base de la montagne, à 1 km du bourg. Altitude 280 m. Climat chaud, mais assez constant. Eaux thermales (21°-30°), chlorurées-sodiques fortes, faiblement sulfatées-calciques, légèrement bromo-iodurées et ferrugineuses. Utilisées sous forme de boisson, de bains (baignoire et piscine), de douches Toniques et reconstituantes, en même temps que laxatives et diurétiques à différents degrés. En bains, elles sont excitantes, diaphorétiques et résolutives.

Principales indications. — Lymphatisme, scrofule, engorgements du foie, obstructions intestinales, constipation opiniâtre, diarrhée rebelle, rhumatisme, goutte, gravelle, ainsi que catarrhe chronique des reins et de la vessie.

Montmirail. — Hameau de Vaucluse, commune de Gigondas, entre Orange et Carpentras, au pied du versant méridional du mont Ventoux. Altitude 180 m. Eaux froides. Une source sulfurée-calcique accidentelle, sulfatée et bicarbonatée-calcique; une source sulfatée-sodique-magnésienne (*eau verte*, 9 gr. $SO^4 Na^2$ et 14 gr. $SO^4 Mg$ p. 1000); une source ferrugineuse-bicarbonatée. Chacune de ces sources répond aux indications générales des eaux sulfureuses, purgatives, martiales. — En raison de leur remarquable composition chimique, les eaux minérales des régions voisines du département de Vaucluse, *Beaumes* (ces sources portent l'appellation collective de Beaumes de Venise) et *Urban-Vacqueyras*, eaux froides, chlorurées-sodiques-calciques-magnésiennes, sulfatées-sodiques-calciques-magnésiennes, quelques-unes sulfureuses accidentelles, mériteraient d'être observées et étudiées attentivement au point de vue de leurs applications et indications.

Montrond. — Village de la Loire, dans la plaine du Forez, sur la rive droite de la Loire. Eau thermale (26°), jaillissant d'une façon intermittente, d'où son nom de source du Geyser, bicarbonatée-sodique, ferrugineuse. Utilisée sous forme de boisson, de bains (baignoire, piscine à eau courante), de douches. Analeptiques, toniques et reconstituantes, résolutives.

Principales indications. — Troubles fonctionnels de l'appareil digestif et de ses annexes (notamment : hépatite chronique, gravelle biliaire, engorgements hépato-spléniques), affections chroniques des voies génito-urinaires, chloro-anémie.

Montreux. — Station climatérique sur la rive septentrionale du lac de Genève (canton de Vaud). Abritée des vents du Nord, constitue pour les tuberculeux un séjour convenable à la cure d'air pendant le printemps et l'automne (trop chaud en été). Sera conseillé, à l'époque de la fonte des neiges, aux malades qui hivernent dans les stations de grande altitude.

Morale (Folie). — La *folie morale* exige les mêmes soins que la *dégénérescence mentale* (v. c. m.) dont elle n'est qu'un cas particulier.

Morelle. — *Solanum nigrum* (Solanacées). Renferme de la solanine en faible quantité (surtout la plante verte). Entre dans la composition de l'onguent populeum et du baume du Commandeur. La décoction (30 p. 1000) est utilisée à titre calmant, en injections vaginales.

Morphine. — *Caract. phys. et chim.* — Principal alcaloïde de l'opium, non encore obtenu par synthèse. Base énergique, cristallisée en prismes rhomboïdaux droits, incolores, de saveur amère, peu solubles dans l'eau froide (1 p. 1000), plus dans l'eau bouillante (1 p. 500), l'alcool à 90° (1 p. 40), presque pas dans l'éther et le chloroforme. Ses sels sont aisément solubles dans l'eau.

Effets physiol. et tox. — Effets variables suivant les espèces animales. Action sédative et narcotique sur la plupart (chien, lapin, cobaye, rat blanc, souris, moineau), mais seulement convulsivante sur quelques-unes (cheval, âne, bœuf, chat). Chez le mouton, le porc et la chèvre, les fonctions cérébrales restent plus ou moins intactes. L'homme est relativement bien plus sensible à la morphine que les animaux (dose mortelle minima 5 à 6 centigr.). De ceux-ci, le plus sensible est le chien. Chez celui-ci, l'injection de 5 milligr. de morphine par kilogramme détermine d'abord du mâchonnement, du ptyalisme, des nausées et des vomissements, puis après 12 à 15 minutes, des signes d'inquiétude, de dépression, d'asthénie du train postérieur, enfin un sommeil de 5 à 6 heures avec obtusion des sensations douloureuses et hyperexcitabilité réflexe. Au réveil, persistent de l'hébétude et de la faiblesse du train postérieur. De plus fortes doses entraînent un sommeil plus profond avec excitabilité abaissée. A doses mortelles (5 à 7 centigr. par kg), au bout de quelques heures se déclarent des contractions cloniques d'abord espacées, limitées à certains groupes musculaires, puis plus fréquentes et tendant à se généraliser pour constituer des crises tétaniques strychniformes plus ou moins violentes. La sensibilité est alors abolie et la résolution musculaire absolue entre les crises. La mort a lieu par arrêt primitif de la respiration. De poison d'abord cérébral, la morphine peut donc devenir poison spinal et bulbaire. Chez les espèces échappant à la narcose on voit constamment prédominer, à la fin, les convulsions tétaniques pures. Chez l'homme les signes d'intoxication diffèrent peu de ceux notés chez le chien.

Sur la *respiration*, l'action de la morphine est très marquée, même à doses faibles. A la phase d'excitation, la respiration devient 2 ou 3 fois plus fréquente que normalement pour se ralentir ensuite considérablement pendant l'hypnose, ses mouvements devenant plus rares et moins amples et introduisant une moindre somme d'air. Ces modifications tiennent à l'affaiblissement de la sensibilité respiratoire et de l'activité psychique; le pneumogastrique et le centre respiratoire réflexe conservent leur intégrité fonctionnelle. Pendant la narcose morphinique, le poumon absorbe moins d'oxygène et exhale moins d'acide carbonique, et, grâce à la réduction des échanges gazeux, le sang, plus pauvre en oxygène, se charge d'acide carbonique, ce qui le rend moins excitant pour les cellules cérébrales.

La *température* subit des modifications liées à celles de la respiration et de la circulation. A doses suffisantes, elle est, chez l'animal, constamment abaissée sous des influences multiples : réduction des combustions, hypotension artérielle, inertie vaso-motrice, hyperhémie périphérique. Cette hypothermie cède aisément au réchauffement artificiel, mais le froid l'exagère au point de hâter l'apparition du coma toxique. Elle atteint son apogée au bout de 3 h. 1/2 ou 4 heures.

Chez les animaux narcotisés, *le cœur*, après une accélération passagère avec hypertension, subit un ralentissement et une régularisation de ses contractions avec hypotension légère et circulation plus lente, surtout dans les veines. A plus hautes doses, la tachycardie et l'hypotension s'exagèrent. Non modifiés par la section du pneumogastrique, ces troubles tiennent surtout à une action directe sur les ganglions automoteurs ou sur le myocarde lui-même. D'abord excités, ils sont ensuite suffisamment paralysés pour échapper à toute influence du pneumogastrique. Seules, les intermittences vraies (tardives) sont d'origine bulbaire. La morphine produit une vaso-dilatation périphérique par parésie des centres vaso-moteurs.

Sur *les sécrétions*, l'action est variable. Si l'hyperidrose est constante, la salivation ne résulte que des petites doses toutes les autres sécrétions sont réduites. Ces effets sont d'origine centrale exclusive.

Le *chimisme gastrique* est constamment modifié, par influence sur les nerfs de l'organe et par élimination du poison à la surface de sa muqueuse. La sécrétion chlorhydrique est très réduite, d'où dépression des phénomènes digestifs, stase alimentaire et fermentations.

Le *péristaltisme de l'intestin*, comme ses sécrétions, subit, chez l'homme, du fait de la morphine, une dépression franche (après une excitation très fugace), par parésie du splanchnique, réduction de l'excitabilité des nerfs sensitifs de l'intestin (utilisée contre les coliques et la diarrhée) et action directe sur les éléments musculaires.

Sur les *centres nerveux*, la morphine se montre poison électif de l'activité psychique. Son premier effet est d'exagérer à l'extrême l'aptitude du cerveau à répondre aux incitations. Secondairement, elle exalte la réflectivité spinale et bulbaire qui finissent par échapper à l'influence modératrice des centres corticaux. Les convulsions, quand elles surviennent, tiennent à une action directe sur la substance grise du bulbe dont les centres nauséeux sont impressionnés les premiers. Aux doses toxiques, l'excitation fait place à la paralysie cérébrale, spinale, puis bulbaire. Quant à la *sensibilité*, la morphine ne la modifie qu'indirectement ; loin d'être anesthésique, elle exalte l'irritabilité sensitive, mais, par contre, abolit la perception de la douleur. Les nerfs sensitifs restent excitables et conductibles ; seul le centre cérébral des perceptions douloureuses est obnubilé. Comme le chloroforme et d'autres hypnotiques, la morphine agit sur les neurones corticaux en provoquant la rétraction de leurs prolongements protoplasmiques et cylindraxiles (Demoor et Stéfanowska).

Absorbée par l'estomac en 15 à 60 minutes (selon l'état de l'organe), la morphine pénètre très vite par la peau dénudée (irritation locale) ou par la voie hypodermique (5 à 10 minutes). Elle circulerait dans le sang à l'état de *morphétine* (Lemal) ou d'*oxydimorphine* (Marmé). Normalement, son élimination s'opère en 12 à 48 heures par les urines et les fèces. Après injection sous-cutanée, moitié de la dose s'élimine (au bout de 3 minutes et durant 30 à 50) par la muqueuse gastrique, ce qui est la cause habituelle des nausées et des vomissements (prévenus par le lavage de l'estomac). Chez les morphinomanes, le poison tend à s'accumuler surtout dans le foie et les centres nerveux.

(Pour plus de détails, voir : G. Pouchet, *Leçons de Pharmacodynamie et de Matière médicale*, 2ᵉ série, p. 653.)

Prop. thérap., indicat. — Analgésique par excellence, la morphine s'adresse à tous les syndromes hautement douloureux, aigus ou chroniques, qu'elle soulage très rapidement : coliques hépatiques et néphrétiques, coliques appendiculaires, coliques saturnines, angine de poitrine, crises névralgiques ; douleurs de la péritonite, des affections utérines, crises douloureuses des cancéreux, des tabétiques, etc. Se montre aussi antidyspnéique remarquable contre l'oppression des asthmatiques, des tuberculeux, l'angoisse des agonisants ; en cas de pneumothorax, d'embolie pulmonaire. A petites doses, la morphine est encore indiquée comme calmant de la toux et comme antidiarrhéique (au même titre que l'opium). Comme hypnotique, elle n'agit qu'à titre d'analgésique, contre l'insomnie douloureuse. Elle est encore indiquée pour combattre certains effets toxiques de la caféine, de l'atropine, de la quinine. En général, l'hyposystolie et l'insuffisance rénale la contre-indiquent ou, du moins, commandent une grande réserve dans son emploi ; de même, la bronchite diffuse avec menace d'asphyxie, l'artériosclérose, la débilité sénile, le premier âge, etc. Habituellement réservée aux paroxysmes douloureux passagers, la piqûre de morphine ne saurait être appliquée aux accidents purement névropathiques ou aux crises répétées d'une affection de longue durée (à moins d'incurabilité manifeste) ; autant que possible, elle sera toujours pratiquée par le médecin en personne (Voir Morphinomanie).

Formes pharmac., doses. — La morphine est inusitée en nature (sauf pour l'*usage externe*) et on n'utilise que ses sels solubles, surtout le chlorhydrate (voir plus loin).

Pommade :

Morphine . . . . . .   Vingt centigr.
Chloroforme. . . .   8 gr.
Vaseline. . . . . .   30 —
F. S. A. Usage externe.

Huile morphinée (au 100ᵉ) :

Morphine . . . . .   Dix centigr.
Acide oléique . . .   90 —
Huile   d'amandes
douces. . . . . .   9 gr.
Usage externe.

Morphine (Acétate de). — *Caract. phys. et chim.* — Contient 71,43 p. 100 de morphine. Aiguilles solubles dans 15 p. d'eau froide (un excès d'eau le décompose) et dans l'alcool. Peu stable; inusité en clinique.

Morphine (Bromhydrate de). — *Caract. phys. et chim.* — Renferme près de 79 p. 100 de morphine. Aiguilles incolores, solubles dans 25 p. d'eau froide.

Formes pharmac., doses. — Presque inusité; 5 milligr. à 3 centigr. en pilules, potion, sirop.

Morphine (Chlorhydrate de). — *Caract. phys. et chim.* — Le plus usité des sels de morphine; contient 89 p. 100 de morphine à l'état sec et 75,90 à l'état cristallisé. Longues aiguilles soyeuses, inodores, amères, solubles dans 20 p. d'eau froide, 1 p. d'eau bouillante, 63 p. d'alcool, 20 p. de glycérine. Un centigr. correspond à 5 centigr. d'extrait d'opium. Dans le commerce, les aiguilles sont agglomérées en petits cubes.

Effets physiol. et tox. — Ceux de la morphine (v. c. m.).

Prop. thérap., indicat. — Celles de la morphine (v. c. m.).

Formes pharmac., doses. — *Voie gastrique* : 5 milligr. à 5 centigr. par jour en potion, sirop (celui du Codex, très altérable, contient 1 centigr. par cuillerée à soupe), granules, cachets, gouttes. — *Voie hypodermique* : 5 milligr. à 3 centigr. par jour (débuter toujours à faibles doses, à cause des fréquentes susceptibilités individuelles; par contre l'accoutumance fait tolérer des doses bien plus considérables). *Enfants*, 1 milligr. par année d'âge (pas avant 3 ans). *Voie rectale* : en suppositoires (1 à 2 centigr.). — *Usage ext.* : Utilisé comme analgésique en pommade, huile morphinée (2 à 3 p. 100), collodion (1 p. 100). — Teinture d'iode morphinée (Voir Iode).

Incompatib. — Celles des alcaloïdes.

Solution pour remplacer le sirop :

Chlorhydrate de morphine . . . . Cinq centigr.
Saccharine sodique . . 25 —
Hydrolat de menthe. 75 gr.

Un centigr. par cuillerée à soupe.

Sirop composé (bronchite aiguë, adulte) :

Chlorhydrate de morphine . . . . . . Dix centigr.
Teinture de belladone. Cinq gr.
Teint. de rac. d'aconit. Trois —
Eau distillée de laurier-cerise . . . . 90 —
Sirop de bourgeons de pin . . . . 80 —

1 à 2 cuillerées à soupe le soir.

Gouttes blanches de Gallard :

Chlorhydrate de morphine . . . . . . Cinq centigr.
Eau distillée de laurier-cerise . . . . . 10 gr.

V à X gouttes, 2 à 4 fois par jour, dans de l'eau ou sur du sucre.

Solutions hypodermiques :

a) Chlorhydrate de morphine . . . . . . Dix centigr.
Eau distillée bouillie. ⎫
Eau distillée de laurier-cerise. . . . . ⎬ ãã 5 gr.
⎭

1 centigr. par c. c. (1/2 à 1 seringue, en une fois).

b) Chlorhydrate de morphine . . . . . . Dix centigr.
Sulfate d'atropine . . Cinq milligr.
Eau distillée bouillie. ⎫
Eau distillée de laurier-cerise . . . . . ⎬ ãã 5 gr.
⎭

1 centigr. de morphine par c. c. et un demi-milligr. d'atropine.

Suppositoire (adulte) :

Chlorhydrate de morphine . . . . . . Deux centigr.
Sulfate d'atropine . . Un milligr.
Beurre de cacao . . . 4 gr.
Pour un suppositoire.

Morphine (Sulfate de). — *Caract. phys. et chim.* — Aiguilles prismatiques soyeuses, inodores, de saveur amère, solubles dans 32 p. d'eau froide, peu dans l'alcool. Renferme 75 p. 100 de morphine. Inusité en thérapeutique.

Morphinomanie. — Le traitement

de la morphinomanie implique : 1° une *période préparatoire* destinée à mettre le malade en état de supporter le *sevrage* ; 2° la *démorphinisation* proprement dite, qui, suivant les cas, sera *lente, brusque* ou *rapide*.

I. **Période préparatoire.** — Avant toute tentative de démorphinisation, un examen clinique soigneux doit dresser le *bilan des fonctions cardiaques, digestives, hépatiques et rénales* appelées à jouer un rôle actif dans l'élimination du poison. En même temps, sera fixée, par tâtonnement, la dose *minima* de morphine indispensable pour éviter les accidents d'abstinence, *ration d'entretien* (3o à 5o centigr. environ), seule maintenue désormais, après suppression brusque de la *dose* dite *de luxe*. Les heures de piqûres sont alors minutieusement réglées et on supprime, dès le premier jour, tous les toxiques surajoutés (*alcool, cocaïne, éther, chloral*, etc.). Il ne reste plus ensuite qu'à instituer une hygiène et une médication propres à relever l'état général, en stimulant les divers émonctoires : *suralimentation, traitement hydrique, café, thé, hydrothérapie* méthodique, petites doses de *spartéine*.

II. **Démorphinisation.** — Lente, brusque ou rapide, elle exige le séjour dans une maison de santé sous une *surveillance médicale de tous les instants*.

La *suppression lente* consiste à diminuer chaque jour la ration d'une petite dose, en se guidant sur l'intensité des signes d'abstinence. Elle offre l'avantage de réduire ces troubles au minimum, mais sa durée, fort longue, exclut d'habitude, la possibilité du séjour dans une maison spéciale et met la patience des malades à une telle épreuve qu'ils renoncent parfois au traitement avant la guérison. Elle reste pourtant l'unique ressource quand la cachexie, l'artériosclérose, ou une cardiopathie rend intolérable une cure plus rapide.

La *suppression brusque* (Lévinstein) consiste à sevrer le malade de morphine, du jour au lendemain. Les réactions violentes qu'elle entraîne, exigent impérieusement le placement du sujet dans un établissement comportant le *régime cellulaire rigoureux* sous la surveillance constante d'un personnel exercé. Souvent graves, les troubles d'abstinence se déclarent en quelques heures : *excitation cérébrale* pouvant confiner à la *manie*, *délirium tremens morphinique* exposant continuellement à des *tentatives d'évasion ou de suicide, accidents de collapsus*, toujours imminents, exigeant la présence perpétuelle du médecin, seul capable de les conjurer à temps par une piqûre de morphine. A une *période critique* de 5 à 6 jours succède la *convalescence* qui est consacrée à la *distraction* et aux *exercices physiques*, sous le contrôle du médecin. La *suppression brusque* est une méthode brutale exposant les cardiopathes artériels à des accidents de collapsus graves, quelquefois mortels. Elle n'est applicable qu'aux *petits morphinomanes*, aux *intoxiqués récents* ou aux *jeunes sujets* dont les divers appareils, le cœur et les vaisseaux surtout, sont intacts.

La *suppression rapide* (méthode d'Erlenmeyer, de Sollier), la plus pratique, est la plus usitée. Elle nécessite aussi un traitement préparatoire et le séjour de la maison de santé. Dès le début de la démorphinisation, le sujet doit *garder le lit*, ce qui permet de réduire d'emblée la ration journalière de 1/3 ou 1/2 sans accidents ni angoisse morale. Seul le médecin doit faire les piqûres ; le sevrage est plus ou moins long suivant l'âge de l'intoxication et la dose habituelle du poison. Si, depuis moins d'un an, le malade ne consomme, par jour, que 20 à 25 centigr. de morphine, on supprime la moitié le 1er jour, un quart le 2e, le dernier quart le 3e. Quand, depuis longtemps, la ration journalière est de 50 à 60 centigr., on la réduit de un quart le 1er jour, de moitié le 2e, des trois quarts le 3e et on supprime le dernier quart le 4e. Si la dose quotidienne atteint ou dépasse 1 gr., un huitième en est encore donné le 5e jour puis supprimé le 6e. Sollier procède de la façon suivante : après la première réduction (à 1/2 ou aux 3/4), il fractionne la dose quotidienne en 8 piqûres (maximum en 24 heures, une toutes les 3 heures), puis fait en sorte de différer autant que possible l'heure de chacune, attendant que le besoin s'en manifeste, soutenant continuellement le moral du malade et prenant pour base constante l'intervalle des 2 dernières piqûres, Les 2/3 de la morphine sont ainsi assez aisément supprimés dès les premiers jours. En même temps, le volume de la piqûre est réduit, à chacune de 1/8 ou 1/4 (au plus) mais jamais augmenté (en cas d'intolérance, mieux vaut hâter l'heure de la piqûre). On continue ainsi le second jour et les suivants jusqu'à ce que le malade n'éprouve plus de l'injection aucun effet, ce qui indique la possibilité du sevrage définitif. Les accidents d'abstinence tendant surtout à éclater à la fin de la nuit, 24 à 36 heures après la dernière injection, il est bon de faire celle-ci à une heure telle qu'ils surviennent plutôt en plein jour, moment plus favorable pour le malade et les médecins. En somme, la démorphinisation rapide demande 6 à 8 jours pour les petits morphinomanes; 8 à 10 pour les grands. Les symptômes d'abstinence étant éphémères, la convalescence peut être plus longtemps surveillée.

Le sevrage est favorisé par quelques *mesures hygiéniques* et par la *médication adjuvante*. Dans tous les cas, s'imposent une *nourriture substantielle* riche en azote et des *boissons abondantes diurétiques* (eau, lait, café, mais pas d'alcool). La méthode consistant à remplacer la morphine par d'autres sédatifs : *cocaïne, héroïne, dionine, opium, bromures,* ou par des hypnotiques : *chloral, sulfonal, trional,* etc., est à proscrire absolument. Quand elle ne crée pas une nouvelle intoxication (*cocaïnomanie, héroïnomanie,* etc.), son moindre défaut est d'allonger inutilement le traitement. On doit se borner à combattre les accidents de démorphinisation. Parfois, le *malaise* et l'*énervement* cèdent à la seule présence du médecin ou au secret gardé (au malade et à son entourage) sur la suppression du poison (Joffroy). La *dépression* marquée est justiciable des stimulants : café, thé, grogs, champagne frappé, injections de *sulfate de strychnine,* de *caféine,* d'*éther,* d'*huile camphrée*; les

lipothymies, les *syncopes* seront conjurées par les *inhalations d'éther,* les *lotions vinaigrées,* la *position horizontale, la tête basse;* enfin le *collapsus* trouve son remède héroïque dans la *piqûre de morphine* (1/10 de la dose précédente peut suffire. Sollier). Aux *accidents d'éréthisme nerveux* on doit opposer, non le *bromure* et le *chloral,* mais les *bains tièdes,* le *massage,* l'*exercice régulier* des membres. Constants et concourant à l'élimination du poison, les troubles digestifs, *vomissements* et *diarrhée* méritent d'être respectés dans une certaine mesure. L'*intolérance gastrique* sera amendée par les *lavages de l'estomac* et l'usage des *eaux alcalines*; elle est très atténuée, ainsi que la diarrhée, par un régime liquide et substantiel : *lait glacé,* gelée de viande, vins d'Espagne, etc. (Sollier).

La *convalescence* nécessite une *surveillance prolongée,* indispensable pour consolider la guérison et éviter les récidives (2 mois au moins). Le *traitement moral,* les *promenades,* l'*hydrothérapie,* le *massage,* le *fer,* l'*arsenic* font alors tous les frais de la cure. La guérison est confirmée quand avec un sommeil et un appétit normaux, le sujet, n'éprouvant plus aucune fatigue après les repas et aux heures anciennes des piqûres, a retrouvé ses aptitudes génitales. Il ne doit reprendre ses occupations qu'après soit une cure d'air champêtre ou marin, soit un voyage.

III. **Prophylaxie.** — Elle concerne les médecins et les toxicomanes. Les premiers n'useront de la morphine qu'avec discernement et seulement contre les paroxysmes douloureux accidentels (*coliques hépatiques, néphrétiques*) ou dans les cas jugés incurables (*cancer, tuberculose, tabes, cachexies*), s'en abstenant chez les névropathes enclins à en abuser. Ils pratiqueront, en personne, les injections sans jamais laisser au malade la seringue, la solution ni une ordonnance de morphine renouvelable. Malheureusement, les sujets nerveux parmi lesquels se recrutent les morphinomanes, échappent à l'influence de toute action morale. Il conviendrait pourtant de fonder, à leur profit, des *associations comparables* *aux sociétés de température* (Antheaume). Quant au *contrôle* à exercer *sur la vente de la morphine* par les pharmaciens, et surtout, par les droguistes, aucune loi ne permet encore de le rendre réellement efficace.

Morue (Huile de foie de). — Voir Huile de foie de morue.

Morvan (Maladie de). — Attribué suivant les auteurs soit à la *syringomyélie* (Joffroy et Achard), soit à une *névrite toxique* ou *infectieuse* (Dejerine), soit à la *lèpre* (Zambaco), le *panaris analgésique* ne réclame que les *soins d'une scrupuleuse asepsie*, nécessitée par l'aptitude spéciale des extrémités atteintes à l'infection. Les troubles trophiques dont elles sont le siège les empêchent, d'autre part, de tolérer les moindres interventions chirurgicales.

Morve. — I. *Prophylaxie.* — Les individus que leur profession expose au contact des animaux morveux (palefreniers, vétérinaires, etc.) doivent prendre, pour éviter la contamination, des mesures d'antisepsie minutieuses. Toute plaie suspecte (morsure de cheval malade) doit être aussitôt lavée avec un antiseptique fort (*eau phéniquée* à 5 p. 100, ou *sublimé* à 0,5 p. 1000), et, après anesthésie générale, largement et profondément brûlée au *thermo-cautère* puis pansée aseptiquement (Leredde), méthode plus sûre que l'emploi des *caustiques chimiques* ou des *injections interstitielles de sublimé à 1 p. 1000 ou de teinture d'iode diluée* (Boinet).

II. **Traitement.** — Le *bacille morveux* envahit tantôt le système lymphatique (*farcin aigu*), tantôt le milieu sanguin (*morve aiguë*). Contre ces deux formes, la médecine est encore désarmée; les tentatives de *sérothérapie* (*sérum d'animaux réfractaires*, tels que le bœuf, ou de *chevaux immunisés*, Semmer) n'ont jusqu'ici fourni aucun résultat probant.

Le *farcin* et la *morve chroniques* sont plus accessibles à la thérapeutique qui doit être *locale* et *générale*. *Localement*, les *abcès* seront soit ouverts et pansés à l'*iodoforme* ou au *salol*, soit même, s'ils sont petits et superficiels, excisés en masse avec leur paroi, ainsi que les ganglions voisins. C'est le *thermocautère* qui doit détruire les parois des ulcérations et des poches purulentes et non le bistouri ou la curette qui risqueraient de contaminer le milieu sanguin. Aux *mutilations morveuses de la face* ne peuvent être opposées que les cautérisations au *nitrate acide de mercure*, au *chlorure de zinc liquide* ou au *naphtol camphré*.

Le *traitement général* ne peut prétendre qu'à soutenir les forces par une alimentation substantielle et les agents de la médication tonique : *quinquina, arsenic, fer, glycéro-phosphates*. On a cependant tenté d'atteindre l'agent infectieux par le *traitement mercuriel* (frictions, injections de sels solubles) auquel Bouley aurait dû sa guérison.

Motte (La). — Hameau de l'Isère, dépendant de la commune de La Motte-Saint-Martin, à 35 km de Grenoble, dans une gorge étroite et profonde sur la rive droite du Drac. Altitude 620 m. Eaux hyperthermales (51°-58° 6), chlorurées-sodiques-magnésiennes, faiblement sulfatées-calciques-sodiques, légèrement bromurées et renfermant aussi des traces d'iode, d'arsenic et de lithium. Utilisées surtout sous forme de bains, de douches (eau et vapeur), mais aussi en boisson.

Principales indications. — Rhumatismes (notamment rhumatisme articulaire chez les sujets lymphatiques), affections chirurgicales, manifestations de la diathèse scrofuleuse.

Mousse de Corse. — Mélange d'algues appartenant au groupe des Floridées et où domine l'*Alsidium Helminthocorton*. Composition variable suivant le lieu de récolte (côtes de Provence ou de Corse). Saveur salée; odeur marine désagréable. Il s'y trouve de la gélatine, un peu d'iode, des sels de chaux, de sodium et de fer.

Prop. thérap., indicat. — Vermifuge efficace chez les enfants. En outre, action diurétique.

Formes pharmac., doses. — Décoction 5 à 30 gr. pour 100 à 200 gr. d'eau ou de lait. Poudre 1 à 10 gr. (délayée dans un liquide ou en électuaire). Sirop ou gelée 20 à 60 gr. S'administre aussi en lavement (5 p. 200 en décoction).

Potion vermifuge :

Mousse de Corse. . . . .   5 gr.
Faire infuser dans lait bouil-
    lant . . . .   100 —
Et ajouter sucre . . . . .   20 —

A faire prendre le matin à jeun (enfant de 2 ans), Bouchardat.

Vermifuge :

Mousse de Corse pulv.)
Poudre de Semen contra. } āā 10 gr.
    — de rhubarbe. . .   5 —

Mélanger exactement ; de 1 à 5 gr. dans du miel ou de la confiture (enfants).

Mousse d'Irlande. — Voir Fucus crispus (*Carragaheen*).

Mousse d'Islande. — Voir Lichen d'Islande (*Cetraria*).

Moutarde blanche. — *Sinapis alba* (Crucifères). Blanches et plus grosses que celles de moutarde noire, les graines, contenant aussi du myronate de potasse (ou *sinigrine*), mais en très petite quantité, sont utilisées comme laxatif mécanique, aux doses de 1 à 2 cuillerées à soupe, à prendre le matin à jeun, ou près des repas. Leur usage habituel pouvant amener, dans l'intestin, la formation de bouchons compacts, exige, en outre, l'emploi de purgatifs périodiques. Les graines de moutarde blanche renferment surtout de la *myrosine*, diastase que l'on retrouve dans un certain nombre d'autres plantes de la famille des Crucifères, du groupe des *Brassica*.

Moutarde noire. — *Sinapis nigra* (Crucifères). Graines sphériques ou ovoïdes, ombiliquées, d'un brun plus ou moins foncé, d'environ 1 mm de diamètre, d'odeur et saveur nulles à l'état sec, mais piquantes après broyage dans l'eau. Renferment une huile grasse, un ferment soluble, la *myrosine*, et du *myronate de potasse* (ou *sinigrine*). En présence de l'eau, le myronate de potasse se dédouble, grâce au ferment soluble, pour dégager de l'essence de moutarde ou *allylsulfocarbimide* dont une part se

décompose en soufre et cyanure d'allyle.

Effets physiol. et tox. — *En ingestion*, éveille, dans la bouche, une sensation de chaleur âcre ; excite l'appétit à petite dose ; provoque, à haute dose, de la gastro-entérite. *Sur la peau* (sous forme de cataplasme ou de sinapisme), la farine de moutarde détermine, avec une rougeur intense, une sensation de brûlure qui croît avec la durée du contact. Si celui-ci est trop prolongé une bulle peut se produire ou même une eschare superficielle. La douleur, après un premier paroxysme (au bout de 10 minutes), devient tolérable pour s'exaspérer encore plus après 20 à 25 minutes. La rougeur dure environ 24 heures.

Prop. thérap., indicat. — Révulsif rubéfiant usuel, offrant l'avantage de pouvoir être appliqué sur de larges surfaces, souvent renouvelé, et d'agir vite. Opposé surtout à la bronchite aiguë, à la congestion pulmonaire, à la broncho-pneumonie infantile (sous forme de bain sinapisé), aux douleurs névralgiques musculaires ou articulaires, aux points de côté, etc.

Formes pharmac., doses. — *Usage ext. :* Poudre ou farine, délayée dans de l'eau tiède en bouillie épaisse, pour un sinapisme, ou semée sur un cataplasme (v. c. m.) de farine de lin tiède. *Bain de pieds sinapisé*, 20 à 30 gr. de farine par litre d'eau. *Bain sinapisé* 1000 gr. (adultes) ou 200 gr. (enfants) en un sachet de linge trempé d'abord dans de l'eau froide et abandonné quelques minutes avant d'être plongé dans le bain. *Papier sinapisé* (fabriqué industriellement). *Essence* en solution alcoolique.

Incompatib. — La chaleur (supérieure à 50°), l'alcool, les alcalis ou les acides qui, en détruisant le ferment, entraveraient le dégagement de l'essence de moutarde.

Bromatologie. — La moutarde est un condiment des plus usuels ; la fine se prépare avec la moutarde blanche, la commune avec la moutarde grise. On fait macérer la semence de moutarde dans du vinaigre ; après 24 heures on la broie, puis on la délaye dans du moût de raisin, de la bière, du vinaigre, etc., et l'on y ajoute des aromates tels que : estragon, citron, anchois, truffes, etc. Provoque, à la surface de la muqueuse gastrique, une action irritante avec vaso-dilatation et hypersécrétion consécutives. Un usage abusif produit de la parésie avec hyposécrétion.

Moutiers. — Voir SALINS-MOUTIERS.

Moxas. — Petits cylindres de substance combustible (coton imprégné de nitrate ou chlorate de potasse) appliqués incandescents sur la peau, de façon à y déterminer une eschare plus ou moins profonde. Action révulsive très énergique. Sont actuellement délaissés et remplacés par le thermo-cautère.

Mucilages. — Produits de consistance molle, chimiquement comparables aux gommes, mais que l'eau gonfle sans les dissoudre, devenant, à leur contact, visqueuse et filante. L'alcool les coagule en gelée. Sont surtout riches en mucilages : la graine de lin, la racine de guimauve, la mauve, le lichen d'Islande, les fleurs de bouillon blanc, les fruits pectoraux (jujubes, figues, dattes, etc.) (v. c. m.).

Muguet (plante). — Voir CONVALLARIA.

Muguet (maladie). — Le *muguet* est une stomatite parasitaire et contagieuse coïncidant presque toujours avec l'*acidité du milieu buccal* qui serait, selon les auteurs, la cause ou l'effet de la végétation de l'*oïdium albicans*. Celle-ci n'est du reste possible que sur certains terrains : *enfants athrepsiques* ou *dyspeptiques, adultes cachectisés* par le *cancer* ou la *tuberculose, vieillards débiles*, ou atteints d'*infection urineuse*. Chez ces prédisposés, le muguet peut être évité, comme les fermentations buccales qui le favorisent, par un régime convenable et des toilettes soigneuses de la bouche, faites surtout après chaque tétée ou chaque repas, avec des solutions alcalines (*borate* ou *perborate de soude*) ou légèrement antiseptiques (*eau boriquée*). Chez les enfants allaités artificiellement, la meilleure prophylaxie consiste dans l'emploi du *lait stérilisé* et dans l'entretien minutieux des biberons et des tettines, sans omettre les mesures propres à améliorer les digestions. Quand l'enfant est nourri au sein, les mamelons de la nourrice doivent être l'objet des mêmes soins antiseptiques que la bouche du nourrisson, détail encore plus essentiel dans les crèches où le même sein donné à plusieurs nouveau-nés peut leur transmettre l'infection.

II. *Traitement*. — Le muguet une fois déclaré sera combattu en pressant plusieurs fois par jour, sur les plaques, le doigt bien aseptisé et coiffé de coton hydrophile imbibé d'une solution alcaline ou antiseptique. Dans les *cas légers*, l'*eau de Vichy*, une solution de *bicarbonate* ou de *biborate de soude* à 4 p. 100, de *salicylate de soude* à 1 p. 100 suffiront à la guérison, surtout si aux attouchements on associe les *grands lavages buccaux* avec les mêmes liquides. Dans les cas plus rebelles, des attouchements *appuyés* (pour faire pénétrer la substance active) mais sans friction (de crainte de traumatiser l'épithélium) seront pratiqués avec des antiseptiques forts tels que le *sublimé* ou l'*oxycyanure de mercure* en solutions très étendues (1 p. 4000, Marfan), le *permanganate de potasse* (2 p. 1000) et surtout l'*eau oxygénée* à 12 *vol.* coupée de 2/3 d'eau de Vichy, préparation de choix. Concetti conseille les badigeonnages avec des solutions de *nitrate d'argent* à 3,4 ou 5 p. 100 dont on imbibe un petit pinceau que l'enfant suce. Le *traitement interne* se borne à l'emploi des agents capables de modifier le terrain morbide (*dyspepsie, cachexie* ou *infection urineuse*). Cependant si on soupçonne l'invasion des premières voies digestives (œsophage, estomac, etc.) par le champignon, il est logique d'administrer de l'*eau de Vichy* ou une solution antiseptique (*résorcine* à 1 p. 100 ou 200, une cuillerée à dessert toutes les 24 heures, Baginsky). Dans tous les cas, Hutinel se contente de pratiquer, matin et soir, un *lavage de l'estomac* avec de l'eau de Vichy.

Mûrier noir. — *Morus nigra* (Ulmacées). Les feuilles, les fruits et l'écorce offrent des propriétés astringentes.

Formes pharmac., doses. — Feuilles en infusion (10 p. 1000); fruits en sirop (pour édulcorer les gargarismes).

Musc. — *Caract. phys. et chim.* — Sécrétion des follicules préputiaux du chevrotain porte-musc (Asie centrale), collectée dans une poche située entre l'ombilic et le fourreau de la verge. Masse de couleur roux-brunâtre, semi fluide à l'état frais, grumeleuse et onctueuse au toucher à l'état sec, d'une odeur forte bien connue. Renferme une résine amère à odeur de musc, des graisses, des éthers de la cholestérine et du phosphate de spermine qui pourrait expliquer ses propriétés. Le *musc de Nankin* est le plus estimé. Les *muscs artificiels*, reconnaissables à la perte de toute odeur par addition de sulfate de quinine, sont totalement inactifs.

Effets physiol. et tox. — Action propulsive indéniable, liée à une influence sur les extrémités nerveuses (l'extrait aqueux provoque, chez la grenouille, des convulsions évitables par ligature artérielle et non par section des nerfs moteurs). Le musc peut agir sur le système nerveux par simple impression olfactive. Chez l'homme, à faibles doses, excitation générale avec prédominance sur les sphères cérébrale et génitale; diaphorèse, diurèse, action emménagogue. A plus fortes doses, nausées, vomissements, céphalée, vertiges, dépression des centres nerveux, somnolence, hyperhémie céphalique se traduisant par des épistaxis.

Prop. thérap., indicat. — Antispasmodique et stimulant diffusible opposé jadis aux accidents hystériques, au délire des pyrexies (de la pneumonie en particulier) et à la plupart des complications nerveuses graves. Tombé actuellement en désuétude.

Formes pharmac., doses. — Musc en nature 5 centigr. à 1 gr. en pilules ou potion. Musc pulvérisé en lavement. Teinture (au 1/10) X à L gouttes en potion.

Potion :

Musc . . . . 1 gr.
Alcool à 95°. . : . . . . . . 4 —
Sirop de Valériane. . . . . 80 —
Eau distillée de fleurs d'o-
  ranger . . . . 90 —
Cuillerée à soupe toutes les heures.

Lavement :

Musc . . . . . 50 centigr. à 2 gr.
Jaune d'œuf . .   N° 1
Décoction de
  guimauve . .   250 gr.

Pilules :

a) Musc . . . . } āā 10 centigr.
   Extrait de valériane. }
   Extrait thébaïque . Cinq centigr.
Pour une pilule; une ou deux par jour.

b) Musc . . . . } āā 1 gr.
   Fleur de soufre. . . . }
   Camphre. . . . . . . 50 centigr.
   Extrait mou de quin-
     quina. . . . . . . Q. S.
Diviser en 10 pilules, une à dix par jour.

Muscade. — *Myristica fragrans* (Myristicacées). Le fruit, dont l'arille constitue le *macis*, fournit la *noix muscade*, c'est-à-dire l'albumen avec le petit embryon qu'il renferme. Contient un beurre jaune-brun, aromatique (constitué par de la myristine, de l'oléine et un peu de butyrine), une essence formée surtout de *pinène.*

Effets physiol. et tox. — L'essence, toxique pour l'homme, exerce des effets stupéfiants sur l'intelligence et dépresseurs sur la circulation.

Prop. thérap., indicat. — Excitant aromatique.

Formes pharmac., doses. — *Usage int. :* poudre 20 centigr. à 4 gr. Teinture (1/8) 1 à 2 gr. en potion. Essence V à X gouttes. — *Usage ext. :* beurre, comme véhicule pour les pommades; fait partie du baume Nerval et du liniment de Rosen.

La noix muscade entre aussi dans les formules de l'élixir de Garus et de l'eau de mélisse des Carmes.

Mutisme. — Voir Aphonie.

Myélites aiguës. — I. Prophylaxie. — La plupart des myélites aiguës (*méningo-myélites*) semblent tenir à une *toxi-infection* dont, parfois, la localisation est déterminée par le *terrain névropathique*, le *froid* (*myélites* dites *primitives*), un *traumatisme* ou une *carie* des vertèbres. Ailleurs la myélite est nettement *secondaire* à une *névrite toxique*, à une infection cataloguée : *infection puerpérale* ou *urinaire, blennorrhagie, fièvre typhoïde, variole, rougeole, tétanos, diphthérie, grippe, syphilis.* Dans toutes ces affections, on tâchera de prévenir cette grave complication par des mesures propres, soit à tarir les sources locales de toxines, si elles sont accessibles (suppurations, fausses membranes, etc.), soit à favoriser l'élimination des poisons et bactéries par les divers émonctoires (suivant les cas, *balnéation*, boissons abondantes, *purgatifs antisepsie intestinale*, etc.). En cas de traumatisme vertébral, l'immobilisation, l'enlèvement des esquilles ont une grande valeur préventive.

II. **Traitement.** — Dans toute myélite de cause douteuse, il semble indiqué d'admettre la possibilité d'une syphilis méconnue et d'instituer un *traitement spécifique d'épreuve* (injections de *sels mercuriels solubles* et 6 gr. d'*iodure de potassium* par jour) qui, s'il tombe juste, rendra au malade un signalé service.

En dehors de la syphilis, la thérapeutique des myélites aiguës est malheureusement à peine palliative. Maintenu au *repos absolu*, le malade sera étendu sur un *matelas d'eau* (pour prévenir les escharres); sa peau sera l'objet de soins de propreté scrupuleux (lotions tièdes suivies d'assèchement soigneux), spécialement dans les régions exposées au contact des urines et des fèces qu'il faut surtout éviter (urinal à demeure pour recueillir l'urine perdue par regorgement). Au niveau de l'étage médullaire atteint, on appliquera, soit des *ventouses scarifiées*, soit, mieux, des sacs de caoutchouc allongés pleins d'*eau froide* souvent renouvelée, ou de *fragments de glace* (gros comme une noisette). On opposera, d'autre part, à l'infection générale : les purgatifs (*calomel* de préférence), l'*antisepsie intestinale* et la *quinine*, le *collargol*. Les *phénomènes douloureux* seront combattus par tous les agents analgésiques : badigeonnages de *salicylate de méthyle*, pulvérisations de *chlorure de méthyle*, piqûres de *morphine* (contre les crises aiguës), *antipyrine*,

pyramidon, aspirine, salophène, phénacétine, acétanilide ou *bromures.* La *rétention d'urine* sera prévenue par des sondages réguliers et rigoureusement aseptiques (pour éviter la cystite, toujours imminente); au moindre trouble des urines, il sera prudent de pratiquer des *lavages vésicaux* à l'*eau boriquée* ou au *nitrate d'argent* (solution à 50 p. 1000) en même temps que l'*antisepsie interne des voies urinaires* (par le *benzoate de soude*, l'*urotropine* ou le *salol*).

Si, malgré toutes les précautions, apparaissent des *escharres*, la région et la plaie ayant été bien lavées et désinfectées, on les pansera avec des poudres antiseptiques et astringentes (*dermatol, bismuth, talc, iodoforme, oxyde de zinc, mélange de Lucas Championnière*) (v. c. m.).

Lorsque la phase aiguë est passée, on peut faire de la révulsion par des pointes de feu le long du rachis. On imprimera, plusieurs fois par jour, aux membres non douloureux, des *mouvements passifs*. A l'intérieur, on prescrit : l'*iodure de potassium* (2 gr. par jour), dans l'espoir de prévenir l'organisation scléreuse des lésions ; la *noix vomique* dans celui de hâter le retour du mouvement (contre-indiquée, en cas de spasmes marqués): des toniques (*fer, quinquina, huile de foie de morue, glycéro-phosphates, formiate de soude*) toujours utiles et, au moins, inoffensifs. Une alimentation substantielle est encore plus formellement indiquée. On a également conseillé la *galvanisation de la moelle* (courants de 10 à 20 milli-ampères) *et des régions paralysées* (un pôle fixé à hauteur du renflement spinal atteint, l'autre promené sur les membres paralysés).

Myélites chroniques diffuses. — La myélite tantôt est chronique d'emblée, tantôt le devient, à la suite d'une phase aiguë. Elle n'est curable que si elle est *syphilitique* et d'autant plus qu'elle est traitée plus tôt; aussi doit-on, chez tout syphilitique avéré, *interroger souvent les réflexes* pour pouvoir instituer la médication spécifique dès que leur altération dénonce un trouble spinal (P. Sainton). Le *traitement iodo-mercurique* est encore utile même à une phase avancée des lésions et n'est contre-indiqué que par la cachexie excessive.

Quand les lésions sont réalisées, on ne peut prétendre qu'à en ralentir ou à en suspendre l'évolution par des mesures hygiéniques rationnelles, variables suivant que le malade se lève ou est confiné au lit. Dans le premier cas, la marche, l'exercice, la voiture, le chemin de fer ne seront autorisés qu'à condition qu'il n'en résulte aucune action douloureuse. Dans le second, qu'il existe ou non une poussée aiguë, les soins sont les mêmes que dans la *myélite aiguë* (v. c. m.).

Quoique une médication interne, soit, dans ces cas, souvent illusoire, on peut essayer de ralentir la *sclérose* par l'usage prolongé de petites doses d'*iodure de sodium* et d'*arsenic*; d'atténuer la *paralysie* par le *nitrate d'argent* (pilules de 2 centigr. par jour. Charcot), l'*ergot de seigle* (40 centigr. en 2 fois), le *sulfate de strychnine* (1 à 2 milligr.) à condition que les phénomènes spasmodiques soient presque nuls. Les toniques de tous genres, les laxatifs trouvent également leur emploi.

Le *traitement externe* semble bien moins décevant. Les *bains tièdes* prolongés, les *douches tièdes* (en l'absence de contractures) sont à conseiller. Des *pointes de feu* le long du rachis pourront être répétées chaque semaine. Quand le malade peut les supporter, les cures à *Balaruc* ou à *Lamalou* sont fort utiles. Le *massage* discret (*effleurage*) modère l'*amyotrophie*, tandis que la *mobilisation passive* des jointures et la *gymnastique méthodique* préviennent les *raideurs articulaires*. Le massage concourt encore à la régression des *œdèmes*. L'*incoordination motrice* est justiciable de la *rééducation des muscles* suivant la méthode de Fraenkel. Les *attitudes vicieuses* liées à des rétractions tendineuses peuvent être corrigées par la *ténotonie* suivie d'immobilisation plâtrée en bonne posture. Ces malades peuvent encore bénéficier de la *galvanisation* avec des courants de 5 à 10 milli-ampères (un pôle à hauteur de la lésion spinale, l'autre sur les membres atteints; séances de 20 minutes). Par contre, la *faradisation* est, en général, plutôt nuisible. Babinski a vu deux cas de paraplégie spasmodique très améliorés par la *radiothérapie* appliquée sur la région spinale malade (séances de 5 à 10 minutes tous les jours ou tous les deux jours).

La *rétention d'urine*, les *eschares*, les *douleurs* réclament les mêmes soins que dans les myélites aiguës (v. c. m.).

Myélites syphilitiques. — Le *traitement spécifique* est d'autant plus efficace qu'il est plus précoce. La guérison, presque certaine à la phase prodromique, est encore fréquente à celle de paraplégie flasque; mais la contracture une fois installée, il ne peut être question que de soulagement ou d'amélioration relative. Le traitement *mixte* et *intensif*, consistera d'abord soit en *frictions mercurielles*, soit, mieux, en *injections intramusculaires* de *calomel* ou de sels solubles (*benzoate*, *biiodure*, etc.). En suspension dans de l'*huile de vaseline*, d'*olive* ou du *sirop de sucre* (Danlos), le *calomel* n'est injecté que tous les 8 jours, à des doses variant, suivant les cas, de 5, 8 à 10 centigr. Le *benzoate* (1 centigr. par jour), le *biiodure de mercure* (2 centigr. par jour) en solutions isotoniques, sont injectés tous les jours ou tous les 2 jours. Abadie a préconisé les *injections intra-veineuses de cyanure de mercure* (solution à 1 p. 100 additionnée de 50 centigr. p. 100 de *chlorhydrate de cocaïne*; 1 c. c. tous les 2 jours) très actives et très bien tolérées. Dans trois cas de myélite rebelle, Schachmann (de Bucarest) a pratiqué avec succès des *injections intra-rachidiennes de benzoate de mercure* (solution à 1 p. 100; 1 c. c. tous les jours; 23 injections dans 1 cas). On administre, en outre, par jour, 4, 6 et 8 gr. d'*iodure de potassium*, soit par voie buccale, soit, en cas d'intolérance, par *voie rectale*, ou même, comme l'a prouvé Gilles de la Tourette, par *voie hypodermique* (1 c. c. de solution à 50 p. 100).

Le traitement doit être très prolongé. Il se composera de cures de 40 à 50 frictions ou injections suspendues, en leur milieu, par un repos de 8 à 10 jours, et associées à une médication iodurée ininterrompue. La première année, 4 ou 5 cures semblables sont nécessaires, séparées par des pauses de 1 mois ou 15 jours; la seconde, 3 ou 4 suffisent, et, il y aura avantage à les répéter encore la troisième année. Cependant, si la *paraplégie flasque* est justiciable du traitement intensif, il n'en est pas de même de la *paraplégie spasmodique* dont il pourrait aggraver les accidents et qui commande une mercurialisation très prudente.

Le traitement spécifique sera aidé par les moyens mis en usage dans les autres myélites (Voir MYÉLITES AIGUES et CHRONIQUES) : révulsion rachidienne par les *pointes de feu*, *faradisation* des membres frappés de paralysie flasque, *galvanisation* de la moelle et des membres, en cas de paraplégie spasmodique. A une période plus avancée, les *douches froides* courtes à jet brisé, les *bains de mer chauds*, les *cures hydro-minérales* à *Uriage*, *Cauterets*, *Luchon*, *Aix-les-Bains* trouveront leur indication.

Myocardites. — I. *Myocardite aiguë.* — Les divers procédés thérapeutiques destinés à lutter contre les toxi-infections causales (fièvre typhoïde, diphtérie, pneumonie, grippe, etc.) et à favoriser l'élimination des toxines ont peut-être à l'égard de la myocardite une valeur préventive; il est possible notamment, que la *balnéation froide* joue ce rôle chez les typhiques (Barié) sans que la preuve en soit faite. Quoi qu'il en soit, la myocardite déclarée ne contre-indique pas le *bain froid* qui sera seulement donné plus prudemment, commençant par le *bain tiède avec affusions froides* pour arriver peu à peu à l'eau froide, selon la technique de Brand. Dès que la petitesse et l'arythmie du pouls laissent pressentir l'atteinte du myocarde, il faut, sans tarder, instituer la médication stimulante par l'*alcool*, l'*éther*, l'*acétate d'ammoniaque* (en potions), les injections hypodermiques répétées de *caféine* (60 centigr. à 1 gr.), de *sulfate de strychnine* (2 à 3 milligr.), d'*éther* ou d'*huile camphrée*, d'*ergotine d'Yvon* (2 à 4 gr.) ou de *sérum artificiel* (200 à 300 gr.). Aux menaces de *collapsus* on opposera les

frictions sèches au gant de laine, sur les membres, le réchauffement par l'*enveloppement ouaté* et les *boules d'eau chaude*. Il est souvent utile d'appliquer sur la région précordiale, soit des *pointes de feu*, soit des *compresses imbibées d'eau froide alcoolisée*, ou même un *sac de glace* (avec flanelle interposée). Comme cardiotoniques vrais, la digitale et la digitaline sont moins indiquées que le *sulfate de spartéine* (5 à 10 centigr. par jour en piqûres), ou l'extrait titré de *strophantus* (1 à 2 milligr.) dont l'usage peut être longtemps continué pendant la convalescence. Pour certains auteurs l'hypotension artérielle et la tachycardie seraient, dans ces cas, imputables à l'*insuffisance de l'hypophyse* (Louis Rénon et Arthur Delille) et céderaient à l'*opothérapie hypophysaire* (v. c. m.). Le *régime lacté* ou *lacto-végétarien*, pauvre en ptomaïnes, est le plus convenable. Pendant la période d'état, le *repos absolu dans la position horizontale* s'impose; il durera tant que persisteront la tachycardie, l'arythmie et l'assourdissement des bruits du cœur. La station verticale prolongée, les efforts et plus tard les longues marches seront interdits pendant la convalescence, pour éviter la *syncope*, qui si elle survient sera combattue par les moyens habituels (*tête en position déclive, piqûres d'éther, tractions rythmées de la langue*).

II. *Myocardite chronique.* — Sa prophylaxie consiste à combattre la *goutte*, l'*arthritisme*, le *saturnisme*, le *diabète*, l'*artériosclérose*, habituellement en cause, par une hygiène appropriée : *changement de profession* pour les saturnins; *abstention d'alcool, de tabac, de viandes riches en toxines* (charcuterie, gibier noir ou faisandé, crustacés), *régime lacto-végétarien* pur ou mitigé; *antisepsie intestinale*, usage régulier des *laxatifs*, pour les neuro-arthritiques, les goutteux, les artérioscléreux ; en outre vie paisible exempte de soucis; suppression des repas copieux, des boissons abondantes, des efforts exagérés (pas de cure d'Œrtel); *massage abdominal, gymnastique suédoise* (à la phase initiale); précautions contre toutes les causes de refroidissement. Les cures d'altitude, les eaux chlorurées ou sulfureuses sont à interdire.

Tant que subsiste l'*hypertension artérielle*, la *médication iodurée* (50 centigr. à 1 gr. d'*iodure de sodium* par jour, 20 jours par mois), poursuivie des années avec repos d'un mois tous les 6 mois, est la plus recommandable, à moins d'intolérance manifeste (user alors du *peptoniode*, du *sérum de Trunecek*, de la *trinitrine* ou de l'*arsenic*). Si la diurèse est insuffisante, il est bon de la réveiller par l'administration temporaire de *caféine*, de *théobromine*, d'*iodure de caféine*, associés ou non à l'eau de Vittel ou d'Évian. Les phases de palpitations, d'éréthisme cardiaque réclament l'emploi des *bromures* (1 gr. 50 à 2 gr.), de la *valériane*, et des *valérianates* ou de la *teinture de veratrum viride* (II à IV gouttes. Lemoine).

Les cardiotoniques ne sont indiqués qu'au moment où le cœur commence à se laisser dilater; dans ces cas, la *digitale* étant généralement inactive, mieux vaut recourir soit au *sulfate de spartéine*, ou mieux à l'extrait titré de *strophantus* (1 à 2 milligr.) fort bien supporté et ne s'accumulant pas; soit à la *caféine* (25 à 50 centigr. par jour en piqûres) dont l'effet est très rapide (ne jamais l'associer à la digitale, Potain) ou à la *théobromine*. Ces divers agents exigent, pour donner tout leur effet, le *repos au lit* et le *régime lacté* ou *déchloruré* (Voir Asystolie). Aux crises d'*asthme cardiaque* on opposera : la révulsion (couvrir le thorax de *sinapismes*, de *ventouses sèches et scarifiées*) ou, au besoin, la *saignée*; les petites doses de *morphine* (piqûres de 1/4 à 1/2 centigr., Merklen) associées aux cardiotoniques : *éther*, *huile camphrée*, *caféine* (en piqûres), aux inhalations d'*éther*, d'*oxygène*, de *nitrite d'amyle*, à la *trinitrine* (I à III gouttes de la solut. alcool. à 1 p. 100). C'est encore à l'*alcool*, à l'*éther*, aux *opiacés* et à l'*oxygène* qu'il faudra recourir à la *période agonique* (Vaquez).

Myopathies. — On ne connaît pas encore, actuellement, de traitement curatif des diverses formes de myopathies

Leur caractère familial commande *d'interdire à ceux qui en sont atteints le mariage* et spécialement les *unions consanguines* (Marinesco). L'électrothérapie est encore le traitement le plus rationnel. On utilise la *faradisation des muscles* avec la bobine à gros fil et des intermittences rares, en excitant chaque muscle pendant 3 minutes. On peut aussi employer la *galvanisaion faible* (4 à 8 milli-ampères) avec quelques interruptions, plaçant l'électrode positive, très large, sur le sternum ou les lombes et en frictionnant, avec l'électrode négative, la région du muscle ou du nerf à exciter. On doit surtout se garder de fatiguer les muscles. Le traitement électrique doit être poursuivi des mois et des années (avec interruptions de plusieurs semaines ou mois). Marinesco propose d'essayer l'effet de la *mécanothérapie* de Zander (Voir Gymnastique), avec des résistances modérées, fournies par des appareils adaptés à la fonction de chaque groupe musculaire affaibli. Le massage peut également rendre des services.

Certaines *attitudes vicieuses* résultant des amyotrophies peuvent être corrigées soit par la *ténotomie*, ou par d'autres opérations (*suture des omoplates par leurs bords internes*, contre les *scapulæ alatæ*, Laehr), soit par le port de *corsets spéciaux* (fixant les omoplates).

Diverses *tentatives opothérapiques* : ingestion de *corps thyroïde* (Lépine), de *thymus* (Marinesco); injections de *suc musculaire* (Allard, Tordeus) fondées sur des hypothèses pathogéniques n'ont donné jusqu'ici aucun résultat positif.

Myrrhe. — Gomme résine du *Balsamodendrum Opobalsamum* (Térébinthacées).

Prop. et empl. thérap. — Tonique-stimulant, prescrit soit à l'intérieur, en poudre (50 centigr. à 4 gr.) ou en teinture (2 à 8 gr.), soit comme topique, en collutoire (la teinture). Entre dans les formules de l'élixir de Garus, des baumes du Commandeur et de Fioravanti.

Myrtille. — Voir Airelle.

Myrtol. — *Caract. phys. et chim.* — Huile essentielle analogue à l'eucalyptol, extraite, par distillation, des feuilles du

Myrtus communis (Myrtacées). Liquide jaunâtre, insoluble dans l'eau, soluble dans l'alcool.

Prop. thérap., indicat. — Balsamique; antiseptique des bronches et des voies urinaires. Préconisé contre la bronchite fétide, la gangrène pulmonaire, la cystite.

Formes pharmac., doses. — 3o centigr. à 1 gr. en capsules.

Myxœdème. — Le *myxœdème* est une cachexie spéciale déterminée par *l'absence de corps thyroïde*, que celle-ci soit *congénitale* (*myxœdème congénital, idiotie myxœdémateuse*) ou *acquise* (*myxœdème spontané des adultes* ou *myxœdème opératoire* succédant à la *thyroïdectomie*). Le myxœdème est une des rares maladies justiciables d'une médication strictement pathogénique, puisqu'elle trouve son remède spécifique dans la *glande thyroïde de mouton* (dite *glande du cornet*); c'est là le vrai triomphe de *l'opothérapie* (Arnozan). On prescrit le plus souvent la *glande fraîche* (hachée, dans du bouillon ou étalée sur du pain, en sandwich), après s'être assuré que le boucher livre bien la vraie glande du cornet. P. Marie donnait un lobe tous les jours ou tous les 2 jours. Le poids du lobe variant de 1 gr. 5o à 1 gr. 8o, il est préférable de prescrire, en poids, 20, 5o, 75 centigr. (au début) à 1 gr. ou 1 gr. 5o (maximum) de glande fraîche dont le pharmacien fait des cachets qu'il additionne d'un peu de *salol* (pour en éviter la fermentation). Faute de glande fraîche, ou, en cas d'intolérance, on peut recourir soit à la *glande desséchée et pulvérisée* (en *capsules, dragées, tablettes*) d'une posologie moins précise, soit à la *thyroïdine* ou à l'*iodothyrine* de Baumann, moins active, mais parfois mieux tolérée et d'un effet plus constant (en comprimés; 25 centigr. à 5 gr. chez l'adulte; 1o centigr. à 1 gr. chez l'enfant). Régis emploie les *pastilles de thyroïdine Flourens* dosées à 20 centigr. dont il donne 1/4 à 1 pastille 1/2, au plus, chez l'enfant. Le *suc thyroïdien en injections hypodermiques* est maintenant délaissé. Il n'en est pas de même de la *greffe thyroïdienne* (avec des parcelles thyroïdiennes fournies par des sujets atteints d'hypertrophie de la glande) qui a fourni de beaux succès à Cristiani (de Genève). Une faible quantité de parenchyme suffit; la greffe prend en 6 semaines, environ, et amènerait la guérison définitive du myxœdème.

L'extrême activité de la médication thyroïdienne exige une grande prudence dans le dosage, à établir sur l'âge du sujet et sa tolérance individuelle. En général, il est sage de débuter par 1o centigr. de glande fraîche, pour arriver graduellement à 1 gr., 1 gr. 5o. Les effets du traitement se montrent dès le lendemain, ou seulement après 3 ou 4 jours (élévation de la température, accélération du pouls, diurèse, polyurie, retour du sommeil, réveil de l'intelligence, animation du regard); il faut surveiller de très près le malade, pour pouvoir suspendre ou réduire la médition aux premiers *signes de saturation* : *pouls* très rapide (13o-16o) et instable, anorexie, dyspepsie, *albuminurie, azoturie*, lumbago, courbature, érythèmes, *vertiges*, insomnie, agitation, irritabilité, *céphalée* ou même *crises épileptiformes* et *pertes de connaissance* (cas mortels). Le traitement n'est inoffensif qu'à la condition d'en suivre attentivement les effets et de *ne pas forcer les doses*. Habituellement, au bout de 3 semaines, un mois, on peut l'interrompre, pour le reprendre après un temps de repos. Quand le résultat maximum est acquis, il n'en faut pas moins poursuivre, la vie durant, l'ingestion de corps thyroïdes, mais à des intervalles (5 jours) et à des doses (ration d'entretien) qui ne peuvent être précisées que par tâtonnement. La tolérance et l'efficacité de la médication thyroïdienne sont assurées par un petit nombre de conditions adjuvantes : abstinence de boissons alcooliques, régime plutôt lacto-végétarien, réduction de la ration de viande; au début, repos au lit, ou au moins, à la chambre, suppression de tout effort (Béclère). L'*huile de foie de morue*, les *arsenicaux* (Bedart et Mabille), le *sirop iodo-tannique* ou d'*iodure de fer* (Springer) seront d'utiles compléments à l'opothérapie. Quoique l'*idiotie myxœdémateuse* tire de cette méthode de grands bénéfices, ils semblent consister plutôt en une amélioration relative qu'en une guérison absolue.

L'amélioration paraît plus assimilable à la guérison dans le *myxœdème de l'adulte* et dans le *myxœdème opératoire* traités de bonne heure.

N

Naphtalan. — *Caract. phys. et chim.* — Corps gras tiré des naphtes du Caucase. Masse huileuse noire, très épaisse, fondant à 65°-70°, insoluble dans l'eau et l'alcool ordinaire, soluble dans les huiles, l'éther, l'alcool amylique et le chloroforme.

Prop. thérap., indicat. — Usité en dermothérapie contre le psoriasis, l'eczéma chronique, etc.

Formes pharmac., doses. — *Usage ext.* : Pommade (comme excipient). Solution huileuse à 2 p. 100.

Naphtaline. — *Caract. phys. et chim.* — Lamelles incolores, brillantes, d'odeur pénétrante désagréable, de saveur âcre et brûlante, tirées du goudron de houille. Insoluble dans l'eau, très soluble dans l'alcool, le chloroforme, l'éther, les huiles grasses, légèrement soluble dans la glycérine et la vaseline liquide.

Effets physiol. et tox. — Absorption minime, après ingestion ; s'élimine en grande partie par les fèces qu'elle désinfecte et beaucoup moins par l'urine qu'elle colore en brun. A hautes doses, provoque des nausées, des douleurs abdominales, du mal de tête, du délire, des érythèmes prurigineux, du ténesme vésical.

Prop. thérap., indicat. — Préconisée jadis, comme antiseptique de l'intestin, contre la diarrhée, dans la fièvre typhoïde, et comme antiseptique des voies urinaires, contre le catarrhe vésical léger (contre-indiqué en cas de néphrite ou de pyélite). Opposée aussi localement au psoriasis. Son emploi tend actuellement à être délaissé.

Formes pharmac., doses. — *Usage int.* : 5o centigr. à 5 gr. en cachets. — *Usage ext.* : Pommade à 10 p. 100.

Naphtols. — *Caract. phys. et chim.* — Deux isomères, distingués par les lettres α et β : le *naphtol* α constitué par des aiguilles fusibles à 94°, le *naphtol* β par des lamelles nacrées fusibles à 123°. La variété α est moins toxique et d'une valeur antiseptique supérieure, elle est aussi moins aisément transformée dans l'organisme en dérivé sulfo-conjugué. Toutes deux sont très peu solubles dans l'eau (20 centigr. p. 1000), davantage dans l'eau saturée d'acide borique (8o centigr. p. 1000), encore plus dans l'alcool, l'éther et le chloroforme (1 p. 2), un peu dans la vaseline et la glycérine. Forment, avec le camphre, un mélange liquide (Voir NAPHTOL CAMPHRÉ).

Effets physiol. et tox. — Introduit, en dissolution, dans le sang des animaux, le naphtol β provoque de l'albuminurie, des convulsions, puis le coma et l'arrêt de la respiration. Chez l'homme, bien qu'insoluble, il peut déterminer des accidents : vomissements, ischurie, hématurie, crises éclamptiques, perte de connaissance ; arrivé dans l'estomac, il tendrait à accroître la sécrétion chlorhydrique (Hayem) tout en réduisant les fermentations ; sa diffusion dans l'intestin désodorise les fèces.

Prop. thérap., indicat. — Le naphtol β fut préconisé par Bouchard, comme antiseptique intestinal dans la fièvre typhoïde (agirait, en outre, sur le terrain, le bacille d'Éberth et ses toxines), par Laveran, dans la dysentérie chronique. J. Teissier lui préfère le naphtol α. Comme topique, l'*eau naphtolée* a été utilisée en chirurgie et en obstétrique (irritante pour les plaies), injectée dans les kystes hydatiques (pour tuer l'hydatide). Le naphtol β a été opposé : en solution alcoolique (1 p. 200) au prurit et à la séborrhée du cuir chevelu ; en pommade, à la phthiriase du cuir chevelu (10 p. 100), à la gale, à l'eczéma, au psoriasis, à l'acné, etc.

Formes pharmac., doses. — *Usage int. :* 1 gr. 50 à 3 gr. par jour, par prises de 25 à 50 centigr. (Associations recommandables avec : le salicylate de bismuth, la magnésie, le bromhydrate de quinine, la rhubarbe, la cannelle). *Enfants :* 10 à 20 centigr. par année. — *Usage ext. :* Eau naphtolée à 20 centigr. p. 1000, ou solutions plus fortes par addition d'alcool, de glycérine ou d'acide borique. Pommades 5 à 10 p. 100. Naphtol camphré (v. c. m.).

Cachets :

a) Naphtol β . . . . ⎫
Salicylate de bismuth. . ⎬ āā 4 gr.
Magnésie anglaise . . . ⎭

Diviser en 12 cachets ; 3 à 6 par jour (diarrhées).

b) Naphtol β . . . . ⎫
Salicylate de bis-⎬ āā 50 centigr.
muth. . . . . . ⎭

Pour un cachet ; 4 à 6 par jour (fièvre typhoïde).

Solution antiseptique :

Naphtol β . . . . .   80 centigr.
Acide borique. . . .   40 gr.
Eau bouillie. . . . .   1000 —

Pour injections vaginales à employer à la température de 40°.

Pommade :

Naphtol β. . . . . 6 gr.
Vaseline. . . . . 60 —

Dissoudre le naphtol dans l'éther, mêler à la vaseline, puis chasser l'éther en chauffant au bain-marie.

Lotion :

Naphtol β . . . . . .   1 gr.
Alcool à 80° . . . . .   150 —
Alcoolat de mélisse. . ⎫
Teinture de romarin . ⎬ āā 20 gr.
  — de jaborandi. ⎭

Séborrhée du cuir chevelu (Manquat).

Naphtol camphré. — Voir CAMPHRÉ (NAPHTOL).

Naphtol (Benzoate de). — Voir BENZO-NAPHTOL.

Naphtol (Salicylate de). — Voir BÉTOL.

Naphtolate de bismuth (*Orphol*). — *Caract. phys. et chim.* — Poudre grisbrun, insoluble, renfermant 25 p. 100 de naphtol, 70 p. 100 de bismuth et 5 p. 100 d'eau. Ne doit présenter ni saveur brûlante, ni odeur piquante qui seraient l'indice de naphtol libre.

Prop. et empl. thérap. — Antidiarrhéique, 50 centigr. à 10 gr. en cachet ou en suspension dans une potion gommeuse.

Naphtol-sulfonate d'aluminium. — Voir ALUMNOL.

Narcéine. — *Caract. phys. et chim.* — Alcaloïde extrait de l'opium ; petits prismes allongés, soyeux, de saveur amère, très peu solubles dans l'eau froide (1 p. 1150) et dans l'alcool froid (1 p. 945), plus dans l'eau bouillante et les solutions alcalines étendues, très solubles dans l'alcool amylique et le chloroforme. Colorée en bleu foncé par l'eau iodée.

Effets physiol. et tox. — Action hypnotique (à la dose de 10 à 20 centigr.) constatée par Cl. Bernard et Laborde. Diminue les sécrétions buccale et nasale ; constipe et provoque de la dysurie par inertie musculaire de la vessie. Analgésique local.

Prop. et empl. thérap. — Préconisée contre la toux quinteuse, la coqueluche, aux doses de 1 à 3 centigr. en pilules ou sirop.

Sirop :

Narcéine. . . . . . .   25 centigr.
Benzoate de soude. .   50   —
Sirop de capillaire. . 500 gr.

1 centigr. par cuillerée à soupe.

Injection hypodermique :

Chlorhydrate de
  narcéine . . . .   50 centigr.
Alcool à 90° . . .   2 gr.
Eau dist. bouillie. ⎫
Eau dist. de laurier-⎬ āā 9 —
  cerise. . . . . . ⎭

2 centigr. 5 par c. c.

Narcyl.—Voir ÉTHYL-NARCÉINE(CHLOR-HYDRATE D').

Narcisse des prés. — *Narcissus Pseudo-narcissus* (Amaryllidacées). Le bulbe est employé en infusion (5 gr. p. 250; 3 gr. chez l'enfant) comme vomitif.

Narcolepsie. — Le *sommeil pathologique* (crises de sommeil irrésistible) décrit comme une maladie spéciale par Gelineau, n'est qu'un syndrome lié à des états pathologiques divers : *hystérie, épilepsie, neurasthénie, artériosclérose, cardiopathies avancées, diabète, obésité, grossesse, insuffisance hépatique* (Ballet et Lévy; Gilbert et Castaigne) *alcoolisme, paludisme, acromégalie, myxœdème*, etc. Aussi la narcolepsie réclame-t-elle autant de traitements différents que les états susceptibles de la provoquer. Souvent imputable à une *auto-intoxication*, elle est alors justiciable de l'*antisepsie gastro-intestinale*, du *régime lacté* et des *purgatifs*. Quand le myxœdème est en jeu, il est logique d'instituer la *médication thyroïdienne*. Nous ne saurions insister ici sur la *maladie du sommeil* provoquée chez les nègres du Congo par les *trypanosomes*, infusoires inoculés par la *mouche tsé tsé*; cette grave affection qui amène la mort en 3 mois environ, fait l'objet d'un article spécial (voir TRYPANOSOMIASE); le traitement par l'*atoxyl* (v. c. m.) paraît donner d'assez bons résultats.

Nauheim. — Ville de l'Empire d'Allemagne, province de la Hesse-supérieure, sur la pente N.-E. du Taunus, dans la vallée de la Wetterau. Altitude 150 m. Eaux thermales (21°-39°), carboniques fortes, chlorurées-sodiques-calciques, faiblement bicarbonatées-calciques, légèrement ferrugineuses et bromo-iodurées. On emploie aussi beaucoup les *eaux mères* des salines, dans lesquelles prédominent les chlorures de calcium et de magnésium. On exporte également le *sel de Nauheim*, obtenu par cristallisation des eaux mères. Utilisées sous forme de boisson, de bains (baignoire, piscine à eau courante) avec l'eau minérale seule ou renforcée d'eaux mères, de douches, d'applications topiques. Alté-

rantes, toniques et reconstituantes; très excitantes.

Principales indications. — Lymphatisme et scrofule avec tout leur cortège de manifestations, chlorose et anémie, cachexies de toute sorte, engorgements hépato-spléniques, affections chirurgicales, plaies et ulcères atoniques.

Néphrites aiguës. — Les *néphrites aiguës* ayant pour origine constante soit une *intoxication* (phosphore, sublimé, arsenic, etc.), soit une *toxi-infection* (scarlatine, diphthérie, streptococcies, etc.), réclament un traitement tendant : 1° à *neutraliser le poison causal* ou à en *favoriser l'élimination*; 2° à *réduire l'apport et l'élaboration des substances toxiques*; 3° à *prévenir les accidents urémiques*. L'essentiel est de restreindre au minimum la durée de l'action destructive des toxines sur l'épithélium rénal. En cas d'*intoxication aiguë*, il faut, par des *lavages de l'estomac* et de l'*intestin*, soustraire au plus vite à l'absorption, la part de poison (phosphore, sublimé, arsenic, etc.) restée dans les voies digestives. Si les toxines ont pour source une *collection purulente*, il importe de l'ouvrir et de la désinfecter au plus vite. Lorsque la néphrite complique une *toxi-infection générale*, le problème est plus complexe : un *sérum antitoxique*, s'il en existe, est alors le meilleur neutralisant; c'est ainsi que le *sérum antidiphtérique* paraît véritablement préventif à l'égard de la néphrite. Un cas de Chauffard et Castaigne semble indiquer que le *sérum de Marmorek* possède des propriétés analogues. Mais dans la plupart des infections, on en est réduit à activer, par tous les moyens, l'élimination des poisons irritants pour le rein, tout en s'opposant à l'apport de toute substance toxique. Pour cette raison, il est d'habitude préférable de s'abstenir de médicaments et de se borner à ne prescrire que le *repos absolu au lit* et le *régime lacté intégral* (1500 gr. de lait, de petit lait ou de babeurre, par prises de 120 gr.), que l'on s'efforce de rendre tolérable par les artifices usuels (Voir LACTÉ [RÉGIME]), quitte à le faire précéder de quelques jours de *diète hydrique* (Rénon). La néphrite aiguë demeure, en effet, l'indication la plus indiscutable de la diète lactée stricte. Il est en outre rationnel d'opposer à la congestion rénale l'application de *ventouses scarifiées* au niveau du *triangle de J.-L. Petit*. L'emploi des agents diurétiques non irritants tels que le *bicarbonate de soude* (5 à 6 gr.), le *benzoate de soude* (60 centigr. à 1 gr. 20), le *benzoate de lithine* (50 centigr. à 2 gr.), le *lactose*, les *tisanes*, le *sérum artificiel* en injections hypodermiques (100 à 200 c. c.), est également justifié. En outre les autres émonctoires doivent être mis à contribution : la *peau* qu'on fera transpirer en enveloppant le malade dans des *couvertures très chaudes* ou en plaçant des *briques chaudes* dans son lit; en administrant soit du *jaborandi* (teinture, XXX gouttes), soit de la pilocarpine (5 milligr. en injections); l'*intestin* dont les fonctions éliminatrices seront activées par des purgatifs. Quoique dans les cas favorables, quelques semaines suffisent pour faire disparaître l'albuminurie, le malade devra encore, pendant des mois, s'astreindre à de constantes précautions. Ce n'est que peu à peu qu'on le laissera ajouter au lait des farineux, des pâtes alimentaires, des légumes verts, puis des œufs et, beaucoup plus tard, une petite quantité de viande fraîche. On pourra tenter d'instituer le *régime carné déchloruré*, quoique, en principe, il convienne plutôt aux *néphrites subaiguës avec œdème* et ne vaille pas, en général, le *régime lacto-végétarien*. La convalescence sera hâtée par l'ingestion, en abondance d'*eaux* dites *de lavage* (Vittel, Évian, Martigny) qui activent l'élimination des débris épithéliaux, et par des *soins de la peau* (*massage, frictions au gant de crin*). La *guérison* ne sera affirmée (au bout de 3 mois en moyenne) qu'après : cessation, non seulement de l'albuminurie, mais de la polyurie critique; retour à la normale du volume des urines, de la permÉabilité rénale, du taux des matières extractives et de la tension artérielle; constatation d'un cœur non hypertrophié. Les *cures hydro-minérales* ne trouvent leur emploi qu'après plusieurs mois de convalescence parfaite.

Les stations de choix sont *Évian, Vittel* et surtout *Saint-Nectaire*. On trouvera exposé le traitement des complications aux articles : ALBUMINURIE, ŒDÈME et URÉMIE.

Néphrites subaiguës diffuses. — Ce terme désigne cliniquement les néphrites avec *albuminurie abondante, oligurie, œdèmes étendus* et *perméabilité rénale relativement conservée*, sauf pour les chlorures. La principale indication, dans cette forme, est : 1° d'*établir une diurèse qui dissipe les œdèmes et réduise l'albuminurie*; 2° de *lutter contre la cachexie*. Chauffard et Widal ont montré le parti qu'on peut tirer des *pesées journalières* pour dépister les œdèmes frustes (*praecœdèmes*) et mesurer la tolérance de l'organisme pour les *chlorures* (Voir CHLORURÉMIE). La ration alimentaire normale contient environ 1 gr. à 1 gr. 50 de chlorure de sodium; en ajoutant à ce poids celui du sel que le malade ajoute lui-même, on a la quantité de sel absorbée. On pèse chaque matin le malade; si son poids augmente, on a la preuve qu'il consomme une dose de chlorure supérieure au pouvoir éliminateur de ses reins; il suffit alors d'abaisser plus ou moins, par tâtonnement, la ration quotidienne de sel pour voir reparaître la diurèse, disparaître les œdèmes et diminuer l'albuminurie. Cette *ration d'entretien*, variable avec les malades, peut être approximativement évaluée d'après la quantité des urines des 24 heures. C'est ainsi qu'on peut, en général, permettre aux brightiques un maximum de 50 centigr. de sel par 100 gr. d'urine rendue (Jumon). Quand l'albuminurie et l'anasarque résistent au *régime achloruré intégral*, le mieux, pour provoquer la débâcle urinaire, est de lui associer la *théobromine* (1 gr. 50 à 3 gr. par cachets de 50 centigr.), la *diurétine* (v. c. m.) ou la *théocine* (1 gr. par jour) qui ont une action élective sur l'élimination des chlorures. On devra éviter pourtant la trop rapide résorption de l'anasarque qui pourrait entraîner des accidents épileptiformes ou délirants (par déshydratation brusque des centres nerveux, ou par passage, dans le sang, d'agents toxiques contenus dans le liquide des œdèmes). Le *régime lacté*, seul employé jadis, et qui tire son efficacité de sa pauvreté en chlorures, offre de sérieux inconvénients : *dégoût rapide qu'il entraîne, quantité énorme de liquide* (4 litres) *qu'il représente*, quand il est exclusif, alors que celle-ci devrait plutôt, chez les malades infiltrés, être réduite proportionnellement au volume d'urines des 24 heures (par exemple 2 litres de boissons pour 1 litre d'urine rendu), afin d'éviter le surmenage du rein et la rétention dans les tissus du liquide en excès. Mais ces desiderata disparaissent si au lait on associe le *régime amylacé déchloruré*; d'après Achard et Passeau, celui-ci mieux toléré, plus aisé à varier que le *régime carné déchloruré* permettrait parfois une meilleure élimination des chlorures et une plus forte réduction de l'albuminurie (v. c. m.).

Les principaux facteurs de la diurèse et les remèdes de choix de l'albuminurie sont donc le *régime déchloruré* ou le *régime lacté amylacé* associés ou non à la *théobromine*. D'autres agents de second plan peuvent aussi trouver leur emploi; certains seraient même capables de modifier la lésion rénale, tels sont : le *calomel* (60 à 80 centigr. par jour, pendant 3 jours, Renzi), le *lactate de strontium* (3 à 4 gr. par jour), la *teinture de cantharide* V à VI gouttes par jour, Lancereaux), la *caféine* (1 gr. à 1 gr. 25 par voie hypodermique), mais le calomel et la cantharide dont l'action est très irritante sur l'épithélium rénal sont loin d'être inoffensifs. Les diurétiques cardiaques comme la *digitale*, le *sulfate de spartéine*, le *strophantus* ne sont réellement efficaces que si le myocarde fléchit. Le *repos au lit* favorise toujours beaucoup le traitement. Quand l'anasarque est intense, les *mouchetures* aseptiques des régions infiltrées, l'*évacuation par ponction* des hydropisies pleurale ou péritonéale s'imposeront souvent en attendant la diurèse. Celle-ci a succédé plusieurs fois à l'ingestion de *macération fraîche de rein de porc*, selon la technique de J. Renaut de Lyon (Voir OPOTHÉRAPIE

RÉNALE), médication semblant devoir son action à une antitoxine qui stimulerait la fonction des épithéliums secréteurs demeurés intacts. Quant aux procédés chirurgicaux (*incision de la capsule, décortication du rein*), ils n'ont encore fourni que des succès relatifs et concernent plutôt soit les néphrites chroniques soit les *néphrites hématuriques* (justiciables de la néphrotomie — Pousson) (Voir DÉCAPSULATION DU REIN). On leur doit pourtant quelques guérisons. Pour Fr. Boyd (d'Édimbourg), la *néphrite aiguë avec hypertension intra-rénale et anurie* serait justiciable de l'*incision du rein* qui rétablirait la diurèse.

Aux *tendances cachectiques* qui menacent les néphrétiques, on opposera, d'autre part, le *régime* et la *médication toniques*. En atténuant le dogme de la diète lactée absolue, l'avènement du régime déchloruré a rendu bien plus facile, plus variée et plus substantielle l'alimentation des albuminuriques. Ce régime varié ne peut être, il est vrai, institué dès le début et exige le réveil de l'appétit, mais il est indispensable à la déchloruration qui ne se déclare franchement que si le malade absorbe une ration alimentaire suffisante (Voir DÉCHLORURATION, ALBUMINURIE). Des toniques médicamenteux, les plus efficaces sont : le *fer* (Lecorché), le *quinquina*, le *sirop iodo-tannique* et surtout le *cacodylate de soude* (Castaigne), puissant régénérateur du liquide sanguin.

Néphrites parcellaires. — Ce terme désigne, pour Cuffer et Gastou, les cas d'albuminurie légère (*albuminurie minima* de Talamon) irréductible par le régime mais compatible avec une perméabilité rénale normale, une santé florissante, l'absence d'hypertrophie cardiaque et de bruit de galop. Ces malades ne sont justiciables que d'une hygiène convenable (Voir ALBUMINURIE) : *vie régulière* sans surmenage d'aucun ordre; *frictions sèches* sur tout le corps, matin et soir; précautions contre le froid; grande réserve dans l'usage des irritants du filtre rénal (alcool, bière, épices, sel, asperges, mets de haut goût, gibier, charcuterie, etc.), consommation habituelle d'une eau de lavage (Évian, Vittel) et d'une certaine quantité de lait. En outre s'impose, à l'égard de ces malades, l'examen périodique des urines, du cœur et de la tension artérielle.

Néphrites atrophiques lentes. — On entend par *néphrites atrophiques* celles qui, par un lent processus, réalisent peu à peu l'insuffisance rénale, longtemps différée par l'hypertrophie cardiaque et l'hypertension artérielle compensatrices. Durant cette *phase de tolérance* les urines, copieuses et claires, sont pauvres en albumine, les œdèmes sont rares, fugaces ou nuls, l'état général reste passable. Par moments surviennent des poussées congestives avec urines plus rares, sanglantes et plus albumineuses, œdèmes et accidents urémiques. Ces poussées devenant de plus en plus graves, les malades succombent finalement à la toxémie ou à la dilatation cardiaque.

I. *Période de compensation.* — Le traitement est alors tout hygiénique et préventif. Quoique, par sa digestibilité, son peu de toxicité, ses effets diurétiques *le lait* soit, théoriquement, l'aliment idéal, son usage exclusif n'est indiqué, avec le repos au lit ou à la chambre, que lors des poussées congestives ; autrement il est, à lui seul, un aliment insuffisant et incompatible avec l'activité relative dont le malade est encore capable. Le traitement pourra pourtant débuter par une *phase de diète lactée absolue d'épreuve* qui permettra d'évaluer la perméabilité rénale et la réductibilité de l'albuminurie. La ration de lait sera ensuite abaissée à 1 litre ou 1 litre 1/2 par jour et on lui adjoindra une alimentation variée et substantielle dont les principaux facteurs demandent à être précisés. *Seront permis* : les légumes verts (haricots verts, pois, épinards, chicorée), tous les féculents (haricots, lentilles, pois secs, pommes de terre, châtaignes, blé), très cuits, accommodés au lait, à la crème ou au beurre, plutôt en purées ; les pâtes alimentaires (vermicelle, nouilles, macaroni), les farines d'orge, de seigle, d'avoine (en potages),

les choux-fleurs, le riz (A. Robin), le pain et les gâteaux secs ; les œufs frais (ni durs, ni crus), les fromages frais ou cuits, les fruits cuits ou bien mûrs (spécialement le raisin) ; comme boisson (outre le lait, bu plutôt entre les repas), l'eau pure ou coupée de très peu de vin blanc léger (100 gr. au plus par repas), la bière brune, les infusions chaudes. *Peuvent être tolérés :* les viandes fraîches bien cuites (V. Noorden s'élève contre la prohibition des viandes noires qui ne donnent pas plus de toxines que les blanches), spécialement le porc frais, le jambon, la cervelle, le ris de veau, les rognons ; les poissons de rivière bien frais, les huîtres. *Doivent être absolument interdits* : le gibier noir ou faisandé, la charcuterie (sauf le jambon), les conserves, les salaisons, les extraits de viande, le bouillon, les poissons de mer, les crustacés, les coquillages (sauf les huîtres), tous aliments riches en ptomaïnes et leucomaïnes ; en outre : les asperges, l'oseille, les aubergines, les choux, les fromages fermentés, les liqueurs. Le malade fera 4 repas ; le plus copieux à midi, le plus léger le soir.

Là ne se bornent pas les prescriptions hygiéniques : le *sommeil* ou repos au lit sera de 9 heures au moins ; le froid et l'humidité doivent être soigneusement évités ; des *bains tièdes* ou *chauds*, des *bains d'air chaud*, des *frictions au gant de crin* entretiendront les fonctions de la peau ; les *exercices musculaires* seront très mesurés, suspendus pendant les poussées aiguës qui imposent le *repos au lit* ; le malade vivra plutôt à la campagne (ni altitude, ni climat marin, sauf la *Riviera*) sous un *climat chaud, stable et sec* ; il évitera tout surmenage intellectuel et toute émotion.

Peu de stations thermales conviennent à la néphrite atrophique ; Vichy, Royat, Saint-Nectaire ne sont guère à conseiller. Lecorché et Talamon préconisaient, à titre tonique, les eaux chlorurées-sodiques : *Bourbonne, Bourbon-l'Archambault, Bourbon-Lancy, Uriage, Salins*, en bains seulement, et les eaux ferrugineuses de *Bussang, Renlaigue Orezza*.

Dans les cas bien compensés, avec hypertension artérielle, les eaux peu minéralisées comme *Évian*, *Vittel*, *Contrexéville* sont à préférer, encore devra-t-on rationner le liquide absorbé.

II. *Poussées aiguës.* — En général, l'insuffisance rénale commande l'abstention de médicaments toxiques. Seul l'*iodure de sodium* à petites doses, opposé à l'artériosclérose, peut avoir quelque utilité. Mais, quand la réduction du volume des urines, les progrès de l'albuminurie, la dilatation du cœur indiquent une poussée congestive, on doit intervenir. Maintenu *au lit*, le malade, astreint au *régime lacté absolu*, prendra 10 à 12 gr. de *bicarbonate de soude* et, au besoin, un purgatif salin (*sulfate de soude* ou *de magnésie*), il recevra en outre quelques *ventouses scarifiées* au niveau du *triangle de J.-L. Petit*. Le repos et le régime lacté doivent être observés plusieurs jours encore après le retour de la diurèse. Des hématuries, parfois notables, ne sont pas rares : on leur opposera des hémostatiques : *perchlorure de fer, ergotine*, extraits d'*hydrastis canadensis* ou d'*hamamelis virginica*. En certains cas graves et rebelles, la *néphrotomie* peut s'imposer.

III. *Opothérapie rénale* (v. c. m.). — Le traitement par la *macération du rein de porc*, selon la méthode de Renaut de Lyon (Voir Opothérapie rénale), peut donner quelques résultats quand la destruction du parenchyme rénal n'est pas complète. Il réduit l'albuminurie, entretient la diurèse et soulage quelques accidents urémiques pénibles : dyspnée, céphalée, troubles digestifs. Le traitement de l'*urémie* (v. c. m.) est du reste exposé ailleurs.

IV. *Phase asystolique.* — A une certaine période de la néphrite atrophique, l'hypertension fait place à l'hypotension artérielle, le cœur gauche se laisse dilater et les stases viscérales apparaissent. L'oligurie et les œdèmes tiennent alors, en partie, à l'*hyposystolie* et deviennent justiciables des cardio-toniques : *digitale, sulfate de spartéine, strophantus, caféine, théobromine*, etc., mais avec la réserve dans les doses que commande l'imperméabilité rénale.

V. *Traitement chirurgical.* — Depuis 1898, Edebohls (de New-York) préconise contre la néphrite chronique la *décortication* ou *décapsulation des reins* (v. c. m.); dans plusieurs cas publiés par lui ou d'autres (Pasteau, Caillé, Coccherelli de Parme, Vidal d'Arras, etc.), cette opération a été suivie de guérison ou d'amélioration très marquée (diurèse, disparition de l'œdème, des troubles urémiques; état général meilleur). Les résultats obtenus par d'autres chirurgiens (Rosenstein, Stern, Riedel, Kummel, etc.) sont par contre moins encourageants. L'effet de l'opération semble tenir à la naissance entre la couche corticale et l'enveloppe cellulo-graisseuse du rein, de *néo-vaisseaux* qui, plus larges et plus actifs que les voies normales, favoriseraient la résorption des exsudats inflammatoires et la régénération épithéliale. Quoi qu'il en soit, en France, la décapsulation n'est pas encore entrée dans la pratique, et il convient d'attendre que les nouveaux cas se multiplient. Cependant une conclusion logique s'impose, c'est que, pour réussir, la décapsulation doit porter sur des reins non encore trop rétractés, et être faite à une période peu avancée de l'atrophie (Le Dentu).

Néphrite des tuberculeux. — La *néphrite par tuberculine* est la seule néphrite vraie qui soit susceptible de compliquer la phthisie pulmonaire. Elle doit être traitée comme toute *néphrite subaiguë* (v. c. m.). La difficulté est alors de concilier la thérapeutique de la néphrite et celle de la tuberculose. Le *régime* doit être *lacto-végétarien* ou *mixte* et achloruré; le *traitement médicamenteux* doit exclure toutes les substances soit irritantes pour le filtre rénal (*créosote, gaïacol, balsamiques*), soit capables d'entraver la diurèse (*opium, morphine, belladone, atropine, antipyrine*, etc.). La *médication arsenicale* reste pourtant possible, et les injections prudentes de *cacodylate de soude* ne peuvent qu'influer favorablement sur les deux processus. Le traitement de la *tuberculose rénale* (v. c. m.) sera exposé ailleurs.

Néphrites syphilitiques. — Des néphrites aiguës et subaiguës peuvent compliquer la *syphilis secondaire* et l'*hérédo-syphilis précoce*; des lésions gommeuses et scléro-gommeuses du rein, des scléroses et des amyloses rénales compliquent la *syphilis tertiaire* et l'*hérédo-syphilis tardive*.

Au cours de la *syphilis secondaire* s'observent soit des *néphrites communes*, soit des *néphrites spécifiques* (Chauffard); aussi faut-il, les premiers jours, se borner à prescrire le *repos* et le *régime lacté absolu* qui, si la syphilis n'est pas en jeu, suffiront à amener une franche amélioration ; si celle-ci fait défaut, on instituera, sans retard, le *traitement mercuriel* sous forme soit de pilules de *protoiodure de mercure* ou de *sublimé*, pour les formes légères, soit de *frictions* ou d'*injections hypodermiques* de *lactate* ou de *benzoate de mercure* (1 à 2 centigr.) pour les formes graves, en prenant, pour prévenir la stomatite (très fâcheuse alors), des mesures minutieuses. Cependant, Dufour, J. Ferrand, Widal ont observé sous l'influence du mercure, dans certaines néphrites syphilitiques secondaires, aiguës ou subaiguës, une aggravation de l'albuminurie (composée surtout de nucleo-albumine, d'albuminates de mercure) des œdèmes et des accidents urémiques, qui, au contraire, se dissipait après suppression de la médication. Il est donc prudent de n'administrer le mercure que contre les albuminuries rebelles au traitement des néphrites banales. La fréquence des rechutes impose la *continuation prolongée du régime lacté*. La néphrite de l'*hérédo-syphilis infantile* est également justiciable du mercure avec les réserves sus-indiquées.

Les *néphropathies tertiaires*, celles de l'*hérédo-syphilis tardive*, surtout les *artérites tertiaires* et les *amyloses*, sont par contre réfractaires au *mercure*, inutile et même nuisible dans les *albuminuries anciennes avec hypertension artérielle*, bruit de galop et hypertrophie du cœur. Le mieux est, dans ces cas, de conseiller le *régime lacto-végétarien* et l'*iodure de potassium*, à doses sagement progressives (de 40 ou 50 centigr. à 3 ou 4 gr., très graduellement), en réduisant la dose ou suspendant au premier indice d'intolérance.

Néris. — Petite ville de l'Allier, à 8 kil. de Montluçon, dans la partie haute d'une vallée qu'arrosent deux petits ruisseaux : les Granges et le Cerelier. Altitude 385 m. Eaux hyperthermales (49°-53°), oligométalliques, faiblement bicarbonatées et sulfatées-sodiques, légèrement chlorurées-sodiques, légèrement siliceuses, ferrugineuses et lithinées, relativement riches en gaz rares (argon, néon, et, surtout, hélium), et contenant, en outre, des traces d'un certain nombre de métaux ou métalloïdes : iode, bore, fluor, plomb, cuivre, manganèse, baryum. Utilisées principalement sous forme de bains (généraux ou locaux), de douches, d'irrigations, de pulvérisations, de bains d'étuves, applications topiques de conferves, mais aussi, quoique plus rarement, sous forme de boisson. Effets remarquablement sédatifs, presque toujours précédés d'une ou deux poussées d'excitation.

Principales indications. — Névroses de toute sorte, rhumatismes nerveux et musculaires chroniques, paralysies rhumatismales, névralgies, certaines dermatoses (notamment les affections vésiculeuses).

Nerprun. — *Rhamnus catharticus* (Rhamnacées). Le suc des baies sert à préparer, avec parties égales de sucre, le *sirop de nerprun.*

Prop. et empl. thérap. — Le sirop de nerprun purge à la dose de 30 à 60 gr. Sert habituellement à édulcorer l'eau-de-vie allemande. Utilisé, comme elle, contre les hydropisies cardiaques ou rénales, l'urémie.

Mixtures et potions purgatives :

a) Poudre de cascara . . . . . 1 gr.
Sirop de nerprun . . . . . 40 —

A prendre en une fois.

b) Eau-de-vie allemande . . . 10 gr.
Sirop de nerprun . . . . . 30 —

A prendre en une fois.

c) Teinture de séné. . . ⎫ āā   5 gr.
  —   de rhubarbe. ⎰
Sirop de nerprun . .   20 —
Eau distil. de fenouil.   50 —

A prendre en une fois.

Neurasthénie. — La neurasthénie ou épuisement nerveux est un syndrome lié souvent à des causes psychiques, organiques ou diathésiques. Le traitement doit viser d'abord ces causes et ensuite les symptômes de la névrose.

I. *Traitement pathogénique.* — La *neurasthénie* dite *constitutionnelle* implique une prédisposition héréditaire sur laquelle seule peut avoir prise, dans l'enfance, une *éducation rationnelle* et *prophylactique*. Si la neurasthénie tient au *surmenage intellectuel*, le *repos physique* et surtout *moral*, suffisamment prolongé, s'impose avant tout. Les *chagrins*, les *déceptions* sont des facteurs moins accessibles; à peine peut-on tâcher de leur faire diversion en éloignant le malade de son milieu habituel, en cherchant à le distraire par le voyage. Quand la neurasthénie accompagne un *état dyspeptique* (hyperpepsie ou atonie), une *entérite muco-membraneuse*, l'*entéroptose*, il est clair que l'*estomac*, l'*intestin*, les *ptoses* réclament des soins appropriés. En d'autres cas c'est une *auto-intoxication* d'origine *intestinale*, *hépatique* (*cholémie familiale*), *surrénale* ou *thyroïdienne* qui mérite l'attention du médecin. Ailleurs, c'est une *affection utérine*, la *spermatorrhée*, la *syphilis*, une intoxication chronique (*alcoolisme, caféisme, saturnisme, morphinomanie*) ou une auto-intoxication (*goutte, diabète*) qui en sont cause et exigent une thérapeutique spéciale.

II. *Traitement général du syndrome.* — Le *traitement de la neurasthénie elle-même* doit être surtout *hygiénique*. Éloigné des préoccupations professionnelles et de la sollicitude familiale, le neurasthénique sera installé dans une localité champêtre paisible, située, s'il est possible, à une altitude moyenne de 600 à 800 m. (pas à la mer, nuisible aux névropathes excitables). L'*isolement rigoureux dans une maison de santé*, sous l'influence directe du médecin, avec interdiction de toute visite et de toute correspondance mondaine, s'impose quelquefois, surtout pour les femmes et les toxicomanes (alcooliques, morphinomanes, etc.).

Agent thérapeutique essentiel, le *repos* est, selon la cause de l'état nerveux, tantôt plus *physique*, tantôt plus *moral*. Base de la *méthode de Weir Mitchel*, l'*alitement continu* trouve encore son emploi, au moins pendant 2 à 3 semaines, dans les *formes graves* ; sa prolongation est cependant nuisible, car, en laissant le malade s'observer davantage, elle exagère ses troubles (Lévy). Le repos ne doit tendre qu'à le rendre plus apte à subir la *cure d'entraînement*. Le médecin réglera minutieusement, heure par heure, les occupations, les repas et les promenades du neurasthénique. Après une cure de repos absolu (autant que possible en plein air), il sera peu à peu réhabitué au mouvement, par des séances de *massage*, de *gymnastique suédoise*, par l'usage prudent des *appareils à traction élastique* et des *promenades* sagement graduées, n'allant jamais jusqu'à la fatigue. Après le repas de midi, sera toujours réservé un certain temps pour la *sieste*. Les sports violents sont à déconseiller. Cependant, la *course en flexion* (commandant de Raoul, F. Regnault) permettant, sans fatigue, un exercice physique considérable et, sans essoufflement, une gymnastique respiratoire intensive, est un bon procédé pour rendre au malade confiance en ses forces et énergie morale; la sudation qu'elle provoque prépare aux applications hydrothérapiques. Par séances brèves (20 minutes au bout de plusieurs semaines), à petite allure chez les hypertendus, elle pourra, chez les goutteux, les cholémiques, les demi-alcooliques, les petits brightiques, atteindre 40 et 60 minutes. Les *voyages* sont souvent, pour les nerveux, d'utiles dérivatifs, à condition qu'ils y trouvent, sans fatigue, intérêt et distraction, ce qui implique déjà un retour partiel des forces.

L'*alimentation* mérite grand soin ; *substantielle* et *variée*, elle sera distribuée en 4 ou 5 repas légers. Il est indiqué d'ajouter au 1er déjeuner des œufs ou de la viande froide et d'alléger le repas du soir ; d'autoriser le malade qui s'éveille la nuit ayant faim à absorber du lait ou une crème ; pour rappeler le sommeil ; J. Collins et C. Phillips conseillent alors une tasse de lait chaud après une séance de massage. On interdira les liqueurs, le café, le thé, le tabac et on ne tolérera qu'un peu de vin ou de bière aux repas. Les menus doivent du reste être appropriés au type dyspeptique observé (*hypersthénie* ou *atonie gastrique, atonie intestinale*) ; l'essentiel est que les malades s'alimentent et assimilent sans excès de fermentations intestinales ; dans ce but, le régime sera plus végétarien que carné.

L'*hydrothérapie* tient, dans la thérapeutique antineurasthénique, une place prépondérante. Beni-Barde conseille la technique suivante : on débute par la *douche tempérante* à 33°-37° avec l'appareil hydro-mélangeur et la pomme d'arrosoir ; le jet doit en être assez longtemps promené, de haut en bas, sur les côtés des gouttières vertébrales, parallèlement à l'axe spinal, en évitant tout choc intempestif, de façon à engourdir le sujet et à le disposer au sommeil ; pour calmer, la douche doit durer en tout 4 à 8 minutes au plus ; on commence par le rachis, puis ayant arrosé vivement le devant du corps, on achève par les membres inférieurs, puis le corps est essuyé doucement. On peut répéter cette douche 2 fois par jour, jusqu'à sédation de l'éréthisme nerveux ; il est alors permis de combattre l'asthénie, en réchauffant, pendant la douche, l'eau de 1° ou 2° pour la refroidir ensuite graduellement ; à toute réaction on doit opposer l'eau chaude. Ce n'est que graduellement qu'on arrivera à terminer la douche par un jet d'eau froide. Quand prédomine l'*épuisement cérébral*, il faut se garder de doucher la tête. Aux *troubles cardiaques* on oppose une douche légère sur la région précordiale. Les *troubles gastro-intestinaux* commandent une faible percussion. Les *troubles génito-urinaires* réclament soit la *douche hypogastrique ou périnéale* associée à la douche tempérée, soit

le *bain de siège* plus ou moins long, *en eau courante*. L'eau froide (*douche froide mobile en jet brisé de 15 à 30 secondes*) ne trouve son emploi que quand toute excitation est tombée. Les *névralgies* sont justiciables de la *douche de vapeur*. La cure hydrothérapique doit durer, au moins, 2 à 3 mois. A défaut de douche (à la campagne, en voyage), on pourra se contenter d'enveloppements dans le *drap imbibé d'eau froide*, avec ou sans frictions, ou, à la rigueur, d'*affusions froides* (tub). On fera ces applications plutôt le matin, au lever, après quelque exercice (avec un appareil à traction élastique) et elles seront suivies (après le premier déjeuner) d'une promenade à pied.

L'*électrothérapie* peut jouer un rôle très utile dans le traitement de la maladie, ne serait-ce qu'à titre d'agent suggestif. On emploie surtout la *franklinisation* (v. c. m.) sous forme de *bain statique*, de *souffle* ou de *frictions électriques* ; la *galvanisation intensive* (voir plus loin) agit sur l'atonie intestinale ; les applications des *courants de haute fréquence* (v. c. m.) sur le lit condensateur sont très tonifiantes ; la *faradisation généralisée* s'adresse plutôt à la *neurasthénie spinale*. En général une station de montagne paisible est un séjour préférable aux villes d'eaux très courues. La cure hydrothérapique pourra pourtant être poursuivie à *Néris*, *Plombières*, *Lamalou* ou *Ragatz*.

III. *Traitement médicamenteux et symptomatique*. — Les neurasthéniques tolérant mal les médicaments, on se gardera d'en faire abus. A l'*anémie* on oppose soit le *fer* (protoxalate, 2 cachets de 15 à 20 centigr.), qui combat en même temps l'*asthénie*, soit, mieux, l'*arrhénal* (5 centigr. par jour) ou des injections de *cacodylate de soude*. Contre la *faiblesse générale* on use et on abuse de la *kola*, des *glycérophosphates de chaux* (50 centigr. à 1 gr. par jour) ou *de soude* (1 à 2 gr.), en cachets, solutions ou granulés, à employer avec réserve chez les malades excitables. Le *phosphate de soude* (1 gr. par jour) est également recommandable. Ceux qui, avec Joulie, Bardet, attribuent la neurasthénie à l'*hypoacidité*, prescrivent l'*acide phosphorique officinal* (XX à LX gouttes par jour dans de l'eau albumineuse sucrée) dont l'usage doit être très prudent si le foie, le tube digestif ou les reins ne sont pas intacts. Gilbert et Fournier préconisent, comme névrosthénique et reconstituant, la *lécithine* (10 à 50 centigr.), en pilules ou en solution huileuse, par voie hypodermique. L'injection, sous la peau, de diverses solutions salines (*chlorure de sodium*, 7 p. 1000; *phosphate de soude*, 2 p. 100; *sérum de Chéron, sérum Quinton* ou *de Ballet*) est également efficace, à titre stimulant et tonique, à condition de ne pas dépasser le but, ce qui entraînerait l'insomnie. La *noix vomique* (*teinture de noix vomique, gouttes de Baumé*) et le *sulfate de strychnine* restent aussi des agents sthéniques et apéritifs de premier ordre.

A la *céphalée* on opposera le *souffle statique*, le *bain de haute fréquence*, plutôt que les médicaments (*antipyrine, pyramidon, phénacétine*, etc.) dont on n'usera qu'accidentellement. La *rachialgie* cède au *repos*, aux *douches chaudes* et *écossaises* sur les gouttières vertébrales. Le *bain statique* et le *pinceau faradique* auront raison des *topo-algies*. Il est préférable de demander le sommeil aux agents physiques : *bains chauds* de 20 à 40 minutes à 36 ou 38°, *drap mouillé froid* à 10°, *maillot froid abdominal* gardé 10 à 20 minutes, plutôt qu'aux hypnotiques (*trional, surfonal, neuronal, hédonal, bromidia, paraldéhyde, hypnal, véronal*) dont l'emploi ne sera qu'accidentel et jamais continu. En tout cas l'*opium* et la *morphine* seront absolument proscrits. Si le *vertige* ne cède pas au traitement général, on peut lui opposer la *noix vomique*, l'*arséniate de strychnine*, la *trinitrine*, et, s'il est d'*origine labyrinthique*, le *repos au lit* dans une chambre silencieuse, l'*eau chloroformée*, le *champagne frappé* (contre les vomissements), le *calomel* et les agents vaso-constricteurs (*ergot, hamamélis, hydrastis*). Les *palpitations*, la *fausse angine de poitrine* sont amendées par : les *compresses froides* sur la région précordiale, le *souffle électrique* sur

la même région, le *bain statique*, l'usage des 3 *bromures*, de la *valériane*, du *valérianate d'ammoniaque*, du *suc frais de valériane* (2 à 4 gr. Pouchet). En cas de *neurasthénie gastro-intestinale*, l'essentiel est, souvent, de décider le malade à s'alimenter en lui démontrant qu'il n'est atteint d'aucune affection organique et doit surmonter ses malaises pour reprendre des forces; la ration journalière sera très progressivement accrue, en adaptant le régime et la médication au type de dyspepsie observé (Voir Dyspepsies), en s'aidant du *massage gastrique*, de la *douche abdominale en éventail*, de la *douche dorso-lombaire*, de la *ceinture hypogastrique mouillée* (bande de toile large de 20 à 35 cm faisant 3 fois le tour du corps, dont on ne mouille que le 1er tour et qu'on recouvre d'une bande de flanelle), et des *courants de haute fréquence*. La *constipation* peut être amendée par : le *massage abdominal*, les *compresses froides abdominales*, la *gymnastique* (étant sur le dos, s'asseoir sans l'aide des bras), la *galvanisation intensive* (assis sur une large électrode, le sujet a l'abdomen couvert par l'autre; à l'aide d'un *interrupteur renverseur*, un courant instantané de 200 milliampères sur 40 volts est lancé toutes les 30 secondes et chaque fois renversé ; d'où résultent de doubles secousses profondes (40 par séances), non douloureuses (séances quotidiennes. Hartenberg); ces moyens physiques sont toujours préférables aux agents médicamenteux laxatifs : tels que *strychnine, belladone, bourdaine, graines de lin, cascara ;* grands lavements huileux, etc. La *neurasthénie génitale* réclame quelques soins spéciaux : *suggestion* (contre l'impuissance — phobie), *bains de siège froids, galvanisation* ou *faradisation périnéales* ; les *médicaments* dits *aphrodisiaques* seront complètement laissés de côté (Voir Impuissance, Spermatorrhée).

Neuronal (*Bromodiéthylacétamide*). — Caract. phys. et chim. — Poudre blanche, cristalline, à odeur de moisi, de saveur amère, peu soluble dans l'eau (1 p. 115), soluble dans l'alcool, l'éther et les huiles.

Prop. thérap., indicat. — Hypnotique direct à opposer aux insomnies non douloureuses des névropathes et des aliénés. Ne déterminant de troubles ni digestifs, ni cardiaques, ni respiratoires. Pas d'accoutumance.

Formes pharmac., doses. — 5o centigr. à 2 gr. par jour, en cachets, suivis d'une tasse d'infusion chaude.

Névralgies en général. — I. *Hygiène et prophylaxie.* — Le *repos général*, le *repos* ou même l'*immobilisation du membre douloureux* s'imposent souvent. De même, les *précautions contre le froid*, le port de vêtements de laine, la *protection de la région endolorie* par un enduit gras ou pulvérulent.

Comme séjour, l'altitude est habituellement préférable à la mer. Quelquefois entretenues par des *auto-intoxications* d'origine intestinale, les névralgies sont amendées par un *régime* plutôt *végétarien* excluant les aliments fermentés ou fermentescibles. L'*ascendant moral du médecin* sur le malade n'importe pas moins dans une maladie où l'*auto-suggestion* amplifie toujours beaucoup les troubles.

II. *Traitement pathogénique.* — Beaucoup de névralgies sont commandées par un *état constitutionnel* qu'il convient d'abord de modifier par des moyens appropriés. Suivant les cas, sont en cause : la *chlorose (repos, fer)*, le *paludisme (quinine, arsenic)*, le *diabète (régime, antipyrine, opium)*, le *rhumatisme (salicylate de soude)*, la *goutte (colchique)*, la *syphilis (mercure et iodure)*, l'*hystérie*, la *neurasthénie* ou l'*épilepsie (bromures, valériane, hydrothérapie, suggestion, etc.)*. Ailleurs on a à lutter contre des *tendances congestives (laxatifs, exercice, massage, quinine, aconit)*.

III. *Applications locales.* — Elles sont d'autant plus efficaces que les douleurs sont plus superficielles. La *réfrigération* peut soulager, sous diverses formes : *compresses glacées, sachets de glace, pulvérisations d'éther* et, surtout, *pulvérisations de chlorure de méthyle* (Debove). Conservé, sous une pression de 4 atmosphères, dans des siphons métalliques munis d'un bec s'ouvrant à volonté, le chlorure de méthyle est dirigé en jet sur la région douloureuse dont le tégument blanchit, en se congelant sous son action. La *pulvérisation doit être énergique et s'étendre en surface à tout le territoire du nerf*, sans chercher à agir en profondeur, de crainte d'eschares ou de vésication ; pour les éviter, il suffit, du reste, de maintenir le bec du siphon à certaine distance de la peau et, le déplaçant continuellement, de ne le laisser, en aucun point, plus de quelques secondes. Le sujet doit s'abstenir de tout mouvement jusqu'à complet dégel du tégument. On peut renouveler la pulvérisation tous les 2 ou 3 jours. Elles laissent souvent à leur suite (sauf à la face) des *pigmentations persistantes* et sont plus ou moins contre-indiquées en cas de *cardiopathie, mal de Bright* ou *diabète*. Cette médication donne parfois des résultats remarquables. Quand les douleurs sont très circonscrites ou occupent une région peu accessible, on peut appliquer sur le point sensible un tampon d'ouate entouré de gaze (tenu avec une pince) sur lequel on vient de pulvériser du chlorure de méthyle (*stypage* de Bailly de Chambly). Plus anodin, le *chlorure d'éthyle* est aussi moins efficace que le chlorure de méthyle.

La *révulsion* est applicable aux névralgies, sous ses diverses formes : *ventouses sèches* ou *scarifiées*, *sangsues*, *vésicatoires* (rondelles sur les foyers douloureux ou bandelettes sur le trajet du tronc nerveux) que l'on pansait jadis avec de la morphine ; *pointes de feu*, *stries* ou *raies de feu*, *faradisation de la peau au pinceau électrique*. Beaucoup de ces moyens sont actuellement délaissés.

Bien des topiques (liniments, pommades, baumes, emplâtres) auxquels sont incorporés des agents analgésiques, sont d'un usage courant : *baume Opodeldoch*, liniments où s'associent diversement le *laudanum* et le *chloroforme* à l'*huile de jusquiame* ; le *menthol* à l'*alcool* et à l'*éther* ; le *gaïacol* à la *glycérine* ou au *salicylate de méthyle* qui, du reste, s'emploie souvent pur, en badigeonnages (recouvrir ensuite d'imperméable), ainsi que le *chloroforme* (quelques gouttes sur une compresse humide recouverte d'imperméable et laissée jusqu'à vive cuisson).

Pratiquées ou non dans le territoire du nerf malade, les *injections hypodermiques* sont souvent très efficaces. Les *piqûres de morphine* soulagent sûrement (1 à 3 centigr. associés ou non à 1/2 milligr. d'atropine), mais doivent, en raison des risques d'accoutumance, être réservées pour les névralgies intolérables ou à accès rares et passagers. L'*antipyrine* (25 centigr. par c. c.) également injectable sous la peau (douloureux) échoue souvent et expose à des accidents locaux. On a également injecté, avec succès, au niveau des foyers douloureux quelques gouttes d'une solution (à 3 ou 5 p. 100) de *chlorhydrate de cocaïne* ou de *stovaïne*; mais pour ces agents aussi l'accoutumance et l'intoxication sont à craindre.

IV. *Méthodes sous-arachnoïdienne et épidurale.* — Ces deux méthodes calment la douleur par action locale sur les racines rachidiennes, soit du *chlorhydrate de cocaïne* ou de la *novocaïne*, soit de la *stovaïne* (moins dangereuse); il n'est naturellement question que d'une action passagère palliative qui ne peut s'exercer que sur les *névralgies des plexus inférieurs* (sacré, lombaire, nerfs dorsaux). La technique de ces procédés est exposée ailleurs (Voir INJECTIONS ÉPIDURALES, SOUS-ARACHNOÏDIENNE).

V. *Médications internes.* — En bien des cas, l'usage interne, si facile, des *médicaments analgésiques* soulage les malades, au moins pour un temps; on peut leur reprocher : l'*intolérance* que présentent à leur égard certains sujets; l'*accoutumance* qui tend à en épuiser l'effet; les *accidents toxiques* auxquels exposent quelques-uns. Les plus usuels sont : l'*antipyrine* (1 à 5 gr.), le *pyramidon* (30 centigr. à 1 gr.), la *phénacétine* (50 centigr. à 2 gr.), l'*acétanilide* (25 centigr. à 1 gr.), l'*aspirine* (50 centigr. à 3 gr.), l'*oxyquinothéine*, le *bromhydrate et la valérianate de quinine* (à prendre 6 heures avant la crise, dans les névralgies périodiques), l'*hypnal* (1 à 2 gr. en

cachets ou potion), le *salicylate de soude* (2 à 6 gr. dans les névralgies rhumatismales), le *colchique* (XX à XL gouttes de teinture de semences, dans les névralgies goutteuses), l'*aconitine cr stallisée* (très toxique; emploi très réservé; dans les névralgies du trijumeau 1/10 à 1/2 milligr.), le *gelsemium semper virens* (5 à 20 centigr. de poudre; X à XL gouttes de teinture) et le *piscidia érythrina* (XXX à L gouttes de teinture). L'*opium* et la *belladone* (1 centigr. d'extrait, 2 à 5 fois par jour), la *jusquiame* qui forme la base des *pilules de Méglin,* sont également d'un usage fréquent, mais leurs inconvénients (accoutumance, constipation, anorexie) s'opposent à leur emploi prolongé. Quant aux hypnotiques vrais : *chloral* (en lavements), *sulfonal, trional, véronal,* etc., ils n'agissent qu'après suppression de la douleur par un analgésique.

VI. *Agents physiques.* — Le *massage* peut rendre quelques services sous certaines formes : *effleurage* ou *massage vibratoire* pour calmer la douleur; *mobilisation active,* contre la douleur, ou *passive* pour l'élongation des nerfs. L'*hydrothérapie* ne trouve son indication qu'à titre de sédatif général, sous forme de *douches chaudes* ou *écossaises,* de *douches de vapeur,* de *bains sulfureux* ou *térébenthinés.* Les cures à *Néris, Plombières, Aix-la-Chapelle, Ragaz,* la *douche-massage d'Aix* ont parfois quelque efficacité.

L'*électrothérapie* compte à son actif quelques succès. Elle utilise des procédés variables : révulsion soit par la *faradisation* (pôle négatif) *de la peau* (séchée avec une poudre absorbante) au *pinceau électrique* (courant intense), soit par les *étincelles frankliniques* ou l'application des *courants de haute fréquence et haute tension* avec le résonateur de Oudin; *bains statiques; galvanisation positive à haute intensité* selon la technique de Bergonié (électrode négative de 10 cm carrés sur la nuque ou entre les épaules; électrode positive recouvrant tout le territoire du nerf douloureux; courants de 50 à 80 m.-a.; séances quotidiennes de 25 à 30 min.).

VII. *Traitement chirurgical.* — Il n'est

applicable qu'aux névralgies particulièrement pénibles et rebelles à tout traitement médical. L'échec ou la récidive,
toujours possibles, commandent à l'égard
d'opérations souvent graves, la plus
grande réserve. Les principaux procédés
en usage sont : l'*élongation*, la *section*
(*névrotomie*) ou la *résection du nerf* sur
une certaine étendue (*névrectomie*) ou la
*résection intra-durale des racines rachi-
diennes* (Chipault).

Névralgie du trijumeau. — Voir
FACIALE (NÉVRALGIE).

Névralgie sciatique. — I. *Traitement pathogénique.* — Tout malade atteint
de sciatique doit être soumis à un examen complet destiné à dépister les facteurs étiologiques réclamant une thérapeutique spéciale : *diabète, goutte, paludisme, hystérie, syphilis, blennorrhagie,
rhumatisme, affection utérine, tabagisme,
tumeur pelvienne, lésion rachidienne* ou
varices. On pourra alors adapter le traitement à tel ou tel de ces états morbides
primitifs.

II. *Traitement symptomatique.* — Pendant la période aiguë, le membre, placé
en légère flexion dans une gouttière
ouatée, sera chauffé par des boules ; si
la douleur est très vive, la *piqûre de
morphine* peut s'imposer ; habituellement, les malades seront soulagés soit
par l'*antipyrine* (3 à 6 gr.), la *phénacétine*
(1 à 3 gr.) ou l'*aspirine* (2 à 4 gr.) ; soit
par le *salicylate de soude* (4 à 8 gr.), le
salophène (4 à 6 gr.), le *sulfate de quinine* (60 à 90 centigr.) ou l'*oxyquinothéine*. Quand la névralgie persiste, le
mieux est de recourir soit aux *pulvérisations de chlorure de méthyle* (Debove)
(Voir NÉVRALGIES) dont le succès peut
être remarquable, soit aux *injections
sous-arachnoïdiennes* ou *épidurales* (v. c.
m.) de *cocaïne* ou de *stovaïne* (v. c. m.),
qui, fréquemment, apaisent aussitôt la
douleur. F. Lévy et A. Baudoin ont
obtenu plusieurs succès par l'emploi des
*injections massives intra-nerveuses de
sérum artificiel stovaïné*. Le nerf sciatique
est repéré, sur une ligne unissant l'articulation sacro-coccygienne au bord postérieur du grand trochanter, à un travers
de doigt en dehors de l'union du tiers

interne de celle-ci et de ses deux tiers
externes ; en ce point on enfonce une
longue aiguille et, avec une seringue de
Roux, on injecte lentement 50 c. c. du
liquide ; la douleur cède très vite et
complètement et un grand nombre de
points douloureux disparaissent ; il est
bon de renouveler deux ou trois fois
l'injection, à quelques jours d'intervalle.

C'est, d'habitude, au stade subaigu
qu'interviendront utilement les *agents
physiques*.

Le *massage* guérit les sciatiques dites
rhumatismales ou goutteuses qui comportent, outre des atrophies musculaires,
des nodules intra-musculaires durs et
multiples, surtout fessiers. On débute
par de l'*effleurage*, des *frictions* et des
vibrations appliquées au tronc nerveux
lui-même ; puis, on pétrit énergiquement
tout l'appareil musculaire du membre
inférieur ; on passe ensuite à l'*extension
passive du sciatique* (par flexion de la
cuisse sur le bassin, en appuyant sur la
rotule pour s'opposer à la flexion du
genou), puis on achève par des *mouvements passifs* des membres inférieurs et
du tronc. La *gymnastique suédoise*, la
mécanothérapie de Zander trouvent aussi
parfois leur emploi. Les *procédés hydrothérapiques* donnent aussi de bons résultats, sous diverses formes : *douches chaudes, douches écossaises, bains* ou *douches
de vapeur, bains d'air surchauffé* (appareil de Tallermann ou de Dowsing). Les
cures hydro-minérales s'adressent plutôt
aux sciatiques rebelles, justiciables de
Néris, Aix-les-Bains (douche-massage),
Lamalou, Bourbonne ; de *Luchon, Plombières* ou des *Eaux-Chaudes*.

Le *traitement électrique* peut également
réussir. E.-A. Weil pratique la *galvanisation* (courants de 5 à 10 m.-a.) avec
une électrode de 200 cm carrés recouvrant
entièrement la cuisse et la fesse, l'autre
étant appliquée sur le mollet ou représentée par un bain dans lequel le pied
plonge jusqu'à la cheville ; elles sont
reliées indifféremment à l'un ou à l'autre
pôle. Aux *sciatiques invétérées*, il faut
opposer : soit la *galvanisation faible par
le procédé de Bénédickt* (une *électrode
rectale* représentée par la *sonde de Boudet*

de Paris, une autre, très large, sur le sacrum et les lombes) ; soit la *faradisation des diverses masses musculaires du membre* (plaque positive fixée aux lombes ou au pied ; tampon négatif mobile), ou la *faradisation du tégument* (recouvert de talc) *au pinceau électrique* (substitué au tampon) avec la bobine à fil fin. On utilise aussi : le *bain statique* avec étincelles sur le trajet du nerf ; les *courants frankliniques induits* (de Morton), ou, mieux, les *effluves* ou les *étincelles de haute fréquence*. Ayant fixé sur les lombes une plaque reliée à la spire supérieure du résonateur, on présente successivement devant les points douloureux un balai relié à la spire de l'autre résonateur, ce qui détermine sur toute la région un érythème et une analgésie relative dont on profite pour soumettre tout le trajet du nerf à des *flux d'étincelles* de 5 à 6 cm ; cette application dissipe souvent instantanément la gêne en atténuant beaucoup la douleur (E.-A. Weil). Les rayons X ont aussi un effet sédatif.

III. **Traitement chirurgical.** — Il consiste soit dans l'*extension non sanglante du sciatique*, obtenue par flexion forcée sur le bassin du membre inférieur maintenu en extension complète (sous le chloroforme), soit dans l'*élongation sanglante*. Ne donnant que des résultats incomplets ou temporaires, ces interventions sont à peu près tombées en désuétude. H. Delagénière (du Mans), G. Marchant et Marty ont proposé et exécuté avec quelque succès le *hersage du nerf*. Quand la sciatique est entretenue par des varices, il est indiqué de les opérer.

Névrites. — I. **Traitement général.** — Au début des *polynévrites*, l'état infectieux, l'insomnie, les douleurs, les troubles des réservoirs et les troubles bulbaires méritent surtout l'attention.

Quand l'*infection* est justiciable d'un agent spécifique, son usage immédiat s'impose. Le *sérum de Roux* prévient certainement les *paralysies diphthériques* et semble même agir à titre curatif ; son usage, à hautes doses, doit être prolongé. Par contre, les *névrites paludéennes* ne semblent pas franchement modifiées par la *quinine*, ni les *névrites syphilitiques* par le *traitement iodo-mercurique*, quoique tous deux restent indiqués. Les autres moyens thérapeutiques n'ont qu'une valeur symptomatique. La *fièvre*, l'*asthénie générale* réclament naturellement le *repos absolu au lit* associé au *régime lacté*. L'*agitation*, l'*insomnie* sont amendées par les *bains tièdes*, le bromure, le *trional* associés ou non à la *morphine* ; chez les alcooliques, par la *paraldéhyde* et des doses modérées d'*alcool*. On oppose aux douleurs l'usage d'un *matelas d'eau*, l'*enveloppement ouaté* et les *applications chaudes* (boules). L'effet des *piqûres de morphine* est rapide et décisif, mais les troubles cardiaques, l'état cachectique (sauf la cachexie incurable) les contre-indiquent. Le *salicylate de soude*, le *salophène* (2 à 5 gr.), l'*aspirine* (2 à 4 gr.) sont également de fidèles analgésiques ; de même l'*antipyrine* et le *pyramidon*, dont l'emploi impose plus de réserve.

L'*incontinence des fèces* commande avant tout des soins de propreté scrupuleux. La *stase fécale* sera combattue par les *lavements purgatifs* et les *grands lavages intestinaux*. La *rétention d'urine* est justiciable du *cathétérisme* périodique et rigoureusement aseptique.

D'une haute gravité, les *troubles bulbaires* seront atténués par les *piqûres d'éther*, *d'huile camphrée*, de *caféine*, de *spartéine*, de *sulfate de strychnine*, par la *faradisation de la région précordiale*. La *paralysie respiratoire* réclame l'emploi de la *révulsion thoracique* (sinapismes, ventouses) et des *inhalations d'oxygène*. La *paralysie de la déglutition* exige l'intervention du *gavage* ; l'*intolérance gastrique*, celle de la *glace*, des *compresses froides* appliquées sur l'épigastre, de la *galvanisation du pneumogastrique*. Au premier réveil de l'appétit, s'impose une *alimentation substantielle, riche en phosphore*, surtout composée de jaunes d'œufs, cervelles, poissons de mer, purées de lentilles ; on y joindra l'emploi de l'*huile de foie de morue* (sauf intolérance), de la *lécithine*, des *glycérophosphates* ou des *hypophosphites* (F. Raymond).

La convalescence des polynévrites sera

hâtée par les *cures d'air* à la campagne, l'*hydrothérapie tiède*, le *massage* et l'usage prudent du *sulfate de strychnine* (1 milligr. en piqûre, tous les 2 jours).

Traitement local des paralysies. — Ce traitement n'est possible qu'après disparition absolue de tout symptôme douloureux. En attendant il est essentiel de *maintenir, par des attelles ou des gouttières, les membres inférieurs en bonne position*, afin de prévenir les déviations consécutives.

Le *traitement électrique* a pour agent principal la *galvanisation* (courants de 10 m. a.); le pôle positif est relié à une plaque rachidienne de 100 c² fixée à hauteur des racines nerveuses atteintes, et le pôle négatif relié soit à un bain où plongent les membres malades (quelques intermittences à la fin des séances), soit à un tampon qui est promené sur les muscles atrophiés et arrêté sur les points moteurs pour y provoquer des contractions par des intermittences. Le *courant faradique* peut être appliqué, avec le même dispositif, lorsque les muscles lui répondent (E. A. Weil). Les séances sont répétées 3 fois par semaine. Si, au bout d'un mois, ne se montre aucune amélioration, mieux vaut recourir soit au *bain statique* avec étincelles tirées des muscles les plus atteints, soit aux *étincelles de haute fréquence*, tirées des mêmes muscles, ou aux *applications directes de la haute fréquence*.

Quand commence le retour de la motilité, il importe de restaurer les fonctions des membres, d'abord par des *mouvements passifs*, puis par des *mouvements actifs et de résistance* (*gymnastique suédoise* ou *mécanothérapie*) dont la graduation méthodique constituent une véritable *rééducation*. Le *massage* est surtout indiqué en cas de *raideurs articulaires*. Les *bains chauds*, les *douches chaudes*, les *douches sulfureuses*, la *douche massage* concourront utilement à la guérison. En ce sens, les cures à *Aix-les-bains, Bourbonne, Néris* (formes douloureuses), aux *Eaux-Chaudes* seront un utile complément du traitement.

Les *rétractions tendineuses*, les *ankyloses articulaires* sont curables par l'*ionisation* (v. c. m.) et par des opérations appropriées (*ténotomie, mobilisation sous le chloroforme, arthrodèse*) suivies ou non d'immobilisation en bonne attitude.

Névrose traumatique. — Qu'elle ressortisse à la *neurasthénie* ou à l'*hystérie*, la *névrose traumatique* se traduit par des troubles nerveux, généraux ou locaux, plus ou moins graves, survenant d'habitude, un certain temps (*incubation*) après le traumatisme causal et entretenus, dans une mesure variable, par l'*auto-suggestion*. Leur pronostic est surtout difficile à établir en matière d'*accidents du travail*, car, fréquemment, ils disparaissent dès que la question d'indemnité est réglée.

Le traitement est d'une application d'autant plus délicate que, dans certaines conditions, il semble contribuer à entretenir les accidents (Brissaud). Aux *névroses généralisées consécutives aux grands traumatismes* on a opposé, un peu empiriquement, les *pointes de feu* sur la nuque et le long du rachis, les petites doses d'*iodure* longtemps continuées; en général, on se borne à combattre, par des moyens appropriés, les symptômes principaux : *asthénie, anorexie, constipation, dyspepsie, insomnie, tachycardie, bradycardie, arythmie, dyspnée, angoisse précordiale*. Contre les troubles cardiaques, le *repos au lit*, les *compresses froides* ou les *pulvérisations de chlorure de méthyle* sur la région précordiale, les *douches tièdes* sont préférables aux médicaments (Cottu). Dans tous les cas, il est essentiel, à toute occasion, de rassurer le malade en lui garantissant la guérison et en détournant son attention de son mal. Le traitement trouvera dans l'*hydrothérapie méthodique*, dans l'*aération* à la campagne, d'utiles adjuvants. Les *paralysies* ou les *contractures localisées* dont une *anesthésie superposée* dénonce clairement la nature hystérique sont moins rebelles et cèdent aux procédés usuels en pareils cas (Voir HYSTÉRIE).

Nice (Alpes-Maritimes). — Station hivernale et marine. La température y descend rarement au-dessous de 0°; les oscillations hivernales de septembre à mars y sont insensibles, mais les écarts thermiques du matin au soir sont souvent très marqués ; ils ne tendent à s'atténuer qu'au milieu du jour (de 10 heures à 4 heures). L'air est très pur ; en général, le vent souffle du nord la nuit et du sud le jour ; le mistral souffle rarement à Nice ; les pluies y sont abondantes mais peu fréquentes, les brouillards légers. En résumé, un air sec et vif fait de Nice un séjour tonique et stimulant convenant beaucoup plus aux chlorotiques, aux anémiques, aux neurasthéniques atones qu'aux tuberculeux ; à peine pourra-t-on y envoyer les tuberculeux torpides apyrétiques et les scrofulo-tuberculeux ; on en éloignera soigneusement les malades excitables, atteints de formes éréthiques, hémoptoïques, ainsi que les névropathes congestifs. Les sujets chez qui la stimulation est nécessaire se logeront au voisinage du rivage ; ceux qui ont à la redouter trouveront, au contraire, dans les environs de la ville, loin de la mer, des localités exposées au soleil et abritées des vents du nord, telles que, par exemple : Cimiez, Carabacel, le Ray, Saint-Barthélemy. Cette posologie du climat (G. Sardou) doit être étudiée avec soin, autrement on s'exposerait à de graves mécomptes.

Nicotiana. — *Nicotiana Tabacum* (Solanacées). — Les feuilles de tabac, de toutes les variétés, renferment, en proportions variables (2 à 8 p. 100), un alcaloïde toxique, la *nicotine*, liquide incolore (brunit à l'air), assez dense (D 1012), de consistance huileuse, très soluble dans tous les dissolvants. La fumée de tabac, de composition très complexe, en contient également.

Effets physiol. et tox. — Les effets toxiques de la nicotine intéressent moins la thérapeutique que l'hygiène ; mais, à ce dernier titre, leur connaissance est indispensable au médecin. L'*intoxication légère* se traduit par une céphalée violente accompagnée de vertiges, de défaillances, de sueurs froides ; par un pouls d'abord lent et dur, puis petit et rapide ; par de la salivation, des coliques, de la diarrhée et des vomissements. Dans la

forme grave, aux signes précédents, plus accentués, se joignent une pâleur et une angoisse extrêmes, des convulsions et des selles profuses, aboutissant à une prostration profonde. Quand la *dose* est *mortelle*, on note d'abord : une vive brûlure épigastrique et abdominale, une violente agitation, du *myosis* et une respiration très accélérée ; puis bientôt se déclarent, avec la diarrhée profuse et les vomissements, des vertiges, des lipothymies, des sueurs glacées, une stupeur profonde accompagnée de gémissements, de tremblements, et entrecoupée de violentes crises tétaniformes. Celles-ci ne tardent pas à faire place au collapsus (respiration embarrassée, pouls misérable, pupilles dilatées) et à la paralysie, précédant de peu la mort par asphyxie, ou, plus rarement, par syncope. Le dénouement est tantôt foudroyant (un quart d'heure), tantôt rapide (2 à 24 heures).

A l'analyse, les effets de la nicotine se décomposent comme il suit : les *centres nerveux réflexes* sont violemment excités, comme en témoignent les crises tétaniformes et le tremblement généralisé, et cette excitation semble avoir le bulbe et la protubérance pour principal foyer ; la sensibilité est peu atteinte et les nerfs moteurs ne sont paralysés que tardivement. Comme l'atropine, la nicotine exerce une action élective sur les *fibres musculaires lisses*, exaltant la contractilité de l'intestin, de la vessie, de l'utérus, des vaisseaux, etc. La *respiration* est d'abord très accélérée puis ralentie ; mais l'asphyxie résulte plus souvent du spasme des fibres musculaires bronchiques et du tétanos des muscles respiratoires que de la paralysie. Les *contractions cardiaques*, d'abord ralenties (avec hypertension artérielle et *spasme tétanique des vaisseaux*), s'accélèrent plus tard, tandis que baisse la tension sanguine et que le spasme vasculaire fait place à une vaso-dilatation paralytique. Le *tube digestif* subit, avant tout, une exaltation de son péristaltisme (vomissements, coliques) accompagnée d'hypersécrétion (salivation, diarrhée) et d'excrétion exagérée.

Tabagisme chronique. — L'intoxication chronique est tantôt professionnelle (ouvriers et ouvrières des manufactures de tabac), tantôt liée à l'abus du tabac. Sa fréquence est très atténuée par l'accoutumance remarquable rapidement acquise par l'organisme à l'égard de la nicotine. Le *tabagisme professionnel* se traduit, tantôt passagèrement, par de la céphalée, des vertiges, du ptyalisme, de la gastralgie et des vomissements ; tantôt, de façon plus durable, par de l'oppression, du tremblement des mains, l'exaltation des réflexes tendineux et vasomoteurs ; chez la femme, par une tendance à l'avortement et à la mortinatalité. A la longue, le nicotinisme entraînerait une cachexie spéciale, avec chloro-anémie et teint plombé. Malgré la composition complexe de la fumée (contenant, outre la nicotine, de la pyridine, de la picoline, de la collidine, des carbures d'hydrogène, du nitrile formique, de l'hydrogène sulfuré, etc.), variable du reste avec le mode de combustion du tabac, le *tabagisme des fumeurs* traduit, avant tout, les effets de la nicotine. Le plus souvent, il se manifeste : 1° sur l'appareil cardio-vasculaire, par des palpitations, des intermittences et de l'arythmie, ou, dans les formes plus sévères, par des signes d'hypertension artérielle et d'angine de poitrine (par spasme vasculaire) ; 2° sur le système nerveux, par de la céphalée, des vertiges, de l'amnésie, de l'amblyopie, de l'agénésie, de la parésie musculaire et du tremblement (rare) ; 3° sur la respiration, par de la dyspnée et des crises asthmatiformes ; 4° sur l'appareil digestif, par de la gastralgie et une dyspepsie atonique avec amaigrissement (hyperpepsie d'abord, puis hypopepsie, Hayem). Localement, la fumée de tabac traduit son action irritante, par de la gingivite, du ptyalisme, de la pharyngite chronique et de la leucoplasie buccale (v. c. m.) pouvant aboutir au cancroïde des lèvres ou de la langue. Les susceptibilités individuelles jouent, du reste, un grand rôle dans l'apparition, la forme et la marche de ces divers accidents. (Pour plus détails, voir : G. Pouchet, *Précis de Pharma-*

cologie et de Matière médicale, p. 531).

Prop. et empl. thérap. — L'infusion de tabac (50 centigr. à 1 gr. p. 100) a été jadis préconisée en lavement contre l'occlusion intestinale, l'étranglement herniaire, les ascarides. Son emploi est tombé en désuétude. L'usage modéré du tabac à fumer ne paraît pas nuisible chez l'homme sain. La fumée de tabac, chez certains sujets, favorise même la digestion et l'idéation ; son action sur la constipation n'est pas douteuse et découle des effets de la nicotine sur l'intestin. Certains dentistes attribuent un rôle au tabac dans la prophylaxie de la carie dentaire. Quoi qu'il en soit, on devra en interdire l'usage à tous les malades porteurs soit d'une affection cardiaque ou cardio-pulmonaire, soit d'une phlegmasie buccale, pharyngée ou laryngée. Bien que la fumée du tabac soulage certains asthmatiques, on ne saurait leur en conseiller l'usage habituel.

Nicotine. — Voir Nicotiana.

Niederbronn. — Petite ville de l'Alsace-Lorraine, sur le chemin de fer de Strasbourg à Sarreguemines et Metz par Haguenau, à l'entrée d'une vallée reliant l'Alsace à la Lorraine, près de Bitche. Altitude 192 m. Eaux froides (17° 5), chlorurées-sodiques moyennes, légèrement siliceuses et bromo-iodurées. Utilisées sous forme de boisson, de bains de baignoire, de douches, d'irrigations. Altérantes, laxatives, toniques et reconstituantes.

Principales indications. — Affections gastro-intestinales, lymphatisme, scrofule, chlorose, pléthore abdominale.

Nitrates. — Voir Les bases.

Nitrique (Acide). — Voir Azotique (Acide).

Nitrite d'amyle. — Voir Amyle (Nitrite d').

Nitrite de sodium. — *Caract. phys. et chim.* — Prismes rhomboïdaux déliquescents, solubles dans leur poids d'eau froide ; peu solubles dans l'alcool froid, plus dans l'alcool bouillant.

Prop. thérap., indicat. — Agit, exclusivement, par l'acide nitreux qu'il renferme. Action souvent efficace contre l'hypertension artérielle des artériosciéreux, moins fugace que celle du nitrite d'amyle, mais très variable suivant les sujets ; certains lui restent absolument réfractaires. Chez les sujets sensibles, l'effet se manifeste au bout de 15 à 20 minutes, mais ne dure que 90 minutes (Vaquez). L'emploi prolongé est incapable d'abaisser la pression artérielle de façon durable. Le nitrite de sodium a été aussi préconisé contre l'asthme.

Formes pharmac., doses. — 10 centigr. par prise, 5 à 12 fois dans les 24 heures, toujours en solution récemment préparée (très altérable).

La forme la plus recommandable est *l'esprit de nitre dulcifié* ou la *solution de Lauder-Brunton.*

Esprit de nitre dulcifié :

Alcool à 90° . . . . 300 gr.
Acide azotique officinal. .   78 —
Eau distillée. . . . . . .   22 —

2 à 4 gr. en potion ou 20 à 30 gr. par litre d'eau sucrée pour faire une limonade.

Solution de Lauder-Brunton :

Bicarbonate de potasse.   1 gr. 80
Azotate de potasse . .   1 gr. 20
Nitrite de soude . . . 50 centigr.

Dissoudre dans 500 gr. d'eau ; à prendre, par fractions, dans la journée.

Noix de Galle. — Production morbide développée sur les feuilles des *Quercus infectoria* et *Ilex* (Amentacées) après la piqûre du *Diplolepis* (*Cynips*) *Gallæ tinctoriæ* (Hyménoptères) ; très riche en tannin (14 à 70 p. 100) et en acide gallique.

Prop. thérap., indicat. — Celles du tannin ; astringent ; utilisée aussi comme antidote des alcaloïdes, des poisons végétaux et du tartre stibié.

Formes pharmac., doses. — *Usage int. :* Poudre 50 centigr. à 1 gr. Extrait 20 centigr. à 1 gr. Teinture 2 à 6 gr. — *Usage ext. :* Poudre en pommade à 10 p. 100. Décoction 20 p. 1000.

Incompatib. — Avec : l'albumine, la gélatine, les émulsions, les sels métalliques (surtout fer et antimoine), les alcalis et leurs carbonates, les alcaloïdes.

Noix vomique et strychnine. — Semence du *Strychnos Nux vomica* (Solanacées-Loganiacées), arbre de petite taille des régions tropicales. Graines nummiformes, à bords mousses, à faces plus ou moins déprimées au centre, ou la ventrale légèrement convexe, recouvertes de poils soyeux brillants, à périsperme corné très amer. Elles contiennent 12 à 25 p. 1000 d'alcaloïdes dont 8 à 20 de *strychnine* et 3 à 5 de *brucine* (teneur moyenne des produits commerciaux : 12 d'alcaloïdes, 8 de strychnine, p. 1000). La *strychnine*, corps cristallisé en octaèdres incolores, de saveur très amère, est très peu soluble dans l'eau (1 p. 7000 à froid, 1 p. 2500 à chaud), peu soluble dans l'alcool, l'éther, les huiles, soluble dans la benzine et le chloroforme. Ses sels sont bien plus solubles dans l'eau (chlorhydrate 1 p. 6, sulfate 1 p. 9). La *brucine*, cristallisée en prismes rhomboïdaux, soluble dans 8 p. d'alcool à 90° et 850 p. d'eau froide, insoluble dans l'éther, est une diméthoxystrychnine (action physiologique analogue, mais environ 30 fois moins toxique).

Effets physiol. et tox. — L'*action locale* de la strychnine, nulle sur la peau intacte, est irritante sur le derme dénudé. L'*action générale*, toxique sur tous les animaux, est mortelle pour l'homme à la dose de 0 milligr. 3 par kilogramme. Les faibles doses (1 à 3 milligr. de strychnine) déterminent, chez l'homme, une stimulation digestive puis une perversion de l'appétit, de la salivation, une émotivité excessive et de la pollakiurie. Les doses moyennes (3 à 7 milligr.) provoquent : de l'anxiété, l'exaltation de l'excitabilité réflexe (tension et soubresauts musculaires ; respiration et déglutition laborieuses, ou, même, crises tétaniques). Les doses toxiques (plus de 10 milligr.) entraînent : une anxiété extrême, de la salivation, des sueurs froides, des crises tétaniques avec trismus et opisthotonos, de l'arrêt respiratoire ; finalement, la mort par asphyxie ou collapsus.

La strychnine *agit électivement sur la totalité de la substance grise de la moelle et du bulbe*, sans impressionner ni les hémisphères cérébraux, ni les nerfs moteurs, ni les muscles ; *elle en exalte, au plus haut point, l'excitabilité réflexe*, déterminant des réactions motrices violentes et généralisées, susceptibles cependant de céder à la respiration artificielle et à l'action de tous les agents modérateurs de la réflectivité (chloroforme, chloral, éther). Elle excite en même temps le grand sympathique (mydriase, projection des globes oculaires), les sensibilités spéciales (odorat, ouïe, vue) et même le tact (à hautes doses). A très hautes doses, elle peut, comme le curare, abolir l'action des nerfs moteurs sur les faisceaux musculaires. Chez les animaux à sang chaud, la strychnine stimule et accélère les *contractions cardiaques* et élève considérablement la tension artérielle par spasme vasculaire. Sur le *sang*, elle détermine l'anoxémie (par inaptitude des hématies à absorber l'oxygène) et la surcharge d'acide carbonique entraînant la cyanose. La *respiration* est entravée autant par les convulsions toniques des muscles thoraciques et de la glotte que par action directe sur le centre bulbaire respiratoire, excité, en outre, par un sang riche en acide carbonique. Le *système musculaire* n'est excité qu'indirectement, par intermédiaire de l'axe gris bulbo-spinal. La *température* subit, du fait des convulsions musculaires, une élévation considérable (39° à 44°) que peut empêcher l'action du curare ou du chloral. Sur le *tube digestif*, on observe, outre la salivation réflexe due à l'amertume du poison, l'augmentation des mouvements péristaltiques de l'intestin. La strychnine provoque parfois un *diabète artificiel* imputable à une action directe sur la cellule hépatique. Elle réduit la sécrétion biliaire, mais ne modifie ni la sécrétion pancréatique, ni la diurèse. La *mort* résulte presque toujours de l'asphyxie par spasme des muscles respirateurs. Cependant, quand elle est très rapide au cours d'une brève crise convulsive, la sidération cardiaque est plus probable, due au retentissement sur le vague de l'irritation violente des centres nerveux. Les cas de mort tardive, suivant de quelques heures ou plusieurs jours l'apaisement des crises spasmodiques, d'une interprétation plus malaisée, tiennent sans doute à la désorganisation directe des cellules de la substance grise.

Empoisonnement par la strychnine. — 10 à 20 minutes après l'ingestion, apparaissent une sensation cérébrale particulière, une angoisse et une agitation croissantes, une vive dyspnée et une impression de rigidité générale ; puis, le sujet, très pâle, tombe, la tête fortement rejetée en arrière (*opisthotonos*), la mâchoire contractée (*trismus*), la respiration brève et convulsive, la parole entrecoupée, les membres secoués de convulsions tétaniques, mais la conscience entière. Immobilisé sur le dos, en arc, le patient montre une face bouffie et injectée. Après un temps variable, le spasme cède momentanément, mais pour reparaître plus intense, raidissant le tronc et les membres, tordant les pieds en dedans, apportant à la respiration un obstacle de plus en plus absolu ; la face est cyanosée, les yeux sont saillants, fixes et convulsés, les pupilles dilatées, les battements du cœur irréguliers. Comme dans le tétanos, la moindre excitation sensitive ou sensorielle réveille les convulsions toniques ; l'hyperesthésie est extrême. Les accès durent en moyenne 3 à 4 minutes, les rémissions 10 à 15. La mort, tantôt précoce (dès le second accès, par asphyxie), tantôt plus ou moins tardive (à la fin du 4ᵉ ou 5ᵉ accès, habituellement), survient au bout d'une heure et demie à quatre heures. Après les doses massives, les accidents, plus lents à se produire (2 à 3 heures), tuent très rapidement (10 minutes). La plénitude de l'estomac, l'ivresse, la paralysie alcoolique peuvent différer beaucoup les effets toxiques. La rigidité cadavérique persiste longtemps après la mort.

En présence d'une semblable intoxication, il convient : 1° d'évacuer le poison (vomitif, piqûre d'*apomorphine*, *lavage de l'estomac* s'il est possible, *purgatif huileux*) ; 2° d'en combattre les effets par la *respiration artificielle*, les inhalations de chloroforme, et, surtout, par le *chloral* (injecté dans les veines, en cas d'ur-gence, autrement en lavements) à doses massives. Le *curare*, par voie hypoder-mique, serait logiquement indiqué, mais n'agit qu'à des doses dangereuses par elles-mêmes.

(Pour plus de détails, voir : G. Pou-CHET, *Précis de Pharmacologie et de Matière médicale*, p. 536.)

Prop. thérap., indicat. — La noix vo-mique, comme la strychnine, sont utili-sées, à titre de stimulants, dans tous les états asthéniques et atoniques : ady-namie des convalescents, des intoxiqués par les bromures ou le chloral, neuras-thénie à forme apathique, grippe à forme nerveuse; dans les paralysies périphé-riques par polynévrite (surtout les para-lysies diphthérique et saturnine); dans certaines paralysies de l'accommodation (par inertie du muscle ciliaire); dans les paralysies des sphincters, d'origine centrale; dans l'impuissance et la sper-matorrhée (à forme asthénique). L'action cardio-tonique et vaso-constrictive de la strychnine est mise à profit : dans les infections à forme adynamique avec tendance à la dilatation du cœur et au collapsus (fièvre typhoïde, grippe, pneu-monie, péritonite aiguë); dans les car-diopathies à la phase d'hyposystolie, la myocardite aiguë ou chronique, la syn-cope chloroformique ou d'autre origine, l'œdème pulmonaire (Huchard). Les effets de la noix vomique et de son alca-loïde sur la contractilité du tube digestif trouvent leur emploi dans la dyspepsie atonique, l'hypopepsie, la constipation habituelle, l'anorexie. La strychnine se montre encore très efficace sur l'alcoo-lisme aigu (à forme comateuse) et chro-nique (tremblement, agitation nocturne) ainsi que sur le *delirium tremens*. Elle est contre-indiquée : dans tous les états d'éréthisme nerveux avec exagération des réflexes et tendance à la contracture; dans les paralysies d'origine centrale; dans l'incontinence d'urine ou la sper-matorrhée à forme spasmodique; dans l'hypersthénie gastrique; dans les car-diopathies bien compensées avec éré-thisme cardiaque; chez les neurasthé-niques excitables. Elle doit être pres-crite avec grande réserve dans tous les cas d'insuffisance rénale ou hépatique.

Formes pharmac., doses. — I. *Noix vo-mique.* — Poudre 5 à 20 centigr. en cachets ou pilules (enfants, 1 centigr. par année). Teinture (au 1/5, contenant par gramme ou LIII gouttes 2 milligr. de strychnine) 50 centigr. à 1 gr. (enfants I goutte par année).

Cachets :

a) Poudre de noix vo-
mique . . . . . cinq centigr.
Bicarb. de soude. } āā 50 —
Phosph. de soude. }

Pour un cachet, une demi-heure avant le repas (atonie gastrique).

b) Poudre de noix vo-
mique . . . . . quatre centigr.
Chlorhydrate de
quinine. . . . . 10 —
Glycérophosphate
de chaux . . . . 30 —

Pour un cachet; avant chaque repas (neurasthénie).

Mixture :

Teinture de noix vomique)
— de colombo. . . } āā 5 gr.
— de badiane . . .)

XV à XX gouttes, dans un peu d'eau, avant chaque repas (anorexie, atonie gastro-intestinale).

II. *Strychnine et ses sels.* — Un demi-milligr. à 5 milligr. par jour (de strych-nine ou de sulfate de strychnine); *jamais plus d'un demi-milligramme par prise*; en potion, sirop (5 milligr. par 20 gr.) ou en injections hypodermiques. *Enfants* 1/4 de milligr. par année.

Solution :

Sulfate de strychnine cinq centigr.
Eau distillée . . . . 150 gr.

Cuillerée à café, avant chaque repas, dans de la bière ou une tisane amère (anorexie).

Potions :

a) Sulfate de strychnine   cinq centigr.
Acide chlorhydrique
 officinal. . . . . .   1 gr.
Sirop d'écorces d'o-
 ranges amères . .   60 —
Eau distillée . . . .   100 —

Une cuillerée à café au milieu du repas
(hypopepsie).

b) Sulfate de strychnine   trois centigr.
Arséniate de soude. cinq   —
Eau distillée . . . .   150 gr.

Cuillerée à café avant chaque repas
(anorexie, convalescences).

Pilules :

Sulfate de strych-
 nine . . . . .   un demi-milligr.
Bromhydrate de qui-
 nine . . . . 10 centigr.
Extrait mou de quin-
 quina. . . . . . .   15 —

Pour une pilule; 2 à 3 par jour (neurasthénie).

Solution hypodermique :

Sulfate de strychnine. cinq milligr.
Eau distillée de laurier-
 cerise . . . .   2 gr.
Eau distillée bouillie. . . . 8 —

Injecter une à quatre seringues de Pravaz par jour (*Delirium tremens*, collapsus, état typhoïde).

Sérum strychniné :

Sulfate de strychnine   deux milligr.
Sulfate de soude . .   30 centigr.
Chlorure de sodium.   50   —
Eau distillée bouillie. 100 gr.

Injection de 20 à 50 c. c. par jour chez
les typhiques et dans les états adynamiques.

Pommade :

Azotate de strychnine. 25 centigr.
Baume Nerval. . . . .   10 gr.

En frictions sur la colonne vertébrale.

Novocaïne. — *Caract. phys. et chim.*
— Chlorhydrate d'un alcaloïde artificiel
résultant de l'action du chlorure de
nitrobenzoyle sur le diéthylamino-
éthanol. Présente, au point de vue chimique, de très étroites analogies avec
l'*anesthésine*, l'*alypine* et la *stovaïne*
(*Anesthésine*, éther éthylique de l'acide
para-amidobenzoïque; *Novocaïne*, dérivé
diéthylaminé de l'anesthésine, chlorhydrate de para-amido-benzoyl-diéthylami-
no-éthanol; *Stovaïne*, chlorhydrate de
benzoyl-diméthylaminopropanol; *Alypine*, chlorhydrate de benzoyl-tétramé-
thylaminopropanol). Aiguilles blanches,
solubles dans 1 p. d'eau et 30 p. d'alcool; solutions presque neutres, très peu
irritantes, non altérées par stérilisation.
Peu toxique (toxicité beaucoup moindre
que celle de la cocaïne, et même inférieure à celle de la stovaïne).

Prop. thérap., indicat. — Analgésique
local remarquable; utilisé pour obtenir
la rachi-anesthésie, l'analgésie superficielle, dans les opérations n'exigeant
pas une narcose générale (petites opérations de la chirurgie générale, interventions sur le vagin, le péritoine, la vessie;
lésions des doigts, petites tumeurs,
hémorrhoïdes, phimosis, furoncles,
panaris, incisions d'abcès, cautérisations, etc.). Action analgésiante énergique mais fugace; prolongée par addition d'adrénaline dont l'action, loin
d'être amoindrie par la novocaïne est,
au contraire, exaltée, tandis que se produit, en même temps, une augmentation
en intensité et en durée du pouvoir
analgésique. Une solution à 0,25 p. 100
est déjà manifestement analgésiante. Les
fortes doses (ou les injections veineuses)
déterminent une excitation passagère
accompagnée de tremblements, bientôt
suivie d'incoordination motrice et de
paraplégie; des hallucinations, des convulsions avec dyspnée, opisthotonos,
mouvements ambulatoires (à cette période, la sensibilité générale est conservée); enfin, les convulsions deviennent
subintrantes et la mort se produit brusquement par arrêt respiratoire et cardiaque (arrêt diastolique). C'est un paralysant bulbo-médullaire, mais qui
n'exerce d'action fâcheuse sur la circulation et la respiration qu'à fortes doses..

Formes pharmac., doses. — Solutions de 1/2 à 20 p. 100 en injections hypodermiques et épidurales, instillations, badigeonnages. En art dentaire, solutions à 2 p. 100 (1 à 5 c. c. avec addition de II à V gouttes de la solution d'adrénaline à 1 p. 1000). Les solutions à 2 p. 100 sont employées le plus fréquemment.

Injection hypodermique

Novocaïne. . . .   5 à 20 centigr.
Solution récente
  d'adrénaline à
  1 p. 1000. . .   I à II gouttes.
Solution de chlo-
  rure de sodium
  à 7,5 p. 1000. .   10 c. c.

Injecter de 1 à 20 c. c.; dose limite 50 centigr.

Noyer. — *Juglans regia* (Juglandacées). — Les feuilles et le péricarpe (brou de noix) sont employés en raison de leur richesse en tannin. Le fruit donne, par expression, une huile comestible. Le brou, ainsi que les chatons, contient un principe résinoïde mal défini, la *nucine*. La deuxième écorce du *Juglans cinerea* (*cathartica*), arbre des États-Unis, est employée dans ce pays comme vésicant, purgatif et anti-ictérique.

Prop. et empl. thérap. — *Usage int.* : L'infusion de feuilles ou de brou (10 p. 1000) passe pour stomachique, antiscrofuleuse. — *Usage ext.* : La décoction de feuilles (30 à 50 p. 1000) est utilisée en lotions astringentes et en injections, contre la vulvo-vaginite, la leucorrhée, la métrorrhagie.

Incompat. — Celles du tannin : sels de fer, alcaloïdes, gélatine, etc.

O

Obésité. — I. *Régime.* — Souvent liée à l'*arthritisme* l'obésité en éviterait à l'organisme ou en différerait les autres manifestations. On admet qu'elle commence quand le poids du corps excède de 1/10 le poids normal (Maurel de Toulouse). Traduisant une *surnutrition* elle est justiciable de l'*alimentation insuffisante*, obtenue soit en élevant les dépenses de l'organisme, soit en réduisant les ingesta. Les procédés du premier genre étant, la plupart, inefficaces isolément, il faut préférer le *régime insuffisant*. La manière de le réaliser est encore très discutée. Nous ne saurions rappeler ici les divers régimes classiques (de Dancel, Harvey-Banting, Ebstein, Œrtel, Vogel, G. Sée, Schweninger, Bouchard, D. Beaumetz, Boas, etc.) dont beaucoup n'ont plus qu'un intérêt historique. M. Debove s'est attaché à trouver, pour l'obèse, une formule alimentaire lui permettant de maigrir sans que la composition normale de ses humeurs fût altérée. Si l'*obésité* est *extrême*, il est bon de débuter par une cure de *régime lacté*

absolu comportant, pendant plusieurs mois, des rations décroissantes de *lait cru* (1er mois, 2 l. 1/2 par jour; 2e mois 2 l.; 3e et 4e mois, 1 l.). A un certain moment, une constipation opiniâtre et un temps d'arrêt dans la réduction commandent de substituer au lait : des *œufs crus*, des *légumes verts herbacés*, des *salades herbacées*, des *fruits crus* à discrétion et, quelquefois, un peu de *viande crue*. M. Debove accorde une valeur spéciale aux aliments non modifiés par la coction ou la stérilisation; quant aux boissons, il n'en précise pas la quantité et se borne à interdire la bière et les boissons alcooliques, estimant que le régime sec exposerait le malade à des coliques néphrétiques. Il est, du reste, illogique d'instituer un régime invariable, l'essentiel étant d'établir une ration insuffisante formée d'aliments d'une faible valeur thermique, même sous un gros volume (par exemple : lait écrémé coupé d'eau ou de thé; choux, épinards, salades; fruits frais, et, dans les cas bénins, 100 gr. de viande, crue, grillée ou rôtie).

La *diète lactée réduite* (1 l., 1 l. 1/2)
donne souvent, il est vrai, à elle seule,
de très beaux résultats (Menant du Chesnais), mais n'est tolérable que pendant
la saison chaude (en raison du peu de
calories qu'elle fournit) et est nuisible
aux *obèses pâles* qu'elle déprime. L'emploi des *farineux* et des *graisses* doit
toujours être mesuré. M. Maurel de Toulouse (Congrès de médecine, 1904) conseille le régime mixte suivant : 1ᵉʳ *déjeuner* : café noir avec 10 gr. de sucre;
2ᵉ *déjeuner* : 100 gr. de viande ou poisson, ou 2 œufs, 30 gr. de fromage,
100 gr. de fruits frais; *dîner* : potage,
100 gr. de viande ou poisson, 30 gr. de
fromage, 100 gr. de fruits frais; boisson
à discrétion. Quand le résultat est obtenu,
le régime peut être mitigé, mais de fréquentes pesées sont indispensables pour
régler l'alimentation. D'autre part, A. Javal, H. Labbé et Furet ont, récemment,
démontré l'*accumulation des chlorures
dans l'organisme des obèses*, motivée par
une dystrophie de leur élimination rénale, *chlorurémie* qui ne tarde pas à
entraîner une *rétention aqueuse* plus ou
moins marquée, d'où indication, chez
ces malades, de restreindre ou d'interdire
totalement, pour un temps, les *chlorures
alimentaires*, ce qui leur fait rapidement
éliminer le maximum de liquides intraorganiques et, en même temps, tous les
déchets nocifs, débâcle qu'une ration
normale ou supérieure de boisson ne fait
qu'activer. De ces recherches il ressort
encore que le *régime sec* ne fait qu'exagérer la dystrophie de l'élimination
chlorurée, troublant ainsi, quelquefois
gravement, les fonctions cardiaques, circulatoires et rénales. Pour Marcel Labbé,
les œdèmes par rétention des chlorures
n'existeraient que dans l'*obésité compliquée* de lésions cardio-rénales, seule justiciable du régime lacté ou déchloruré
avec réduction modérée de l'alimentation
et cure de repos qui suffisent à déterminer un amaigrissement rapide et considérable, alors que la réduction est bien
plus difficile à obtenir en cas d'*obésité
simple* ou *floride* (Congrès de médecine, 1907).

II. **Moyens adjuvants.** — Ils consistent
surtout en agents physiques. Le *massage
général*, le *massage vibratoire* méthodique, la *gymnastique suédoise*, les mouvements actifs des membres puis du
tronc, gradués par des appareils dont la
résistance est mesurée par des contrepoids (*mécanothérapie*) s'adressent surtout
aux *obèses impotents*; pour les autres, la
marche à plat ou la *marche ascensionnelle*
(Œrtel, Boas) suffisent, à condition d'exclure la fatigue et d'être l'objet d'un
entraînement progressif. La *bicyclette*,
l'*escrime*, la *chasse* sont également à conseiller. D'autre part, le séjour au lit sera
limité à 7 heures par nuit. L'*hydrothérapie* peut rendre des services, sous forme
de *douche froide* (après une sudation
modérée), de *douche écossaise*, de *massage
sous l'eau* (en été). Boas préconise les
bains chauds ou les *bains de sable* qui
activent tous les échanges. L'*électrothérapie* aussi est applicable aux obèses
sous divers modes : *douche* ou *bain statiques* (15 à 20 minutes, tous les 2 jours,
chez les obèses neurasthéniques); *courants de haute fréquence* (séances de 25
à 30 minutes, 3 fois par semaine; chez
les obèses arthritiques et goutteux), ou,
grands bains hydro-électriques, de 20,
30, 40 minutes avec des courants galvaniques de 100 à 120 m. a.

III. **Médicaments.** — Les purgatifs ont
été employés systématiquement, surtout
les *purgatifs salins*, soit à domicile, soit
dans des stations thermales telles que
Châtel-Guyon, Brides, Hombourg, Carlsbad, Marienbad habituellement fréquentées par les obèses. Il est prudent de
n'user des purgatifs qu'à certains intervalles, leur emploi continu n'étant pas
inoffensif pour les voies digestives. Ils
conviennent surtout aux *obèses avec pléthore abdominale et gros foie*, également
appelés à bénéficier des cures hydrominérales dont l'efficacité tient, du reste,
à des facteurs complexes (régime, exercices, etc.). La *constipation habituelle
simple* réclame l'usage des *laxatifs* anodins et du *massage abdominal*. Aucun
médicament n'est capable, à lui seul, de
faire directement maigrir. On a cependant préconisé : l'*iodure de potassium ou
de sodium*, à petites doses longtemps

continuées (5o à 75 centigr.), surtout indiqué chez les obèses artérioscléreux, et la *médication thyroïdienne*. Exposant à des accidents souvent graves (céphalée, vertiges, asthénie, tachycardie) celle-ci ne procure qu'un amaigrissement passager dû surtout à une déshydratation et à une déperdition en albuminoïdes très préjudiciables aux obèses anémiés. Son indication subsiste pourtant dans certaines formes semblant traduire un *myxœdème fruste* (teint pâle, face bouffie œdématiée), mais son maniement exige une prudence extrême (1/2 à 1 tablette de thyroïdine par jour).

IV. *Traitement des formes.* — Les *obèses florides*, vigoureux, sans tare organique supportent fort bien les cures de réduction de toutes formes, mais trop souvent la constance leur manque pour maintenir les résultats acquis. Les *obèses dyspeptiques* seraient, pour G. Leven, les plus nombreux; selon lui l'obésité est un symptôme dont il faut combattre la cause; tout aliment, s'il est indigeste, peut provoquer l'obésité. C'est en amendant la dyspepsie que l'interdiction du vin ou le régime sec fait maigrir certains obèses. Les *cures de réduction* détruisant, pour Leven, non seulement les graisses, mais les albuminoïdes de l'organisme n'ont qu'un effet passager et, s'il est définitif, l'obésité fait place à un de ses équivalents : bronchite, asthme, diabète ou albuminurie. L'*exercice physique* fait maigrir certains obèses en les soustrayant au surmenage cérébral; d'autres par déshydratation momentanée; d'autres enfin par un surmenage physique pouvant mener à des accidents graves (diabète, albuminurie, accidents cardiaques). Par contre, l'exercice entretient certaines obésités qui cèdent à sa suppression. Seul le traitement de la dyspepsie permettrait de faire maigrir la plupart des obèses en les laissant manger, à leur faim, des aliments de digestion facile et boire de l'eau à leur soif, sans leur imposer de surmenage physique. Il est aussi des obèses qui prennent du poids en dépit d'une diarrhée qu'il faut guérir pour les faire maigrir.

Boas distingue les *obèses par suralimentation* (abus de la pâtisserie, des aliments gras, des spiritueux) ou par oxydations insuffisantes (sédentarité, sommeil trop prolongé) et les *obèses pléthoriques* dont l'organisme offre une aptitude spéciale à fixer et à accumuler la graisse. Chez les premiers, il suffit de déterminer le facteur causal et de le supprimer pour faire diminuer le poids. Chez les seconds, on devra se contenter de maintenir une obésité moyenne sans rechercher un succès complet qu'on n'obtiendrait qu'au prix d'une réduction excessive des albuminoïdes. Boas prescrit à ces malades un régime composé de : 180 gr. d'hydrates de carbone, 100 gr. d'albuminoïdes et 30 gr. de graisses (en tout 1400 calories). En insistant sur les hydrates de carbone qui modèrent la désassimilation des albuminoïdes, il prétend réduire au minimum sans danger la ration de ces derniers. Il leur impose, en outre, par semaine, un jour de carence durant lequel ils n'absorbent qu'un litre et demi de lait écrémé, de képhir, de babeurre ou de lait caillé.

Les *obèses anémiques et apathiques*, ne tolérant qu'un exercice très modéré, se trouvent bien des *toniques* et de l'*hydrothérapie froide*. Aux *obèses diabétiques* avec *hypoazoturie*, il serait dangereux d'imposer une cure de réduction; on les laissera s'alimenter en les tonifiant par le *fer* et l'*arsenic*. Les *obèses goutteux* et *graveleux* ne sauraient être condamnés au régime albuminoïde exclusif; un *régime demi-végétarien* associé à des *exercices musculaires méthodiques* leur sera bien plus salutaire. On a vu que la *pléthore abdominale* était justiciable des cures hydrominérales à *Brides*, *Marienbad*, etc. Les obèses avec *surcharge graisseuse du cœur* se trouvent bien de la *méthode d'Œrtel* (*réduction des liquides, cure de terrain*) tant que le myocarde est suffisant. La *médication iodurée* trouve son emploi chez les *artérioscléreux*; on lui associera le *régime lacté* si le rein est en voie d'atrophie.

Obsessions. — Sentiments ou pensées parasites tendant à s'imposer au moi, malgré ses efforts pour les repousser (Régis), les *obsessions* se traduisent soit par une *crainte* (*phobies*), soit par une *idée* (*obsessions idéatives*). Ce sont des symptômes imputables à des causes variables : *dégénérescence, épilepsie, hystérie, neurasthénie, alcoolisme.* C'est ce facteur étiologique qu'il importe d'abord de dépister, pour lui opposer un traitement approprié.

Obstétricales (Paralysies). — Voir PARALYSIES RADICULAIRES DU PLEXUS BRACHIAL.

Occlusion intestinale. — I. *Occlusion aiguë.* — Habituellement, alors, le siège et la cause de l'occlusion sont impossibles à préciser. L'essentiel est d'abord de *s'abstenir de purgatifs et de lavements forcés* qui aggraveraient la situation. Les principales indications médicales consistent à modérer le péristaltisme intestinal, à combattre le spasme et le météorisme. Dans ce but s'imposent : l'immobilité absolue au lit, un *large sac de glace* sur tout l'abdomen et la *diète hydrique* associée aux *injections de sérum artificiel.* Pour dissiper le spasme, rien ne vaut l'*extrait thébaïque* par pilules de 1 centigr. d'heure en heure (jusqu'à 15 ou 20) ou les *piqûres de morphine* (1 centigr. toutes les 6 heures). L'*atropine*, injectée à hautes doses (5 milligr., Weber) a été vantée par plusieurs auteurs, contre le péristaltisme, mais, en tarissant les sécrétions, elle favorise la rétention dans l'organisme, des poisons intestinaux dont l'élimination doit, au contraire, être activée (par le café, les piqûres de *spartéine*, Maurange). La belladone, d'où dérive l'atropine, mérite le même reproche. La *glace* combat efficacement le *péritonisme.* La *ponction capillaire des anses intestinales météorisées*, proposée par certains auteurs (Chassal), à titre palliatif, n'est pas sans danger et risque d'infecter le péritoine. Si le malade n'est pas trop faible, le *lavage de l'estomac* est, au contraire, un adjuvant précieux; il apaise les vomissements et retarde l'intoxication, en débarrassant l'estomac et une partie de l'intestin, de leur contenu putréfié; en même temps cesse la pression que celui-ci exerce sur l'obstacle; aussi le lavage a-t-il une large part dans la guérison de

plusieurs pseudo-étranglements par péritonite, ou même d'invaginations (v. c. m.). Mais le moyen médical le plus efficace est, sans contredit, le *lavement électrique* (v. c. m.) à condition que son intervention soit précoce. Il est, au besoin, répété plusieurs fois, à 3 ou 4 heures d'intervalle, jusqu'à débâcle, mais seulement si l'un des 2 premiers a fait expulser quelques matières ou quelques gaz. L'électrisation convient surtout à l'*occlusion paralytique* succédant aux contusions abdominales ou à la laparotomie; les accidents inflammatoires, sans la contre-indiquer absolument, commandent quelques précautions (courants faibles ni intervertis, ni interrompus). L'*asthénie cardiaque* oblige à y renoncer. Le *massage abdominal*, le *lavement forcé*, le *lavement gazeux* constituent, dans l'occlusion aiguë, des procédés dangereux exposant aux ruptures de l'intestin.

L'*intervention chirurgicale* est nécessaire quand, après 24 ou 36 heures, les moyens médicaux restent sans effet. Le choix entre la *laparotomie* et l'*anus contre nature* est encore discuté. Grave mais radicale, la première opération semble préférable dans les occlusions récentes des sujets jeunes et résistants; rapide et bénigne, la seconde est souvent imposée soit par la cause connue de certaines occlusions (cancer), soit par l'affaiblissement du malade imputable à l'âge ou à un traitement médical prolongé. La fistule stercorale créée ainsi, peut, du reste, être très minime (Lejars) et servir, par l'amélioration qu'elle amène, à préparer une laparotomie ultérieure. Quand le diagnostic d'*ileus paralytique* est ferme, on peut attendre, pour opérer, l'effet de 2 lavements électriques donnés à 12 heures d'intervalle.

II. *Occlusion chronique.* — La cause en est ordinairement connue. Contre elle, la seule prophylaxie est la *cure méthodique de la constipation chronique* (Voir CONSTIPATION), surtout chez les femmes et les vieillards. L'*occlusion par coprostase* est justiciable de l'*huile de ricin* (25 à 30 gr. par cuillerées à café d'heure en heure) préférable aux purgatifs salins et aux drastiques. Pour vaincre le spasme, on lui associera utilement l'*opium* (5 à 10 centigr. d'extr. théb.) ou la *belladone* (1 à 3 centigr. d'extr.), et, 2 heures après la dernière dose, des *lavements tièdes huileux* ou *glycérinés*. Après échec de l'huile de ricin, les *grands lavages du gros intestin* avec 2 litres d'eau (salée à 7 p. 1000) bouillie tiède (bock à 40 ou 50 cm au-dessus du plan du lit) injectée très lentement, donnent souvent d'excellents résultats. Le *massage de l'abdomen*, les *compresses froides* ou le *sac de glace* sur le ventre, les *boissons abondantes* (chaudes ou froides), quand l'estomac les tolère, comptent aussi quelques succès.

Mais l'occlusion chronique est surtout le triomphe du *lavement électrique*. Presque toujours efficace dans les *sténoses cicatricielles* (suites de lésions tuberculeuses, dysentériques ou typhiques), il n'est que palliatif en cas de *compression* ou de *sténose néoplasique* (quand l'opération est refusée ou, pour vider partiellement l'intestin avant elle), mais fait merveille dans les *pseudo-étranglements réflexes* et dans l'*occlusion stercorale*.

Lorsque l'occlusion chronique tient à une altération organique des parois intestinales, on doit, s'il est possible, en atteindre la cause. Les *rétrécissements syphilitiques* sont justiciables d'abord du *traitement spécifique*, puis, si celui-ci échoue, de l'*anus contre nature*. Suivant l'étendue des lésions, le *rétrécissement cancéreux* ressortit, soit à la *colotomie*, soit à l'*entérectomie*.

Odontalgie. — Le *mal de dent* tient tantôt à une *névralgie dentaire par irritation de la pulpe*, tantôt à une *périostite alvéolo-dentaire*.

I. Névralgie par pulpite. — Si la dent paraît intacte, le médecin ne dispose que de moyens palliatifs : badigeonnages de la gencive à la *teinture d'iode pure* ou *gaïacolée*, bains de bouche à l'*eau chloroformée saturée* ou à l'*eau chloralée* à 1 p. 100, applications locales auxquelles on pourra joindre l'usage interne des sédatifs généraux : *extrait thébaïque*, *morphine*, *aconitine*, *guaco* et surtout *oxyquinothéine*, etc. Si la dent présente une cavité accessible à un topique anes-

thésique, le soulagement sera plus vite obtenu par l'introduction dans celle-ci d'un tampon d'ouate hydrophile imbibé d'une solution de *menthol*, d'*orthoforme*, de *cocaïne*, de *novocaïne*, de *stovaïne* ou de *gaïacol cristallisé*. Le *gaïacol* ou l'*acide phénique purs* assurent, quand la dent est très malade, la guérison définitive, par destruction de la pulpe et du nerf dentaire. L'obturation est complétée par une boulette de gutta-percha appliquée *à chaud*.

II. Périostite alvéolo-dentaire. — Si la *dent* est *extérieurement intacte*, on doit se borner aux *bains de bouche*, soit à l'*eau boriquée* ou additionnée de *phéno-salyl*, soit à l'*eau chloroformée*; aux badigeonnages de la gencive à la *teinture d'iode gaïacolée*, ou à appliquer sur celle-ci des pointes de feu, au niveau de la racine malade.

Si la *dent* est *creuse*, on y introduit une boulette d'ouate imprégnée d'une solution antiseptique (à l'*acide phénique* ou au *phéno-salyl*).

Dans le cas où la *dent* est *obturée*, le mieux est soit de *détruire l'obturation*, soit, à l'exemple de Cruet, de *drainer l'alvéole*, en ponctionnant la gencive au *galvano-cautère* au niveau du sommet de la racine dentaire, procédé également applicable aux *abcès dentaires* ayant tendance à l'ouverture cutanée.

Si ces moyens échouent, l'ultime ressource est l'*avulsion de la dent*.

Œdèmes. — **I. Œdèmes diffus d'origine cardiaque ou rénale.** — La résorption de la sérosité exsudée dans les espaces conjonctifs est, avant tout, favorisée : 1° par le *repos*, le *régime lacté* ou *achloruré* (Voir DÉCHLORURATION); 2° quelquefois par la *diminution de la masse sanguine* et la *réduction des boissons*; 3° par l'usage de médicaments élevant la tension artérielle (*cardiotoniques*, surtout chez les cardiaques) ou activant le jeu des divers émonctoires : filtre rénal (*diurétiques*), intestin (*purgatifs*) ou tégument (*diaphorétiques*). Si ces moyens échouent, les œdèmes entrent quelquefois en régression après l'*évacuation artificielle de la sérosité sous-cutanée* par des ouvertures multiples faites à la peau (*mouchetures*), ou grâce à des procédés mécaniques tels que le *massage* ou la *compression*. Il convient d'examiner en tail chacun de ces agents thérapeutiques.

Hygiène et diététique. — Le *repos au lit*, ou au moins dans la *position horizontale*, est le remède indispensable aux œdèmes étendus, surtout si le cœur est en cause; lui seul suffit même à dissiper les œdèmes légers. Le *régime lacté* (v. c. m.) qui doit une part de sa valeur à la pauvreté du lait en chlorure de sodium, a longtemps régné en maître dans la thérapeutique des œdèmes cardiaques, et surtout rénaux; il conserve toute son efficacité dans un très grand nombre de cas; on l'augmente encore, chez certains asystoliques, si on abaisse la ration de lait à 1 litre 1/2 (2/3 de lait, 1/3 d'eau) en 24 heures, pris par verres à Bordeaux (Huchard et Fiessinger), réduction temporaire qui prépare utilement l'intervention de la *digitale* ou de la *caféine*. Depuis qu'a été reconnu le rôle considérable de la rétention des chlorures, dans la genèse de l'œdème, la *cure de déchloruration* (v. c. m.) a pris dans sa thérapeutique une place prépondérante. Elle fait surtout merveille dans l'*anasarque liée aux néphrites à prédominance épithéliale* respectant relativement la perméabilité rénale, ce qui dispense de la diète lactée. Elle trouve aussi son emploi en bien des cas d'œdèmes cardiaques qui disparaissent grâce à elle; plus rapidement, si on lui associe le repos au lit, la réduction des liquides et les cardiotoniques. Mais plus l'hypotension sanguine contribue à entretenir l'œdème, moins la déchloruration peut avoir de prise sur lui. Contre les *œdèmes anciens* ou *récidivés*, le traitement hygiénique seul ne suffit plus et l'intervention d'agents médicamenteux devient indispensable.

Médication hypertensive. — A l'action du repos, du régime, il faut, le plus souvent, dans les œdèmes cardiaques, joindre celle de la *digitale* (macération de poudre de feuilles : 1er jour, 50 centigr., 2e jour, 40, 3e jour, 50, 4e jour, 40, 5e jour, 30 centigr.) ou, mieux, de la *digitaline cristallisée* (1 milligr. en une fois, ou 1/5 de milligr., 5 jours de suite), sans oublier les effets cumulatifs de ces préparations dont l'usage ne doit être poursuivi que quelques jours (Voir ASYSTOLIE), et seulement repris après 8 à 10 jours de suspension. L'action résolutive de la digitale peut être prolongée par l'administration à sa suite, soit des *diurétiques* (voir plus loin), soit des succédanés, comme le *strophantus* (1 à 2 milligr. d'extrait) ou le *sulfate de spartéine* (10 à 20 centigr.) quoiqu'ils n'influencent que fort peu la tension artérielle. En général, la digitale et la digitaline concourent rarement au traitement des *œdèmes brightiques*; cependant elles y trouvent parfois leur indication en dehors des poussées aiguës, principalement quand le cœur commence à se laisser dilater (Lecorché).

Médication diurétique. — Quand le régime (lacté ou déchloruré) et le repos ne suffisent pas à déterminer la diurèse, ils préparent toujours, très utilement, l'effet des diurétiques dont l'indication se pose principalement dans les œdèmes brightiques; beaucoup moins dans les œdèmes cardiaques, à moins qu'ils ne soient en même temps cardiotoniques comme la *théobromine*, la *théocine*, et, encore plus, la *caféine*. Agissant directement sur l'épithélium rénal, la *théobromine* exerce sur la débâcle des chlorures une action spécifique qui exige, pour se manifester, une phase préparatoire de régime lacté ou déchloruré. Particulièrement efficace dans l'hydropisie rénale, elle l'est également dans les cardiopathies artérielles avec sclérose rénale ainsi que dans les cardiopathies valvulaires compliquées d'albuminurie (Huchard). La *théocine*, elle aussi, est applicable aux œdèmes cardiaques et brightiques; dans les premiers, il est bon d'administrer d'abord ou en même temps, une préparation digitalique. La *théocine* est prescrite en cachets de 15 centigr. de poudre (4 à 6); elle provoque parfois, de la diarrhée, de la gastralgie ou de la céphalée (Hundt). La *caféine* qui, quelquefois, réussit chez certains asystoliques, après échec de la digitale, détermine la diurèse à des doses de 25 centigr. à

2 gr.; son action irritante sur le tube digestif fera préférer pour elle la voie hypodermique. Les autres diurétiques tels que la *scille* (1 à 4 gr. de teinture), le *convallaria*, les *sels de potasse* (*acétate* et *nitrate*), le *lactose* (50 à 100 gr.) ajoutés, ou non, à des infusions de *genêts*, d'*adonis vernalis*, de *feuilles de bouleau* (Huchard), de *baies de genévrier* (en petite quantité), quoique moins usuels, méritent pourtant mention, comme agents de second plan, capables de rendre service à l'occasion.

Médication purgative. — Ce sont surtout les purgatifs hydragogues que l'on oppose aux hydropisies (en particulier : la *scammonée*, la *gomme gutte*, le *jalap*) et les *purgatifs salins*. Le *calomel* trouve aussi son emploi mais plutôt à titre de diurétique. Les évacuants offrent quelques avantages : élimination de chlorures et de substances toxiques (utile chez les néphrétiques); décongestion du foie (recherchée chez les asystoliques) qui prépare utilement l'effet de la digitale, mais ils ont l'inconvénient d'irriter le tube digestif, d'affaiblir les malades et d'abaisser la tension sanguine; aussi leur usage ne saurait-il être qu'accidentel et passager. Cependant le *calomel* mérite une place à part; à la dose de 80 centigr. en 4 prises, il produit des effets à la fois purgatifs et diurétiques, spécialement dans les *œdèmes d'origine cardiaque* ou *hépatique*.

Diaphorétiques. — Les *bains d'étuve sèche*, les *bains très chauds*, le *jaborandi* ou la *pilocarpine*, par la sudation qu'ils entraînent, n'ont guère d'action résolutive que sur les *œdèmes récents*, les hydropisies anciennes comportant une atrophie plus ou moins complète des glandes sudoripares; du reste la pilocarpine n'est pas toujours sans danger.

Agents mécaniques. — L'évacuation de la sérosité des œdèmes par des *mouchetures sur les membres inférieurs* donne souvent d'excellents résultats, à condition que celles-ci, pratiquées sur une *peau bien aseptisée*, avec des *instruments* (aiguille, lancette ou bistouri) *soigneusement flambés*, soient suivies d'un pansement à l'ouate hydrophile stérilisée,

renouvelé autant de fois que l'exigera l'abondance du liquide. Après cette petite opération, la sérosité s'écoule en quantité, l'œdème se dissipe peu à peu, et souvent les toniques du cœur, ainsi que les diurétiques, retrouvent un regain d'efficacité. Mais une asepsie rigoureuse doit toujours y présider, sous peine d'infections secondaires plus ou moins graves : lymphangite, érysipèle, phlegmons, gangrène, etc. C'est pour restreindre les risques d'infection, qu'on a proposé de substituer aux mouchetures multiples des *incisions rares* (2 au mollet, une à chaque malléole) de 1 cm pénétrant jusqu'à l'aponévrose et pansées avec de l'ouate recouverte de toile imperméable (sauf au talon par où s'écoule le liquide). Par contre, la pratique consistant à laisser, à demeure, dans le tégument, des *trocarts capillaires*, des *canules spéciales* ou des *drains de caoutchouc* paraît peu recommandable. On a encore appliqué aux membres infiltrés soit la *compression* avec des bandes de flanelle (en général mal tolérée), soit le *massage léger* (effleurage et frictions douces), adjuvant précieux, mais convenant plutôt aux œdèmes de cause locale.

II. — *Œdèmes locaux ou diffus de causes diverses.* — On ne saurait assigner une thérapeutique spéciale aux œdèmes, circonscrits ou non, imputables à une foule de causes disparates : *artérites, phlébites, affections du foie*, des *centres nerveux ou des nerfs périphériques; névroses, insuffisance thyroïdienne, maladies générales* (arthrites rhumatismales ou goutteuses, diabète, chlorose, leucémie, charbon, infections diverses), *cachexies* (cancer, tuberculose, dysenterie, etc.). A chacune de ces variétés convient un traitement approprié à son origine, quoique les procédés généraux signalés plus haut (diète des liquides, déchloruration, diurétiques) trouvent là aussi parfois leur indication (dans les *phlébites*, l'*artériosclérose*, les *affections du foie*, l'*anasarque dysentérique*, le *myxœdème*, etc.).

Œdème du larynx. — Voir GLOTTE (ŒDÈME DE LA).

Œdème aigu du poumon. — L'œ-

dème aigu du poumon peut compliquer : *l'aortite chronique*, les *cardiopathies artérielles* ou la *sclérose rénale* ; la *fièvre typhoïde*, la *rougeole*, le *rhumatisme articulaire aigu* ou la *thoracentèse*. Il réclame : 1° un traitement général commun à toutes ses formes ; 2° une thérapeutique spéciale à chacune d'elles.

I. *Traitement général.* — La première indication urgente sera remplie par une *large saignée générale* (200 à 400 gr.) qui soulagera le cœur et arrêtera les progrès de la congestion ; l'algidité et les signes de collapsus ne la contreindiquent pas. En même temps, on couvrira plusieurs fois de ventouses le tronc et les membres, en en scarifiant d'abord quelques-unes sur le thorax, les régions hépatique et lombaire. Au *callapsus cardiaque* on oppose des piqûres de *caféine*, d'*éther*, et surtout d'*huile camphrée* au 1/4 (3 ou 4 seringues. Huchard). L'état parétique des bronches et du diaphragme exige l'emploi des injections de *sulfate de strychnine* (1 à 2 milligr.). M. Renaut conseille en outre, comme vaso-constricteur, le *seigle ergoté* (4 gr. de poudre en potion). D'autre part, toute médication iodurée doit être rigoureusement proscrite.

II. *Traitement étiologique.* — Pour échapper à l'œdème du poumon les *aortiques* devront éviter le froid humide, le surmenage, observer le *régime lacto-végétarien* ou *achloruré*, soumettre la région de l'aorte à une révulsion répétée, sous forme de *pointes de feu* ou de *teinture d'iode*. Chez eux, l'asthénie cardiaque doit être plutôt combattue par le *strophantus* (pas d'hypertension).

L'œdème pulmonaire des *lésions mitrales* sera prévenu par l'usage de la *digitale* ou de la digitaline ainsi que par la diète lactée.

L'œdème *pulmonaire des néphrétiques* trouve dans le *régime lacté* ou *achloruré*, la *théobromine* (1 gr. 50 à 3 gr. par jour) et la *révulsion lombaire* (*ventouses scarifiées* au niveau du triangle de J.-L. Petit), ses meilleurs agents prophylactiques.

Au cours du *rhumatisme articulaire aigu*, la congestion du poumon sera combattue par les *enveloppements chauds du thorax*. Celle qui complique la *rougeole*, la *fièvre typhoïde* sera prévenue par les *bains froids* et les toniques du cœur (*spartéine, strophantus*). Enfin l'œdème aigu provoqué par la *thoracentèse* peut être évité par l'*aspiration très lente* (avec l'aiguille n° 2), d'une *quantité modérée de liquide* (500 à 1000 gr.), suspendue dès la première quinte de toux et suivie d'une large application de ventouses.

Œdème malin des paupières. — Voir CHARBON.

Œil (Paralysies des muscles de l'). — I. *Traitement pathogénique.* — Les *paralysies de l'oculo-moteur commun* ressortissent si fréquemment à la *syphilis* qu'on peut, sans grande chance d'erreur, leur appliquer d'emblée le *traitement spécifique*, d'autant plus intensif que d'habitude, elles présagent des accidents cérébro-spinaux graves. Les *paralysies du moteur oculaire externe* sont assez souvent *rhumatismales* et, en ce cas, justiciables du *salicylate de soude* qui améliore la motilité et apaise les douleurs. On ne doit pas oublier que certaines paralysies oculaires tiennent à des *intoxications lentes* par le *tabac*, l'*alcool*, le *plomb*, l'*oxyde de carbone*, les *toxines alimentaires*. Au *diabète* ressortissent quelques paralysies parcellaires, transitoires, malheureusement peu modifiées par le régime antidiabétique. La *maladie de Basedow* et l'*hystérie* ne seront pas non plus perdues de vue, comme facteurs de paralysies.

II. *Traitement des symptômes.* — On traite les paralysies oculaires par la *galvanisation faible* (courants de 3 à 4 milliampères) appliquée, par séances de 7 à 8 minutes, avec une plaque positive à la nuque et une plaque négative, plus petite, sur l'œil. On débute par des courants stables, puis à l'aide d'une petite électrode olivaire, on touche successivement les paupières au niveau de l'insertion des muscles atteints ; il en résulte des *phosphènes* qui, avec des courants trop forts, feraient place à du *vertige* ou même à la *syncope* (Plicque).

En cas de *paralysie du moteur oculaire*

commun, il faut d'abord *électriser surtout le droit interne* plutôt que le releveur palpébral, afin de guérir le *strabisme* avant le *ptosis* qui, en attendant, s'oppose à la *diplopie* et aux *vertiges* qu'elle entraîne (troubles, du reste, évitables par le port d'un verre dépoli devant l'œil paralysé).

Si le *ptosis* est *double*, on traite en premier le côté le moins atteint. En cas d'échec, on peut chercher à tenir les paupières relevées grâce à certains artifices : *bandelettes de diachylon* ou *d'emplâtre caoutchouté à l'oxyde de zinc*, port de *pinces spéciales*, suture du tendon du droit supérieur (s'il est indemne) à celui du releveur paralysé (Notais, d'Angers).

Le *strabisme permanent* est justiciable de la *ténotomie* ou de l'*avancement musculaire* soit isolés, soit combinés.

Œsophage (Cancer de l'). — Voir Cancer de l'œsophage.

Œsophage (Rétrécissement de l'). — Voir Rétrécissement de l'œsophage.

Œsophagisme. — Ce terme désigne le spasme de l'œsophage indépendant de toute lésion organique de ce conduit. Il est tantôt *primitif*, chez les *névropathes*, les *neurasthéniques* ou les *hystériques*, justiciable alors du traitement de la névrose, tantôt *réflexe* et *secondaire* à des affections très diverses : *pharyngite*, *angine*, *maladies de l'estomac* ou *de l'intestin*, *vers intestinaux*, *ptoses viscérales*, *troubles utérins*, etc. Dans tous les cas, il convient de dépister l'origine du réflexe afin d'instituer le traitement causal qui, souvent, réussit à lui seul.

L'œsophagisme même réclame une *médication antispasmodique générale* et un *traitement local* par les *anesthésiques locaux* et le *cathétérisme*.

Le traitement général comporte l'emploi des sédatifs nervins : *belladone, bromures, valérianate d'ammoniaque, opium* et même *morphine* (seulement dans les cas rebelles et accidentellement); de l'*hydrothérapie chaude* ou *tiède* et de la *suggestion à l'état de veille* consistant à rassurer le malade en lui garantissant la guérison. En outre on le prémunira contre tous les facteurs d'excitation : café, alcool, tabac, mets épicés, surmenage intellectuel.

Le traitement local consiste : 1° dans l'ingestion, avant chaque repas, par petites doses, soit d'*eau chloroformée saturée*, soit de *cocaïne* ou de *stovaïne* en solution; 2° surtout dans le *cathétérisme de l'œsophage* pratiqué avec une sonde flexible sur laquelle se vissent des *olives* de calibre progressivement croissant. Le spasme peut être vaincu en une séance, par le passage de sondes de plus en plus fortes; plus habituellement, plusieurs sont nécessaires, en employant, à chacune, des olives plus volumineuses. Il est même fréquent que les premières séances exaspèrent le spasme; il arrive aussi que sa persistance oblige pendant un certain temps à gaver les malades. La fréquence des *récidives* commande, en outre, d'exercer sur eux une surveillance prolongée.

Œsophagites. — L'inflammation de l'œsophage reconnaît des causes disparates : séjour d'un *corps étranger irritant*, ingestion de *liquides caustiques* ou *brûlants*, localisation de certaines maladies générales (*syphilis, tuberculose, actinomycose*); ce conduit peut encore devenir le siège (à sa partie inférieure) d'un *ulcère* comparable à celui de l'estomac. La plupart des lésions sont susceptibles d'aboutir à un *rétrécissement cicatriciel* (v. c. m.).

Le *traitement médical* n'est réellement curatif que dans les cas liés à des *lésions syphilitiques récentes* qui sont alors justiciables de l'*iodure de potassium* à haute dose. L'*actinomycose*, quand elle est reconnue, ressortit également à la *médication iodurée*. Reconnaissant la même pathogénie que celui de l'estomac, l'*ulcère œsophagien* réclame le même traitement (repos de l'organe. *régime lacté, alcalins*). Quant à la *tuberculose de l'œsophage* on ne saurait guère lui opposer qu'une thérapeutique palliative (piqûres de morphine). Il en est à peu près de même des *brûlures* et des *plaies de l'œsophage*, avec la différence que ces lésions finissent d'habitude par se cicatriser, mais trop souvent au prix d'une *sténose*. Les principales indications qu'elles comportent sont : le *repos*, le *régime lacté*, l'*opium*, la *morphine*, la déglutition (par cuillerées à café) de solutions de *cocaïne* ou de *stovaïne*, avant chaque repas ; l'application, sur la région cervicale ou sternale, de *sachets de glace* ou de *compresses très chaudes*. Quand on craint une *suppuration péri-œsophagienne*, se pose la question d'une *intervention chirurgicale*. La période aiguë passée, une surveillance attentive s'impose, de façon à prévenir, par le cathétérisme méthodique, l'éclosion d'un *rétrécissement de l'œsophage*.

Œufs. — Pesant en moyenne 60 gr. (blanc 36 gr. ; jaune 18 gr. ; coquille 6 gr.), l'œuf de poule, presque aussi riche que la viande en albumine assimilable, possède une valeur alibile très grande. Un œuf, jaune et blanc, équivaut à environ 120 gr. de lait de vache. Presque exclusivement formé d'albumine, le blanc est surtout digestible à l'état cru. Le jaune, partie la plus nourrissante, contient des substances protéiques et grasses, des phosphates et, surtout, une graisse phosphorée douée de propriétés stimulantes, la *lécithine* (v. c. m.) (50 centigr. par œuf) détruite par la cuisson ; il est, en outre, riche en composés ferrugineux assimilables (notamment en *hématogène*), ce qui en fait une des meilleures formes de la médication martiale.

Les œufs à la coque, peu cuits, ou les œufs pochés (dans du bouillon) constituent un des meilleurs aliments pour les enfants et les convalescents. Les œufs gobés (entre les repas) à l'état cru jouent un rôle de premier ordre dans la suralimentation (v. c. m.) des tuberculeux. Plusieurs préparations permettent, en outre, de faire mieux accepter les œufs par les malades anorexiques. Telles sont le sirop d'œufs, le lait de poule, le looch jaune. Le *sirop d'œufs* s'obtient en battant 4 œufs avec une cuillerée à soupe d'eau, puis, les ayant passés à l'étamine, en additionnant le liquide d'une solution (faite à froid) de 100 gr. de sucre et 5 gr. de sel dans 10 gr. d'eau de fleurs d'oranger. Pour préparer le *lait de poule*, 1 à 2 jaunes d'œuf, délayés dans 1 ou 2 cuillerées à café d'eau de fleurs d'oranger et additionnés d'une cuillerée à

soupe de sucre en poudre, sont mélangés avec un verre (environ 200 gr.) soit d'eau bouillante ou panée, de lait bouillant, soit d'infusion de thé, menthe, camomille ou café, etc. On peut y ajouter encore une cuillerée à café de cognac, de rhum ou de kirsch. Le *looch jaune* a été formulé ailleurs (voir LOOCH). Le jaune d'œuf fait, en outre, souvent partie des formules de lavements alimentaires (Voir LAVEMENTS).

Le blanc d'œuf peut être présenté aux malades sous la forme d'*eau albumineuse* (Voir ALBUMINE) ou d'*œufs à la neige* (avec une crème). Rappelons que le blanc d'œuf cru est mal toléré par les albuminuriques. Dans certaines conditions, les œufs peuvent provoquer des accidents toxiques soit qu'ils aient subi un commencement de putréfaction, soit en raison d'une susceptibilité spéciale du sujet qui les absorbe.

Ofen. — Voir BUDA.

Oléate de zinc. — Voir ZINC.

Oléique (Acide). — *Caract. phys. et chim.* — Liquide insoluble dans l'eau, soluble dans l'alcool et l'éther, formant des savons solubles avec les solutions alcalines.

Prop. et empl. thérap. — Préconisé contre la lithiase biliaire par Artault de Vevey. A la dose de 50 centigr. à 1 gr. en capsules.

Oléo-calcaire (Liniment). — Voir CALCIUM (OXYDE DE).

Olette. — Chef-lieu de canton des Pyrénées-Orientales, arrondissement de Prades, dans une des régions les plus accidentées et les plus pittoresques des Pyrénées. Les stations thermales, dénommées *Graus de Canaveilles* et *Graus d'Olette*, sont situées à 5 km sur le territoire de Nyer, sur la route de Prades à Puycerda, au débouché du ravin du Fayet. Altitude 584 m. Eaux thermales et hyperthermales (27°-79°5), sulfurées-sodiques et sulfurées-sodiques-sulfhydriquées (sulfureuses dégénérées), mais ne renfermant pas de soufre libre comme les eaux de Luchon dont leur composition élémentaire les rapproche étroitement, siliceuses et plus ou moins nettement alcalines suivant leur degré de désulfuration, remarquables par l'abondance des glairines diversement colorées se développant à leur émergence. D'autant plus excitantes que leur degré de thermalité et de sulfuration est plus élevé, mais très facilement altérables et perdant rapidement leurs qualités. Utilisées sous forme de boisson, de bains (généraux et locaux), d'inhalations, de douches, de pulvérisations. Elles comprennent les eaux les plus thermales dans le groupe des sulfurées-sodiques, en même temps que, par leur différence de thermalité et par la diversité de leurs modes de dégénérescence, elles réalisent la gamme complète des eaux sulfureuses et permettent de répondre à tous les desiderata d'une médication très développée et très variée.

Principales indications. — Rhumatisme aigu ou chronique sous toutes ses formes et dans tous ses accidents consécutifs; névroses et névralgies; affections catarrhales des voies aériennes, digestives et génito-urinaires; diathèse herpétique et dermatoses; affections chirurgicales et accidents consécutifs aux grands traumatismes; lymphatisme et scrofule.

Olivier. — Voir Huile d'olives.

Onguents. — On appelle *onguents* des topiques mous formés par le mélange de substances résineuses avec des matières grasses. La présence de résines les distingue des pommades, et l'absence d'oxydes métalliques, des emplâtres. Pour les appliquer, on commence généralement par les étaler, soit sur de la peau de mouton très mince, soit sur un tissu de coton, de fil ou de soie, soit sur du papier.

Onguent Canet. — Pommade contenant le cinquième de son poids de colcothar (oxyde de fer).

Onguent gris. — Voir Mercure.

Onguent mercuriel. — Voir Mercure.

Onguent napolitain. — Voir Mercure.

Onguent populeum. — Onguent composé, très efficace contre les fluxions hémorrhoïdaires. Sa formule est la suivante :

Bourgeons de peuplier récemment desséchés	800 gr.
Feuilles récentes de pavot.	
Feuilles récentes de belladone.	āā 500 —
Feuilles récentes de jusquiame	
Feuilles récentes de morelle	
Axonge.	4000 —

On l'incorpore parfois à des suppositoires.

Onguent styrax. — Voir Styrax liquide.

Ophthalmie blennorrhagique. — I. *Prophylaxie.* — Tout sujet atteint de blennorrhagie doit être prévenu du danger que présente, pour les yeux, le pus uréthral, soit liquide, soit desséché sur les doigts ou les linges contaminés. D'autre part, toute femme enceinte suspecte de blennorrhagie sera soumise, pendant les derniers jours de la grossesse, à des *injections de sublimé* (50 centigr. p. 1000) ou plutôt de *permanganate de potasse* (30 centigr. p. 1000) destinées à prévenir la contamination de l'enfant pendant le travail. La fréquence de la *blennorrhagie latente* commande, en outre, d'aseptiser systématiquement la conjonctive de tous les nouveau-nés. Dans ce but, ayant lavé soigneusement la conjonctive et les cils à l'eau boriquée ou bouillie, on instille dans chaque œil une goutte soit de *jus de citron*, soit de *solution de nitrate d'argent* ou on y insuffle de l'*iodoforme porphyrisé* (Valude). Si la blennorrhagie de la mère est avérée, mieux vaut laver les yeux avec un tampon d'ouate imbibé de *solution de sublimé au 1/5000.*

II. *Traitement.* — Appliqué à temps et convenablement, il sauve presque toujours la vue. On commence par laver l'œil, jusqu'au fond des culs-de-sac, les paupières et les cils avec de l'*eau boriquée tiède* (se méfier du pus projeté à l'ouverture des paupières); on sèche avec de l'ouate, puis, ayant soin de retourner complètement les paupières, on passe sur la conjonctive, un pinceau de blaireau imbibé de *solution de nitrate d'argent* à 2 ou 3 p. 100, procédant de façon à respecter la cornée ; aussitôt après, un pinceau trempé d'*eau salée* neutralise la solution caustique. Dans l'intervalle des cautérisations (biquotidiennes), il est essentiel de laver, nuit et jour, toutes les 2 heures, les conjonctives, soit à l'aide d'un bock plein d'*eau boriquée* ou *naphtolée*, soit avec des tampons d'ouate imbibés des mêmes solutions. Pour les grands lavages, les *solutions de permanganate de potasse* (du 1/5000 au 1/2000) sont encore plus efficaces (Terson). Pendant l'irrigation, on protège l'œil sain par un pansement occlusif. Dans l'intervalle des lavages l'œil est pansé avec de la *vaseline iodoformée*, au 1/20, introduite avec un pinceau de blaireau très fin. Tel est le traitement depuis longtemps classique. Mais souvent, en particulier dans les formes légères ou moyennes, il est avantageux de substituer au nitrate d'argent le *protargol*, beaucoup moins irritant. Deux fois par jour, on badigeonne la conjonctive avec une solution forte (à 1/2) sans appliquer d'eau salée après, et, on fait instiller, toutes les heures ou toutes les 2 heures, dans l'œil, quelques gouttes d'une solution faible (au 1/20) (Darier). A mesure que la suppuration se tarit, on abaisse le titre des solutions et on espace les lavages, sans pourtant trop se hâter. L'état de la cornée doit, en outre, être constamment surveillé, car, si elle présente une exulcération, celle-ci doit être, à tout prix, préservée du contact de la solution caustique qui pourrait avoir de très fâcheuses conséquences. Lorsque la conjonctivite, à son déclin, traîne en longueur, la guérison sera hâtée par les attouchements de la muqueuse au *sulfate de cuivre* ou à l'*alun*.

Opiats. — Comme les électuaires, les *opiats* sont des médicaments de consistance pâteuse, généralement composés de poudres incorporées à une résine et aromatisés à volonté. Les malades les absorbent par *bols* ou boulettes de taille spécifiée sur l'ordonnance, enrobés ou non de pain azyme (Voir COPAHU).

Opium. — *Caract. phys. et chim.* — Suc concrété de certaines espèces de pavots (surtout le *Papaver somniferum album*), recueilli après incisions faites à la surface externe de leurs capsules encore vertes. D'abord laiteux, le suc épaissit et brunit en 5 à 6 heures, puis il est malaxé et réuni en *pains* que l'on fait sécher à l'ombre. L'*opium officinal*, vendu en pains aplatis de 100 à 150 gr. enveloppés de débris de feuilles de pavot et de fruits de Rumex, offre une odeur nauséeuse, une saveur âcre et amère, une couleur brun-rougeâtre. Soluble dans l'eau, les alcools, les acides dilués, il est insoluble dans l'éther et brûle facilement en laissant peu de cendres (3 à 8 p. 100). Le suc de pavot renferme un très grand nombre d'alcaloïdes dont les principaux sont : la *morphine*, la *narcotine*, la *narcéine*, la *papavérine*, la *codéine*, la *thébaïne*, la *laudanine*, etc. La richesse des divers opiums en alcaloïdes varie beaucoup. En général, l'opium officinal, fournissant moitié de son poids d'extrait aqueux, contient (pour 100) 10 à 12 de morphine, 6 à 7 de narcotine, 3 de narcéine, 1 de papavérine, 0,7 de codéine et 0,15 de thébaïne. L'opium est la base d'un grand nombre de préparations galéniques (Voir FORMES PHARMACEUTIQUES.)

Effets physiol. et tox. — Mélange très composite, l'opium provoque des effets physiologiques également complexes, plus aisés à constater cliniquement qu'à analyser expérimentalement, puisqu'ils traduisent les actions synergiques et contrastées de ses divers alcaloïdes.

Localement, l'action de l'opium sur les muqueuses ou le derme dénudé est d'abord irritante, puis anesthésique.

Sur la circulation, l'opium, ingéré à petites doses, exerce une action tonique ; il rend le pouls plus fort et plus plein, l'accélérant chez l'homme sain, le ralentissant au contraire chez les malades à circulation déprimée. A cette phase d'excitation avec hypertension artérielle, succède une période de vaso-dilatation paralytique avec hypotension. Les doses massives provoquent, d'emblée, la paralysie vaso-motrice, l'hypotension artérielle avec un pouls lent et arythmique, bien que plein et fort.

Les *modifications respiratoires* sont analogues aux précédentes. Les faibles doses entraînent une respiration plus rapide et plus ample, les doses toxiques des mouvements plus lents, entrecoupés et arythmiques (le malade oublie de respirer) favorisant la stase pulmonaire. Comme avec la morphine, la fixation de l'oxygène et l'exhalation de l'acide carbonique diminuent.

La plupart des *sécrétions* sont réduites par l'opium, sauf la sudation qui est accrue (à doses thérapeutiques seulement). La diaphorèse, souvent accompagnée de prurit, d'érythèmes polymorphes, fait place à la sécheresse du tégument dans les cas de sueurs pathologiques. La bouche, le pharynx sont moins humectés de mucus et de salive. L'oligurie avec atténuation du besoin d'uriner est habituelle. La diminution des sécrétions biliaire et intestinale contribue à favoriser la constipation.

La *température* du corps tend constamment à monter sous l'influence de doses un peu élevées d'opium (d'où contre-indication de son emploi dans les états hyperthermiques).

Sur le *système nerveux*, l'action des opiacés est très variable suivant les doses et les sujets. Faible pour un sujet normal, la dose de 2 centigr. 1/2 à 3 centigr. provoque non le sommeil, mais une stimulation psychique utile. L'effet hypnotique est habituel avec 5 à 10 centigr. Avec 10 à 20 le sommeil est précédé d'une excitation cérébrale plus ou moins vive. Les doses supérieures à 20 centigr. sont toxiques (sauf accoutumance). Le sommeil dû aux opiacés est entremêlé de rêves et laisse après lui de la céphalée, de la torpeur cérébrale et de l'embarras gastrique. D'origine centrale, il est lié à la rétraction des prolongements protoplasmiques et cylindraxiles des neurones (Demoor). De même mécanisme, l'effet analgésique est obtenu à plus faible dose que l'effet hypnotique.

Sur les *muscles striés*, l'opium exerce, à faible dose, une action passagèrement tonique (éréthisme, alacrité musculaire) et, à doses élevées, une action dépressive (véritable impotence fonctionnelle à doses toxiques).

Sur les *muscles lisses*, l'action de l'opium, d'origine centrale, est faiblement dépressive, se traduisant : 1° par le *myosis* (paralysie du sympathique); 2° par l'inertie de l'intestin. Celle-ci contribue, avec l'analgésie et la moindre sécrétion de la muqueuse intestinale, à rendre compte de ses effets antidiarrhéiques.

Sous l'influence des opiacés, les *sensations de la faim* et *de la soif* sont diminuées. Les faibles doses exaltent d'abord le *sens génital*, mais par excitation plutôt psychique (hallucinations) que médullaire; du reste, cette exaltation nécessitant l'emploi de doses croissantes, ne tarde pas à faire place à l'anaphrodisie et à l'impuissance.

L'abus de l'opium trouve surtout sa cause dans son *action noosthénique* se traduisant par un état d'euphorie, d'exaltation des aptitudes physiques et intellectuelles supérieur à celui que procure la morphine, mais toujours suivi de dépression avec torpeur et mal de tête. L'opium provoque aussi un *effet exhilarant* particulier.

L'action retardante de l'opium sur les *échanges organiques* et surtout sur la *désassimilation* se traduit par la diminution de l'acide carbonique exhalé et des déchets urinaires (urée, phosphates, chlorures) (Voir Morphine).

Intoxication aiguë. — Ses symptômes sont très analogues à ceux de l'empoisonnement par la morphine (v. c. m.). Habituellement, le collapsus est précoce; cependant, les accidents peuvent débuter par des mouvements convulsifs, puis le sujet, pâle, les pupilles contractées, tombe dans le coma (v. c. m.), et reste plongé dans un sommeil tenace entrecoupé de vomissements. En cas de survie, les accidents laissent derrière eux une anorexie rebelle et prolongée.

Intoxication chronique. — D'une maigreur extrême, le teint parcheminé, les yeux vifs mais excavés, les mangeurs d'opium sont habituellement constipés et s'alimentent à peine; leur survie est courte. Les fumeurs d'opium succombent moins vite; le syndrome qu'ils présentent rappelle davantage celui de la morphinomanie.

Propr. thérap., indicat. — Comme hypnotique et calmant, l'opium s'adresse surtout à l'insomnie douloureuse; il amène le sommeil en apaisant les névralgies (non congestives), les points de côté (pneumonie, pleurésie), les viscéralgies (coliques hépatiques ou néphrétiques), l'excitation cérébrale (seulement si elle est d'origine ischémique ou asthénique). On l'oppose encore au *delirium tremens* non compliqué, au délire d'inanition, à l'insomnie des psychoses dépressives (mélancolie, lypémanie) et de l'alcoolisme. Il échoue contre l'insomnie nerveuse pure. Ses effets analgésiques sont surtout utilisés contre les coliques intestinales (entérites, appendicite, coliques de plomb, péritonites) et les douleurs abdominales ou utérines qu'il calme peut-être mieux que la morphine; son action concomitante sur les fibres lisses le rend précieux pour immobiliser soit l'intestin en cas de perforation (favorise les adhérences) ou d'hémorrhagie, soit l'utérus s'il y a menace d'avortement. Comme la morphine, l'opium calme la toux et, de ce fait, entrave l'expectoration (n'en user qu'avec réserve dans les états adynamiques et aux âges extrêmes), mais aussi favorise l'hémostase en cas d'hémoptysie; il est moins eupnéique que la morphine. Dujardin-Beaumetz prescrivait l'opium aux aortiques (insuffisance surtout) pour combattre l'anémie cérébrale. Il est généralement contre-indiqué dans les autres cardiopathies. La gastralgie nerveuse, les vomissements provoqués par la toux (chez les phthisiques) cèdent souvent à de petites doses d'opium. La plupart des diarrhées sont modérées ou suspendues par les opiacés seuls ou associés soit au bismuth, soit au benzonaphtol; en cas de diarrhée infectieuse ou putride, l'opium n'interviendra qu'après un purgatif. Les effets de l'opium sur la nutrition trouvent leur indication dans le diabète (il diminue la boulimie, la soif, la polyurie et la glycosurie) à moins qu'il ne se complique d'acétonémie. Contre-indiquent, en général, la médication opiacée : l'imperméabilité rénale, l'insuffisance hépatique, l'hyperhémie des centres nerveux et les tendances apoplectiques, l'asystolie (sauf à la phase ultime), l'œdème pulmonaire, les états infectieux graves, enfin certaines susceptibilités individuelles (femmes nerveuses, vieillards, et surtout, enfants). *Les enfants sont extrêmement sensibles à l'action de l'opium.* Chez eux, Parrot en proscrivait absolument l'emploi. En tout cas, il ne faut le leur donner qu'à l'état de grande dilution et à doses très fractionnées. On l'opposera seulement aux douleurs abdominales (coliques, viscéralgies), à la diarrhée, à l'entérite, mais exceptionnellement, et après 2 ans, aux affections respiratoires. (Pour plus de détails, voir : G. POUCHET, *Leçons de Pharmacodynamie et de Matière médicale*, 2ᵉ série, p. 426 et 566).

Formes pharmac., doses. — Poudre d'opium brut 5 à 20 centigr. en cachets ou pilules. Extrait thébaïque 1 à 5 centigr. (en certains cas 10 et 20 centigr. fractionnés) en cachets, pilules ou suppositoires. Teinture d'opium V à XXX gouttes. Laudanum de Sydenham (vin d'opium composé) V à XXX gouttes en potion ou lavement. Laudanum de Rousseau (vin d'opium par fermentation) III à XV gouttes (surtout pour l'usage externe). Gouttes noires anglaises (vinaigre d'opium) III à X gouttes en potion. Elixir parégorique de Dublin (teinture d'opium camphrée) 2 à 20 gr. par jour en potion. Masse de cynoglosse 2 à 5 pilules de 20 centigr. Poudre de Dower (poudre d'ipéca opiacée) 50 centigr. à 1 gr. — Diascordium (électuaire astringent) 1 à 10 gr. en potion ou bols. Thériaque (électuaire complexe) 1 à 10 gr. Sirop de Karabé 10 à 30 gr. Sirop diacode 20 à 100 gr. Sirop de pavots blancs 20 à 40 gr. Sirop de lactucarium opiacé 10 à 50 gr.

Le tableau suivant représente, en poids ou en volume, pour chacune des principales préparations opiacées, la dose équivalant à : 10 centigr. d'opium brut, à 5 centigr. d'extrait thébaïque ou à 1 centigr. de morphine.

Gouttes noires anglaises 20 centigr.
VII à VIII gouttes.
Laudanum de Rousseau. 40 centigr.
XIV gouttes.
Teinture d'opium. . . . 60 centigr.
XXXIII gouttes.
Laudanum de Sydenham 80 centigr.
XXVI gouttes.
Élixir parégorique (Dublin) . . . . 10 gr.
DL gouttes.
Masse de cynoglosse. . 50 centigr.
Poudre de Dower avec l'extrait. . . . . . 50 centigr.
Poudre de Dower avec l'opium (Codex) . . . 1 gr.
Sirop d'opium (sirop thébaïque) . . . . 25 —
Sirop de Karabé . . . . 25 —
— de pavots blancs. 50 —
— diacode . . . . 100 —
— de lactucarium opiacé. . . . . . . 200 —
Pâte pectorale du Codex 250 —
— de Lichen. . . . 250 —
— de réglisse brune . 250 —
Diascordium. . . . . . 8 à 10 gr.
Thériaque. . . . . . . 8 à 10 —

L'*extrait thébaïque* est un extrait aqueux d'opium préparé à froid, différant de l'opium par l'absence de narcotine et de substances gommo-résineuses. Renferme 26 p. 100 de son poids d'alcaloïdes dont plus des 2/3 de morphine (1 centigr. de morphine par 5 centigr. d'extrait).

Les *gouttes noires anglaises* résultent d'une macération d'opium brut, de safran et de muscade dans de l'eau acidulée par de l'acide acétique. On les prescrit surtout comme antigastralgique.

Le *laudanum de Sydenham* est préparé par macération dans du vin de Grenache (1600 gr.), d'opium (200 gr.), de safran (100 gr.) et de cannelle de Ceylan (15 gr.). On l'oppose surtout à la diarrhée, aux coliques intestinales et utérines, à la douleur en général.

Le *Laudanum de Rousseau* résulte de la fermentation alcoolique (obtenue par de la levure de bière) d'une macération d'opium dans de l'eau sucrée avec du miel. Contenant tous les alcaloïdes con-

vulsivants de l'opium, on ne l'utilise guère qu'à l'extérieur.

La *Teinture d'opium* renferme 1 partie d'extrait thébaïque pour 12 parties d'alcool à 60°. Elle a les mêmes usages que l'extrait.

L'*Élixir parégorique de Dublin* est composé comme il suit :

Extrait d'opium. . . . . . 3 gr.
Acide benzoïque . . . . . 3 —
Huile volatile d'anis . . . 3 —
Camphre. . . . . 2 —
Alcool à 60° . . . . 650 —

Surtout utilisé comme antidiarrhéique, il est d'un usage pratique en médecine infantile en raison de sa teneur minime en opium.

La *Masse de cynoglosse*, très complexe, contient, outre l'extrait thébaïque : de la poudre de semences de jusquiame, de l'écorce de racine de cynoglosse et des résines aromatiques. On en fait des *pilules* dites *de cynoglosse* permettant de prescrire l'opium sous un nom dissimulé.

L'*Électuaire diascordium*, préparation complexe, est un mélange d'opium (extrait) et de plantes riches en tannin dans du miel rosat et du vin de Grenache. On l'associe généralement au bismuth, contre la diarrhée.

La *Thériaque*, électuaire compliqué de l'ancienne pharmacopée, renferme, outre l'opium, quantité d'agents astringents, narcotiques et antispasmodiques. Elle est actuellement tombée en désuétude.

La *poudre de Dower* présente la formule suivante :

Opium officinal sec et pulvérisé. . . . . 10 gr.
Poudre d'ipéca . . . . . . 10 —
Sulfate de potasse. . . . . 40 —
Nitrate de potasse. . . . . 40 —

Sa composition en fait, à la fois, un sédatif de la toux, un expectorant et un agent décongestionnant du poumon.

Le *sirop thébaïque* et le *sirop de Karabé* sont tous deux à base d'extrait d'opium (4 centigr. par 20 gr.), le second contient en plus de la *teinture de succin* (10 centigr. par 20 gr.). Le sirop Diacode ne renferme, par cuillerée à soupe, que 1 centigr. d'extrait thébaïque.

Le *sirop de pavots blancs* est préparé avec un extrait de têtes de pavots dix fois moins actif que l'extrait thébaïque. Il correspond, par cuillerée à soupe, à 2 centigr. d'extrait thébaïque et à 4 milligr. de morphine.

Le *sirop de Lactucarium opiacé* contient, par cuillerée à soupe, 1 centigr. d'extrait de lactucarium (suc de laitue vireuse) et 5 milligr. d'extrait thébaïque. Comme le précédent, il est surtout utilisé chez les enfants.

Usage de l'opium en médecine infantile. N'utiliser que des dilutions très étendues telles que les sirops précédents (de lactucarium, de pavots blancs), le sirop diacode, l'élixir parégorique ou le laudanum dilué dans une potion de 120 gr. donnée par cuillerée à café. On peut donner ainsi : avant 6 mois, 1/2 goutte de laudanum de Sydenham ; de 6 mois à 1 an, I goutte ; de 1 an à 2, II gouttes ; après 2 ans, III gouttes (donc 1 goutte par année d'âge accomplie, J. Simon). Pour les autres préparations, on donne, par année d'âge : X gouttes d'élixir parégorique, 1 centigr. de poudre d'opium (pas avant 6 mois), 10 centigr. de poudre de Dower (1 gr. au plus), 3 à 10 gr. de sirop diacode, 2 à 6 gr. de sirop de pavots blancs et 10 à 20 gr. de sirop de Lactucarium opiacé. En tout cas, la médication, très surveillée et réfractée, doit être suspendue au premier signe d'intolérance.

Cachets anti-diarrhéiques :

Poudre d'opium . .	Deux centigr.	
— de belladone.	Un	—
— de safran . .	15	—
— de cachou . .	50	—

Pour 1 cachet ; de 5 à 15 dans les 24 heures.

Pilules anti-diarrhéiques :

Extrait thébaïque .	Vingt centigr.
Tannin de cachou .	2 gr.
Extrait de ratanhia.	3 —

Diviser en 20 pilules ; une toutes les 2 heures.

Pilules composées :

a)

Extrait thébaïque.	Quinze centigr.
Camphre pulvérisé.	30 —
Extrait de valériane.	50 —

Diviser en 6 pilules ; de 2 à 4 par jour (formes douloureuses de dyspnée, névralgie intercostale, entéralgies).

b)

Extrait thébaïque.	Vingt centigr.
Extrait de belladone . . .	Dix —
Extrait d'ipéca.	Vingt-cinq centigr.
Poudre de muscade . . .	2 gr. 50
Glycérine officinale . . .	XV gouttes.

Pour 10 pilules ; de 3 à 10 par 24 heures (dysentéries, colique saturnine, gastralgies, entéralgies).

c)

Extrait thébaïque .	Trente centigr.
Kermès pulvérisé.	} ãã 1 gr. 50
Extrait de polygala.	}

Diviser en 15 pilules ; 2 à 6 par jour (expectorantes et calmant la toux).

Potion :

Extrait thébaïque . .	Dix centigr.
Hydrolat de tilleul .	90 gr.
Sirop d'écorces d'oranges amères	80 —

1 centigr. d'extrait thébaïque par cuillerée à soupe.

Suppositoire :

Extrait thébaïque. .	Cinq centigr.
Beurre de cacao . .	4 gr.

Potions antidiarrhéiques :

a)

Laudanum de Sydenham.	Deux gr.
Salicylate de bismuth. .	10 —
Glycérine officinale. . .	15 —
Infusé de bistorte. . . .	90 —
Sirop de coings.	80 —

Par cuillerée à soupe d'heure en heure ou toutes les 2 heures (adultes).

b) Laudanum de Sydenham.   Deux gr.
    Éther sulfurique. . . .   5 —
    Teinture de cachou. . .   25 —
    Eau distillée de cannelle. } āā 100 gr.
    Sirop de ratanhia . . . }

Par cuillerées à soupe toutes les heures ou toutes les 2 heures (adultes, diarrhée des tuberculeux).

c) Élixir parégorique. . . . .   10 gr.
    Sous-nitrate de bismuth . .   5 —
    Glycérine officinale . . . .   10 —
    Infusé de bistorte. . . . .   90 —
    Sirop de coings . . . . . .   80 —

Par cuillerée à dessert toutes les 2 heures (enfants, après 7 ans).

Lavement :

Laudanum de Sy-
    denham. . . .   50 centigr. à 1 gr.
Amidon pulv. .   15 —
Décocté de gui-
    mauve . . . .   200 —

Liniment :

Laudanum de Rousseau.   20 gr.
Huile de jusquiame . .)
  — de camomille cam- } āā 50 —
    phrée . . . .)

Mixture contre le rhume :

Teinture d'extrait d'opium.)
  — de belladone . . } āā Q. V.
  — de racines d'aconit.)

V à XX gouttes dans une tasse d'infusion chaude de camomille, de mauve ou de pensée sauvage.

Potion béchique :

Élixir parégorique. . . . .   20 gr.
Infusé d'espèces béchiques.   90 —
Sirop de Karabé. . . . .   80 —

De 1 à 4 cuillerées à soupe par jour, ou 1 cuillerée à café d'heure en heure la nuit dans les toux quinteuses.

Cachets (congestion pulmonaire) :

Poudre de Dower. . .   20 centigr.
Benjoin de Siam . . .   30   —
Bromhydrate de qui-
    nine   15   —

Pour 1 cachet; de 4 à 10 par 24 heures.

Potion anti-diarrhéique (tuberculose) :

Extrait thébaïque .   Vingt centigr.
Sous-nitrate de bis-
    muth . . . .   5 gr.
Sirop de ratanhia .   80 —
Hydrolat de fleurs)
  d'oranger . . . . } āā 50 —
Hydrolat de tilleul)

Par cuillerées à soupe, dans les 24 heures.

Pommade calmante :

Extrait thébaïque . . .)
  — de belladone . . } āā 2 gr.
Axonge benzoïnée . . .   30 —

Potions pour enfants :

a) Élixir parégorique. . .   6 gr.
    Décocté de guimauve .)
    Eau distillée de fleurs } āā 50 —
    d'oranger . . . . .)
    Sirop de coings . . .   80 —

Environ 20 centigr. (X gouttes) d'élixir parégorique par cuillerée à café (diarrhée).

b) Terpine. . . . .   50 centigr.
    Benzoate de soude . .   2 gr.
    Infusé d'espèces béchi-
    ques. . . . . . .   50 —
    Sirop diacode. . . . .   60 —

Environ 2 gr. 50 de sirop diacode, 2 centigr. de terpine et 8 centigr. de benzoate de soude par cuillerée à café (toux).

c) Extrait alcoolique de
    lactucarium . . . .   25 centigr.
    Infusé de bourgeons de
    pin . . . .   80 gr.
    Sirop de lactucarium
    opiacé. . . . . . .   100 —

Environ 2 milligr. 5 d'extrait thébaïque et 3 centigr. d'extrait alcoolique de lactucarium par cuillerée à soupe (soit environ 0 milligr. 7 d'extrait thébaïque et 9 milligr. d'extrait alcoolique de lactucarium par cuillerée à café); par cuillerées à café, à dessert ou à soupe, suivant l'âge (toux, bronchites, grippe).

Opodeldoch (Baume). — Voir Baume.

Opothérapie. — L'opothérapie ou organothérapie utilise les *sucs* extraits de glandes ou de parenchymes animaux pour combattre, chez l'homme, les accidents liés soit à l'absence, soit au fonctionnement troublé ou insuffisant des organes ou tissus correspondants, ou encore pour obtenir, à l'égard de certains organes physiologiquement synergiques, un rôle de suppléance (thymus et glande thyroïde, par exemple).

Très anciennement utilisée, comme en font foi les vieilles formules, l'opothérapie a trouvé dans les travaux de Claude-Bernard, de Schiff, puis de Brown-Séquard sur les sécrétions internes, une première base scientifique. Le grand rôle de ces sécrétions dans l'équilibre physiologique n'est plus niable, non plus que les importantes modifications circulatoires (vaso-constriction ou vaso-dilatation) ou trophiques (stimulation ou dépression de la nutrition) que peut déterminer l'introduction, dans l'organisme, de divers agents opothérapiques, que ces. effets dérivent d'une action directe, d'une influence primitive sur le système nerveux, ou encore d'un processus antitoxique. Mais, comme le rôle exact de la plupart des sécrétions internes est encore purement hypothétique et que, d'autre part, la composition chimique des sucs employés est encore presque complètement inconnue, la médication opothérapique sort à peine de la période empirique et il est encore presque impossible, à l'heure actuelle, à quelques exceptions près, de fournir des données précises et vraiment scientifiques sur les indications, les contre-indications et la posologie des divers produits de ce genre en usage aujourd'hui. Les renseignements donnés plus loin sont surtout tirés d'observations cliniques.

En ce qui concerne le côté technique de la méthode, on utilise : 1° les *organes frais* délayés dans un excipient (bouillon ou confitures) ou donnés en cachets; 2° les *organes desséchés* et pulvérisés représentant 5 à 6 fois leur poids d'organe frais (donnés en cachets ou tablettes); 3° les *extraits glycérinés* obte-nus par macération, pendant 24 heures, des organes frais (morcelés sitôt après la mort), dans 3 fois leur poids de glycérine, puis filtration (sur étamine, puis bougie poreuse) après addition de 3 volumes d'eau bouillie; 4° certains produits actifs isolés artificiellement (comme l'iodothyrine ou l'adrénaline). Sauf pour les extraits d'organes génitaux, on choisit plutôt des animaux jeunes. La voie buccale est en général préférée, plus rarement la voie rectale (macération d'organes en lavement). La voie hypodermique (injections d'extraits glycérinés) très douloureuse et exposant à des accidents locaux ou généraux, est à peu près complètement délaissée actuellement.

Opothérapie gastrique. — L'*opothérapie gastrique* a pour principal élément le *suc gastrique frais* emprunté à des animaux vivants auxquels a été pratiqué une *fistule gastrique*. Le Dr Frémont (de Vichy) a obtenu de beaux succès avec le *suc gastrique de chien* (*gastérine*). Sous son influence, la *gastro-entérite aiguë*, le *choléra nostras* peuvent céder en quelques heures, et surtout, nombre de *dyspepsies douloureuses* et de *gastrites*, avec dénutrition rapide et état cachectique, subissent, plus ou moins vite, une telle amélioration qu'elle équivaut souvent à la guérison. La *gastérine* convient principalement aux *dyspepsies asthéniques* avec *hypo* ou *anachlorhydrie*. Mathieu a pourtant reconnu les bons effets des acides sur l'hyperchlorhydrie.

Au suc gastrique de chien le Dr Hepp préfère le *suc gastrique de porc* (*dyspeptine*) moins acide et plus analogue à celui de l'homme. Filtré sur bougie Maillé stérile, il se conserve aisément à l'abri de la lumière et de l'air. Très légèrement acide, sa saveur est bien masquée par la *bière*, l'*extrait de malt*, la *citronnade*, l'*eau de seltz*, le *champagne*, le *thé*; mais on évitera de mêler la dyspeptine au lait tiède (qu'il coagule) ou aux eaux alcalines (qui la neutralisent). Elle est très efficace dans toutes les *insuffisances gastriques, primitives* (*gastrites chroniques, ectasie gastrique*) et.

secondaires (à la *tuberculose*, à la *fièvre typhoïde*). Elle est le remède spécifique de l'*atonie* et de l'*hyposécrétion gastrique* qu'elle amende en quelques jours. Certaines *diarrhées tenaces*, les *troubles gastro-intestinaux* consécutifs à l'entérite aiguë des nourrissons, la *dyspepsie initiale de la tuberculose* avec anorexie, en sont également justiciables, ainsi que les troubles gastriques liés à la *chlorose*, à la *neurasthénie*, au *surmenage* ou à la *grossesse*. La dyspeptine n'est au contraire d'aucun secours contre le *cancer de l'estomac*. Le suc gastrique de porc doit être consommé, à chaque repas, à la dose de 2 ou 3 cuillerées à soupe mélangées au véhicule choisi; ce mélange est absorbé par petites gorgées. Après 10 ou 15 jours, une cuillerée par repas suffit pour maintenir l'effet acquis. Outre son action chimique, la dyspeptine semble exercer sur la sécrétion gastrique, une action directe stimulante ; son usage ne saurait cependant dispenser d'un régime approprié à la forme de dyspepsie en cause. Chez les *enfants*, la *dyspeptine* s'administre comme chez l'adulte, mais par cuillerées à café. Il est souvent préférable de laisser ignorer au malade la provenance réelle du remède.

Opothérapie hépatique. — L'*opothérapie hépatique* est applicable sous plusieurs formes : *extrait de foie, bile de bœuf* (concentrée et incluse dans des capsules), *foie frais*. La forme la plus usitée est celle de *foie frais de porc* haché dont le malade consomme chaque jour 120 à 200 gr. dans du bouillon tiède. Les effets de l'opothérapie hépatique sont quelquefois manifestes dans certaines formes de cirrhose, d'autant plus qu'elle intervient plus tôt. Sous son influence, les *hémorrhagies* cessent (Gilbert et Carnot, Créquy), la diurèse s'établit, l'ascite, les œdèmes se dissipent, l'appétit et l'embonpoint reparaissent quelquefois en 8 ou 15 jours (Créquy, Hirtz, J. Regnault, etc.); en outre, le sang, paraissant se régénérer avec rapidité, présente un accroissement considérable des hématies (Perrin).

Opothérapie intestinale. — *Indications.* — Empiriquement opposée à la constipation chronique (Voir Constipation), à l'entérite muco-membraneuse, à la diarrhée chronique à la lientérie, etc. On utilise un ferment (*entérokinase*) provoquant la sécrétion de la trypsine et du suc duodénal.

Formes pharmac., doses. — *Eukinase* (poudre jaunâtre tirée de la muqueuse duodénale du porc) en capsules glutineuses : 5 capsules après chaque repas, pendant 4 à 5 jours, puis 3 capsules (Enriquez et Hallion). *Pancréato-kinase*, mélange d'eukinase (3 p.) et de pancréatine (1 p.) : 2 à 5 capsules de 20 centigr. après chaque repas.

Opothérapie médullaire. — *Indications.* — La moelle osseuse semblant exercer une action stimulante sur les centres hématopoïétiques; on l'oppose à la leucémie splénique, à l'anémie infantile pseudo-leucémique, à l'anémie pernicieuse avec réaction myéloïde. Contre-indiquée dans les anémies aplastiques (Vaquez et Aubertin).

Formes pharmac., doses. — *Moelle fraîche crue de veau* 100 gr. par jour dans du bouillon. *Extrait sec*, 50 centigr. à 1 gr. par jour en poudre ou tablettes.

Opothérapie ovarienne. — *Indications.* — Troubles de la ménopause, naturelle ou opératoire (ovariotomie); aménorrhée; dysménorrhée des chlorotiques ; dystrophies par insuffisance ovarienne (infantilisme, pseudo-myxœdème); syndrome de Basedow (effets douteux). L'ovaire (peu toxique) paraît agir sur la nutrition générale et l'hématopoïèse. Les *corps jaunes* (ocréine) semblent s'adapter plus spécialement aux troubles de la ménopause.

Formes pharmac., doses. — *Ovaires frais* de vache ou de génisse 5 à 10 gr. Poudre d'ovaires desséchés ou *ovarine* 10 à 40 centigr. en capsules ou tablettes. La médication doit être poursuivie pendant au moins un mois. *Ocréine.*

Opothérapie pancréatique. — *Indications.* — Préconisée par Gilbert, Lafitte contre le diabète (action inconstante). La *pancréatine* donne des résultats dans l'hypopepsie, les dyspepsies gastro-intestinales et l'insuffisance pancréatique. Elle facilite la digestion des graisses.

Formes pharmac., doses. — *Pancréas frais* de mouton haché 3o gr. *Pancréas desséché* en tablettes ou, mieux, en capsules glutineuses. *Pancréatine* (ferment soluble extrait du pancréas de porc) 5o centigr. à 1 gr. en poudre, en cachets ou en pilules glutineuses.

Opothérapie pituitaire. — *Indications.* — Opposée d'abord à l'acromégalie (De Cyon). Expérimentée par L. Rénon et A. Delille, à titre d'agent hypertenseur et diurétique, dans les myocardites toxi-infectieuses (fièvre typhoïde, diphthérie, pneumonie, tuberculose, grippe).

Formes pharmac., doses. — Extrait total 5 centigr.

Opothérapie placentaire. — On a proposé de donner du placenta de vache desséché et pulvérisé (en cachets) comme lactagogue pour favoriser la montée de lait. Cette pratique est basée sur l'habitude commune à beaucoup de femelles d'animaux d'ingérer le délivre aussitôt après la délivrance, ce qui activerait l'établissement de la lactation (?)

Opothérapie pulmonaire. — *Indications.* — Préconisée, à titre antitoxique, contre l'ostéopathie hypertrophiante pneumique. Opposée aussi à certaines infections broncho-pulmonaires.

Formes pharmac., doses. — *Poudre* 5o centigr. à 4 gr. *Extrait glycériné* 1 à 3 c. c. en injections hypodermiques.

Opothérapie rénale. — Ce sont, en général, les *rognons de porc* qui servent à appliquer l'*opothérapie rénale* selon la technique indiquée par J. Renaut (de Lyon). Ayant décortiqué, haché menu et lavé à l'eau distillée 1, 2 ou 3 rognons, on broie et on pulpe, au mortier, ce hachis, dans 450 gr. d'eau salée à 7 p. 1000, puis, après avoir laissé reposer 4 heures cette bouillie dans un endroit frais, on décante, ce qui donne environ 400 gr. d'une sorte de lavure de chair que le malade consomme en 24 heures, en 4 prises, bues dans une tasse opaque et additionnées ou non, chacune, d'une cuillerée de bouillon concentré ou de julienne tiède. Au bout de 10 jours, il est bon de suspendre le traitement 4 ou 5 jours, sous peine de

voir apparaître quelques petits accidents : prurit, urticaire, miliaire, crises sudorales. Renaut tient la médication pour très efficace contre toute insuffisance rénale. Elle réveille et entretient la diurèse, réduit et dissipe l'albuminurie, à titre définitif, si les épithéliums sont réparables ; elle abaisse la tension artérielle et efface le bruit de galop. Page et Dardelin l'ont, dans 18 cas, expérimentée avec le même succès. François Vialard lui doit la guérison d'une néphrite datant de 5 ans. Choupin préconise également la macération de porc contre l'*urémie rebelle*, mais en modifiant quelque peu la technique de Renaut. Il donne, 10 jours sur 15, 2 rognons par jour ; non rincée, la macération de rein n'est pas décantée, mais passée et additionnée de sirop de limons. La médication semble posséder des *propriétés antitoxiques* de premier ordre, car, même en l'absence de diurèse et malgré la persistance de l'albuminurie, l'état général s'améliore constamment. Elle offre, par contre, quelques inconvénients déjà signalés (phases d'embarras gastrique, sueurs profuses, urticaire) qui tous, il est vrai, cèdent à une suspension de quelques jours. L'opothérapie rénale est associée au *régime lacté* ou *lacto-végétarien*. Il est bon, pour prévenir la répugnance des malades, de prescrire en latin *maceratio renalia porci* (Page et Dardelin). La nécessité absolue de préparer chaque matin la macération du jour, rend, malheureusement, la méthode assez peu maniable en pratique.

Opothérapie splénique. — *Indications.* — Paludisme chronique. Anémie splénique.

Formes pharmac., doses. — *Poudre sèche* 25 à 75 centigr. en tablettes ou en capsules dosées à 25 centigr.

Opothérapie surrénale. — *Indications.* — Syndrome d'Addison. Effets toni-cardiaques et vaso-constricteurs, les derniers demandés surtout à l'*adrénaline* (v. c. m.), principe actif isolé par Takamine et Aldrich. La médication, non inoffensive, provoque souvent des vertiges, des vomissements, du tremblement (cas de mort).

Formes pharmac., doses. — *Capsules surrénales fraîches* de mouton 1/2 à une capsule (soit 2 gr. 50 à 3 gr.). *Capsules en poudre* 40 à 60 centigr. en tablettes ou capsules. *Extrait glycériné* 2 c. c. en injections hypodermiques (Voir ADDISON [MALADIE D']). Comme il s'agit d'un agent très actif, toxique même, on doit procéder avec grande prudence.

Opothérapie testiculaire. — *Indications.* — Préconisée par Brown-Séquard contre la sénilité, la neurasthénie, l'impuissance, et depuis, contre le tabes, la tuberculose, l'insuffisance testiculaire (état eunuchoïde). La médication provoque parfois de l'éréthisme nerveux chez les neurasthéniques et les ataxiques.

Formes pharmac., doses. — *Glande fraîche* (de taureau ou de bélier) 50 centigr. à 1 gr. *Poudre en tablettes* (de 30 centigr.) 5 à 10 par jour.

Opothérapie thymique. — *Indications.* — Proposée contre la chlorose (Blondel) et contre le goître exophthalmique.

Formes pharmac., doses. — *Thymus frais* de mouton 10 à 15 gr. *Tablettes de poudre sèche* (à 5 centigr.) 12 à 15 par jour.

Opothérapie thyroïdienne. — Voir MYXŒDÈME, GOITRE EXOPHTALMIQUE.

Or (Bromure d'). — *Caract. phys. et chim.* — Masses brunâtres, déliquescentes, très solubles dans l'eau, l'alcool et l'éther (Incompatible avec les alcaloïdes, les sels ferreux, les matières organiques).

Prop. et empl. thérap. — Préconisé contre l'épilepsie, la syphilis, le cancer gastrique, aux doses de 3 milligr. à 1 centigr., en solution (5 centigr. p. 300 d'eau distillée très pure).

Or (Chlorure d'). — *Caract. phys. et chim.* — Masses jaune foncé, très solubles dans l'eau, l'alcool et l'éther (réduit par les matières organiques, incompatible avec les alcalis, les acides, les sucs végétaux, les sels ferreux et, en général, tous les agents réducteurs).

Prop. et empl. thérap. — Antiseptique et caustique sclérosant. Opposé (à l'intérieur) à la syphilis, au tabes, aux myélites. — *Usage int. :* 5 à 15 milligr. en solution aqueuse ou éthérée, en pilules. — *Usage ext. :* en pommade ou en injections interstitielles (5 milligr. en solution à 1 p. 50 dans les ganglions tuberculeux non suppurés).

Or (Chlorure d') et d'ammonium. — *Caract. phys. et chim.* — Prismes jaunes, très solubles dans l'eau.

Prop. et empl. thérap. — 5 milligr. à 1 centigr., en granules, contre la dysménorrhée.

Or (Chlorure d') et de sodium. — *Caract. phys. et chim.* — Comme le précédent.

Prop. et empl. thérap. — 5 milligr. à 1 centigr. en pilules contre la syphilis.

Or (Cyanure d'). — *Caract. phys. et chim.* — Masses brunâtres, très solubles.

Prop. et empl. thérap. — 5 milligr. à 1 centigr., par voie hypodermique, contre l'atrophie papillaire des ataxiques.

Oranger amer (*Bigaradier*). — *Citrus Bigaradia* (Aurantiacées). — Le zeste des fruits, tonique-amer et aromatique, sert à la préparation d'une *essence* (V à X gouttes), d'un *sirop* (20 à 30 gr.) et d'une *teinture*. Le sirop et la teinture sont des excipients usuels, utiles pour masquer la saveur de beaucoup de médicaments.

Oranger doux. — *Citrus Aurantium* (Aurantiacées). On utilise les fleurs, les feuilles et les fruits. Les *fleurs*, contenant une huile volatile (*essence de néroli*, II à V gouttes), donnent, distillées avec de l'eau, l'*eau de fleurs d'oranger*, et servent à préparer le *sirop de fleurs d'oranger*, tous deux très usités comme excipients. Les *feuilles*, en infusion (20 p. 1000) sont d'un emploi populaire, comme antispasmodique, antigastralgique, hypnagogue, mais provoquent, par un usage un peu prolongé, de l'excitation et même des spasmes, bien qu'à un degré moindre que l'eau distillée de fleurs et, surtout, l'essence. Le *fruit*, bien accepté par les malades, sert à faire une boisson rafraîchissante agréable, l'*orangeade*, riche en acide citrique.

Orchite. — Le traitement de l'*orchite* ou, plus justement, de l'*épididymite blennorrhagique*, forme la plus commune, fera surtout l'objet de cet article. Les orchites d'autres origines réclament, du reste, un traitement presque identique.

Le *traitement classique* consiste dans le *repos au lit*, les bourses soutenues par une feuille de carton fort, échancrée, dont les côtés prennent appui sur le devant des cuisses; au cataplasme on substitue avec avantage soit des *compresses de gaze imbibées d'une solution de salicylate de soude à* 10 p. 1000, soit des onctions avec une *pommade au gaïacol cristallisé* (à 5 ou 10 p. 100) ou au *salicylate de méthyle* (à 5 ou 10 p. 100). On y joindra les *grands bains tièdes* d'une heure, répétés tous les jours, puis tous les 2 jours, ou les *bains de siège très chauds* (à 40° ou 45°) plusieurs fois par jour, quand la douleur est devenue tolérable.

La réfrigération des bourses par l'application de *sachets de glace* (séparés de la peau par plusieurs doubles de linge fin) préconisée par Diday, est un bon procédé analgésique (sauf chez certains sujets nerveux). Si les douleurs sont exaspérées par un épanchement sous pression dans la vaginale, la *ponction aseptique* (au milieu du bord antérieur du testicule et un peu en dehors) de cette séreuse, avec une seringue de Debove, amène un soulagement immédiat. Ce traitement, ainsi institué, le plus sûr, s'impose dans les cas intenses, associé à la suspension de toute intervention contre l'uréthrite (balsamiques, injections, lavages, instillations) et à l'usage de quelques sédatifs internes : *salicylate de soude* (4 à 6 gr.), *salophène* (2 à 4 gr.), *phénacétine* (1 à 2 gr.), *teinture d'anémone pulsatile* (XV à XL gouttes), malgré leur efficacité discutable. On y joint une alimentation légère (lait, œufs, légumes, sauf les asperges) et l'abstention de boissons fermentées ou excitantes.

En cas d'*orchite légère* ou *moyenne*, le traitement indiqué par Du Castel permet souvent au malade de se lever et de vaquer à ses occupations. Il consiste : 1° en une *solide immobilisation du testicule avec légère compression*, obtenues au moyen d'un spica de bandes de toile; 2° en *stypages de l'épididyme* répétés tous les 2 jours. L'immobilisation peut encore être demandée au *suspensoir ouato-caoutchouté* du Dr Horand de Lyon. Pour le *stypage*, on utilise des tampons d'ouate entourés de bourre de soie qui fixent pour longtemps le chlorure de méthyle qu'on y pulvérise; avec l'un d'eux, on touche successivement, en y appuyant 3 ou 4 secondes, les divers points de l'épididyme et du cordon atteints. On peut également, à l'aide d'un pinceau de blaireau, badigeonner vivement le scrotum et le canal inguinal, du côté malade, avec du *chlorure de méthyle recueilli liquide* dans le *thermo-isolateur de d'Arsonval*. Quand le malade ne souffre plus, on lui fait porter, encore quelque temps, un suspensoir bien ouaté, ou même, on installe sur les bourses un appareil compressif fait de *bandelettes d'emplâtre à l'oxyde de zinc*. Aucun procédé efficace ne permet de hâter la régression des noyaux inflammatoires, et surtout d'éviter l'*atrophie testiculaire* (notamment après l'*orchite ourlienne*). On a conseillé : l'application de très faibles *courants galvaniques* (un pôle sur le cordon, l'autre sur le scrotum, séances de 20 à 30 min.), ou de *cataplasmes de fécule froids*, la nuit (G. Lyon); l'*iodure de potassium*, à l'intérieur; les cures aux *eaux chlorurées sodiques*. En tout cas, la convalescence sera hâtée par les agents toniques (*aération*, *arsenic*, *huile de foie de morue*) indispensables pour prévenir la *tuberculisation secondaire* possible de l'*épididyme*.

Ordonnance. — Voir Art de formuler.

Oreillons. — Habituellement les *oreillons* sont assez bénins pour n'exiger que des soins rudimentaires. Le *repos au lit*, assez prolongé, tend surtout à prévenir l'éclosion de l'*orchite*, quelquefois tardive (15e ou 20e jour). L'infection étant souvent d'origine buccale, et sujette à se compliquer de stomatite ou d'angine, il convient de faire, plusieurs fois par jour, baigner la bouche et la gorge avec une solution antiseptique (eau chaude additionnée de *phénosalyl* ou de *perborate de soude*). A la *congestion*, à la *douleur* on opposera : localement, l'enveloppement ouaté, le *salicylate de méthyle*, le *stypage*; à l'intérieur, le *salicylate de soude* ou l'*aspirine*. Les *symptômes généraux*, s'ils se montrent, seront traités par les moyens appropriés : l'*embarras gastrique* par les purgatifs, notamment par le *calomel*, à dose convenable pour éviter la stomatite; l'*hyperthermie* et le *délire* (dans les formes typhoïdes ou méningitiques), par la *balnéation tiède* ou *froide*. On traitera aussi les complications; le *rhumatisme* par le *salicylate* ou l'*antipyrine*, l'*albuminurie* par le *régime lacté*. Exceptionnelle la *suppuration parotidienne* est justiciable d'une *incision* qui cependant ne sera pratiquée qu'après sérieux examen en raison de la fréquence des *tuméfactions pseudo-phlegmoneuses* d'origine ourlienne. L'*orchite* (v. c. m.) réclame les mêmes soins que l'*épididymite blennorrhagique*; sa gravité tient surtout à la fréquence de l'*atrophie consécutive du testicule*. Pour Martin, l'évolution de l'orchite serait abrégée et l'atrophie prévenue par l'usage de la *pilocarpine* (1 centigr. tous les 2 jours en injections hypodermiques). On a encore conseillé, dans le même but, aussitôt les accidents aigus apaisés, les *pointes de feu*, la *galvanisation faible du testicule* (Voir ORCHITE), les *douches périnéales*, les *bains sulfureux*, et, à l'intérieur, la *noix vomique*, le *sulfate de strychnine.*

La *contagiosité* des oreillons impose un *isolement* de 15 à 20 jours quoique cette mesure soit trop souvent illusoire, le contage offrant en général son maximum de virulence pendant l'incubation, alors que le diagnostic est impossible. Il est également prudent de prescrire un *bain antiseptique* au terme de la maladie et de faire désinfecter les vêtements.

Orexine (Chlorhydrate d') (*Chlorhydrate de phényldihydroquinazoline*). — *Caract. phys. et chim.* — Dérivé de la quinoléine. Cristaux blancs, de saveur amère et brûlante, solubles.

Prop. et empl. thérap. — Stimulant de l'appétit (souvent très mal toléré) chez les tuberculeux, les anémiques et les convalescents (Penzoldt); 10 à 15 centigr. deux heures avant le repas, en pilules ou cachets, avec une tasse de bouillon (action irritante).

Orexine (Tannate d'). — *Caract.*

phys. et chim. — Poudre jaune, inodore, de saveur crayeuse, insoluble dans l'eau, soluble dans les acides dilués.

Prop. et empl. thérap. — Stimulant de l'appétit, comme le précédent, mais moins irritant pour l'estomac. Mêmes indications : 30 à 50 centigr. en cachets, paquets (dans du lait ou de l'eau sucrée), ou tablettes chocolatées.

Orezza. — Village de la Corse, arrondissement de Corte, dépendant de la commune de Rapaggio, à 50 km de Bastia, sur la rive droite du Fiumalto. Altitude 603 m. Eaux froides (11°), carboniques fortes, ferrugineuses, bicarbonatées-calciques, et contenant, en outre, des traces de manganèse, de lithium, de cobalt, d'arsenic, de fluor. Utilisée exclusivement sous forme de boisson. La plus agréable et la plus facilement digestible de toutes les eaux ferrugineuses fortes; très active et d'un emploi qui doit être surveillé.

Principales indications. — Tous les états pathologiques dépendant d'une altération dans la composition du sang (notamment : chlorose, convalescence des maladies graves, suites des grands traumatismes), engorgements hépatiques et spléniques consécutifs aux intoxications.

Orge. — *Hordeum vulgare* (Graminées). On emploie les semences à la confection de tisanes rafraîchissantes et nourrissantes. On distingue : l'*orge mondée* (privé de son péricarpe), l'*orge perlée* (graines réduites à leur endosperme amylacé) et l'*orge germée* ou malt. La farine d'orge renferme pour 100 : 12 à 14 de matières albuminoïdes, 65 à 75 de matières amylacées et 2 à 3 de graisses.

Prop. et empl. thérap. — La *décoction d'orge mondée* (20 p. 1000), sucrée ou non avec du miel (60 gr.), convient, comme boisson nutritive, à beaucoup de fébricitants, notamment aux malades atteints d'angine. Elle est encore utile pour remplacer momentanément le lait, chez les jeunes enfants, en cas de gastro-entérite. La *décoction d'orge germée*, riche en ferments, est encore plus assimilable. On prescrit aussi la *poudre de malt sec*, 2 à

4 gr. (en cachets ou délayée dans de l'eau) chez les dyspeptiques (Voir MAL-TINE).

Origan. — *Origanum vulgare* (La-biées). Les sommités fleuries, renfermant une essence stupéfiante, sont utilisées, en décoction (20 p. 1000), comme tisane.

Orme. — *Ulmus campestris* (Ulma-cées). Le liber, improprement appelé écorce, et les rameaux, contenant un mucilage, étaient employés jadis en *décoction* (20 p. 1000), soit comme tisane émolliente, soit comme topique en der-mothérapie. On prépare aussi un *sirop*.

Orphol. — Voir NAPHTOLATE DE BIS-MUTH.

Orthoforme (*Éther méthylique de l'acide paraamidométaoxybenzoïque*). — *Caract. phys. et chim.* — Poudre blanc-jaunâtre, cristalline, inodore, insipide, soluble dans 200 p. d'eau chaude (à peine soluble à froid), dans 20 p. de glycérine chaude, dans 5 p. d'alcool à 95°; insoluble dans le chloroforme et l'huile; se dissout dans les solutions alcalines et les liquides organiques (sa-live, suc gastrique, sérum). Forme, avec les acides, des sels solubles mais irri-tants.

Effets physiol. et tox. — Absorbé ra-pidement mais en petites proportions, à cause de sa faible solubilité; éliminé aussi vite par l'urine à l'état de produits diamido-phénoliques. *Localement*, irrite légèrement les tissus délicats (cornée, conjonctive), mais agit comme analgé-sique sur les extrémités nerveuses mises en contact direct avec lui (sans effet anesthésique sur le tégument intact); l'anesthésie dure quelques heures (24 au plus). L'action irritante locale peut se traduire par de la dermite ou même du sphacèle (rare). *Absorbé*, l'orthoforme, bien que peu toxique, peut provoquer quelques accidents : érythèmes avec fièvre, nausées, vomissements (surtout après ingestion). Expérimentalement, s'est montré dépresseur du système ner-veux (torpeur, collapsus) et de la circu-lation (tachycardie, atonie cardiaque, hypotension) (Soulier et Guinard).

Prop. thérap., indicat. — Utilisé sur-tout comme analgésique local. Excellent topique des plaies douloureuses exté-rieures et des cavités naturelles. Con-vient, en particulier, au pansement des ulcérations cancéreuses (seul ou associé à l'acide arsénieux comme caustique des-tructeur) ou tuberculeuses (du pharynx, du larynx), des stomatites et des amyg-dalites ulcéreuses, des crevasses et ger-çures du sein, des brûlures (quand l'épi-derme est détruit), des plaies opératoires douloureuses, de la fissure anale, des rhinites ulcéreuses, etc. Utilisé encore par les dentistes pour détruire sans dou-leur la pulpe dentaire avec l'acide arsé-nieux. A peu près inusité à l'intérieur; peut pourtant soulager la gastralgie de l'ulcère ou du cancer de l'estomac.

Formes pharmac., doses. — *Usage int. :* 50 centigr. à 1 gr. en cachets. (La voie gastrique est à déconseiller, car l'ortho-forme, en altérant les sécrétions, trouble la digestibilité des aliments). — *Usage ext. :* se servir seulement de la poudre, en insufflation, de la solution alcoolique (l'alcool s'évapore après l'application) ou de la solution aqueuse saturée. Les pommades et les liniments (source habi-tuelle des accidents locaux) sont à re-jeter.

Incompatib. — L'orthoforme étant un agent énergiquement réducteur, éviter de l'associer à d'autres médicaments, notamment au nitrate d'argent (mise en liberté d'acide nitrique).

Mixture :

Acide arsénieux.	} āā 1 gr.
Orthoforme	
Alcool à 95°. . . .	} āā 40 à 75 gr.
Eau distillée . . .	

Pour appliquer sur l'épithélioma cutané.

Poudre :

Orthoforme.	4 gr.
Lactose porphyrisé . .	2 —
Chlorhydr. de cocaïne.	50 centigr.

Pour insufflations (laryngite tubercu-leuse).

Orthophonie. — Voir BÉGAIEMENT.

Ortie blanche. — *Lamium album* (Labiées). Les fleurs sont employées en infusion (10 p. 1000) comme diurétique.

Oseille. *Rumex Acetosa* (Polygona-cées). — *Prop. et empl. thérap.* — La thérapeutique utilise la plante fraîche en infusion rafraîchissante (10 p. 1000) et la racine comme diurétique (infusion 10 p. 1000); la plante entrait aussi dans la formule du *bouillon aux herbes*.

En bromatologie, l'oseille constitue un légume herbacé peu nutritif, mais laxatif. Sa richesse en acide oxalique doit le faire interdire aux dyspeptiques et aux uricémiques (goutteux ou grave-leux).

Ostéomalacie. — Quelle que soit sa pathogénie, cette affection consiste en déformations osseuses et en fractures multiples facilitées par une décalcifica-tion et un ramollissement corrélatif du squelette coïncidant avec une élévation très considérable du taux des phosphates urinaires. Infiniment plus fréquente chez la femme que chez l'homme elle est favorisée par les grossesses répétées, la lactation, la misère et la privation de viande. Il importe donc d'abord de placer ces malades dans de *bonnes con-ditions d'aération* (climat chaud et sec), d'*alimentation* (viande, pain, légumes secs riches en phosphates) et d'*hygiène* (logement salubre, repos, frictions, bains salés). Robin et Binet conseillent de faire une large place au *riz*, au *maca-roni* et aux *purées farineuses*. L'usage des préparations phosphatées : *phosphate tribasique de chaux* (25 centigr. à 1 gr.) associé à la *maltine* (Robin et Binet), *glycéro-phosphates de chaux* (mêmes doses) et *de soude* (20 centigr. en piqûres), *hy-pophosphite de soude*, *poudre d'os* associée au *fluorure de calcium* (Robin et Binet) est en même temps logique. En ce genre la préparation la plus vantée est l'*huile de foie de morue phosphorée* (15 milligr. de phosphore p. 100) donnée à la dose de une à 4 cuillerées à café par jour et qui a fourni quelques succès à Sternberg, Kassovitz et Kosminski. Mais cette mé-dication, devant être poursuivie des mois et même des années, n'est pas inoffen-sive et exige une surveillance constante. Il importe, en outre, chez ces malades, d'activer les fonctions assimilatrices par tous les moyens adjuvants ; *jaborandi*

(une heure après le repas) pour exciter la sécrétion pancréatique; *boldo* ou *ben-zoate de soude* (2 heures après le repas) pour stimuler la sécrétion biliaire (Ro-bin et Binet). Les *inhalations d'oxygène*, les *bains d'air comprimé*, la *thyroïdine* concourront, en même temps, à activer l'oxydation des matières ternaires, les *ferrugineux* et la *quinine* à accroître celle des matières azotées. Malheureusement, le traitement médical le mieux conduit aboutit trop souvent à un échec plus ou moins complet et la possibilité de ré-missions ou d'améliorations spontanées rend sceptique à l'égard de bien des succès soi-disant thérapeutiques. Ces constatations justifient, chez la femme, l'emploi de la *castration ovarienne* inter-vention suivie, non constamment mais souvent, d'un arrêt dans l'évolution de la maladie (Fehling, Winkel, Orth-mann, etc.), peut être entretenue par un *trouble de la sécrétion interne de l'ovaire*, hypothèse que corroborent encore les succès obtenus par Sénator avec l'*opo-thérapie ovarienne* (J. Renault). L'ostéo-malacie a été également attribuée à l'in-suffisance thyroïdienne et traitée par l'*opothérapie thyroïdienne*. Plus récem-ment, Bossi (de Gênes), Puppel, Tan-turri, mettant en cause l'insuffisance des capsules surrénales, ont expérimenté, dans plusieurs cas, les effets des injec-tions hypodermiques d'*adrénaline* (solu-tion à 1 p. 1000, un demi c. c., ou solu-tion à 1 p. 5000) qui leur ont fourni quelques succès positifs, mais aussi, des échecs et des accidents d'intolérance.

Ostéopathie hypertrophiante pneumique. — Créé par P. Marie, ce terme désigne des déformations tro-phiques des extrémités osseuses des doigts, parfois de la clavicule et des côtes, liées soit à des *suppurations chro-niques pleuro-pulmonaires* ou *bronchiques*, soit, plus rarement, à la *syphilis* ou à la *pyélo-néphrite*. Le trouble trophique est attribué à des toxines élaborées dans les foyers suppurés (P. Marie). La première indication, pour enrayer les progrès de la maladie, est donc de tarir la source des toxines en guérissant le foyer infec-tieux originel, pleural, pulmonaire ou rénal. Si la syphilis est en cause c'est au traitement spécifique qu'il faut recourir. En outre, Demons et Binaud, Arnozan ont opposé, avec quelque succès, à l'ostéopathie, l'*opothérapie pulmonaire*, sous forme de *macération de poumon de mouton* (par voie hypodermique).

Ovules. — Topiques de forme et du volume d'un œuf de pigeon, généralement en glycérine solidifiée par addition de gélatine (v. c. m.) et destinés à être introduits, comme les tampons, au fond du vagin, pour agir sur le col utérin. On les utilise purs, ou on leur incorpore divers agents antiseptiques, analgésiques ou astringents, solubles ou non dans la glycérine.

Oxalate de cérium. — Voir CÉRIUM.

Oxalate de fer. — Voir FER.

Oxalurie. — Voir DIABÈTE OXALURIQUE.

Oxydes, Peroxydes, Sesquioxydes. — Voir LES BASES.

Oxygénatée (Eau). — Voir EAU.

Oxygène. — *Caract. phys. et chim.* — Gaz incolore, inodore, insipide, liquéfiable, soluble dans l'eau (28 c. c. par litre d'eau à 20°), un peu plus soluble dans l'alcool; très répandu dans l'organisme (libre dans les voies aériennes, dissous dans le plasma, combiné dans les globules rouges à l'état d'oxyhémoglobine) où son action oxydante sur les tissus produit de la chaleur et de la force.

Effets physiol. et tox. — Arrivé dans les alvéoles pulmonaires, l'oxygène est absorbé en petite quantité par le sérum (par dissolution), en majeure partie par les hématies (par fixation). Cette absorption varie peu avec la tension de l'oxygène et sa proportion dans l'air atmosphérique. L'oxygénation ne commence à être troublée qu'avec de très fortes dépressions. Inversement, l'hémoglobine n'absorberait pas sensiblement plus d'oxygène dans un milieu saturé de ce gaz que dans l'air pur. L'inhalation d'oxygène pur dégagé d'un réservoir de caoutchouc ne provoque nul phénomène notable. La respiration dans une atmosphère d'oxygène pur détermine rapidement du vertige ébrieux, puis un ralentissement sensible de la respiration et du pouls, ainsi que la faculté de suspendre longtemps sa respiration (Gubler). Les chiens enfermés dans l'oxygène comprimé (à 5 ou 6 atm.) présentent des crises de convulsions alternativement toniques et cloniques et succombent quand le taux de l'oxygène du sang atteint 35 p. 100. La suroxygénation entraîne une réduction des oxydations, de la teneur du sang en acide carbonique, de la production de l'urée, et, en outre, de l'hypothermie (P. Bert).

Chez l'homme, les effets de l'oxygénation sur le sang (hyperglobulie), le pouls (accéléré ou ralenti), la température (élevée ou abaissée), la nutrition (activée ou ralentie), la respiration (un peu ralentie), sont encore discutés et contradictoires. Elle semble, en certains cas, exciter l'appétit.

Prop. thérap., indic. — Couramment opposées aux accidents asphyxiques, les inhalations d'oxygène ne semblent guère capables de remédier à un trouble résultant, non du manque de ce gaz dans l'air ambiant, mais de l'inaptitude de l'organisme à l'absorber. Leur rôle paraît donc, dans la plupart de ces cas, surtout moral. Chez les noyés et les pendus, l'oxygène doit céder le pas à la respiration artificielle et aux tractions rythmées de la langue. Cependant, chez les malades atteints de pneumonie, de bronchopneumonie, chez les tuberculeux, les inhalations d'oxygène calment manifestement la dyspnée. Leur emploi par les aéronautes, les mineurs, les ascensionnistes, est encore plus légitime (contre la raréfaction de l'air). On les utilise aussi contre la dyspnée des cardiaques, des asthmatiques, des urémiques, des intoxiqués par l'oxyde de carbone et autres gaz (efficacité douteuse) et chez les enfants nés avant terme. L'action de l'oxygène sur les fonctions gastriques est mise à profit contre les vomissements incoercibles, le mal de mer, l'anorexie des chlorotiques. Son action sur la nutrition (discutée) est utilisée contre le diabète, l'albuminurie, l'obésité, pour activer les combustions (?). Son emploi dans la fièvre typhoïde (avec cyanose) activerait la diurèse et la production de l'urée (A. Robin). *Localement*, l'oxygène a été préconisé, à titre antiseptique, dans le traitement des furoncles (en injections interstitielles, avec une aiguille de Pravaz, dans et autour de la tumeur, Thiriar), des fistules péri-anales, des métrites (en insufflations intra-utérines), de l'érysipèle (projection sur les surfaces malades), de la pleurésie, de l'ascite (en injections).

Formes pharmac., doses. — Les inhalations se pratiquent avec des ballons de caoutchouc gonflés d'oxygène s'en échappant par un tube muni d'un robinet. Le gaz est respiré soit directement à sa sortie du ballon (on place l'orifice du tube à proximité des narines ou de la bouche ouverte du malade), soit après avoir barboté dans un flacon laveur (le malade aspire le gaz par le tube muni d'un embout tenu entre les lèvres). L'oxygène est inhalé pur ou chargé de substances médicamenteuses (menthol, créosote, gaïacol ou eucalyptol). Les doses sont très variables selon les cas (30 à 60 litres par jour ou par séance).

Pour pouvoir être injecté, l'oxygène doit être comprimé dans de petites bonbonnes munies d'un tube terminé par une aiguille ou une sonde *ad hoc*.

Oxygénée (Eau). — Voir EAU.

Oxymel scillitique. — Voir SCILLE.

Oxymellites. — Sirop dont le sucre est remplacé par du miel et dont la partie active est en dissolution dans du vinaigre. Comme les mellites, ces préparations sont très altérables (Voir MIEL).

Oxyures vermiculaires. — L'habitat presque uniquement rectal de ces vers en permet, en général, la destruction à l'aide de *lavements* ou de *suppositoires*. Les *lavements d'eau salée* (20 gr. p. 100), *d'eau glycérinée* (āā), *d'huile mentholée* (25 centigr. pour huile 50 gr.), de *décoctions d'espèces vermifuges (absinthe, tanaisie, camomille, semen-contra* (āā 8 gr. pour eau 120) suffisent habituellement. L'usage des *suppositoires* à la *glycérine solidifiée*, à l'*onguent napolitain* (5 centigr.), au *calomel* (10 centigr.) est également recommandable. On combat le *brurit anal* et *vaginal* par les lotions vespérales à l'*eau boriquée* ou à la *liqueur de Van Swieten* chaudes, par les onctions avec une *pommade au calomel* (au 1/10)

ou à l'*oxyde jaune de mercure* (à 1 p. 100). L'invasion du cæcum par les parasites exige l'usage interne de la *santonine* (5 centigr.) associée au *calomel* (10 centigr. de 4 à 6 ans, (Comby) ou du *semen-contra* (5 gr., faire infuser dans eau 100 gr. et sucrer. G. Lyon).

La *prophylaxie* consiste à interdire aux enfants la consommation d'eau non filtrée, et à empêcher ceux qui sont atteints de se réinoculer en portant les doigts à la bouche après grattage.

Ozène. — L'*ozène* ou *rhinite atrophique fétide*, affection très rebelle, a suscité nombre de méthodes thérapeutiques dont les meilleures ne sont que palliatives. Si la guérison est impossible, des soins de propreté constants peuvent du moins masquer les inconvénients de la maladie (croûtes, fétidité).

I. *Soins de propreté.* — Le premier nettoyage que seul le médecin peut faire sous le contrôle du miroir, s'opère avec un stylet garni d'ouate et une pince qui détachent les croûtes doucement, sans faire saigner la muqueuse, préalablement badigeonnée avec une *solution de cocaïne au* 1/20. Applicable aux seules croûtes sèches, ce curage sera complété soit par une *irrigation* (voir plus loin), soit par une *insufflation d'acide borique* qui, en provoquant une sorte d'hydrorrée nasale, réalisera un vrai lavage de dedans en dehors (M. Boulay).

D'autres procédés sont praticables par le malade lui-même. Par exemple, il peut introduire dans chaque narine (d'abord 5 fois par jour, puis moins) et renifler (en fermant la narine opposée) gros comme le pouce de *vaseline boriquée forte* (30 p. 100) en renversant la tête en arrière pour assurer la diffusion de la pommade dans les fosses nasales. L'hypersécrétion muqueuse qui en résulte détache les croûtes que le malade expulse en se mouchant (au bout de 5 à 10 minutes seulement). Cette méthode comporte plusieurs causes d'échec : nausées dues au mauvais goût de la pommade (y ajouter du *menthol*), troubles digestifs (par ingestion de pommade), pénétration insuffisante de la vaseline dans tous les recoins de la pituitaire. Il faut alors lui préférer le *tampon de Gottstein*, tampon de coton hydrophile (long de 3 à 4 cm, haut de 2 cm, épais de 1/2 cm) imbibé d'*huile mentholée* ou *camphrée* que l'on introduit à l'aide d'une pince effilée sans mors, ou d'un stylet lisse non boutonné, pour l'appliquer sur les points où les croûtes sont le plus tenaces (d'habitude sur le cornet moyen). On le retire avec une pince, après 2 à 12 heures, ou il tombe de lui-même, couvert des croûtes en contact avec lui. Les malades apprennent vite à introduire eux-mêmes le ou les tampons, matin et soir. Si ces deux derniers procédés donnent des résultats insuffisants, on recourt aux *irrigations nasales*, soit avec une seringue ou un énéma (Voir LAVAGE DU NEZ), soit avec le *siphon de Weber*; mais pour que l'usage de cet appareil soit inoffensif, il est essentiel : 1° que le réservoir ne soit pas à plus de 40 cm au-dessus du nez (pour que la pression du liquide reste faible); 2° que pendant la pénétration du liquide, le sujet respire tranquillement par la bouche, sans parler, ni tousser, ni avaler (pour prévenir l'infection du sinus ou de l'oreille moyenne); 3° que l'écoulement du liquide soit, de temps en temps, suspendu, pour faire reposer le voile palatin qui en supporte la pression. Il est bon d'introduire l'olive du côté le plus étroit, pour favoriser le reflux du liquide par la fosse nasale la plus large. Pour ces motifs, il importe de toujours enseigner soigneusement au malade la technique de la douche de Weber. Les irrigations sont pratiquées avec de l'*eau bouillie tiède* additionnée, par litre, d'une cuillerée à café de *gros sel*, de *bicarbonate de soude*, de *borax* ou de *chlorate de potasse*. L'usage de solutions antiseptiques (*formol*, 0,5 p. 1000, *phénosalyl* ou *chloral* à 1 p. 1000, *résorcine* à 2 p. 1000) ne doit pas être laissé à la discrétion du malade. On a encore utilisé avec succès le *bleu de méthylène* (Bonnet de Massiac) en solution à 2,50 p. 1000 (3 à 2 irrigations par jour). En général les irrigations exigent le passage d'un litre de liquide au moins, quelquefois de 3 ou 4. On les répète

habituellement matin et soir, puis, après amélioration, le matin seulement. Même bien pratiquée, la douche nasale n'entraîne pas toujours toutes les croûtes. Elle est plus efficace prise soit en 2 temps, à 10 ou 15 minutes d'intervalle, soit après une pulvérisation d'*eau glycérinée* (āā) additionnée de 20 p. 100 de *bicarbonate de soude*. Un porte-coton recourbé est nécessaire pour détacher les concrétions du pharynx nasal. Les soins exigés par l'*ozène laryngo-trachéal* sont du ressort des spécialistes.

II. *Traitements modificateurs.* — Ils s'adressent aux malades que les lavages ne suffisent pas à soulager et à ceux qui peuvent suivre un traitement long et minutieux. Les applications d'agents modifitateurs, avec un porte-coton manié sous le contrôle du miroir, ne sont possibles qu'après décapage soigneux de toute la pituitaire. On emploie la *solution iodo-iodurée* à 2 p. 1000, la *glycérine iodée* au 1/40 ou l'*huile mentholée au* 1/30; M. Boulay préfère la *solution de nitrate d'argent* au 1/20 ou au 1/10 (après cocaïnisation). Ces applications sont plus actives, associées à une *friction méthodique* des parties malades ou à un *massage vibratoire* fait à la main, ou, mieux, avec un moteur électrique. D'abord quotidiennes, puis tous les 2 ou 3 jours, les séances durent une minute par fosse nasale. On a également vanté l'*électrolyse de la pituitaire* avec une aiguille de cuivre (pôle positif) enfoncée, jusqu'à l'os, dans le cornet moyen, et une aiguille d'acier (pôle négatif) appuyée à la cloison. Portés, très graduellement, à 6 ou 8 milliampères, les courants sont débités 10 à 15 minutes, 2 ou 3 fois, à 15 jours d'intervalle. Cette méthode fournit des améliorations plus ou moins franches (fétidité moindre, chute des croûtes, muqueuse hyperémiée) qui ne sont, malheureusement, que passagères.

La *photothérapie de l'ozène* par projection de lumière sur la muqueuse nasale (séances de 2 heures) destinée à provoquer, par hypersécrétion, la chute des croûtes (Ignazio Dionisio) a également ment donné quelques succès.

Enfin, plus récemment, Moure et Brindel ont amendé les symptômes de la rhinite atrophique en restituant aux fosses nasales leur calibre normal par des *injections sous-muqueuses de paraffine liquide*. La méthode fut ensuite améliorée dans sa technique par Bœckaert qui parvint à injecter de la *paraffine solide*, par Lermoyez et Mahu qui imaginèrent une seringue spéciale maniable d'une seule main. Débutant par les régions profondes, les injections faites sur les cornets, la cloison et même le plancher des fosses nasales, sont répétées tous les 8 jours, et les progrès obtenus permettent, peu à peu, d'espacer, ou même de supprimer les lavages.

III. *Traitement général.* — Sans pouvoir dispenser du traitement local, il lui vient utilement en aide. Suivant l'état constitutionnel du sujet on préférera : l'*huile de foie de morue*, le *sirop iodo-tannique* (lymphatisme) ou les *ferrugineux*, l'*hydrothérapie* (anémie), les cures thermales aux *eaux sulfureuses*, *salines* ou *arsenicales*, les *cures d'air* dans la montagne ou à la mer.

IV. *Prophylaxie.* — La cure précoce et suivie de tout coryza purulent subaigu ou chronique, est probablement le meilleur préventif de la rhinite atrophique (M. Boulay).

Ozone. — On a préconisé les inhalations d'*air oʒonisé* dans le traitement de la coqueluche et de la tuberculose pulmonaire.

P

Pachyméningite cervicale hypertrophique. — La lésion en question reconnaît 3 causes principales : la *syphilis*, la *tuberculose* et la *syringomyélie*. Quand la *syphilis* est avérée ou seulement soupçonnée, on ne doit pas hésiter à instituer un *traitement spécifique intensif* (injections de sels mercuriels solubles et iodure à haute dose), qui, s'il intervient à temps, peut être très salutaire. Dans les autres formes (*tuberculose, syringomyélie*) on en est réduit à la *médication symptomatique* comportant : l'application répétée, sur la colonne cervicale, de *pointes de feu*, de *vésicatoires*; l'usage interne des *iodures*, du *salicylate de soude*, de l'*aspirine*, des analgésiques (*phénacétine, acétanilide, morphine*); les *bains chauds*. A la phase paralytique et amyotrophique, le *massage* et l'*électrothérapie* trouveront leur emploi.

Pagliari (Eau hémostatique de). — Solution astringente et hémostatique ainsi formulée :

Benjoin. . . . .   50 gr.
Alun de potasse. . . . .   100 —
Eau. . . . .   1000 —

Utilisée comme topique, soit pure, soit étendue d'eau; en lavements contre les hémorrhoïdes saignantes (30 gr. pour 250 gr. d'eau).

Pain. — Le pain de froment renferme, en moyenne, pour 100 : 8 gr. d'albuminoïdes, 55 gr. de matières amylacées, 80 centigr. de graisses et 1 gr. de substances minérales. Pour le préparer, on soumet à la chaleur du four une pâte obtenue par pétrissage de la farine avec de l'eau, puis additionnée de levure de bière. La pâte lève grâce à la fermentation et aussi à la chaleur qui dilate les gaz résultant de celle-ci, d'où formation, dans son sein, de vacuoles plus ou moins larges. La surface, subissant une température de 250 à 300° qui la déshydrate, tout en coagulant l'albumine, changeant l'amidon en dextrine et même en sucre partiellement caramélisé, passe à l'état de croûte. L'intérieur de la masse, au contraire, dont la température ne dépasse pas 80° à 100°, présente des modifications bien moindres. Cependant, cette chaleur suffit à faire éclater les grains d'amidon, à les transformer en empois, plus assimilable, et même à y engendrer des quantités minimes de dextrine et de sucre. La croûte et la mie offrent donc des différences assez tranchées. Un bon pain doit être bien levé, léger et sonore, donner, au moins, 22 p. 100 d'une croûte dorée et cassante, bien adhérente à la mie. Celle-ci, de couleur blanc-jaunâtre très clair, un peu translucide, d'une odeur douce de froment, doit être creusée de larges cavités, ne pas se coller à elle-même quand on la comprime, mais reprendre peu à peu son volume primitif. Le pain de bonne qualité trempé dans un liquide doit en absorber beaucoup sans s'y délayer. Pour ne pas être indigeste, le pain ne doit être ni trop frais (ni surtout chaud), ni insuffisamment cuit, ni trop blanc, ni complet. Moins le pain est cuit, plus il est difficile à digérer. Le pain trop blanc est fabriqué avec des farines dont le blutage est poussé trop loin; tels sont les pains dits de *fantaisie* dont le goût est plus flatteur, mais qui, plus pauvres en gluten et en phosphore, sont moins nutritifs. Le *pain complet* ou *pain de Graham*, contenant encore une partie de son, est peu assimilable et n'est à conseiller qu'à titre laxatif, son résidu non digéré pouvant exciter les contractions intestinales. En résumé, les dyspeptiques ne devraient consommer que du pain rassis (cuit depuis 12 à 15 heures), bien cuit et fait de farines moyennement blutées. Pour en assurer la cuisson suffisante, ils le préféreront même grillé (en tranches épaisses de 1 cm). Comme la croûte, le pain grillé exige une mastication plus laborieuse, ce qui en limite avantageusement la consommation. L'industrie produit actuellement des *pains sans mie*, des *biscottes* et des *breakfasts* dont l'usage est également recommandable. Il importe encore de fixer la ration quotidienne de pain, surtout en France, où celui-ci tient une place importante dans l'alimentation. A vrai dire, dans toute dyspepsie, il sera avantageux d'en réduire la consommation au minimum. On n'en tolérera donc que 150 à 200 gr. par jour (50 gr. par repas) représentant 350 à 520 calories (Soupault). Il convient d'interdire tout spécialement les pains dits croissants, particulièrement indi-

gestes. Suivant Hayem, le pain favoriserait la sécrétion chlorhydrique et serait surtout nuisible aux hyperpeptiques qui devront n'en consommer que très modérément.

(Pour plus de détails, voir : G. Pouchet, *Encyclopédie d'hygiène et de médecine publique*, t. II, livre 2, p. 239).

Pain complet. — On appelle ainsi le pain fabriqué avec la farine non séparée du son. Ce pain dont on a vanté, à une certaine époque, les vertus nutritives, est d'une digestion laborieuse et laisse d'abondants résidus intestinaux, ce qui le rend légèrement laxatif. Ce n'est qu'à ce titre qu'il peut être préconisé chez les constipés sans tare gastrique.

Pain déchloruré. — Le pain que fournissent les boulangers contenant toujours une assez forte proportion de chlorure de sodium, les malades que l'on désire soumettre à la déchloruration (v. c. m.) devront soit remplacer le pain par des pommes de terre (cuites à l'étuvée), soit ne consommer que du pain préparé spécialement pour eux, dit *pain déchloruré*, ne contenant environ que 1 gr. de sel par kilogramme.

Pain de grissini. — On appelle *grissini* de petits pains de la grosseur du doigt, presque entièrement en croûte, de consommation courante en Italie et dont l'usage, en raison de leur plus grande digestibilité, est très recommandable aux dyspeptiques.

Pain de gluten. — Recommandé par Bouchardat, pour remplacer le pain ordinaire dans le régime des diabétiques, ce pain doit être préparé avec 80 p. de gluten pour 20 p. de farine et Q. S. de levure; mais le gluten employé à sa fabrication renferme toujours de fortes quantités d'amidon; aussi, ses avantages sont-ils illusoires. Il est, en outre, désagréable au goût et indigeste. L'usage tend actuellement à en être délaissé.

Pain d'épices. — Fabriqué avec de la farine de seigle, du miel, de la mélasse et des épices (cannelle, anis), le pain d'épices doit à sa composition des propriétés légèrement laxatives qui peuvent être mises à profit dans l'établissement du régime des constipés. Mais, il faut savoir qu'il est mal toléré par beaucoup de dyspeptiques et purge surtout par indigestion. Du reste cet aliment est l'objet de fréquentes falsifications.

Pain de soya. — Le *Soya* ou *Soja hispida* est une Légumineuse originaire de Chine et du Japon, cultivée maintenant en Autriche et dont les graines (incluses dans une gousse longue de 8 à 10 cm) très riches en substances azotées (36,67 p. 100) et en graisses (17 p. 100), contiennent fort peu d'amidon (6,40 p. 100) et de sucre. On fabrique, avec la farine de soya déshuilée, un pain convenant aux diabétiques. Assez dense, toujours un peu gras, le pain de soya présente une saveur un peu spéciale due à son huile essentielle ; son goût rappelle un peu celui du pain de seigle ; il se conserve 4 à 5 jours sans s'altérer. Consommé en quantité modérée (250 gr. au plus par jour) il est bien toléré par les voies digestives, quoique produisant, les premiers jours, des effets légèrement laxatifs.

Palommier. — *Gaultheria procumbens* (Ericacées). On extrait de la plante entière l'*essence de Wintergreen*, formée de salicylate de méthyle (pour la plus grande partie) et d'un hydrocarbure, le gaulthérylène.

Prop. et empl. thérap. — Avant la découverte du salicylate de méthyle synthétique, l'essence de Wintergreen (plus irritante) était usitée comme topique, pure ou en pommade, contre les douleurs rhumatismales ou névralgiques.

Palpitations. — En général, les palpitations sont indépendantes des cardiopathies organiques ou ne les compliquent qu'à la phase de compensation. Leur traitement doit, avant tout, reposer sur la notion exacte de leur cause.

Les *palpitations toxiques* cèdent vite à l'abstention du *tabac*, du *café*, du *thé* ou de l'*alcool*. Extrêmement fréquentes, les *palpitations d'origine dyspeptiques* tiennent soit à l'*atonie gastro-intestinale*, à la *constipation*, soit à l'*hyperchlorhy-*

drie (palpitations nocturnes). Ailleurs, le réflexe, encore d'origine abdominale, est lié : à l'*entéroptose*, à l'*helminthiase* (tænia) ou à la *lithiase biliaire*. On sait que, souvent, les palpitations des chlorotiques ou des cardiopathes traduisent l'irritation de l'estomac par les aliments (alcool, épices, régime carné) ou les médicaments (fer, digitale, caféine, kola) à moins qu'elles ne soient d'origine toxique (*tabac*, *café*, etc.). Il est clair que, dans ces divers cas, la médication, avant tout pathogénique, consistera, suivant la cause, en : *régime* approprié, *laxatifs*, *amers* (atonie, constipation), *diète lactée* et *alcalins* (hyperchlorhydrie), port d'une *ceinture de Glénard* (entéroptose), administration d'un *vermifuge* (helminthiase), usage de *cholagogues*, *cures à Vichy* (lithiase biliaire), usage modéré d'une *préparation de fer non irritante* (chlorose dyspeptique) ou *suppression de la digitale* (cardiopathies compensées), de la *caféine*, de la *kola*, du *tabac*, du *thé*, etc. En d'autres cas, *d'origine utéro-ovarienne*, les palpitations réclament d'abord un *traitement gynécologique*.

Cependant, chez certaines chlorotiques, les palpitations, dérivant directement de l'*anémie*, cèdent à l'emploi judicieux du fer et au repos. Liées à l'anémie tuberculeuse et à la toxémie bacillaire, habituellement accompagnées de *tachycardie* et d'*hypotension artérielle*, les *palpitations du début de la tuberculose* sont surtout justiciables du *repos* et de l'*aération continue*.

Les *palpitations nerveuses* sont peutêtre les plus communes ; tantôt elles sont un signe direct de névrose (*hystérie, neurasthénie, chorée, maladie de Basedow*); tantôt à celle-ci se surajoutent d'autres facteurs : *émotions, surmenage, excès génitaux, croissance, dyspepsie, artériosclérose, cardiopathie valvulaire, intoxication*, dont la thérapeutique devra encore tenir le plus grand compte. Ce n'est qu'après avoir fait, dans le traitement, la part de ces divers éléments, qu'il est permis de recourir aux *sédatifs du cœur* dont les principaux sont : les *bromures*, la *valériane* (poudre, extrait, suc frais. Pouchet et Chevalier), le *valé-*

rianate d'ammoniaque, l'*éther*, le *brom-hydrate de quinine*, l'*aconit*, les *agents hydrothérapiques* et *électrothérapiques*, sans omettre les moyens hygiéniques qui, chez les neurasthéniques, méritent la première place (séjour à la campagne, repos physique et moral). Dans certaines conditions, les cardiotoniques exercent une action calmante; à cet égard le *stro-phantus* (1 à 3 milligr. d'extrait) qui calme aussi la douleur, est surtout re-commandable; puis vient la *digitaline* à petites doses (solution titrée à 1 p. 1000 V. à X gouttes pendant 5 à 6 jours) qui s'adresse aux *palpitations des cardiopa-thies organiques*, à la limite de la phase de compensation. Les *palpitations des artérioscléreux avec hypertension* sont justiciables de la médication hypoten-sive (*iodure de sodium*, *nitrite de sodium*, *trinitrine*). La réfrigération de la région précordiale (*compresses froides*, pulvéri-sations de *chlorure d'éthyle*), les *douches chaudes*, *écossaises* ou *tièdes*, les *courants sinusoïdaux*, les *bains hydroélectriques* les *bromures* conviennent plutôt aux palpitations des *névropathes* et des *hys-tériques*. Merklen a vanté les effets cal-mants de la compression locale par la *ceinture cardiaque*. Les palpitations des Basedowiens sont plus spécialement jus-ticiables de l'*antipyrine* et de la *teinture de vératrum viride* XX gouttes.

Paludisme. — I. *Médication quinique*. — Les *sels de quinine*, destructeurs de l'hématozoaire, constituent l'agent spé-cifique du paludisme. Reste à déterminer dans quelles conditions la quinine doit être administrée. Sa solubilité, sa richesse en quinine, son innocuité pour l'estomac, sa stabilité font du *chlorhydrate neutre* le sel de choix. On le donne soit par voie buccale, en *cachets* ou en *solu-tion* (dans du *café fort* et très sucré, du *sirop d'écorces d'oranges* ou du *sirop tar-trique*), soit en *lavements* (20 à 30 gr. d'*eau gommeuse* avec I goutte de *lauda-num*); soit enfin en *injections hypoder-miques* ou, plus rarement, en *injections intra-veineuses* (en solution dans du *sérum normal*). Pour la voie hypoder-mique, le *chlorhydro-sulfate de quinine* de Grimaux offre aussi de réels avan-

tages. En médecine infantile, l'*euquinine* et l'*aristoquinine* se recommandent spé-cialement par leur défaut d'amertume (Comby). Ce sont les injections sous-cutanées qui agissent le mieux et le plus vite (10 à 15 minutes). Faites selon les règles de l'asepsie, elles n'occasionnent aucun accident sérieux; elles sont pour-tant très douloureuses et provoquent facilement des abcès, des eschares ou des noyaux d'induration; aussi seront-elles réservées aux cas où elles s'im-posent réellement : *accès pernicieux, fièvres avec état gastrique marqué, into-lérance spéciale de l'estomac pour la quinine*; on les pratiquera avec la plus rigoureuse asepsie, évitant l'emploi de solutions trop concentrées (multiplier plutôt les piqûres) et l'injection dans l'épaisseur du derme. Vantées par Bac-celli les *injections intra-veineuses* ne trouvent leur emploi que dans certains accès pernicieux (les *algides* surtout) exigeant une action immédiate ou s'op-posant à l'absorption sous-cutanée.

La *dose quotidienne* initiale, par voie buccale, ne doit pas excéder 1 gr. 50 à 2 gr. Mais, quand la tolérance est éta-blie, on peut, surtout contre les accès pernicieux, atteindre 2, 3 et même 4 gr. La voie rectale ou l'emploi du café comme véhicule exigent des doses plus fortes; la voie hypodermique commande des doses moitié moindres (1 gr. à 1 gr. 50 dans les accès pernicieux). Les enfants tolèrent admirablement la quinine à la dose de 5 centigr. par année d'âge.

Il importe de connaître les principaux *signes d'intolérance pour la quinine* : gastralgie, nausées, vomissements, urti-caire, érythèmes scarlatiniformes ou morbilliformes, ébriété, délire, bourdon-nements d'oreille, vertige auriculaire, amblyopie (à doses toxiques). En outre la quinine passe pour éveiller les con-tractions utérines et favoriserait l'avor-tement, ce qui commande une grande réserve dans son usage en cas de gros-sesse. Accélérant le pouls, à petites doses, elle le rend lent et arythmique à forte dose, entraînant la mort par le cœur, à dose toxique (voir QUININE). Enfin ses *propriétés hémolytiques* lui ont fait attribuer un rôle prépondérant dans la genèse de la *fièvre bilieuse hémoglobinurique* (v. c. m.) qui est encore discutée.

II. *Traitement du paludisme aigu.* — La façon d'administrer la quinine dans la *fièvre intermittente* (v. c. m.), 4 à 6 heures avant l'heure probable de l'accès (généralement le soir, en une dose) a été exposée ailleurs. Dans la *continue palustre*, la quinine (1 gr. 50 à 2 gr. par jour) doit être donnée matin et soir, sans interruption pendant 8, 10 ou 12 jours ; quand la continuité est rompue, on procède comme dans le type intermittent. La fièvre une fois coupée, il faut se garder d'interrompre la médication sous peine de voir éclater des rechutes ou des récidives. Pour les éviter, Koch donne pendant 2 mois 1 gr. de quinine, tous les 10 à 12 jours seulement. Laveran préconise le *traitement discontinu* (60 à 80 centigr. de quinine, par séries de 3 jours séparées par des repos de 3 jours).

En cas d'*accès pernicieux*, la quinine doit intervenir, autant que possible, par voie hypodermique, dès que le rôle du paludisme est reconnu ou soupçonné. A la médication spécifique, on associe un traitement symptomatique approprié à la nature des accidents : algidité, diarrhée (*accès cholériformes*), vomissements (*accès cardialgiques*), coma, syncope (*accès comateux, syncopal*) délire, convulsions, etc. Les moyens à mettre en œuvre ne diffèrent pas alors de ceux que réclament ces accidents en dehors du paludisme : (*transfusion séreuse, grogs, opium, glace, potion de Rivière, injections d'éther*, de *caféine*, d'*huile camphrée* ; *bromure de potassium, chloral*, etc.). On a vu que, dans les accès algides, la quinine pouvait être incorporée au sérum qui est injecté dans les veines. Van Zandt a vanté, dans cette même forme, les effets du *sulfate d'atropine* (1/60 de grain en piqûre, à renouveler, au besoin, après 20 ou 30 minutes). Dans la *forme bilieuse hémoglobinurique*, à de *minimes doses* de quinine on associe l'usage de l'*eau chloroformée* et du *chloral* (Quennec), plus tard, celui des *grands*

lavements froids salés, et du lait glacé coupé d'eau de Vichy ou de Vals. Outre la médication quinique, la *fièvre typho-malarienne* ressortit à la *balnéation tiède ou froide*. La continuation de la cure quinique s'impose encore plus après les accès pernicieux qui exigent aussi plus impérieusement le *retour dans des régions salubres*.

III. *Traitement du paludisme chronique.* — La *quinine* trouve encore son emploi dans le paludisme chronique, mais les accidents de cette forme n'obéissant à aucune chronologie fixe, le mieux est de recourir aux *cures discontinues* de Laveran, en associant à l'alcaloïde le *quinquina* en nature (0,50 d'*extrait* 3 ou 4 fois par jour), à condition que l'estomac le tolère (le faire prendre toujours au milieu du repas). Les *ferrugineux*, la *noix vomique*, le *sulfate de strychnine*, le *boldo* sont d'utiles adjuvants.

Depuis Boudin, la *médication arsenicale* compte, dans le traitement du paludisme chronique et subaigu, de nombreux succès, et réussit parfois dans les cas où la quinine a échoué. On donnait, jadis, la *liqueur de Boudin* ou la *liqueur de Fowler*. Boudin arrivait, progressivement, à donner, par prises fractionnées (XX à XXX gouttes tous les quarts d'heure), des doses énormes (60, 100, 120 gr. par jour) de la liqueur qui gardé son nom. L'usage actuel de l'*arsenic organique* a réalisé, dans la cure du paludisme chronique, un réel progrès, en réduisant beaucoup les risques d'accidents toxiques, assez fréquents avec l'acide arsenieux, et en dotant la thérapeutique d'un agent hautement réparateur. A la suite des accès aigus, Billet conseille de pratiquer, à 5 ou 6 reprises, à 3 ou 4 jours d'intervalle, une injection de 0,10 à 0,25 cent. de *cacodylate de soude*.

L'*arrhénal* qui peut être prescrit par voie buccale, a donné aussi d'excellents résultats, à la dose quotidienne de 0,05 ou 0,06 centigr. (0,10 centigr. au plus) par cures de 10 jours séparées par des repos de 15 (Fontoymont). Il trouve même son emploi dans les cas de *paludisme aigu* où la quinine est soit contre-indiquée (intolérance, grossesse, surdité, enfants indociles) soit insuffisante. L'*atoxyl* (v. c. m.) mérite également d'être essayé dans la cure du paludisme. Il arrive encore qu'après l'échec successif de la quinine et de l'arsenic, leur association réussit. Tel peut être le succès de l'usage alternatif (Goldsmidth) ou simultané (Fontoymont) de la quinine et de l'arrhénal, procédé qui offre encore l'avantage d'abréger beaucoup la phase d'asthénie et d'anémie consécutive. Dans ce but on a vanté l'usage de l'*arsenite* et de l'*arseniate de quinine* (de Merck), combinaisons inoffensives qui, aux doses de 0,75 centigr., 1 gr. et même de 1 gr. 50 en 3, 4 ou 5 prises, ont fourni à Bénaki (de Smyrne) des résultats très favorables dans le traitement des formes invétérées du paludisme.

A la médication spécifique (quinine, arsenic), il importe d'adjoindre un traitement dirigé contre l'*anémie* et les *congestions viscérales* (rate, foie). A la *splénomégalie* on oppose : les *révulsifs locaux* (ventouses, pointes de feu, teinture d'iode), la *réfrigération* (glace), l'*ergotine*, la *galvanisation*; préconisées en pareil cas, les *douches locales* exposant à des *retours de fièvre* (donner de la quinine avant) ou à la *rupture de l'organe*, doivent être très prudentes. La *rupture de la rate* réclame l'emploi des hémostatiques : *sac de glace*, *piqûres d'ergotine*, et, en dernier ressort, de la *splénectomie*.

L'*hépatomégalie* est justiciable des *révulsifs* sur la région du foie, et de la *médication iodurée*. Les cures à *Vichy*, *Carlsbad*, la *Bourboule* sont également à conseiller.

L'*anémie palustre* exige d'abord le *rapatriement*, une *cure d'air et de repos* sous un climat salubre (sanatorium d'altitude ou station maritime). La guérison est hâtée par l'*hydrothérapie*, le *fer* ou l'*arsenic*.

En dehors de ces indications particulières, les nombreuses autres localisations du paludisme chronique : *hépatite*, *néphrite*, *névralgies*, *artérite chronique*, *aortite*, *cardiopathie*, etc., réclament chacune le même traitement que si elles dépendaient d'une autre cause.

IV. **Prophylaxie du paludisme.** — Les notions plus précises actuellement acquises sur les modes de diffusion du paludisme permettent de le combattre plus efficacement. Cette prophylaxie comporte : 1° l'*isolement* et la *cure rationnelle de tous les sujets infectés*; 2° la *destruction des larves de culex* par *pétrolage de toutes les nappes d'eau stagnante* (Au besoin, on commencera par faucher grossièrement l'herbe des mares; pratiqué avec une pompe à air comprimé, le *pétrolage* est renouvelé tous les 15 ou 30 jours); 3° l'*assainissement du terrain paludique* par l'assèchement de toutes les eaux stagnantes ou à faible courant demandé au *drainage* ou à la *plantation* d'eucalyptus, de pins, etc.; 4° la *protection mécanique contre la piqûre des moustiques* (réseaux métalliques à mailles de moins de 1 millim. établis à toutes les ouvertures des maisons, port de *voiles* et de *gants*, surtout le soir et le matin, mesures seulement applicables à des populations ou à des groupements humains intelligents ou dociles); 5° l'*emploi de la quinine à titre préventif* soit selon la *méthode de Koch* (1 gr. de quinine le matin tous les 10 ou 11 jours) soit suivant celle des petites doses plus fréquentes (0,20 centigr. chaque matin, Pressat d'Ismaïlia ou 0,50 centigr. par jour, ou bien, 0,60 à 0,75 centigr. tous les 4 ou 5 jours, Maurel). En général peu pratique et dispendieux, l'usage prophylactique de la quinine n'est malheureusement possible que dans des cas spéciaux (voyages d'exploration, campagnes coloniales, terrassements en régions palustres, etc.).

V. *Succédanés de la quinine*. — Nombre de succédanés ont été suscités à la quinine notamment : l'*arsenic*, déjà indiqué, l'*antipyrine*, l'*eucalyptus*, l'*eucalyptol*, la *créosote*; le plus sérieux est encore le *bleu de méthylène*, surtout vanté en Allemagne. On l'administre en pilules ou en capsules de 0,10 centigr., 6 fois par jour; fortement diurétique, apparaissant dans les urines au bout d'une heure, il trouve son indication principale dans la *fièvre bilieuse hémoglobinurique* (les urines s'éclaircissent) et dans la *malaria compliquant la grossesse* (Smithwick). On lui reproche de provoquer l'anorexie (Zie-mann) : il ne saurait, du reste, rivaliser avec la quinine.

Panama (Bois de). — Voir QUILLAIA.

Pancréas. — Voir OPOTHÉRAPIE PANCRÉATIQUE.

Pancréas (Cancer du). — Voir CANCER DU PANCRÉAS.

Pancréatine. — Ferment soluble extrait du pancréas du porc ou du mouton.

Caract. phys. et chim. — Poudre jaunâtre, soluble dans l'eau, n'agissant qu'en milieu neutre ou alcalin. Elle peptonise la fibrine (50 fois son poids), saccharifie l'amidon (40 fois son poids), favorise l'émulsion des graisses et en opère la saponification.

Prop. thérap., indicat. — Bien que préconisée contre les dyspepsies hypopeptiques, la pancréatine s'adresse surtout aux dyspepsies intestinales et à l'insuffisance pancréatique. Elle facilite la digestion du lait, chez l'adulte (Potain) et chez le nourrisson. Associée à l'huile de foie de morue elle en facilite souvent la digestion.

Formes pharmac., doses. — *Usage int.* : 50 centigr. à 1 gr. en poudre, cachets, pilules kératinisées, élixir ou sirop.

Cachets :

a) Pancréatine. . . . } āā 50 centigr.
　 Salophène. . . . . }

Pour un cachet ; 2 à 3 par jour aux repas (dyspepsie intestinale).

b) Pancréatine. . . . } āā 50 centigr.
　 Benzoate de soude. }

Pour un cachet ; 2 à 3 par jour aux repas (dyspepsie intestinale).

Pancréatique (Diabète). — Voir DIABÈTE.

Pancréato-kinase. — Voir OPOTHÉRAPIE PANCRÉATIQUE.

Panticosa. — Hameau des Pyrénées espagnoles, province de Huesca, très voisin de la frontière française, à 22 km de Cauterets, au fond de la vallée de Teña. Altitude 1636 m. Eaux thermales (27°-29°), oligométalliques, l'une d'entre elles (*Fuente del Estomago*) sulfurée-sodique et sulfatée-sodique, renommées autrefois comme eaux nitrogénées et dans lesquelles de récentes recherches ont mis en évidence l'existence de gaz rares (argon, néon, hélium). Utilisées sous forme de boisson, de bains et, surtout, d'inhalations.

Principales indications : Affections tuberculeuses à la première période, inflammations catarrhales aiguës des muqueuses oculaire et nasale, irritations hémorrhagiques des muqueuses, affections de l'appareil digestif et de ses annexes, dermatoses. La cure d'altitude intervient certainement pour une grande part.

Papaïne (*Pepsine végétale*). — *Caract. phys. et chim.* — Poudre amorphe, blanchâtre, tirée du suc de Papayer (v. c. m.) ; soluble dans l'eau, insoluble dans l'alcool et l'éther. Ramollit et dissout les albuminoïdes et la caséine, même en milieu très peu acide, neutre, voire faiblement alcalin (contrairement à la pepsine) ; peut peptoniser jusqu'à 1000 fois son poids de fibrine humide.

Prop. thérap., indicat. — Eupeptique trouvant surtout son indication dans la dyspepsie hypochlorhydrique. Utilisée jadis, comme topique (en solution au 1/4), pour dissoudre les fausses membranes diphtériques.

Formes pharmac., doses. — *Usage int.* : 10 à 30 centigr. en cachets (avec un alcalin), sirop ou élixir.

Cachets :

Papaïne.. . . . . . }
Bicarbonate　de } āā 20 centigr.
soude . . . . . }

pour 1 cachet, 1 au commencement du repas.

Sirop à la papaïne :

Papaïne. . . . . 2 gr. 50
Acide chlorhydrique officinal. . . . . 1 —
Sirop de groseilles. }
Eau distillée.. . . . } āā 90 —

Cuillerée à soupe avant les repas.

Papayer (*Papaya Carica*) (Bixacées). — Arbre de l'Amérique du Sud (Réunion et Antilles), dont le fruit contient un suc laiteux possédant des propriétés digestives et laissant précipiter, s'il est traité par l'alcool, un corps blanc amorphe, appelé *papaïne* (v. c. m.), jouissant des propriétés de la pepsine.

Prop. thérap., indicat. — Ce suc coagule le lait, ramollit et dissout en quelques heures la caséine et les albuminoïdes. A haute dose, il est drastique. Employé surtout sous forme de *papaïne* (v. c. m.), soit comme eupeptique dans les dysepsies, soit pour dissoudre les fausses membranes diphtériques.

Formes pharmac., doses: Voir *Papaïne.*

Paquets. — Les médicaments en poudre peuvent être prescrits par prises rigoureusement dosées dont chacune est renfermée dans une feuille de papier pliée *ad hoc.* Le malade absorbe le contenu de ce paquet, soit délayé ou dissous dans un peu de boisson (eau, lait ou tisane), soit inclus dans une feuille de pain azyme humidifiée. L'usage des paquets est maintenant à peu près délaissé pour celui des cachets (v. c. m.). Il n'est justifié que dans un petit nombre de cas : 1° quand un médicament salin doit être absorbé en solution préparée extemporanément; 2° quand il importe que la poudre prescrite soit ingérée en suspension dans un liquide (bismuth contre la gastralgie); 3° lorsque le malade est incapable de déglutir les cachets.

Parachlorophénol. — *Caract. phys. et chim.* — Cristaux peu solubles dans l'eau, solubles dans l'alcool et l'éther.

Prop. et empl. thérap. — Antiseptique voisin du phénol, préconisé comme désinfectant des crachats tuberculeux (Spengler).

Paracoto. — Écorce d'une Rubiacée (*Palicurea densiflora*) employée (en poudre) comme antidiarrhéique aux doses de 20 à 50 centigr., par cachets de 10 centigr. On utilise aussi son principe actif, la *paracotoïne* (cristaux jaune-pâle, insolubles dans l'eau froide) aux doses de 5 à 30 centigr., en cachets (mêmes indications). On emploie également la *teinture de Coto* aux doses de IV à X gouttes

par heure chez les enfants et de XV à XXX gouttes chez les adultes.

Paraffine (*Cire minérale*). — Résidu solide de la distillation des huiles lourdes de pétrole.

Caract. phys. et chim. — Substance blanche, amorphe, inodore, insipide, un peu translucide, peu dense, insoluble dans l'eau, soluble dans l'alcool chaud, l'éther et les huiles; fusible entre 44° et 65°; neutre et inaltérable.

Prop. et empl. thérap. — Employée, comme prothétique, en injections interstitielles, pour corriger les difformités du nez, de l'oreille, l'atrophie de la pituitaire (ozène). Son usage peut produire des accidents (thromboses, embolies). Sert aussi, en pharmacie, à accroître la consistance des suppositoires.

Paraforme (*Trioxyméthylène. Triformol*). — *Caract. phys. et chim.* — Poudre blanche, insoluble dans l'eau, constituée par un produit de polymérisation de l'aldéhyde formique.

Prop. et empl. thérap. — Antiparasitaire opposé à certaines dermatoses mycosiques (pityriasis versicolor, erythrasma, etc.), en cachets de 50 centigr. à 1 gr. (*usage int.*) et sous forme de collodion (12 p. 100).

Paralactique (Bacille). — Les bouillons de culture de bacilles paralactiques ont été préconisés, en ingestion, dans les cas d'entérites chroniques, dans le but de modifier les putréfactions et la flore microbienne de l'intestin (Tissier).

Paraldéhyde. — *Caract. phys. et chim.* — Résulte de la condensation de trois molécules d'aldéhyde; liquide limpide, très fluide, à odeur de pomme-reinette, de saveur chaude et piquante, désagréable; solidifiable en masse cristalline à la température de 10°; soluble dans 9 p. d'eau, plus soluble dans l'alcool; inflammable; très altérable, doit être conservée à l'abri de l'air et de la lumière.

Effets physiol. et tox. — Très rapidement absorbée, surtout par les voies rectale et sous-cutanée; aussi vite éliminée, en majeure partie par le poumon (haleine fétide des ivrognes, persistant plus de 12 heures), en petite quantité par l'urine, la salive et la peau. Provoque l'hypnose par action sur l'axe gris encéphalo-médullaire, débutant par l'écorce cérébrale. Précédé parfois d'agitation légère ou vive, le sommeil arrive rapidement ; il ne comporte, à doses modérées, ni analgésie, ni anesthésie. Les hautes doses abolissent vite l'excitabilité réflexe de la moelle, mais seules les doses toxiques entraînent sa paralysie complète. Le sympathique est toujours très déprimé (myosis). Plus tardive, l'atteinte des centres bulbo-médullaires se traduit par la vaso-dilatation paralytique avec anémie cérébrale et l'hypotension artérielle. En cas d'intoxication, l'arrêt graduel de la respiration, d'origine centrale, précède toujours celui du cœur et la respiration artificielle peut différer la mort. L'atonie musculaire, suivant à bref délai la torpeur cérébrale, est révélée par la chute des paupières, la titubation et la parésie des muscles. Les doses thérapeutiques impressionnent à peine le cœur qui garde sa force contractile et son rythme normaux. Aux doses toxiques seulement, se montre la bradycardie par parésie des centres intra-cardiaques et l'hypotension artérielle par parésie bulbaire. Agissant sur le sang comme un peroxyde, la paraldéhyde réduit toujours la valeur respiratoire des hématies et provoque parfois la méthémoglobinémie. Les faibles doses ne modifient pas la respiration ; les hautes doses réduisent le nombre et l'amplitude de ses mouvements qui revêtent même parfois le rythme de Cheyne-Stokes (par diminution de l'excitabilité centrale et périphérique du pneumogastrique). Au ralentissement circulatoire et respiratoire, correspondent toujours de l'hypothermie et un abaissement des échanges nutritifs. Tantôt la diurèse, tantôt la diaphorèse sont accrues. Le ptyalisme est habituel ainsi que les signes d'irritation de la muqueuse gastrique. Les doses élevées de paraldéhyde peuvent causer des érythèmes scarlatiniformes. Son usage prolongé est susceptible d'entraîner des accidents gastriques analogues à ceux de l'alcoolisme chronique.

Prop. thérap., indicat. — Hypnotique provoquant, en cinq à trente minutes, un sommeil comparable à celui du chloral, souvent mais non toujours calme (agitation, cauchemars), surtout chez les fébricitants, aboutissant après 5 à 6 heures à un réveil normal. La paraldéhyde convient surtout à l'insomnie non douloureuse : des névroses, des psychoses, des encéphalopathies non fébriles, de l'alcoolisme (préconisée dans le delirium tremens), de la morphinomanie, des cardiopathies avec stase cérébrale (à cause de son innocuité pour le cœur). Elle réussit moins contre l'insomnie des fièvres (accroît l'agitation). On peut encore l'opposer à l'éclampsie, à la chorée, à la rage, au tétanos infectieux ou strychnique. Les affections bronchopulmonaires, l'emphysème la contre-indiquent. On peut lui reprocher : son prix élevé, son goût désagréable, la fétidité qu'elle communique à l'haleine, son action irritante sur l'estomac (corrigée par dilution), l'accoutumance qui oblige à forcer les doses.

(Pour plus de détails, voir : G. POUCHET, *Leçons de Pharmacodynamie et de Matière médicale*, 2e série, p. 73 et 111.)

Formes pharmac., doses. — *Usage int.* : 3 à 6 et même 10 gr. chez l'homme adulte, par fractions de 3 gr. Chez la femme, fractionner par prises de 2 gr. (pour éviter l'agitation initiale). *Enfants*, 50 centigr. à 1 gr. L'administrer toujours en solutions diluées (élixir, potion ou lavement). Prescrire toujours la *paraldéhyde cristallisable*, la seule utilisable en thérapeutique. Peut être avantageusement associée à la morphine, au bromure de potassium, et, surtout, au trional.

Incompatibilité. — Avec les iodures (mise en liberté de l'iode).

Élixir :

Paraldéhyde cristallisable.	20 gr.
Alcool à 90°	100 —
Sirop simple.	75 —
Teinture de vanille. . . .	5 —

1 gr. 50 par cuillerée à soupe (à diluer dans une boisson appropriée).

Potions :

a) Paraldéhyde cristallisable.   10 gr.
   Sirop de groseilles. . . .   40 —
   Eau distillée de tilleul . .   120 —
   Teinture de vanille. . . .   1 —
1 gr. par cuillerée à soupe.

b) Paraldéhyde cristallisable .   4 gr.
   Bromure de potassium. . .   3 —
   Potion gommeuse. . . . .   60 —
   Sirop d'écorces d'oranges
      amères . . . .   30 —
   Eau distillée de tilleul. . .   60 —
En 2 ou 3 fois à une demi-heure d'in-
tervalle.

Solution huileuse normale (pour servir à préparer des émulsions) :

Trional. . . . .   1 gr.
Paraldéhyde . . . .   2 —
Huile d'amandes douces. .   15 —
Dissoudre au bain-marie.

Mixture :

Solution huileuse normale.   45 gr.
Mucilage de carragaheen. .   90 —
Kirsch . . . .   15 —
Émulsionner par simple mélange (1 à
3 cuillerées à soupe au moment du cou-
cher).

Suppositoires :

	ADULTES	ENFANTS
Trional. . . .	20 centigr.	5 centigr.
Paraldéhyde .	40 —	15 —
Beurre de cacao. . . .	4 gr.	2 gr.
Pour 1 suppositoire.

Lavement :

Paraldéhyde cristallisa-
   ble. . . . .   2 à 4 gr.
Jaune d'œuf . . . .   n° 1
Eau de guimauve. . . .   120 gr.

Solution hypodermique :

Paraldéhyde cristalli-
   sable . . . .   2 gr. 50
Eau distillée de lau-
   rier-cerise. . . . . } āā 10 gr.
Eau distillée bouillie.
Voie à n'adopter qu'en des cas exceptionnels (injections très douloureuses).

Paralysie agitante. — I. *Traitement
médicamenteux.* — Le remède spécifique
de la paralysie agitante étant encore à
trouver, on doit se borner à en pallier
les troubles les plus pénibles : le *tremblement* et la *rigidité.* Contre le *tremblement* Charcot prescrivait le *chlorhydrate
d'hyosciamine*; Grasset préfère l'*hyosciamine amorphe* par granules de 1 milligr. ;
commençant par un seul, il arrive à 4
ou 5, en 5 ou 6 jours, pour revenir peu
à peu à un granule, puis suspendre la
médication (très toxique) pendant 20 jours
durant lesquels il prescrit soit l'*iodure
de sodium* (1 gr. par jour), soit une préparation de *kola*. L'hyosciamine peut
aussi être introduite par la *voie hypodermique* (1/4 à 3/4 de milligr.). Les
médecins anglais (Williamson, Rose)
vantent les effets du *bromhydrate
d'hyoscine*, à la dose de 1/4 à 1/2 milligr., en solution dans l'*eau chloroformée*, par périodes interrompues. Sous
son influence, le tremblement diminuerait, le sommeil renaîtrait, l'agitation,
les bouffées de chaleur, la dyspnée et
les névralgies se dissiperaient. Rose
emploie une solution de 75 décimilligr.
dans 180 gr. d'eau chloroformée dont il
donne 2 ou 3 cuillerées à thé le matin,
après déjeuner et le soir au coucher.
J. Parisot, Babinski opposent au tremblement et à la raideur, le *bromhydrate
de scopolamine* (1/4 de milligr. par fractions) en piqûres, en séries de 10 à 12
jours, séparées par des repos de 3 à 4
avec la surveillance étroite qu'exige la
toxicité du produit. Le *sulfate de duboisine* par granules au 1/2 milligr. (1 à 3)
ou en piqûres (une à 2 de 1/4 de milligr.) a aussi ses fidèles quoique les effets
en soient inconstants. Il en est de même
de la *solanine* (3 ou 4 centigr. par jour
en cachets), du *sulfate de spartéine*
(10 centigr. par jour). Grasset et Sacaze
ont opposé, avec quelque succès, à la
raideur, au tremblement, etc., le *borate
de soude* (5 à 6 gr. par cachets de
50 centigr.) que malheureusement l'estomac ne tolère pas toujours. Les teintures de *veratrum viride*, de *gelsemium
semper virens* (4 gouttes par jour) pourront aussi être essayées. Du reste, la

longueur de la maladie, la toxicité des agents employés oblige à varier souvent les médicaments dont l'efficacité s'épuise vite. Cette conduite fait partie du *traitement psychique*, essentiel chez les parkinsoniens, malades éminemment inquiets et suggestionnables.

II. *Hygiène et agents physiques.* — Le traitement médicamenteux sera réservé aux périodes de recrudescence du tremblement, de l'agitation et de la rigidité. Dans l'intervalle, trouveront place les procédés plus anodins et les pratiques d'hygiène. Atténué par certains travaux manuels ou ouvrages, variables avec le sexe et la condition des malades, le tremblement est exaspéré par le séjour dans l'air confiné ou surchauffé, par l'alcool, le café, le thé. Le *plein air* est au contraire favorable aux parkinsoniens qui resteront le moins possible à la chambre. Les trajets en voiture ou en chemin de fer suspendant plus ou moins le tremblement, on a essayé de traiter ces malades par le *fauteuil trépidant* (Charcot, Gilles de la Tourette) qui n'a pas répondu à ce qu'on en attendait. Les *bains chauds* ou *tièdes* (de 20 minutes, 1/2 heure), l'enveloppement dans le *drap mouillé*, procurent toujours un grand bien-être au malade. Les *mouvements passifs*, la *gymnastique suédoise*, la *mécanothérapie*, employés méthodiquement, de façon à ménager les douleurs et la fatigue, modifient très heureusement la rigidité des membres et du tronc. Pratiqué avec douceur (frictions, effleurage), le *massage* soulage aussi beaucoup les malades. La *rééducation des mouvements* trouve souvent son emploi pour corriger les *troubles de la marche* et de *l'équilibre*. A partir d'une certaine période, le malade ne devra plus marcher seul, à cause des chutes auxquelles l'exposent la *propulsion* et la *rétropulsion*. La *suspension* n'a que des effets très fugaces. Le *bain statique* de 15 à 20 minutes, la *galvanisation faible* des muscles (10 à 20 milliampères) seraient quelquefois efficaces (Grasset).

Outre les symptômes spécifiques (tremblement, rigidité, etc.), on devra souvent combattre par des moyens appropriés : la *cachexie* (aération, toniques), l'*artériosclérose* (iodure de sodium), l'*insomnie* (trional, véronal), les *tendances hypocondriaques et mélancoliques* (réconfort moral, suggestion). Les cures thermales à *Néris*, *Lamalou*, *Royat*, *Bagnères-de-Bigorre* constituent souvent un utile mode de suggestion pour les malades en situation d'en user.

Paralysie alcoolique. — Voir Alcoolisme.

Paralysie ascendante aiguë. — Purement symptomatique le traitement de ce syndrome ne diffère pas de celui qui est opposé aux *myélites aiguës* et aux *polynévrites graves* dont il représente une des expressions cliniques (Voir Myélites, Névrites).

Paralysie diphtérique. — Voir Diphtérique (Paralysie).

Paralysie du nerf facial. — Voir Faciale (Paralysie).

Paralysie du nerf radial. — Il faut d'abord traiter la cause. La *paralysie par compression* peut céder spontanément à la suppression de celle-ci (béquille, maillot trop serré, etc.). Le *saturnisme*, l'*alcoolisme* seront toujours recherchés et combattus s'il y a lieu.

Si la paralysie persiste, il faut instituer le traitement électrique comportant la *galvanisation* du nerf (main plongée dans un bain relié au pôle négatif) et la *faradisation* des points moteurs des muscles qu'il innerve. Les points moteurs du long supinateur, de l'extenseur commun, de l'extenseur du petit doigt sont échelonnés, à la face dorsale de l'avant-bras, sur une ligne tirée de l'épicondyle au milieu du cubitus ; ceux des abducteurs et extenseurs du pouce siègent au-dessous de cette ligne, vers le milieu du radius. Le tampon (pôle actif) est successivement posé sur chacun d'eux. Les doubles séances, de 20 minutes, seront répétées tous les 2 jours (E.-A. Weil). Les courants doivent être modérés, sous peine de dériver sur les fléchisseurs dont ils accroîtraient la tendance à se rétracter (Plicque). Le massage est un adjuvant utile du traitement électrique. Comme la *réaction de dégénérescence* est exceptionnelle, la *faradisation* seule peut fréquemment suffire à la guérison.

Paralysie générale. — I. *Traitement pathogénique.* — Le seul traitement causal de la paralysie générale ne peut être que celui de la *syphilis.* A cet égard, le traitement spécifique n'est guère efficace qu'à titre préventif, c'est-à-dire que la paralysie générale semble plus rare chez les syphilitiques ayant méthodiquement suivi le traitement iodo-mercurique pendant un temps suffisant; cette proposition n'a du reste rien d'absolu. Quand la maladie est déclarée, surtout à son début, la médication spécifique serait encore justifiée. On l'a instituée sous forme : d'*injections mercurielles intra-musculaires* soit de sels solubles (2 à 6 centigr. par jour de *benzoate, cyanure, biiodure,* etc.), soit de *calomel* (10 centigr., 1 fois par semaine) associées ou non à l'*iodure de potassium* (2 à 6 gr.) Les injections sont pratiquées par séries de 8 à 10 séparées par des temps de repos. On a même injecté des sels mercuriels solubles dans le canal rachidien. Le traitement spécifique aurait fourni, entre les mains de Lemoine, de Leredde, de Marchand, etc., nombre d'améliorations et même des guérisons. Toutefois ces résultats laissent encore sceptiques · Déjerine, Marie, Joffroy, Ballet, Brissaud, Régis, Dupré, qui n'ont obtenu de la médication mercurielle que des rémissions incomplètes, ou l'ont vue échouer complètement, n'en éprouvant que les inconvénients. On peut pourtant débuter par un essai de médication spécifique assez prolongé pour permettre d'apprécier son degré d'efficacité, en surveillant étroitement le malade et se tenant prêt à la suspendre si certains accidents semblaient lui être imputables.

II. *Traitement symptomatique.* — De visées plus modestes, il prétend simplement combattre les divers troubles de la maladie et prolonger, le plus possible, les rémissions spontanées, plus ou moins franches, qu'elle offre presque toujours.

Dès la *phase prodromique* il importe déjà que le malade renonce à toute occupation, intellectuelle ou autre, pour garder un repos complet, plutôt à la campagne, vivant sobrement, s'abstenant de toute boisson alcoolique et de tout mets excitant. La propension du sujet à commettre des actes compromettants ou délictueux peut rendre, dès cette période, l'internement inévitable.

A la *période d'état,* on a à combattre l'*agitation* ou la *dépression.* A la première on oppose la révulsion sur la nuque et parfois sur le rachis, sous forme de *pointes de feu,* de *badigeonnages iodés,* plutôt que de *vésicatoire* ou de *séton* actuellement tombés en désuétude. Les douches froides sont à proscrire rigoureusement chez ces malades qui réagissent mal. On leur préférera les *bains tièdes* (32°-33°) *prolongés,* (1/2 h. à 2 h.) donnés le matin et, au besoin, avant le repas du soir, les *lotions tièdes* et les *enveloppements dans le drap mouillé.* La *congestion encéphalique* est justiciable des *ventouses scarifiées* à la nuque ou des *sangsues* derrière les apophyses mastoïdes ou à l'anus. Les sédatifs médicamenteux les plus utiles sont les *bromures alcalins,* le *chloral* (2 à 6 gr. en lavements), l'*hydrate d'amylène* (4 à 5 gr. en potion à 10 p. 100), le *trional* (50 centigr. à 2 gr.), le *véronal* (30 à 60 centigr.), et, dans les cas d'extrême agitation, le *chlorhydrate d'hyoscine* (1/2 milligr.). L'*ergotine* (en piqûres) a été vantée comme vasoconstricteur décongestionnant.

La *dépression* peut être combattue soit par des moyens externes : *bains salés, sulfureux* ou *aromatiques, frictions, massage, faradisation*; soit par des stimulants médicamenteux : *quinquina, fer, glycérophosphates, sulfate de strychnine, préparations arsenicales.* La *constipation,* symptôme habituel, réclame plutôt l'emploi de l'*aloès,* des *drastiques* (poudre de *scammonée*) et du *calomel.* A la période cachectique, l'usage des purgatifs doit être très réservé sous peine de déchaîner une diarrhée durable et épuisante.

III. *Traitement chirurgical.* — La *trépanation simple* ou *suivie de lavage,* tentée par les chirurgiens anglais, a fourni des résultats trop précaires pour mériter d'être conseillée.

IV. *Soins hygiéniques.* — A la première période, l'excitation, l'amaigrissement et l'asthénie trouvent souvent un remède très efficace dans l'*alitement continu.* Plus tard, la tendance aux eschares s'oppose à cette méthode. Durant toute la maladie, les repas seront fréquents (5 à 6 par jour) et légers, composés d'aliments simples, et de facile digestion, plutôt en purées ou en hachis, spécialement à la phase paralytique, pour prévenir la suffocation (par pénétration de grosses bouchées dans les voies aériennes). L'*eau pure* est la boisson de choix; on interdira le café, le thé et le tabac. Une *propreté minutieuse* s'impose chez ces malades, surtout quand ils atteignent la période de *gâtisme.* On l'obtiendra par des *bains* fréquents, par l'usage d'*alèses* placées sous le siège et changées dès qu'elles sont souillées, par celui de la *poudre de talc,* ou, en cas d'eschares, de la *poudre de Lucas-Championnière* et du *matelas d'eau.* La *rétention d'urine* (avec regorgement) est fréquente et passe inaperçue si on ne la recherche systématiquement pour lui opposer les *sondages* suivis de lavages à l'eau froide stérilisée qui réveillent parfois momentanément la contractilité vésicale.

Dans les *formes dépressives,* le refus d'aliments peut nécessiter le gavage à la sonde. Les *attaques épileptiformes* sont justiciables des lavements purgatifs, et, si elles se répètent, de la *médication bromurée,* de l'*hydrate d'amylène* et des lavements de *chloral.* Aux *ictus apoplectiformes* on opposera les *compresses froides* ou le *sac de glace,* sur la tête, la *sinapisation* des membres inférieurs, les *lavements purgatifs.* On en préviendra le retour en surveillant l'alimentation, et par l'usage régulier des laxatifs. La *congestion pulmonaire,* la *pneumonie* généralement latentes, trop souvent terminales, ne seront soupçonnées que grâce à la matité thoracique et à la dyspnée; on les combattra par les moyens habituels.

Paralysie infantile. — Voir INFANTILE (PARALYSIE).

Paralysie pseudo-bulbaire. — Voir BULBAIRE (SYNDROME).

Paralysie labio-glosso-laryngée. — Voir BULBAIRE (SYNDROME).

Paralysie pseudo-hypertrophique. — Voir MYOPATHIES.

Paralysie saturnine. — Le traitement de choix consiste dans la *faradisation des muscles paralysés* associée au *massage,* à la *douche sulfureuse* ou aux *bains sulfureux.* Le retour de la contractibilité musculaire sera hâté par l'usage interne du *sulfate* ou de l'*arseniate de strychnine* (1 à 3 milligr.), des *glycéro-phosphates,* de l'*hypophosphite de soude* ou du *formiate de soude.* En cas de paralysies rebelles, les cures hydrominérales à *Cauterets, Aix-les-Bains, Saxon* et surtout, *Bourbonne, Balaruc, Salins-Moutiers* exerceront sur l'état général, les manifestations articulaires et la motilité (Voir NÉVRITES, PARALYSIE RADIALE), une action particulièrement favorable.

Paralysies radiculaires du plexus brachial. — Voir BRACHIAL (PARALYSIES RADICULAIRES DU PLEXUS).

Paramyoclonies multiples. — On n'a pu, jusqu'ici, opposer à ce trouble qu'une médication empyrique. Carrière l'a traité par la *suggestion,* hypnotique ou à l'état de veille, efficace surtout quand l'*hystérie* est en cause. Le *traitement électrique* réussit parfois. Destarac a employé la *galvanisation des muscles atteints* (large électrode, reliée au pôle positif, appliquée sur ces muscles; électrode indifférente dans le dos) suivie de *bains statiques* (séances quotidiennes).

Parégorique (Élixir). — Voir OPIUM.

Pariétaire. — *Parietaria officinalis* (Urticacées). La plante, contenant de l'azotate de potasse, est employée en infusion (20 p. 1000) comme diurétique.

Pastilles et tablettes. — Préparations solides dans lesquelles la substance médicamenteuse est incorporée à du sucre. Les *pastilles* sont obtenues en coulant, dans des moules de formes appropriées, un mélange fondu à chaud de sucre et d'une essence. Les *tablettes* sont préparées à froid par mélange du sucre et du médicament avec un mucilage de gomme (habituellement gomme adraganthe).

Les pastilles ou tablettes peuvent contenir : une poudre soit minérale (bicarbonate de soude, calomel, etc.), soit végétale (un baume, un suc ou une essence). Elles sont très diversement dosées suivant la nature de leur principe actif. Cette forme pharmaceutique, assez altérable par l'humidité et prêtant à de lentes décompositions (p. ex. réduction du calomel en mercure), n'est admissible que pour les substances anodines. Elle ne saurait être recommandée pour les médicaments actifs.

Pâtes. — 1° *Usage int.* : les pâtes prescrites à l'intérieur sont des médicaments assez consistants pour ne pas adhérer aux doigts. Elles sont obtenues en condensant par la cuisson un mélange de sucre, de gomme arabique et d'une solution médicamenteuse. Elles sont tantôt transparentes et coulées dans un moule, tantôt opaques par addition d'un blanc d'œuf. Les pâtes les plus usitées sont celles de lichen, de réglisse, de jujube, de guimauve, de fruits pectoraux. Il faut savoir que la pâte pectorale du Codex ainsi que les pâtes de réglisse brune et de lichen ne peuvent être consommées à discrétion, car elles renferment 1 centigr. d'extrait d'opium par 50 gr.

2° *Usage ext.* : les pâtes usitées en dermatologie (grâce à Lassar et Unna) et qu'il ne faut pas confondre avec les précédentes, sont des pommades de grande consistance (celle du mastic des vitriers) faites de poudres (en général inertes) incorporées à une petite proportion de substance grasse (vaseline, lanoline, axonge, huile) ou de glycérolé d'amidon. Comme poudres, on utilise surtout : l'oxyde de zinc, le carbonate de chaux, le kaolin, la ceyssatite (terre d'infusoires), le sous-nitrate de bismuth, le talc et l'amidon. Le poids de l'excipient gras ne dépasse pas celui des poudres et lui reste plus souvent inférieur (p. ex. 10 gr. de vaseline pour 20 gr. de poudres). Le propre des pâtes est de pouvoir être rapidement appliquées sur la peau en une couche mince pour y former un enduit sec et adhérent, laissant subsister la perspiration cutanée. On leur incorpore, au besoin,

des médicaments actifs (acide salicylique, p. ex.) Leurs effets diffèrent totalement de ceux des pommades, car on recherche surtout par leur application soit la décongestion, soit l'exfoliation d'une région du tégument.

Pâte de canquoin. — Voir Zinc (Chlorure de).

Pâte de guimauve. — Voir Guimauve.

Patience. — *Rumex Patientia* (Polygonacées). La racine, contenant du nitrate de potasse, est utilisée, en décoction, comme diurétique.

Pau (Basses-Pyrénées). — Station d'hiver, en vue de la chaîne des Pyrénées, à 205 m. d'altitude, abritée presque de tous côtés des vents qui n'agitent que les couches supérieures de l'atmosphère, laissant les inférieures très calmes. Les vents d'ouest prédominent. La température moyenne de l'année y est de 13° 4 (hiver 7° 6, printemps 10°, été 21° 7, automne 9° 3) ; il y gèle assez souvent l'hiver ; la pluie y tombe fréquemment, mais par averses peu durables ne laissant pas l'air humide, grâce à l'inclinaison et à la grande perméabilité du sol. Une grande stabilité thermique et l'absence habituelle de vent caractérise avant tout le climat de Pau qui, de ce fait, est essentiellement sédatif et antispasmodique. On a coutume d'y envoyer les tuberculeux éréthiques et congestifs, ainsi que les névropathes. On en déconseillera le séjour aux rhumatisants, aux cardiaques et aux malades cachectiques.

Paullinia. — Voir Guarana.

Pavot. — *Papaver somniferum* (Papavéracées). On distingue le pavot blanc et le pavot noir (en raison de la couleur de leurs graines). On utilise les feuilles fraîches et, surtout, les capsules, comme narcotique léger (par l'opium qu'elles renferment), soit en *infusion* (10 p. 1000), soit en *décoction* (1 à 2 têtes de pavot par litre) prescrites comme gargarisme ou en lavement, soit sous forme de *sirop de pavots blancs* préparé avec l'*extrait de pavots blancs* dix fois moins actif que l'extrait thébaïque (une cuillerée de sirop équivaut à 4 milligr. de morphine et à 2 centigr. d'extrait thébaïque) et principalement usité en thérapeutique infantile.

Gargarisme émollient et sédatif :

Têtes de pavots . . . . . N° 2
Graines de lin . . . . . . 5 gr.
Eau commune . . . . . . 250 —

Faire bouillir pendant un quart d'heure et ajouter :

Borax . . . . 1 gr.
Miel blanc . . . . 10 —

Potion calmante (médecine infantile) :

Sirop de pavots blancs. 25 gr.
Infusé de camomille . . } āā 60 —
— tilleul . . . . }
Eau distillée de fleurs
d'oranger . . . . . . 30 —

Par cuillerée à soupe d'heure en heure.

Lavement calmant :

Têtes de pavots . . . . } āā 15 gr.
Graines de lin. . . . . }
Racine de guimauve . . } āā 10 —
Fleurs de bouillon blanc }
Eau commune. . . . . 750 —

Faire bouillir et réduire à 500 c. c. et passer au blanchet.

Pearson (Liqueur de). — Voir Arseniate de soude.

Pêcher. — *Prunus Persica* (Rosacées). On utilise les fleurs, sous forme d'infusion (10 à 20 p. 1000) ou de sirop (10 à 20 gr. chez l'enfant, 60 gr. chez l'adulte), douées d'une légère action laxative.

Pédiluves. — Voir Balnéothérapie.

Pegnine. — La *pegnine* ou *pegninmilch*, *lab-ferment*, *lacto-ferment* est un ferment digestif recueilli dans l'estomac des jeunes veaux et qui précipite le lait en fins coagulums plus digestibles pour l'estomac des nourrissons. Introduite dans la thérapeutique par von Dungern, la pegnine se présente, en pharmacie, sous la forme d'une poudre blanche associée au lactose. Elle trouve son indication chez les nouveau-nés dyspeptiques par insuffisance de lab-ferment. Pour l'utiliser, on additionne le lait, préalablement bouilli, de 1 p. 100 de pegnine que l'on répartit par agitation rapide, on attend 2 ou 3 minutes que la coagulation en fins grumeaux s'achève, puis on agite de nouveau vigoureusement pour disséminer le coagulum ; il ne reste plus alors qu'à diluer le lait, s'il y a lieu, et à le chauffer à 37° ; on se gardera de le faire bouillir, ce qui entraverait l'action du ferment. L'emploi du lait pegniné ne dispense pas, naturellement, des soins d'asepsie que réclame habituellement l'allaitement artificiel. Aux enfants nourris au sein on donne, 2 ou 3 minutes avant la tétée, une pincée de pegnine dans une cuillerée à café du lait de la nourrice. Du reste, la pegnine ne convient pas à tous les enfants, et on ne peut juger ses effets que d'après son influence sur la courbe du poids, car l'insuffisance du lab-ferment s'observe souvent chez des nourrissons dont les selles sont normales, qui n'offrent aucun signe d'entérite et manifestent uniquement leur trouble d'assimilation par une croissance défectueuse (J. Comby).

Pellagre. — La *pellagre* sévit particulièrement dans les régions où est cultivé le maïs, sur les populations misérables et mal nourries. En Italie, les ouvriers des champs sont en partie rétribués par l'abandon de la 3ᵉ *coupe de maïs*, souvent avariée par l'humidité. Les moisissures qu'elle contient causent peut-être la pellagre. Lombroso l'attribue à une *intoxication* et la plupart des médecins partagent maintenant son opinion. Cependant d'autres en font simplement une *maladie de misère*. En effet, les cas sporadiques s'observent chez les vagabonds ou se greffent sur des affections cachectisantes : *paralysie générale, tabes, tuberculose, mal de Bright, alcoolisme*, etc. Quelques auteurs italiens accordent une part étiologique à la *consommation insuffisante du sel*.

I. **Prophylaxie.** — Elle découle de la pathogénie. La pellagre tend à abandonner les régions contaminées, à mesure que s'améliorent les conditions matérielles et hygiéniques de leurs habitants. Contre elle, le gouvernement italien, sous le ministère Baccelli, a édité un certain nombre d'utiles mesures : droit pour la police, de perquisitionner à toute heure chez les entrepositaires de farine et les boulangers ; obligation, pour les médecins, de déclarer tous les cas de pellagre ; traitement, aux frais de l'État, des pellagreux indigents ; distribution gratuite de sel aux pellagreux.

II. *Traitement*. — Il importe, avant tout, de soustraire les malades au milieu où ils ont été contaminés pour les traiter soit dans des *hôpitaux spéciaux*, soit, comme en Italie, dans des *colonies agricoles* où ils travaillent en plein air et suivent un *régime alimentaire et hygiénique spécial* (Weyl). Le traitement arsenical, très recommandé par Lombroso, peut être prescrit sous forme de *cacodylate de soude* (en piqûres) ou d'*arrhénal*. Estèban Arjo associe à l'arsenic l'*opothérapie médullaire et testiculaire* ; le malade consomme, par jour, 100 gr. de *moelle osseuse* et reçoit, sous la peau, 2 gr. de *suc testiculaire* (dans les limites de l'érythème pellagreux) ; d'abord quotidiennes, ces injections ne sont plus faites, au bout d'une semaine, que tous les 4 jours, mais portées à 7 ou 8 gr. de suc chacune. Elles sont douloureuses, provoquent de la rougeur et de la fièvre ; mais, sous leur influence, les troubles digestifs s'amenderaient très rapidement, le délire et l'anorexie disparaîtraient, l'érythème ferait place à la desquamation. Alors on peut supprimer l'arsenic et diminuer les injections. En 15 jours ou 3 semaines, l'amélioration serait très grande.

L'*érythème pellagreux aigu* est justiciable des émollients : *cataplasmes de fécule, compresses de gaze imbibées d'eau bouillie* et recouvertes d'imperméable ; des onctions à la *pâte d'oxyde de zinc*, au *glycérolé d'amidon* ou au *liniment oléocalcaire*. On s'abstiendra de tout agent antiseptique, la plupart exposant à la dermite ou à des accidents de sphacèle. Si des *phlyctènes* se forment, on aseptise la peau pour les ouvrir, dans les points déclives, avec une *aiguille flambée* et recouvrir la région d'ouate jusqu'à dessiccation. Les *lésions cutanées chroniques* des vieux pellagreux ne sont justiciables que des onctions avec des *corps*

gras non irritants pour assouplir l'épiderme.

Les *troubles gastriques* seront combattus par les boissons glacées, la *potion de Rivière*, l'*eau chloroformée* additionnée de *cocaïne*, de *menthol*, et, dans les formes graves, par le *lavage de l'estomac*. La *diarrhée* sera modérée par le *régime* (lait, œufs, eau de chaux), par l'antisepsie intestinale (*benzo-naphtol, peroxyde de magnésium*) ; les poudres absorbantes (*bismuth, talc*, etc.) et, au moment des crises plus aiguës, par les opiacés (*laudanum, élixir parégorique, extrait thébaïque, diascordium*) dont on ne doit pas prolonger l'emploi.

Les *troubles mentaux* nécessitent souvent l'*internement*. La *tendance au suicide* exige une *surveillance* constante. Aux phases d'excitation convient la *balnéation tiède* ; aux périodes de dépression mélancolique l'*alitement continu*.

Quand la pellagre est greffée sur la *tuberculose*, l'*alcoolisme*, le *mal de Bright*, le traitement de ces états primitifs s'impose d'abord.

Si la pellagre, relativement récente, tient à des facteurs momentanés de débilitation, sa guérison est assez aisée ; il en est autrement si elle est invétérée.

Pelletiérine. — Voir Grenadier.

Penghawar Djambi. — Poils de divers genres de Fougères arborescentes de l'Orient, spécialement du genre *Cibotium*.

Prop. et empl. thérap. — Les touffes de Penghawar constituent un hémostatique local très efficace contre l'épistaxis (v. c. m.). Leur emploi a été surtout préconisé par Lubet-Barbon et Lermoyez.

Pensée sauvage. — Variété *arvensis* de la *Viola tricolor* (Violacées). La plante fleurie et les fleurs, en infusion (10 p. 1000) ou en sirop (30 à 100 gr.), passent pour diurétique et dépuratif ; action purgative à hautes doses.

Pental. — Voir Amylène (Hydrate d').

Pepsine. — *Caract. phys. et chim.* — Ferment soluble tiré de la muqueuse gastrique du porc, du mouton ou du veau ; poudre fine, blanc-jaunâtre, d'odeur rappelant celle de la présure, de saveur presque nulle, très soluble dans l'eau. Transforme, en milieu acide, les albuminoïdes en peptones.

Prop. thérap., indicat. — Longtemps la pepsine tint la première place en thérapeutique gastrique; puis, l'expérimentation ayant mis sa valeur en doute et l'observation ayant montré qu'elle ne manquait jamais dans le suc gastrique, son emploi fut fort délaissé; pourtant, associée à l'H Cl (Hayem, Bouveret), elle semble améliorer nettement les cas d'hypopepsie et d'hypochlorhydrie, à condition d'être prescrite à hautes doses (Linossier, Bardet, Soupault). A. Robin la préconise, en outre, dans les dyspepsies infantiles, dans l'hyperchlorhydrie avec hypopepsie; Boas, dans la gastro-succorrhée.

Formes pharmac., doses. — On distingue : 1° la *pepsine extractive*, pâte jaunâtre, d'odeur forte, très altérable (au titre 50 c'est-à-dire peptonisant 50 fois son poids de fibrine); 2° la *pepsine médicinale* ou amylacée (au titre 20), mélangée à 1 fois 1/2 son poids d'amidon ou de lactose et additionnée d'un peu d'acide tartrique, se conservant mieux que la précédente; 3° la *pepsine en paillettes*, produit très pur qu'il faut préférer, existant dans le commerce au titre 50 à 75 (1 gr. peut peptoniser 50 à 75 gr. de fibrine). La meilleure forme est celle des cachets (2 à 4 de 50 centigr. dans le cours du repas); l'usage des vins et des élixirs est peu recommandable, bien que l'activité de la pepsine ne soit compromise que par l'alcool fort (Bardet).

Incompatibilités. — Avec : les alcalins, l'alcool (solutions de 25 p. 100 et au-dessus), les essences, l'atropine, le tannin, la créosote, le chloral, les antiseptiques.

Cachets :

Pepsine en pail-
lettes. . . . . . } āā 50 centigr.
Acide citrique pulv. }

Pour un cachet; de 2 à 4 au cours des repas, avec un verre d'eau.

Potions :

a) Pepsine en paillettes . . .   5 gr.
Acide lactique. . . . . .   10 —
Sirop d'écorces d'oranges
  amères. . . . .   80 —
Eau distillée . . . . . .   90 —

De 1 à 4 cuillerées à soupe au cours des repas.

b) Pepsine en paillettes . . .   5 gr.
Acide chlorhydrique offi-
  cinal . . . .   1 —
Sirop de cerises. . . . . .   80 —
Eau distillée . . . . . .   90 —

De 1 à 4 cuillerées à soupe au cours des repas.

Peptonate de fer. — Voir Fer.
Peptonate de mercure. — Voir Mercure.

Peptones. — Produits résultant de la transformation des aliments albuminoïdes, soit par la pepsine en présence des acides chlorhydrique ou tartrique, soit par la pancréatine. On trouve dans le commerce : 1° des peptones obtenues par action de la vapeur d'eau et de la chaleur, produits n'ayant subi qu'une transformation insuffisante; 2° des peptones obtenues par digestion tartrique, mélanges d'albumoses et de peptones vraies, d'une faible valeur alibile; 3° les *peptones chlorhydropepsiques* notablement plus riches (contenant jusqu'à 70 p. 100 du mélange d'albumoses et peptones; 4° les *peptones pancréatiques*, aussi riches mais paraissant plus assimilables.

Caract. phys. et chim. — On distingue les *peptones solides* et *liquides*. Les *peptones liquides*, sirupeuses, brunâtres, d'odeur désagréable, d'un goût écœurant rappelant la colle forte, représentent 3 fois leur poids de viande et sont rarement usitées. Les *peptones sèches* forment des masses spongieuses, blanc-jaunâtre, de saveur un peu amère, entièrement solubles dans l'eau, insolubles dans l'alcool fort; elles représentent 6 fois leur poids de viande. L'ébullition, les acides nitrique ou acétique, le perchlorure de fer, l'alcool ne précipitent pas les peptones qui, au contraire, sont précipitées par le nitrate d'argent, le bichlorure de mercure ou le tannin. Leurs solutions alcalinisées par la soude prennent, si on y verse II gouttes d'une solution très diluée de sulfate de cuivre, une coloration violet-rose (*réaction du biuret*).

Effets physiol. — Absorbées dans le tube digestif, les peptones pourvoient à l'entretien de l'albumine du sang et du protoplasma cellulaire. Injectées dans le sang des animaux, elles provoquent chez eux une narcose spéciale (narcose peptonique) et n'apparaissent dans les urines que si la dose injectée est trop forte; l'azote qui entre dans leur composition s'élimine sous forme d'urée, d'acide urique et de créatinine.

Prop. thérap., indicat. — Théoriquement, les peptones devraient trouver leur indication dans tous les cas d'insuffisance chlorhydropeptique; en pratique, elles ralentissent plutôt la digestion gastrique et leur emploi par la voie buccale n'est guère appliqué qu'à la suralimentation des tuberculeux anorexiques. Elles sont surtout utilisées pour la préparation des *lavements alimentaires* (Voir Lavements), car leur ingestion provoque souvent le dégoût et des troubles gastro-intestinaux.

Formes pharmac., doses. — *Peptone sèche*, 1 ou 2 cuillerées à soupe délayées dans du bouillon, de la bière, de l'extrait de malt, du lait ou du grog; ou sous forme de sirop, de vin, d'élixir; ou bien encore en cachets de 50 centigr. à 1 gr.; en lavement 1 à 2 cuillerées à soupe par lavement. *Peptone liquide*, en lavement seulement, 2 à 4 cuillerées à soupe.

Élixir de peptone :

Peptone desséchée	80 gr.
Sucre pulvérisé.	150 —
Chlorure de sodium . . .	5 —
Phosphate sodique. . . .	10 —
Eau distillée.	250 —
Vin de Malaga	500 —

Par verre à liqueur, 4 à 6 fois dans la journée.

Lavement nutritif :

Peptone liquide . . .	30 à 80 gr.
Glycérolé d'amidon. .	100 —
Miel blanc.	30 —
Vin rouge	125 —
Œufs battus	N° 2
Laudanum de Sydenham	V gouttes.

Après évacuation préalable de l'intestin au moyen d'un grand lavement d'eau tiède.

Perborate de soude. — Voir Borate (Per) de soude.

Perchlorure de fer. — Voir Fer.

Perforation intestinale. — I. *Traitement médical.* — Il peut rendre quelques services dans les cas où l'opération est impossible. Le *repos le plus absolu dans la position horizontale* est indispensable; une large *vessie de glace* (renouveler la glace toutes les 2 ou 3 heures) suspendue à un cerceau doit recouvrir en permanence le ventre, avec interposition d'une flanelle mince. On ne permettra au malade, pour calmer sa soif, que de l'*eau de Vichy glacée* par cuillerées à café, de la *glace pilée* ou des *pilules de glace*, et encore à de rares intervalles. Les boissons gazeuses, la potion de Rivière sont à interdire absolument. Il importe, en outre, d'*immobiliser l'intestin par l'opium* (extrait thébaïque en pilules ou, mieux, en suppositoires; *lavements laudanisés*) ou la *morphine* en piqûres; ces malades tolèrent de fortes doses d'opiacés; à cet égard, on se guidera sur l'état des pupilles. En cas de *météorisme extrême*, l'introduction dans l'anus d'une grosse sonde, pour favoriser l'issue des gaz, pourra soulager. Quand apparaît le *collapsus*, la seule ressource consiste dans les piqûres d'*éther*, de *caféine*, d'*huile camphrée* ou de *sérum artificiel*. Dans quelques cas rares cette conduite a pu circonscrire la péritonite. Mais, en général, toutes les fois que la péritonite est diffuse d'emblée et que les forces du malade le permettent, la *laparotomie* s'impose. Elle a sauvé même des typhiques (6 succès sur 35; voir Fièvre typhoïde), surtout dans les cas de perforation tardive ou survenue au cours d'une rechute.

II. *Traitement chirurgical*. — Il est d'autant plus efficace que le diagnostic est plus précoce. Ce dernier est particulièrement délicat au cours des *maladies adynamiques*; il repose alors sur l'état du *pouls* (soudain, accéléré et dépressible), le *facies* (grippé, plombé), le *refroidissement des extrémités*, le *météorisme extrême* ou la *contracture de la paroi abdominale*; on ne doit pas attendre les frissons et les vomissements, plus tardifs. Une fois décidée, l'intervention sera *immédiate, rapide* et pratiquée avec *peu d'anesthésique*. Si la perforation intéresse l'appendice ou le diverticule de Meckel, l'un ou l'autre sera réséqué; autrement la plaie intestinale sera obturée par une *suture séro-séreuse à la Lambert*, puis le péritoine, lavé à l'eau bouillie ou au sérum, sera soigneusement drainé. Après l'opération, on injecte sous la peau du *sérum artificiel* et on donne au malade du *champagne frappé* par petites cuillerées.

Si *des adhérences antérieures circonscrivent la péritonite* (diagnostic toujours difficile) l'intervention est discutable et peut être différée jusqu'à amélioration de l'état général.

Péricardite aiguë. — I. *Péricardite sèche*. — Aussitôt le diagnostic posé, la révulsion est utile, sous forme de *ventouses sèches* ou *scarifiées* et, plus tard, de *pointes de feu*. La réfrigération par la *compresse humide* froide ou le *sac de glace* est d'une efficacité plus douteuse. En cas de *fièvre* accentuée avec *asthénie cardiaque*, la digitale (30 à 40 centigr. en infusion ou macération, pendant 4 à 6 jours) trouve son emploi; mais l'*hyperthermie* reste justiciable de la *quinine* (Barié). L'*éréthisme cardiaque* est amendé par les petites doses de digitale, les *bromures*, le *valérianate d'ammoniaque*, le *suc frais de valériane*. Atténuée déjà par les révulsifs, la *douleur locale* sera encore apaisée par les pulvérisations de *chlorure de méthyle*, le *stypage*, les badigeonnages de *teinture d'iode gaïacolée* ou de *salicylate de méthyle*. La *dyspnée* sera calmée par l'*éther*

en potion ou en inhalations, ou, encore mieux, par les *piqûres de morphine*. A l'*insomnie* on opposera le *chloral*, le *trional*, l'*hypnal*, le *bromidia*. Si le myocarde fléchit, se posera l'indication des stimulants : *cognac, kola, quinquina, champagne* ou, plutôt, piqûres d'*éther*, de *caféine*, de *sulfate de spartéine* ou de *strychnine*, d'*huile camphrée*.

Contre la *péricardite rhumatismale*, le *salicylate de soude* est presque un spécifique. Dans les *péricardites secondaires à la scarlatine*, à la *fièvre typhoïde*, à l'*infection puerpérale*, à l'*érysipèle*, la myocardite étant au premier plan, les cardiotoniques (*digitale, strophantus, spartéine, caféine*) sont plus indiqués.

II. *Épanchement péricardique*. — S'il est modéré, les moyens précédents suffisent, en y ajoutant les purgatifs salins (*sulfate, phosphate de soude, sulfate de magnésie*) et les diurétiques (*lait, lactose, théobromine, scille; digitale* ou *digitaline* en cas d'asthénie cardiaque). Mais si malgré cela, les progrès de l'épanchement troublent la systole cardiaque (cyanose, dyspnée, pouls petit et arythmique, défaillances), il faut extraire le liquide.

III. *Paracentèse du péricarde*. — L'évaluation de la quantité du liquide par les signes physiques est difficile, et quoique l'étendue de la matité, sa forme *en brioche*, l'abaissement du diaphragme conservent toute leur valeur, les *signes fonctionnels d'asthénie du myocarde* (pouls petit, filiforme, irrégulier; angoisse précordiale, menace de suffocation au moindre mouvement) sont, en pratique, les véritables guides pour intervenir, à moins de *suppuration*, dénoncée par la fièvre à grandes oscillations, les sueurs profuses, les frissons, le teint plombé. Il est prudent de commencer par une *ponction exploratrice* aseptique avec la *seringue de Debove*. Le malade, soulevé légèrement, est appuyé sur des oreillers, puis on choisit l'*espace intercostal convenable*. La plupart des auteurs conseillent la ponction du *IV°* ou du *V° espace à 4 ou 6 cm du bord gauche du sternum* (Dieulafoy); cette pratique n'exclut pas absolument le risque de blesser le ventricule droit; pour Rendu, on ne saurait adopter en tous les cas une règle unique; le liquide, s'accumulant toujours à la base du péricarde et refoulant le cœur en haut et en arrière, laisse entre la pointe de celui-ci et le diaphragme, un espace où le trocart peut plonger sans danger. Le mieux est donc, ayant reconnu les signes physiques certains d'un épanchement et suivi l'abaissement progressif du diaphragme, de *ponctionner environ 1 cm au-dessus de la limite inférieure de la matité*, en dehors de la ligne mamelonnaire, tantôt dans le VIᵉ, tantôt dans le VIIᵉ, voire même dans le VIIIᵉ espace (Potain). Ce procédé permet d'éviter le cœur à coup sûr et expose, tout au plus, à atteindre le cul-de-sac pleural ou une mince lame de poumon.

Pour éviter la blessure de la mammaire interne, Delorme et Mignon conseillent de pratiquer d'abord, à 15 millim. du sternum, une incision verticale de 4 cm découvrant le Vᵉ ou le VIᵉ espace gauche: ils y introduisent, au ras du bord sternal, une longue aiguille qui, pénétrant de 8 millim. est inclinée de dedans en dehors, de façon à suivre, sur un espace de 1 à 2 cm, le bord puis la face postérieure du sternum (pour éviter, en le réclinant, le cul-de-sac pleural gauche), puis enfoncée obliquement, en bas et un peu en arrière, jusqu'à écoulement du liquide. Dans les grands épanchements, Jaboulay préfère inciser sur le VIᵉ espace gauche, à un travers de doigt du bord sternal, jusqu'à la face antérieure de la séreuse pour y enfoncer une pince hémostatique dont il écarte les mors afin d'élargir l'ouverture (*péricardotomie*). Selon Terrier, Reymond, Brentano, pour être suffisante la *péricardotomie* doit comporter une *résection cartilagineuse et costale*.

Quand on ponctionne par les procédés classiques, on commence par assurer *l'asepsie de la région*, de *l'outillage* et de *ses mains*, puis, ayant repéré le lieu d'élection, on l'anesthésie, au besoin, par une *piqûre de cocaïne* ou une *pulvérisation de chlorure d'éthyle*, on vérifie la présence du liquide avec la seringue

de Debove, et on enfonce, au même point, directement *d'avant en arrière*, le plus fin *trocart* de l'aspirateur Potain, préférable à une aiguille dont la pointe pourrait éroder le cœur (Barié). Il importe de *pénétrer très lentement*, de manière à s'arrêter à temps, si des battements communiqués au trocart indiquaient son contact avec le cœur. Quand le même signe apparaît après évacuation du liquide, il faut incliner l'instrument parallèlement au ventricule (Dieulafoy). *L'aspiration doit être très lente*; il n'est pas rare que l'obturation de la canule par des flocons fibrineux oblige à user du mandrin pour la déboucher. L'opération achevée, la piqûre est recouverte d'un léger pansement aseptique. Dans les cas favorables, le soulagement est rapide mais l'épanchement peut se reproduire plus ou moins vite.

Les principaux accidents à éviter sont: la *blessure du cœur* (du ventricule droit) qui n'est pas nécessairement mortelle; la *blessure de la mammaire interne*, passant à 8 ou 10 cm du bord gauche du sternum; la *blessure du cul-de-sac pleural*, surtout grave si l'épanchement est purulent et infecte la plèvre.

La *paracentèse du péricarde* ne donne guère que 35 guérisons sur 100 cas; sa gravité est surtout liée à celle de la péricardite et à l'état du cœur. Elle conserve surtout la valeur d'une *intervention d'urgence* dans les épanchements dont les progrès rendent le collapsus imminent. Dans la *péricardite rhumatismale*, son pronostic est beaucoup meilleur. Elle est *contre-indiquée* chez les *tuberculeux cachectiques*, dans la *péricardite purulente des pyohémies* avec suppurations multiples. Elle est *discutable* dans l'*hydro-péricarde* des cardiaques et des brightiques avec anasarque. La *péricardite hémorrhagique* peut guérir par ponctions.

Péricardite chronique. — Le but de la thérapeutique est, ici, d'activer la résorption des exsudats qui préparent la symphyse cardiaque. Dans ce but, des *pointes de feu* répétées, des *vésicatoires volants* entretiendront sur la région précordiale une révulsion continue. A l'intérieur, on donne aux *rhumatisants* du *salicylate* ou du *benzoate de soude*; autrement, on prescrit l'*iodure de sodium* (75 centigr. à 1 gr. par jour, 20 jours par mois), sans préjudice du repos et de la médication tonique (*fer, arsenic, quinquina, glycéro-phosphates*). Si l'épanchement est purulent, il convient de discuter l'opportunité de la *péricardotomie*.

Symphyse cardiaque. — Contre les *adhérences acquises* la médecine est à peu près impuissante. Il est pourtant traditionnel de recourir à la *révulsion* et à la *médication iodurée* (Voir plus haut). Quand le cœur commence à se laisser dilater, les cardiotoniques trouvent leur emploi : la *digitale* si le myocarde n'est pas trop compromis; dans le cas contraire, le *strophantus*, ou la *caféine*, en se conformant aux principes du traitement de l'*asystolie* (v. c. m.).

Péricardite tuberculeuse. — Le traitement ne peut être que *symptomatique*. Quand l'abondance de l'épanchement l'exige, on pratique la *paracentèse du péricarde* qui, si le liquide est sanglant, ne doit être que *partielle*, de crainte d'amener, par décompression, de nouvelles hémorrhagies (Mathieu). Du reste, l'épaisseur des néo-membranes rend souvent l'évacuation difficile. On cherchera, en outre, à relever l'état général par les moyens toniques en usage chez les tuberculeux : *repos, cures d'air, alimentation réparatrice, cacodylate de soude* ou *arrhénal, huile de foie de morue, phosphates*, etc.

Périodique (Folie). — La *folie périodique, intermittente* ou *à double forme*, est une des psychoses les plus rebelles à la thérapeutique. Pour empêcher ou différer le retour des accès, on a préconisé dans les phases intercalaires, soit le *sulfate de quinine* (30 centigr. à 2 gr.), habituellement inefficace, sauf peut-être en cas d'accès courts et rapprochés (Ballet), soit le *sulfate de strychnine* (Burkhard), par voie hypodermique, qui trouverait son emploi au moment où l'hypotension artérielle annonce le retour probable d'un accès. Quant aux crises elles-mêmes, elles réclament, suivant qu'elles revêtent la forme maniaque ou dépressive, le même traitement que les accès de *manie* ou de *mélancolie* essentielles (v. c. m.). Aux phases d'excitation conviennent l'*alitement*, les *bains tièdes prolongés*, le *bromure de potassium*, le *chloral* ou le *chlorhydrate d'hyoscine*; aux phases de dépression Hurd a opposé la *codéine* et le *citrate de caféine*. Les périodes d'excitation rendent le malade assez dangereux pour nécessiter l'*internement*. Il n'est pas indispensable durant les périodes mélancoliques; cependant la discipline des maisons de santé est souvent fort utile pour assurer l'alimentation et la propreté du malade. Néanmoins, la séquestration ne semble pas jouer, dans la folie périodique, le même rôle curateur que dans les autres psychoses; elle a surtout un but de préservation et de surveillance; cette dernière ne doit même pas se relâcher complètement pendant les périodes lucides. Le repos psychique du malade sera assuré par le choix, pour lui, d'occupations faciles et peu fatigantes pour le cerveau.

Périostite alvéolo-dentaire. — Voir ODONTALGIE.

Péritonites aiguës. — I. *Traitement médical.* — Toute péritonite aiguë de cause ignorée ressortit à la *laparotomie exploratrice*, à moins de collapsus ou d'algidité. Cependant, le *traitement médical* reste justifié si les accidents généraux et locaux sont modérés, si le pouls est bon et inférieur à 100. Il suffit alors parfois à circonscrire les lésions ou même à enrayer le processus. Le *repos absolu dans le décubitus dorsal*, la *diète*, l'*immobilisation de l'intestin* par l'*extrait thébaïque* (1 centigr. en pilule toutes les heures ou toutes les 2 heures) ou la *morphine* (1 centigr. en piqûres toutes les 4 ou 5 heures) qui, en même temps, apaisent la douleur et évitent la diffusion de l'infection, constituent les points essentiels du traitement. De larges *vessies de glace* renouvelées toutes les 2 ou 3 heures doivent couvrir l'abdomen; la soif est calmée par de fréquents rinçages de la bouche avec de l'*eau de Vichy*, ou, par l'ingestion, de temps en temps, d'une cuillerée à café d'infusion aromatique froide. Quand domine la *tendance au collapsus ou à l'algidité*, mieux vaut remplacer la vessie de glace soit par des *compresses imbibées d'eau froide ou d'alcool à* 90°, soit même par un *cataplasme sinapisé*; en outre, on donnera des piqûres d'*éther*, de *caféine*, d'*huile camphrée*, de *sulfate de strychnine*, et surtout, des *lavements chauds* (à 40°, introduits très lentement à basse pression. — Katzenstein) ou des *injections de sérum artificiel* pour relever la tension artérielle et activer la phagocytose. Lorsque les *vomissements* sont incessants, les *piqûres de sulfate d'atropine* (1/4 à 1/2 milligr.) ou, mieux, le *lavage de l'estomac* en triomphent quelquefois. Au *météorisme* on opposera la sonde rectale pour favoriser l'issue des gaz. Ce n'est qu'après l'amendement des principaux accidents et si ni l'estomac, ni l'intestin ne sont en cause que l'on pourra songer à évacuer le contenu intestinal, soit par des lavements donnés lentement à basse pression, soit par l'ingestion à doses fractionnées (1 ou 2 cuillerées par heure) d'une eau purgative saline (Maurange).

II. *Traitement chirurgical.* — Lorsque, au lieu de céder au traitement médical, les accidents subissent une *aggravation progressive* (*pouls* petit, rapide, surtout avec hypothermie), la *laparotomie* immédiate s'impose. Opposée, dans les 20 premières heures, aux *péritonites par perforation traumatique ou spontanée* (*ulcère gastro-duodénal*), elle donne 80 p. 100 de succès. Elle laisse même encore quelques chances de salut dans la *perforation des typhoïdiques* (Voir PERFORATIONS INTESTINALES).

La *péritonite puerpérale* comporte, suivant les cas, des indications variables. Certaines *formes septicémiques rapides* contre-indiquent la laparotomie et peuvent exceptionnellement guérir soit par la *sérothérapie* (20 c. c. de *sérum de Marmorek* par jour), soit par les injections intra-veineuses massives de *sérum artificiel* (1500-2000 gr.). Au début des *formes communes*, un *curettage de l'utérus* suivi, ou non, soit d'*injections utérines* au permanganate de potasse ou à l'eau

oxygénée, d'*attouchements de la muqueuse utérine* à la teinture d'iode ou à l'alcool, soit de l'introduction, dans la cavité, d'une mèche imbibée de *sérum normal de cheval* (sérum leucocygène. — Demelin et R. Petit), laissée 24 h., soit d'*irrigation continue* a pu quelquefois enrayer les accidents. Quand les signes physiques dénoncent la *présence du pus dans le petit bassin ou la grande cavité péritonéale*, il est indiqué de lui donner rapidement issue par une intervention appropriée.

La *péritonite blennorrhagique de la femme* n'est justiciable du traitement chirurgical (*ablation des annexes suppurées*) que si elle complique l'état puerpéral.

Les *péritonites secondaires aux grandes infections* : scarlatine, granulie, septicémie, rhumatisme, ressortissent rarement à la chirurgie, sauf dans les cas où le *pneumocoque* est en cause et qui guérissent rapidement par la *laparotomie précoce*. Il en est de même de la *péritonite primitive à pneumocoques des enfants*, affection suppurée à marche rapide, terminée par une brusque défervescence et ayant tendance à l'*ouverture spontanée* au niveau de l'ombilic ou du cul-de-sac de Douglas, qu'il ne faut, du reste, pas attendre.

Péritonites chroniques. — La *péritonite chronique* est presque toujours *tuberculeuse*; les autres péritonites chroniques n'ont guère d'histoire clinique et le *cancer du péritoine* lui-même qui n'est pas une vraie péritonite, commande la même conduite que l'*ascite* en général (v. c. m.).

I. *Traitement médical.* — La *péritonite tuberculeuse* exige le même traitement hygiéno-diététique que la tuberculose pulmonaire : *repos, aération continue* et *suralimentation*, dans la mesure où le permet l'état du tube digestif. L'*air marin* est très favorable aux enfants qui seront laissés, le plus possible, étendus au bord de la mer. A défaut de cure marine, la *campagne* sous un climat convenable pourra, souvent, suffire. Pour les adultes, la *cure d'altitude* est préférable. L'*huile de foie de morue*, le *sirop iodotannique*, les injections de *cacodylate de soude* seront de précieux adjuvants de la cure hygiénique. A la *constipation* on opposera l'usage du *calomel*, de l'*huile de ricin* (une cuillerée à café, le soir, plusieurs jours de suite). La diarrhée sera combattue par le *régime lacto-féculent*, le *benzo-naphtol*, le *salicylate de bismuth* et la *poudre de talc* à doses massives. Au moment des poussées aiguës, la *réfrigération abdominale* et les *piqûres de morphine* trouveront leur indication.

Thomas (de Genève) préconise les *lavements d'huile de foie de morue émulsionnée* (100 à 150 gr.) et additionnée de *créosote* 50 centigr. à 2 gr.) donnés le soir, après évacuation de l'intestin. A ces divers moyens on associe la révulsion locale par les *pointes de feu fines*, et l'immobilisation de la paroi abdominale par une épaisse couche de *collodion* qui soulage beaucoup les douleurs. Enfin, au déclin de la maladie, la guérison sera hâtée par les cures thermales à *La Bourboule*, au *Mont-Dore* ou à *St-Nectaire*.

II. **Traitement chirurgical.** — Son opportunité se pose surtout quand chez un jeune sujet ayant une péritonite locale et isolée, le traitement médical est insuffisant; il devient urgent devant les progrès de l'*amaigrissement*, l'*accélération du pouls*, la fréquence des *vomissements*, les menaces d'*invasion pleurale*, ou, quand éclatent des accidents soit d'*occlusion*, soit de *perforation intestinale*. Les *lésions pulmonaires* ne sont pas une contre-indication, si elles sont *récentes*, *chroniques* et *circonscrites*. La *tuberculose pulmonaire bilatérale*, la *tuberculose rénale*, les *tuberculoses suppurées de la peau, des ganglions, du squelette* contre-indiquent plus ou moins formellement la laparotomie. Il n'en est pas de même de la *tuberculose des annexes de l'utérus*, et parfois, de la *tuberculose intestinale*, à moins qu'elle ne soit très avancée. C'est la *forme ascitique* qui donne les plus beaux succès opératoires; la guérison y est presque la règle; il est vrai que c'est elle qui guérit le plus souvent spontanément.

Par contre, à moins d'*accidents d'occlusion* ou de *douleurs vives*, la *forme sèche ou fibreuse* ne ressortit pas habituellement à la chirurgie. La *forme caséeuse* et *ulcéreuse* est la plus grave; la multiplicité habituelle des loges purulentes, des adhérences, en rend le traitement opératoire plus difficile ; cependant bien qu'il expose à des échecs et à des complications (fistules stercorales), il représente la seule chance de salut et mérite d'être appliqué.

La *ponction simple* ou *suivie d'injections modificatrices* est un procédé anodin qui peut guérir certaines formes ascitiques bénignes. Le liquide évacué, on peut laver la séreuse soit à l'*eau boriquée concentrée* (Debove), soit à l'*eau bouillie chaude* ou avec la *solution saline physiologique*. Von Mosetig-Moorhof a obtenu onze guérisons par *insufflation d'air stérilisé dans le péritoine*. Rouet en doit une à l'*insufflation d'oxygène pur*, après extraction de la moitié du liquide. L'*injection de naphtol camphré* (5 seringues de Pravaz), bien qu'ayant donné quelques guérisons, a dû être délaissée à la suite d'un *accident mortel* (Netter). Dans les formes moyennes ou graves, la *laparotomie* reste l'opération de choix; elle n'entraîne qu'une mortalité insignifiante (sauf en cas d'occlusion); on peut, ou non, la faire suivre d'un *lavage à l'eau stérilisée chaude* ou de la *toilette du péritoine* avec une éponge imbibée d'une solution de *sublimé* ou de *naphtol camphré* (Berger). Les *formes suppurées* sont justiciables du *drainage à la gaze stérilisée* (Jalaguier).

Perles. — On appelle perles des capsules (v. c. m.) dont la forme est sphérique au lieu d'être ovoïde.

Permanganate de chaux. — *Caract. phys. et chim.* — Sel violet-rouge, déliquescent, très soluble dans l'eau, aisément décomposable, à froid, au contact des matières organiques, en oxyde de manganèse, oxygène et chaux.

Prop. et empl. thérap. — Antiseptique et désinfectant applicable aux mêmes usages que le permanganate de potasse (v. c. m.) en solutions à 1 p. 1000 (pour injections vaginales) ou à 50 p. 1000 (pour aseptiser les mains et le champ opératoire, désinfecter les locaux, les égouts).

Permanganate de potasse. — *Caract. phys. et chim.* — Cristaux prismatiques brun-violacé, à reflets mordorés et métalliques, rouge pourpre par transparence, solubles dans 15 p. d'eau froide (solution violet-rouge). Tache la peau en violet, puis en brun (par réduction et formation de bioxyde de manganèse); cette coloration s'efface par immersion de quelques secondes dans une solution de bisulfite de sodium à 10 ou 20 p. 100. Les taches du linge disparaissent sous l'influence de l'acide chlorhydrique (sol. à 1 p. 200), de l'acide tartrique (sol. concentrée) ou du sel d'oseille (sol. 3 p. 100).

Effets physiol. et tox. — Faibles (1 p. 2000, 1 p. 1000), ses solutions sont astringentes (sensation de brûlure); plus concentrées (plus de 1 p. 1000) elles sont irritantes; fortes (1 p. 250 et au-delà), elles deviennent caustiques. Au contact des solutions de permanganate, les hématies et l'hémoglobine s'altèrent. Bien que peu toxique, ce sel, ingéré à dose massive (12 à 15 gr.), peut provoquer la mort par un mécanisme complexe, relevant à la fois de l'action exercée par le potassium et de celle, plus importante sans doute, résultant de l'influence exercée sur le sang par l'agent oxydant (formation de méthémoglobine et autres produits de métamorphose).

Prop. thérap., indicat. — En sa qualité d'oxydant très énergique, se montre désinfectant (dégage de l'oxygène naissant au contact des matières organiques), et désodorisant très puissant contre le cancer utérin, la bromidrose des pieds. Son pouvoir antiseptique, très passager, varie avec les espèces microbiennes; son action spécifique sur le gonocoque en fait un antiblennorrhagique usuel (en injections ou lavages); détruit aussi la bactéridie charbonneuse, le staphylocoque, le streptocoque (usage très recommandable sur les plaies traumatiques, étendues et anfractueuses, contre les infections utérines, obstétricales ou non, pour réaliser l'asepsie des mains en chirurgie), le vibrion septique. Exer-

cerait une action atténuante sur le venin des serpents par coagulation de son albumine (injection dans la plaie d'un demi-centimètre cube d'une solution à 1 p. 100, Lacerda). Préconisé, à l'intérieur, comme emménagogue, comme antidote du phosphore, de l'acide cyanhydrique, de la muscarine, de la colchicine, de la strychnine, de l'acide oxalique, de la morphine, etc. (résultats douteux).

Formes pharmac., doses. — *Usage int.* : 10 à 20 centigr. en pilules ou solution. — *Usage ext.* : solutions à 25 centigr., 50 centigr., 1 gr. p. 1000 dans l'eau *distillée* (l'eau ordinaire entraîne la réduction partielle et un dépôt brun de bioxyde de manganèse) pour injections uréthrales, lavage de l'urèthre, injections vaginales dans la blennorrhagie (v. c. m.), pour lavages oculaires dans l'ophtalmie blennorrhagique, pour l'antisepsie obstétricale (sol. 1. p. 2000); solutions fortes (2 à 5 p. 1000) pour l'asepsie du champ opératoire et des mains, comme désodorisant dans le cancer utérin, sur les plaies fétides, contre les sueurs fétides des pieds (ou en poudres composées).

Incompatib. — Avec : l'alcool, le sucre, la glycérine et, d'une façon générale, les substances organiques aisément oxydables (mélanges détonants), l'eau oxygénée (décomposée), les chlorures désinfectants, les sulfures, hyposulfites, les alcaloïdes et la cocaïne.

Solution (usage ext.) :

Permanganate de potasse	1 gr.
Eau distillée.	100 —
Thymol.	30 centigr.

Pour imbiber des semelles de papier filtre, de toile ou de liège à porter en cas de bromidrose plantaire. (Brocq). Cette solution ne se conserve pas et doit être préparée au moment de s'en servir.

Poudre :

Permanganate de potasse .	1 gr.
Dermatol.	5 —
Oxyde de zinc.	10 —
Talc	20 —

Mélanger très exactement; pour poudrer,

chaque matin, l'intérieur des chaussettes (bromidrose).

Permanganate de zinc. — *Caract. phys. et chim.* — Cristaux rouge-foncé, très hygrométriques, très solubles dans l'eau.

Prop. et empl. thérap. — Antiblennorrhagique préconisé en injections uréthrales (solution à 25 centigr. pour 100).

Pernicieuse (Fièvre). — Voir Paludisme.

Péronine. (*Chlorhydrate de benzoylmorphine*). — *Caract. phys. et chim.* — Poudre blanche, cristalline, de goût désagréable, soluble dans 10 p. d'eau bouillante, peu soluble dans l'eau froide et l'alcool, insoluble dans l'éther et le chloroforme.

Prop. thérap., indicat. — Action narcotique inférieure à celle de la morphine et de la codéine mais moins convulsivante (exagère pourtant tous les réflexes, sauf la toux). Effets analgésiques assez marqués. Employée surtout comme hypnotique, sédatif de la toux quinteuse et de la douleur, particulièrement chez les tuberculeux ; ses effets s'accentueraient après quelques jours ; moins active que la morphine, mais aussi moins toxique.

(Pour plus de détails, voir G. Pouchet, *Leçons de Pharmacodynamie et de Matière médicale*, 2ᵉ série, p. 483, 513 et 759.)

Formes pharmac., doses. — 10 à 30 centigr. par jour, par prises de 1 à 5 centigr. en pilules ou potion.

Pilules :

Péronine . . . . . . trente centigr.
Poudre de réglisse . . . . . 2 gr.
Extrait de gentiane . . . . . Q. S.
Masse pilulaire à diviser en 30 pilules.

Potion :

Péronine . . . . . . vingt centigr.
Alcool à 95° . . . . . . 10 gr.
Eau distillée . . . . . . 90 —
Saccharine sodique . . 5 centigr.

A prendre par cuillerées à café (soit 1 centigr.) diluées dans un peu d'eau.

Pérou (Baume du). — Voir Baume.

Peroxyde de magnésium. — Voir Magnésium.

Peroxyde de zinc. — Voir Zinc.

Persécution (délire de). — Appelé encore *délire chronique, psychose systématisée progressive*, le *délire de persécution à évolution systématique* ne comporte guère qu'une thérapeutique palliative ; en dépit du traitement, il parcourt invariablement ses phases successives : 1° d'*interprétation délirante*, 2° d'*idées de persécution avec hallucinations*, 3° d'*idées ambitieuses*, 4° de *démence*. Appartenant à la plus dangereuse catégorie d'aliénés, ces malades *doivent être internés sans hésitation*, d'autant plus que l'isolement dans une maison de santé peut leur procurer un calme momentané et permet seul de remplir les diverses indications que peuvent présenter leur état général (*toniques, arsenic, douches*) et leur état mental (*alimentation forcée* chez ceux qui craignent le poison ; *bromures, chloral, sulfonal, chloralose, bains* chez les excités). La séquestration devient surtout urgente quand ils en viennent à désigner l'auteur de leur persécution (Ballet).

Persil. — *Petroselinum sativum* (Ombellifères). On utilise la racine, les fleurs, les feuilles fraîches et les semences ; elles renferment : une huile volatile, de l'*apiol* (v. c. m.), une huile essentielle, du tannin, etc.

Prop. et empl. thérap. — 1° *Racine* (l'une des 5 racines apéritives ; voir Ache) excitante, légèrement diurétique (décoction 10 à 20 p. 1000) ; 2° *Feuilles* stimulantes, résolutives (poudre 1 à 2 gr.; suc exprimé 100 gr.) ; 3° *Semences* carminatives (servent à la préparation de l'apiol).

Persodine. — Solution de persulfates sodique et ammonique rendue stable grâce à un procédé spécial (A. et L. Lumière).

Prop. et empl. thérap. — Ceux des persulfates alcalins (voir plus loin). La persodine est énergiquement antiseptique, mais aussi très irritante. Employée aux doses de 5 à 20 gr. (dans 1/2 verre d'eau pure, 1 heure à 1 h. 1/2 avant l'ingestion de tout aliment) pour relever l'appétit des anémiques, des tuberculeux, des convalescents ; ne pas continuer plus de 8 à 10 jours de suite et reprendre seulement après 5 à 6 jours de repos. La persodine occasionne parfois un peu de diarrhée, les 2 ou 3 premiers jours.

Persulfates alcalins. — *Caract. phys. et chim.* — Sels peu stables, à l'état pur, et doués de propriétés oxydantes intenses. On distingue : le *persulfate de sodium* (le plus stable, bien que très altérable à l'humidité et à la lumière; cristaux incolores solubles dans un peu plus de 1 partie d'eau), le *persulfate d'ammonium* (soluble dans moins de 2 fois son poids d'eau) et le *persulfate de potassium* bien moins soluble (dans 55 fois son poids d'eau). Tous trois cèdent aisément leur oxygène pour se transformer en sulfates neutres.

Effets physiol. et tox. — Provoquent, à doses toxiques : une diarrhée intense, une grande faiblesse, de l'hypothermie, de la bradycardie, de l'oppression et la mort par arrêt de la respiration. Anatomiquement, on constate : des congestions viscérales intenses avec hémorrhagies, des ulcérations de la muqueuse digestive, une coloration noire du sang (par production d'un composé hémoglobinique mal déterminé; mélange de méthémoglobine, hématine et hématoporphyrine). A doses thérapeutiques, stimulent l'appétit et la nutrition, facilitent la digestion (entravent la digestion gastrique si on force la dose). A l'extérieur, action antiseptique intense.

Prop. thérap., indicat. — Action apéritive utilisée contre l'anorexie des tuberculeux, des surmenés, des anémiques, des neurasthéniques et des convalescents. Prescrits aussi comme topiques antiseptiques (en gargarisme).

Formes pharmac., doses. — *Usage int. :* 5 à 20 centigr. en solution dans de l'eau pure (1 cuillerée à café ou à soupe d'une solution à 1 p. 150) ingérée 1 heure à 1 heure 1/2 avant tout aliment (sous peine de décomposition brusque), de préférence soit le matin au réveil, soit avant le repas de midi. Continuer 8 à 10 jours de suite seulement et reprendre, si besoin, après un repos de 5 à 6 jours. Action laxative initiale assez fréquente mais négligeable. — *Usage ext. :* solutions à 3, 5 et 10 p. 100 (de persulfate de soude), comme antiseptique local (en gargarisme).

Peste. — La peste est justiciable : 1° d'un *traitement sérothérapique*, le plus important à l'heure actuelle; 2° d'un *traitement médicamenteux symptomatique* applicable soit à titre adjuvant, associé au précédent, soit isolément en l'absence de sérum. Elle exige en outre, tant dans les régions où elle sévit que dans les points exposés à son importation, des *mesures prophylactiques* très importantes.

I. *Sérothérapie antipesteuse.* — On a expérimenté contre la peste 3 sérums : celui *de Yersin*, celui *de Haffkine* et celui *de Lustig*. Le premier est du *sérum d'animaux immunisés par des inoculations en série*; le second consiste en *cultures de bacilles pesteux atténuées par la chaleur*; le sérum de Lustig contient les *toxines du bacille*; il est à peu près délaissé, alors que les deux autres comptent chacun des partisans et des détracteurs. Le *sérum de Yersin* semble préférable à titre curateur; *celui de Haffkine*, à titre préventif. Calmette a prouvé, par les chiffres, que, bien appliqué, c'est-à-dire injecté d'une façon continue, le sérum de Yersin pouvait soustraire à une mort certaine de nombreux pestiférés. Dans les cas moyens, datant de 48 heures, 20 c. c. injectés chaque jour sous la peau suffisent. Dans les cas graves, ceux, notamment, de pneumonie pesteuse, c'est dans les veines qu'il faut inoculer 20 c. c. Dans les formes très virulentes, il ne faut pas craindre de débuter par 40 c. c. les deux premiers jours. En général, on maintient la dose quotidienne de 20 c. c. jusqu'à défervescence, puis on injecte encore 10 c. c. pendant les 2 ou 3 jours suivants, pour éviter les *rechutes*. Il faut que le sérum, tiédi, ne renferme ni bulle d'air, ni particule solide. Même à hautes doses, le sérum de Yersin n'entraîne que des accidents insignifiants (*urticaire, érythèmes*).

II. *Traitement médicamenteux.* — Bien que la sérothérapie l'ait supplanté, il trouve encore son emploi dans les cas où le sérum fait défaut. L'accord est unanime sur l'utilité des stimulants diffusibles (*alcool, éther*) et des cardio-toniques (*caféine, strophantus, sulfate de strychnine*). On a préconisé l'antisepsie interne par l'*acide phénique* en potion (IV à V gouttes toutes les 2 ou 3 heures), le *sublimé* (10 centigr. par jour) très bien toléré par ces malades. A la *fièvre* on oppose soit la *quinine*, soit l'*acide salicylique*, l'*aspirine*, ou, mieux, la *balnéation* (tiède ou froide). Selon les formes cliniques, les toniques, les injections de sérum artificiel, les sédatifs (*bromures, opium, belladone*), les antiseptiques des voies respiratoires (dans la *forme pneumonique*) ou de l'intestin; l'*ergotine*, le *chlorure de calcium* (dans les *formes hémorrhagiques*) trouveront leur emploi. Très douloureux au début, les *bubons* seront recouverts soit d'*onguent mercuriel belladoné*, soit de *pansements humides* ; lorsque la fluctuation est manifeste, on les incise *aseptiquement*, afin de prévenir la diffusion des bacilles qui pullulent dans le pus; les *pustules cutanées* sont traitées de la même façon.

III. **Prophylaxie.** — La *prophylaxie individuelle* consiste à pratiquer sur les sujets indemnes des milieux contaminés l'*inoculation préventive*. Inoculé sous la peau, à la dose de 5 c. c., le *sérum de Yersin* confère l'immunité, mais pour 20 jours seulement. Le *sérum de Haffkine*, dénué d'action curative, est, par contre, un agent préventif précieux. Les nombreux essais dont il a été l'objet aux Indes ont démontré que son inoculation réduit des 2/3 les chances d'infection et, si celle-ci se produit, abaisse de moitié les chances de mort qui, pour les vaccinés, sont, en tout, 6 fois moindres que pour les non vaccinés (H. Lœw). Les inoculations, sous la peau du bras, se font aux doses suivantes : 3 à 3 c. c. 1/2, chez l'adulte; 2 à 2 c. c. 1/2, chez la femme; 1 c. c. chez l'enfant de plus de 10 ans; 0 c. c. 1 à 0 c. c. 3, au-dessous de cet âge. Assez douloureuse, la vaccination est suivie d'une *réaction fébrile et ganglionnaire* de 12 à 24 heures, sceau

d'une *immunité* qui dure au moins 4 à 6 mois. Calmette a accusé le sérum de Haffkine d'exposer à des accidents mortels les sujets vaccinés en incubation de peste; le fait est nié par ses partisans.

La *prophylaxie publique de la peste* comporte : la *déclaration obligatoire*, l'*évacuation des malades sur un lazaret*; l'*isolement de ceux-ci et de leurs familles*, la *déclaration de tous les décès*, la *désinfection des effets et des maisons contaminés*. Mais, si ces mesures sont relativement réalisables en Europe, leur exécution est à peu près impossible dans les pays d'endémie pesteuse ; on ne peut donc guère compter que sur la *surveillance des navires de provenance suspecte* arrivant dans les ports européens, *surveillance portant spécialement sur les rats* dont le rôle comme agents propagateurs du contage est prouvé (Simond), qu'ils le soient par l'intermédiaire des *puces*, des *mouches*, des *punaises* ou des *moustiques* (Hunter), question encore discutée. Le plus récent règlement du comité d'hygiène prescrit, avant l'admission dans les ports français, la *destruction obligatoire des rats (dératisation)* au moyen d'appareils spéciaux, sur tous les navires de provenance suspecte. Effectuée avant le déchargement, la *dératisation* porte sur tous les compartiments intérieurs des navires, y compris les cabines des officiers et passagers, les salles à manger et salons, si l'autorité sanitaire le juge utile. Il est clair que la destruction des rats et des souris ne s'impose pas moins dans toute localité où se déclare une épidémie de peste.

Petit chêne. — Voir Germandrée.
Petit houx. — Voir Houx (Petit).
Petit-lait. — Voir Lait (Petit).
Petite centaurée. — Voir Centaurée.

Pétrole. — *Caract. phys. et chim.* — Le *pétrole brut* est un liquide onctueux au toucher, verdâtre, rougeâtre ou brun-noirâtre, d'odeur désagréable (D 0,780 à 0,920). On en isole, par distillation, des produits plus ou moins volatils : 1° l'*éther de pétrole (Ligroïne)* (D 0,650), liquide incolore, très volatil, dangereusement inflammable, bouillant de 30° à 70°, capable, comme l'éther, de produire l'anesthésie locale par réfrigération ; 2° l'*essence minérale* (D moyenne 0,710) bouillant de 60 à 120°, surtout employée à l'éclairage et pour l'alimentation des moteurs à essence ; 3° l'*huile de pétrole* (D 0,780 à 0,820) bouillant de 150° à 280°, liquide incolore, insoluble dans l'eau, non miscible à l'alcool, n'émettant pas de vapeurs inflammables au-dessous de 40°, servant comme liquide d'éclairage et propre à quelques usages médicaux ; 4° les *huiles lourdes* bouillant de 280° à 400° et au delà, soit la *vaseline* et la *paraffine* (v. c. m.).

Effets physiol. et tox. — Peu toxique pour l'homme, le pétrole ne provoque des accidents (nausées, diarrhée, vomissements, perte de connaissance, collapsus) qu'à doses très élevées (200, 300, 500 gr.). Action parasiticide sur certains animaux inférieurs (vers intestinaux, *pediculi*, acariens). *Sur la peau*, peut provoquer une irritation locale assez vive.

Prop. thérap., indicat. — A *l'intérieur*, préconisé contre la lithiase biliaire (Chauffard) et, jadis, comme anticatarrhal et stimulant, contre la tuberculose pulmonaire (Blache). *A l'extérieur*, l'éther et l'huile de pétrole sont surtout utilisés comme acaricides, parasiticides et pour le lavage du cuir chevelu (dangereux).

Formes pharmac., doses. — *Usage int.* : V à XXX gouttes de pétrole américain rectifié, en capsules ou en perles. — *Usage ext.* : Huile ou éther de pétrole purs ou en liniments ; savon au pétrole.

Savon au pétrole :

Savon de Marseille . .	100 gr.
Pétrole . . . . } āā	50 —
Alcool à 90° . . . . . }	
Cire	40 —

M. S. A. ; 3 à 4 savonnages 2 à 3 jours de suite, contre la gale (C. Paul).

Liniment :

Éther de pétrole . . . } āā	90 gr.
Alcool à 90° . . . . . }	
Alcoolat de lavande. .	20 —
Acide acétique	2 —

Brossage du corps avec une brosse large

imbibée de cette mixture (gale des vendangeurs. Sabouraud).

Pétroléine. — Voir Vaseline.

Peuplier. — *Populus nigra* (Salicacées). On utilise les bourgeons (renfermant de la *populine* ou benzoate de salicine, balsamique et amer-fébrifuge) et le bois sous forme de charbon.

Prop. et empl. thérap. — Les bourgeons entrent dans la formule de l'*onguent populeum* (v. c. m.) antihémorrhoïdaire usuel ; le charbon de peuplier est le plus usité en médecine (Voir Charbon).

Pfäffers-Ragatz. — Voir Ragatz.

Phagédénisme. — Le *phagédénisme du chancre mou* (Voir Chancre mou) n'exige pas en réalité de traitement spécial. Quand, ce qui est habituel, le mauvais état général en est cause, le *repos* et le *régime tonique* suffisent souvent à suspendre les progrès de l'ulcération ; localement, la cautérisation au *thermo* ou au *galvano-cautère* est encore la meilleure thérapeutique ; les *lotions*, les *pansements*, les *bains* seront ceux qui sont habituellement opposés au chancre mou.

Le *phagédénisme syphilitique*, plus rare et moins grave que celui du chancre simple, à moins qu'il ne complique un *chancre mixte*, est justiciable du *repos*, de la *médication iodo-mercurique* et d'un traitement local consistant en *bains prolongés* (2 à 3 heures), à 36° (tous les jours ou tous les 2 jours) ; en pansements à l'*iodoforme* en poudre ou à la *vaseline iodoformée*, et, quand la phase phagédénique est passée, en *badigeonnages de teinture d'iode* répétés une ou 2 fois par semaine.

Phagédénique (Eau). — Voir Mercure (Bichlorure de).

Pharyngites chroniques. — Voir Angines chroniques non spécifiques.

Phénacétines. — *Caract. phys. et chim.* — Dérivés directs du para-amidophénol ; on distingue 3 variétés isomères : *ortho*, *méta* et *paraphénacétine*, la dernière, ou *acétphénéthydine*, seule usitée, se présente sous forme de lamelles cristallines brillantes, incolores, inodores, un peu amères, très peu solubles dans l'eau froide (1 p. 500), plus solubles dans l'eau bouillante (1 p. 80) et dans l'alcool à 95° (1 p. 28).

Effets physiol. et tox. — Absorption aisée; élimination rapide (sous forme d'un mélange de phénéthydine et de paraamidophénol) par l'urine qui devient colorable en rouge par le perchlorure de fer et réductible par la liqueur de Fehling. Chez le lapin, 1 gr. de phénacétine ne provoque qu'un affaiblissement passager; 3 gr. abolissent, après une courte phase d'excitation, la motilité, l'excitabilité musculaire, la sensibilité, et affaiblissent les réflexes; une dose plus élevée peut tuer l'animal par paralysie de la respiration précédant celle du cœur. Chez l'homme, une prise de 50 centigr. détermine, après 30 minutes, une dépression thermique qui atteint son apogée (d'autant plus marquée que la température initiale était plus élevée) entre une 1/2 heure et 4 heures après l'absorption. En général, après 1 heure, on note une légère sudation, et, 2 heures après l'abaissement maximum, une réascension thermique sans symptômes pénibles, enfin, le retour à l'état primitif au bout de 5 à 8 heures. Le pouls, s'il est rapide, se ralentit et se régularise, tandis que la tension sanguine s'élève légèrement; en même temps s'observe, pendant 30 à 60 minutes, une vasodilatation périphérique suivie de vasoconstriction paraissant avec les premières gouttes de sueur. Les doses médicamenteuses ne modifient pas le sang; seules, les doses élevées provoquent la cyanose mais bien moins que l'acétanilide. La phénacétine déprime notablement la nutrition (hypo-azoturie très marquée). L'intolérance se manifeste par : de la céphalée gravative, de la somnolence, des vertiges, des nausées, une angoisse précordiale très pénible, des sueurs froides profuses, de la cyanose avec pouls lent et déprimé, des convulsions.

Prop. thérap., indicat. — Préconisée : 1° comme antithermique, dans la fièvre typhoïde, la tuberculose, la pneumonie, les fièvres éruptives, le rhumatisme aigu; 2° comme analgésique contre les névralgies, la migraine, les douleurs fulgurantes du tabes; 3° comme hypnotique dans l'insomnie par surmenage cérébral, dans les névroses.

(Pour plus de détails, voir : G. Pouchet, *Leçons de Pharmacodynamie et de Matière médicale*, 4e série, p. 184.)

Formes pharmac., doses. — 2 ou 3 gr. par jour, par prises de 50 centigr., au plus, en cachets. On lui associe souvent, comme correctif, le salol, la caféine ou le salicylate de quinine.

Cachets :

a) Phénacétine . . . . 2 à 4 gr.
Caféine . . . . . 20 à 40 centigr.
Diviser en 10 cachets.

b) Phénacétine . . . .)
Salol ou salicylate de } āā 2 à 4 gr.
quinine . . . . .)
Diviser en 10 cachets.

Phénique (Acide). — Voir PHÉNOL.

Phénocolle (Chlorhydrate de). — *Caract. phys. et chim.* — Combinaison de phénéthydine et de glycocolle; poudre blanche, cristalline, de saveur salée et amère, soluble dans 16 p. d'eau.

Effets physiol. et tox. — Absorption rapide (une demi-heure); élimination de même (dure 5 heures); les hautes doses (5 gr.) colorent l'urine en brun. Action antithermique variable avec la cause de la fièvre (très marquée chez les tuberculeux), accompagnée de sudation abondante et même (chez les malades affaiblis) de cyanose et d'asthénie cardiaque; suivie de réascension thermique avec frisson parfois violent. Malgré cela, serait très peu toxique. En outre, action analgésique.

Prop. thérap., indicat. — Antithermique-analgésique préconisé dans le traitement de la fièvre des tuberculeux (Kobert), de la malaria, du rhumatisme articulaire aigu. Peu recommandable à cause de ses actions secondaires.

Formes pharmac., doses. — 50 centigr. à 3 gr. en cachets. *Enfants*, 10 centigr. par année d'âge. Injectable aussi dans l'hypoderme à l'état de solution glycérinée (à 1 p. 2) chaude (Herzog).

Phénol ordinaire. — *Caract. phys. et chim.* — Improprement appelé *acide* *phénique*, plus voisin des alcools que des acides; joue, en réalité, un rôle chimique spécial, ainsi que les autres composés de même ordre extraits des goudrons, se conduisant tantôt comme acides, tantôt comme alcools. Extrait des huiles légères de goudron de houille, le *phénol brut* est un liquide brunâtre, d'odeur forte, très peu soluble dans l'eau, contenant 80 p. 100 de phénol pur mêlé surtout à des hydrocarbures et à des phénols homologues supérieurs. Le *phénol cristallisé* se présente sous plusieurs formes. On distingue : 1° le *phénol absolu* (petits cristaux blancs, solubles dans 16 p. 6 d'eau froide, très solubles dans l'alcool, l'éther, la glycérine et les huiles), d'odeur à peine accusée, très pur, anhydre, de même que le *phénol synthétique*; 2° le *phénol neigeux*, assez soluble aussi dans l'eau; 3° le *phénol cristallisé ordinaire des pharmacies* (longues aiguilles incolores ou rougeâtres, déliquescentes, d'odeur empyreumatique, de saveur brûlante, solubles dans 20 p. d'eau froide, très solubles dans l'alcool, la glycérine, l'éther et les huiles), non constamment pur et contenant souvent du crésol. On appelle *phénol liquide* un mélange de 90 p. de phénol et de 10 p. d'alcool, soluble dans 18 p. d'eau. Comme tous les phénols, le phénol ordinaire donne, par combinaison avec le camphre, un liquide (*phénol camphré*) (v. c. m.) soluble, en toutes proportions, dans les huiles, la vaseline, l'axonge, l'alcool et l'éther.

Effets physiol. et tox. — *Absorbé* facilement par la peau, l'hypoderme, les plaies, les larges surfaces saignantes; encore plus par les cavités closes, les séreuses viscérales ou articulaires, les cavités médullaires des os (aussi vite que par injection intra-veineuse); ce qui explique les intoxications d'origine chirurgicale. Dans l'organisme, se transforme, d'une part, par oxydation, en hydroquinone, pyrocatéchine, paracrésol, acides oxalique et carbonique, de l'autre, en dérivés conjugués. *Éliminé* surtout par l'urine à l'état de dérivés sulfo-conjugués et (pour une part infime) en nature. Ces dérivés du phénol existent, il est vrai, dans l'urine normale (produit des métamorphoses des albuminoïdes dans l'intestin), mais à l'état de traces. Le passage du poison par le rein peut provoquer de la néphrite (albuminurie, hématuries). L'élimination se complète par les sueurs, la salive et la muqueuse respiratoire.

Effets locaux. — Caustique énergique (par son action précipitante sur l'albumine des tissus); irritant, même en solution diluée. Plongée dans une solution à 25 ou 50 p. 1000, la main pâlit (spasme des capillaires), devient insensible, s'engourdit ainsi que l'avant-bras; l'une et l'autre, lourds, sans force, sont le siège de fourmillements prolongés. Les solutions à plus de 50 p. 1000 provoquent : 1° une brûlure passagère, 2° l'anesthésie et la mortification de l'épiderme, parfois même du derme (devient rouge, rouge-brun, puis noir) dont l'eschare s'élimine alors avec de vives douleurs et une suppuration abondante. Sur les muqueuses, les solutions fortes déterminent de la brûlure bientôt atténuée par l'action anesthésique. Le sphacèle est possible, même sous l'influence de solutions faibles (10 à 50 p. 1000) surtout aqueuses ou alcooliques (les solutions huileuses et glycérinées, même fortes, sont beaucoup moins nécrosantes); il est favorisé par le diabète.

Effets généraux (expérimentaux) à peu près identiques chez les animaux à sang froid et à sang chaud : 5 à 10 milligr. sont mortels pour la grenouille, 20 centigr. pour le lapin, 50 centigr. pour le chat, 2 à 3 gr. pour un chien de grande taille. Chez ce dernier, on note successivement : 1° des frissons, des signes d'inquiétude; 2° l'affaiblissement du train postérieur; 3° la chute, par paralysie progressive de tous les membres; 4° des secousses cloniques dans les membres (avec cris convulsifs inarticulés par spasmes des muscles glottiques) et des trépidations successives mais asynergiques des divers muscles (les secousses sont synergiques avec les poisons tétaniques); 5° une grande faiblesse des muscles intoxiqués. En même temps se montrent : du ptyalisme et des sueurs profuses, des vomissements et de la diarrhée, de la bradycardie (initiale) avec hypertension sanguine, une température inférieure ou, exceptionnellement, supérieure à la normale. Dans les *cas mortels*, aux convulsions succèdent peu à peu la paralysie des muscles de la vie de relation, puis de la respiration ; le pouls devient arythmique, fréquent et petit, la tension artérielle baisse avec la température, et la mort survient dans un coma profond. En cas de *survie*, les convulsions s'apaisent, la motilité reparaît successivement dans : 1° la tête, 2° les membres antérieurs, 3° le train postérieur ; la la chaleur renaît. Chez l'animal mort, on constate : des lésions irritatives de la muqueuse digestive, un cœur flasque et décoloré, un sang noir et incoagulable (quantités notables de méthémoglobine) ; des congestions cérébro-spinale et pulmonaire (souvent, noyaux de broncho-pneumonie) ; de la stéatose hépatique et rénale. La mélanurie n'existe pas chez les animaux.

Intoxication chez l'homme. — La mort peut suivre l'ingestion de 5 gr. ; des accidents très graves, parfois mortels, celle de 1 à 2 gr. Favorisent les effets toxiques : l'impureté du produit employé, son mode d'absorption (pansement de larges surfaces, de plaies cavitaires ; lavage des séreuses, du tissu cellulaire périrectal, des cavités osseuses, lavements, etc.), l'âge et le sexe du sujet (susceptibilité spéciale de la femme et, surtout, de l'enfant), son état de dépression nerveuse (typhiques), sa susceptibilité individuelle.

Accidents cutanés. — Au plus faible degré, on note, sur les régions à peau fine (seins, surfaces de flexion des membres), des plaques érythémateuses circonscrites, cuisantes, prurigineuses, se produisant 2 à 3 jours après le pansement, pour s'effacer 48 heures après sa suppression et se terminer par une légère desquamation. Plus étendu, l'*érythème fébrile*, accompagné d'un vif prurit, annoncé par de l'agitation, un brusque malaise avec anorexie, pouls rapide et vibrant, fièvre vespérale, est *vésiculeux* ou *bulleux* et dure 3 à 4 jours, après lesquels, les vésicules sèchent et

desquament, les bulles suppurent, crèvent et se couvrent de croûtes ; sa guérison est assez lente ; on se gardera de le confondre avec l'érysipèle (adénite, bourrelet, état gastrique, etc.). Chez les prédisposés, le pansement phéniqué occasionne souvent des poussées rebelles d'*eczéma vrai*. Enfin les *gangrènes phéniquées* (Voir Effets locaux) limitées aux doigts ne sont pas rares.

Accidents généraux aigus. — Une *forme légère* ne se traduit que par : une céphalée frontale gravative, des bourdonnements d'oreilles avec surdité, de la courbature, de l'inappétence avec nausées et parfois vomissements. Les *formes graves* aboutissent, plus ou moins vite, à un collapsus profond avec pâleur livide, sueurs visqueuses, algidité des extrémités, insensibilité étendue même à la cornée, affaiblissement ou abolition des réflexes ; les convulsions (partielles ou générales) sont exceptionnelles chez l'homme. Le tube digestif réagit par des vomissements porracés ou noirâtres, à odeur phéniquée, persistant parfois plusieurs jours après les autres symptômes, par du ptyalisme et de la dysphagie, souvent aussi par une diarrhée profuse, noire et fétide. Le pouls, très accéléré, est filiforme, l'hypothermie très marquée. Fréquentes, brèves et laborieuses, les inspirations, coupées de pauses plus ou moins longues, deviennent très faibles à la dernière phase, se compliquant de râle trachéal. L'iris est immobile et ne réagit plus à la lumière. Chez l'homme, dans toutes les formes d'intoxication (excepté quand le poison a été absorbé par la voie gastrique), les *urines* prennent une coloration vert-olive, brun-sale, noirâtre ou noire qui atteint son apogée plusieurs heures après le pansement causal et persiste parfois longtemps après sa suppression. Plus commune en cas de grandes suppurations avec état général grave, ou de vastes plaies activement bourgeonnantes, la mélanurie n'acquiert de valeur pronostique grave que si les urines noires sont en même temps plus rares et plus denses et si la diminution des sulfates est considérable, à plus forte raison, s'ils ont complètement disparu. Bien qu'acides, les urines subissent vite la fermentation ammoniacale; elles contiennent toujours de l'hydroquinone et de la pyrocatéchine, mais pas de méthémoglobine. Les sulfates urinaires y sont rares, ou absents dans les cas graves. Ailleurs les lésions du rein se traduisent par de l'albuminurie, de l'hémoglobinurie ou des hématuries. La mort, quand elle survient (au bout de 4 à 36 heures), est due à l'arrêt graduel de la respiration, puis du cœur. Les injections phéniquées dans les séreuses peuvent provoquer la mort subite par syncope réflexe due à l'irritation du sympathique. En cas de guérison, celle-ci succède, graduellement, après 8 à 10 jours, à des alternatives d'améliorations et de rechutes; parfois à des complications telles que pneumonie, cystite ou gangrène. La mortalité de l'intoxication aiguë est de 45 à 50 p. 100.

Accidents chroniques. — Quelquefois tardive, l'intolérance, aggravée à chaque nouvelle application toxique, se traduit tantôt par des troubles cérébraux (chez les enfants), tantôt par des troubles gastriques : inappétence, nausées, vomissements; par du malaise, un peu de fièvre (38°-39°), une céphalée rebelle (chez les adultes), quelquefois par de la paralysie vésicale.

(Pour plus de détails, voir : G. Pouchet, *Précis de Pharmacologie et de Matière médicale*, p. 809.)

Prop. thérap., indicat. — Utilisé surtout comme *désinfectant et antiseptique local*, entrave l'action des diastases, ou même l'annule (en solution concentrée); s'oppose au développement des saprophytes, même en solutions faibles (1 à 5 p. 1000), mais n'arrête leur pullulation qu'en solutions fortes (40 à 50 p. 1000). Assez efficace contre les bactéries pathogènes sans spores (solutions à 3, 10, 15 ou 30 p. 1000 suivant les espèces); mais ne détruit les spores que par l'action prolongée de solutions très concentrées. Pouvoir antiseptique très accru par la chaleur (38°) et par l'addition d'acides minéraux (chlorhydrique, sulfurique) ou organiques (tartrique, sali-

cylique), atténué par association à l'alcool, à la glycérine, aux huiles et aux alcalis. Le phénol servait jadis de base au pansement de Lister, il fut utilisé longtemps pour la désinfection des instruments; a été préconisé, en pulvérisations (Verneuil), en badigeonnages (solution huileuse, Hallopeau) ou en injections interstitielles (Arnozan) contre le furoncle et l'anthrax; a été encore opposé comme topique : à l'érysipèle (badigeonnages, Hayem), à la carie dentaire (à titre caustique et analgésique), aux otites (glycérine phéniquée), à l'éruption variolique (pour panser les pustules), aux infections bucco-pharyngées diphtériques ou non (Voir Phénol sulfo-riciné); rend aussi des services en dermothérapie, soit comme caustique (pelade), soit comme anesthésique (prurits); employé en inhalations, dans la gangrène pulmonaire et la bronchite fétide. La toxicité du phénol et l'abandon actuel de l'antisepsie pour l'asepsie tendent à restreindre beaucoup les usages de cette substance en chirurgie et en obstétrique où on lui préfère des agents plus actifs et moins dangereux. *A l'intérieur* son emploi, comme antithermique dans la fièvre typhoïde (en lavements) est complètement délaissé, en raison des risques d'intoxication qu'il comporte.

Formes pharmac., doses. — *Usage ext.* : solutions aqueuses de 10 à 40 p. 1000 (préparées avec l'alcool ou la glycérine; voir les formules) pour les usages chirurgicaux. Glycérine phéniquée (1 à 5 p. 100). Huile phénique (1 à 5 p. 100). Pommade (1 à 5 p. 100).

Solutions mères pour préparer l'eau phéniquée :

a) Phénol cristallisé. . . . . 300 gr.
   Alcool ou glycérine . . . 600 —

3 cuillerées à soupe (glycérine) ou 4 (alcool) dans un litre d'eau donnent une solution à 20 p. 1000.

b) Phénol cristallisé . . . . . 20 gr.
   Alcool ou glycérine . . . . 40 —

A diluer dans un litre d'eau.

La dose de phénol employée doit toujours être associée à 2 fois son poids d'alcool ou de glycérine pour éviter, lors du mélange avec l'eau, la précipitation de gouttelettes de phénol pur.

Mixture :

Phénol cristallisé. . . . ⎫
Menthol. . . . . ⎬ āā 1 gr.
Cocaïne . . . . ⎪
Huile de vaseline. . . . ⎭

Pour toucher, avec un pinceau, les ulcérations douloureuses de mauvaise nature.

Mixture pour lotions :

Phénol cristallisé. . . . . 25 gr.
Glycérine neutre pure . . 100 —
Eau distillée . . . . 400 —
Essence de thym, Q. S. pour aromatiser.

1 à 4 cuillerées à soupe dans un verre d'infusion chaude de capitules de camomille, pour lotions (prurit, Brocq).

Solution analgésique :

Phénol absolu. 50 centigr. à 1 gr.
Glycérine neutre anglaise . 10 gr.

Toutes les 4 heures, verser dans le conduit auditif X gouttes de cette solution tiédie (otite moyenne catarrhale aiguë, Boulay).

Glycéré phéniqué :

Phénol cristallisé. . . 60 centigr.
Glycérolé d'amidon . . . 60 gr.

Onctions le soir sur les parties malades (urticaire, Sabouraud).

Pommade :

Phénol cristallisé. . . 1 gr.
Sulfate de morphine . 60 centigr.
Acide borique . . . . 4 à 8 gr.
Vaseline pure. . . . . 60 gr.

Légère couche sur la région malade (prurit vulvaire, Brocq).

Phénol camphré. — Liquide odorant, oléagineux, obtenu par trituration de 2 p. de phénol avec 1 p. de camphre.

Il est miscible en toutes proportions à la vaseline, à l'axonge, aux huiles; soluble dans l'alcool et l'éther (non dans l'eau). Utilisé, comme topique, dans le traitement des abcès tuberculeux.

Phénol sulfo-riciné. — Liquide obtenu par dissolution de 20 gr. de *phénol synthétique* dans 80 gr. de *sulfo-ricinate de soude* (v. c. m.); préconisé en attouchements sur les fausses membranes diphthériques (5 ou 6 fois par jour) par Grancher, Ruault, Josias, etc. Son emploi tend à être délaissé depuis l'avènement de la sérothérapie. Il trouve pourtant encore son indication dans le traitement des angines infectieuses non diphthériques et des diphthéries avec association d'agents pyogènes.

Phénolphtaléine (*Dihydroxyphtalophénone* ou *Purgène*). — Réactif alcalimétrique (devient rouge vif au contact des bases) usité, à ce titre, dans les laboratoires, mais doué, également, de propriétés purgatives qui lui désignent un rôle en thérapeutique.

Prop. et empl. thérap. — Laxatif aux doses de 5 à 10 centigr. Purgatif à celles de 30 à 50 centigr. en comprimés. N'est ni toxique, ni irritant; provoque des selles liquides, sans coliques ; s'élimine par les urines (colorables en rouge vif par l'ammoniaque). Sans action sur la sécrétion biliaire; abaisse légèrement et momentanément la tension sanguine. Ingérée le soir, produit son effet laxatif le lendemain matin.

Phénosalyl. — Mélange liquide de plusieurs agents antiseptiques, proposé par Christmas et Respaut, et présentant un pouvoir microbicide très élevé. Sa formule (inscrite au Codex) est la suivante :

Phénol cristallisé . . . 9 gr.
Acide salicylique . . . 1 —
 — lactique . . . . 2 —
Menthol . . . . 10 centigr.
Essence d'eucalyptus. . 50 —

Constitué par un liquide épais, limpide, noircissant à la lumière, le phénosalyl est rarement employé pur (caustique), mais, plus souvent, en solution dans l'eau (1 à 4 p. 100), la glycérine ou l'alcool. Utilisé surtout soit comme dentifrice (X gouttes dans un demi-verre d'eau tiède), soit en gargarisme (solution aqueuse à 1 p. 100) additionnée de 5 p. 100 de glycérine), en collutoire (phénosalyl 1 p., glycérine 5 p. pour attouchements discrets sur les amygdales infectées) ou en injections vaginales (solutions à 5 ou 10 p. 1000) dans les infections génitales ou pour l'usage obstétrical.

Phlébite de la veine porte. — Toujours impuissante, la thérapeutique des pyléphlébites se réduit à l'emploi des divers agents palliatifs que l'on peut apposer aux symptômes : *fièvre*, *ascite*, *douleurs*, *hémorrhagies*, etc.

Phlébite des sinus. — I. *Prophylaxie.* — La *phlébite des sinus* ayant pour origines habituelles : soit les *septicémies de l'enfance (gastro-entérite, bronchopneumonie, rougeole, scarlatine, tuberculose, etc.)* soit, encore plus, les *otites purulentes*, la *mastoïdite*, les *ostéites craniennes* et les *lésions suppuratives de la face*, aura surtout chance d'être évitée par un traitement méthodique et précoce de ces diverses affections, spécialement des otites et des mastoïdites.

II. *Traitement.* — Les *thromboses d'origine septicémique* ne sont malheureusement justiciables que des agents palliatifs opposés d'habitude aux accidents de la *méningite* ou des *pyrexies infectieuses*. Les *thromboses d'origine otique* prêtent à des interventions chirurgicales parfois heureuses. Après avoir lié la jugulaire au cou, trépané l'apophyse mastoïde et la caisse, on dénude le *sinus latéral* sur toute sa longueur pour reconnaître la thrombose, puis on l'incise pour en extraire le caillot, à la curette, jusqu'à ce que le sang s'écoule par les 2 bouts de la veine qui sont alors tamponnés à la gaze iodoformée (Broca et Maubrac, Lambotte). Très périlleuse, l'*ouverture du sinus caverneux par le plancher de l'orbite* a été tentée, mais sans succès. Quand les symptômes précisent le siège du thrombus dans le *sinus longitudinal supérieur*, ce dernier doit être trépané et lié, opération simple.

Phlébites. — I. *Prophylaxie.* — L'éclosion de la *phlébite puerpérale* sera évitée par une *antisepsie rigoureuse* pendant et après l'accouchement et la délivrance. Aux femmes présentant, pendant la grossesse, des *varices confluentes*, on prescrira, à titre préventif, le port de bandes de *crêpe Velpeau*. Au cours des infections fébriles sujettes à se compliquer de phlegmatia *(fièvre typhoïde* surtout), *l'asepsie de la peau et des muqueuses* doit être particulièrement surveillée, spécialement l'*antisepie buccale*; les moindres *ulcérations cutanées*, les *escha1 es* seront très soigneusement pansées. Il n'importe pas moins, chez ces malades, d'examiner chaque jour les veines des membres inférieurs, afin de saisir sur elles le premier indice d'altération pour pouvoir instituer à temps un traitement rationnel propre à prévenir l'oblitération (immobilisation du membre en position un peu élevée, révulsion légère, applications chaudes, régime achloruré).

II. *Traitement de la période d'état.* — Dès que la phlébite est reconnue, le membre atteint doit être immobilisé, le pied légèrement élevé, dans une *gouttière* bien garnie d'ouate, remontant, en dehors (pour le membre inférieur), jusqu'à la crête iliaque. En cas de *phlébite double*, c'est la gouttière de Bonnet qui trouve son emploi. L'usage d'un *appareil suspenseur* fixé au plafond, ou d'un *lit mécanique* permet seul de donner, sans secousse, au malade les soins de propreté indispensables; il s'impose encore davantage dans les cas, assez fréquents, où la gouttière est mal tolérée (Jayle). En effet, les risques d'embolie pulmonaire commandent d'éviter au membre malade les moindres mouvements, et, tout spécialement, ceux de *flexion du tronc sur le bassin*. Quant à la *durée de l'immobilisation*, nul point n'est actuellement plus discuté. Les classiques la prolongeaient au moins 40 jours; Vaquez réduit ce temps de moitié, à condition que le 20e jour, l'œdème soit en franche régression, que toute sensibilité des veines explorables ait disparu et que nulle poussée fébrile ne se soit produite depuis la première. Dagron va plus loin; pour lui, après 8 jours d'apyrexie sans aucun trouble général, le caillot serait fixé, ce qui autoriserait, dès la 2ᵉ semaine, à permettre quelques mouvements des jambes et des pieds (mais pas encore la flexion du bassin) et, au bout de 15 jours, à masser les zones musculaires des membres inférieurs. Selon Hirtz, Reynier, ces pratiques seraient dangereuses; le premier attend 4 à 5 semaines avant de pratiquer aucun mouvement, 6 semaines et plus dans la phlébite double et dans la *phlébite goutteuse*; le second recommande l'immobilisation absolue et prolongée qui, seule, circonscrit la poussée inflammatoire et décongestionne les parties : Lucas-Championnière imite, au contraire, la pratique de Dagron, croyant, pour sa part, le danger d'embolie lié, non au mouvement, mais à la phase infectieuse fébrile de la phlébite.

Plus ou moins vive et paroxystique, la *douleur* existe surtout les premiers jours; on lui oppose : 1° localement, l'*enveloppement ouaté*, les compresses imbibées d'*eau blanche* ou d'*eau de Goulard* additionnée de *teinture d'opium* et *de belladone*, les badigeonnages au *salicylate de méthyle* (les onctions avec des *liniments calmants*, toujours faites par le médecin, doivent rester très prudentes); 2° à l'intérieur, l'*antipyrine*, le *pyramidon*, l'*aspirine*, les sels de *quinine* (*bromhydrate, valérianate*), et, dans les cas intenses, la *morphine* en injections hypodermiques.

L'*œdème* doit être respecté pendant la phase d'état; du moins on ne doit lui opposer ni compression, ni massage, mais l'enveloppement simple dans des compresses de gaze imbibées d'une *solution saturée de chlorhydrate d'ammoniaque* dans l'*eau sédative* ou l'*eau blanche*. Du reste, le *régime achloruré* peut suffire à en hâter la résorption (Chantemesse). L'efficacité des *teintures d'hamamelis virginica* et *de viburnum prunifolium* est douteuse.

III. *Traitement de la période de déclin.* — La *convalescence* s'annonce par l'apyrexie, la disparition des douleurs, la réduction progressive de l'œdème. Suivant les auteurs, la gouttière est retirée plus ou moins tôt. Pour les uns, 40 jours est un délai minimum; Hirtz substitue à la gouttière, au bout de 3 semaines, de la ouate maintenue par une *bande Velpeau*, légèrement serrée. Vaquez commence la mobilisation après 20 jours, dans les conditions indiquées plus haut; Dagron y recourt dès la 2ᵉ semaine. Qu'elle soit plus ou moins précoce, elle sera toujours, au début, très prudente, se bornant, d'abord, à l'*effleurage superficiel* de la peau et à la *mobilisation partielle* des articulations des orteils et du pied, le *massage des muscles* et la *mobilisation plus active des jointures* (en évitant les gros troncs veineux) ne devant intervenir que du 27ᵉ au 35ᵉ jour, de façon que la malade puisse se lever, le membre entouré d'une bande de crêpe Velpeau, vers le 35ᵉ jour (Vaquez). Dagron commence, dès le 15ᵉ jour, le massage musculaire, conseillant de lever la malade peu à peu, de sorte qu'elle soit tout à fait valide au bout d'un mois, tout en surveillant la température, afin de ne pas méconnaître les *poussées de phlébite secondaire* qui contre-indiqueraient absolument la mobilisation. Le massage convient spécialement aux cas compliqués d'*œdème persistant*, de *raideurs articulaires* et d'*atrophie musculaire*.

La convalescence trouve un adjuvant très précieux dans les *cures thermales*. Hirtz conseille, 3 à 4 fois par semaine, à domicile, des bains de 20 à 40 minutes, additionnés de 3 à 4 kg de *gros sel*. Les stations de *Bagnoles* (de l'Orne), de *Plombières*, de *Bourbonne* conviennent particulièrement aux phlébitiques, la première surtout. Prise à l'intérieur, l'eau de Bagnoles, diurétique, active l'élimination des déchets et des urates; sous forme de *bains prolongés* (1 heure à 33°-36°) elle stimule la circulation veineuse et diminue la stase des veines profondes; contre certaines névralgies rebelles, la *douche sous l'eau* remplace avantageusement l'*effleurage* (Poulain).

IV. *Traitement des complications.* — Grande complication des phlébites, l'*embolie* sera surtout évitée par une *immobilisation* de durée suffisante. Tout phlébitique frappé de *syncope passagère* doit, après suppression de tout massage, reprendre l'*immobilité absolue* et être soumis à des piqûres d'*huile camphrée*.

Les *névralgies rebelles* sont justiciables de l'*effleurage doux*, du *pyramidon*, de la *morphine* et des applications locales de courants de haute fréquence (Vaquez et Marchais).

Les *paralysies* d'un muscle ou d'un groupe musculaire seront amendées par un *massage doux* et *superficiel*, ou par la *galvanisation*, à condition que les douleurs soient légères ou nulles.

Le *pied bot phlébitique* ressortit au *redressement méthodique* suivi d'*immobilisation plâtrée* ou *silicatée* (pas trop prolongée), puis de *massage* ou de *faradisation des muscles antagonistes*.

Les *complications cutanées* réclament l'emploi de l'*effleurage* et des *boues de Dax* ou de *Saint-Amand*.

V. *Traitement des formes cliniques.* — Le traitement de la *phlegmatia puerpérale* est conforme aux principes généraux résumés plus haut. Se basant sur une conception pathogénique, Jouannet lui applique l'*opothérapie hépatique*.

La *phlébite des typhiques* a été traitée avec succès par le *régime hypochlorurique* (Chantemesse). La *phlébite grippale* est soulagée par le *pyramidon* (30 centigr. 2 à 3 fois par jour. A. Robin); la *phlébite palustre* est justiciable du *chlorhydrate de quinine* (8 jours) alterné avec l'*arrhénal* (2 fois par jour X gouttes d'une solution au 1/50. A. Robin). La *phlébite blennorrhagique* réclame, outre l'emploi des *balsamiques* contre l'écoulement, celui d'onctions sur le membre avec une pommade à l'*ichthyol* à 10 p. 100 (Hirtz, A. Robin). A la *phlébite syphilitique* on oppose, pendant la phase inflammatoire, des frictions à l'*onguent mercuriel* et, plus tard, des onctions avec une *pommade iodurée* (KI 5 gr. p. 30. A. Robin). La *phlébite rhumatismale*, étant souvent une *périphlébite*, exige une immobilité moins rigoureuse que les autres; elle sera amendée par l'*antipyrine* à l'intérieur et, localement, par une *pommade au salicylate de soude* (10 p. 100). La *phlébite des goutteux* comporte des douleurs que calmeront bien l'*aspirine* (A. Robin)

sans préjudice du traitement de la goutte, d'abord par la *liqueur Laville* ou le *colchique* (poudre de semences ou teinture de fleurs), puis par le *sidonal* et l'*iodure de potassium* (contre les reliquats exsudatifs); la fréquence de l'embolie y impose une immobilisation sévère. La *phlébite des chlorotiques*, *des tuberculeux* nécessite surtout le traitement rationnel de la *chlorose* et de la *tuberculose* causales. La *périphlébite des femmes obèses*, outre le régime de réduction et de marche progressive, sera traitée : par l'*effleurage* de plus en plus appuyé, associé aux onctions avec une pommade à base d'*ergotine* (3/30), d'*iodure de potassium* (2/30) et d'*extrait de noix vomique* (1 gr. p. 30) et aux enveloppements locaux (la nuit) avec des linges imbibés d'*eau de Goulard*; par la *teinture d'hamamelis virginica* et la *teinture de viburnum prunifolium*.

Phobies. — Voir OBSESSIONS.

Phosphate d'ammoniaque. — *Caract. phys. et chim.* — Phosphate bibasique $PO^4 H (AzH^4)^2$. Cristaux prismatiques efflorescents, solubles dans 4 p. d'eau, insolubles dans l'alcool.

Prop. et empl. thérap. — Préconisé contre la lithiase urinaire, à la dose de 1 à 4 gr. en solution.

Phosphates de chaux. — A. *Phosphate monocalcique* ou *Biphosphate de chaux* $(PO^4)^2 Ca H^4$. 2Aq.

Caract. phys. et chim. — Lames nacrées déliquescentes, de saveur très acide; très soluble (grâce à la présence d'une faible proportion d'acide phosphorique libre), très altérable; fait partie de toutes les préparations solubles de phosphate de chaux.

Effets phyisologiques. — L'expérimentation ne rend pas compte de la valeur thérapeutique attribuée aux phosphates de chaux; elle les montre traversant l'organisme, puis éliminés par les urines et les fèces, mais non assimilés ni fixés. Pour Caulet, la chaux seule serait absorbée. Bouchard admet leur absorption (quand ils sont donnés à petites doses), mais non leur assimilation. Les phosphates alimentaires, en combinaison organique, seraient seuls assimilables.

L'efficacité des phosphates de chaux est donc un fait empirique.

Prop. thérap., indicat. — Agissent, probablement, en stimulant la nutrition et en favorisant le fonctionnement de certains appareils, spécialement du système nerveux et de la sécrétion gastrique. Préconisés dans le traitement : du rachitisme et de l'ostéomalacie (à titre adjuvant) ; de la tuberculose pulmonaire avec phosphaturie ; des tuberculoses osseuses et ganglionnaires, de la neurasthénie, de l'oxalurie, des troubles de la croissance, de la consolidation des fractures, de la dyspepsie hyperchlorhydrique, de certaines diarrhées.

Formes pharmac., doses. — 25 centigr. à 2 gr. en sirop, solution, vin ou élixir. *Enfants*, 10 à 50 centigr.

B. *Phosphate bicalcique* ou *Phosphate neutre de chaux* $(PO^4)^2 Ca^2 H^2$. 4Aq.

Caract. phys. et chim. — Poudre cristalline blanche, très légère, insoluble dans l'eau et l'alcool, décomposable par l'eau bouillante en phosphates mono et tricalcique ; soluble dans les acides, même les plus faibles, mais passe alors à l'état de phosphate monocalcique qu'il sert surtout à préparer ; soluble aussi dans les citrates alcalins.

Prop. thérap., indicat. — Bien qu'insoluble, il est transformé par le suc gastrique en phosphate monocalcique, surtout s'il est donné à petites doses, et peut ainsi remplir les mêmes indications.

C. *Phosphate tricalcique* ou *Phosphate basique de chaux* $(PO^4)^2 Ca^3$.

Caract. phys. et chim. — Poudre blanche, amorphe, insoluble dans l'eau et l'alcool, obtenu par dessiccation du précipité dit *phosphate de chaux gélatineux*.

Prop. et empl. thérap. — Employé : à l'extérieur, comme poudre inerte (dans les poudres et pâtes dentifrices) ; à l'intérieur comme absorbant, neutralisant et antidiarrhéique ; sert de base à la *décoction blanche de Sydenham* (v. c. m.). Doses 1 à 10 gr. en cachets ou en suspension dans une potion ; on peut l'associer au sous-nitrate de bismuth, au charbon, à la poudre de quinquina.

Cachets :

Phosphate basique de chaux. . . .
Sous-nitrate de bismuth. . . . . . āā 30 centigr.
Poudre de quinquina rouge. . .

Pour un cachet, 5 à 10 par jour (diarrhée).

Sirop :

Phosphate de chaux gélatineux.	75 gr.
Sirop simple.	920 —
Alcoolat de citron	5 —

Par cuillerées à soupe.

Les phosphates mono et bicalcique sont avantageusement remplacés par les sirops de chlorhydro ou de lactophosphate de chaux du Codex.

Phosphate basique de chaux.	12 gr. 50
Acide chlorhydrique officinal	10 gr.
Eau distillée	340 —
Sucre blanc.	630 —
Alcoolat de citron. . .	10 —

F. S. A.

On peut solubiliser le phosphate tricalcique en remplaçant, dans la formule précédente, l'acide chlorhydrique officinal par 15 gr. d'acide lactique ou par 22 gr. d'acide phosphorique ; les solutions sirupeuses représentent, par cuillerée à soupe, 25 centigr. de phosphate calcique dissous.

Vin :

Phosphate monocalcique cristallisé. . .	10 gr.
Acide citrique pulvérisé	25 centigr.
Vin de Malaga. . . .	300 gr.

Environ 50 centigr. de phosphate par cuillerée à soupe ; de 2 à 6 par jour, au cours des repas.

Phosphates organiques. — A. *Acide anhydro-oxyméthylène-diphosphorique* (produit d'origine végétale).

Caract. phys. et chim. — Cet acide constitue la matière phospho-organique de réserve des plantes à chlorophylle ; c'est un acide tétrabasique, liquide, de couleur jaune, transparent, de consistance légèrement oléagineuse, inactif sur la lumière polarisée, formant des sels bien cristallisés, d'une stabilité remarquable, se dédoublant, à l'ébullition, en acide phosphorique et inosite. Il contient 26,08 p. 100 de phosphore. Les graines des céréales et des légumineuses alimentaires (on le rencontre également, avec une abondance relative, dans les tubercules, rhizomes et bulbes) sont particulièrement riches en dérivés de ce composé qui joue un rôle primordial dans l'assimilation du phosphore par l'organisme, et c'est à lui qu'il faut attribuer les résultats obtenus lorsqu'on utilise les *décoctions* ou les *extraits de céréales*.

Prop. et empl. thérap. — Tonique reconstituant. Préconisé par le professeur Gilbert dans les mêmes cas que les autres agents de la médication phosphorée, à la dose de 1 gr. à 1 gr. 50 par jour, en cachets ou comprimés, sous forme de *Phytine*.

A. Phytine. — Sel double de chaux et de magnésie de l'acide précédent.

Caract. phys. et chim. — Poudre blanche, de saveur acide, presque insoluble, contenant 22 p. 100 de phosphore. D'après sa teneur en phosphore, 1 gr. de phytine correspondrait à 6 gr. 50 de lécithine, 27 gr. de vitelline et 31 gr. de caséine ; mais il n'est pas exact de comparer pondéralement des substances dont le mécanisme de dissociation et d'assimilation dans l'organisme n'est pas rigoureusement le même.

Prop. et empl. thérap. — Mêmes indications que le précédent produit. Prescrite à la dose de 1 à 2 gr. (*Enfants*, 25 centigr. à 1 gr.) en cachets, comprimés ou sous forme granulée, au moment des repas.

B. Glycéro-phosphates (v. c. m.).

C. Lécithine (v. c. m.).

D. Nucléines (v. c. m.).

E. Phosphates alimentaires. — Outre ces phosphates organiques, chimiquement définis, il existe dans les aliments des composés phosphorés encore indéterminés mais dont la réalité est rendue probable par la richesse en phosphore de la plupart des substances alibiles usuelles : viande de boucherie, jaune d'œuf, lait, cervelles, poisson, pain (noir surtout), aliments végétaux, etc.

Phosphate de codéine. — Voir Codéine.

Phosphate (Pyro-) de fer citro-ammoniacal. — Voir Fer.

Phosphate de créosote. — Voir Créosote.

Phosphate de gaïacol. — Voir Gaïacol.

Phosphate (Chlorhydro-) de chaux. — Phosphate bicalcique solubilisé par l'acide chlorhydrique.

Caract. phys. et chim. — Aiguilles déliquescentes, nacrées, solubles dans l'eau.

Prop. et empl. thérap. — Un des meilleurs modes d'administration du phosphate de chaux. Se prescrit à la dose de 50 centigr. à 5 gr., sous forme de sirop ou de solution du Codex contenant 25 centigr. de phosphate calcique par cuillerée à soupe (Voir plus haut : Phosphate tricalcique).

Incompatib. — Avec les bicarbonates, les sels alcalins et les sulfates solubles.

Phosphate (Lacto-) de chaux. — Phosphate bicalcique solubilisé par l'acide lactique.

Caract. phys. et chim. — Analogues à ceux du *chlorhydro-phosphate*.

Prop. et empl. thérap. — Mêmes indications que le chlorhydro-phosphate de chaux ; 50 centigr. à 5 gr. en sirop ou solution du Codex, contenant aussi 25 centigr. de phosphate calcique par cuillerée à soupe.

Sirop (Codex) :

Phosphate basique de chaux.	12 gr. 50
Acide lactique.	15 —
Eau distillée	335 —
Sucre blanc.	630 —
Alcoolat de citron. . .	10 —

Phosphate de soude. (*Phosphate disodique*). — *Caract. phys. et chim.* — Prismes transparents, incolores, efflorescents, de saveur fraîche un peu salée, solubles dans 6 p. d'eau froide.

Effets physiol. — A doses moyennes (1 à 5 gr.), détermine, après un mal de tête fugace, une stimulation des fonctions cérébrales (A. Luton). Les petites doses (1 à 2 gr.) exciteraient la sécrétion chlorhydrique (Hayem), tandis que de plus fortes (4 à 6 gr.) la modéreraient. En outre, le phosphate de soude ralentirait la dénutrition et exalterait le sens génital. Les hautes doses (20 à 30 gr.) ont une action purgative douce.

Prop. thérap., indicat. — Purgatif salin et cholagogue à hautes doses, de saveur plus aisément supportable que le sulfate de soude et, pour cela, recommandable chez les enfants. Préconisé par Hayem dans le traitement de l'hypo- (1 à 2 gr.) et de l'hyperchlorhydrie (4 à 6 gr.). Opposé, d'autre part, aux états neurasthéniques (sous forme de sérums) comme tonique du système nerveux; à la goutte et à la gravelle comme dissolvant de l'acide urique; à l'ostéo malacie et au rachitisme comme reconstituant du système osseux (inférieur au phosphate de chaux).

Formes pharmac., doses. — 10 à 40 gr. comme purgatif; 50 centigr. à 6 gr. comme tonique, eupeptique ou alcalin. En injections hypodermiques, solution à 1 ou 2 p. 100, 1 à 2 c. c.

Purgatif :

Phosphate de soude.	10 à 20 gr.
Eau distillée.	100 gr.
Sirop de framboises .	60 —

A prendre, en deux fois, à 1/2 heure d'intervalle (enfants).

Cachets :

Phosphate de soude.	āā 50 centigr.
Bicarbonate de soude.	
Quassine amorphe .	3 —

Pour un cachet, à prendre 1 heure avant le repas (hypopepsie).

Paquets :

Phosphate de soude	5 gr.
Bicarbonate de soude. . . .	4 —
Sulfate de soude	3 —

Pour un paquet; un paquet chaque ma-

tin, dans un verre d'eau d'Évian (hyperpepsie, Soupault).

Solution tonique et eupeptique :

Phosphate disodique. . .	160 gr.
Acide phosphorique officinal	80 —
Eau distillée.	1000 —

2 à 6 cuillerées à soupe, par jour, dans 1/2 verre d'eau sucrée ou non.

Sirop iodo-tannique phosphaté :

a) Iode bisublimé	1 gr.
Alcool à 90°	10 —
Phosphate sodique . . .	25 —
Sirop de ratanhia. . . .	980 —

F. S. A. (représente par cuillerée à soupe 2 centigr. d'iode et 50 centigr. de phosphate de soude).

b) Phosphate de soude . .	7 gr.
Tannin à l'alcool . . .	5 —
Iode bisublimé	2 gr.50
Sirop de sucre	1000 —

F. S. A.

Phosphaturie. — Voir Dɪᴀʙᴇᴛᴇs ɪɴsɪᴘɪᴅᴇs.

Phosphite (Hypo-) de chaux. — *Caract. phys. et chim.* — Prismes rectangulaires, difficilement solubles dans 6 p. d'eau; solubilisation accrue par addition de sucrate de calcium ou d'eau de chaux.

Effets physiol. et tox. — Absorption et élimination très rapides. A petites doses, les hypophosphites stimulent l'appétit et déterminent des phénomènes pléthoriques (face pleine et colorée, menstruations abondantes et régulières). A doses excessives ou trop longtemps répétées, ils amènent (surtout chez les femmes et les enfants) de l'anorexie, de la courbature, des maux de tête, de la somnolence, des vertiges, de l'oppression, des coliques, de la diarrhée, une tendance aux hémorrhagies (Rabuteau-Churchill).

Prop. thérap., indicat. — Agent oxydant énergique, stimulant vivement la nutrition, préconisé par Churchill dans le traitement de la phthisie pulmonaire. Utilisé aussi contre le rachitisme. Médicament infidèle dont l'emploi (à surveiller, en raison des troubles qu'il peut entraîner) n'offre aucun avantage sur celui des phosphates minéraux (inoffensifs) ou du phosphore (plus actif).

Formes pharmac., doses.— 10 à 50 centigr. en cachets, sirop ou solution.

Solution de Churchill :

Hypophosphite de chaux . 1 gr.
Eau distillée. . . . . 30 —
Sucre blanc. . . . . 64 —
Eau de chaux . . . . . . 6 —

1 à 4 cuillerées à dessert.

Sirop d'hypophosphite ferreux :

Sulfate ferreux . . . . 15 gr.
Hypophosphite de chaux 9 gr. 25
Eau distillée bouillie. . 350 —
Sucre blanc . . . . . . 660 —

De 1 à 3 cuillerées à soupe.

Phosphite (Hypo-) de soude. — *Caract. phys. et chim.* — Sel déliquescent, soluble dans 2 p. d'eau, 15 p. d'alcool à 90°.

Prop. et empl. thérap. — Mêmes effets et mêmes indications que l'hypophosphite de chaux. S'administre aux doses de 20 centigr. à 1 gr. par jour, en solution.

Solution :

Hypophosphite de soude. . . . . 5 à 10 gr.
Eau distillée. . . . . 150 gr.

2 à 4 cuillerées à café par jour, dans de l'eau ou une tisane sucrée.

Phosphore. — *Caract. phys. et chim.* — On distingue : 1° le *phosphore ordinaire* ou *phosphore blanc*, corps de consistance cireuse, ambré, translucide, d'odeur alliacée, émettant des vapeurs blanches phosphorescentes, inflammable à 60°, presque insoluble dans l'eau, peu soluble dans l'alcool et l'éther, soluble dans le chloroforme, dans 80 p. d'huile et dans 20 p. de sulfure de carbone ; 2° le *phosphore rouge ou amorphe*, corps inerte, insoluble dans le sulfure de carbone, n'émettant pas de vapeurs phosphorescentes, ne prenant feu qu'à 260°.

Effets physiol. et tox. — *Absorbé* soit à l'état de vapeurs, par inhalation, soit après dissolution dans les graisses (principalement), la bile, les albuminoïdes, les milieux alcalins. En partie transformé, dans l'économie, en hydrogène phosphoré, phosphites, hypophosphites, acides phosphoreux et phosphorique, etc., et y devenant surtout toxique par oxydation. *Éliminé* (partie en nature, partie sous forme de phosphates et de composés organiques) par l'urine (3/4) et les fèces (1/4).

En inhalation, les vapeurs provoquent la toux, l'inflammation et l'hypersécrétion des muqueuses respiratoires. *Localement*, le phosphore passant, en présence de l'air, à l'état d'anhydride phosphorique, exerce sur les tissus une action énergiquement irritante et, secondairement, caustique. Mis à l'abri de l'air par insertion sous la peau, il n'éveille plus ni douleur, ni inflammation, mais trouble la nutrition et entraîne la transformation graisseuse des tissus avec lesquels il se trouve en contact (Ranvier).

L'introduction dans l'organisme d'une dose minime (1 à 3 milligr.) accélère et tonifie le pouls, élève la température, provoque de l'hyperhémie cutanée et de la diurèse, exalte l'appétit, la force musculaire, la sensibilité, les facultés intellectuelles et le sens génital. A cette action utile succèdent, après quelques jours, des signes de dyspepsie atonique et d'embarras gastrique, des vomissements et de la diarrhée. Le premier indice d'intolérance est la gingivite avec déchaussement des incisives. Longtemps répétées, les petites doses modifient spécialement la régénération du tissu osseux, au niveau, tant du cartilage de conjugaison que de la couche sous-périostée ; le tissu spongoïde, normal en ces deux zones, tend d'abord à devenir compact, par condensation (assez, parfois, pour combler le canal médullaire, due au spasme vasculaire et à un arrêt de la néoformation des vaisseaux, mais sans changement dans la composition chimique du tissu. Causant, au contraire, la vaso-dilatation et un travail inflammatoire, de plus hautes doses tendent à raréfier le tissu compact, comme dans la rachitisme (Wegner, Kassowitz). Portées directement au contact du périoste, les vapeurs de phosphore déterminent, plus ou moins vite, une périostite ossifiante aboutissant à la nécrose et à la suppuration de l'os sous-jacent. Chez les ouvriers exposés à leur action, ces vapeurs n'atteignent le maxillaire que si une carie pénétrante, ayant détruit la pulpe dentaire, leur ouvre un chemin jusqu'au périoste alvéolaire (Magitot). Sur l'*estomac* et le *foie*, l'action de faibles doses (1 à 3 milligr.) se traduit anatomiquement par l'irritation de la trame conjonctive (cirrhose et gastrite chroniques). En outre, la désassimilation des albuminoïdes est accrue (azoturie intense), et les échanges respiratoires sont réduits (diminution de l'oxygène absorbé et de l'acide carbonique exhalé), d'où surproduction de graisses se déposant dans les tissus et apparition, dans les urines, de matières extractives (leucines, créatine, taurine, acide lactique, etc.). Sur l'*axe nerveux*, le phosphore détermine une stimulation intense de toutes les fonctions. mais en agissant sur ses réseaux vasculaires qui deviennent le siège d'une vaso-dilatation pouvant aller jusqu'à l'inflammation (myélite). Expérimentalement, les hautes doses frappent, d'emblée, de nécrobiose graisseuse : les muscles striés, le myocarde, les tuniques vasculaires, les reins et, surtout, le foie qui, dans 1/5 des cas, subit une atrophie aiguë rappelant celle de l'ictère grave.

Pour l'homme adulte, la dose de 5 centigr. peut être mortelle, bien que la survie soit possible après absorption de 5o centigr.; 10 à 20 milligr. peuvent déjà causer des accidents graves. L'enfant, très sensible au poison, peut succomber après ingestion de quelques milligrammes. Favorisés par l'état de division et de dissolution (dans les graisses surtout) du phosphore, les accidents toxiques peuvent n'éclater qu'après plusieurs heures, rarement 1 à 2 jours. Exceptionnellement précoce (quelques heures), la mort survient plutôt au bout de 7 à 9 jours ou de plusieurs semaines.

Empoisonnement aigu. — Ses signes rappellent, plus ou moins, ceux de l'*ictère grave.* Quelques heures, ou bien 1 à 2 jours après l'ingestion, le sujet, dont l'haleine exhale une odeur alliacée, accuse une soif ardente, une vive cuisson pharyngée, de la gastralgie, du météorisme douloureux; il vomit des matières, parfois, mais rarement, phosphorescentes (jamais après le 2e jour) et présente une diarrhée dont les glaires sanguinolentes offrent, exceptionnellement, le même caractère. La langue est très saburrale, le foie est sensible, plus rarement la rate et les reins; puis apparaît l'ictère compliqué de purpura. Parfois, la matité hépatique est très réduite et celle de la rate très accrue. Rares et bilieuses, souvent albumineuses, les urines sont quelquefois supprimées. Le 2e ou 3e jour, après une fausse rémission, les vomissements reparaissent, avec une céphalée intense et une grande prostration, tandis que se montrent des hémorrhagies multiples (purpura, épistaxis, hématémèses, melæna), des soubresauts et de la parésie des muscles, un état typhoïde fébrile. Bientôt, le pouls devient filiforme et irrégulier, la respiration prend le rythme de Cheyne-Stokes et le sujet tombe dans le coma hypothermique, précédé soit de subdélire, soit d'excitation furieuse et de convulsions (*forme cérébrale*). D'autres fois, la mort résulte, en quelques heures, d'une gastro-entérite suraiguë, ou, plus rarement, de collapsus rapide par défaillance cardiaque survenue en pleine santé apparente (*forme syncopale*). En cas de grossesse, l'avortement est la règle et le fœtus présente les mêmes lésions que la mère.

Chez ces malades, il est indiqué : 1° de *vider l'estomac*, soit par lavage avec le siphon, soit par un vomitif (de préférence le *sulfate de cuivre* donné par prises d'abord de 20 centigr. toutes les 5 minutes, jusqu'à effet, puis de 5 centigr. tous les quarts d'heure, dans le but de former du phosphure de cuivre peu soluble); 2° de *vider l'intestin* par un lavement ou par un purgatif salin (pas de substances grasses qui activeraient l'absorption); 3° de *neutraliser*, si possible, *le reliquat toxique* par l'*essence de térébenthine* (2 gr. toutes les demi-heures jusqu'à 6 à 7 gr.) qui immobilise le phosphore, en s'opposant à son oxydation.

Intoxication chronique. — Causée surtout par l'inhalation de vapeurs phosphorées, cette forme se traduit essentiellement : 1° par des accidents de nécrose osseuse (du maxillaire inférieur) ayant pour condition nécessaire la carie dentaire pénétrante, puis la périostite alvéolaire ; 2° par des altérations musculaires. La nécrose se complique de suppuration et de stomatite, ou même, chez l'enfant, de phlegmon diffus du maxillaire avec état méningitique. L'entrave à l'alimentation, la suppuration continue, la déglutition incessante de pus, amènent, autant que l'intoxication, une déchéance spéciale (*cachexie phosphorique*) caractérisée par : l'anorexie, la fièvre hectique, une diarrhée dysentériforme, des douleurs et de la parésie des extrémités, de l'amylose viscérale, état aboutissant plus ou moins vite au marasme.

Le traitement de l'intoxication chronique, surtout prophylactique, relève de l'hygiène industrielle. Il comporte avant tout : l'emploi d'un outillage perfectionné, la substitution du phosphore rouge (inoffensif) au phosphore blanc (toxique), l'usage de vêtements de travail spéciaux, et, principalement, la surveillance et l'entretien minutieux de la denture des ouvriers pour éviter l'éclosion et les progrès de la carie pénétrante.

Prop. thérap., indicat. — Préconisé surtout dans le traitement du rachitisme (v. c. m.), de l'ostéomalacie, du lymphatisme, et, comme tonique nervin, dans celui du tabes (efficacité douteuse), de la neurasthénie, de l'anaphrodisie par surmenage génital. Sa toxicité lui fera souvent préférer les phosphates, les hypophosphites et le phosphure de zinc (v. c. m.).

Formes pharmac., doses. — Un milligramme au plus par jour (*enfants* 1/10 de milligr. par année), en solution huileuse. Il existe au Codex : une solution à 1 p. 100 pour l'usage externe, une autre à 1 p. 1000 pour l'usage interne. La solution doit être très récente (autrement le phosphore est oxydé et inactif)

et préparée avec de l'huile stérilisée par chauffage à 250°. La forme de choix est l'*huile de foie de morue phosphorée* ainsi formulée :

Huile phosphorée
au millième. . . Dix grammes.
Huile de foie de
morue blonde . . 90 gr.

Une cuillerée à soupe = 1 milligr. de phosphore.
Une cuillerée à café = 1/3 de milligr.

Le traitement ne doit jamais être longtemps continué. Les troubles dyspeptiques, la diarrhée, l'éréthisme nerveux ou cardio-vasculaire le contre-indiquent.

(Pour plus de détails, voir : G. Pouchet, *Précis de Pharmacologie et de Matière médicale*, p. 619.)

Phosphorique (Acide). — *Caract. phys. et chim.* — L'*acide phosphorique officinal*, solution à 50 p. 100 d'acide ortho-phosphorique cristallisé (soit 36,4 d'anhydride), est un liquide sirupeux incolore, inodore, de saveur très acide, de forte densité (D 1,35 ou 38° Baumé ; XXIII gouttes au gramme), soluble en toutes proportions dans l'eau.

Effets physiol. et tox. — Ingéré pur ou en solution concentrée, l'acide phosphorique provoque une gastro-entérite mortelle avec dégénérescence graisseuse du foie, des reins et des muscles. Injecté dans les veines, il tue par thrombose. Absorbé à petite dose, en solution diluée, il passe à l'état de phosphate de soude ; au bout de quelques heures, sous son influence, la température baisse légèrement, le pouls devient plus lent et plus fort, il se produit un éréthisme nerveux très marqué. Les hautes doses déterminent de la somnolence et de la torpeur intellectuelle.

Prop. thérap., indicat. — Tonique du système nerveux utilisé jadis, théoriquement, contre le rachitisme et l'ostéomalacie, plus efficacement opposé aux états neurasthéniques. Préconisé encore, à titre d'acide, soit dans la gravelle phosphatique, soit dans les états comportant une hypo-acidité des humeurs et des urines à laquelle Joulie attribue les principaux troubles dits arthritiques (médication purement théorique et souvent infidèle). Est aussi prescrit contre l'impuissance (?)

Formes pharmac., doses. — 1 à 5 gr. par jour (soit 364 milligr. à 1 gr. 82 d'acide phosphorique anhydre) en limonade, solution peptonisée ou sirop. (Voir Limonade phosphorique de Bardet).

Incompatib. — Avec les alcalis et les carbonates métalliques (il se forme des phosphates), avec les sels de chaux, de bismuth, de fer, d'argent (précipité).

Solution :

Acide phosphorique officinal 34 gr.
Eau distillée. Q. S. pour 500 c. c.

1 à 2 cuillerées à café 3 fois par jour, au début du repas, dans un verre à Bordeaux de boisson (Joulie).
(Voir Phosphate de soude).

Sirop :

Acide phosphoriq. officinal. 21 c. c.
Teinture de zestes de citron 10 c. c.
Sirop de sucre. Q. S. pour 500 c. c.

1 à 3 cuillerées à soupe par jour (Joulie).

Solution peptonisée (enfants) :

Acide phosphorique offi-
  cinal . . . . 1 gr. 50
Peptone desséchée . . . 3 —
Eau albumineuse. . . . 180 —
Sirop simple. . . . . 160 —

Par cuillerées à café, à dessert ou à soupe, 3 à 4 fois par jour, avant le repas.

Phosphotal. — Voir Créosote (Phosphite de).

Lavement :

Phosphotal. . . . . 1 à 3 gr.
Huile d'olives . . . 30 gr.
Jaune d'œuf . . . . N° 1
Laudanum de Sydenham. V gouttes.
Lait bouilli . . . . 150 gr.

A administrer après un lavement évacuateur.

Phosphure de zinc. — *Caract. phys. et chim.* — Cristaux prismatiques gri-
sâtres, friables, à éclat métallique, insolubles dans l'eau, solubles dans les acides et les alcalis, décomposés par l'acide chlorhydrique avec dégagement d'hydrogène phosphoré et formation d'hypophosphites. Contient 25 p. 100 de phosphore en combinaison instable ; 8 milligr. représentent 1 milligr. de phosphore en nature.

Prop. thérap., indicat. — Celles du phosphore dont il constitue la forme la plus maniable et la meilleure.

Formes pharmac., doses. — 1 à 5 centigr. par jour, en pilules ou cachets.

Pilules :

Phosph. de zinc. quarante centigr.
Poudre de réglisse . . . . . 2 gr.
Sirop de gomme . . . . . . Q. S.

Diviser en 100 pilules ; chacune correspond à un demi-milligramme de phosphore, 2 à 6 par jour, exceptionnellement 10.

Photothérapie. — La *photothérapie* est une méthode de traitement fondée sur *l'action des rayons lumineux sur le tégument*. Elle utilise tantôt les *rayons chimiques* (ultra-violets, *photothérapie positive* de Finsen), tantôt les *rayons rouges*, à l'exclusion des premiers (traitement de la variole par la *photothérapie négative*), tantôt enfin la *lumière intégrale* (*bains de lumière*).

I. *Photothérapie de Finsen.* — Elle est appliquée au moyen d'appareils spéciaux qui isolent les rayons chimiques en éliminant les rayons calorifiques. La lumière est fournie par le *soleil* ou par une *lampe à arc*. L'appareil solaire consiste en une *loupe creuse* large de 20 à 40 cm. remplie d'une *solution ammoniacale de sulfate de cuivre* et portée sur un pied mobile en tous sens. Les rayons bleus sont concentrés à volonté sur la région malade. Dans l'appareil électrique, 4 *lentilles de cristal de roche* (laissant passer intégralement les rayons chimiques) recueillent et concentrent les rayons de l'arc dont les *rayons calorifiques* sont éliminés par une *chambre creuse à double paroi en cristal de roche* (ou *compresseur*) où circule un courant d'eau froide ; cette chambre sert aussi à comprimer les parties malades pour en chasser le sang et faciliter la pénétration des rayons dans la profondeur des tissus. L'appareil de Finsen a été modifié selon divers modèles (*appareils* de *Lortet et Genoud*, de *Finsen Reyn*, de *Foveau-Trouvé*, de *Marie* (de Toulouse) toujours basés sur les mêmes principes mais moins coûteux et plus rapidement efficaces avec des courants moins forts. Le *lupus* (*tuberculeux* ou *érythémateux*) représente la principale indication des rayons ultra-violets (Voir Lupus). Finsen préconisait les *séances d'une heure* ; on a cherché, depuis, grâce aux nouveaux appareils, à en réduire la durée à une *demi-heure* ou *vingt minutes*, mais il semble que les effets ainsi obtenus ne soient pas aussi puissants. Avant chaque séance, le médecin marque lui-même, au crayon dermographique, le point à traiter ; une infirmière y applique le compresseur ou (dans l'appareil Lortet et Genoud) se borne à s'opposer aux déplacements de la tête du malade, et, règle l'ampèremètre. Indolentes, les applications produisent, tout au plus, sur le moment, un peu de tension ou de prurit. La région traitée ne rougit que 6, 12, 24 ou 48 heures après ; à la *rougeur* s'ajoute bientôt un peu de *gonflement œdémateux* puis un *suintement séreux* se coagulant en croûtes jaunâtres, ou pouvant être remplacé soit par une *bulle*, soit par une *phlyctène* vite desséchées. Cette *réaction*, jamais destructive, ne laisse aucune trace après 8 jours, ce qui permet d'apprécier alors les résultats acquis. Malgré leur activité, les rayons chimiques sont donc inoffensifs ; la compression permet de les faire pénétrer assez profondément dans les tissus. Les résultats de la *photothérapie de Finsen* sont très brillants dans le traitement du *lupus tuberculeux*, moins constants dans celui du *lupus érythémateux* ; elle n'en constitue pas moins, dans les formes étendues, un procédé extrêmement long et dispendieux. La même méthode peut être opposée : à la *couperose*, aux *nævi* de la face, au *sycocis*, aux *petits épithéliomes superficiels* et à la *pelade*.

II. *Photothérapie négative par exclusion des rayons chimiques.* — Les rayons chimiques du jour sont éliminés par son passage au travers de *verres rouges des photographes* ; les observations de Finsen ont prouvé qu'en maintenant, sans interruption, les *varioleux* dans des locaux uniquement éclairés ainsi, on pouvait empêcher ou réduire au minimum la suppuration du contenu des pustules. Juhel-Rénoy a expérimenté cette méthode en France avec quelque succès.

III. *Photothérapie générale.* — Elle consiste dans l'exposition de tout le corps (sauf la tête) à la lumière soit de plusieurs lampes à arc (de 4 à 5 ampères), soit quelquefois de lampes incandescentes, garnissant l'intérieur d'une boîte dans laquelle est assis le malade. Dowsing utilise des lampes à filament spécial, de son invention, fixées à des réflecteurs mobiles de cuivre ; le malade est étendu sur un lit à matelas d'amiante ; les lampes sont disposées de chaque côté de son corps qu'une couverture d'amiante recouvre sans le toucher ; elles donnent, outre la lumière, une température de 35° ; le bain est suivi d'une *douche froide*. Le bain de lumière trouve son indication dans tous les états de dépression organique : *neurasthénie, anémie*, etc. Le bain de *Dowsing* convient aux *neurasthéniques avec hyperexcitabilité excessive*.

Phtaléine. — Voir Phénolphtaléine.
Phthiriase. — La *phthiriase* ressortit à 3 variétés de parasites : les *pediculi capitis*, plus communs dans l'enfance ; les *pediculi pubis* (chez l'adulte) et les *pediculi vestimentorum* (chez les vieillards, les misérables).

La *pédiculose du cuir chevelu* est souvent masquée par de l'*impétigo* (*impétigo granulata*). Pour détruire les parasites, il suffit de couvrir, pendant quelques heures, tout le cuir chevelu, d'une *épaisse couche de vaseline* qui les étouffe en pénétrant, par capillarité, leurs trachées respiratoires ; le lendemain le peigne enlève les croûtes ramollies et les cadavres de *pediculi* ; les lotions à l'eau d'Alibour (*sulfate de zinc* 2 gr., *de cuivre* 1 gr., eau 300) guérissent l'impétigo

(Sabouraud). Reste à débarrasser les cheveux des *lentes* (œufs du parasite); pour cela, on imbibe la chevelure de *vinaigre chaud*, durant quelques heures; les lentes, perdant ainsi leur adhérence aux cheveux, s'en détachent aisément avec le peigne fin.

La *pédiculose pubienne* (vulgo : *morpions*) trouve son remède classique dans une seule application d'*onguent mercuriel double* sur les régions atteintes; une *dermite* rouge et douloureuse peut suivre celle-ci; évitable pourtant si on en réduit la durée à 2 heures (suffisante). La *solution alcoolique de sublimé à 1 p. 100*, également recommandée, expose aussi à l'érythème. Quand les parasites sont en petit nombre, il suffit d'enlever chacun à la pince et d'épiler les poils portant des œufs. Sabouraud recommande encore le lavage local avec un tampon d'ouate hydrophile largement imbibé de *xylol* ou d'*éther de pétrole*; les parasites sont tués mais non tous les œufs, ce qui oblige à une surveillance de quelques jours; l'application provoque une vive cuisson, mais l'épidermite consécutive est très rare et fugace.

La *pédiculose des vêtements* est une maladie de misère et de malpropreté; elle cède, en quelques jours, à l'*étuvage des vêtements* et au changement quotidien de linge de corps.

Phthisie laryngée. — Voir Laryngite tuberculeuse.

Phthisie pulmonaire. — La *curabilité de la phthisie pulmonaire* est d'autant plus effective que le traitement intervient plus tôt. La guérison d'une *tuberculose fermée* est possible 2 fois sur 3. Plus difficile, celle d'une *tuberculose ouverte* exige plusieurs mois de soins, parfois plusieurs années. Les lésions limitées, sur un sujet jeune, sont plus aisément réparables. La tuberculose est moins grave si elle est acquise que si elle germe sur un terrain préparé par l'hérédité. Les *prolétaires tuberculeux* sont, en raison de leur état social, dans de mauvaises conditions pour guérir. Les *arthritiques* résistent en général mieux à l'infection bacillaire. Les *tuberculoses apyrétiques* sont généralement curables;

les *tuberculoses fébriles*, bien plus rarement. Le *traitement hygiénique de la tuberculose* tendant à exalter les moyens de défense de l'organisme contre l'invasion bacillaire, tient aujourd'hui la première place. Ses éléments primordiaux sont : l'*alimentation*, l'*aération continue* et le *repos*.

I. **Traitement hygiénique.** — Une *alimentation réparatrice* est un premier point essentiel de la curabilité. Si l'appétit subsiste avec des fonctions digestives à peu près normales, l'indication est aisée à remplir; il suffit alors de recommander au malade un régime plantureux et varié comprenant, outre la *ration d'entretien* consommée aux heures des repas habituels, une *ration de luxe* ou *de guérison* constituée par trois repas supplémentaires (par exemple : à 10 heures du matin, 5 heures et 10 heures du soir) composés (selon les goûts et les capacités digestives du sujet) de *laitage*, d'*œufs crus*, de *pain beurré*, de *viande crue* ou de *gâteaux secs*, etc. Dans les menus, les *aliments azotés*, très nourrissants sous un petit volume, doivent tenir une place raisonnable (250 à 300 gr. à midi. Malibran), mais une large part doit être laissée aux *aliments hydro-carbonés*, en particulier aux *corps gras* (100 à 150 gr. R. Laufer) concourant puissamment à limiter la désassimilation azotée. En cas d'*anorexie* ou de *dyspepsie*, l'alimentation devient un problème bien plus complexe. On doit alors s'ingénier à déguiser les aliments (liquides ou semi-liquides) pour en faciliter l'ingestion et l'assimilation, ou, au besoin, les introduire dans l'estomac par le *gavage* (v. c. m.) surtout indiqué en cas d'*anorexie nerveuse*. La viande sera souvent mieux acceptée à l'état de *viande crue pulpée* ou de *poudre de viande* (Debove). La *viande pulpée* se prépare en râclant avec une râpe ou un couteau la viande débarrassée de toutes ses fibres ou aponévroses, puis en la pilant au mortier pour la passer finalement dans un tamis très fin; cette pulpe est soit délayée dans du bouillon dégraissé, soit mêlée à une purée de légumes ou à une gelée de fruits. On débute par 60 gr. de viande. pour arriver, peu à peu, à 150, 200, 300 gr. par jour. Introduite dans la thérapeutique par M. Debove, la *poudre de viande* (v. c. m.) est d'un usage très pratique : les malades la consomment soit délayée dans du bouillon, du lait, du chocolat, un potage maigre, de l'eau froide sucrée et aromatisée (avec du rhum, du malaga, de l'anisette), soit mélangée à des épinards, à une purée de légumes (purée de lentilles). Représentant 4 fois son poids de viande crue, elle est aisément ingérée à la dose quotidienne de 100 à 150 gr. en plusieurs fois. Selon Robin et Binet, la *gélatine*, en diminuant les échanges respiratoires, exerce une action d'épargne très importante; son usage régulier (20 gr. par jour) est donc recommandable, plutôt sous la forme d'*aliments gélatineux* (tête ou pied de veau; pieds de mouton, de porc; gelée de viande, de fruits, de pommes), mieux tolérés par les malades.

Adjuvant précieux chez tous les malades, le *lait* sera utilement prescrit à la dose d'un litre ajoutée aux autres aliments. Parfois seul toléré par les fébricitants, les dyspeptiques, il devra alors être absorbé aux doses de 2 ou 3 litres. Si la dyspepsie exige la diète des liquides, la *crème fraîche*, les *fromages double crème*, le *lait caillé* à la *lactobacilline*, le *lait bulgare* (très nourrissant) trouveront leur emploi. En cas de *diarrhée* ou de *gastrite atrophique*, l'usage du *képhir* (n° 2) sera particulièrement indiqué.

Les *légumes* seront mieux acceptés en *purées légères*; les *bouillies* de farines alimentaires variées, les *pâtes* alimentaires, le *riz* sont aussi très recommandables. Par sa haute valeur nutritive, le *sucre* (50 à 200 gr. en solution dans le lait) offre une sérieuse ressource alimentaire quand l'estomac le tolère (Plicque).

Les *aliments gras* sont presque indispensables aux tuberculeux. Le *beurre frais*, les *œufs* (6 par jour au plus. Robin et Binet) méritent une large place dans leur régime. Les *jaunes d'œuf* frais, la *cervelle*, la *laitance* de poisson se recommandent par leur richesse en *lécithines*. Enfin l'*huile de foie de morue* (Voir Traitement général) représente

pour le phthisique l'aliment gras de choix.

Opposé par quelques médecins aux poussées de *fièvre tuberculeuse*, l'*alcool* ne doit tenir qu'une place minime dans le régime. En général, la boisson la plus recommandable, aux repas, est la *bière légère* ou l'*extrait de malt* coupé d'eau.

Grâce à l'aération et à un entraînement progressif, le tuberculeux arrive, peu à peu, à tolérer l'alimentation et même une *suralimentation méthodique*, étroitement adaptée à son appétit, à ses facultés assimilatrices et au fonctionnement de ses émonctoires. L'attention a été récemment attirée sur les dangers de la suralimentation intensive et aveugle qui expose l'organisme à une auto-intoxication continue, aboutissant souvent à la dyspepsie et à l'anorexie. L'alimentation du tuberculeux demande à être réglée de façon à ne lui faire excéder que légèrement le poids moyen correspondant à sa taille. Chez les tuberculeux dyspeptiques, la thérapeutique doit d'abord viser la dyspepsie comme si elle existait seule.

On trouvera exposés ailleurs la technique de l'*aération continue* (Voir Aérothérapie) et les conditions de la *cure d'altitude* (Voir Altitude). Reste à préciser ici quelques points de *climatothérapie*. Aucun climat n'est spécifique de la tuberculose pulmonaire. Le tuberculeux doit rechercher les régions où le grand nombre de beaux jours, l'absence habituelle de vent, d'humidité, de poussière, permet de prolonger la cure d'air, dans les meilleures conditions, durant la mauvaise saison (d'octobre à avril); les succès ou les échecs attribués à tel ou tel milieu, tiennent souvent à la manière dont la cure d'air y est dirigée ou abandonnée à la fantaisie des malades. Les *stations de la Riviera* se recommandent par un air pur et une éclatante radiation solaire; les malades y seront mis en garde contre le refroidissement brusque qui accompagne le coucher du soleil et contre les grands contrastes thermiques entre les zones de soleil et d'ombre. Les *stations de la zone atlantique méridionale* (Arcachon, Biarritz,

Saint-Jean-de-Luz, Pau, Cambo) offrent une température douce, même la nuit, peu de vent, un ciel souvent couvert, ce qui leur prête des effets sédatifs marqués, favorables aux tuberculeux nerveux, excitables, sujets aux congestions. Des stations plus méridionales, les unes, telles que Pise, Palerme, Corfou, Madère, *sédatives* et *chaudes*, conviennent aux *tuberculoses avancées*, à titre palliatif; les autres, comme Alger (Mustapha supérieur), Biskra, le Caire, plutôt *excitantes* (air très sec, nuits fraîches, poussière, vent parfois), sont parfois dangereuses. Les *longues croisières en mer* sont surtout préconisées par les médecins anglais et américains qui recommandent particulièrement les trajets d'Europe au Cap et d'Australie à la Nouvelle-Zélande. Seules, les phthisies torpides, les formes anémiques s'accommodent de ces voyages que contre-indiquent les hémoptysies, la fièvre, la diarrhée et la dyspepsie. Si les *stations d'altitude* sont souvent propres à la cure estivale, les saisons de transition : printemps et automne sont mauvaises à peu près partout, moins pourtant dans certaines *stations intermédiaires* du lac de Genève (Montreux, Territet), des lacs italiens (Lugano, Pallanza), du Tyrol (Méran) ou des Alpes-Maritimes (Thorenc). Il reste entendu que les déplacements ne sont permis qu'aux tuberculeux apyrétiques ou fébriles par intermittences; que, de plus, les changements de résidence seront aussi espacés que possible, la durée des séjours devant toujours atteindre au moins plusieurs mois. La question des sanatoria est exposée à part (Voir Sanatorium).

Le *repos* dans la position horizontale (au lit ou sur une chaise longue) est un des principaux facteurs de la cure d'air. Il doit être *absolu* s'il y a de la fièvre, et, chez la femme, pendant la période menstruelle; autrement, il sera entrecoupé de *promenades*, d'*exercices* dont le genre et la durée seront proportionnés à l'état des poumons et à la résistance du sujet. Tout exercice physique ou intellectuel qui élève la température doit être interdit.

Quelques *pratiques hygiéniques* (hydrothérapie, frictions, gymnastique respiratoire) compléteront le traitement physique de la tuberculose. Telles sont les *frictions au gant de crin* précédées ou non de *lotions fraîches* rapides; l'*enveloppement du tronc dans un linge imbibé d'eau froide*, les *frictions avec un linge mouillé*, pratiquées chaque matin, tour à tour sur les diverses parties du corps. Assez usités en Allemagne et en Suisse les *douches froides*, les *bains froids* ne conviennent qu'aux tuberculoses circonscrites et torpides; la fièvre hectique, la faiblesse générale, les hémoptysies doivent les faire proscrire absolument. En outre, le tuberculeux doit *apprendre à respirer*; c'est le but de la *gymnastique respiratoire* (v. c. m. Rosenthal); le sujet est exercé à ne respirer que par le nez, à dilater son thorax en tous sens, grâce à des séries de respirations exécutées dans des attitudes variées et combinées à des mouvements passifs des membres sous la surveillance du médecin (Lagarde).

II. *Traitements pathogéniques.* — Les traitements de la phthisie par des *virus atténués*, par des *produits solubles du bacille tuberculeux* ne sauraient encore nous arrêter longtemps. Maragliano oppose à la tuberculose, du *sérum de cheval immunisé* contre elle; son procédé ne s'est pas généralisé. Le *sérum de Marmorek* compte à son actif quelques succès encourageants (La Néele et de Cornières, Klein et Jacobsohn, H. de Rothschild). Denys (de Louvain) inocule le produit de la filtration de cultures bacillaires sur bouillon. On sait l'avènement retentissant de la *première tuberculine de Koch* que ses dangers ont, depuis, réduite au rôle de réactif révélateur de la tuberculose. Bien plus inoffensive, la *nouvelle tuberculine* (T R) du même n'a fourni que des résultats discutables. Accueillie très froidement en France, elle est cependant employée méthodiquement dans quelques stations allemandes et suisses. Enfin Behring a communiqué au congrès de la tuberculose (1905) le fruit de ses recherches sur un nouveau *vaccin de la tuberculose* (T. C.).

Ses travaux, pleins de promesses pour l'avenir, ne sont pas encore entrés dans la voie des conclusions pratiques.

III. *Méthodes thérapeutiques générales.* — Surtout adjuvant de la suralimentation, l'*huile de foie de morue* (v. c. m.) est un aliment gras phosphoré, très assimilable et d'une remarquable utilité quand il est toléré à doses suffisantes (5 *à* 6 *cuillerées à soupe par jour* au moins) et pendant longtemps. La ration quotidienne est ingérée en deux fois, soit pure (enfants), soit dans un verre de bière mousseuse, soit additionnée d'un peu de liqueur aromatique, de sirop de gentiane ou de quinquina, soit après passage dans la bouche de cognac ou de jus de citron. L'huile de foie de morue a été aussi administrée en *lavements*, émulsionnée avec un jaune d'œuf et de l'eau de chaux. La variété la plus active est l'*huile brune*, mais sa saveur repoussante la rend impropre à la thérapeutique, et l'*huile blonde* est surtout usitée. La cure d'huile n'est possible que pendant la saison froide, en la suspendant une semaine par mois. Chez les malades qui tolèrent mal l'huile (nausées, renvois, diarrhée), la *pancréatine* administrée conjointement en assure souvent la digestion. La fièvre, la dyspepsie grave y feront renoncer plus ou moins complètement. L'anorexie, le gonflement du foie devront aussi faire suspendre la cure.

Remise en honneur par Bouchard et Gimbert, Burlureaux, la *créosote de hêtre* (v. c. m.) n'est pas davantage un remède spécifique. Douée de réelles propriétés antibronchorrhéiques, elle excite l'appétit, accroît les forces et l'embonpoint, mais, administrée à trop fortes doses, elle provoque des troubles gastriques, des sueurs, de l'hypothermie ou de la fièvre, des accidents pseudo-méningitiques et, à la longue, des scléroses viscérales. La dose moyenne est de 1 gr. par jour en pilules ou en potion; certains auteurs en donnent jusqu'à 4, 5 gr. et plus. On peut l'associer à l'*huile de foie de morue*. Comme elle est très irritante pour l'estomac, il y a souvent avantage à l'introduire soit par la *voie* *hypodermique* en solution au 1/15 dans l'huile d'olive dont on injecte lentement 30 à 50 c. c. (Burlureaux), soit par la *voie rectale*, en *suppositoires* ou en *lavements* (XL gouttes dans 150 gr. d'eau tiède légèrement alcoolisée). Les principales *contre-indications de la créosote* sont la *fièvre*, les *formes éréthiques* des alcooliques, des artério-scléreux, des goutteux. Elle a été, dans ces dernières années, l'objet d'attaques nombreuses. On lui préfère, de plus en plus, ses dérivés plus inoffensifs, le *gaïacol*, le *phosphate de créosote, etc.*

Le *carbonate de créosote* (*créosotal*), le *phosphate* et le *phosphite de créosote* (*phosphotal*) sont des produits non caustiques, peu sapides, aisément absorbables aux doses de 2 à 6 gr. Le *créosal* (*tannate de créosote*), poudre amorphe soluble, se prescrit à la dose de 2 à 3 gr.

Le *gaïacol cristallisé synthétique* (Sahli), principe actif de la créosote, agit de même; comme elle il semble surtout s'attaquer aux agents d'infection secondaire des bronches. La dose moyenne est de 50 centigr. à 1 gr. en pilules de 10 centigr., en capsules, potion, injections hypodermiques (en solution huileuse), lavements (dans du lait) ou badigeonnages. L'intolérance, à son égard, se révèle par de l'hypothermie et des urines noires. Weil et Diamantberger ont préconisé le traitement de la tuberculose par la *gaïacolisation intensive* comportant l'introduction combinée du gaïacol dans l'organisme : par les voies buccale, cutanée, sous-cutanée et rectale. Cette méthode, qui s'indiquerait dans toutes les formes de la maladie, modifie favorablement la toux, l'expectoration, les hémoptysies, la fièvre, les sueurs, la diarrhée et l'asthénie.

Le *carbonate de gaïacol* (50 centigr. à 3 gr.), le *phosphate* (40 à 60 centigr.) et le *phosphite de gaïacol* (50 centigr. à 2 gr.), sont des produits non irritants pouvant se prescrire en cachets; la richesse des deux derniers en phosphore les rend très recommandables. Le *thiocol* (*ortho-sulfo-gaïacolate de potasse*), dernier venu, est inoffensif pour la muqueuse digestive; aisément absorbé (2 à

3 gr. par jour), il fluidifie et réduit l'expectoration tout en stimulant l'appétit et la nutrition (Berlioz).

Modificateur de la nutrition et agent d'épargne, l'*arsenic* conserve, dans le traitement de la tuberculose, sa haute valeur. L'*arséniate de soude*, les *granules de Dioscoride*, la *liqueur de Fowler* sont maintenant un peu délaissés au profit du *cacodylate de soude* et de l'*arrhénal* (méthylarsinate disodique) dont la supériorité est cependant discutée. Le *cacodylate de soude* ne doit être administré que par la voie hypodermique, à la dose de 5 à 20 centigr. en débutant par 25 milligr. On fait des séries de 5 à 10 injections (une par jour), séparées par des repos de même durée, Les *signes d'intolérance* consistent en : bouffées congestives de la face, excitation générale, douleurs abdominales vagues, urticaire, vertiges, surdité, bourdonnements d'oreille, métrorrhagies chez la femme (A. Gauthier). La diarrhée, les vomissements, l'albuminurie légère, la fièvre, même intense, ne contre-indiquent pas (pour A. Gauthier) la médication. Par contre, la granulie, les formes éréthiques de la bacillose, l'insuffisance hépatique (foie gras, cirrhose) la contre-indiquent absolument. Agissant en sens inverse du *cacodylate*, la *créosote* et le *gaïacol* ne doivent jamais lui être associés. On doit éviter, pour le cacodylate, l'administration par la voie buccale qui peut occasionner de la gastralgie, de l'anorexie, de la fatigue générale, une albuminurie légère et surtout l'*odeur alliacée de l'haleine*.

Quoique non toujours accepté par l'estomac, l'*arrhénal* est généralement prescrit sans inconvénients en gouttes ou en potion. Aussi efficace mais plus toxique que le cacodylate, il ne doit être donné qu'à la dose de 2 à 5 centigr. au plus, par périodes de 4 jours, séparées par des repos d'égale durée. Il provoquerait parfois des poussées fébriles et congestives (G. Lyon).

Le *camphre* (20 à 50 centigr. par jour) dissous dans l'huile d'olive, injecté sous la peau, est recommandé par Walther Koch; même à la dernière période, il agit favorablement sur la fièvre, l'expectoration, les sueurs et l'anorexie.

Tiré du *baume du Pérou*, l'*acide cinnamique* est préconisé par Landerer, Kraemer, etc., en injections sous-cutanées ou intra-veineuses (solution aqueuse à 5 p. 100). En stimulant la phagocytose, il déterminerait une sorte d'enkystement des foyers tuberculeux. La dose utile est de 1 milligr. à 1 centigr. injecté dans les veines, 3 fois la semaine.

Les *préparations phosphatées* conviennent particulièrement aux tuberculeux qui, par l'expectoration et les urines, subissent des pertes énormes en phosphates. Le *lacto-phosphate*, le *chlorhydrophosphate de chaux*, les *hypophosphites de soude* ou *de chaux*, les *glycérophosphates* sont les préparations de choix. En leur qualité de graisses phosphorées, la *lécithine* (à la dose de 30, à 60 centigr. en pilules ou en solution huileuse, par la voie hypodermique) et la *phytine* (1 à 2 gr.), contribuent puissamment au relèvement de l'état général (Gilbert et Fournier).

Le *chlorure de sodium* (4 à 5 gr. par jour) administré soit, en nature, dans du beurre frais, soit sous forme d'injections hypodermiques de *sérum artificiel* (solution à 7 p. 1000) ou de *sérum marin* (de Quinton), intervient surtout comme stimulant de l'appétit et comme tonique général.

La *zomothérapie* (v. c. m.) utilise le *suc de viande crue* comme un agent antitoxique spécifique (Ch. Richet et Héricourt) neutralisant les toxines du bacille de Koch. Le malade absorbe (pur ou avec du sirop d'écorces d'orange), une demi-heure avant le déjeuner, 150 gr. de suc de viande (obtenu par expression de 1 kg de viande crue).

Beaucoup de médecins ont considéré le *tannin* comme un antibacillaire, surtout indiqué dans les formes torpides de la tuberculose, à la dose de 2 à 3 gr., en cachets ou sous forme de vin médicamenteux. Mais, beaucoup d'estomacs ne le tolèrent pas.

L'*iode*, l'*iodure de fer* conviennent spécialement aux *tuberculoses ganglionnaires apyrétiques*, sous la forme soit de *sirop* ou de *vin iodo-tannique*, soit de *sirop d'iodure de fer*, préparations remplaçant utilement l'huile de foie de morue pendant la saison chaude.

L'*eucalyptol*, la *terpine*, le *terpinol* sont moins des antituberculeux que des expectorants et des antiseptiques des bronches. Il en est de même du *soufre* surtout prescrit sous forme d'eaux minérales.

IV. *Traitement thermal.* — Aucune station thermale ne jouit, à l'égard de la tuberculose, de propriétés spécifiques. Les cures hydro-minérales ne s'adressent qu'aux formes peu avancées, torpides et apyrétiques. Les eaux de la *Bourboule*, chlorurées sodiques et arsenicales fortes, trouvent leur indication dans la phthisie fibreuse, la tuberculose des diabétiques, à titre tonique et reconstituant. Beaucoup moins riches en arsenic et surtout employées en inhalations dans les *chambres de vaporisation*, les eaux du *Mont-Dore* apaisent la toux et la dyspnée des malades offrant les *formes emphysémateuse* et *pseudo-asthmatique*. Les eaux sulfureuses d'*Eaux-Bonnes*, de *Cauterets* ne doivent intervenir que dans les *tuberculoses catarrhales et apyrétiques*; employées en boisson et en inhalations, elles facilitent et modifient l'expectoration. La fièvre, les tendances congestives et hémoptoïques, l'âge avancé des malades en contre-indiquent formellement l'emploi.

V. *Traitement symptomatique.* — La *fièvre tuberculeuse* est d'abord justiciable du *repos au lit*, de l'*aération continue* et des *lotions fraîches*. Il importe, autant que possible, d'en dépister la cause (surmenage, fatigue, émotion, toxémie, poussée congestive, écart de régime) afin de lui opposer une thérapeutique appropriée. La plupart des *antithermiques*, étant toxiques et n'agissant qu'au prix de transpirations et de malaises pénibles, ne devront intervenir qu'à titre passager et exceptionnel, quand la fièvre entrave l'alimentation. Les plus usités sont l'*antipyrine* (1 à 2 gr. en plusieurs cachets, dont le premier avant l'heure probable de l'accès), le *pyramidon* (0,60 centigr. à 1 gr. en 3 prises), le *camphorate de pyramidon* (mêmes doses) qui ne provoque pas de sueurs ou à peine et dont l'effet

est plus durable que celui du précédent, enfin la *cryogénine* (20 centigr. à 1 gr. 50), ne produisant ni frisson, ni sueurs, ni collapsus, ni troubles digestif ou respiratoire (Dumarest), indiquée contre la *fièvre de caséification* et la *fièvre hectique*, mais impuissante contre la *fièvre bacillaire continue* ou contre celle des *poussées congestives* (débuter par une dose massive, puis donner tous les 2 jours, à la même heure, une dose décroissante de 60 à 20 centigr.). On demande aussi parfois un abaissement thermique aux *badigeonnages de gaïacol* amenant, en une heure, ce résultat qui persiste plusieurs heures (1 gr. à 1 gr. 50 de *gaïacol cristallisé* est liquéfié par la chaleur puis étalé sur 10 à 15 cm. carrés de surface cutanée que l'on recouvre ensuite de taffetas gommé). Il en résulte fréquemment des sueurs profuses, du gonflement, de l'érythème ou un mauvais goût dans la bouche. A la phase de ramollissement ou d'excavation, ce moyen est dangereux et peut entraîner le collapsus.

Les *sueurs nocturnes* qui, en général, marquent la fin de l'accès de fièvre sont peut-être un mode d'élimination des toxines. Sur elles le *repos* et l'*aération* agissent comme sur la fièvre. Les moyens externes sont d'abord à essayer : lotions à l'*eau froide vinaigrée* suivies de frictions à l'*alcool*; frictions douces avec une solution alcoolique de *formol* (légère rougeur de la peau; après 6 à 7 lotions, les sueurs disparaissent souvent pour plusieurs semaines. L. Weil), ou encore : badigeonnages, tous les 3 ou 4 jours, de 1/4 de la surface cutanée, avec du *formol* (couvrir le visage pour éviter la toux); poudrages du dos, de la poitrine et du cou avec un mélange de *talc* (2) et de *tannoforme* (1); frictions sur le tronc avec un *savon au formol* (L. Weil). Les médicaments opposés aux sueurs sont nombreux, mais leur effet vite épuisé; la toxicité de quelques-uns oblige à les varier souvent. Le *sulfate d'atropine* (1 à 2 granules de 1/2 milligr.) réussit souvent; le *phosphate tribasique de chaux* (5 à 6 gr.) offre l'avantage d'être inoffensif; l'*agaric blanc* (30 à 50 centigr. en pilules) ou l'*agaricine* (1/2 centigr. à

2 centigr. en pilules) sont habituellement efficaces. Sont encore à essayer :
la *poudre d'ergot* (1 gr. 3 soirs de suite),
l'*ergotine*, le *tannin* (50 centigr.), le *tellurate de soude* (pilule de 2 à 3 centigr.
2 à 3 soirs de suite), l'*acide camphorique*
(2 gr. en potion, le soir), le *camphorate
de pyramidon* (30 à 50 centigr.), le *sulfonal* (50 centigr. à 1 gr.), enfin, le
véronal (30 centigr.; 50 centigr. chez les
alcooliques) qui agirait encore plusieurs
semaines après sa suppression (Ülrici).

Les *poussées fébriles congestives* réclament : le *repos au lit* et une *diète
relative*, la révulsion locale sous la
forme soit de *ventouses sèches*, soit de
cataplasmes sinapisés, soit de *badigeonnages de teinture d'iode* (4 jours de suite
sur 7) soit de petits *vésicatoires volants*
(laissés 8 à 10 heures) ou d'*enveloppements humides du thorax* (renouvelés
toutes les 4 ou 5 heures), moyens préférables aux *pointes de feu* qui, dans les
formes éréthiques, provoquent des élé-
vations thermiques et des hémoptysies.
A l'intérieur, on peut opposer à la congestion : l'*ipéca*, sous forme de *poudre
de Dower* (50 centigr. à 1 gr.), l'*ergot de
seigle* (1 à 2 gr.), l'*hamamélis virginica*
(XL à L gouttes d'extrait fluide) ou la
teinture de digitale (XXX à L gouttes),
et, dans les formes intenses, le *tartre
stibié* selon la méthode de Bucquoy
(potion contenant 5 centigr. d'*extrait
thébaïque* et, les 2 ou 3 premiers jours,
10 à 15 centigr. de *tartre stibié*, puis,
5 centigr. les suivants, à prendre par
cuillerées, toutes les 2 heures). Chez la
femme, le *repos*, à titre préventif, s'impose pendant les périodes menstruelles.

Les *hémoptysies*, la *dyspnée*, la *toux*
(v. c. m.) sont justiciables des divers
agents qu'on a coutume de leur opposer,
mais pour le dernier symptôme il faut
distinguer (avec Dettweiler) la *toux utile*,
celle qui sert à expectorer, et la *toux
inutile* et nuisible qui fatigue les muscles
du thorax, congestionne la glotte et la
trachée; cette dern'ère variété peut déjà
être très amendée par l'attention et la
volonté du malade quand il a été dûment
averti de ses inconvénients; cette éducation de la volonté sera facilitée par la
recommandation faite au sujet de marquer d'un trait, sur une feuille de papier,
chaque accès de toux et d'en relever le
nombre pour les 24 heures (Ch. Mantoux).

L'*anorexie nerveuse*, en entravant l'alimentation, est un obstacle sérieux au
traitement de la tuberculose. Elle cède
souvent, d'elle-même, à la *cure d'air* et
d'*altitude*, aux *lotions excitantes*, au
retour des forces obtenu par l'usage
méthodique du *lait*, des *œufs crus*, de la
viande pulpée, introduits au besoin par
la sonde, aux *applications froides sur
l'épigastre* (sachet de *neige carbonique*
appliqué 2 fois par jour, avant le repas,
pendant 30 minutes sur l'épigastre
recouvert d'une épaisse couche d'ouate.
Letulle et Ribard). Les *amers* (*gentiane,
colombo, noix vomique, strychnine, quassia,
quassine*), le *persulfate de soude* (10 à
20 centigr.), le *méta-vanadate de soude*
(1 à 5 milligr. par jour, 15 jours par
mois), la *médication arsenicale* concourront plus ou moins au réveil de l'appétit
que favorisera surtout la variété dans les
préparations culinaires.

Les *troubles dyspeptiques* sont, chez
les phthisiques, très fréquents et très
variables. Ils tiennent souvent à l'abus
des médicaments irritants (vins médicamenteux, créosote, gaïacol, etc.). Selon
A. Robin, au début de la maladie, la
plupart des tuberculeux sont *hyperchlorhydriques*; à la 2ᵉ période, *hyper* et
hypopeptiques sont en nombre équivalent; à la phase cavitaire, l'*hypopepsie*
et l'*apepsie* (par gastrite atrophique)
dominent. La thérapeutique doit s'inspirer de ces données. Chez les *hyperchlorhydriques prétuberculeux* ou *tuberculeux*, il faut, à la suralimentation carnée préférer le *lait* (4 litres) qui apaise
l'hypersthénie et enraye la déminéralisation (A. Robin); après 3 à 5 semaines,
on permet 2 ou 3 œufs, puis, peu à peu,
des pâtes alimentaires et de la viande
(80 à 100 gr. d'abord). Si, au contraire,
les glandes gastriques tendent à s'atrophier, il importe de stimuler leurs fonctions par une alimentation rationnelle
avec l'aide de la *pepsine* (1 gr. en 2 fois,
au milieu et à la fin du repas), de la

pancréatine (3 pilules kératinisées de 10 centigr., 1/2 heure après le repas) de la *dyspeptine de Hepp* ou du *képhir*. Outre le régime, chaque forme de dyspepsie réclame sa médication propre (*alcalins*, *belladone* contre l'hypersthénie; *amers*, *strychnine*, *arsenic* contre l'asthénie). On se rappellera constamment que l'estomac des tuberculeux mérite les soins les plus minutieux.

Les *vomissements*, s'ils sont entretenus par la dyspepsie, peuvent céder à son traitement rationnel. Aux *vomissements réflexes* provoqués par les quintes de toux vespérales on a opposé bien des remèdes : la *teinture d'iode* (II à III gouttes dans un peu d'eau, avant le repas), l'*opium* (II à V gouttes de laudanum, ou I à II gouttes noires avant le repas), la *morphine* (V à VI gouttes de solut. au 1/50), la *cocaïne* (1/2 à 1 centigr. après le repas), la *stovaïne*, le *menthol*, etc. En général, il vaut mieux s'abstenir des opiacés qui provoquent l'anorexie, pour donner, à l'exemple de Mathieu, 4 à 5 minutes après le repas (pour calmer l'hyperexcitabilité de la muqueuse gastrique), soit de *petites pilules de glace*, soit une à deux cuillerées d'*eau chloroformée saturée* étendue d'eau (par moitié ou aux 2/3), soit quelques cuillerées d'une potion à l'*eau bromoformée* (100 gr. pour 30 de *sirop de codéine*). Dans les cas rebelles, le *gavage* (avec du lait et de la poudre de viande) réussit souvent (Debove), ou encore : la *révulsion épigastrique* (pointes de feu, vésicatoires, pulvérisations d'éther, de chlorure de méthyle), la *galvanisation du pneumogastrique* (pôle positif entre les scalènes, pôle négatif sur l'estomac; courant de 5 à 6 milliamp. pendant 10 minutes). Les repas, surtout liquides (bouillon, potages au riz, à la semoule, *à la reine*, au tapioca, à la pulpe de viande) ou semi-liquides (hachis, gelées, bouillies, cervelles, œufs, crèmes) seront fréquents et légers (le soir surtout), terminés par une infusion chaude (café, thé, camomille); le malade, s'il vomit, devra manger aussitôt après.

Le traitement de la *diarrhée* est exposé à l'article *entérite tuberculeuse*.

Les *troubles cardiaques* sont communs chez les tuberculeux. Signe d'intoxication bacillaire, la *tachycardie* cède surtout au traitement général de l'infection (*repos absolu*, *aération*) associé à un régime alimentaire convenable, à l'abstention de tout excitant (tabac, café, thé, alcool, kola, coca, créosote). Les *palpitations* réclament un traitement approprié à leur cause, très variable : *neurasthénie*, *dyspepsie*, *péricardite* ou *endocardite tuberculeuse*, *adénopathie trachéo-bronchique*.

La *bronchite* et l'*expectoration* qu'elle entraîne exige quelques prescriptions spéciales. Si on a peu de prise sur l'expectoration d'origine bacillaire, on peut modifier celle qu'entretiennent les agents d'infection secondaire, rôle qui appartient principalement à la *créosote* et à ses dérivés, à la *terpine*, à l'*eucalyptol*; aux *inhalations de vapeur d'eau* additionnée de *menthol*, de *benjoin*, de *créosote*, d'*eucalyptol* (à l'air libre, ou dans l'air comprimé); et, encore plus, à l'introduction directe, dans la trachée, d'*huiles essentielles* (essence de *thym*, d'*eucalyptus*, de *cannelle*), de *gaïacol*, de *menthol*, etc. selon le procédé de Mendel (Voir Injections intra-trachéales).

VI. *Traitement selon les périodes et les formes*. — Les *formes légères ou initiales*, *apyrétiques* sont le triomphe de la cure hygiénique sous un climat convenable. Elles guérissent très souvent, en quelques mois, un an ou deux au plus. Les *tuberculoses ouvertes* exigent une cure bien plus suivie et plus prolongée (2 à 3 ans et plus de soins constants). Si le malade, en situation de renoncer, pour se soigner, à tout travail, digère assez bien pour tolérer la suralimentation, la guérison clinique ou une amélioration durable est encore possible, surtout dans les formes torpides. L'*huile de foie de morue*, les *phosphates*, les *piqûres de cacodylate* feront alors presque tous les frais du traitement médicamenteux. Quand les crachats sont abondants, on y ajoutera la *terpine*, le *thiocol* ou les *lavements créosotés*. Si l'emphysème et la bronchite dominent, les cures aux *Eaux-Bonnes*, à

Cauterets ou au *Mont-Dore* seront justi-fiées.

A la *phase cavitaire*, les déplacements étant, en général, impossibles ou inutiles, on se bornera à une *médication uniquement symptomatique*, mais on cherchera d'abord, en alimentant le malade le mieux possible, en modérant sa fièvre, en calmant sa toux, sa dyspnée, son insomnie ; en modifiant l'expectoration, à le mettre en état de tolérer une *cure d'air* ou une *cure d'altitude* qui, même à cette période, fournit encore des rémissions inespérées. Quand la fièvre est quotidienne, la cachexie effective, il est inutile de refuser au malade les bienfaits de la *morphine* dont l'usage méthodique sera seul capable de prolonger et d'adoucir ses derniers moments.

La *pseudo-chlorose tuberculeuse* est souvent, au début, justiciable de la médication ferrugineuse prudente (*protoxalate, cacodylate de fer*).

Les *formes éréthiques et hémoptoïques* contre-indiquent : l'emploi de la créosote, du cacodylate de soude, de l'arrhénal ; les cures sulfureuses, le séjour des altitudes ou de certaines stations méditerranéennes (sans que cette exclusion ait rien d'absolu) et sont plutôt justiciables des climats sédatifs (*Arcachon, Cambo, Pau, Pise, Palerme, Corfou, Madère*).

La *phthisie fibreuse des arthritiques* bénéficie largement de la *cure d'air* (en montagne ou à la mer), de la *médication arsenicale*, et, dans ses formes catarrhales (sans tendances congestives), des *cures thermales sulfureuses*. Les aliments hydrocarbonés domineront dans le régime des *tuberculeux goutteux*, tandis que les *diabétiques tuberculeux*, soumis à une suralimentation surtout azotée, seront soutenus par les *phosphates*, l'*huile de foie de morue*, les cures aux sources arsenicales (*la Bourboule*), autant que le permettra la marche de cette forme toujours rapide et grave, en dépit de tous les traitements.

VII. **Phthisie aiguë.** — Bien que les formes aiguës de la tuberculose soient presque toutes incurables, quelques

rares exemples de longue rémission ou de passage à la chronicité engagent à ne pas renoncer à toute thérapeutique ; en tout cas, il importe de soulager les symptômes douloureux.

Dans les *formes typhoïdes*, la *fièvre* sera combattue par les *lotions froides*, les *sels de quinine*, les frictions au *collargol* (Netter) ; la *congestion pulmonaire*, d'origine souvent cardiaque, par la *digitale* (Colin et Laveran). Dans les *formes hyperthermiques* avec langue sèche, l'alimentation qui doit rester liquide, demeure une sérieuse ressource ; on y fera figurer : le *laitage*, les *gelées de viande*, les *peptones*, la *somatose* (au besoin en lavements), les *gelées de fruit*, l'alcool à petites doses. Si la langue reste nette et humide, une *suralimentation* bien réglée peut faire gagner du temps (Grancher et Barbier). Le *repos absolu au lit*, l'*aération continue* ne sont pas moins essentiels. Il ne sera question de déplacement qu'en cas de rémission.

Les *formes broncho-pneumonique, suffocante, catarrhale, pleurale* comportent quelques indications spéciales : la *dyspnée* sera combattue par les *ventouses sèches*, les *cataplasmes sinapisés*, les *inhalations d'oxygène* ; les piqûres de *morphine*, de *dionine*, d'*héroïne*, d'*éther* ; l'*asthénie générale* par le café, l'alcool, le *quinquina*, la *kola*. Les signes d'*atonie cardiaque* sont justiciables de la *théobromine* et de la *caféine*. Les *épanchements pleuraux* ne seront évacués (partiellement) que si leur abondance menace l'hématose ou la systole cardiaque.

La thérapeutique de la *pneumonie caséeuse* se résume dans l'emploi judicieux des antithermiques (*quinine*), des eupnéiques (*ventouses, morphine*, etc.) et des cardiotoniques (*digitale*).

La *broncho-pneumonie tuberculeuse* (*phthisie galopante*), presque toujours secondaire à une bacillose chronique (dans les formes éréthiques congestives) peut quelquefois être prévenue, par une surveillance minutieuse des malades qui y sont exposés ; à ceux-ci seront interdits : les climats excitants, les médications irritantes (créosote, sulfureux, cacodylates, iode) et les déplacements inconsidérés. A la maladie déclarée on opposera encore : le *repos* absolu au lit, l'*alimentation* aussi copieuse que possible, le *tannin*, le *thiocol*, sans préjudice des agents de la médication symptomatique. La phthisie galopante a pu, dans certains cas, être amendée par les injections de *sérum antituberculeux de Marmorek* (La Nèele et de Cornières de Lisieux). Rappelons que l'évolution de cette forme vers la fonte caséeuse chronique n'est pas exceptionnelle.

VIII. **Prophylaxie.** — Elle comprend l'ensemble des mesures propres : 1° à prémunir l'organisme contre l'infection; 2° à prévenir l'arrivée du bacille jusqu'à lui. Tous les facteurs de misère physiologique : *alimentation* ou *aération insuffisante* (logements insalubres), *surmenage physique et intellectuel*, alcoolisme doivent être combattus, autant que le permet l'état social des malades. Certains processus, particulièrement favorables à la germination bacillaire, tels que : *convalescences* de rougeole, de variole, de coqueluche; *dyspepsies, diabète, syphilis, chloro-anémie* (déjà tuberculeuse, pour beaucoup d'auteurs) méritent des soins tout particuliers. Les *enfants nés de parents soit tuberculeux*, soit *anémiques, névropathes* ou *alcooliques* devront, pour échapper à l'infection, devenir, dès leur naissance, l'objet de soins spéciaux : ils seront soustraits à l'allaitement maternel; leur éducation, où la *vie au grand air* tiendra une large place, sera plutôt faite *à la campagne*; de bonne heure, leur tégument sera aguerri à l'*hydrothérapie froide* et leurs muscles entraînés à une *gymnastique méthodique*; plus tard leur seront interdits : les travaux intellectuels assidus, le surmenage des concours, auxquels ils devront préférer des occupations rurales.

La lutte contre la contamination bacillaire est une grave question d'hygiène sociale qui ne peut être, ici, qu'à peine effleurée. Les principales sources de contagion sont les *poussières bacillifères* répandues dans l'atmosphère et les *aliments bacillifères*. Il y a peu de temps encore, l'*inhalation* passait pour la voie habituelle de l'infection bacillaire. Ac-

tuellement, il semble ressortir des recherches de Behring, de Calmette que les *voies digestives* représentent la *porte d'entrée la plus fréquente*, ce qui du reste ne supprime pas le *rôle des poussières* (déposées sur les aliments, dégluties avec la salive ou le mucus nasal).

Les *poussières bacillifères* ayant pour origine les *crachats des phthisiques*, on s'attachera avant tout à empêcher l'expectoration dans le mouchoir (à moins qu'il ne soit très fréquemment changé et désinfecté après l'usage) et surtout à terre; celle-ci devra toujours se faire dans des crachoirs contenant un liquide antiseptique (le contenu en sera vidé dans les fosses d'aisance ou détruit par la chaleur). Il serait désirable que, dans les locaux ouverts au public, le fait de cracher à terre fût frappé d'une amende appuyant l'interdiction inscrite en bonne place. Le liquide de choix à placer au fond des crachoirs est une solution contenant, par litre, 100 gr. de lessive de soude du commerce qui dissoudra aisément le mucus emprisonnant les bacilles (Vincet, J.-P. Langlois). La diffusion des bacilles par les poussières atmosphériques sera très atténuée par la substitution du *nettoyage par le vide ou avec un linge humide*, surtout dans les locaux habités par des phthsiques, au balayage et à l'époussetage à sec. La *désinfection* (par l'*aldéhyde formique*) de ceux-ci, l'*étuvage de la literie et des vêtements* ayant servi à ces malades, ne devraient, non plus, jamais être négligés (spécialement dans les hôtels et maisons meublés fréquentés par les tuberculeux). *Dans la famille*, tout malade atteint de *tuberculose ouverte* doit être averti qu'il est contagieux pour son entourage; on lui enseignera les précautions indispensables pour éviter de contaminer les siens (crachoir, lavages fréquents de la bouche, de la barbe, des mains; objets de toilette et ustensiles de table réservés au malade). Des domestiques tuberculeux ne doivent pas être conservés auprès d'enfants sains qu'ils pourraient contagionner. La fréquence de la *contagion conjugale* impose de grandes précautions (faire deux lits).

Les *enfants*, les *soldats* porteurs de tuberculose ouverte devraient toujours être écartés systématiquement, les premiers de l'*école publique*, les seconds de la *caserne*. Il serait désirable qu'on fît de même pour les *ouvriers* et les *employés*, à l'*atelier* et dans les *bureaux*; mais cette mesure ne serait possible que s'il existait des établissements spéciaux d'assistance permettant de les isoler sans les condamner à la misère. A l'*hôpital*, l'*isolement des tuberculeux dans des salles spéciales* est urgent et devrait être au plus tôt généralisé.

Les sources principales de la *tuberculose par ingestion* sont le *lait* et la *viande des animaux tuberculeux*. Pour être inoffensif il importe que le lait provienne de vaches ayant subi l'*épreuve de la tuberculine*, ou ait été soumis soit à l'*ébullition*, soit à la *stérilisation*; ces précautions s'imposent surtout dans l'alimentation des *jeunes enfants* et des malades astreints au *régime lacté*. La *surveillance étroite des abattoirs* doit rendre impossible la consommation des *viandes provenant d'animaux tuberculeux* par la saisie rigoureuse de toute viande suspecte. Les *viscères employés en opothérapie* (foie ou reins de porc, etc.), doivent également faire l'objet d'un examen d'autant plus minutieux qu'ils sont consommés crus et proviennent souvent d'animaux (comme le porc) très sujets à la bacillose (Debove).

Phytine. — Voir Phosphates organiques.

Picrique (Acide). (*Trinitrophénol*). — *Caract. phys. et chim.* — Lamelles orthorhombiques, jaune clair, de saveur très amère, solubles dans 86 p. d'eau froide, plus solubles dans l'eau chaude, l'alcool et l'éther. Détone à la chaleur, forme des picrates explosifs. Teint l'épiderme en jaune; ces taches s'effacent avec une solution saturée de borax ou de carbonate de lithine.

Effets physiol. et tox. — Coagule l'albumine (le précipité se redissout en milieu alcalin), durcit les tissus et fixe les éléments anatomiques. Non irritant pour la peau dont il active la genèse épidermique et la kératinisation; tarit la sudation et les sécrétions morbides des muqueuses; appliqué sur le derme dénudé, supprime toute douleur, après une cuisson passagère; la croûte due à la coagulation de l'albumine empêchant toute exsudation et toute infection, assure la cicatrisation aseptique des plaies superficielles non infectées. Est absorbé par les voies digestives et par les plaies; s'élimine par l'urine et l'épiderme. Bien que faiblement toxique, l'acide picrique peut, s'il est appliqué sur de larges surfaces, provoquer des accidents, surtout chez les enfants. La saturation se traduit par : des nausées, du pyrosis, des vomissements, des coliques, de la diarrhée, la teinte jaune des conjonctives et de la peau, un érythème noueux des membres inférieurs, l'altération des hématies, des urines rares et rougeâtres ou noires; dans les cas graves, par de la torpeur et une tendance au coma (un cas mortel, Brun). Les urines et la peau peuvent rester colorées 8 à 10 jours. Les doses thérapeutiques (1 à 2 centigr.) stimuleraient l'appétit et la diurèse.

Prop. thérap., indicat. — Topique kératoplastique, analgésique, réducteur et faiblement antiseptique, utilisé surtout au pansement : des brûlures du 1er et du 2e degré, de surface limitée; des excoriations (e. fessières des cavaliers, Manquat) et érosions superficielles; des gerçures du mamelon (Charrier) et de la fissure anale; des crevasses, des gelures et de l'intertrigo; des ulcères atoniques. Réducteur efficace de l'eczéma suintant avec rougeur et œdème, de l'érysipèle, de l'hyperidrose. Préconisé encore contre la blennorrhagie (sol. à 1 p. 500 en injections), les cystites, la blépharite chronique. Son emploi à l'intérieur est actuellement délaissé.

Formes pharmac., doses. — *Usage ext. :* Solution aqueuse à 12 p. 1000 contre les brûlures, en immersion (brûlures superficielles des extrémités) ou pour imbiber des compresses recouvertes d'ouate (pansements rares, toujours secs, respecter l'épiderme); même solution pour panser les plaies superficielles, gerçures, excoriations, etc. Solution de 1 p. 100 à 1 p. 500 pour imbiber des compresses recouvertes d'imperméable, contre l'eczéma aigu circonscrit de cause externe (effets à surveiller). Ne pas incorporer l'acide picrique à des corps gras.

Picrotoxine. — Voir Coque du Levant.

Pierre divine. — Voir Cuivre (Sulfate de).

Pierrefonds. — Bourg de l'Oise, à 16 km S.-E. de Compiègne sur la lisière de la forêt, au fond du vallon de Berne. Altitude 87 m. Deux sources froides : 1° *source sulfureuse* (12° 5), sulfurée-calcique et sulfhydriquée accidentelle, faiblement bicarbonatée-calcique-magnésienne, légèrement sulfatée-calcique et sodique ; 2° *source ferrugineuse* (10°), bicarbonatée - ferrique - calcique-magnésienne, faiblement chlorurée et sulfatée, contenant, en outre, des traces d'arsenic. Utilisées sous forme de boisson, de pulvérisations, de douches pharyngo-laryngiennes.

Principales indications. — Affections catarrhales des voies respiratoires pour la source sulfureuse, chloro-anémie et états pathologiques dans lesquels il est nécessaire de reconstituer le sang pour la source ferrugineuse.

Pierre ponce. — *Caract. phys. et chim.* — Masses siliceuses grises, amorphes, légères et friables. La poudre de pierre ponce entre dans la composition de la plupart des poudres dentifrices.

Pietrapola. — Petit village de Corse, canton de Prunelli-di-Fiumorbo, sur la route de Bastia à Bonifacio, encaissé entre les montagnes. Altitude 160 m. Eaux hyperthermales (44°-58°), sulfurées-sodiques, faiblement bicarbonatées-calciques et magnésiennes, légèrement alcalines. Utilisées sous forme de boisson, de bains (baignoire et piscine), de douches. Diurétiques, reconstituantes et sédatives du système nerveux ; leur action se rapproche beaucoup de celle de certaines eaux sulfureuses pyrénéennes (Molitg, La Preste, Saint-Sauveur). Modérément excitantes.

Principales indications. — Rhumatismes, manifestations éréthiques du lymphatisme et de la scrofule, états névropathiques.

Pilocarpine. — Voir Jaborandi.

Pilules. — Médicaments présentés sous forme d'une pâte ferme divisée en petites masses sphériques du poids moyen de 10 à 30 centigr. On peut prescrire en pilules toutes les substances solides : poudres végétales ou minérales, sels, extraits mous ou secs, électuaires, et même certains liquides (mercure, créosote), en minime quantité et incorporés à un excipient convenable. Les corps de consistance suffisante (térébenthine, extrait d'opium) peuvent se passer d'excipient ; les substances pulvérulentes sont associées au miel, au mucilage de gomme, à un extrait comme l'extrait de gentiane ; le kaolin, la vaseline, le savon, le beurre de cacao trouvent encore, suivant les cas, leur emploi comme excipients. Il est souvent préférable de laisser la quantité d'excipient, et parfois même sa nature, à l'appréciation du pharmacien (On prescrit, par exemple, *excipient* Q. S., c'est-à-dire *quantum satis*, quantité suffisante pour une ou tant de pilules). Les substances qui doivent former la masse pilulaire sont mélangées avec soin et soumises à l'action du pilon qui en assure l'homogénéité. On ajoute quelquefois, par pilule, une demie ou une goutte de glycérine pour en empêcher la dessiccation. Le numéro en chiffres arabes suivant l'indication F. S. A. (*Fac secundum artem*) indique le nombre de pilules identiques à la formule donnée. Ainsi pour prescrire 20 pilules, on formule :

Sulfate de quinine . .	5 centigr.
Poudre de quinquina .	10 —
Glycérine officinale . .	I goutte.
Extrait de gentiane . .	Q. S.

Pour une pilule ; F. S. A. N° 20.

Ou bien, on indique tout de suite la totalité de la dose qui doit être divisée en un nombre de pilules déterminé, comme dans la formule suivante :

Extrait thébaïque.	Quarante centigr.
Extrait de quinquina. .	2 gr.
Glycérine officinale . .	X gouttes.
Poudre de réglisse. . .	Q. S.

F. S. A. Diviser en 20 pilules.

Tous les médicaments ne supportent pas la forme pilulaire. Il faut en exclure les corps hygrométriques et déliquescents (iodures) et éviter les mélanges susceptibles de se liquéfier avec le temps, ou de former des mélanges détonants. Certaines pilules inscrites au Codex n'ont besoin d'être formulées que par leur nom (pilules de Vallet, de Sédillot, d'Anderson, de Bontius, etc.). Certaines incompatibilités, motivées par le mauvais goût ou la couleur fâcheuse du mélange, concernent seulement les solutions et les potions, mais non la forme pilulaire. (On peut, par exemple, associer, en pilules, le fer et le quinquina). Pour empêcher les pilules d'adhérer les unes aux autres, on les recouvre, soit d'une poudre inerte (lycopode, poudre de réglisse), soit de gélatine, de baume de tolu, de gluten ou de sucre (dragéification); parfois aussi, on les enveloppe d'une feuille mince d'or ou d'argent (excepté les pilules de mercure, d'iode, de kermès, de sulfures, substances attaquant les métaux). Quand la substance active ne doit entrer en jeu que dans l'intestin (eukinase, pancréatine, hopogan, etc.), il est indiqué d'enrober les pilules d'un corps résistant à l'action du suc gastrique (comme la *kératine* ou le *salol*).

Pilules d'Anderson. — Voir Pilules écossaises.

Pilules ante cibum. — Pilules laxatives et apéritives inscrites au Codex sous la formule suivante :

Aloès pulvérisé. . . .	10 centigr.
Extr. de quinquina gris	5 —
Cannelle pulvérisée . .	2 —
Miel blanc	Q. S.

Pour 1 pilule; 2 à 4 par jour, avant le repas.

Pilules asiatiques. — Pilules inscrites au Codex et renfermant, chacune, 5 milligr. d'acide arsénieux.

Pilules de Belloste. — Pilules purgatives (de 20 centigr.) contenant, chacune, 5 centigr. de mercure, 5 centigr. d'aloès, 25 milligr. de rhubarbe, 16 milligr. de scammonée et 8 milligr. de

poivre noir. Dose 1 à 2 par jour (tombées en désuétude).

Pilules de Blancard. — Pilules ferrugineuses inscrites au Codex sous la formule suivante :

Iode sublimé	4 gr. 10
Limaille de fer pure. . .	2 —
Eau distillée.	6 —
Miel blanc.	5 —
Poudre de guimauve . .	āā Q. S.
— de réglisse . . .	

Pour 100 pilules (5 centigr. d'iodure de fer par pilule); 4 à 6 par jour.

Pilules de Blaud. — Pilules ferrugineuses inscrites au Codex; chacune pèse 40 centigr. et contient 15 centigr. de fer, sous forme de *proto-carbonate ferreux* obtenu en décomposant le sulfate de fer par le carbonate de potasse.

Pilules bleues. — Pilules mercurielles dont la formule est la suivante :

Mercure purifié	5 gr.
Conserve de roses. . . .	7 gr. 50
Poudre de réglisse. . .	2 gr. 50

Pour 100 pilules; 5 centigr. de mercure par pilule; 2 par jour (fort usitées en Angleterre, comme cholagogues).

Pilules de Bontius. — Pilules laxatives à base d'aloès présentant la formule suivante :

Aloès pulvérisé. . .	
Gomme-gutte pulv.	āā 6 centigr.
Gomme-ammoniaque	
Vinaigre blanc. . . .	Q. S.

Pour 1 pilule; 1 à 4 par jour.

Pilules de coloquinte composées. — Voir Coloquinte, p. 163.

Pilules de cynoglosse. — Voir Opium, p. 492.

Pilules de Dupuytren. — Voir Mercure (Bichlorure de), p. 425.

Pilules écossaises ou d'Anderson. — Pilules laxatives très usitées :

Aloès pulvérisé . .	
Gomme gutte pulv.	āā 10 centigr.
Essence d'anis. . .	1 —
Miel blanc	Q. S.

Pour 1 pilule; 2 à 4 par jour.

Pilules de Lancereaux. — Voir DIGITALE.

Pilules de Méglin. — Voir JUSQUIAME.

Pilules de Morison. — Utilisées à titre de purgatif drastique. Ces pilules sont de deux sortes :

(*a*) Aloès pulvérisé . . 7 centigr.
Crème de tartre . . } ãã 4 —
Poudre de séné . . }
Miel blanc . . . . Q. S.

Pour 1 pilule; 2 à 4 par jour.

(*b*) Aloès pulvérisé . . 4 centigr.
Coloquinte pulv. . } ãã 3 —
Gomme-gutte pulv. }
Jalap pulvérisé . . } ãã 2 —
Crème de tartre . . }
Miel blanc . . . . Q. S.

Pour 1 pilule; 2 à 4 par jour.

L'effet purgatif de ces pilules est entretenu à l'aide de la poudre ci-après, dite *poudre pour limonade Morison :*

Crème de tartre. . . . 600 gr.
Acide tartrique . . . . . 60 —
Cannelle pulvérisée. . . 15 —
Gingembre pulvérisé . . 5 —
Sucre pulvérisé . . . . 2000 —

Mélanger et diviser en 30 paquets; un paquet par jour dans 1/2 litre d'eau.

Pilules de Morton. (*Pilules balsamiques*). — Préconisées jadis contre la bronchite et présentant la formule suivante :

Cloportes pulvérisés 9 centigr.
Gomme ammonia-
que. . . . . . . 45 milligr.
Acide benzoïque . . 3 centigr.
Safran pulvérisé . . } ãã 5 milligr.
Baume de tolu sec. }
Baume de soufre
anisé . . . . . . 3 centigr.

Pour 1 pilule; 2 à 6 par jour.

Pilules de Moussette. — Pilules antinévralgiques et antimigraineuses à base d'aconitine et de quinium. Chaque pilule renferme 1/5 de milligramme d'aconitine cristallisée; 3 à 4 pilules par jour (effets à surveiller de très près).

Pilules de Sédillot. — Voir MERCURE.

Pilules de Segond. — Voir MERCURE (PROTOCHLORURE DE).

Pilules de Vallet. — Pilules ferrugineuses de 25 centigr. inscrites au Codex; renferment du carbonate ferreux obtenu en décomposant le sulfate ferreux par le carbonate de soude. Préférables aux pilules de Blaud à cause de leur moindre volume et de leur mode de préparation. Dose 2 à 10 par jour.

Pin maritime. — *Pinus maritima* (Conifères). Il fournit : la térébenthine de Bordeaux, l'essence de térébenthine, le goudron et la poix résine (v. c. m.).

Pin sauvage. — *Pinus sylvestris* (Conifères). Les bourgeons (improprement nommés *bourgeons de sapin*) contiennent 21 p. 100 de résine et 25 p. 100 d'une essence d'odeur suave.

Prop. thérap., indicat. — On utilise, comme balsamique, béchique et diurétique (contre le catarrhe des bronches et des voies urinaires) : l'infusion (30 p. 1000), l'eau distillée (150 à 500 gr.) ou le sirop de bourgeons de sapin (30 à 60 gr.). Ce dernier contient, par litre, la macération de 100 gr. de bourgeons dans même quantité d'alcool.

Pipérazine. (*Diéthylène diamine*). — *Caract. phys. et chim.* — Masse cristalline neigeuse, déliquescente, très alcaline, d'un goût amer ammoniacal, très soluble dans l'eau. On utilise surtout le *chlorhydrate* (plus stable) le *quinate* ou *sidonal* (v. c. m.) et le *tartrate de diméthyl-pipérazine* ou *lycétol* (v. c. m.). La pipérazine forme, avec l'acide urique, un urate soluble dans 47 p. d'eau.

Prop. thérap., indicat. — Préconisée contre la gravelle urique et la goutte. Accroît dans l'urine le taux des urates solubles ou celui de l'urée (aux dépens des urates). Inefficace chez les goutteux pour Lecorché; préférable à la lithine pour Bardet; effets subordonnés au rôle (discuté) de l'acide urique dans la goutte.

Formes pharmac., doses. — 25 centigr. à 1 gr. par jour en cachets, granulé ou en solution dans une eau gazeuse. Injections hypodermiques : 1 à 2 c. c.

d'une solution à 10 p. 100. On préfère en général employer le *chlorhydrate* (mêmes formes et mêmes doses).

Piscidia erythrina. — (*Jamaica Dogwood*). (Légumineuses). Arbre de la Jamaïque. L'écorce de la racine contient de la *piscidine*.

Prop. thérap., indicat. — Action très intense chez les animaux à sang froid; bien plus faible chez les animaux à sang chaud. Considéré tour à tour comme hypnotique et analgésique. Opposé : à l'insomnie due aux quintes de toux chez les tuberculeux; aux névralgies faciales et brachiales rebelles (Dujardin-Beaumetz) et, surtout, aux douleurs utérines et péri-utérines.

Formes pharmac., doses. — Extrait fluide (représente son poids de la plante) 3 à 6 gr. Teinture alcoolique (au 1/5) 1 à 5 gr. Poudre 4 gr.

Mixture :

Teinture de piscidia ery-
thrina. . . . .
Teinture de viburnum
prunifolium . . . . .
} āā Q. V.

XX à XL gouttes (Huchard).

Pissenlit. — *Leontodon Taraxacum* (Composées). La plante contient : 1° de la *taraxacine* principe amer mal connu; 2° des sels de calcium et de potassium en abondance; 3° des substances résineuses. Elle est plus riche en principe amer à l'automne et en sels au printemps.

Prop. thérap., indicat. — Apéritif, cholagogue et diurétique.

Formes pharmac., doses. — Extrait aqueux 1 à 5 gr.; entre aussi dans la composition des *sucs d'herbes*.

Pistoïa (Poudre de). — Voir COLCHIQUE.

Plantain. — *Plantago media* (Plantaginacées). L'eau distillée de la plante fleurie, légèrement astringente, est utilisée en collyre.

Pleurésies. — I. *Pleurésie séro-fibrineuse.* — La *pleurésie séro-fibrineuse* dite *franche* liée habituellement à une *tuberculose pleurale atténuée*, représente, il est vrai, une réaction de défense de l'organisme dont l'évolution, fréquemment cyclique, n'est guère modifiable par la thérapeutique, mais réclame, néanmoins, des soins méthodiques. Le *repos au lit* s'impose tant que dure la fièvre et même quelques jours après la défervescence; l'*aération* de la chambre est ici nécessaire comme chez tout tuberculeux; l'*alimentation* doit être aussi substantielle que le permet l'état fébrile et l'embarras gastrique qui coexiste souvent; le *lait* y tiendra une place large sinon exclusive, car s'il active la résorption de l'épanchement, ainsi que le *régime déchloruré* (Chauffard et Boidin), cet effet ne peut se produire avant le déclin de la phase d'état et la défervescence. Au début, le *point de côté* et la *dyspnée* qui en résulte sont surtout à combattre, par les *ventouses scarifiées* (en ceinture), le *salicylate de méthyle* ou la *teinture d'iode gaïacolée* (au 1/4) en badigeonnages, les *enveloppements chauds* du côté malade, et, dans les cas intenses, par la *piqûre de morphine*. L'*oppression* et la *toux pleurétique* sont apaisées également par les opiacés (VI à XII *gouttes noires* par jour ou *sirop de morphine* par cuillerées à café). La fièvre cède rarement aux antipyrétiques usuels. Dans la pleurésie tuberculeuse, il vaut mieux s'abstenir d'*antipyrine* (déprimante). Dans les pleurésies liées à la *congestion pulmonaire*, à la *pneumonie*, à la *bronchopneumonie*, à la *fièvre typhoïde*, les *sels de quinine* peuvent offrir quelques avantages. La pleurésie des typhiques contreindique le *bain froid* remplacé par des *lotions froides*. La *pleurésie rhumatismale* (avec ou sans arthralgies concomitantes) est justiciable du *salicylate de soude*, du *salophène* ou de l'*aspirine* qui modifient favorablement la fièvre et l'épanchement. Du reste, la médication salicylée semble également hâter l'évolution de certaines pleurésies aiguës primitives de cause mal déterminée (peut-être rhumatismale?)

La *médication dérivative*, représentée par les *purgatifs*, les *diurétiques*, les *diaphorétiques*, ne paraît exercer aucune influence directe sur la résorption de l'épanchement. Les purgatifs, les diurétiques (*teinture de scille, lactose, calomel, régime lacté*) n'en trouvent pas moins parfois leur indication, pour activer l'élimination des toxines. Dans la *pleurésie des cardiaques*, l'usage de la *digitale*, du *strophantus* est parfaitement justifié; dans celle des *néphrétiques*, la *diète lactée absolue* ou le *régime déchloruré*, la *caféine*, la *théobromine* seront réellement efficaces. La *pleurésie syphilitique* est justiciable du *traitement mercuriel*.

Dénués de valeur spécifique (sauf le mercure) ces divers moyens tendent uniquement à exalter les défenses naturelles de l'organisme contre l'infection. Dès que, par son abondance, l'épanchement compromet les fonctions respiratoires ou cardiaques, il devient urgent, sous peine d'accidents graves, de pratiquer la *thoracentèse* (v. c. m.) associée ou non à l'*injection d'azote* dans la plèvre (volume équivalent à moitié du liquide retiré, Vaquez). Il en va de même dans les cas où, après défervescence (au bout de 15 jours à 3 semaines), l'épanchement ne manifeste aucune tendance à la résorption.

Les *suites de la pleurésie* exigent des soins destinés à faire résoudre les fausses membranes et à prévenir la *tuberculisation du poumon* ou la formation d'une *symphise pleurale*. La première indication sera remplie par l'*arsenic* ou les *iodures* à petites doses (A. Robin); quant à la seconde, tout convalescent d'une pleurésie suspecte doit être tenu pour tuberculeux, c'est-à-dire soumis à la *cure d'air*, à une *alimentation planiureuse* et à la *médication tonique* (cacodylate de soude). Après la résorption du liquide, le *massage thoracique*, la *gymnastique respiratoire méthodique*, les *bains d'air comprimé* (Voir Aérothérapie), les cures hydro-minérales à Amélie-les-Bains (hiver) ou à Allevard (été) concourront à conjurer ou à limiter la symphise pleurale.

II. *Pleurésies hémorrhagiques.* — Si la nature hémorrhagique de l'épanchement révélée par la ponction offre une réelle valeur diagnostique, elle ne modifie pas sensiblement la thérapeutique. Jointe aux autres signes, cette notion peut contribuer à dénoncer la cause de la pleu-

résie et imprimer au traitement une direction appropriée. L'*hématome simple de la plèvre* ressortit au traitement de la *tuberculose pleurale primitive*. Si une *néphrite chronique* est en cause, le *régime lacté* et les *diurétiques* trouvent leur emploi. La *pleurésie cancéreuse* n'est justiciable que d'agents purement palliatifs destinés à calmer l'*oppression* et les *points de côté*; ainsi agissent la *morphine* et les *ponctions partielles* ne retirant que le trop plein de la plèvre, chaque fois que la dyspnée devient intolérable. L'hématome simple, la pleurésie des brightiques peuvent guérir après une ou plusieurs thoracentèses, mais, tout abaissement de tension dans la séreuse favorisant l'hémorrhagie intrapleurale, il importe que l'aspiration, toujours lente, ne soit jamais poussée trop loin.

III. *Pleurésies purulentes.* — Le traitement des pleurésies purulentes est presque uniquement chirurgical. Dès que la présence du pus a été constatée dans la plèvre, il faut au plus vite en déterminer, par examen direct ou par culture, la *nature bactériologique* qui renseignera en même temps sur l'urgence plus ou moins grande de la *pleurotomie* (Voir Empyème). On saura ainsi si on a affaire à une *pleurésie purulente vraie* réclamant presque toujours une intervention, ou à une *pleurésie puriforme aseptique* avec polynucléaires normaux et destinée à guérir spontanément (Widal et Gaugerot). La *pleurésie à pneumocoques* peut guérir par simple ponction, surtout chez l'enfant; la constatation de cette variété permet donc d'attendre, pour inciser et drainer la plèvre, la reproduction du liquide après thoracentèse. La *pleurésie à streptocoques* n'est justiciable que de la *pleurotomie précoce* suivie ou non de lavages. Les *pleurésies putrides* réclament encore plus impérieusement la pleurotomie, toujours suivie, étant donnée la toxicité de l'épanchement, de *lavages répétés de la plèvre* avec des solutions très oxydantes (*permanganate de potasse* à 0,25 p. 1000; *eau oxygénée diluée*). Seul l'*empyème tuberculeux primitif* contre-indique formellement la pleurotomie dont les résultats seraient déplorables et doit être traitée par des ponctions palliatives (non suivies de lavages), pratiquées chaque fois que l'abondance de l'épanchement trouble la respiration. La même conduite est applicable aux *pleurésies chyliformes.*

Le *traitement médical des pleurésies purulentes* se borne à l'emploi des agents antipyrétiques (*quinine*), analgésiques (*morphine*) et fortifiants (*alcool, toniques*). Si le pus tire sa source du poumon ou des bronches, l'antisepsie broncho-pulmonaire par la *créosote*, la *terpine*, le *gaïacol*, le *thiocol*, l'*hyposulfite de soude*, etc., est indiquée. Si l'infection est d'origine génitale, c'est à l'*antisepsie utérine* qu'on devra recourir.

Pleurotomie. — Voir Empyème (Opération de l').

Plomb (Acétate neutre de). — Voir Acétates.

Plomb (Sous-acétate de). — Voir Acétates.

Plomb (Azotate de). — *Caract. phys. et chim.* — Cristaux blancs octaédriques, solubles dans 13 p. d'eau. Employé comme topique contre l'ongle incarné.

Plomb (Carbonate de). — *Caract. phys. et chim.* — Poudre blanche insoluble, décomposée par les acides, légèrement soluble dans l'eau chargée d'acide carbonique. Sous la forme de *céruse*, cause la plus habituelle de l'intoxication saturnine.

Prop. thérap., indicat. — Utilisé en pommade au 1/10, comme résolutif (peu recommandable).

Plomb (Intoxication chronique par le). — I. *Prophylaxie.* — L'*intoxication saturnine* étant presque toujours d'origine professionnelle, sa prophylaxie ressortit presque toute à l'*hygiène industrielle.* Les ateliers où sont traités les sels et les oxydes de plomb, doivent être larges et bien aérés ; ces produits doivent être exclusivement préparés par *voie humide.* Il importe que la *céruse* soit broyée et tamisée dans des appareils parfaitement clos. Il est essentiel d'avertir les ouvriers des dangers de leur profession, tout en leur indiquant les moyens de s'y soustraire. L'*hygiène des*

muqueuses et de la peau* s'impose surtout. La *toilette de la bouche, des dents et des gencives* sera faite matin et soir. Les mains et les ongles seront brossés soigneusement au savon à la sortie de l'atelier (avant chaque repas). Il est indispensable : que les ouvriers revêtent, pour le temps de leur travail, des blouses qu'ils quitteront quand celui-ci est terminé ; qu'ils prennent leurs repas hors des ateliers. Une mesure plus radicale devrait exclure l'usage du plomb des industries où il n'est pas indispensable ; c'est ainsi que, dans la peinture, l'*oxyde de zinc* devrait remplacer la *céruse.*

II. *Traitement curatif.* — Une fois le plomb absorbé, il faut chercher soit à *le neutraliser dans l'organisme*, soit à *en favoriser l'élimination* par divers émonctoires. La neutralisation par formation, dans les humeurs, de composés insolubles, est, en général, purement théorique et illusoire ; mieux vaut donc s'adresser aux procédés qui activent l'élimination. Le *régime lacté*, absolu ou mitigé, facilite l'émonction rénale. On recommandera aux ouvriers l'usage de l'*iodure de potassium* (50 centigr. à 1 gr. 10 jours par mois) qui engendre la formation, dans l'organisme, d'un iodure de plomb soluble et aisément éliminable (Pouchet). L'emploi, dans le même but, de *monosulfure de sodium* (30 à 40 centigr. en pilules ou en solution glycérinée) ne serait pas moins justifié (Péron).

L'*élimination intestinale* sera favorisée par les *purgatifs salins* et les *cholagogues* ; l'*élimination cutanée* par les *bains sulfureux* mettant en liberté, à la surface du tégument, une couche de sulfure de plomb qu'enlèvera ensuite un lavage à l'*acide chlorhydrique dilué* (20 p. 100) et un brossage au savon.

Le traitement des accidents du saturnisme est exposé aux articles : *colique de plomb ; encéphalopathie saturnine, névrites.*

Plomb (Iodure de). — Voir Iodures.

Plomb (Protoxyde de). — *Caract. phys. et chim.* — Existe sous deux états : 1° *massicot*, poudre amorphe, jaune ; 2° *litharge*, paillettes micacées, cristallines, rouges ou jaune-rougeâtre. Insoluble dans l'eau, solubilisé par les alcalis, le sucre; forme avec les graisses des savons de plomb dits *emplâtres*. Le massicot est plus facilement soluble.

Prop. thérap., indicat. — Sert uniquement à préparer des emplâtres.

Emplâtre simple :

Litharge pulvérisée .)
Axonge . . . . } āā 1000 gr.
Huile d'olives . . . .)
Eau. . . . .   2000 —

(Codex).

Emplâtre blanc de Vidal :

Emplâtre simple . . . . .   600 gr.
Cire jaune. . . . .   250 —
Huile blanche . . . . .   400 —
Dextrine. . . . .   20 —

Eau. Q. S. pour dissoudre la dextrine.

L'emplâtre simple sert de base à un grand nombre d'autres (*emplâtre diachylon, emplâtre de Vigo, emplâtre rouge de Vidal,* etc.).

Plomb (Deutoxyde ou Oxyde rouge) (*Minium*). — *Caract. phys. et chim.* — Combinaison de protoxyde et de peroxyde de plomb. Poudre rouge vif, insoluble, attaquable, en partie, par les acides.

Prop. thérap., indicat. — Utilisé en dermothérapie comme siccatif.

Formes pharmac., doses. — Fait partie de l'emplâtre rouge de Vidal (v. c. m.).

Plombières. — Petite ville des Vosges, arrondissement de Remiremont, au fond d'une vallée étroite et profonde traversée par l'Eaugronne. Altitude 425 m. Eaux thermales et hyperthermales (27°-70°), oligométalliques, silicatées, faiblement bicarbonatées-sodiques-calciques, sulfatées-sodiques, contenant, en outre, des traces d'acide azotique, d'arsenic, de fluor, de bore, de lithium, d'aluminium, de manganèse, de fer, et une proportion notable de gaz rares (argon, néon, hélium), parmi lesquels l'hélium figure pour une assez forte part. Utilisées surtout sous forme de bains (baignoire et piscines), de douches de toute nature, de bains et douches de vapeur, mais aussi en boisson. Il existe encore une source ferrugineuse froide.

Principales indications. — Maladies de l'appareil digestif (notamment gastralgies, entéralgies, entérites, entéro-colite muco-membraneuse), paraplégies (surtout celles d'origine rhumatismale), rhumatisme musculaire sous toutes ses formes, rhumatismes viscéraux et névralgiques, affections du système nerveux, troubles fonctionnels de l'utérus, manifestations cutanées de l'herpétisme.

Pneumokonioses. — Voir PNEUMONIES CHRONIQUES.

Pneumonie aiguë. — I. *Pneumonie régulière.* — La *pneumonie bénigne* guérit sans aucun traitement, mais si la thérapeutique semble incapable d'en modifier la marche cyclique, elle paraît pourtant pouvoir prévenir les complications et la terminaison par hépatisation grise. Placé dans une grande chambre bien ventilée, non surchauffée (18°), le malade sera couché, la tête surélevée, le tronc soutenu par des oreillers. Le laitage, le bouillon, les œufs, des potages variés, du café, du thé, du vin vieux, des grogs feront le fond de son alimentation. Les boissons abondantes sont indiquées pour faciliter l'élimination des toxines. Au *point de côté*, facteur de dyspnée, on oppose avec succès quelques ventouses scarifiées *loco dolenti* ou, au besoin, une *piqûre de morphine* (1 centigr.). Les pneumoniques ne toussant guère que pour cracher, la toux doit être respecté. L'*expectoration* sera favorisée par des *inhalations de vapeur d'eau additionnée de teinture de benjoin ou d'eucalyptus*, par des cachets de *poudre de Dower* (2 à 3 de 20 centigr.) ou par une potion à base de *chlorhydrate d'ammoniaque* (1 à 2 gr.). Quand la *congestion* initiale, intense et étendue, entraîne une vive oppression, le mieux est d'envelopper le thorax avec des *compresses imbibées d'eau froide* et recouvertes de taffetas chiffon qui sont laissées une demi-heure ou une heure, 3 ou 4 fois par jour, déterminant des effets locaux et généraux très favorables, le *maillot complet* ou le *drap mouillé* sont également très recommandables. Si les enveloppements froids sont mal tolérés (chez les sujets âgés ou nerveux, les artérioscléreux, les cardiaques), on les remplace soit par des enveloppements chauds, soit par des *ventouses sèches* matin et soir. Chez les sujets jeunes et pléthoriques, quand la dyspnée s'accompagne de cyanose et de turgescence des veines du cou, une *saignée générale* (150 à 250 gr.) est souvent très rapidement efficace, quoique, dans la constitution médicale actuelle, elle trouve rarement son indication formelle. Il en est de même du *tartre stibié* qui, même à dose modérée (10 à 20 centigr. dans un julep de 120 gr. à prendre par cuillerées), exerce une action dépressive qui l'emporte sur ses avantages. Les *inhalations de nitrite d'amyle* (XL à L gouttes en une fois) préconisées par Hayem à titre expectorant et antidyspnéique, semblent aussi modérer la congestion pulmonaire. L'*hyperthermie* et l'*infection* sont surtout justiciables de la *quinine* (*chlorhydrate* 50 centigr. matin et soir) agissant aussi comme médicament nervin, ou du pyramidon. Vanté par Netter, le *collargol* aurait sur la fièvre et l'état général, une action plus nette ; on l'emploie soit en pommade (10 p. 100) pour frictions 2 à 3 fois par jour, après lavage de la peau, soit en *solution* à 1 p. 100 qui est injectée dans les veines (3 à 5 c. c.); il est du reste dénué de valeur spécifique. A Robin préconise les *ferments métalliques* (métaux colloïdaux électriques) injectés profondément sous la peau (10 c. c.) ou dans les veines (5 c. c.), tous les deux jours, à partir du 4e. En activant l'élimination azotée et urique, ils favoriseraient la guérison. Il leur associe, comme adjuvants, le *calomel* à doses fractionnées (1 jour seulement), le bichlorhydrate de quinine, l'alcool, la saignée et même le vésicatoire (à partir du 5e jour). La *digitale*, que certains auteurs (Hirtz, Petrescu) donnent à doses massives, comme antithermique, reste un agent précieux, mais aux doses et sous les formes appliquées à l'hyposystolie, à titre de cardiotonique.

La *balnéation froide* a également été opposée à l'*hyperthermie* selon la même formule que dans la fièvre typhoïde; indiquée seulement chez les sujets jeunes et vigoureux, elle est habituellement inutile dans la pneumonie régulière. Des doses modérées d'alcool (70 à 80 gr.) sous forme de *grogs*, de *champagne*, de *vins généreux* (Porto, Xérès, Malaga) rendront aussi des services comme stimulants, si l'estomac les tolère. Les balsamiques, les antiseptiques des bronches (*terpine, carbonate de gaïacol, thiocol, eucalyptol*, etc.) trouvent leur indication à la phase de résorption des exsudats, pour prévenir les infections secondaires. Les *purgatifs* (calomel) interviendront si l'encombrement intestinal l'exige.

II. *Pneumonie grave*. — La pneumonie est grave lorsque, cessant d'être une phlegmasie locale, elle devient une infection générale. La médication tonique mérite alors la première place. Si le cœur droit est dilaté, le pouls mou et fréquent, on soutiendra la systole par l'usage systématique ou alterné des piqûres de *caféine*, de *sulfate de spartéine ou de strychnine*, d'*éther* ou d'*huile camphrée*, par la *digitaline* (1 milligr. en une fois). Localement, les enveloppements froids du thorax seront toujours utiles ; chez les malades jeunes on peut les remplacer par une *vessie de glace* sur le côté atteint (Deschfeld). Contre l'*œdème congestif étendu*, rien ne vaut la *saignée générale* (de 150 à 250 gr.), au besoin renouvelée (chez les sujets vigoureux), associée à des *injections de sérum artificiel* en quantité égale à celle du sang retiré (Ed. Michel). La *dyspnée* sera combattue par les *inhalations d'oxygène* (5 minutes par heure), l'*insomnie* par le *trional* ou la *paraldéhyde*. Dans les *formes typhoïdes adynamiques*, sans localisations thoraciques étendues, les *bains froids* (de 10 minutes toutes les 3 heures) sont souvent très efficaces. Contre-indiqués chez les malades âgés, artérioscléreux ou offrant des lésions pulmonaires diffuses (danger de collapsus), ils peuvent être remplacés alors par le *drap mouillé* ou les *lotions froides*. Des boissons légèrement alcoolisées doivent être associées à ces applications. Les effets toniques du *rormiate de soude* (2 à 3 gr.) vantés par Rochon et Huchard pourront aussi être mis à profit.

III. **Formes cliniques.** — La *pneumonie des enfants* est généralement très bénigne; à la forme banale on oppose des moyens simples : 2 à 4 ventouses scarifiées sur le point de côté; *café, thé*, potion à l'*acétate d'ammoniaque*. Les formes compliquées sont justiciables des *bains tièdes* de 10 minutes à 34°, 33°, 32° (toutes les 3 ou 4 heures), ou, à leur défaut, des *enveloppements froids du thorax* (1 heure plusieurs fois par jour). En cas de *convulsions*, de *méningisme*, les *bains tièdes associés au chloral* conviennent particulièrement (Marfan). Quand le cœur faiblit, le *café* ou le *thé* additionné de *cognac* (5 gr. par année d'âge), de *sirop d'éther*, d'*acétate d'ammoniaque* trouvent leur emploi ainsi que, dans les cas plus graves, les piqûres de *caféine*, d'*éther* (collapsus), d'*huile camphrée* (délire). A la *dyspnée* on opposera les *ventouses sèches*, les *cataplasmes* et les *bains sinabisés*, les *inhalations d'oxygène*.

La *pneumonie des vieillards* réclame l'intervention précoce (à titre préventif) des agents toniques et cardiotoniques. La fréquence de l'insuffisance rénale, rend, à cet âge, l'emploi du lait particulièrement justifié.

La *pneumonie des cardiaques* se caractérise par l'imminence de l'asystolie que l'on s'efforcera de prévenir par l'administration de *purgatifs drastiques*, de *digitale* ou de *digitaline* et, au besoin, par la *saignée*.

La *pneumonie des femmes enceintes* peut déchaîner des accidents analogues à ceux dits *gravido-cardiaques*, justiciables de la *saignée*.

La *pneumonie des alcooliques*, surtout caractérisée par un *délire violent* et une *asthénie cardiaque* susceptible d'entraîner la mort rapide dans le *collapsus* ou par *syncope*, réclame l'emploi de l'*alcool à hautes doses* (100 gr. de cognac) associé à l'*extrait thébaïque* (10 centigr.) ou à la *paraldéhyde* (7 à 10 gr.), des *enveloppements froids* (prudemment), des *lotions froides* et surtout des piqûres de *sulfate de strychnine* (2 à 4 milligr.).

La *pneumonie des paludéens* exige, outre la médication tonique, l'intervention de la quinine à bonnes doses.

La *pneumonie des brightiques*, des *diabétiques* est trop souvent terminale; le lait en abondance, les inhalations d'*oxygène*, les injections d'*éther*, de *caféine*, d'*huile camphrée*, y trouvent particulièrement leur indication.

Pneumonies chroniques ou scléroses pulmonaires. — I. *Causes.* — Les scléroses pulmonaires reconnaissent des causes variables : *pleurésie aiguë* ou *subaiguë* (*scléroses pleurogènes*); *stase pulmonaire chronique* (*poumon cardiaque* [Voir Asystolie.]), *broncho-pneumonie prolongée, syphilis pulmonaire, phthisie fibreuse* (*scléroses péribronchiques*); *pneumonie à rechutes, pneumonie chronique*, enfin *pneumokonioses* ou pneumonies chroniques entretenues par l'*inhalation professionnelle de poussières variées* (charbon, silice, oxydes de fer, etc.).

La prophylaxie importe surtout, la sclérose constituée étant à peu près incurable.

II. **Prophylaxie.** — La *sclérose pleurogène* sera prévenue par le *traitement rationnel de la pleurésie* comportant : des *thoracentèses* assez précoces et assez répétées pour s'opposer à la rétraction du poumon et lui conserver l'intégrité de son expansion; des pratiques de *massage thoracique* et de *gymnastique respiratoire méthodique* pendant la convalescence.

La *résolution de la pneumonie* ou de la *broncho-pneumonie* sera favorisée par les révulsifs répétés (*ventouses sèches, teinture d'iode, pointes de feu*), l'usage des expectorants ou des balsamiques (*ipéca, terpine, terpinol, créosote, carbonate de gaïacol, thiocol, eucalyptol*), de l'*iodure de sodium* à petites doses ou de l'arsenic (Voir Dilatation des bronches); par la *gymnastique respiratoire* et la *médication tonique* (repos, aération, alimentation réparatrice, *cacodylate de soude*).

La *prophylaxie des pneumokonioses* est surtout du ressort de l'*hygiène industrielle* dont le rôle consistera à restreindre le plus possible l'inhalation des poussières. A ce but tendront : le *travail en plein air* ou, sinon, dans des *locaux vastes* et *bien aérés* (ateliers) ou des *galeries puissamment ventilées* (mines); le *nettoyage* fréquent des ateliers, l'*arrosage* des planchers; l'installation autour des meules, moulins ou blutoirs, d'*enveloppes protectrices*; la substitution des *méthodes humides* aux méthodes sèches; l'interdiction aux ouvriers de manger à l'atelier; le port, par eux, pendant le travail, d'un *masque spécial*; la prescription absolue de *changer de métier* dès l'apparition des premiers symptômes morbides.

III. *Traitement de la sclérose pulmonaire confirmée.* — Purement *palliatif* et *symptomatique*, ce traitement comporte l'emploi des agents propres à combattre : la *bronchite* (*balsamiques, injections intratrachéales de menthol et d'essences; cures thermales sulfureuses*); la *congestion pulmonaire* (révulsion répétée), la *dilatation du cœur* (*strophantus, spartéine, digitale*), la *dénutrition* et l'*asthénie générale* (vie à la *campagne* sous un climat doux; cures à la *Bourboule*, au *Mont-Dore*). Ces malades éviteront toutes les occasions de refroidissement, de rhumes, de poussées congestives qui devront être combattues, à temps, par des moyens énergiques.

Pneumothorax. — I. *Pneumothorax simple.* — Si, ce qui est la règle, le pneumothorax débute brusquement par une *douleur atroce* et une *oppression angoissante* avec pâleur ou cyanose, il importe : 1° de recourir d'urgence aux *piqûres de morphine* ou d'*héroïne*, aux *inhalations d'oxygène*, à l'application, sur tout le thorax, de nombreuses *ventouses sèches* (pour combattre la congestion du poumon opposé), ou même si l'hypérhémie est intense, de *ventouses scarifiées*; 2° de prévenir le collapsus cardiaque par les *piqûres d'éther*, de *caféine*, d'*huile camphrée*, et l'installation d'un *sachet de glace* sur la région précordiale.

- Quand les premiers troubles fonctionnels sont amendés, la conduite à tenir dépend surtout de l'*état de la tension intra-pleurale*. Le *pneumothorax ouvert* ne réclame aucune intervention, car l'air aspiré par une ponction rentrerait à mesure par la fistule bronchique. Le *pneumothorax fermé* doit aussi être respecté,

car l'aspiration pourrait rouvrir la fistule. Seul, le *pneumothorax à soupape* (oppression progressive, signes d'auscultation au complet) exige une intervention tendant à équilibrer la tension intra-pleurale et la tension atmosphérique, pour faire cesser la compression du poumon et des organes voisins. Ce but sera rempli par le *procédé de Béclère* : ponction du côté atteint, au moyen d'une *aiguille fine* (aiguille de Pravaz) communiquant, par un *tube de caoutchouc* de 50 c. m. avec un *tube de verre* de 20 c. m. qui plonge dans une *éprouvette à pied* pleine d'eau. Une fois l'aiguille enfoncée dans la plèvre, les gaz qui y sont à une pression supérieure à celle de l'atmosphère s'échappent, par nombreuses bulles, dans l'eau de l'éprouvette, jusqu'à ce que les tensions intra-pleurale et extérieure soient en équilibre. L'eau se trouve alors au même niveau dans l'intérieur du tube que dans l'éprouvette, quand le malade suspend sa respiration. L'aiguille est ensuite retirée et la petite plaie cutanée obturée au collodion. La même opération peut être répétée chaque fois que reparaît l'hypertension intra-pleurale. L'appareil renseigne du reste exactement sur l'état de cette tension : au moment où le sujet retient sa respiration, le niveau de l'eau s'élève dans le tube si la tension intra-pleurale est négative, et, au contraire, s'y abaisse, si elle est positive. D'autre part, von Schrotter a pu guérir très rapidement un pneumothorax par deux ponctions suivies chacune de l'insufflation, dans la bronche malade, de 2200 c. c. d'oxygène.

II. *Hydro-pneumothorax.* — Le pneumothorax ne reste pur que si le poumon est sain (*pneumothorax des emphysémateux, pneumothorax traumatique*). Chez les tuberculeux, l'apparition plus ou moins rapide d'un épanchement séreux est presque constante. Si le liquide est peu abondant, et tant que la fistule n'est pas oblitérée, l'abstention s'impose, car autrement l'aspiration pourrait la rouvrir. En général, on considère l'oblitération comme acquise, au bout de 5 à 6 semaines, quoique, parfois, elle soit plus précoce (8 à 15 jours). Quand les signes physiques et fonctionnels rendent la *thoracentèse* urgente, celle-ci doit être très lente et ne retirer que le trop-plein de la plèvre. Dans ces cas, pour éviter l'hypotension intra-pleurale, Potain remplaçait le liquide retiré par de l'*air stérilisé*. Quand l'hydrothorax s'est substitué au pneumothorax, la guérison succède parfois à des ponctions répétées.

III. — *Pyo-pneumothorax.* — Le pyo-pneumothorax compliquant soit la *pleurésie purulente* après *vomique* ou *empyème de nécessité*, soit l'*abcès du poumon*, est justiciable de la pleurotomie dans tous les cas où le pus est reconnu non tuberculeux.

Le *pyo-pneumothorax* lié à la *gangrène pulmonaire ou pleurale*, à la *pleurésie putride*, réclame la *pleurotomie d'urgence* suivie de *lavages antiseptiques* (solution de *permanganate de potasse* au 1/4000 ou d'*eau oxygénée diluée*). L'état du poumon exige parfois l'*opération d'Estlander* ou la *pneumotomie*.

Rarement curable, le *pyo-pneumothorax des tuberculeux* n'est appelé à bénéficier de la *pleurotomie*, suivie ou non d'*opération d'Estlander* ou de la *thoracotomie de Quénu*, que dans les rares cas où l'état général est bon et où les lésions du poumon opposé sont très circonscrites. Autrement, on se bornera au *traitement palliatif*. S'il n'y a pas de fièvre et si la fistule pleurale est fermée, on pourra essayer les *ponctions suivies d'injections d'une solution iodo-iodurée* (eau stérilisée 400, iodure de potassium 4, teinture d'iode 40) qui ont donné à Duguet quelques guérisons. Les *ponctions successives* (avec les mêmes précautions que dans l'hydro-pneumothorax) soulagent toujours les malades, en remédiant à la compression du poumon, quand elles n'amènent pas, à la longue, une amélioration durable. Lorsque les *lésions pulmonaires* sont *étendues* et *avancées*, que le malade offre les signes de la *cachexie*, de l'*amylose viscérale*, toute intervention est formellement contre-indiquée.

IV. *Traitement général selon la cause.* — Outre le traitement local indiqué, chaque variété de pneumothorax réclame une thérapeutique appropriée à sa cause :

traitement de l'*emphysème*, de la *pleurésie purulente*, de la *gangrène pulmonaire* (v. c. m.) et, surtout, de la *tuberculose pulmonaire* (repos, aération permanente, suralimentation, médication tonique). Du reste, dans ces divers cas, le pronostic dépend, avant tout, de l'état du poumon.

Podophylle. — *Podophyllum peltatum* (Berbéridacées), Amérique du Nord. On utilise la tige souterraine et, surtout, la résine qui en est extraite ou *podophyllin*. La plante renferme : de la *picropodophylline*, de la *podophyllotoxine* et de la *podophyllorésine*. La podophyllorésine serait énergiquement drastique, la picropodophylline posséderait une fonction lactone (ce qui la rapprocherait des anhydrides tels que la convolvuline), et la podophyllotoxine est une saponine, irritante pour la muqueuse intestinale et cholagogue. Le podophyllin contient aussi de la berbérine.

Caract. phys. et chim. — Le podophyllin est une poudre vert-jaunâtre, amère, insoluble dans l'eau, soluble dans l'alcool à 90°, dans l'éther et dans l'eau alcalinisée.

Prop. thérap., indicat. — Laxatif-cholagogue; l'action cholagogue est d'autant plus marquée que l'action purgative est plus modérée. Très irritant. Les petites doses (1 à 5 centigr.) purgent régulièrement au bout de 10 à 12 heures. Les fortes doses (5 à 10 centigr.) provoquent des selles copieuses mêlées de bile; les doses excessives, de violentes coliques et des vomissements. Utilisé contre la constipation habituelle, généralement associé à la belladone (pour éviter les coliques).

Formes pharmac., doses. — Poudre 50 centigr. à 1 gr. en cachets (peu usitée). Podophyllin 1 à 5 centigr. en pilules.

Pilules :

Podophyllin	2 centigr.
Poudre de belladone } āā 1 —	
Extrait de belladone }	
Glycérine	I goutte

Pour une pilule ; 1 à 2 le soir au coucher.

Pilules (constipation saturnine) :

Podophyllin . . . . . 40 centigr.
Sulfate de strychnine. dix milligr.
Extr. de belladone. trente centigr.

Pour 10 pilules; 2 à 5 par jour.

Cachets laxatifs composés :

Podophyllin . . . . . 1 centigr.
Aloès pulvérisé. . . . 5 —
Gomme-gutte pulv. . 2 —
Poudre de belladone . dix —

Pour un cachet, le soir au coucher.

Sirop (médecine infantile) :

Podophyllin . . . . . . 5 centigr.
Alcool à 90°. . . . . . 5 gr.
Sirop d'orgeat . . . . 80 —

Cuillerée à café le soir comme laxatif, cuillerée à soupe le matin comme purgatif.

Poix de Bourgogne. (*Poix des Vosges. Poix jaune.*)—Térébenthine provenant de l'*Abies excelsa* (Conifères). Exerce une action lentement révulsive; étalée sur un morceau de peau blanche, après ramollissement par la chaleur, puis appliquée sur le tégument, elle y détermine, après plusieurs jours, une éruption vésiculeuse. L'*emplâtre de poix de Bourgogne* est un mélange de poix (30 gr.) et de cire jaune (10 gr.).

Poix noire. — Masse noire résineuse résultant de la combustion incomplète des résidus de l'exploitation de diverses térébenthines. Agent adhésif incorporé à divers emplâtres.

Poix résine. — Résidu sec de la distillation des térébenthines mélangé à une certaine quantité d'eau, utilisé aussi dans la confection des emplâtres.

Poliomyélite antérieure aiguë. — Voir INFANTILE (PARALYSIE).

Polygala de Virginie. — *Polygala Senega* (Polygalacées), Amérique du Nord. La racine contient une sapotoxine, l'*acide polygalique* ou *sénégine*, substance blanche, soluble dans l'eau.

Effets physiol. et tox. — L'acide polygalique détermine de l'hypersécrétion bronchique; il est convulsivant et vo-mitif chez le chien, à la dose de 20 centigr. Les Indiens Sénéka utilisent le polygala contre la morsure des serpents; il est possible qu'il s'y trouve un principe antivenimeux (à rechercher). La racine de nos polygalas indigènes est considérablement moins active.

Prop. thérap., indicat. — Employé surtout comme eupnéique et expectorant. Il ralentit légèrement le pouls, excite d'abord, puis calme la toux et entraîne une expectoration muqueuse. Contre-indiqué si les voies digestives sont en mauvais état et en cas de fièvre. On utilisait autrefois la racine de polygala de Virginie comme agent énergique de la médication contro-stimulante.

Formes pharmac., doses. — Décoction (2 à 5 gr. pour eau 200 gr.). Poudre 50 centigr. à 2 gr. en cachets, pilules. Sirop 20 à 60 gr. Teinture 50 centigr. à 2 gr. Extrait alcoolique 5 centigr. à 1 gr. en pilules.

Pilules expectorantes :

Extrait de polygala . . . . 5 gr.
Ext. de belladone. cinquante centigr.
Kermès minéral. . . . . . 1 gr.
Baume de tolu pulv . . . . 10 —
Miel blanc . . . . Q. S.

Pour 50 pilules; 2 à 10 par jour.

Cachets :

Poudre de polygala. . 20 centigr.
— de racines d'a-
conit . . . . un —
Gomme - ammoniaque
pulvérisée. . . . . . 25 —

Pour un cachet; 4 à 10 par jour (bronchite des adultes).

Potion (bronchite, adultes) :

Extrait de polygala. 1 gr. 50
Teint. de belladone . } āā 1 —
— rac. d'aconit. }
Eau distillée de lau-
rier-cerise . . . . 90 —
Sirop de quinquina. } āā 40 —
— d'ipéca . . . . }

4 à 10 cuillerées à soupe par jour.

Potion (bronchite, enfants) :

Extrait de polygala	50 centigr.
Teint. de belladone. } āā 60 —	
— rac. d'aconit.	
Infusé de violettes.	90 gr.
Sirop de tolu . . .	80 —

4 à 10 cuillerées à soupe par jour.

Polynévrites. — Voir Névrites.

Polypode. — Fougère utilisée en décoction (20 à 30 gr. pour 500) comme purgatif.

Polyurie nerveuse. — Voir Diabète insipide.

Pommades. — Topiques obtenus en incorporant à un excipient gras un agent médicamenteux de nature variable : poudre, extrait, suc, solution, liquide, etc. L'excipient est, le plus habituellement, de l'*axonge*, de la *vaseline* ou de la *lanoline*; il consiste plus rarement en : *suif, moelle de bœuf, beurre, huile de foie de morue, huile d'olives, d'amandes douces* ou de *ricin*. L'*axonge* et les autres graisses animales sont très pénétrantes mais doivent être employées fraîches car elles rancissent rapidement malgré l'addition de benjoin (*axonge benzoïnée*); elles deviennent alors irritantes pour la peau et peuvent décomposer le médicament qu'elles renferment. La *vaseline* ne rancit pas mais est bien moins pénétrante et devient trop fluide par les temps chauds. La *lanoline* (v. c. m.) est, au contraire, très pénétrante et possède la faculté rare d'absorber jusqu'à son poids de liquide; elle est également inaltérable mais trop consistante. Le mélange, à parties égales, de vaseline et de lanoline constitue un excipient réunissant toutes les qualités désirables : consistance, conservation, pouvoir pénétrant et absorbant (pour les solutions). Les *huiles* sont, en général, trop liquides mais on peut les solidifier par addition de 1/3 de *beurre de cacao*; elles ne sont propres à recevoir que des poudres ou des corps solubles dans l'huile.

Les médicaments à incorporer à l'excipient doivent être dans un état de division extrême; la forme de précipité, si elle existe pour le corps en question,

doit être préférée. (Ex. : soufre précipité, précipité blanc, précipité jaune, etc.). S'il s'agit d'une substance soluble, la formule devra comporter, en quantité appropriée, le dissolvant convenable (eau distillée, éther ou alcool, selon les cas).

Beaucoup de pommades, étant inscrites au Codex (*pommades mercurielle simple* ou *double, onguent populeum, pommade camphrée, pommade soufrée, pommade d'Helmerich*, etc.), peuvent être désignées simplement par leur nom. Elles peuvent aussi entrer, à titre d'excipient, dans des formules magistrales.

Pommmade d'Helmerich. — Pommade contre la gale, ainsi formulée (Codex) :

Soufre sublimé	10 gr.
Carbonate de potasse . . .	5 —
Eau.	5 —
Huiles d'amandes douces. .	5 —
Axonge	35 —

Cette préparation est trop énergique et son usage occasionne souvent des dermites traumatiques prolongées (Voir Gale).

Pommade mercurielle. — Voir Mercure.

Pommade de Reclus. — Topique antiseptique et analgésique pour le pansement des plaies, brûlures, ulcérations, engelures.

Sublimé	10 centigr.
Phénol neige. . . . . } āā 1 gr.	
Iodoforme	
Salol. . . . . } āā 3 —	
Acide borique.	
Antipyrine	5 —
Vaseline	200 —

Pommade de Wilkinson. — Pommade composée, contre le psoriasis, ainsi formulée :

Soufre . . . . } āā 25 gr.	
Huile de cade.	
Axonge. . . . . } āā 50 gr.	
Savon noir	

Pomme de terre. — *Solanum tuberosum* (Solanacées). La pomme de terre n'intéresse la matière médicale que par la fécule qu'elle fournit et qui sert à la préparation des cataplasmes (v. c. m.). Elle tient, en bromatologie, une place bien plus importante. On peut lui reconnaître la composition moyenne suivante (pour 100) :

Eau	75,0
Hydrocarbonés	18,0
Albuminoïdes	1,5
Sels minéraux.	1,0
Cellulose	0,6
Graisses	0,2

Comparée à celle du pain, sa valeur alibile est faible, celui-ci contenant bien moins d'eau (36) et beaucoup plus d'hydrocarbonés (55) et d'albuminoïdes (7). Les pommes de terre sont surtout remarquables par leur richesse en sels minéraux (1 p. 100), spécialement en *sels de potasse* (1 kg renferme 5 gr. de potasse totale), représentés, en majeure partie, par des *phosphates* (3 gr. 30 par kilogramme). Cette particularité, ainsi que leur pauvreté relative en amidon, en fait un aliment très avantageux pour les diabétiques (préférer pour eux la variété dite *quarantaine*), soit qu'ils l'adoptent pour remplacer le pain, soit qu'ils la consomment en grande quantité et systématiquement, selon la formule des cures préconisées par Mossé, de Toulouse (Voir Diabète).

Les diverses préparations culinaires font varier sensiblement la valeur nutritive et la digestibilité des pommes de terre. Cuites *au four* ou *au diable*, elles perdent un quart de leur poids (en eau); elles sont ainsi plus nourrissantes et mieux acceptées par les estomacs délicats. Cuites *à l'eau*, elles en absorbent, au contraire, un dixième de leur poids sans, du reste, s'appauvrir sensiblement en sels; l'ébullition rendrait leur fécule plus digestible, mais elle les rend aussi moins appétissantes et plus fades. C'est *en purée* que la pomme de terre absorbe le plus d'eau (quantité égale à son poids); cette forme, de faible valeur alibile, se recommande principalement aux dyspeptiques, aux convalescents et aux enfants; on peut d'ailleurs rendre la purée plus nourrissante en y remplaçant l'eau par

du lait, en l'additionnant de beurre, de crème ou de jaunes d'œuf. Les *pommes de terre frites* ont perdu 38 p. 100 de leur eau (Martinet) pour absorber une partie de la graisse employée à les cuire (7 à 9 p. 100), aussi sont-elles bien plus nourrissantes, mais elles perdent en digestibilité ce qu'elles gagnent en valeur alibile et constituent un aliment très mal toléré par les dyspeptiques.

L'humidité, le froid et, surtout, la chaleur peuvent rendre les pommes de terre plus ou moins impropres à l'alimentation. En les faisant germer, l'humidité chaude du printemps (en avril et mai principalement) y favorise la synthèse du sucre et d'un glucoside toxique, la *solanine*, formée spécialement dans les pousses (pommes de terre germées). Leur consommation peut alors entraîner des accidents toxiques, quelquefois épidémiques (dans les garnisons), caractérisés par : de la diarrhée, des vomissements et des sueurs profuses avec *dilatation pupillaire* (signe spécifique). La nocivité des pommes de terre germées peut être atténuée, dans une large mesure, par l'extirpation profonde des pousses et des yeux du tubercule. La solanine s'accumule également dans les zones périphériques du tubercule et se trouve ainsi éliminée avec les épluchures.

Très pauvres en chlorure de sodium, les pommes de terre sont, à ce titre, très appropriées au régime déchloruré dont elles formeront un élément important.

Ponction lombaire. — Voir Lombaire (Ponction).

Potasse caustique (*Oxyde de potassium*, KOH). — *Caract. phys. et chim.* — Masse blanc-grisâtre, déliquescente, très soluble dans l'eau et dans l'alcool, insoluble dans l'éther. On distingue : 1° la *potasse à la chaux* contenant beaucoup d'impuretés (chaux, carbonate de potasse, etc.); 2° la *potasse à l'alcool* beaucoup plus pure, mais très avide d'eau et d'acide carbonique (la conserver à l'abri de l'air).

Effets physiol. et tox. — *Localement*, action caustique énergique sur les tissus par déshydratation, coagulation, puis liquéfaction de l'albumine et saponification des graisses. Sur la peau, provoque, en 5 à 10 minutes, de la cuisson, puis une brûlure qui dure 3 ou 4 heures. 3 fois plus large que la zone d'application du caustique, l'eschare, atteint, en profondeur, la moitié de sa largeur. D'abord grise et molle, elle finit par durcir (sur la peau). Sa chute laisse une plaie vite réparée. *Ingérée*, la potasse détruit la paroi des voies digestives, provoquant des douleurs très vives dans la bouche, le pharynx, l'œsophage, l'épigastre et l'abdomen, puis des vomissements sanguinolents et de la diarrhée avec signes d'algidité. La mort résulte de la gastro-entérite ou d'une péritonite par perforation. En cas de survie, subsistent des sténoses cicatricielles de l'œsophage et, parfois, de la gastrite chronique.

Prop. thérap., indicat. — La potasse servait jadis à l'application des cautères, à la destruction de certaines tumeurs, à la cautérisation des ulcérations rebelles, à l'ouverture des abcès et des kystes hydatiques du foie (afin de créer des adhérences entre la glande et la paroi abdominale), des bubons suppurés, etc. Tous ces usages sont à peu près abandonnés actuellement.

Formes pharmac., doses. — On utilisait la potasse caustique soit en *crayons* ou en *pastilles*, soit plutôt sous forme de *caustique de Vienne* ou *de Filhos* (Voir CALCIUM) à action plus circonscrite. Le point à cautériser était limité par une fenêtre pratiquée dans un carré de diachylon collé sur la peau; on ménageait une lacune de diamètre trois fois moindre que celui de l'eschare à obtenir.

Potasse (Acétate de) (*Terre foliée de tartre*). — *Caract. phys. et chim.* — Sel blanc, léger, inodore, de saveur salée, savonneuse et piquante, très déliquescent, soluble dans l'eau et l'alcool.

Prop. thérap., indicat. — Légèrement diaphorétique, surtout diurétique (rend, à bonne dose, les urines alcalines). Action purgative à doses massives (8 à 15 gr.). Passe en partie, dans le sang, à l'état de carbonate. Préconisé dans la goutte et la gravelle urique; contre-indiqué dans la lithiase infectée et quand l'urine est alcaline.

Formes pharmac., doses. — 1 à 6 gr. en solution étendue (dans une tisane diurétique : chiendent, queues de cerises, pariétaire, bourrache, asperge, busserole).

Incompat. — Avec les acides, les sels acides, les persels de fer, les sels d'argent et de mercure.

Potasse (Antimoniate de). — Voir ANTIMOINE (OXYDE BLANC D').

Potasse (Arsénite de). — Voir ARSÉNITE.

Potasse (Azotate de) (*Nitrate de potasse, nitre* ou *salpêtre*). — *Caract. phys. et chim.* — Très commun dans la nature, se trouve dans nombre de végétaux (notamment la bourrache, la pariétaire). Prismes à 6 pans, friables, incolores, de saveur fraîche, solubles dans 3 p. d'eau, presque insolubles dans l'alcool.

Effets physiol. et tox. — Absorbé et éliminé très rapidement; constipe à faible dose (5 gr.) et purge à haute dose (en solution étendue); provoque, en solution concentrée ou après un usage prolongé, des troubles dyspeptiques. Abaisserait la tension artérielle (à petite dose). Action diurétique rapide, mais passagère, de nature complexe et due surtout à l'action sur l'épithélium rénal, aidée par les variations de vitesse du courant sanguin. Seules, les très hautes doses (30 à 60 gr.) ont pu causer des accidents graves et même mortels (gastro-entérite, tendance syncopale, algidité, convulsions, collapsus, mydriase). Injectée dans les veines d'un chien, une solution de 1 à 2 gr. pour 40 gr. d'eau entraîne la mort soudaine par arrêt du cœur (sang rutilant et se coagulant mal). Par voie gastrique, une haute dose détermine de l'asthénie cardiaque et générale, de l'hypothermie, de la diarrhée, des nausées, de la diurèse; une dose plus forte entraîne de l'oligurie ou de l'anurie, de la cyanose algide et tue par syncope.

Prop. thérap., indicat. — Préconisé jadis comme antithermique, mais, à ce titre, n'agit qu'à doses toxiques. Utilisé, le plus souvent, comme diurétique, à petites doses et associé à d'autres agents plus actifs, contre les hydropisies cardiaques et rénales. Trouve encore son emploi comme alcalin, dans les dyspepsies, comme hypotenseur (associé au nitrite de soude) contre l'hypertension artérielle (Lauder-Brunton). La combustion de *papier nitré* dégage une fumée qui soulage la dyspnée des asthmatiques.

Formes pharmac., doses. — Usage int. 5o centigr. à 6 gr. en cachets, et surtout, en solution dans un litre de tisane diurétique (chiendent, pariétaire, queues de cerises, etc.). Entre dans les formules de la poudre des voyageurs, de la poudre de Dower (Voir OPIUM). — *Usage ext.* Papier nitré en fumigations.

Poudre des voyageurs :

Azotate de potasse . . . . 10 gr.
Poudre de gomme. . . . . 60 —
Poudre de guimauve. . . . 10 —
Poudre de réglisse. . . . . 20 —
Sucre de lait. . . . . : . . . 60 —

Mélanger très exactement : 10 gr. dans un litre d'eau, ou une cuillerée à café dans un verre d'eau.

Vin de Debreyne :

Azotate de potasse. . . . 15 gr.
Jalap concassé. . . . } āā 8 —
Scille concassée. . . . }
Vin blanc. . . . . 1000 —

3 à 9 cuillerées à soupe par jour (hydragogue, purgatif et diurétique).

Cachets diurétiques composés :

a) Azotate de potasse. . 25 centigr.
Poudre de muguet. . 15 —
Poudre de fleurs de
genêt. . . . . 25 —

Pour un cachet ; 4 à 10 par jour.

b) Azotate de potasse. . 3o centigr.
Poudre de digitale. Cinq —
Poudre de scille . . Trois —

Pour un cachet ; 4 à 10 par jour.

Tisane diurétique composée :

Azotate de potasse. } āā 2 gr. 50
Acétate de potasse. }
Oxymel scillitique. 5o gr.
Sirop des cinq ra-
cines. . . . . . 6o —
Infusé de baies de
genièvre à 5 p. 100. 200 —

En 4 à 6 fois dans la journée.

Potasse (Bicarbonate de). *Carbonate acide de potassium* CO^3KH. — Ca-

ract. *phys. et chim.* — Obtenu en sursaturant le carbonate de potasse par l'acide carbonique ; prismes rhomboïdaux incolores, stables, de saveur fade et urineuse, solubles dans 25 p. d'eau.

Effets physiol. et tox. — Voir POTASSIUM (SELS DE).

Prop. thérap., indicat. — Alcalin, diurétique ; indiqué contre la gravelle urique, l'uricémie, la lithiase biliaire.

Formes pharmac., doses. — 1 à 5 gr. en cachets, solution ou potion. Entre dans la formule de la potion de Rivière (Voir CARBONIQUE [ACIDE]).

Potion alcaline (gravelle urique) :

Bicarbonate de potasse . . 5 gr.
Teinture de cannelle . . . 10 —
Eau distillée de mélilot. . 3oo —
Sirop d'écorces d'oranges
amères. . . . . 25o —
Eau gazeuse simple. . . . 55o —

Par verrées dans les 24 heures.

Potasse (Bichromate de). — *Caract. phys. et chim.* — Sel rouge-orangé, de saveur amère et métallique, soluble dans 10 p. d'eau froide.

Effets physiol. et tox. — *Localement,* action caustique analogue à celle de l'acide chromique (v. c. m.) ; les ouvriers qui le fabriquent sont exposés à des ulcérations phagédéniques et à des processus perforants (notamment de la cloison des fosses nasales). *A l'intérieur,* toxicité se traduisant par des troubles gastro-intestinaux et des signes de néphrite parenchymateuse.

Prop. thérap., indicat. — A peu près inusité à l'intérieur ; vanté jadis par Vulpian comme antidyspeptique (3 à 5 centigr.). Utilisé comme topique, contre les sueurs fétides des pieds, la leucoplasie buccale.

Formes pharmac., doses. — *Usage ext. :* sol. à 1 p. 100 pour lotions ; à 1 p. 200 pour badigeonnages. Surveiller la production d'albuminurie.

Pilules de Vicente :

Bichromate de potasse . } āā 1 gr.
Extrait thébaïque. . . . }

Diviser en 100 pilules ; 2 à 4 par jour (syphilis, ulcère et cancer de l'estomac).

Pommade de Blashko :

Bichromate de potasse. 10 centigr.
Axonge ou vaseline . . 15 gr.

En applications sur les verrues.

Solution :

Bichromate de potasse. 15 gr.
Thymol . . . . 50 centigr.
Eau distillée. . . . . 150 gr.

Badigeonner la plante des pieds tous les 3 ou 4 jours (Bromidrose).

Potasse (Carbonate de). *Sel de tartre. Carbonate neutre de potasse.* $CO^3 K^2$. — *Caract. phys. et chim.* — Cristaux blancs, déliquescents, de saveur alcaline très âcre, solubles dans leur poids d'eau.

Effets physiol. et tox. — Analogues à ceux du bicarbonate de potasse, mais plus accentués et avec une toxicité plus marquée (Voir POTASSIUM .[SELS DE]); localement, effets irritants sur la peau, caustiques sur les muqueuses, saponifie énergiquement les matières grasses.

Prop. thérap., indicat. — A l'intérieur, alcalin (irritant). Comme topique anti-prurigineux.

Formes pharmac., doses. — *Usage int. :* (très limité) 10 à 25 centigr. en solution (prescrire : carbonate de potasse chimiquement pur). — *Usage ext.* : solut. à 10 p. 100 pour lotions (Voir POMMADE D'HELMERICH).

Potasse (Chlorate de). — Voir CHLORATE.

Potasse (Citrate de). — Sel soluble dans l'eau, préconisé comme alcalin et diurétique dans le traitement des cystites et des pyélites (1 à 8 gr. en solution ou potion).

Potasse (Glycérophosphate de). — Voir GLYCÉROPHOSPHATES.

Potasse (Permanganate de). — Voir PERMANGANATE.

Potasse (Persulfate de). — Voir PERSULFATE.

Potasse (Phosphate de). — Voir PHOSPHATE.

Potasse (Silicate de). — Masse vitreuse solide, soluble dans l'eau chargée de potasse. Ses solutions concentrées servent à imbiber des bandes de toile pour l'application d'appareils inamovibles.

Potasse (Sozoïodolate de). — Voir SOZOÏODOLATE.

Potasse (Sulfate de) (*Sel duobus*). — *Caract. phys. et chim.* — Cristaux hexagonaux, transparents, de saveur amère, solubles dans 10 p. d'eau.

Prop. thérap., indicat. — Action purgative plus énergique que celle du sulfate de soude, mais assez vivement irritante; cause possible de gastralgie, de vomissements et d'entérite; aussi son usage interne est-il abandonné. Entre dans la formule de la poudre de Dower et constitue, imbibé d'acide acétique, les *sels anglais.*

Potasse (Trisulfure de). — Voir SULFURE (TRI-).

Potasse (Bitartrate de). — Voir TARTRATE ACIDE.

Potasse (Tartrate neutre de). — Voir TARTRATE NEUTRE.

Potasse (Tartrate d'antimoine et de). — Voir ANTIMOINE.

Potasse (Tartrate de soude et de). — Voir TARTRATES.

Potassium (Bromure de). — Voir BROMURES.

Potassium (Chlorure de) (*Sel fébrifuge de Sylvius*). — *Caract. phys. et chim.* — Cubes ou prismes rectangulaires, anhydres, de saveur un peu amère, moins salée que le chlorure de sodium, solubles dans 3 p. d'eau.

Prop. thérap., indicat. — A petites doses, active les oxydations (azoturie), ralentit le pouls et abaisse la température. Purge à haute dose (peu usité). C'est le plus toxique des sels de potassium.

Formes pharmac., doses. — 2 à 4 gr. en solution.

Incompatib. — Avec le calomel, les sels d'argent, de plomb, les acides minéraux.

Potassium (Cyanure de). — Voir CYANURES.

Potassium (Iodure de). — Voir IODURES.

Potassium (Oxyde de). — Voir POTASSE CAUSTIQUE,

Potassium (Sels de) en général.

— *Effets physiol. et tox.* — Ils diffèrent avec les sels, suivant que l'action du potassium y est soit prédominante (chlorure, carbonate, sulfate, nitrate, phosphate), soit plus ou moins foncièrement modifiée (bromure, iodure, sulfure, chlorate, chromate, manganate), soit enfin totalement annihilée (cyanure, oxalate, émétique, arséniate). Le potassium se distingue du sodium : par une affinité plus grande pour l'oxygène, la stabilité plus parfaite des carbonates et des oxydes, une plus forte avidité pour l'eau. L'action toxique du potassium sur le myocarde a été très exagérée; elle n'apparaît que par contact direct du sel avec le myocarde; or, comme les sels de potassium subissent constamment, dans l'organisme, une double-décomposition, leur présence dans le sang, en quantité suffisante pour amener des accidents toxiques, n'est réalisable que par l'ingestion de doses considérables, et leur action irritante sur la muqueuse digestive se manifeste bien avant. Le potassium, en effet, ne devient énergiquement toxique que s'il est injecté directement dans le sang. La toxicité de ses sels est en quelque sorte mesurée par leur diffusibilité. Les moins diffusibles sont : le bicarbonate, le phosphate, le sulfate. L'iodure, le bromure, le chlorure sont moyennement diffusibles. L'oxalate, l'acétate et l'azotate le sont au plus haut point. On conçoit qu'un sel diffusant mal pourra s'accumuler dans l'intestin grêle et y exercer une action purgative qui limitera forcément son absorption par le sang.

Chez la grenouille, les hautes doses de potassium arrêtent subitement le cœur en diastole; les moyennes en ralentissent et en affaiblissent les contractions (les ventriculaires surtout); les faibles doses les ralentissent également mais en les régularisant et les renforçant. Des irrégularités apparaissent avec des doses répétées.

Chez les animaux à sang chaud, la mort du cœur est lente et progressive, sans signes d'influence spéciale sur les vagues. Les petites doses rendent les contractions cardiaques moins fréquentes mais plus énergiques et élèvent la tension artérielle (action comparable à celle de la digitale). Pour que l'action se manifeste, il importe que l'endocarde et le myocarde subissent le contact de sang chargé de sel de potassium. Pour Traube, l'action irritante sur l'endocarde, transmise aux nerfs cardiaques, prédomine; pour Ranke, c'est l'action sur le système musculaire qui est prépondérante. Chez les animaux à sang froid, les sels de potassium exercent, sur le système nerveux, une action dépressive se traduisant par la paralysie des appareils centraux et périphériques avec perte plus ou moins complète de l'excitabilité. Chez les animaux à sang chaud, on remarque une action irritante sur le système nerveux, et, finalement, une réduction de l'excitabilité musculaire; la mort survient par arrêt primitif de la respiration.

Chez l'homme, le potassium active la dénutrition bien plus qu'il ne stimule la nutrition. Il joue, à l'égard des hématies et de certaines autres cellules (cellules musculaires, notamment), le rôle d'un composant indispensable, rôle du reste encore mal précisé. Il dissout l'acide urique plus efficacement que le sodium, mais bien moins que le lithium. Les sels de potassium sont de moins bons cholagogues que les sels de sodium.

Les sels de potassium les plus diffusibles, introduits dans l'intestin en solutions trop concentrées, peuvent y déterminer, par action osmotique, une hyperhémie excessive, des suffusions sanguines et des hémorrhagies par ruptures vasculaires (vomissements, mélœna); en outre, la portion de sel absorbée par le sang peut entraîner des accidents nerveux ou musculaires. Aussi est-il toujours indiqué, quand on administre des sels de potassium, soit de les diluer dans une notable quantité de liquide, soit de les faire ingérer avec les aliments, afin d'en réduire l'absorption au minimum. La dilution s'impose surtout si on recherche l'action stimulante de l'acétate ou de l'azotate de potassium sur l'épithélium rénal.

(Pour plus de détails, voir : G. Pou-

CHET, *Précis de Pharmacologie et de Matière médicale*, p. 603).

Potions. — On appelle ainsi des préparations liquides, sucrées, tenant un ou plusieurs agents médicamenteux en solution ou en suspension, et destinées à être absorbées, par cuillerées, généralement dans les 24 heures. Une potion comprend : 1° une *base* ou *principe actif* (ou plusieurs); 2° un *véhicule* ou *excipient* (eau le plus souvent); 3° un *correctif* (sirop de fleurs d'oranger, d'écorces d'oranges amères, etc.) destiné soit seulement à édulcorer, soit parfois aussi à renforcer l'action de la base (sirop médicamenteux); 4° quelquefois un *principe aromatique* propre à masquer le goût ou l'odeur du médicament. Si celui-ci est soluble dans l'eau, son incorporation est simple. Certaines substances insolubles dans l'eau pure se dissolvent dans l'eau acidulée, l'eau alcoolisée ou l'eau chloroformée ; en ce cas, la potion devra être additionnée soit d'un acide approprié, soit d'alcool ou de chloroforme en quantité convenable. S'il s'agit d'une substance insoluble dans l'eau et dans l'alcool, ou soluble dans l'alcool mais exigeant, pour se dissoudre, l'addition d'une trop forte proportion de ce liquide (ce qui constituerait un *élixir*), il est préférable de la laisser en suspension dans la potion. On doit alors choisir un véhicule de viscosité suffisante comme le *julep gommeux*. Ainsi peuvent se prescrire en potion, les poudres insolubles (sous-nitrate de bismuth, poudre d'ipéca, par exemple). On peut encore faire usage d'une *émulsion* à base d'amandes (looch). Les émulsions sont propres à tenir en suspension, soit des huiles médicamenteuses ou chargées d'une substance qui y est soluble (bromoforme, créosote), soit des médicaments dissous dans un autre liquide susceptible de demeurer en suspension dans la préparation.

La densité des potions variant beaucoup avec leur composition, il est plus rationnel de les formuler (surtout le véhicule) en volume plutôt qu'en poids (Voir ART DE FORMULER); on sera certain, ainsi, de prescrire le nombre de cuillerées voulu avec le dosage convenable. C'est surtout dans la prescription des potions qu'il importe d'avoir scrupuleusement égard aux incompatibilités (v. c. m.), possibles soit par réaction des principes actifs mis en présence, soit par effet du véhicule (eau, sirop ou looch) sur eux. En général, les *teintures* conviennent moins à la préparation des potions qu'à celle des élixirs ou des vins médicamenteux, car, en présence d'un véhicule aqueux, les principes en dissolution dans l'alcool tendent nécessairement à précipiter. On sait aussi que l'alcool précipite la gomme, d'où incompatibilité entre les préparations à base d'alcool et le julep gommeux.

En général, les potions doivent être consommées dans les 24 heures, à cause de leur habituelle altérabilité (fermentation du sucre). Leur conservation peut cependant être assurée par l'addition de diverses substances, notamment : le baume de tolu (en sirop), l'eau distillée de cannelle ou de laurier-cerise, l'eau chloroformée, etc.

Potion de Choppart. — Potion à base de copahu, très usitée jadis, mais actuellement délaissée à cause de son goût intolérable. Sa formule est la suivante :

Copahu	50 gr.
Alcool à 80°	50 —
Sirop de tolu.	50 —
Eau de menthe.	100 —
Acide azotique alcoolisé .	5 —

Une cuillerée à soupe = 3 gr. de copahu ; 3 à 6 cuillerées par jour.

Potion de Millard. — Voir MILLARD.

Potion gommeuse. — Voir GOMME.

Potion simple. — Voir GOMME.

Potion de Rivière. — Voir CARBONIQUE (ACIDE).

Potion de Todd. — Voir ALCOOL.

Potiron. — Voir COURGE.

Poudres. — Tous les médicaments solides peuvent être réduits en poudre, et un grand nombre sont prescrits ainsi. On obtient des poudres plus ou moins fines en les passant à travers des tamis à mailles plus ou moins serrées, faits de fil de laiton, de soie ou de crin. Les cribles de laiton ou de soie sont numérotés d'après le chiffre de mailles contenues sur une largeur de 27 mm (pouce du commerce). Les cribles de crin le sont conventionnellement, le tamis le plus fin portant le n° 1. Les tamis de soie n° 80, 100, 120 donnent les poudres les plus fines (poudre n° 1). Les tamis de crin n° 3, 2, 1 servent à préparer les poudres demi-fines. Les cribles en fils de laiton n° 12 à 25 suffisent pour obtenir les poudres grossières.

Les poudres sont tantôt simples, ne contenant qu'une seule substance, tantôt composées, formées du mélange, en proportions variables, de plusieurs agents médicamenteux. La prescription des premières n'expose à aucun mécompte, à moins qu'il ne s'agisse d'un corps hygrométrique (on peut alors en prévenir la déliquescence en le mélangeant à du lactose). La prescription des poudres composées exige une connaissance suffisante des principales incompatibilités (v. c. m.), car, si les agents pulvérulents sont moins sujets à réagir mutuellement que les substances dissoutes, ces réactions sont encore possibles, et, surtout, la moindre humidité, ou parfois la moindre action mécanique (choc, frottement, broyage au mortier pour les mélanges détonants) ou calorifique suffisent en certains cas à la provoquer. On aura surtout à se méfier des mélanges gazéifiants (carbonates et acides) ou explosifs (chlorates, permanganates, nitrates avec les substances organiques, charbon, sucre, etc.), des mélanges susceptibles de former des combinaisons liquides (camphre et naphtol). Un certain nombre de poudres composées figurent du reste au Codex sous un nom qu'il suffit de désigner pour les prescrire.

Les poudres sont utilisées soit pour l'usage externe, soit à l'intérieur. Dans le premier cas, on les prescrit en nature, en indiquant la manière de les appliquer. On pourra les faire stériliser, si le cas exige l'emploi d'un topique aseptique, mais à condition qu'il n'y entre que des substances inaltérables par la chaleur.

Les poudres destinées à être ingérées peuvent l'être tantôt délayées dans un liquide (eau, lait) ou mélangées à de la confiture, à du miel, etc. (il est toujours préférable, alors, de les diviser en *paquets*, exactement dosés); tantôt incluses dans des *cachets* (v. c. m.), forme de choix pour les substances dont la saveur demande à être dissimulée; tantôt agglomérées en *comprimés*, d'un usage très pratique. Les *poudres effervescentes*, dégageant de l'acide carbonique au moment où on les délaye dans l'eau, sont également recommandables (on prépare aussi des *comprimés effervescents*).

Poudre de Dower. — Voir Opium.

Poudre de Lucas-Championnière. — Voir Iodoforme.

Poudre de Pistoïa. — Voir Colchique.

Poudre de réglisse composée. — Voir Réglisse.

Poudre de viande. — *Caract. phys.* — Introduite dans la thérapeutique, en 1882, par Debove, la poudre de viande est obtenue par dessiccation à l'étuve (au-dessous de 100°) de viande maigre, bien dégraissée et hachée, puis réduite ensuite en poudre impalpable. D'un aspect gris-brunâtre, d'une odeur quelquefois un peu répugnante (viande rôtie gâtée), elle est, habituellement pourtant, d'un goût très tolérable qui varie, du reste, avec la qualité du produit. Il faut, en effet, distinguer la *poudre de viande ordinaire*, préparée avec de la viande de cheval, et la *poudre de bifteck*, faite avec du bœuf de bonne qualité; toutes deux sont de même valeur nutritive, représentant environ 4 fois leur poids de viande fraîche, mais la seconde présente une saveur bien plus acceptable; elle est aussi d'un prix notablement plus élevé. Quant au parfum, deux procédés permettent de l'atténuer largement : 1° le *lavage à l'alcool* qui achève le dégraissage (Rousseau), ou, 2° une légère *cuisson préalable* (Yvon).

La poudre de viande renferme 13 à 14 p. 100 d'azote utile. Il est aisé d'en vérifier la nature par l'examen microscopique qui doit permettre d'apercevoir des fibres musculaires striées.

Il est encore possible de fabriquer la poudre de viande à domicile. Pour ce faire, on fait sécher au bain-marie de la viande crue pulpée ou de la viande cuite (rôtie ou grillée) puis on la pulvérise, soit au mortier, soit par passage en un moulin à café bien serré. Le produit ainsi obtenu est plus grossier, mais souvent plus appétissant que les poudres industrielles.

Prop. thérap., indicat. — Sous un petit volume, la poudre de viande représente un produit de haute valeur nutritive et d'une peptonisation 4 fois plus rapide que la viande en nature. Elle trouve son indication dans les mêmes circonstances que la viande crue (elle n'expose pas comme elle au tænia), à titre d'agent de suralimentation (v. c. m.) : particulièrement, chez les tuberculeux, anorexiques ou non ; chez les dyspeptiques, les débilités, les convalescents ; chez presque tous les malades qui, pour une raison ou une autre, doivent être alimentés à la sonde (Voir Gavage).

Mode d'emploi, doses. — La poudre de viande est tantôt ingérée directement, quand l'appétit le permet ; tantôt introduite dans l'estomac à l'aide du tube gastrique ou d'un appareil à gavage. En ce dernier cas, on la délaye presque toujours dans du lait et on y ajoute quelquefois un jaune d'œuf.

Dujardin-Beaumetz conseillait de l'administrer toujours à froid, sous forme de grog ou de punch (verser dans un bol 2 cuillerées à soupe de poudre de viande, puis 2 cuillerées de sirop de punch, de vin d'Espagne ou d'une liqueur au goût du malade ; diluer ensuite le mélange avec du lait). Si on veut éviter l'addition d'alcool (chez les dyspeptiques), on délaye la poudre de viande dans du lait, avec partie égale de sucre vanillé, de cacao en poudre ou de chocolat. Il est souvent plus simple de faire prendre la poudre délayée dans le potage (bouillon de légumes ou de viande, potage maigre) ou mélangée soit à une purée de légumes, soit à des épinards, suivant les préférences du malade. L'industrie prépare des poudres de viande associées à des farines alimentaires, à du lactose ; en général,

l'emploi de la poudre simple est préférable.

Les doses varient nécessairement suivant les cas ; suivant que la poudre constitue presque toute l'alimentation, ou seulement un supplément au régime normal. Habituellement, on débute par 30 à 40 gr. pour atteindre, peu à peu, 200, 300 et même 400 gr. par jour, en 3 prises. Actuellement, les poudres de viande sont avantageusement remplacées par le *suc de viande* dont l'ingestion est plus facile et agréable.

Poudre des voyageurs. — Voir Potasse (Azotate de).

Pougues. — Village de la Nièvre, à 13 km N. de Nevers, sur la ligne du Bourbonnais, entre la rive droite de la Loire et un rideau de collines verdoyantes. Altitude 195 m. Eaux froides (12°), très gazeuses (fort riches en CO^2), bicarbonatées-calciques-sodiques et ferrugineuses, faiblement chlorurées et sulfatées-sodiques, contenant, en outre, des traces d'iode, de fluor, et une petite quantité de gaz rares (argon, néon, hélium). Utilisées principalement sous forme de boisson, mais aussi de bains (généraux ou locaux), de douches de toute sorte, d'injections, d'irrigations. Sédatives, diurétiques, toniques et reconstituantes ; accélèrent notablement les mutations intimes de l'organisme.

Principales indications. — Troubles fonctionnels de la digestion, engorgements hépatiques et spléniques, lithiase biliaire avec coliques hépatiques, manifestations de la diathèse urique, chlorose et anémie.

Pouls lent permanent. — Voir Bradycardies.

Prasoïde (Teinture). — Voir Globularine et Globularétine.

Précipité blanc. — Voir Mercure (Protochlorure de) précipité.

Précipité jaune. — Voir Mercure (Oxyde jaune de).

Précipité rouge. — Voir Mercure (Oxyde rouge de).

Préparation de Coutaret. — Mixture acide usitée comme eupeptique dans les dyspepsies hypo-acides. Elle est ainsi formulée :

Acide sulfurique pur . . .   3 gr.
Acide chlorhydrique pur. .   4 —
Alcool à 90°. . . . .   12 —
Eau distillée . . . .   16 —

X à XX gouttes dans un peu d'eau, après les repas.

Preste (La). — Hameau des Pyrénées-Orientales, à l'extrémité ouest de la vallée du Tech, au pied du pic de Costabonna, à 8 km de la place forte de Prats-de-Mollo et à 31 km d'Amélie-les-Bains. Altitude 1100 m. Eaux thermales et hyperthermales (37°-44°6), sulfurées-sodiques faibles, légèrement alcalines. Utilisées sous forme de boisson, de bains, de douches, d'inhalations.

Principales indications. — Gravelle urique et phosphatique, catarrhe mucopurulent rénal ou vésical, néphrites chroniques douloureuses, névroses des organes génito-urinaires (à condition expresse qu'il n'existe pas de cystite aiguë ou subaiguë), phlegmasies chroniques des muqueuses des voies aériennes, diverses manifestations de l'herpétisme (notamment dermatoses sèches), rhumatismes chroniques, lymphatisme, scrofule, chloro-anémie. Dans ces derniers cas, la cure d'altitude vient joindre son action à la cure hydrominérale.

Protargol. — Voir ARGENT (ALBUMINATE D').

Protoxyde d'azote. — Voir AZOTE (PROTOXYDE D').

Protoxyde de plomb. — Voir PLOMB (PROTOXYDE DE).

Prunier commun. — *Prunus domestica* (Rosacées). — Le fruit desséché, ou pruneau, agit comme laxatif doux, à la dose de 50 à 200 gr. Pour en accroître l'efficacité, on peut faire cuire les pruneaux dans une infusion de folioles de séné (10 à 20 p. 1000).

Prurit. — Le *prurit* est un symptôme commun à nombre d'états pathologiques : *auto-intoxications* (goutte, diabète, urémie, dyspepsies, menstruation, cholémie, artériosclérose), *intoxications médicamenteuses* (arsenic, alcool, café, thé, antipyrine, quinine, bromures, chloral, opium, morphine, digitale, balsamiques, sérums antitoxiques, etc.), ou *alimentaires* (crustacés, coquillages, fraises, charcuterie, salaisons, gibier, etc.); *dermatoses* (prurigos, urticaires, lichens, varicelle, mycosis fongoïde, eczéma, etc.) dont il est un élément essentiel ou épisodique; *parasites* (*gale, phtiriases, intoxication hydatique*) et *états nerveux divers.* Dépister la cause première du prurit est un point essentiel pour le traiter convenablement. Le *traitement pathogénique,* variable avec chaque facteur étiologique, ne saurait trouver place ici, et nous devons nous borner à des indications très générales. Le *prurigo toxique* cédera soit à la suppression de l'agent médicamenteux ou dyscrasique qui l'entretient, soit à un *régime alimentaire* convenable (Voir URTICAIRE). Le *prurit parasitaire* est du ressort des *parasiticides* (Voir GALE, PHTIRIASE). Un petit nombre d'agents topiques et physiques sont applicables à la plupart des prurits : *solution phéniquée, cocaïnée* ou *mentholée* à 1 p. 100, solution d'*acide acétique* à 0,50 p. 100; infusion ou pommade au *guaco; glycérolés tartrique, lactique, cadique* (faible); *pâtes couvrantes à l'oxyde de zinc; poudres inertes* (500 gr. de poudre dans le lit), *bain tiède* prolongé ou permanent, *douches tempérées* (35°-37°) de 3 minutes *très peu percussives* (Jacquet), *courants de haute fréquence* (dans le prurit sénile), *radiothérapie* (prurit du *mycosis fongoïde*). Traduisant, presque tous, un état nerveux spécial, les prurits sont justiciables de la médication sédative : *valériane* et *valérianates, belladone, bromures, bromhydrate de quinine,* et encore plus, *repos physique et moral*; suppression de tout surmenage, de toute émotion. Certains cèdent à la *médication thyroïdienne.* Dans tous les cas, il faut être sobre de médicaments, car beaucoup sont capables de provoquer du prurit.

Pseudo-diphtéries. — Voir ANGINES PSEUDO-DIPHTÉRIQUES.

Pseudo-rhumatismes. — Voir RHUMATISMES INFECTIEUX.

Pseudo-tabes. — Les *pseudo-tabes* sont justiciables du traitement approprié à leur cause : *névrite alcoolique, saturnine,* *arsenicale* ou *diabétique*; *neurasthénie* (Voir NÉVRITES, DIABÈTE, NEURASTHÉNIE). Le trouble lui-même sera surtout amendé grâce aux procédés de *rééducation des mouvements* (*méthode de Frenkel*) en usage contre l'*ataxie* (Voir RÉÉDUCATION).

Pseudo-tuberculoses. — La *pseudo-tuberculose aspergillaire*, forme la plus commune, nous occupera seule ici.

I. **Prophylaxie.** — L'*aspergillus fumigatus*, champignon de la tuberculose aspergillaire, germe principalement dans certaines graines (*seigle, avoine, blé, orge, maïs, etc.*) et dans les *farines* qui en sont tirées. Il importe donc que graines et farines contaminées soient reconnues et écartées des industries exposées à en faire usage (*gavage des pigeons, peignage des cheveux, minoterie, graineterie*). Il est à désirer : que le *gavage des pigeons de bouche à bec*, cause fréquente de contamination, soit supprimé pour d'autres procédés (gavage mécanique analogue à celui des canards); que le *dégraissage des cheveux* soit pratiqué autrement que par la farine, ou que les peigneurs de cheveux se précautionnent contre l'inhalation des farines, contaminées ou non.

II. *Traitement.* — Le traitement de l'aspergillose pulmonaire est purement symptomatique; à la *bronchite* on opposera la *créosote* et ses dérivés (*créosotal, gaïacol, carbonate de gaïacol, thiocol*), la *terpine*, le *terpinol*; aux *hémoptysies* (v. c. m.) les agents hémostatiques appropriés. Les *crises pseudo-asthmatiques* sont justiciables de l'*iodure de potassium* (Rénon), de la *teinture de grindélia robusta*, de la *teinture de lobélie*. La *cure hygiéno-diététique* telle qu'elle est appliquée à la tuberculose -vraie trouve également ici son emploi. L'*aération continue*, à la campagne, à la mer ou en montagne, la *suralimentation* contribueront à hâter la guérison, ainsi que l'*huile de foie de morue* à hautes doses et les injections de *cacodylate de soude*.

Psittacose. — La psittacose est une infection communiquée à l'homme par certaines perruches ou perroquets contaminés. Son traitement est *prophylactique* et *curatif*.

I. **Prophylaxie.** — Pour échapper à la psittacose, il est sage : 1° de ne pas acheter de perruches à des marchands ambulants ni sans en connaître la provenance; 2° de se garder, si on possède des oiseaux de ce genre, de les nourrir de bouche à bec. Quand se déclare, dans une maison, un cas de psittacose, l'oiseau qui en est la source ayant été aussitôt supprimé, la cage et la chambre qu'il occupait doivent être désinfectées. Il importe aussi, autant que possible, que le malade lui-même soit isolé, pour préserver ses proches de la contagion.

II. *Traitement curatif.* — Uniquement symptomatique, il est conforme à celui qu'on oppose d'habitude aux pyrexies infectieuses. Selon les cas, la *balnéation froide systématique* (bains de 10 minutes, 1/4 d'heure, à 25° ou 18°, toutes les trois heures si la température atteint ou dépasse 39°), la révulsion thoracique par les *ventouses sèches*, les *cataplasmes sinapisés* ou les *serviettes imbibées d'eau froide* (en cas de broncho-pneumonie), l'antisepsie intestinale par les *lavements* et les *purgatifs salins*, la médication diurétique (*régime lacté, boissons abondantes*, injections de *sérum artificiel*), les cardiotoniques (*digitale, caféine*), les stimulants diffusibles (*éther, alcool, sulfate de strychnine*) en feront presque tous les frais.

Psoriasis. — Dermatose de cause encore ignorée, le psoriasis est traité par des moyens purement empiriques. Cette affection très rebelle procède par poussées successives que le traitement peut abréger sans pouvoir prétendre à en supprimer le retour. On distingue un *traitement local* le plus efficace, en principe, et un *traitement général* variable avec le terrain diathésique.

I. *Traitement local.* — Il doit toujours débuter par le décapage des plaques au moyen de bains, d'enveloppements caoutchoutés et surtout de frictions au savon noir ou au savon de goudron. Quand le psoriasis est enflammé ou irritable, il faut s'abstenir d'agents actifs pour se borner à l'emploi des bains d'amidon, des onctions avec : l'axonge fraîche, le glycérolé d'amidon à la glycérine neutre, la pâte à l'oxyde de zinc (Voir Pates) ou l'huile de foie de morue. Les topiques vraiment efficaces tels que : l'*huile de cade*, l'*acide chrysophanique*, la *chrysarobine* (v. c. m.), l'*acide pyrogallique* (voir *pyrogallol*) ne peuvent intervenir que sur les psoriasis tolérants et sous la surveillance étroite d'un dermatologiste attentif aux premiers indices de saturation ou d'intoxciation.

L'*huile de cade*, remède classique, est utilisée en frictions soit pure, soit plus souvent incorporée à des pommades composées, à du glycérolé d'amidon, préparations de force proportionnée à la tolérance de la peau (10 à 50 p. 100). Sa couleur et son odeur exigent le port simultané d'un vêtement complet de flanelle gardé jour et nuit ou seulement la nuit (savonnage le matin) quand le malade doit vaquer à ses affaires.

L'*acide pyrogallique* (voir Pyrogallol) inodore mais noircissant l'épiderme, tachant et détruisant le linge, est appliqué en pommades à 5 ou 10 p. 100. Son emploi exige une observation quotidienne de l'état local et général.

L'*acide chrysophanique* ou la *chrysarobine* (v. c. m.) appliqués en pommades plus ou moins fortes (5 à 25 p. 100), suivant les sujets, agissent très efficacement mais détruisent aussi le linge et demandent à être maniés avec prudence.

L'huile de cade, l'acide pyrogallique permettent de blanchir un psoriasis en 4 à 6 semaines (Brocq); certains cas cèdent à l'acide chrysophanique en 15 jours. Les résultats sont parfois meilleurs quand on associe dans la même préparation l'huile de cade (13 à 15 p. 30), l'acide pyrogallique, l'ichtyol et la résorcine (āā 1 p. 30) (Sabouraud).

Les pommades au *calomel*, au *précipité rouge*, au *turbith minéral* (1 à 2 p. 30) trouvent surtout leur emploi contre le psoriasis du cuir chevelu, les substances précédentes changeant la couleur des cheveux.

Contre les plaques circonscrites de psoriasis, on utilisera avec avantage les badigeonnages soit avec de la *traumaticine* (v. c. m.) contenant de l'acide chrysophanique (1 p. 100) ou de la chrysarobine, soit avec des *collodions* (v. c. m.) auxquels on incorpore le même acide ou de l'acide pyrogallique. L'usage des *emplâtres caoutchoutés* à l'huile de cade, à l'acide pyrogallique ou salicylique, celui de l'*emplâtre rouge de Vidal*, de l'*emplâtre de Vigo* sont également très pratiques en ces cas de lésions limitées.

II. *Traitement général*. — Le terrain sur lequel évolue le psoriasis sera toujours soigneusement déterminé par un examen clinique méthodique et une analyse complète des urines. On fera ainsi le bilan du fonctionnement des divers appareils (estomac, intestin, foie, rein) et de l'état de la nutrition, ce qui permettra d'instituer, avec fruit, un régime alimentaire et une médication interne rationnels. Le *régime végétarien absolu* donne souvent des résultats inespérés (Leredde). Tous les excitants cutanés : gibier noir, poisson, charcuterie, salaisons, conserves, truffes, asperges, épices, fraises, fromages faits, boissons fermentées, etc., sont naturellement à proscrire. Les alcalins sont souvent utiles, ainsi que l'usage des cholagogues et des laxatifs. La médication arsenicale, sous ses diverses formes, la médication iodurée qui eurent leur temps de vogue, conservent peu de partisans. Comme traitement hydro-minéral on a préconisé les cures à *Louèche*, *Néris*, *La Bourboule*, *Barèges*, *Luchon*, *Saint-Gervais*, etc. Sabouraud vante surtout les effets des eaux de *Harrogate* (Yorkshire) auxquels il doit plusieurs succès durables.

Le diabète, la goutte, la cholémie familiale, le neuro-arthritisme, l'obésité, etc., quand on en relève les signes, réclament naturellement une hygiène et des soins appropriés.

Psychothérapie. — La *psychothérapie* ou *traitement psychique*, fondé, avant tout, sur la *confiance* que le médecin aura su inspirer au malade dans la curabilité de ses maux, dans l'efficacité des remèdes qui leur sont opposés, joue, en thérapeutique, un rôle considérable, non seulement en cas d'affections mentales ou de troubles purement fonctionnels, mais dans toutes les maladies dont les accidents sont toujours plus ou moins amplifiés par l'élément névropathique. Elle trouve nécessairement sa principale indication dans la cure des *psychoses*. Ses agents fondamentaux sont le *traitement moral* et la *suggestion*.

La *direction morale* trouve souvent son meilleur auxiliaire dans l'*isolement*, qui place le sujet sous l'influence directe et continue du médecin, en même temps que d'autres malades soumis à une même discipline dont les progrès vers la guérison exercent aussi sur son esprit une influence favorable. Là est le secret des remarquables effets obtenus dans beaucoup de maisons de santé, par des moyens très simples. Toutefois l'isolement ne saurait être érigé en système et chez certains malades l'inaction qu'il comporte ne fait qu'exagérer les idées tristes. (P. E. Lévy). Le traitement moral et la suggestion de l'exemple jouent également leur rôle dans les sanatoriums et les maisons chirurgicales. En cela, l'*ascendant personnel du médecin* est prépondérant; il ne s'acquiert que grâce à un tact, à une adresse qui impliquent une profonde connaissance de la psychologie des malades en général, ainsi que du caractère, des tendances, des préoccupations habituelles du sujet traité, en particulier (P. E. Lévy). Quoique les procédés varient quelque peu suivant les sujets, le médecin traitera toujours le malade avec grande mansuétude, s'armant d'une attention patiente et sympathique pour écouter le détail de ses malaises, de ses craintes, se gardant de toute raillerie ouverte à l'égard des conceptions les plus déraisonnables (Régis), sans pourtant les approuver. Ce n'est que peu à peu, grâce à une persuasion quotidienne et à une véritable *rééducation*, qu'il arrivera à modifier les convictions du sujet. Lorsque son obstination dans une idée fixe, son indocilité sont excessives, la douceur devra souvent faire momentanément place à la sévérité et au ton autoritaire. L'attention précise apportée à la prescription des remèdes, à la réglementation minutieuse de tous les détails de la vie (repas, sommeil, repos, distrac-

tions); la variété et la nouveauté des médicaments employés, l'usage d'agents physiques impressionnants (*électrothérapie, radiothérapie*) ont également leur valeur auprès de certains malades, et constituent des petits moyens qu'on aurait tort de dédaigner, malgré leur apparence charlatanesque. Tels sont les principaux éléments de la *suggestion à l'état de veille*, destinée, avant tout, à orienter dans le sens de la guérison l'idée que le sujet s'est formée de sa maladie.

En médecine mentale, la *mélancolie*, la *confusion mentale*, la *dégénérescence* surtout sont appelées à bénéficier de la psychothérapie. En médecine générale, elle trouvera son principal emploi dans l'*hystérie*, la *neurasthénie*, l'*insomnie nerveuse*, les *psychopathies urinaires* (incontinence nocturne d'urine) et *sexuelles* (impuissance, spermatorrhée), les *névroses gastriques* et *intestinales*, les *névroses traumatiques*, etc.

La *suggestion hypnotique* (étudiée à l'article HYPNOTISME) n'est guère opposée qu'aux troubles psychiques liés à l'*hystérie*, à l'*épilepsie* et à l'*alcoolisme*; aux *délires oniriques d'auto-intoxication et d'infection* (Régis) et aux *obsessions postoniriques*. Autrement presque tous les aliénés sont réfractaires à l'hypnotisme.

Psyllium. — *Plantago Psyllium* (Plantaginacées). — On utilise les semences (15 à 20 gr.) délayées dans l'eau, comme laxatif. Elles agissent par action mécanique, grâce au mucilage qu'elles laissent exsuder dans l'intestin (comme les graines de lin ou de moutarde blanche).

Pullna. — Village de la Bohême, aux environs de Prague, d'où l'on exporte une eau purgative, sulfatée mixte (16 gr. SO^4Na^2, 12 gr. SO^4Mg, 2 gr. $MgCl^2$, p. 1000), de goût salin et amer, assez désagréable. Dose : deux ou trois verres, le matin à jeun.

Punch. — Boisson stimulante, agréable employée chaude, et indiquée dans un grand nombre d'états adynamiques et hypothermiques (notamment chez les cholériques menacés de collapsus); un des agents les plus efficaces de la médication alcoolique, à condition que les voies digestives le tolèrent. On peut le préparer selon la formule suivante :

Infusion de thé à 4 p. 100. 250 gr.
Rhum ou cognac . . . . . 150 —
Sirop simple . . . . 150. —
Citron incisé . . . . N° 1,

Purgène. — Voir Phénolphtaléine.

Purpuras. — Les *purpuras toxiques*, d'origine médicamenteuse (*balsamiques, antipyrine, quinine, iodures, etc.*) ou alimentaire, s'effacent en quelques jours après suppression de la cause.

La *péliose rhumatismale* guérit habituellement par le repos complet et prolongé au lit (3 semaines) associé à l'usage de *boissons chaudes*, de *lait coupé d'eau de Vichy*, et à l'*antisepsie bucco-pharyngée*. Ont été, en outre, préconisés : les *limonades citrique, lactique* ou *sulfurique*, le *tannin* (50 à 60 centigr.), le *salicylate de soude* ou l'*aspirine* (contre la fièvre et les arthralgies). Il est utile de surveiller les urines.

Malgré ses allures graves, la *maladie de Werlhoff* guérit presque toujours. A l'*épistaxis* on opposera, sans retard, le *tamponnement des fosses nasales*, en évitant, avec soin, toute érosion. Les points qui saignent seront touchés avec la *solution d'adrénaline au 1/1000*. On donnera, à l'intérieur, une potion alcoolisée, additionnée de 4 à 6 gr. de *chlorure de calcium* (Sabouraud). La cure d'air et les toniques hâteront la convalescence.

Les *purpuras infectieux primitifs* réclament un traitement visant à la fois l'infection et les hémorrhagies. Aux formes fébriles conviendront les *bains froids* ou *tièdes*, le *drap mouillé*, la *quinine*, le *collargol* (solution à 1 p. 100 ; 5 à 10 c. c. en injections intra-veineuses), les stimulants diffusibles : *alcool, éther, huile camphrée, caféine*, et les agents de la médication hémostatique : *ergotine, tannin, chlorure de calcium, hamamélis, sérum gélatiné*, En outre, s'impose l'*antisepsie de la bouche et des fosses nasales*. La *glace intus et extra*, les *boissons froides et acidulées* sont indiquées en cas d'*hémorrhagies gastro-intestinales* ou d'*hématuries*. Le *lait*, les *œufs*, les *légumes* et le *suc de fruits frais* formeront le fond de l'alimentation. En tous les cas,

le *repos absolu au lit* est de rigueur.

Le *purpura chronique* secondaire aux *cachexies cardiaque, rénale, diabétique, hépatique*, etc., ressortit, avant tout, au traitement des déchéances organiques dont il n'est qu'un épiphénomène.

Pustule maligne. — Voir Charbon.

Puzzichello. — Village de la Corse, arrondissement de Corte. La station thermale dépend de la commune d'Aghione, canton de Vezzani, à 9 km. O. d'Aleria ; elle est située dans une vallée arrosée par un petit affluent du Tavignano. Altitude 85 m. Eaux froides (16° 8), sulfurées-calciques et sulfhydriquées accidentelles (riches en hydrogène sulfuré), faiblement bicarbonatées-calciques-magnésiennes, sulfatées-sodiques-magnésiennes-calciques, légèrement chlorurées-sodiques-magnésiennes. Utilisées sous forme de boisson, de bains (baignoire, piscine, bains de boues), de douches, d'applications topiques de limon minéral.

Principales applications. — Dermatoses compliquées d'ulcérations atoniques et serpigineuses, engorgements des viscères abdominaux, goutte atonique.

Pyélonéphrites. — L'*infection rénale* est, tantôt et le plus souvent, *ascendante*, succédant à une cystite *douloureuse*, tantôt *descendante* ou *hématogène* au cours d'une *infection générale* (fièvre *typhoïde, érysipèle, ostéomyélite, infection puerpérale*). Dans la première variété, l'uretère est toujours infecté (*pyélonéphrite*) ; dans la seconde, l'abcès du rein (*pyonéphrose*) isolé passe souvent inaperçu, à moins qu'il n'infecte le bassinet (*pyélonéphrite*) ou la loge celluleuse du rein (*abcès périnéphrétique*). La pyélonéphrite est *aiguë* ou *chronique*, la seconde faisant souvent suite à la première.

I. **Prophylaxie.** — L'*infection de la vessie* sera d'abord prévenue par l'*asepsie scrupuleuse* observée *dans le cathétérisme* des malades qu'y prédisposent soit la *rétention d'urine* et la *distension des voies urinaires* (*prostatiques, rétrécis, paraplégiques*), soit une *infection uréthrale* (*blennorrhagie*). La cystite déclarée, il importe de lui opposer sans retard les moyens appropriés : *lavages à l'eau boriquée* (3 p. 100), au *permanganate de potasse* (1/4000); *instillations* de *nitrate d'argent* ou de *protargol*. L'état des urines doit, de même, être soigneusement surveillé chez les malades qu'une *infection générale*, la *lithiase rénale*, une *compression de l'uretère* (par l'*utérus gravide*, une *tumeur*) exposent à la pyélite, afin que la première apparition du pus dans l'urine soit suivie d'une prompte intervention.

II. *Pyélonéphrite aiguë*. — La première indication est d'obtenir des urines abondantes, limpides, et, autant que possible aseptiques. Elle sera remplie par le *régime lacté absolu* et l'emploi des antiseptiques des voies urinaires : *biborate de soude, benzoate de soude* (1 à 4 gr.) quand l'estomac les tolère, sinon *urotropine* (1 à 3 gr.). Aux *phénomènes inflammatoires* on opposera la révulsion locale (*ventouses scarifiées* au niveau du triangle de J.-L. Petit) et intestinale (*purgatifs salins* ou *scammonée* associée au *calomel*); à la *douleur*, le *repos absolu au lit*, les *grands bains tièdes* prolongés, les *suppositoires opiacés et belladonés* et, au besoin, les *piqûres de morphine*; à la pyurie le *tannin* ou l'*alun* (1 à 30 centigr.) associés à l'*ergotine* en cas d'hématurie (Monti).

Le *traitement causal* n'est pas moins important. La pyélite liée à un *rétrécissement*, à une *compression*, cédera à la suppression de la cause; la *pyélite gravidique grave* guérira après l'accouchement. La *pyélonéphrite gravidique apyrétique* cède parfois au simple *décubitus prolongé sur le côté sain*, joint à l'hygiène et au régime; la *forme fébrile avec rétention* est justiciable de la *dilatation vésicale* pratiquée 3 à 4 fois par jour, avec 150 à 160 gr. d'*eau boriquée tiède* (Pasteau) que la malade garde le plus longtemps possible ; on lui associe le *régime lacté*, les *injections de sérum*, l'usage de l'*urotropine* et de l'*helmitol*. Si la persistance de l'infection et de la fièvre menace la mère et l'enfant, il faut recourir soit à la *néphrotomie*, quand un seul rein est pris et l'enfant non encore viable (Legueu), soit à l'*accouchement*

provoqué lorsque les deux reins sont malades et que la grossesse approche de son terme.

III. *Pyélonéphrite chronique*. — Le *traitement médical* prolongé peut encore amener la guérison tant que l'uretère et le bassinet ne sont pas distendus. L'*hygiène* et le *régime* sont fort importants. Les fonctions cutanées seront entretenues par des frictions quotidiennes à l'*alcool camphré* ou à l'*eau de Cologne*; les refroidissements seront prévenus par le port de chauds *vêtements de laine*. Une part très large sera faite au *repos*. Le *régime lacté* ne pouvant être prolongé, on permettra les *purées de légumes*, les *fruits cuits*, les *œufs*, les *viandes blanches* et, comme boisson, si le lait est mal toléré, l'*eau d'Evian* coupée de bordeaux vieux, blanc ou rouge. Comme médicaments, A. Robin recommande surtout l'*acide benzoïque* (1 à 3 gr. en limonade ou pilules) ou, s'il est mal toléré, le *benzoate de soude* (1 à 4 gr. en potion). La *terpine* (20 à 30 centigr.), la *térébenthine de Venise* (30 centigr.), l'*huile de Harlem* (V gouttes en potion) sont, à son avis, d'utiles adjuvants. L'*urotropine* (1 à 2 gr.) est le moins infidèle des antiseptiques urinaires à employer. En cas d'*hématurie*, on peut prescrire l'*ergotine*.

Les *cures thermales* concourent parfois à achever la guérison. Les *eaux alcalines fortes* favorisant l'alcalinisation des urines sont contre-indiquées. La *cure d'Evian* est la plus utile et la plus inoffensive. *Contrexéville* et *Vittel* ne peuvent la suppléer qu'en l'absence d'hématurie ou d'albuminurie concomitante (A. Robin). *Pougues* et *Carlsbad* conviennent aux *graveleux*. Les eaux sulfurées légères (*la Preste, Molitg, Olette, St-Sauveur*) peuvent rendre des services. Les sources ferrugineuses (*Forges, Spa*) conviennent aux vieux pyélitiques anémiés.

Lorsque le pus distend les voies urinaires, le *traitement chirurgical* est seul efficace. En certains cas, la *cathétérisme évacuateur de l'uretère* suivi soit d'*irrigations du bassinet* (tous les 2 ou 3 jours) à l'*eau boriquée* tiède, au *permanganate de potasse* (solution au 1/4000) ou à la solution faible (1/500) de *nitrate d'argent*, soit d'*instillations* à la solution forte (1/100) de *nitrate d'argent* (15 c. c.) peut suffire à amener la guérison (un ou plusieurs lavages ou sonde à demeure). Mais ce traitement compte de nombreuses contre-indications : la *fièvre*, les *poussées aiguës*, les *lésions rénales avancées*, une *vessie irritable*, l'*obstruction de l'uretère par un calcul*, le *doute sur l'infection de l'uretère*. Dans tous ces cas, la *néphrotomie par voie lombaire* est l'opération de choix; souvent suivie du retour de la fonction rénale, elle est moins grave que la *néphrectomie primitive* (mortalité opératoire 13,3 p. 100 au lieu de 37,5 p. 100) qui ne sera pratiquée qu'après vérification de l'intégrité du rein opposé au moyen de l'*épreuve du bleu* associée au *cathétérisme urétéral* (Albarran et Bernard). Si la néphrotomie a échoué, on a encore la ressource de la *néphrectomie secondaire*, bien plus bénigne que la primitive (mortalité opératoire 5,9 p. 100).

Pyémies. — Voir Pyo-septicémies.

Pylé-phlébite. — Voir Phlébite de la veine porte.

Pyoktanines (*Pyoctanins*). — Ce terme désigne les matières colorantes dérivées de l'aniline. On utilise presque uniquement, en thérapeutique, le *violet* et le *bleu de méthyle* ou pyoktanines bleues; l'*auramine* ou pyoktanine jaune, la *fuchsine*, le *vert de malachite* sont à peu près inusités. Tous ces corps sont doués, à divers degrés, de propriétés antiseptiques en rapport avec leur action sur les cellules vivantes (bactéries ou épithéliums). Le *bleu de méthylène* (v. c. m.) étant étudié ailleurs, reste à faire l'étude du *violet de méthyle*.

Violet de méthyle. — *Prop. thérap., indicat.* — Pouvoir antiseptique très énergique, même en solution très diluée (1 p. 30 000), comparable à celui du sublimé, mais avec l'avantage d'une toxicité presque nulle, d'une diffusion très facile, de l'absence de toute action coagulante sur les albumines. En solutions trop fortes, détruit les épithéliums délicats, notamment celui de la cornée. Prévient la suppuration plus qu'il ne la

suspend (à moins d'employer des doses offensives pour les épithéliums). Utilisé surtout en oculistique, contre les infections de la conjonctive et de la cornée (conjonctivites, ulcères de la cornée). Préconisé dans le traitement des infections vénériennes. Essayé, sans succès, en injections interstitielles, dans les tumeurs malignes inopérables. Chez les sujets affectés de malaria, prédispose à subir l'influence de la quinine qui se trouve même renforcée.

Formes pharmac., doses. — Poudre pour saupoudrer les plaies et les ulcères jusqu'à la formation d'une croûte (cicatrisation sous-crustacée); on peut la diluer avec une poudre inerte. Solutions aqueuses 1 à 4 p. 1000. Crayons. Pommades 2 à 10 p. 100. Collyre à 1 p. 100 pour attouchements sur les ulcères de la cornée.

Cachets :

Pyoktanine. . . . . . 5 centigr.
Poudre de noix muscade 10 —
Lactose pulvérisé . . . 20 —

Pour un cachet; de 6 à 12 (20 au maximum) dans les 24 heures. Pour les paludiques chez lesquels la quinine, correctement administrée, ne donne pas les résultats que l'on est en droit d'en attendre.

(Prévenir le malade que ses urines seront colorées en bleu.)

(Pour plus de détails, voir : G. Pouchet, *Leçons de Pharmacodynamie et de Matière médicale*, 4ᵉ série, p. 133).

Pyonéphrose. — Voir Pyélonéphrite.

Pyo-pneumothorax. — Voir Pneumothorax.

Pyo-septicémies. — L'invasion du milieu sanguin par un *agent pyogène* expose généralement : 1° à l'éclosion de *suppurations métastatiques* (par voie embolique); 2° à la *dégénération cellulaire des principaux viscères* sous l'action des toxines bactériennes. En dehors de la *sérothérapie spécifique* qui n'a pas fait ses preuves, la thérapeutique de ces infections ne peut viser que 3 buts : 1° *stimuler les facultés défensives de l'organisme* contre la toxi-infection ;

2° *favoriser l'élimination des toxines*;
3° *atteindre les foyers métastatiques accessibles*..

I. **Prophylaxie.** — Les *pyo-septicémies chirurgicales* (*infection purulente*) et *puerpérales* (*infection puerpérale*) peuvent être et sont le plus souvent évitées par l'observance rigoureuse des règles de l'*asepsie*.

Certaines pyo-septicémies ayant pour source une infection d'abord locale et bénigne (*impétigo*, *ecthyma*, *furoncle*, *érysipèle amygdalite*, *rhinite*, *otite*, *cystite*, etc.), devraient être évitées par l'*antisepsie méthodique et précoce* de ces lésions causales, par l'*antisepsie préventive systématique des cavités naturelles* au cours des pyrexies infectieuses, des fièvres éruptives.

Quand l'infection est déclarée, les mesures d'*isolement* et de *désinfection* s'imposent comme dans toute maladie contagieuse.

II. **Traitement symptomatique.** — Nous avons dit ses indications. L'*alimentation*, qui doit être tonique et peu toxique, se composera surtout de *lait* auquel on adjoindra du *café*, du *champagne*, des boissons alcooliques et diurétiques. La *balnéation froide*, instituée comme dans la fièvre typhoïde, contribuera hautement à soutenir les forces et à stimuler la diurèse encore activée par les *injections massives* (sous-cutanées ou intra-veineuses) de *sérum artificiel*. Les *sels de quinine* (60 à 80 centigr.) seront prescrits plutôt comme toniques que comme antipyrétiques. Les *purgatifs* entretiendront l'antisepsie intestinale. M. Netter a contribué à vulgariser en France l'usage de l'*argent colloïdal* contre les infections graves. Suivant A. Robin et Bardet, les métaux, sous cette forme, agiraient sur la toxi-infection en activant les oxydations organiques, au même titre que les *inhalations d'oxygène*, également indiquées dans ces cas. Ils détermineraient également une *poussée de leucocytose*, réaction salutaire de défense de l'organisme coïncidant avec une poussée hyperthermique suivie, dans les cas heureux, de défervescence brusque ou en lysis. Le *collargol* sera donc utilisé soit en *frictions* (incorporé à une *pommade*), soit, mieux, en *injections intra-veineuses* (6 à 10 c. c. d'une solution à 1 ou 2 p. 100). Il paraît actuellement préférable d'employer l'*argent colloïdal électrique* (10 à 20 c. c.) d'action plus puissante. Il semble également indiqué d'essayer dans ces infections l'*opothérapie hypophysaire* (30 à 50 centigr. de poudre d'hypophyse) vantée par L. Rénon et Arth. Delille. Les *formes adynamiques* avec *collapsus* réclament l'emploi des piqûres d'*éther*, de *caféine*, d'*huile camphrée* ou de *sulfate de strychnine*; les *formes convulsives et ataxiques* celui des *bains tièdes*, des *bromures*, du *chloral*, du *trional*.

En outre, la thérapeutique devra souvent se préoccuper de complications telles que l'*endocardite*, la *méningite* (v. c. m.), la *broncho-pneumonie*, la *néphrite*, la *myocardite*, l'*urémie*, l'*insuffisance hépatique*, auxquelles on opposera les moyens appropriés habituels. Quand les *suppurations métastatiques* (*cutanées*, *articulaires*, *osseuses*, *pleurales*, etc.) sont accessibles à l'intervention directe, il est indiqué de les ouvrir pour les désinfecter par les procédés usuels. Triboulet et Francoz, au cours d'une pyohémie consécutive à la fièvre typhoïde, ont traité, avec succès, une pleurésie purulente à staphylocoques par des *injections intra-pleurales de solution colloïdale* (200 c. c. en 24 heures).

III. *Sérothérapie spécifique.* — Le *pneumocoque*, le *streptocoque*, le *staphylocoque*, le *colibacille* sont les agents les plus connus des pyo-septicémies humaines. Les uns et les autres ont fait l'objet, sur les animaux, puis sur l'homme, de nombreux essais d'immunisation. Charrin et Roger ont obtenu un *sérum antitoxique* applicable aux *streptococcies*. Marmorek prépare un *sérum antistreptococcique* expérimenté, avec des succès divers, sur de nombreux cas. Viquerat et Capman ont cherché à préparer un *sérum antistaphylococcique*; Albarran et Mosny un *sérum anti-colibacillaire*.

Malgré le grand intérêt théorique de ces tentatives riches de promesses, leurs résultats sont encore jusqu'ici trop contradictoires pour qu'il soit permis d'en tirer pour la pratique journalière des conclusions positives.

Pyramidon. — *Caract. phys. et chim.* — Dérivé diméthylamidé de l'antipyrine ou *diméthylamidophényldiméthylpyrrazolone*. Poudre cristalline blanc-jaunâtre, presque insipide, à peine un peu amère, soluble dans 17 p. d'eau. Corps réducteur énergique; donne, avec le perchlorure de fer, une coloration bleu-violet intense, et, avec l'acide nitrique nitreux, une coloration améthyste.

Effets physiol. et tox. — En qualité d'agent réducteur, est détruit très vite dans l'organisme et difficile à y déceler dans les humeurs et l'urine. Colore celle-ci en rouge, grâce à sa transformation en un pigment acide ne semblant pas résulter d'une métamorphose de l'hémoglobine. Ne se montre toxique qu'à des doses relativement élevées et autrement que l'antipyrine. Chez le cobaye, de faibles doses (10 à 15 centigr. par kg) amènent à peine quelques oscillations thermiques; des doses moyennes (15 à 20 centigr. par kg) déterminent, après une phase d'excitation passagère, de l'abattement avec abaissement thermique; les hautes doses (25 à 30 centigr. par kg) provoquent, après une période de vive hyperexcitabilité, des convulsions avec hypothermie considérable. Très spéciale, la phase d'hyperexcitabilité consiste en une vive exaltation avec mouvements rapides et ataxiques; elle est suivie de chute sur le flanc, puis de convulsions toniques et cloniques, d'opisthotonos et de trémulation fibrillaire. La mort résulte de crises subintrantes aboutissant à la paralysie brusque; le cœur s'arrête en systole. Les lésions indiquent, comme cause de la mort, une syncope cardio-pulmonaire par excitation intense des centres bulbaires. L'action du pyramidon sur le système nerveux rappelle celle de l'antipyrine, mais elle est plus lente et plus régulière, se montre à dose 3 fois moindre, est plus antithermique et plus analgésique, ne comporte ni vaso-dilatation périphérique, ni variations de pression, ni réascension thermique consécutive, avec frissons et sueurs profuses. Son action sur la nutrition est l'opposé de celle de l'antipyrine, car elle suractive les échanges, au lieu de les ralentir. Son emploi accroît les combustions organiques et les oxydations de façon à élever le rapport de l'urée à l'azote total (A. Robin et Bardet). Il respecte le système cardio-vasculaire et augmente plutôt la diurèse.

Prop. thérap., indicat. — Antithermique et analgésique. Efficace contre les douleurs des névrites toxiques, du tabes; contre la céphalée des anémiques (échoue contre celle des neurasthéniques et des hystériques), la migraine (n'agit qu'au début de l'accès). Se montre sédatif du delirium tremens, des crises d'asthme. Action antithermique constante, lente et progressive, mais bien plus prolongée que celle de l'antipyrine; ne s'exerçant que s'il y a hyperthermie. Bien toléré plusieurs jours de suite; n'augmente pas l'albuminurie, en cas de néphrite. Contre-indiqué chez les tuberculeux (sueurs profuses), chez les diabétiques (augmente la glycosurie) et les dyspeptiques (action irritante sur la muqueuse digestive).

Formes pharmac., doses. — 30 centigr. à 1 gr. par jour, en cachets ou solution. Enfants 5 à 10 centigr. par année.

Potion :

Pyramidon	1 gr.
Sirop d'écorces d'oranges amères	25 —
Eau distillée.	75 —

Par cuillerées à soupe dans les 24 heures.

Cachets :

Bromhydrate neutre de quinine.	10 centigr.
Pyramidon	5 —

Pour 1 cachet; 5 à 10 par jour (névralgies).

(Pour plus de détails, voir : G. Pouchet, *Leçons de Pharmacodynamie et de Matière médicale*, 4ᵉ série, p. 101).

Pyramidon (Camphorates de). — *Caract. phys. et chim.* — (a) *Camphorate acide*, poudre blanche, amorphe, un peu amère, peu soluble dans l'eau. — (b) *Camphorate neutre*, poudre cristalline blanche, de saveur un peu astringente, soluble dans l'eau.

Prop. thérap., indicat. — Préconisés à la fois contre la fièvre et les sueurs des tuberculeux; le camphorate acide agit plus sur les sueurs, le camphorate neutre agit plus sur la fièvre. Mais ni pour l'un ni pour l'autre, l'action antisudorale n'est suffisante pour rendre l'usage du pyramidon recommandable chez les tuberculeux.

Formes pharmac., doses. — *Camphorate acide* 1 gr. par jour, par prises de 25 à 50 centigr. *Camphorate neutre* 50 à 75 centigr., en cachets.

Pyramidon (Salicylate de) — *Caract. phys. et chim.* — Poudre blanche, amère, soluble dans 7 p. d'eau.

Prop. thérap., indicat. — Antipyrétique, antinévralgique et antirhumatismal.

Formes pharmac., doses. — 50 centigr. à 1 gr., en cachets.

Pyrèthre. — *Pyrethrum caucasicum, carneum* et *roseum* (Composées). Les fleurs pulvérisées sont utilisées comme insecticide, contre la phthiriase.

Pyrèthre officinal. — *Anthemis* ou *Anacyclus Pyrethrum* (Composées). La racine est employée soit sous forme de *poudre* (brûlée sur des charbons) comme sternutatoire et insecticide; soit sous forme de *teinture alcoolique*, comme sialagogue et contre les maux de dents. Quelques gouttes de teinture de pyrèthre dans une cuillerée d'eau constitue un excellent gargarisme et bain de bouche détersif.

Pyridine. — *Caract. phys. et chim.* — C^5H^5Az, base liquide, incolore, très volatile, d'odeur très pénétrante, miscible en toutes proportions avec l'eau, formant avec les acides minéraux des sels solubles instables. Obtenue par la distillation sèche de beaucoup de matières organiques (goudron de houille). Se dégage dans la combustion du tabac, du papier, des cigarettes de datura ou de belladone, etc.

Effets physiol. et tox. — Absorption (par inhalation) et élimination rapides (par l'urine et les autres sécrétions, notamment celles de la muqueuse digestive). Réduit le pouvoir excito-moteur de la moelle et du centre respiratoire bulbaire; provoque parfois des vertiges, des nausées et, finalement, une somnolence invincible. En résumé, excite d'abord le centre du pneumogastrique, sans paraître modifier les mouvements du cœur et de la respiration, puis diminue ensuite l'excitabilité bulbo-spinale. Peu ou pas d'action toxique.

Prop. thérap. indicat. — Antidyspnéique indiqué dans toutes les formes d'asthme et d'oppression nerveuse, d'autant plus qu'elle fluidifie les sécrétions bronchiques et en favorise l'expectoration. En outre, action vaso-dilatatrice assez rapide qui en recommande l'emploi dans l'angine de poitrine coronarienne. Malheureusement, effets inconstants et accoutumance rapide.

Formes pharmac., doses. — Le malade respire, pendant 25 minutes, 2 à 3 fois par jour, dans une petite pièce où on laisse évaporer 4 à 5 gr. de pyridine versée dans une soucoupe.

Pyrmont. — Petite ville de l'empire d'Allemagne, principauté de Waldeck, sur les bords de l'Emmer, au pied d'une chaîne de collines boisées; c'est la station la plus septentrionale de l'Allemagne. Altitude 112 m. Eaux froides (12°-15°), les unes (Stahlbrunnen) bicarbonatées-ferro-manganésiennes, les autres (Salzbrunnen) chlorurées-sodiques, toutes fortement gazeuses-carboniques. Utilisées sous forme de boisson, de bains, de douches. On boit, le plus souvent, l'eau ferrugineuse coupée avec du petit-lait.

Principales indications. — Chloro-anémie, convalescence des maladies longues et graves, cachexies, troubles fonctionnels des organes digestifs, scrofule, lymphatisme.

Pyrodine. (*Acétylphénylhydrazine*). — *Caract. phys. et chim.* — Poudre blanche, cristalline, inodore, presque insipide; soluble dans 50 p. d'eau, dans l'alcool et le choroforme.

Effets physiol. et tox. — Abaisse la température, mais au prix de troubles plus ou moins graves : sueurs profuses, action destructive sur les hématies (méthémoglobine dans le sang), anémie, ictère, lésions rénales et, finalement, mort des animaux, dans le collapsus, par arrêt respiratoire (pouls d'abord accéléré, puis ralenti, enfin nul).

Prop. thérap., indicat. — Antithermique et analgésique dangereux dont il est préférable de proscrire l'emploi.

Pyrogallol. (*Trioxybenzol*). Improprement appelé *acide pyrogallique*. — *Caract. phys. et chim.* — Aiguilles ou lamelles brillantes, blanches, inodores, de saveur amère et astringente, solubles dans 2 p. 5 d'eau froide, très solubles dans l'alcool et l'éther; pas de réaction acide; corps très avide d'oxygène; ses solutions noircissent à l'air, en présence des alcalis.

Effets physiol. et tox. — La propriété la plus remarquable du pyrogallol est son avidité pour l'oxygène; elle atteint son maximum en présence des alcalis, et ce phénomène explique sa violente toxicité quand il vient à se répandre dans le sang. *Localement*, teint la peau et les poils en brun ou en noir et provoque une irritation eczématique. Facilement absorbé par la peau et les muqueuses; éliminé par l'urine qui devient noire ou rosée. Appliqué souvent ou sur de larges surfaces, il peut produire des effets toxiques. A des doses supérieures à 1 gr. peuvent succéder des frissons, des vertiges, des vomissements, de l'hypothermie avec tachycardie et tachypnée, du collapsus et de l'hémoglobinurie. Les hautes doses détruisent les hématies, transforment l'hémoglobine en méthémoglobine, provoquent de la néphrite avec hémoglobinurie (urines foncées, sang marc de café) et entraînent la mort, en quelques jours, dans le collapsus algide. Le sang renferme une notable proportion d'oxyde de carbone (Pouchet).

Prop. thérap., indicat. — Topique antiseptique efficace contre : le psoriasis, le lupus, le pityriasis du cuir chevelu, l'herpès tonsurant, certains eczémas, le chancre phagédénique; préconisé encore pour la teinture des cheveux (expose à l'eczématisation du cuir chevelu). Son emploi est limité par sa grande toxicité

(ne traiter que de petites surfaces et cesser dès que les urines se colorent).

Formes pharmac., doses. — *Usage ext. :* Solution éthérée (10 p. 100); collodion; emplâtre (1/10); pommade (5 à 10 p. 100); traumaticine. En général, les topiques fixes sont préférables aux pommades. Ne pas appliquer, en 24 heures, plus de 3 à 4 gr. de pyrogallol. Celui-ci tache et détruit le linge.

Collodion :

Pyrogallol	10 gr.
Acide salicylique	2 —
Collodion élastique	90 —

Solution éthérée :

Pyrogallol	3 gr.
Éther sulfurique.	30 —

Badigeonner les parties malades, laisser évaporer l'éther, et recouvrir d'une couche de traumaticine (v. c. m.).

Pommades :

(a)
Pyrogallol. . . .	5 à 10 gr.
Acide salicylique.	1 à 3 —
Vaseline	100 gr.

Psoriasis. Ne frictionner d'abord (après décapage) que quelques plaques (Brocq).

(b)
Pyrogallol.	75 centigr.
Oxyde jaune de mercure.	} āā 1 gr.
Résorcine	
Huile de cade . . .	10 —
Lanoline	30 —

Pommade d'activité moyenne, psoriasis du cuir chevelu (Sabouraud).

Pyrosis. — Le *pyrosis* est une sensation brûlante montant de l'épigastre en suivant l'œsophage, accompagnée ou non de *régurgitation acide*. Il implique soit une hyperacidité du contenu gastrique, soit une hyperesthésie des muqueuses œsophagienne et pharyngée. Il survient à un moment variable de la digestion, selon le type de dyspepsie qu'il complique. Le traitement du pyrosis ne diffère pas de celui de la *gastralgie* (v. c. m.) dont il n'est qu'un épisode.

Pyrrol tétraiodé. — Voir Iodol.

Q

Quarte (Fièvre). — Voir Fièvre intermittente.

Quassia amara ou **Quassia de Surinam** (Rutacées-Quassiées). — On utilise encore plus le quassia de la Jamaïque (*Picræna excelsa*). Le bois et la racine renferment un principe amer, la *quassine* (amorphe ou cristallisée).

Effets physiol. et tox. — Voir Quassines.

Prop. thérap., indicat. — Apéritif, stomachique et tonique. Opposé aussi à la constipation, à la parésie vésicale, aux oxyures vermiculaires (en lavement). La macération est encore utilisée en lotion sur les plaies et blessures pour en éloigner les insectes.

Formes pharmac., doses. — Macération (5 p. 1000). Poudre 1 à 3 gr. en cachets. Extrait 20 à 50 centigr. Teinture 2 à 10 gr.

Cachets stomachiques :

Poudre de quassia . . 30 centigr.
— de colombo. . 10 —
— de rhubarbe . 5 —

Pour un cachet ; 3 à 6 par jour, au commencement et à la fin des repas.

Macération aromatisée :

Copeaux de quassia . . . 5 gr.
Ecorce de simarouba . . . 10 —
Fruits de cumin . . . . . 20 —
Sirop des cinq racines . . 250 —
Eau distillée. . . . . . . 700 —

Par verre à bordeaux, après 24 heures de macération, demi-heure avant chacun des repas.

Mixture apéritive :

Teinture de quassia. . } āā 5 gr.
— de gentiane . }
— de colombo . } āā 10 —
— de quinquina. }

XX à L gouttes dans un demi-verre d'infusion de badiane, demi-heure avant les repas.

Quassines. — *Caract. phys. et chim.* — Principe actif du *Quassia amara* et du *Simaruba*. On distingue : 1° la *quassine amorphe* ; 2° la *quassine cristallisée* (beaucoup plus active que la première), prismes blancs, micacés, presque insolubles dans l'eau (1 p. 400) et l'éther, solubles dans 30 p. d'alcool à 85° et 2 p. de chloroforme.

Effets physiol. et tox. — Active les sécrétions salivaire, biliaire, urinaire, chez l'homme sain. Réveille l'appétit chez l'homme malade. A doses toxiques, détermine du spasme pharyngé, du pyrosis, de la gastralgie, des nausées, de la céphalée, des vertiges, des troubles visuels, une vive agitation ; puis de la diarrhée, des vomissements et des crampes musculaires. Agent convulsivant impressionnant électivement les fibres musculaires lisses, notamment celles de l'utérus (provoque des coliques utérines au moment des règles).

Prop. thérap., indicat. — Celles du *quassia amara*. Contre-indiquée pendant les périodes menstruelles, pendant la grossesse et en cas de sténose uréthrale un peu serrée.

Formes pharmac., doses. — 1° *Quassine amorphe* 2 à 20 centigr. en pilules ou cachets ; 2° *Quassine cristallisée* 2 à 20 milligr. en granules (*enfants,* 1 milligr. par année).

Quebracho blanco. — *Aspidosperma Quebracho* (Apocynacées), arbre de la République Argentine. L'écorce renferme plusieurs principes actifs : *l'aspidospermine*, la *québrachine*, *l'aspidospermatine*, *l'hypoquébrachine*, *l'aspidosamine* et la *québrachamine*. L'aspidospermine, seule employée, se présente sous forme d'aiguilles prismatiques, insolubles dans l'eau, solubles dans l'alcool et le chloroforme.

Effets physiol. et tox. — A faibles doses, l'aspidospermine provoque du tremblement ; à hautes doses, des convulsions, et, à doses massives, une paralysie rapide. La sensibilité reste intacte. Les battements du cœur sont ralentis par l'aspidospermine et accélérés par l'aspidospermatine. L'aspidospermine amplifie d'abord passagèrement les mouvements respiratoires puis les accélère, au bout d'un quart d'heure, pour une période de 3 à 4 heures ; les doses toxiques entraînent une respiration irrégulière et progressivement réduite jusqu'à la mort ; la respiration costale est surtout modifiée. En outre, le quebracho exerce une action antithermique plus ou moins marquée due, par ordre décroissant : à la québrachine, à l'aspidospermatine et à l'aspidospermine ; cette hypothermie comporte une coloration rosée ou rouge-groseille du sang veineux. Enfin, la diurèse, la salivation et la sécrétion intestinale sont accrues (Eloy et Huchard).

Prop. thérap., indicat. — Le quebracho est fébrifuge et antidyspnéique ; l'aspidospermine est également opposée à la dyspnée (des asthmatiques surtout).

Formes pharmac., doses. — I. *Quebracho.* Poudre 20 à 50 centigr. (enfants, 5 centigr. par année). Teinture (au 1/5) 1 à 4 gr. Extrait fluide 30 à 50 centigr. (enfants, 10 centigr. par année).

II. *Aspidospermine.* On n'utilise que le chlorhydrate et le sulfate, solubles dans l'eau, en injections hypodermiques (solution à 3 ou 4 p. 100, un à deux c. c.) avec réserve.

Le *Quebracho colorado* ou Q. rouge de Tucuman, est une térébinthacée de la République Argentine dont l'écorce est employée en lotions, gargarismes et collyres astringents ; elle renferme du tannin et plusieurs principes actifs encore mal connus.

Quillaja Saponaria. — (Rosacées). *Bois de Panama.* L'écorce (en fragments plats, peu épais, blanc sale, denses, striés à leur face interne) est utilisée en décoction et en teinture, le plus souvent comme topique ou comme véhicule. Elle contient un glucoside extrêmement toxique, la *saponine* (v. c. m.), nécrogène, et qui paralyse les muscles, la respiration et le cœur.

Prop. thérap., indicat. — *A l'intérieur,* propriétés expectorantes et diurétiques (peu usité). *A l'extérieur,* employé, en décoction, pour nettoyer le cuir chevelu sans l'irriter. La teinture sert, en pharmacie, à faciliter les émulsions.

Formes pharm., doses. — *Usage int.* : Décoction 15 à 25 p. 1000 (bronchite). — *Usage ext.* : Décoction 20 p. 1000 (bien mousseuse) contre la séborrhée du cuir chevelu. Teinture au 1/5 pour émulsionner les médicaments insolubles dans l'eau. Entre aussi dans la composition des lotions capillaires dites *champooing.*

Quincke (Ponction de). — Voir Ponction lombaire.

Quinine. — *Caract. phys. et chim.* — Le plus important des alcaloïdes du quinquina ; substance blanche, amorphe quand elle est anhydre, sinon (hydratée) cristallisée en fines aiguilles, presque insolubles dans l'eau froide (1 p. 1670), plus solubles dans l'eau chaude, solubles dans l'alcool et l'éther. Amertume extrême. Joue le rôle d'une base diacide (forme des sels neutres avec 2 molécules d'un acide monobasique ou 1 molécule d'un acide bibasique).

Effets physiol. et tox. — *Absorption* nulle par la peau intacte, facile par les plaies, les muqueuses, le tissu cellulaire sous-cutané. Solubilisée *dans l'estomac* par le suc gastrique, et absorbée d'autant plus vite qu'elle y a pénétré à l'état de sel plus soluble ; *dans l'intestin,* milieu alcalin, elle est reprécipitée, mais s'absorbe pourtant assez vite à l'état de bicarbonate, car elle n'est pas retrouvée dans les fèces. *Dans le sang,* circule à l'état d'albuminate et de bicarbonate, solubilisés par un excès d'acide carbonique. *Éliminée* à peu près par toutes les humeurs (lait, salive, mucus bronchique, bile), mais surtout par l'urine ; elle y apparaît 10 minutes après l'ingestion de 30 centigr. à 1 gr. 50 ; s'y trouve au maximum au bout de 6 heures, et encore à l'état de traces après 48 heures. L'absorption prolongée de doses quotidiennes est suivie d'une élimination urinaire par moitié ; les reins n'en éliminent qu'un tiers si les doses sont réfractées et répétées seulement tous les 3 jours. La vitesse de diffusion varie avec les doses et le mode d'administration. Au bout d'un certain temps, la quantité éliminée égale sensiblement celle qui a été absorbée. L'élimination est ralentie si les doses sont fractionnées ou absorbées seulement tous les 3 ou 4 jours. Le fractionnement accroît donc et prolonge l'effet de la quinine. La *bile* élimine également la quinine ingérée qui stimule sa sécrétion. L'état sous lequel elle s'élimine finalement est encore discuté.

Localement, un sel de quinine, même bien neutre, appliqué sur une muqueuse, y provoque rapidement de la douleur, souvent même du sphacèle ; la *muqueuse rectale*, notamment, réagit ainsi (lui éviter le contact de solutions concentrées) ; la *muqueuse gastrique* beaucoup moins, grâce à son acidité. Dans l'*hypoderme*, les injections sont toujours très douloureuses ; celles de solutions très concentrées peuvent même entraîner une nécrose aseptique plus ou moins étendue. La *peau saine* tolère mal le contact répété du quinquina et de la quinine (érythèmes, vésicules, bulles sur les régions découvertes chez les ouvriers qui les manipulent).

Sur l'*estomac*, la quinine réagit diversement. Chez l'homme sain, une dose minime agit comme tonique amer, excitant la salivation, stimulant l'appétit et la nutrition, accélérant la digestion. Chez le fébricitant, l'intolérance n'est pas rare, traduite par des nausées, des vomissements, ou même, par des ulcérations gastriques, des gastrorrhagies. Des doses un peu fortes ralentissent la digestion (surtout des albuminoïdes). Sur l'*intestin*, les contractions sont ralenties par les doses faibles et espacées (constipation), elles sont stimulées par les doses fortes et répétées (entérite, diarrhée plus ou moins intense). Se fixant fortement sur le *foie* où elle se détruirait en partie (transformée en *quinoïdine animale*), la quinine le décongestionne et accroît très notablement la sécrétion biliaire (cholagogue énergique). Bien que déterminant toujours une sensible rétraction de la *rate*, elle s'y localise peu.

Sur le *cœur*, les faibles doses de qui-nine provoquent, chez l'homme, comme chez les animaux à sang chaud, des battements plus fréquents et plus forts avec hypertension artérielle habituelle ; les fortes doses entraînent, après une accélération passagère, un ralentissement des contractions avec hypotension assez durable ; les doses toxiques suspendent plus ou moins rapidement les contractions du cœur qui s'arrête en diastole, après la respiration. L'excitation initiale paraît liée à celle des terminaisons du pneumogastrique dans l'estomac ; le ralentissement, à la faiblesse du myocarde et aussi à une excitabilité réduite des nerfs moteurs du cœur, à une action directe sur les ganglions intra-cardiaques. L'hypotension résulte autant de l'asthénie cardiaque que de la vaso-dilatation consécutive au spasme initial des vaisseaux et traduisant la paralysie des centres vaso-moteurs.

La *respiration* subit, d'abord (avec 80 centigr. à 1 gr. au moins), une accélération de ses mouvements pour devenir (aux doses toxiques) lente et irrégulière puis s'arrêter (par paralysie du pneumogastrique), toujours avant le cœur.

Chez l'homme sain, la *température* ne baisse pas sous l'influence de la quinine, même aux doses qui ralentissent le pouls, elle peut même monter légèrement, mais ses oscillations provoquées normalement par le travail musculaire, la chaleur ambiante (chauffeurs), diminuent ; le refroidissement n'apparaît qu'avec les doses toxiques. Chez le fébricitant, l'action antithermique, quoique plus marquée, varie avec les doses et les maladies ; un abaissement important exige une très forte dose, encore est-il inconstant (nul dans la fièvre récurrente, minime dans l'infection purulente, l'érysipèle, discuté dans les fièvres éruptives, faible au-dessous de 2 gr. dans la fièvre typhoïde) ; il présente son maximum au bout de 10 à 12 heures. La quinine manifeste son action la plus sûre et la plus complète dans le paludisme, grâce à ses effets spécifiques sur l'hématozoaire. Autrement, le pouvoir antithermique de la quinine tient à son influence sur le système nerveux, la circulation, la respiration, les toxines thermogènes et, surtout, sur les combustions.

La quinine ralentit très nettement la *nutrition* ; à doses thérapeutiques, elle réduit les déchets de désassimilation des albuminoïdes ; bien que plus abondantes, les urines sont plus pauvres en urée (diminuée de 39 p. 100), en acide urique, en sulfates et chlorures (l'azote total baisse de 24 p. 100, le soufre urinaire de 20 à 30 p. 100). Chez l'animal, la consommation moindre d'oxygène et la moindre exhalation d'acide carbonique traduisent la réduction des combustions.

Sur le *système nerveux*, l'action de la quinine est excitante à petites doses, sédative, puis paralysante, à doses fortes ou continues. La phase d'excitation est abrégée par une pénétration lente du médicament et l'emploi de doses réfractées. La phase sédative (doses moyennes) est la phase réellement thérapeutique. Chez l'homme, 20 à 60 centigr. (moins de 1 gr.) n'entraînent aucun trouble nerveux. Chez un sujet sensible, 1 gr. suffit à produire des bourdonnements, la dureté de l'ouïe, du vertige, des éblouissements, de la photophobie, de la diplopie, des troubles du tact, la titubation et l'incoordination motrice. Avec 2, 3, ou 4 gr., ces accidents s'exagèrent, il s'y joint : une céphalée congestive intense, compliquée d'hébétude, de nausées, de défaillances ; à des signes d'excitation du nerf optique succèdent l'affaiblissement ou même la perte de la vision. Ce syndrome constitue l'*ivresse quinique*. A doses plus considérables, éclatent des troubles psychiques, délire bruyant ou tranquille avec cécité ou surdité temporaires, stupeur, prostration, hypothermie, succédant ou non à l'ivresse quinique. Une dose massive peut, d'emblée, provoquer le collapsus sans excitation préalable. Rares chez l'homme, les convulsions épileptiformes tiennent, en général, au mélange de cinchonine à la quinine. La *céphalalgie*, parfois éveillée par de faibles doses (40 centigr.), liée à la congestion de la pie-mère, dure 2 à 3 heures, puis se transforme en pesanteur et en somnolence : compliquée quelquefois d'épistaxis, elle cède aux pédiluves sinapisés, aux sangsues sur les apophyses mastoïdes. Constants à doses un peu fortes, les *bourdonnements* se compliquent (avec 1 à 2 gr.) de demi-surdité ou plus rarement (avec 4 à 5 gr.) de surdité complète ; liés à des troubles circulatoires, ils survivent 15 à 36 heures à la dernière prise et cèdent à l'emploi de composés bromés (solution officinale d'acide bromhydrique XV à XX gouttes). Les *vertiges* succèdent aux bourdonnements ; éveillés surtout par les changements de position, ils cessent dans le décubitus. Moins fréquente, provoquée par de plus hautes doses (1 gr. 50, 2 gr. et plus), la *titubation* s'accompagne des troubles précédents, de stupeur, de trémulation des membres, de paresse des mouvements. Bien plus rares, les *troubles visuels* consistent en légère photophobie (excitation du nerf optique), amblyopie (mydriase légère), puis amaurose incomplète ou complète avec pupilles très dilatées, insensibles à la lumière (dégénérescence des cellules rétiniennes par ischémie des vaisseaux rétiniens, mais surtout action élective exercée par la quinine sur les cellules de la couche ganglionnaire de la rétine et sur le nerf optique). Propre aux sujets très sensibles, le *délire* succède aux prises massives de quinine ou de vin de quinquina. Il éclate brusquement, 36 heures au plus tard, après l'absorption, associé aux autres troubles nerveux, dure quelques heures, puis fait place à un déraisonnement tranquille avec stupeur et prostration. Quand la dose est hypertoxique, la torpeur aboutit à la perte de la sensibilité et du sentiment, à un *coma* profond avec immobilité absolue, facies livide, respiration stertoreuse, pouls filiforme et refroidissement progressif.

La quinine peut exercer sur la *vessie* et l'*urèthre* une irritation assez vive (cystite, hémoglobinurie, hématurie, albuminurie avec les hautes doses). Son action sur l'*utérus* est discutée ; longtemps elle fut tenue pour abortive et proscrite chez la femme enceinte. Si elle est hémorrhagipare chez quelques prédisposées, Tarnier a montré qu'elle était sans action sur la grossesse et sur le fœtus.

L'influence de la quinine sur le *sang* se traduit par une élévation notable du taux de la fibrine, une hydratation légère, une réduction sensible du nombre des hématies qui, d'autre part, cèdent moins aisément leur oxygène plus fortement fixé sur l'hémoglobine (d'où oxydations et désassimilation réduites, et abaissement de la température). La destruction des globules par la quinine, avec formation de méthémoglobine, ne se produit qu'*in vitro*, et la réalité de la fièvre quinique ictéro-hématurique (Tomaselli) est contestée par Laveran. Les doses élevées de quinine réduiraient le nombre et le volume des leucocytes, ralentiraient et supprimeraient leurs mouvements amœboïdes (Binz). Les petites doses, au contraire, accroissent l'activité de ces éléments, spécialement des phagocytes.

Si la quinine est peu meurtrière pour les *bactéries* et les *ferments*, elle détruit énergiquement les infusoires, notamment les hématozoaires du paludisme qui prennent aussitôt leur forme cadavérique sous l'influence de solutions même très faibles (1 p. 3000).

L'*action analgésiante* de la quinine, d'autant plus nette que la température est plus élevée et l'éréthisme nerveux plus marqué, tient à son action élective sur les centres cérébraux de réception et de perception sensitive et, encore plus, à ses effets décongestionnants sur les nerfs sensitifs. Son influence spécifique sur les *accidents périodiques* n'a pu encore trouver d'explication plausible.

Bouchard évalue à 5 centigr. par kilogramme (3 gr. pour un homme de poids moyen) l'équivalent thérapeutique de la quinine, dose pratiquement excessive, et à 8 centigr. par kilogramme l'équivalent toxique. A vrai dire, la tolérance individuelle est très variable. Monneret a pu donner 8 gr. en 24 heures sans accidents ; Récamier a observé un cas de mort après 5 gr. chez un rhumatisant, convalescent de variole, dont le myocarde ne possédait pas son intégrité.

Prop. thérap., indicat. — Agent spécifique efficace contre la plupart des accidents du paludisme (v. c. m.), à titre curatif et préventif. Préconisée autrefois dans le traitement de la fièvre typhoïde ; à peu près délaissée actuellement. Opposée, comme antithermique et tonique, à la grippe ; comme sédatif nervin, à la coqueluche ; comme analgésique au rhumatisme articulaire aigu (supplanté aujourd'hui par le salicylate), aux névralgies (surtout périodiques), à la migraine. L'action de la quinine sur la nutrition trouve son emploi dans le diabète (diminue la glycosurie, combat certains troubles nerveux) ; son action vaso-constrictive est utilisée contre certaines hémorrhagies (métrorrhagies, épistaxis), surtout périodiques, contre l'urticaire. Charcot et Gilles de la Tourette traitaient par la quinine, à hautes doses, le vertige de Ménière (Voir VERTIGES). Jaboulay, puis Launois l'ont utilisée contre les cancers inopérables (Voir CANCER), ainsi que pour provoquer la formation des *abcès de fixation*. Elle est prescrite encore, comme stimulant et tonique, aux neurasthéniques ; on l'a opposée, comme antiseptique, à la blennhorrhagie (en injections uréthrales). Les hautes doses de quinine sont contre-indiquées pendant la période menstruelle et dans tous les états d'atonie du myocarde. La quinine possède, en outre, de très remarquables propriétés antitoxiniques.

Formes pharmac., doses. — La quinine est surtout administrée sous forme de sulfate, de chlorhydrate et de bromhydrate (v. c. m.) : 10 centigr. à 2 gr. en cachets, pilules, lavements, suppositoires, injections hypodermiques (en cas d'urgence seulement), rarement en potion à cause de son amertume. — *Enfants :* 2 à 6 centigr. avant 1 an ; 8 à 15 centigr. de 1 an à 2 ans ; 15 à 40 centigr. après 2 ans.

Tous les sels de quinine dans lesquels celle-ci est combinée à une molécule d'un acide bibasique ou à 2 molécules d'un acide monobasique sont des *sels neutres* (improprement appelés *sels acides*) ; bien que particulièrement irritants, ils offrent l'avantage d'être bien plus solubles que les sels basiques correspondants Ces derniers (improprement appelés *sels neutres*) donnent des solutions très amères (on utilise, comme correctifs, la poudre de fenouil, l'infusion de café, les sirops acides, le sirop de quinquina). Le choix de tel ou tel sel de quinine sera dicté par l'affection à traiter qui nécessitera la mise en circulation plus ou moins immédiate dans l'organisme d'une quantité variable d'alcaloïde. A cet égard, il importe de connaître la teneur en quinine et la solubilité des principaux sels (résumées dans le tableau suivant) :

Bromhydrate neutre, contient 60 p. 100 de quinine, soluble dans 7 p. d'eau à 15°.

Bromhydrate basique, contient 76,6 p. 100 de quinine, soluble dans 60 p. d'eau.

Chlorhydrate neutre, contient 81,64 p. 100 de quinine, soluble dans 6 p. d'eau.

Chlorhydrate basique, contient 81,71 p. 100 de quinine, soluble dans 25 p. d'eau.

Chlorhydro-sulfate, contient 59,01 p. 100 de quinine, soluble dans 1 p. d'eau.

Sulfate neutre, contient 59,12 p. 100 de quinine, soluble dans 11 p. d'eau.

Sulfate basique, contient 74,31 p. 100 de quinine, soluble dans 700 p. d'eau.

Lactate neutre, contient, 64,28 p. 100 de quinine, soluble dans 3 p. d'eau.

Lactate basique, contient 78,26 p. 100 de quinine, soluble dans 12 p. d'eau.

Tannate neutre, contient 20,60 p. 100 de quinine, très peu soluble.

(Pour plus de détails, Voir G. Pou-CHET, *Leçons de Pharmacodynamie et de Matière médicale*, 3e série, quinquinas et leurs alcaloïdes).

Quinine (Arséniate de). — *Caract. phys. et chim.* — Cristaux blancs, très peu solubles dans l'eau, contenant 15,2 p. 100 d'acide arsénieux et 69,38 de quinine.

Prop. thérap., indicat. — Opposé au paludisme aigu et chronique, aux névralgies. La présence de l'arsenic empêche de donner la quinine à dose utile sous cette forme, et l'usage des associations est préférable (Voir plus loin).

Formes pharmac., doses. — 1 à 10 cen-tigr. (soit 1 à 10 milligr. d'acide arsénieux) en cachets ou pilules.

Quinine (Bromhydrate basique de). — *Caract. phys. et chim.* — Aiguilles ou prismes incolores, solubles dans 60 p. d'eau froide, contenant 76,6 p. 100 de quinine.

Prop. et empl. thérap. — Utilisé surtout comme antinévralgique et antiprurigineux, en pilules.

Pilules antinévralgiques :

Bromhydrate basique
  de quinine. . . . . 10 centigr.
Exalgine. . . . . . } āā 5 —
Extrait de gelsemium }
Glycérine . . . . . I goutte.

Pour une pilule; 2 à 6 par jour.

Pilules :

Bromhydrate basique
  de quinine. . . . 5 centigr.
Extrait de colchique . 1 —
Poudre de feuilles de
  digitale . . . . . 2 —
Excipient et glycérine Q. S.

Pour une pilule; 2 à 8 par jour (urticaire des goutteux héréditaires, Brocq).

Quinine (Bromhydrate neutre de). (Improprement appelé *bromhydrate acide* ou *bibromhydrate*). — *Caract. phys. et chim.* — Gros prismes solubles dans 7 p. d'eau froide, très solubles dans l'alcool, contient 60 p. 100 de quinine.

Formes pharmac., doses. — Sa solubilité le fait surtout utiliser par la voie hypodermique.

Solution hypodermique :

Bromhydrate neutre de
  quinine . . . . . . 1 gr.
Chlorure de sodium pur 5 centigr.
Eau distillée bouillie . 7 c. c.

De 1 à 3 seringues de Pravaz (de 1 c. c.) dans les 24 heures.

Quinine (Chlorhydrate basique de). (*Monochlorhydrate*). — *Caract. phys. et chim.* — Fines aiguilles soyeuses, solubles dans 25 p. d'eau froide, 3 p. d'alcool à 90°; contenant 81,71 p. 100 de quinine. Très stable. Le mélange de 2 p.

d'antipyrine à 3 p. de chlorhydrate est soluble dans son poids d'eau et presque neutre.

Solution hypodermique :

Chlorhydrate basique de
quinine . . . .   3 gr.
Antipyrine. . . . . `.` .   2 —
Eau distillée bouillie. Q. S. p. 10 c. c.

3o centigr. de sel de quinine par c. c.

Pilules :

a) Chlorhydrate ba-
sique de quinine.
Tartrate ferrico-po-
tassique . . . .   } ãã 5 centigr.
Extrait mou de
quinquina. . . .   15 —

Pour une pilule; 2 à 4 par jour avant les repas (goutte chronique).

b) Chlorhydrate basique
de quinine. . . . .   5 centigr.
Acide arsénieux por-
phyrisé . . . . . .   un milligr.
Poudre de noix vo-
mique . . . .   un centigr.
Extrait mou de quin-
quina . . . . . .   10 —

Pour une pilule; 2 à 4 par jour, avant les repas (manifestations cutanées et gastro-intestinales de l'arthritisme).

Quinine (Chlorhydrate neutre de). (Improprement appelé *chlorhydrate acide* ou *bichlorhydrate*). — *Caract. phys. et chim.* — Aiguilles incolores, se colorant à l'air, solubles dans 6 p. d'eau froide, solubles dans l'alcool. Contient 84,61 p. 100 de quinine. Sel très acide. L'eau à 30°-35° dissout plus de deux fois son poids de sel.

Prop. thérap., indicat. — Un des sels de choix à utiliser dans la plupart des cas où la quinine est indiquée; très employé en injections hypodermiques.

Solutions hypodermiques :

a) Chlorhydrate neutre de
quinine. . . . . `.` . .   1 gr.
Eau distillée bouillie. . .   10 c. c.

1 centimètre cube = 10 centigr. de sel.

Solution hypodermique (à employer à la température de 3o°) :

b) Chlorhydrate neutre de
quinine . . . .   5 gr.
Eau distillée bouillie. Q. S. p. 10 c. c.

1 centimètre cube = 5o centigr. de sel.

c) Chlorhydrate neutre de
quinine . . . .   5o centigr.
à 1 gr.
Glycérine pure. . . . .
Eau distillée bouillie . .   } ãã 2 —

*Solution pour injections intravei-
neuses* (Baccelli) :

Chlorhydrate neutre de
quinine. . . . . . .   1 gr.
Sel marin. . . . . .   75 milligr.
Eau distillée bouillie .   10 gr.

Quinine (Chlorhydro-sulfate de). — *Caract. phys. et chim.* — Sel double dans lequel un acide est uni à l'azote du groupe quinoléique et l'autre à l'azote du groupe pipéridique (Grimaux). — Poudre blanche, cristalline, inodore, soluble dans son poids d'eau froide, contenant 59,01 p. 100 de quinine.

Formes pharmac., doses. — Utilisé en cachets, potion, et injections hypodermiques (ces dernières, très irritantes et très douloureuses, sont à rejeter).

Quinine (Formiate basique de). — *Caract. phys. et chim.* — Aiguilles soyeuses blanches, très stables, solubles dans 19 p. d'eau, contenant 87,56 p. 100 de quinine; non irritant.

Formes pharmac., doses. — 25 à 5o centigr. en cachets, ou par voie hypodermique (10 à 20 centigr. en solution à 5 ou 10 p. 100).

Quinine (Glycérophosphate de). — *Caract. phys. et chim.* — Aiguilles cristallines blanches, très stables, peu solubles dans l'eau (1 p. 250), solubles dans l'eau acidulée (d'acide tartrique ou citrique), l'alcool et la glycérine, conte-nant 72,64 p. 100 de quinine.

Prop. et empl. thérap. — Tonique; 25 centigr. à 1 gr. en cachets, 8o centigr. par voie hypodermique.

Quinine (Lactate basique de). — *Caract. phys. et chim.* — Aiguilles prismatiques solubles dans 12 p. d'eau froide, très solubles dans l'alcool, contenant 78,26 p. 100 de quinine.

Prop. et empl. thérap. — Celles de la quinine : utilisé pour la voie hypodermique (inférieur au lactate neutre).

Quinine (Lactate neutre de). — *Caract. phys. et chim.* — Cristaux plats, solubles dans 3 p. d'eau froide. Usité en injections hypodermiques, contient 64,28 p. 100 de quinine.

Quinine (Sulfate basique de) (*Sulfate de quinine officinal*, improprement appelé *sulfate neutre*). — *Caract. phys. et chim.* — Longues aiguilles blanches, soyeuses, très amères, très peu solubles dans l'eau froide (1 p. 700), solubles dans 80 p. d'alcool, dans 36 p. de glycérine; presque insolubles dans l'éther; solubles dans l'eau acidulée d'acide sulfurique ou d'acide tartrique (solutions très irritantes); contient 74,31 p. 100 de quinine. C'est la forme toujours délivrée lorsque les ordonnances ne portent que la mention : « sulfate de quinine ».

Formes pharmac., doses. — En cachets, pilules ou potion acidulée par l'acide tartrique ou sulfurique; (I goutte d'eau de Rabel par chaque fraction de 5 centigr. de sulfate de quinine).

Pilules :

Sulfate basique de quinine   1 gr.
Extrait mou de quinquina.   4 —
Glycérine pure.. . . . .   X gouttes.

Pour 25 pilules; 3 à 10 par jour (prophylaxie du paludisme).

Injection uréthrale (blennorrhagie) :

Sulfate basique de quinine . . . . 50 centigr.
Salicylate de bismuth.   1 gr.
Glycérine neutre . . .   10 —
Mucilage de guimauve.   50 —

2 à 3 injections dans les 24 heures.

Lavement :

Sulfate basique de quinine . . . . 50 centigr.
                 à 1 gr.
Jaune d'œuf . . . . . .   n° 1
Mucilage de graine de lin   300 gr.

Suppositoire :

Sulfate basique de quinine . . . 25 à 50 centigr.
Beurre de cacao .   4 gr.

Les formes de lavement et de suppositoire ne doivent être employées que de façon tout à fait exceptionnelle, à cause de l'action irritante de la quinine, et à condition d'utiliser seulement les sels basiques.

Quinine (Sulfate neutre de) (Improprement appelé *sulfate acide* ou *bisulfate*). — *Caract. phys. et chim.* — Le précédent, transformé en présence de l'eau acidulée d'acide sulfurique. Prismes blancs, très amers, solubles dans 11 p. d'eau froide et 32 p. d'alcool, contenant 59,12 p. 100 de quinine.

Prop. et empl. thérap. — Forme usuelle de la médication quinique en cachets, pilules, potions.

Potion :

Sulfate neutre de quinine . . . .   1 gr.
Sirop de quinquina. . }
Sirop diacode. . . . . } āā   20 —
Eau de fleurs d'oranger.   100 —

A prendre en deux fois, à une heure d'intervalle.

Mixture antimalarique de Baccelli :

Sulfate neutre de quinine. . . . .   4 gr.
Acide arsénieux. .   six centigr.
Tartrate ferrico-potassique. . . . . . .   10 gr.
Eau distillée. . . .   300 —

Une cuillerée à café toutes les heures le 1er jour de l'accès, toutes les 2 heures le 2e jour, toutes les 3 heures le 3e et ainsi de suite jusqu'à une cuillerée à café matin et soir.

Cachets :

Sulfate neutre de quinine . . . . .   1 gr.
Poudre de fleurs de camomille . . . .   5 —
Poudre de belladone.   vingt centigr.

Pour 10 cachets ; 4 à 10 par jour.

Pilules :

Sulfate neutre
de quinine. . 60 centigr. à 1 gr:
Extrait thébaï-
que. . . . . Cinq centigr.
Extrait de gen-
tiane . . . . Q. S.

Pour 10 pilules; 5 à 10 par jour.

Pilules antinévralgiques :

Sulfate neutre de ⎫
quinine. . . . . ⎬ āā 1 gr.
Caféine. . . . . . ⎭
Acide arsénieux. . Deux centigr.
Extrait mou de quin-
quina. . . . . Q. S.

Pour 20 pilules; 4 à 10 par jour.

Quinine (Valérianate basique de).
— *Caract. phys. et chim.* — Écailles
blanches, très amères, sentant légèrement
l'acide valérianique, solubles dans 39 p.
d'eau froide, 6 p. d'alcool, et contenant
76 p. 100 de quinine.

Prop. thérap., indicat. — Antinévralgique.

Cachets :

Valérianate de quinine. 25 centigr.
Caféine. . . . . . . 10 —
Poudre de belladone. Cinq —

Pour un cachet; 2 à 6 par jour.

Pilules :

Valérianate de quinine. 10 centigr.
Poudre de racine d'aco-
nit. . . . . Deux —
Extrait mou de quin-
quina. . . . . . . 10 —

Pour une pilule; 4 à 10 par jour.

Quinoléine (*Quinoline. Leucoline*). —
Caract. phys. et chim. — Liquide incolore, très stable, d'odeur rappelant celle
des amandes amères, de saveur âcre et
amère, peu soluble dans l'eau froide, un
peu plus dans l'eau chaude, miscible à
tous les dissolvants hydrocarbonés :
alcool, éther, etc. Forme des sels bien
définis.

Prop. et empl. thérap. — Propriétés
très voisines de celles de la quinine,
mais beaucoup plus toxique, bien plus
énergiquement antiseptique qu'elle. Préconisée, en inhalations (X à XX gouttes
dans 100 gr. d'eau bouillante), contre la
coqueluche (Wall). Le *tartrate de quinoléine* (cristaux à odeur d'amandes amères)
a été proposé comme antipyrétique
(1 gr. à 1 gr. 50) mais sa toxicité doit le
faire proscrire.

Quinopyrine. — Mélange d'antipyrine (3 p.) et de bromhydrate basique
de quinine (2 p.). (Voir Quinine [Bro-
mhydrate basique de]).

Quinquinas. — *Cinchona*, genre
particulier de la tribu des *Cinchonées*,
famille des *Rubiacées*. Arbres toujours
verts, d'espèces extrêmement nombreuses
(30 ou 40), toutes originaires de l'Amérique du Sud (Vénézuela, Nouvelle-Gre-
nade, Équateur, Pérou, Bolivie, Cordil-
lères des Andes) et dont les écorces
offrent une teneur très variable en principes actifs. Actuellement, les quinquinas
acclimatés et cultivés méthodiquement à
Java, à Ceylan et aux Indes Anglaises
représentent les principales et presque
les seules sources de quinine. Les espèces
les plus intéressantes, en pratique, sont
les *Cinchonas succirubra, Calisaya, Ledgeriana et officinalis.* Le C. succirubra
(*quinquina rouge*) sert surtout à préparer
les vins de quinquina et autres produits
connexes. Les C. Calisaya et Ledgeriana,
dits *quinquina jaune*, tous deux très
riches en alcaloïdes utiles, représentent
les plus importantes sources de quinine.
Le C. officinalis offre, comme principal
avantage, de pouvoir être cultivé à plus
grande altitude (jusqu'à 3000 m.), il fournit la variété d'écorce dite *quinquina gris*.
La teneur en quinine des écorces augmente jusqu'à 4 ans pour diminuer ensuite lentement; elle a été très améliorée
par la sélection, le bouturage et le gref-
fage. Tandis que certains cinchonas
naturels ne fournissaient que 10 à 15 gr.
de sulfate de quinine par kilogr.
d'écorce, les espèces sélectionnées en
donnent plus de 150 gr. Le Cinchona
officinalis titre jusqu'à 150 p. 1000 d'alcaloïdes; le Cinchona Ledgeriana greffé,
138 p. 1000 d'alcaloïdes totaux, dont 130
de quinine. En matière médicale, on con-

tinue à classer les écorces en 4 types :
1° *quinquina gris* (*Cinchona officinalis*),
dont l'écorce, pauvre en alcaloïdes, renferme surtout de la quinidine et de la
cinchonine (v. c. m.); 2° le *quinquina
rouge* (*Cinchona succirubra*), dont l'écorce,
assez riche en alcaloïdes, contient à peu
près autant de cinchonine que de quinine (25 p. 1000 d'alcaloïdes, dont 15 de
quinine, environ); 3° le *quinquina jaune*
(*Cinchona Calisaya*), type de l'écorce la
plus riche, renfermant en moyenne 35 p.
1000 d'alcaloïdes, dont 20 de quinine. On
sait maintenant que la quinine se localise, particulièrement, dans la portion
extérieure de l'écorce (couche cellulaire
sous-épidermique de l'écorce primaire),
et que sa quantité diminue régulièrement de la couche externe à la couche
interne. En outre, la richesse en alcaloïdes est proportionnelle au développement des feuilles.

La composition chimique des écorces
est très complexe. Des 18 alcaloïdes
qu'on a isolés, les principaux sont : la
quinine et son isomère la *quinidine*, la
cinchonine et son isomère la *cinchonidine*,
la *cinchonamine*, la *quinamine*, la *pari-
cine* et la *cupréine*. On y a encore trouvé
un certain nombre d'acides : *acides quinique* et *quinotannique*; un glucoside, la
quinovine; des alcools : *cinchol*, *québra-
chol*, *cupréol*; des matières colorantes,
du rouge de quinquina, de la gomme et
de l'amidon.

Effets physiol. et tox. — Action complexe, faite de celle de ses éléments
constituants pouvant être divisés en
3 groupes : 1° les alcaloïdes (quinine,
quinidine, cinchonine, cinchonidine), intervenant comme névrosthéniques, antipyrétiques, stimulants de la circulation, antidéperditeurs; 2° les substances
anniques (rouge cinchonique, acide
quinotannique, principes amers), agissant
à titre astringent, antagonistes, à certains
égards, des alcaloïdes, mais adjuvants de
leur action tonique sur le tissu musculaire, et stimulant, en outre, en tant
qu'amers, la motricité et les sécrétions
du tube digestif; 3° les substances
neutres, indifférentes (gommes, kinate de
chaux), sans action médicamenteuse.

L'action varie suivant la prédominance
du premier ou du second groupe. Les
préparations riches en alcaloïdes (quinquina jaune) sont plutôt antithermiques,
névrosthéniques et antimalariques; celles
riches en tannin et en amers (quinquina
gris) sont plus spécialement astringentes
et propulsives. *Comme topique*, le quinquina se montre surtout tonique et, à
un moindre degré, astringent (il coagule
imparfaitement les albuminoïdes et ne
précipite pas en noir les sels ferriques);
il exerce sur les tissus une légère excitation, jamais irritante, accompagnée de
vaso-constriction, et une action antiseptique assez marquée. *A l'intérieur*, les
poudres de quinquina, moins amères que
la quinine, sont plus nauséeuses et quelquefois (q. rouge) vomitives, sauf sous
forme de potion alcoolisée ou de vin;
sur l'intestin, les faibles doses sont
tonifiantes mais deviennent aisément
irritantes (coliques, diarrhée); le foie et
la rate réagissent à leur égard comme à
celui de la quinine. Elles stimulent les
fonctions nutritives, à titre de tanniques
et d'amers. Sur le cœur et la circulation,
le quinquina en nature agit comme la
quinine, mais est plus excitant (contre-
indiqué en plein accès fébrile); en outre,
il stimule l'hématopoïèse et neutralise
plus énergiquement les toxines contenues
dans le sang. L'action du quinquina
(spécialement de l'*extrait hydro-alcoolique
de quinquina Calisaya*) sur le système
nerveux est bien plus énergique que ne
le ferait supposer sa teneur en quinine,
à laquelle il se montre supérieur comme
cordial et nervin, possédant une action
antipériodique et antipyrétique à bien
plus longue portée.

Prop. thérap., indicat. — Utilisé comme
tonique au cours des pyrexies infectieuses,
des affections cachectisantes (tuberculose,
diabète, cachexie palustre, etc.); préconisé aussi comme stomachique, comme
adjuvant de la quinine contre les accidents fébriles du paludisme. Son abus
entraîne souvent des troubles dyspeptiques : anorexie, constipation, gastro-
entérite, etc., l'emploi en sera donc très
modéré ou proscrit, dans tous les cas où
les fonctions digestives doivent être

ménagées, notamment chez les gastro-pathes et les chlorotiques. *Localement*, la poudre de quinquina est employée, comme topique astringent, au pansement des plaies atoniques gangréneuses et des eschares. Elle entre dans la formule de la *poudre de Lucas-Championnière* (v. c. m.) et de plusieurs poudres dentifrices.

Formes pharmac., doses. — *Poudre* (des 3 variétés) à employer surtout comme topique. *Extraits mous* (extrait *aqueux*, tonique; extrait *alcoolique*, fébrifuge), formes de choix recommandables comme excipients : 1 à 5 gr. en potion, sirop (extrait aqueux), cachets, pilules, potion (extrait alcoolique, incomplètement soluble dans l'eau). *Enfants*, 20 à 50 centigr. d'extrait aqueux par année d'âge. *Extrait sec*, très hygrométrique, peu usité, 1 à 4 gr. *Extrait fluide* 1 à 5 gr. en potion. *Quinium* ou extrait alcoolique de quinquina à la chaux, très riche en alcaloïdes (4 gr. 50 = 1 gr. de sulfate de quinine), 50 centigr. à 1 gr. 50 en pilules, vin ou granulé. *Granulé* (1/6 d'extrait) 1 à 3 cuillerées à café. *Macération, décoction* 10 à 30 p. 1000. *Sirop aqueux* 30 à 100 gr. (enfants, 20 à 30 gr.). *Sirop au vin* (1 p. 100 d'extrait) 30 à 100 gr. *Teinture* (au 1/5) 5 à 20 gr. (peu usitée, sauf dans les mixtures amères). *Vins* 100 à 200 gr. par jour (enfants, 5 gr. par année) souvent irritants pour l'estomac; à prendre toujours au milieu ou à la fin du repas. *Vin de quinquina ferrugineux du codex* (2 gr. de sulfate ferreux par litre) 50 à 100 gr. (peu recommandable). Les vins de quinquina seront préparés de préférence avec des vins blancs ou peu colorés et acides (le tannin du vin rouge précipite des alcaloïdes). On doit se souvenir que le goût du vin de quinquina est d'autant plus agréable que celui-ci est plus pauvre en principes actifs.

Incompatib. — Celles des alcaloïdes et du tannin; acétate d'ammoniaque (précipite le tannin de l'extrait de quinquina). Ces incompatibilités concernent exclusivement les potions et les préparations dans lesquelles il importe de conserver les alcaloïdes à l'état de dissolution pour l'exactitude du dosage.

Électuaire excitant :

Extrait de quinquina calisaya	12 gr.
Camphre pulvérisé .	30 centigr.
Gomme arabique . .	2 gr.
Eau distillée de sauge.	250 —

Par cuillerée à soupe toutes les heures.

Potion stimulante :

Extrait de quinquina calisaya	1 gr. 50
Eau distillée de menthe . . . . . ⎫	
Eau distillée de cannelle . . . . . . ⎬ āā 50 gr.	
Sirop d'écorces d'oranges amères. .	30 —

Par cuillerée à soupe toutes les heures.

Vin de quinquina très actif :

Poudre de quinquina calisaya	25 gr.
Poudre de colombo. . ⎫	
— cannelle. . ⎬ āā 8 —	
Écorces d'oranges amères. . . . . ⎫	
Acide citrique cristallisé . . . . ⎬ āā 5 —	

Faire macérer, 4 jours, dans 150 gr. d'alcool à 60°; ajouter 1000 gr. de vin blanc, laisser digérer 8 jours et filtrer. On peut ajouter à la formule 20 gr. de noix de kola fraîches.

Vin de Séguin (Quinquina opiacé) :

Teinture de quinquina calisaya. .	250 gr.
Teinture d'opium. .	9 —
Écorce d'angusture vraie.	16 —
Quassia amara. . .	9 —
Vin de Malaga. . . ⎫	
Vin de Pouilly blanc. ⎬ āā 1500 —	

(Pour plus de détails, voir : G. POUCHET, *Leçons de Pharmacodynamie et de Matière médicale*, 3ᵉ série, quinquinas et leurs alcaloïdes).

Quotidienne (Fièvre). Voir FIÈVRE INTERMITTENTE.

R

Rabel (Eau de). — Voir Sulfurique
(Acide).

Racahout. — Farine composée de
fécule, de cacao et de sucre, dans des
proportions variables. On peut en citer,
à titre de spécimen, la formule suivante :

Cacao torréfié	15 gr.
Fécule de pomme de terre	} āā 40 —
Fécule de riz	
Sucre	60 —
Vanille	2 —

Le racahout sert à préparer des bouil-
lies·très nourrissantes et très affection-
nées par les enfants (au point que certains d'entre eux refusent tout autre
aliment). Leur usage habituel peut provoquer des phénomènes dyspeptiques
(surtout de la constipation) dûs principalement au cacao (v. c. m.). On peut
corriger les propriétés astringentes du
cacao en remplaçant, dans la formule, la
farine de riz par de la farine d'orge ou
d'avoine, et une partie du sucre de canne
par du lactose.

Rachitisme. — I. *Prophylaxie.* —
Quoique la cause intime du rachitisme
soit encore obscure, la prophylaxie doit
s'inspirer des divers facteurs étiologiques invoqués à son sujet : *hérédo-syphilis, auto-intoxication, aération insuffisante.*

La *syphilis*, la *tuberculose*, l'*alcoolisme*, la *débilité des parents*, leur *trop
grande jeunesse* ou leur *âge avancé* lors
de la conception, les *grossesses répétées*,
les *accouchements prématurés* créent de
telles prédispositions que les enfants nés
dans ces conditions doivent être, dès
leur naissance, soumis à une hygiène
spéciale (*allaitement maternel, aération*).

L'influence néfaste de l'*allaitement
mal réglé* (surtout artificiel), du *sevrage
prématuré*, des *fautes d'hygiène alimentaire* est évidente. Il est donc essentiel :
que les enfants, élevés à la campagne,

dans des locaux salubres, reçoivent une
nourriture saine appropriée à leur âge ;
que l'*allaitement* soit *maternel*, ou sinon,
mercenaire mais *bien surveillé*, ou, à la
rigueur, *artificiel* mais avec du *bon lait*.
A cet égard, l'*élevage au biberon par la
mère* est encore préférable à l'envoi en
nourrice. La réglementation des tétées est
de première importance. Elles seront
espacées : 1° les 3 premiers mois, de
2 heures le jour et 4 heures la nuit ;
2° les 4°, 5°, 6° mois, de 2 h. 1/2 le jour
et 4 heures la nuit ; 3° après 6 mois, de
3 heures le jour, avec une seule tétée
facultative la nuit.

Les principes de l'allaitement artificiel
sont exposés à l'article *biberon* ; reste à
rappeler quelques *règles relatives au
sevrage* : la première bouillie (2 cuillerées à soupe de *farine de froment,
avoine, maïs, arrow-root*, etc., dans
150 gr. de lait) sera donnée à 10 mois,
en remplacement d'une tétée, si l'enfant
a 4 dents. A un an ou 13 mois, on remplace une seconde tétée par une bouillie ;
à 15 mois, une des bouillies est remplacée par une *panade* ou par un *jaune
d'œuf* ; à 17 ou 18 mois, on peut donner
des purées de légumes secs, puis verts,
bien cuites, bien écrasées ; de 20 mois à
2 ans, les poissons légers, les cervelles,
les viandes blanches seront permis ;
après 2 ans, la viande de boucherie ;
l'enfant fera alors deux grands repas
(déjeuner, dîner) et deux petits (le matin
et à 4 ou 5 heures). La seule boisson
aux repas restera le lait ou l'eau filtrée
jusqu'à 8 ou 10 ans.

Tenus très propres, par des bains
quotidiens si possible, changés avant
chaque tétée, les enfants, couverts (y
compris bras et jambes), de vêtements
chauds et légers, vivront dans une pièce
vaste, ensoleillée et bien ventilée. On les
sortira tous les jours, avant et après
midi, sauf par les temps trop humides
et trop froids, en leur évitant le contact

d'autres enfants, de crainte des maladies contagieuses. Ces règles ne sont pas seulement préventives mais doivent être scrupuleusement suivies chez les enfants déjà rachitiques qui ne sauraient être traités avec fruit si on ne s'y conformait pas.

II. *Traitement curatif*. — Une fois l'enfant placé dans de bonnes conditions d'hygiène, les *préparations phosphatées* ou *phosphorées* pourront lui être utilement prescrites. La plus simple est le *sirop de lacto-phosphate* ou *de chlorhydro-phosphate de chaux* du Codex (1 à 4 cuillerées à café), préparations actives et inoffensives, bien tolérées à partir de 3 ou 4 mois. Les *glycéro-phosphates* (10 à 15 centigr. au plus) ont l'inconvénient d'agiter parfois les enfants; la *phytine* (v. c. m.) est plus recommandable. Le *phosphore* (1/2 à 1 milligr. en *solution huileuse* au 1/10 000; une à 2 cuillerées à café) compte des partisans convaincus; il est, à vrai dire, un des meilleurs remèdes à opposer au rachitisme, mais sa toxicité le rend délicat à manier et son action n'a rien de spécifique. Incorporé à l'*huile de foie de morue*, il est plus efficace. Du reste l'*huile de morue* seule, ou simplement l'*huile de poisson* du commerce produit, par elle-même, d'excellents effets, qui peuvent être renforcés, par l'addition de *lécithine* (40 centigr. p. 100). L'*huile blonde* est préférable à la blanche. La dose quotidienne utile varie, selon l'âge, d'une cuillerée à café (1 an à 18 mois) à 2 ou 3 cuillerées à soupe (après 3 ans). La plupart des enfants acceptent bien l'huile, parfois même avec plaisir; on la donne en 2 fois, pure ou coupée par moitié de *sirop de tolu*, de *lacto-phosphate de chaux* ou d'*écorce d'orange*; souvent elle est mieux tolérée en *émulsion*. Si elle inspire un dégoût insurmontable, la contrainte n'est pas à conseiller.

Le *fer* ou l'*iode* sont utiles aux rachitiques, principalement sous forme de *sirop d'iodure de fer*, de *sirop iodo-tannique*, ou de *sirop de raifort iodé* qui seront substitués, avec avantage, à l'huile de morue, pendant la saison chaude.

Le *séjour au bord de la mer* constitue encore le meilleur traitement du rachitisme, à condition d'être assez prolongé (18 mois, 2 ans, au moins); il agit comme agent modificateur de la nutrition. Les cures aux *sources salines* (*Salies, Salins-du-Jura, Salins-Moutiers, Rheinfelden*) ont des effets analogues. Les *bains salés* (à 36°, 37°, additionnés de 1 kg de *gros sel* par 30 litres d'eau) de 15 à 20 minutes, donnés chaque matin ou tous les 2 jours sont, à défaut de cure marine, déjà très efficaces. S'ils irritent la peau, on les additionne de *son* ou d'*amidon*. La *cure d'air à la campagne* rend, souvent aussi, des services très suffisants.

III. *Traitement des déformations*. — La plupart des déformations (nouures et déviations) liées à la malléabilité des os, peuvent être prévenues par un *diagnostic précoce du rachitisme permettant d'interdire à temps la marche, la station debout, parfois même la station assise*. Cette interdiction ne sera levée qu'après guérison confirmée du syndrome rachitique, solidification des os et reprise de l'évolution dentaire normale (J. Renault). Il est pourtant utile de lever les enfants 2 à 3 fois par jour, et, de les tenir sur les bras pendant une heure. Difficilement acceptées à la *phase prédéformante* du rachitisme, ces prescriptions sont bien plus aisément admises quand les *déformations* sont *effectives*, alors le repos s'impose rigoureusement; associé au traitement général du rachitisme, il suffit à assurer le redressement des membres par la régénération des os et sans nul *appareil orthopédique*. Ceux-ci ne trouvent leur emploi que chez les enfants indociles, ou dont les parents manquent de confiance, comme prétexte du repos au lit ou dans la voiture (J. Renault). On se contentera d'une simple *attelle de bois ou de fort carton*, bien garnie d'ouate (Audry de Lyon), prenant appui en haut sur le trochanter, en bas sur la malléole externe et maintenue par une bande. A cette période, il est indispensable que l'*immobilisation* soit *prolongée jusqu'à disparition des déformations*, c'est-à-dire de plusieurs mois à 2 ou 3 ans après la guérison de tous les autres signes du rachitisme.

Il arrive aussi que le traitement n'intervienne que sur des déformations acquises et consolidées; il faut alors, pour les corriger, recourir à l'*ostéoclasie* ou à l'*ostéotomie* qui sont du ressort de la chirurgie. L'*hématome sous-périosté* lié à une *fracture sous-périostée* sans mobilité anormale ni déplacement exige l'*immobilisation* (sans appareil), sous peine d'entraîner une *déviation angulaire* incurable (F. Brun et J. Renault). Le rachitisme expose encore à diverses complications : *dyspepsie*, *bronchite*, *broncho-pneumonie*, *convulsions*, *tétanie*, *spasme glottique*, etc., dont le traitement n'emprunte à leur cause aucune indication spéciale.

Radiale (Paralysie). — Voir PARALYSIE RADIALE.

Radiculaire (Paralysie) du plexus brachial. — Voir PARALYSIE RADICULAIRE DU PLEXUS BRACHIAL.

Radiothérapie. — La *radiothérapie* est l'application des *rayons X de Rœntgen* au traitement des maladies.

I. *Outillage.* — Les rayons X émanent d'un *tube de Crookes* alimenté par toute *source électrique* capable de donner un courant de haute tension et peu intense. En pratique on utilise soit une *machine statique* à 12 ou 20 plateaux avec *détonateur de Destot* (à chaque pôle), soit une *forte bobine d'induction*, soit, si on dispose d'une installation électrique complète, le *transformateur* actionné par le courant continu servant à donner les courants de haute fréquence (E. A. Weil). Le miroir concave du tube de Crookes est relié au pôle négatif de la source, son autre extrémité au pôle positif, avec interposition d'une *soupape électrique* (modèle Villard) ne laissant passer le courant que dans un sens. Les ampoules de Crookes sont dites *molles* ou *dures* selon que le vide y est poussé plus ou moins; elles tendent à devenir dures avec l'usage; les ampoules dures actionnées par une machine statique donnent des rayons plus nombreux et plus pénétrants (Sabouraud et Noiré). L'activité des rayons X étant extrême, il est essentiel d'en pouvoir régler le débit avec des appareils spéciaux. Ces *appareils graduateurs* font varier soit l'intensité de la source électrique, soit la résistance de l'ampoule (rendue, à volonté, *dure* ou *molle*). Il importe encore de mesurer la *qualité* et surtout la *quantité* des rayons émis. La *qualité* s'apprécie avec le *radiochromomètre de Benoist*, la *quantité* avec le *chromo-radiomètre de Holzknecht* ou le *radiomètre de Sabouraud et Noiré*. Le premier utilise des *pastilles* · de composition spéciale, que les rayons X colorent diversement suivant leur intensité (selon une échelle à 12 degrés empiriquement établie), chaque teinte de l'échelle correspondant à un nombre donné d'unités appelés H. On place la pastille sensible à côté de la région à impressionner. L'appareil de Sabouraud et Noiré se compose de rondelles d'un papier fluorescent au *platino-cyanure de barium* et d'une échelle indiquant la teinte initiale et celle que prend le papier sous l'influence du maximum de rayons X tolérable, sans lésion, pour la peau. La rondelle est placée à 8 cm de l'ampoule, la peau à 15 cm. La vérification des teintes doit être rapide, car la lumière les efface vite. Bergonié recommande, pour mesurer le degré radiochromométrique, l'usage du *voltamètre électrostatique* dont la graduation en volts pourrait être remplacée par une graduation en degrés radiochromométriques. Pour échapper aux effets nocifs de l'exposition répétée aux rayons X, l'opérateur doit se protéger les yeux par le port de *lunettes en verre de plomb* (imperméable aux rayons X) et les mains par celui de *gants* bourrés, à leur face dorsale, d'une couche assez épaisse de *sous-nitrate de bismuth* (Béclère).

II. *Effets physiol.* — Les rayons X agissent sur la peau, les terminaisons nerveuses et les organes. Leurs *effets sur la peau* n'apparaissent qu'après un certain délai d'*incubation*, avec une intensité proportionnelle à celle des rayons. A un 1er *degré* apparaissent, après 3 semaines, une légère *inflammation cutanée* et une *chute temporaire des poils*; à un 2e *degré*, survient, après 2 semaines, un *gonflement rouge* de même durée et la *chute des poils*. Le 3e *degré* se traduit, au bout de 10 jours, par de la *rougeur*, de la *vésication* et une *érosion exsuda-*

tive, réparable en 3 semaines. Le 4ᵉ *degré* consiste en une *eschare* véritable, survenant après 5 ou 8 jours et très lente à guérir. Les *radiodermites* des 2ᵉ et 3ᵉ degrés entraînent toujours, à longue échéance, une pigmentation spéciale et durable de la région atteinte. Selon Bazy la radiodermite pourrait être évitée en filtrant les rayons X à travers une couche de 5 à 6 cm d'ouate.

Les rayons X exercent une influence toute spéciale sur les *organes lymphoïdes* (ganglions, rate) dont ils détruisent les *lymphocytes*; ils déterminent aussi l'*atrophie de la rate* par disparition de ses follicules. Leur influence directe sur le *sang* se traduit par une *polynucléose* passagère (8 à 9 heures) suivie de leucopénie légère (Benjamen, Sluka, Reuss et Schwartz). Appliqués au *foie*, d'une façon prolongée, ils *en suspendent la fonction glycogénique*. Longtemps exposé aux rayons X, le *testicule* (expériences sur le lapin) est frappé d'*atrophie* et d'*azoospermie* complète. Les *ovaires* s'atrophient dans les mêmes conditions, par disparition des follicules de Graaf. Appliqués sur la *moelle* des petits animaux, les rayons X ont provoqué des *paralysies*. Enfin les rayons de Rœntgen exercent une action nécrosante manifeste sur les cellules d'ordre néoplasique.

III. *Indications.* — La *radiothérapie* trouve principalement son emploi dans le traitement : 1º des *épithéliomas superficiels*, surtout cutanés (Voir CANCER); 2º des *teignes* (v. c. m.) et d'un grand nombre de *dermatoses* (*lupus*, *acné*, *sycosis*, etc.); 3º des *leucémies* (v. c. m.), du *mycosis fongoïde*, des *lymphadénies* et des *splénomégalies*, affections dans lesquelles elle a donné des succès pleins de promesses; 4º de certains *états névralgiques*; 5º de la *paraplégie spasmodique* par mal de Pott ou compression de la moelle (Babinski); 6º de la *constipation* (E.-A. Weil).

L'influence des rayons de Rœntgen sur les tumeurs malignes constitue surtout un grand progrès thérapeutique. Elle s'exerce à divers degrés sur les *tumeurs* : 1º *de la peau*; 2º *des muqueuses visibles* en continuité avec la peau; 3º *de la glande mammaire*; 4º *des tissus sous-cutanés* ou tissus vasculo-connectifs; 5º *des viscères*. La radiothérapie guérit tous les *épithéliomes cutanés* qui n'ont pas dépassé le derme (Béclère); elle guérit encore souvent ceux qui ont franchi sa face profonde, mais échoue contre les épithéliomes spino-cellulaires à marche rapide. Elle modifie très heureusement les épithéliomes du type *ulcus rodens* à marche lente et à type baso-cellulaire (Béclère). Sont accessibles à la radiothérapie les épithéliomes des muqueuses : palpébrale et conjonctivale, nasale (dans une faible étendue), labiale, buccale, linguale, pharyngée, anale, des organes génitaux externes (prépuce, gland, vulve, vagin, col utérin); mais, en raison de la marche habituellement rapide de ces tumeurs, elles bénéficient plus rarement de la méthode qui n'est trop souvent que palliative surtout si elle n'intervient que tardivement.

Seules les *tumeurs du sein* très limitées et à marche lente peuvent disparaître par la radiothérapie; autrement celle-ci n'est indiquée qu'après l'ablation chirurgicale soit aussitôt, pour détruire les derniers vestiges néoplasiques et prévenir la récidive, soit plus tard, pour attaquer les noyaux superficiels de repullulation (récidives cutanées, ulcérations); dans ces conditions elle améliore encore l'état général et prolonge la vie (Béclère). Parmi les tumeurs sous-cutanées ou des tissus vasculo-connectifs, certains *sarcomes*, même volumineux et profonds (abdomen, médiastin), fondent rapidement sous les rayons X. Ceux-ci agissent souvent très heureusement sur toutes les localisations de la *lymphadénie aleucémique* (peau, amygdales, testicules, os). Les succès obtenus dans les cas de *splénomégalie* et de *leucémie* ne sont trop souvent que temporaires. Les effets de la radiothérapie sur les *néoplasmes viscéraux* sont généralement nuls, incomplets ou exceptionnellement positifs, malgré les guérisons publiées de tumeurs du larynx, du corps thyroïde et de l'estomac (Doumer, Lemoine). La radiothérapie présente aussi quelques *dangers* qu'il faut connaître. Les *excès de doses*, sur les tumeurs ulcérées (surtout de la langue), exposent à des lésions destructives des tissus sains qui, en réduisant leur résistance, favorisent leur invasion par les agents d'infection secondaire, d'où suppuration, gangrène, septicémie et lymphangite possibles et, indirectement, pullulation plus rapide des éléments néoplasiques (Béclère). Là se borne l'action nocive des rayons X sur la marche des tumeurs malignes, car ils ne semblent jamais responsables de leur évolution accélérée ou de leur généralisation hâtive.

Agent thérapeutique très puissant devenant aisément dangereux entre des mains inexpérimentées ou imprudentes, la radiothérapie doit être interdite aux empiriques et exclusivement appliquée par les médecins. Son champ d'action est sans doute bien plus vaste qu'il n'apparaît encore actuellement.

Radiumthérapie. — La *radiumthérapie* est l'application médicale des rayons émis par le *radium*. Ce corps représente une source de rayons X plus faibles et moins pénétrants que ceux émis par l'ampoule de Rœntgen, mais d'un maniement plus aisé.

I. *Prop. phys. et physiol.* — Métal alcalino-terreux, homologue supérieur du *barium*, le *radium*, non encore isolé, n'est, jusqu'ici, usité que sous ses combinaisons salines : *chlorure*, *bromure*, *azotate*, *sulfate*, etc. Outre la lumière et la chaleur, ces sels émettent continuellement des rayons comparables à ceux de l'ampoule de Crookes. Ne subissant ni réflexion ni réfraction, ces rayons, propagés en ligne droite, se décomposent en plusieurs variétés : 1° les *rayons* α électrisés positivement et déviés par l'aimant, en sens inverse des rayons cathodiques; 2° les *rayons* β électrisés négativement, comparables aux rayons cathodiques; 3° les *rayons* γ non électrisés, non déviables par l'aimant, assimilables aux rayons de Rœntgen. Douées de qualités différentes, ces trois variétés ont quelques effets communs, notamment sur la structure et l'évolution des cellules vivantes, sur la douleur (*analgésie*). Les rayons α sem-

blent doués de propriétés bactéricides (Wickham). Pour l'application de ces rayons, il faut tenir compte : du *degré d'activité des sels employés* (calculée en prenant pour unité l'uranium métallique), de la *quantité de sel mise en œuvre*, de l'épaisseur de la couche qu'il forme, de la nature et de l'*épaisseur de la paroi du récipient qui le contient*. Des trois sortes de rayons les deux premiers (α, β) sont presque entièrement absorbés par la paroi du récipient; seuls les rayons γ, bien plus pénétrants, n'étant pas arrêtés, produisent leur effet. L'*activité efficace du sel radifère* se mesure soit comme celle des rayons X par la *méthode chromométrique* en *unités de Holzknecht* (Voir RADIOTHÉRAPIE) soit, mieux, avec un *électroscope* de Danne (basé sur la conductibilité électrique communiquée à l'air par les substances radio-actives, proportionnelle à l'intensité des rayons).

II. *Outillage.* — Pour l'application des sels de radium, Béclère se sert d'une petite boîte métallique carrée contenant 25 centigr. de *sel de baryum radifère*, tassé, sur une épaisseur de 6 à 7/10 de mm, entre une feuille d'aluminium (épaisse de 1/10 de mm), destinée à reposer sur la région à traiter, et une lame de platine, plus épaisse, montée sur une genouillère avec tige mobile et sur un manche. L'articulation de la boîte sur le manche permet de l'introduire aisément dans les cavités, sous tous les angles exigés par les surfaces de leurs parois. Armet de Lille construit un instrument assurant une meilleure utilisation du sel radifère; la boîte y est remplacée par une plaque métallique sur laquelle le radium, à l'état de sulfate, est étendu en couche mince et fixé par un vernis spécial très perméable aux rayons, à l'épreuve de la chaleur, de l'humidité, de l'eau bouillante, de l'alcool et de l'éther. Suivant les régions à traiter la forme des appareils (ronds, carrés, sphériques, cylindriques) varie ainsi que leurs dimensions.

III. *Indications de la radiumthérapie.* — L'expérience ayant prouvé que les rayons du radium sont bien moins pénétrants que ceux des ampoules de

Rœntgen, les plus *molles* (Voir RADIO-THÉRAPIE), leur destination semble être d'exercer une *forte action en surface*. Ils trouvent donc leur principal emploi dans le traitement des *lésions circonscrites et superficielles* (cancroïdes, lupus, angiomes) *que leur siège soustrait, en partie ou entièrement, à l'action des rayons de Rœntgen* (paupières, caroncule lacrymale, oreille, nez, bouche, pharynx, larynx, œsophage, vagin, rectum, etc.). La radiumthérapie a été jusqu'ici opposée, avec des résultats divers mais pleins de promesses : aux *lupus' de la face*, à des *épithéliomes superficiels* (oreille, narine, paupière), à des *sarcomes de la face* (paupière inférieure, mâchoire inférieure. Abbe), aux *nævi vasculaires*, au *mycosis lympho-sarcomateux*, à des *sténoses cancéreuses de l'œsophage, du rectum* (Einhorn, Abbe), à des *verrues*, à l'*actinomycose*, à des *chéloïdes*, à des *fibromes utérins*, à la *métrite catarrhale*, au *goitre exophtalmique*, aux *névrodermites*, aux *ulcérations syphilitiques rebelles*, à l'*hyperesthésie cutanée* (consécutive au zona), à l'*épithélioma du col utérin*, à l'*hypertrophie glandulaire de la lèvre* (Abbe, etc.). De Beurmann, Wickam et Degrais ont amélioré rapidement par la radiumthérapie des *dermatoses prurigineuses rebelles* (disparition du prurit, de la douleur, de la lichénification). H. Dominici et A. Gy ont obtenu des résultats remarquables dans des cas de *rhumatisme blennorrhagique*, de *rhumatisme chronique* (sur l'œdème, les douleurs, les contractures réflexes), dans certaines *névrites*. Encore rudimentaires les applications des rayons fournis par les sels radifères sont sans doute appelées à subir bien des perfectionnements pratiques et à étendre beaucoup leur champ d'action ; mais la vulgarisation du procédé sera difficile tant que la nature première indispensable à sa mise en œuvre restera aussi coûteuse (le plus petit des appareils d'Armet de Lille revient à 1000 fr.).

Ragatz. — Les deux stations thermales de *Ragatz* et de *Pfœffers* (Suisse, canton de Saint-Gall) sont distantes seulement de 4 km et alimentées par les mêmes sources minérales ; seule, leur altitude est différente : 521 m. pour Ragatz et 685 m. pour Pfäffers. Le bourg de Ragatz est bâti sur les deux rives du torrent de la Tamina, à l'entrée de la gorge où il se jette dans le Rhin ; et les bains de Pfäffers sont situés au fond de la même gorge, au point de réunion des sources. Eaux thermales (34°-37°5), oligométalliqués, faiblement bicarbonatées-calciques, contenant une notable proportion de gaz rares (argon, néon et, surtout, hélium). Utilisées principalement sous forme de bains (baignoire et piscine), de douches, mais aussi en boisson.

Principales indications. — États névropathiques divers (essentiels ou accompagnant d'autres affections), rhumatismes à forme névralgique (surtout viscéraux), sciatique, dermatoses prurigineuses.

Rage. — La rage est une maladie infectieuse succédant, chez l'homme, à la morsure d'un animal enragé, le chien habituellement, plus rarement le chat ou le loup. Comme celui du tétanos le virus semble cheminer de la plaie aux centres nerveux en suivant les faisceaux nerveux.

I. *Prophylaxie.* — La mise en fourrière et l'abatage des chiens errants, l'abatage des chiens mordus par une bête enragée ; la mise en observation des chiens suspects, pendant le délai maximum d'incubation de la rage, le port de muselières et la mise en laisse obligatoires sont des mesures d'une efficacité prouvée dont l'exécution n'est malheureusement pas assez rigoureuse en France.

II. *Traitement préventif.* — Dans les cas où la vaccination pasteurienne est impossible, la *cautérisation de la plaie* (au thermo-cautère) conserve encore sa valeur. La *vaccination selon la méthode de l'Institut Pasteur* a, maintenant, fait assez ses preuves pour qu'on doive y recourir, sans hésitation ni retard, chez tout sujet mordu par un animal reconnu enragé (par constatation sur lui des *signes caractéristiques* ; par l'autopsie révélant la présence de *corps étrangers dans l'estomac* ; par *inoculation de fragments de son bulbe*) ou suspect de rage (quand il a disparu). Le *vaccin pasteu-*

rien est tiré des *moelles de lapins morts,
en 6 jours, de rage paralytique* après
inoculation d'un *virus fixe* obtenu par
de nombreuses (78) inoculations sériées.
La virulence de ces moelles est atténuée
à divers degrés, jusqu'à extinction, par
dessiccation (d'une durée de 3 *à* 14 *jours)*
dans des flacons stérilisés contenant de
la potasse et placés dans des étuves à
23°. Ces fragments de moelle, desséchés
et bien aseptiques sont ensuite triturés
dans de l'eau ou du bouillon stérilisés
(3 mm *c.* de moelle pour 1 c. c. d'excipient) pour être injectés, aseptiquement,
sous la peau du flanc (alternativement à
droite et à gauche). Peu douloureuses,
ces injections n'éveillent pas de réaction.
On débute par la moelle non virulente
du 14e jour, pour remonter graduellement aux moelles virulentes du 3e jour.
Voici la méthode actuellement pratiquée : les 5 premiers jours, on injecte
2 moelles par jour, parcourant ainsi rapidement la série des moelles peu virulentes ; à partir du 6e jour, on ne fait
plus, jusqu'à l'emploi des moelles du
3e jour, qu'une inoculation quotidienne.
On réinocule ensuite, deux jours consécutifs, chacune des moelles (de celle
du 6e à celle du 3e jour). Le traitement
entier dure 15 jours ; 3 semaines en cas
de morsure profonde ou faciale. Alors,
on injecte : 1° 4 des moelles peu virulentes
par jour ; 2° chaque moelle virulente
(du 5e au 3e jour), quatre jours de suite.

La *morsure* elle-même est pansée
aseptiquement avec de la *liqueur de
Labarraque* diluée de son volume d'eau,
ou même pure. L'expérimentation a
prouvé que les vaccinations pasteuriennes
étaient inoffensives et incapables d'infecter les sujets non enragés. Le mieux
est donc, dans les cas douteux, d'agir
au plus vite. Les cas d'insuccès concernent des rages éclatant avant l'arrivée
du vaccin aux centres nerveux.

III. *Traitement curatif.* — Purement
symptomatique, il ne saurait prétendre
qu'à atténuer les tourments du malade,
car, déclarée, la rage implique des lésions nerveuses irréparables. Cependant,
un cas de *rage paralytique*, survenue au
20e jour du traitement préventif, a guéri

par des *injections de moelles dans les
veines* (Nivi et Poppi). Autrement la
principale indication est d'apaiser l'excitation cérébro-spinale, par l'*isolement
dans l'obscurité*, le *silence* et l'emploi
(par voie sous-cutanée ou rectale) de
sédatifs à doses massives. On peut donner, par jour, jusqu'à 8 et 10 centigr. de
morphine, 10 à 15 gr. de *chloral*, 8 à
10 gr. de *bromures alcalins* ; il est également logique d'essayer les *grands bains
chauds prolongés*, selon la technique
indiquée par Netter dans la méningite
(v. c. m.). Il n'est pas moins indiqué de
favoriser l'élimination des toxines, par
les injections de *sérum artificiel*, associées ou non à la *saignée*, par les *diurétiques* et les *purgatifs*. Le spasme pharyngé s'oppose à l'emploi des inhalations
d'éther ou de chloroforme.

Raifort. — Cran de Bretagne *Cochlearia Armoracia* (Crucifères). La racine fraîche est antiscorbutique et rubéfiante. Distillée en présence de l'eau,
elle fournit une essence composée, pour
la majeure partie, de sulfocyanate de
méthyle, tandis que celle du *Cochlearia*
est composée surtout de sulfocyanate de
butyle.

Formes pharmac., doses. — Sirop de
raifort composé ou sirop antiscorbutique
20 à 50 gr. (enfants 15 à 30 gr.). Sirop
de raifort iodé 20 à 40 gr. par jour. Vin
antiscorbutique 30 à 100 gr. Teinture de
raifort composée 15 à 30 gr. (enfants
1 gr. par année). Vinaigre de raifort dilué
pour lotions.

Sirop de raifort composé ou *antiscorbutique :*

Feuilles récentes de cochlearia	
Feuilles récentes de cresson	āā 1000 gr.
Racines récentes de raifort	
Feuilles sèches de mé-nyanthe.	100 —
Écorce d'oranges amè-res	200 —
Cannelle de Ceylan .	50 —
Vin blanc	4000 —
Sucre blanc	5000 —

Vin de raifort composé ou *antiscorbutique* :

Racines récentes de raifort.	30 gr.
Feuilles récentes de cochlearia.	
Feuilles récentes de cresson	āā 15 gr.
Feuilles récentes de ményanthe	
Semences de moutarde	
Chlorure d'ammonium	7 —
Alcoolat de cochlearia composé.	16 —
Vin blanc.	1000 —

Teinture de raifort composée ou *antiscorbutique* :

Racines récentes de raifort.	200 gr.
Semences de moutarde noire	100 —
Chlorure d'ammonium . .	50 —
Alcool à 60°	400 —
Alcoolat de cochlearia composé.	400 —

Sirop de raifort iodé (Codex) :

Iode bisublimé.	1 gr.
Alcool à 90°	15 —
Sirop de raifort composé .	985 —

Raisin (Cures de). — La cure de raisin est la forme la plus ancienne du *fruitarisme* de vogue plus récente, elle consiste dans la consommation quotidienne, pendant 20 à 25 jours, de préférence à la treille ou au cep même, de *raisin blanc genre chasselas* à des doses progressives (de une à 6 ou 10 livres). La ration journalière peut être diversement répartie; soit en 3 parts de 750 gr. à 1000 gr. consommées, la 1re de 6 à 8 heures du matin, la 2e entre déjeuner et dîner, la 3e avant souper (Bouchardat); soit en deux, absorbées avant les deux repas principaux, à doses croissantes et jusqu'au dégoût, en rejetant les pépins (Dujardin-Beaumetz).

La cure de raisin active la diurèse et les fonctions digestives, modère les fermentations intestinales, diminue l'acidité des urines et leur taux en acide urique, excite la sécrétion biliaire, réduit les oxydations et la désassimilation azotée (Mayet). Ses principales indications sont : la *constipation*, la *dyspepsie intestinale* des gros mangeurs (Carrière), la *goutte* (Curchod), les *affections rénales*, les *manifestations neuro-arthritiques*, les *troubles de la sécrétion biliaire*, la *cirrhose* (Gaucher). La cure de raisin agit, en certains cas, par son sucre ; l'aération et l'exercice qu'elle comporte entrent sans doute aussi, pour une bonne part, dans ses succès. L'usage de raisin en nature peut y être remplacé avantageusement par celui du *jus de raisin frais stérilisé* (au sortir du pressoir et conservé dans des flacons aseptiques) qui n'encombre pas l'intestin de peaux et de pépins. Celui-ci trouve son indication dans tous les cas où s'impose le régime lacté : *néphrites, cirrhoses, hypersthénie gastrique, fièvre typhoïde, fièvres éruptives* au début; ainsi que dans les affections ressortissant à la suralimentation : *tuberculose* et *neurasthénie*. Le jus de raisin modifie encore très favorablement: l'*entérocolite*, la *constipation*, les *hépatites chroniques*, les *cystites*, etc.

Raisin (Ferments de). — Voir FERMENTS.

Ramollissement cérébral. — Le ramollissement cérébral commun traduit, habituellement, l'*embolie* ou la *thrombose cérébrales*. La forme la plus fréquente complique l'*artérite chronique cérébrale.*

I. *Traitement pathogénique et prophylaxie.* — Le seul traitement visant réellement la cause est celui de la *syphilis* (*cure iodo-mercurique* intensive) quand elle est certaine ou seulement probable. Autrement, l'existence des signes prémonitoires du ramollissement réclament d'abord le traitement de l'*artério-sclérose* (v. c. m.) visant surtout la *vaso-constriction cérébrale*, justiciable des petites doses d'*iodure de potassium ou de sodium* (50 centigr. à 1 gr. par jour, 20 jours par mois), de la *trinitrine* (solution alcoolique à 1 p. 100, XXX gouttes pour eau 300 gr., 1 à 2 cuillerées par jour) et des injections de *sérum de Trunecek* (2 à 5 c. c., ou 5 à 30 c. c. en lavements, L. Lévy). Les agents cardio-toniques : *digitale* à petites doses, *extrait de strophantus* (1 à 2 milligr.), *caféine* (50 centigr. à 1 gr.), *théobromine* (50 centigr. à 1 gr.) sont souvent utiles en activant la circulation générale et l'élimination des toxines. Les *règles hygiéniques* importent encore davantage : suppression du tabac, des liqueurs, du surmenage physique ou intellectuel, des émotions ; régime *lacto-végétarien* rigoureux ou mitigé, vie paisible à la campagne, sous l'œil d'une garde-malade dévouée et expérimentée. Souvent aussi, les toniques : *arséniate de soude, arrhénal, sulfate de strychnine, fer, glycérophosphates, lécithine,* sont indiqués, alternés avec les médicaments vasculaires.

II. *Traitement des complications viscérales.* — L'appareil digestif surtout demande une surveillance spéciale. On devra souvent modérer la *boulimie* manifestée par certains malades. Chez eux, l'*embarras gastrique*, la *constipation* seront prévenus par l'usage régulier des *laxatifs* (*cascara, podophylle,* capsules d'*huile de ricin* tous les 2 jours) et la prise mensuelle ou bi-mensuelle d'un *purgatif salin.* Les *cholagogues* (*calomel, benzoate de soude*) trouvent également leur emploi si le foie fonctionne mal. La *sclérose rénale,* complication fréquente, sera toujours recherchée pour être traitée par un régime et des moyens appropriés.

III. *Apoplexie.* — Lorsque éclate un *ictus apoplectique,* le malade doit être mis au lit, la tête un peu surélevée ; des *compresses froides* recouvertes de taffetas chiffon seront appliquées sur son front et renouvelées toutes les demi-heures, des *sinapismes* sur ses jambes. On prescrira un *lavement purgatif* ; des *sangsues* derrière les oreilles peuvent être utiles si la face est congestionnée ; des piqûres d'*éther* ou d'huile camphrée au 1/10 si le cœur fléchit ; les *bromures alcalins*, en cas d'agitation ou de délire. Le tégument sera entretenu parfaitement propre, surtout dans la région ano-génitale. L'opportunité de la *saignée générale* est encore très discutée (Voir APOPLEXIE).

L'alimentation se composera surtout de lait à doses fractionnées.

IV. *Phase post-apoplectique.* — Pour prévenir de nouveaux ictus, on évitera la constipation, les épisodes infectieux (*rhumes, grippe*). Le régime et les occupations du malade doivent être minutieusement réglés, surtout en cas de *démence sénile.* Quand existe l'*hémiplégie* (v. c. m.), le *massage* et la *mobilisation méthodiques* en mitigeront les inconvénients tout en prévenant les progrès de la contracture. L'*iodure*, la *trinitrine* le *nitrite de sodium*, les *toniques* sont encore utilisables à cette période tardive.

Ratanhia. — Racine de diverses espèces de *Krameria* (Polygalacées-Kramériées) ; se présente sous forme de tronçons tortueux et ondulés, à écorce rouge-brun foncé ; saveur astringente et amère ; contient un tannin spécial, l'*acide ratanhiatannique.*

Prop. thérap., indicat. — Celles du tannin (v. c. m.), mais beaucoup mieux toléré que lui, l'acide ratanhiatannique étant, comme l'acide cachoutannique, un tannin physiologique, uni au tannoglucoside constituant le *rouge de ratanhia.* Indiqué contre les métrorrhagies (associé ou non à l'ergotine), la diarrhée rebelle, la dysentérie chronique, la fissure anale, l'hématurie rebelle (Manquat).

Formes pharmac., doses. — *Usage int. :* Infusion 20 p. 1000. Poudre 1 à 10 gr. Décoction 50 p. 1000. Extrait 2 à 5 gr. en potion. Sirop 10 à 100 gr. (20 gr. = 50 centigr. d'extrait). Teinture 5 à 20 gr. — *Usage ext. :* Pommade à 10 p. 100. Lavements (décoction à 10 p. 1000 ou extrait 5 à 10 gr.). Suppositoires (1 gr. d'extrait par suppositoire).

Incompatib. — Celles du tannin : sels de fer, alcaloïdes et glucosides, gélatine, alun, etc.

Potion antidiarrhéique :

Extrait de ratanhia. . .	5 —
Sirop d'opium	40 —
Hydrolat de menthe . .	} āā 60 gr.
Infusion de sauge . . .	

Cuillerée à soupe toutes les heures ou toutes les 2 heures.

Pilules composées (métrorrhagies) :

Extrait de ratanhia . .	15 centigr.
Ergotine Bonjean . . .	5 —
Extrait thébaïque. . .	1 —
Poudre de réglisse . .	Q. S.

Pour 1 pilule ; de 5 à 10 par jour.

Suppositoire (hémorrhoïdes) :

Extrait de ratanhia	50 centigr. à 1 gr.
— de coca . .	60 centigr.
Beurre de cacao .	3 à 4 gr.

Rate (Cancer de la). — Voir CAN-
CER DE LA RATE.

Rate (Hypertrophie de la). — Voir
SPLÉNOMÉGALIES.

Ration d'entretien. — Ration alimentaire établie théoriquement de façon
à réparer les pertes éprouvées par l'organisme humain en 24 heures. La dépense en carbone et azote, par 24 heures,
exige une ration d'entretien équivalant,
par kilogramme d'adulte, à :

Albuminoïdes	1 gr. 50
Graisses	1 gr.
Hydrates de carbone. . .	4 gr. 50
Alcool	0 gr. 50

Soit en calories :

Albuminoïdes.	6,0
Graisses	9,0
Hydrates de carbone	18,0
Alcool	3,5
	36,5

c'est-à-dire 2372 calories 5 pour l'adulte
du poids moyen de 65 kg.

L'alcool doit être compris sous forme
de vin, rouge ou blanc, pris aux repas
et dilué d'eau. Cette quantité (0 gr. 50)
est contenue dans 6 c. c., environ, de vin
à 10 p. 100 d'alcool, en volumes ; ce qui
représente, pour une période de 24 heures, 390 à 400 c. c. (un demi-litre, au
maximum) de vin, cet aliment offrant,
pour l'individu sédentaire, au delà d'une
consommation très modérée, beaucoup
plus d'inconvénients que d'avantages.

Dans le cas où, pour une raison quelconque, on voudrait éliminer complètement l'alcool de la ration, il faudrait le
remplacer par 1 gr. d'hydrates de carbone dont la quantité deviendrait alors
5 gr. 50, ce qui fournit, sensiblement, le
même nombre de calories.

Cette ration est celle convenant à un
adulte sédentaire et ne se livrant qu'à
un travail modéré. Elle doit être soit
diminuée, s'il s'agit d'un valétudinaire
et, à plus forte raison, d'un convalescent,
soit augmentée, si elle s'adresse à un
sujet soumis à un travail plus ou moins
fatigant, de façon à fournir 40 à 50 calories et plus par kilogramme de poids,
suivant l'énergie du travail à produire.
En raison de la facilité avec laquelle ils
sont brûlés et de leur absence de toxicité, les hydrates de carbone sont d'excellents producteurs de chaleur et, surtout, de travail ; les graisses constituent
l'aliment calorifique par excellence. Les
albuminoïdes sont rigoureusement indispensables pour la formation et la
réparation des tissus, mais ils figurent
presque toujours pour une trop forte
part dans les diverses rations alimentaires ; une fois atteint le maximum
strictement nécessaire à la réparation
organique, tout l'excès devient nuisible
et tend à accumuler dans l'économie des
produits de déchet qui ne peuvent que
l'intoxiquer ou, tout au moins, troubler
l'harmonie de ses fonctions.

L'établissement d'une ration alimentaire est chose délicate et très complexe,
car il faut tenir compte de la composition immédiate de chaque espèce d'aliment, de façon à se rapprocher le plus
possible des rapports exposés ci-dessus.
Il faut, pour cela, connaître la composition moyenne de chaque genre d'aliment, ainsi que la valeur nutritive,
absolue et relative, de chacune des den-
rées alimentaires, de façon, par exemple,
à compenser la richesse de l'une en
hydrates de carbone, par la richesse de
l'autre en albuminoïdes. Il faut également savoir la valeur, en calories, des
principaux aliments. Voici, à cet égard,

les renseignements les plus importants :

1 œuf (moyenne 50 gr.)
fournit de 75 à 80 calories.

1 litre de lait de vache
fournit de 700 à 730 —

100 gr. de viande de bœuf
fournissent de 105 à 110 —

100 gr. de pain
fournissent de 230 à 240 —

100 gr. de légumes secs
fournissent de 300 à 325 —

A l'aide de ces données, on peut régler l'alimentation, en tenant compte des conditions suivantes : état de santé ou de maladie, croissance, grossesse, allaitement, genre d'occupation du sujet, stature et poids, climat et saison.

La *ration de travail* pourra être établie de la façon suivante, par kilogramme :

	A	B
Albuminoïdes	2 gr.	2 gr.
Graisses	1 —	1 gr. 50
Hydrates de carbone.	6 —	6 gr.

La ration A représente 41 calories et la ration B 45 calories 5 ; le complément serait fourni par l'alcool qui pourra atteindre 1 gr. à 2 gr. 50, au plus, par kilogramme de poids vif, suivant l'énergie du travail à fournir. Il faut tenir compte, en outre, que ces chiffres représentent des données théoriques, dans lesquelles on suppose une utilisation parfaite de chacun des groupes : albuminoïdes, graisses, hydrates de carbone, alcool ; ce qui n'est pas absolument exact dans la pratique. Ils peuvent néanmoins servir de base pour établir une ration qui pourra être modifiée, pratiquement, en tenant compte de la façon dont l'organisme auquel cette ration sera offerte utilisera les divers éléments.

En les rapportant à l'adulte du poids moyen de 65 kg, les *rations théoriques d'entretien* (pour un sédentaire) et *de travail* (pour un manœuvre) seraient représentées par les chiffres suivants, pour une période 24 heures :

A. *Ration d'entretien* (sédentaire) :

	POIDS	CALORIES
Albuminoïdes	98 gr.	392
Graisses	65 —	585
Hydrates de carbone.	290 —	1160
Alcool (400 c. c. de vin)	32 —	224

B. *Ration de travail* (manœuvre) :

	POIDS	CALORIES
Albuminoïdes	130 gr.	520
Graisses	98 —	882
Hydrates de carbone.	400 —	1600
Alcool (2 l. de vin).	160 —	1120

ce qui correspond, pour la ration d'entretien, à 2361 calories, et pour la ration de travail, à 4122 calories dont une notable quantité (1120) est fournie par l'alcool.

Ces évaluations peuvent servir de base pour établir les régimes alimentaires des obèses ou les rations de suralimentation. On peut en rapprocher les données de la ration moyenne du Parisien (évaluée par Richet et Roger), ce qui permet de constater que cette ration est trop riche, surtout en ce qui concerne les hydrates de carbone, et celles de la ration de campagne du soldat français, dans laquelle l'insuffisance des graisses est compensée par l'excès des hydrates de carbone.

Ration moyenne du Parisien :

Albuminoïdes	131 gr. 7
Graisses	70 gr. 5
Hydrates de carbone	456 gr. 9

Ration de campagne du soldat français :

Albuminoïdes	137 gr. 1
Graisses	18 gr. 76
Hydrates de carbone.	631 gr. 5

Il est donc essentiel, dans l'alimentation journalière, de proportionner la ration d'entretien à la somme de travail fournie par l'individu, la suralimentation étant le facteur principal de l'obésité

(v. c. m.) de la goutte et des accidents de la série dite arthritique.

Pour plus de détails, et notamment pour les données numériques relatives à la constitution des diverses rations alimentaires, des quantités de calories fournies par les différents aliments, etc., voir : G. Pouchet, *Encyclopédie d'Hygiène et de Médecine publique* publiée sous la direction de J. Rochard, t. II, p. 762.

Ration de suralimentation. — Voir Suralimentation.

Raynaud (Maladie de). — Voir Gangrène symétrique des extrémités.

Récurrente (Fièvre). — Voir Fièvre récurrente.

Rééducation des mouvements. — La *rééducation motrice* est une méthode thérapeutique d'entraînement mécanique se proposant de rétablir les fonctions motrices ou statiques d'un ou plusieurs membres soit en restaurant simplement un centre de mémoire motrice altéré, soit par adaptation d'un autre centre aux fonctions antérieurement dévolues à l'organe détruit. Surtout préconisée par *Frenkel*, de Brême, la rééducation a été importée en France par Dujardin-Beaumetz, le professeur Raymond, ses élèves Faure et Constensoux, etc.; en Angleterre, par Wiener, Dance, etc. Elle vise principalement l'*incoordination motrice* quelle qu'en soit la cause (*tabes, pseudo-tabes, mouvements choréiques, tics, paralysies* et *phobies hystériques*, etc.). Procédant du simple au complexe, la *technique* peut en être variée à l'infini; nous n'en donnerons ici qu'un aperçu schématique.

I. *Exercices au lit.* — Fléchir un genou en glissant le talon sur le lit, puis allonger la jambe, lever ensuite celle-ci et l'abaisser. Flexion, extension, adduction puis abduction d'un pied. Répéter les mêmes mouvements, des deux membres à la fois.

Du talon toucher le genou, le cou-de-pied, les orteils du membre opposé, puis divers points du lit (au commandement). D'abord exécutés les yeux ouverts, ces exercices sont ensuite répétés les yeux fermés.

II. *Exercices assis et debout.* — Assis, le sujet est exercé : à placer les jambes dans diverses attitudes, en touchant successivement, autour de sa chaise, des cases numérotées; à croiser et décroiser les jambes; à décomposer les mouvements des membres et du tronc exigés par le passage de la station assise à la station debout. Une fois debout, le sujet, les jambes écartées de 25 à 30 cm, essaye de les rapprocher peu à peu, puis de garder l'équilibre les yeux fermés.

III. *Exercices de marche.* — Le sujet apprend d'abord à lever les pieds à une hauteur donnée en les posant sur les barreaux d'une chaise dont le dossier lui sert de point d'appui; il est exercé à fléchir le corps, les jambes, en décomposant tous les mouvements préliminaires indispensables à la marche. A l'*Institut de Heiden*, la rééducation de la marche s'opère dans une grande salle dont le plancher est rayé de *longues bandes noires droites coupées de taches blanches ovales* où le sujet doit poser les pieds. Il y marche successivement, avec puis sans canne, en avant, à reculons et par le flanc, s'arrêtant au commandement. Plus tard viennent : la *station à cloche-pied*, l'*ascension*, puis la *descente de l'escalier* avec puis sans rampe.

IV. *Rééducation des membres supérieurs.* — Elle est bien plus délicate, leurs mouvements exigeant une grande précision. Le sujet sera entraîné à fléchir, étendre, écarter, ramener les divers segments du membre, d'abord isolément, puis avec les segments voisins. Pour éprouver l'adresse des malades, Frenkel utilise divers appareils : une *planchette creusée de godets symétriques et numérotés* permet d'exercer le sujet à toucher du doigt, au commandement, un point donné. Il apprend encore à enfoncer des *chevilles de bois dans une planche percée de trous numérotés*, à ranger des jetons; à tirer des lignes à la règle; à jouer au jeu dit : *solitaire*; à saisir, au vol, des *boules plus ou moins grosses, oscillant, comme un pendule, au bout d'un fil*; à tracer des lettres avec des épingles piquées dans un liège, etc. Il est essentiel

que les *exercices* soient *variés* et *constam-*
ment contrôlés par un éducateur compétent
qui encourage le sujet en lui signalant
les progrès accomplis, de façon à lui
rendre confiance en lui-même. L'entraînement dans un établissement spécial
est préférable, à cause du bienfait de
l'*exemple* et de l'*imitation*. Ces exercices *accélèrent toujours sensiblement le*
pouls, aussi ne consacrera-t-on que 2 à
3 minutes à chaque mouvement, attendant pour passer à un autre, que le
pouls soit calmé, car on ne peut, chez
les tabétiques, tabler sur la fatigue dont
la perception est souvent abolie (Frenkel). La *durée des séances* sera, suivant
les cas, de 5 à 15 minutes, 30 au maximum; on les répétera 2 à 3 fois par jour
(matin et soir).

Avant de fixer le genre d'exercice
approprié à chaque malade, il importe:
de préciser pour quels mouvements il
est ataxique; de décider exactement s'il
s'agit d'*incoordination vraie* (seule justiciable de la rééducation) ou de troubles
moteurs et statiques liés soit à l'*atro-*
phie de certains groupes musculaires (à
traiter par l'*électrisation* et le *massage*),
soit à des *troubles trophiques articu-*
laires (causes des attitudes anormales)
ou à l'*hypotonie musculaire*; de dépister
les *troubles d'équilibre d'origine laby-*
rinthique, contre lesquels la méthode
de Frenkel est impuissante.

V. *Indications, contre-indications.* — Le
succès de la rééducation n'est possible
qu'à certaines conditions : *intelligence*
intacte (les sujets cultivés sont plus vite
améliorés que les prolétaires), *âge pas*
trop avancé, vision normale (la *gymnas-*
tique passive peut pourtant profiter à
certains amaurotiques). Contre-indiquent
la méthode, les complications suivantes :
cardiopathies, obésité, alcoolisme, mor-
phinomanie, arthropathies, tendance aux
fractures spontanées, abolition ou dimi-
nution extrême du sens musculaire et de
la sensibilité articulaire. Elle échoue
également dans le tabes à marche
rapide.

VI. *Résultats.* — Un résultat durable
exige plusieurs mois de travail. Dès le
début, on remarque souvent des progrès

inespérés (par suggestion chez les nerveux), mais qui, bientôt, se ralentissent.
Quand la marche est abolie, sa rééducation demande 6 à 12 mois. Les plus
mauvais cas sont ceux que compliquent :
des crises prolongées de douleurs fulgurantes, l'hypotension des capsules articulaires, la tachycardie, l'hypotonie
musculaire (Frenkel). Si la kinésothé-
rapie intervenait dès la phase préataxique, l'échéance de l'incoordination
motrice pourrait être, sans doute, recu-
lée fort loin. La rééducation assure des
résultats durables, à l'épreuve d'une
suspension de traitement de plusieurs
semaines ou mois. Cependant la tendance de l'incoordination à renaître, à
la longue, commande de faire, chaque
année, une cure de rééducation.

Régimes de réduction. — Voir
Obésité.

Régime déchloruré. — Voir Déchloruration.

Régime du nourrisson. — Voir Rachitisme (*Prophylaxie*) Biberon.

Régime dans les diverses mala-
dies. — Voir ces maladies.

Réglisse. — *Glycyrrhiza glabra* (Légumineuses-Papilionacées). — Le rhizome
contient, avec de la fécule et des matières extractives (57,72 p. 100), un glucoside, la *glycyrrhizine* ou *glyzine* (6,27
p. 100), substance amorphe, blanc-jaunâtre, sucrée, combinable à l'ammoniaque
pour former la *glycyrrhizine ammoniacale*,
écailles brunes, rouges par transparence,
solubles dans l'eau froide (qu'elles colorent en jaune ambré, lui communiquant
une saveur agréable de réglisse), insolubles dans l'alcool.

Prop. et empl. thérap. — La réglisse et
la glyzine ammoniacale servent à préparer des tisanes adoucissantes. La poudre
de réglisse est très usitée comme excipient pour la préparation des pilules;
elle entre aussi dans la formule de plusieurs poudres laxatives spécialisées. Le
suc de réglisse sert à fabriquer des pâtes
d'un usage populaire contre les laryngites et les angines (la *pâte de réglisse*
noire, anodine, et la *pâte de réglisse*
brune contenant, environ, 2 centigr. p.
100 d'extrait d'opium). La *tisane de ré-*

glisse se prépare, soit par macération (6 heures) de 10 gr. de réglisse dans un litre d'eau froide, soit par dissolution de glycyrrhizine ammoniacale dans l'eau (50 centigr. par litre); cette solution peut encore être améliorée par addition d'acide citrique (50 centigr.) et de teinture de gentiane (1 gr.). La glycyrrhizine sert encore à masquer le goût de certains médicaments tels que : l'ipéca, le salicylate de soude, l'iodure de potassium (25 à 50 milligr. p. 100).

Poudre laxative :

Poudre de réglisse. . . .	50 gr.
— fenouil	20 —
Crème de tartre	
Soufre sublimé et lavé .	ãã 15 gr.

Une à deux cuillerées à soupe dans un verre d'eau sucrée pour les adultes; cuillerée à café, à dessert ou à soupe (suivant l'âge) pour les enfants.

Reichmann (Maladie de). — Voir HYPERCHLORHYDRIE.

Rein cardiaque. — Voir ASYSTOLIE, CONGESTION RÉNALE.

Rein mobile. — Le *rein mobile*, plus fréquent à droite, est une infirmité commune chez la femme, tantôt *isolée* (*rein mobile simple*), tantôt et plus souvent *associée à d'autres ptoses viscérales* (*rein mobile compliqué*, cas particulier de l'*entéroptose*). Parfois, le rein mobile ne causant ni malaise, ni douleur est découvert par hasard, il n'exige alors aucun traitement. Ailleurs, la néphroptose éveille des accidents nerveux (vomissements, crises gastriques, péritonisme), dyspeptiques, urinaires d'origine réflexe (exagérés chez les hystériques et les neurasthéniques) ou mécanique qui réclament plus ou moins impérieusement un traitement.

I. *Traitement médical et orthopédique.* — En l'absence de complications, il suffit le plus souvent. S'il survient des crises douloureuses ou dyspeptiques, le *repos horizontal* s'impose jusqu'à sédation des accidents. Dans l'intervalle, la station debout et la marche prolongées, les exercices violents sont à interdire; la période menstruelle qui favorise la con-

gestion rénale exige le *décubitus*; le corset trop serré sera défendu; le *massage*, les *lavements huileux* entretiendront la régularité des selles. Le traitement général par l'*air*, l'*hydrothérapie*, une *alimentation réparatrice*, les agents de la *médication tonique* n'est pas non plus à négliger, surtout chez les neurasthéniques. Le *massage méthodique* du rein déplacé, du gros intestin, peut être un utile complément du traitement, soit pour réduire l'ectopie lors des paroxysmes, soit pour décongestionner la glande ou pour combattre la coprostase. L'*électrothérapie* aussi est préconisée par les spécialistes sous forme soit d'applications de la *haute fréquence*, soit de *faradisation intense* (une électrode sur les lombes, du côté de l'ectopie, l'autre en avant du rein déplacé); elle ne saurait modifier que les troubles douloureux d'origine nerveuse ou congestive.

Très important, le *traitement orthopédique* consiste dans le *port d'un bandage* approprié, destiné à maintenir l'ectopie réduite, au moins de façon relative. Tuffier maintient le rein avec une *pelote* appuyée par un *ressort* et fixée par une *ceinture élastique*. Placée devant l'échancrure costo-iliaque, la pelote réniforme peut, suivant les cas, être inclinée sous divers angles. L'application en est faite sur la malade couchée, le bassin soulevé, après la réduction du rein qu'elle opère parfois mieux elle-même par des manœuvres dont elle a l'expérience. Le ressort doit être assez fort pour maintenir le rein, tout en exerçant une pression tolérable. Fr. Trèves conseille un bandage formé d'une mince plaque métallique rembourrée, appuyée sur la paroi abdominale par deux ressorts. Portant sur le bord inféro-interne du rein, la pression refoule celui-ci en haut et en dehors; l'application se fait sur la malade couchée. Efficace dans 95 p. 100 des cas, cet appareil cesserait d'être utile au bout de 18 mois ou 2 ans.

Les bandages à pelote et à ressort n'agissent que si la ptose rénale est isolée; quand, ce qui est habituel, les ptoses sont multiples, mieux vaut recourir à la *sangle de Glénard* (Voir EN-

TÉROPTOSE), au *corset de Faucher*, ou à une *ceinture abdominale en tissu élastique*, renforcée soit d'un *coussin hypogastrique* (Mathieu), soit d'un *croissant de caoutchouc* pouvant être rempli d'air, une fois en place. Les ceintures ne sauraient prétendre s'opposer à la néphroptose, elles en atténuent seulement les inconvénients en relevant la tension abdominale.

II. *Traitement des complications.* — L'*hydronéphrose intermittente*, reparaissant par crises douloureuses de quelques heures ou quelques jours avec vomissements, tuméfaction rénale et oligurie, cède souvent au *repos* et à la *réduction du rein* par le massage, aidée, ou non, des moyens analgésiques : *applications locales chaudes, grand bain chaud, piqûre de morphine.* Si les crises sont incessantes, mieux vaut recourir à la *néphropexie*.

Des adhérences vicieuses entraînent parfois une *hydronéphrose permanente* uniquement justiciable de la chirurgie. De même, la *torsion du pédicule rénal* exige une intervention d'urgence.

La *lithiase rénale*, complication fréquente de la néphroptose, doit être traitée par des moyens appropriés (benzoate de soude, régime, cures à Evian). La *pyonéphrose* d'emblée ou consécutive à l'hydronéphrose nécessite, suivant sa gravité, une intervention plus ou moins radicale (*néphropexie* ou *néphrectomie*).

III. *Traitement chirurgical.* — Il consiste soit à fixer le rein à la paroi lombaire (*néphrorraphie* ou *néphropexie*), soit à le réséquer (*néphrectomie*) dans les cas rebelles ou s'il offre des lésions irréparables (*pyo-néphroptose, lithiase infectée, tuberculose, néoplasme, etc.*). Pour la *néphropexie*, incisant sur le bord externe de la masse sacro-lombaire, le chirurgien ayant attiré et réséqué la graisse périrénale, met à nu le bord convexe et les faces adjacentes du rein qu'un aide refoule vers le champ opératoire, puis, ayant transpercé l'organe de 3 doubles fils de catgut, fixe le supérieur au périoste de la 12e côte, les inférieurs à l'aponévrose profonde, en les serrant modérément, afin de ne pas couper le tissu rénal. En général, le rein peut être fixé sans aviver sa surface et il suffit

d'en irriter la capsule avec une solution phéniquée forte (Tuffier, Albarran, etc.). La mortalité opératoire de la *néphrorraphie* est faible (1 p. 100). Elle est indiquée quand le rein mobile cause manifestement des accidents menaçant sérieusement la santé et rebelles au traitement médical et orthopédique, surtout s'ils sont d'origine mécanique (*hydronéphrose intermittente, compression de l'intestin*).

Bien plus grave (mortalité (27 p. 100), la *néphrectomie* n'est justifiée que dans des cas exceptionnellement compliqués ou rebelles à la néphropexie.

Reine des prés (*Ulmaire*). — *Spiræa Ulmaria* (Rosacées). Les fleurs sont utilisées en infusion (10 à 30 p. 1000) comme tonique, diaphorétique et diurétique. L'*essence de reine des prés* contient de l'aldéhyde salicylique.

Renlaigue. — Hameau du Puy-de-Dôme, arrondissement d'Issoire, canton de Besse, commune de Saint-Diéry, d'où l'on exporte une eau froide, ferrugineuse-bicarbonatée, riche en gaz carbonique, douée de propriétés nettement thérapeutiques, et indiquée dans les diverses circonstances dans lesquelles peut intervenir la médication martiale.

Rennes-les-Bains. — Village de l'Aude, arrondissement de Limoux, canton de Couiza, sur les rives de la Salz, un des affluents de l'Aude. Altitude : 319 m. Eaux froides, thermales et hyperthermales (18°-46°), oligométalliques, bicarbonatées-calciques-magnésiennes-ferrugineuses, faiblement alcalines, chlorurées-sodiques, sulfatées-calciques, légèrement siliceuses et contenant, en outre, des traces d'iode et de lithium. Utilisées sous forme de boisson, de bains, additionnées ou non de l'eau de la rivière la Salz dont les sources renferment, à l'origine (Sougraigne à 707 m. d'altitude), jusqu'à 58 gr. par litre de chlorures alcalins et 8 gr. de sulfates alcalino-terreux.

Principales indications. — Scrofule, lymphatisme, rhumatismes, névralgies.

Repos (Cure de). — La cure de repos implique soit l'alitement permanent, soit le séjour au lit la nuit et sur la chaise-longue, le jour. Dans les cas les moins graves, la cure peut être mitigée par quelques heures de station debout. La cure de repos est souvent associée à la cure d'air et à la cure d'altitude (Voir AÉROTHÉRAPIE, ALTITUDE). Elle a pour premier effet la disparition des troubles dus à l'auto-intoxication entretenue par la fatigue : céphalée, courbature, insomnie, anorexie, etc. ; elle tend, en outre, à rétablir l'équilibre nerveux et l'équilibre circulatoire, s'ils sont compromis. Aussi trouve-t-elle son indication plus ou moins formelle non seulement dans les pyrexies, mais dans un grand nombre d'affections chroniques.

La tuberculose pulmonaire ressortit à la cure de repos toutes les fois qu'elle se complique de fièvre, de tachycardie et d'hémoptysies, et, chez la femme, pendant les périodes menstruelles. Le repos est associé généralement à l'aération et quelquefois à la suralimentation. L'alitement est le meilleur remède contre les accès fébriles des phthisiques, qu'ils soient occasionnés par une poussée congestive, par une fatigue ou une émotion.

Au cours des cardiopathies, le repos s'impose absolument au premier signe d'insuffisance cardiaque et d'hyposystolie; quand l'asystolie se déclare, il est le prélude obligé de toute cure digitalique. Les artérioscléreux dyspnéiques en sont également justiciables.

On sait que le repos tient une place essentielle dans le traitement de la phlegmatia alba dolens et se montre d'une utilité incontestable dans celui de l'anévrysme aortique (Voir PHLÉBITE, ANÉVRYSME DE L'AORTE).

Le repos absolu est indispensable aux malades atteints de néphrite aiguë ou de poussées congestives au cours d'une néphrite chronique. Un repos relatif est nécessaire aux sujets présentant de l'albuminurie orthostatique.

La plupart des gastropathies nerveuses sont très améliorées par le repos qui est absolument indispensable à la guérison de quelques-unes; il fait aussi partie intégrante du traitement de l'hyperchlorhydrie et, surtout, de l'ulcère de l'estomac qui exige un alitement sévère pendant toute la durée de la diète puis de l'alimentation rectale.

L'entérite muco-membraneuse, l'entéroptose, surtout la néphroptose, réclament souvent l'intervention du repos, spécialement pendant les paroxysmes douloureux.

La cure de repos joue un rôle primordial dans le traitement de la neurasthénie (des surmenés surtout), de l'hystérie, (surtout compliquée de délire, d'intolérance gastrique, d'anorexie mentale, d'état de mal), de la chorée, et des psychoses aiguës, presque toutes justiciables de l'alitement associé aux bains.

Hayem attache une extrême importance au repos horizontal dans le traitement de la chlorose. Selon lui, les chloroses moyennes exigent un alitement de 15 jours à 3 semaines qui doit être porté à 6 semaines ou 2 mois en cas de chlorose intense.

Résorbine. — Mélange de cire, de lanoline, d'huile d'amandes, de savon et de gélatine; utilisé comme excipient pour les pommades.

Résorcine (*Métadioxybenzène*). — *Caract. phys. et chim.* — Diphénol (méta) dérivé de la benzine; isomère de la *pyrocatéchine* (ortho) et de l'*hydroquinone* (para). Gros prismes rhomboïdaux incolores, ou fines aiguilles d'un blanc éclatant (à l'état pur), à odeur de phénol, de saveur désagréable, à la fois sucrée et amère, très solubles dans l'eau, l'alcool, la glycérine, l'huile d'olive, presque insolubles dans l'huile de vaseline et le chloroforme, colorables en rose par la lumière.

Effets physiol. et tox. — Absorption aisée par voie gastrique, élimination (débutant au bout d'une heure et achevée en 48 heures) surtout par l'urine qu'elle colore comme le phénol. *Localement*, action irritante et analgésique mais non caustique et peu coagulante pour l'albumine. *A l'intérieur*, tue le chien (à la dose de 90 centigr. par kilog.) par convulsions, avec congestions viscérales. Chez l'homme, les doses toxiques provoquent : de la céphalée, des bourdonnements d'oreilles, des vertiges, de l'agitation, des sueurs, puis des convulsions et des contractures des extrémités. Expérimentalement, le système nerveux réagit par du tremblement et des crises épileptiformes d'origine centrale; la température est abaissée seulement en cas de fièvre et par des doses massives subtoxiques; elle s'élève chez les animaux, du fait des convulsions. Les hautes doses déterminent de la tachycardie et de l'hypertension sanguine; elles accélèrent la respiration, la rendant parfois anxieuse et saccadée, puis l'arrêtent.

Prop. thérap., indicat. — L'emploi de la résorcine à l'intérieur, comme antithermique, est dangereux et doit être abandonné. Est utilisée surtout comme topique : 1° dans le traitement des plaies infectées; 2° pour réaliser l'antisepsie de la bouche, des fosses nasales, de l'urèthre (blennorrhagie); 3° à titre sédatif dans les angines; 4° comme antiprurigineux et agent modificateur de certaines dermatoses (psoriasis, pityriasis capitis, acné, eczéma séborrhéique, végétations).

Phénorésorcine. — Mélange utilisé comme antiseptique; soluble dans l'eau, la glycérine, les huiles (à chaud), et résultant de la fusion de 67 gr. de phénol avec 33 gr. de résorcine. Plus caustique et irritant que la résorcine, mais moins que le phénol. Dans toutes les formules suivantes, on peut remplacer la résorcine par la phénorésorcine pour obtenir une action caustique plus accentuée.

Formes pharmac., doses. — Solutions aqueuses à 20 p. 1000; pommades à 10, 20 p. 100; solutions huileuses ou glycérinées; collodions, pâtes.

Mixture (Séborrhée) :

Résorcine. . . . . 5 à 10 gr.
Baume du Pérou .   50 centigr.
Huile de ricin . .   45 gr.
Alcool à 60° . . .   150 —

Pour frictionner le cuir chevelu avec une brosse douce (Ihle).

Pommade :

Résorcine. . . . . }
Soufre précipité. . . . } āā 1 gr.
Ichthyol . . . . }
Huile de cade. . . . .   5 —
Lanoline . . . .   30 —

A appliquer le soir et à laver le matin

avec de la liqueur d'Hoffmann. Alopécie séborrhéique frontale de la jeune fille (Sabouraud).

Collodions :

a) Résorcine. . . . .   1 gr.
    Collodion riciné. . . . .   15 —

b) Résorcine. . . . .   1 gr.
    Ichthyol . . . .   2 —
    Collodion riciné. . . . .   20 —

Huile résorcinée (antisepsie nasale) :

Résorcine. . . . . . .   5 gr.
Menthol . . . .   50 centigr.
Huile d'amandes douces
    stérilisée. . . . . .   95 gr.

Collutoire (angines, stomatites) :

Résorcine. . . . . . .   5 à 10 gr.
Miel blanc. . . . . . }
Glycérine . . . . . . } āā 50 —

Pour attouchements au pinceau.

Respiration artificielle. — Voir Asphyxie.

Rétinol (*Huile de résine*). — **Caract. phys. et chim.** — Hydrocarbure liquide, obtenu par distillation sèche de la colophane. Substance brune, assez épaisse, dissolvant : le naphtol β (auquel elle enlève ses propriétés irritantes), les phénols camphrés, le baume du Pérou, les phénols, le salol, l'huile de cade, l'essence de térébenthine, l'alcool et l'éther. Serait, n'étant pas oxydable, le véhicule de choix du phosphore (F. Vigier).

Propr. thérap., indicat. — Utilisé soit comme véhicule de certains médicaments, soit comme antiseptique (contre la blennorrhagie, la vaginite).

Formes pharmac., doses. — *Usage int.* : 25 à 50 centigr. en capsules (capsules de rétinol phosphoré titrées à 1/10 de milligr. de phosphore). — *Usage ext.* : employé pur, sur des tampons, contre la vaginite.

Rétraction de l'aponévrose palmaire. — Affection souvent congénitale, indolente, la *rétraction de l'aponévrose palmaire* est peu accessible à la thérapeutique. Peut-être est-il possible d'en ralentir la marche par la mise en œuvre des moyens hygiéniques et médicamenteux opposés à la *diathèse arthritique* ou au *rhumatisme chronique fibreux* (v. c. m.). On peut aussi en atténuer la déformation par l'usage de la *thiosinamine* (v. c. m.) en injections hypodermiques. Quand la déformation est assez marquée pour devenir gênante, on peut tenter d'y remédier par la *section des brides fibreuses* mises à nu par une incision parallèle à leur direction et libérées de leurs adhérences.

Rétrécissement aortique. — Le *rétrécissement aortique* comporte une très longue *phase de compensation* durant laquelle le malade se bornera à observer l'hygiène convenant à tous les cardiopathes : abstention d'efforts, d'exercices violents ou prolongés, de surmenage de tout ordre, régime excluant tous les excitants du cœur : *tabac, café, thé, alcool.* Généralement anémiques, ces malades sont appelés à bénéficier de la *médication ferrugineuse et tonique.* Les *phases d'éréthisme cardiaque*, possibles à la période de compensation, seront traitées par les sédatifs du cœur : *bromures, valériane, suc frais de valériane, valérianate d'ammoniaque, éther.* La fréquente coïncidence de l'*artériosclérose* et de l'*aortite chronique* rend ici, très légitime, l'usage des *iodures.* Si le surmenage physique est nuisible, un *exercice modéré* sans fatigue est à conseiller pour éviter l'*obésité*, très préjudiciable à tous les cardiaques (Barié). Quand se dessine la *dilatation cardiaque* (habituellement très tardive) c'est au traitement de l'*asystolie* (v. c. m.) que reste le dernier recours.

Rétrécissement mitral. — Voir MITRAL (RÉTRÉCISSEMENT).

Rétrécissement pulmonaire. — Le traitement ne peut être que symptomatique. La *forme congénitale* exige pour les enfants qui en sont atteints, l'*abstention de tous les jeux et exercices violents* (gymnastique, escrime, équitation, bicyclette) et *des marches prolongées.* Tous les *facteurs de phlegmasies broncho-pulmonaires* (causes d'aggravation) : refroidissement, contagion seront autant que possible évités. On redoutera surtout

les occasions de *contagion tuberculeuse*, ces malades étant tout spécialement prédisposés à cette infection. Les sujets atteints de *rétrécissement acquis* devront observer l'hygiène générale des cardiopathies bien compensées du cœur gauche (E. Barié) : Une *alimentation réparatrice*, les *cures d'air*, la *médication tonique* sont indiquées pour combattre l'aptitude à la bacillose. Terminaison rare, l'*asystolie* sera traitée par les moyens habituels.

Rétrécissement tricuspidien. — Lésion rare, exceptionnellement isolée, plus souvent *congénitale* qu'*acquise*, la *sténose de l'orifice tricuspide* ne réclame aucun traitement spécial (Voir CYANOSE) en dehors de l'*hygiène générale des cardiaques* impliquant : l'*abstention de tout surmenage physique ou intellectuel*, de tabac, de *café*, d'*alcool.* Les accidents d'*éréthisme cardiaque* commanderont le repos, l'usage de la *valériane*, des *valérianates* et des *bromures.* Quand cesse la compensation, le *régime lacté*, la *digitale*, le *strophantus*, trouvent leur emploi, et, à la phase ultime, la *caféine*, la *théobromine*, la *spartéine* et la *révulsion thoracique.*

Rétrécissement de la trachée et des bronches. — La *syphilis* étant la cause habituelle de la sténose trachéobronchique, il importe de soumettre d'abord ces malades à l'épreuve du *traitement spécifique intensif* (injections de *sels mercuriels solubles, iodure de potassium* à hautes doses), ayant soin d'en contrôler l'effet par la *trachéo-bronchoscopie*, et de suspendre la médication si la dyspnée et le cornage s'accentuaient. Les *accès de suffocation* sont justiciables de la *trachéotomie d'urgence*, opération palliative, à moins que la sténose occupe les premiers anneaux de la trachée. Si le diagnostic est précoce, la trachéotomie doit être pratiquée sans retard, comme premier temps de manœuvres ou d'opérations plus radicales : *dilatation progressive, débridement, tubage, ablation des végétations* ou *des tumeurs bénignes* causant la dyspnée, quand elles sont accessibles.

Rétrécissement de l'œsophage. —

Le *rétrécissement non cancéreux de l'œso-phage* résulte de la cicatrisation de lésions variables : *plaie*; *œsophagite* par *corps étranger, traumatisme* ou *brûlure* (liquides bouillants ou caustiques); *gomme syphilitique, ulcère simple de l'œsophage*.

I. **Prophylaxie.** — Avant que la sténose ne soit constituée ou définitive, on peut parfois la prévenir en traitant les lésions qui l'engendrent. Si la *syphilis* est en cause, le *traitement spécifique*, institué dès les premiers accidents, peut conjurer le rétrécissement; aussi songera-t-on toujours à cette étiologie possible. Tous les malades qu'un *ulcère de l'œsophage*, une *œsophagite* par corps étranger, ingestion de liquides bouillants ou caustiques, expose au rétrécissement cicatriciel doivent être étroitement surveillés, après amendement des phénomènes aigus, pour être soumis, dès les premiers signes de dysphagie, au *cathétérisme méthodique*.

II. **Traitement médical.** — Le rétrécissement une fois constitué et reconnu *de visu* par l'œsophagoscopie, on ne peut que *chercher à le dilater*, ce qui n'est pas toujours aisé. Dans les rétrécissements serrés cette dilatation est facilitée, par les injections hypodermiques de *thiosina-mine* (v. c. m.), corps qui offre la curieuse propriété de ramollir les cicatrices (l'effet, passager, ne se produit qu'au bout de 4 heures). La *dilatation progressive* est la méthode de choix. Longtemps, on n'a employé, dans ce but, que des *olives* de calibres gradués, vissées à une tige de baleine; cet instrument n'est pas sans inconvénient, ni même sans danger. Les *bougies cylindro-coniques*, analogues aux bougies uréthrales, sont bien préférables, permettant une dilatation plus douce et plus graduelle. Celle-ci, toujours lente, ne devra jamais être poussée trop loin en une séance. Chaque fois, la sonde est laissée en place 5 à 8 minutes, pendant lesquelles le malade incline la tête en avant pour faciliter l'écoulement de la salive. Les séances sont répétées tous les 2 ou 3 jours, jusqu'à obtention d'un résultat suffisant; même alors, pour éviter la récidive, il est prudent de passer encore la sonde une fois par mois. Quand on a franchi un *rétrécissement très serré*, il vaut quelquefois mieux la laisser *à demeure* 24 ou 48 heures.

III. **Traitement chirurgical.** — L'*électrolyse*, l'*œsophagotomie interne* (section des tissus sténosants) ont été opposés aux rétrécissements très serrés; ces deux méthodes, jadis aveugles et dangereuses, sont devenues recommandables (surtout l'œsophagotomie) maintenant qu'elles peuvent être pratiquées sous le contrôle de l'*œsophagoscopie* (Guisez). L'*œsophagotomie externe*, opération délicate destinée à ouvrir une voie aux aliments au-dessous de la zone rétrécie, n'est applicable qu'aux sténoses très haut situées; on doit lui préférer soit la *gastrostomie* ou *bouche stomacale*, opération moins grave assurant une survie indéfinie, soit la *gastrotomie* permettant le *cathétérisme rétrograde* (souvent bien plus aisé que de haut en bas) *suivi de dilatation progressive* (Delagénière du Mans, Roux de Lausanne); en ces cas : 1° *la sonde œsophagienne est laissée, les premiers jours, à demeure*, pour nourrir l'opéré sans défaire le pansement; 2° une *fistule gastrique est ensuite établie*, afin d'assurer l'alimentation, soit définitivement, en cas de sténose incurable, soit provisoirement, pendant la dilatation, quand elle en est justiciable. Mais ces interventions graves ne restent indiquées que dans les cas rares où l'œsophagoscopie a fait reconnaître une lésion inaccessible à l'œsophagotomie interne.

Rhamnus frangula. — Voir Bour-daine.

Rhinites. — Voir Coryzas.

Rhinite atrophique. — Voir Ozène.

Rhinorrhée séreuse.—Voir Hydror-rhée nasale.

Rhubarbe. — *Rheum palmatum et officinale*(Polygonacées). Chine. Tartarie. La racine (en gros fragments cylindriques ou ovoïdes, ou en poudre jauneorangé clair, d'odeur forte et caractéristique, de saveur amère), est employée comme amer-apéritif, ou laxatif et purgatif. Elle contient : des *acides gallique et rhéotannique*, du *chrysophanol* (dérivé de la dioxyméthylanthraquinone), de l'*oxalate de chaux*, et un principe purgatif, l'*émodine* (dérivé de la trioxyméthylanthraquinone). On désigne sous le nom de *Rhapontic*, ou rhubarbe indigène, la racine d'un rheum originaire de Sibérie (sert à falsifier).

Prop. thérap., indicat. — Tonique, amer, astringent, à faible dose (constipe). A plus fortes doses, détermine, au bout de 5 à 10 heures, habituellement sans coliques, des selles molles colorées en jaune par les dérivés anthracéniques et peut-être aussi par hypersécrétion biliaire (cholagogue). L'acide rhéotannique contribue à accentuer la constipation consécutive. La rhubarbe teint souvent en jaune ou en rouge les urines, la sueur, ainsi que le lait auquel elle communique parfois une action purgative. L'intolérance se traduit par des nausées, des vomissements, des coliques, de la céphalée, des vertiges, plus rarement des érythèmes purpuriques ou bulleux. Comme tonique-amer, a été surtout préconisée contre la dyspepsie flatulente des constipés ; son usage habituel favoriserait l'hyperchlorhydrie (Hayem). Comme purgatif, la rhubarbe convient aux sujets chez qui il importe d'obtenir une évacuation sans fatigue (débilités, vieillards, convalescents, enfants, cachectiques). En contre-indiquent l'emploi : la constipation habituelle (à cause de la réaction), les hémorrhoïdes (congestionne les organes pelviens), la gravelle oxalique et la cystite (contient de l'oxalate de chaux). Associée souvent, comme correctif, aux ferrugineux, au quinquina, etc.

Formes pharmac., doses. — Poudre 5 à 25 centigr. comme amer-apéritif ; 30 à 50 centigr. comme laxatif ; 1 à 4 gr. et plus comme purgatif ; en cachets, paquets, comprimés, pilules, tablettes (*enfants* 5 centigr. par année). Extrait 10 à 50 centigr. surtout en pilules (*enfants* 2 à 3 centigr. par année). Sirop simple 15 à 50 gr. (*enfants* 5 à 25 gr.). Sirop composé (ou de chicorée composé) 15 à 50 gr. ; très usité chez les enfants (1 cuillerée à café 2 à 3 fois par jour). Teinture 5 à 10 gr. Élixir de longue vie 5 à 15 gr. Vin 15 à 50 gr.

Cachets toni-apéritifs :

a) Poudre de rhubarbe. . 20 centigr.
   —   de colombo. . 30   —
   —   d'opium . . . un   —
Magnésie calcinée. . . 15   —

Pour un cachet, avant chaque repas.

b) Poudre de rhubarbe. . 20 centigr.
   —   d'aloès 5   —
   —   de gingembre. 50   —

Pour un cachet, avant les repas.

Mixture toni-apéritive :

Teinture de rhubarbe .   20 gr.
   —   d'aloès. . . .
   —   de safran. . . } āā 10 —
   —   de colombo .
Alcoolat de cochléaria. } āā 50 gr.
Sirop de rhubarbe. . .

Cuillerée à soupe demi-heure avant les repas.

Cachets laxatifs :

a) Poudre de rhubarbe. . . . . . 40 centigr.
Bitartrate de potasse . . . . . }
Soufre sublimé et } āā 20 —
lavé. . . . . . .

Pour un cachet, le soir au coucher.

b) Poudre de rhubarbe. . 2 gr.
   —   de résine de jalap. . . . . 60 centigr.
Poudre de résine de scammonée. . . . 1 gr.
Magnésie anglaise . . 2 —

Pour 10 cachets ; 1 à 3 le soir au coucher.

Pilules laxatives :

Poudre de rhubarbe.   3 gr.
   —   d'aloès. . .
   —   de myrrhe . } āā 2 —
   —   de savon amygdalin . . .
Essence de fenouil. } āā X gouttes.
Glycérine pure . .
Sirop de nerprun .   Q. S.

Pour 50 pilules ; de 1 à 5 le soir au coucher.

Poudre laxative :

Poudre de rhu-
barbe. . . . . . } āā 25 centigr.
Poudre de cascara. }
— de réglisse.   1 gr.

Pour une prise, dans du miel ou de la confiture.

Rhum. — Liqueur obtenue par distillation d'une solution fermentée de mélasse de canne mêlée à du jus de canne, mais faisant l'objet de fréquentes falsifications. Il contient, en moyenne, 60 p. 100 d'alcool. Le rhum est une des formes le plus usitées de la médication alcoolique (Voir ALCOOL) ; il est prescrit le plus souvent à l'état de *potion de Todd,* de *grogs* ou de *thé au rhum* ; on l'utilise aussi comme excipient, pour aromatiser les potions ou préparer les élixirs. Il doit toujours être assez largement dilué, sous peine de provoquer des phénomènes d'irritation gastrique.

Rhus aromatica (*Sumac aromatique.* Amérique). — (Térébinthacées). L'écorce de la racine est utilisée sous forme d'extrait fluide (1 à 4 gr. ; V à X gouttes par année chez l'enfant) ou de teinture (mêmes doses) contre l'incontinence nocturne d'urine.

Mixture :

Teinture de rhus aromatica . 3 gr.
— de belladone . . . 2 —
— de capsicum . . . 1 —

Mêlez ; V à XX gouttes, 3 fois par jour, dans un quart de verre d'eau sucrée ou de lait.

Sirop :

Extrait fluide de
rhus aromatica .   1 gr.
Extrait de bella-
done. . . . . . Quinze centigr.
Sirop d'écorces d'o-)
ranges amères .   )
Hydrolat de can- } āā 30 gr.
nelle. . . . . .)

Cuillerée à café, trois fois par jour, dans un quart de verre d'eau.

Rhumatisme articulaire aigu. — Le *rhumatisme articulaire aigu franc*

trouve dans le *salicylate de soude* un remède quasi spécifique et universellement adopté. Il doit être prescrit dès le début des arthralgies, car il semble capable de prévenir, dans une certaine mesure, les *complications endopéricardiques,* particulièrement chez l'enfant où elles manquent rarement. Seules les *doses d'emblée massives* (6 à 8 gr. chez l'adulte dans les formes intenses ; 4 au moins, dans les moyennes) assurent le succès. Les solutions sont mieux tolérées que les cachets souvent irritants (à proscrire) ; la dose quotidienne sera fractionnée en 6 ou 8 prises, données dans de l'eau de Vichy ou du lait. Le Gendre conseille de dissoudre la dose des 24 h. dans un litre d'eau de Vichy, bue, par gorgées, dans la journée. En cas d'intolérance gastrique, la voie rectale peut être utilisée. Bouchard a préconisé les *injections hypodermiques périarticulaires de salicylate de soude,* en solution isotonique (3 p. 100), très efficaces à doses minimes (20 à 30 centigr.) ; Santini, les *injections endo-articulaires* ; malgré leurs avantages ces méthodes, douloureuses, sont peu applicables aux cas de poly-arthrites mobiles. De même, les *injections intra-veineuses de salicylate de soude* (2 c. c. d'une solution à 20 p. 100 additionnée de 2 gr. 50 p. 100 de *caféine*), proposées par Mendel, ne trouvent qu'exceptionnellement leur emploi.

L'intolérance pour le salicylate de soude, quelquefois absolue et non motivée, se traduit par des *nausées,* des *vomissements,* de la *surdité,* des *bourdonnements d'oreilles,* des *vertiges,* des *troubles cardiaques,* quelquefois du *délire,* d'abord tranquille, puis violent. Les hautes doses congestionnent le foie (*subictère*) et les reins. L'élimination rénale du salicylate doit, du reste, toujours être contrôlée par la réaction au perchlorure de fer. Très fréquents après les premières doses, les bourdonnements avec surdité et étourdissements diminuent et se dissipent plus tard, et, ne devront pas faire suspendre la médication. Celle-ci offre pourtant quelques *contre-indications* : la *vieillesse,* l'*artériosclérose,* les *cardiopathies organiques*, l'*alcoolisme chronique*, le *mal de Bright*. L'*albuminurie compliquant le rhumatisme fébrile* ne doit pas faire suspendre le salicylate ; elle commande seulement un *régime lacté* plus sévère, très favorable, du reste, à l'élimination du médicament. Le salicylate est très bien toléré par les enfants à la dose de 50 centigr. par 10 kg de poids avant 10 ans, et, de 1 gr. pour le même poids, après cet âge (Lesné). Cependant les doses excessives peuvent provoquer, à cet âge, des accidents comparables au *coma diabétique* (torpeur, dyspnée) avec acétonurie et odeur acétonique de l'haleine, justiciables des doses massives de bicarbonate de soude et des purgatifs (Langmead).

S'il s'agit vraiment d'un rhumatisme franc, la cure salicylée fait rapidement céder la fièvre et les douleurs, mais on ne doit pas l'interrompre brusquement ; dès que l'effet est obtenu, on abaisse la dose à 6 ou 4 gr., puis on poursuit encore pendant une quinzaine, en diminuant peu à peu jusqu'à suppression. Il est souvent utile de débuter par un *purgatif salin* ou une prise de *calomel* ; tant que dure la fièvre, le régime lacté est préférable ; ensuite une alimentation légère sera permise. Les *boissons abondantes*, plutôt alcalines (*Vichy*, *Vals*, *Évian*, *Vittel*) sont à recommander. Localement, les jointures douloureuses seront enveloppées d'ouate ou de flanelle. Les *badigeonnages au salicylate de méthyle* trouveront leur emploi si le salicylate de soude est mal toléré et quand peu d'articulations sont prises, sur chacune d'elles on étale L à LX gouttes de ce liquide et on recouvre la région d'une feuille de *gutta-percha laminée*, maintenue par une bande de flanelle légèrement serrée ; on peut également appliquer sur la jointure une *compresse de tarlatane imbibée de salicylate de méthyle* et recouverte d'imperméable. Au salicylate de méthyle on peut encore substituer le *salène* (mélange d'é-*thers méthyl* et *éthyl salicylique*) liquide inodore et non irritant pour la peau, appliqué pur ou associé à l'alcool, à

l'huile ou au chloroforme. Ces pansements peuvent être renouvelés matin et soir. Mais cette méthode convient plutôt à la forme subaiguë. L'échec du salicylate de soude plaide habituellement en faveur d'un pseudo-rhumatisme.

Le *salicylate de soude* trouve encore d'utiles succédanés dans le *salophène* (3 à 5 gr.), l'*aspirine* (3 à 4 gr.) qui, s'il est mal toléré, peuvent, dans une certaine mesure, le suppléer, mais le premier est insuffisant dans les grandes attaques et le second provoque des sueurs profuses qui exposent au refroidissement. Chez les malades jeunes, sans tare cardiaque ni rénale, l'*antipyrine*, sans avoir la spécificité du salicylate, est efficace sur la fièvre et les douleurs. On en donne, en plusieurs prises, 3 à 4 gr. (en potion ou cachets) associés au régime lacté et à l'eau de Vichy. La *salipyrine* (3 à 6 gr.) joint les propriétés de l'antipyrine et du salicylate. La *phénacétine* (1 à 3 gr.), le *citrophène* (1 gr. 50 à 3 gr.) ont aussi donné, ainsi que le *bleu de méthylène* (Lemoine, 30 à 60 centigr. en pilules) quelques succès.

Dès que les douleurs et la fièvre sont tombées, il est bon, pour rendre aux jointures leurs fonctions, de les soumettre au *massage* et à la *mobilisation passive*. La résorption des exsudats serait favorisée par de petites doses d'*iodure de potassium* ou *de sodium*. Constante après toute crise de rhumatisme, l'anémie sera réparée par la *médication ferrugineuse ou arsenicale*. Une cure thermale à *Aix-les-Bains*, *Barèges*, *Luchon*, *Bourbonne*, ou, chez les nerveux, à *Néris*, au *Mont-Dore*, à *Royat* est souvent utile pour achever la guérison. Afin de prévenir les récidives, le *port de la flanelle*, l'hivernage sous un *climat doux et sec*, sont à conseiller.

Traitement des complications. — Le traitement de l'*endocardite* et de la *péricardite* (v. c. m.) est exposé ailleurs ; rappelons seulement que leur apparition ne doit pas faire renoncer au salicylate de soude qui agit plutôt favorablement sur elles. Il ne sera suspendu que dans les cas rares de *myocardite* et de *dilatation aiguë du cœur* (dyspnée, angoisse précordiale, expectoration spumeuse sanguinolente, tendances syncopales) justiciables des *ventouses scarifiées*, du *sac de glace précordial* et des petites doses de *digitaline* (1/10 de milligr. par jour).

La *pleurésie rhumatismale* cède vite à la révulsion et au salicylate de soude qui dissipent aussi la *congestion pulmonaire* concomitante ou isolée.

Bien plus rare depuis la vulgarisation de la cure salicylée, le *rhumatisme cérébral* réclame sans retard la *balnéation froide systématique* (bains à 20° avec compresses glacées sur la tête), à appliquer sans hésiter, selon la technique en usage dans la *fièvre typhoïde*.

Rhumatisme infectieux. — Les arthropathies secondaires à diverses infections : *blennorrhagie, dysenterie, streptococcies, pneumococcies, tuberculose*, etc., revêtent sous le terme de *pseudo-rhumatismes* des formes cliniques très diverses : *arthralgies, polyarthrite aiguë séreuse, hydarthrose, arthrite aiguë séreuse grave, pyarthrose, synovites, périostoses*, etc. Contre la plupart de ces accidents, la médication interne et surtout le salicylate de soude échouent trop souvent ou ne donnent que des résultats incomplets ; le traitement local par la *révulsion*, la *chaleur*, les *topiques*, l'*immobilisation*, la *méthode de Bier* est généralement moins infidèle ; enfin certaines formes ressortissent uniquement à la chirurgie.

I. *Arthralgies et polyarthrites.* — Contre les *arthralgies* et la *polyarthrite aiguë rhumatoïde* on ne saurait renoncer au bienfait relatif mais réel du traitement médicamenteux ; on recourra donc, suivant les cas et les résultats observés : au *salicylate de soude* (4 à 8 gr.), au *salophène* (3 à 5 gr.), à l'*aspirine* (2 à 4 gr.), à l'*antipyrine* (2 à 4 gr.), à l'*acétopyrine* (2 à 3 gr.), au *bleu de méthylène* (30 à 60 centigr.) et même à l'*opium* et à la *morphine*, si les douleurs sont intolérables. Le traitement mercuriel (10 centigr. de *protoiodure* en pilules) a fourni à Morel-Lavallée deux succès remarquables. La *quinine*, le *collargol* (en injections intraveineuses, 4 à 8 c. c. d'une solution à 2 p. 100. G. Riebold)

pourront être essayés à titre d'antiparasitaires. Balzer a tiré quelque profit des *bains très chauds* (40° à 42° pendant 20 minutes) additionnés d'un mélange, à parties égales, d'*émulsion aqueuse de savon noir* et d'*essence de térébenthine* (150 à 800 gr. du mélange par bain). Lorsque le petit nombre et le siège des jointures prises le permettent, les bains locaux (avec 50 à 100 gr. de mélange), pouvant être portés à 50° sont préférables. Du reste la plupart des procédés topiques analgésiques sont plutôt applicables aux formes localisées du rhumatisme infectieux. Tels sont : le *salicylate de méthyle* (Voir Rhumatisme aigu), la pommade au *gaïacol* (5 p. 30), la *méthode de Bier* (v. c. m.) dont l'emploi pourra être associé à l'*immobilisation* et à l'*enveloppement ouaté* avec ou sans *compression*. La *galvanisation intensive* (courants de 70 milli-ampères, séances d'une heure), avec de larges électrodes en terre glaise, a été préconisée par Delherm. La réfrigération locale (vessie de glace sur la jointure) peut également soulager.

I. *Hydarthrose et mono-arthrite exsudative ou purulente.* — Simple, l'*hydarthrose* cède d'habitude, assez lentement il est vrai, à l'*immobilisation* (dans une gouttière plâtrée ou de fil de fer) unie à la *révulsion* (*teinture d'iode, pointes de feu, vésicatoires*) et à la *compression élastique ou ouatée* ; le traitement peut souvent être abrégé par la *ponction capillaire aseptique* (avec la seringue de Debove de 10 c. c. et une aiguille en platine iridié) pratiquée obliquement à la surface cutanée. Ce procédé permet en même temps de reconnaître la nature bactériologique de l'épanchement.

L'*arthrite aiguë séreuse grave* (hyperthermie, tuméfaction, rougeur) peut guérir par l'*immobilisation* (dans une gouttière en fil de fer ou plâtrée) associée aux *ponctions capillaires* suivies d'*injections antiseptiques* (*sublimé* au 1/4000 *formol, collargol*) dans l'articulation ; mais, en général, l'*arthrotomie précoce* avec *lavage* et *drainage* réussit plus vite et plus sûrement, tout en évitant l'*ankylose consécutive*. L'arthrotomie s'impose toujours en cas d'*arthrite pu-*

rulente, encore plus, si l'épanchement contient des agents pyogènes (*streptocoques, staphylocoques, pneumocoques*, etc.). Dans tous les cas où la *source de l'infection* est connue, il faut nécessairement la soumettre à des procédés d'antisepsie appropriés (*Blennorrhagie, infection urinaire, utérine, angine, plaie, abcès*, etc.).

III. *Périostoses, talalgie blennorrhagique, synovites*. — Les *synovites*, les *périostoses* sont des manifestations très rebelles. On ne peut guère leur opposer que des *analgésiques* ou des *révulsifs locaux*. Résistant parfois à tous les traitements, la *talalgie blennorrhagique* ne guérit que par un *repos absolu* et *prolongé* jusqu'à disparition complète de toute sensibilité à la pression ; on y joint le *massage quotidien méthodique* (Jacquet), les *bains d'air surchauffé* (20 minutes à 130°, Renon) ou les *pointes de feu*. Plus récemment, des succès ont été obtenus par le *curettage des bourses séreuses rétro* et *sous-calcanéennes* et *de tout le tissu fibreux de la région* (Vincent).

IV. *Traitement des troubles consécutifs.* — Dès que la période aiguë et douloureuse du pseudo-rhumatisme (quelle que soit sa forme) est terminée, il importe de restituer aux jointures malades la plénitude de leurs fonctions ; cette part du traitement est d'autant plus importante que l'immobilisation (souvent indispensable pour calmer la douleur) a été plus longue, bien que sa durée ait été réduite au strict nécessaire. Pour éviter l'ankylose, on soumettra, le plus tôt possible, les articulations à des *mouvements passifs*, à la *mécanothérapie* auxquels on associera le *massage méthodique*, l'*ionisation* (v. c. m.) et l'*électrisation des muscles voisins*, seule capable d'en prévenir l'*atrophie*. D'autre part, la résorption des exsudats trouvera de précieux adjuvants dans la *révulsion répétée* (*teinture d'iode, pointes de feu*), la *médication iodurée*, les *douches de vapeur*, et surtout dans les cures thermales aux sources sulfureuses : (*Aix-les-Bains, Luchon, Barèges, Cauterets*, etc.), chlorurées sodiques (*Salies, Dax, Salins*, etc.) et hyperthermales (*Bourbonne, Aix-la-Chapelle, Néris, la Malou*). Les *boues* de *St-Amand*, de *Dax*, de *Bormio* (si le cœur et les artères sont intacts), les *bains de sable chaud* peuvent également trouver leur emploi dans certaines de ces arthrites.

Rhumatismes chroniques. — La pathogénie du *rhumatisme chronique* est encore très obscure ; les causes en sont sans doute variables avec ses différentes formes, mais faute d'une classification rationnelle, on en est actuellement réduit à lui appliquer une thérapeutique empirique, basée uniquement sur l'évolution clinique. On distingue : 1° un *traitement inter-paroxystique* (*externe* et *interne*) destiné à modifier le terrain ; 2° un *traitement des poussées aiguës*, visant surtout la douleur.

I. **Traitement inter-paroxystique.** — L'*hygiène* s'impose surtout aux prédisposés par diathèse ou hérédité ; ils résideront plutôt dans une *localité chaude* et *sèche* éloignée du bord de l'eau, dans une *maison bien aérée et ensoleillée* ; se vêtiront de *flanelle* et de *laine*, prendront, chaque jour, un *exercice modéré* et feront de l'*hydrothérapie*. Pour eux, une alimentation peu azotée, plutôt lacto-végétarienne, l'abstention de boissons alcooliques sont à recommander.

Les *topiques* et les *agents physiques* sont souvent, contre le rhumatisme chronique, moins infidèles que les médications internes. Les révulsifs : *teinture d'iode, pointes de feu, application prolongée d'emplâtre de Vigo*, rendront souvent service pour hâter la résolution des exsudats. La *chaleur* (isolée ou associée à la *lumière*) est aussi un bon agent réducteur et analgésique. Ses applications peuvent revêtir des formes très variées : *bains de briques, bains d'air surchauffé* (à 100-140° pendant 40 à 50 minutes) administrés soit avec l'*appareil Tallermann*, soit avec le *thermo-aérophore du Dr Ostwalt*, soit avec un *appareil à air chaud Hilzinger* ; *bains de sable* à 42°-50° (plonger matin et soir, pendant 20 minutes, les mains ou les pieds enveloppés de tarlatane, dans 2 baquets de sable ; massage consécutif), *bains de soleil* et *bains de chaleur radiante lumineuse* (*Appareil de Dowsing*. Voir Photo-

THÉRAPIE), *bains d'eau surchauffée* (portée de 37° à 40°, 42°, Lasègue) suivis de repos au lit; *bains de vapeur* (contre-indiqués chez les anémiques, les cardiaques, les artérioscléreux). A l'action thermique peut être associée l'action médicamenteuse, comme dans les *bains alcalins* (100 à 150 gr. de sous-carbonate de soude), *arsenicaux* (1 à 8 gr. *d'arséniate de soude* avec 150 gr. de *carbonate de soude* ou 250 gr. de *gélatine*, bains de 45 à 90 minutes tous les jours, puis tous les 2 jours, Guéneau de Mussy, Legendre), *térébenthinés* (100 à 300 gr. *d'essence de térébenthine* par bain avec 100 gr. d'*émulsion aqueuse de savon noir*, Balzer), *sulfureux* (indiqués seulement dans les formes torpides) ou *salés* (10 minutes, 3 à 30 kg de gros sel); les *bains de vapeur térébenthinés*. L'*électrothérapie* a fourni quelques succès, sous forme *galvanique* (l'électrode positive dans la région cervico-dorsale ou dorsolombaire; la négative représentée par un bain salé où plonge le membre malade, Boudet de Paris; courants de 25 à 30 milliampères, séances d'une heure, tous les jours, puis tous les 2 ou 3 jours, G. Liebert), *faradique* (sur les muscles atrophiés, en l'absence de toute douleur), *franklinique* (Vigouroux), ou *ionique* (voir *ionisation*). Contre certains *rhumatismes noueux*, le *massage* et la *mécanothérapie* peuvent être fort utiles, notamment l'effleurage progressif, la mobilisation passive des jointures ankylosées, puis, après amendement des douleurs, le *pétrissage* et le *tapotage* des muscles atrophiés (R. Mesnard). La *congestion passive* obtenue par ligature temporaire du membre au-dessus de l'articulation malade, selon la *méthode de Bier* (v. c. m.), peut aussi apaiser sensiblement les phénomènes douloureux.

Le traitement médicamenteux, malgré la richesse apparente de son arsenal, échoue souvent. La *médication iodée* a des adeptes convaincus; on donne soit de petites doses d'*iodure de potassium* ou *de sodium* (30 à 50 centigr. 20 jours par mois), soit la *teinture d'iode* (VIII, X à XL gouttes), très diluée dans du *sirop de café* ou de l'*eau amidonnée*, soit l'*iode*

combiné à la peptone bien mieux toléré par l'estomac. Chauffard injecte chaque jour, sous la peau 1 c. c. d'*eau iodée* (Teinture d'iode 1 gr., K I, 2 gr., eau dist. 300). L'*iodate de lithine* (40 à 60 centigr.) est vanté par Tessier et Roques. L'*arsenic* (*liqueur de Fowler, arséniate de soude, eau de la Bourboule, arrhénal*) peut être utilisé seul ou associé à l'iode. Certaines formes de rhumatisme chronique paraissant ressortir à l'*insuffisance thyroïdienne*, sont justiciables de l'*opothérapie thyroïdienne* (*corps thyroïde, de mouton* 1 à 3 cachets de 10 centigr., Leop. Lévy et H. de Rothschild, *iodothyrine*). Charcot préconisait l'*alcalinisation intensive* par des doses massives de *bicarbonate de soude*. Ailleurs les acides, soit l'*acide phosphorique médicinal* (X à C gouttes par jour, Bardet, Cautru, ou en limonade à 2 p. 100, Dalché), soit l'*acide citrique* (5 à 10 gr., Huchard, ou le jus de 15 à 30 citrons chaque matin) semblent plus efficaces. Du rhumatisme chronique progressif résulte souvent une véritable *cachexie* qui exige l'emploi des toniques : *huile de foie de morue, sirop d'iodure de fer* ou *iodo-tannique, sulfate de strychnine, glycéro-phosphates de chaux* ou *de magnésie*. Parfois aussi l'état du cœur et des reins (sclérose rénale) réclame un régime et des soins spéciaux.

II. *Traitement des poussées aiguës.* — Fébriles ou non, les *poussées douloureuses* nécessitent, outre le repos, l'intervention des analgésiques locaux et généraux. Les applications bien faites de *salicylate de méthyle* ou de *salène* (pour la technique, voir RHUMATISME AIGU) ou de pommade au *gaïacol* peuvent amener un vrai soulagement. A l'intérieur, le *salicylate de soude* (2 à 6 gr.), le *salophène* (mêmes doses), le *salol* (2 à 3 gr. en surveillant les urines), le *salicylate de lithine* (1 à 3 gr.), l'*aspirine* peuvent atténuer la douleur, surtout dans les formes ayant quelque affinité avec le rhumatisme aigu. Autrement, on leur préférera : l'*antipyrine*, le *pyramidon*, le *salicylate de pyramidon*, la *phénacétine* ou l'*oxyquinothéine*, l'*ichtyol* (4 à 5 pilules de 10 centigr., Legendre). La *teinture de*

colchique (XXX à XL gouttes), le *sidonal*
(40 centigr. par jour, A. Robin) conviennent particulièrement aux formes
liées à l'*uricémie*.

III. *Traitement thermal.* — Comme
nombre d'affections à lente évolution,
les rhumatismes chroniques sont appelés
à bénéficier sérieusement de cures hydro-
minérales. Aux *formes éréthiques avec
troubles nerveux prédominants* conviennent les sources hyperthermales peu
minéralisées comme *Néris*, *Plombières*,
Bagnères-de-Bigorre, *Ragaz*, *Aix-la-Chapelle*, *Wildbad*, *Teplitz-Shcônau*. A. Robin et d'autres auteurs préfèrent les
eaux chlorurées-sodiques, mais plutôt
dans les formes torpides, depuis *Luxeuil*,
Bagnoles-de-l'Orne, *Bourbon-l'Archam-
'bault*, *Bourbon-Lancy* (chaudes, chlorurées-sodiques faibles), jusqu'à *Bourbonne*
(chaude, chlorurée-sodique forte), *Salins-
du-Jura* et *Salies-de-Béarn* (froides, chlorurées-sodiques fortes). Les *eaux sulfureuses* ne conviennent qu'aux cas récents
ou aux formes arthritiques franchement
torpides; la cure comporte généralement
le *massage sous l'eau* ou la *douche-massage* (*Aix-les-Bains*, *Luchon*, *Barèges*,
Eaux-Chaudes). Les *bains de boues minérales*, tels qu'on les applique à *Saint-
Amand*, *Barbotan*, *Dax*, *Bormio*, sont
utiles dans le rhumatisme noueux non
compliqué de cardiopathie ou d'artériosclérose.

IV. *Traitement chirurgical.* — Schuller
(de Berlin) injecte dans les cavités articulaires malades une *émulsion d'iodoforme* additionnée de *gaïacol* (3 à 6 fois
dans les grandes jointures; une fois dans
les petites). Pour lui, les *arthrites avec
fongosités* seraient justiciables de l'*ouverture large* suivie de *grattage*. Dans
certaines *mono-arthrites chroniques*
(hanche), l'*arthrotomie*, la *synovectomie*,
la *résection* pourraient donner des succès durables (Lejars).

Ricin (Huile de). — *Caract. phys. et
chim.* — Huile extraite par pression, à
froid, des graines du *Ricinus communis*
(Euphorbiacées) libérées de leur enveloppe testacée et de l'épisperme. Liquide
visqueux, incolore ou légèrement jaune-
verdâtre, transparent, presque inodore,

de saveur fade et désagréable, sans âcreté
(quand l'huile est récente), plus dense
que les autres huiles (0,964), soluble, en
toutes proportions, dans l'alcool absolu.
Elle contient : des matières grasses (*rici-
noléine*, *palmitine*, *stéarine*), un alcaloïde
cristallisable la *ricinine*, une *substance
résinoïde* purgative très peu soluble dans
l'huile (reste dans les tourteaux après
expression), un acide gras particulier
l'*acide ricinoléique*, laxatif, libéré dans
l'intestin, par action du suc pancréatique
dédoublant le glycéride qui le tient en
combinaison. L'enveloppe testacée de la
graine de ricin renferme une albumose
très toxique, la *Ricine*, provoquant l'hémolyse, et mortelle à dose minime ; très
comparable aux toxines microbiennes,
elle explique les cas d'empoisonnement
dus à l'ingestion de semences de ricin.

Effets physiol. et tox. — Les *graines en
nature* sont bien plus actives et toxiques
(nausées, vomissements) que l'huile, grâce
à la présence de la *ricine* et de la substance résinoïde.

L'huile récemment exprimée à froid,
ingérée à jeun, à la dose de 10 à 15 gr.,
provoque, sans coliques, au bout de 3 à
4 heures, une ou plusieurs selles molles ;
elle agit aussi par la voie rectale. Les
doses de 30 à 50 gr. purgent plus énergiquement mais surtout par indigestion
et sont inutiles, sinon même nuisibles.
L'huile ancienne ou préparée à chaud est
plus active, mais de saveur nauséeuse et
provoquant souvent des vomissements.

Prop. thérap., indicat. — Purgatif de
choix dans tous les cas où il importe de
vider l'intestin sans l'irriter, sans congestionner les organes pelviens. Indiquée :
dans la constipation spasmodique, au
cours des pyrexies, des affections utérines et péri-utérines, de la grossesse, du
mal de Bright, de l'appendicite refroidie,
des états péritonéaux, des lésions inflammatoires de l'intestin. Est, en outre, anthelminthique (isolément ou associée à
un vermifuge). Ne doit pas être employée
d'une façon continue, sous peine de
troubles gastriques.

Formes pharmac., doses. — *Usage int. :*
2 à 10 gr. comme laxatif; 10 à 40 gr.
comme purgatif; 10 à 15 gr. suffisent

presque toujours, à condition de prescrire l'abstention de toute boisson, au moins pendant les 2 heures suivantes. (*Chez l'enfant*, 2 gr. par année d'âge) soit en nature avec du suc d'orange, du café sucré, du bouillon dégraissé, de la bière mousseuse, du lait, du cassis, du vin de Malaga, du sirop de menthe, etc.; soit en capsules molles ou en émulsions. — *Voie rectale* 20 à 30 gr. en lavement, suppositoires. — *Usage ext.* : usitée comme excipient de certaines pommades ainsi que pour rendre le collodion élastique.

Purgatif antiseptique :

Huile de ricin. . . . . . . 20 gr.
Salacétol . . . . 1 —

Appendicite (Bourget).

Potion purgative :

Huile de ricin . . . 15 à 20 gr.
Extrait de belladone. Cinq centigr.
Gomme arabique . . 20 gr.
Sirop de limons. . . 30 —
Eau distillée de men-
the . . . . 20 —

F. S. A.; à prendre en une fois.

Émulsion :

Huile de ricin . . . . . 15 à 20 gr.
Teinture de quillaja . 10 —
Mucilage de gomme)
adraganthe . . . . } āā 50 —
Hydrolat de cannelle.)

F. S. A.; à prendre en une fois.

Lavement :

Huile de ricin . . . . 20 à 40 gr.
Jaune d'œuf . . . . . . n° 1.
Mucilage de graines de
lin. . . . . 150 gr.

Pommade :

Huile de ricin. . . . . . 20 gr.
Vaseline blanche . . . . 40 —
Acide gallique. . . . . . 3 —
Essence de lavande. . . XV gouttes.

Alopécie consécutive aux pyrexies (Monin).

Mixture :

Huile de ricin.. . . . . . 50 gr.
Beurre de cacao . . . . 10 —
Baume du Pérou . . . . 1 —
Turbith minéral . . . . 1 gr. 50

Séborrhée avec prurit (Malassez).

Rippoldsau. — Station hydrominérale de l'empire d'Allemagne, grand duché de Bade, au milieu des montagnes de la Forêt-Noire. Altitude 470 m. Eaux froides (10°), fortement carboniques, bicarbonatées-calciques et sulfatées-sodiques, ferrugineuses-manganésiennes (une des sources, *Wenzelsquelle*, renferme 123 milligr. de bicarbonate de fer par litre). Utilisées sous forme de boisson, de bains, de douches et bains de gaz carbonique. L'emploi de ces eaux, fortement ferrugineuses, doit être ménagé et surveillé.

Principales indications. — Toutes les circonstances dans lesquelles s'impose la médication martiale, affections dyspeptiques dépendant de l'atonie des organes digestifs, pléthore abdominale, affections calculeuses ou catarrhales des voies urinaires, formes torpides du rhumatisme et de la goutte.

Rivière (Potion de). — Voir CARBONIQUE (ACIDE).

Riz. — *Oriza sativa* (Graminées). Les semences décortiquées sont utilisées comme aliment usuel ou comme agent diététique. Occupant une place prépondérante dans l'alimentation des Orientaux, le riz en tient une bien plus modeste dans celle des Européens, mais sa haute valeur alibile et sa facile digestibilité méritent d'attirer spécialement l'attention du médecin et de l'hygiéniste. Sa composition moyenne peut être évaluée comme il suit, pour 100 parties :

Eau. . . . . 14 gr.
Hydrates de carbone. . . . 77 —
Albuminoïdes. . . . . . . 6 —
Matières grasses. . . . . . 1 —
Cellulose . . . . 1 —
Sels minéraux. . . . . . . 1 —

Si on le compare au pain et à la pomme de terre, aliments usuels de nos pays, on voit qu'il est bien plus nutritif, puisque 500 gr. de riz équivalent, à peu près, en hydrates de carbone, à 800 gr. de pain et à 2 kg de pommes de terre (Martinet); de plus, étant très pauvre en cellulose, son coefficient d'utilisation nutritive atteint 98 ou 99 p. 100. Aussi occupe-t-il une grande place dans la ration des armées en campagne. Mais, s'il est très riche en éléments hydrocarbonés, sa pauvreté en albuminoïdes, l'absence presque complète de graisses, empêchent de le considérer comme un aliment complet. Il est vrai que ces lacunes peuvent être plus ou moins réparées par l'addition de lait, de blancs d'œuf battus en neige, de fromage (*riʒotto*) ou de jaunes d'œuf. Par la cuisson, le riz augmente de poids et de volume (il *gonfle* et *crève* parfois) par absorption d'eau; il perd une petite quantité de sels et d'amidon et sa fécule devient partiellement soluble et plus assimilable. Sauté dans le beurre, à feu vif, jusqu'à ce que ses grains deviennent roux, le riz subirait une plus forte transformation de son amidon en dextrine (Blatin).

Au point de vue médical, le riz constitue un aliment recommandable pour les convalescents, les dyspeptiques et les malades atteints de diarrhée. Il offre l'avantage de n'exciter qu'au minimum la sécrétion chlorhydropeptique et d'être fort bien toléré par l'intestin. L'usage du riz au lait très cuit convient particulièrement aux hyperpeptiques et fait partie du régime prescrit aux malades atteints d'ulcère de l'estomac (v. c. m.) par Lenhartz et, surtout, par Bourget (de Lausanne). L'*eau de riʒ*, obtenue par décoction de 30 à 50 gr. de riz dans un litre d'eau est, depuis longtemps, d'un emploi classique comme boisson dans toutes les entérites. En cas de gastro-entérite, chez les nourrissons, elle concourra utilement à masquer la diète hydrique. On peut également faire entrer le riz dans les formules de décoctions de céréales actuellement en vogue à cet âge. La *farine de riʒ* servira encore à préparer, avec le lait ou le bouillon de légumes, des bouillies claires qui trouveront leur indication quand les selles auront tendance à devenir trop liquides. Le riz est contre-indiqué chez les constipés et, encore plus, chez les diabétiques, à cause de sa richesse en hydrates de carbone.

Romarin. — *Rosmarinus officinalis* (Labiées). Les sommités fleuries contiennent un principe amer, du tannin et une huile essentielle épileptisante, mélange de *pinène gauche*, de *bornéol*, de *camphre* et de *cinéol*.

Prop. et empl. thérap. — Douées de propriétés stimulantes, les feuilles sont utilisées en infusion (10 à 20 p. 1000) comme stomachique et entrent dans la formule de l'alcoolat vulnéraire. On prescrit aussi l'essence (IV gouttes). Comme topique, l'alcoolat de romarin passe pour résolutif et représente un des éléments du *baume tranquille*, du *baume Opodeldoch*, du *vin aromatique*, de l'*eau de Cologne*. Il fait souvent partie des mixtures excitantes opposées aux alopécies.

Lotion excitante :

Alcoolat de romarin . .	30 gr.
Alcool absolu	200 —
Teinture de capsicum. .	20 —
Sel Alembroth soluble .	30 centigr.

Pour frictions, le matin, sur le cuir chevelu (alopécie séborrhéique. Sabouraud).

Ronce sauvage. — *Rubus fruticosus* (Rosacées). Les feuilles, douées de propriétés astringentes, servent à préparer une infusion (20 p. 1000) utilisée en gargarismes, pure ou comme excipient.

Rosen (Liniment de). — Liniment antinévralgique, très usité jadis et ainsi composé :

Beurre de muscade . .	}	āā 5 gr.
Essence de girofles . .	}	
Alcoolat de genièvre . .		80 —

Roses. — *Rosa* (Rosacées). On distingue : 1º les *Rosa centifolia* et *damascena*, astringent, aromatique, servant à préparer l'*eau distillée de roses* employée en collyre; 2º la *Rosa Gallica* ou rose de Provins, plus astringente que la précédente, utilisée : en infusion (20 p. 1000), sous forme de mellite à 10 p. 100 ou *miel rosat* (10 à 50 gr.) et de *vinaigre rosat* (5 à 30 gr.); 3º la *Rosa canina* ou rose sauvage, dont le fruit astringent et acidulé sert à préparer la *conserve de roses* (dite *conserve de cynorrhodons*) employée comme excipient pilulaire.

Rougeole. — I. *Rougeole régulière.* — A défaut de médication spécifique, la rougeole régulière ne réclame que des soins hygiéniques : repos au lit, boissons chaudes, alimentation liquide tant que dure la fièvre, *antisepsie des muqueuses* pour prévenir les *infections secondaires*. Ces derniers soins ont une valeur prophylactique spéciale; les yeux seront donc, matin et soir, lavés avec une solution de *borate de soude* (1 p. 100) et de *salicylate de soude* (0,5 p. 100), la bouche et le pharynx rincés plusieurs fois par jour au *phénolsalyl* (1 p. 100); les narines recevront, soir et matin, gros comme une noisette de *vaseline mentholée* (1 p. 100) et *résorcinée* (2 p. 100). Chez les fillettes, la vulve sera soigneusement lavée au *sublimé* (1/2000) ou au *permanganate de potasse* (1/4000).

II. *Traitement symptomatique.* — A la phase d'*invasion* existent souvent : du *délire*, des *convulsions*, justiciables des *bains tièdes* ou du *drap mouillé*; un violent *catarrhe oculo-nasal* qui réclame l'emploi plus répété des soins antiseptiques déjà signalés; des *épistaxis* cédant habituellement à la *compression digitale*, aux *lavages à l'eau salée très chaude*, ou, à l'introduction dans la narine d'un tampon d'ouate hydrophile imbibé d'*eau oxygénée* ou d'une *solution forte d'antipyrine*. En général, la *diarrhée initiale* s'arrête vite par le *bismuth* et l'*élixir parégorique*. La *laryngite striduleuse* nécessite le traitement habituel : *applications chaudes* sur le cou, *inhalations de vapeur*, *sirop d'éther*, *bromure* ou petites doses de *belladone*. Toujours passagère, la *fièvre d'invasion* est négligeable; elle peut être modérée par la *quinine*, l'*aspirine*, l'*antipyrine*. Une soigneuse antisepsie bucco-pharyngée s'impose dans le but d'éviter la stomatite, l'angine et l'otite moyenne.

III. *Formes malignes.* — La *forme suffocante* ou *catarrhe suffocant*, associée à une éruption avortée, se traduit par une dyspnée intense qui sera combattue par de larges applications de *ventouses sèches*, des *enveloppements* ou des *bains sinapisés*, des *bains très chauds* ou même par la *saignée générale* (100 à 500 gr. suivant l'âge). L'*éther*, l'*acétate d'ammoniaque*, la *caféine*, l'*huile camphrée* trouveront également ici leur emploi.

Très rare la *forme hémorrhagique* est presque toujours mortelle; on essayera de lutter par l'*alcool*, l'*acétate d'ammoniaque*, la *caféine*, l'*éther*, le *chlorure de calcium* (0,10 à 0,20 centigr. par année d'âge), les *inhalations d'oxygène* et les injections intraveineuses de *sérum frais* (voir *hémophilie*).

Les *formes ataxo-adynamiques* ressortissent nettement à la *balnéation froide systématique* aussi efficace ici que dans la fièvre typhoïde. Chez les très jeunes enfants, le *bain tiède* (28°-32°) est suffisant.

IV. *Complications.* — La *laryngite morbilleuse* peut, par des accès de *suffocation* ou une *asphyxie progressive*, nécessiter, d'urgence, la *trachéotomie* ou le *tubage*. On s'accorde mal sur le choix de l'opération; Josias préconisait la trachéotomie d'emblée, Sévestre, Richardière et Balthazard préfèrent le tubage. Netter, après 24 heures de tubage, recourt à la trachéotomie si l'asphyxie reparaît.

La *bronchite capillaire*, la *broncho-pneumonie* sont les complications majeures de la rougeole. Pour empêcher la bronchite de se capillariser, le procédé de choix est l'*usage systématique des bains chauds* (de 8 à 10 minutes à 38°), répétés *toutes les 3 heures* quand la température atteint ou dépasse 39° (Renaut, de Lyon). On trouvera aux articles qui les concernent le traitement de la *broncho-pneumonie* déclarée, de l'*emphysème* et de l'*adénopathie trachéo-bronchique*, suites fréquentes de la rougeole.

La *stomatite impétigineuse* guérit aisément par des lavages à l'*eau de Vichy* additionnée de 1/3 d'*eau oxygénée à 12 vol.* Bien plus rare la *stomatite gangréneuse* exige la destruction des eschares au *thermo* ou au *galvano-cautère* suivie de lavages à l'*eau oxygénée.* Les *angines* de la rougeole peuvent revêtir toutes les formes : *érythémateuse, pseudo-*

diphthérique, diphthérique; le traitement sera approprié à leur nature. La *diphthérie secondaire à la rougeole* est assez fréquente et surtout assez grave pour qu'on ait préconisé l'*injection préventive*, à tout rougeoleux, de 5 à 10 c. c. de *sérum antitoxique* (Netter et Nattan-Larrier) qui confère une immunité relative, sinon absolue.

La *tuberculose pulmonaire* apparaît ou se rallume souvent chez les convalescents de rougeole; cette grave complication réclame le traitement habituel (*aération continue, suralimentation, etc.*). Chez les prédisposés, une cure de convalescence à la *Bourboule* ou au *Mont-Dore* contribuera à la prévenir.

V. *Prophylaxie.* — Surtout contagieuse à la période d'invasion, quand elle ne peut être affirmée, la rougeole est très difficilement évitée. Dans les collectivités d'enfants, il faut isoler non seulement les rougeoleux aussitôt reconnus, mais tous les enfants ayant subi leur contact pendant l'invasion, et cela, pour 15 jours, durée moyenne de l'incubation. Les rougeoleux peuvent être remis en liberté 15 jours après le début de la maladie. Le contage de la rougeole étant très peu vivace, on peut généralement se passer de *désinfection* après les formes simples. Par contre, celle-ci s'impose en cas de *broncho-pneumonie* ou de *diphthérie secondaires*, ainsi que la séparation rigoureuse d'avec les rougeoleux simples.

Rousseau (Laudanum de). — Voir Opium, p. 492.

Royat. — Ville du Puy-de-Dôme, à 2 km de Clermont-Ferrand, sur le ruisseau la Tiretaine, dans une gorge prenant naissance sur le plateau de la chaîne des Puys et débouchant dans la Limagne en face de Clermont. Altitude 450 m. Eaux thermales (20°5-34°5), gazeuses, bicarbonatées mixtes, chlorurées-sodiques, siliceuses, lithinées, arsenicales, ferrugineuses. Utilisées sous forme de boisson, de bains à eau courante réalisables grâce à l'extrême abondance des eaux et à leur température, de douches, d'irrigations, de pulvérisations, de bains carbogazeux.

Principales indications. — Manifestations offertes par les sujets présentant un mélange de faiblesse, d'anémie et d'arthritis (surtout chez les sujets jeunes et les femmes), goutte, rhumatisme chronique, manifestations cutanées d'origine arthritique, tabes à la période préataxique ainsi que dans les formes anémiante et dépressive, affections cardio-vasculaires, artériosclérose (bains carbogazeux et massage sous l'eau).

Rubéfiants. — On appelle *rubéfiants* tous les agents de révulsion qui se bornent à provoquer l'hyperhémie du tégument. Les uns sont de nature physique comme les *frictions*, soit *sèches*, avec un gant de crin, un linge rude, soit *humides*, avec de la neige, de la glace pilée, un linge imbibé d'eau froide (le froid intervient alors pour renforcer l'action mécanique); ou comme la *chaleur*, tantôt *sèche* (linges chauds, fer chaud ou brique, étuve sèche, sable chaud), tantôt *humide* (bains locaux ou généraux, affusions chaudes, bains ou douches de vapeur). Les autres rubéfiants sont de nature médicamenteuse, comme les sinapismes, les cataplasmes sinapisés, les bains sinapisés locaux ou généraux (Voir Moutarde). La rubéfaction peut encore être obtenue par les frictions d'*essence de térébenthine*, les applications de *chloroforme* (v. c. m.) imbibant une compresse, de *sulfure de carbone* (même usage), par l'emploi du *pinceau électrique* qui provoque, en outre de la rougeur, des papules urticariennes. Les rubéfiants constituent, en général, des révulsifs anodins, mais très actifs, indiqués surtout pour lutter contre les congestions viscérales aiguës et contre certains phénomènes douloureux (points de côté, pleurodynie, névralgies, arthralgies, etc.). Leur emploi offre l'avantage inappréciable de pouvoir être renouvelé fréquemment sans inconvénient et sans porter atteinte à l'intégrité de la couche épidermique.

Rubéole. — L'extrême bénignité de la maladie réduit son traitement à quelques soins très simples : *antisepsie bucco-pharyngée* et *nasale*, comme dans la *rougeole* (v. c. m.), repos au lit, *purgatif* léger en cas d'état saburral, *anti-*

pyrine ou *aspirine* contre le *mal de tête* et la *fièvre*; *compresses humides chaudes* sur les masses ganglionnaires, si elles sont sensibles.

Dans les *formes graves*, exceptionnelles, on a surtout à combattre : l'*hyperthermie*, l'*ataxo-adynamie* (*bains froids* ou *tièdes*); l'*angine* quelquefois *pseudomembraneuse* (grands lavages antiseptiques; attouchements à la *glycérine au sublimé* 1 p. 100) ou *diphthérique* (*sérothérapie antidiphthérique*); l'*adénite suppurée*, l'*albuminurie*, évitables pour une grande part, au moyen de l'*antisepsie pharyngée*.

Prophylaxie. — Reconnue, la rubéole n'exige qu'un isolement de 8 jours; mais elle est plus contagieuse avant l'éruption qu'après; aussi faudrait-il, pour en prévenir la diffusion, isoler ou tenir en observation, pendant 12 à 14 jours, tous les enfants ayant subi, durant l'invasion, le contact des rubéoleux. La *désinfection des locaux* ne s'impose pas après la rubéole.

Rubinat. — Localité d'Espagne, province de Santander, d'où l'on exporte une eau froide, fortement sulfatée-sodique, faiblement sulfatée-magnésienne (96 gr. SO^4Na^2 et 3 gr. 5 SO^4Mg p. 1000), purgative, amère. Dose : 1 à 2 verres.

Rue. — *Ruta graveolens* (Rutacées). Arbuste du midi de la France, d'une odeur agréable. Ses feuilles contiennent une huile essentielle, âcre et amère, qui paraît en être le principe actif (mélange de terpènes et de dérivés terpéniques : alcools, aldéhydes, cétones, éthers).

Effets physiol. et tox. — *Localement*, action irritante assez vive sur la peau et les muqueuses, bien que moindre que celle de la sabine. *A l'intérieur*, peut déterminer, à hautes doses, des accidents de gastro-entérite intense avec vertiges, tremblements et même convulsions.

Prop. thérap., indicat. — Préconisée comme emménagogue, antiménorrhagique et stimulant des contractions utérines (employée parfois pour provoquer l'avortement criminel). Ne paraît capable de déterminer l'avortement qu'indirectement et à doses toxiques.

Formes pharmac., doses. — Infusion 2 à 5 p. 1000. Poudre 1 gr. à 1 gr. 50. Essence I à X gouttes. (Emploi peu recommandable).

Rumex crispus. — (Polygonacées). La racine, assez riche en fer (jusqu'à 0,44 p. 100), a été préconisée contre la chlorose et l'anémie tuberculeuse (Gilbert et Lereboullet).

Formes pharmac., doses. — Poudre de racines 1 gr. 50 à 3 gr. par jour, par cachets de 50 à 75 centigr.

Rythmées (Chorées). — Voir Chorées, hystérie.

S

Sabine. — *Juniperus Sabina* (Conifères), arbuste méridional. Les rameaux jeunes contiennent une essence très irritante, de saveur âcre et amère, d'odeur désagréable, soluble dans l'éther, de composition voisine de celle de l'essence de rue.

Effets physiol. et tox. — *Effets locaux* très irritants sur la peau (vésication, ulcération) et les muqueuses. *A l'intérieur*, provoque des signes de gastro-entérite aiguë (gastralgie, vomissements, coliques, diarrhée) et, secondairement, à fortes doses, des convulsions pouvant aboutir au coma mortel. A pu déterminer l'avortement, mais indirectement, à doses toxiques, par participation des organes pelviens à la congestion intense des viscères abdominaux.

Prop. thérap., indicat. — A doses thérapeutiques, action diurétique, emménagogue et antimétrorrhagique. Les faibles doses agiraient comme hémostatique utérin (en dehors de la grossesse); les doses plus fortes, comme emménagogue. (Usage très restreint, à surveiller).

Formes pharmac., doses. — *Usage int. :*
Infusion (5 p. 1000). Poudre 50 centigr.
à 1 gr. Huile essentielle I à VIII gouttes.
— *Usage ext. :* comme caustique léger,
sur les végétations.

Sable (Bains de). — Le *bain de sable*
(généralement partiel, limité aux membres, aux extrémités, au tronc) représente un mode d'application de la *chaleur sèche.* Il est surtout en usage dans
certaines stations thermales, notamment
à *Lavey-les-Bains* (Valais). Son *application à domicile* est possible selon la
technique suivante : deux baquets pleins
de sable ayant été chauffés au four puis
refroidis aux environs de 50°, le malade
y plonge, pendant 20 minutes, les extrémités atteintes (mains ou pieds) enveloppées de bandelettes de tarlatane. Ces
bains trouvent leurs principales indications dans : le *rhumatisme noueux,*
certains *pseudo-rhumatismes* à marche
chronique et le *rachitisme.*

Saccharine. (*Acide anhydro-orthosul-
famide-benzoïque.*) — *Caract. phys. et
chim.* — Dérivé de l'acide benzoïque;
poudre cristalline blanche, inodore ou
sentant légèrement l'amande amère,
d'un pouvoir sucrant considérable (peut
remplacer 280 fois son poids de sucre),
encore appréciable dans une solution à
1 p. 10 000, soluble dans 335 p. d'eau
froide (devient très soluble, si elle est
associée à moitié de son poids de bicarbonate de soude), 28 p. d'eau bouillante,
30 p. d'alcool, et dans la glycérine.
Réaction acide, décompose le bicarbonate
de soude, mais ne réduit pas la liqueur
de Fehling. Coagule le lait.

Effets physiol. et tox. — Aisément
absorbée; éliminée en nature par l'urine.
Non toxique sur les animaux, mais entrave les actes digestifs en s'opposant à
l'action de la pepsine sur l'albumine et
de la diastase sur l'amidon. En clinique,
son usage prolongé entraîne des troubles
dyspeptiques. Se comporte comme un
antiseptique et un antifermentescible
assez puissant.

Prop. thérap., indicat. — Utilisée, surtout, pour remplacer le sucre chez les
diabétiques (5 centigr. additionnés de
même poids de bicarbonate de soude

équivalent à un morceau de sucre); elle
en possède la saveur mais nullement la
valeur alimentaire, aussi sa substitution
au sucre dans l'industrie est-elle une
fraude. Employée comme antiseptique
buccal (peu recommandable, car elle
altère les dents, Manquat).

Formes pharmac., doses. — *Usage int. :*
10 à 20 centigr. par comprimés de
5 centigr. (associée au bicarbonate de
soude); en surveiller l'effet et suspendre
en cas de troubles digestifs. — *Usage
ext. :* Solutions alcooliques à 3, 4, 5 p.
1000 pour lavages de la bouche (après
dilution dans l'eau).

Safran. — *Crocus sativus* (Iridacées).
On utilise les stigmates desséchés, longs
filaments roulés sur eux-mêmes, couleur
rouge-orangé foncé, très odorants, de
saveur aromatique et amère, d'un pouvoir
colorant jaune intense.

Prop. et empl. thérap. — Employé
comme condiment et comme emménagogue. Entre dans la composition du
laudanum de Sydenham, des gouttes
noires anglaises, des pilules de cynoglosse et du sirop de Delabarre.

Formes pharmac., doses. — Infusion
(50 centigr. à 2 gr. p. 1000). Poudre
20 centigr. à 2 gr. Sirop 20 à 60 gr.
Teinture 4 à 20 gr. en potion.

Sirop de dentition (Delabarre) :

Infusion de safran . . .	} āā 30 gr.	
Suc frais de tamarin . .		
Miel blanc	100 —	
Teinture de vanille . . .	2 gr. 50	

Pour frictionner les gencives.

Sagapenum. (*Gomme séraphique*). —
Fourni par le *Peucedanum* (*Ferula*) *per-
sicum;* gomme résine molle, verdâtre,
d'odeur et de saveur rappelant celles de
l'asa fœtida. Renferme deux substances
résineuses (l'une soluble dans l'alcool
et l'éther, l'autre insoluble dans l'éther
et les huiles) et une huile essentielle
sulfurée.

Prop. et empl. thérap. — Stimulant,
employé jadis à la dose de 10 centigr.
à 1 gr. Actuellement, produit rare et
inusité.

Saignée. — I. *Saignée générale.* — La

saignée est une émission sanguine provoquée par l'ouverture d'une veine. Après une saignée modérée, la *tension artérielle* baisse, le *pouls*, accéléré, devient plus petit, tandis que son dicrotisme s'accuse ; la *respiration* aussi se fait plus fréquente (à moins de fièvre ; alors elle se ralentit) ; la *température* descend parfois légèrement (en cas de fièvre) ; le *sang* se trouve dilué par réduction du taux des globules et accroissement relatif du sérum ; le *taux de l'hémoglobine* tombe au-dessous de la normale ; le nombre des *leucocytes* est à peine modifié ; la *diurèse* augmente et, avec elle, le taux de l'urée, de l'azote total et de l'acide phosphorique. Un peu copieuse une saignée entraîne : la sécheresse de la bouche, la soif, des sueurs, des nausées, parfois des vomissements et la syncope (prévenue par le décubitus).

Après avoir tenu, en thérapeutique, une place énorme, la saignée ne trouve plus son emploi, à titre dérivatif ou dépuratif, que dans un petit nombre de cas.

La *saignée dérivative* peut servir dans certaines *pneumonies*, quand, chez un malade jeune et pléthorique, la dyspnée, excessive, se complique de cyanose, de gonflement des veines du cou et d'une abondante expectoration séreuse ou sanguinolente. Elle est encore utile dans les phlegmasies broncho-pulmonaires très étendues (*pneumonie, broncho-pneumonie, bronchite capillaire, congestion pulmonaire a frigore*) rendant, par *dilatation aiguë du cœur droit*, l'asphyxie imminente. Son indication n'est pas moins formelle dans l'*œdème aigu du poumon*, quelle qu'en soit la cause (*artériosclérose, aortite chronique, néphrite*, etc.). C'est encore la dilatation du cœur droit et la stase pulmonaire qui imposent d'urgence la saignée, au cours de certaines *asystolies d'origine* surtout *mitrale* ou *tricuspidienne* ; en abaissant la tension dans le ventricule droit, elle conjure alors l'asphyxie et favorise l'action ultérieure de la digitale. Les indications de la saignée sont bien plus discutées dans la *congestion* et l'*hémorrhagie cérébrale* (Voir Apoplexie).

La *saignée dépurative* est indiquée, pour débarrasser l'organisme d'une certaine somme d'agents nocifs, dans quelques *intoxications* et *auto-intoxications*. Ainsi semble-t-elle agir dans l'*urémie* (formes comateuse, convulsive, dyspnéique), l'*éclampsie puerpérale* ; dans l'*intoxication par l'oxyde de carbone*, le *gaz d'éclairage* ; quelquefois dans le *coup de chaleur* (associée aux injections de sérum). En cas de *néphrite aiguë*, la saignée paraît encore décongestionner le rein et réduire l'œdème de sa substance corticale qui oblitère les glomérules.

II. **Saignées locales**. — Les *sangsues*, les *ventouses scarifiées*, les *scarifications* en sont les principaux modes. En vidant le réseau capillaire d'une région, les émissions sanguines locales abaissent la tension sanguine dans les veines qui y prennent naissance, d'où appel du sang des réseaux veineux profonds en communication avec elles. Cette hypotension veineuse entraîne encore la *diminution des douleurs et de la tension inflammatoire*, la *résorption des exsudats phlegmasiques*. Les saignées locales trouvent particulièrement leur emploi contre : le *point de côté de la pneumonie* (*loco dolenti*), la *péricardite aiguë* douloureuse et dyspnéique (III°, IV°, V° esp. interc. g.), la *pleurésie diaphragmatique* (insertions du diaphragme), la *congestion hépatique* (active ou passive), la *néphrite aiguë* (au niveau du triangle de J. L. Petit), la *myélite aiguë* (le long du rachis), les *ophthalmies aiguës* (apophyses mastoïdes), la *congestion cérébrale* (apophyses mastoïdes), les *contusions étendues* avec douleur et gonflement. Elles sont contre-indiquées chez les *hémophiles*, les *jeunes enfants*, les *vieillards*, les *malades affaiblis*. (Pour la technique de ces applications voir Sangsues, Ventouses.)

Sail-les-Bains. — Village de la Loire, arrondissement de Roanne, appelé aussi Sail-lès-Château-Morand, sur la limite du Forez et du Bourbonnais, à 16 km de La Palisse. Altitude 350 m. Eaux thermales (23°-34°), faiblement minéralisées, bicarbonatées-sodiques, légèrement silicatées. Une source froide (*Belley*, 10°), ferrugineuse, à l'altitude

de 250 m. Utilisées sous forme de boisson, de bains (baignoire et piscine à eau
courante), de douches, de bains de vapeur.

Principales indications. — Névroses en
général, dyspepsies, dermatoses, rhumatismes, anémie.

Sail-sous-Couzan. — Village de la
Loire, arrondissement de Montbrison,
sur la ligne de Saint-Étienne à Clermont, au confluent du Chagnon et du
Lignon. Altitude 425 m. Eaux froides,
faiblement minéralisées, bicarbonatées-
sodiques, gazeuses, légèrement ferrugineuses. Utilisées principalement sous
forme de boisson, mais aussi sous forme
de bains, de douches, d'inhalations, de
douches gazeuses.

Principales indications. — Dyspepsies,
gastralgies, engorgements hépatiques et
spléniques consécutifs au paludisme,
gravelle urique, chloro-anémie.

Saint-Alban. — Bourg de la Loire,
à 10 km de Roanne. Altitude 400 m.
Eaux froides (17° 5), faiblement minéralisées, bicarbonatées-sodiques, très riches
en acide carbonique, légèrement ferrugineuses et siliceuses. Utilisées sous
forme de boisson, de bains (baignoire et
piscine), de douches, de bains et douches
de vapeur.

Principales indications. — Affections
du tube digestif (dyspepsies, gastralgies),
dermatoses, catarrhes du rein et de la
vessie. Cette station est la première
dans laquelle on ait mis en pratique
l'emploi des douches gazeuses ; et aucune
station hydrominérale d'Europe ne peut
rivaliser avec elle sous le rapport de la
gazothérapie.

Saint-Amand. — Important chef-
lieu de canton du Nord, à 13 km de
Valenciennes. Eaux thermales (19° 5),
oligométalliques, sulfatées-calciques, légèrement siliceuses, peu employées.
Cette station est surtout remarquable
par ses *boues chaudes* (25°), fortement
siliceuses, ferrugineuses et carbonatées-
calciques, exhalant une odeur sulfureuse
très prononcée. On élève encore la
température de ces boues au moyen
d'appareils garnis de sable chaud que
l'on place dans le bain de chaque loge,

une heure avant que le malade y entre.

Principales indications. — Rhumatismes
chroniques.

Saint-Boès. — Hameau des Basses-
Pyrénées, à 7 km d'Orthez, près duquel
existe une source froide sulfurée-calci-
que-sulfhydriquée et bitumineuse.

Saint-Christau. — Hameau des
Basses-Pyrénées, commune de Lurbe, à
8 km S. d'Oloron, dans un petit vallon
latéral à la vallée d'Aspe et au pied du
mont Bénet, un des premiers contreforts
des Pyrénées. Altitude 300 m. Eaux
froides (12°-14°), oligométalliques, bicarbonatées-calciques-magnésiennes, silicatées, et contenant des proportions
très faibles, mais cependant pondérables,
de cuivre (source des Arceaux, notamment), de fer, de manganèse, de strontium. L'une des sources (Pêcheur) est
d'une minéralisation plus riche et sulfureuse accidentelle. Utilisées sous forme
de boisson, et, pour la source des Arceaux, sous forme de bains, douches,
fomentations, irrigations et pulvérisations.

Principales indications. — Certaines
manifestations périphériques du lymphatisme et de la scrofule (eczéma, impétigo, acné, sycosis et scrofulides en
général), laryngite, stomatites, angine
granuleuse, blépharites, conjonctivites.

Saint-Galmier. — Chef-lieu de canton de la Loire, à 24 km de Montbrison
et 18 km de Saint-Étienne, sur la ligne
de Roanne à Saint-Étienne. Altitude
400 m. Eaux froides, gazeuses et bicarbonatées mixtes, faiblement chlorurées-
magnésiennes, sulfatées-sodiques et silicatées ; utilisées comme *eau de table* et
exportées entièrement, de sorte qu'il
n'existe pas d'établissement thermal.
Légèrement diurétiques, stimulantes des
organes digestifs, éveillant l'appétit et
facilitant les digestions. Indiquées dans
le traitement des dyspepsies, ainsi que
des gravelles urique et phosphatique où
elles semblent agir plus par la quantité
de liquide ingéré que par leurs qualités
propres.

Saint-Germain (Thé de). — Mélange d'espèces purgatives, d'un usage
très populaire (en infusion), et ainsi

composé :

Feuilles de séné . . . .   2 gr.
Fleurs de sureau . . . . } āā 1 —
Fruits d'anis . . . . . . }
— de fenouil . } āā 50 centigr.
Bitartr. de potasse. }

Pour une tasse d'eau bouillante (Codex).

Saint-Gervais. — Chef-lieu de canton de la Haute-Savoie, arrondissement de Bonneville, au pied du Mont-Blanc et au fond d'une gorge entourée par des crêtes de 3500 à 4000 m. d'altitude. L'établissement thermal (*Le Fayet-Saint-Gervais*) est à 630 m., mais on peut aller jusqu'à 1200 m. et plus en résidant à *Saint-Gervais Village* ou à *Saint-Gervais Motivon*. Eaux hyperthermales (39°-45°), chlorurées et sulfatées-sodiques, faiblement bicarbonatées-calciques-magnésiques et alcalines, légèrement siliceuses, nettement bromurées et lithinées, sulfureuses accidentelles et d'une façon intermittente. Il existe également une *source ferrugineuse* thermale (20° 4). Utilisées sous forme de boisson, de bains, de douches, d'inhalations, de bains d'étuves. Apéritives, laxatives et diurétiques; toniques et reconstituantes, d'abord excitantes, puis sédatives.

Principales indications. — Lymphatisme, scrofule, chloro-anémie, dermatoses avec exagération de la sensibilité cutanée, affections de l'appareil digestif, diathèse rhumatismale avec tout son cortège de manifestations, affections laryngiennes et bronchiques en relation avec l'herpétisme ou le rhumatisme. La cure d'air et d'altitude intervient pour une large part, en raison de la pureté de l'air et de l'irradiation lumineuse.

Saint-Honoré. — Village de la Nièvre, arrondissement de Château-Chinon, au pied occidental du Morvan. Altitude 272 m. Eaux thermales (26°-31°), oligométalliques, sulfureuses accidentelles, faiblement chlorurées-sodiques, siliceuses, légèrement bicarbonatées-calciques, lithinées et arsenicales, riches en gaz rares (argon, néon et, notamment, hélium). Utilisées sous forme de boisson, de bains (baignoire et piscine), de douches, de pulvérisations,

d'inhalations. Reconstituantes, stimulantes des fonctions de nutrition, sédatives du système nerveux, diurétiques et lithontriptiques; faiblement excitantes.

Principales indications. — Formes scrofuleuses de diverses affections (catarrhes laryngés, bronchiques, utérins, vaginaux), lymphatisme, affections rhumatismales, affections des voies respiratoires. Permettent une médication sulfureuse en quelque sorte atténuée, chez des sujets qui ne pourraient pas, au moins au début, supporter des eaux sulfureuses hyperthermales et fortes, comme celles des Pyrénées.

Saint-Léger. — Voir Pougues.

Saint-Moritz. — Village de Suisse, canton d'Argovie, sur la route de Coire à Samaden, le plus élevé dans la Haute-Engadine. Altitude 1856 m. L'établissement thermal est à 1769 m. Eaux froides (5° 5-6° 6), oligométalliques, faiblement ferrugineuses, sulfatées-sodiques et bicarbonatées-calciques-magnésiennes-sodiques, siliceuses, contenant, en outre, de très faibles quantités de manganèse, de lithium, de fluor, d'iode, de brome, des traces d'arsenic, de cuivre, de cœsium. Utilisées sous forme de boisson, de bains et de douches. Toniques, reconstituantes et digestives; sédatives de la circulation et du système nerveux.

Principales indications. — Chlorose, anémie, dyspepsies stomacales et intestinales, cachexies, convalescences des maladies graves. La cure d'altitude et d'air (aidée, au besoin, par celle de petit-lait) semble avoir une importance au moins aussi considérable que la cure hydro-minérale.

Saint-Nectaire. — Village du Puy-de-Dôme, au fond de la vallée de la Couze de Champeix, à 26 km d'Issoire et à 21 km de la station de Coudes. Altitude 750 m. Eaux froides, thermales et hyperthermales (10°-45°), bicarbonatées-chlorurées (bicarbonatées-sodiques-calciques-magnésiennes-potassiques, chlorurées-sodiques), siliceuses, faiblement sulfatées-sodiques, ferrugineuses et arsenicales; renfermant, en outre, des traces d'un certain nombre de métaux parmi lesquels M. Garrigou a signalé le mercure. Utilisées sous forme de boisson, de bains (baignoire, piscine à eau courante), de douches, de bains et douches de gaz, de pulvérisations, inhalations, irrigations. Stimulantes des processus de nutrition, diurétiques, toniques et reconstituantes.

Principales indications. — Rhumatismes (surtout formes chroniques et goutteuses), névralgies, scrofule, lymphatisme, affections catarrhales et dermatoses en rapport avec la scrofule ou le rhumatisme, affections des voies digestives et des annexes (notamment du foie chez les sujets incapables de supporter la médication altérante, résolutive et fondante de Vichy), gravelle et calculs du rein, néphrites.

Saint-Raphaël-Valescure. — Station d'hiver de la Riviera. La température moyenne y est plus basse que dans les autres stations de la même région, le mistral y souffle souvent; aussi son séjour convient-il plutôt aux anémiques, aux lymphatiques et aux convalescents qu'aux tuberculeux.

Saint-Sauveur. — Village des Hautes-Pyrénées, arrondissement d'Argelès, à 1 km 5 de Luz, en amont, adossé à une très haute montagne et au-dessus du gave de Gavarnie. Altitude 770 m. Eaux thermales (30°-35°), sulfurées-sodiques et hyposulfitées, silicatées, faiblement chlorurées et sulfatées-sodiques, contenant, en outre, des traces d'iode, de brome, de bore, de lithium, de fer. Utilisées principalement sous forme de bains, douches, irrigations, mais aussi en boisson. Remarquables (et se distinguant des autres sulfurées-thermales) par la douceur de leur action, qui est essentiellement laxative, et par leurs propriétés sédatives.

Principales indications. — Névroses, affections utérines, catarrhales (surtout celles de la vessie), rhumatismes, phthisie pulmonaire à forme éréthique.

Saint-Thomas. — Hameau des Pyrénées-Orientales, sur la rive droite de la Têt, à quelques kilomètres de Montlouis, où se rencontrent trois sources sulfureuses fortes (o gr. 022 à o gr. 028

Na²S p. 1000), hyperthermales (48° 7-59° 5), silicatées, très analogues aux eaux d'Escaldas, du Vernet et de Molitg, dans le voisinage desquels se trouve, d'ailleurs, la petite station thermale de Saint-Thomas.

Saint-Yorre. — Village de l'Allier, arrondissement de La Palisse, à 10 km de Vichy, dont les eaux froides, bicarbonatées-sodiques fortes, se rapprochent très étroitement de celles de Vichy.

Salacétol ou **Salicylacétol.** — *Caract. phys. et chim.* — Combinaison d'acide salicylique et d'acétone, contenant 75 p. 100 d'acide salicylique. Poudre cristalline, blanche, inodore, amère, insoluble dans l'eau froide, soluble dans l'eau bouillante et l'alcool. Dédoublée dans l'intestin en acide salicylique et acétone.

Prop. et empl. thérap. — Antiseptique intestinal, succédané du salol dont il n'offre pas la toxicité; antidiarrhéique.

Formes pharmac., doses. — *Usage int.* : 2 à 3 gr. en cachets (enfants, 10 à 20 centigr. par année). — *Usage ext.* : pommades, 10 à 20 p. 100.

Salés (Bains). — Les *bains salés*, destinés à remplacer les *bains de mer*, se préparent en faisant dissoudre dans une baignoire (de 200 à 300 litres) 6 à 8 kg de gros sel gris; 1 à 3 kg suffisent pour une baignoire d'enfant. Stimulant et reconstituant, le bain salé est irritant pour la peau, ce qui le contre-indique en cas de *dermatoses irritables*. Il est surtout utile pour combattre : la *débilité du 1er âge*, le *rachitisme*, le *lymphatisme*, l'*anémie*, les *tuberculoses ganglionnaires, osseuses* et *articulaires* ; certaines formes torpides de *rhumatismes chroniques*. L'effet stimulant peut en être accru, soit en élevant la proportion de sel (jusqu'à 30 kg par bain), soit en additionnant le bain d'une certaine dose d'*eau mère de Salies-de-Béarn* (v. c. m.). L'effet irritant pour la peau sera atténué par l'addition de son ou d'amidon.

Salicaire. — *Lythrum Salicaria* (Lythrariacées). La tige et la fleur sont employées comme astringent antidiarrhéique, en infusion (20 p. 1000) et en poudre (1 à 10 gr. ; enfants, 1 gr.)

Salicine. — Voir Saule.

Salicylarsinate de mercure (*Énésol*). — Voir Mercure.

Salicylate de bismuth. — Voir Bismuth.

Salicylate de lithine. — Voir Lithine.

Salicylate basique de mercure. — Voir Mercure.

Salicylate neutre de mercure. — Voir Mercure.

Salicylate de méthyle. — *Caract. phys. et chim.* — Forme 90 p. 100 de l'essence de Wintergreen ; pur et obtenu par synthèse, est constitué par un liquide incolore, d'odeur très pénétrante rappelant celle de la jacinthe, mais vite insupportable. Contient 90,75 p. 100 d'acide salicylique ; émet des vapeurs à basse température, D = 1,18. Un gramme = XLIII gouttes. Peu soluble dans l'eau, plus soluble dans l'alcool, l'éther, les matières grasses et la vaseline.

Effets physiol. et tox. — Aisément absorbé par la peau, à l'état de vapeur. Rapidement éliminé (déjà au bout d'une demi-heure, apogée de 6 à 9 heures après), en grande partie par l'urine, à l'état d'acide salicylurique, mais aussi par les fèces. En comparant les quantités d'acide éliminées, on a établi que 9 à 11 gr. de salicylate de méthyle équivalaient, en activité, à 8 gr. de salicylate de soude. Le produit pur n'est pas irritant pour la peau et n'y provoque de la cuisson que sous un pansement serré ; il agit comme analgésique local et n'entraîne, après absorption, aucun accident, sauf, à fortes doses, du mal de tête et, plus rarement, des bourdonnements d'oreilles.

Prop. thérap., indicat. — Celles du salicylate de soude. Indiqué dans : le rhumatisme articulaire aigu ou, mieux, le rhumatisme partiel aigu ou chnonique, l'attaque de goutte, le pseudo-rhumatisme infectieux, les névralgies, les myalgies, le lumbago, le torticolis, la colique hépatique, les points de côté, le furoncle, l'orchite blennorrhagique, l'uréthrite de même nature (en injections), le prurit, la pelade.

Formes pharmac., doses. — En nature LX à CXXX gouttes (soit 3 gr.), une ou plusieurs fois par jour (en tout 10 à 12 gr. au plus), répandues soit sur la région douloureuse, soit sur un segment quelconque du membre (la cuisse p. ex.) qui seront aussitôt enveloppés d'une feuille de tissu imperméable (gutta-percha laminée), recouverte ou non de ouate et étroitement maintenue avec une bande de flanelle, pour prévenir l'évaporation. Toute cuisson peut être évitée en appliquant sur le tégument des compresses ou des bandes de tarlatane sans apprêt imbibées de salicylate de méthyle. Solutions à 1 ou 2 p. 100 dans l'huile de vaseline, comme liniments ou pour injections uréthrales. Pommades à 5 ou 10 p. 100 avec essence de lavande (1 à 2 p. 100) comme correctif de l'odeur (mais l'incorporation à des pommades réduit sensiblement l'absorption cutanée). Solutions alcooliques ou éthérées (à 2 ou 3 p. 100) utilisées en dermothérapie.

Incompatib. — Alcalins.

Liniments analgésiques :

a) Salicylate de méthyle . } Huile de jusquiame . . } āā Q. V.

b) Salicylate de méthyle . . . 50 gr.
Menthol cristallisé. . . . . 10 —
Huile de camomille camphrée. . . . . 40 —

c) Salicylate de méthyle . . . 70 gr.
Gaïacol synthétique. . . . 30 —

d) Salicylate de méthyle .)
Chloroforme . . . . . } āā Q. V.
Baume tranquille . . .)

Dans toutes ces formules, le salicylate de méthyle peut être remplacé par de l'*essence de Wintergreen*, mais alors l'action topique est un peu plus irritante. On peut, en outre, combiner ces mélanges en toutes proportions.

Injection (blennorrhagie) :

Salicylate de méthyle. . 1 à 2 gr.
Salicylate de bismuth . . 10 —
Vaseline liquide. . . . . 60 —

3 à 4 injections par jour.

Pommade (prurit) :

Salicylate de méthyle .   2 gr.
Oxyde de zinc. . . . .   } āā 25 —
Axonge benzoïnée . . . }

Pommade (orchite) :

Salicylate de méthyle . }
Gaïacol synthétique . . } āā 10 gr.
Axonge benzoïnée . . .   80 —

Salicylate de naphtol. — Voir Bé-
TOL.

Salicylate de Pyramidon. — Voir
Pyramidon.

Salicylate de soude. — *Caract. phys.
et chim.* — Fines aiguilles prismatiques
blanches ou lamelles nacrées, inodores,
de saveur sucrée puis amère, solubles
dans leur poids d'eau froide, insolubles
dans l'alcool absolu et l'éther pur. Réaction neutre au tournesol. Altérable à
l'air et à la lumière; vite envahi par les
moisissures. Coloration violette avec le
perchlorure de fer.

Effets physiol. et tox. — Ingéré, le salicylate de soude décomposé par l'H Cl
met en liberté, dans l'estomac, son acide
salicylique; mais celui-ci repasse *à l'état
de sel alcalin* dans l'intestin et circule à
cet état dans le sang, puis est éliminé
presque complètement (60 à 65 p. 100)
et rapidement par l'urine (décelable au
bout de quelques minutes et pendant
48 heures environ), à l'état d'acide salicylurique, combinaison de glycocolle et
d'acide salicylique. L'acide salicylique
s'élimine encore en petite quantité par la
plupart des sécrétions et excrétions, notamment par la bile (se fixe électivement
sur le tissu hépatique); il passe également (mais toujours à l'état de sel alcalin) dans les exsudats, dans les épanchements des séreuses articulaires et
autres. L'élimination est plus ou moins
retardée en cas d'insuffisance rénale, au
cours du rhumatisme articulaire et de la
fièvre typhoïde.

La toxicité de l'acide salicylique diminue à mesure qu'on s'élève dans la série
animale. La dose mortelle est : pour la
grenouille, de 4 à 5 centigr.; pour le lapin de 1 gr. 50 à 2 gr., et pour le chien
de 50 à 60 centigr. par kilogramme

(injectés dans les veines). Après injection
sous-cutanée, la mort survient par paralysie respiratoire (animaux à sang chaud)
ou cardiaque (animaux à sang froid).
Après ingestion, la mort, toujours tardive, précédée d'accidents gastro-intestinaux, de paralysies, exige de bien plus
hautes doses. *Chez l'homme*, les cas de
mort sont rares et la toxicité est variable; on a vu 22 et 30 gr. ne pas amener la mort et 8 à 10 gr. provoquer des
accidents graves, surtout à craindre si
les reins sont peu perméables. L'*intoxication aiguë* se traduit : d'abord par de
la gastralgie, des vomissements avec
défaillances, tendance au collapsus, hypothermie et sueurs profuses; ensuite
par des troubles nerveux variés : bourdonnements d'oreilles, surdité, délire,
troubles de la vue; par de la tachycardie
ou de l'arythmie avec pouls déprimé, de
la dyspnée; par la réduction ou l'arrêt
des sécrétions. En clinique, l'intolérance
peut se dénoncer brusquement, après
soulagement des douleurs, soit par une
céphalée vive avec ou sans hébétude,
soit par un délire parfois actif rappelant
la manie aiguë.

Localement, le salicylate de soude est
irritant, s'il est pur ou en solution très
concentrée; sur la peau, il peut provoquer des érythèmes ; son injection dans
l'hypoderme est très douleureuse; sur
la muqueuse digestive, son contact peut
déterminer de la gastralgie, des nausées
ou des vomissements, des coliques et de
la diarrhée. Les accidents intestinaux
succèdent surtout à l'introduction par
voie rectale.

Effets généraux. — Les *troubles digestifs* (gastralgie, vomissements, diarrhée),
liés à l'action irritante du salicylate sur
la muqueuse digestive, ne se montrent
que si celui-ci est absorbé en nature ou
en solutions concentrées (à moins de
susceptibilité individuelle). La sécrétion
gastrique est excitée par les petites
doses et inhibée par les fortes qui provoquent l'anorexie. L'usage prolongé,
même des faibles doses, peut déterminer
la gastrite chronique.

La *respiration* n'est modifiée que par
les doses élevées, subtoxiques (10 à

12 gr.); on note alors une dyspnée spéciale, consistant en une respiration un peu haletante et ronflante, à peine accélérée, avec inspirations profondes et mise en jeu des muscles accessoires. Expérimentalement, on observe des respirations plus fréquentes, parfois plus amples ou irrégulières, par séries que séparent des phases normales (par excitation bulbaire sans asphyxie); les animaux ne meurent pas d'asphyxie mais souvent d'arrêt primitif du cœur.

A part la bradycardie, chez les sujets susceptibles, les *troubles cardio-vasculaires* n'apparaissent qu'avec les doses toxiques. Chez les animaux à sang froid, le cœur se ralentit progressivement, puis s'arrête. Chez les mammifères, les battements, d'abord accélérés (par légère excitation des nerfs accélérateurs, des ganglions intra-cardiaques et du myocarde), deviennent vite plus lents et plus énergiques, d'où hypertension sanguine (excitation des noyaux bulbaires du pneumogastrique); ensuite la tension artérielle subit des oscillations, les battements deviennent irréguliers, puis, les excitations aboutissant à la paralysie des centres et des ganglions intra-cardiaques, la tension baisse de plus en plus pour tomber finalement à o, quand le cœur s'arrête. On sait que, chez l'homme, l'intolérance aux fortes doses se traduit par : de la chaleur à la tête, de la céphalée, des bourdonnements d'oreilles, la diminution de l'acuité auditive et, à un degré plus marqué, par de la surdité, des vertiges, l'obnubilation de la vue et un délire hallucinatoire. Tous ces accidents, d'origine vaso-motrice, sont liés à la congestion de l'encéphale, de l'oreille moyenne et de l'oreille interne. Ils se dissipent, du reste, dès que la médication est suspendue.

Sur le sang, l'action du salicylate se manifeste souvent par une tendance aux hémorrhagies (épistaxis, gastrorrhagies, hémorrhagies intestinales), par des écoulements menstruels plus rapprochés et plus abondants (l'action abortive n'est pas nettement établie). En outre, le salicylate suspend la diapédèse des leucocytes dont il modère ou supprime les mouvements amœboïdes.

Sur la température, les doses thérapeutiques sont sans effet chez l'homme sain et n'exercent une action sédative que sur la fièvre du rhumatisme articulaire et de la goutte aigus, quelquefois sur la fièvre liée à la suppuration; l'abaissement thermique ne répond pas toujours à un ralentissement parallèle du pouls. En tout autre cas, l'hypothermie est un signe d'intoxication. L'action médicamenteuse aboutit constamment à une crise sudorale, mais au bout de quelques heures seulement.

Sur le rein sain, le salicylate excite d'abord l'épithélium sécréteur, d'où action diurétique; si cette action se prolonge ou s'exagère (hautes doses), les urines deviennent rares et albumineuses. *Si le rein est malade*, ou déprécié par une infection grave, la sécrétion urinaire est entravée, même par les petites doses de salicylate. Dans les cas bénins, tout se borne à une simple desquamation des tubes urinifères, à de l'albuminurie passagère; dans les cas sévères se déclare une néphrite aiguë avec hématuries. Cependant, les doses modérées ou fractionnées n'augmentent pas l'albuminurie du rein goutteux.

Les faibles doses entraînent des *urines* d'abord plus denses, plus acides et plus foncées, de quantité normale, puis bientôt plus abondantes, moins denses et plus claires, neutres ou même alcalines, chargées d'urates et, surtout, d'urée, riches également en phosphates, chlorures, carbonates et éléments sulfo-conjugués. Les fortes doses augmentent l'azote total et les matières extractives. Le salicylate est un des meilleurs dissolvants des déchets de l'organisme, mais le benzoate de soude (v. c. m.) est encore plus actif et possède, en outre, l'immense avantage d'être inoffensif.

Le salicylate de soude excite la *sécrétion biliaire*, surtout à faibles doses (1 à 3 gr.); plus riche en éléments solides, la bile est, davantage encore, fluidifiée par sa teneur élevée en eau. Une action trop prolongée congestionne le foie et pourrait même déterminer de la stéatose hépatique et de la cirrhose biliaire.

Les doses thérapeutiques n'impressionnent pas le *système nerveux*. Les hautes doses frappent surtout la substance grise de l'axe cérébro-spinal, en l'excitant d'abord (hypersécrétion glandulaire, vomissements, tachypnée, etc.) pour la paralyser ensuite (chez les animaux, paralysie du train postérieur et de la respiration). On ne note pas d'action spécialisée sur les fonctions motrices ou sensitives soit des centres, soit des conducteurs ou des terminaisons nerveuses ; le salicylate ne peut donc, en rien, être considéré comme un analgésique vrai ; son action sédative sur les douleurs rhumatismales et goutteuses, qui s'exerce en même temps sur l'élément fluxionnaire et la fièvre, reconnaîtrait un mécanisme complexe. Amené par les vaisseaux au contact des tendons, des ligaments, des synoviales articulaires, le salicylate trouvant, comme dans tout tissu enflammé, de l'acide carbonique à une pression supérieure à la normale, mettrait en liberté sous cette influence son acide salicylique ; celui-ci agirait sur les cellules phlegmasiées, en apaisant leur suractivité vitale et sécrétoire (résorption du liquide synovial) pour les ramener à leurs fonctions normales. Cette action, qui peut se manifester sur tout processus fluxionnaire aigu, ne serait nullement spécifique ni antiparasitaire.

(Pour plus de détails, voir : G. Pouchet, *Leçons de Pharmacodynamie et de Matière médicale*, 4ᵉ série, p. 319.)

Prop. thérap., indicat. — Principalement indiqué contre le rhumatisme articulaire aigu (v. c. m.) franc et récent qu'il soulage en quelques jours, à condition d'être donné d'emblée à bonne dose. Encore efficace, mais bien moins, dans les rhumatismes chroniques, le rhumatisme abarticulaire (pleurésie, endo-péricardite rhumatismales ; rhumatisme musculaire ; sciatique, iritis rhumatismales), les rhumatismes infectieux (arthropathies blennorrhagiques et autres). Action favorable sur les arthropathies goutteuses subaiguës et chroniques. Effets analgésiques dans l'orchite blennorrhagique, l'amygdalite aiguë. Bien que ne passant pas

dans l'exsudat pleurétique, le salicylate paraît parfois hâter sa résorption dans la pleurésie séro-fibrineuse fébrile. A titre de cholagogue, il trouve son indication dans la colique hépatique, la lithiase biliaire, et aussi, dans les angiocholites catarrhales et calculeuses, les ictères infectieux, les hépatites infectieuses, bien que son action antiseptique sur les voies biliaires soit très douteuse. Préconisé encore contre le vertige de Ménière (Charcot), la migraine, le goitre exophthalmique, et, comme antiseptique des voies urinaires, contre la blennorrhagie et les pyélites. *Comme topique*, les solutions salicylées sont utilisées contre les angines (en gargarisme), les stomatites, l'érysipèle et la lymphangite (en pansements humides), etc.

Contre-indiquent, à divers degrés, l'usage du salicylate de soude : le mal de Bright et les cardiopathies avancés, l'asthénie cardiaque, l'albuminurie, l'artériosclérose, la grande vieillesse, l'alcoolisme, les grandes névroses, les dyspepsies, la période menstruelle et, dans une certaine mesure, la grossesse (effets à surveiller).

Formes pharmac., doses. — 4 à 12 gr. par jour, par prises de 2 gr. au plus, toujours en solutions diluées (pas en cachets) et aux repas, pour éviter l'action irritante. *Enfants*, 50 centigr. par année. — *Usage ext.* : solutions pour pansements, gargarismes, lavements, lotions, etc.

Potions :

a) Salicylate de soude. .   15 gr.
Rhum vieux . . . . . .   60 —
Sirop d'écorces d'oranges amères. . . . . } āā 100 —
Eau distillée de tilleul. }

b) Salicylate de soude . .   5 à 10 gr.
Suc de réglisse dépuré.   5 à 10 gr.
Eau distillée de tilleul.   150 gr.

Cuillerée à soupe toutes les heures dans un demi-verre d'eau de Vichy.

c) Salicylate de soude. . . .   4 gr.
Sirop de limons . . . . .   30 —
Eau distillée . . . .   120 —

(Enfants), 30 centigr. par cuillerée à soupe ; dans un verre de tisane sucrée.

Gargarisme :

Salicylate de soude. . . .	10 gr.
Sirop de mûres.	100 —
Eau distillée.	900 —

Solution (usage externe) :

Salicylate de soude . . .	25 gr.
Bicarbonate de soude . .	10 —
Eau distillée bouillie . .	1000 —

En compresses, contre les lymphangites et certaines dermatoses.

Pommade (rhumatisme) :

Salicylate de soude . .	10 gr.
Vaseline	
Lanoline	āā 25 —

Salicylique (Acide). — *Caract. phys. et chim.* — Obtenu d'abord par transformation de l'aldéhyde salicylique (tirée elle-même de l'essence de reine des prés, Ulmaire, *Spiræa Ulmaria*), l'acide salicylique est maintenant fabriqué par synthèse, en faisant agir l'acide carbonique sur le phénol sodé. Se présente sous forme d'aiguilles aplaties ou de prismes clinorhombiques inodores, de saveur sucrée puis âcre. Soluble dans 1000 p. d'eau froide, 15 à 20 p. d'eau bouillante, 2 p. 5 d'alcool, 2 p. d'éther, 6 p. de glycérine ou de chloroforme. Devient bien plus soluble dans l'eau s'il est associé à parties égales d'acide borique.

Effets physiol. et tox. — Propriétés antiseptiques inhérentes à l'acide lui-même et ne se retrouvant pas dans ses sels, très intenses dans une solution légèrement acide (acide borique). Agit surtout sur les organismes inférieurs, les ferments solubles, les diastases sécrétées par les bactéries ; moins sur les levures et les moisissures. Son utilisation pour conserver les aliments (bière, vin, lait) n'est pas inoffensive (diminue leur valeur alibile et irrite l'épithélium rénal).

Absorption possible par la peau saine (surtout en solution ou en pommade) et facile par toutes les muqueuses. *Élimination* principalement par l'urine, la bile et autres sécrétions (Voir SALICYLATE DE SOUDE).

Action locale irritante et même un peu caustique sur la peau et les muqueuses. *Sur la peau*, modifie électivement la couche cornée de l'épiderme dont il provoque l'exfoliation (au bout de 2 ou 3 jours), en activant parallèlement la prolifération des cellules épidermiques profondes. Agit comme un poison de la chromatine des noyaux conjonctifs (utilisé contre certains néoplasmes inopérables). Injecté *dans l'hypoderme*, y éveille de la douleur et une lente inflammation profonde. *Sur les muqueuses*, exerce une action assez irritante pour provoquer des ulcérations et même des hémorrhagies (sur la muqueuse digestive, s'il est ingéré en nature).

L'*action générale* sur les divers appareils organiques est celle du salicylate de soude (v. c. m.) qui en représente la forme d'introduction usuelle, la seule qui permette d'éviter la vive irritation gastrique (nausées, vomissements) et intestinale (coliques, diarrhée) succédant habituellement à l'ingestion de l'acide en nature ou à l'administration par voie rectale.

(Pour plus de détails, voir : G. POUCHET. *Leçons de Pharmacodynamie et de Matière médicale*, 4e série, p. 197).

Propr. thérap., indicat. — À *l'intérieur*, opposé jadis au rhumatisme articulaire, et (comme antithermique et éliminateur des déchets) à la fièvre typhoïde ; son usage interne est presque complètement délaissé pour celui du salicylate de soude. *Comme topique*, on utilise ses propriétés antiseptiques (contre les infections bucco-pharyngées, cutanées, les furoncles, le chancre mou, pour le pansement des plaies superficielles) et son action spéciale sur l'épiderme (contre les troubles de la sécrétion cornée de l'épiderme, de la rénovation épithéliale des muqueuses). Opposé, à ce titre, aux hyperkératoses (cors, verrues), à l'eczéma sec, à la séborrhée, à la leucoplasie buccale. Employé aussi contre l'hyperidrose plantaire et palmaire et contre le rhumatisme (en pommade, comme succédané du salicylate de méthyle).

Formes pharmac., doses. — *Usage int. :* 1 à 4 gr., toujours en solution ou en potion. — *Usage ext. :* solutions aqueuses à 1 p. 1000 (ou plus fortes avec acide borique) pour usages antiseptiques; gazes et ouates aseptiques à 1 p. 1000. Solutions alcooliques à 10 ou 20 p. 100 pour attouchements sur les plaques leucoplasiques. Collutoires glycérinés. Pommades ou pâtes salicylées; emplâtre salicylé; poudres composées (hyperidrose). Collodion salicylé (cors, durillons, verrues).

Solution (usage interne) :

Acide salicylique. . . . } āā 1 gr.
Borax. . . . . }
Glycérine pure. . . . .   20 —
Eau distillée. . . . . .   80 —

Cuillerée à soupe dans 1/2 verre de tisane sucrée.

Potion :

Acide salicylique . . . } āā 2 à 5 gr.
Borax. . . . . }
Rhum vieux. . . . . } āā 60 gr.
Sirop de quinquina . }

Cuillerée à soupe dans 1/2 verre de tisane sucrée.

Pommades :

(*a*) Acide salicylique. . . . .   3 gr.
     Alcool à 90° . . . .   6 —
     Lanoline . . . .   30 —

Rhumatisme.

(*b*) Acide salicylique. . . . .   20 gr.
     Alcool absolu . . . . . .   100 —
     Huile de ricin . . . . . .   200 —

Rhumatisme.

(*c*) Acide salicylique . . . }
     Essence de térébenthine. } āā 10 gr.
     Lanoline . . . . }
     Axonge benzoïnée. . .   70 —

Rhumatisme (Bourget).

Poudre :

Acide salicylique . . .   3 parties.
Amidon.   10   —
Poudre de talc   87   —

Hyperidrose plantaire.

Solution antiseptique :

Acide salicylique. . . . } āā 5 gr.
—   borique. . . . . . }
Thymol . . . .   1 —
Eau saturée de toluène .   1000 —

Pâte salicylée :

Acide salicylique.   50 centigr. à 2 gr.
Oxyde de zinc pulv. }
-Poudre d'amidon. . } āā 24 gr.
Lanoline. . . . . .   30 à 40 —
Vaseline. . . . . . .   10 à 20 —

Eczéma sec ou chronique (Besnier).

Emplâtre salicylé :

Acide salicylique pulv. } āā 2 parties.
Emplâtre de savon. . }
Emplâtre diachylon .   4 —

Collodion :

Acide salicylique . . . . .   2 gr.
Acide pyrogallique . . . .   10 —
Collodion élastique . . . .   90 —

Psoriasis (Brocq).

Collodion Vigier :

Acide salicylique. . .   1 gr.
Extrait alcoolique de
   cannabis indica. . .   50 centigr.
Alcool à 90° . . . . .   1 gr.
Éther à 62° . . . . . .   2 gr. 50
Collodion élastique . .   5 —

Appliquer une couche chaque soir, pendant 8 jours (cors).

Collutoire glycériné :

Acide salicylique . } āā 5 gr.
Borax. . . . . . . }
Glycérine. . . . .   30 à 60 —

Solution (lavage de la vessie) :

Acide salicylique. . . . } āā 4 gr.
Borax . . . . }
Eau bouillie . . . . . .   500 —

Salies-de-Béarn. — Chef-lieu de canton des Basses-Pyrénées, arrondissement d'Orthez, sur la ligne de Puyoo à Mauléon, à 30 km, à vol d'oiseau, de l'Océan. Climat doux et régulier. Altitude 60 m. Eau froide (15°), chlorurée-sodique forte (248 gr. NaCl p. 1000), bromo-iodurée, faiblement sulfatée-magnésienne et calcique, légèrement siliceuse, ferro-manganésienne; contenant, en outre, des traces de lithium, de cæsium et de métaux rares, et remarquable par une flore spéciale d'algues riches en iode qui lui impriment une coloration rougeâtre particulière. Les sources sont exploitées pour la fabrication du sel; et l'on emploie également, en applications thérapeutiques, l'*eau-mère* des salines, remarquable par sa richesse en chlorure et en bromure de magnésium (232 gr. MgCl^2, 10 gr. MgBr^2, 1 gr. MgI^2 sur 488 gr. de résidu fixe p. 1000). Utilisées surtout sous forme de bains généraux ou locaux, à température et richesse variables, de douches, d'irrigations, d'applications en compresses; très rarement, de boisson. Nul établissement thermal au monde ne présente une richesse comparable.

Principales indications. — Scrofule, lymphatisme, chloro-anémie, tuberculoses externes (dites chirurgicales), rhumatismes et affections articulaires non spécifiques, affections utéro-ovariennes, affections nerveuses (chorée, paralysies infantiles, incontinence nocturne d'urine, myopathies).

Contre-indications. — Tuberculose pulmonaire en voie d'évolution, congestions hépatique et rénale, affections cardiaques mal compensées, asthme, cancer, manifestations cutanées profuses et, en général, toutes affections aiguës. (Voir Eaux-mères).

Salies-du-Salat. — Chef-lieu de canton de la Haute-Garonne, arrondissement de Saint-Gaudens, où l'on trouve deux sources minérales froides, l'une sulfurée-calcique, l'autre chlorurée-sodique forte (30 gr. NaCl p. 1000) exploitée autrefois pour la production du sel. Toutes deux sont utilisées sous forme de bains et de boisson.

Salins-de-Biarritz. — En plus de la station hivernale de Biarritz, cette ville maritime des Basses-Pyrénées, à 7 km de Bayonne, comporte des Thermes salins pour lesquels on utilise les eaux chlorurées-sodiques fortes (295 gr. NaCl p. 1000), bromo-iodurées, ainsi que les *eaux-mères* des *Salines-de-Briscous*, petit village du pays basque, situé dans la vallée de l'Ardanabia. Les eaux-mères sont particulièrement riches en chlorure et en bromure de magnésium (257 gr. MgCl^2 et 10 gr. MgBr^2 p. 1000). Possèdent les effets physiologiques et les qualités thérapeutiques de leurs similaires, notamment des eaux de Salies-de-Béarn dont elles se rapprochent étroitement. Utilisées surtout sous forme de bains (baignoire et piscine), de douches; mais aussi en boisson.

Principales indications. — Lymphatisme, scrofule, rachitisme, tuberculose osseuse et ostéo-arthrite tuberculeuse, tuberculoses ganglionnaires et cutanées, chloro-anémie, affections utérines, neurasthénie. La cure climatérique joue également un rôle fort important.

Salins-du-Jura. — Chef-lieu de canton du Jura, arrondissement de Poligny, sur la rivière la Furieuse, au pied des montagnes de Belin et de Saint-André. Altitude 360 m. Eaux froides, chlorurées-sodiques fortes (23-25 gr. NaCl p. 1000), faiblement sulfatées-calciques et potassiques, iodo-bromurées. Les sources sont exploitées pour la fabrication du sel et l'on emploie aussi les *eaux-mères* (168 gr. NaCl, 61 gr. MgBr^2, 65 gr. SO^{4}K^2, 22 gr. SO^{4}Na^2 et 3 gr. KBr p. 1000). Utilisées principalement sous forme de bains (baignoire et piscine avec l'eau minérale mitigée, pure, ou additionnée d'eaux-mères), de douches (générales ou locales, internes ou externes) de toute espèce, d'irrigations, pulvérisations; plus rarement, en boisson. Toniques, reconstituantes, altérantes et résolutives. Elles exercent une action puissante sur l'organisme en général, et notamment sur le système lymphatique.

Principales indications. — Lymphatisme, scrofule (principalement les manifestations profondes : glandulaires, celluleuses, osseuses, articulaires, de cette diathèse), surtout dans l'enfance et la jeunesse; et d'une façon générale, toutes affections dérivant d'un trouble de nutrition (Voir Eaux-mères).

Salins-de-la-Mouillère. — La Mouillère est un faubourg de Besançon (Doubs) où se trouve installé un établissement qui utilise les eaux, très richement minéralisées, des salines de Misserey, village à 4 km de Besançon. Altitude 260 m. Eaux froides, chlorurées-sodiques fortes et bromo-iodurées (290 gr. NaCl et 10 centigr. KBr p. 1000). On emploie également les *eaux-mères*, surtout riches en chlorures de sodium et de magnésium (235 gr. NaCl et 52 gr. MgCl²). Ces eaux, qui se rapprochent beaucoup, par leur composition, de celles de Salins-du-Jura, sont utilisées dans les mêmes conditions et reçoivent les mêmes applications.

Salins-Moutiers. — Village de la Savoie, à 5 km de Brides-les-Bains, à 1 km 5 de Moutiers, le chef-lieu de l'arrondissement, et à 28 km. d'Albertville, dans une étroite vallée sur les bords du Doron, non loin de son confluent avec l'Isère. Altitude 496 m. Eaux thermales (33°-35°5), gazeuses-carboniques, chlorurées-sodiques fortes (12 gr. 5 NaCl p. 1000), faiblement sulfatées-calciques-magnésiennes, légèrement bicarbonatées-calciques, ferrugineuses, arsenicales, lithinées, contenant, en outre, des traces d'iode et de brome, ainsi qu'une assez notable proportion de gaz rares (argon, néon et, surtout, hélium). Il existe aussi des boues (arsenicales, ferrugineuses, siliceuses, carbonatées-calciques). Utilisées sous forme de boisson, de bains (baignoire et piscine), de douches, de bains de vapeur, d'applications de boues. Altérantes, toniques et reconstituantes ; purgatives et diurétiques à dose assez élevée.

Principales indications. — Lymphatisme, scrofule, chloro-anémie, rhumatisme chronique, suites des grands traumatismes, affections utérines et vésicales.

Contre-indications. — Affections aiguës ou fébriles, pléthore, tuberculose, affections organiques en général et principalement cardiaques.

Salipyrine. (*Salicylate d'antipyrine*). — *Caract. phys. et chim.* — Poudre cristalline, inodore, de saveur douceâtre et un peu amère, soluble dans 200 p. d'eau froide, 25 p. d'eau bouillante ;

soluble dans l'alcool, l'éther, le chloroforme. Contient 42,5 d'acide salicylique et 57,5 d'antipyrine, p. 100.

Effets physiol. et tox. — Éléments absorbés assez vite ; l'élimination de l'acide salicylique débute 1 heure à 1 h. 1/2 après l'ingestion, atteint son apogée 2 heures après et dure 10 heures. Se dissocie lentement dans l'organisme en ses constituants qui gardent à peu près leur action propre. N'abaisse la température qu'à assez haute dose (4 à 6 gr.) ; a plus de prise sur les fièvres rémittentes (F. des tuberculeux) que sur les fièvres continues ; la défervescence s'accompagne de ralentissement du pouls et de sueurs profuses, sans changement de couleur des urines. Tolérance habituellement parfaite si on n'en prolonge pas l'emploi (s'accumule). L'intolérance se dénonce par : des nausées, du pyrosis, des vomissements, des bourdonnement d'oreilles, du vertige, des cauchemars, parfois des érythèmes et du délire.

Prop. thérap., indicat. — Antithermique infidèle ; plus efficace contre les douleurs du rhumatisme aigu ou chronique, des névralgies (sciatique), de la grippe. Préconisé comme hémostatique contre les métrorrhagies de la métrite chronique et de la ménopause et, surtout, les ménorrhagies (3 gr. par jour avant les règles).

Formes pharmac., doses. — 4 à 5 gr. par cachets de 50 centigr. à 1 gr. ou en potion alcoolisée.

Potion :

Salipyrine	12 gr.
Élixir de Garus	120 —
Sirop d'écorces d'oranges amères	30 —

1 gr. de salipyrine par cuillerée à soupe.

Salol. (*Salicylate de phényle. Éther phénylsalicylique*). — *Caract. phys. et chim.* — Combinaison d'acide salicylique (60 p.) et de phénol (40 p.). Poudre cristalline blanche, d'odeur pénétrante, aromatique, de saveur un peu amère et aromatique, insoluble dans l'eau froide, la glycérine, les huiles lourdes ; soluble dans 10 p. d'alcool, dans l'éther, le chloroforme, les huiles fixes, les essences, la vaseline liquide. Se liquéfie par trituration avec le camphre (*salol camphré*). Se dédouble en ses composants, en présence des alcalis. *In vitro*, ce dédoublement exige l'emploi de solutions alcalines bouillantes; dans l'intestin, il est aisé (attribué soit au suc pancréatique, soit aux bactéries intestinales; dans tous les cas, parallèle à l'activité vitale des cellules) mais inconstant et capricieux, dénoncé par la présence d'acide salicylurique dans l'urine.

Effets physiol. et tox. — Ils varient avec la dose de salol qui a subi le dédoublement dans l'intestin; celui-ci peut manquer : si l'administration a eu lieu à jeun, s'il y a de la fièvre (à cause du manque de suc pancréatique), suivant les individus. La *toxicité* varie sous les mêmes influences; on a pu voir 10 gr. rester inoffensifs et 5, 3 ou 1 gr. causer des accidents plus ou moins graves : troubles digestifs, bourdonnements d'oreilles, albuminurie (acide salicylique); urines noires, hypothermie, coma (phénol); érythèmes scarlatiniformes ou morbilliformes, angine œdémateuse suraiguë.

Prop. thérap. indicat. — *A l'intérieur*, a été préconisé contre : le rhumatisme articulaire aigu (infidèle), l'amygdalite phlegmoneuse (à titre abortif), les infections des voies urinaires, la pyélite (peu efficace), la blennorrhagie (quelquefois abortif), les entérites (comme antiseptique intestinal); en général, on lui préfère le salicylate de soude, le salophène ou l'aspirine, moins toxiques. *Comme topique*, employé, comme succédané de l'iodoforme, au pansement des plaies désinfectées, des escharres, des ulcères atoniques, des furoncles, des brûlures, des engelures (provoque des dermatites avec une remarquable facilité), comme antiseptique bucco-pharyngé.

Formes pharmac., doses. — *Usage int. :* 1 à 2 gr. par cachets de 25 à 50 centigr., en capsules (d'essence de santal), en suspension dans une potion. — *Enfants*, 5 centigr. par année. — *Usage ext. :* Poudre, gaze salolée (à 1 p. 100), pommade, crayons, collodion, éther salolé, élixir dentifrice, salol camphré.

Cachets composés :

(*a*) Salol pulvérisé . 25 centigr.
Charbon . . . . } āā 20 —
Quinquina gris. }

Pour 1 cachet; 2 à 6 par jour (antisepsie intestinale).

(*b*) Salol pulvérisé. . . . 20 centigr.
Santal — . . . 50 —

Pour 1 cachet; 6 à 10 par jour (blennorrhagie).

Élixir dentifrice :

Salol. . . . . 3 gr.
Teinture de benjoin. } āā 125 —
— de pyrèthre. . }
— de cochenille. 15 —
Essence de menthe . V gouttes.

Collodion salolé :

Salol . . . . } āā 5 gr.
Éther à 65. . . . . . }
Collodion riciné . . . 30 —

Salol camphré :

Salol . . . . 3 parties.
Camphre. . . . . . . 2 —

Triturer et filtrer le mélange après sa liquéfaction.

Crayon :

Salol pulvérisé . . . . . 3 gr.
Beurre de cacao. . . . . 2 —
Lanoline . . . . } āā 1 —
Cire blanche . . . . . . }

F. S. A.

Salophène. (*Éther acétylpara-amidophénylsalicylique*).— **Caract. phys. et chim.** — Contenant 51 p. 100 d'acide salicylique. Lamelles incolores, inodores, insipides, presque insolubles dans l'eau froide, plus solubles dans l'eau bouillante, très solubles dans l'alcool, l'éther, les alcalis. Se dédouble lentement dans l'intestin, milieu alcalin, en salicylate de soude et acétylpara-amidophénol.

Propr. thérap., indicat. — Un des meilleurs succédanés du salicylate de soude (effet un peu moins rapide), mieux toléré que lui, ne provoquant ni nausées, ni bourdonnements, ni vertiges. Opposé au rhumatisme articulaire aigu, aux névralgies (la sciatique en particulier), à la céphalalgie, aux douleurs de la grippe, aux tranchées utérines. Utilisable aussi comme antiseptique intestinal et cholagogue.

Formes pharmac., doses. — 4 à 6 gr. par prises de 5o centigr. à 1 gr. en cachets ou potion. *Enfants*, 20 centigr. par année.

Cachets antinévralgiques :

Salophène . . . . . . 75 centigr.
Phénacétine. . . . . . 25 —

Pour un cachet ; 2 à 4 par jour (sciatique).

Saloquinine. — *Caract. phys. et chim.* — C'est l'*éther quinique de l'acide salicylique* et non pas le salicylate de quinine ; cristaux insipides, insolubles dans l'eau, solubles dans l'alcool et l'éther. Contient 5o p. 100 d'acide salicylique. Le salicylate de ce composé porte le nom de *rheumatine*.

Prop. et empl. thérap. — Employé surtout comme antinévralgique, aux doses de 2 à 4 gr. par jour, en cachets.

Salsepareille. — Rhizomes de plusieurs espèces de *Smilax* (Liliacées) : *S. Salsaparilla, S. officinalis, S. medica*, de l'Amérique tropicale, et notamment de la Vera-Cruz ; ce dernier le plus estimé. La salsepareille renferme : une substance cristallisable la *smilacine* ou *smilasaponine*, inodore, de saveur amère, soluble dans l'alcool, semblant être le principal principe actif ; de la *parilline*, de la *salsasaponine* ; une résine et une huile volatile.

Effets physiol. et tox. — Les hautes doses provoquent des nausées, des vomissements, des sueurs et de la prostration. La *smilacine* détermine aussi des nausées, des éructations, de la salivation et de la bradycardie ; en tant que saponine, elle se montre poison du cœur et manifeste une action hémolytique très intense, surtout dans la plante fraîche. Elle s'élimine par l'urine.

Prop. thérap., indicat. — Les petites doses de salsepareille seraient apéritives et eupeptiques. La drogue a passé longtemps pour un dépuratif de choix dans le traitement de la syphilis, de la scrofule, du rhumatisme chronique et des dermatoses rebelles. Elle est maintenant tombée dans l'oubli.

Formes pharmac., doses. — Infusion (3o p. 1000). Poudre 1 à 10 gr. Extrait 1 à 5 gr. en pilules. Extrait fluide 1 à 10 gr. Sirop 5o à 120 gr. Sirop composé (de Cuisinier) 5o à 120 gr.

Sanatorium. — Création allemande, le *sanatorium* est un établissement spécialement adapté à la cure hygiéno-diététique de la tuberculose pulmonaire chronique. La situation, l'exposition, l'aménagement extérieur et intérieur doivent concourir à la meilleure réalisation de la *cure d'air* et de *suralimentation*. Tout sanatorium doit réunir les conditions essentielles suivantes : 1° *climat favorable* (sec et ensoleillé ; air pur ; terrain boisé ; altitude si possible) ; 2° *chambres vastes, bien ventilées* jour et nuit, faciles à tenir aseptiques, chauffées hygiéniquement ; 3° *ressources alimentaires et culinaires* suffisantes et variées ; 5° *surveillance médicale constante.* Les malades logent soit dans un seul bâtiment, genre hôtel, soit dans des pavillons séparés (*cottage system*) ou même sous la tente (comme à *Nordrach Ranch*) ; en tous les cas, il importe qu'un pavillon spécial (sorte d'infirmerie) soit réservé aux grands malades et aux tuberculeux avancés (si on les admet).

Le sanatorium n'est pas un facteur indispensable du traitement de la tuberculose, mais il convient à un certain genre de malades : les *indisciplinés* et les *isolés*. Beaucoup d'autres feront, avec profit, la cure en famille (*home sanatorium*). Pour remplir son but, un sanatorium bien compris ne doit admettre que des tuberculeux peu avancés, en état de profiter de la cure, et au moins pour le minimum de temps qu'elle exige. Les heures et la durée du repos, de la promenade, des sorties doivent être, chaque jour et pour chacun, minutieusement réglées, ainsi que la quantité et la qualité des repas. Ces établissements deviennent ainsi, pour le tuberculeux, comme on l'a dit, d'excellentes *écoles d'hygiène.* Les malades y apprennent à se soigner avec méthode et les démoralisés s'y réconfortent au voisinage des mieux portants. Pourtant certains tuberculeux nerveux et impressionnables n'acceptent jamais l'isolement et la discipline du sanatorium; à ceux-là son séjour ne saurait être imposé sans dommage.

Des sanatoriums les uns sont *payants*, les autres *populaires*. Les premiers rendent service aux malades isolés, aux malades de condition moyenne et permettent seuls la cure dans certaines stations d'altitude. Les *sanatoriums populaires* sont des établissements philanthropiques fort utiles à toute une classe de tuberculeux pauvres ou peu fortunés dont ils prolongent plus ou moins l'existence en assurant la guérison de quelques-uns. Quant au *rôle social du sanatorium dans la lutte antituberculeuse*, il est actuellement très discuté en France où sa valeur a rencontré des adversaires passionnés. Cependant les résultats obtenus en Allemagne sont encourageants, surtout grâce à l'*assurance obligatoire contre la maladie* qui peut seule subvenir aux frais considérables qu'entraîne le système. En France le sanatorium populaire n'est qu'une forme moderne de l'assistance aux tuberculeux; les succès qu'on y obtient ne paraissent pas compenser les sommes énormes qu'exigent son édification et son entretien. Le rendement social d'une *prophylaxie méthodique* de la tuberculose serait sans doute supérieur, comme les faits semblent le prouver en Angleterre.

Sang-Dragon. — Résine rouge (importée de Bornéo, Singapour et Batavia), provenant du fruit du *Calamus Draco* (Palmiers). Contient de la *Draconine* et de l'*acide benzoïque*; utilisée comme tonique astringent et hémostatique (vasoconstricteur). A distinguer de la résine analogue fournie par une Légumineuse-Papilionacée américaine, le *Pterocarbus Draco*.

Formes pharmac., doses. — *Usage int.* : poudre 1 à 10 gr. en pilules ou cachets. — *Usage ext.* : entre dans la formule de *l'eau hémostatique de Tisserand* et de la *poudre de Rousselot*.

Sanguine (Opothérapie). — Voir TRANSFUSION.

Santal. — *Santalum album* (Santalacées) ou *santal citrin*, arbre des Indes anglaises et de l'Océanie, dont le bois, d'un jaune fauve, fournit, par distillation, une essence jaune-clair, d'odeur suave, de saveur douce puis piquante, formée de carbures sesquiterpéniques (est souvent falsifiée), très soluble dans l'alcool.

Effets physiol. et tox. — Habituellement bien toléré par l'estomac et l'intestin; à très hautes doses, peut pourtant provoquer : de la gastralgie, une soif vive, des nausées, des vomissements, des coliques, souvent des douleurs lombaires. Communique aux urines une odeur moins forte que le copahu.

Prop. thérap., indicat. — Antiblennorrhagique employé dans les mêmes conditions que le copahu et le cubèbe. N'est indiqué qu'au déclin de l'écoulement, après la phase inflammatoire; agit en s'éliminant par l'urine. Utilisé aussi contre la cystite du col et le catarrhe vésical.

Formes pharmac., doses. — 1 à 8 gr. d'essence, en capsules de 25 centigr.

Santenay. — Gros bourg de la Côte-d'Or, canton de Nolay, arrondissement de Beaune, d'où l'on exporte des eaux froides, chlorurées-sodiques moyennes (5 gr. 5 Na Cl p. 1000), faiblement sulfatées-sodiques, riches en lithine (0 gr. 111 Li Cl p. 1000). Utilisées exclusivement sous forme de boisson, principalement dans les cas d'affections goutteuses et rhumatismales.

Santonine (*Anhydride* ou *lactone de l'acide santonique*). — *Caract. phys. et chim.* — Cristaux brillants, incolores (jaunissant à la lumière), inodores, de saveur amère, solubles dans 300 p. d'eau froide, 250 p. d'eau bouillante, 40 p. d'alcool, 70 p. d'éther, 5 p. de chloroforme, 400 p. d'huile d'olives. Principe actif du *semen-contra*; existe aussi dans nombre de plantes du genre *Artemisia*, telles que : la tanaisie, la camomille, le seneçon, ainsi que dans le kousso.

Effets physiol. et tox. — Influence, d'une part, dépressive, narcotique; de l'autre, convulsivante. Chez les animaux à sang froid, provoque de la paralysie avec contractures et exagération des réflexes, quelquefois des convulsions; chez les animaux à sang chaud, détermine surtout des convulsions cloniques par excitation cérébro-spinale. Chez l'homme, l'intolérance se traduit par de la céphalée, des nausées, des vomissements, de la bradycardie, de l'oppression, de l'hypothermie, quelquefois de l'aphasie, des vertiges, des secousses convulsives des membres, de la *xanthopsie* (semblant imputable à la coloration des milieux de l'œil) avec dilatation pupillaire. Dans les cas graves, se montrent la paralysie respiratoire, la narcose et le coma. Très variable chez les enfants, le syndrome peut se compliquer de convulsions rappelant la méningite, de dyspnée avec cyanose, d'hémoglobinurie ou d'albuminurie, de diarrhée, d'ictère, d'érythèmes (morbilliformes, ortiés). La santonine s'élimine en partie par les urines qu'elle colore en jaune, teinte qui passe au rouge-amarante en présence d'un alcali. L'intoxication par la santonine est justiciable de la respiration artificielle, des évacuants (purgatifs), et du chloral (en cas de convulsions).

Prop. thérap., indicat. — Anthelminthique très efficace, surtout contre les ascarides lombricoïdes et les oxyures vermiculaires, mais dangereux à employer en raison de sa facile absorption. On lui préférera le *semen-contra* en nature, plus actif et moins toxique. Pour atténuer la toxicité, on évitera l'emploi simultané d'alcool ou d'acides qui favorisent l'absorption, ralentie au contraire par l'usage de l'huile comme véhicule. L'intervention d'un purgatif (calomel ou huile de ricin) est nécessaire. Ne devrait jamais être employée dans la pratique courante. (Pour plus de détails, voir : G. Pouchet, *Précis de Pharmacologie et de Matière médicale*, p. 790.)

Sapin (Bourgeons de). — Voir Pin MARITIME.

Sapolan. — Mixture composée de 60 p. de naphte, 36 p. de lanoline et 4 p. de savon. Capable d'absorber une assez grande proportion d'eau.

Utilisé, comme antiprurigineux, en nature ou en pommade (10 à 30 p. 100).

Saponaire. *Saponaria officinalis* (Caryophyllacées). — La racine, la tige, les feuilles contenant 34 p. 100 de *saponine* (v. c. m.) sont utilisées comme expectorant, stimulant léger et sudorifique. La *Saponaire d'Orient* ou *d'Espagne* est beaucoup plus riche en saponine et, par conséquent, beaucoup plus active.

Formes pharmac., doses. — Infusion de feuilles, 10 à 30 p. 1000. Décoction (15 gr. de plante sèche ou 30 à 60 gr. de plante fraîche p. 1000). Sirop fraîchement préparé 20 à 60 gr.

Sirop :

Arséniate de soude. .	cinq centigr.
Benzoate de soude. .	5 gr.
Bicarbonate de soude	10 —
Sirop de saponaire. .	300 —

2 cuillerées à soupe par jour (eczéma).

Saponine. — *Caract. phys. et chim.* — Poudre amorphe, blanche ou blanc-jaunâtre, de saveur douceâtre puis âcre et amère, très soluble dans l'eau qu'elle rend mousseuse, peu ou pas soluble dans l'alcool, quand elle est neutre (les saponines à fonction acide sont solubles dans l'alcool). Les saponines ou *sapotoxines* existent dans un grand nombre d'espèces végétales, mais plus spécialement dans la saponaire, le polygala séséga, l'écorce de quillayá saponaria.

Effets physiol. et tox. — *Localement*, effets très irritants et nécrotiques sur les éléments vivants (les muqueuses, la peau, l'hypoderme). Les *effets généraux*, très énergiques, succèdent surtout à l'introduction par voie hypodermique, l'ingestion n'étant pas suivie d'absorption, si la muqueuse intestinale est intacte, mais seulement d'effets irritants locaux (vomissements, diarrhée). La saponine est un poison du sang (action hémolytique intense), des centres nerveux et du cœur; elle paralyse tous les muscles striés et lisses de l'organisme, y compris le myocarde. Expérimentalement, les hautes doses de sapotoxines acides tuent les animaux en quelques secondes par convulsions et paralysie bulbaire; les doses moyennes provoquent des accidents dysentériformes; les doses faibles, mais mortelles, tuent seulement au bout de plusieurs jours, par collapsus précédé d'hypothermie. L'action destructive du poison sur les hématies explique la fréquence des hématuries. Chez l'homme, l'injection sous-cutanée de 10 centigr. de saponine entraîne, *in situ*, une vive inflammation érysipélateuse avec fièvre intense, puis des douleurs vives dans les membres, la tête, une extrême dépression physique et psychique et, finalement, une hypothermie très marquée (expérience de Képler sur lui-même). L'action nécrogène est intense sur tous les éléments vivants

Prop. thérap., indicat. — La grande toxicité des sapotoxines interdit de les utiliser en thérapeutique, et leur emploi, même local (dans les poudres dentifrices), est à proscrire; mais leur étude intéresse le médecin et l'hygiéniste en raison de l'analogie de leurs effets avec ceux des toxines microbiennes et de la part qu'elles prennent aux accidents d'empoisonnement imputables à la contamination des farines alimentaires par des substances telles que : la *nielle*, le *lupin*, la *gesse*, l'*ergot de seigle*, etc. (Voir ALIMENTAIRES, [INTOXICATIONS]).

(Pour plus de détails, voir : G. POUCHET, *Précis de Pharmacologie et de Matière médicale*, p. 419.)

Sassafras. *Laurus Sassafras* (Lauracées). — La racine (contenant : 1° une résine balsamique, 2° une huile essentielle de saveur âcre, à odeur de fenouil, 3° un camphène, le *safrène*) fait partie des 4 bois sudorifiques.

Formes pharmac., doses. — Infusion (10 à 30 p. 1000). Poudre 2 à 4 gr. Essence II à X gouttes. Sirop 20 à 100 gr.

Saturnine (Intoxication). — Voir PLOMB (INTOXICATION PAR LE).

Saturnine (Paralysie). — Voir PARALYSIE SATURNINE).

Sauge. — *Salvia officinalis* (Labiées). Elle renferme une essence très toxique, épileptisante. Les feuilles contiennent de l'acide gallique, un principe amer, et une huile essentielle, mélange de *pinène*,

de *cinéol*, de *bornéol* et de *thuyone* (50 p. 100), dont les effets convulsivants s'exercent sur le bulbe.

Propr. thérap., indicat. — Tonique et stimulante; préconisée par A. Robin contre les sueurs des phthisiques, les entérites, l'appendicite, pour exciter les contractions intestinales (en lavages intestinaux). Utilisée encore contre la leucorrhée et les métrorrhagies.

Formes pharmac., doses. — Infusion 10 à 50 p. 1000. Suc frais 2 à 4 gr. Teinture alcoolique XXX à LX gouttes.

Saule blanc. — *Salix alba* (Salicacées). L'écorce est employée en infusion (10 à 30 p. 1000) comme astringent et fébrifuge. Elle contient un glucoside, la *salicine* (cristallisant en aiguilles brillantes, de saveur très amère, solubles dans 20 p. d'eau, dans l'alcool et l'éther), utilisée jadis, comme succédané de la quinine, à la dose de 1 à 4 gr. en cachets. La salicine se dédouble en saligénine (alcool salicylique) et glucose.

Saturne (Extrait de). — Voir PLOMB (SOUS-ACÉTATE DE) LIQUIDE.

Savons. — Les savons médicamenteux sont actuellement très usités en dermothérapie, depuis les travaux de Hebra et de Unna. Pour qu'ils n'irritent pas la peau et ne soient pas trop siccatifs, il importe qu'ils soient neutres. Unna donne la formule suivante de savon fondamental :

Suif très pur	16 gr.
Huile d'olives.	2 —
Lessive de soude à 32° Baumé.	6 —
Lessive de potasse.	3 —

On doit distinguer :

1° Les *savons liquides*, ou dissous dans l'alcool, la glycérine ou l'eau.

2° Les *savons mous*, ou *de potasse* (savon noir ou vert), contenant de la potasse en excès, utilisés comme agents irritants (surveiller les effets).

3° Les *savons durs*, à base de soude (selon la formule sus-indiquée), auxquels on incorpore, selon les indications : de l'*acide salicylique*, du *goudron*, de l'*huile de cade*, de l'*ichthyol*, du *soufre*, de la *résorcine*, de l'*huile de foie de morue*, du *borax*, du *naphtol*, du *pétrole*, du *mercure*, etc.

L'industrie prépare des savons antiseptiques (à la *résorcine*, à l'*hermophényl*, etc.) dont l'usage est très commode pour désinfecter la peau, à la suite des fièvres éruptives et des pyodermites diverses.

Savon amygdalin (*Savon médicinal*). — *Caract. phys. et chim.* — Obtenu par action de la soude caustique sur l'huile d'amandes douces. Soluble dans l'eau, l'alcool et l'éther. Ne doit pas noircir le protochlorure de mercure (calomel).

Prop. thérap., indicat. — *A l'intérieur*, laxatif, neutralisant en cas d'empoisonnement par les acides. *Comme topique*, sert à préparer des savons dentifrices, des liniments, etc.; utilisé en dermothérapie.

Formes pharmac, doses. — *Usage int. :* 5 à 20 centigr. en pilules ou comme excipient pilulaire. — *Usage ext. :* en savons dentifrices, suppositoires, emplâtres, baumes, etc. (Voir OPODELDOCH [BAUME]).

Emplâtre savonneux :

Emplâtre simple.	2000 gr.
Cire blanche	100 —
Savon amygdalin	125 —

(Codex).

Liniment savonneux camphré :

Teinture de savon	50 gr.
Huile d'amandes douces . .	5 —
Alcool camphré	45 —

(Codex).

Savon dentifrice :

Chlorate de potasse	4 gr.
Borax.	1 —
Eau distillée	25 —
Savon amygdalin	30 —

Dissoudre le chlorate et le borax dans l'eau distillée bouillante, ajouter le savon amygdalin et évaporer au bain-marie à consistance voulue (chez les sujets en cours de traitement mercuriel).

Suppositoires (enfants) :

a) Savon amygdalin. . . . . . 2 gr.
    Onguent populeum. . . . . 1 —
b) Savon amygdalin. . .⎫
    Miel rosat . . . . . .⎭ āā 1 à 2 gr.
Mélanger au bain-marie.

Pilules savonneuses :

Savon amygdalin. . . . Q. V.
Diviser en pilules de 20 centigr.

Savons mous de potasse. — *Caract. phys. et chim.* — Obtenus avec des huiles de qualité inférieure (de lin, de chènevis, de colza, d'œillette) saponifiées par de la lessive de potasse, dont il reste toujours un excès, ainsi que la glycérine produite. Pâte molle, colorée soit en noir (par de la noix de galle ou du bois de campêche), soit en vert (par du sulfate de fer ou de cuivre).

Prop. thérap., indicat. — Agents très usités en dermatologie, pour décaper les plaques malades, et (mêlés au soufre, à l'huile de cade, etc.) dans le traitement de l'acné, des séborrhées, du psoriasis, du lupus, des eczémas séborrhéiques, etc. Les effets doivent en être étroitement surveillés, en raison de leur action caustique, variable avec l'excès de potasse qu'ils contiennent. Cette action est utilisée dans le traitement des verrues, des cors et des durillons.

Alcoolés :

a) Savon noir. . . . . . 30 à 60 gr.
    Alcool à 90°. . . . . 60 —
    Eau distillée. . . . . 90 —
    Alcoolat de lavande. . 15 —
Frictions le soir sur les parties malades (acné, Brocq).

b) Savon noir. . . . . . 40 gr.
    Alcoolat de lavande. . 10 —
    Alcool à 90°. . . . . 80 —
Frictions sur les parties malades (acné ponctuée, Hebra).

Esprit de savon de potasse :

Savon vert. . . . . 100 gr.
Dissoudre à une chaleur douce dans :
    Esprit de vin. . . . . . . 200 gr.
Filtrer et ajouter :
    Essence de lavande. .⎫
    —   de bergamote.⎭ āā 3 gr.
Mêler et filtrer.

Frictions, chaque soir, sur les parties malades (séborrhée croûteuse, Hebra).

Savon noir au soufre :

Savon noir . . . . . . } āā 5o gr.
Soufre précipité. . . . }
Acide salicylique. . . .   2 gr.

Frictions le soir sur les parties malades (acné rebelle, Besnier).

Pommade :

Savon vert. . . . . . . } āā 3o gr.
Axonge . . . . }
Huile de cade. . . . . } āā 15 —
Soufre sublimé. . . . . }
Craie préparée. . . .   10 —

Frictions sur le psoriasis (Hebra).

Scammonée. — *Convolvulus Scammonia* (Convolvulacées), plante de la Grèce, la Crimée, la Syrie, l'Asie Mineure. Le produit employé est constitué par le suc lactescent retiré de la racine. On distingue : la *Scammonée d'Alep* (fragments légers, poreux, grisâtres à l'extérieur, à cassure noire et brillante, d'un goût amer puis âcre), la plus estimée, contenant 75 p. 100 de résine pure ; et la *Scammonée de Smyrne*, impure, ne contenant que 25 à 3o p. 100 de résine. La *résine de scammonée* est une substance blanche, inodore, presque insipide, soluble dans l'éther et l'essence de térébenthine.

Propr. thérap., indicat. — Purgatif drastique, hydragogue, agissant sur l'intestin grêle, à la façon du jalap (v. c. m.) auquel on l'associe souvent. Provoque quelquefois des coliques et de la cuisson anale. Effets plus ou moins énergiques selon les sujets, la provenance du produit et la dose (parfois plus actif à petites doses). Indiquée dans la constipation rebelle par parésie intestinale, dans les hydropisies d'origine cardiaque ou rénale, à titre dérivatif, et dans les affections cérébrales. Contreindiquée quand l'intestin est enflammé ou irritable. Son insipidité en rend l'administration facile chez les enfants.

Formes pharmac., doses. — Poudre 3o centigr. à 1 gr. en cachets, chocolat, biscuits, ou dans du lait (*enfants*, 4 centigr. par année). Résine (plus active) 3o à 8o centigr. en potion ou

dans du lait. Teinture alcoolique 2 à 8 gr.

Cachets :

Poudre de scammonée. . . . } āā 5o centigr.
Calomel à la vapeur. . . . . }

Pour un cachet.

Pilules :

Résine de scammonée.   10 centigr.
Extrait de jusquiame. .   1 —
Savon amygdalin. . . Q. S.

Pour une pilule ; de 2 à 6.

Émulsion :

Résine de scammonée.   5o centigr.
Sucre blanc . . . . .   15 gr.
Triturer ensemble et ajouter peu à peu :
Lait pur. . . . . . .   12o gr.
Eau distillée de laurier-cerise . . . . .   5 —

A prendre en une fois (Planche).

Pilules purgatives composées :

Résine de scammonée . . . . . }
Gomme-gutte pulv. }
Extrait de coloquinte . . . . . } āā 5 centigr.
Extrait de jusquiame . . . . . }
Savon amygdalin. }

Pour une pilule ; 2 à 3 par jour (hydropisies).

Scarlatine. — I. **Prophylaxie.** — Le scarlatineux doit être *isolé jusqu'à la fin de la desquamation* (environ 4o jours). Quand se déclare une épidémie dans une école, il convient de licencier les élèves pour une dizaine de jours. Les personnes donnant des soins à un scarlatineux ne l'approcheront que vêtues d'une *blouse de toile* qu'elles quitteront pour sortir de sa chambre après s'être passé les mains dans une solution antiseptique. La maladie terminée, la chambre, la literie, le linge et les vêtements seront désinfectés.

II. *Traitement des formes régulières.* — Installé dans une pièce bien ventilée et non surchauffée, le malade gardera le lit tant que dure la fièvre, et la chambre jusqu'au terme de la desquamation. Pendant l'éruption, les *bains tièdes* (à 35°) quotidiens soulagent beaucoup. Le *régime lacté absolu* est exigé par beaucoup de médecins, pendant 15 jours ou un mois, pour prévenir la néphrite. H. Dufour a montré qu'on pouvait, sans danger, laisser, dès les premiers jours (3e au 6e jour), les scarlatineux manger à leur faim et à leur choix, à moins de fièvre ou d'albuminurie (alors *régime lacté, lacto-végétarien* ou *déchloruré*). Cette alimentation précoce est très importante chez les femmes qui allaitent; leurs enfants étant relativement réfractaires au contage doivent leur être laissés. Les avantages du *régime achloruré* dans la scarlatine (polyurie, azoturie, gain de poids) ont été prouvés par Guinon et Pater.

En tous les cas, l'urine totale doit être, chaque jour, recueillie et examinée. Pour prévenir les infections nasales et buccopharyngées, et par suite, la néphrite, l'asepsie de ces cavités muqueuses doit être soigneusement entretenue. On fera donc journellement de *grands lavages du pharynx* à *l'eau bouillie*, suivis au besoin d'attouchements avec la *glycérine salicylée* au 1/20 ou la *glycérine au sublimé* (au 1/30); matin et soir on introduira, dans chaque narine, un peu de *vaseline mentholée* (à 1 p. 100) et *résorcinée* (2 p. 100), où, on y injectera, avec la *seringue de Marfan*, un peu d'*huile mentholée* (à 1 p. 100). Aux bains tièdes, on peut associer des onctions, sur la peau, avec de la *pommade* ou de la *glycérine ichtyolées* (à 5 ou 10 p. 100) qui, selon Seibert (de New-York) et Lawrow, hâteraient beaucoup la desquamation en apaisant le prurit et la fièvre. Pour Lawrow, en badigeonnant aussi le pharynx à la *glycérine ichtyolée* on préviendrait tout exsudat pseudo-membraneux. Les *bains* seront *sinapisés* si l'exanthème sort mal; ils seront *refroidis*, en cas d'*hyperthermie* ou d'*excitation*. A la *constipation* on opposera les *lavements d'eau bouillie*, préférables aux purgatifs capables de provoquer la diarrhée. Dès que commence la desquamation, le malade prend chaque jour un *bain au lysol* (25 gr.) ou un *bain savonneux* (avec un *savon à l'acide salicylique* ou à *l'hermophényl*) suivi d'une onction avec une pommade antiseptique (*vaseline phéniquée* ou *résorcinée* à 1 p. 100).

III. *Scarlatines malignes.* — La *scarlatine hyperthermique* est justiciable de la *quinine*, et, avant tout, de la *balnéation froide* (à 18°-20°) instituée comme dans la fièvre typhoïde, ou, des *bains tièdes*, chez les enfants, qui, parfois, tolèrent encore mieux les *enveloppements froids*. Aux *formes ataxiques* conviennent aussi les *bains froids*, ou, en l'absence d'hyperthermie, les *bains chauds* associés au *chloral*. Aux *signes d'adynamie*, d'*algidité* (contre-indiquant l'eau froide) on opposera les piqûres d'*éther*, d'*huile camphrée*, de *strychnine*, les *injections de sérum artificiel*. H. Dufour préconise la *saignée* dans les *formes dyspnéiques toxiques* sans lésion rénale. Aux *formes cardio-bulbaires* conviennent les piqûres de *caféine* (20 à 50 centigr.), de *sulfate de spartéine* (20 centigr.) ou de *strychnine* (1 milligr.). La *scarlatine hémorrhagique* est justiciable du *chlorure de calcium* (4 à 6 gr. en potion); des injections intra-nasales (*épistaxis*) ou intra-utérines (métrorrhagies) de *sérum gélatiné*; des *grands lavages intestinaux* (entérorrhagies) à *l'eau salée bouillie* additionnée de *tannin* ou d'*extrait de ratanhia*.

IV. *Complications.* — La plupart sont imputables au *streptocoque*; le *sérum de Marmorek* leur a été opposé, mais sans grand succès. L'*angine ulcéreuse* ou *pseudo-diphthérique* réclame l'emploi de grandes irrigations avec des dilutions étendues d'*eau oxygénée*, ou des attouchements avec divers collutoires : *menthol camphré, glycérine phéniquée* (2 p. 100), *salicylée* (1/20), au *sublimé* (1/30), *résorcinée* (1 p. 15) ou *gaïacolée* (1/20. Aviragnet). L'*angine nécrotique* est justiciable des irrigations avec la *liqueur de Labarraque* (50 gr. p. 100) et des badigeonnages à *l'eau oxygénée*. La *sérothérapie antidiphthérique* précoce s'impose, toutes les fois qu'il y a soupçon de *diphthérie* (Variot), plus fréquente dans l'*angine tardive* mais observée aussi dans l'*angine initiale.* Le sérum ne doit pas dispenser de l'*antisepsie locale* motivée par l'association constante du streptocoque au bacille de Lœffler. Le *coryza purulent* sera combattu par les lavages avec un mélange d'eau alcaline (2 p. 100 de bicarbonate de soude) et d'*eau oxygénée* à 12 vol. (H. Roger); l'*otite* par des injections d'*eau boriquée chaude* et des instillations de *glycérine phéniquée* (au 1/20 ou au 1/30) dans l'oreille. Aux *adénopathies* on opposera l'application de *compresses très chaudes*; l'*incision* et le *drainage* si la résolution manque. L'*albuminurie précoce* disparaît d'habitude avec la fièvre. L'*albuminurie tardive* exige l'institution du *régime lacté* ou *achloruré*; en cas de *néphrite grave* avec *anasarque, oligurie, hématurie,* l'application répétée de *ventouses scarifiées* au niveau du triangle de J. L. Petit, les *purgatifs salins* (*sulfate de soude*) ou *drastiques* (scammonée) s'imposent et, contre l'*anurie,* les *lavements d'eau chaude* ou les *bains très chauds.* Les accidents d'*urémie aiguë* seront combattus par la *diète hydrique* et la *saignée* associées aux injections de *sérum artificiel.* En tous les cas, longtemps on examinera les urines des convalescents de scarlatine, afin de dépister le début de la néphrite tardive, souvent très insidieux, pour le traiter comme il convient (Voir Néphrites). Le *pseudo-rhumatisme scarlatin* cède souvent vite aux applications locales de *salicylate de méthyle*; il est également amendé par le *salicylate de soude* ou l'*aspirine* à l'intérieur, quand l'état des reins ne les contre-indique pas.

Schinznach-Wildegg. — Une des stations thermales les plus fréquentées de la Suisse, dans le canton d'Argovie, sur la rive droite de l'Aar et au pied du Wülpelsberg. Altitude 350 m. Eaux thermales (36°), sulfurées-calciques et sulfhydriquées accidentelles (à température et sulfuration variables, plus élevées l'hiver que l'été), faiblement sulfatées-calciques et magnésiennes, légèrement chlorurées-sodiques, très riches en hydrogène sulfuré libre, et renfermant, en outre, des quantités pondérables de silice et de fer. Utilisées principalement sous forme de bains (surtout de piscine), mais aussi de douches, de pulvérisations et même de boisson. Des plus actives, à cause de leur richesse exceptionnelle en soufre.

Principales indications : dermatoses (humides ou sèches), lymphatisme, scrofule, chloro-anémie.

Comme adjuvant du traitement externe par l'eau sulfureuse, on emploie fréquemment en boisson l'eau froide, chlorurée-sodique forte, légèrement chlorurée-magnésienne et sulfatée-calcique, bromo-iodurée, de la source de Wildegg (à 4 kil. de Schinznach), surtout dans les manifestations du lymphatisme et de la diathèse strumeuse.

Schœnau — Voir Teplitz.

Sciatique. — Voir Névralgie sciatique.

Scille. — *Scilla maritima.* — Liliacée à fleurs blanches du littoral méditerranéen (France, Algérie, Espagne, Maroc, Asie mineure). On utilise les *bulbes* récoltés en août; ce sont de gros oignons offrant plusieurs tuniques écailleuses; les *squames moyennes,* épaisses et rosées, plus riches en principes actifs, sont seules employées par la pharmacopée française.

Les propriétés de la scille fraîche et de la scille desséchée sont très différentes, la première, seule, exerçant sur la peau et les muqueuses une action irritante et nécrosante intense. La scille renferme : des traces d'iode, des sels minéraux, du mucilage, du lévulose, de l'amidon, une dextrine, et, comme principes actifs : 1° un glucoside, la *scillaïne* ou *scillitoxine* (très active si elle est préparée avec la plante fraîche); 2° la *scillipicrine,* substance résineuse diurétique; 3° la *scilline,* soluble dans l'alcool et l'éther bouillant, agent éméto-cathartique; 4° la *saposcilline* (séparée par l'éther acétique), glucoside du groupe des saponines, doué (surtout à l'état frais) d'une action nécrobiotique intense sur les éléments vivants; 5° une *substance résinoïde* très toxique, insoluble dans l'eau, soluble dans les solutions potassiques étendues, tuant les mammifères par asphyxie et agissant surtout sur les muscles lisses, notamment sur les tuniques intestinales.

Effets physiol. et tox. — La *scillitoxine* impressionne très vivement le myocarde (à la façon de la digitaline), les muscles et le névraxe. La dose mortelle est (par kilog.) de 2 milligr. 5 pour le lapin, de 2 milligr. pour le chat et de 1 milligr. pour le chien; d'autant plus minime qu'on s'élève dans l'échelle animale. Injectée dans les veines, la scillitoxine provoque : 1° de la salivation, des vomissements, une diarrhée profuse avec coliques et ténesme, de la strangurie et des hématuries; 2° un profond abattement, du tremblement musculaire, des convulsions avec mydriase, puis le coma ; 3° la mort par arrêt du cœur en systole complète, succédant à une phase de tachycardie et d'arythmie (comme avec la digitale). Pour l'appareil cardio-vasculaire, la période toxique est précédée d'une phase de bradycardie avec hypertension artérielle et diurèse (celle-ci fait défaut dès qu'apparaît la diarrhée). Chez l'homme, les doses modérées de scille peuvent encore éveiller des nausées et des vomissements, aussi son emploi exige-t-il l'intégrité des voies digestives. Lorsqu'il est prolongé, même à faibles doses, il détermine parfois des accidents d'irritation gastrique, intestinale et rénale. La scille exagère toutes les sécrétions, y compris la sécrétion bronchique.

(Pour plus de détails, voir : G. Pou-·CHET, *Précis de Pharmacologie et de Matière médicale*, p. 412.)

Prop. thérap., indicat. — Action diurétique très nette, mais moins rapide et moins sûre que celle de la digitale à laquelle on l'associe souvent dans le traitement des hydropisies cardiaques. Préconisée, comme expectorant, dans les bronchites et la coqueluche. Contre-indiquée en cas d'affections rénale ou gastro-intestinale.

Formes pharmac., doses. — *Poudre* (très hygrométrique, rougeâtre, très amère) 10 à 80 centigr. diluée avec du lactose pour la rendre moins irritante. *Extrait alcoolique* (3 fois plus actif que la poudre) 2 à 30 centigr. en pilules.

Teinture alcoolique (au 1/5) 1 à 4 gr. en potion. *Vin scillitique* (20 gr. = 1 gr. 20 de scille) 5 à 20 gr. *Vin diurétique amer de la Charité* (20 gr. = 7 centigr. de scille) 50 à 250 gr. *Vinaigre de scille* (macération de 100 p. de scille dans 980 p. de vinaigre blanc additionnées de 20 p. d'acide acétique cristallisable) servant à préparer par cuisson (500 p.) avec du miel blanc (2000 p.) l'*oxymel scillitique*, prescrit à la dose de 10 à 50 gr. en potion.

Pilules :

a) Poudre de scille. . . . }
   Extrait de scille. . . . } āā 1 gr.

Pour 20 pilules; 3 à 5 par jour.

b) Digitaline chloro-
      formique . . . .   un centigr.
   Poudre de scille. .)
   — de scammo-   } āā 1 gr.
   née. . . . . . .   )
   Sirop de gomme. .   Q. S.

F. S. A. 20 pilules; 4 à 5 par jour.

c) Poudre de scille. . . . . . 3 gr.
   Gomme ammoniaque. . . . 1 —
   Oxymel scillitique. . . . . Q. S.

Pour 20 pilules; 1 à 3 par jour.

Cachets diurétiques :

Poudre de scille . . . 10 centigr.
Calomel à la vapeur. . 5 —

Pour un cachet; 2 à 5 par jour (surveiller la salivation) pendant 3 à 4 jours.

Pilules expectorantes :

Poudre de scille. . . . . . 5 gr.
Kermès minéral . . . . . . 10 —
Acide succinique. . . . . . 2 —
Extrait de coloquinte. . . 5 —

F. S. A. 50 pilules; 3 par jour pendant 10 jours, puis 4 par jour pendant 5 jours.

Poudre incisive :

Poudre de scille. . . . . . 1 gr.
Soufre lavé. . . . . 2 —
Sucre de lait. . . . . 3 —

Diviser en 4 paquets; 2 par jour.

Poudre diurétique :

Poudre de scille. . . .   2 gr.
Azotate de potasse. . . ⎫
Crème de tartre. . . . ⎬ āā 8 —
Essence de menthe. . . ⎭ VI gouttes.
Diviser en 20 paquets; un toutes les 3 heures et un litre, au moins, de tisane de chiendent par jour.

Vin diurétique amer de la Charité :

Squames de scille. . . ⎫
Racine d'asclépiade . . ⎪
  — d'angélique . . ⎬ āā 15 gr.
Baies de genièvre. . . ⎪
Macis . . . . ⎭
Écorce fraîche de citron. ⎫
Feuilles d'absinthe . . ⎬ āā 30 —
  — de mélisse . . ⎭
Quinquina gris. . . . ⎫
Écorce de Winter. . . ⎬ āā 60 —
Alcool à 60° . . . . .   200 —
Vin blanc . . . . . .   4 litres

Vin de Debreyne :

Squames de scille. . . ⎫
Jalap concassé . . . . ⎬ āā 8 gr.
Nitrate de potasse . .   15 —
Vin blanc . . . . . .   1000 —
3 à 9 cuillerées par jour.

Vin scillitique laudanisé :

Poudre de scille. . . .   5 gr.
Vin blanc . . . .   500 —
Laudanum de Sydenham.   L gouttes.
Une à 4 cuillerées par jour (emphysème, bronchite avec anasarque).

Potion :

Poudre de feuilles de digitale. . . . Cinquante centigr.
Eau tiède . . . . 150 gr.
Faire macérer 12 heures, filtrer et ajouter :
Oxymel scillitique. . . . 25 gr.
Acétate de potasse . . . . 4 —
par cuillerée à soupe d'heure en heure.

Liniment diurétique :

Teinture de scille. . .   50 gr.
  — de strophantus . . . . ⎬ āā 25 —
Teinture de digitale. . ⎭
Un verre à liqueur pour faire des frictions sur l'abdomen et les cuisses.

Sclérème du nouveau-né. — Le *sclérème*, état spécial de dureté du tégument voisin de *l'œdème des nouveau-nés* s'observe dans les mêmes conditions, chez les enfants débiles, les prématurés, vivant dans de mauvaises conditions d'hygiène. On l'observe dans les premières semaines de la vie. Le traitement est celui de la *débilité congénitale* : réchauffement par le séjour dans la *couveuse de Tarnier* (à 28°, 30°, 35°) et, à son défaut, par les *boules d'eau chaude*, les *bains chauds* (37°-38°), les *frictions* avec une flanelle chaude; *gavage au lait d'ânesse*, quand l'allaitement naturel est impossible; *inhalations d'oxygène*; *traitement spécifique* en cas d'*hérédo-syphilis*.

Sclérodactylie. — Voir Sclérodermie.

Sclérodermie. — I. *Morphée.* — La *sclérodermie en plaques* ou *en bandes* (*Morphée*) a une tendance à la guérison spontanée. Outre *l'hydrothérapie* et les *pointes de feu* sur le rachis (à hauteur des racines des nerfs de la région atteinte), on lui oppose : les onctions à la *pommade salicylée*, les applications d'*emplâtre de Vigo* (Hardy) et, surtout, le *massage* et *l'électrolyse bipolaire*. Celle-ci se pratique de la manière suivante : *l'aiguille positive* est fixée au centre de la lésion; *l'aiguille négative* est enfoncée obliquement dans la peau (sans la traverser) dans divers points périphériques et laissée sur chaque 20 à 30 secondes, en ayant soin d'interrompre le courant (de 8 à 15 milliampères) pour la retirer et la piquer ailleurs. Les séances sont répétées une ou 2 fois la semaine; dans l'intervalle, la plaque est recouverte d'*emplâtre de Vigo*, ou d'un *cataplasme de fécule froid*, si elle est enflammée. La *haute fréquence* a donné aussi quelques succès. La *radiothérapie* (rayons n°s 5,5 à 8 H.) a fourni à M. Belot des résultats très encourageants. La *radiumthérapie*, les injections de *thiosinamine* (v. c. m.) méritent également d'être essayées.

II. *Sclérodermie généralisée.* — On lui a opposé, sans succès le plus souvent, bien des moyens : *douches* en jet brisé sur la colonne vertébrale, *massage* quotidien avec une *pommade iodurée*, enve-

loppements caoutchoutés, bains de vapeur, courants continus (pôle positif sur le rachis, pôle négatif sur une plaque scléreuse); à l'intérieur : médication tonique (*huile de foie de morue, arsenic, quinquina*) ou hypotensive (*iodure de potassium ou de sodium*). Plus récemment Ménétrier et Bloch ont dû un beau succès à la *médication thyroïdienne* (50 centigr., 1 gr., puis 2 gr. de *corps thyroïde cru de mouton* haché dans du bouillon tiède; une semaine sur deux); en 4 mois se manifesta une amélioration surprenante, et, 4 mois plus tard, la guérison était complète.

III. *Sclérodactylie.* — Les moyens précédents sont également à essayer dans la sclérodactylie, surtout si elle participe à une sclérodermie généralisée. Est-elle isolée, on tentera contre elle : les *bains prolongés*, le *massage*, la *médication iodurée*, la *radiothérapie* et la *galvanisation rachidienne*.

Sclérose en plaques. — Le traitement de la sclérose en plaques est purement palliatif. Certains cas guérissent spontanément ou présentent de *longues rémissions*; ailleurs, la maladie est simulée fidèlement par l'*hystérie*, ce qui rend plus difficile l'appréciation exacte des effets de telle ou telle thérapeutique. La maladie dérivant fréquemment d'une infection grave : *fièvre typhoïde, variole, rougeole, pneumonie, choléra, diphtérie, paludisme*, on fait, à son égard, œuvre prophylactique en luttant méthodiquement contre ces divers processus.

I. *Traitement général.* — Charcot donnait le *nitrate d'argent* (contre-indiqué en cas de *contracture* ou d'*épilepsie spinale*). M. Raymond lui préfère l'*iodure de potassium*, à petites doses progressivement croissantes (d'abord 50 centigr. par jour), utile pour prévenir les *attaques apoplectiformes*. On a également préconisé : le *chlorure d'or* (5 centigr. 3 fois par jour) associé à la *teinture de jusquiame fraîche* (1 à 2 gr. en 3 fois aux repas. Hammond); l'*arsenic* en injections hypodermiques (Erb).

II. *Traitement symptomatique.* — Il peut atténuer sensiblement l'impotence fonctionnelle. Le *tremblement* est modéré par les préparations de *strychnine* (*teinture de noix vomique, de Baumé*, granules de *sulfate de strychnine*), par la *solanine* (10 centigr. par jour en 2 fois. Grasset, Desnos; ou même 25-30 centigr. Sarda) dont l'effet est fugace mais réel. La *rééducation motrice* apaise souvent mieux le tremblement intentionnel que les médicaments. Le malade est entraîné à répéter lentement et avec précision les principaux gestes de la vie courante; des exercices fréquents de conversation l'habituent à mieux parler. Les *troubles de la marche* sont également corrigibles; le sujet apprend à contrôler ses mouvements, à poser le pied bien à plat, à prendre confiance en lui-même, à surmonter ses sensations vertigineuses (en montant seul sur un marche-pied, pour en descendre également seul). Les *troubles urinaires* réclament le même traitement que ceux de l'ataxie (Voir TABES). Les *troubles de la déglutition* peuvent nécessiter le *gavage à la sonde*. Le *bain tiède prolongé* soulage, dans une certaine mesure, les *contractures*. La *galvanisation de la moelle* avec des courants très faibles est aussi à essayer, mais avec prudence. Il est, en outre, essentiel de soutenir l'état général et l'équilibre mental par une *bonne hygiène physique et morale*. Toute contrariété sera évitée à ces malades très émotifs et irritables; une vie paisible sans surmenage ni excès d'aucun genre leur sera assurée, ainsi qu'une alimentation réparatrice soutenue par les ressources de la médication tonique.

Sclérose latérale amyotrophique. — La *maladie de Charcot* est une affection à marche lentement progressive, malheureusement rebelle à tous les moyens thérapeutiques. Le *nitrate d'argent*, le *chlorure d'argent*, les *iodures*, les *bromures*, le *phosphure de zinc*, la révulsion (*pointes de feu* tous les 10 jours le long du rachis ou *badigeonnages de teinture d'iode*) sont opposés, sans grand succès, à la sclérose médullaire, ainsi que la *galvanisation de la moelle* par des courants moyens.

Les *contractures* sont modérées par les *bromures*, la *belladone*, les *bains tièdes* (32°) prolongés, le *massage léger* (effleurage); les *phénomènes douloureux* par l'*antipyrine*, le *pyramidon*, la *phénacétine*, l'*acétanilide*, l'*aspirine* ou même la *morphine*.

Quand se montrent les *accidents bulbaires*, les troubles de déglutition obligent souvent à recourir, pour alimenter les malades, à la *sonde œsophagienne*. L'*asthénie cardiaque* réclame l'intervention de la *digitale*, de la *spartéine*, de la *caféine* et du *sulfate de strychnine*. Avec ce traitement symptomatique, on obtient à peine un léger soulagement et une prolongation insignifiante de la vie.

Sclérose cérébrale infantile. — Voir Hémiplégie infantile, Idiotie.

Scopolamine. — Produit encore mal défini, chimiquement et physiologiquement. Existerait dans la jusquiame, les *Duboisia* et, surtout, le *Scopolia atropoïdes*. Pour certains auteurs, serait isomère de l'*hyoscine* (v. c. m.). En réalité, les corps livrés par le commerce sous les noms de : duboisine, daturine, hyosciamine, scopolamine ne semblent que des mélanges, peut-être d'atropine et d'un corps inconnu très toxique; leur activité est sujette à de telles variations, suivant leur provenance, qu'il est prudent de renoncer à leur emploi thérapeutique tant que la synthèse n'en aura pas été réalisée. La scopolamine compte déjà, du reste, à son actif plusieurs accidents mortels.

Scorbut. — Le *scorbut* est une dyscrasie due à la *privation d'aliments frais*. On ne l'observe plus guère que sur les navires mal équipés, dans les armées mal ravitaillées, les villes assiégées, les établissements pénitentiaires.

I. *Prophylaxie.* — Elle consiste à assurer, dans la ration journalière, une petite part d'aliments frais aux sujets que les circonstances obligent à se nourrir de conserves. A cet égard, les fruits acides : *oranges, citrons, groseilles*; certains légumes : *pommes de terre, choux, radis, cresson, oignons, raifort, tomates*; les *salades*, sont spécialement recommandables; mais, à leur défaut, le *lait*, les *œufs*, la *viande crue* ou *peu cuite* remplissent fort bien le même but. Les navires exposés aux longues traversées

sans escales devront donc faire provision de certains légumes et fruits transportables (oignons, raiforts, citrons, oranges). Un sirop à base de jus de citron (*lime juice*) est administré quotidiennement (à la dose de 14 gr.) à tout marin anglais en mer depuis plus de 14 jours, à titre d'antiscorbutique. Les soins d'hygiène, la bonne ventilation, la bonne tenue des entreponts, la propreté des passagers ne concourent pas moins à prévenir la maladie.

II. *Traitement curatif.* — L'essentiel est de substituer aux conserves des *aliments frais* en abondance, appropriés à l'état des gencives et des fonctions digestives du malade. On lui administrera, en outre, 3 à 4 fois par jour, pur ou déguisé, 100 à 150 gr. de *jus de fruits crus* (citron) ou de *jus de cresson*.

III. *Traitement symptomatique.* — La *stomatite scorbutique* sera traitée par les irrigations avec, soit la solution faible de *phénosalyl* (0,5 p. 100) soit une solution de *borate de soude* additionnée de 1/3 d'*eau oxygénée* à 12 vol. Les fongosités, les ulcérations gingivales seront touchées avec un tampon d'ouate imbibée d'*eau oxygénée*, de *glycérine iodée* (1/3 de teinture d'iode), de *jus de citron* ou d'*acide chromique* au 1/30. Les *épanchements sanguins* sous-cutanés, intramusculaires, pleuraux, articulaires, exigent, avant tout, le *repos absolu au lit*. Les *hémorrhagies* buccales, nasales, utérines, etc., sont justiciables des agents hémostatiques : *ergot, ergotine, chlorure de calcium* et, quelquefois, des injections de *sérum gélatiné* (épistaxis, métrorrhagies), de la *compression* ou du *tamponnement*. L'*asthénie cardiaque* (syncope, collapsus) sera combattue par les moyens habituels : *café, caféine, éther, strychnine, camphre*. Outre l'usage des diurétiques (*lait, scille, théobromine*), les *œdèmes scorbutiques* réclament celui du *régime déchloruré*. En cas d'*hydrothorax* ou d'ascite, la *ponction aspiratrice* ne sera appliquée qu'aux épanchements très abondants; si le liquide est hémorrhagique, il est prudent de n'en extraire que juste assez pour calmer les troubles fonctionnels.

Pendant la *convalescence* restent à traiter l'*anémie*, les *ulcères scorbutiques* et les *rétractions musculaires*. L'*anémie* sera combattue par la *médication ferrugineuse*, les *cures d'air*, les injections de *cacodylate de soude*, de *glycéro-phosphate*, les inhalations d'*oxygène*. Soumis à des *lotions chaudes* (40°-45°) quotidiennes, les *ulcères* seront pansés à l'*emplâtre rouge de Vidal* ou à l'*eau oxygénée*. Les *raideurs*, les *rétractions musculaires* pourront être atténuées par la *mobilisation* méthodique, le *massage*, l'*électrisation*, l'*ionisation*; mais il faut être, chez ces malades, très sobre d'interventions chirurgicales, car ils tolèrent aussi mal les anesthésiques que les antiseptiques forts (s'abstenir surtout de *sublimé*).

Scrofule. — Voir Lymphatisme.

Sédillot (Pilules de). — Voir Mercure.

Sedlitz. — Village de la Bohême, à 30 km de Teplitz-Schœnau et à 6 km de la ville de Brux, d'où l'on exporte la célèbre eau froide sulfatée-magnésienne (32 gr. SO^4Mg p. 1000), de couleur légèrement jaunâtre, de saveur amère et nauséeuse et de conservation difficile. Dose : 1 à 3 verres. Avantageusement remplacée, en raison de sa facile altérabilité, par une solution aqueuse de sulfate de magnésium, sursaturée ou non de gaz carbonique.

Sedlitz (Eau artificielle de). — Voir Magnésie (Sulfate de).

Seigle ergoté. — Voir Ergot.

Seignette (Sel de). — Voir Tartrate de potasse et de soude.

Sel de Berthollet. — Voir Chlorate de potasse.

Sel de Glauber. — Voir Sulfate de soude.

Sel d'Epsom. — Voir Magnésie (Sulfate de).

Sel marin. — Voir Sodium (Chlorure de).

Seltz ou Selters. — La petite ville de Nieder-Selters, empire d'Allemagne, province de Nassau, exporte une eau froide, faiblement chlorurée et bicarbonatée-sodique, très fortement carbonique, utilisée comme eau de table, et à laquelle on ne peut comparer l'eau de Seltz artificielle qui est une simple solution, sursaturée et sous pression, de gaz carbonique. L'eau minérale de Nieder-Selters possède, en raison de sa minéralisation (2 gr. 25 p. 1000 pour NaCl seulement), des propriétés digestives, toniques et reconstituantes que l'eau de Seltz artificielle ne présente à aucun degré.

Semen-contra. — Capitules peu développés (et non semences) de plusieurs variétés de l'*Artemisia maritima* (Composées). Le *semen-contra d'Alep* ou *d'Alexandrie*, le plus estimé, se présente sous forme de capitules fermés, ovoïdes, longs de 2 à 3 mm, larges de 1, de couleur verdâtre s'ils sont frais, rouges s'ils sont anciens, d'odeur forte et agréable, de saveur amère, aromatique. Il renferme : 1° de la *santonine* (v. c. m.); 2° une *huile essentielle* (*oleum cinæ*) mélange de *cinène*, terpène liquide, et de *cinéol*, camphène liquide.

Effets physiol. et tox. — Ceux de la santonine (v. c. m.). Expérimentalement, l'huile essentielle détermine, après une excitation passagère, l'abolition de la réflectivité et la narcose. Quand le semen-contra est ingéré en nature, la toxicité de la santonine est négligeable par ce qu'elle ne se diffuse pas, d'abord à cause de sa combinaison avec le tannin, ensuite grâce à la présence de l'huile essentielle qui en inhibe momentanément l'absorption; aussi est-ce toujours sous cette forme et jamais sous celle de santonine que ce médicament doit être employé.

Prop. thérap., indicat. — Action anthelminthique très efficace due, non seulement à la santonine, mais encore à l'huile essentielle; la combinaison des deux principes dans le produit naturel réalise le maximum d'effet utile. Indiqué surtout contre les ascarides lombricoïdes, quelquefois contre les oxyures vermiculaires.

Formes pharmac., doses. — 50 centigr. à 10 ou 12 gr. selon l'âge; 2 à 6 gr. en moyenne, soit en cachets, dragées (*anis de Verdun*), soit dans du miel, des confitures ou du sirop, par petites doses quotidiennes successives, accompagnées de boissons acidulées (la santonine est plus absorbable en milieu alcalin). Peut également s'administrer en lavement, sous forme d'infusion. Dans tous les cas, prescrire le calomel, à la suite du vermifuge.

Sirop :

Poudre de semen-contra . .   5 gr.
Sirop ou miel . . . . 50 —
Cuillerée à café matin et soir.

Poudre vermifuge composée :

Semen-contra pulv . . . ⎫
Mousse de Corse pulv.   ⎪
Sommités d'absinthe . . ⎬ $\bar{a}\bar{a}$ Q. V.
  —   de tanaisie. . ⎪
Feuilles de séné . . . . ⎪
Poudre de rhubarbe . . ⎭

Faire une poudre fine dont on administre de 50 centigr. (aux enfants) à 5 gr. (aux adultes) dans du miel ou de la confiture.

Bols vermifuges :

Poudre de semen-contra. ⎫
  — de mousse de Corse ⎬ $\bar{a}\bar{a}$ 1 gr. 50
Extrait de valériane. . ⎭
Diviser en 6 bols; 1 toutes les 2 heures.

Lavement :

Semen-contra. . . . . 10 gr.
Eau bouillante . . . . . . 120 —
Laisser infuser 10 minutes, passer et administrer tiède au moment du coucher, plusieurs jours de suite (enfants).

Lavement vermifuge composé :

Capitules de semen- ⎫
  contra. . . . . . . ⎪
Capitules de camomille ⎬ $\bar{a}\bar{a}$ 2 gr. 50
Sommités d'absinthe. ⎪
  —   de tanaisie. ⎭
Eau bouillante. . . . 120 —
A administrer comme le précédent.

Séné. — Nom donné aux folioles et aux fruits (improprement appelés follicules) de 3 espèces de *Cassia* (Légumineuses-Cæsalpiniées) de la section *Senna*, les *Senna : acutifolia, angustifolia* et *obo-*

vata. Plus actives que les follicules, les feuilles peuvent être mélangées : 1° à celles du *Cynanchum Argel* inoffensives et également purgatives; 2° à celles du Redoul, ou *Coriaria myrtifolia* (Rutacées), contenant un glucoside (*coriamyrtine*) très toxique, convulsivant à la façon de la strychnine. On conçoit les dangers auxquels expose ce dernier mélange. Le séné contient : une matière colorante jaune; de très petites quantités de *chrysophanol*, dérivé de la dioxyméthylanthraquinone; une substance résinoïde irritante; de la *cathartomannite*, principe sucré; un glucoside amorphe, purgatif (poudre brun-verdâtre, inodore, de goût acidulé, soluble dans l'eau), donnant, parmi ses produits de dédoublement, de l'*émodine*, dérivé de la trioxyméthylanthraquinone.

Effets physiol. et tox. — 3 à 5 gr. de feuilles déterminent, au bout de 4 à 5 heures, des selles molles puis diarrhéiques mais non bilieuses, précédées de coliques. Aux doses de 10 à 15 gr. les coliques, plus vives, s'accompagnent de nausées et de vomissements. Liées à l'exaltation du péristaltisme, le séné ne possédant pas d'action phlegmasique sur la muqueuse, les coliques semblent dues à la substance résinoïde, éliminable par macération préalable des feuilles dans l'alcool. A hautes doses, l'excitation des fibres lisses peut s'étendre à la vessie, à l'utérus et à l'ampoule rectale (production d'hémorrhoïdes). L'effet purgatif peut encore persister le lendemain; il n'y a pas de constipation consécutive. Les principes actifs s'éliminent par l'urine et, chez les nourrices, par le lait qui devient purgatif.

Prop. thérap., indicat. — Purgatif musculaire et laxatif, formant la base de la plupart des tisanes purgatives (*tisane de l'hôpital Saint-Louis* de Hardy), des thés purgatifs (*thé Chambard, thé Saint-Germain*, etc.). Existe dans la *médecine noire*, le *Tamar Indien* de Grillon, le *sirop de Desessartz*, etc. Contre-indiqué en cas de grossesse, d'entérite, d'hémorrhoïdes; chez les femmes sujettes aux métrorrhagies. (Le séné passe pour emménagogue).

Formes pharmac., doses. — Infusion
10 à 3o p. 1000 (*enfants* 1 à 2 gr. par
année). Poudre 4 à 10 gr. en cachets ou
pilules. Extrait alcoolique 1 à 4 gr.
Teinture 15 à 3o gr. Sirop 15 à 3o gr.
Infusion, en lavement, 10 à 15 gr. p.
5oo (*enfants* 1 gr. par année). Toujours
spécifier *folioles de séné lavées à l'alcool.*

Infusion aromatisée :

Folioles de séné lavées
   à l'alcool. . . . . .   10 gr.
Poudre de fenouil. . . ⎫
Zeste frais de citron. . ⎬ āā 5 —
Eau bouillante . . . .   5oo —

Par verres à bordeaux, en édulcorant
avec du miel ou de la manne (enfants).

Électuaire :

Feuilles de séné pulv.. . . . 10 gr.
Fruits de coriandre pulv . .   5 —
Sucre pulvérisé . . . . . .   90 —
Pulpe de tamarin . . . . .   6o —

Cuillerée à café, à dessert ou à soupe,
suivant l'âge.

Cachets laxatifs :

Poudre de feuilles de
  séné lavées à l'alcool 6o centigr.
Poudre de cascara. . . 25   —

Pour un cachet; 1 à 3 le soir au coucher.

Poudre laxative :

Poudre de feuilles de
  séné lavées à l'alcool.   10 gr.
Poudre de fenouil . . . ⎫
  — de badiane. . . ⎬ āā 5 —
  — de réglisse. . .   15 —
  — de sucre. . . .   20 —
Crème de tartre . . . . ⎫
Soufre sublimé et lavé. ⎬ āā 6 —

Cuillerée à café, à dessert ou à soupe,
le soir au coucher.

Thé de Saint-Germain :

Feuilles de séné . . .   2 gr.
Fleurs de sureau . . .   1 —
Fruits d'anis . . . . .   1 —
  — de fenouil . . . 5o centigr.
Bitartrate de potasse . 5o   —

Pour une tasse d'eau bouillante (Codex).

Lavement purgatif :

Feuilles de séné. . . . ⎫
Sulfate de soude . . . ⎬ āā 15 gr.
Eau bouillante . . . .   5oo —

F. S. A. (Codex).

Séneçon. *Senecio vulgaris* (Composées). — La plante contient deux alcaloïdes la *sénécionine* et la *sénécine.* On
utilise aussi *Senecio Jacobœa.*

Prop. thérap., indicat. — Pour Dalché
et Heim, calmerait les douleurs menstruelles nerveuses. Déterminerait seulement le flux menstruel (sans l'exagérer),
selon Bardet et Bolognesi. Les hautes
doses congestionnent l'utérus et les annexes et pourraient même provoquer
l'avortement.

Formes pharmac., doses. — Extrait
aqueux 25 centigr. à 4 gr. (commencer
par 25 centigr. puis augmenter chaque
jour de 25 centigr.). Extrait fluide XXX
à LXX gouttes.

Sénile (Tremblement). — Voir
Tremblement.

Sermaize. — Bourg de la Marne, sur
la ligne de Paris à Avricourt, à 26 km
de Vitry-le-François, sur les bords d'un
petit ruisseau affluent de la Saulx. Altitude 120 m. Eau froide, oligométallique,
sulfatée-magnésienne-calcique, faiblement bicarbonatée-calcique et ferrugineuse, présentant une certaine analogie
avec les eaux de Contrexéville et de
Vittel. Utilisée surtout sous forme de
boisson, mais aussi sous forme de bains
et de douches. Paraît agir surtout comme
les eaux ferrugineuses, tout en étant un
peu plus laxative.

Principales indications. — Affections de
l'appareil digestif et de ses annexes,
gravelles hépatique et rénale, engorgements viscéraux.

Sérothérapie. — Voir Diphthérie,
Tétanos, etc.

Sérothérapie. — La sérothérapie
désigne le traitement des infections par
le sérum d'animaux immunisés ou vaccinés contre elles. Issue des méthodes
bactériologiques, cette thérapeutique
n'est entrée dans la voie des applications pratiques qu'avec les recherches
de Behring et de Roux sur la diphthérie,

de Kitasato sur le tétanos. Depuis, de nombreux travaux ont tendu, avec des succès et des échecs divers, à édifier, pour chaque infection cataloguée, une sérothérapie spécifique. On verra, à propos du traitement de chaque maladie microbienne, celles de ces tentatives qui ont abouti à un résultat utile.

Le terme sérothérapie s'applique encore à l'usage thérapeutique des sérums sanguins, naturels et artificiels, ainsi que des diverses solutions salines plus ou moins complexes connues sous le nom de sérums (voir INJECTIONS HYPODERMIQUES, INTRA-VEINEUSES), opposées à un certain nombre d'états pathologiques différents que nous ne saurions énumérer ici. On trouvera, plus loin, les formules et les indications des principaux sérums médicamenteux usités.

Sérothérapie antidiphthérique. — Voir DIPHTHÉRIE.

Sérothérapie antidysentérique. — Voir DYSENTÉRIE.

Sérothérapie antipesteuse. — Voir PESTE.

Sérothérapie antipneumococcique. — On a essayé, à plusieurs reprises, mais sans succès positifs, de soumettre les pneumoniques à l'inoculation de sérums tirés soit de lapins immunisés (Netter, Griffon, Mosny), soit d'autres pneumoniques (Klemperer).

Sérothérapie antistreptococcique. — Le *sérum de Marmorek*, opposé successivement à l'érysipèle, à la septicémie puerpérale, aux angines à streptocoques, est actuellement presque complètement délaissé.

Sérothérapie antitétanique. — Voir TÉTANOS.

Sérothérapie antithyroïdienne. — Voir GOITRE EXOPHTHALMIQUE.

Sérothérapie antituberculeuse. — Voir PHTHISIE PULMONAIRE, TUBERCULINES.

Sérothérapie antityphique. — Voir FIÈVRE TYPHOÏDE.

Sérothérapie antivenimeuse. — Voir ENVENIMATION.

Serpents (Morsure de). — Voir ENVENIMATION.

Sérum de G. Ballet. — Il est ainsi formulé :

Phosphate de soude. .	2 gr.
Sulfate de soude . . .	3 —
Chlorure de sodium .	1 —
Phénol neige.	50 centigr.
Eau distillée stérilisée.	100 c. c.

Action tonique, névrosthénique. Dose 1 à 4 c. c.

Sérums de Chéron. — Le premier est employé comme tonique nervin, chez l'adulte neurasthénique ou déprimé. Le second, chez les nourrissons athrepsiques.

a) Phénol neige.	1 gr.
Chlorure de sodium . . .	2 —
Phosphate de soude . .	4 —
Sulfate de soude	8 —
Eau distillée stérilisée . .	100 —

1 à 10 c. c. (La présence du phénol doit rendre très réservé dans l'usage de ce sérum).

b) Chlorure de sodium .)	
Phosphate de soude. . } āā 1 gr.	
Sulfate de soude . . .)	
Eau distillée stérilisée. 100 —	

Sérum de Crocq. — Mêmes usages que les précédents (tonique nervin).

Phosphate de soude. . . .	2 gr.
Eau distillée stérilisée. . .	100 —

Sérum de Hayem. — Le sérum de Hayem a été longtemps utilisé en injections intra-veineuses, chez les cholériques. Il est actuellement délaissé pour le sérum physiologique. Voici sa formule :

Chlorure de sodium pur.	5 gr.
Sulfate de soude cristallisé pur.	10 —
Eau distillée stérilisée . .	1000 —

Injecter de 100 à 1500 gr.

Sérum de Huchard. — Voir HUCHARD.

Sérum de Luton. — Voir LUTON.

Sérum de Quinton. — Ce sérum, appelé aussi *Plasma de Quinton, sérum marin*, est constitué par de l'eau de mer (puisée au large, à 10 m. de profondeur) stérilisée à froid et ramenée au titre isotonique par addition d'eau de source. Il agit comme un tonique névrosthénique très énergique. On l'utilise dans tous les états de dépression nerveuse et de misère physiologique; particulièrement dans la tuberculose, la scrofule, l'athrepsie, la gastro-entérite des nourrissons, la neurasthénie et les psychoses.

Sérum de Renzi. — Ce sérum est une solution iodo-iodurée très étendue qui trouve son emploi dans tous les cas où la médication iodée est indiquée. Voici sa formule :

Iode pur	1 gr.
Iodure de sodium	3 —
Chlorure de sodium . . .	6 —
Eau distillée stérilisée . .	1000 —

Injecter de 200 à 300 c. c.

Sérum de Stadelmann. — Sérum alcalin, particulièrement indiqué dans les cas de coma diabétique, et ainsi formulé :

Chlorure de sodium. . .	6 gr.
Bicarbonate de soude . .	1 —
Eau distillée stérilisée. .	1000 —

Sérum de Trunecek. — Cette solution contiendrait, à l'état concentré, et avec leurs proportions respectives, un mélange de tous les sels alcalins du sérum sanguin. Préconisé par Trunecek dans le traitement de l'artériosclérose (v. c. m.), le sérum qui porte son nom a été expérimenté en France par L. Lévy, P. Merklen, H. Vaquez, Gouget. On l'a opposé surtout : à l'hypertension artérielle, à la céphalée, aux vertiges, aux bourdonnements d'oreilles, à l'angine de poitrine, aux palpitations douloureuses, aux paresthésie, à la dyspnée (nocturne ou d'effort) des artérioscléreux. Son action est très inconstante ; déclarée nulle par Huchard, Vaquez, etc., elle paraît être surtout, pour Gouget, tonique et stimulante, comparable à celles de l'acide phosphorique ou du liquide de Brown-Séquard. Sa formule est la suivante :

Chlorure de sodium. .	4 gr. 92
Sulfate de soude . . .	44 centigr.
Sulfate de potasse. . .	40 —
Carbonate de soude . .	21 —
Phosphate de soude. . .	15 —
Eau distillée. Q. S. pour 200 c. c.	

Stériliser. Doses quotidiennes progressives de 2, 5, 10 c. c. par séries de 20 à 30 injections.

Sérum gélatiné. — Voir Gélatine.

Sérum physiologique. — Voir Sodium (Chlorure de).

Sérum (Injections de). — Voir Injections hypodermiques, intra-veineuses.

Sevrage. — Voir Rachitisme.

Siderosis. — Voir Pneumokonioses.

Sidonal. (*Quinate de Pipérazine*). — *Caract. phys. et chim.* — Sel blanc, de saveur acidule agréable, soluble dans l'eau.

Prop. thérap., indicat. — Dissout l'acide urique grâce à la pipérazine, et empêche sa formation grâce à l'acide quinique. Antigoutteux, antigraveleux.

Formes pharmac., doses. — 3 à 8 gr. en solution, cachets ou pilules.

Solution :

Sidonal.	10 gr.
Sirop de cannelle.	80 —
Eau distillée.	225 —

Cuillerée à soupe à la fin des repas.

Cachets :

Sidonal.	āā 25 centigr.
Benzoate de soude.	

Pour 1 cachet; 4 à 10 par jour.

Sierck. — Petite ville d'Alsace-Lorraine, à 20 km de Thionville, non loin de la station luxembourgeoise de Mondorf. Altitude 150 m. Eaux froides, chlorurées-sodiques-calciques, faiblement sulfatées-calciques, légèrement ferrugineuses et bromo-iodurées. Utilisées sous forme de boisson et exportées.

Silicate de magnésie. — Voir Talc.

Silicate de potasse. — Voir Potasse.

Simarouba amara. (Rutacées). — Arbre de Cayenne, des Antilles et de la Louisiane. L'écorce de la racine, de saveur amère et aromatique, renferme : de la *quassine*, de la *simaroubine*, corps analogue à l'aspidospermine, et une *résine* extrêmement irritante.

Effets physiol. et tox. — Agit comme

amer pur, à faibles doses. A hautes doses, action purgative, vomitive, diaphorétique et diurétique.

Prop. thérap., indicat. — Apéritif indiqué contre l'anorexie et l'atonie gastrique. Préconisé encore contre le paludisme et la dysentérie.

Formes pharmac., doses. — Infusion ou macération (15 p. 1000). Poudre 1 à 4 gr. en cachets. Teinture 1 à 6 gr. Vin 50 à 100 gr.

Mixture apéritive :

Teinture de simarouba .		40 gr.
— de gentiane . .		
— de colombo . .	āā 10 —	
— de quinquina .		

L à C gouttes dans 1/2 verre d'infusion édulcorée de badiane, demi-heure avant les repas.

Sinapisés (Bains). — Voir Moutarde.

Sinapismes. — Voir Moutarde.

Sinusoïdaux (Courants). — Voir Haute fréquence.

Sirops. — Liquides médicamenteux saturés de sucre, soit à chaud, soit à froid, contenant une (*sirops simples*) ou plusieurs (*sirops composés*) substances actives. Ils doivent marquer normalement 1,26 (34° Baumé) au densimètre, quand ils sont bouillants, et 1,32 (35° Baumé) une fois refroidis. Pratiquement, la cuillerée à soupe de sirop pèse de 20 à 21 gr., la cuillerée à dessert 15 à 16 gr., la cuillerée à café 5 à 6 gr.

Il existe un assez grand nombre de sirops officinaux. Les sirops magistraux peuvent s'obtenir : soit en mélangeant plusieurs sirops du Codex; soit en additionnant l'un d'eux, ou du sirop simple, de sels, d'extraits médicamenteux ou de poudres restant en suspension. Les sirops entrent souvent dans la composition des potions aqueuses ou alcooliques et des vins médicamenteux. Pour assurer, dans ces diverses formules, les dosages du ou des principes actifs, il est, en général, plus simple d'indiquer la quantité de sirop en volume qu'en poids (Voir Art de formuler).

Les principaux avantages des sirops sont : leur goût sucré qui dissimule plus ou moins bien celui du médicament et en permet l'administration plus aisée aux enfants; leur mélange facile aux solutions, aux vins, etc., sans risque d'incompatibilité; leur conservation parfois assez longue sans altération. L'emploi en est naturellement contre-indiqué chez les diabétiques. En revanche, ils subissent, assez facilement, des fermentations qui modifient leur composition, surtout quand il s'agit de sirops préparés avec des extraits ou des plantes.

Sirop antiscorbutique. — Voir Raifort.

Sirop antiscorbutique iodé. — Voir Iode.

Sirop de chicorée composé. — Ou *sirop de rhubarbe composé.* Sa formule est la suivante :

Rhubarbe de Chine . . .	200 gr.
Racines sèches de chicorée.	200 —
Feuilles sèches de chicorée.	300 —
— — de fumeterre.	100 —
— — de scolopendre	100 —
Baies d'Alkékenge. . . .	50 —
Cannelle de Ceylan . . .	20 —
Santal citrin	20 —
Sucre blanc.	3000 —
Eau distillée.	Q. S.

Doses : 10 à 50 gr. *Enfants*, 5 à 25 gr. par jour.

Sirop de Cuisinier. (*Sirop de salsepareille composé*). — Sirop composé préconisé jadis comme dépuratif. Il est ainsi formulé :

Salsepareille.	1000 gr.
Fleurs sèches de bourrache.	60 —
Fleurs sèches de roses pâles	60 —
Feuilles de séné.	60 —
Fruits d'anis vert	60 —
Sucre blanc.	1000 —
Miel blanc.	1000 —
Eau distillée	Q. S.

Doses : 50 à 120 gr. par jour.

Sirop diacode. — Voir Opium.

Sirop de Desessartz. — Voir Desessartz.

Sirop de Gibert. — Voir MERCURE (IODURE DE).

Sirop de raifort composé. — Voir RAIFORT.

Sirop de rhubarbe composé. — Voir SIROP DE CHICORÉE COMPOSÉ.

Sirop des cinq racines. — Sirop composé des cinq racines dites apéritives : ache, asperge, fenouil, petit houx et persil. Se prescrit à la dose de 3o à 6o gr.

Sirop d'iodure de fer. — Voir FER (IODURE DE).

Sirop d'orgeat. — Voir AMANDES.

Sirop iodotannique. — Voir IODE.

Sitiergie ou **Sitiophobie.** — Ces deux termes désignent le *refus d'aliments*; ce trouble s'observe soit dans l'*hystérie* (Voir ANOREXIE), soit, isolément, dans l'*anorexie mentale* de Sollier, soit, à titre secondaire, chez les *mélancoliques* et les *persécutés*. Les *anorexies hystérique* et *mentale*, la seconde bien plus grave que la première, sont justiciables de l'*isolement* et du *traitement moral* associés à l'*hydrothérapie*. Isolée et constamment surveillée par une garde expérimentée, la malade doit d'abord garder le lit. *Le médecin doit lui-même la faire manger*, l'obligeant, avec autorité, à mastiquer et à déglutir, la menaçant, au besoin, de la sonde, lui imposant un nouveau repas si elle a vomi le premier. Peu à peu, elle consent à manger de bonne volonté, et, quand elle a repris un peu de poids, on la laisse se lever. L'estomac étant sain, *un régime est inutile*, et, dès le premier jour, on peut imposer l'ingestion d'un repas normal (Sollier).

Chez les *mélancoliques*, souvent, le refus d'aliments cède à la patience et on parvient à le vaincre en faisant manger les malades comme des enfants. Chez les *persécutés*, on doit, en général, recourir à l'*alimentation forcée par la sonde* (Voir GAVAGE). Par l'une des narines est introduite (le malade ayant les yeux bandés) une longue sonde en caoutchouc de 20 à 24 millim. de diamètre; si le sujet applique la base de la langue à la paroi postérieure du pharynx, pour s'opposer à son passage, on l'oblige à exécuter un mouvement de déglutition, en injectant un peu d'eau dans l'autre narine, ce qui lève l'obstacle. Chez les aliénés sitiophobes, les troubles dyspeptiques sont presque constants; aussi sont-ils presque toujours améliorés par le *lavage de l'estomac* (Régis).

Sodium (Bromure de). — Voir BROMURE.

Sodium (Chlorure de). — *Caract. phys. et chim.* — Cristaux cubiques, solubles dans 3 p. d'eau, 5 p. de glycérine, très peu dans l'alcool. Très répandu dans la nature : à l'état de sel gemme, en dissolution dans l'eau de mer (25 à 3o p. 1000), et dans certaines eaux minérales en contenant jusqu'à 25 p. 100, dans tous les végétaux et chez tous les animaux.

Effets physiol. et tox. — Le chlorure de sodium joue, dans l'économie, un rôle capital pour le maintien de l'équilibre osmotique des liquides organiques. Le sérum normal en contient 0,73 p. 100; si cette concentration augmente, il attire dans les vaisseaux les liquides des espaces lymphatiques voisins qui sont ensuite rapidement éliminés par les émonctoires, surtout par le rein. Si, au contraire, le sel marin est retenu en certaines régions du corps, la sérosité s'y accumule sous forme d'œdème, le courant osmotique s'établissant toujours vers la solution la plus concentrée. Les œdèmes apparaissent, habituellement, quand une lésion de l'épithélium rénal détermine la rétention du sel dans le sang. Inversement, l'excès de chlorure dans les tissus compromet la perméabilité des reins, mais seulement si ces derniers sont déjà altérés. On peut, du reste, à volonté, hydrater et déshydrater les tissus en chlorurant ou déchlorurant l'organisme (Voir DÉCHLORURATION. Le régime végétarien, riche en sels de potasse, soustrait (par double décomposition) une notable quantité de chlore à l'économie; inversement, un régime hyperchloruré accroît l'élimination des sels de potassium. Le taux du chlorure de sodium dans le sang est remarquablement fixe, au point que, si la déchloruration est poussée à l'extrême, le sang finit par s'emparer du sel fondamental des éléments cellulaires, d'où apparition de lésions rénales, d'albuminurie et d'hématurie.

Le chlorure de sodium est *absorbé* en quelques minutes par la muqueuse digestive et, encore plus vite, par la muqueuse respiratoire. Son *élimination*, équivalant seulement à la somme de sel inutile à la vie organique, s'opère par toutes les sécrétions et excrétions : urines (surtout), sueurs, larmes, lait, fèces. Elle devient très faible au cours des pyrexies qui entraînent la fixation du sel sur les exsudats inflammatoires; celui-ci s'élimine du reste, en masse, lors de la convalescence.

Ingéré en solution étendue (15 p. 1000), le sel provoque d'abord la salivation puis la soif, excite l'appétit et favorise la peptonisation, en faisant sécréter en abondance un suc gastrique acide et en stimulant l'activité de toutes les diastases digestives; cet effet utile, succédant même à l'introduction par voie rectale ou veineuse, tend à s'épuiser à la longue. L'ingestion de solutions concentrées irrite, au contraire, l'estomac (vomissements), y déterminant la sécrétion d'un suc gastrique albumineux, neutre ou même alcalin. *Sur l'intestin*, les petites doses provoquent la constipation, les hautes doses (30 à 40 gr.) des coliques et la diarrhée (même par voie rectale), imputable à l'action à la fois cathartogène, exosmotique et péristaltique du sel.

Le sel marin accélère la désassimilation et exagère la combustion des albuminoïdes, comme en témoigne l'augmentation de l'urée dans les urines. La *toxicité* du chlorure de sodium est encore mal connue, et la plupart des accidents imputables à la *chlorurémie* (v. c. m.) semblent être d'origine mécanique (œdèmes).

Prop. thérap., indicat. — Stimulant de la nutrition, très efficace dans le traitement de la scrofulo-tuberculose, mais habituellement utilisé sous forme de cure marine ou hydrominérale, dont l'action tient à l'intervention de beaucoup d'autres éléments (Voir Bains de mer).

Excitant de la sécrétion gastrique, utile chez les hypopeptiques, mais contre-indiqué chez les hyperchlorhydriques. Plus rarement employé comme purgatif (par voie buccale ou rectale), ou vermifuge (en lavement contre les oxyures vermiculaires).

Le chlorure de sodium est, surtout, administré sous forme d'*injections de sérum physiologique* (Voir pour la technique : Injections hypodermiques, intraveineuses), répondant à des indications nombreuses : collapsus et algidité des cholériques, hémorrhagies profuses (comme succédané de la transfusion), shock opératoire ou traumatique, choléra infantile, appendicite et infections péritonéales imposant une diète sévère (pour suppléer à l'absence de boisson et maintenir la tension sanguine), états neurasthéniques (à titre tonique et suggestif). L'usage de la transfusion séreuse, dans le but antitoxique de réaliser une sorte de lavage du sang dans les grandes infections et auto-intoxications (urémie, coma diabétique, pneumonie, fièvre typhoïde), est actuellement reconnu comme inefficace et, souvent, dangereux (en cas de néphrite), à moins d'hypotension artérielle et de collapsus cardiaque. Contre-indiquent absolument la sérothérapie : la dilatation cardiaque, les œdèmes et l'hypertension artérielle.

Comme topiques, les solutions chlorurées isotoniques sont utilisées : en chirurgie, pour le lavage des plaies et des séreuses; en rhinologie, pour le lavage des fosses nasales. Les solutions salées (à 10 p. 100) servent aussi à limiter l'effet du *nitrate d'argent* après les cautérisations de la conjonctive.

Formes pharmac., doses. — Excitant gastrique et tonique 25 centigr. à 1 gr. Purgatif 20 à 60 gr. dans une eau alcaline gazeuse. Anthelminthique 20 à 30 gr. en lavements. Vomitif 8 à 15 gr. dans 200 gr. d'eau tiède. Bain 1 à 8 kg. (Voir Salés [Bains]). Pédiluve 125 gr. pour eau Q. S.

Incompatib. — Tous les acides minéraux et nombre d'acides organiques, surtout en présence des corps oxydants : acétates de plomb, azotate d'argent, sels mercureux (sauf le calomel).

Sérum artificiel :

Chlorure de sodium. . 7 gr. 50
Eau bouillie . . . . . 1000 gr.

Nourrissons 20 à 60 c. c. en 2 ou 3 fois.
Adultes 50 à 1000 c. c. (Pour les autres
sérums (v. c. m.).

Sel ioduré de Trousseau :

Chlorure de sodium. . . . 99 gr.
Iodure de potassium. . . . 1 —

Solution de Potain :

Chlorure de sodium . . 10 gr.
Bromure de sodium . . 5 —
Iodure de sodium . . . 1 gr. 50
Eau distillée. . . . . . 100 gr.

Cuillerée à café, le matin, dans un verre
de lait.

Prises de Schottin (dyspepsie) :

Chlorure de sodium. . 6 gr.
Sulfate de quinine . . 20 centigr.

Pour 10 paquets ; un avant chaque repas.

(Pour plus de détails, voir : G. Pou-
CHET, *Précis de Pharmacologie et de
Matière médicale*, p. 585.)

Sodium (Fluorure de). — Voir FLUO-
RURE.

Sodium (Iodure de). — Voir IODURE.

Sodium (Nitrite de). — Voir NITRITE.

Sodium (Bioxyde de). — *Caract.
phys. et chim.* — Corps blanc, amorphe,
très altérable par l'eau.

Prop. et empl. thérap. — Utilisé par
Unna dans le traitement de l'acné, sous
forme de savon (2 à 20 p. 100).

Sodium (Sulfure de). — Voir SUL-
FURES.

Solanine. — *Caract. phys. et chim.*
— Glucoside existant dans toutes les
parties des plantes des genres Solanum,
Atropa, Hyoscyamus, mais surtout dans
les fruits verts des *Solanum : nigrum*
(morelle), *dulcamara, esculentum, edule,
lycopersicum, tuberosum*, et dans les
germes de la pomme de terre (sous l'influence de la pullulation du *bacterium
solaniniferum*) qui peut, à la fin de l'hi-

ver, en contenir de 40 à 50 centigr. par
kilogramme. Constituée par des aiguilles
prismatiques blanches, soyeuses, de
saveur amère, brûlante et âcre, solubles
seulement dans 8000 p. d'eau bouillante,
4000 p. d'éther, 500 p. d'alcool froid et
125 p. d'alcool bouillant ; formant des
sels incristallisables et dissociés par
l'eau (sauf le sulfate) ; non détruite par
la cuisson.

Effets physiol. et tox. — Moins toxique
pour les animaux à sang froid ; tue une
grenouille de 30 gr. à la dose de 5 centigr. ; un lapin de 1800 gr. à celle de
20 centigr. Anesthésie les extrémités des
nerfs sensitifs et parésie les terminaisons des nerfs moteurs ; à très hautes
doses, exalte le pouvoir excito-moteur
de la moelle (convulsions, spasmes tétaniques), et tue par arrêt de la respiration
et du cœur. On distingue : 1° une *phase
d'apathie* avec torpeur sensitivo-motrice,
parfois tremblements, crampes, hypothermie, asthénie cardiaque, respiration
accélérée puis ralentie ; 2° une *phase
convulsive*, caractérisée par des spasmes
cloniques et toniques, avec affaiblissement circulatoire et respiratoire entraînant rapidement la mort. Chez l'homme,
l'empoisonnement par la solanine (pommes de terre avariées, le plus souvent,
ou bien tomates, aubergines insuffisamment mûres) détermine : des vomissements, des coliques très douloureuses,
de la diarrhée, des vertiges intenses, une
torpeur profonde, de la céphalalgie et
de la fièvre avec rougeur de la face et
pouls très ralenti ; quelquefois des syncopes, des convulsions, de la tachycardie,
puis de la bradycardie ; d'une façon inconstante, de la mydriase sans doute
réflexe (d'origine intestinale). Les accidents durent 2 à 10 jours et sont généralement compliqués par l'intervention
de diverses toxines. Les cas d'intoxication sont bien plus fréquents chez les
animaux domestiques (bœufs, vaches,
chiens, porcs), quelquefois mortels ; le
lait des vaches atteintes peut devenir
toxique.

Prop. thérap., indicat. — Analgésique
et sédatif nervin. Préconisée contre : les
douleurs fulgurantes du tabes, les né-

vralgies faciale (tic douloureux) et intercostale, la gastralgie, le prurit, le tremblement de la sclérose en plaques, la trépidation épileptoïde. Appartenant au groupe des saponines, la solanine n'est pas inoffensive et l'administration doit en être étroitement surveillée. Du reste, son action est très inconstante.

Formes pharmac., doses. — 5 à 20 centigr. en cachets ou pilules.

(Pour plus de détails, voir : G. PouCHET, *Précis de Pharmacologie et de Matière médicale*, p. 527.)

Soldanelle. — *Convolvulus Soldanella* (Convolvulacées). La racine contient une résine douée de propriétés drastiques comparables à celles du jalap et agissant aussi comme vermifuge.

Formes pharmac., doses. — Résine 75 centigr. à 1 gr. Poudre de racine 2 à 4 gr. en cachets. Teinture au 1/5, 15 à 20 gr. (Voir LISERON).

Soleil (Coup de). — Le coup de soleil est un *érythème de cause externe* déterminé par l'action des rayons chimiques de la lumière solaire. On peut l'éviter en protégeant les parties découvertes, surtout le cou, par un *voile* ou un *couvre-nuque*. L'érythème déclaré guérit par des moyens très simples : pansements avec des compresses imbibées d'*eau bouillie* ou d'une solution à 0,5 p. 100 de *salicylate de soude* et recouvertes de taffetas chiffon ; onctions avec de la *pâte à l'oxyde de zinc* ; application de poudres inertes (*talc, oxyde de zinc, bismuth,* amidon).

Solurol. — Voir THYMINIQUE (ACIDE).

Solutol. — Voir CRÉSOL.

Solutions. — Forme pharmaceutique très usitée. Il faut, quand on prescrit une solution, avoir soin qu'elle reste notablement au-dessous du point de saturation pour éviter la précipitation de la substance dissoute par refroidissement ou évaporation. La solubilité de certaines substances, dans l'eau, peut quelquefois être accrue par addition soit d'un autre corps (p. ex. : borax pour l'acide borique, iodure pour l'iode, etc.) qui, en réalité, les transforme en des composés voisins d'action analogue, soit de proportions variables d'un second liquide présentant un pouvoir dissolvant

supérieur (p. ex. : alcool pour le menthol, la terpine, etc ; glycérine pour le phénol, la créosote, etc.). Ce dernier artifice revient à remplacer l'eau par un nouveau véhicule (eau alcoolisée ou glycérinée).

Comme véhicules des solutions, on utilise : l'eau distillée, l'alcool, l'éther, le chloroforme, les huiles, etc. Les substances dissoutes sont extrêmement variées, leur solubilité plus grande dans tel ou tel liquide impose, plus ou moins, le choix du véhicule. Suivant l'usage auquel on les destine, les solutions peuvent prendre des noms très divers : potion, gargarisme, collyre, lavement, etc. Comme leur densité varie forcément avec celle de la substance active et du véhicule, ainsi qu'avec le degré de concentration, le mieux est de formuler le liquide non en poids mais en volume, afin d'éviter toute équivoque et d'assurer un dosage plus précis. (Voir ART DE FORMULER.)

Solution de Boudin. — Voir ARSÉNIEUX (ACIDE).

Solution de Lugol. — Voir IODE.

Solvéol. — Voir CRÉSOL.

Somatose. — *Caract. phys. et chim.* — Poudre grisâtre, inodore, presque insipide, entièrement soluble dans l'eau. Serait un produit intermédiaire entre les albumines et les peptones. Contient (p. 100) 80 d'albumoses, 2 de peptones et 6 de sels (phosphates surtout).

Prop. thérap., indicat. — Aliment azoté, susceptible de suppléer à l'insuffisance de la ration d'albuminoïdes et de maintenir l'équilibre azoté ; incapable pourtant de remplacer entièrement la viande, son azote n'étant assimilé qu'à petites doses. Celles-ci sont bien acceptées et, habituellement, bien tolérées par les malades ; les fortes doses peuvent provoquer la diarrhée. A été préconisée comme galactogène (pourrait déterminer, chez les nourrices, une glycosurie passagère, Rénon). La somatose est indiquée dans tous les cas où l'alimentation normale est entravée par une anorexie insurmontable : convalescence des pyrexies, tuberculose, cancers, débilité sénile, hypopepsie, chlorose, rachitisme, dyspepsie des nourrissons. Trouve aussi son emploi quand la sécrétion lactée est insuffisante.

Formes pharmac., doses. — S'absorbe avant les repas (après dissolution dans un peu d'eau), mélangée à du bouillon ou autre potage, à du lait, à du café, à du thé, à du cacao chauds, etc., mais non à du vin (précipitée par le tannin). *Adultes*, 10 à 12 gr.; 20 à 40 gr. au maximum, en 24 heures, par petites fractions. *Enfants*, 3 à 8 gr. par jour.

Somnal (*Éthylchloraluréthane*). — *Caract. phys. et chim.* — Résulte de la distillation, à basse pression, d'un mélange de chloral, d'uréthane et d'alcool éthylique. Cristaux blancs, déliquescents, un peu amers, solubles dans l'eau et l'alcool. Est vendu en solution alcoolique contenant 3 p. de somnal pour 1 p. d'alcool.

Effets physiol. et tox. — Chez l'homme, une phase d'excitation (imputable à l'alcool) précède le sommeil, souvent agité lui-même, coupé de rêves érotiques et de pollutions (par excitation spinale). Inefficace contre l'insomnie douloureuse, celle de la syphilis, le délire alcoolique; ne fait qu'accroître l'excitation des aliénés agités. Les fortes doses dépriment les centres cardiaque et respiratoire, et abaissent la tension sanguine par action sur les ganglions cardiaques.

Prop. thérap., indicat. — Hypnotique n'offrant nul avantage sur le chloral (du reste le somnal du commerce n'est souvent qu'un mélange de chloral, d'uréthane et d'alcool).

Formes pharmac., doses. — 2 à 5 gr. (au maximum) en potion aromatisée.

Somnambulisme. — Le *somnambulisme spontané* ou *noctambulisme* atteint surtout les *enfants de souche nerveuse*, isolément ou associé à d'autres signes d'*hystérie*. Susceptible de s'évanouir naturellement, à l'âge de l'adolescence ou de faire place aux autres accidents de la névrose, il est justiciable du *traitement général de l'hystérie*, mais comme il paraît souvent imputable à une *auto-intoxication d'origine intestinale ou hépatique* (Régis), il est indiqué de prescrire à ces malades un régime et une médication

appropriés à leurs troubles dyspeptiques. (Pour le *Somnambulisme provoqué*, voir Hypnotisme.)

Somnoforme. — Mixture anesthésique utilisée en inhalations et ainsi composée :

Chlorure d'éthyle. . . 60 parties.
Chlorure de méthyle . 35 —
Bromure d'éthyle. . . 5 —

Son. — Enveloppe du grain de blé. On l'utilise, en décoction, sous forme de bains ou de lotions dans le traitement de beaucoup d'affections cutanées enflammées ou prurigineuses. Son action est, en effet, sédative.

Bains. — Pour les préparer, on fait bouillir 1 kg de son dans 5 litres d'eau, pendant 10 minutes, on passe et on mélange au bain. Plus simplement, on peut plonger dans le bain chaud un sachet fermé de grosse toile contenant 5 à 10 litres de gros son que l'on exprime de temps en temps. Les bains de son se prennent à la température moyenne de 32°, pendant 15 à 20 minutes.

L'eau de son sert également à pratiquer des lotions émollientes et sédatives sur les régions malades. E. Besnier la recommande pour la toilette du visage chez les sujets à peau délicate (surtout les femmes).

Soude caustique. (*Oxyde de sodium* Na OH). — *Caract. phys. et chim.* — Substance blanche, très caustique. On distingue la *soude à la chaux* et la *soude à l'alcool*. La soude caustique liquide ou *lessive des savonniers* est une solution forte de soude (à 36° Baumé).

Effets physiol. et tox. — Comparables à ceux de la potasse. *Localement*, action caustique un peu moins énergique, déterminant une eschare séchant plus vite que celles de la potasse (eschare dure avec la soude, molle avec la potasse).

Usages. — Sert surtout à la confection de plusieurs préparations : savon médicinal, solutions de phénols, de résines, etc.

Soude (Acétate de). (*Terre foliée minérale*). — *Caract. phys. et chim.* — Cristaux incolores, transparents, efflorescents, de saveur amère et piquante, très stables, solubles dans 3 p. d'eau froide, dans leur poids d'eau bouillante, dans 5 p. d'alcool à 80°; fusibles à 58°, avec absorption d'une grande quantité de chaleur qu'ils dégagent ensuite peu à peu (principe de la *chaufferette chimique*).

Prop. et empl. thérap. — Mêmes usages, comme diurétique et alcalin, que l'acétate de potasse (v. c. m.), à la dose de 1 à 5 gr. par jour en potion, mais beaucoup moins efficace.

Soude (Arséniate de). — Voir Arséniate.

Soude (Azotate de). (*Salpêtre du Chili ou du Pérou*). — *Caract. phys. et chim.* — Cristaux rhomboédriques, incolores, déliquescents, solubles dans 1 p. 2 d'eau froide, peu solubles dans l'alcool.

Effets physiol. et tox. — Passe pour plus diurétique et moins toxique que l'azotate de potasse; pourtant, son usage prolongé pourrait entraîner de la lassitude, de l'asthénie, de la bradycardie, de la pâleur et de l'amaigrissement (Löffler); les fortes doses (15 à 30 gr.) sont purgatives et sudorifiques.

Prop. thérap., indicat. — Diurétique. Serait supérieur au nitrate de potasse en cas de lésion rénale (Bouchard), mais l'emploi n'en doit être que passager.

Formes pharmac., doses. — 2 à 6 gr. dans une tisane.

Soude (Benzoate de). — Voir Benzoate.

Soude (Bicarbonate de). (*Carbonate acide de sodium. Sel de Vichy*). — *Caract. phys. et chim.* — Prismes rectangulaires, incolores, de saveur fade et urineuse, s'altérant à l'humidité, solubles dans 12 p. d'eau, 13 p. de glycérine, insolubles dans l'alcool. La décomposition de 1 gr. de bicarbonate donne 253 c. c. d'acide carbonique.

Effets physiol. et tox. — Introduit *à faible dose* (50 centigr. à 1 gr.) *dans l'estomac* vide, le bicarbonate de soude augmente la sécrétion du suc gastrique et en accroît l'acidité, grâce à sa transformation en chlorure de sodium favorisant le chargement des glandes peptiques. En même temps, les acides anormaux sont saturés, et le dégagement

de gaz carbonique stimule la motricité gastrique. Au contraire, *les fortes doses* (2 à 10 gr. ou plus), ingérées pendant le repas ou au cours de la digestion stomacale, entravent plus ou moins l'action du suc gastrique en le neutralisant, troublent les échanges osmotiques et le rôle antiseptique de l'HCl, d'où formation possible d'acide butyrique avec ses conséquences. Il est vrai que, secondairement, la sécrétion chorhydrique est encore excitée. Il semble, en effet, que le bicarbonate provoque successivement : 1° une action chimique tendant à alcaliniser le contenu gastrique; 2° une action physiologique aboutissant, par réaction, à l'excitation de la muqueuse. En outre, ce sel paraît abréger le séjour des aliments dans l'estomac. Les doses élevées, grâce à l'arrivée dans l'intestin d'une certaine quantité de sel non décomposé, peuvent provoquer de la diarrhée.

On a noté également l'action excitante du bicarbonate de soude sur la *digestion pancréatique* et sur la *sécrétion biliaire* qui est accrue et fluidifiée, effet vérifié par la clinique plus que par l'expérimentation. L'absorption du bicarbonate de soude augmente généralement l'alcalinité normale du sang, mais seulement à fortes doses; cette action est, du reste, bien mieux réalisée par les sels sodiques à acides organiques (tartrate ou citrate), dont la combustion dans l'économie donne naissance à du bicarbonate à l'état naissant et sans exiger la saturation préalable du milieu gastrique. Dans le sang, le bicarbonate sodique se dédouble aisément en acide carbonique et carbonate neutre qui repasse ensuite à l'état de bicarbonate, d'où, stimulation des combustions et augmentation de l'acide carbonique exhalé. L'*élimination* s'opère surtout par les reins; les urines, plus abondantes, deviennent alcalines (à doses suffisantes), elles sont plus riches en chlore, en potassium et, surtout, en sodium dont le taux dépasse toujours la somme du sodium normal et du sodium absorbé. L'*urée* est accrue sous l'influence des faibles doses et réduite par les doses élevées; l'*acide urique* est très diminué. Le bicarbonate de soude se comporte donc comme un puissant agent d'oxydation, augmentant simultanément les phénomènes d'assimilation et de désassimilation, favorisant la fixation des matériaux assimilables et l'excrétion des matériaux de déchet. La *toxicité du bicarbonate de soude* a été très exagérée. Chez les animaux, les accidents (vomissements, diarrhée, amaigrissement) n'apparaissent qu'avec des doses considérables (15 à 60 gr. par jour chez le chien). Chez l'homme, G. Sée, Jaccoud, Charcot, Bouchard, Debove, ont pu administrer, pendant longtemps, des doses quotidiennes énormes (30, 40, 60 gr.) de bicarbonate de soude, non seulement sans inconvénients, mais même, dans certains cas, avec avantage (chez des tuberculeux traités par Debove). Le syndrome de la *cachexie alcaline* (pâleur, anémie, hémorrhagies) est sans doute imputable à l'emploi intempestif et défectueux du bicarbonate (chez les néphrétiques, les apeptiques, les cancéreux, les diabétiques amaigris, etc.).

Sur la peau, le bicarbonate de soude dissout les matières grasses, gonfle et hydrate les cellules épidermiques et même la couche superficielle du derme, mais n'est pas absorbé par le tégument. *Sur les muqueuses* bucco-pharyngée, nasale, il agit en dissolvant le mucus et en s'opposant au développement des micro-organismes végétant en milieu acide.

Prop. thérap., indicat. — Agent le plus usuel de la médication alcaline, formant la base de la plupart des eaux minérales alcalines. Utilisé chez les dyspeptiques : soit à petite dose, une heure avant le repas, pour stimuler la sécrétion gastrique chez les hypopeptiques ; soit à doses massives, pendant la période digestive, pour saturer l'acidité gastrique et apaiser les douleurs qui en résultent chez les hyperpeptiques, dans l'ulcère de l'estomac (inférieur, à cet égard, à la craie, à cause de ses effets gazogènes) ; son usage prolongé peut, finalement, accroître l'hypersécrétion acide. Sert également d'antidote dans les empoisonnements par les acides. Comme modificateur de la nutrition, est indiqué contre : le diabète dit arthritique (v. c. m.), l'uricémie, la gravelle urique, l'obésité. Comme cholagogue et fluidifiant de la bile, est opposé à la lithiase biliaire. A encore été préconisé dans la neurasthénie, le rhumatisme articulaire aigu (associé au salicylate), dans certaines pneumopathies (pneumonie, bronchite chronique), comme fluidifiant de l'expectoration. Contre-indiqué chez les diabétiques amaigris ou très tuberculisés, hypo-azoturiques, dans les cas d'hypopepsie très marquée ou d'apepsie, dans la gravelle phosphatique, chez les goutteux asthéniques, les lithiasiques en état de crise hépatique, les néphrétiques, les vieillards affaiblis. *Comme topique*, utilisé en solution : pour décaper la peau, en cas de séborrhée ; pour la toilette des muqueuses bucco-pharyngée ou nasale enflammées, pour le lavage de l'estomac (à titre de dissolvant du mucus), en injections vaginales ; préconisé aussi pour panser les plaies atones (ulcères variqueux, lymphangite, brûlures) et l'anthrax charbonneux.

Formes pharmac., doses. — *Usage int.* : 50 centigr. à 10, 20, 40 gr. en cachets, paquets, comprimés, tablettes, solution, sirop, etc. (*Enfants*, 10 à 30 centigr. par année). — *Usage ext.* : poudre, solutions de 2 à 60 p. 1000 pour pansements, lavages, injections, lavements.

(Pour plus de détails, voir : G. POUCHET, *Précis de Pharmacologie et de Matière médicale*, p. 595.)

Incompatib. — Décomposé par la chaleur, les acides, les sels acides ; précipité par les sels de chaux, de baryte, de mercure, par l'eau de chaux. Incompatible avec le chlorhydrate d'ammoniaque. les alcaloïdes, les infusions de végétaux (habituellement acides), le borate de soude en présence de la glycérine.

Cachets :

a) Bicarbonate de soude .	60 centigr.	
Chlorure de sodium. .	25	—
Poudre de quinquina .	15	—

Pour 1 cachet ; 1 à 2 une heure avant les repas (hypopepsie).

b) Bicarbonate de soude. ⎫
Magnésie calcinée. . ⎬ āā 50 centigr.
Poudre de noix vo-
mique . . . . Cinq —
Pour 1 cachet; une heure avant les repas (hypopepsie).

Paquets :

a) Bicarbonate de soude. ⎫
Phosphate de soude. ⎬ āā 1 gr.
Craie préparée . . . ⎭
Poudre de belladone. Deux centigr.
Pour 1 paquet; un paquet une heure et deux heures après les repas, dans un demi-verre d'eau (hyperchlorhydrie).

b) Bicarbonate de soude . 25 gr.
Borax . . . . 10 —
Essence d'anis. . . . . X gouttes.
F. S. A. Diviser en 30 paquets; un paquet dans une tasse d'infusion édulcorée de stigmates de maïs (blennorrhagie).

Potion :

Bicarbonate de soude .   10 gr.
Benzoate de soude . .   2 —
Sirop de fumeterre . .⎫
Sirop de gentiane. . .⎬ āā 200 —
2 à 4 cuillerées à soupe par jour (eczéma des arthritiques, Brocq).

Cachets :

a) Bicarbonate de soude. ⎫
Benzoate de soude . ⎬ āā 30 centigr.
Pour 1 cachet; 6 à 20 par jour (goutte, rhumatisme chronique).

b) Bicarbonate de soude . 50 centigr.
Salicylate de lithine. . 15   —
Borax. 20   —
Pour 1 cachet; 4 à 10 par jour (goutte).

c) Bicarbonate de soude . 30 centigr.
Antipyrine 15   —
Pour 1 cachet; 2 à 6 par jour (diabète).

Pastilles :

Bicarbonate de soude . .   50 gr.
Sucre . . . . 1950 —
Mucilage de gomme adra-
ganthe . . . . 180 —
F. S. A. Diviser en pastilles de 1 gr.

Soude (Bisulfite de), (*Sulfite acide de sodium*). — **Caract. phys. et chim.**

— Cristaux très solubles dans l'eau, insolubles dans l'alcool, de saveur acide désagréable.

Prop. et empl. thérap. — En solution concentrée, enlève les taches de permanganate de potasse. Additionnée d'acide chlorhydrique, sa solution saturée dégage du gaz acide sulfureux (200 litres de gaz par litre) utilisé pour la désinfection des locaux.

Soude (Borate de). — Voir Borate.

Soude (Cacodylate de). — Voir Cacodylate.

Soude (Carbonate de), (*Sous-carbonate de soude*). — *Caract. phys. et chim.* — *Cristaux de soude* du commerce; cristaux transparents, incolores, efflorescents, solubles dans 1 p. 6 d'eau, 1 p. de glycérine, insolubles dans l'alcool et l'éther; légèrement caustique.

Prop. thérap., indicat. — Rarement employé à l'intérieur (à cause de son action irritante et caustique), comme alcalin, contre la gravelle. Utilisé surtout pour la préparation des bains alcalins et de lotions contre les dermatoses séborrhéiques.

Formes, pharmac., doses. — *Usage ext. :* Solutions à 5 ou 10 p. 1000 pour lotions. Bains alcalins (250 à 300 gr. pour un bain simple ou amidonné). Pommades et glycérolés à 1 p. 100.

Soude (Chlorate de). — Voir Chlorate.

Soude (Citrate de). — *Caract. phys. et chim.* — Cristaux orthorhombiques, très solubles dans l'eau, peu sapides.

Propr. thérap., indicat. — Action purgative. Recommandable comme agent de la médication alcaline dans le diabète et les dyspepsies. Préconisé par Variot contre les dyspepsies infantiles avec vomissements.

Formes pharmac., doses. — 2 à 10 gr. (*enfants*, 2 gr. par année) en cachets ou solution. Comme purgatif 30 à 50 gr. en limonade.

Solution :

Citrate de soude . . . . .   6 gr.
Eau distillée . . . . 120 —
Une cuillerée à café par biberon de 120 gr.

Limonade purgative :

Citrate de soude . . .	25 à 50 gr.
Sirop de framboises. .	40 —
Eau	Q. S.

Soude (Formiate de). — Voir Formiate.

Soude (Glycérophosphate de). —
Voir Glycérophosphate.

Soude (Hypochlorite de) (*Chlorure
de soude liquide. Liqueur de Labarraque*).
— *Caract. phys. et chim.* — Mélange
d'hypochlorite de soude et de chlorure
de sodium en solution, préparé en mettant en présence, dans 45 p. d'eau distillée, 1 p. de chlorure de chaux sec et
2 p. de carbonate de soude cristallisé.
Liquide incolore, sentant légèrement le
chlore (contient 2 fois son volume de
chlore).

Prop. thérap., indicat. — Pouvoir désinfectant et antiseptique très marqué,
surtout en présence de l'eau (au maximum en solution à 1 p. 100 et à chaud).
Préconisé contre l'angine et la stomatite
diphthériques, l'ophthalmie purulente, la
vulvite blennorrhagique.

Formes pharm., doses. — *Usage ext.* :
Solutions 1 à 10 p. 1000 pour lotions,
injections, pansements, etc. Gargarismes
10 à 20 p. 100. Collutoire glycériné 1 à
10 p. 100. Lavements, 1 à 3 p. 100.

Soude (Hypophosphite de). — Voir
Phosphore.

Soude (Hyposulfite de), (*Sulfite
sulfuré de soude*). — *Caract. phys. et
chim.* — Sel incolore, transparent, inodore, de saveur salée et amère désagréable, très soluble dans l'eau et la glycérine, insoluble dans l'alcool.

Effets physiol. et tox. — Absorbé facilement par les voies digestives ; passe-
rait à l'état de sulfates dans l'organisme ;
serait partiellement éliminé sous forme
de sulfates et de sulfites, lorsqu'il a été
absorbé à hautes doses. N'entraîne aucun trouble appréciable au-dessous de
15 gr. ; à dose plus élevée, devient laxatif ou purgatif (30 gr.).

Prop. thérap., indicat. — *A l'intérieur,*
utilisé comme purgatif et, plus souvent,
comme antiseptique des bronches dans
la bronchite fétide et la gangrène du
poumon. *A l'extérieur,* employé comme
désinfectant, antiseptique intestinal (en
lavement), antiprurigineux, et, en collyre,
contre les conjonctivites chroniques, les
blépharites, les kératites.

Formes pharmac., doses. — *Usage int.* :
Comme purgatif, 30 gr. Comme antiseptique des bronches, 5 à 12 gr. en potion (*Enfants,* 50 centigr. à 2 gr.). —
Usage ext. : solution à 5 p. 100 pour lotions, pansements ou en lavements.

Potion (bronchite fétide) :

Hyposulfite de soude . . .	25 gr.
Eau distillée	90 —
Sirop simple	80 —
Teinture d'eucalyptus . . .	5 —

Cuillerée à soupe toutes les 2 heures.

Lavement :

Hyposulfite de soude.	5 gr.
Décoction de guimau-ve.	100 —
Laudanum de Syden-ham.	III gouttes.

Pour un lavement à garder.

Solution :

Hyposulfite de soude.	20 à 60 gr.
Eau distillée bouil-lie	Q. S. pour 1000

Usage externe.

Soude (Lactate de). — Voir Lactate.

Soude (Méthylarsinate de). — Voir
Arrhénal.

Soude (Perborate de). — Voir Perborate.

Soude (Persulfate de). — Voir Persulfate.

Soude (Phosphate de). — Voir
Phosphate.

Soude (Salicylate de). — Voir Salicylate.

Soude (Sozoïodolate de). — Voir
Sozoïodolates.

Soude (Sulfate de) (*Sel de Glauber*).
— *Caract. phys. et chim.* — Cristaux
prismatiques efflorescents, de saveur
salée et amère, solubles dans 2 p. 8

d'eau, 1 p. de glycérine, insolubles dans l'alcool.

Effets physiol. et tox. — Effets diurétiques (augmente les déchets urinaires) aux doses de 2 à 5 gr. dans une quantité d'eau suffisante. Effets purgatifs légers avec 10 gr. (dans un demi-verre d'eau de Vichy), énergiques avec 20 à 60 gr. (dans 300 à 500 gr. d'eau). Les selles, aqueuses et bilieuses, sentant l'acide sulfhydrique (réduction du sulfate par les matières organiques de l'intestin), se produisent, sans coliques, au bout de 3 à 4 heures (avec 30 gr.). Le sulfate de soude est légèrement cholagogue; il laisse souvent, après la purgation, une constipation opiniâtre. Diminue l'excrétion d'urée chez les azoturiques, et (à petites doses) la sécrétion chlorhydrique chez les hyperpeptiques. Provoque parfois des nausées et des vomissements, mais uniquement par dégoût de sa saveur. Suractive les échanges gazeux aux dépens des graisses et non des albuminoïdes, ce qui explique les bons effets obtenus dans le traitement du diabète et de l'obésité.

Prop. thérap., indicat. — A petites doses (2 à 6 gr. le matin à jeun, dans un verre d'eau de Vichy tiédie), préconisé par Hayem contre l'hyperpepsie (alcalinise et concentre le sang) et les entérites chroniques. A dose moyenne (8 à 10 gr.), laxatif de choix chez les hyperpeptiques (à ne pas continuer longtemps). A hautes doses (20 à 60 gr.), purgatif non irritant, recommandable quand la muqueuse intestinale est atteinte (dans la dysentérie), inoffensif en cas d'affection génito-urinaire, de grossesse, au cours des pyrexies; peut remplacer les drastiques, à titre dérivatif, quand ils sont contre-indiqués. Avantageusement associé au bicarbonate de soude qui corrige sa saveur désagréable, au sulfate de magnésie et au séné (en lavements).

Formes pharmac., doses. — Constitue presque exclusivement certaines eaux minérales (Rubinat, Carabana, Villacabras). *Usage int. :* 1 à 50 gr. en potion, solution, poudre, lavement, ou sous forme de sérums (v. c. m.).

Poudres laxatives et anti-acides (hyperpepsie, arthritisme) :

a) Sulfate de soude. . . . ⎫ āā 5 gr.
   Phosphate de soude . . ⎭
   Bicarbonate de soude. . .   3 —

Pour un paquet; le matin à jeun, dans un verre d'eau de Vittel.

b) Sulfate de soude. . . . . . 10 gr.
   Magnésie anglaise. . . . . 4 —
   Borax pulvérisé. . . . . . 3 —

Pour un paquet; le matin à jeun, dans un verre d'eau de Vichy.

c) Sulfate de soude. . . . ⎫
   Phosphate de soude . . ⎪ āā 3 gr.
   Magnésie anglaise . . . ⎬
   Borax pulvérisé . . . . ⎭

Pour un paquet; le matin à jeun, dans un verre d'eau de Vichy.

d) Sulfate de soude . . . 3 gr.
   Benzoate de soude . . 2 —
   Borax pulvérisé. . . . 1 —
   Benzoate de lithine . . 25 centigr.

Pour un paquet; le soir au coucher, dans un verre d'eau de Vichy.

Potion purgative aromatisée :

Sulfate de soude . . . 30 à 50 gr.
Sirop d'écorces d'oran-
   ges amères . . . . . 50 —
Hydrolat de cannelle. ⎫ āā 60 —
   — de fenouil . ⎭
Alcoolat de citrons . . 2 —

A prendre en une fois.

Lavement :

Sulfate de soude. . . ⎫ āā 15 gr.
Folioles de séné. . . ⎭
Eau bouillante . . . . 300 —

Laisser infuser pendant 2 heures.

Soude (Sulfovinate de) (*Éthylsulfate de soude*). — **Caract. phys. et chim.** — Cristaux hexagonaux très solubles dans l'eau, dans l'alcool et la glycérine, presque insipides, mais vite altérables.

Propr. thérap., indicat. — Purge sans coliques ni constipation consécutive.

Formes pharmac., doses. — 15 à 25 gr. dans 2 à 3 verres d'eau gazeuse.

Soude (Tartrate neutre de). — Voir TARTRATES.

Soude (Tartrate de) et de potasse (*Sel de Seignette*). — *Caract. phys. et chim.* — Prismes rhomboïdaux transparents, de saveur amère et salée, solubles dans 2 p. d'eau, insolubles dans l'alcool.

Prop. thérap., indicat. — Diurétique aux doses de 2 à 4 gr., purgatif à celles de 20 à 60 gr., très bon laxatif à doses moyennes (stimule la nutrition et alcalinise le sang). Les fortes doses présentent les inconvénients des sels de potassium.

Formes pharmac., doses. — *Usage int.* : 10 à 60 gr. en poudre ou solution.

Poudre laxative gazogène (*Sedlitz Powders*) :

1. *Paquet bleu.*

Bicarbonate de soude. . . . . 2 gr.
Tartrate de potasse et de
   soude pulvérisé. . . . . . 6 —

2. *Paquet blanc.*

Acide tartrique pulvérisé . . 2 gr.

Dissoudre le contenu du paquet blanc dans 2/3 de verre d'eau, ajouter celui du paquet bleu et boire aussitôt (Codex).

Poudre laxative et anti-acide (arthritisme) :

Sel de Seignette . . . . . . 3 gr.
Benzoate de soude . . . . . 2 —
Borax pulvérisé. . . . . . . 1 —

Pour un paquet; le matin, à jeun, dans un verre d'eau de Vichy.

Poudre laxative (diabète, arthritisme) :

Sel de Seignette. . . 5 à 10 gr.
Citrate de soude. . } āā 2 à 5 —
Phosphate de soude }

Pour un paquet; le matin, à jeun, dans un verre d'eau de Vichy.

Soude (Tellurate de). — *Caract. phys. et chim.* — Masse gommeuse ou poudre amorphe blanchâtre, soluble dans l'eau et l'alcool.

Prop. et empl. thérap. — Préconisé contre les sueurs nocturnes des phthisiques, à la dose quotidienne de 5 centigr.

Très efficace, mais communique à l'haleine une odeur alliacée très marquée. En outre, assez toxique.

Soude (Métavanadate de). — *Caract. phys. et chim.* — Poudre blanche, assez soluble dans l'eau.

Effets physiol. et tox. — Les *faibles doses* excitent l'appétit, augmentent le poids du corps et les forces, rendent les urines plus abondantes et plus riches en urée. L'intolérance se manifeste par de la diarrhée, plus rarement de la gastralgie (si l'estomac est malade), de la rougeur faciale et des vertiges. L'usage prolongé de fortes doses amène l'amaigrissement, l'anorexie et la diarrhée. Expérimentalement, la dose mortelle pour un kg de lapin est de 17 milligr. par voie intra-veineuse, et de 20 centigr. par ingestion; elle est de 75 milligr. par kilogramme de chien (voie intra-veineuse). La mort est précédée (chez le chien) de salivation, de vomissements, de diarrhée, de bradycardie, de paralysie vaso-motrice et d'hypothermie; l'arrêt de la respiration précède celui du cœur.

Prop. thérap., indicat. — Oxydant énergique, stimulant l'appétit et les forces. Utilisé dans le traitement de la tuberculose pulmonaire, des anémies, de la neurasthénie, de l'arthritisme et du diabète (effets inconstants).

Formes pharmac., doses. — 1 à 2 milligr. par jour en solution, par cures de 5 à 8 jours (l'effet s'épuisant vite, et les inconvénients apparaissant rapidement quand on prolonge la médication).

Solution :

Métavanadate de
   soude . . . . *trois centigrammes.*
Eau distillée . . 450 gr.

Une cuillerée à soupe au début du déjeuner et du dîner. Suspendre au bout de 5 à 8 jours; ne reprendre, s'il y a lieu, qu'après un repos de quelques jours.

Soufre. — *Caract. phys. et chim.* — Utilisé, en médecine, sous 3 formes : 1° *Soufre sublimé* (amas pulvérulents, gris-jaunâtre, contenant des impuretés, notamment de l'acide sulfureux); 2° *Soufre lavé* (le précédent purifié par lavage);

3° *Soufre précipité* (obtenu par action de l'acide chlorhydrique sur une solution de polysulfure de sodium). Les deux dernières sont seules employées à l'intérieur. Corps jaune-pâle, inodore, insipide, insoluble dans l'eau, dans l'alcool, un peu soluble dans l'éther et l'huile de houille, très soluble dans le sulfure de carbone.

Effets physiol. et tox. — *Localement*, exerce sur la peau une action kératoplastique à faibles doses, kératolytique et irritante, après application prolongée de préparations concentrées; irrite également les muqueuses (conjonctivite chez les ouvriers qui le manient). *Absorbé* à petites doses, le soufre accélère le pouls, élève la température, stimule la nutrition et les principales fonctions; à doses massives (15 gr.), il provoque une diarrhée à odeur d'acide sulfhydrique, parfois avec coliques; les doses excessives entraînent des signes de gastro-entérite (vomissements, soif, anorexie, diarrhée fétide). L'usage trop prolongé du soufre détermine de la fièvre avec maux de tête, agitation, vertiges, et parfois érythèmes multiformes. L'*élimination* s'opère surtout par la peau et la surface pulmonaire, à l'état d'acide sulfhydrique, avec les sécrétions sudorales et bronchiques qui sont accrues; un peu par l'urine sous forme de sulfates. Très meurtrier pour les organismes inférieurs (insectes, vers intestinaux, moisissures, bactéries), le soufre ne tue les mammifères qu'à très fortes doses et ne donne presque jamais lieu, chez l'homme, à des accidents graves.

Prop. thérap., indicat. — *A l'extérieur*, utilisé comme parasiticide contre la gale (v. c. m.), la phthiriase; comme agent réducteur dans la séborrhée, l'acné, le pityriasis versicolor, le psoriasis, etc.; comme anti-rhumatismal. *A l'intérieur*, employé soit comme laxatif et antiseptique de l'intestin, ou purgatif, spécialement dans l'intoxication saturnine (formation de sulfure de plomb insoluble); soit comme modificateur de la muqueuse respiratoire et expectorant dans les bronchites chroniques.

Formes pharmac., doses. — *Usage ext. :* en lotions glycérinées, pommades, pâtes ou en poudre (recouverte d'ouate). — *Usage int. :* 2 à 4 gr. comme diaphorétique, expectorant, en cachets, tablettes, poudres composées; 6 à 15 gr. comme purgatif en mellite ou électuaire. *Enfants*, 5 à 10 centigr. par année d'âge.

Mellite :

Soufre	
Miel	āā Q. V.

25 à 50 gr.; saturnisme.

Baume de soufre anisé :

Soufre purifié	1 gr.
Essence d'anis	4 —

Dissolvez; de V à X gouttes dans une potion.

Electuaire laxatif :

Soufre lavé	
Crème de tartre	āā 10 gr.
Miel blanc	30 —

En deux à trois prises.

Cachets expectorants (bronchite) :

a) Soufre précipité	80 centigr.
Kermès minéral	20 —
Poudre de Dower	1 gr.

Diviser en 10 cachets; un toutes les deux heures.

b) Soufre précipité	20 centigr.
Benjoin pulv.	5 —
Gomme-ammoniaque	50 —

Pour un cachet; à prendre avec un demi-verre d'infusion d'espèces béchiques.

Pommades :

a) Soufre précipité	10 à 15 gr.
Acide salicylique	2 à 3 —
Lanoline	70 —
Vaseline	18 —

M. S. A. Pityriasis versicolor (Brocq).

b) Soufre précipité	
Résorcine	āā 1 gr.
Ichthyol	
Vaseline	30 —

Séborrhée de la face (Sabouraud).

c) Soufre précipité . . . . .   20 gr.
   Baume du Pérou . . . . .   10 —
   Axonge benzoïnée. . . . .   120 —

Frictions de 20 minutes ; gale.

d) Soufre précipité. . . . .   3 gr.
   Résorcine. . . . .   2 —
   Acide salicylique . . . . .   1 —
   Vaseline . . . .   30 à 60 —

Acné thoracique (Sabouraud).

Lotions :

a) Soufre précipité . . . ⎫ āā 15 gr.
   Alcool à 90° . . . . . ⎬
   Eau distillée . . . . ⎭   100 —

A appliquer, le soir, au pinceau (agiter
la bouteille). Séborrhée de la face (Sabouraud).

b) Soufre précipité. . . . . .   50 gr.
   Glycérine. . . . .   30 —
   Alcool camphré . . . . . .   80 —

M. S. A. Agiter avant l'usage. En badigeonnage, le soir, laisser toute la nuit.
Acné rosée (Besnier).

Poudre :

Soufre précipité . . . ⎫
Oxyde de zinc . . . . ⎬ āā 15 gr.
Talc de Venise . . . . ⎭

A appliquer, le soir, avec une houppe, en
protégeant les yeux. Séborrhée du visage (Sabouraud).

Pâte exfoliante de Lassar :

Soufre précipité. . . .   50 gr.
Naphtol β . . . . . .   10 —
Vaseline . . . . ⎫ āā 25 gr.
Savon noir . . . . . . ⎭

A étaler sur les parties malades (épaisseur d'une lame de couteau) laisser une
demi-heure ; enlever avec un linge mouillé
et poudrer à la poudre de talc. Acné
ponctuée.

Sozoïodol (*Acide diiodoparaphénol-
sulfonique*). — *Caract. phys. et chim.* —
Cristaux blancs, solubles dans l'eau,
contenant pour 100 : 54 d'iode, 20 de
phénol, et 7 de soufre. Forme avec les
métaux des sels cristallisables.

Prop. thérap., indicat. — Préconisé
comme succédané de l'iodoforme, surtout
en dermothérapie et en oto-rhino-laryn-
gologie.

Formes pharmac., doses. — *Usage ext. :*
poudre 5 à 20 gr. p. 100 de craie. Solutions 2 à 3 p. 100.

Sozoïodolate de potasse. — *Caract.
phys. et chim.* — Presque insoluble dans
l'eau.

Prop. et empl. thérap. — Bon antiseptique, non toxique, employé en poudre
(5 à 10 p. 100 de talc), et en pommade
(5 à 10 p. 100).

Sozoïodolate de soude. — *Caract.
phys. et chim.* — Cristaux solubles dans
13 p. d'eau.

Propr. et emp. thérap. — Mêmes usages
et mêmes formes que le précédent, mais
employé, de plus, en solution (2 à 5 p.
100).

Sozoïodolate de zinc. — *Caract.
phys. et chim.* — Sel incolore, soluble
dans 20 p. d'eau.

Prop. et empl. thérap. — Poudre, employée (mêlée de 9/10 de lactose) en insufflations contre la rhinite purulente.
Solutions à 1 ou 2 p. 100 en injections
uréthrales dans la blennorrhagie.

Spa. — Petite ville de la Belgique, province de Liège, dans la vallée et sur le
ruisseau du Vayai. Altitude 250 à 400 m.
Eaux froides, oligométalliques, ferrugineuses-manganésiennes, bicarbonatées-
gazeuses, contenant une assez notable
proportion de gaz rares (argon, néon et
hélium). Utilisées sous forme de boisson
et de bains.

Principales indications. — Chlorose (puberté, grossesse, ménorrhagies, hystérie,
rhumatisme noueux, chorée), anémie
(suite d'affections des appareils respiratoire, circulatoire, sécrétoire et excré-
toire, épuisement nerveux), cachexies
(scrofule, paludisme, convalescences).

Spartéine. — *Caract. phys. et chim.*
— Alcaloïde volatil, non oxygéné, retiré
du *Genista scoparia* ou genêt à balais
(Légumineuses-Papilionacées) qui en
contient environ 3 p. 1000. Huile épaisse,
incolore, d'odeur rappelant celle de l'a-
niline, de saveur très amère, peu soluble dans l'eau ; soluble dans l'alcool,

l'éther, le chloroforme. Base énergique, formant, avec les acides, des sels dont le sulfate est seul usité.

Effets physiol. et tox. — Sur les mammifères, la spartéine détermine successivement : 1° de l'hyperexcitabilité réflexe (tremblements et soubresauts spasmodiques, à la moindre excitation); 2° de la stupeur (immobilité entrecoupée d'attaques convulsives au moindre attouchement); 3° le collapsus (respiration de plus en plus pénible et rare jusqu'à suspension finale, à moins de survie).

Le *cœur* ne s'arrête qu'après la respiration et en diastole. Sur lui, l'action de la spartéine, d'origine centrale, se traduit, après une accélération passagère, par des systoles plus lentes, plus énergiques et plus régulières, sans modifications de la tension artérielle ni effets vaso-moteurs; l'hypertension sanguine n'apparaît qu'avec les doses hypertoxiques; la persistance des battements du cœur après la mort semble imputable à l'excitation des ganglions intra-cardiaques. A doses faibles, la *respiration* reste normale ou n'est qu'un peu ralentie et amplifiée; avec les fortes doses, elle s'accélère, devient superficielle (dyspnée, convulsions), puis irrégulière et spasmodique, jusqu'à l'asphyxie terminale qui précède notablement l'arrêt du cœur. Sur le *tube digestif*, la spartéine n'exerce nulle action irritante; à fortes doses, l'intolérance peut pourtant se traduire par une diarrhée passagère. Elle n'irrite pas non plus le tissu cellulaire hypodermique. Elle s'*élimine* facilement par les reins, même malades, mais sans provoquer la diurèse; elle ne s'accumule pas. Les autres sécrétions ne sont pas influencées. Des *troubles nerveux* ne se montrent qu'à doses élevées; certains malades accusent pourtant de la céphalée, des éblouissements, des vertiges, des palpitations et des fourmillements (avec 3o centigr. au moins). Les palpitations et l'arythmie sont plus fréquentes en cas d'hystérie, de chorée, d'hypochondrie, de goitre exophthalmique, d'angine de poitrine, d'insuffisance aortique, de chlorose, d'intoxication par le tabac, le café, l'alcool ou le

plomb. *Localement*, la spartéine agit comme analgésique et antithermique. (Les badigeonnages de solutions à 1 p. 20 abaissent notablement la température).

Prop. thérap., indicat. — Après avoir accéléré, passagèrement, les battements cardiaques, la spartéine les renforce et les régularise (une demi-heure à une heure après l'absorption), sans élévation de la tension artérielle et sans vaso-constriction; son effet persiste 3 à 4 jours après la dernière prise. Elle peut continuer et renforcer l'action de la digitale, sans prétendre à la remplacer, dans les états asystoliques avec œdèmes. Convient, surtout, quand il importe de relever rapidement la systole cardiaque, notamment : dans les cardiopathies récentes avec myocarde peu atteint et compensation relative; dans les cas d'arythmies, d'intermittences ou de bradycardie par atonie myocardique, au cours des infections (fièvre typhoïde, pneumonie) ou de leur convalescence; dans la cardiosclérose peu avancée, associée à l'iodure de sodium (Huchard). Son efficacité est pourtant contestée par de nombreux cliniciens. En dehors de la sphère cardiaque, elle exerce une action favorable sur les divers tremblements d'origine nerveuse. Antithermique local, en badigeonnages dans les exanthèmes fébriles.

Formes pharmac., doses. — Voir SPARTÉINE (SULFATE DE).

(Pour plus de détails, voir : G. POUCHET, *Précis de Pharmacologie et de Matière médicale*, p. 399).

Spartéine (Sulfate de). — *Caract. phys. et chim.* — Rhomboèdres incolores, de saveur très amère, solubles dans 2 p. d'eau froide et 5 p. d'alcool, insolubles dans l'éther; contenant 35,43 p. 100 de spartéine.

Prop. thérap., indicat. — Celles de la spartéine (v. c. m.), toujours prescrite sous cette forme.

Formes pharmac., doses. — *Usage int. :* 10 à 20 centigr. en potion, cachets, pilules; 5 à 10 centigr. en solution hypodermique (*Enfants*, 1 centigr. par année). — *Usage ext. :* solution 5 p. 100 pour badigeonnages, en pommade.

Potion :

Sulf. de spartéine. trente centigr.
Sirop (simple ou composé). 20 gr.
Eau distillée de laurier-
    cerise. . . . . 15 —
Eau distillée. . . . . . . 6o —

5 centigr. de spartéine par cuillerée à soupe.

Pilules

Sulfate de spartéine. . . . . 1 gr.
Extrait de muguet . . . . . 2 —

F. S. A. 20 pilules ; 5 centigr. de spartéine par pilule.

Solution hypodermique :

Sulfate de spartéine. vingt centigr.
Eau distill. de laurier-cerise. 10 gr.

2 centigr. de spartéine par c. c.

Solution pour badigeonnages :

Sulfate de spartéine . . . 5 gr.
Eau distillée saturée de
    gaïacol. . . . . 100 —

Spermacéti. — Voir Blanc de baleine.

Spasme de la glotte. — Voir Glotte
(Spasme de la).

Spasme de l'œsophage. — Voir
Œsophagisme.

Spasme des paupières. — D'origine habituellement hystérique, le *blépharospasme* est quelquefois entretenu
par une phlegmasie de la conjonctive,
de la cornée ou de l'iris. La guérison en
est souvent difficile. On lui opposera :
les *mouvements de clignement forcé et
d'ouverture maxima des yeux* exécutés au
commandement, de manière à rompre le
rhythme ordinaire de ces spasmes (Sollier), le *froncement des sourcils et du
front*, sans préjudice du traitement
général de la névrose et des soins que
nécessite, si elle existe, l'*affection oculaire* provocatrice.

Spermatorrhée. — La *spermatorrhée*
ressortit principalement à la *psychothérapie* et à la *rééducation*. Celle-ci consistera en entretiens du médecin avec
son malade ; les premiers tendant à
obtenir de lui les plus larges confidences sur son caractère, ses idées, ses
appréhensions, les habitudes vicieuses
qu'il peut chercher à dissimuler. Cet
interrogatoire indulgent obligera le
sujet à extérioriser tout ce qu'il concen-
trait dans son esprit (P.-E. Lévy). Les
séances suivantes se passeront à démontrer au malade que son affection est
bénigne, spontanément curable et uniquement entretenue par les idées fausses
et les craintes qu'il a greffées sur elle.
Laissé à lui-même, le malade s'entraî-
nera, en outre, par auto-suggestion, à
prendre confiance ; du reste le résultat
ne se fait sentir qu'après un certain
délai de *méditation*. Il importe également de régler méthodiquement les
digestions, le sommeil et les habitudes
sexuelles (en général, il est bon de prescrire une *abstinence sexuelle* plus ou
moins complète). Quand les pollutions
résultent de rêves spéciaux, le sujet peut
arriver, grâce à une énergique auto-
suggestion en s'endormant, à s'éveiller
dès que survient un semblable rêve ou
à en suspendre le cours (Diday). En
outre, s'imposent un certain nombre de
prescriptions hygiéniques adjuvantes :
fuir tout motif d'excitation génitale
(lectures, spectacle) et surtout toute
occasion de songer à son infirmité,
conversations avec des malades de même
genre, lecture d'ouvrages médicaux ou
juxta-médicaux ; renoncer aux couvertures trop chaudes et au décubitus
dorsal ; régime frugal sans alcool, vin,
ni café, *affusions froides* le matin ; le
soir, *lavement froid*, *lotions périnéales
froides* ou *bains tièdes*. L'emploi des
toniques ne viendra qu'ultérieurement.
L'*électrothérapie* peut rendre quelques
services à titre d'agent psychothérapique
indirect, sous la forme de *faradisation*
soit avec la bobine à fil fin et des interruptions fréquentes, en plaçant une
électrode sur la région dorso-lombaire,
l'autre sur le périnée, soit avec le gros
fil et des intermittences lentes, en
introduisant une électrode de charbon
dans le rectum ou dans l'urèthre, jusqu'au *veru-montanum* (Denis-Courtade).

Tel est le traitement de la *spermatorrhée des neurasthéniques* la plus commune.

Lorsque le trouble tient à une *lésion locale des vésicules séminales, de la prostate, de l'urèthre postérieur*, il est clair qu'elle ressortit surtout à la *chirurgie*.

La *spermatorrhée des myélopathies* (*myélites, tabès, paralysie générale*), peut, parfois aussi, bénéficier du traitement psychique et de l'électrothérapie.

Spigélie anthelminthique. *Spigelia anthelmia* (Solanacées-Loganiacées). — Plante annuelle de l'Amérique du Sud, renfermant une résine amère et nauséeuse, la *spigéline*.

Effets physiol. et tox. — L'effet toxique se traduit par des vomissements, des vertiges, de la dyspnée, de la mydriase, puis de la stupeur. La *spigéline*, toxique à la dose de 4 à 8 centigr. pour le chien, est, pour l'homme, un poison convulsivant.

Prop. thérap., indicat. — Anthelminthique efficace surtout contre les vers lombricoïdes, mais à manier avec prudence.

Formes pharmac., doses. — Poudre 25 à 50 centigr. chez les enfants de 3 à 4 ans; 1 à 2 gr. chez l'adulte. Décoction (10 à 15 p. 1000) 60 à 120 gr. par jour.

Spirone. — Voir Acétone.

Splénomégalies. — Voir Lymphomes et pseudo-lymphomes.

Squine. *Smilax China* (Liliacées). — Arbuste grimpant de la Chine et du Japon dont les rhizomes sont employés en infusion (20 p. 1000) comme sudorifique et dépuratif (mêmes usages que la salsepareille qui est, du reste, elle-même un Smilax).

Stadelmann (Sérum de). — Voir Sérums.

Staphisaigre. (*Herbe aux poux*). *Delphinium Staphisagria* (Renonculacées). — Les graines (*graines de capucin*), d'odeur désagréable, de saveur brûlante et amère, renferment plusieurs alcaloïdes : la *Delphinine*, la *Staphisagrine*, la *Delphinoïdine*, la *Delphisine*, les trois derniers mal définis; elles provoquent une vive cuisson dans la bouche et la gorge.

Effets physiol. et tox. — L'ingestion des graines éveille une constriction gastrique intense, des vomissements, puis de la diarrhée. L'absorption est suivie d'accidents nerveux rappelant ceux dûs à l'aconitine et à la vératrine; la mort a lieu par asphyxie. L'action de la *Delphinine* est très analogue à celles de l'aconitine et de la vératrine (mais moins toxique); celle de la *Staphisagrine* se rapprocherait de l'action du curare. Les effets de la *Delphinoïdine* et de la *Delphisine* sont mal connus.

Prop. thérap., indicat. — Employée jadis comme antispasmodique contre l'épilepsie, le tétanos et la rage; mais préconisée, surtout, comme antinévralgique, spécialement contre le tic douloureux de la face; abandonnée maintenant et remplacée par les préparations d'aconit. A l'extérieur, utilisée surtout comme parasiticide.

Formes pharmac., doses. — *Usage ext. :* poudre mêlée à de l'axonge.

Staphylocoques (Infections à). — Voir Pyosepticémies.

Statique (Électricité). — Voir Franklinisation.

Stéatose cardiaque. — Voir Myocardites.

Stérésol. — Voir Benjoin.

Stérilisation du lait. — Le lait est stérilisé soit *à domicile*, par ébullition simple, soit *industriellement* (à 110° C. sous pression).

La *stérilisation à domicile* s'opère au moyen d'*appareils, type Soxhlet*, consistant en un *porte-flacons* contenant autant de *flacons gradués* que l'enfant en vide par 24 heures, chaque flacon étant bouché d'un disque en caoutchouc disposé pour laisser passer la vapeur pendant le chauffage et adhérer au goulot par le vide après refroidissement. Chaque matin, les flacons, après avoir été passés à l'eau bouillante, reçoivent une quantité de lait (pur ou coupé d'eau bouillie lactosée) proportionnée à l'âge de l'enfant (Voir Biberon, Rachitisme) et, placés sur leur support, sont plongés dans une bassine dont l'eau doit atteindre le même niveau que le lait dans ses récipients; puis le tout est mis au feu et porté à l'ébullition. Il suffit de laisser bouillir l'eau de la bassine 5 minutes, ce qui assure la conservation du lait (pour 15 jours au moins, J. Renault) sans en altérer les principaux éléments. La stérilisation à domicile est le procédé de choix à la campagne, ou, quand le lait, de provenance sûre, peut être pasteurisé peu de temps après la traite, sans multiples transvasements. Dans les villes, le lait est généralement altéré quand il est livré, aussi le *lait stérilisé industriellement* (très vite après la traite) est-il préférable. Livré en de petits flacons de contenance proportionnée à un repas, ce lait peut être donné à l'enfant, sans transvasement, après coupage convenable et vérification de l'absence de fétidité ou de mauvais goût. Que le lait soit stérilisé à domicile ou autrement, on adapte au flacon, pour chaque tétée, une *tétine à soupape* (genre Gentile) parfaitement propre ; après chaque repas, flacon et tétine doivent être minutieusement rincés à l'eau chaude alcalinisée (par addition de carbonate de soude), ou boriquée. La tétine sera souvent renouvelée (dès que les trous sont devenus trop larges). Avant chaque repas, le lait est réchauffé à 37°, par séjour du flacon, quelques minutes, dans de l'eau à 50°.

Le *lait stérilisé* est recommandable non seulement chez les nourrissons, mais chez tous les malades soumis au régime lacté. Il supprime les risques d'infection (surtout par le bacille de Koch) et d'entérite ; mais la digestion en est moins aisée, à cause d'un état moléculaire spécial. Bien faite (*discontinue*), la stérilisation n'altère pas sensiblement la saveur du lait ; celui-ci reste presque intact après la *pasteurisation à l'abri de l'air en milieu aseptique*. Les *laits pasteurisé* ou *stérilisé* trouvent surtout leur emploi dans l'*allaitement artificiel des nouveau-nés*, qu'il facilite beaucoup en réduisant au minimum les dangers d'infection intestinale, particulièrement redoutables dans la saison chaude. Bien accepté et bien digéré par la plupart des enfants, il supprime aussi les risques de *contamination tuberculeuse*, point capital, la tuberculisation par voie digestive apparaissant maintenant comme des plus fréquentes. On a reproché au lait stérilisé de favoriser le *scorbut infantile* (maladie de Barlow) ; il est possible que ce reproche soit fondé dans une certaine mesure, mais seulement si l'enfant en est exclusivement nourri ; pour écarter ce risque, il suffit d'ajouter à son régime un peu de lait frais (lait de la mère ou autre), de bouillon de légumes, de jus d'orange ou de raisin. A cet égard, on estime plus dangereux : le *lait stérilisé industriellement* (Marfan), le *lait maternisé* (Variot), le *lait oxygéné* ou le *lait provenant de vaches nourries avec des résidus de raffineries* (Ausset). Quoi qu'il en soit, le lait stérilisé, bien que ne pouvant pas être assimilé au lait naturel parfaitement pur, demeure une précieuse ressource pour l'allaitement artificiel dans les centres urbains où il est difficile, sinon impossible, de se procurer un lait fraîchement trait provenant de vaches irréprochables (ayant subi l'épreuve de la *tuberculine*), conditions indispensables pour que la consommation en soit inoffensive, surtout pour les nouveau-nés. Dans les *crèches* et *gouttes de lait* des quartiers populeux, les distributions de lait stérilisé rendent journellement d'excellents services.

Stomatites. — I. *Stomatites en général.* — Le traitement de toute stomatite comporte une partie commune à toutes les formes : abstention de tabac, d'aliments épicés ou durs à mâcher, d'alcool, de vin pur, de boissons trop chaudes ou trop froides ; alimentation surtout liquide ou demi-solide ; dans les cas graves, régime lacté. A l'intérieur, le *chlorate de potasse* ou *de soude* (3 à 4 gr. en potion ; 50 centigr. à 1 gr. 50 chez l'enfant), le *salol* (1 à 3 gr. chez l'adulte seulement) sont des remèdes éprouvés. Il importe souvent aussi de combattre les fermentations intestinales par le *benzo-naphtol*, le *bétol* (1 à 2 gr.) et le *salicylate de magnésie* (30 centigr. à 1 gr. 50), but quelquefois mieux rempli par les purgatifs (sauf le calomel) et le *régime lacté*. En cas de fièvre, la *quinine* est indiquée ; quand la stomatite est secondaire au *diabète*, à l'*urémie*, au *scorbut*, à la *syphilis* ; il faut, en outre, opposer à ces divers états, la médication appropriée.

II. *Stomatite tartrique.* — Entretenue par l'accumulation, sous le bord des gencives, du tartre dentaire, elle exige avant tout l'enlèvement de celui-ci par un dentiste. Ensuite le malade entretient les dents propres par brossage au *savon dentifrice* et rinçage au *phénosalyl* (solut. 1 p. 100). Si les gencives présentent des fongosités, des ulcérations, il faut, tous les 2 ou 3 jours, toucher celles-ci avec de la *teinture d'iode*, du *phénosalyl* (coupé de 1/2 de glycérine), de l'*acide chromique* au 1/10 (très toxique, à ne pas laisser au malade) ou du *nitrate d'argent*. Le retour de la stomatite sera prévenu par des soins constants d'*antisepsie buccale* (v. c. m.).

III. *Stomatite tabagique.* — Le tabac n'éveille la stomatite que chez quelques prédisposés ; sa *suppression* est d'abord de rigueur ; on y joindra quelques pratiques d'*antisepsie buccale*, et, en cas d'*ulcérations*, des *cautérisations* avec les agents indiqués plus haut (*stomatite tartrique*).

IV. *Stomatite catarrhale.* — Elle est justiciable des pratiques d'*antisepsie buccale* simple (v. c. m.) : grands lavages à l'*eau boriquée*, *boratée* ou *phéno-salicylée* ; attouchements des érosions à la *glycérine salicylée* (salicylate de soude 6 à 12 p. 100) ou à l'*huile mentholée* (1 à 2 p. 100).

V. *Stomatite aphteuse.* — Les *aphtes simples* exigent d'abord la suppression de tous les mets irritants ou trop chauds, des noix, du tabac, etc. Ici les topiques caustiques ou acides feront place à des solutions neutres ou alcalines. L'agent de choix est le *salicylate de soude* (Hirtz) en solution faible (2 à 5 p. 100) pour des irrigations (toutes les 3 ou 4 heures) et forte (10 à 20 p. 100) pour toucher les érosions (avec un tampon d'ouate). On peut aussi toucher chaque aphte avec un crayon de *sulfate de cuivre* et prescrire des bains de bouche à l'*eau de Saint-Christau* (Sabouraud). Il importe en outre de traiter les *troubles gastriques* ou *hépatiques* habituellement concomitants.

VI. *Fièvre aphteuse.* — Différant des précédents, ces aphtes sont l'expression d'une *infection d'origine animale* transmise par le lait, le beurre ou le fromage. La *prophylaxie*, surtout importante pour les nourrissons, se borne à faire bouillir (10 minutes) tout lait de provenance suspecte. Le traitement local se réduit à de fréquents lavages de bouche à l'*eau de Vals* ou *de Vichy*, à des badigeonnages au *jus de citron* et à quelques prises de *calomel* (5 centigr. en 2 fois, Sabouraud).

VII. *Stomatite ulcéro-membraneuse.* — C'est une affection contagieuse liée à l'évolution dentaire (enfants ; jeunes soldats ; dent de sagesse) déterminée quelquefois par le *bacille de Vincent*. Sa nature infectieuse impose des précautions d'*isolement* et de *désinfection*. Le traitement local est le plus important : *grands lavages*, toutes les 2 heures, avec une solution de *borate de soude* à 1 ou 2 p. 100, de *salicylate de soude* à 1 p. 100 ou avec de l'*eau oxygénée à 12 vol.* diluée de 5 à 6 p. d'eau alcaline ; toilette des dents et de leurs interstices ; attouchements quotidiens des plaques avec du coton imbibé d'une solution de *chlorure de chaux* (5 p. 100), de *permanganate de potasse* (1/500), d'*eau oxygénée*, ou chargé de *bleu de méthylène chimiquement pur* (frotter et rincer). La fréquence obligée des lavages impose, pour les pratiquer, l'emploi d'antiseptiques anodins ou même d'*eau bouillie*, chez les enfants, de crainte d'intoxication. Quand les ulcérations tardent à se réparer, on en hâtera la cicatrisation en les touchant à la *teinture d'iode* ou au *nitrate d'argent*. La *fièvre* réclame l'usage du *sulfate de quinine*, l'*embarras gastrique* celui des *purgatifs salins*.

VIII. *Stomatite herpétique.* — Associée habituellement à l'*herpès labial* ou *pharyngé*, elle réclame les mêmes soins locaux que toute stomatite, mais contre-indique l'emploi, comme topiques, des *acides*, de l'*alcool* ou de la *glycérine* qui exciteraient le renouvellement de l'exsudat. L'*herpès récidivant* est fréquemment lié soit à l'*arthritisme* qui sera combattu par des cures alcalines et arsenicales alternées, soit, chez la femme, à l'existence d'une *affection utérine* ou an-

uexielle justiciable d'un traitement gynécologique.

IX. *Stomatite diphthérique.* — Souvent plus grave que l'angine, la *diphthérie buccale primitive* doit être traitée, sans .tarder, par l'injection d'une *dose massive de sérum spécifique*, renouvelée, au besoin, le lendemain (demi-dose). Localement, un *lavage buccal* à l'eau bouillie sera répété toutes les heures et demie et les plaques seront touchées soit à l'*eau oxygénée à 12 vol.* pure ou étendue, soit au *bleu composé de Roux*. Les antiseptiques forts entravent l'action du sérum.

X. *Stomatite impétigineuse.* — Souvent associée à l'*impétigo de la face* dont elle partage la nature microbienne, origine possible d'infections pulmonaires ou généralisées, elle est justiciable des procédés usuels d'antisepsie buccale : lavages à l'*eau boriquée* ou *boratée* (2 p. 1000), badigeonnages à l'*huile mentholée* (2 p. 100) ou à la *glycérine résorcinée* (2 p. 100).

La *perlèche* est l'ulcération impétigineuse de la commissure labiale que son siège rend très rebelle; elle ne cède d'habitude qu'à des cautérisations répétées à la *teinture d'iode*, au *sulfate de zinc* (solut. de 2 à 5 p. 100) ou à l'*acide lactique* (10 à 20 p. 100), ces dernières très douloureuses.

XI. *Stomatite gangréneuse.* — L'habitude de l'antisepsie buccale instituée dès le début des fièvres éruptives rend actuellement le *noma* exceptionnel. Aussitôt reconnue, la *plaque de gangrène* sera (après anesthésie générale) détruite au *thermo* ou au *galvano-cautère* qui doit pénétrer profondément la région mortifiée et en dépasser les limites de 1 cm. 1/2 environ. En outre, des *lavages* seront pratiqués 3 fois par jour avec de l'*eau bouillie* ou de l'*eau alcaline* additionnée de 1/5 d'*eau oxygénée*. En général, les antiseptiques forts, mal tolérés, ne font que favoriser le sphacèle. A l'intérieur, les *agents toniques* : café, alcool, champagne, *sérum artificiel*; l'alimentation (*gavage* au besoin), concourront au relèvement de l'état général. Dans un cas grave, la guérison succéda à 2 injec-

tions de 10 c. c. de *sérum antidiphthérique* (Soc. méd. chir. du Brabant, 1901).

XII. *Stomatite mercurielle.* — Toute stomatite doit faire songer à la possibilité d'*une intoxication mercurielle*, d'origine *professionnelle*, *accidentelle* ou *thérapeutique*. Inversement, la *médication mercurielle* ne doit être instituée qu'après *vérification du bon état de la denture* (dans le cas contraire, faire enlever le tartre, obturer les dents malades et extraire les chicots) et en prescrivant, en même temps, des *soins antiseptiques minutieux de la cavité buccale* (plusieurs fois par jour brossage au *savon dentifrice* et rinçage à la *solution de phénosalyl* (1 p. 100) à poursuivre pendant tout le traitement. Du reste, la stomatite peut succéder à des traitements accidentels (une prise de *calomel*, une friction d'*onguent gris*). Dès son apparition, il faut suspendre le mercure; à cet égard, l'agacement des gencives, l'odeur spéciale de l'haleine, l'augmentation de la salivation serviront d'avertissement (Voir Mercure). Galippe, de Renzi, Chompret ont montré, dans la stomatite mercurielle, le rôle prépondérant des saprophytes buccaux et l'efficacité, sur elle, des antiseptiques tels que le *sublimé* (solut. 1 p. 1000 ou savon à 1 p. 100 pour frictions), ou encore, le *phénosalyl* (solut. à 1 p. 100); en outre il importe de pratiquer, toutes les heures ou toutes les 2 heures, de *grands lavages* soit à l'*eau bouillie*, soit avec des antiseptiques anodins (*eau oxygénée diluée*, salicylate de soude à 1 p. 100) dont l'usage exclusif s'impose en cas de lésion rénale ou hépatique. Quand, après la phase aiguë, restent des *ulcérations atones* ou des *fongosités*, la cicatrisation en sera hâtée par des attouchements, tous les 2 ou 3 jours, avec un petit tampon d'ouate imbibé de *nitrate d'argent* (solut. à 1/5), d'*acide lactique* (au 1/4), d'*acide chromique* (au 1/5) ou de *chlorure de chaux* (5 p. 100).

XIII. *Autres stomatites toxiques.* — Le *plomb*, le *bismuth*, l'*arsenic*, le *cuivre*, le *phosphore* surtout, absorbés à titre professionnel, peuvent également déterminer des *gingivites ulcéreuses* évitables par une *antisepsie buccale* (v. c. m.) soigneuse. La stomatite déclarée est justiciable des mêmes *lavages* et *cautérisations* que la stomatite mercurielle.

XIV. *Stomatite des femmes enceintes.* — La *grossesse* prédispose à la carie dentaire et à la stomatite; l'*allaitement* également; aussi ces états exigent-ils une *antisepsie buccale* rigoureuse, d'autant plus que certaines *pyosepticémies* de la puerpéralité peuvent avoir une porte d'entrée buccale ou dentaire.

XV. *Stomatite des auto-intoxications.* — En favorisant les fermentations buccales, l'*urémie*, le *diabète*, les *cachexies* rendent plus facile l'éclosion de la stomatite. La *stomatite diabétique* entretient la sécheresse de la bouche et la soif; elle est soulagée par des badigeonnages de la langue avec de la *glycérine additionnée* de *borax* ou de *borate de soude* (1/20-1/30); quand l'hypertrophie de l'épithélium lingual entraîne une sensation pénible de corps étranger, on peut y remédier par de très légers attouchements avec une solution d'*acide acétique* au 1/10 (Lecorché). Ces topiques ne doivent pas dispenser de toilettes fréquentes et minutieuses des dents et de la bouche, non plus que de l'hygiène physique et alimentaire exigée par la glycosurie. Outre le traitement de l'*urémie*, la *stomatite urémique* est justiciable : des *lavages* répétés avec une solution au 1/100 de *salicylate de soude* ou à l'*eau oxygénée diluée*; des attouchements avec du *jus de citron* ou de la teinture d'iode glycérinée (au 1/3).

Stoughton (Elixir de). — Voir Absinthe.

Stovaïne [[*Chlorhydrate de benzoyl-diméthylami-nopropanol* (de la série des amino-alcools)]. — *Caract. phys. et chim.* — Lamelles brillantes, très solubles dans l'eau et l'alcool. Les solutions sont stérilisables à 115° sans décomposition. Parmi les amino-alcools, la stovaïne et la novocaïne (v. c. m.) sont remarquables par leur faible toxicité et leur énergique pouvoir analgésiant.

Effets physiol. et tox. — Provoque, comme la cocaïne, l'analgésie locale, ainsi que la section physiologique des nerfs et des racines rachidiennes soumis à son contact. Absorbée, son action se traduit : 1° *sur l'axe cérébro-spinal*, par des convulsions, surtout toniques, avec troubles sensoriels, hallucinations et incoordination motrice, par l'analgésie généralisée chez les animaux à sang froid et les organismes inférieurs (par action sur les terminaisons sensitives, sans abolition des réflexes); 2° *sur l'appareil cardio-vasculaire*, par la tonification du myocarde sans vaso-constriction ni hypertension artérielle (contrairement à ce qui se passe avec la cocaïne), et, après les doses toxiques, par l'asthénie progressive du cœur qui s'arrête en systole; 3° *sur la respiration*, par des troubles inconstants et tardifs, imputables aux convulsions. La stovaïne, 4 à 5 fois moins toxique que la cocaïne, n'expose pas à la syncope et permet d'opérer les malades assis. Elle peut, cependant, donner lieu à des accidents, surtout si elle est employée chez des sujets âgés.

Prop. thérap., indicat. — Analgésique local tendant, de plus en plus, en raison de sa faible toxicité et de sa stérilisation facile, à remplacer la cocaïne dans toutes ses applications chirurgicales et médicales. Utilisée : pour l'anesthésie opératoire, par les voies hypodermique et intra-rachidienne (Voir : Injections intra-rachidiennes, épidurales); pour l'anesthésie oculaire, laryngée, etc., en instillations; pour l'analgésie médicale, sous des formes variées, contre les névralgies, les angines douloureuses, les hémorrhoïdes, la fissure anale, les ulcérations douloureuses, la gastralgie, le coryza, etc. Très usitée également en art dentaire (contre l'odontalgie, pour l'avulsion des dents, etc.).

Formes pharmac., doses. — *Us. int.:* 2 à 10 centigr. en solution, potions, cachets, poudres composées, pastilles. *Injections hypodermiques*, 1 à 25 c. c. d'une solution à 1 p. 100. *Injections intra-rachidiennes*, 1/2 c. c. d'une solution à 1 p. 10 dans le sérum physiologique (procédé d'exception). — *Us. ext.:* Solution à 10 p. 100 pour badigeonnages; collyre à 4 p. 100; pommades 1 à 2 p. 100; suppositoires 2 à 4 centigr.

Mixtures contre l'odontalgie :

a) Stovaïne . . . .)
   Phénol neige. . . . . . } āā 1 gr.
   Menthol . . . .)

Pour imbiber des boulettes de coton à placer dans les dents cariées.

b) Stovaïne . . . . 10 centigr.
   Glycérine. . . . . . . 1 gr.
   Essence de menthe . . II gouttes.

Mêmes usages que la précédente.

Sirop de dentition :

Stovaïne. . . . . . . 10 centigr.
Teinture de belladone   XX gouttes.
Teinture de safran. .   X   —
Sirop simple . . . .   10 gr.

Pour frictionner les gencives.

Mixture antigastralgique et anti-émétique :

Stovaïne . . . . .   60 centigr.
Chlorhydrate de
  morphine . . . Quinze   —
Sulfate d'atropine. Cinq   —
Eau chloroformée.   25 gr.

III à V gouttes toutes les 3 ou 4 heures dans un verre d'eau.

Gargarisme :

Stovaïne . . . . . .   1 gr.
Menthol crist.. . . .   50 centigr.
Glycérine. . . . . .   25 gr.
Eau chloroformée . .   100 —

Poudre composée :

Stovaïne . . . . .   1 gr.
Camphre pulv.. .)
Magnésie anglaise. } āā 50 —
Menthol crist. . .   30 centigr.

Pour priser, au début du coryza.

Collutoire :

Stovaïne . . . .   20 centigr.
Glycérine . . . . 20 gr.

Pommades :

a) Stovaïne . . . . . .   25 centigr.
   Solution d'adréna-
     line à 1 p. 1000.   V gouttes.
   Vaseline . . . . .)
   Lanoline . . . . . } āā 5 gr.

Crevasses du mamelon.

b) Stovaïne . . . .   1 gr.
   Extrait de ratanhia . . . .   2 —
   Onguent populeum . . . .   10 —

Hémorrhoïdes.

c) Stovaïne . . . . .   60 centigr.
   Goménol. . . . .   10 gr.
   Acide picrique . .   5 —
   Vaseline . . . . .)
   Lanoline . . . . . } āā 20 —

Brûlures.

Suppositoire :

Stovaïne. . . . .   2 centigr.
Extrait de belladone. .   3   —
Beurre de cacao . . . .   4 gr.

Stramoine. — Voir DATURA.

Strontium (Bromure de). — Voir BROMURE.

Strontium (Iodure de). — Voir IODURE.

Strontium (Lactate de). — *Caract. phys. et chim.* — Sel incolore, presque insipide, soluble dans son poids d'eau. (Produit souvent impur).

Effets physiol. et tox. — Participe à l'innocuité des sels de strontium, se prêtant aisément aux doubles décompositions avec les sels du milieu sanguin ; n'est pas irritant ; active l'excrétion de l'urée. Son élimination rénale dure 4 à 6 jours.

Prop. thérap., indicat. — Atténue souvent l'albuminurie des néphrites dites épithéliales et parenchymateuses, non parvenues à la phase d'insuffisance rénale. Inefficace contre la néphrite interstitielle et l'albuminurie des phthisiques.

Formes pharmac., doses. — 2 à 8 gr. en solution ou sirop. *Enfants*, 10 à 20 centigr.

Streptococcies. — Voir PYOSEPTICÉMIES.

Strophantine ou Inéine. — *Caract. phys. et chim.* — Glucoside tiré du *Strophantus Kombé* et du *Strophantus hispidus* ou Inée, contenu aussi dans un certain nombre d'autres variétés ; homologue supérieur de l'*Ouabaïne*. Paillettes blanches, très amères, solubles dans 43 p. d'eau, 15 p. d'alcool, insolubles dans l'éther, le chloroforme et la glycérine.

Effets physiol. et tox. — Voir Strophantus.

Prop. thérap., indicat. — Celles du
strophantus, mais plus toxique et souvent mal toléré.

Formes pharmac., doses. — 1/10 à 1/15
de milligramme, en solution (formule de
la solution de digitaline).

Strophantus hispidus (*Inée*). —
(Apocynacées).Liane grimpante, croissant
sur la côte occidentale d'Afrique, dans
l'Inde et à Madagascar. La strophantine
se rencontre surtout dans les graines
(10 à 50 p. 1000), et, par ordre décroissant, dans les fleurs, les feuilles et les
tiges.

Effets physiol. et tox. — La strophantine détermine successivement : 1° des
systoles cardiaques plus lentes et plus
énergiques, avec hypertension ; 2° l'accélération cardiaque avec systoles brèves
et moins amples (phase toxique), tandis
que la pression reste élevée par contracture du myocarde et tonicité artérielle
exagérée ; 3° un nouveau ralentissement
succédant à des battements irréguliers
(moins qu'avec la digitaline) et aboutissant à l'arrêt définitif en systole, suivi
du relâchement diastolique progressif
chez les animaux à sang chaud. Comme
la digitaline, la strophantine agit sur les
centres bulbaires du pneumogastrique,
mais elle tue le cœur à doses trois fois
moindres et plus brusquement, à la suite
de crises subites de systoles demi-téta-
niques suivies de trémulation et d'état
diastolique. Son *action vaso-constrictive*
(d'origine centrale), admise par les uns,
est niée par les autres ; en tout cas, elle
est moindre que celle de la digitale. La
respiration, d'abord accélérée, se ralentit
progressivement, par prolongation de la
pause expiratoire, jusqu'à arrêt terminal.
L'action diurétique est douteuse ; elle
résulterait de l'irritation directe du filtre
rénal, jointe aux variations de vitesse du
courant sanguin ; mais, en tout cas,
même chez les malades infiltrés, elle est
très inférieure à celle de la digitale. Le
strophantus ne s'accumule pas et peut
être employé longtemps sans accident ;
on lui attribue pourtant plusieurs cas de
mort subite avec hématuries et lésions

rénales (chez des cardiaques), peut-être
dus à l'intervention de quelque autre
principe que la strophantine.

Prop. thérap., indicat. — Cardiotonique
agissant plus vite que la digitale, parfois
plus énergiquement (dans les lésions
mitrales notamment), mais de façon
moins constante, et sans grand effet sur
les hydropisies ; offre l'avantage de ne
pas augmenter autant la tension dans la
petite circulation, de ne pas s'accumuler,
de ne pas exagérer la tension artérielle,
d'exercer une action sédative sur la
dyspnée cardiaque. Convient surtout :
1° pour maintenir l'effet obtenu par la
digitaline (chez les asystoliques) ; 2° pour
la remplacer dans les cas où l'hypertension artérielle est à craindre (cardiosclérose) ; 3° pour combattre l'atonie cardiaque et la tendance au collapsus, au
cours des pyrexies infectieuses (pneumonie, fièvre typhoïde, grippe, etc.) ;
4° comme sédatif de la tachycardie et de
l'angoisse précordiale, au cours des cardiopathies, de la maladie de Basedow.
Il a été surtout préconisé dans le traitement du rétrécissement mitral avec ou
sans insuffisance (Bucquoy). Le strophantus *est contre-indiqué* en cas de
lésion rénale (irritant) et dans les cardiopathies bien compensées.

Formes pharmac., doses. — Teinture
V à XXX gouttes. Extrait 1 à 6 milligr.
Enfants, I goutte de teinture.

Strychnine. — Voir Noix vomique.

Strychnine (**Arséniate de**). —
Caract. phys. et chim. — Aiguilles blanches,
solubles dans 29 p. d'eau froide.

Prop. et empl. thérap. — Ceux de la
strychnine. Utilisé comme sthénique aux
doses de 1 à 5 milligr. en solution ou
granules.

Strychnine (**Azotate de**). — *Caract.
phys. et chim.* — Aiguilles incolores,
solubles dans 60 p. d'eau froide, presque
insolubles dans l'alcool. Renferme
84,13 p. 100 de strychnine.

Prop. et empl. thérap. — Ceux de la
strychnine ; mêmes doses.

Strychnine (**Sulfate de**). — Voir
Noix vomique.

Stypticine (*Chlorhydrate de cotarnine*). — *Caract. phys. et chim.* — Obtenue

par oxydation de la narcotine. Poudre amorphe, jaunâtre, soluble dans l'eau (solutions jaunes, brunissant à la lumière).

Prop. thérap., indicat. — Hémostatique agissant par vaso-constriction et en excitant les contractions de l'utérus ; est, en même temps, calmant ainsi que légèrement analgésique et hypnotique. Indiquée dans : les ménorrhagies congestives, les règles trop abondantes, les métrorrhagies liées à la métrite, à l'ovarite, aux fibromes, les métrorrhagies puerpérales (quand l'utérus est vide). Contre-indiquée en cas de grossesse et de polypes utérins. Utilisée également comme hémostatique externe et astringent dans l'épistaxis, les furoncles et les phlegmasies cutanées (trichophytie, lymphangites). Peu toxique ; les doses excessives peuvent provoquer de l'excitation et des nausées.

Formes pharmac., doses. — *Usage int. :* 10 à 30 centigr. par jour en potion ou par voie hypodermique. — *Usage ext. :* Solution 30 p. 100. Pommade 2 à 5 p. 100.

Potion :

Stypticine. . . . . . 50 centigr.
Eau distillée. . . . . 200 gr.
Sirop de framboises. 150 —

25 milligr. par cuillerée à soupe ; 4 à 5 en 24 heures.

Solution hypodermique :

Stypticine. . . . . 1 gr.
Eau distillée. . . . . . }
Eau distillée de laurier- } āā 5 —
cerise. . . . . }

Un centimètre cube = 10 centigr. ; injecter 1 à 2 seringues.

Styrax liquide. — Baume tiré de l'écorce du *Liquidambar orientalis* (Saxifragacées-Styracifluées) ; substance grisâtre, d'odeur forte et de saveur aromatique. Contient de l'acide benzoïque.

Prop. thérap., indicat. — Balsamique et parasiticide, préconisé comme expectorant et anti-goutteux. A l'extérieur, propriétés très irritantes ; utilisé contre la gale.

Formes pharmac., doses. — Presque inusité à l'intérieur. — *Usage ext. :* En nature ou étendu d'huile ; en pommade, onguent.

Onguent styrax :

Huile d'olive. . . . . . . 150 gr.
Styrax liquide. . . . . . 100 —
Colophane. . . . . 180 —
Résine élémi. . . . . . . 100 —
Cire jaune. . . . . 100 —

Liniment :

Huile de camomille camphrée . . . . 100 gr.
Baume styrax pur. . . . 20 —
Essence de menthe. . . . 5 —

Frictions contre la gale (chez les enfants). (Brocq.)

Sublimé. — Voir MERCURE (BICHLORURE DE).

Submersion. — Voir ASPHYXIE.

Succin (*Ambre jaune*). — *Caract. phys. et chim.* — Résine fossile de provenance incertaine, rappelant celle fournie par quelques *Hymenœa* ou certains *Pinus* ; masses sèches à cassure vitreuse, aisément fusibles, insolubles dans l'eau, à peine solubles dans l'alcool et l'éther, donnant, par distillation, de l'acide succinique et une huile volatile.

Prop. et empl. thérap. — Préconisé jadis comme antispasmodique. La teinture de succin entre dans la composition du sirop de Karabé. L'*huile pyrosuccinique*, produit de distillation sèche du succin, sert à la fabrication des muscs artificiels.

Suc gastrique. — Voir OPOTHÉRAPIE GASTRIQUE.

Sucre de lait. — Voir LACTOSE.

Sucrol. — Voir DULCINE.

Suette miliaire. — *Prophylaxie.* — Très contagieuse, la *suette* exige l'isolement de ceux qu'elle frappe ainsi que la désinfection des locaux contaminés, des vêtements et de la literie. A la campagne, faute de mieux, la désinfection par l'*acide sulfureux* et le *blanchiment* des chambres *à la chaux* pourront suffire. Dans les villes, on utilisera les *vapeurs d'aldéhyde formique* et l'*étuvage à la vapeur sous pression*. Le linge sera passé dans une solution forte de *sulfate de cuivre.* Prédisposées à la maladie, les *femmes enceintes* devront en fuir les foyers épidémiques.

II. *Traitement.* — Il se borne à lutter contre les 3 principaux symptômes : *sueurs, exanthème, accidents nerveux.*

Sans respecter ni provoquer la *diaphorèse,* on ne doit pas lui opposer d'agents actifs comme l'*atropine.* On se contentera de mesures hygiéniques : *aération, changements de linge, de lit, frictions sèches, drap mouillé, cordiaux.*

L'*exanthème* sera favorisé ou rappelé par les *frictions,* la *sinapisation,* les *ventouses,* les *bains chauds,* l'*éther,* l'*acétate d'ammoniaque.* Il procède souvent par poussées successives accompagnées chacune d'une crise sudorale.

Associés en général à l'*hyperthermie* (41°-42°), les accidents nerveux : crises d'*oppression* avec *constriction épigastrique* très pénible, violentes *palpitations,* sont les plus graves et réclament une active intervention représentée surtout par les procédés hydrothérapiques : *affusions froides, drap mouillé,* renouvelé tous les 1/4 d'heure, *bains froids* ou *progressivement refroidis.* La *cardialgie* intense est justiciable de la morphine (1/2 centigr. en piqûres) associée ou non à l'*atropine* (1/2 milligr.), des *ventouses sèches* ou *scarifiées.* L'eau froide apaise aussi le *délire* s'il se montre. L'*insomnie* sera combattue par le *trional* ou le *véronal.* Parfois existe un *état gastrique* qui réclame l'emploi d'un purgatif doux (*huile de ricin, sulfate de soude*) ou des *lavements froids,* en même temps antithermiques. Le malade sera alimenté avec des œufs, du bouillon, du lait; abreuvé de *boissons fraîches acidulées,* de *macération de quinquina.* La *convalescence,* même après les formes bénignes, est toujours longue et difficile; l'alimentation habituelle ne sera reprise que très graduellement. La guérison sera hâtée par l'usage des toniques : *arrhénal, strychnine, glycérophosphates, formiate de soude.*

Les diverses *formes cliniques* (*malignes, secondaires, ambulatoire, foudroyante*) ne comportent pas d'indications spéciales. On saura seulement qu'il s'agit d'une maladie traîtresse, sujette à des aggravations inopinées et exigeant une surveillance constante, assurant, à toute complication, l'usage opportun de l'hydrothérapie, ressource de choix.

Sulfates. — Voir Les bases.

Sulfonal (*Diéthylsulfonediméthylméthane*). — *Caract. phys. et chim.* — Prismes incolores, inodores, insipides, solubles dans 500 p. d'eau à 15°, dans 20 p. d'eau bouillante, dans 65 p. d'alcool, 133 p. d'éther, 5 p. de chloroforme. Corps inaltérable par les acides, alcalis, et agents d'oxydation ou de réduction.

Effets physiol. et tox. — *Absorption* possible seulement par ingestion, toujours lente (le sulfonal n'agit qu'au bout de 2 ou 3 heures); subit, dans l'organisme, une destruction complète dont les produits sont mal connus. *Élimination* par l'urine, qui devient plus acide, probablement à l'état d'acide éthylsulfonique et de dérivés en combinaisons albuminoïdes. *Chez le chien,* 20 centigr. par kilogramme provoque un état nauséeux, de l'incoordination motrice, de la titubation, puis une parésie du train postérieur et, finalement, la résolution musculaire; les doses plus élevées entraînent de la prostration, un sommeil de 20 à 24 heures avec hypothermie et amaigrissement rapide; la mort arrive dans le coma algide. Le sang veineux est rutilant, par inaptitude des hématies à céder leur oxygène (comme dans l'intoxication oxycarbonée). *Chez l'homme,* 1 gr. de *sulfonal* (pris à la fin du repas avec une boisson chaude) détermine, au bout de 2 ou 3 heures : d'abord de la lassitude avec insensibilité aux excitations extérieures, de la paresse physique et intellectuelle empêchant de suivre une idée, une conversation, une légère parésie musculaire, parfois des hallucinations, puis un sommeil profond et sans rêves durant 5 à 6 heures. De la fatigue peut persister le lendemain, mais l'influence ne dépasse pas 24 heures. Après 3 ou 4 prises quotidiennes de 1 gr. le sommeil naturel peut être entretenu par des doses inférieures. Les *fortes doses* (3 à 5 gr.), prises en une fois ou à intervalles courts, déterminent : de la céphalée, un abattement profond, de la titubation, une parésie générale, puis la perte de la conscience. Suivant les sujets, ces accidents toxiques apparaissent avec 3, 5 ou 6 gr. Les femmes, les enfants et les vieillards sont surtout susceptibles ; 2 gr. en une fois est toujours une très forte dose.

En dernière analyse, le sulfonal agit électivement sur l'écorce cérébrale dont il réduit l'excitabilité (somnolence, puis sommeil comateux de 15 à 18 heures avec myosis et légère hypothermie) puis, à un moindre degré, sur le cervelet et la protubérance (titubation, incoordination motrice, état parétique des membres). Son action hypnotique rappelle celle du chloral, mais est plus prolongée.

Si les faibles doses provoquent l'*hypertension artérielle* en excitant les centres vaso-moteurs et déprimant les pneumogastriques, les hautes doses entraînent l'*hypotension* et la *tachycardie*, par action dépressive sur le myocarde et les ganglions intra-cardiaques, par paralysie des pneumogastriques et excitation des accélérateurs. L'action sur le cœur n'est donc pas inoffensive. La *rutilance du sang veineux*, analogue à celle que produit l'oxyde de carbone, dénonce un trouble profond de l'hématose. La *respiration* n'est altérée qu'aux doses toxiques, qui la rendent laborieuse et superficielle ; d'où cyanose. Avec ces mêmes doses, les *urines*, rares, très acides, se colorent en rouge-grenat ou cerise (hématoporphyrine, pigments biliaires) et sont surchargées d'urée. L'albuminurie, la présence de leucocytes, d'hématies et de cylindres révèlent une néphrite (par élimination) plus ou moins intense.

L'intoxication aiguë se traduit : 1° par un sommeil profond de 2 à 3 jours ; 2° par des troubles digestifs (langue très chargée, anorexie, gastralgie, vomissements, diarrhée). Le cœur est nettement déprimé ; la respiration est lente, irrégulière, superficielle. Les extrémités sont parésiées, les réflexes affaiblis ; la sensibilité (surtout à la douleur) est émoussée. Rares et acides, les urines sont fortement colorées par la méthémoglobine et l'hématoporphyrine (indice grave de néphrite toxique aiguë). La mort est tantôt

brusque, par arrêt de la respiration, tantôt lente, dans le collapsus, terminant un état léthargique entrecoupé de tremblements. En cas de survie, les troubles digestifs et l'hématoporphyrinurie peuvent persister longtemps.

L'intoxication chronique est toujours annoncée par des vomissements et de la diarrhée suivie de constipation opiniâtre ; quelquefois par de l'incoordination motrice avec affaiblissement des réflexes, rarement par des érythèmes. Puis, apparaissent de la céphalée, des vertiges, de l'asthénie confinant à l'impotence, de la torpeur intellectuelle, de l'embarras de la parole avec inégalité pupillaire et mydriase ; du tremblement, de l'ataxie et de la parésie des membres avec anesthésie et troubles des réflexes. Les urines sont modifiées comme dans l'intoxication aiguë. La dénutrition rapide (azoturie intense) entraîne vite le marasme.

Propr. thérap., indicat. — Hypnotique surtout indiqué contre l'insomnie nerveuse et toxique (neurasthénie, hystérie, caféisme, alcoolisme, morphinisme), dans celle des psychoses (hypochondrie, mélancolie), des pyrexies. Inefficace contre l'insomnie douloureuse, contre celle des tousseurs, des asthmatiques, des dyspeptiques. A employer avec prudence chez les cardiaques (pendant la période de compensation seulement). Contre-indiqué chez les asystoliques, les néphrétiques, les artérioscléreux ; dans la tachycardie, l'angine de poitrine.

Formes pharmac., doses. — 1 gr. dose nécessaire et suffisante (2 à 3 gr. chez les aliénés) en cachets ou en suspension dans un liquide. *Enfants* (pas avant 3 ans) 10 à 25 centigr. Le sulfonal doit être absorbé pendant ou après le repas, avec une certaine quantité de boisson chaude et 3 heures avant le moment où il doit produire effet.

(Pour plus de détails, voir : G. Pouchet, *Leçons de Pharmacodynamie et de Matière médicale*, 2e série, p. 35.)

Sulfovinate de soude. — Voir Soude.

Sulfure (Oxy) d'antimoine. — Voir Antimoine.

Sulfure de carbone. — Voir Carbone.

Sulfure (Bi) rouge de mercure. — Voir Mercure.

Sulfure (Tri) de potassium (*Foie de soufre*). — *Caract. phys. et chim.* — Mélange de polysulfures de potassium et d'hyposulfite. Plaques solides, brunes, de saveur amère et caustique, sentant l'hydrogène sulfuré; solubles dans 2 p. d'eau et dans l'alcool.

Prop. thérap., indicat. — Action irritante sur la peau et sur les voies digestives. Employé surtout comme topique contre l'acné, le psoriasis, la séborrhée, l'eczéma sec, les douleurs rhumatismales et névralgiques, le rhumatisme chronique.

Formes pharmac., doses. — *Usage ext. :* Lotion sulfurée (2 p. 100). Pommades à 10 p. 100. Bains sulfurés (100 gr. p. un bain). Bains sulfuro-gélatineux (100 gr. de foie de soufre et 250 gr. de gélatine concassée).

Lotions :

a) Polysulfure de potassium   2 à 4 gr.
   Teinture de benjoin. . .   6 —
   Eau distillée . . . . . .   250 —

Friction légère sur le cuir chevelu le soir, avec une brosse douce imbibée de cette solution pure ou étendue d'eau chaude (séborrhée du cuir chevelu). (Brocq).

b) Trisulfure de potassium. .   100 gr.
   Eau distillée . . . .   200 —

Dix à cinquante gouttes dans un quart de verre d'eau chaude, avec quelques gouttes de teinture de benjoin. Frictions légères, le soir, sur les parties malades, avec un tampon d'ouate imbibé de cette mixture (séborrhée. du cuir chevelu). (Brocq).

Sulfure (Mono) de sodium cristallisé. — *Caract. phys. et chim.* — Cristaux blanc-verdâtre, très solubles dans l'eau et l'alcool, très altérables.

Prop. thérap., indicat. — Utilisé à l'intérieur contre les bronchites. Sert à préparer les bains sulfureux et les eaux sulfureuses artificielles.

Formes pharmac., doses. — *Usage int. :* 2 à 5 centigr. en solution. Sirop (à 1 p. 1000) 20 à 60 gr. — *Usage ext. :* Bains 40 à 100 gr.

Eau sulfureuse artificielle :

Monosulfure de sodium
   cristallisé. . . . . . .   15 centigr.
Chlorure de sodium. .   10 —
Silicate de soude . . .   5 —
Eau bouillie. . . . . .   625 gr.

Un verre le matin à jeun, mélangé à quantité égale de lait chaud.

Sirop pectoral :

Monosulfure de sodium
   cristallisé. . . . . . .   10 centigr.
Eau distillée bouillie .   1 gr.
Sirop simple . . . . .   99 —

2 à 4 cuillerées par jour. Préparer ce sirop seulement au moment du besoin et l'utiliser à bref délai.

Sulfure (Tri) de sodium solide. — *Caract. phys. et chim.* — Composé analogue au trisulfure de potassium (mélange de polysulfures et hyposulfite).

Formes pharmac., doses. — *Usage ext. :* Sert à préparer les bains sulfureux (100 gr. pour un bain).

Sulfureux (Acide). — *Caract. phys. et chim.* — Gaz incolore, d'odeur suffocante, de saveur forte et piquante, résultant de la combustion du soufre à l'air libre, facilement liquéfiable par refroidissement et légère augmentation de pression. L'eau peut en dissoudre 50 fois son volume.

Prop. et empl. thérap. — Puissant agent de désinfection, grâce à ses propriétés toxiques, oxydantes et ozonisantes, réductrices (en présence de l'eau et des corps poreux), déshydrogénantes et hydrogénantes (action corrélative de son action désoxydante). A la dose de 40 gr. (de soufre) par mètre cube, il détruit un grand nombre de germes pathogènes, surtout en présence de la vapeur d'eau; il agit également sur les champignons et sur les ferments solubles. Son emploi réalise le meilleur procédé à utiliser pour la destruction des insectes et animaux nuisibles (cafards, punaises, rats, etc.).

Peut servir à la désinfection des locaux (à défaut de formol). Toutes les fissures de la pièce à désinfecter doivent être obturées; on y fait brûler du soufre ou, mieux, on y injecte les vapeurs d'un siphon d'acide sulfureux liquéfié. L'opération dure 24 heures.

Sulfureux (Bains). — Les bains sulfureux se préparent soit avec 50 à 100 gr. de trisulfure de potassium ou de sodium, préalablement dissous dans un litre d'eau chaude; soit avec 60 gr. de monosulfure de sodium cristallisé, même dose de chlorure de sodium et 30 gr. de carbonate de soude (*bain de Barèges artificiel*).

Les bains sulfureux sont utilisés : 1° comme parasiticides, contre la phthiriase; 2° dans le traitement de certaines dermatoses (surtout l'acné); 3° à titre stimulant et tonique; 4° dans les arthropathies et les névralgies chroniques (à forme torpide); 5° contre l'intoxication saturnine, pour favoriser l'élimination et la neutralisation du poison.

Sulfurique (Acide). — *Caract. phys. et chim.* — Liquide incolore, sirupeux, très dense (D. 1,843), très avide d'eau. On utilise l'*acide sulfurique officinal* (acide sulfurique monohydraté, à 66° Baumé; 1 gr. = XXVI gouttes), l'*acide sulfurique dilué* soit au 1/10, soit au 1/4 (*eau de Rabel*).

Prop. thérap., indicat. — A *l'intérieur*, employé comme eupeptique, astringent, hémostatique, et comme antidote neutralisant des alcalis caustiques. *Comme topique*, utilisé jadis comme caustique (incorporé à une poudre inerte).

Formes pharmac., doses. — *Usage int.* : limonade (acide dilué, au 10°, 10 à 20 gr. par litre). Eau de Rabel. — *Usage ext.* : pâtes caustiques.

Incompatib. — Alcalis, sulfures, azotates, carbonates, oxydes, lait, sels de calcium, de plomb, de baryum, de strontium.

Eau de Rabel :

Acide sulfurique officinal .　100 gr.
Alcool à 90° . . . .　300 —
Pétales de coquelicot . . .　4 —

LIV gouttes correspondent à 1 gr.; 2 à 8 gr. dans un litre de véhicule ou en potion (hémoptysies).

Mixture acide :

Acide sulfurique pur. .　2 gr. 50
Acide nitrique pur . . .　80 centigr.
Alcool à 90°. . . . . . .　18 gr.
Laisser 48 heures en contact et ajouter :
Sirop de limons . . . . .　100 gr.
Eau commune . . . .　150 —

Cuillerée à soupe après le repas, dans un demi-verre d'eau (hypópepsie). (Coutaret).

Caustique de Ricord :

Poudre de charbon de peuplier . . . .　10 gr.
Acide sulfurique officinal .　20 —

Suppositoires. — Cônes solides, destinés à l'administration de certains médicaments par la voie rectale. Le beurre de cacao est l'excipient habituel. On peut lui ajouter soit de la cire (pas plus de 20 p. 100) pour en accroître la consistance, soit de la lanoline (1/3) si on veut y incorporer un liquide. On peut administrer, en suppositoires : des poudres, des extraits (préalablement délayés à chaud dans un peu de glycérine), des pommades ou même de petites quantités de liquide, ce qui exige l'emploi, soit de lanoline, soit de suppositoires creux ou faits de glycérine solidifiée. La proportion de beurre de cacao doit être suffisante pour rendre la préparation facile et pour éviter l'action irritante du médicament si elle est à craindre (les 3/4, au moins). Le poids moyen d'un suppositoire est de 3 à 4 gr. pour l'adulte, de 1 à 2 gr. pour l'enfant. Il est souvent préférable de laisser au pharmacien le soin de doser l'excipient et de formuler simplement : Q. S. pour un suppositoire d'adulte ou d'enfant. On prescrit souvent, contre la constipation, des suppositoires formés simplement soit de savon blanc (taillé au couteau), soit de beurre de cacao pur ou de glycérine solidifiée (plus habituellement sous forme d'ovules).

Suralimentation. — La suralimentation est une méthode thérapeutique qui implique l'addition à la *ration normale d'entretien* (36 à 38 calories par kg d'individu) d'une *ration supplémentaire, de guérison* consommée, soit aux heures habituelles des repas, soit sous forme de *collations* intercalaires, et composée plutôt d'aliments très substantiels et faciles à digérer comme les *œufs*, le *lait*, la *viande crue*, la *poudre de viande*. Le premier, M. Debove, a montré tout le parti qu'on pouvait tirer de la suralimentation dans la cure de la *tuberculose pulmonaire*. Si celle-ci en représente la principale indication, en réalité la méthode est applicable à tous les *états de dénutrition*, qu'ils soient d'origine *bacillaire*, *nerveuse* (neurasthénie, anorexie hystérique, sitiophobie), *dyspeptique* (entérite chronique, dyspepsie nerveuse), *dyscrasique* (diabète) ou *anémique* (chlorose, etc.), etc. Cependant le mode de suralimentation est subordonné à la maladie en cause, à l'état de chaque malade ainsi qu'à ses aptitudes digestives. La suralimentation trouve un puissant adjuvant, souvent indispensable, dans tous les agents propres : à réveiller ou à entretenir l'appétit, à exciter la nutrition et l'assimilation : *cure d'air, altitude, arsenicaux, amers* (noix vomique, colombo, quassia), *persulfate de soude, hydrothérapie*, etc. (Voir ANOREXIE).

Voici, au point de vue technique, divers exemples de suralimentation chez les tuberculeux :

1° *Malade ayant très bon appétit :* viande cuite 500 gr.; pain 330 gr.; 2 œufs; beurre et graisses analogues 80 gr.; pommes de terre 100 gr.; macaroni, maïs, lentilles 300 gr.; bière 1 litre, cognac 20 gr.; fromage, fruits (Daremberg);

2° *Ration de guérison* ajoutée à un régime normal : viande crue 100 gr.; 2 ou 3 œufs; 1 litre de lait ou d'un potage féculent (Grancher);

3° *Ration plus forte :* 2 litres de lait; 100 à 200 gr. de poudre de viande; 100 à 150 gr. d'huile de foie de morue;

4° *Spécimen de menu :* 1ᵉʳ *déjeuner :* œufs ou viande froide, lait avec café ou thé; 2° *déjeuner de midi*, le plus copieux : œufs, poisson, un ou deux plats de viande, un plat de légumes, dessert; 3° *dîner :* potage, viande, légume (féculents ou pâtes), entremets; 4° *trois colla-*

tions (à 10 heures du matin, 4 heures du soir et en se couchant), composées de lait, œufs crus, pain beurré, chocolat au lait, bouillon, gelée de viande, poudre de viande ou viande pulpée (la dernière de lait pur).

Il n'est du reste question ici que de données très générales. Cherchant à préciser, en calories, les limites de la suralimentation, R. Laufer constate qu'un malade ne peut absorber, d'une façon prolongée, plus de 50 à 55 calories par kg de son poids. Le même auteur a cherché à fixer dans le régime les proportions convenables d'albuminoïdes, de graisses et d'hydrates de carbone. Selon lui la *ration d'albuminoïdes* (par kg) peut atteindre 2 gr. en moyenne, 2 gr. 50 au plus; la ration totale de graisse 70 à 80 gr.; la ration totale d'*hydrates de carbone*, surtout composée de *sucre* (agent d'engraissement de choix), ne doit pas dépasser 400 gr. En effet, si une suralimentation rationnelle reste une ressource de premier ordre, on ne saurait trop se garder de la suralimentation intempestive, facteur de surmenage digestif, de stase gastrique, d'auto-intoxication, de congestion hépatique et de diarrhée.

La *suralimentation* est particulièrement indiquée chez les sujets jeunes, apyrétiques, digérant normalement. Elle ne saurait convenir aux tuberculeux dyspeptiques. Beaucoup d'entre eux, au début surtout, sont hyperchlorhydriques et hypersthéniques; il importe alors de calmer d'abord l'hypersthénie par le régime lacté auquel on ajoute ensuite des œufs, puis, prudemment, un peu de viande (80 à 100 gr.), de pâtes alimentaires, de féculents, de sucre, de graisses (A. Robin). A une période avancée, l'existence de la gastrite atrophique justifie une suralimentation méthodique aidée par la *pepsine* et la *pancréatine* (A. Robin).

En raison de la somme d'éléments toxiques qu'elle introduit dans l'organisme, la *suralimentation azotée* exige l'intégrité des émonctoires et des fonctions assimilatrices; ses effets sur la nutrition (pouvoir d'assimilation de l'azote) devront toujours être contrôlés par des analyses d'urine. En général, quand la tolérance gastro-intestinale est suffisante, la *suralimentation en hydrates de carbone* (féculents, sucre, pâtes, graisses) doit être préférée, en raison de son rôle d'épargne sur la désassimilation azotée (Grancher et Barbier).

En cas d'*intolérance gastrique* (vomissements nerveux ou toux émétisante) ou d'*anorexie*, la suralimentation n'est réalisable que grâce au *gavage* (v. c. m.).

Surdité verbale. — Voir APHASIE.

Sureau. — *Sambucus nigra* (Caprifoliacées).

Prop. et empl. thérap. — La *seconde écorce* agit comme purgatif drastique à la dose de 30 à 150 gr. L'*infusion de fleurs* est utilisée soit à l'intérieur (5 p. 1000) comme diaphorétique et stimulant, soit à l'extérieur (20 p. 1000) en gargarismes, fumigations, pansements humides, à titre d'émollient sédatif. Les *baies* offrent des propriétés sudorifiques.

Surrénale (Opothérapie). — Voir OPOTHÉRAPIE.

Suspension. — Imaginée par Motchoutkowsky d'Odessa (1882), la *suspension*, importée en France par Raymond et vulgarisée par Charcot, est une méthode de traitement mécanique, surtout applicable au *tabes*. Elle consiste à suspendre le malade, à quelques centimètres au-dessus du sol, par un jeu de courroies fournissant un appui spécialement au menton et à la nuque, accessoirement aux aisselles et aux coudes. Ces courroies sont fixées à un fléau de fer long de 45 cm, dont le milieu est suspendu à un anneau par un moufle. Du reste, l'appareil se construit sous plusieurs modèles (appareil de Sayre, de Weir-Mitchell, etc.). Le point délicat est de régler la suspension de manière à répartir convenablement le poids du corps sur les aisselles et les points d'appui céphaliques, sans qu'il se produise nulle part de compression fâcheuse; ce réglage est à établir pour chaque malade et par tâtonnement. Une fois l'appareil bien assujetti, un aide tire sur la corde du moufle, en sorte que le malade perde pied peu à peu; celui-ci

doit éviter tout mouvement intempestif; on le soutient légèrement, au besoin, pour l'empêcher d'osciller. En même temps, le médecin ne quitte pas des yeux la montre à secondes qui réglera la durée de la séance. Celle-ci, les premières fois, n'excédera pas 30 à 50 secondes; graduellement, en 6 à 8 séances, elle sera portée à 3 ou 4 minutes, rarement à 10 ou 12 au plus.

L'*indication* principale de la suspension est le *tabes* dont elle amende les troubles dans près de la moitié des cas. Peuvent en bénéficier : les *douleurs* (fulgurantes, lancinantes, en ceinture), les *crises gastriques* (quelquefois), les *troubles vésico-rectaux*, les *troubles de l'équilibre* (*signe de Romberg* moins net) et *de la sensibilité* (anesthésies moins étendues).

Les malades atteints de *paralysie agitante* peuvent tirer quelque profit de la suspension, particulièrement au point de vue de l'*état général*, de la *rigidité*, de l'*insomnie*.

L'*impuissance*, le *vertige des neurasthéniques* en sont aussi justiciables, dans une certaine mesure. Elle échoue contre la *maladie de Friedreich* et la *sclérose en plaques*.

Les séances sont répétées tous les deux jours; leur nombre dépend des résultats obtenus. Après 20 ou 30 séances, on interrompt 6 à 8 semaines, soit que nulle amélioration ne se manifeste, soit que, après quelques progrès, l'état reste stationnaire. Les effets de la suspension ont reçu, suivant les auteurs, diverses explications : élongation de la moelle, modification de sa circulation, rupture des adhérences méningées et dissociation de la névroglie, excitation des tubes nerveux lésés ou inhibés, simple suggestion.

Appliquée sans précautions ni discernement, la suspension peut entrainer des accidents plus ou moins graves : *vertiges, syncope, crises épileptiformes, mort subite*, etc. Aussi doit-elle être exclusivement pratiquée par le médecin lui-même et sur des sujets indemnes d'un certain nombre de tares rédhibitoires : *obésité, lésions cardio-vasculaires, tendances syncopales ou apoplectiques, emphysème* ou *phthisie pulmonaire, anémie extrême, névropathie* à tendances spasmodiques ; *ébranlement des dents*, tendance aux *fractures spontanées.*

Sydenham (Chorée de). — Voir Chorée.

Sydenham (Décoction blanche de). — Voir Phosphate de chaux.

Sydenham (Laudanum de). — Voir Opium.

Sylvanès ou Silvanès. — Village de l'Aveyron, arrondissement de Saint-Affrique, canton de Camarès. Altitude 400 m. Eaux thermales (31°5-36°), oligométalliques, à prédominance ferrugineuse et arsenicale, faiblement chlorurées-sodiques et bicarbonatées-calciques, remarquables surtout par l'union de leur thermalité à leur caractère ferro-arsenical. Utilisées sous forme de boisson, de bains (baignoire et piscine), de douches. Toniques et reconstituantes ; d'abord excitantes, puis sédatives.

Principales indications. — Névroses généralisées, convalescences difficiles, chloro-anémie, débilité générale, diarrhée chronique, gravelle, troubles de la menstruation, congestion des viscères abdominaux. On associe fréquemment la médication hydro-minérale de Sylvanès à celle d'Andabre.

Symphyse cardiaque. — Voir Péricardite chronique.

Syncope. — Due à la suspension de l'irrigation sanguine de l'encéphale, la *syncope*, quelle qu'en soit la cause occasionnelle, exige un traitement immédiat et énergique.

I. *État lipothymique.* — Quand la *perte de connaissance* est *incomplète*, laissant percevoir quelques *pulsations radiales*, le *décubitus horizontal* la tête en position déclive, la *flagellation de la face* avec un linge imbibé d'eau froide, la suppression de toute constriction exercée par les vêtements (cravate, col, corset, ceinture, jarretières), les inhalations d'*éther*, d'*ammoniaque*, d'*acide acétique* ; l'*excitation de la pituitaire* avec une barbe de plume, une tige de papier ; *celle de la conjonctive* par instillation d'une goutte d'*éther*, de *benzine* ou de

chloroforme (Lumière et Chevrotier) suffiront, en général, à ranimer le malade ; dès qu'il pourra avaler, on lui fera boire quelques gouttes de *vin chaud*, d'*eau-de-vie* ou d'*éther*.

II. *Syncope vraie.* — Les petits moyens sont alors insuffisants ; il faut, sans retard, soit frictionner tout le corps avec un linge rude, soit, à l'exemple de Stapfer, exécuter, sur l'épigastre, des frictions circulaires, ou, mieux, *saisir à pleine main* (même à travers les vêtements), sans violence, la *paroi abdominale* et les viscères sous-jacents de la région ombilicale, pour exercer, sur eux, deux ou trois *malaxations intermittentes* ; ce procédé convient surtout aux *syncopes d'origine abdominale.* En même temps, on appliquera, sur la région précordiale, des *compresses imbibées d'eau très chaude* ; on pratiquera des piqûres d'*éther* pur ou *camphré* (au 1/5), d'*huile camphrée* (au 1/10), de *sulfate de strychnine* (1 milligr.), de *caféine*, et, si possible, des *injections de sérum artificiel* (dans les veines en cas d'hémorrhagie). On tentera l'effet des inhalations de *nitrite d'amyle*. Mais les deux procédés de choix sont, sans contredit, les *tractions rhythmées de la langue* et la *respiration artificielle* (v. c. m.) dont l'emploi sera simultané (suivant le même rhythme) ou alterné. La respiration artificielle est bien plus complète, quand on la détermine par la *faradisation des muscles pectoraux.* Pour cela, disposant d'une bobine convenablement réglée, et ayant fait relever les bras du malade derrière sa tête, on place les électrodes au 1/3 externe de chacun des pectoraux, ce qui détermine une forte inspiration ; quand celle-ci est complète, on soulève une des électrodes, ce qui entraîne une expiration mécanique, renforcée, au besoin, par pression sur les côtes ; on provoque d'abord, en une demi-minute, 15 ou 20 inspirations, puis, dès que s'ébauchent quelques mouvements spontanés, on les suit, pour les amplifier (J.-M. Villette) ; cette méthode se recommande surtout contre la *syncope chloroformique* ; on peut même l'employer préventivement, dès que la respiration devient irrégulière ou languissante. Quant aux *tractions rhythmées de la langue*, il faut les poursuivre 15 à 20 fois à la minute, jusqu'au retour des mouvements respiratoires. Les premiers, perceptibles à l'épigastre, s'accompagnent d'une sorte de hoquet; bientôt le thorax lui-même se ranime, puis les battements du cœur. Dans les syncopes graves on a, en plusieurs cas, obtenu le retour à la vie, par le *massage transdiaphragmatique du cœur* pratiqué après taille d'un lambeau costo-cutané (massage direct) ou incision de la paroi abdominale au-dessus de l'ombilic (massage transdiaphragmatique); la seconde manœuvre consiste à presser le cœur contre la cage thoracique, à travers le diaphragme, avec la main introduite dans l'abdomen, elle est spécialement recommandable lorsque la syncope survient au cours d'une laparotomie (Depage, de Beule, etc.). Quand la syncope est dissipée, on couche le malade dans un lit chaud et on lui fait absorber des boissons stimulantes (grogs, champagne, etc.), mais après s'être assuré qu'il avale normalement. Ces divers moyens doivent être tentés, même dans des cas en apparence désespérés; car, en matière de syncope, *il n'est jamais trop tard pour opérer*.

III. *Prophylaxie.* — La syncope menace plus particulièrement certains malades qu'il est prudent d'avertir et de prémunir (eux et leur entourage) contre son éventualité. Tels sont : les *cardiopathes artériels* (insuffisance aortique, aortite chronique, coronarite), les malades sujets à l'*angine de poitrine* ou atteints de *pouls lent permanent*, de *symphyse cardiaque*. Ces affections doivent faire interdire tout effort, tout surmenage, tout écart de régime. La *myocardite aiguë* peut, dans les infections (*fièvre typhoïde*, *diphthérie*, *variole*, *grippe*, *scarlatine*), aboutir à la syncope qui sera prévenue par le *repos absolu au lit*, l'usage de la *caféine*, du *sulfate de spartéine* ou de *strychnine*, de l'*éther*. Le *paludisme pernicieux à forme syncopale* est justiciable des injections hypodermiques massives de *bichlorhydrate de quinine*. Les grands *épanchements* pleuraux, les *épanchements péricardiques* exposent à la syncope mortelle qu'une ponction pratiquée en temps utile préviendra. Toute *douleur vive, spontanée* (colique hépatique ou néphrétique) ou *opératoire* (coup de trocart, opérations sur certaines zones sensibles : anus, utérus) peut provoquer une syncope réflexe qu'il est possible d'éviter par une piqûre de morphine ou une anesthésie suffisante. Des *syncopes toxiques*, les plus communes résultent de la *cocaïne* ou du *chloroforme* (v. c. m.). Rarement grave, la *syncope cocaïnique* est évitable par l'emploi de doses minimes ou par l'usage de la *stovaïne*. La *syncope chloroformique* est tantôt *précoce*, par réflexe nasal, tantôt *tardive* par intoxication vraie; à la première variété (rare mais difficile à éviter) on cherche à échapper par divers artifices : inhalation préalable de *bromure d'éthyle*, anesthésie de la pituitaire par la *cocaïne* et la *stovaïne*, etc.; à la seconde, on s'oppose : 1° par la surveillance constante du pouls et surtout de la respiration, se tenant prêt à intervenir à la moindre alerte; 2° en éliminant, par un examen préalable soigneux, tous les sujets porteurs d'une tare organique qui contre-indique le chloroforme (cardiopathie, artériosclérose, mal de Bright, emphysème, etc.); 3° en pratiquant un quart d'heure ou une demi-heure avant l'anesthésie, surtout si l'opération doit être longue, une injection intra-veineuse de 1500 à 2000 c. c. de sérum artificiel, procédé qui, selon Burkhardt (de Wurzbourg), donne à la narcose une grande sécurité et supprime plus ou moins complètement les accidents post-chloroformiques. La *syncope des neurasthéniques*, des *hystériques* indemnes de tares organiques est habituellement bénigne; succédant à toute espèce d'émotion, elle est prévenue par les moyens usuels (air pur, flacon de sel, etc.). La *syncope des convalescents* sera évitée par la reprise d'une alimentation substantielle avant le premier lever. La *syncope post-hémorrhagique* peut être retardée par la *position horizontale* et l'injection, sous la peau ou dans les veines, de *sérum artificiel*.

*L'évacuation trop rapide ou trop com-
plète d'un épanchement pleural ou péritonéal* peut déterminer une syncope;
pour éviter ce danger, il suffit de le
connaître.

Syphilis. — La *syphilis* est une des
rares infections curables par une *médication spécifique* agissant directement
sur le parasite pathogène, à la façon de
la quinine sur l'hématozoaire du paludisme. Elle est représentée ici par le
mercure et ses composés, associés ou
non à l'*iodure de potassium*. Il importe
d'abord de rappeler les principales formes
de cette médication.

I. *Traitement mercuriel.* — Le mercure
est intr.duit dans l'organisme soit par
les *voies digestives*, soit par la *voie
cutanée, sous-cutanée* ou *intra-musculaire*.
Chacune d'elles offre des avantages et
des inconvénients. La *voie intra-veineuse*
n'est usitée qu'exceptionnellement.

a) Méthode par ingestion. — Le sublimé
en solution au 1/1000 (*liqueur de Van
Swieten*) mieux toléré *sans alcool* (remplacé par 0,5 p. 100 de chlorure de
sodium) serait, pour Brocq, la plus active
préparation. On en donne, par jour, 15
(femmes) à 20 gr. (hommes) représentant 0,015 milligr. à 2 centigr. de sublimé, en 4 à 6 prises, aux repas, dans une
assez grande quantité de *lait* ou d'*eau
de Vichy* aromatisée de quelques gouttes
d'*essence d'anis*, ou de V à X gouttes
d'*élixir parégorique* (en cas de gastralgie
ou de diarrhée).

Le *bichlorure*, souvent mal toléré
(gastralgie) a, contre lui, son goût détes-
table; on peut, avec avantage, lui substituer le *cyanure de mercure* en solution
au 1/1000, à la dose d'une cuillerée à
bouche (hommes) ou de 3 cuillerées à
café (femmes) (Leredde). Gaucher préfère le *lactate neutre de mercure* (en
solution au 1/1000), à la dose de 4 cuillerées à café dans un peu de lait ou
d'eau sucrée.

La préparation la plus usitée est le
protoiodure d'hydrargyre en pilules de
3 à 5 centigr. additionnées, chacune, de
1 centigr. d'*extrait thébaïque*, pour prévenir la diarrhée (1 à 2 pilules par jour),
principal signe d'intolérance. Plus ré-

cemment a été préconisé l'*hermophényl*
(v. c. m.) (5 à 10 centigr. en solution,
sirop ou pilules), généralement bien
supporté.

b) Voie cutanée. — C'est sous forme
d'*onguent napolitain* que le mercure est
introduit par frictions, dans les glandes
du tégument. Les doses usuelles sont,
pour l'homme, de 4 à 6 gr. (8 gr. au
plus); pour la femme, de 4 gr.; pour
l'enfant, de 1 à 2 gr. par friction. La
dose quotidienne (majorée de 50 centigr.
ou de 1 gr. pour la perte) est renfermée
dans une *cartouche* ou une *capsule*. Les
frictions sont pratiquées, le soir, avant
le coucher, alternativement sur les faces
latérales du tronc, les mollets, les faces
internes des bras ou des cuisses, en évitant les régions velues (absorption trop
rapide), les aines (peau trop sensible)
ou les zones à peau trop épaisse (absorption insuffisante). Pratiquée soit avec la
main nue ou gantée, soit avec une
flanelle ou un frottoir en verre, chaque
friction doit durer 10 minutes, jusqu'à
ce que la main cesse de glisser aisément
sur le tégument; à sa suite, la région
est recouverte d'un linge imbibé d'eau
chaude, puis, le lendemain matin, lavée
au savon et poudrée. Une cure comporte
15 à 20 frictions (soit 1 tous les 2 jours;
soit séries de 2 à 7 frictions quotidiennes
séparées par des repos de même durée).

*c) Voies hypodermique et intra-muscu-
laire.* — Quelques *composés solubles* peuvent être injectés sous la peau; les
composés insolubles doivent toujours être
injectés profondément dans les muscles.
L'*asepsie soigneuse de la peau* par savonnage de 1 à 2 minutes, à la brosse,
suivi d'essuyage au coton stérilisé sec
puis de rinçage à l'*alcool à* 90° et à
l'*éther*; l'emploi d'une *seringue stérilisable* ou d'*ampoules seringues* sont
absolument de rigueur.

Nombre de *sels solubles* ont été essayés
et chaque syphiligraphe a ses préférences. En injections, le *bichlorure* provoquant de vives douleurs, exposant à
la stomatite, à la diarrhée, a été abandonné. Le *cyanure de mercure* (1 à 2 centigr. par jour ou 1 jour sur 2) est injecté
en solution à 1 ou 2 p. 100 additionnée

de 1 p. 100 de cocaïne, mais il expose à la stomatite et ses injections sont douloureuses; aussi lui préfère-t-on l'*oxycyanure*. Le *benzoate de mercure* (solution à 1 p. 100 additionnée de chlorure de sodium et de cocaïne) s'injecte à la dose de 7 milligr. à 3 centigr. et davantage; il ne provoque pas de réaction locale. Le *salicylate mercurique*, à la dose de 2 centigr., en solution à 2 p. 100 additionnée de 7,5 p. 1000 de chlorure de sodium, est également bien toléré. Injecté à la dose de 4 à 10 centigr., en solution à 1 ou 2 p. 100, l'*hermophényl* n'expose qu'à des accidents insignifiants. Nicolle en a tiré d'excellents résultats (2 injections par semaine, dans les muscles fessiers). Gaucher injecte le *lactate neutre de mercure*, à la dose de 1 à 2 centigr. par jour, en solution à 1 p. 100. Le *biiodure de mercure* a d'abord été utilisé en *solution huileuse* (4 centigr. p. 10 gr. d'*huile stérilisée*) injectée dans les muscles (2 c. c.). On préfère maintenant la *solution aqueuse* (à 2 p. 100, additionnée de 2 p. 100 d'*iodure de sodium*) dont on injecte, par jour, 2 c. c. (4 à 5 dans les cas très graves). Vantées surtout par Émery, Danlos, Schwab et Lévy-Bing, les injections aqueuses de biiodure semblent constituer maintenant le procédé de choix; ne provoquant que peu ou pas de douleur ni de réaction, peu toxiques (diarrhée passagère), elles sont remarquablement efficaces contre les accidents rebelles ou sévères de la syphilis (*tertiarisme*).

Les combinaisons de mercure et d'arsenic peuvent rendre des services chez les malades dont l'état général et nerveux est très déprécié. On peut alors recourir soit au *salicyl-arsinate de mercure* (6 centigr. par jour, en solution à 3 p. 100), indolore et peu toxique, soit au *cacodylate neutre de mercure* (v. c. m.) dont Brocq utilise une solution complexe mélange de *biiodure de mercure*, de *cacodylate de soude* et d'*iodure de sodium*.

Les solutions de sels non irritants peuvent être injectées dans le tissu cellulaire profond des *flancs* ou de la *région interscapulaire* (de chaque côté du rachis). Cependant, pour elles aussi, la *voie intra-musculaire* est souvent préférable, comportant des douleurs moindres et des nodules moins gênants. Elle s'impose toujours pour les injections de *biiodure en solution huileuse* et pour celles des *composés insolubles* dont les plus usités sont le *calomel*, le *mercure en nature* (*huile grise*) et l'*oxyde jaune de mercure*.

Le *calomel*, en suspension dans de l'*huile de vaseline stérilisée* additionnée de *cocaïne* (1 à 2 centigr. par c. c.) ou dans du *sirop de sucre* moins irritant selon Danlos, est injecté à la dose de 5 à 10 centigr., tous les 8 jours. Son activité contre les accidents rebelles et graves surpasse souvent celle de tous les autres agents spécifiques. Prudemment manié, il n'entraîne que des stomatites bénignes, de légères coliques, rarement un peu de fièvre avec courbature et état gastrique (*fébricule calomélique* de Fournier). Selon les cas, la cure comporte 4 à 7 injections, plus rarement 7, 8 ou 10 (Fournier). Après chacune, la région est recouverte d'une compresse imbibée d'*eau bouillie froide* (contre la douleur); le malade doit garder, pendant quelques heures, un repos absolu et, les jours suivants, s'abstenir de longues marches ou d'exercices violents. Selon Rouffilange, le calomel (5 à 10 centigr. dans 1 c. c. d'huile stérilisée) peut être injecté sous la peau (partie moyenne de la fesse au delà de la dose adipeuse); par cette voie l'absorption serait plus lente mais la réaction fébrile et la douleur locale feraient défaut.

L'*oxyde jaune de mercure* (aussi en suspension dans l'huile de vaseline) est injecté à la dose de 5 centigr. tous les 8 jours; l'usage en est peu répandu.

L'*huile grise* (voir Mercure) permet d'injecter, par semaine, 5 à 10 centigr. de mercure (6 à 7 chez la femme). Elle semble constituer la meilleure préparation insoluble. Peu douloureuses, ses injections ne provoquent que rarement de l'induration, jamais de suppuration. Une cure comporte 6 à 7 injections hebdomadaires. Les cures sont séparées par des intervalles de 2 mois.

Les injections de composés insolubles supposant la décomposition lente de ceux-ci et leur résorption graduelle par les lymphatiques, le procédé implique l'introduction espacée, dans l'organisme, de provisions mercurielles auxquelles celui-ci doit puiser peu à peu. La régularité de cette absorption n'est, il est vrai, que théorique; nulle à certains moments, elle peut, à d'autres, devenir massive, ce qui est la cause habituelle des cas d'intoxication dus à cette méthode. Ces composés étant en suspension dans leur véhicule, il importe de toujours bien agiter le mélange avant l'usage.

Le *calomel* et l'*oxyde jaune* peuvent être injectés avec une *seringue stérilisable ordinaire* (seringue de verre); les injections d'*huile grise* exigent l'usage d'une *seringue spéciale* (*modèle de Le Pileur* ou de *Barthélemy*) à moins qu'on utilise (à l'exemple de E. Bodin, de Rennes) une huile ne renfermant que 20 centigr. de mercure par c. c. On se sert d'aiguilles longues de 5 à 6 cm, en *acier* ou mieux en *platine iridié*. La *région de choix* est la *fesse*, soit à un travers de doigt en dedans du bord postérieur du grand trochanter, soit à l'union d'une horizontale passant à deux travers de doigt au-dessus du grand trochanter et d'une verticale séparant le 1/3 interne des 2/3 externes de la fesse. Le malade étant debout ou couché à plat ventre, on enfonce *à fond, d'abord l'aiguille seule*, pour s'assurer, avant d'y ajuster la seringue, qu'il n'en sort pas trace de sang (afin d'éviter l'injection dans une veine). La seringue adaptée, on en pousse très lentement le piston, puis, l'injection achevée, on soulève la peau, entre deux doigts, au niveau de l'aiguille qui est retirée d'un coup sec ; on panse la piqûre avec un peu d'ouate hydrophile et de collodion. Aucun massage consécutif ne doit être fait. On a expérimenté aussi, plus récemment, avec succès, le traitement de la syphilis par les injections intra-musculaires de *mercure colloïdal électrique* (3 c. c., Stodel et Galup).

d) Injections intra-veineuses. — Baccelli, Abadie ont injecté dans les veines du pli du coude, du *cyanure de mercure* (solution à 1 p. 100, 1 c. c. tous les 2 jours). Leur procédé ne saurait s'appliquer qu'aux cas graves où il est urgent d'obtenir un effet rapide.

Doses. Soins complémentaires. — La *femme* ne tolère que des doses inférieures de 1/4 ou de 1/3 à celles qui conviennent à l'homme adulte, de moitié même, pour le *calomel*. Les *enfants* supportent fort bien le mercure; aux nourrissons de plus de 5 mois, on peut donner une cuillerée à café de *liqueur de Van Swieten sans alcool*, prescrire de la *poudre grise* (2 à 5 centigr. Variot) (voir MERCURE), faire des frictions avec 1 à 2 gr. d'*onguent napolitain*. Certains sujets sont très sensibles au mercure, surtout en applications cutanées. Tous sont exposés à des accidents, dès que la dose toxique est atteinte; aussi, tout malade soumis à un traitement mercuriel doit-il être l'objet d'une surveillance constante portant surtout sur la bouche. Avant toute cure, les *dents* doivent être *visitées* et *remises en état* par le dentiste qui enlèvera le tartre et arrachera ou obturera les dents cariées. Pendant le traitement, le malade se brossera, matin et soir et après chaque repas, les dents avec un *savon dentifrice* et se rincera à la solution de *phénosalyl* à 1 p. 100. Le mercure sera suspendu, à la première sensation d'*agacement des dents*, de *goût métallique* avec *odeur spéciale de l'haleine*; les sujets soumis aux injections de calomel réclament une surveillance toute spéciale.

Contre-indications du traitement mercuriel. — Le traitement mercuriel doit rester très prudent chez les *artérioscléreux*, les *vieillards* (doses moyennes ou faibles), les *albuminuriques*, à moins que leur néphrite ne soit d'origine nettement spécifique (Voir NÉPHRITE SYPHILITIQUE); même alors s'imposent le *régime lacté* et une surveillance étroite des effets du traitement spécifique qui n'est pas constamment favorable (J. Ferrand).

Indications de chaque méthode. — La *méthode par ingestion* peut, plus ou moins vite, déterminer des phénomènes d'intolérance : gastralgie, vomissements ou dyspepsie durable (avec le *sublimé* surtout); coliques, diarrhée (avec le *protoiodure*) que l'on arrive souvent, il est vrai, à modérer par l'*opium* (*extrait thébaïque* ou *élixir parégorique*). Elle reste pourtant indiquée contre les *accidents bénins ou moyens*, pour les *cures prolongées*. On peut, en effet, prendre, pendant 2 mois, sans dommage, des pilules de protoiodure, tandis que les frictions ne sont possibles que 3 semaines, et les injections 6 semaines.

Avant l'avènement de la méthode des injections, les *frictions* étaient, contre les cas graves, l'unique ressource, mais elles offrent plus d'un écueil : risques de *stomatite*, d'*exanthèmes*; *malpropreté*; *incertitude de la dose absorbée* (pour certains auteurs, l'absorption se ferait uniquement par *inhalation*); *technique compliquée*, souvent mal suivie. On les réservera : aux malades qui se refusent aux injections ; aux jeunes enfants, très tolérants; aux sujets soumis à une cure hydrominérale adjuvante.

Les *injections intra-musculaires de composés insolubles* se recommandent dans tous les cas graves ou rebelles, par leur grande efficacité et la précision de leur dosage; mais elles ne s'adressent pas aux accidents immédiatement menaçants et exigeant l'absorption rapide du mercure. Elles offrent, en outre, quelques inconvénients : *douleur immédiate* légère, mais *douleur tardive* (après 3 ou 4 jours) parfois intense, avec irradiations; *rougeur*, *induration*, quelquefois *fièvre* (surtout avec le *calomel*), *absorption lente*. Une bonne asepsie évite les *abcès* ; les *embolies veineuses* sont impossibles, quand on enfonce d'abord l'aiguille seule. Il est vrai qu'avec l'*huile grise*, ces accidents sont réduits au minimum ; cependant on lui a récemment attribué un cas de mort.

Les *injections solubles*, d'un dosage aussi rigoureux, un peu moins actives, sont moins douloureuses, plus rarement suivies de nodosités, plus vite résorbables, surtout si on choisit bien la préparation (*solution aqueuse de biiodure*,

hermophényl, etc.) et la région. Elles conviennent surtout aux cas moyens, à ceux où l'estomac doit être respecté et aux accidents nerveux graves où il importe d'agir rapidement.

II. *Atoxyl.* — Plus récemment, on a tenté d'opposer à la syphilis l'anilarsinate de soude ou *atoxyl* (Lassar, P. Salmon, P. Uhlenhuth, E. Hoffman, K. Roscher, etc.), en raison de son action spéciale sur les parasites du genre *tréponème* (dans la trypanosomiase). M. Hallopeau préconise les injections hypodermiques quotidiennes de 5 à 10 centigr. en solution stérilisée par filtration, inoffensives à condition de faire usage d'un produit français (l'atoxyl étranger ayant provoqué de graves troubles visuels). Metchnikoff a montré les effets abortifs de l'atoxyl injecté peu de temps après l'inoculation du tréponème (Voir PROPHYLAXIE). Employé en frictions sur le chancre (pommade à 1 p. 2), en injections pratiquées sur le trajet des lymphatiques, entre le chancre et son ganglion, l'atoxyl serait peut-être capable d'atténuer la virulence de l'infection syphilitique (Hallopeau) et de différer plus ou moins l'explosion des accidents secondaires. Administré en pleine phase secondaire l'atoxyl en fait assurément disparaître les manifestations extérieures, mais moins rapidement que le mercure (von Zeissl). Il se montre également efficace sur les syphilomes tertiaires. Selon Lesser (de Berlin), Vedel, etc., ses effets bien que positifs sur le tréponème de la syphilis, ne seraient que transitoires et il ne semble pas qu'il puisse rivaliser avec la médication mercurielle ; pour certains, il n'agirait qu'à titre tonique, comme les autres arsenicaux (cacodylate de soude, arrhénal, arséniate de soude), en exaltant les moyens de défense de l'organisme contre l'infection syphilitique (von Zeissl, Milian). Il semble pourtant que l'atoxyl soit destiné à prendre, à côté du mercure, la place d'un adjuvant précieux, principalement : 1° dans les cas où celui-ci est mal toléré ou n'agit plus ; 2° contre certains accidents tertiaires rebelles (Bardet); 3° contre les exanthèmes de la syphilis galopante où il se montrerait aussi efficace que les injections de calomel (Lesser) ; 4° comme abortif de l'infection, durant la phase d'incubation ou au début du chancre (Metchnikoff, Hallopeau). Il. paraît inutile et imprudent d'administrer des doses sub-toxiques, susceptibles d'entraîner sans profit des effets secondaires plus ou moins graves : troubles gastro-intestinaux, troubles de la vision, accidents de néphrite ou de cystite (Lesser).

III. *Traitement ioduré.* — Bien que la médication iodurée n'offre pas de valeur spécifique et que son utilité soit contestée actuellement par certains syphiligraphes, son indication demeure encore formelle dans un grand nombre de cas, à titre isolé ou comme adjuvant du mercure. L'*iodure de potassium* est, chez les syphilitiques, le sel de choix. L'usage en est généralement commencé vers la 3° année. On le prescrit en solution aqueuse (1 gr. par cuillerée à soupe) ou en sirop. pris aux repas, soit dans de la bière, soit dans de l'eau alcaline aromatisée avec de l'anisette. La dose moyenne est de 4 gr. pour l'homme et de 3 gr. pour la femme. Fournier donne, par jour, 2 gr. pendant une semaine, 3 gr. une quinzaine, puis, 4 gr. la quinzaine suivante. L'*iodisme* peut être modéré par la *belladone, l'antisepsie intestinale*, le *bicarbonate de soude* (8 à 10 gr.) ou le *régime déchloruré.* Dans certains cas graves, les doses doivent être poussées à 6, 8 et 10 gr. L'iodure peut encore être introduit localement au sein des lésions superficielles (gommes cutanées) dans les cas rebelles ainsi que dans ceux où son ingestion est mal tolérée, comme l'ont prouvé Besnier, Crocker, Labadie-Lagrave et Rollin, J. Boisseau, etc. Pour cela, on utilise la seringue de Luër de 2 c. c. et une aiguille de platine longue de 2 cm 1/2, enfoncée à côté de la lésion, dans la peau aseptisée, de façon à injecter le liquide, plutôt dans le tissu cellulaire qui entoure la gomme (à 1 ou 2 cm de celle-ci). Les solutions faibles (à 3 p. 100) suffisent et sont peu douloureuses. On injecte tous les deux jours 2 c. c., chaque fois en un point nouveau de la périphérie de la lésion, de manière à la circonscrire peu à peu. Cette méthode est rapidement efficace et supprime tout risque d'iodisme. L'addition de *gaïacoloïd* à la solution d'iodure (Duret) peut le rendre complètement indolore.

L'*iodure* modifie plus particulièrement : les *lésions tertiaires ulcéreuses et infiltrantes*, les *gommes*, les *ulcérations au voile du palais*, les *syphiloses viscérales* (Morel Lavallée), la *glossite parenchymateuse*, le *leontiasis labial.* Il est vrai qu'il intervient surtout comme auxiliaire du mercure. Son emploi n'est pas moins justifié contre certains *accidents secondaires* ou *de transition : fièvre secondaire, ostéopathies, myalgies, arthralgies, arthropathies, céphalée nocturne, névralgies, sarcocèle, psoriasis palmaire, onyxis.* Par contre, l'iodure ne semble exercer d'action préventive qu'à l'égard des lésions du système artériel ; il est contre-indiqué dans la *syphilis laryngée* (danger d'*œdème de la glotte*) et dans certains *accidents oculaires.* Quand l'iodure de potassium n'est pas toléré, il peut être suppléé, dans une certaine mesure, par le *sirop d'iodure de fer*, le *sirop iodotannique* (chez l'enfant), l'*iodipine* et les *composés iodés organiques.*

III. *Traitement mixte.* — Il s'impose dans la plupart des cas où l'iodure est utile. Le *sirop de Gibert* et même le *sirop de Vidal* représentent des associations dans lesquelles la part de l'iodure est trop faible pour que l'usage en soit recommandable. Aussi vaut-il mieux donner séparément mercure et iodure.

IV. *Médications adjuvantes.* — Quoique le mercure remédie à l'*anémie syphilitique*, celle-ci réclame souvent l'emploi complémentaire des toniques : *iodure de fer, arsenic, quinquina.* Les *phénomènes neurasthéniques* sont, d'autre part, justiciables du *repos au grand air*, de l'*hydrothérapie*, des cures à *Plombières* ou *Néris.* Les malades débilités avec formes atoniques ressortissent aux *sources chlorurées sodiques* (*Salins, Salins-Moutiers, Salies, Bourbon-l'Archambault*). Dès longtemps, est admise, chez les syphilitiques, l'efficacité des *eaux sulfureuses*

(*Luchon, Aix, Cauterets, Barèges, Uriage, Challes*). Elles agissent : 1° à titre *stimulant* et *tonique*; 2° à titre *dépuratif* (résolution des lésions superficielles ou profondes); 3° comme *adjuvants du traitement spécifique*, en favorisant l'assimilation et l'élimination des préparations mercurielles, ce qui, dans les syphilis malignes, permet de forcer, sans danger, les doses (H. Pelon).

V. **Traitement général de l'infection syphilitique.** — Si tous les médecins s'accordent pour traiter aussitôt et énergiquement toute manifestation actuelle de la syphilis, le *traitement de la syphilis sans manifestations* n'est préconisé que par certains syphiligraphes, en tête desquels MM. A. Fournier et E. Besnier se montrent les plus chauds partisans de la *méthode préventive*. Pour eux, l'emploi systématique du mercure, pendant les premières années de la syphilis, rend bien plus rares les accidents tardifs et le tertiarisme grave. Au contraire, les *opportunistes* (Diday, Mauriac, Jullien, Du Castel, etc.), mettant en doute les effets préventifs du mercure et de l'iodure, redoutant par ailleurs l'épuisement de leur efficacité, par accoutumance, et les méfaits de leur toxicité, se bornent à combattre énergiquement les accidents apparents, en raison de leur gravité et jusqu'à leur guérison, s'abstenant de toute médication, dans leur intervalle.

La *méthode préventive* consiste à instituer, pendant les premières années de la syphilis, des *cures intermittentes systématiques*, proportionnées, pour la durée et les doses, à la gravité et à là résistance des accidents, sans préjudice du traitement opposé d'urgence à ceux qui éclatent hors des périodes régulières. A. Fournier préconise la pratique suivante : a) *syphilis secondaire moyenne : traitement par voie gastrique* ; 1re année, 1re cure de 2 mois, puis 4 cures de 6 semaines, séparées par des pauses de 2 ou 3 mois; 2e *année* : 3 cures de 6 semaines ; 3e *année*, 2 cures de 6 semaines; *années suivantes*, cures iodurées (3 gr. d'iodure) de un mois à 6 semaines (3 ou 4 la 1re année, 3 la seconde, 2 la 3e, c'est-

à-dire la 6e de la syphilis). Les cas de *syphilis grave rebelle* réclament l'usage de méthodes plus énergiques (*frictions* ou *injections*), par cures plus répétées (en réduisant les phases de repos). Si la nature des accidents exige le *traitement mixte*, on peut soit associer le mercure à l'iodure, pendant les cures iodurées, soit faire alterner les cures mercurielles et iodurées. Plus récemment (1905) Fournier a adopté, surtout pour prévenir le risque du *tabes* ou de la *paralysie générale*, la méthode des *cures mercurielles à termes tardifs*, consistant à instituer, chez les malades déjà traités les deux premières années, une cure d'un an, la 5e, puis la 7e ou 8e année (la P. G. apparaît, en moyenne, entre la 6e et la 12e année).

Leredde prescrit : 1° la première année 4 ou 5 cures de 6 semaines (10 centigr. de protoiodure chez l'homme, 5 centigr. chez la femme) dont, au besoin, deux intensives (quatre injections de *calomel* de 10 centigr. (hommes) ou, de 5 à 6 centigr. (femmes) ou, six injections d'*huile grise*); 2° les années suivantes, un *traitement opportuniste* opposé à tout symptôme suspect dépisté par une surveillance soutenue de 2 à 3 ans. Selon lui, l'*iodure* ne conviendrait qu'à certains accidents spéciaux et n'offrirait, à titre préventif, qu'une utilité discutable. Les autres partisans de la méthode préventive procèdent également par cures intermittentes et systématiques répétées pendant 4 à 5 ans. La légitimité de celle-ci a trouvé sa démonstration dans la persistance du tréponème pâle dans l'organisme durant les intervalles des accidents cliniques; son utilité paraît surtout justifiée contre tous les *processus anatomiques latents* déterminés par l'infection syphilitique et qui, sans doute, préparent insidieusement les *accidents viscéraux tardifs* et les syndromes de la *parasyphilis*. En outre, son influence certaine sur la marche de la grossesse et sur la descendance des syphilitiques semble singulièrement probante.

VI. **Traitement des divers accidents.** a) **Chancre induré.** — Aisée en certaines régions (prépuce), utile aux malades mariés, l'*excision* n'a d'autre avantage que de hâter la guérison de la lésion locale; si on la laisse évoluer, il faut se borner à des *lotions antiseptiques anodines* et à l'application de *poudres inertes* (*oxyde de zinc, bismuth, dermatol, aristol*) en s'abstenant, surtout, de topiques irritants et de cautérisations. Hallopeau conseille, on l'a vu, les frictions sur le chancre avec une pommade à l'*atoxyl* (āā) et des injections du même produit en solution, autour des lymphatiques reliant l'ulcération à son ganglion. Le *chancre du méat* exige l'introduction dans l'orifice du canal, soit de petits *cylindres d'ouate comprimée* enduits d'un corps gras, soit de *crayons d'iodoforme*, afin d'en éviter l'*atrésie*. Le *chancre buccal* ne nécessite que des soins d'asepsie locale : bains de bouche, gargarismes avec une solution de *salicylate de soude* à 1 p. 100 ou de *phénosalyl* à 0,5 p. 100. Le *chancre du mamelon* exige la suspension définitive de l'allaitement. L'*induration prolongée du chancre* cède au traitement ioduré, ou, à deux ou trois séances de *galvanocautère*. La *balanite* concomitante doit être traitée par les moyens habituels (Voir BALANO-POSTHITE). Le *chancre mixte* est justiciable des agents opposés au *chancre mou* (v. c. m.). Le *phagédénisme* qui, pour certains auteurs, impliquerait toujours un chancre mixte, sera combattu par des *lotions* à l'eau boriquée chaude, des *bains chauds prolongés* (1 à 3 heures) quotidiens ou, un jour sur deux, par les attouchements (quand l'inflammation est tombée), à la *teinture d'iode*, au *chlorure de zinc* (au 1/10), par les pansements à l'*iodoforme* ou au *salol*; il exige, en outre, l'intervention du *traitement mixte*. Quand la nature syphilitique du chancre a été démontrée par l'examen microscopique (présence de tréponèmes dans la sérosité exsudée), il y a tout avantage à instituer aussitôt le traitement par le mercure ou par l'atoxyl, qui semble atténuer ou retarder l'explosion des accidents secondaires. Dans le doute, mieux vaut attendre la confirmation du diagnostic, car, si la syphilis est réelle, il importe à l'avenir du malade, qu'elle fasse sa preuve.

b) Accidents secondaires. — Quand la syphilis est confirmée, le malade doit éviter tout excès alimentaire, intellectuel ou vénérien, tout surmenage; quand son état exige un traitement autre que la médication spécifique, celui-ci sera intercalé dans l'intervalle des cures mercurielles. A cette période, la *céphalée* est fréquente, soit contemporaine de la roseole, soit plus tardive, quelquefois *neurasthénique* ou *névralgique* (céphalée du trijumeau, de l'ophthalmique spécialement); ailleurs, prodromique de la *syphilis cérébrale* ou *méningée*. L'essentiel est de dépister la *céphalée organique*; à cet égard la *ponction lombaire*, en même temps curative, dénonce la spécificité par le *louche* ou la *lymphocytose* du liquide céphalo-rachidien, toujours *en hypertension*. En outre, la céphalée organique est justiciable du *traitement mixte* et, si elle est intense, de la méthode des *injections sous-cutanées* ou *intra-musculaires*. Les *névralgies*, les *douleurs osseuses* ressortissent à l'*iodure de potassium*; la *céphalée nerveuse* à l'*antipyrine*, au *pyramidon*, à la *phénacétine* et au *bromhydrate de quinine*.

La *roséole*, les *syphilides papuleuses* ne sont justiciables que du traitement général. Les *syphilides cutanées érosives* et *suintantes* (plaques muqueuses de la peau) seront lavées et pansées (la nuit) avec des compresses imbibées de *liqueur de Van Swieten* dédoublée, ou, d'eau additionnée de 1/4 à 1/5 de *liqueur de Labarraque*, puis séchées (le jour) avec des poudres inertes. Les *plaques muqueuses interdigitales* cèdent aux bains de pieds quotidiens additionnés d'*acide borique* (1 p. 100) ou de *permanganate de potasse* (1/2000), suivis de poudrage au *talc*, au *bismuth* ou à l'*oxyde de zinc*, avec interposition d'ouate entre les orteils. Les *syphilides psoriasiformes* exigent l'intervention du *savon noir*, de la *pommade soufrée* ou du *glycérolé cadique*. Les *syphilides séborrhéiques* de la face sont encore justiciables des pommades à base de *soufre*, d'*acide salicylique*, de *résorcine* (appliquées la nuit) ou même d'*huile de cade*. La guérison des *syphilides secondaires circonscrites* est quelquefois hâtée par les badigeonnages de *teinture d'iode* et les applications d'*emplâtre de Vigo*, sans préjudice du traitement mercuriel. Pansées de même (après chute des croûtes sous un cataplasme de fécule), les *syphilides ulcéreuses* seront touchées tous les jours ou tous les 2 jours au *nitrate acide de mercure* ou au *naphtol camphré*.

Les *lésions destructives* et *ulcéreuses précoces des syphilis graves* cèdent parfois mieux à l'iodure qu'au mercure. Si une médication spécifique intensive ne suffit pas à restaurer l'état général et local, il faut lui associer : une *hygiène sévère* (repos complet, abstention de boissons alcooliques), la *suralimentation*, l'*hydrothérapie froide*, les *injections de sérum artificiel* et les *inhalations d'oxygène* (E. Besnier).

Les *plaques muqueuses buccales* réclament une hygiène soigneuse de la bouche et des dents (bains locaux répétés et prolongés), la suppression du tabac, des boissons alcooliques, des mets épicés, la cautérisation des érosions, tous les 2 ou 3 jours, au nitrate d'argent ou à la teinture d'iode. L'*angine*, la *laryngite* secondaires (v. c. m.) demandent aussi, outre le traitement spécifique, des soins locaux appropriés. Les *plaques muqueuses du gland, de la vulve* sont surtout justiciables des *lotions antiseptiques* et des *cautérisations*. Si elles sont *végétantes*, on leur oppose : les lavages ou les injections avec des solutions de *sublimé* ou de *permanganate de potasse*; les attouchements au *nitrate d'argent*, au *nitrate acide de mercure*, à la *teinture d'iode*, au *chlorure de zinc liquide*, au *galvano-cautère*; l'isolement des parties avec de l'ouate sèche.

Souvent très rebelle, l'*onyxis syphilitique* est justiciable des bains quotidiens de 5 minutes, dans une solution de *sublimé* ou de *permanganate* (au 1/2000), suivis de l'insertion, entre l'ongle et le doigt, d'une *pommade au calomel* (au 1/20) ou de pansements soit à l'*emplâtre de Vigo*, soit à l'*emplâtre rouge de Vidal*.

En cas d'*iritis*, il faut, outre le traitement mercuriel, instiller, chaque jour ou tous les deux jours, dans l'œil, III à IV gouttes d'un *collyre au sulfate d'atropine* (2 centigr. pour 4 gr.) et le recouvrir de coton hydrophile maintenu par un bandeau.

c) Accidents tertiaires. — A la période tertiaire, la *cure iodurée* seule agit trop lentement pour être suffisante et tout accident sérieux réclame le *traitement mixte*. A certaines *syphilides rebelles* (*S. palmaires, tuberculo-gommeuses, serpigineuses*), on doit opposer les *injections de calomel* ou *d'huile grise*. Le *repos absolu*, les applications d'*emplâtre de Vigo*, précédées, en cas d'inflammation, de pansements humides (à l'*eau bouillie* ou avec une solution de *borate de soude* à 1 p. 100) est indispensable à la guérison des *syphilides tertiaires des membres inférieurs*.

Capables d'aboutir insidieusement à la *perforation*, les *syphilides gommeuses du palais* réclament, outre un traitement spécifique intensif, des attouchements quotidiens (par le médecin lui-même) avec un tampon imbibé de la solution officinale de *nitrate acide de mercure*.

Comme les lésions cutanées, la *syphilis tertiaire viscérale* sera combattue, en débutant par le *traitement mixte*, pour n'alterner le *mercure* et l'*iodure* qu'après extinction des accidents sérieux. Tout accident viscéral sévère exige un traitement intensif poursuivi jusqu'à sédation, sans préjudice de cures préventives ultérieures. La gravité et les tendances récidivantes des *accidents cérébraux*, imposent, à leur égard, des cures spécifiques particulièrement prolongées, répétées et rigoureuses. (Voir SYPHILIS CÉRÉBRALE).

Les *accidents nerveux parasyphilitiques* (*Tabes, Paralysie générale*, etc.) seraient, pour quelques auteurs (Leredde, Lemoine, Oltramare, etc.), curables, en certains cas, par un *traitement mixte intensif* (cures d'*injections mercurielles* de 6 semaines, séparées par des cures iodurées de 15 jours, pendant 8 à 10 mois. Leredde). Refusant au traitement spécifique toute efficacité contre ces accidents, A. Fournier ne lui accorde qu'une valeur préventive, sous la forme de cures *à termes distants* (Voir plus haut), associées à une hygiène spéciale (abstention de tout surmenage nerveux, vénérien, intellectuel; de toute émotion mondaine) et à une thérapeutique antinerveuse (pratiques hydrothérapiques). Dans la *Paralysie générale*, Joffroy, non seulement refuse toute valeur au traitement spécifique, mais le déclare dangereux (surtout les injections mercurielles, qui accélèrent la marche du processus).

d) Grossesse des femmes syphilitiques. — Toute femme enceinte syphilitique ou supposée telle (en raison de la syphilis du mari), doit être, dès le début de la grossesse, soumise à un traitement mercuriel continu (sauf repos de 10 jours par mois), plutôt par ingestion (5 centigr. de *protoiodure*, ou, une cuillerée de *liqueur de Van Swieten*), à moins d'intolérance. L'utilité de l'iodure est alors discutée. D'autre part, en cas d'*albuminurie*, le *régime lacté* s'impose, plus ou moins sévère selon l'état de la perméabilité rénale.

e) Syphilis héréditaire précoce. — Les nourrissons doivent être traités, dès les premières manifestations de l'infection, soit par la *liqueur de Van Swieten* (X gouttes à une cuillerée à café, suivant l'âge), soit, si on craint l'irritation du tube digestif, par les frictions d'*onguent Napolitain* (1 à 2 gr. sur un chiffon de flanelle, 5 minutes) ou les injections de *biiodure* (1 milligr. à 1 milligr.,5) en solution aqueuse, faites sous la peau du dos (Schwab et Levy Bing). Comby suspend le traitement 10 jours le 4e mois, 15 jours le 5e, puis un mois ou deux (à moins d'accidents). La seconde et la troisième année, l'enfant est traité un mois sur trois, par les frictions et l'iodure (20 centigr. puis 40 centigr.); la quatrième, les frictions sont supprimées et l'enfant prend 50 centigr. d'iodure un mois sur quatre. Parfois le *sirop iodotannique* remplace avantageusement l'iodure. La *courbe de poids* de l'enfant donne la mesure de l'efficacité du traitement. Variot prescrit la *poudre grise* (contenant 33 p. 100 de mercure et 67 p. 100 de craie) mêlée, en paquets, à de la poudre de *lactose*; chaque paquet, contenant 15 milligr. à 3 centigr. de poudre grise est jeté dans le biberon ou délayé dans une cuillerée de lait; le traitement est continué 2 semaines sur 3. Quelle que soit la forme adoptée, le régime de l'enfant doit être minutieusement réglé. Aux *éruptions étendues* on peut opposer les *bains de sublimé* à 1/10 000, donnés dans une baignoire de bois ou émaillée. Les *lésions circonscrites* sont pansées avec la *pommade au calomel* au 1/10; les *plaques érosives* de la peau et des muqueuses sont cautérisées au *nitrate d'argent*. En cas de *coryza spécifique*, il faut : 1° faire tomber les croûtes nasales; 2° pratiquer des lavages à l'*eau boriquée*, et des insufflations de *sucre mêlé de 1/20 de calomel*; 3° introduire dans les narines, soit de la *vaseline simple* ou *boriquée*, soit des tampons d'ouate saupoudrés de *précipité rouge* (Salge).

f) Syphilis héréditaire tardive. — Son traitement ne diffère en rien de celui de la syphilis acquise.

g) Prophylaxie individuelle. — Les expériences de Metchnikoff sur le singe, celle de Maisonneuve sur lui-même, ont établi que l'infection syphilitique pouvait être évitée après une inoculation virulente, grâce à une *friction prolongée* (10 minutes) *de la région contaminée avec une pommade contenant 33 gr. de calomel pour 67 de lanoline et 10 de vaseline*; mais cette pratique n'est efficace qu'à la condition d'intervenir immédiatement, dans les quelques heures qui suivent le contact suspect. A une période plus tardive, Metchnikoff, Roux et Salmon préconisent l'emploi de l'*atoxyl* dont les effets prophylactiques ont été démontrés sur les singes. On peut injecter, par exemple, le lendemain du coït suspect, 50 centigr. d'atoxyl et même dose, deux jours plus tard. Hallopeau recommande une première injection de 75 centigr., une seconde de 60 et une troisième de 50; il n'a jamais, dans ces conditions, observé de phénomènes d'intolérance. L'efficacité de cette méthode préventive semble très justifiée par la grande lenteur de la pullulation des spirilles de Schaudinn dans l'organisme humain.

h) **Prophylaxie générale.** — En cas de *syphilis bénigne* ou *moyenne*, le *mariage* peut être autorisé après 4 années de traitement dont une sans aucun accident. En cas de *syphilis sévère à poussées récidivantes*, le mariage n'est possible qu'après une année entière passée sans nulle manifestation spécifique. Dans tous les cas, on fera précéder le mariage d'une cure de un à deux mois. Les syphilitiques mariés renonceront à tout usage du tabac, pour éviter les plaques muqueuses. Les régions qui y sont exposées seront l'objet d'une constante surveillance, afin de cautériser au nitrate d'argent toute plaque dès son apparition.

Tout enfant né d'un père ou d'une mère syphilitique doit être allaité soit par sa mère, qui ne peut le contaminer, même s'il paraît sain (*loi de Proféta*), soit par une nourrice ayant eu la syphilis. L'enfant syphilitique peut du reste être allaité par sa mère saine en apparence, sans la contaminer (*loi de Colles*). Les enfants syphilitiques supportent souvent mal l'allaitement artificiel; le *lait de chèvre* est le mieux toléré. L'infection du nourrisson par sa nourrice n'est évitable que par l'examen complet de celle-ci, et surtout, de son enfant.

Syphilis artérielle. — Elle est, avant tout, justiciable du traitement spécifique mixte. Les manifestations en sont, du reste, trop disparates (*artérite cérébrale, angine de poitrine, anévrysmes aortiques*, etc.) (v. c. m.), pour qu'il soit possible d'en esquisser ici la thérapeutique propre.

Syphilis cérébrale. — Outre le *traitement spécifique intensif* (par les injections de sels solubles ou insolubles) appliqué dès le début et prolongé, les différentes formes cliniques de la syphilis cérébrale réclament une thérapeutique symptomatique indépendante de l'élément causal (Voir Céphalée, Épilepsie, Hémiplégie, Paralysies oculaires). Une hygiène sévère : *repos physique et moral, suppression de toute émotion vive, de tout surmenage intellectuel* s'impose absolument, encore plus à titre prophylactique qu'à titre curatif.

Syphilis bucco-pharyngée. — Voir Syphilis (en général), Glossite syphilitique.

Syphilis hépatique. — Voir Cirrhose, Ictère.

Syphilis laryngée. — Voir Laryngites syphilitiques.

Syphilis médullaire. — Voir Myélite syphilitique.

Syphilis nasale. — Ici aussi, le *traitement spécifique* est le point essentiel; seul il peut prévenir des déformations irréparables. Le traitement local vise surtout les *infections secondaires* (rhinite fétide). Le *chancre nasal* (rare) sera pansé avec de la pommade à l'*aristol* à 10 p. 100, de la poudre d'*iodol* ou d'*airol* en insufflations. Les *plaques muqueuses* se réclament des mêmes topiques et des cautérisations au *nitrate d'argent*. Lorsqu'elles sont rebelles, le *traitement mixte* réussit parfois mieux que le mercure seul. En raison de sa gravité, la *syphilis nasale tertiaire* exige l'emploi des *injections de biiodure* ou d'*huile grise* et de l'*iodure de potassium* à hautes doses (4, 6, 8 gr.). Localement, on usera des divers procédés antiseptiques indiqués à l'article *ozène*. En général, il faut attendre la *chute spontanée des séquestres*; pourtant, si leur volume s'oppose à leur élimination naturelle, force est d'intervenir chirurgicalement; de même quand ils tardent trop à se détacher. Après la cicatrisation, les *procédés rhinoplastiques* pourront, à divers degrés, corriger les *déformations acquises*.

Syphilis pleuro-pulmonaire. — Les *manifestations pleuro-pulmonaires de la syphilis*, quand leur nature est reconnue à temps, cèdent rapidement au *traitement mixte intensif* représenté par les injections de *biiodure de mercure* (15 à 20 jours) alternées avec l'*iodure de potassium* (2, 10, 12 gr. pendant 15 jours). Dans les cas pressants, Balzer conseille de débuter par deux injections simultanées de 5 centigr. de *calomel* (une dans chaque fesse). Si le traitement spécifique est tenté dans un cas de diagnostic incertain, il faut procéder avec grande réserve et se défier des hautes doses qui, s'il s'agissait de tuberculose, pourraient être néfastes. On se contentera alors des doses prescrites aux phthisiques syphilitiques (Balzer).

Au traitement mercuriel il faut naturellement joindre un *traitement symptomatique* variable avec les diverses modadalités cliniques (*pleurésie, bronchite, ectasie bronchique, sclérose pulmonaire, phthisie syphilitique*, etc.).

Syphilis rénale. — Voir Néphrite syphilitique.

Syphilitique (Ictère). — Voir Ictère.

Syringomyélie. — Il n'existe pas de traitement véritable de la syringomyélie; à peine peut-on espérer ralentir, dans une faible mesure, la marche de la maladie, par des soins d'hygiène bien entendus et une médication symptomatique prudente. Placé dans de bonnes conditions de repos, d'aération et d'alimentation, le malade sera tonifié par l'*asenic*, le *fer*, l'*huile de foie de morue*, les *phosphates*, les *glycéro-phosphates*, le *quinquina*, etc. Si la *syphilis* est relevée dans les antécédents, on peut, par acquit de conscience, tenter une cure spécifique

intensive. Les rapports douteux de la syringomyélie avec la lèpre autorisent aussi, peut-être, à essayer les remèdes antilépreux (*huile de chaulmoogra*, Plicque). L'emploi des *courants continus stables* (pôle positif sur le renflement médullaire atteint, pôle négatif aux mains) semble avoir quelque utilité ainsi que le *massage* prudent. Par contre, la faradisation des muscles atrophiés peut être nuisible, éveiller des contractures et aggraver l'atrophie. L'*hydrothérapie* n'est utile qu'à titre de tonique général. Utiles au début, les *pointes de feu* sur le renflement atteint, sont, plus tard, contre-indiquées, exposant aux escharres. La suspension est inutile et dangereuse. Cependant, Chipault a obtenu quelque amélioration (disparition des douleurs rachidiennes, des troubles trophiques, atténuation de la scoliose) par l'*élongation permanente de la moelle* à l'aide d'un *corset plâtré* molletonné, largement appuyé sur les hanches et les aisselles et appliqué dans la suspension par les pieds.

T

Tabac. — Voir Nicotiana.

Tabagisme. — L'abus du tabac, surtout pour les fumeurs qui *avalent leur fumée*, expose à des accidents de divers ordres décrits à l'article *Nicotiana* (v. c. m.). Ces troubles cessent avec la suppression du toxique causal. Comme pour la morphine, et plus encore, il faut recourir à la *suppression brusque*. Dans ce but, le fumeur est édifié sur toute la série de misères qu'entraîne le tabagisme et prévenu que, seule, une mesure radicale et, du reste, tout à fait inoffensive, peut l'en préserver. L'*isolement* est superflu; mais, les premiers jours, il est bon que la présence quotidienne et les conseils du médecin fassent œuvre de suggestion.

Tabes dorsalis. — Bien que les lésions du tabes soient incapables de

régression, certaines formes de la maladie sont pourtant sujettes à des *rémissions*, à des *temps d'arrêt* prolongés, ou même susceptibles de véritables *guérisons cliniques*. Il est aussi des *tabes bénins*, à marche très lente, compatibles avec une longue existence tolérable.

Suivant les cas, le traitement peut prétendre à viser la *cause* (*syphilis* surtout, *arthritisme, surmenage nerveux*), la *lésion spinale* ou seulement les *symptômes*.

I. *Traitement antisyphylitique*. — Il est certain que les tabétiques sont syphilitiques dans la proportion de 90 p. 100 (Fournier, Erb, etc.). Fournier, en rattachant le tabes à la *parasyphilis*, le tient pour rebelle à la *médication spécifique*. Cependant, celle-ci compte quelques succès positifs et est reconnue efficace par toute une école (Jullien, Erb, Gaucher, Spillmann, Grasset, Babinski, Leredde, Maurice Faure, Jean Heitz, Laussedat, etc.); mais son efficacité est contestée par un nombre important d'auteurs : Charcot, Bénedikt, Fournier, Picot, Teissier, Raymond, Hallopeau, etc. Pour le Pr Raymond, le traitement mercuriel agirait plus sur les *accidents de la syphilis cérébro-spinale* que sur le tabes lui-même. Selon P. Marie, il concourt à prévenir l'éclosion de complications de nature syphilitique comme l'*artérite chronique* et la *paralysie générale*. Hallopeau n'admet l'utilité du traitement spécifique que chez les syphilitiques offrant les signes précurseurs du tabes. Fournier refuse au mercure presque toute action sur la parasyphilis (Voir Syphilis). En somme, le traitement spécifique doit être tenté : 1° contre les tabes suivant de près la syphilis, surtout si des accidents -cutanés, bucco-pharyngés, osseux ou méningo-encéphaliques la dénoncent; 2° contre ceux qui semblent ressortir à une syphilis dont le traitement fut notoirement insuffisant. Il sera au contraire à déconseiller chez : les amaigris, les dyspeptiques, les cachectiques, les malades ne tolérant pas le mercure ni l'iode, ceux qui ont déjà subi, sans succès, une cure spécifique. Comme mode thérapeutique, la préférence sera donnée soit aux *frictions d'onguent napolitain* (avec 5 à 6 gr. d'onguent; séries de 5o à 6o suivies de 4 mois de repos), soit, mieux, aux *injections de biiodure,* d'*huile grise* ou de *calomel* (Voir Syphilis) qui, pourtant, exposent davantage aux accidents douloureux et aux amyotrophies. Avec le mercure, on peut faire alterner (pendant les périodes de repos) l'*iodure de potassium* (1, 5, 6, 8 gr.) (Grasset, Gilles de la Tourette, etc.), principalement s'il y a coïncidence d'accidents tertiaires, de lésions méningées (Erb). Quand l'iodure est mal supporté, on peut lui substituer le *chlorure d'or et de sodium* (5 à 10 milligr.). Dans ces limites, la médication spécifique pourrait amener une rémission, parfois la guérison clinique du tabes, favoriser les temps d'arrêt dans le processus, con-

jurer l'effet des toxines syphilitiques sur le système vasculaire, les méninges, la moelle. Il semble particulièrement efficace sur les accidents nouveaux ou les symptômes anciens en voie de progression. (Maurice Faure). Quant au traitement systématiquement préventif de la syphilis en évolution, s'il n'écarte pas certainement l'éventualité du tabes, il semble toutefois en rendre les accidents moins graves.

II. *Traitement du terrain arthritique.* — Aux *tabétiques arthritiques*, Grasset prescrit : 5o centigr. d'*iodure alcalin* (associé, en cas d'intolérance, au *salol* ou au *bicarbonate de soude*) 10 jours par mois; 5o centigr. de *lithine*, dans un verre d'*eau de Vichy* ou *de Vals*, les 10 jours suivants, et 5o centigr. de *liqueur de Fowler* ou de *soufre sublimé* les 10 derniers jours. En outre s'impose l'hygiène qu'exige l'arthritisme : *régime lacto-végétarien* mitigé excluant les aliments riches en toxines; *eau d'Évian* comme boisson; *exercice* modéré, abstention de tout surmenage physique ou moral, de boissons alcooliques, de tabac; vie paisible, exempte d'émotions; hygiène sexuelle sévère.

III. *Traitement de la sclérose.* — On cherche à suspendre ou à ralentir la marche de la sclérose par : l'*iodure de sodium ou de potassium* (5o centigr. à 1 gr.), la *teinture d'iode fraîche* (V à VI gouttes); le *nitrate d'argent* (Charcot, Vulpian, Erb) donné en pilules de mie de pain à la dose de 1 centigr. ou moins par pilule (3 à 5 pilules); le *chlorure d'or* préconisé par Rosenbaum, en piqûres de 2 à 5 milligr. (3 fois la semaine); le *protargol* (3 centigr. en pilules, poudre ou potion, Adler); enfin, par l'*ergot de seigle* (5o centigr. de poudre fraîche en 2 fois, Charcot, Lépine, Magnan) donné en séries courtes et prudemment, lors des *poussées aiguës* ou *subaiguës*.

IV. *Traitement du syndrome tabétique.* — Mainte fois a été vérifiée l'utilité des *pointes de feu* légères et clairsemées (pour laisser place à d'autres et en assurer la prompte guérison), appliquées en séries, le long des gouttières vertébrales. Le *massage* est capable d'amener quelque amélioration, sous forme d'*effleurage* d'abord, puis de *pressions successives*, de plus en plus appuyées, avec les pouces, selon la direction des espaces intercostaux, puis en dehors des apophyses transverses (Leclerc). Le *massage vibratoire* est quelquefois efficace.

La *suspension* (v. c. m.) a pu amender, parfois, la plupart des symptômes tabétiques.

L'*élongation de la moelle* obtenue par *flexion du rachis*, a, dans nombre de cas, déterminé de notables améliorations surtout des symptômes douloureux et des troubles génito-urinaires. Elle est réalisée, soit selon le procédé de R. Blondel, à l'aide d'une *courroie rapprochant les genoux du menton*, en passant sous les jarrets et derrière le cou ; soit avec l'*appareil de Gilles de la Tourette et Chipault* composé de courroies qui, à l'aide de moufles, exercent sur le thorax et les membres inférieurs, des tractions progressives atteignant, en 3 ou 4 séances (de 8 à 12 minutes), la force de 70 kg. La méthode est contre-indiquée : dans les *tabes à marche lente* ou *à marche aiguë*; dans ceux parvenus à la 3e *période*; chez les sujets à *disques intervertébraux trop relâchés* (élongation excessive) et chez les *obèses*.

L'*électrothérapie* sous ses divers modes peut aussi améliorer plus ou moins le tabes, sous la forme soit de *galvanisation spinale* avec des électrodes de 150 cm² sur les régions lombaire et cervicale et des courants de 10 à 15 milliampères (E.-A. Weil), soit de *franklinisation* (étincelles et frictions électriques sur le tronc et les membres inférieurs, Vigouroux) ou de *haute fréquence* (Everard).

L'*hydrothérapie tiède* modifie heureusement l'*état nerveux* et l'*élément arthritique*. On lui donne la forme soit de *bains* prolongés à 33°-35° (3/4 d'heure 3 fois par semaine, par séries de 12 à 18) suivis de repos au lit (sédatifs contre les *douleurs fulgurantes*), soit de *douches tièdes* (contre les *névrites*), de *bains sulfureux* ou *carbo-gazeux* (de 8 à 15 minutes à 35°-32°) dans les *formes torpides*.

A l'hydrothérapie se rattachent les *cures thermales*, très utiles quand la fatigue qu'elles entraînent est tolérable pour le malade. La station de choix est *La Malou*. Une seule cure en juillet ou en août, ou mieux, deux cures (une en mai, une en septembre) ont souvent un effet très favorable sur les douleurs fulgurantes, les crises gastriques, les troubles sphinctériens, ou même, sur l'évolution d'ensemble du processus tabétique. D'autres stations rendent encore des services : *Royat* (bains carbo-gazeux), *Néris*, *Plombières*, *Ragatz*, *Aix-la-Chapelle*, dans les tabes avec hyperesthésie et éréthisme; *Balaruc*.

Traitement des douleurs fulgurantes et autres. — Les *douleurs superficielles* sont soulagées par l'application de *compresses imbibées de chloroforme* et recouvertes d'imperméable, par de courtes *applications froides locales*, par les *injections de cocaïne* faites à la partie supérieure de la région douloureuse (1 ou 2 centigr. procurent une heure ou 2 de calme, W.-R. Gowers), par la *galvanisation* avec une électrode positive imbibée d'une solution à 6 ou 10 p. 100 de cocaïne, par les *applications chaudes* (linges chauds; sacs de sable chaud). Les *douleurs profondes* sont surtout justiciables des analgésiques internes : *opium* (pilules de 3 centigr. d'extrait *thébaïque* et de 2 centigr. d'*extrait de belladone*; *laudanum* X à XX gouttes), *piqûres de morphine* (1 à 2 centigr.) qu'il convient de réserver aux crises intenses et ne devant être faites que par le médecin lui-même (pour éviter la morphinomanie); *antipyrine* (1 à 3 gr. par cachets de 25 centigr. avec même dose de *bicarbonate de soude*, ou, par *voie rectale* en cas d'intolérance), *pyramidon* (30 à 90 centigr.), *aspirine* (2 à 3 gr.), *phénacétine* (1 gr. 50 à 2 gr. par cachets de 50 centigr.), médicaments à prescrire isolément, ou en associations, ainsi que l'*acétanilide* (1 à 3 gr. par cachets de 25 centigr.), l'*exalgine* (50 centigr. à 1 gr. par cachets de 25 centigr.) ou la *lactophénine* (4 à 8 cachets de 25 centigr.). W.-R. Gowers préconise le *chlorure d'aluminium* (30 à 60 centigr., 3 fois par jour), Lemoine (de Lille), le *bleu de méthylène* (50 centigr. à 1 gr.); Négro, Combemale et Chabert opposent aux douleurs fulgurantes la *santonine* à la dose de 15 centigr. par jour, en 3 fois, pendant 4 à 5 jours tous les 2 mois. On peut encore recourir à l'*aconitine* (1/4 à 1/2 milligr., surtout dans les névralgies du trijumeau), à l'*hyosciamine* (1/2 milligr.), au *bromure de strontium* (2 gr.), au *pinceau électrique*, aux *pulvérisations de chlorure de méthyle*, à la *ponction lombaire*, aux *injections intra-rachidiennes* ou plutôt *épidurales* (v. c. m.), de *cocaïne* ou de *stovaïne*, enfin, à la *radiothérapie* le long du rachis (Zimmern).

Traitement des crises gastriques. — Il fait l'objet d'un article spécial (Voir Crises gastriques). Rappelons qu'il faut préciser le *chimisme stomacal* pour savoir opposer à la dyspepsie un régime approprié (*alcalins* à hautes doses en cas d'hypersthénie gastrique). Contre la douleur, a été épuisée toute la gamme des analgésiques locaux et généraux : *eau chloroformée* diluée de son poids d'eau; *oxalate de cérium* (5, 10, 15 centigr. 3 à 4 fois par jour avec de la *cocaïne*), *nitrite de soude*, recommandé par Raymond, en injections hypodermiques (un c. c. d'une solution à 1, 2 puis 3 p. 100 pendant 10 jours, puis 10 jours de repos; *ponction lombaire* (Debove), et, dans les cas rebelles, piqûre de morphine, bien souvent l'unique ressource.

Traitement des crises diarrhéiques. — Elles cèdent souvent au *sulfate d'atropine* (1/2 à 1 milligr.) et à l'antisepsie intestinale (*benzo-naphtol, hopogan*).

Les *troubles du sphincter anal* sont atténués par la *strychnine*, l'*ergotine*, les *lavements très chauds* (Tripier), et, dans certains cas, par la *rééducation*.

Traitement des troubles génito-urinaires. — L'*incontinence d'urine* ressortit aussi à la *strychnine*, à l'*ergot* et à la *faradisation de l'urèthre*. La *rétention d'urine* nécessite le *cathétérisme périodique aseptique* associé à des *lavages boriqués* de la vessie, répétés 2 fois la semaine. Les troubles vésicaux comptent parmi les plus rebelles, ils cèdent quelquefois aussi à la *rééducation* (s'ils dépendent

des muscles de la paroi abdominale et du périnée). La période d'*éréthisme génital* exige parfois l'emploi des *bains de siège froids* et du *bromure de camphre*.

Traitement des crises laryngées. — L'*ictus laryngé*, un des accidents les plus graves du tabes, est justiciable de la *morphine*; des inhalations d'*éther*, de *chloroforme*; des applications chaudes devant le cou, et, quand l'asphyxie est menaçante, de la *trachéotomie*.

Traitement de l'incoordination. — Outre les médications générales déjà mentionnées, l'*ataxie* est surtout amendée par les méthodes de *rééducation* (v. c. m.) imaginées par Frenkel. Elles sont du reste appliquées dans les stations thermales fréquentées par les tabétiques, notamment à La Malou. Leur intervention est contre-indiquée durant les phases aiguës du tabes.

Traitement des troubles oculaires. — Les paralysies (non transitoires) des muscles de l'œil peuvent être atténuées ou corrigées par l'*électrisation des muscles paralysés* ou par des *sections tendineuses* (Chevallereau). A l'*atrophie du nerf optique* on a opposé les injections de *chlorure d'or* (VI à XX gouttes d'une solution à 2,5 p. 100, Galézowski et Despagnet) ou les *courants continus faibles*, avec une électrode sur chaque tempe.

Traitement des troubles trophiques. — Les *douleurs des arthropathies* peuvent céder à l'*aspirine* (2 à 3 gr., P. Marie et Pécharmant) plus efficace que le *salicylate de soude* et le *salol*; au *massage*, à la *compression ouatée*, aux *pointes de feu* qui agissent en même temps sur l'*épanchement articulaire*; à la *pommade au dermatol*. Quand l'épanchement est abondant, une *ponction* bien aseptique est indiquée.

Les *amyotrophies localisées* sont justiciables soit de la *galvanisation rhythmée*, soit de la *faradisation* à intermittences rares avec la bobine à gros fil.

Le *mal perforant* peut guérir par le simple *repos prolongé* avec *pansement antiseptique de la plaie*. Souvent, il y faut joindre la *faradisation* (bobine à gros fil, intermittences lentes) *quotidienne du nerf tibial* et de ses branches terminales, avec une électrode très petite placée derrière la malléole interne, sur le tronc du nerf, et une autre en arrière de l'ulcère (Crocq de Bruxelles). Les succès les plus durables sont dus à l'*élongation du nerf plantaire* (*interne* ou *externe*) avec *curettage de l'ulcère* comprenant l'*ablation des os nécrosés* et l'*excision des bords épidermiques* (Chipault).

Traitement de la dénutrition et de l'asthénie. — L'*état général* des tabétiques doit être soutenu par tous les moyens : *repos en plein air, alimentation substantielle*, usage des *toniques* (*fer, quinquina, arséniate de strychnine, arrhénal, cacodylate de soude* en piqûres, *formiate de soude, glycéro-phosphates*; injections de *sérum artificiel* ou *marin*, de *phosphate de soude*.

A la phase d'*incoordination*, il importe de différer le plus possible, par l'emploi du *chariot*, le *confinement au lit* qui, trop souvent, accélère la dénutrition par l'*anorexie* qu'il entretient et les *eschares* qu'il favorise.

Psychothérapie. — Sans parler des *associations hystéro-tabétiques* (fréquentes), les ataxiques, toujours plus ou moins sujets à la *neurasthénie* qui exagère un grand nombre de leurs maux, sont particulièrement sensibles à une *suggestion* intelligente et soutenue faite d'exhortations, d'encouragements leur apportant constamment le réconfort moral et, par contre coup, physique.

Tablettes. — Voir PASTILLES.

Tachycardies. — La tachycardie est tantôt un *symptôme* relevant de causes variables qu'il faut dépister pour les atteindre; tantôt un processus isolé, la *tachycardie paroxystique essentielle*, dont la pathogénie demeure encore obscure.

I. *Tachycardie paroxystique essentielle.* — Pendant l'accès le *repos absolu* dans le décubitus latéral droit, la tête un peu basse, est de rigueur pour prévenir la syncope, ainsi que le *régime lacté*. Le traitement médicamenteux est très infidèle; on a préconisé : les inhalations de *nitrite d'amyle* (dangereuses pour Huchard), le *bromure de potassium*, la *valériane* et ses dérivés, l'*antipyrine* (Huchard), l'*ergotine* (1 gr.) associée à la

caféine (25 centigr., Huchard), les injections intra-veineuses massives (1 litre 1/2) de *sérum artificiel* qui ont donné un succès à Chauffard. La *digitale* et la *digitaline* visent moins l'accès lui-même que l'*hyposystolie* qui est une des conséquences de la maladie. Contre les paroxysmes, la meilleure ressource est encore la *piqûre de morphine* (Debove). Au syndrome ont encore été opposés des agents locaux et physiques divers : *pulvérisations de chlorure de méthyle* ou *sac de glace* sur la région précordiale; *pulvérisations d'éther* sur la colonne vertébrale; *faradisation ou galvanisation du pneumogastrique*; *compression du pneumogastrique gauche* au cou, à la hauteur du cartilage thyroïde (Dubois, de Berne); *compression de la région précordiale*; séries de *longues et profondes inspirations* (pour décharger le ventricule droit).

Dans l'intervalle des crises, tout surmenage, tout excès, toute émotion est à éviter; le café, le tabac, l'alcool seront interdits. L'usage prolongé de l'*arsenic* est utile (Barié). Huchard conseille l'emploi de l'*ergotine* associée à la *noix vomique*, Desplats, celui du *bromure de potassium* (5 gr. par jour).

II. *Tachycardies symptomatiques.* — Leur traitement est essentiellement variable avec leurs causes. La *tachycardie des toxi-infections* (*diphthérie, tétanos, grippe, fièvre typhoïde, septicémies*) est justiciable de la médication antitoxique : *sérothérapie, balnéation, régime lacté, antisepsie*. Les *tachycardies toxiques* (*digitale, belladone, café, tabac*, etc.) cessent par la suppression du poison causal. La *tachycardie des tuberculeux* (avec hypotension artérielle), indice d'une forme sévère, ressortit au traitement général de la bacillose. Celle du *paludisme* cède à la *médication quinique*. La *tachycardie des cardiopathies organiques*, de l'*artériosclérose*, des *aortites* réclame le traitement de la maladie de cœur en cause, de l'athérome, de l'aortite. A la *tachycardie des adolescents* conviennent les exercices modérés, les *phosphates* et la *médication arsenicale*. A celle de la *ménopause* seront opposés les antispasmodiques (*bromures, iodures, valériane*), les laxatifs ou l'*opothérapie ovarienne*. Quelquefois, la tachycardie est entretenue par une *affection utéro-ovarienne* qui exige un traitement gynécologique. Très fréquemment, l'accélération des battements du cœur dépend de *troubles dyspeptiques* ou *hépatiques* dont on devra préciser la nature pour leur opposer une thérapeutique rationnelle. La *tachycardie des neurasthéniques* est justiciable de l'*hydrothérapie*, des *bromures alcalins*, des *valérianiques* et du *bromhydrate de quinine*. La tachycardie fait partie essentielle du *syndrome de Basedow*; elle est alors d'origine thyroïdienne et doit être traitée comme telle (Voir GOITRE EXOPHTHALMIQUE). La thérapeutique reste, par contre, à peu près désarmée contre les tachycardies liées : à la *compression* (tumeurs du médiastin) ou à la *névrite du pneumogastrique* (diphthérie, alcoolisme, saturnisme); aux *myélites ascendantes*, aux *lésions bulbaires*.

Tænias. — Les espèces les plus répandues en Europe sont : le *tænia solium* ou *armé*, le *tænia saginata* ou *inerme* et le *bothriocephalus latus*.

Le *ver solitaire* se développe après ingestion de la chair du *porc ladre* qui le renferme à l'état de *cysticerque*. Le cysticerque du *tænia inerme* est absorbé avec la *viande de bœuf*. L'évolution du *bothriocéphale* est encore obscure; son développement semble imputable à l'ingestion de certains poissons : *féra* (du lac Léman), *saumon*, *lotte*, *brochet*. Ces notions étiologiques dictent la *prophylaxie des tænias* consistant principalement : 1° dans la *surveillance étroite des viandes de porc et de bœuf* livrées à la consommation; 2° dans la *consommation exclusive de ces viandes après cuisson suffisante* (n'employer crue que la viande de mouton ou de cheval); 3° dans la *cuisson prolongée des poissons* indiqués plus haut.

Traitement. — L'emploi de tout anthelminthique doit être précédé d'une sorte de cure préparatoire, de 24 à 72 heures de durée, ayant pour but de modifier les conditions de l'entozoaire et de le rendre plus facilement vulnérable par

les médicaments employés. Une alimentation dans laquelle interviennent presque exclusivement les viandes salées et fumées, les harengs marinés, l'ail, les oignons, l'échalote, et, en général, tous les condiments fortement sapides, exerce une très heureuse influence sur l'issue de la cure. A son défaut, il faut, au moins, mettre en usage la diète lactée et administrer un grand lavement simple pour débarrasser le rectum. Avant d'intervenir, il faut encore se faire présenter les anneaux expulsés dont la vue confirmera le diagnostic. Les principaux tænifuges actuellement en usage sont : la *fougère mâle*, l'*écorce de grenadier*, et les *semences de courges*, ayant tous la propriété d'engourdir ou de tuer le tænia qu'un purgatif devra ensuite expulser. Après l'absorption du vermifuge, le malade gardera le lit pour éviter les vertiges et les nausées que provoque souvent la médication. Il se présentera ensuite à la garde-robe sur un vase plein d'eau tiède, afin de prévenir la rupture du ver pendant son expulsion. En cas d'échec (tête non expulsée), il faut attendre, pour intervenir de nouveau, que des anneaux reparaissent dans les selles (environ 3 mois).

La *fougère mâle* (v. c. m.) est prescrite sous forme d'*extrait éthéré* (fraîchement préparé) à la dose de 6 à 8 gr. (adulte) divisés en capsules de 50 centigr. habituellement additionnées de *calomel* (5 centigr. pour chaque capsule de Créquy); le malade les absorbe 2 par 2 à 10 minutes d'intervalle. Si, au bout de 2 ou 3 heures, il n'a pas expulsé le tænia, il doit prendre de l'*eau-de-vie allemande* (30 gr.) ou un cachet de *scammonée*. Boas préfère au calomel un *purgatif salin* pris seulement 6 heures après le vermifuge. L'extrait de fougère est donné aux enfants sous forme d'*électuaire* ou en *potion*, à la dose de 1 à 4 gr. selon l'âge. Après les préparations de fougère mâle, on devra s'abstenir d'*huile de ricin* qui favoriserait la dissolution de la *filicine*, produit toxique. Les signes d'intoxication par la fougère mâle consistent en : *vomissements, diarrhée, vertiges, tétanie, collapsus*, plus rarement, *ictère, albuminurie* et *glycosurie*.

L'*écorce de racine de grenadier* (v. c. m.) s'emploie sous forme de macéré-décocté. Pour un adulte, on laisse macérer à froid, pendant 24 heures, 60 à 75 gr. de poudre d'écorce de racine de grenadier dans 1 litre d'eau, on réduit par évaporation (à feu doux, pour éviter l'ébullition qui entraînerait la perte des alcaloïdes par volatilisation) à 300 c. c. environ, on passe sur une toile, et on administre le liquide en trois ou quatre fois, dans l'espace de trois heures, en lui ajoutant du sirop d'écorces d'oranges amères pour masquer l'amertume, et, 3/4 d'heure plus tard, 30 gr. d'*eau-de-vie allemande* ou 30 à 40 gr. d'*huile de ricin*. Le purgatif est indispensable, non seulement pour expulser le ver, mais aussi pour prévenir les effets toxiques du tænifuge (*mal de tête, vertiges, étourdissements, paralysies musculaires, troubles visuels*). En raison de la toxicité de la pelletiérine, l'écorce de grenadier est impropre à la médecine infantile et contre-indiquée chez les femmes enceintes, les débilités, les vieillards. Presque toujours, l'emploi de la *poudre d'écorce fraîche de racine de grenadier* en macéré-décocté (voir Grenadier) est préférable à celui de la pelletiérine (coûteuse et trop toxique).

On n'emploie pas la *Pelletiérine* en nature pour les mêmes raisons qui doivent faire rejeter la *Santonine*, à savoir : action toxique due à la trop facile absorption du principe actif qui, se trouvant dans les produits naturels à l'état de combinaison avec le tannin ou mélangé à des huiles essentielles, reste inabsorbé et peut exercer sur place son action parasiticide. En outre, les produits naturels renferment des substances synergiques et auxiliaires de cette action parasiticide exercée au maximum par la pelletiérine et la santonine.

(Pour plus de détails, voir : G. Pouchet, *Précis de Pharmacologie et de Matière médicale*, p. 790).

Moins actives que les précédents tænifuges, les *graines de courge* (v. c. m.), inoffensives, trouvent leur emploi chez les enfants. Elles sont données en nature,

mondées, pilées et mêlées à quantité égale de sucre en poudre ou de confiture ; une heure après, l'expulsion du ver est obtenue par 30 ou 40 gr. d'huile de ricin. La dose de semences est : pour les enfants, de 25 à 45 gr. selon l'âge ; pour les adultes, de 60 à 80 gr.

L'*écorce de racine de grenadier* s'indique particulièrement contre les *tænias armé* et *inerme*; l'*extrait éthéré de fougère mâle*, les *semences de courge* seraient moins actives contre eux, mais plus indiqués, d'autre part, contre le *bothriocéphale*.

Le *kousso* (15 à 20 gr. de poudre de fleurs desséchées) est de plus en plus délaissé, à cause de son goût nauséabond. La *teinture de kamala* (2 à 10 gr. selon l'âge), à la fois vermifuge et purgative, trouve encore quelquefois son emploi (plutôt contre le *bothriocéphale*).

Talalgie blennorrhagique. — La *talalgie* (Swediaur, L. Jacquet) est une localisation particulièrement rebelle du *rhumatisme blennorrhagique* (voir Rhumatisme infectieux). Pour guérir, elle exige un *repos au lit de plusieurs semaines* (jusqu'à indolence complète de la plante du pied à une très forte pression, L. Jacquet). Au repos, on peut associer le *massage méthodique du talon et de la plante*, les *bains surchauffés* de 20 minutes (à 130°, dans l'*appareil Tallermann*, Rénon), les injections, sous la peau des zones douloureuses, d'*huile de vaseline* (1 c. c.) tenant en suspension 2 p. 100 de *salicylate de soude* (Dourthe).

Lorsque ces moyens échouent, force est d'intervenir chirurgicalement par l'*ablation* ou le *curettage des bourses séreuses rétro-* et *sous-calcanéennes*.

Talc (*Silicate de magnésie hydraté*). — Caract. phys. et chim. — Poudre blanche insoluble ; à l'état naturel, *talc de Venise*.

Prop. thérap., indicat. — *A l'extérieur*, employé surtout comme poudre absorbante et isolante : en nature dans les dermatoses enflammées, suintantes ou non (érythème fessier des nourrissons, intertrigo, etc.), les hyperidroses locales, en pommade ou en pâte. Offre l'avantage de ne pas fermenter comme l'amidon. *A l'intérieur*, antidiarrhéique efficace (surtout contre l'entérite tuberculeuse) et inoffensif (Debove).

Formes pharmac., doses. — *Usage ext. :* Poudre, pure ou associée à d'autres poudres : oxyde de zinc, sous-nitrate de bismuth, craie, amidon, etc. Pommades, pâtes. — *Usage int. :* 50, 100, 200 gr. en suspension dans du lait. *Enfants*, 5 à 10 gr. par année.

Poudres :

a) Talc . . . . } ãã 10 gr.
   Oxyde de zinc . . . . . }
   Tannin . . . .   1 —
Hyperidrose palmaire.

b) Talc . . . .   55 —
   Acide salicylique . . . . .   1 gr.
   Amidon . . . .   5 —
Hyperidrose.

Tallermann (Appareil de). — Appareil de thermothérapie consistant en une étuve de cuivre, hermétiquement close, dans laquelle est introduit le membre à traiter, isolé de la paroi par des briquettes enveloppées d'amiante. La chaleur, qui peut atteindre 100° à 150°, est fournie, en général, par une rampe à gaz, et constatée par un thermomètre dont le réservoir plonge dans l'étuve. Les séances durent de une demi-heure à une heure, en moyenne; pendant ce temps, on ouvre plusieurs fois l'appareil pour donner issue aux vapeurs exhalées, dont la présence rend la chaleur moins tolérable.

L'air surchauffé, en activant les fonctions cutanées et la circulation, favorise l'élimination des déchets; en outre, il agit sur les extrémités nerveuses comme analgésique et, sur les agents pathogènes, comme bactéricide.

Ses applications sont très nombreuses : arthropathies et synovites traumatiques, rhumatismales, blennorrhagiques ou goutteuses; rhumatisme déformant; rhumatisme musculaire, névralgies, ulcères rebelles, gommes syphilitiques, chancre mou, dermatoses diverses, etc.

L'appareil de Tallermann est d'un prix élevé, aussi a-t-on tendance actuellement, à lui substituer des instruments

plus maniables et moins onéreux tels que le *thermaérophore* (v. c. m.) du D\u02b3 Ostwalt.

Tamarin. — *Tamarindus indica* (Légumineuses-Cæsalpinées). Le fruit, gousse noirâtre, longue de 6 à 15 cm, large de 2 à 3, présente un mésocarpe spongieux dont la pulpe brunâtre, d'odeur vineuse, de saveur aigrelette et sucrée, contenant : du sucre, des acides tartrique, citrique, malique, acétique, etc., de la gomme et de la pectine, offre, à l'état frais, des propriétés laxatives et rafraîchissantes, aux doses de 20 à 60 gr. Cette action paraît due à un principe spécial encore inconnu; elle se traduit par des selles séreuses. Le produit spécialisé sous le nom de *Tamar indien* consiste en pastilles de pulpe de tamarin additionnées de séné et pralinées de chocolat.

Formes pharmac., doses. — Infusion (20 à 50 p. 1000) à prendre par verres (*enfants*, 10 à 20 p. 1000). Conserve 20 à 60 gr., incorporée à du sucre, ou dans 300 à 400 gr. d'eau.

Tanaisie. — *Tanacetum vulgare* (Composées). Les sommités fleuries renferment : un principe amer, la *tanacétine* (analogue ou identique à la santonine) et une essence voisine de celle de l'absinthe, mélange de *thuyone*, de *camphre* et de *bornéol*, offrant des propriétés convulsivantes énergiques. Les fleurs sont utilisées comme anthelminthique contre les ascarides et les oxyures.

Formes pharmac., doses. — *Usage int. :* infusion (5 à 10 p. 1000). Poudre 2 à 4 gr. — *Usage ext. :* infusion 5 à 15 gr. p. 100, en lavement.

Tannalbine. — *Caract. phys. et chim.* — *Tannate d'albumine* représentant moitié de son poids de tannin. Poudre jaune-pâle, inodore, insipide, insoluble dans l'eau et les acides, se dédoublant lentement en milieu alcalin (dans l'intestin) en albumine et tannin. Traverse l'estomac sans l'irriter. C'est la seule forme sous laquelle l'administration du tannin de noix de galle soit bien supportée par l'économie.

Prop. thérap., indicat. — Astringent, antidiarrhéique, indiqué dans les diarrhées chroniques, la diarrhée des tuberculeux, des dyspeptiques, des nourrissons ; inefficace contre les diarrhées infectieuses et toxiques.

Formes pharmac., doses. — *Usage int.* : 2 à 4 gr. par cachets de 25 à 50 centigr. *Enfants*, 25 centigr. à 1 gr. 25.

Tannate de mercure. — Voir Mercure.

Tannate d'orexine. — Voir Orexine.

Tannate de pelletiérine. — Voir Grenadier.

Tannigène. — *Caract. phys. et chim.* — Éther triacétique du tannin (tannin dans lequel trois oxhydriles sont remplacés par trois radicaux acétyle); poudre jaune-grisâtre, inodore, insipide, insoluble dans l'eau et dans les acides, soluble dans l'alcool; se dédouble dans l'intestin, milieu alcalin, en tannin et acétate.

Prop. et empl. thérap. — Astringent, antidiarrhéique, mêmes usages que la tannalbine (v. c. m.). Utilisé aux doses de 2 à 4 gr., en cachets de 50 centigr. à 1 gr., ou en poudre délayée dans un liquide. *Enfants*, 40 à 60 centigr. avant 1 an, 60 centigr. à 1 gr. après, par prises de 20 centigr.

Tannin (*Acide gallotannique*). — *Caract. phys. et chim.* — Retiré de la noix de galle. Masse spongieuse d'un blanc-jaunâtre, de saveur extrêmement astringente, très soluble dans l'eau, l'alcool et la glycérine, soluble aussi dans l'éther aqueux mais fort peu dans l'éther anhydre. Les *tannins dits pathologiques* (dont le tannin ordinaire, ou de noix de galle est le type) possèdent des propriétés astringentes extrêmement énergiques, tannent les peaux et colorent en noir (encre) les sels ferriques ; les *tannins dits physiologiques*, (tannins de cachou de ratanhia, etc.) beaucoup moins astringents, tannent moins ou pas du tout les peaux et donnent, avec les sels ferriques, des colorations variant du vert foncé au gris-verdâtre ; en outre, les tannins physiologiques ne se dédoublent pas sous l'influence des acides ou de la fermentation, tandis que les tannins pathologiques se dédoublent (sous l'influence des acides faibles, par fermentation, ou spon-

tanément) en acide gallique et une variété de glucose.

Effets physiol. et tox. — Paraît absorbé dans l'intestin, à l'état de combinaison albumino-tannique. Action locale fortement astringente, déshydratante et irritante. Ingéré, il entrave la digestion, provoquant souvent de la gastralgie et des nausées, de la diarrhée ou une constipation opiniâtre. On lui a attribué une action hémostatique générale et anti-sudorale (?); des effets réducteurs ou, au contraire, stimulants sur la sécrétion urinaire. Le tannin est, de plus, antiputride et désodorisant.

Propr. thérap., indicat. — *A l'intérieur*, préconisé : comme astringent, contre les diarrhées chroniques, la dysenterie ; comme hémostatique dans les hémorrhagies gastriques ou intestinales, les hémoptysies, les hématuries. Vanté également dans le traitement de la phthisie pulmonaire apyrétique (efficacité douteuse), du mal de Bright. Contrepoison utile dans les cas d'intoxication par les alcaloïdes (strychnine, morphine, etc.); par les composés métalliques ou les préparations antimoniales. L'usage du tannin de noix de galle à l'intérieur n'est pas recommandable, ou du moins, il ne doit être prescrit que sous des formes inoffensives pour la muqueuse digestive (extraits végétaux riches en tannin ou composés tels que le tannigène et, surtout, la tannalbine, (v. c. m.). *A l'extérieur*, utilisé comme astringent sur les muqueuses génitale (herpès génital, leucorrhée), pharyngée, nasale (ozène), anale (hémorrhoïdes, fissure), et sur la peau (engelures, eczéma, hyperidrose, intertrigo, gerçures du mamelon, etc.) ainsi que comme hémostatique externe.

Formes pharmac., doses. — *Usage int.* : le tannin de noix de galle doit être rigoureusement proscrit, en nature, pour l'usage interne. On le remplace avantageusement par les tannins de cachou, de ratanhia, etc., dits *tannins physiologiques*, c'est-à-dire formés par synthèse naturelle au cours du développement de la plante, et par opposition aux *tannins pathologiques*, c'est-à-dire formés acci-

dentellement et sous l'influence de conditions anormales (Voir Noix de Galle).
Il est cependant utilisé sous forme de
dérivé iodo-tannique. — *Usage ext.* :
Solutions pour injections vaginales,
uréthrales, lavements, gargarismes, collyres. Glycéré et crayons à 1 p. 5. Pommade à 10 p. 100. Suppositoires.

Pilules :

Tannin de cachou. . . 10 centigr.
Aloès du Cap.   2   —
Extrait de quinquina . 10   —

Pour une pilule; 1 à 2 au milieu de
chaque repas.

Glycéré :

Tannin . . . .   1 gr.
Glycérine. . . . .   50 —
Eau distillée de roses . . . 20 —

Gerçures du mamelon (Brocq).

Pommade :

Tannin. . . . .   1 gr.
Huile de bouleau. . . II gouttes.
Beurre de cacao . . .   10 gr.
Huile de ricin . . . .   3 —
Essence de badiane. . V gouttes.

Gerçures des lèvres (Brocq).

Solutions pour injections :

a) Tannin à l'éther. . . . .   5 gr.
Infusé de feuilles de noyer. 1000 —

Pour injections vaginales (leucorrhée).

b) Tannin à l'éther . . . . .   1 gr.
Vin aromatique (ou infusé
de roses de Provins). . 125 —

Pour injections uréthrales (blennorrhagie).

Suppositoire (hémorrhoïdes, fissures) :

Tannin à l'éther . . . 25 centigr.
Poudre d'opium. . . . 10   —
Beurre de cacao. . . . } āā 2 gr.
Lanoline . . . . }

Lavement :

Tannin à l'éther . . . . 2 à 5 gr.
Infusé de bistorte. . . . 500 —

Liquide pour pulvérisations :

Tannin à l'éther. . . . } āā 5 gr.
Borax. . . . . }
Extrait de ratanhia . .   10 —
Eau bouillie . . . . .   500 —

En pulvérisation 5 à 6 fois par jour,
avec un pulvérisateur de Lucas-Championnière (œdème de la glotte chez les
enfants).

Tannoforme. — *Caract. phys. et
chim.* — Produit de condensation de
l'acide tannique et de l'aldéhyde formique. Poudre fine, blanc-rougeâtre,
légère, inodore, insipide, insoluble dans
l'eau, soluble dans l'alcool et les solutions alcalines.

Prop. thérap., indicat. — Astringent
et antiseptique, utilisé 1° *localement* :
contre certaines dermatoses (eczéma,
impétigo, zona, intertrigo), contre les
escharres, les brûlures, l'ulcère de jambe,
l'hyperidrose, les hémorrhoïdes, le
chancre mou, le prurit vulvaire des diabétiques; 2° *à l'intérieur*, comme antidiarrhéique, surtout chez l'enfant.

Formes pharmac., doses. — *Usage ext.* :
poudre pure ou composée. Pommade à
10 p. 100. Suppositoires à 5 p. 100 —
Usage int. : 1 à 2 gr. en cachets. *Enfants*, 25 à 60 centigr.

Poudre :

Tannoforme. . . . .   5 gr.
Talc pulvérisé. . . . . . . 20 —

Hyperidrose des pieds.

Tanno-phosphate de créosote. —
Voir Créosote.

Tarasp. — Village de Suisse, canton
des Grisons, dans le voisinage de Schuls,
chef-lieu de l'Unter-Engadine. Les sources jaillissent d'une même nappe, sur
les deux rives de l'Inn, à Tarasp et à
Schuls. Altitude 1225 m. Eaux froides
(6°5-11°5), les unes chlorurées-sulfatées-
sodiques-bicarbonatées-mixtes, les autres
ferrugineuses-bicarbonatées, d'autres sulfureuses accidentelles et ferrugineuses.
On trouve, en outre, dans ces différentes
sources, des traces de bore, de brome,
de lithium, de cæsium, de rubidium, de
thallium, de strontium, de baryum, ainsi

que des gaz rares (néon, argon et, surtout, hélium). Utilisées sous forme de boisson, de bains, de douches.

Principales indications — Chaque groupe de sources correspond à des indications particulières (chlorurées-sulfatées-bicarbonatées aux affections de l'appareil digestif et des voies urinaires, ferrugineuses-bicarbonatées à la chloro-anémie, sulfureuses aux affections herpétiques, pour ne parler que des appropriations principales); mais, dans tous les cas, la cure hydrominérale est, à la station de Tarasp-Schuls largement aidée et stimulée par la cure d'altitude. Les sources ferrugineuses-bicarbonatées sont les plus importantes.

Tartrate d'antimoine et de potasse. — Voir Antimoine.

Tartrate borico-potassique (*Crème de tartre soluble*). — *Caract. phys. et chim.* — Écailles transparentes, de saveur acide, solubles dans moins de leur poids d'eau, insolubles dans l'alcool et l'éther.

Prop. thérap., indicat. — Diurétique à faible dose (5 à 10 gr.). Purgatif à dose élevée (15 à 30 gr.).

Formes pharmac. — Limonade (20 p. 1000). — *Incompatib.* avec les acides, les sels de calcium et de plomb.

Tartrate de fer et d'ammoniaque. — Voir Fer.

Tartrate de fer et de potasse. — Voir Fer.

Tartrate de magnésie. — Voir Magnésie.

Tartrate acide de potassium (*Bitartrate de potasse. Crème de tartre*). — *Caract. phys. et chim.* — Sel blanc, de saveur aigrelette, soluble dans 180 p. d'eau à 20° et 15 p. d'eau bouillante, presque insoluble dans l'eau alcoolisée. Existe dans le jus de raisin et certains vins légers acides qui, pour cette raison, sont légèrement laxatifs.

Prop. thérap., indicat. — A faible dose, diurétique et rafraîchissant; à plus haute dose, purge avec quelques coliques. Préconisé dans les hydropisies; comme laxatif dans la constipation. *A l'extérieur*, entre dans les formules de poudre dentifrice.

Formes pharmac., doses. — *Usage int.* : 2 à 4 gr. comme diurétique et rafraîchissant; 10 à 30 gr. comme purgatif en poudres composées, électuaires, cachets. — *Usage ext.* : poudres composées.

Poudre antiphlogistique :

Bitartrate de potasse . .	
Azotate de potasse . . .	āā 8 gr.
Sucre pulvérisé.	

Diviser en 12 paquets ; un toutes les heures.

Poudre tempérante laxative :

Bitartrate de potasse.	āā 10 gr.
Sucre pulvérisé . .	
Bicarbonate de soude	2 —
Alcoolature de citron	X gouttes.

Par cuillerées à café dans un verre d'eau sucrée, toutes les demi-heures.

Poudre dentifrice acide :

Bitartrate de potasse.	250 gr.
Sucre de lait	200 —
Carmin n° 40	50 centigr.
Essence de menthe .	LX gouttes.

Mélanger très exactement et porphyriser.

Tartrate neutre de potassium (*Sel végétal*). — *Caract. phys. et chim.* — Cristaux blancs, amers, solubles dans 4 p. d'eau, peu solubles dans l'alcool.

Prop. et empl. thérap. — Diurétique à petites doses (2 à 4 gr.), laxatif à fortes doses (15 à 30 gr.), en solution ou potion.

Mixture fondante :

Tartrate neutre de potasse.	15 gr.
Extrait de petite centaurée	āā 5 —
Extrait de gentiane . .	
Eau distillée	200 —

Cuillerée à soupe toutes les heures.

Tartrate de potasse et de soude. — Voir Soude (Tartrate de) et de potasse.

Tartre stibié. — Voir Antimoine (Tartrate d') et de potasse.

Tartrique (Acide). — *Caract. phys. et chim.* — Cristaux prismatiques blancs, inodores, de saveur très acide, solubles dans 1 p. 4 d'eau, dans 2 p. 5 d'alcool; très solubles dans la glycérine, insolubles dans l'éther.

Prop. thérap., indicat. — Sert à préparer les limonades (moins bien toléré que l'acide citrique), le sirop tartrique, les mélanges effervescents. *Comme topique,* usité en dermatologie contre le prurit.

Formes pharmac., doses. — *Usage int.:* Limonade (1 à 10 p. 1000). Sirop (1 p. 100). Poudres composées. — *Usage ext.:* Glycérolé 1 p. 10. Pommade 5 à 10 p. 100. Solutions (5 p. 1000). Bains (150 à 200 gr. p. bain).

Incompatib. — Avec les alcalis et carbonates (dégagement de gaz), les sels de chaux et l'eau commune qui en contient, les sels de potasse, de plomb, de baryte, de strontiane.

Limonades :

a) Sirop tartrique. . . . . . 100 gr.
　 Vin rouge . . . . 300 —
　 Eau distillée. . . . . . . 700 —

b) Acide tartrique . . . 　5 gr.
　 Sucre pulvérisé . . . 125 —
　 Huile essentielle
　　 d'oranges . . . . . 　X gouttes.

Mélanger très exactement; une cuillerée à soupe par verre d'eau.

c) Acide tartrique. . . . . . 10 gr.
　 Sirop simple. . . . . . . 250 —
　 Alcoolat de citron . . . . 50 —
　 Eau bouillie . . . . 700 —

Glycérolé tartrique :

Acide tartrique . . . . . . 3 gr.
Glycérolé d'amidon . . . . 30 —

Prurits. Lichen plan.

Poudre :

Acide tartrique . . . . 　　1 gr.
Talc . . . . }
Oxyde de zinc pulv.. . } āā 25 —

Dermatoses suintantes.

Teintures ou Alcoolés. — Solutions concentrées (obtenues par dissolution ou macération) dans l'alcool (à 90°, 80°, plus souvent à 60°) ou dans l'éther (*éthérolés*), soit d'un corps chimiquement défini (iode, camphre), soit des principes actifs d'un produit végétal (gentiane, quinquina, etc.) ou animal (musc, castoréum). A de rares exceptions près, elles sont préparées avec 1 (en poids) de la plante traitée pour 5 de véhicule. En petit nombre, les teintures éthérées, ou *éthérolés,* faites avec de l'éther -sulfurique pur, un mélange d'éther et d'alcool ou de l'éther acétique, sont généralement au 1/10. Leur évaporation rapide les rend d'un usage peu pratique. Les teintures diffèrent des alcoolatures en ce que les premières (teintures) se préparent avec des plantes désséchées et les secondes (alcoolatures) avec des plantes fraîches. On distingue les *teintures simples,* préparées avec un seul agent médicamenteux, et les *teintures composées,* préparées avec plusieurs.

Teinture d'absinthe composée. — Voir Élixir stomachique de Stoughton.

Teinture d'aloès composée. — Voir Aloès.

Teinture d'iode. — Voir Iode.

Teinture de Mars tartarisée. — Voir Fer.

Teinture prasoïde. — Voir Globularine.

Tellurate de soude. — Voir Soude (Tellurate de).

Teplitz-Schœnau. — Ville de la Bohème, cercle de Leitmeritz, au fond de la vallée de la Biela, entre les monts Erzgebirge et Mittelgebirge. Altitude 216 m. Eaux thermales et hyperthermales (27°-49°), oligométalliques, gazeuses, bicarbonatées-mixtes (surtout sodiques), et contenant des traces de métaux et de gaz rares. Utilisées principalement sous forme de bains et douches, mais aussi en boisson. Une certaine différence d'action résulte de ce que les eaux de Teplitz sont hyperthermales et celles de Schœnau, thermales, ce qui rend ces dernières sédatives alors que les eaux de Teplitz sont excitantes.

Principales indications. — Rhumatisme

sous toutes ses formes, goutte, paralysies, atrophies musculaires, névralgies; certaines manifestations des diathèses scrofuleuse et herpétique, affections chirurgicales, blessures par armes à feu. Souvent employées à titre de traitement auxiliaire ou complémentaire dans certaines cures hydrominérales.

Teplitz-Trentschin. — Petite ville de la Hongrie, sur les bords de la Waag, dans une vallée des Karpathes inférieures, au milieu d'une région montagneuse. Altitude 175 m. Eaux thermales (37°-40°6), bicarbonatées-calciques, faiblement sulfatées et sulfureuses accidentelles, à prédominance de sels alcalins. Utilisées sous forme de boisson, de bains (baignoire et piscine), de douches, de bains de boue et de vapeur.

Principales indications. — Affections catarrhales des voies respiratoires et urinaires, rhumatismes, affections utérines (surtout liées à la scrofule ou à l'herpétisme), dermatoses.

Térébenthines. — *Caract. phys. et chim.* — Oléo-résines fournies par plusieurs espèces de conifères. Matières demi-fluides, jaune-verdâtre ou jaune-rougeâtre, d'odeur pénétrante, de saveur amère et âcre; insolubles dans l'eau, solubles dans l'alcool, l'éther et les huiles.

On distingue : 1° la *térébenthine de Bordeaux* (tirée des *Pinus maritima* et *Pinaster*), réservée aux usages vétérinaires ou industriels, 2° la térébenthine de Venise ou du mélèze (*Larix europœa*), 3° la *térébenthine d Alsace* tirée du *Pinus Picea*, 4° la *poix blanche* ou *poix de Bourgogne* tirée de l'*Abies excelsa*. Les térébenthines de Venise et d'Alsace sont seules officinales. La distillation sèche des térébenthines donne l'*essence de térébenthine* et une résine solide, la *colophane*. L'essence française, formée par du *térébenthène* ou *pinène gauche*, est un liquide incolore, très mobile, d'odeur pénétrante, de saveur âcre et brûlante, insoluble dans l'eau, soluble dans l'alcool et l'éther. Exposée à la lumière, elle absorbe l'oxygène de l'air pour le transformer en ozone dont elle acquiert les propriétés.

Effets physiol. et tox. — Légèrement absorbée par la peau, l'essence de térébenthine l'est davantage par la muqueuse respiratoire. Les faibles doses (moins de 4 gr.) le sont complètement par les voies digestives. Elle s'élimine partie par exhalation pulmonaire, partie par l'urine, à l'état d'acide glycuronique conjugué, lui communiquant une odeur de violette. La faible élimination par les sueurs peut entraîner des érythèmes. *Localement*, les frictions d'essence de térébenthine provoquent une vive rougeur avec cuisson douloureuse, et même la vésiculation de la peau qui desquame au bout de 2 à 3 jours. En injection hypodermique, elle entraîne le sphacèle du tissu conjonctif et une suppuration aseptique. En ingestion, chez l'homme, l'essence, très irritante pour la muqueuse digestive, détermine souvent du pyrosis, de la gastralgie, des éructations, des coliques avec météorisme, et, à fortes doses, des vomissements puis de la diarrhée. Inhalée à faible dose, elle tarit les sécrétions nasales et trachéales, ralentit les mouvements respiratoires, en éveillant de la toux et de l'oppression. Les doses élevées diminuent l'excitabilité des centres nerveux, mais les inhalations entraînent vite des douleurs frontales intenses avec vertiges, anxiété, bourdonnements d'oreilles et troubles visuels (par congestion céphalique). L'essence de térébenthine augmente toutes les sécrétions, notamment la bile, les sueurs et le lait; les petites doses provoquent la diurèse, les fortes doses l'oligurie avec signes de cystite, albuminurie ou même hématurie.

Prop. thérap., indicat. — *A l'intérieur*, utilisée : comme modificateur de la sécrétion bronchique, contre les bronchites chroniques ou fétides, la gangrène pulmonaire; comme balsamique, contre les cystites, les pyélites; comme hémostatique, contre l'hématurie rénale (à petites doses); comme cholagogue, contre la lithiase biliaire (Durande); moins usitée, comme anthelminthique et contre la trichinose; préconisée jadis contre les névralgies (sciatique) et les viscéralgies (utérus et annexes). Employée en cas d'empoisonnement par le phosphore dont elle empêche l'oxydation, surtout si elle est vieille et très ozonisée. *A l'extérieur*, utile en inhalations, contre les infections bronchiques; en bains, contre le rhumatisme blennorrhagique, le rhumatisme chronique; en frictions, sous forme de liniment, à titre de stimulant général ou de révulsif antinévralgique ou antirhumatismal.

Formes pharmac., doses. — *Usage int.* : Essence, 1 à 4 gr. en capsules, perles ou, mieux; en potion (*enfants*, 20 centigr. par année). Sirop, 50 à 100 gr. Térébenthine cuite, 1 gr. 50 à 3 gr. en pilules de 30 centigr. — *Usage ext.* : Inhalations, 5 à 25 gr. d'essence pour un litre d'eau. Bains, 100 gr. par bain; bains de vapeurs térébenthinées. Liniments, essence pure ou diluée dans l'huile (Base de l'*alcoolat de Fioravanti*) (v. c. m.).

Potion :

Essence de térébenthine	4 gr.
Julep gommeux . . .	100 —
Eau distillée de fleurs d'oranger	20 —
Gomme adragante. .	25 centigr.

Bain térébenthiné :

Essence de térébenthine . . . }
Émulsion aqueuse de savon noir } āā 100 à 300 gr.

Pour un bain très chaud (général ou local).

Remède de Durande :

Essence de térébenthine . .	10 gr.
Éther sulfurique.	15 —

XX gouttes dans de l'eau sucrée ou du bouillon (*Lithiase biliaire*).

Pilules :

Térébenthine d'Alsace. }
Hydrocarbonate de magnésie . . . . } āā 20 gr.

Lorsque, spontanément et après un contact suffisamment prolongé, le mélange a pris la consistance pilulaire, diviser en 100 pilules; 4 à 20 par jour.

Sirop (bronchites) :

Térébenthine des Vosges (au citron)	100 gr.
Sirop de sucre	1000 —

F. S. A.; cuillerée à soupe toutes les deux heures.

Liniment composé :

Essence de térébenthine . .	10 gr.
Huile de camomille . . .	20 —
Camphre pulvérisé	5 —
Laudanum de Rousseau . .	2 —

En onctions sur les régions douloureuses (arthrites, sciatique, etc.).

Mixture pour inhalations :

Essence de térébenthine . .	15 gr.
Eucalyptol	5 —
Gaïacol synthétique. . . .	3 —
Alcool à 90°.	50 —

L à C gouttes dans un verre d'eau bouillante en inhalations; ou vaporisations avec l'appareil de Lucas-Championnière.

Terpine (*Dihydrate de térébenthène*). — *Caract. phys. et chim.* — Prismes rhomboïdaux droits, incolores, inodores, insipides, solubles dans 250 p. d'eau, dans 7 p. d'alcool à 90°, dans la glycérine et l'éther.

Effets physiol. et tox. — A faible dose (20 à 60 centigr.), accroît et fluidifie la sécrétion bronchique. A dose plus élevée (80 centigr. à 1 gr.), tarit cette sécrétion et agit comme vaso-constricteur des vaisseaux bronchiques. Les petites doses sont diurétiques. Pas d'effets toxiques quand le rein est sain. Chez les brightiques, les doses exagérées pourraient produire l'hématurie. Injectée dans le sang, la terpine peut entraîner l'hémoglobinémie, l'hémoglobinurie et la polycholie.

Prop. thérap., indicat. — Offre les avantages de la térébenthine, sans l'inconvénient d'irriter la muqueuse digestive. Modificateur utile de la sécrétion bronchique : dans les bronchites subaiguës et chroniques, l'ectasie bronchique, la tuberculose pulmonaire, la coqueluche; ne doit intervenir qu'au déclin de la bronchite aiguë. Préconisée contre les hémoptysies du début de la tuberculose, contre l'oligurie des néphrites chroniques.

Formes pharmac., doses. — 20 centigr. à 1 gr. en cachets, pilules. élixir, potion alcoolisée ou émulsion. *Enfants*, 10 centigr. par année.

Cachets :

Terpine . . . . 20 centigr.
Benzoate de soude . . 50 —
Codéine . . . . 1 —

Pour 1 cachet; 2 à 3 par jour.

Élixir (bronchite) :

Terpine . . . . 6 gr.
Glycérine officinale. .) āā 75 —
Alcool à 95° . . . . .)
Sirop de tolu. . . . . 80 —
Teinture de vanille. . . 5 —

Environ 50 centigr. par cuillerée à soupe; 4 à 6 par jour.

Potion composée (bronchite) :

Terpine . . . . 3 gr.
Teinture de belladone.)
— de racines) āā 1 —
d'aconit . . . . . .)
Elixir parégorique . . . 10 —
Glycérine officinale. .) āā 60 —
Alcoolat de lavande. .)
Sirop d'espèces béchiques. . . . . 50 —

2 à 8 cuillerées à soupe par jour.

Pilules :

Terpine . . . . . . 10 centigr.
Dionine . . . . . . Deux —
Extrait de belladone Trois —
Miel blanc. . . . . Q. S.

Pour une pilule; 2 à 6 par jour.

Terpinol (*Monohydrate de térébenthène*). — *Caract. phys. et chim.* — Liquide oléagineux, incolore, d'odeur pénétrante rappelant la jacinthe ou le gardénia, insoluble dans l'eau, soluble dans l'acool et l'éther.

Prop., thérap., indicat. - Celles de la terpine, mais moins actif.

Formes pharmac., doses. — 50 centigr. à 1 gr. en capsules de 10 centigr.

Terre fossile. — Poudre siliceuse formée de dépouilles d'infusoires. Utilisée comme poudre absorbante inerte et pour la préparation des pâtes dermatologiques.

Tétanie. — La *tétanie* est un syndrome compliquant des états pathologiques très divers : *dyspepsies gastro-intestinales, convalescence des infections, cachexies, cancer, mal de Bright, rachitisme, vers intestinaux, rhumatisme, névropathie, allaitement, grossesse, insuffisance thyroïdienne*, etc. Le *froid* est quelquefois incriminé. Quoique la *pathogénie* en soit encore obscure, un traitement causal est cependant parfois utile.

I. *Traitement pathogénique.* — On peut l'instituer quand se pose une indication étiologique claire. Lorsque, chez les enfants, existent des *troubles gastro-intestinaux*, il faut les traiter par les moyens appropriés : allaitement régulier, *calomel* à petites doses, *lavage de l'intestin*. Chez les adultes, la *stase gastrique*, si on la constate, réclame aussi des soins convenables : *régime* spécial, *lavage de l'estomac*. La *tétanie des enfants rachitiques* peut céder au traitement par l'*huile de foie de morue phosphorée*; celle des *brightiques* au *régime lacté*; celle des *nourrices* à la suspension de l'allaitement. La *tétanie des convalescents* est justiciable de la *cure d'air* et d'un *régime fortifiant*. Si les *vers intestinaux* sont en cause, un *vermifuge* est indiqué. En cas d'*insuffisance thyroïdienne*, c'est l'*opothérapie thyroïdienne* qui s'impose.

Lorsque les indications causales sont imprécises ou stériles, on doit opposer aux symptômes les ressources de la *thérapeutique sédative*. Si le *bromure* échoue habituellement, le *chloral* (en lavements), chez l'enfant, l'*antipyrine* ou l'*opium*, chez l'adulte, sont moins infidèles. En outre, les *bains tièdes prolongés*, les *pulvérisations d'éther* ou les *pointes de feu* sur la colonne vertébrale, la *galvanisation positive* des nerfs atteints, avec d'assez forts courants (électrode négative à la nuque. Erb.)

concourront à l'apaisement de l'éréthisme nerveux.

La *prophylaxie des accès* consistera à éviter toutes les occasions de crises : mouvement intempestif, émotion, refroidissement (couveuse chez les nourrissons ; enveloppement ouaté chez l'adulte).

Contre l'*accès déclaré*, les *frictions* avec un liniment calmant tiède, l'*hyperémie veineuse* (Voir Bier [Méthode de]) suffiront, s'il est léger. Aux *contractures intenses* on devra souvent opposer les *lavements de chloral*, la *piqûre de morphine* (chez l'adulte seulement) ou les *inhalations de chloroforme*.

Lorsque l'accès se complique de *spasme glottique* prolongé, il faut se hâter de recourir aux *tractions rhythmées de la langue*, à la *respiration artificielle*, ou d'appuyer l'index sur la base de la langue, au-dessus de l'épiglotte (Escherich). Si ces manœuvres échouent, il est rare que la *trachéotomie* ou le *tubage* arrivent à sauver l'enfant.

Tétanos. — Le tétanos est une *toxi-infection* dont la porte d'entrée est une plaie, souvent insignifiante du tégument externe ou d'une muqueuse des cavités naturelles. Ne pullulant qu'au niveau de la plaie, surtout grâce à la présence de pyogènes vulgaires, le *bacille tétanique* y secrète continuellement une *toxine spasmogène* très active qui envahit l'organisme en suivant les conducteurs nerveux, finissant par imprégner les cellules des centres cérébro-spinaux qui réagissent en éveillant des contractures multiples. Extrêmement répandu sur le sol, le *bacille de Nicolaier* est particulièrement abondant dans les déjections des ruminants et des équidés. Les *plaies des extrémités*, les *plaies anfractueuses souillées de terre ou de fumier* sont celles qui exposent le plus au tétanos. Le bacille tétanique peut également se rencontrer *dans la gélatine du commerce*, aussi la maladie a-t-elle pu se développer à la suite d'*injections hémostatiques de gélatine mal stérilisée*. La *prophylaxie* est basée sur ces données étiologiques.

I. **Prophylaxie. Sérothérapie préventive.** — Les pyogènes vulgaires semblant bien, en accaparant l'activité des phagocytes,

favoriser l'élaboration de la toxine tétanique, la *désinfection soigneuse de la plaie* s'impose d'abord, surtout si elle offre les conditions suspectes déjà signalées. On a été dans ces cas jusqu'à pratiquer : l'*éradication complète des plaies anfractueuses*, l'*amputation du membre blessé* (tétanos confirmé), l'*hystérectomie* (tétanos utérin). En outre, on devra, à l'exemple de Calmette, Terrier, etc., panser la plaie tétanigène avec du *sérum antitétanique sec en poudre*. Après un lavage très soigné de la plaie à l'eau bouillie, éliminant tout corps étranger, on la saupoudre largement d'une couche épaisse de sérum pulvérisé, pénétrant bien toutes ses anfractuosités, puis on recouvre le tout d'ouate aseptique et de tarlatane stérilisée ; en cas de suppuration, ce pansement est renouvelé chaque jour jusqu'à cicatrisation. A cette méthode peut être associée celle des *injections préventives de sérum antitétanique* : injections de 10 c. c. répétées les premier, troisième puis dixième jour, afin de maintenir l'immunité jusqu'à épuisement de la toxine en circulation (Bazy, Dionis du Séjour). Le pouvoir préventif du sérum antitétanique a fait ses preuves, son rôle semble même devoir être surtout prophylactique.

II. *Sérothérapie curative.* — L'efficacité curative du sérum est bien plus douteuse et il paraît sans action sur les cellules nerveuses déjà imprégnées par la toxine. Les cas de guérison qui lui sont attribués concernent surtout des *tétanos à marche lente* ou des *cas traités d'une façon très précoce*. En présence d'un tétanos déclaré, on ne doit pas moins faire bénéficier le malade des faibles chances de guérison que comporte la sérothérapie. Le sérum est inoffensif ou à peu près (érythèmes, arthralgies rares) et peut être injecté chaque jour, largement, sous la peau du flanc, à la dose de 20 c. c. (Galliard a injecté jusqu'à 100 c. c. par jour). Invoquant la propagation de la toxine tétanique par la voie nerveuse et l'axe spinal, on a cherché à l'atteindre plus directement en injectant le sérum soit *le long des gros troncs nerveux* (crural, sciatique pour les plaies du membre inférieur (J. A. Sicard), soit *dans l'espace sous-arachnoïdien* (Walther, Dupaigne, Sicard), soit *dans l'espace épidural* (10, 20, 40 c. c. Apert et Lhermitte, Mornac), ou encore *dans le parenchyme cérébral* (Roux et Borrel). La technique des *injections intra-rachidiennes* et *épidurales* est simple (v. c. m.); elles sont, par le fait, inoffensives. Par contre, les *injections intra-cérébrales* impliquent une véritable opération pratiquée sous le chloroforme. Avec une frise de 8 millim. on pratique, de chaque côté du crâne, sur une verticale passant par l'apophyse orbitaire externe et à 8 millim. d'elle, une ouverture, au niveau de laquelle, ayant incisé la dure-mère, on enfonce, en plein cerveau, dans la 2e frontale, l'aiguille de la seringue de Roux, soigneusement stérilisée, pour injecter, par un mouvement de vis, en 5 à 6 minutes, 2 à 3 c. c. de sérum dissous dans 5 c. c. d'eau stérilisée. Ces divers procédés de traitement trouvent surtout leur indication dans les cas de *tétanos récent*. Cependant, les *injections intra-cérébrales* ne sont pas absolument inoffensives, et, malgré les quelques succès qu'elles comptent à leur actif, ne garantissent pas des résultats assez certains pour pouvoir être tentées à la légère. Enfin dans les *cas suraigus*, dans les *tétanos splanchniques*, dans ceux qui évoluent depuis plusieurs jours, dans les *formes céphaliques*, *bulbaires*, toutes les tentatives de sérothérapie sont presque fatalement frappées d'impuissance.

III. *Traitement palliatif et moyens adjuvants.* — A la sérothérapie on peut associer des agents antiseptiques internes tels que le *collargol*, le *phénol*, ou une *médication symptomatique* dont les facteurs essentiels sont : le *chloral*, la *morphine* et les *inhalations de chloroforme*. Le *phénol* est préconisé par Baccelli, qui en injecte, chaque jour, sous la peau, 30 à 40 centigr. en solution aqueuse à 2 ou 3 p. 100. En France, Enriquez et Bauer ont injecté avec succès, dans les veines, après saignée, 200 gr. de *sérum artificiel additionnés de 3 c. c. de solution phéniquée* à 2 p. 100. Galliard doit également un succès au traitement par le phénol. Néanmoins, l'acide phénique ne saurait être regardé comme un spécifique. Dans un autre cas, Netter et Salomon ont injecté quotidiennement dans les veines d'un enfant 5 c. c. d'une solution de *collargol* à 2 p. 100; mais le *chloral* et le *sérum antitétanique* ayant été donnés simultanément, la valeur du collargol est difficile à apprécier.

Enfin, le *traitement symptomatique du tétanos*, seul usité jadis, ressource unique dans les cas graves ou rebelles, ne vise que les contractures et les douleurs. On leur oppose, *très largement*, le *chloral* et la *morphine*. Le *chloral* sera administré par la voie rectale ou buccale, à doses fractionnées, toutes les 2 heures, jusqu'à concurrence de 8 à 15 gr. par jour (Lemoine a donné jusqu'à 25 et 35 gr.). La *morphine* sera injectée à la dose quotidienne de 2 à 3 centigr. (Lemoine a injecté jusqu'à 10, 15, 20 centigr. par jour). Les *inhalations de chloroforme* apportent aussi un soulagement notable aux *crises de contractures* (Walther). La *stase veineuse* (méthode de Bier) peut également faire céder certaines contractures tétaniques localisées (Achard). Le séjour dans une *chambre obscure et silencieuse*, *l'enveloppement des membres*, ne s'imposent pas moins.

Tétranitrol. (*Éther tétranitrique de l'érythrite*). — **Caract. phys. et chim.** — Insoluble dans l'eau, peu soluble dans l'alcool.

Effets physiol. et tox. — Comme la trinitrine, abaisse la tension sanguine et accélère le pouls, mais au bout de 30 à 50 minutes seulement, et pour un temps plus long (2 à 5 heures). Son action ne semble pas supérieure à celles de la nitroglycérine et des nitrites; il provoque parfois de violents maux de tête.

Prop. thérap., indicat. — Préconisé par Huchard contre l'angine de poitrine, l'artériosclérose et, généralement, tous les états comportant de l'hypertension artérielle.

Formes pharmac., doses. — 5 à 10 milligr. en comprimés ou en solution alcoolique concentrée.

Tétronal (*Diéthylsulfonediéthylméthane*). — *Caract. phys. et chim.* — Lamelles brillantes, de saveur amère et camphrée, solubles dans 450 p. d'eau froide, bien plus à chaud, très solubles dans l'alcool et l'éther.

Prop. thérap., indicat. — Hypnotique d'action analogue à celle du trional (v. c. m.) mais plus toxique; mêmes indications (emploi peu recommandable).

Formes pharmac., doses. — 30 à 60 centigr. avec une boisson chaude.

Thalassothérapie. — La *thalassothérapie* est l'utilisation de l'*air marin* et des *bains de mer* au traitement des maladies.

1. *Climat marin.* — Il représente un ensemble d'éléments stimulants : vent, lumière, agitation de la mer, inhalation d'une faible quantité de sel (10 centigr. par 24 heures. Lalesque) et d'ozone. Sous son influence, l'appétit, les forces se relèvent, les échanges organiques sont accrus, la déminéralisation totale baisse ainsi que la production de l'acide urique (A. Robin et Binet). Le climat marin est donc indiqué chez les sujets à nutrition languissante : *anémiques à échanges ralentis, lymphatiques neurasthéniques, rachitiques*, malades porteurs de *tuberculoses osseuses* ou *ganglionnaires*. En général, les *tuberculeux pulmonaires* ayant des échanges suractifs (Robin et Binet) se trouvent mal du séjour sur le littoral (le vent leur est particulièrement nuisible), surtout s'ils ont de la fièvre (elle augmente). Il est vrai que Lalesque estime justiciable de la cure marine méthodique (*repos*) tout *tuberculeux anorexique*, même *cavitaire* (mais *apyrétique*). Robin et Binet, par contre, ne croient appelés à en bénéficier que les rares bacillaires qui ont des échanges normaux ou ralentis. L'*arthritisme* n'est qu'une contre-indication relative et certains arthritiques se trouvent fort bien de la cure marine. L'air marin réussit souvent aux *faux cardiaques dyspeptiques* ou *nerveux* et quelquefois même aux *cardiaques vrais*, pourvu que la compensation soit parfaite (Huchard et Fiessinger). Les principales *contre-indications du climat marin* sont : l'*hystérie*, l'*épilepsie*, l'*éréthisme nerveux* (insomnie, agitation, perte d'appétit, lourdeur de tête), les *âges extrêmes* (1re enfance, vieillesse), l'*artériosclérose*, les *cardiopathies mal compensées*, l'*albuminurie*, la *bronchite chronique*, l'*emphysème*, l'*asthme*, la *goutte avec pléthore*, la *gravelle urique* (Bouchard), le *diabète*, le *rhumatisme* et les *dermatoses prurigineuses*.

II. *Bain de mer.* — L'action stimulante du bain de mer tient plus au brusque refroidissement qu'il comporte qu'à l'absorption de sels, par la peau, insignifiante ou nulle (Robin et Binet). L'immersion dans l'eau de mer entraîne un saisissement, une oppression, un frissonnement suivis d'une *réaction* agréable avec hyperémie cutanée et respiration plus large; aux premiers bains succèdent souvent de la *lassitude* et de la *somnolence*. Chez les sujets à peau sensible, le bain de mer provoque fréquemment des *érythèmes prurigineux*, de l'*urticaire* ou même de l'*ecthyma*. Si la réaction fait défaut ou si le bain est trop long, un frisson secondaire survient avec plus forte oppression qu'à l'entrée, phénomènes d'intolérance qu'il importe, avant tout, d'éviter. Pour être salutaire, l'immersion dans l'eau de mer doit être *très courte* (3 à 5 minutes), suivie d'un *bain de pieds chaud*, de *frictions* énergiques et d'une *promenade* sans fatigue. Dans ces conditions, on en obtient des effets toniques, le réveil de l'appétit et des forces. Les *bains de mer tièdes ou chauds* déterminent une réaction moins forte et moins brusque.

Le bain de mer offre à peu près les mêmes indications et contre-indications que le climat marin dont il exagère les effets, d'où quelques restrictions. Le bain de mer est formellement contre-indiqué chez les *phthisiques*, les *cardiaques* même avec compensation (de crainte d'un refroidissement pouvant amener une poussée de *rhumatisme* et d'*endocardite*), les malades à échanges exagérés (Robin et Binet). Il sera réservé pour tous les cas où la nutrition demande à être stimulée : *rachitisme, tuberculose osseuse, anémie avec oxydations réduites, dyspepsie hypothénique, neurasthénie avec phosphaturie*, etc.

Thalline (Sulfate de). — *Caract. phys. et chim.* — Poudre cristalline, de saveur amère et salée en solution concentrée, aromatique en solution étendue, d'odeur rappelant celle de l'anisol, soluble dans 5 p. d'eau et 100 p. d'alcool.

Effets physiol. et tox. — 50 centigr. à 1 gr. abaissent la température de 2° à 3° pour 5 à 7 heures. De plus hautes doses l'abaissent de 7° à 8°. Le retour de la fièvre est marqué par des frissons. L'hypothermie s'accompagne de grand affaiblissement circulatoire et respiratoire, de ralentissement des échanges, d'engourdissement avec torpeur, résolution musculaire et retard des réflexes, de collapsus et d'asthénie cardiaque. L'action sur les hématies se traduit par de la méthémoglobinurie et des lésions rénales. Ces actions toxiques ont fait renoncer à son emploi thérapeutique.

Thalline (Tartrate de). — *Caract. phys. et chim.* — Cristaux blancs, d'odeur analogue à celle de la coumarine, solubles dans 19 p. d'eau.

Effets physiol. et tox. — Ceux du sulfate. Emploi à rejeter.

Thapsia. — *Thapsia garganica* ou faux fenouil (Ombellifères). L'écorce de la racine renferme une résine jaune dont le contact détermine un érythème vésiculeux avec prurit.

Prop. et empl. thérap. — La résine sert à préparer un emplâtre rubéfiant, employé jadis comme révulsif contre la bronchite. L'éruption qu'il provoque peut être transportée, par les doigts, à la face et y simuler l'érysipèle; les vésicules peuvent, en suppurant, laisser des cicatrices indélébiles; aussi l'usage du thapsia est-il actuellement délaissé.

Thé. — *Thea chinensis* (Ternstrœmiacées). Les feuilles sont employées en infusion, après avoir subi une préparation variable. Récoltées en février, juin et août, elles sont tantôt séchées, sitôt après la cueillette, sur des plaques de fer modérément chaudes, puis soustraites à la lumière (*thés verts*); tantôt grillées seulement après fermentation et exposition au soleil (*thés noirs*). Le thé doit son arome à la torréfaction; il est d'autant meilleur que les feuilles sont plus jeunes (*Pékoé à pointes blanches*, d'aspect duveté).

Le thé renferme : une huile essentielle très parfumée (50 centigr. à 1 gr. p. 100), des bases puriques (1 à 3 p. 100, surtout : de la *caféine* et de la *théophylline*, isomère de la théobromine), du *tannin* et de l'*acide gallique* (12 à 13 p. 100), des matières azotées, des matières grasses, des sels de potassium (3,1 p. 100), notamment des *oxalates*. Desséché, il est, à poids égal, plus riche en caféine que le café, mais l'infusion de thé exige l'emploi de moindres doses que l'infusion de café.

Effets physiol. et tox. — A doses modérées, il exalte l'idéation, accélère la respiration, active la diurèse et produit, après une heure ou deux, de l'irritabilité et de l'insomnie. Les hautes doses entraînent de l'oppression et du tremblement. L'abus habituel du thé est une cause fréquente d'état neurasthénique, de palpitations, de fausse angine de poitrine, de dyspepsie acide.

Prop. thérap., indicat. — Le thé léger est utilisé : soit comme tisane stimulante au cours des infections à tendances adynamiques, en cas d'indigestion, de diarrhée, de collapsus, soit comme boisson aux repas chez les dyspeptiques (hypopeptiques). Le thé est contre-indiqué chez les névropathes agités, les cardiopathes et les malades atteints d'uricémie et de lithiase rénale (uro-oxalique ou oxalique).

Formes pharmac., doses. — Infusion 10 à 20 p. 1000.

Thé Saint-Germain. — Voir Séné.

Théobromine (*Diméthylxanthine*). — *Caract. phys. et chim.* — Une des *diméthyldioxypurines*, tirée du cacao, homologue inférieur de la caféine qui est une *triméthyldioxypurine*. Cristaux blancs, inodores, de saveur un peu amère, insolubles dans l'eau, même bouillante, un peu solubles dans l'eau alcoolisée ou dans les solutions de benzoates, de salicylates, de cinnamates alcalins, de phosphate trisodique. On appelle *diurétine* un salicylate de soude et de théobromine sodée.

Effets physiol. et tox. — Très analogues à ceux de la caféine, mais toxicité moindre (1 gr. par kilogramme d'animal), action plus faible sur le névraxe et, surtout, sur le système musculaire et l'appareil circulatoire (n'élève pas la tension artérielle). S'élimine, à l'état de *monométhylxanthine* (*hétéroxanthine*), par le rein dont elle irrite l'épithélium, provoquant ainsi une forte diurèse avec active élimination de chlorure, principalement en cas d'hydropisie. A doses massives, irrite les voies digestives (nausées, vomissements), et éveille, plus rarement, de l'excitation cérébrale. L'intolérance se révèle surtout (à doses variables selon les sujets) par une vive céphalalgie en casque (même avec 1 gr. 50 par jour). Ne s'accumule pas et ne provoque pas d'accoutumance.

Prop. thérap. indicat. — Puissant diurétique opposé aux hydropisies des cardiaques et des brightiques. Trouve sa principale indication en cas de rétention des chlorures (Voir CHLORURÉMIE) et comme adjuvant du régime déchloruré (v. c. m.). Opposée aussi à l'insuffisance rénale des artérioscléreux.

Formes pharmac., doses. — 1 à 2 gr., exceptionnellement 4 à 5 gr. par jour, par cachets de 50 centigr. *Enfants*, 50 centigr. à 1 gr. *Diurétine*, 3 à 4 gr. par jour en cachets ou en solution.

Théobromose. — *Théobromine lithique*, employée à la dose de 15 à 30 centigr.

Théocine. — *Caract. phys. et chim.* — Théophylline réalisée par synthèse (c'est la *diméthyl* 1-3 *dioxypurine* 2-6).

Prop. et empl. thérap. — Puissant diurétique, doué des mêmes propriétés et répondant aux mêmes indications que la théobromine; susceptible aussi de provoquer de la céphalée, de l'agitation et des troubles digestifs (à jeun surtout). S'administre aux doses de 40 centigr. à 1 gr. 20 par cachets de 40 centigr. pris aux repas ou avec du lait. On prévient l'agitation en l'associant à de l'hédonal ou à de la paraldéhyde. L'*acétate de théocine sodique* est bien plus soluble et d'action plus rapide, mais peut provoquer des accidents. Par ses propriétés physiologiques, la théocine se rapproche bien plus de la caféine que de la théobromine.

(Pour plus de détails, voir : G. POU-CHET, *Leçons de Pharmacodynamie et de Matière médicale*, 5e série, p. 1072).

Thériaque. — Voir OPIUM.

Thermaérophore du Dr Ostwalt. — Appareil destiné aux applications locales d'air chaud. Il se compose essentiellement d'une soufflerie faisant passer l'air à surchauffer à travers un serpentin métallique (chauffe-air) chauffé au gaz, à l'électricité ou au pétrole, pour l'envoyer ensuite dans une cloche ou baignoire de forme appropriée à la région malade. Pour assurer l'exacte adaptation de la baignoire, une couche d'ouate est interposée entre ses bords et la peau. Avec la soufflerie, on peut élever à volonté la température intérieure de la baignoire à 100°, 110° et davantage.

Les indications du thermaérophore sont les mêmes que celles de l'appareil Tallermann (v. c. m.), qu'il remplace avantageusement grâce à sa taille réduite et à son prix abordable. Son usage peut s'appliquer : aux traitements des arthrites aiguës et chroniques, du rhumatisme déformant, de la goutte, des synovites, de l'entorse, du lumbago, du torticolis, de la sciatique et autres névralgies (n. faciale), des contusions et des crampes musculaires. Les bains d'air chaud durent généralement 30 à 45 minutes et sont renouvelés 2 fois par jour.

Thigénol. (*Oléosulfonate de sodium*). — *Caract. phys. et chim.* — Huile soufrée synthétique, contenant 10 p. 100 de soufre en combinaison. Liquide huileux et épais, brun-noirâtre, soluble dans l'eau.

Prop. et empl. thérap. — Sert (associé à parties égales de glycérine) à imbiber des tampons, pour les usages gynécologiques.

Thiocol. (*Ortho-sulfo-gaïacolate de potassium*). — *Caract. phys. et chim.* — Sel potassique de l'acide gaïacol-sulfonique, analogue au *gaïacyl* (v. c. m.). Poudre blanche, inodore, un peu salée, soluble dans 4 p. d'eau froide et 1 p. d'eau chaude. Contient 52 p. 100 de gaïacol.

Prop. thérap., indicat. — Préconisé contre la tuberculose pulmonaire (au même titre que la créosote et le gaïacol) et comme antidiarrhéïque. Est très peu toxique et n'est pas irritant pour les voies digestives.

Formes pharmac., doses. — *Usage int. :* 2 à 6 gr. en cachets ou comprimés de 5o centigr. (pris aux repas), en solution ou sirop. *Enfants*, 5o centigr. à 1 gr. par année. — *Usage ext. :* en lavement..

Cachets composés (tuberculose pulmonaire) :

Thiocol. . . . . .   5o centigr.
Phosphate de soude   20   —
Poudre d'opium. .   )
   —   de bella-   } āā un   —
done . . . . .   )

Pour un cachet; 4 à 10 par jour au cours des repas.

Potion composée (diarrhée) :

Thiocol . . . .) āā 10 gr.
Salicylate de bismuth .)
Glycérine officinale . .   20 —
Élixir parégorique . . .   15 —
Sirop de ratanhia . . .   80 —
Eau dist. de cannelle. .   90 —

Cuillerée à soupe toutes les heures ou toutes les deux heures.

Thioforme. (*Dithiosalicylate de bismuth*). — **Caract. phys., et chim.** — Poudre jaune-brunâtre, inodore, insoluble, plus stable que le salicylate.

Prop. et empl. thérap. — Antiseptique succédané de l'iodoforme; est, en outre, analgésique et hémostatique. Employé en poudre et en pommade (10 p. 100).

Thiol. — **Caract. phys. et chim.** — Produit analogue à l'ichthyol, préparé à l'aide de goudrons et de soufre. Mélange d'acides thiolsulfoniques et de carbures sulfurés, obtenu par synthèse. Masse jaune, pâteuse, d'odeur bitumineuse, soluble dans l'eau, l'alcool et la glycérine, insoluble dans l'éther.

Prop. thérap., indicat. — Celles de l'ichthyol. Pouvoir kératinisant très marqué; les solutions forment sur la peau et les plaies un vernis protecteur. Moins irritant que l'ichthyol; utilisé contre les brûlures et les dermatoses enflammées : érythèmes, érythrasma, prurigo, eczéma, couperose, etc.

Formes pharmac., doses. — *Usage ext. :* pommades (à 10 p. 100), pâtes, crèmes, vernis, emplâtres.

Thiosinnamine. (*Allylsulfocarbamide*). — **Caract. phys. et chim.** — Obtenue par action de l'ammoniaque sur l'essence de moutarde. Cristaux blancs, brillants, de saveur amère, à peine solubles dans l'eau froide, mieux dans l'eau chaude, très solubles dans l'alcool. Rendue plus soluble dans l'eau par combinaison avec le salicylate de soude : prend alors le nom de *fibrolysine*, composé soluble dans 8 p. d'eau et contenant 1 molécule de thiosinnamine pour une demi-molécule de salicylate. Transformée également, par association de une demi-molécule d'antipyrine pour une molécule de thiosinnamine, en un liquide sirupeux, incolore, inodore, soluble dans 5 p. d'eau.

Effets physiol. et tox. — Action spécifique et élective sur le tissu cicatriciel qu'elle ramollit (même à distance) en y déterminant un œdème interstitiel avec gonflement et dissociation des fibres. Provoquerait, selon Doliker, une leucocytose très marquée avec afflux de phagocytes vers les cicatrices. Effet rapide (au bout de 4 heures) mais passager, ne survivant que quelques jours à l'introduction dans l'organisme. Toxicité faible. Injectée sous la peau, provoque une cuisson passagère et laisse des nodules indolores mais persistant plusieurs mois. L'intolérance générale ne se traduit que par un peu de mal de tête et de lassitude. La thiosinnamine n'est dangereuse que chez les malades porteurs de cicatrices fragiles (opérés de gastrostomie et autres) à ménager et dont elle peut amener la rupture, chez les tuberculeux (peut provoquer des poussées aiguës), les cancéreux (active la généralisation en ouvrant les voies lymphatiques) et les sujets porteurs de sténoses laryngo-trachéales (œdème de la glotte possible).

Prop. thérap., indicat. — Utilisée pour ramollir les cicatrices du lupus, les chéloïdes, pour traiter la rétraction de l'aponévrose palmaire; comme adjuvant du cathétérisme en cas de sténoses de l'urèthre, de l'œsophage (st. cicatricielle seulement); pour ramollir les cicatrices de l'oreille moyenne et atténuer la surdité par otite adhésive (Lermoyez).

Formes pharmac., doses. — Solutions alcooliques ou glycérinées, ou solution de thiosinnamine-antipyrine à 15 p. 100 ni irritante, ni douloureuse (Lermoyez), en injections hypodermiques, en applications locales (retr. œsophagien) et en bains d'oreille (dans l'otite adhésive).

Solution glycérinée :

Thiosinnamine	1 gr. 50
Glycérine neutre	3 gr.
Eau distillée	7 —

1 c. c. par jour en injection hypodermique.

Solution de thiosinnamine-antipyrine :

Thiosinnamine.	11 gr.
Antipyrine.	9 gr. 50
Eau distillée . Q. S. p.	110 c. c.

Pour injections sous-cutanées (1 c. c. par jour) ou pour bains d'oreille chauds (un de 5 minutes chaque soir).

Thomsen (Maladie de). — La *maladie de Thomsen* est une affection qui reste encore très rebelle à la plupart des agents thérapeutiques. Sa chronicité interdit de lui opposer des médicaments toxiques, tels que : l'*atropine*, la *strychnine*, la *vératrine*, l'*opium*, non plus que les *bromures*, dont l'usage indéfini serait dangereux. La *faradisation* des muscles sujets au spasme n'apaise, passagèrement, celui-ci que grâce à un épuisement qui n'est pas à rechercher. Plicque a obtenu une sédation marquée par le *bain statique* et le *souffle statique*, mais chez une neurasthénique suggestible. L'*opothérapie* (*injections de suc musculaire*) a fourni quelques succès à M. Raymond. Les *courants de haute fréquence* semblent devoir réussir contre la maladie de Thomsen; mais la question est encore à l'étude. L'*hydrothérapie froide* convient à certains malades, est nuisible

à d'autres qu'améliorent les *bains tièdes* ou *chauds prolongés* (des heures). Le *massage* et la *gymnastique méthodique* comptent quelques succès relatifs; de même la *compression légère des membres* avec une bande de tissu élastique (*caoutchouc, flanelle taillée en biais, crêpe Velpeau*). Le *traitement général* n'offre aucune indication spéciale (vie paisible, sobre, exempte d'émotions; profession excluant la fatigue, les refroidissements).

Thoracentèse. — I. *Indications générales.* — La *thoracentèse* est une opération destinée à évacuer les épanchements pleuraux. Elle comporte les mêmes indications et contre-indications que cette évacuation. Les indications sont tantôt *formelles*, tantôt *discutables*. La thoracentèse s'impose dès que l'abondance du liquide épanché crée la menace d'accidents graves, parfois mortels (collapsus, syncope), souvent inopinés, plus fréquents dans la pleurésie gauche; il faut alors se hâter de la pratiquer, quelles que soient la nature de l'épanchement et la période de la pleurésie.

L'évaluation de la quantité du liquide épanché doit être déduite bien plus des signes physiques (étendue de la matité, déplacement du cœur, du foie, radioscopie. Voir Pleurésie) que des signes fonctionnels (dyspnée) qui, souvent nuls, sont des guides trompeurs (Dieulafoy). En général, la *thoracentèse* est *urgente quand il existe un litre et demi de liquide dans la plèvre gauche ou deux litres dans la droite*. Mais, en certains cas, l'urgence peut résulter, non de l'abondance du liquide, mais de complications telles que : *cardiopathie concomitante, pneumothorax* du côté opposé, rendant l'hématose particulièrement précaire.

II. *Technique.* — Le meilleur *outillage* est celui dont l'usage est le plus familier à l'opérateur et qui se prête le mieux à la désinfection. Les *appareils de Dieulafoy, de Potain, de Debove* réalisent l'aspiration par le vide; dans *ceux de Duguet, de Hirtz*, le liquide est aspiré par un tube formant siphon. L'appareil Potain reste, actuellement, le plus usité; on lui adaptera avec avantage la *pompe de Debove, seulement aspirante*, rendant impossible toute fausse manœuvre. Avant d'opérer, il est essentiel de vérifier, avec de l'eau bouillie, le bon fonctionnement de l'appareil. Il doit être aussi, naturellement, désinfecté avec soin avant l'usage (faire bouillir l'aiguille ou le trocart dans la glycérine; faire passer dans les tubes de caoutchouc des solutions antiseptiques fortes; flamber l'aiguille en platine iridié). La région choisie pour la ponction sera aseptisée par brossage au savon, puis lavage à l'alcool et à la liqueur de Van Swieten; mêmes précautions pour les mains de l'opérateur.

Dans les *épanchements de la grande cavité pleurale, on ponctionne les VIIe ou VIIIe espace intercostal* (déterminés, en comptant de bas en haut, à partir du XIe espace), *sur la ligne axillaire postérieure*, avec l'aiguille ou le trocart n° 2. Il est prudent de débuter toujours par une *ponction exploratrice* avec une petite *seringue stérilisable de Debove*, procédé qui évite les *ponctions blanches* et procure d'emblée, pour l'examen bactériologique (direct et par cultures), un échantillon du liquide. Le malade est soit assis, le dos appuyé à des oreillers, soit couché sur le côté. Déprimant l'espace choisi, avec son pouce gauche qui reconnaît le bord supérieur de la côte inférieure, l'opérateur enfonce perpendiculairement, d'un coup sec, le trocart ou l'aiguille solidement tenue de la main droite et guidée par l'ongle du pouce resté en place. Il ne reste plus alors qu'à retirer la tige du trocart, à faire jouer les robinets, et à surveiller l'écoulement du liquide dans le flacon où le vide a été fait et dont les parois, pour éviter la mousse, auront été enduites d'huile stérilisée. Le liquide doit couler *lentement, sans saccades*, ce qu'il est aisé d'obtenir en ouvrant plus ou moins le robinet et en entretenant le vide, par quelques coups de pompe donnés quand le débit faiblit. La *quantité de liquide à retirer en une fois* est discutée. Dieulafoy préfère ne pas aspirer plus d'un litre par séance; cependant, dans les grands épanchements, on peut, souvent, sans inconvénient, retirer 1500 gr. et plus,

en procédant avec lenteur et suspendant dès la première gêne ou la première toux; mais il faut toujours éviter d'aspirer jusqu'aux dernières gouttes, et laisser dans la plèvre une certaine quantité de liquide, à moins qu'il ne s'agisse d'un épanchement minime ou enkysté. Quand la ponction est jugée suffisante, on retire le trocart ou l'aiguille, en la faisant glisser entre deux doigts de la main gauche appuyés sur la peau, puis on obture la petite plaie avec un peu de coton stérilisé et de collodion; le thorax est ensuite entouré d'une feuille d'ouate et ceint d'un bandage de corps un peu serré; puis le malade garde le repos et le silence.

III. *Incidents et complications.* — La *blessure du poumon ou du foie* est évitée quand l'instrument, enfoncé en bonne place, ne pénètre que de quelques centimètres; elle est du reste inoffensive si elle est aseptique.

Une *syncope* (par douleur ou réflexe) peut succéder au coup de trocart. Elle réclame les soins habituels (*tractions rythmées de la langue, respiration artificielle, piqûres d'éther et de caféine*) et n'est grave que si elle traduit une lésion cardiaque ou une thrombose vasculaire.

Des *quintes de toux* suivies d'*expectoration albumineuse* (mousseuse, sanguinolente) dénonçant une poussée d'*œdème aigu du poumon*, peuvent survenir pendant l'aspiration ou la suivre de peu, surtout si celle-ci a été trop copieuse ou trop rapide. Pour prévenir cet accident, le mieux est de faire précéder la ponction d'une *piqûre de morphine* (1/2 centigr.), ou encore, de la faire suivre d'une large application de *ventouses sèches* sur tout le thorax.

La *transformation purulente de l'épanchement* n'est possible que si le liquide est infecté, soit primitivement, d'une façon latente, malgré sa limpidité, soit secondairement par *ponction septique*, toujours évitable par une soigneuse asepsie.

La *ponction blanche* est évitable par un diagnostic clinique bien établi et par la ponction exploratrice. L'*obstruction de l'aiguille ou de la canule* par un flocon fibrineux exige l'emploi du mandrin ou une nouvelle ponction pratiquée en un point voisin, avec une autre aiguille.

IV. *Indications spéciales.* — La thoracentèse est *discutable* si elle n'est plus imposée par l'abondance de l'épanchement; elle intervient alors : 1° pour hâter la *résorption du liquide* qui tarde trop ; 2° pour prévenir la *sclérose pulmonaire,* les *symphyses pleurales* et la *rétraction thoracique,* suites trop communes des pleurésies prolongées. Les ponctions tendent à devenir plus rares et plus prudentes, dans la pleurésie tuberculeuse primitive (la plus fréquente), à épanchement moyen, depuis les travaux de Péron et de Le Damany, qui ont représenté l'épanchement comme un processus défensif de la séreuse contre la bacillose, qu'il est préférable de respecter. Cette conception ne saurait pourtant faire oublier les inconvénients des scléroses pulmonaires et des adhérences pleurales succédant aux pleurésies non traitées. La thoracentèse continue donc à trouver son emploi justifié dans la pleurésie dite franche, quand, au bout de 15 jours ou 3 semaines, après défervescence, subsiste une certaine quantité de liquide ne montrant aucune tendance à la résorption.

La *pleurésie séro-fibrineuse secondaire à une tuberculose pulmonaire avérée* commande bien plus de réserve dans l'emploi de la thoracentèse qui parfois peut favoriser une poussée de tuberculose aiguë. On n'y recourra, avec prudence, que si l'hématose est compromise par l'abondance de l'épanchement, ou si la fièvre fait défaut. De même, la ponction est généralement superflue dans les *pleurésies liées à la granulie.*

La *pleurésie des cardiaques* réclame, au contraire, une intervention hâtive. Plus féquente à gauche, favorisée ou non par un infarctus, par la stase pulmonaire, elle accroît les troubles asystoliques, l'asphyxie, et compromet l'efficacité des toniques du cœur (digitale, strophantus, etc.) qui, souvent, ne provoquent la diurèse critique qu'après la thoracentèse ; mais celle-ci doit être menée avec d'extrêmes précautions,

très lentement, et en plusieurs temps.

Pour les mêmes raisons, la *pleurésie des brightiques* est également justiciable de la thoracentèse qui doit être associée au régime lacté, à l'usage des diurétiques (théobromine), et, souvent, des émissions sanguines.

La *pleurésie syphilitique,* lorsqu'elle dérive directement de la syphilis, peut céder à la seule influence de la *médication spécifique* et n'exige une ponction que si elle est très abondante.

Très mobile, peu copieuse, la *pleurésie rhumatismale* se résorbe souvent sous l'action du *salicylate de soude* et exige rarement la thoracentèse.

La *pleurésie des enfants* cède souvent à la révulsion, aux diurétiques, aux purgatifs et n'exige que par son abondance une thoracentèse, toujours pratiquée avec une aiguille fine.

La *pleurésie des vieillards* compromettant rapidement les fonctions cardiaques, favorisant la congestion pulmonaire, la thrombose cardiaque et l'asystolie, doit être évacuée sans retard, même si elle est minime, mais doucement et en plusieurs temps, en prescrivant, en même temps, le régime lacté et les cardiotoniques.

V. *Indications tirées de la nature de l'épanchement.* — Quand la *pleurésie hémorrhagique* est simple (*hématome pleural*), elle offre les mêmes indications opératoires que la pleurésie séro-fibrineuse. Dans la *pleurésie liée au cancer pleuro-pulmonaire,* la thoracentèse ne peut être que palliative ; elle soulage pourtant toujours la dyspnée, mais momentanément, et, comme chaque ponction équivaut à une saignée véritable, elle doit se borner à évacuer le trop-plein de la plèvre. Il en est de même dans la *pleurésie scorbutique.* On verra, à l'article *pneumothorax,* que les *épanchements gazeux* ou *mixtes* ne réclament la thoracentèse que dans des circonstances déterminées (*pneumothorax à soupape*) et selon une technique particulière (appareil de Béclère-Jousset).

La plupart des *pleurésies purulentes* ne sont curables que par la *pleurotomie antiseptique* ; toutefois, certaines *pleuré-*

sies à pneumocoques peuvent guérir à la suite de thoracentèses répétées, surtout dans l'enfance; mais si la guérison tarde, il faut, sans hésiter, recourir à un traitement plus radical. Sont également justiciables de la ponction certaines *pleurésies puriformes* aseptiques avec polynucléaires normaux (Widal), d'habitude spontanément curables. La thoracentèse est encore la seule ressource contre l'*empyème tuberculeux primitif* qui comporte souvent une longue survie, moyennant des évacuations palliatives périodiques, tandis que la pleurotomie donne, dans ce cas, des résultats déplorables. La purulence de l'épanchement exige l'emploi d'une *aiguille large* ou d'un *trocart*; la ponction doit retirer, en une ou plusieurs séances rapprochées, le plus de pus possible.

VI. *Indications tirées du siège de l'épanchement.* — Dans la *pleurésie gauche* le refoulement du cœur impose, plus vite que dans la droite, la thoracentèse d'urgence. Elle s'indique également plus tôt en cas de *pleurésie double*. Souvent purulentes, d'un diagnostic difficile, les *pleurésies interlobaire, diaphragmatique, médiastine* sont plus habituellement justiciables de la pleurotomie que de la thoracentèse; celle-ci trouve cependant parfois son emploi, si elles sont abondantes et reconnues à temps. Dans ces formes, le siège de la ponction est naturellement subordonné à celui de l'épanchement, précisé lui-même par les signes physiques et des ponctions exploratrices répétées. Dans les *pleurésies cloisonnées*, l'abstention semble généralement préférable (Jaccoud).

Thorenc. — Station d'altitude française (1200 m.), située à 35 km de Grasse (Alpes-Maritimes). Le climat de Thorenc est remarquable par : le grand nombre de belles journées, la grande durée de l'insolation, l'absence de brouillards et de grands vents, la sécheresse de l'air, la régularité des oscillations thermiques. Il est donc particulièrement favorable à la cure d'air qui peut s'y poursuivre toute l'année, mais y est spécialement recommandable en été (maximum à l'ombre 24°; T. moyenne en août 13°2) quand la chaleur oblige les malades à quitter le littoral. Le séjour de Thorenc trouve son indication chez tous les débilités : lymphatiques, tuberculeux, convalescents, anémiques, neurasthéniques, dyspeptiques, etc. Il est contre-indiqué chez : les cardiaques en état d'hyposystolie, les névropathes congestifs, les brightiques, les artérioscléreux et les tuberculeux-cachectiques.

Thridace. — Voir Laitue.

Thrombose cardiaque. — La *thrombose cardiaque*, rarement diagnostiquable en clinique, se traduit en général, soit par des accidents inopinés de *syncope*, d'*embolies* (Voir Apoplexie pulmonaire, Embolie cérébrale) ou d'*asphyxie rapide* (cyanose) qui réclament le traitement habituel (Voir Syncope, Asphyxie), soit par de la dyspnée, des battements cardiaques inégaux et arythmiques, tumultueux ou sourds, avec pâleur et pouls filiforme. Au premier soupçon de thrombose cardiaque, le *repos absolu* s'impose; les accidents qui en résultent seront atténués par l'*éther*, la *révulsion*, les *inhalations d'oxygène*. Capable de favoriser l'exode des embolies, la *digitale* ne sera prescrite qu'avec grande réserve.

Thrombose de la veine porte. — Voir Phlébite de la veine porte.

Thrombose cérébrale. — Voir Ramollissement cérébral.

Thrombose des sinus. — Voir Phlébite des sinus.

Thuya occidentalis. — (Conifères). Le bois et les feuilles sont sudorifiques; l'huile essentielle est anthelminthique. La teinture est utilisée à l'intérieur et comme topique contre les condylomes, les végétations.

Formes pharmac., doses. — *Usage int.*: Teinture 1 à 2 gr. (enfants, X gouttes). — *Usage ext.* : huile essentielle et teinture.

Thym. — *Thymus vulgaris* (Labiées). L'essence de thym renferme du *cymène*, du *thymol* et du *carvacrol* son isomère, du *linalol* et du *bornéol* en petite quantité. Elle est stupéfiante et, à ce titre, antispasmodique; le thymol la rend antiseptique; son action irritante en fait un caustique usité contre la carie dentaire. En outre, le thym est un excitant circulatoire, psychique et génital.

Formes pharmac., doses. — Usage ext. : essence en inhalations et en lavements.

**Thyminique (Acide). — *Caract. phys. et chim.* — Produit spécialisé sous le nom de *solurol*. Poudre brun-jaunâtre soluble dans l'eau. Dissout son poids d'acide urique à 20° et le triple à 37°.

Prop. thérap., indicat. — Antigoutteux indiqué dans l'uricémie et la gravelle urique.

Formes pharmac., doses. — 75 centigr. à 1 gr. 50 par jour en comprimés de 25 centigr., en solution ou en potion.

**Thymol. — *Caract. phys. et chim.* — Un des *phénols dérivés du méthylisopropylbenzène*, encore improprement appelé acide thymique. Cristaux incolores, à odeur de thym, de saveur piquante, peu solubles dans l'eau (1 p. 500), solubles dans 120 p. de glycérine, dans 333 p. d'eau boriquée saturée, très solubles dans l'alcool, l'eau alcoolisée (ajouter 1 gr. d'alcool par centigramme de thymol), l'éther, l'acide acétique, les alcalis, les huiles, la vaseline (chauffer légèrement).

Effets physiol. et tox. — Aisément absorbé; éliminé par les reins, à l'état d'acide thymolglycuronique et de dérivé sulfoconjugué, et par la muqueuse respiratoire. *Localement*, action très irritante, astringente et caustique, mais avec anesthésie locale pour les muqueuses, en solution forte. *Ingéré* par l'homme à la dose de 2 gr., provoque de la cuisson puis de la douleur épigastrique, des nausées; à plus haute dose, de la diarrhée apparaît. L'intolérance se traduit par : de la surdité, des bourdonnements d'oreilles, une sensation de constriction temporale, le ralentissement de la respiration, un pouls accéléré puis ralenti, de l'hypothermie, des urines albumineuses et sanguinolentes. Chez le lapin intoxiqué, le coma survient, puis la mort, sans convulsions, par affaiblissement graduel de la respiration et de la circulation. Le thymol est, environ, 10 fois moins toxique que le phénol.

Prop. thérap., indicat. — Pouvoir antiseptique supérieur à celui du phénol. Peut être utilisé *à l'intérieur* comme antiseptique gastrique (en cas de dilatation de l'estomac) et intestinal (dans la dysenterie, les diarrhées chroniques), comme anthelminthique contre les ascarides, les oxyures, l'ankylostomiase. *A l'extérieur*, peu usité en chirurgie à cause de sa faible solubilité; employé comme antiseptique buccal et, à titre analgésique, contre la pulpite dentaire; utilisé en inhalations contre la bronchite chronique et la coqueluche.

Formes pharmac., doses. — Usage int. : 1 à 2 gr. (par doses fractionnées) en solution aqueuse ou alcoolique, en lavement huileux. — *Usage ext. :* Solutions 1 à 5 p. 1000 (avec acide borique ou alcool) pour gargarismes ou inhalations. Pommade 1 à 2 p. 1000. *Thymol camphré* (2/3 de thymol pour 1/3 de camphre).

Potion :

Thymol	} āā	5 gr.
Borax		
Glycérine officinale. .		60 —
Élixir de Garus . . .		120 —

Cuillerée à soupe toutes les 2 heures.

Lavement (oxyures, ankylostome) :

Thymol.	5 à 15 gr.
Huile d'amandes douces.	150 —

Dentifrice :

Thymol		15 gr.
Saccharine sodique . .		50 centigr.
Teinture de benjoin. .	} āā	250 gr.
— de pyrèthre .		
— de cochenille.		25 —
Alcool à 60°		475 —
Essence de menthe . .		2 —

Gargarisme :

Thymol		2 à 4 gr.
Glycérine officinale . .	} āā	80 gr.
Alcoolat de lavande . .		
Eau distil. de cannelle.		100 —

Solutions antiseptiques :

a) Thymol.	3 gr.
Acide borique.	40 —
Eau distillée	1000 —

b) Thymol . . . .   4 gr.
  Alcool à 95°. . . . . . .   300 c. c.
  Eau distillée. Q. S. pour 1000 —

Thymus. — Voir OPOTHÉRAPIE THY-
MIQUE.

Thyroïdine. — Voir MYXŒDÈME.

Thyroïodine ou Iodothyrine. — Il
convient de préférer la dénomination
d'*iodothyrine*, afin d'éviter la confusion
avec celle de *thyroïdine* désignant l'extrait glycériné de glandes thyroïdes
fraîches.

Caract. phys. et chim. — Produit iodé
constant de décomposition des iodalbuminoïdes normaux contenus dans les
glandes thyroïdes, qui en fournissent à
peine 1 à 2 p. 1000. En plus de l'iodothyrine, obtenue par Baumann, on y trouve
encore une globuline iodée, la *thyréoglo-
buline* (Oswald) et une autre substance
active, la *thyro-antitoxine* (Frankel).
L'iodothyrine ne représente donc pas,
comme on le dit parfois, le seul principe actif des glandes thyroïdes.

Effets physiol. et tox. — Les glandes
fraîches (ou le suc frais) possèdent un pouvoir toxique intense s'atténuant spontanément et rapidement; elles déterminent
une hyperglobulie assez notable, sans
augmentation appréciable des leucocytes,
tandis que l'iodothyrine augmente ces
derniers, comme l'administration d'une
préparation iodée. Introduite directement dans le sang, l'iodothyrine exalte
l'excitabilité des nerfs dépresseurs et
pneumogastriques quand celle-ci est normale ou diminuée, et elle tend à la ramener à la normale lorsque cette excitabilité est abolie comme à la suite du
goitre ou de la thyroïdectomie; elle
diminue notablement l'excitabilité des
nerfs accélérateurs et vaso-constricteurs.
Il existe un antagonisme physiologique
très marqué, au point de vue des effets
sur le système nerveux du cœur et des
vaisseaux, entre les iodiques et l'iodothyrine (plus encore entre les iodiques
et les iodalbuminoïdes thyroïdiens).
L'influence exercée par l'iodothyrine'sur
le système nerveux central est beaucoup
moins énergique et marquée que celle
exercée par les iodalbuminoïdes contenus

dans les glandes fraîches. Son activité
toxique s'atténue avec le temps, plus
rapidement que son activité sur l'appareil circulatoire.

Prop. thérap., indicat. — L'iodothyrine
s'administre diluée avec du sucre de lait,
de telle façon que le mélange représente
sensiblement son propre poids de corps
thyroïde frais. On prépare également
des tablettes correspondant à leur poids
de glandes fraîches; ces tablettes pèsent
30 centigr., il en faut donc environ 4
pour représenter un lobe frais. Ses indications sont les mêmes que celles du
corps thyroïde (Voir MYXŒDÈME).

L'extrait glycériné (*thyroïdine*) représente environ 7 fois son poids de glandes
fraîches; on l'administre aux doses de
3 à 5 centigr.

Il importe de se rappeler qu'il peut
exister une différence considérable d'activité entre des préparations récentes et
des préparations anciennes. Cette activité
peut être modérée par association avec
quelques gouttes de liqueur de Fowler.

Toutes ces préparations doivent être
employées avec une extrême prudence
et exigent une surveillance étroite et
constante. Le cœur doit avoir été reconnu
parfaitement normal, et il faudra supprimer immédiatement la médication si
l'on voit survenir des indices de vaso-
dilatation, de la tachycardie, de l'excitabilité nerveuse, des troubles gastro-
intestinaux ou rénaux. La tolérance pour
la médication thyroïdienne est extrêmement variable; il ne se produit jamais
d'accoutumance et le fait de supporter,
sans action offensive apparente, un
traitement assez prolongé n'exclut pas
l'éventualité d'une intoxication aiguë ou
chronique. L'application de la médication
thyroïdienne au traitement de l'obésité a
occasionné des accidents parfois fort
graves et persistant longtemps.

(Pour plus de détails, voir : G. Pou-
CHET, *Précis de Pharmacologie et de Matière médicale*, p. 735, et *L'iode et les
iodiques*.)

Tic douloureux de la face. — Voir
FACIALE (NÉVRALGIE).

Tics (Maladie des). — Charcot.
Gilles de la Tourette regardaient cette

affection comme peu curable. A vrai dire, les anciens traitements : *bromures, chloral, massage, électricité, hydrothérapie* échouent le plus souvent ; la *suggestion hypnotique*, n'agissant qu'en cas *d'hystérie associée*, n'est pas toujours inoffensive. En réalité la thérapeutique de ce mal n'a rencontré une voie féconde qu'avec la mise en œuvre par Brissaud, Meige et Feindel, Dubois de Saujon, Pitres, Cruchet, Gerbier, etc., de la *méthode de rééducation*. Grâce à elle beaucoup de tics s'atténuent ou même guérissent. Brissaud et Meige combinent deux modes de traitement : 1° l'*immobilisation des mouvements* ; 2° les *mouvements d'immobilisation*.

I. *Immobilisation des mouvements*. — Elle consiste à entraîner le tiqueur à garder, un temps progressivement croissant, l'*immobilité photographique* du visage et des membres. D'abord de quelques secondes, puis de quelques minutes, la durée des séances est portée peu à peu à des heures entières, en procédant très graduellement, pour ménager les forces du sujet ; celui-ci passe ce temps commodément installé, la tête au besoin appuyée à un support, tandis que l'éducateur lui affirme qu'il peut et doit rester immobile. Bientôt, le tiqueur est exercé à l'immobilité, debout puis dans des attitudes variées de la tête, du tronc et des membres. Graduellement, le sujet répète, sans tiquer, les divers mouvements des bras, des jambes, de la marche. Pour tous ces exercices le contrôle du miroir est très utile.

II. *Mouvements d'immobilisation*. — Cette seconde phase du traitement (que Dubois de Saujon estime nuisible) consiste dans la répétition, au commandement, de mouvements lents, réguliers et corrects. On débute par les plus simples (élévation ou abaissement, extension ou flexion, rotation, adduction ou abduction) exécutés d'abord par séances de 2 à 5 minutes alternées avec des séances d'immobilisation, les deux modes étant entrecoupés de repos. Au bout de 8 jours, la durée de chaque exercice peut être portée à 10 minutes. Ils sont répétés 3, 4 ou 5 fois par jour dont une, au moins, en présence du médecin.

Chaque cas particulier réclame un exercice approprié. Contre le *clignement* on fait fermer, puis ouvrir, au commandement, les deux yeux, puis, tour à tour, l'un ou l'autre ; maintenir, un certain temps, les yeux ouverts puis fermés ; ces exercices sont répétés dans diverses attitudes de la tête. Pour corriger les *tics des globes oculaires*, on fait suivre du regard, la tête immobile, un objet animé d'un mouvement lent, ou, encore, on fait fixer un objet immobile, tandis que la tête se déplace en divers sens. Pour combattre les *tics des lèvres*, on fait, au commandement, ouvrir, fermer la bouche, montrer les dents, faire la moue ; on fait parler, réciter, lire en scandant, tout en surveillant la mimique, en cherchant à intéresser le sujet, à fixer son attention. Aux *tics de la tête* (hochement), du cou (torticolis mental) on oppose les *mouvements d'inclinaison de la tête*, à droite, à gauche, en arrière, en avant, *de rotation* à droite et à gauche. Contre les *tics des membres*, de l'*épaule*, *de la main* (tics de grattage), *du pied*, on utilise des mouvements variés, plus ou moins complexes ; quelquefois l'*écriture*, s'il s'agit de la main.

La *gymnastique respiratoire* (v. c. m.) trouve souvent son emploi contre la *toux spasmodique*, le *gloussement*, les *cris inarticulés*, le *humage* et dans bien d'autres tics réclamant l'intervention des muscles de la respiration. Dans un cas datant de onze ans, Pitres a obtenu un beau succès en faisant exécuter, 3 fois par jour, pendant 10 minutes, aussi lentement et profondément que possible, de grandes ampliations thoraciques, le dos appuyé à un mur, les épaules effacées, avec élévation des bras pendant l'inspiration et abaissement durant l'expiration.

S'il s'agit d'un *tic vrai*, la rééducation pratiquée un temps suffisant (souvent des semaines), par un éducateur exercé, amène presque toujours la guérison. Même en cas de *spasme organique*, on peut espérer une grande amélioration (J. Gerbier). Quand on découvre au tic une cause occasionnelle, il faut la traiter par les moyens appropriés.

Dans les cas graves, surtout ceux qui comportent des *troubles psychiques* marqués, l'*isolement* loin du milieu habituel s'impose, et il est parfois utile de faire précéder la rééducation d'une période de *repos au lit*. En bien des circonstances, le *massage*, l'*hydrothérapie* sont de précieux adjuvants.

Tierce (Fièvre). — Voir Fièvre intermittente.

Tilleul. — *Tilia sylvestris* et *Tilia platyphylla* (Tiliacées). Les fleurs, très parfumées, contenant une huile essentielle aromatique, du sucre, du tannin, du mucilage et de la gomme, sont utilisées en *infusion* (10 p. 1000) et pour préparer l'*eau distillée de tilleul*, excipient pour les potions.

Le tilleul fait partie des espèces antispasmodiques (avec la camomille, les feuilles d'oranger et de mélisse). Son infusion est calmante, légèrement hypnagogue, diaphorétique et antispasmodique.

Tisanes. — Préparations aqueuses destinées à servir de boisson habituelle aux malades. Elles agissent légèrement : 1° par leur thermalité, quand elles sont ingérées chaudes ; 2° par leurs principes actifs (généralement anodins, à moins qu'elles ne servent d'excipient à des agents médicamenteux) ; 3° par la quantité de liquide qu'elles représentent. Suivant la substance employée, on prépare la tisane par infusion ou par décoction. L'*infusion* s'obtient en jetant de l'eau bouillante sur la drogue à traiter (fleurs, feuilles, graines mucilagineuses, racines amères, etc.) qui est laissée à infuser d'une demi-heure (fleurs, feuilles, racines mucilagineuses) à 2 heures (racines amères). La *décoction* consiste à faire bouillir dans l'eau les substances à traiter (graines, racines, féculents, orge, riz, lichen, bois résineux, etc.) pendant une demi-heure environ. Dans les deux cas, on passe finalement sur une passoire ou un linge fin et on édulcore en ajoutant par litre soit du sucre (60 gr.), soit 100 gr. de sirop ou de miel, soit 10 gr. de racine de réglisse. La quantité de feuilles, de fleurs ou de graines, etc., à employer varie de 10 à 20 gr. par litre.

(En général 10 gr. pour les sommités fleuries, les fleurs, les feuilles et les fruits ; 20 gr. pour les racines et les écorces.)

Todd (Potion de). — Voir Alcool.

Tolérance pour les médicaments. — La tolérance est l'aptitude de l'organisme à supporter d'emblée, sans effets nuisibles, certains médicaments. Tantôt elle existe à l'état normal chez certains sujets plus que chez les autres, tantôt elle est réalisée par certains états morbides semblant la favoriser pour les agents médicamenteux qui leur conviennent spécialement. C'est ainsi que le paludisme accroît la tolérance pour la quinine, la fièvre pour l'alcool, le tétanos pour le chloral, la névralgie faciale pour l'aconit et l'opium, la syphilis pour l'iodure de potassium et le mercure, etc. La tolérance varie avec l'âge, le sexe, le tempérament, l'état des émonctoires. Les enfants, si intolérants pour l'opium et certains alcaloïdes, supportent fort bien la belladone, le calomel, le salicylate de soude, l'antipyrine, la quinine, le chloral, les iodures et les bromures. Aussi, les doses appropriées à l'enfance ne sauraient-elles être toujours déduites, par simple réduction proportionnelle, de celles qui conviennent à l'âge adulte. De même la vieillesse, avec le trouble qu'elle apporte à l'élimination des médicaments, réduit aussi la tolérance pour certains d'entre eux (arsenic, chloroforme, colchique, salicylate de soude, sulfureux, antipyrine, etc.). En général, les femmes ne supportent pas des doses aussi élevées que les hommes. Certains névropathes réagissent d'une manière excessive et bruyante à toute intervention médicamenteuse, même abstraction faite de toute suggestion. Somme toute, la tolérance tient à un petit nombre de facteurs variables que le médecin ne doit jamais perdre de vue en formulant une prescription.

Tolu (Baume de). — Voir Baume.

Tormentille. — *Tormentilla erecta.* (Rosacées). — La racine, riche en tannin, est utilisée comme astringent, sous forme de poudre (2 à 6 gr. en cachets ou pilules), d'extrait (2 à 4 gr.), ou de décoction (10 à 20 p. 1000 *usage int.*, ou 20 à 50 p. 1000 *usage ext.*).

Torticolis. — Le *torticolis* est une contracture réflexe des muscles du cou, liée à une *arthrite vertébrale aiguë* (A. Robin et Londe). Il est justiciable des mêmes agents thérapeutiques que le rhumatisme subaigu (voir RHUMATISME); à l'intérieur : *salicylate de soude, aspirine, jaborandi* (4 gr. de feuilles infusés dans 10 gr. d'alcool, puis dans 150 gr. d'eau bouillante (A. Robin et Londe), *antipyrine, pyramidon*, etc.; localement : applications de *salicylate de méthyle*, de *baume de Fioravanti, flanelle chaude, massage, pinceau électrique*. On s'assurera, dans tous les cas, que la contracture n'est due ni à l'*hystérie*, ni à une lésion grave du rachis (*mal de Pott cervical, tumeur blanche*). Le *torticolis mental* est un tic du cou associé à un certain déséquilibre mental (état mental infantile) et indépendant de toute lésion organique, musculaire, articulaire ou osseuse.

Toux. — La *toux* est un phénomène réflexe qui, normalement, concourt, en favorisant l'expectoration, à prévenir l'encombrement des bronches par les mucosités qu'elles sécrètent et les bactéries y incluses; elle constitue donc une *réaction défensive* qui doit plutôt être réglementée que combattue. Quand la toux ne tend qu'à l'expectoration, il faut la respecter. Réclament surtout une intervention thérapeutique : la *toux sèche, spasmodique, quinteuse* (*toux d'irritation*) qui trouble le sommeil, exagère la congestion bronchique, la *toux émétisante* qui compromet la nutrition.

Les affections des voies respiratoires (fosses nasales, larynx, trachée, bronches, plèvres, poumons) sont les causes les plus habituelles de la toux, mais elle peut encore traduire toute irritation dans la sphère du pneumogastrique (*dyspepsie; tumeurs; adénopathies du médiastin*), du phrénique (*toux hépatique*), du sympathique (*vers intestinaux*) ou même, d'autres territoires nerveux (*toux auriculaire, utérine*, etc.); enfin certaines toux, comme la *toux hystérique*, sont d'origine centrale. On verra que, suivant les cas, la thérapeutique vise, soit le point de départ périphérique du réflexe (muqueuse), soit l'appareil moteur réalisant la toux, soit le centre qui la commande.

I. *Traitement de la toux en général.* — Un certain nombre de médicaments internes exercent une action sédative spéciale sur la toux, soit en réduisant la sécrétion bronchique, soit en émoussant la sensibilité de la muqueuse des bronches, soit par inhibition directe sur le centre du réflexe. Le plus usuel est l'*opium* sous toutes ses formes (*extrait thébaïque; poudre, sirop, teinture d'opium*) et son alcaloïde la *morphine*; puis vient la *belladone* qui leur est souvent associée. L'opium offre ici ses habituels inconvénients (constipation, dépression nerveuse, diminution des sécrétions, de l'appétit) plus fâcheux chez les enfants et les vieillards. La *codéine*, la *dionine*, le *narcyl* (chlorhydrate d'éthylnarcéine) peu toxiques, calment bien la toux, sans mériter les mêmes reproches. Semblent encore doués d'une action élective sur la toux : le *bromoforme* (II gouttes par année d'âge), le *drosera rotundifolia* (XXX à XL gouttes de teinture), la *grindelia robusta* (mêmes doses) l'*aconit* (X à XXX gouttes d'alcoolature de racines), le *tussol* (v. c. m.), l'*eau de laurier-cerise* (10 à 15 gr.). Les *boissons chaudes* (tisanes), l'*air chaud* et *humide* (inhalations et vaporisations), agissent indirectement en calmant l'irritation bronchique et en favorisant l'expectoration.

II. *Toux dans les affections respiratoires.* — La toux de la *laryngite catarrhale* (la plus banale) réclame surtout le séjour dans une atmosphère humide et l'usage des calmants usuels (codéine, aconit, etc.). Les autres laryngites (voy. *laryngites*), primitives ou secondaires, entraînent aussi plus ou moins la toux qui cède au traitement de leur cause (instillations d'*huile mentholée* à 2 p. 100). De même la *toux liée aux affections nasales* (*rhinites chroniques, polypes, végétations adénoïdes*), ou *pharyngées* (*pharyngites chroniques, hypertrophie tonsillaire*) réclame un traitement qui est du ressort des spécialistes (voy. *coryzas, pharyngites chroniques*). La *toux de la trachéite*, particulièrement rebelle, surtout dans la grippe, est plutôt justiciable des *inhalations* de vapeurs chargées de *menthol*, de *benjoin*, d'*eucalyptus*.

A la *toux de la bronchite aiguë*, on oppose principalement les divers sédatifs déjà signalés : *opium*, *morphine*, *dionine*, *narcyl*, *drosera*, etc., avec les réserves déjà formulées, sans oublier qu'en troublant l'expectoration, on peut favoriser l'éclosion de la *broncho-pneumonie*. La *toux de la coqueluche* est habituellement modérée par le *bromoforme*, la *belladone*, l'*antipyrine*, le *drosera*, le *narcyl*, le *chloroforme* (en inhalations). La *toux de la bronchite chronique* ressortit plutôt aux modificateurs de la sécrétion bronchique (*antiseptiques*, *balsamiques*, *sulfureux*), sans préjudice du traitement pathogénique (*bronchites des cardiaques*, des *brightiques*, des *diabétiques*). Lorsque coexiste de l'*ectasie bronchique*, les *inhalations* sont indiquées et les malades doivent éviter les brusques changements d'attitude qui réveillent les quintes. La *toux des tuberculeux* devient souvent moins fréquente sous la seule influence de la volonté et de la méthode (en retenant la respiration; en buvant quelques gorgées de liquide ; en respirant un air réchauffé); elle doit surtout être apaisée, en cas d'*hémoptysie* (morphine) ou si elle est *émétisante*; ce dernier caractère réclame l'emploi : soit de l'*eau chloroformée*, après le repas, soit de la *morphine* ou de la *cocaïne* à petites doses, avant.

Il est rare que la *toux des pneumoniques* qui se borne à assurer l'expectoration, exige une intervention (*révulsifs*, *codéine*, *poudre de Dover*). Par contre, la *toux des pleurésies*, de la *thoracentèse*, purement réflexe, sera combattue par les *ventouses* et la *morphine*.

III. *Toux réflexes.* — Leur traitement devient généralement aisé, quand on en a dépisté la vraie cause. La *toux auriculaire*, accompagnée de bourdonnements. de vertiges, liée à la présence, dans le conduit auditif externe, d'un corps étranger ou d'un bouchon de cérumen, cesse dès que l'un ou l'autre a été expulsé. La *toux de dentition* est calmée par les *attouchements cocaïnés* ou *stovaïnés* sur les gencives. La *toux gastrique*, la *toux hépatique* réclament le traitement de la *dyspepsie* ou de l'*hépatite* causales. La *toux vermineuse* cède à l'emploi d'un vermifuge. La *toux utérine* sera atténuée par un traitement gynécologique. La *toux de la grossesse* dure souvent jusqu'à la délivrance. Habituellement rebelle, la *toux quinteuse des adénopathies médiastines* est quelquefois apaisée par la *révulsion sternale et interscapulaire*, par la *médication iodurée* et *arsenicale*, par la *cocaïnisation du pharynx et de la glotte*.

IV. *Toux nerveuse.* — A défaut de stigmates positifs d'*hystérie* ou de *neurasthénie*, le diagnostic en est porté par élimination, ainsi que sur son timbre aboyant et ses caractères paroxystiques; elle est souvent très rebelle. Outre le traitement général de l'hystérie (isolement, hydrothérapie, suggestion), on lui oppose l'anesthésie locale du larynx par la *cocaïne* ou la *stovaïne*, les injections intratrachéales d'*huile mentholée* ou le *sulfate de strychnine* à doses progressives (de 6 à 10 milligr., Barié, Ruault). La *toux nerveuse des tabétiques* est justiciable de moyens analogues, mais à l'exclusion de toute application irritante sur le larynx, capable de provoquer des crises de *spasme glottique*.

Trachéo-bronchiques (**Adénopathies**). — Voy. ADÉNOPATHIES.

Trachéo-bronchite. — Voy. BRONCHITES AIGUËS.

Trachéotomie. — La *trachéotomie* est une opération pratiquée, soit d'*urgence*, soit *systématiquement*, dans le but d'ouvrir à l'air inspiré, une voie artificielle (temporaire ou permanente), dans tous les cas où la voie laryngée est obturée ou rétrécie. Parfois aussi, la trachéotomie sert à faciliter une autre opération entreprise sur le larynx, le pharynx ou la langue. Les principales indications de la trachéotomie nous arrêteront seules ici. Jadis, le *croup* la motivait le plus souvent (la *sérothérapie* a diminué beaucoup cette fréquence) en médecine; les autres *laryngites infectieuses*, la *laryngite striduleuse* (exceptionnellement), l'*œdème* ou le *spasme de la glotte*, l'*ictus laryngé*, la *laryngite tuberculeuse* ou *cancéreuse* en sont, d'autre part, les causes les plus communes. Dans les milieux hospitaliers et urbains, la sérothérapie permet, dans la plupart des cas, de recourir au *tubage* plutôt qu'à la *trachéotomie*; mais, à la campagne, celle-ci continue à prévaloir, comme dans tous les cas où une surveillance médicale directe et constante est impossible. La technique suivante vise surtout le *croup* (voy. c. m. pour les *indications*), motif habituel de l'opération.

Entre la *trachéotomie lente* de Trousseau et la *trachéotomie en un temps* de Saint-Germain, se place un *procédé mixte*, consacré par l'usage dans les hôpitaux d'enfants, et qui sera décrit ici comme semblant, à l'heure actuelle, le plus pratique.

I. *Préparatifs.* — *Deux aides* s'imposent; l'un maintient les jambes et les bras de l'enfant, l'autre, le plus exercé, doit immobiliser constamment la tête dans l'attitude directe. Autant que possible, les deux, surtout le second, doivent être étrangers à la famille. En principe, mieux vaut se passer de *chloroforme*; pourtant, si les circonstances l'exigent (enfant vigoureux, malformation du cou), l'*anesthésie légère et prudente* (2 à 4 minutes, pas jusqu'à résolution) comme l'ont montré Broca, Hartmann, Panné, etc., n'augmente pas les dangers de syncope ou d'asphyxie, respecte le réflexe trachéal, régularise la circulation veineuse du cou et permet d'économiser un aide. La nuit, l'*éclairage* sera confié à un aide spécial. Assez vaste, bien éclairé, le *local* sera, autant que possible, distinct de la chambre du malade. Pour opérer, une table de cuisine bien d'aplomb, à laquelle un matelas dur ou des draps pliés donnent la hauteur voulue, convient parfaitement. Un drap roulé sur une bûche ou sur un cruchon soutiendra le cou et les épaules de l'enfant. Un bon éclairage est indispensable. Dans la journée, les pieds de l'enfant étant tournés vers la fenêtre, le jour tombera *sur le cou*, un peu obliquement, de gauche à droite. La nuit,

un meuble placé en face de l'opérateur et à gauche de l'opéré recevra plusieurs lampes, une petite lampe portative sera tenue par un aide devant le cou.

Consistant en canules, bistouris, dilatateur, pinces hémostatiques, l'*outillage* doit être soigneusement stérilisé par ébullition. On emploiera la *canule double de Luer* à pavillon mobile percé de 2 trous pour les cordons (rubans de 40 cent.); il en existe huit numéros adaptés aux divers âges; les plus usuels chez l'enfant sont les nᵒˢ 0, 1, 2, 3. Celui répondant à l'âge de l'opéré et le précédent seront préparés d'avance. Deux *bistouris* sont nécessaires; l'un *droit* à manche métallique fixe, à pointe solide, à lame courte et forte, l'autre *boutonné*. Seront également préparés : un *dilatateur à 2 branches* (de Luer), quoique bien des opérateurs s'en passent; une *pince à fausses membranes* et une *plume barbelée* pour enlever les mucosités. La *canule* sera garnie d'une rondelle de taffetas gommé et de gaze aseptique à interposer entre le pavillon et la plaie. Ces instruments et quelques tampons d'ouate seront disposés dans l'ordre de leur emploi, sur une tablette couverte d'un linge stérilisé, à droite de la table d'opération. Vêtu d'une blouse stérilisée, l'*opérateur* aura les *mains aseptiques*. Apporté après ces préparatifs, l'*enfant* est roulé nu dans un drap qui applique les bras au tronc sans le comprimer au point d'accroître la dyspnée. Le *traversin* doit soutenir, à la fois, son cou et ses épaules. Le *premier aide* (à la tête du lit), embrassant la tête de ses deux mains, les pouces au front, les autres doigts ne dépassant pas le maxillaire inférieur, la fixe exactement et invariablement dans l'axe du corps; le *second* (au pied du lit), les mains de l'enfant dans les siennes, les tient appliquées aux hanches ou au bas-ventre de celui-ci, tout en maintenant, du coude, les membres inférieurs.

II. *Opération.* — Debout à droite du lit, l'opérateur saisit entre le pouce et le médius gauches, le larynx, sur ses côtés, comme pour l'énucléer, tandis que, avec l'index de la même main, il reconnaît le cricoïde, en fixant, de l'ongle, le borp inférieur; dès lors, la main gauche ne lâchera le larynx que la canule en place. Puis, partant de l'ongle de l'index gauche, le bistouri, tenu de la main droite, incise la peau, exactement sur la ligne médiane, sur 2 cm. 1/2 à 3 cm. de longueur: par 2 ou 3 autres incisions, sans égard au sang, il découvre la *trachée* reconnue par l'index gauche qui sert ensuite de guide pour la ponctionner et l'inciser, dans l'axe, assez largement pour admettre le doigt (insuffisante, l'incision sera allongée en bas par le bistouri boutonné). Reste à *introduire la canule* (la plus grosse), de la main droite, qui la glisse sur l'index resté dans la trachée et lui faisant place à mesure qu'elle y pénètre. Pendant ce temps, le pavillon doit regarder directement en bas. Si on a procédé avec méthode, bientôt le *bruit canulaire* avertit du succès, mais il faut poursuivre le mouvement jusqu'à complète pénétration. Si un échec menace d'étouffer l'enfant, on recourt au *dilatateur* pour ne placer la canule, qu'après que l'opéré a été ranimé. Si, malgré une introduction correcte, le bruit canulaire tarde, la *plume* enfoncée dans la trachée, en éveillant la toux, hâte l'expulsion des membranes. La canule en place, on peut lâcher le larynx, pour asseoir l'enfant, sans quitter le pavillon avant la fixation des cordons.

Le succès dépend, d'abord, d'une *bonne fixation du larynx* subordonnée elle-même à l'*exacte reconnaissance* par la palpation *des divers cartilages de l'organe*, point délicat chez les très jeunes enfants, surtout quand l'embonpoint, l'œdème, les efforts du tirage gonflent le cou. Le larynx bien saisi, il est essentiel de ne le pas lâcher, afin de ne pas perdre les incisions et de les garder parallèles. Pour éviter une syncope ou l'asphyxie rapide de l'enfant, il faut opérer assez vite; la peau incisée, bien dans l'axe, on peut, en 2 ou 3 coups de bistouri, arriver à la trachée, sans souci de ce que l'on coupe, ni du sang, qui s'arrête dès que la canule est placée. Il n'importe pas moins que l'*incision de la trachée, bien sur la ligne médiane, soit de dimensions convenables*; l'opérateur ne se laissera pas émouvoir

par le sifflement de l'air et la projection du sang. On conçoit combien gêne l'introduction de la canule, une incision trop courte, oblique, latérale, trop haute ou trop basse. Poussée trop à fond, l'incision peut perforer l'œsophage, accident presque toujours mortel. L'emploi du dilatateur n'est pas indispensable pour placer la canule; c'est affaire d'habitude. Seul, le *bruit canulaire* indique que la canule occupe bien la trachée; s'il manque, une *fausse route* est probable; il faut alors retirer la canule pour la replacer avec le dilatateur, à moins que, tout en étant en place, elle ne soit bouchée par des mucosités ou une fausse membrane (introduire la plume). Avant de quitter l'enfant, on doit s'assurer qu'il respire régulièrement et que la canule est bien fixée par ses cordons.

III. *Accidents.* — L'*hémorrhagie*, purement veineuse d'habitude, cesse dès que la canule est introduite; une *ligature* n'est nécessaire que si une artère anormale a été ouverte. Si, malgré l'introduction de la canule, le sang continue à couler, il faut garnir, en arrière, le pavillon d'une plaque d'ouate imbibée d'*antipyrine* et serrer un peu les cordons; en cas d'échec, on essaye de placer une canule plus grosse. Les *hémorrhagies tardives* occasionnées par les changements de canule ou de pansement ne durent pas, en général, plus que ces manœuvres. Bien plus graves, les *hémorrhagies spontanées*, tiennent à une lésion sanguine ou vasculaire. L'*emphysème sous-cutané* implique soit (au cours de l'opération), le non-parallélisme des incisions trachéale et cutanée, soit (après l'opération), une fausse route ou une canule trop petite; soit, s'il est tardif, l'issue de la canule hors de la trachée. On cherchera, pour y remédier, à en préciser la cause. L'*asphyxie rapide*, avec apnée ou cyanose, éclate pendant ou peu après l'opération; dans le premier cas, il faut se hâter d'achever celle-ci, puis recourir ensuite, pendant une demi-heure, à la respiration artificielle et aux tractions rhythmées de la langue; dans le second, une fausse route où l'obstruction de la canule est généralement en cause.

Exceptionnelle et de cause souvent obscure, la *syncope* est le plus habituellement mortelle.

IV. *Soins consécutifs.* — Après l'opération, l'enfant lavé et changé, muni de sa *cravate de mousseline*, est recouché et s'endort, après avoir bu un peu de grog ou de vin chaud. La *canule interne* est retirée pour être lavée, toutes les 2 ou 3 heures, plus souvent, si elle semble s'obstruer. Laissée 24 ou 36 heures au plus, la *canule externe* est alors retirée et changée; l'introduction de la nouvelle exige parfois l'emploi du dilatateur. Habituellement, les effets de la sérothérapie, permettent de supprimer la canule, au bout de 2 à 3 jours, après s'être assuré, par l'obstruction momentanée de la plaie que la respiration est douce et la voix seulement enrouée (J. Renaut). L'enfant décanulé sera surveillé quelques heures, car un spasme de la glotte peut obliger à replacer une canule d'urgence. Rarement, on doit intervenir contre des bourgeons charnus formant polypes et rétrécissant la trachée. La canule enlevée, la plaie opératoire pansée antiseptiquement se cicatrise, en général, en 2 à 4 jours.

V. *Complications.* — L'antisepsie et la sérothérapie rendent exceptionnelle l'*infection de la plaie trachéale* (érysipèle, gangrène, fausses membranes). De même, en abrégeant le séjour de la canule dans la trachée, le sérum a rendu plus rare la *broncho-pneumonie consécutive*, qui sera encore évitée : 1° par l'*isolement des opérés* loin de toute cause de contagion; 2° par l'instillation, chaque jour, dans la canule, de II à III gouttes d'*huile mentholée* à 3 p. 100; 3° par l'entretien constant, dans la chambre, d'une *atmosphère saturée de vapeur d'eau* (Variot).

Tractions de la langue. — Voir Langue.

Transfusion. — Il ne sera question ici que de la *transfusion directe du sang complet de bras à bras*. La *transfusion du sang défibriné*, non sans inconvénients, est très inférieure à celle du sang vivant. La *transfusion séreuse* qui a supplanté la sanguine, dans la majorité des cas, est étudiée ailleurs (Voir Sérothérapie).

Les indications de la transfusion sanguine sont relativement très restreintes. Elle offre quelques chances de succès dans : l'*anémie aiguë post-hémorrhagique* (traumatique, opératoire; après hématémèses, entérorrhagies ou hémoptysies), l'*intoxication par l'oxyde de carbone ou d'autres poisons hémolitiques*, l'*anémie pernicieuse progressive* (succès douteux) et quelques cas de *leucémie* (?). En somme, la transfusion trouve son indication la plus formelle dans les cas où, après une ou plusieurs pertes de sang répétées, les progrès du collapsus et la défaillance du pouls font craindre une issue fatale à bref délai.

Le procédé de choix consiste à faire passer directement de la veine de l'homme sain (*donneur de sang*) dans celle du malade, au moyen d'un appareil bien aseptique, une quantité de sang variant de 100 à 200 gr. Sous l'influence de la transfusion, le pouls renaît ou reprend de l'ampleur, la face se colore et se ranime, la connaissance revient, tandis que la respiration se fait plus large et plus régulière. Souvent l'opération entraîne une *réaction* que traduisent un frisson, de l'excitation cérébrale, une respiration haletante (le malade doit alors exécuter de profondes inspirations et des expirations prolongées), du refroidissement périphérique, mais ces phénomènes se dissipent en 15 ou 20 minutes pour faire place au bien-être et à un profond sommeil, généralement interrompu, au bout d'une heure, par un pressant besoin de miction (diurèse abondante) ou de défécation. En outre, la transfusion possède une *action hémostatique très puissante* (P. Carnot a montré que le sérum frais jouissait des mêmes propriétés) et favorise la *régénération du sang*, quoique les globules injectés soient détruits dans un délai variable.

Le meilleur appareil est celui qui exclut tout danger de pénétration d'air dans les veines et soustrait le sang au contact de l'atmosphère, à tout risque de coagulation, tout en permettant de n'en tirer au donneur que la dose strictement nécessaire. A ces divers égards, l'*appareil de Dieulafoy*, le 2° *transfuseur de Collin*, et surtout l'*appareil de J. Roussel* sont les plus recommandables. Il est inutile de les chauffer avant l'usage. On choisit sur l'avant-bras de l'opéré, pour l'injection, une veine superficielle qui est dénudée et liée avant d'y introduire la canule. Le sang du donneur est puisé soit par insertion d'une deuxième canule dans une veine (gonflée par ligature du membre) soit au moyen d'une ventouse spéciale (appareil de Roussel). La transfusion doit être menée *lentement*, encore plus si on opère sur un malade atteint d'affection organique du cœur, des poumons ou des reins (ruptures vasculaires possibles); si une résistance décèle l'obstruction de la canule par un caillot, il faut suspendre l'opération pour la retirer et la déboucher. A défaut d'outillage spécial, on pourra, à l'exemple de Ziemssen, puiser le sang, par ponction, avec une *seringue stérilisable de* 25 *c. c.* et l'injecter aussitôt. Pour cela, il faut disposer de 3 *seringues en verre*, de 6 *aiguilles* et d'un *vase rempli de sérum normal stérilisé*, maintenu à 38° au bain-marie, pour nettoyer les instruments, après usage, et les purger de tout vestige de sang coagulé.

Traumaticine. — Voir CHLOROFORME.

Traumatol. — *Caract. phys. et chim.* — Obtenu par combinaison du crésol et du crésylol avec l'iode; poudre gris-violet, très légère, odorante, insoluble dans l'eau, presque insoluble dans l'alcool, peu soluble dans l'éther, bien plus dans le chloroforme. Contient 50 p. 100 d'iode.

Effets physiol. et tox. — Action locale non irritante, mais analgésique; pouvoir antiseptique égal, sinon supérieur, à celui de l'iodoforme.

Prop. thérap., indicat. — Comme topique, utilisé dans les mêmes cas que l'iodoforme. A l'intérieur, préconisé contre la diarrhée des tuberculeux.

Formes pharmac., doses. — *Usage int. :* 8 centigr. par jour. — *Usage ext. :* Poudre, gaze, pommade, colle.

Trèfle d'eau. — Voir MÉNYANTHE.

Tremblements. — Observé dans nombre d'états pathologiques, le *tremblement* est tantôt un signe accessoire, tantôt un symptôme de premier plan. En ce dernier cas surtout, il réclame une active intervention, purement empirique, du reste, la pathogénie du tremblement (paralytique ou convulsif?) demeurant encore inconnue. On peut pourtant distinguer : des *tremblements liés aux affections du système nerveux* (organiques ou non) et des *tremblements toxiques*.

I. *Tremblement dans les affections organiques du système nerveux.* — Le tremblement lié aux *myélites*, aux *névrites*, exige rarement une intervention spéciale. Celui des *hémiplégiques* est atténué par les *bromures* (1 à 3 gr.) seuls ou associés à l'*iodure*, par le *valérianate d'ammoniaque*. Le *tremblement intentionnel* de la *sclérose en plaques* est justiciable de la *solanine* (12 à 15 centigr.) et surtout de la méthode de *rééducation motrice*.

II. *Tremblements dans les névroses.* — Les *agents physiques* interviendront ici utilement, sous la forme de *douches*, de *bains tièdes*, de *bains statiques*, de *galvanisation des muscles* avec des courants faibles (10 à 20 m.-a.). On leur associera l'usage des sédatifs nervins tels que les *bromures*, la *belladone*, la *jusquiame* et dérivés (*hyosciamine* 2 à 4 milligr., *chlorhydrate* ou *bromhydrate d'hyoscine* 1 à 5 décimilligr.), la *valériane* et ses dérivés, le *sulfate de duboisine* (2 à 3 décimilligr. en piqûres), dont on pourra alterner les diverses préparations. Cette thérapeutique convient aux trembleurs *neurasthéniques, dégénérés, séniles, basedowiens*, aux *hystériques*; chez ces derniers on pourra recourir à la *suggestion* soit *hypnotique*, soit *à l'état de veille*, déguisée alors sous la forme de *pulvérisations de chlorure de méthyle* ou *d'éther* sur le rachis, de *massage*, d'*électrisation*. Dans tous les cas, la médication tonique (*sérum normal, phosphate de soude, arrhénal*) trouvera son emploi.

Particulièrement rebelle, le *tremblement de la paralysie agitante* est atténué, selon les cas, par le *borate de soude* (1 à 3 gr.), la *solanine*, la *duboisine*, l'*hyosciamine*, l'*hyoscine*, le *bromhydrate de scopolamine* (ces derniers agents avec grande prudence), la *spartéine*, le *massage vibratoire*, etc. (Voir PARALYSIE AGITANTE).

III. *Tremblements toxiques.* — On les

observe chez les intoxiqués par le *plomb*, le *sulfure de carbone*, le *mercure*, l'*alcool*, le *tabac*, le *café*, la *morphine*, etc. Effet direct du poison pour les uns, le tremblement serait pour les autres un symptôme d'*hystérie toxique*. Quoi qu'il en soit, il importe de *soustraire le malade aux causes d'intoxication* (profession ou habitude vicieuse); de *favoriser l'élimination du poison* par la peau (*bains de vapeur, bains sulfureux, frictions, massage*), les reins (*diurétiques*), l'intestin *purgatifs, antisepsie intestinale*), et de *tonifier l'organisme* (*arrhénal, phosphate de soude, sérum artificiel*). Au tremblement lui-même on n'opposera l'*hyoscia-mine* (4 à 5 milligr.) que durant les phases d'exaltation. D'abord exagéré par la privation d'alcool, le *tremblement éthylique* cède complètement à un sevrage prolongé. Il est, en outre, justiciable du *sulfate de strychnine* (1 milligr.) ou de la *picrotoxine* (10 à 25 milligr.).

L'*hystérie* intervient surtout dans les *tremblements mercuriel et saturnin* (Letulle). Il faut alors recourir au traitement des *tremblements hystériques* (*suggestion, agents esthiésogènes, etc.*), sans préjudice des mesures que réclame l'intoxication.

Tribromo-salol (*Cordol*). — **Caract. phys. et chim.** — Poudre cristalline, insoluble dans l'eau, peu soluble dans l'alcool et l'éther, plus dans le chloroforme.

Prop. et empl. thérap. — Succédané du salol; employé en poudre comme topique antiseptique.

Tribromure d'allyle. — **Caract. phys. et chim.** — Liquide incolore, soluble dans l'éther.

Prop. et empl. thérap. — Préconisé contre les accidents hystériques, les convulsions de l'enfance, aux doses de X à XX gouttes par jour, en capsules de V gouttes chaque.

Trichinose. — I. *Prophylaxie.* — La prophylaxie de la *trichinose* implique : 1° l'inspection spéciale des viandes de porc importées, sur pieds ou salées; 2° la cuisson préalable ou la salaison suffisante des viandes suspectes. En effet la cuisson écarte les dangers d'infection,

et l'extrême rareté de la maladie en France tient sans doute à ce que le porc y est toujours consommé cuit.

II. *Traitement.* — Sur la maladie constituée, la thérapeutique n'a que fort peu de prise. Si les parasites sont encore dans le tube digestif (*phase intestinale*), on doit chercher à les en expulser par les *vomitifs* ou les *purgatifs* et à les y détruire par de puissants anthelminthiques : *kousso, fougère mâle, pelletié-rine, semen contra*. Arrivées au sein des tissus (*phase rhumatismale* ou de *myosite*), les trichines sont inaccessibles. Roys (de Vilanova) a soumis les régions les plus douloureuses (intercostaux, diaphragme) à l'action des *rayons* X (séances de 20 à 60 minutes) et aurait ainsi obtenu une sédation dans la fièvre, la dyspnée, les douleurs (après une exagération passagère), le météorisme, la flaccidité musculaire et l'oligurie (diurèse). En outre, il importe de combattre : 1° les effets des *toxines nématodiques* sur le système nerveux, par la *médication tonique* et un régime réparateur; 2° l'*anasarque*, par le *régime lacté* ou *achloruré*, les *cardiotoniques* et les *diurétiques*.

Trichloracétique (Acide). — *Caract. phys. et chim.* — Cristaux incolores, solubles dans 2 p. d'eau, très peu dans l'alcool et l'éther.

Prop. et empl. thérap. — Utilisé pur, comme caustique, contre les verrues (eschare molle et douloureuse) et, en solution à 1 p. 100, comme topique contre l'amygdalite lacunaire (en badigeonnages).

Tricuspidienne (Insuffisance). — Voir INSUFFISANCE.

Trinitrine (*Nitroglycérine. Glonoïne*). — *Caract. phys. et chim.* — Ether nitrique de la glycérine. Liquide huileux, incolore, dense, d'odeur faiblement éthérée, de saveur sucrée, puis amère et brûlante, insoluble dans l'eau, soluble dans l'alcool absolu, détonant avec violence par le choc et par la chaleur. Employé seulement sous forme de solution alcoolique à 1 p. 100 (non détonante).

Effets physiol. et tox. — Très peu toxique pour les animaux, bien plus pour l'homme. Chez lui, l'injection de III à IV gouttes provoque rapidement : de la céphalée, des bruits d'oreilles, de l'amblyopie, des vertiges et de la confusion des idées ; en même temps, apparaissent : de la constriction précordiale, de l'hyperhémie faciale, cérébrale et oculaire, avec éréthisme cardiaque, tachycardie, vaso-dilatation périphérique, pouls dicrote et hypotension artérielle (Huchard). L'ingestion de X gouttes de solution à 1 p. 100 modifie, au bout d'une minute et demie, le tracé sphygmographique, à la façon du nitrite d'amyle (dicrotisme), mais l'accélération du pouls est exceptionnelle et, encore plus, l'abaissement de la tension sanguine ; le début de l'action est souvent marqué par des battements et une constriction pénible dans la tête ; les vaisseaux de la rétine sont légèrement dilatés. En tout cas, les effets, très variables avec les sujets, sont essentiellement transitoires et disparaissent rapidement par l'accoutumance, surtout en cas d'hypertension artérielle (Vaquez). Les doses élevées sont diurétiques. Les doses excessives peuvent produire des nausées, des vomissements et de la diarrhée. A doses toxiques, le pouls faiblit, la peau devient chaude et se couvre de sueurs, les membres se paralysent, les extrémités se refroidissent, la cyanose apparaît, puis la mort.

Prop. thérap., indicat. — Préconisée contre l'hypertension artérielle, mais ne saurait l'abaisser d'une façon efficace et durable (Vaquez) ; est capable, pourtant, de déterminer une sédation vaso-motrice transitoire : au début de la crise d'angine de poitrine, dans la dyspnée des aortiques et des brightiques, au cours de l'œdème aigu du poumon. Encore utilisable : pour prévenir les accidents d'ischémie cérébrale (vertiges, lipothymie, syncope) des aortiques et des chlorotiques ; contre les névralgies et la migraine par anémie.

Formes pharmac., doses. — Solution alcoolique à 1 p. 100 : V à X gouttes au début de l'accès douloureux ou dyspnéique, ou bien VI gouttes le matin, en augmentant de II gouttes par jour, durant 4 à 5 jours. *Voie hypodermique*, I à III gouttes.

Solution :

Solution alcoolique
   de trinitrine au
   1/100. . . . . . XXX gouttes
Eau distillée. . . . 300 gr.
Cuillerée à soupe le matin, à midi et le soir (Huchard).

Solution hypodermique :

Solution alcoolique
   de trinitrine au
   1/100. . . . . . XXX gouttes
Eau distillée de lau-
   rier-cerise . . . . 10 gr.
III gouttes de solution de trinitrine par c. c. (Dujardin-Beaumetz).

Trional (*Diéthylsulfone-méthyléthylméthane*). — *Caract. phys. et chim.* — Petites lamelles minces et brillantes, inodores, de saveur légèrement amère, solubles seulement dans 320 p. d'eau froide, plus solubles dans l'eau chaude ; solubles dans 33 p. d'alcool à 95°, 20 p. d'huile d'amandes douces, 3 p. de paraldéhyde (à 30°), 16 p. de beurre de cacao (à 15°).

Effets physiol. et tox. — Identiques à ceux du sulfonal. Chez la grenouille, 3 à 5 centigr. provoquent une paralysie rapide avec bradycardie et intégrité de l'excitabilité réflexe. Chez le chien, 30 centigr. par kilo déterminent, en une heure, un sommeil presque comateux d'environ 4 heures. Chez l'homme, 1 gr. en une fois amène, souvent au bout de quelques minutes, une grande tendance au sommeil, bientôt irrésistible, due à la dépression de l'excitabilité nerveuse et à l'abstraction des facteurs psychiques entretenant l'état de veille ; cela, sans action sur le myocarde ni sur les ganglions intra-cardiaques, mais seulement avec légère hypotension sanguine, par dépression des centres vaso-moteurs. Le sommeil, paisible, dure de 5 à 10 heures et est suivi d'un réveil naturel, rarement troublé par un peu de mal de tête et de vertiges, d'incertitude motrice et de paresse intellectuelle (surtout quand la dose est trop élevée). Avec 3 à 4 gr..

se montre l'action toxique dénoncée par : des vomissements, de la diarrhée, une hypothermie extrême, de la défaillance, des vertiges, de la titubation ou même le signe de Romberg. Dans un cas (après 16 gr.), on a observé un collapsus complet durant 24 heures, avec forte mydriase, suivi de quelques spasmes cloniques des membres supérieurs, de rétention d'urine et d'un abattement profond. La mort est exceptionnelle. Le trional est absorbé rapidement et semble être détruit dans l'organisme. Ses effets paraissant s'accumuler, il est dangereux de l'administrer, sans répit, plus de 6 à 7 jours de suite. Autrement, surviennent des signes d'intoxication chronique : anorexie, vomissements, diarrhée, maux de tête, vertiges, prostration, amnésie, confusion mentale, embarras de la parole, albuminurie, méthémoglobinurie et hématoporphyrinurie, amaigrissement rapide et parésie des membres inférieurs. La méthémoglobinurie, paraissant liée à la diminution d'alcalinité du sang, peut être combattue par absorption simultanée de boissons alcalines ou de limonade citrique ou tartrique.

Prop. thérap., indicat. — Le trional amende surtout l'insomnie des neurasthéniques et des aliénés, des paralytiques généraux et des morphinomanes. Il a été opposé avec succès, chez l'enfant, aux terreurs nocturnes, à l'agitation de la méningite, de la chorée. Il est inefficace contre l'insomnie douloureuse. En général, 1 gr. (adultes), absorbé avec 250 à 300 gr. de boisson chaude (tisane inerte ou lait), suffit à produire le sommeil en 10 à 20 minutes; en cas d'insuccès, au bout d'une heure ou une heure et demie, une nouvelle dose de 25 centigr. peut être administrée. Les fortes doses peuvent, au lieu du sommeil, provoquer de l'agitation chez les vieillards affaiblis, et, chez les déments, des crises de manie aiguë; il faut alors diminuer les doses. Le trional est contre-indiqué chez les asystoliques et les artérioscléreux.

Pour plus de détails, voir : G. Pouchet, *Leçons de Pharmacodynamie et de Matière médicale*, 2e série, p. 59 et 110.

Formes pharmac., doses. — 1 gr. en une fois, au coucher, en cachets, ou en suspension dans un liquide chaud. *Enfants* 10 à 25 centigr. de 1 mois à 1 an, à doses réfractées; 20 à 50 centigr. de 1 an à 2; 40 à 80 centigr. de 2 à 6 ans; 80 centigr. à 1 gr. de 6 à 12 ans. Les suppositoires constituent une forme commode chez les jeunes enfants.

Potion huileuse :

Trional	1 gr.
Huile d'amandes douces.	20 —
Sucre pulvérisé. .	8 —
Gomme arabique pulv.	
Gomme adraganthe pulv. . . .	$\bar{a}\bar{a}$ 20 centigr.
Eau distillée de fleurs d'oranger.	10 gr.
Eau distillée de laurier-cerise. .	2 —

F. S. A.; émulsion crémeuse à prendre en une fois dans un demi-verre d'eau ou de lait.

Lavement :

Trional. . .	50 centigr. à 1 gr.
Huile d'amandes douces.	10 à 20 —
Jaune d'œuf. .	N° 1
Lait bouilli. .	125 gr.

Suppositoires :

	adultes.	enfants.
Trional . .	50 centigr.	5 centigr.
Beurre de cacao . .	4 gr.	2 gr.

Pour l'association de la paraldéhyde avec le trional, voir Paraldéhyde.

Trioxyméthylène. — Voir Formol.

Trochisques. — Cônes solides, dont la combustion dégage soit des vapeurs, soit des gaz aromatiques ou médicamenteux destinés à être inhalés.

Tronchin (Marmelade de). — Voir Manne.

Tropacocaïne. — *Caract. phys. et chim.* — Alcaloïde tiré de la coca de Java à petites feuilles. Sa formule est $C^{16}H^{19}AzO^2$; c'est une benzoylpseudotropéine. Le chlorhydrate est un sel blanc, inodore, cristallisant en cubes, de saveur très amère, très soluble dans l'eau.

Effets physiol. et tox. — Pouvoir anesthésique inférieur à celui de la cocaïne mais ne provoque ni mydriase, ni troubles de l'accommodation, ni vaso-constriction, ni ischémie, ni modifications de tension des milieux oculaires; moins toxique que la cocaïne; action fugace sur la circulation, à hautes doses seulement.

Prop. thérap., indicat. — Anesthésique local surtout utilisé en ophthalmologie et en art dentaire. La courte durée de son action la rend peu propre aux injections analgésiques intra-dermiques selon la méthode de Reclus.

Formes pharmac., doses. — On emploie le chlorhydrate en solution à 3 p. 100 pour instillations (I à III gouttes) ou à 5 p. 100 pour injections intra-dermiques.

Trousseau (Pilules de).

a) Pilules anticatarrhales :

- Térébenthine de Chio .   15 gr.
- Gomme-ammoniaque .   4 —
- Baume de tolu . . . .   20 centigr.
- Extrait thébaïque. . .   40 —

F. S. A. 80 pilules; 4 à 6 par jour (catarrhe chronique des bronches ou de la vessie).

b) Pilules antinévralgiques :

Extrait de da-
tura. . . .
Extrait thé- } āā cinquante centigr.
baïque . .
Oxyde de
zinc. . . .   8 gr.

F. S. A. 40 pilules; de 2 à 10 par 24 heures (continuer longtemps).

c) Pilules contre la constipation :

Extrait de rhu-
barbe. . . .
Extrait de colo-
quinte . . . } āā   1 gr.
Poudre de gom-
me-gutte . .
Poudre d'aloès.
Extrait de jus-
quiame. . .   vingt-cinq centigr.
Essence d'anis.   II gouttes.

F. S. A. 20 pilules argentées; 1, 2 ou 3 tous les 2 ou 3 jours, aux repas du matin ou du soir. Si elles agissent avec lenteur, on en prend 1 au commencement de chaque repas; et quand elles troublent la digestion, on les prend au moment du coucher.

Trousseau (Vin de). — Voir Digitale.

Trunececk (Sérum de). — Voir Sérum de.

Trypanosomiase. — La trypanosomiase ou *maladie du sommeil* est une affection grave, parasitaire, endémo-épidémique sévissant dans les régions tropicales de l'Afrique, particulièrement au Sénégal et au Congo. On sait, depuis les recherches de R. Koch et de sa mission, qu'elle est déterminée par un *trypanosome* décelable dans le suc des ganglions malades et dans le sang où il est introduit par les piqûres d'une mouche du genre *Glossine*, voisine de la *Tsé-Tsé* du Nagana. Suivant Koch, ces mouches puiseraient le trypanosome dans le sang des crocodiles sucé entre les plaques de leur carapace. La maladie serait en outre transmissible de l'homme à la femme et inversement, par les rapports sexuels. De ces notions fondamentales découle la *prophylaxie* qui consistera essentiellement : 1° à isoler les malades dans des hôpitaux spéciaux; 2° à exterminer les crocodiles et à détruire les buissons ou les souterrains où ils se cachent; 3° à défricher et à déboiser les endroits où se tiennent les glossines; 4° à faire évacuer au besoin les villages contaminés s'ils sont peu importants. Quant au *traitement*, il semble que l'*atoxyl* en représente l'agent le plus efficace. R. Koch pratique tous les deux jours, sous la peau, une injection de 50 centigr.; sous cette influence, les adénopathies et tous les symptômes cliniques disparaissent tandis que la recherche du parasite dans le suc des ganglions et, plus tard, dans le sang, devient négative. Le traitement doit durer au moins 2 mois; établi de bonne heure et dans les cas légers, il peut amener une guérison définitive; autrement les symptômes peuvent reparaître au bout d'un mois avec persistance des trypanosomes dans le sang seulement, rechute qui exige une nouvelle intervention de l'atoxyl. La dose de 50 centigr. ne doit pas être dépassée sous peine d'accidents parfois très graves (coliques, nausées, vertiges, *amaurose*). Au Congo, Holbeke préfère donner l'atoxyl à la dose quotidienne de 15 à 30 centigr. injectée dans le muscle biceps. Laveran et Thiroux proposent, pour renforcer l'action de l'atoxyl, d'associer son emploi à celui du *trisulfure d'arsenic colloïdal* (solution diluée à 1 p. 10 injectée dans les muscles).

Trypanroth. — *Caract. phys. et chim.* — Colorant de la série benzopurpurique. Poudre rouge-brun, inodore, insipide, soluble dans l'eau.

Prop. et empl. thérap. — Préconisé contre la trypanosomiase et le cancer; soit en cachets, soit en injections hypodermiques d'une solution de 50 centigr. dans 40 c. c. de sérum (douloureuses et irritantes).

Tubage. — Le *tubage* est une opération qui consiste à rétablir la perméabilité de la glotte en y introduisant un tube rigide qui y est laissé jusqu'à ce que sa présence soit devenue inutile. Imaginé par Reybard, Loiseau; tenté par Bouchut puis par O. Dwyer, auteur d'un outillage perfectionné, le tubage est resté une opération d'exception jusqu'à la découverte de la *sérothérapie anti-diphthérique* dont il est devenu un auxiliaire précieux, permettant de gagner du temps jusqu'à ce que le sérum injecté détermine la chute des fausses membranes.

I. *Outillage*. — Il comprend : 1° des *tubes* de calibres appropriés à l'âge de l'enfant, selon une échelle préétablie; 2° un *introducteur*, avec ou sans mandrin, et muni d'un *propulseur*, pour déclencher le tube une fois placé et le détacher du mandrin; 3° un *extracteur* pour ressaisir et retirer le tube (bien moins utile depuis la vulgarisation du procédé d'*énucléation* de Bayeux); 4° un *ouvre-bouche* (modèle de *Denhard* modifié); 5° une *seringue à injection laryngée*.

En alliage d'étain, les *tubes*, lisses, polis et dorés, se font selon plusieurs modèles. Les *tubes de O. Dwyer* sont des *tubes longs* descendant jusqu'à la partie inférieure de la trachée. Les *tubes de Bayeux et Sevestre*, actuellement les plus usités, sont *courts*, plus faciles à manœuvrer dans la bouche et se prêtant seuls à l'*énucléation*. Les uns et les autres offrent une *tête* renflée en tête de clou, échancrée en avant, inclinée en arrière pour ménager l'épiglotte, percée latéralement pour recevoir un cordonnet de soie. Escat (de Toulouse), afin de parer au danger d'obstruction brusque, en ménageant à l'air une voie collatérale, se sert de *tubes ajourés*. Il existe plusieurs modèles d'*introducteurs* (d'O. Dwyer, de Sevestre, de Ferrand, de Froin) dont la description ne saurait trouver place ici. Le plus usuel est celui construit par Collin sur les indications de Sevestre. Certains introducteurs servent, en même temps, d'*extracteur* (instruments de Ferrand, de Froin, etc.). Complément de son introducteur, l'*extracteur de Collin* est d'un usage pratique. Collet a imaginé un *électro-aimant*, à extrémité recourbée, qu'il suffit d'enfoncer derrière la base de la langue, dans la direction du larynx, pour que le tube, attiré, soit aussitôt ramené sans le contrôle de l'index; cet instrument peut être manié d'une seule main, sans apprentissage préalable, mais il exige l'emploi de tubes d'acier.

II. *Préparatifs*. — Deux *aides* sont nécessaires, le *premier*, assis sur une chaise à dossier solide, tient l'enfant les jambes entre ses genoux, maintenant le tronc, de ses mains; debout derrière le précédent, le *second* maintient la tête immobile, directe, très légèrement fléchie en avant, et fixe l'ouvre-bouche. Revêtu d'une blouse aseptique, les mains aseptiques, l'*opérateur* a placé à sa portée les instruments stérilisés. Deux tubes sont à préparer : 1° celui qui répond à l'âge et à la taille de l'enfant; 2° celui du calibre immédiatement inférieur, si l'introduction du premier est impossible. Le tubage doit être précédé d'un grand *lavage antiseptique du pharynx*. Avant l'opération, l'enfant est roulé dans un drap ou une couverture tenant les bras appliqués au corps et les cuisses réunies.

III. *Opération*. — Ayant vérifié le bon fonctionnement des instruments, l'opérateur place entre les dents, du côté gauche, l'ouvre-bouche qu'il confie à un aide pour saisir l'introducteur de la main droite. Ensuite, avec l'index gauche glissé dans le gosier, il reconnaît le bord libre de l'épiglotte, qu'il doit relever, et le sommet des aryténoïdes avec l'échancrure qui les sépare. Faisant alors pénétrer, dans la bouche, l'introducteur couché latéralement, le manche à droite, il ne le redresse, en en ramenant le manche dans le plan médian, que quand le tube est arrivé dans le pharynx et de façon à amener celui-ci sur l'ongle de l'index gauche. Reste à faire pénétrer le tube dans la glotte, ce qui exige une grande douceur. Pour réussir, l'important est que le tube, bien vertical, trouve passage entre l'épiglotte et la face palmaire du doigt, le manche de l'introducteur occupant exactement le plan médian antéro-postérieur, élevé un peu au-dessus de l'horizontale en sorte que l'extrémité du tube regarde un peu en avant. En cas de *spasme* il faut soit attendre une inspiration spontanée, tenant le tube doucement appuyé sur la glotte, soit en provoquer une large par obstruction passagère de la glotte avec l'index gauche. Si l'*œdème glottique* est trop marqué, on cherche d'abord à l'atténuer par quelques heures de *repos* et de *fumigations*. Dès que le tube pénètre dans la glotte, la respiration s'arrête; il faut alors, avant de manœuvrer le levier déclencheur, s'assurer, avec l'index gauche, que le tube est bien dans le larynx; quand le levier a fonctionné, on complète la pénétration du tube en appuyant, sur sa tête, avec l'index gauche, tandis qu'on retire le mandrin en relevant, bien verticalement, l'introducteur; celui-ci est finalement retiré du pharynx, puis de la bouche par inclinaison latérale. La réussite du tubage est confirmée par le *bruit tubaire* dû au passage de l'air dans le tube. On injecte alors, dans la trachée, 2 à 3 c. c. d'huile mentholée à

5 p. 100. L'ouvre-bouche enlevé, on s'assure que l'enfant respire régulièrement. La persistance du tirage et l'*absence de bruit tubaire* indiquent soit une *fausse route* (dans l'œsophage ou le ventricule laryngé, rarement), soit, s'il s'y ajoute des signes de suffocation, l'*obstruction du tube* par une fausse membrane. Dans le premier cas, on se hâtera de retirer le tube pour le remettre dans la bonne voie, ou, en cas d'échec, recourir à la trachéotomie; dans le second, on injectera d'abord 2 à 3 c. c. d'*huile mentholée* dans le tube, puis, si l'obstruction persiste, on le retirera, ce qui souvent provoquera une quinte de toux et le rejet de la fausse membrane. Si l'obstruction tient à la *diphthérie trachéale* ou *bronchique*, reste à tenter la *trachéotomie*, rarement efficace. Parfois aussi, après une intubation réussie, l'enfant crache son tube dans une quinte. Il faut alors remettre un plus gros tube ou un tube long.

IV. *Accidents*. — En dehors des fausses routes l'*hémorrhagie* est exceptionnelle. Des *vomissements* peuvent survenir : soit *au début du tubage*, on retire alors l'ouvre-bouche pour laisser l'enfant se remettre; soit *à la fin*, en ce cas, on achève au plus vite l'intubation. Bien plus graves, les *convulsions* imposent la même conduite. Comme la trachéotomie, le tubage peut, chez les enfants épuisés et très intoxiqués, provoquer l'*apnée* et la *syncope*; on doit alors se hâter de terminer l'intubation avant de pratiquer la *respiration artificielle* et les *tractions rhythmées de la langue*.

V. *Détubage*. — Dans les cas favorables, l'enfant tubé s'endort avec la respiration libre, pour 2 ou 3 heures, puis il s'éveille pour tousser et cracher; cependant la déglutition est gênée, surtout pour les liquides (toux); afin d'y remédier, on fait avaler aux malades demi-couchés sur le côté des aliments semi-liquides (crèmes, purées), par cuillerées à café. En 36 ou 48 heures la fièvre tombe et le tube peut être enlevé le 2e ou 3e jour; après 24 heures chez quelques grands enfants (après 6 ans), ne laissant que de l'enrouement pendant une quinzaine. Quand le détubage ne se produit pas spontanément, il peut être obtenu par le procédé de l'*énucléation* de Bayeux (pour les tubes courts seulement) se pratiquant comme il suit : l'aide tient l'enfant comme pour le tubage, mais le tronc un peu incliné en avant et la tête en extension ; placé comme pour l'intubation, l'opérateur embrasse le cou de la main droite, les doigts à la nuque, le pouce à hauteur du 2º anneau de la trachée ; la pulpe du pouce presse alors profondément sur l'extrémité inférieure du tube, tandis que, immédiatement après, la main gauche, qui embrasse l'occiput et le front, fléchit la tête de l'enfant qui rejette le tube hors de la bouche. Marfan arrive au même résultat en plaçant l'enfant à plat-ventre sur une table où le maintient un aide, puis en saisissant la tête de la main gauche tandis que l'index droit énuclée le tube. Le succès est presque constant ; pourtant si le tube adhère, ou, s'il s'agit d'un *tube long*, l'emploi de l'*extracteur* s'impose, manœuvre toujours délicate, exigeant beaucoup de précision et de sang-froid (surtout pour faire pénétrer le bec de l'extracteur dans le tube).

Quand la dyspnée persiste après le détubage, elle tient soit à un *spasme nerveux de la glotte* justiciable de l'*antipyrine*, du *bromure* ou du *chloral*, soit à des *ulcérations laryngées* que signalent des taches noires sur les tubes ; propres aux diphthéries malignes ces ulcérations peuvent obliger à répéter 4 ou 5 fois le tubage (Marfan) ; au bout d'une dizaine de jours on tente la *trachéotomie* ; si elle n'apaise pas la dyspnée, l'évolution d'un rétrécissement fibreux est à craindre.

VI. — *Complications*. — L'*obstruction lente du tube* peut résulter de l'arrêt et de la concrétion dans sa lumière, de fausses membranes ou de mucosités. Pour la prévenir, on injecte dans la trachée 2 à 3 c. c. d'huile mentholée et on entretient, dans la chambre, une atmosphère saturée de vapeur d'eau. On y remédie par la détubation suivie, ou non, de retubation. L'*obstruction brusque* par une fausse membrane (exception-

nelle) peut, à moins de détubation immédiate, provoquer la mort en quelques instants. Pour la prévenir, il faut, outre les précautions précédentes : 1º se servir d'un *tube de fort calibre* et *ajouré* (Escat) ou, à son défaut, *laisser en place le fil du tube* en le fixant au pavillon de l'oreille ou à la joue, par du collodion (en maintenant en extension, par un bandage, les coudes de l'enfant, pour l'empêcher d'y toucher) afin que la garde puisse, en tirant dessus, détuber à la moindre alerte ; 2º retirer le tube une fois par 24 heures pour l'écouvillonner ; 3º suspendre tout médicament stupéfiant (Escat). Pour conjurer l'obstruction brusque, on devra : 1º *détuber aussitôt* par énucléation, par le fil ou avec l'électro-aimant (tube d'acier) ; 2º si la détubation est impossible, *chercher à déterminer le rejet de la fausse membrane*, par déglutition d'une gorgée d'eau, par projection dans le pharynx du jet d'un irrigateur ou d'un siphon d'eau de seltz, par aspersion d'eau froide sur le corps, par une douche d'air pratiquée, dans une narine, avec la poire de Politzer (Escat). Le *rejet du tube* peut résulter accidentellement d'une quinte de toux ; on ne retube (avec un tube plus fort) que si la respiration est difficile. Si l'enfant perd son tube pendant le sommeil, on en est averti par le retour du tirage et on le constate à l'exploration du larynx ; le tube est retrouvé dans les draps, ou, s'il a été dégluti, dans les selles, après 3 jours. La *broncho-pneumonie*, complication également possible du tubage, est cependant infiniment moins fréquente après lui qu'après la trachéotomie.

VII. *Indications*. — La pratique du tubage a été une conséquence directe de l'emploi du *sérum antidiphthérique*. On y a recours : 1º d'*urgence, en cas d'asphyxie* ; 2º si on a le choix, quand *le tirage, très intense, persiste sans répit depuis une heure*. Il est permis de temporiser un peu : si l'enfant a reçu du sérum depuis plus de 30 heures et garde le pouls bon ; s'il a plus de six ans (Marfan) ; 3º l'opération s'impose encore en présence d'*accès de suffocation* violents et prolongés, surtout chez les très jeunes enfants ayant le pouls faible et dont l'injection de sérum remonte à moins de 30 heures.

Quant au choix à faire entre le *tubage* et la *trachéotomie* qui tous deux répondent à la même indication principale, la question est encore discutée. Les avantages du tubage sont démontrés : il est plus bénin, moins aléatoire (mortalité 1 p. 100), expose moins que la trachéotomie, aux complications et aux accidents, ne s'oppose pas à la balnéation en cas de broncho-pneumonie et favorise moins les infections secondaires. Cependant, on devra dans tous les cas se tenir prêt aux deux opérations, l'échec du tubage pouvant toujours contraindre à la trachéotomie. Marfan ne se résout à la trachéotomie que si le malade est privé de surveillance suffisante; si l'introduction du tube est impossible, ou, si, au stade ultime, sa présence soit aggrave la dyspnée, soit cause l'apnée. Lui et Sevestre préfèrent l'intubation même dans la *rougeole*, contrairement à l'avis de Josias, de Netter qui l'ont accusé de favoriser les ulcérations laryngées et trachéales. Grâce à de soigneuses mesures préventives (gros tube ajouré maintenu par un fil; atmosphère humide, etc.) il semble même qu'il ne soit plus téméraire d'introduire le tubage (sans surveillance) dans la pratique rurale (comme ne comportant que des risques minimes, comparés aux dangers de la trachéotomie), au lieu de le réserver exclusivement, comme jusqu'ici à la pratique hospitalière et urbaine (Escat) permettant seules une constante surveillance.

Tuberculines. — Produits extraits des cultures de bacilles tuberculeux et expérimentés sur les animaux et sur l'homme, dans un but diagnostique ou thérapeutique. Les plus connues sont : 1° celles de Koch; 2° celle de l'Institut Pasteur; 3° celle du Dr Calmette; 4° celles de Carl Spengler. Des premières on distingue, par ordre chronologique : la *tuberculine T A*, la *tuberculine T R* et la *tuberculine T Dr*, cette dernière étudiée par Behring.

Tuberculine T A. — La première en date (1880), elle suscita, dès son apparition, une émotion considérable et des espoirs que le temps n'a pas justifiés, au moins au point de vue thérapeutique. C'est un liquide brunâtre, limpide, constitué par un extrait glycériné de cultures pures de bacilles tuberculeux. On l'utilise diluée dans de l'eau phéniquée à 5 p. 1000. Elle n'agit que par la voie hypodermique, et au maximum chez l'homme. A la dose de 25 centièmes de centimètre cube, elle provoque, chez l'homme sain, un violent accès de fièvre (39° 5) durant 12 heures, avec vomissements, courbature persistante et rougeur douloureuse locale au point inoculé. A la dose de 1 centième de centimètre cube, les sujets sains ne réagissent pas, mais ceux atteints de tuberculose pulmonaire ou autrement localisée (cutanée, osseuse, articulaire, etc.), présentent, au bout de 4 à 5 heures, un violent frisson suivi d'un fort accès fébrile avec courbature, nausées, vomissements, parfois subictère et érythème, hématurie et albuminurie; la réaction générale se double d'une réaction inflammatoire locale plus ou moins vive, au niveau des lésions tuberculeuses. (Dans les ganglions, les articulations, gonflement; dans les poumons, poussée de pneumonie catarrhale). Ces phénomènes durent généralement 12 à 15 heures puis s'apaisent, mais le processus tuberculeux en reçoit trop souvent un fâcheux coup de fouet.

L'emploi de la tuberculine T A est actuellement abandonné en thérapeutique et réservé au diagnostic de l'infection bacillaire latente, chez les bovidés, dans un but prophylactique et, rarement, chez l'homme. On injecte aux bovidés de 3 à 5 c. c. de la solution au 1/10; ceux qui présentent, entre la 9e et la 20e heure, une élévation thermique supérieure à 1° 4 sont déclarés tuberculeux (Nocard). Chez l'homme, on injecte seulement 5/10 de milligr.; encore cette épreuve s'adressant seulement aux sujets reconnus absolument apyrétiques ne doit-elle pas être instituée sans nécessité absolue. Du reste sa valeur diagnostique, bien que très grande, n'est pas rigoureuse, car la réaction peut faire défaut malgré une tuberculose avérée et, inversement, se produire chez des sujets non tuberculeux (lèpre, syphilis secondaire, etc.). On tend de plus en plus, actuellement, à lui substituer l'*ophthalmo-réaction* (Calmette) ou la *dermo-réaction*, basées sur les effets de la tuberculine sur la conjonctive et sur le derme. Seule la dermo-réaction se recherche avec la tuberculine T A ; l'ophthalmo-réaction se pratique exclusivement avec la tuberculine de l'institut Pasteur ou celle de Calmette. La valeur absolue de ces épreuves n'est, du reste, pas encore établie.

Tuberculine de l'institut Pasteur de Paris. — Pour l'obtenir, on fait, sur bouillon glycériné, une culture de tuberculose aviaire, à 37°, pendant 32 à 35 jours (de manière à ce qu'elle se développe *en voile*). Elle est alors stérilisée à 100°, concentrée à 1/10 au bain-marie et filtrée sur papier. Le filtrat, liquide brunâtre, sirupeux, d'odeur suave spéciale est la *tuberculine brute*. On l'utilise en solution stérilisée à 1/2 p. 100 conservée en ampoules.

Tuberculine du D Calmette.* — Préparée à l'institut Pasteur de Lille, elle consiste en une tuberculine sèche (en poudre) précipitée par l'alcool. On la livre en flacons contenant chacun 5 milligr. de tuberculine qui, additionnés de dix gouttes d'eau distillée, fournissent une solution à 1 p. 100.

Tuberculine T R. — Elle est obtenue par trituration et écrasement parfaits, dans un mortier d'agate, de corps bacillaires desséchés, provenant, de cultures jeunes très virulentes stérilisées à 115° ; les débris de bacilles, mêlés à partie égale d'eau distillée, sont soumis à la centrifugation. T R signifie *tuberculine résiduelle*, c'est-à-dire résidu solide de la première centrifugation. La nouvelle tuberculine, qui n'éveille de réaction qu'à forte dose, serait douée, selon Koch, de propriétés immunisantes. Expérimentée un peu partout (sous forme de sérum glycériné à 1 p. 100) tant sur des lupiques que sur des tuberculeux du poumon, elle n'a fourni que des résultats nuls ou contestables, sans effets nocifs, cependant.

Aussi l'usage en est-il à peu près complètement délaissé, tout au moins en France.

Tuberculine T Dr. — Le plus actif des produits tirés des bacilles tuberculeux. Elle est extraite à 50°, dans le vide, au moyen d'eau glycérinée dont on isole ensuite la toxine par centrifugation ; 1 gr. de T Dr suffit pour tuer 15 cobayes. C'est avec cette substance que Behring poursuit ses recherches sur l'immunisation des animaux destinés à fournir un sérum antitoxique.

Tuberculine de Carl Spengler. — Selon C. Spengler (de Davos), l'homme tuberculeux serait infecté simultanément par deux types bacillaires doués de propriétés toxiques opposées, les *bacilles tuberculeux* dits *humains* et les *bacilles dits bovins* dont soit les premiers, soit les seconds prédominent toujours (suivant les malades) sur les autres, dans l'expectoration et les produits tuberculeux, les bacilles humains dominant habituellement dans les formes fébriles rapides. Il serait donc indiqué d'injecter à chaque malade un produit dérivé de la variété bacillaire qui se trouve en minorité dans son organisme. C. Spengler a d'abord utilisé : 1° une *tuberculine A. T. O.* ou tuberculine primitive de Koch mais non concentrée par évaporation et tirée d'une culture vraiment pure de bacille humain, produit qu'il opposait aux formes dues surtout au bacille bovin ; 2° une *tuberculine P T O* extraite d'une culture de bacilles bovins, qu'il opposait aux cas dominés par le bacille humain. Jugeant insuffisants, bien qu'encourageants, les résultats fournis par ces deux produits, il leur adjoint actuellement l'emploi de deux *vaccins T B V* et *P V* tirés, le premier, des bacilles humains, le second, des bacilles bovins (ils paraissent constitués par une émulsion de corps bacillaires tués par la chaleur et dégraissés. A. Bergeron). Les malades dont le sérum agglutine plutôt les bacilles bovins et dont les crachats renferment surtout ce type, tolèrent parfaitement les vaccins dérivés des bacilles humains qui atténuent chez eux tous les symptômes morbides. Inversement les porteurs de bacilles humains sont très améliorés par les vaccins tirés des bacilles bovins. Lorsque le malade a reçu une dose suffisante du vaccin qui lui convient, il présente parfois une réaction thermique variable, sans grands troubles généraux, à la suite de laquelle ses crachats ne contiennent plus que des bacilles plus clairsemés, moins colorables et cultivant mal. C. Spengler débute toujours par des doses très minimes (1/10000 à 1/1000 de milligr. pour les tuberculines, 1/100000000 à 1/1 000000 de milligr. pour les vaccins). Les résultats cliniques observés à Davos seraient déjà remarquables. Les succès obtenus par nombre d'autres observateurs, à l'étranger, ne le seraient pas moins (André Bergeron).

Tous ces produits doivent être considérés, jusqu'à nouvel ordre, comme appartenant au domaine purement expérimental.

Tuberculose bucco-pharyngée. — Dieulafoy a prouvé que, quelquefois, les tonsilles hypertrophiées, les végétations adénoïdes contenaient de nombreux bacilles tuberculeux. Ces cas, seulement soupçonnables, chez les enfants lymphatiques, doivent être traités, comme la scrofule, par l'*huile de foie de morue*, la *médication iodurée*, les *bains salés*, le *séjour au bord de la mer*, etc.

Généralement secondaire à la phthisie vulgaire la *tuberculose ulcéreuse de la bouche et du pharynx* est très rebelle, entretenue par le contact de l'expectoration bacillifère. Les *formes aiguës* ne comportent qu'un traitement palliatif consistant à toucher, avant chaque repas, les lésions à la *glycérine cocaïnée* au 1/15, pour atténuer la dysphagie extrême. La *forme chronique* n'est curable que si les lésions sont superficielles et très limitées. On peut alors espérer les détruire, soit au *galvano-cautère*, soit par des attouchements au *naphtol camphré*, au *chlorure de zinc* (solut. au 1/15 ou au 1/20) ou, mieux, à l'*acide lactique* (solution aqueuse au 1/5 ou au 1/10). Ces derniers, souvent très douloureux, le seront moins si on les fait précéder soit d'un badigeonnage à la *cocaïne* ou à la

stovaïne (solution concentrée), soit d'un poudrage à l'*orthoforme*. On cautérise chaque jour, jusqu'à ce que l'ulcération ait pris l'aspect d'une plaie simple.

Tuberculose intestinale. — Voir Entérite tuberculeuse.

Tuberculose péritonéale. — Voir Péritonite tuberculeuse.

Tuberculose hépatique. — Les *formes sévères* de la tuberculose hépatique : *foie gras, cirrhose hypertrophique graisseuse, foie amyloïde* aggravent singulièrement le pronostic de la phthisie qu'elles compliquent, en mettant obstacle à la suralimentation et en accélérant la dénutrition ; elles sont peu accessibles à la thérapeutique. Chez tout tuberculeux du poumon, on doit chercher à prévenir cette complication redoutable en interdisant l'alcool en excès, les médicaments irritants, le surmenage digestif. La *cirrhose tuberculeuse chronique* avec ascite, pouvant revêtir le type de Laënnec, est justiciable du traitement des cirrhoses en général (Voir Cirrhoses). L'*abcès tuberculeux intra-hépatique* par propagation d'une *ostéite costale* ou d'une *adénopathie du hile*, sera incisé chirurgicalement, vidé et drainé.

Tuberculose laryngée. — Voir Laryngite tuberculeuse.

Tuberculose méningée. — Voir Méningite tuberculeuse.

Tuberculose miliaire aiguë. — Voir Granulie.

Tuberculose pleurale. — Voir Pleurésie.

Tuberculose pulmonaire. — Voir Phthisie pulmonaire.

Tuberculose rénale. — Voir Néphrite des tuberculeux et Pyélo-néphrite.

Tuménol (Huile de). — *Caract. phys. et chim.* — Produit sulfuré, analogue à l'ichthyol, obtenu par distillation sèche de roches bitumineuses. Liquide épais, jaune-foncé, insoluble dans l'eau, soluble dans le benzol. Traité par l'acide chlorhydrique, laisse déposer une poudre jaune-foncé (*poudre de tuménol*).

Prop. thérap., indicat. — Les mêmes que l'ichthyol. Utilisé comme topique contre l'eczéma suintant, les dermatoses prurigineuses, les brûlures aux 1er et 2e degrés.

Formes pharmac., doses. — *Usage ext.:* poudre et pâte.

Pâte :

Tuménol	3 à 6 gr.
Amidon	
Oxyde de zinc . . .	} āā 15 —
Vaseline	30 —

Eczéma prurigineux.

Tumeurs encéphaliques. — Toutes les *tumeurs de l'encéphale*, quels qu'en soient la nature (bénignes ou malignes, diffuses ou circonscrites) et le siège, réclament, sauf quelques variantes de détail, le même traitement. Une fois un néoplasme reconnu et localisé (d'après ses signes de localisation), le traitement est souvent commencé, avant le *diagnostic de nature* auquel, du reste, parfois il contribue (syphilis). On débute toujours par un traitement médical curatif ou palliatif pour n'intervenir chirurgicalement qu'après son échec bien avéré.

1. *Traitement médical curatif.* — La *gomme syphilitique* étant la seule tumeur qui lui soit vraiment accessible, tous les indices de *syphilis héréditaire* ou *acquise* seront relevés avec soin ; on devra même, dans tous les cas où la vérole n'est pas évidemment hors de cause, instituer le traitement spécifique, afin de laisser au malade le bénéfice d'une erreur possible. Ce traitement sera *intensif* (injections de *sels solubles*), *mixte* (8 à 10 gr. d'iodure par jour) et *prolongé* (48 jours avec repos de 5 jours, au milieu) ; il ne sera abandonné, passé ce délai, que si aucune amélioration progressive n'est appréciable. Mais on saura que même si la syphilis est avérée, le succès n'est parfois que relatif, le traitement ne pouvant réparer que les lésions récentes, non scléreuses.

L'*actinomycose cérébrale* dénoncée en général par un foyer cervico-facial ou pulmonaire qui fixe le diagnostic de nature, sera d'abord soumise à la *médication iodurée* (4 gr. à 6 gr. d'iodure) quoique la spécificité en soit discutée.

Le *tubercule cérébral*, plus commun chez les grands enfants, peut être soupçonné sur le mauvais état général, les antécédents héréditaires ou personnels, les stigmates de scrofulo-tuberculose. On doit alors instituer le traitement général de toute localisation tuberculeuse : *repos, aération continue, suralimentation, bains salés, huile de foie de morue* qui, s'il n'est qu'exceptionnellement curatif, retarde parfois l'évolution des accidents.

II. *Traitement médical palliatif.* — Il reste l'unique ressource contre les autres néoplasmes : *gliome, sarcome, fibrome,* etc., s'ils sont inopérables. Son seul but est de calmer les douleurs et d'espacer les crises épileptiformes. A la douleur on oppose tous les analgésiques : *antipyrine, pyramidon, aspirine, phénacétine, acétanilide, chloral,* et surtout, *piqûres de morphine.* La *céphalée* cède quelquefois à la *ponction lombaire.* Les *crises convulsives* sont justiciables du *bromure de potassium* ou des 3 *bromures* associés, à doses croissantes (jusqu'à 8 à 10 gr.) puis décroissantes, selon la méthode usuelle dans l'*épilepsie* (v. c. m.).

III. *Traitement chirurgical.* — Il est tantôt *palliatif,* visant des signes d'hypertension intra-cranienne diffuse ; tantôt *curatif,* consistant dans l'ablation d'un néoplasme circonscrit dont les symptômes précisent la localisation. Exceptionnellement, la gravité des accidents peut nécessiter une *intervention d'urgence.*

L'opération palliative opposée à des symptômes diffus tels que : *céphalée. vertige, vomissements, stase papillaire, crises épileptiformes,* sera toujours la *trépanation,* excellent procédé de décompression, susceptible, en même temps, de se prêter à l'exploration et de devenir au besoin, le premier temps d'une intervention radicale ; elle est préférable à la *ponction lombaire,* qui, dans les tumeurs cérébelleuses, exposerait à des *accidents bulbaires* (Chipault).

La trépanation n'offre que deux *contre-indications :* la *cachexie avancée* et la *généralisation rapide du processus* (cancer ou tubercule) ; le coma n'en est pas une. La *trépanation exploratrice* trouve son emploi : quand les signes font suspecter une tumeur cérébrale, sans permettre d'en affirmer l'existence. En tous les cas, il faut, avant de trépaner, avoir épuisé les ressources du traitement médical (6 semaines de *traitement spécifique d'épreuve*).

C'est lorsque existent des signes de localisation que la trépanation peut conduire à une intervention radicale ; ceux-ci en indiquent alors le champ opératoire précisé par le *signal symptôme* (signe initial de l'attaque épileptiforme) dont on déterminera le centre correspondant. Suivant les symptômes observés, le chirurgien trépanera soit au niveau de la *zone rolandique* (tumeur cérébrale), soit dans la *fosse cérébelleuse* (tumeur du cervelet), en se guidant sur les données classiques de la *topographie crânio-cérébrale* que nous n'avons pas à rappeler. Les *tumeurs de la voûte crânienne* sont les plus accessibles, mais *celles de la base, de la face interne* le sont aussi dans certains cas (Broca, Maubrac, Chipault).

La *trépanation* doit être *large*, ce qui donne le plus de jour possible sans aggraver beaucoup le traumatisme. En outre, elle sera pratiquée *en 2 temps* (1° ouverture de la brèche osseuse ; 2° deux ou trois jours après, incision de la dure-mère), procédé réduisant beaucoup les risques du choc opératoire (Horsley). Le 1ᵉʳ temps ne fournit que quelques données : saillie de la lésion, si elle existe, couleur normale ou non de la dure-mère, présence ou absence des battements normaux de l'encéphale. La dure-mère incisée, la vue, l'exploration digitale peuvent déjà parfois apprécier la situation, le volume et la consistance du néoplasme.

Un néoplasme doit, pour être opérable avec succès, remplir plusieurs conditions. Il importe qu'il soit *unique*, situé dans une *région accessible* de l'écorce ou d'une zone immédiatement sous-jacente. Les chances de succès augmentent si la tumeur est *petite* et *encapsulée*. Un volume excessif en rend l'ablation difficile ou impossible ; alors, on se contente parfois d'une *excision partielle* palliative.

La *nature du néoplasme* crée des indications spéciales.

Un *syphilome* avéré réclame une intervention chirurgicale, quand une cure spécifique de 6 semaines a échoué (Horsley). De même après l'ablation d'un syphilome méconnu, il est indiqué d'instituer une cure spécifique préventive.

Les *kystes hydatiques* sont généralement énucléables, s'ils occupent les méninges ; s'ils sont centraux, leur fréquente communication avec le ventricule latéral en aggrave le pronostic et commande de se borner à la *ponction simple*.

Des *kystes dermoïdes* ont été rencontrés dans le cervelet (Lannelongue) et peuvent être énucléables. Les *fibromes, lipomes, ostéomes, angiomes*, bénins de nature, sont souvent rendus malins par leur siège inaccessible (gouttière basilaire).

Le *tubercule encéphalique* est curable par ablation quand il est unique ; aussi doit-on toujours l'exciser, qu'il soit *cru ou ramolli*.

Les *gliomes* sont des néoplasmes malins ; se confondant souvent, par leur aspect, avec la substance cérébrale saine, ils infiltrent parfois tout un lobe ou comportent des *formations kystiques* justiciables de la *ponction* et du *drainage*.

Souvent méningés ou encapsulés, les *sarcomes* sont plus fréquemment opérables, à moins qu'ils ne soient inaccessibles (base). Toujours secondaires et habituellement profonds les *carcinomes* sont inopérables. Il en est le plus souvent ainsi des *anévrysmes* développés surtout sur les artères *basilaire* et *cérébrale moyenne*. Un cas a pourtant guéri par *ligature de la carotide primitive* (Auvray).

Lorsque la trépanation ne doit être que palliative, mieux vaut respecter la dure-mère, ce qui rend l'opération plus bénigne sans en réduire sensiblement le bénéfice (Chipault).

La *trépanation curative* ne compte encore qu'un petit nombre de succès, surtout quand elle s'attaque aux *tumeurs cérébelleuses*, d'un accès plus périlleux, en raison des risques de *choc bulbaire* ; mais, quelques-uns sont si éclatants qu'on ne saurait renoncer à en tenter l'aventure, surtout dans une affection aussi grave.

Tumeurs du médiastin. — Voir MÉDIASTIN.

Turbith minéral. — Voir MERCURE (SOUS-SULFATE DE).

Tussilage. — Pas d'âne, *Tussilago Farfara* (Composées). Les feuilles et les fleurs sont utilisées en infusion (10 p. 1000) comme béchique. Fait partie des espèces pectorales.

Tussol (*Amygdalate* ou *Phénylglycolate d'antipyrine*). — **Caract. phys. et chim.** — Cristaux solubles dans l'eau ; se décompose en milieu alcalin.

Prop. et empl. thérap. — Sédatif de la toux ; préconisé chez les enfants contre la coqueluche, sous forme de une à 2 cuillerées à café de la solution suivante :

Tussol.	2 gr. 50
Sirop d'écorces d'oranges.	20 gr.
Eau distillée	80 —

Typhlite. — Voir APPENDICITE.

Typhoïde (Fièvre). — Voir FIÈVRE TYPHOÏDE.

Typho-malaria. — Voir PALUDISME.

Typhus exanthématique. — I. **Prophylaxie.** — Elle est, en la matière, très importante et efficace. Plus que dans toute autre infection, s'imposent l'urgence de l'*isolement*, de la *désinfection* des locaux, du linge, des vêtements et des crachats. La grande contagiosité du typhus oblige le personnel médical à de sévères précautions : séjour limité dans les salles de malades où le port de la blouse sera de rigueur ; désinfection des mains, de la figure, de la bouche, en en sortant ; abstention de tout surmenage et de tout excès en temps d'épidémie.

II. **Traitement.** — Jusqu'à nouvel ordre, il ne vise que les symptômes. A l'*hyperthermie* le meilleur remède est l'*eau froide*, sous forme d'*affusions* répétées, de *lotions*, d'enveloppements avec le *drap mouillé*, et surtout, de *bains* donnés selon la méthode de Brand (voir FIÈVRE TYPHOÏDE) ; elle combat, en même temps, l'adynamie, le délire et entretient la propreté du tégument. Le séjour dans des locaux vastes et bien ventilés ne concourt pas moins à la guérison, l'encombrement étant un facteur indiscutable d'aggravation. A l'*asthénie* on oppose : l'*alimentation*, surtout liquide (lait, café, bouillon), mais que l'intégrité relative des voies digestives permet de donner plus substantielle que dans la fièvre typhoïde (soupes épaisses, œufs) ; les *boissons alcoolisées* (vin, champagne, grogs) à doses modérées ; les injections massives de *sérum artificiel* (Sapelier) ; les piqûres de *caféine*, d'*éther* et d'*huile camphrée*. En outre, la diurèse et l'élimination des toxines doivent être activées par les *boissons abondantes* ; les infections secondaires (eschares, suppurations, etc.) prévenues par une *asepsie relative de la peau* (lotions, bains) et des *muqueuses des premières voies* (antisepsie buccale, pharyngée, nasale). L'antisepsie intestinale trouve sa meilleure forme dans la pratique des *grands lavements* périodiques et l'emploi de prises de *calomel* remédiant, en même temps, à la constipation propre au typhus. La plupart des médicaments antithermiques sont inutiles comme la *quinine*, ou nuisibles comme l'*antipyrine* et ses succédanés. Il est permis de chercher à lutter contre l'infection par les injections intra-veineuses d'*argent colloïdal électrique*.

Typhus récurrent. — Voir FIÈVRE RÉCURRENTE.

U

Ulcère simple de l'estomac. — L'*ulcère simple de l'estomac* réclame une thérapeutique plus ou moins sévère suivant qu'il est *en activité* ou qu'il traverse une *période de tolérance*. Il ressortit au *traitement médical* ou *chirurgical*, selon la gravité des accidents qu'il occasionne.

I. *Traitement médical.* — A l'*ulcère en activité* (douleurs aiguës, hématémèses, intolérance gastrique) on oppose, avant tout, le *repos complet de l'organe.* Le malade, confiné au lit, est astreint, pendant 3, 5 ou 10 jours, à une *diète absolue* (pas même d'eau) et doit cesser toute occupation (lectures, conversations, etc.). On place sur l'épigastre des *compresses humides froides* ou une *vessie de glace* et on fournit à l'organisme les liquides indispensables par des *lavements d'eau salée chaude* (10 p. 100) et des injections de *sérum artificiel.* Le malade trompe sa soif en se rinçant la bouche avec une eau alcaline ou aromatisée et sa tension artérielle est maintenue par des piqûres de *caféine* ou d'*huile camphrée.* La diète doit durer jusqu'à extinction de tout signe d'éréthisme gastrique (3 à 10 jours), puis l'alimentation buccale est reprise très prudemment (*eau bouillie froide,* puis *lait écrémé glacé* par cuillerées à bouche, à la dose quotidienne de 1/4 de litre, portée peu à peu à 2 litres; plus tard, lait additionné de riz, farines diverses, tapioca, œufs, potages légers). M. A. Robin mitige la diète par des *lavements alimentaires* (œufs, peptones, glucose, sel, bouillon) dont il donne deux à quatre (de 200 gr. chaque) par jour, précédés chacun (1/2 heure avant), d'un *lavement évacuant et désaltérant* de 250 à 300 gr. Poussés très lentement, à basse pression, ces lavements sont donnés au lit avec la sonde de Nélaton. Ratjen (de Hambourg), partisan aussi de l'alimentation rectale, donne : 1° un lavement évacuateur le matin ; 2° dans la journée trois lavements alimentaires, selon la formule de Boas (lait, 2 jaunes d'œufs, sel, un peu de vin et de farine). Mais les lavements nutritifs, non toujours tolérés, ne constituant qu'un appoint alimentaire très relatif, nul même pour certains malades, provoqueraient de plus, pour quelques auteurs, l'hypersécrétion gastrique. L'*alimentation souscutanée* (injection, sous la peau, de solutions salées ou sucrées, d'huile, de peptones, etc.), proposée par certains auteurs, n'est pas moins illusoire. — Telle est la méthode de la *diète absolue,* d'abord préconisée en Allemagne, par Leube et Ziemssen, puis en France. On lui a reproché, en exagérant la faiblesse et l'anémie des malades, de favoriser les progrès de l'ulcère et de retarder la guérison. C'est pour ces raisons que Lenhartz, Wirsing, Wagner et d'autres préfèrent la méthode tout opposée de l'*alimentation substantielle riche en albuminoïdes,* instituée en dépit des douleurs et des hémorrhagies.

Dès le premier jour Lenhartz donne, par cuillerées à café, 2 *œufs crus brouillés et glacés* et 200 gr. *de lait*; il augmente par jour d'un œuf (jusqu'à 8) et de 100 gr. de lait (jusqu'à 1 litre), puis permet du riz au lait, à partir du 7e jour, du jambon et du beurre, à partir du 10e.

Wagner aussi prétend saturer l'acide chlorhydrique et combattre l'anémie par un régime albuminoïde concentré, composé d'abord d'*œufs crus battus* (1 à 8) et de lait glacé (100 à 1000 gr.), puis, en plus, après 7 jours, de *viande crue râpée* (35 à 70 gr.) mêlée aux œufs, et, 2 semaines plus tard, de bouillies au riz et à la semoule ; il autorise, au bout d'un mois, un régime mixte (sauf les légumes).

Wirsing permet, dès le 1er jour, un à 3 œufs battus en neige (plus, du lait), et, dès le 5e, de la viande râpée.

Entre la diète et l'alimentation substantielle, Sénator choisit un moyen terme en soumettant ses malades à un régime composé de *gélatine* (nourrissante et hémostatique), de *graisses* et de *sucre* (qui réduisent au minimum la sécrétion gastrique et neutralisent autant que possible l'acidité). Il donne toutes les 2 heures, toutes les heures ou demi-heures une cuillerée à café d'une décoction de gélatine (15 à 20 gr.) dans de l'eau (200 gr.) additionnée d'*oléosaccharure de citron* (50 gr.) et, en outre, par 24 heures, 30 gr. de *beurre pur* par boulettes glacées, ou bien, 1/4 de litre de *crème fraîche* ou de *lait d'amandes.* Peu à peu Sénator laisse ajouter à ce régime du lait, des œufs battus, de la viande hachée. La gélatine employée est tirée des os de poulet ou de pigeon. Ce régime lui fournit d'excellents résultats.

N'estimant possible qu'un repos gastrique relatif, Bourget (de Lausanne) permet l'usage d'aliments non irritants, non fermentescibles. séjournant très peu dans l'organe. Il donne la préférence à une *bouillie de riz au lait* obtenue par cuisson prolongée de 50 gr. de riz dans un litre de lait (décoction évaporée ensuite au bain-marie) dont il donne, 3 fois par jour, 200 à 300 gr. Ce mélange fixerait activement l'acide chlorhydrique.

Ces divers régimes sont plus ou moins applicables suivant les cas, mais s'il en est un qui puisse s'adapter à tous, c'est encore le *régime lacté*, tel que le préconisait Cruveilhier (Linossier).

Tout le monde est d'accord pour mitiger le régime quand l'ulcère se traduit par des symptômes moins graves. Cependant, le malade doit cesser pour un temps, ses occupations et s'astreindre pendant 15 jours, un mois, au *régime lacté absolu*. La ration quotidienne de lait varie, suivant les cas, de 1, 2 à 3 litres dont chaque prise est additionnée au besoin, de une à 3 cuillerées d'*eau de chaux* (Bucquoy); les tasses sont espacées et bues suivant les principes indiqués ailleurs (voir LACTÉ [RÉGIME]). Quand a disparu tout signe d'irritation, il est permis de corser graduellement l'alimentation par des *farines* délayées dans le lait, des *pâtes*, des *œufs battus*, etc. Si un ulcère est bien en cause, il est exceptionnel que ce régime ne donne pas des résultats positifs.

En cas d'ulcère gastrique, les *médicaments* seront donnés avec réserve, sauf pourtant les *alcalins*, toujours indiqués par la constance de l'*hyperchlorhydrie concomitante*. L'*eau de chaux* intervient déjà à ce titre, mais les meilleurs neutralisants de l'acidité sont le *bicarbonate de soude* et la *craie préparée* (Debove), qui seront avantageusement donnés, isolés ou associés, par petites prises toutes les 2 heures (paquets de 3 gr. de l'un, ou de 1 gr. 50 de chaque); en cas de *constipation*, la craie est remplacée par de la *magnésie*; les alcalins peuvent être continués tant que persiste la dou-

leur, mais seulement dans les formes subaiguës. Leur usage continu supprime l'action irritante du suc gastrique, mais on lui reproche d'exciter en permanence, la sécrétion de la muqueuse (Linossier, etc.).

En Allemagne, on préfère l'*eau de Carlsbad*, vantée aussi par Hayem, qui en fait prendre 350 à 500 gr., tiède, en 3 fois, le matin à jeun.

Le *sous-nitrate de bismuth* à hautes doses (15 à 20 gr. dans 200 gr. d'eau, formant un lait de bismuth) a été très vanté par Fleiner, Kussmaul, Matthes, Mathieu, etc. contre la douleur de l'ulcéré, surtout après les hématémèses (n'y recourir qu'au bout de quelques jours); la dose est donnée en 2 fois, matin et soir, le plus loin possible des repas. Activant la sécrétion du mucus, le bismuth se mêlerait à lui pour former sur l'ulcère une sorte de croûte protectrice, ce qui rendrait compte de la lenteur de ses effets. Le soulagement qu'il procure est certain; cependant son rôle d'enduit protecteur a été contesté par les observations radioscopiques de Leven et Barret qui tiennent les petites doses pour aussi efficaces que les fortes. Bourget (de Lausanne) rejette le sous-nitrate de bismuth, comme constituant un corps étranger irritant et constipant. Les autres agents analgésiques : *morphine, belladone, cocaïne, menthol*, etc., ne doivent être prescrits dans l'ulcère que lors des grands paroxysmes (voir GASTRALGIE).

Certains topiques sont employés dans le but de favoriser la réparation de l'ulcère; tels sont : le *nitrate d'argent* (solution à 1/600, 3 cuillerées à bouche par jour) et le *perchlorure de fer*. Bourget pratique après évacuation de l'organe des *lavages de l'estomac* avec un litre de solution à 1 p. 1000 de *perchlorure*, dont il n'introduit que 100 à 150 c. c. à la fois, en laissant finalement dans l'organe 60 c. c. qu'il neutralise, au bout de 5 minutes, par ingestion d'un verre de solution chaude de bicarbonate de soude à 2 p. 100. L'effet cicatrisant (douteux) de ces agents compense mal leur action irritante. Du reste, à moins de *stase gastrique*, le *lavage de l'esto-*

mac irrite la muqueuse et excite la sécrétion; il est donc nuisible pendant la période active de l'ulcère.

La *constipation* réclame souvent un traitement spécial; on peut la combattre par : le *sulfate de soude* ou le *sel de Carlsbad* (15 gr. une fois la semaine), l'*huile de ricin* (une cuillerée par semaine) ou l'*huile d'olive*, soit à l'intérieur (une cuillerée chaque matin — Soupault) soit en lavement.

Le *traitement des complications* est presque uniquement chirurgical (Voir Dilatation de l'estomac, Hématémèse, Perforation).

II. *Traitement chirurgical.* — Le traitement chirurgical donne souvent des résultats excellents (Soupault, Hartmann, Monprofit, Krönlein, Kümmel, Kocher, etc.), cependant ses *indications* sont discutées. En dehors des complications, A. Robin se refuse à toute opération et affirme que, institué dès le début, le traitement médical guérit 95 p. 100 des cas. Cet avis est partagé par nombre d'auteurs (Debove, Castaigne et Dujarrier, etc.)

Les *hémorrhagies* sont tantôt *très abondantes d'emblée*, tantôt *abondantes et répétées*, tantôt *minimes et très répétées*. Bien que les plus copieuses cessent spontanément 80 fois sur 100, elles réclament un traitement énergique. Conseillée par Dieulafoy, l'*intervention chirurgicale d'urgence* dans les grandes gastrorrhagies donne une mortalité considérable (63 p. 100, Mathieu, Hartmann, Quenu, Soupault, Lyon); mieux vaut donc attendre que les malades aient repris des forces. Les *gastrorrhagies répétées*, quand elles ne cèdent pas au traitement médical, sont justiciables de la *gastro-entérostomie* qui met la lésion au repos, ou mieux, de l'*excision de l'ulcère*; intervention plus radicale et plus grave, mais plus sûre, à condition que l'ulcère soit unique.

La *sténose cicatricielle du pylore*, réclame un traitement variable selon sa gravité. Très serrée, elle entraîne des douleurs et une intolérance gastrique telles qu'elle impose une *opération d'urgence*. Il en est de même dans les cas où elle a amené progressivement la *dilatation* et la *stase gastriques permanentes*. Enfin, certaines *sténoses incomplètes* ne déterminent que des *crises périodiques de stase et d'intolérance*, séparées par des rémissions de durée variable. Si les rémissions sont longues, le traitement médical (alcalins, lavages de l'estomac, régime) peut suffire. Si, au contraire, les crises reparaissent sans répit, à court délai, il ne faut pas hésiter à pratiquer une opération suivie presque toujours d'une guérison totale et durable (Soupault, Terrier, Hartmann). On aura le choix entre la *gastro-entérostomie* et la *pylorectomie*, cette dernière bien préférable, quand des adhérences ne s'y opposent pas, car elle supprime la lésion et ses complications encore possibles (ulcération d'artères, cancer greffé, etc.).

D'un diagnostic difficile, l'*estomac biloculaire* est une autre suite possible de la cicatrisation de l'ulcère. On y remédie par la *gastroplastie*, la *gastroanastomose* (réunion des deux poches) ou la *gastro-entérostomie*.

Causes d'accidents douloureux et graves, les *adhérences stomacales* ne sont curables que si elles sont circonscrites. Leur libération ne suffit pas toujours, et, l'on doit alors recourir à la *gastroentérostomie* ou à la *pylorectomie*.

La *perforation gastrique*, sans adhérences antérieures, est très rapidement mortelle. Le traitement médical n'est que palliatif; seule l'*intervention chirurgicale précoce* (dans les 24 heures) laisse quelques chances de salut (50 p. 100 environ). Moins meurtrière, la *perforation suivie de péritonite circonscrite* (adhérences antérieures), d'*abcès périgastriques* ou de *pyo-pneumothorax sous-phrénique*, exige pourtant aussi la *laparotomie* (*incision large et drainage*).

En résumé l'ulcère gastrique ne ressortit au traitement chirurgical qu'en cas de complication; encore, en pareil cas, l'intervention ne s'impose-t-elle pas toujours. Après l'opération, il est indispensable de poursuivre méthodiquement le traitement médical, afin de prévenir le retour de nouveaux accidents (Castaigne et Dujarrier).

Ulcère du duodénum et de l'œso-phage. — Différant un peu, clinique-ment, de l'ulcère gastrique, les *ulcères du duodénum* ou *de l'œsophage* reconnais-sent une pathogénie identique. Leur traitement, très analogue, répondra donc aux mêmes principes généraux (repos de l'organe, régime, alcalins, etc.). La *gastro-entérostomie* s'applique encore mieux à l'ulcère du duodénum qu'à celui de l'estomac.

Ulmaire. — Voir Reine-des-prés.

Ulmarène. — *Caract. phys. et chim.* — Mélange d'éthers salicyliques d'al-cools aliphatiques à poids moléculaire élevé. Liquide jaune-rosé, insoluble dans l'eau, soluble dans l'alcool, l'éther, les huiles ; odeur assez faible, rappelant celle du salol. Renferme 75 p. 100 d'acide salicylique.

Prop. et empl. thérap. — Substitué très avantageusement à l'essence de Winter-green et au salicylate de méthyle synthé-tique dont il ne possède pas l'odeur intense et tenace cause de céphalée et d'excitation nerveuse obligeant souvent à suspendre leur emploi. Il s'absorbe fort bien par la peau et donne d'excellents résultats, au point de vue de la sédation des phénomènes douloureux, dans le traitement du rhumatisme articulaire.

Liniment :

Ulmarène . . . . } āā Q. V.
Huile de jusquiame . . }

En onctions sur les articulations dou-loureuses ; envelopper d'ouate et recou-vrir d'un tissu imperméable.

Urémie. — L'*urémie* est l'ensemble des accidents toxiques déterminés par l'abolition brusque ou lente de la per-méabilité rénale à un certain nombre de poisons élaborés par l'organisme ou ap-portés par l'alimentation. Tantôt *aigus*, tantôt *chroniques*, ces accidents affectent, selon les cas, tel ou tel appareil. Ils peuvent compliquer la plupart des né-phrites, en particulier la *néphrite aiguë* (urémie aiguë) et, encore plus, la *né-phrite dite interstitielle* ou *urémigène* de Castaigne (urémie lente). Le traite-ment de l'urémie poursuivra 3 buts

principaux : 1° *réduire l'apport des sub-stances toxiques* ; 2° *activer leur élimina-tion par les reins* ; 3° *solliciter les autres émonctoires.*

I. L'apparition des accidents urémi-ques impose la suppression de tout ali-ment toxique et le retour au *régime lacté*, représenté par 3 litres de *lait écrémé*, ou seulement 1 litre et demi, si le cœur est insuffisant. En certains cas (*urémie gastro-intestinale*) il sera indiqué de débuter par 2 ou 3 jours de *diète hydrique* (2 à 3 litres de *tisane diuré-tique* sucrée avec du *lactose* ; 1 litre et demi seulement si le cœur faiblit — Hu-chard, Rénon).

II. Déjà le régime concourt à rétablir l'émonction rénale (*régime lacté* ou *achloruré*, en cas de *chlorurémie*, v. c. m.) ; en outre, il faut, pour décongestionner l'organe, appliquer au niveau du triangle de J.-L. Petit 6 à 8 *ventouses scarifiées.* Pour obtenir la diurèse on s'adressera de préférence aux cardio-toniques : *digi-taline* (1 milligr. tous les 4 jours), *extrait de strophantus* (1 milligr. par jour, Re-naut de Lyon), les lésions épithéliales pouvant être, pour certains auteurs, aggravées par les diurétiques vrais, tels que : la *théobromine* ou la *théocine*, aux-quels pourtant on n'hésitera pas à re-courir si la *rétention des chlorures* pré-domine.

III. L'insuffisance de l'émonction ré-nale peut être, dans une certaine mesure, compensée par l'exaltation des *fonctions intestinales et cutanées*. Aussi la *diarrhée*, à moins d'être profuse, doit-elle être respectée chez les urémiques. Si elle manque, il faut la provoquer par des purgatifs salins (*sulfate de soude* 15 à 20 gr. tous les 4 ou 8 jours), des lave-ments purgatifs, ou même des drasti-ques : *scammonée* (50 centigr.), *eau-de-vie allemande* (20 à 25 gr.) ou *gomme-gutte* (25 à 30 centigr., Lecorché et Talamon). En même temps interviendront utilement comme antitoxiques le *lavage de l'esto-mac* et les *grands lavages intestinaux.*

L'*émonction cutanée* est sollicitée soit par la chaleur, humide ou sèche, soit par les diaphorétiques internes. On a préconisé : les *bains* d'une heure à 40°

(Bartels), les *bains de vapeur*, les *bains d'air chaud*, donnés au lit ou dans une boîte, de façon que la tête (enveloppée de compresses froides) soit à l'abri de la chaleur. Ces procédés provoquent la sudation tout en activant les échanges. A l'intérieur les sudorifiques par excellence sont le *jaborandi* (3o à 4o centigr. d'infusion) ou la *pilocarpine* (1 à 2 centigr.), mais leur usage n'est malheureusement pas sans danger (œdème pulmonaire, collapsus). A la méthode diaphorétique on a reproché : de retarder la diurèse en abaissant la tension artérielle, de n'éliminer que fort peu de matières toxiques. Si ce dernier fait est exact dans les phases de compensation des néphrites, Castaigne a démontré la haute toxicité de la sueur pendant les crises d'urémie. En somme la diaphorèse trouve surtout son emploi chez les jeunes sujets vigoureux atteints d'urémie aiguë, surtout avec anasarque.

La *saignée générale* semble un moyen bien plus puissant, mais ne répondant qu'à certaines indications précises. Chez l'adulte atteint d'*urémie convulsive* ou *comateuse*, une saignée de 3oo gr., répétée au besoin le lendemain, est souvent le seul moyen de salut. L'enfance n'est pas une contre-indication (Guyot, J. Renault, etc.), mais il faut réduire l'abondance de la saignée avec l'âge. L'*œdème aigu du poumon* réclame aussi formellement la saignée. Si son efficacité est incontestée dans l'*urémie aiguë*, elle est plus discutée dans l'*urémie lente* du *mal de Bright* et de la *néphrite atrophique*, en raison, surtout, de l'anémie concomitante. A cet égard Castaigne a cherché à en préciser les indications, en se guidant sur l'état du sang et de la tension artérielle. La *saignée est contre-indiquée*: 1° si le chiffre des hématies est inférieur à 2 000 000 et leur valeur globulaire inférieure à 0,6; 2° si la tension artérielle égale ou dépasse peu la normale. La *saignée est indiquée* contre les accidents nerveux urémiques même prémonitoires (céphalée nocturne): 1° si l'anémie n'est pas excessive; 2° si la tension artérielle est très élevée (2o et plus), ou plus souvent, si elle tombe

brusquement au-dessous de 15. En ce cas, une saignée prépare très utilement l'action de la digitale.

Les *injections massives de sérum artificiel* peuvent être un heureux complément de la saignée, mais dans certaines conditions seulement. La saignée, suivie de l'injection dans les veines d'une dose de sérum égale ou supérieure à celle du sang soustrait, constitue le *lavage du sang* qui dilue les poisons en circulation et active les fonctions cellulaires. Lejars a prouvé que les *injections hypodermiques* répétées de doses moyennes de sérum, plus inoffensives, sont aussi efficaces. En effet, les *injections salines* ne doivent pas être pratiquées sans discernement, pouvant être suivies d'accidents graves (œdème pulmonaire foudroyant, dilatation aiguë du cœur, angine de poitrine), et elles offrent (surtout par voie veineuse) quelques contre-indications formelles. On devra, nécessairement, s'en abstenir en cas d'*hypochlorurie* ou de *chlorurémie* (v. c. m.). De même quand la tension artérielle dépasse la normale (car elles sont *hypertensives*). Il faut également les proscrire dans la néphrite atrophique avec *imperméabilité rénale*. Injectées sous la peau les solutions salines conservent cependant leur utilité dans quelques cas : chez les néphrétiques anémiques et cachectiques avec hypotension; chez ceux que des accidents graves rendent justiciables de la saignée ou des diaphorétiques (pour compenser aussitôt l'hypotension artérielle provoquée).

B. *Traitement des formes*. — L'*urémie comateuse* ou *convulsive* réclame presque toujours la *saignée immédiate* (sauf chez les cachectiques ou en cas d'*hypotension artérielle*) qui n'offre que des avantages. En cas d'*hypertension artérielle*, on lui associera l'usage des *drastiques* et des *diaphorétiques*; si l'*hypotension* domine, on recourra plutôt à la *digitale* ou à la *digitaline*. La saignée trouvera encore, en cas d'éclampsie, de précieux auxiliaires dans : les *inhalations de chloroforme* qui suspendront momentanément les convulsions, et dans les *lavements de chloral* (6 gr. par jour, chez l'adulte, par lavements de 1 gr. ; 30 centigr. 1 à 2 gr. chez l'enfant). En cas de *coma*, c'est aux piqûres de *caféine* et d'*éther* qu'on devra recourir. La *ponction lombaire* a également réussi dans un certain nombre d'accidents nerveux urémiques : *céphalée, torpeur, coma, dyspnée*, principalement dans les cas de néphrites aiguës ou récentes, chez les jeunes sujets (Breton et Vansteenberghe, G. Carrière).

La *dyspnée urémique* comporte un traitement variable selon sa forme. La *dyspnée nocturne asthmatiforme* cède souvent au seul *régime lacté* ou *lacto-végétarien* (Huchard). Elle est momentanément soulagée par les inhalations de *nitrite d'amyle*, d'oxygène, par la *piqûre de morphine* (1/2 centigr.) ou d'*héroïne* (2 milligr.) qui s'indiquent particulièrement en cas de mydriase et sont à proscrire en cas de myosis (Rensselaer). Le soulagement immédiat que procurent les piqûres ne va pas sans quelques inconvénients (réduction de la diurèse, somnolence coupée de réveils angoissés, troubles psychiques). L'*éther* à doses massives (toutes les heures : piqûre de 2 c. c. et une cuillerée à café dans du sirop), préconisé par Lemoine (de Lille), n'est pas passible des mêmes reproches et amène une sédation durable, tout en activant la diurèse (à condition que le rein soit encore perméable). Si la dyspnée traduit un *œdème pulmonaire aigu ou subaigu*, il faut au régime, à l'usage de l'éther, associer la révulsion étendue (*sinapismes*, nombreuses *ventouses*), les *inhalations* d'oxygène, les piqûres de *caféine* ou d'*huile camphrée*, et surtout la *saignée*, remède héroïque dans les cas graves. Si la dyspnée tient à la *bronchite*, à l'*emphysème*, à une *broncho-pneumonie*, à l'*hydrothorax* (ponction), à l'*asystolie*, on devra traiter ces complications par les moyens appropriés, avec les réserves que comporte l'insuffisance rénale. Dans quelques cas exceptionnels, l'*opothérapie rénale* (v. c. m.) peut concourir au retour de la sécrétion rénale brusquement suspendue.

Généralement tardive l'*urémie gastro-intestinale* est une des formes les plus rebelles au traitement. La *diarrhée*, si elle est isolée et modérée, doit être plutôt respectée comme un exutoire utile. La *stomatite urémique* sera prévenue par des rinçages fréquents de la bouche avec une solution étendue de *phénosalyl* (après les repas et avant le sommeil). Les *vomissements* et l'*intolérance gastrique* (pour le lait) résistent souvent aux moyens habituels : *eau chloroformée, glace, menthol, créosote* ou *teinture d'iode* (II à III gouttes), *acide lactique, inhalations d'oxygène*; on devra recourir alors aux *lavages de l'estomac* (avec de l'eau bouillie salicylée à 1 p. 1000) et de l'*intestin* (Huchard) ou, mieux, à la *diète hydrique* (Rénon) maintenue pendant 2 à 3 jours, jusqu'à ce que l'estomac tolère de nouveau le bouillon de légumes ou le lait écrémé. On ne peut, du reste, espérer que des rémissions, car, à la période ultime, la plupart des moyens échouent.

Uréthane (*Carbamate d'éthyle*). — *Caract. phys. et chim.* — Lamelles cristallines blanches et brillantes, d'odeur rappelant celle de la paraffine, de saveur fraîche, très solubles dans l'eau, l'alcool et l'éther. L'uréthane est un excellent solubilisant des sels basiques de quinine (Gaglio), voir Quinine.

Effets physiol. et tox. — *Localement*, action irritante comparable à celle du chloral, s'opposant à son emploi par voie hypodermique. Toxicité faible à dose massive une fois donnée, mais bien plus marquée à doses longtemps répétées. Une dose moyenne (3 à 4 gr.) prise en une fois détermine : 1° une *phase d'excitation* caractérisée par de la tachycardie, l'éréthisme circulatoire et respiratoire, avec hypertension sanguine; 2° une *phase dépressive* se traduisant par un sommeil paisible de 4 à 10 heures avec résolution musculaire, ralentissement du pouls et de la respiration, analgésie relative et abaissement thermique, terminé par un réveil normal. Les sécrétions sont accrues, spécialement la salive, les larmes et l'urine, la dénutrition est ralentie (hypo-azoturie); le cœur n'est pas déprimé; l'estomac n'est irrité qu'à la longue; l'intestin peut réagir par de la diarrhée. Les accidents n'apparaissent qu'avec des doses considérables, mais l'emploi prolongé occasionne toujours une dépression très sensible et durable des centres nerveux.

Prop. thérap., indicat. — Action hypnotique positive, mais inconstante, utilisable surtout contre : l'insomnie nerveuse, l'insomnie et la toux des cardiaques, la lypémanie, le délire alcoolique; échoue dans les insomnies douloureuses. Rend surtout service en raison de son innocuité et de son défaut d'action sur le cœur.

On a préconisé, sous la dénomination de *Ural*, une dissolution (combinaison?) de l'uréthane dans le chloral (cristaux incolores, très amers, peu solubles dans l'eau, solubles dans l'alcool), que l'on administre, en cachets, aux doses de 2 à 3 gr. chez l'adulte. Bien supporté, même à doses élevées par les cardiaques, mais provoquant parfois des vomissements.

Formes pharmac., doses. — 2 à 4 gr. en potion, à prendre en une fois. *Enfants* 10 centigr. par année.

Potions :

a) Uréthane. . . . . 2 à 4 gr.
Sirop de fleurs d'oranger.   20 gr.
Eau distillée de tilleul .   40 —

A prendre le soir en une seule fois.

b) Uréthane. . . . . . . 20 centigr.
Sirop de fleurs d'oran-)
ger. . . . . } āā 3o gr.
Eau distillée de tilleul.)

Pour les jeunes enfants; une cuillerée à dessert toutes les 2 heures, contre l'agitation des pyrexies.

Urée. — *Caract. phys. et chim.* — Prismes incolores, de saveur fraîche et amère, solubles dans l'eau et l'alcool. Produit de déchet des albuminoïdes.

Effets physiol. et tox. — Introduite en nature, par la voie gastrique ou sous-cutanée, dans un organisme sain, s'élimine par la sueur et, surtout, par les urines dont la quantité est accrue. Peut être retenue en cas d'imperméabilité rénale et exposer à des accidents toxiques.

Prop. thérap., indicat. — Action diuré-

tique démontrée, mais limitée par l'état de la fonction rénale. Se comporte comme un diurétique plasmatique comparable au lactose.

Formes pharmac., doses. — Pas moins de 20 gr. par jour. Vérifier quotidiennement le taux de l'urée et des chlorures et suspendre dès le premier signe de rétention (Vaquez).

Uriage. — Station hydrominérale de l'Isère, dépendant de la commune de Saint-Martin-d'Uriage, à 12 km. E. de Grenoble, dans la vallée du Sommant. Altitude 414 m. Eaux thermales (22°-27°), chlorurées-sodiques moyennes, sulfatées-sodiques-calciques-magnésiennes, sulfureuses accidentelles. Il existe également des sources ferrugineuses et arsenicales, froides. Utilisées sous forme de boisson, de bains, de douches, de pulvérisations, de bains et douches de vapeur, inhalations, bains de boues. Toniques et reconstituantes par Na Cl, excitantes par H²S.

Principales indications. — Scrofule (principalement dans ses manifestations cutanées et muqueuses), arthrites, rhumatisme dans toutes ses manifestations, dermatoses d'origines herpétique, strumeuse ou rhumatismale, catarrhe des voies aériennes et génito-urinaires, névroses, affections non congestives de l'utérus.

Uricédine. — Produit allemand spécialisé par Stroschein, dont la composition hypothétique est diversement appréciée selon les auteurs, qui en font : soit un mélange de sulfate, de carbonate et de citrate de soude additionné ou non de chlorure de sodium et de citrate de lithine ; soit le résultat de l'action des acides sulfurique et chlorhydrique sur le jus de citron, avec addition ultérieure de carbonate de soude (A. Manquat).

Prop. thérap., indicat. — Diurétique léger et éliminateur efficace de l'acide urique; indiqué contre la goutte, la gravelle urique et tous les accidents imputables à l'uricémie.

Formes pharmac., doses. — Poudre saline, blanc jaunâtre, soluble dans l'eau, de saveur salée et amère, désagréable. Dose habituelle : une demi-cuillerée à une cuillerée à café dans un verre d'eau chaude ou froide, le matin à jeun, une demi-heure avant le 1ᵉʳ déjeuner. Renouveler, si besoin, cette dose une heure avant le dîner et même au coucher.

Uricémie. — Voir GOUTTE.

Urotropine ou Formine [*Hexaméthylène-tétramine* (C H²)⁶Az⁴]. — *Caract. phys. et chim.* — Obtenue par réaction de l'ammoniaque sur l'aldéhyde formique. Poudre cristalline blanche, de saveur douce et sucrée, puis un peu amère, soluble dans 10 p. d'eau, peu soluble dans l'alcool. Chauffée avec de l'acide sulfurique dilué, sa solution aqueuse dégage de l'aldéhyde formique. Solubilise, *in vitro*, l'acide urique.

Effets physiol. et tox. — Absorption rapide (15 minutes); élimination en 13 à 27 heures.

Action diurétique inconstante. Décomposée au niveau des reins, l'urotropine y dégage de la formaline qui rend l'urine antiseptique. Inoffensive à faible dose, elle peut, à doses élevées (6 à 8 gr.), provoquer de l'albuminurie, de l'hématurie, des douleurs vésicales et du ténesme.

Prop. thérap., indicat. — Antiseptique des voies urinaires et éliminateur de l'acide urique, indiqué dans la pyélite et la cystite avec fermentation ammoniacale, dans la blennorrhagie et, généralement, dans toutes les infections génito-urinaires et la gravelle urique. Contre-indiquée en cas de néphrite.

Formes pharmac., doses. — 50 centigr. 2 à 3 fois par jour en solution diluée.

Urticaire. — L'*urticaire aiguë* est une réaction spéciale de la peau éveillée et entretenue par le grattage que motivent certains prurits. Le traitement doit viser : 1° le prurit; 2° sa cause, qu'un examen clinique méthodique s'efforcera de dépister. Au *prurit* on opposera, localement, les lotions à l'*eau chaude vinaigrée ou phéniquée* (1 p. 100), à l'*infusion de guaco* (Voir PRURITS); les onctions avec des *pâtes couvrantes* à l'*oxyde de zinc* et au *menthol* (1 p. 100), les applications très larges de poudres inertes : *talc, oxyde de zinc, amidon, bismuth*; l'*enveloppement ouaté* préconisé

par Jacquet mais peu applicable aux éruptions généralisées. Les *bains* et l'*eau froide* sont à déconseiller.

Les *causes de l'urticaire* sont variables. Certains aliments, variant avec les sujets (*crustacés, coquillages, charcuterie, gibier, fraises, asperges, œufs*), certains médicaments (*arsenic, antipyrine, chloral, quinine*, etc.) sont facteurs d'urticaire et devront, naturellement, être interdits dans les cas où ils sont incriminables. Leur nocivité tient, du reste, souvent à la *dyspepsie* ou à la *cholémie familiale* (v. c. m.); on veillera donc toujours à la régularité des *fonctions gastro-intestinales* et de la *sécrétion biliaire*. Ailleurs l'urticaire, lié à l'*intoxication hydatique*, attirera l'attention sur un *kyste méconnu* qu'on traitera comme il convient. D'autres fois, des *parasites* (punaises, phtiriase, gale, gale des vendangeurs); le *paludisme*, l'*hystérie* sont les agents provocateurs de l'éruption, et chacun d'eux réclame une intervention appropriée : *parasiticides, quinine, valériane, valérianate d'ammoniaque*, etc.

L'*urticaire chronique*, affection très rebelle, peut céder aux applications, sur les points malades, des *effluves de haute fréquence* (courants de 300 milliampères, Al. Grégor).

Ussat. — Village de l'Ariège, dans la vallée de ce nom, à 3 km S. de Tarascon-sur-Ariège. Altitude, 450 m. Eaux thermales (36°-40°), oligométalliques, sulfatées-calciques-magnésiennes, légèrement silicatées, faiblement bicarbonatées-calciques. Utilisées surtout sous forme de bains à eau courante et, plus rarement, en boisson. Action sédative ou excitante, suivant la température et la durée du bain.

Principales indications : Affections utérines (notamment la métrite chronique s'accompagnant d'un état névropathique général, de névralgies du tronc ou de l'utérus, ou bien encore d'un simple état d'excitabilité), névroses générales ou partielles, rhumatisme chronique (musculaire ou articulaire), sciatiques, paralysies d'origine rhumatismale.

Uva ursi (Raisin d'ours, Busserole,

Arbousier). — *Arbutus Uva-Ursi* (Ericacées). Contenant 1/3 de leur poids de tannin et un glucoside passant pour antiseptique, l'*arbutine*, les feuilles sont employées en infusion (10 p. 1000), à titre diurétique et astringent, dans les cas de cystite, de prostatite et d'uréthrite chroniques.

V

Vaccine et Vaccination. — La *vaccine* est une infection atténuée provoquée chez l'homme par l'inoculation d'une pulpe (*vaccin*) récoltée sur les pustules de *cow pox*, maladie propre aux bovidés, inoculation lui conférant à l'égard de la variole, une immunité plus ou moins prolongée.

A l'heure actuelle la vaccination se pratique exclusivement avec le *vaccin animal* qui exclut tout risque d'inoculation de la syphilis, de la tuberculose ou de la lèpre. Le vaccin est employé *frais* ou *conservé*, mêlé alors à de la glycérine, dans des tubes scellés à la lampe. Assez minutieuse, sa préparation s'opère dans des établissements spéciaux (*instituts de vaccine animale*). Comme animaux vaccinifères, on choisit des génisses saines de 3 à 6 mois, sevrées depuis plusieurs semaines et qu'on n'inocule qu'après une observation de 2 ou 3 semaines. Les inoculations s'opèrent avec de la lymphe empruntée à des pustules choisies sur des bêtes antérieurement inoculées; on les pratique sur la moitié inférieure de la région thoraco-abdominale (préalablement rasée et savonnée) en y traçant, aseptiquement, une série de scarifications, longues de 2 cm, espacées de 3 à 4, que l'on garnit ensuite de vaccin. Sur celles-ci se développent autant de pustules utilisées pour la vaccination humaine, les 5e, 6e, 7e jour. Pour y récolter le vaccin, on les exprime, à leur base, entre les longs mors d'une pince à crémaillère (*pince de Chambon*) pour les gratter légèrement avec une lancette flambée. Alors cette pulpe peut soit servir aussitôt à vacciner, soit être mêlée à de la glycérine, et, après broyage mécanique, à l'abri de l'air, distribuée dans des tubes qui, fermés à la lampe, constituent la *conserve*. Ainsi recueilli et mis en tubes, avec des soins de rigoureuse asepsie (outillage et tubes stérilisés à l'étuve) le vaccin reste inaltérable et actif pendant un an, à la condition d'être conservé à l'abri de la chaleur (au-dessous de 15° C.). Une génisse fournit 35 à 40 gr. de pulpe.

Indications de la vaccination. — *En temps d'épidémie* de variole, il faut vacciner d'urgence, sans distinction d'âge, tous les sujets que n'immunise pas une récente vaccine légitime. Alors, la grossesse, les maladies chroniques (du cœur, du foie), les infections aiguës (fièvre typhoïde, pneumonie, rhumatisme, grippe, rougeole, scarlatine) ne contre-indiquent pas la vaccination. Pratiquée durant l'incubation de la variole, elle en atténue même la gravité. *En l'absence d'épidémie*, on vaccine les nourrissons entre 6 semaines et 3 mois, en ayant soin de choisir une période de parfaite santé. Si l'enfant offre soit de la fièvre, soit des accidents cutanés actuels d'*hérédo-syphilis*, soit des lésions d'*eczéma*, d'*impetigo* ou d'*ecthyma* exposant aux auto-inoculations, il est préférable d'attendre. Si, dans ces cas, les circonstances (épidémie) obligent à passer outre, on choisit une région saine et on protège les inoculations contre tout grattage par un pansement occlusif.

Vaccination. — On vaccine soit *au bras* (face externe) ou à la *région deltoïdienne*, soit *à la jambe* (face supéro-externe) ou *à la cuisse* (face externe). Préférée chez les filles, la vaccination au membre inférieur n'est admissible chez le nourrisson, que si, par des soins minutieux de propreté, les pustules peuvent être préservées du contact des urines et des fèces; chez la femme adulte, les varices très développées sont aussi une contre-indication (danger de *phlébite*). La région choisie sera savonnée à la brosse et à l'eau bouillie, puis rincée à l'alcool. L'opérateur doit avoir les mains aseptiques; l'instrument (*lancette de Chambon* à manche de métal, à lame fixe, ou *vaccinostyles*) doit être stérilisé par flambage. On opère soit *par ponction*, soit par *scarifications*, à travers une gouttelette de vaccin préalablement déposée sur la peau; on tend d'abord la surface cutanée avec le pouce de la main gauche; pour pratiquer la *ponction*, on enfonce la pointe, obliquement et à plat, sous l'épiderme, à 1 millim. de profondeur, puis on la retire en la retournant dans la plaie; si on préfère l'autre procédé, on trace, au niveau de chaque gouttelette de vaccin, 3 à 4 scarifications parallèles, longues de 2 à 3 millim. Disposées en ligne droite ou en triangle, les inoculations doivent être distantes, au moins, de 2 à 3 cm. S'agit-il d'une *première vaccination*, il est d'usage d'en pratiquer 3 *de chaque côté*; en cas de *revaccination*, on se contente de 3 *d'un seul côté*. En général, le procédé des scarifications donne moins d'échecs que celui des ponctions. La petite plaie ne doit pas saigner ou à peine; on la laisse sécher, puis on la recouvre d'une feuille de baudruche ou d'un linge fin aseptique; quand on veut, plus sûrement, éviter l'auto-inoculation et les infections secondaires, on protège les boutons avec un *verre de montre* fixé, sur ses bords, avec de l'emplâtre caoutchouté; l'évolution de la vaccine est plus bénigne sous un *verre rouge*. On peut encore remplacer le verre par une *plaque convexe de toile métallique fine*, fixée à sa périphérie par du tissu caoutchouté adhésif, le contact de l'air étant, pour certains auteurs (Hesse), nécessaire. Les *papules* apparaissent, on le sait, le 4° jour; elles deviennent *pustules* du 6° au 9° jour, pour se recouvrir, du 10° au 15°, d'une croûte qui tombe au bout de 3 semaines, en découvrant une *cicatrice* indélébile, d'abord pigmentée, puis blanche et gau-

frée. La *fausse vaccine*, susceptible pourtant de conférer l'immunité, est une *papule acuminée* surmontée d'une *vésicule*; son évolution est très fugace. La vaccine légitime assure une immunité passagère d'une durée moyenne de 7 à 10 ans, plus courte chez les enfants en voie de croissance, plus longue chez les adultes. Il est donc prudent de revacciner tous les 8 à 10 ans; en cas d'échec, on revaccinera chaque année jusqu'à succès.

Accidents et complications. — Chez l'enfant, la vaccination n'amène pas de fièvre ou à peine; chez l'adulte vacciné pour la première fois, on peut observer une forte fièvre (39°-40°), des douleurs locales, une adénopathie axillaire. En général, quand la vaccine a été pratiquée aseptiquement, avec un vaccin pur, de bonne source, les diverses complications jadis observées: *érythèmes toxi-infectieux, vaccine ulcéreuse, purpura*, etc.; les infections secondaires : *lymphangite, érysipèle, phlegmon*, etc., ne sont jamais à craindre. La *vaccine généralisée par auto-inoculation* peut être évitée par un bon isolement des pustules; la *vaccine généralisée* dite *spontanée* est une rareté tenant à une prédisposition individuelle impossible à prévoir.

Vaginisme. — Le *vaginisme*, ou spasme réflexe des constricteurs de la vulve et du vagin, est une affection très rebelle, souvent mais non toujours liée à l'*hystérie*, quelquefois compliquée d'hypersécrétion vulvaire et d'irritation clitoridienne prédisposant à l'onanisme. Contre lui on a tenté : la *section du constricteur* et les *anesthésiques locaux*. S'il tient à une *plaie*, à une *fissure*, à une *vaginite*, à une *imperforation de l'hymen*, le spasme cède au traitement méthodique de sa cause; de même s'il complique une *hystérie* avérée. Isolé, le vaginisme est infiniment plus tenace. On peut lui opposer : l'*hydrothérapie générale*, les *injections vaginales chaudes*, l'*hypnotisme* (Sollier) si le sujet s'y prête, ou bien, les sédatifs généraux (*bromures, valériane*) associés à la *faradisation*. E.-A. Weil a obtenu plusieurs succès par la technique suivante : l'électrode indifférente, reliée à l'un des pôles d'une *bobine à fil fin* est appliquée sur le bas ventre, l'autre pôle étant relié à une *bougie métallique fine* introduite dans le vagin; le courant, graduellement porté au maximum d'intensité tolérable, est établi pendant 5 minutes; une bougie un peu plus forte peut alors pénétrer; nouveau passage du courant, puis introduction d'une nouvelle bougie de calibre supérieur et ainsi de suite. Le lendemain, on reprend, autant que possible, avec la dernière bougie introduite la veille, et on poursuit ainsi la dilatation jusqu'à la guérison. Elle peut être obtenue en 15 jours ou, à son défaut, une amélioration considérable.

Valérianate d'ammoniaque. — *Caract. phys. et chim.* — Petits prismes incolores, hygroscopiques, très solubles dans l'eau, l'alcool et l'éther; animés, comme le camphre, d'un mouvement gyratoire au contact de l'eau.

Prop. thérap., indicat. — Dépourvu d'action antispasmodique, ainsi que les autres valérianates, mais agissant comme stimulant diffusible par son ammoniaque. Le valérianate liquide (formule Pierlot) agit par l'extrait alcoolique de valériane qu'il contient; mais celui-ci, préparé par évaporation, ne renferme qu'une partie de l'essence de valériane, véritable principe actif, ce qui en réduit beaucoup la valeur.

Formes pharmac., doses. — 5-à 50 centigr. en potion ou pilules. *Enfants* 5 centigr. par année.

Valérianate liquide de Pierlot :

Acide valérianique. . . . . 3 gr.
Carbonate d'ammoniaque . Q. S.
Extrait de valériane . . . . 2 gr.
Eau distillée . . . . 95 —

2 à 3 cuillerées à café dans un peu d'eau sucrée ou en lavement.

Valérianate d'amyle. — Voir AMYLE.
Valérianate de cérium. — Voir CÉRIUM.
Valérianate de fer. — Voir FER.
Valérianate de gaïacol. — Voir GAÏACOL.

Valérianate de menthol. — Voir MENTHOL.
Valérianate de quinine. — Voir QUININE.
Valérianate de zinc. — *Caract. phys. et chim.* — Paillettes légères et nacrées, solubles dans 50 p. d'eau, 18 p. d'alcool. Incompatible avec les acides et les alcalis.

Prop. thérap., indicat. — Passe pour antispasmodique et antinévralgique; en réalité, sans action pharmacodynamique accentuée.

Formes pharmac., doses. — 10 à 40 centigr. en cachets ou pilules.

Valériane. — Plusieurs espèces sont utilisées, la plus importante est la valériane sauvage, *Valeriana officinalis* (Valérianacées), dont on utilise le rhizome récolté en automne sur une plante de seconde année dont on a coupé au printemps les rameaux aériens, afin d'empêcher la floraison et que les principes actifs s'accumulent dans la partie souterraine. La racine devient inactive en se desséchant, à mesure que s'y forme de l'acide valérianique, dépourvu des vertus antispasmodiques de la valériane et dont l'odeur agit seule, par action suggestive. Seule active, la *valériane fraîche* l'est par des composés aromatiques du groupe camphre, des acétones, des aldéhydes et des éthers. A l'état d'éthers dans le suc frais, les acides butyrique, propionique et valérianique ne sont mis en liberté que sous l'influence de l'air et de la lumière, tandis que l'activité de la drogue décline en proportion. L'*huile essentielle de valériane*, résultant de la distillation de l'eau en présence de la plante, contient encore des hydrocarbures : *camphène, pinène, citrène*; du *bornéol* à l'état d'éthers formique, acétique, butyrique, propionique, isovalérianique. L'essence extraite des rhizomes frais est d'une belle couleur vert-pré, celle tirée des rhizomes secs est d'un jaune brunâtre. Au contact de l'air, l'huile essentielle épaissit, se résinifie et devient fétide, en perdant ses qualités médicamenteuses. Bien que l'essence récente de valériane fraîche soit le principe actif de la plante, son activité est encore inférieure à celle du suc frais en nature qui renferme sans doute, en plus, des éléments instables échappant encore à l'analyse. Ainsi, il paraît exister, dans la valériane fraîche, de très faibles proportions d'un alcaloïde dont l'activité interviendrait dans l'influence exercée par la plante ou ses préparations galéniques.

Effets physiol. et tox. — Injecté dans le péritoine du cobaye, le suc frais de valériane provoque des signes d'excitation nerveuse, assez rapidement suivis de signes de dépression : immobilité, torpeur, mouvements pénibles, paralysie du train postérieur, sensibilité émoussée; la température, d'abord en hausse légère (excitation), s'abaisse ensuite; la diurèse est très marquée. Seule, l'injection massive de 20 c. c. de suc provoque la mort en 12 à 24 heures par paralysie progressive, motrice et sensitive, avec convulsions cloniques et dyspnée terminale. Chez le lapin, 20 à 25 c. c., en ingestion, ne produisent que des symptômes d'excitation suivis de somnolence et d'engourdissement. Chez le chien, l'injection, dans les veines, de 4 à 5 c. c. de suc très étendu de sérum artificiel, par kilogramme, n'amène que des signes de paralysie et de dépression passagères. Les faibles doses excitent les centres nerveux supérieurs ; avec les fortes doses, à la phase d'excitation, très fugace, succède très vite une période de paralysie cérébrale et bulbaire (asphyxie). *Chez l'homme*, les petites doses stimulent l'écorce cérébrale (activité volontaire), les fortes déterminent une dépression primitive, et la drogue réduit toujours la résistance à la fatigue. Le *cœur* et la *circulation* sont nettement influencés par le suc de valériane : plus lentes, les contractions cardiaques deviennent plus amples, sans exagération de travail du myocarde; la tension artérielle est légèrement abaissée (diminution de tonicité des vaso-moteurs). La *respiration* est à peine influencée. Les doses un peu élevées entraînent une diurèse manifeste avec accroissement de l'azote total, de l'urée et des chlorures, témoignant d'une plus active nutrition de la cellule nerveuse et d'une élimination plus facile des déchets. Ces propriétés pharmaco-

dynamiques sont très différentes de celles des diverses préparations officinales de valériane, des valérianates, de l'essence de valériane et des éthers du bornéol.

Prop. thérap., indicat. — Le suc frais agit, à la fois, comme tonique des centres nerveux supérieurs affaiblis, comme modérateur de l'excitabilité réflexe exaltée, de l'excitabilité et de la contractilité musculaires, après une courte phase de stimulation; enfin, comme régulateur de la nutrition des cellules nerveuses. La valériane est surtout préconisée, comme antispasmodique et sédatif, contre les petits accidents de l'hystérie et du nervosisme, contre les palpitations; elle est également utilisable contre la polyurie diabétique ou nerveuse. La part de la suggestion est considérable dans l'efficacité, fréquente, des préparations officinales.

Pour plus de détails, voir G. Pouchet, *Précis de Pharmacologie et de Matière médicale*, p. 467 et *Bulletin général de thérapeutique*, 1905, t. CXLIX.

Formes pharmac., doses. — *Usage int. :* Forme de choix : *suc frais* (préparé à froid et à l'abri de l'air avec des dissolvants neutres), 2 à 4 cuillerées à café par jour dans une tisane appropriée. Poudre (n'agissant que par son odeur comme agent de suggestion), 5 à 30 gr. en infusion ou en électuaire. Eau distillée (assez active si elle est récente), 10 à 150 gr. Extrait à rejeter (les principes actifs y sont transformés ou perdus). Teintures alcoolique (5 à 20 gr. par jour) et éthérée (2 à 10 gr. par jour) préparées avec les racines sèches, donc peu actives ; une alcoolature faite avec les racines fraîches serait plus rationnelle et plus active. Essence VI à XX gouttes en potion. — *Usage ext. :* Décoction de poudre (10 à 60 gr. pour eau 250) ou essence (X à XV gouttes) en lavement. Le suc frais est un topique antiseptique, vulnéraire et sédatif.

Potions :

a) Suc frais de valériane . . . 50 gr.
Sirop d'éther . . . . 80 —
Eau dist. de valériane . . . 90 —
Cuillerée à soupe toutes les 2 heures.

b) Essence de valériane. . ⎫
   Teinture de musc . . . ⎬ āā 1 gr.
   Liqueur d'Hoffmann . .   3 —
   Sirop simple. . . . . .   80 —
   Eau dist. de laurier-cerise   90 —

Cuillerée à soupe toutes les 2 heures.

Lavements :

a) Essence de valériane 50 centigr. à 1 gr.
   Jaune d'œuf. . . . . .   n° 1
   Décocté de guimauve .   200 gr.

b) Infusé de valériane (à 20 ⎫
     p. 1000) . . . . . . ⎬ āā 125 —
   Décocté de pavots (à 20 ⎪
     p. 1000). . . . . . ⎭

Validol. — Voir Menthol (Valérianate de).

Vallet (Pilules de). — Voir Pilules.

Vals. — Petite ville de l'Ardèche,
arrondissement de Privas, dans une
vallée parcourue par le torrent de la
Volane. Altitude 260 m. Eaux froides
(13°-16°), à minéralisation presque exclusivement constituée par des sels de sodium avec prédominance du bicarbonate
(1 à 7 gr. CO^3NaH p. 1000) et forte
proportion d'acide carbonique libre,
mais très variable suivant les sources.
Certaines sont franchement ferrugineuses
et arsenicales, remarquables par leur
faible minéralisation, et absolument dé-
pourvues de bicarbonates. Utilisées sous
forme de boisson, de bains et douches
(eau minérale et gaz carbonique). Se dif-
férencient principalement des sources de
Vichy par leur absence de thermalité.
Fluidifiantes, résolutives, altérantes et
hyposthénisantes.

Principales indications. — Dyspepsies
atoniques, engorgements du foie (en
dehors de la période aiguë), hépatites,
diabète, glycosurie, nervosisme, anémie,
calculs biliaires, gravelle urique; et,
pour les sources ferrugineuses-arséni-
cales, chloro-anémie, convalescences des
maladies graves, suites de certaines intoxications.

Vanadate (Méta-) de soude. — Voir
Soude (Vanadate de).

Vanille. — *Vanilla aromatica* (Or-
chidacées). Le fruit, très aromatique,

grâce à la *vanilline*, est utilisé surtout
comme condiment et comme correctif; il
passe pour posséder des propriétés stimulantes et aphrodisiaques.

Formes pharmac., doses. — Teinture 2
à 10 gr. Sirop 5 à 40 gr. Sucre vanillé
(au 1/100) 5 à 15 gr.

Potion stimulante :

Teinture de vanille . . ⎫
    —   de cannelle . ⎬ āā 10 gr.
Vin de Malaga . . . . . . 100 —
Sirop d'écorces d'oranges . 50 —

A prendre en 3 ou 4 fois.

Vanilline (*Méthoxy-oxybenzaldéhyde*).
— *Caract. phys. et chim.* — Éther méthylique de l'aldéhyde protocatéchique;
se rencontre, ainsi que son isomère l'aldéhyde métaméthoxysalicylique, dans le
benjoin de Siam, les fleurs de certaines
orchidées et dans un grand nombre de
produits végétaux (bois, notamment).
Aiguilles blanches, de réaction acide,
décomposant les carbonates, susceptibles
de se combiner avec les alcalis, solubles
dans 95 p. d'eau froide, plus solubles
dans l'eau bouillante, très solubles dans
l'alcool, l'éther, le chloroforme, le sulfure de carbone.

Prop. et empl. thérap. — Aromatique-
stimulant, employé surtout comme correctif, pour masquer la saveur de certains médicaments, sous forme de sucre
vanilliné (à 2 p. 1000, 5 à 15 gr.). Transformée dans l'économie en acide vanil-
lique (méthoxyprotocatéchique) qui s'élimine par les urines à l'état d'éther-acide.

Poudre stimulante (Bouchardat) :

Sucre vanilliné . . . . . . 80 gr.
Poudre de cannelle . . ⎫
    —   de muscades . ⎬ āā 15 —
    —   d'ambre gris . ⎭   5 —

Mêler très exactement et diviser en
20 paquets; 2 à 3 par jour.

Van Swieten (Liqueur de). — Voir
Mercure (Bichlorure de).

Varicelle. — La varicelle est la plus
anodine des fièvres éruptives. Le plus
souvent la fièvre est légère ou éphémère
ou même fait défaut. Dans les cas

simples, il suffit de maintenir les enfants au lit ou à la chambre, tant que dure l'éruption, de leur donner, par jour, un à deux bains tièdes suivis de l'application, sur le corps, d'une poudre inerte (talc, oxyde de zinc) additionnée de 1 p. 100 de menthol, pour calmer le prurit, quelquefois assez vif. Parfois un léger purgatif est utile. Il est rare que la fièvre exige une médication (suppositoires de quinine). Pour prévenir ou traiter l'*énanthème*, on fera baigner la bouche, plusieurs fois par jour, avec une solution faible de *phénosalyl*, et on introduira, matin et soir, dans les narines et le conduit auditif externe, un peu de vaseline mentholée à 1 p. 100; les yeux seront lotionnés à l'*eau boriquée tiède*; on veillera à l'asepsie des voies génitales (vulve, prépuce). La possibilité d'une *néphrite* impose l'examen quotidien des urines permettant seul de dépister à temps l'albuminurie pour instituer le *régime lacté*.

Les *varicelles hémorrhagique* et *gangréneuse* (sphacèle des vésicules) sont des raretés et ne frappent que les enfants profondément débilités. Les toniques : *alcool, quinquina, caféine, sérum artificiel* trouveront alors leur emploi; en outre, on badigeonnera les eschares avec une solution concentrée de *permanganate de potasse* (G. Lyon), ou avec de l'*eau oxygénée*, puis on les recouvrira de *peroxyde de zinc* (ektogan) ou de *dermatol*. Il est possible que l'énanthème, en se localisant sur le larynx (exceptionnel) provoque l'*œdème de la glotte* et des crises de *spasme laryngé* exigeant, dans les cas graves, le *tubage* ou la *trachéotomie*. La varicelle ne se complique que très rarement de *broncho-pneumonie simple* ou *tuberculeuse*, dont le traitement ne prête alors à aucune remarque spéciale. La *pyémie*, les *polynévrites* sont, à la suite de la varicelle, aussi exceptionnelles; la première est toujours fatale, les secondes, tardives, guérissent d'habitude spontanément en quelques semaines. La varicelle n'exige que 12 à 15 jours d'isolement, à moins de poussées éruptives multiples (assez fréquentes) qui peuvent obliger à le prolonger un mois, et même 5 semaines.

Varices. — Par *varices* on entend la dilatation permanente des veines des membres inférieurs. Les unes, *symptomatiques* (tumeur abdominale, grossesse), liées à la *compression*, disparaissent avec sa cause; les autres, beaucoup plus fréquentes, dites *idiopathiques*, se développent sur un terrain arthritique ou herpétique, grâce à un processus de *phlébo-sclérose chronique*. Purement palliatif, le traitement qui leur est opposé peut tout au plus prétendre à en ralentir les progrès et à en mitiger les inconvénients.

I. *Hygiène générale des variqueux.* — Ces malades se soumettront à l'*hygiène générale des arthritiques* : alimentation frugale, plus végétale que carnée; abstinence d'alcool, de vins généreux, de mets épicés; usage des laxatifs; pratiques quotidiennes d'hydrothérapie froide (tub, douches). Ils éviteront, avant tout, la *station debout prolongée*, le *piétinement sur place* et les professions qui y exposent. La *marche*, au contraire, leur semble plutôt favorable, si elle est *accélérée*. Marchais l'a érigée en agent curateur, prescrivant aux variqueux de s'entraîner à marcher, selon la cadence militaire, de 110 à 120 pas par minute, en prenant des temps de repos (assis ou couché) dès qu'ils se sentent las. Ils doivent, par exemple, marcher une heure le premier jour (12 fois 5 minutes, ou 6 fois 10 minutes), 1 h. 1/4 le second, 1 h. 1/2 le 3e, et ainsi de suite, de façon à fournir, le 15e jour, 2 h. 1/2 de marche ou davantage. En régénérant les muscles, la cure de marche supprime la *fatigue rapide*, l'*atonie musculaire*, les *névralgies*, les *crampes*, l'*œdème* et l'*hypertension veineuse*. Suivi rigoureusement pendant 2 ou 3 mois, ce traitement fournirait des résultats remarquables. A la marche, il est bon d'associer le *massage*, non des veines, mais *des muscles* (*effleurage* de tout le membre; *pétrissage* des triceps sural et crural .

II. *Traitement orthopédique.* — Il est de tradition de maintenir les varices par des bandages (*bas élastiques*; *bas lacés*, en toile ou en peau de chien; *bandes*) exerçant sur tout ou partie du membre y compris le pied, une compression douce et égale. Parfaitement ajustés, les bas doivent entourer, suivant le siège des varices, le pied et la jambe seulement, ou, en outre, le genou et toute ou partie de la cuisse. On les applique après plusieurs heures de repos horizontal, et on n'en juge la bonne adaptation qu'après une marche de quelques minutes. Le malade les porte directement sur la peau ou par-dessus un bas fin. Il importe que le tégument soit tenu parfaitement propre. Très souvent, on devra préférer aux bas une *bande de crêpe Velpeau* convenablement roulée, de bas en haut, autour du membre (plus légère, moins chaude). Les *dermatoses douloureuses*, et surtout, *ulcérées*, les *poussées de phlébite* contre-indiquent absolument le port de bas élastiques (Ricord). Marchais n'admet le port passager de bas ou de bandes Velpeau que chez les sujets obligés, par profession, à demeurer, accidentellement, 2 à 3 heures debout. Autrement, il en interdit absolument l'usage, estimant que le réveil de la contraction musculaire par la cure de marche rétablit la compression physiologique. Vaquez, P. Dèlbet, restent, surtout en cas de *varices anciennes*, fidèles au bas, qui, dans la station debout, s'oppose au relâchement des veines et les préserve des traumatismes accidentels.

III. *Traitement médicamenteux.* — Les alcalins (*bicarbonate de soude*, de *lithine*), les *iodures* à petites doses (20 jours. par mois) ne s'adressent qu'au terrain arthritique. Réputés comme antivariqueux l'*hamamélis virginica* (XXX à L gouttes et plus d'extrait fluide 2 fois par jour), le *viburnum prunifolium* (4 à 10 centigr. d'extrait fluide) sont d'une efficacité problématique.

IV. *Traitement chirurgical.* — Ce traitement ne vise que les *paquets variqueux volumineux* et *isolés* qui sont *réséqués entre deux ligatures*. Cette opération est suivie d'une grande amélioration dans la circulation veineuse du membre inférieur; mais il ne peut s'agir que d'une *cure palliative prolongée*, car l'invasion progressive des veines collatérales est constante. Elle est cependant justifiée en cas de *douleurs rebelles* ou d'*hémorrhagies*.

V. *Traitement des complications.* — Les complications cutanées : *ecxéma*, *ecthyma*, seront prévenues par des soins minutieux d'asepsie; elles exigent, outre le traitement habituel, la *position horizontale de la jambe*.

La *rupture externe* (surtout pendant la grossesse) comporte une *hémorrhagie* qu'il faut arrêter par des moyens convenables : *position* un peu élevée du membre; suppression de tout lien constricteur; *compression* méthodique avec de la gaze aseptique; *repos* de plusieurs jours.

La *rupture sous-cutanée* ou *interstitielle* (*coup de fouet*) commande le *repos*, la *compression ouatée* et, finalement, un *massage prudent*.

La *phlébite*, quand elle survient, réclame le traitement habituel de toute phlébite dont l'élément essentiel est l'*immobilisation* (Voir PHLÉBITE).

L'*ulcère variqueux* est un *trouble trophique* de même origine que les varices, mais n'en dérivant pas directement. Pour en permettre la cicatrisation, il importe d'abord, ayant mis le membre au repos, en posture un peu élevée, de désinfecter la plaie et d'en éteindre l'inflammation si elle existe (pansements humides avec une solution de 1 p. 100 de *salicylate de soude*; pulvérisations d'*eau phéniquée*). Quand l'ulcère est *décapé* on en régularise le bourgeonnement par des cautérisations au *nitrate d'argent*, des *pointes de feu*, des attouchements au *permanganate de potasse* ou à l'*acide chromique*. Pour réveiller la vitalité des tissus, rien ne vaut les *immersions dans l'eau très chaude* (Reclus), pratiquées, 3 fois par jour, pendant 10 à 15 minutes, à une température portée, peu à peu, à 50°-55°, et, les *pansements à l'eau oxygénée*. Quand la réparation est en bonne voie, la marche et la station redeviennent possibles, moyennant le port d'une *bande élastique*, soigneusement appliquée chaque matin. Lorsque la cicatrisation tarde à s'achever les *greffes épidermiques*, *dermo-épidermiques*, les *autoplasties* trouvent leur emploi.

Dans les *ulcères étendus invétérés*, La-fond Grellety conseille, après avoir, par un *drainage capillaire sous-cutané*, dissipé l'*œdème* (habituel) du membre, et, avoir cautérisé les bourgeons au *nitrate d'argent* (2 jours de suite), d'appliquer sur la plaie des compresses de coton hydrophile imbibé de *gélatine en solution chaude* (37°) à 10 p. 100, recouvertes d'imperméable et renouvelées 3 ou 4 fois par jour.

Dans les *cas absolument rebelles*, on a proposé : l'*extirpation des paquets variqueux* (efficacité discutable); l'*élongation du nerf sensitif commandant à la zone ulcérée* (Chipault), en un segment ni trop proche, ni trop distant de l'ulcère, élongation suivie soit de l'*excision complète de l'ulcère* (ulcère petit), avec réunion, soit de *curettage*, *à la rugine*, des fongosités du fond et des végétations épidermiques (ulcère étendu), puis de *pansements* convenables ou de larges *greffes dermo-épidermiques*.

On a vu que la *douleur limitée à un paquet variqueux thrombosé* pouvait céder à son extirpation. Il en est parfois de même de la *douleur diffuse* à laquelle on opposera d'abord le *massage* et la *galvanisation*.

Pour Quenu, la *sciatique variqueuse* est justiciable de la *résection des veines issues du sciatique* à la face profonde du grand fessier.

Variole. — Le traitement spécifique de la variole étant encore ignoré, on doit se borner : à opposer aux symptômes et aux complications les médications qui, empiriquement, semblent abréger le cycle éruptif, et à réduire au minimum, par l'hygiène et l'antisepsie locale, les risques d'infection secondaire.

I. *Traitement général.* — A la *période d'invasion*, la *rachialgie* sera combattue par des applications calmantes (*liniments chloroformé, mentholé, salicylé*) ou, dans les cas intenses, par une *injection épidurale* (v. c. m.) de *cocaïne* ou de *stovaïne*; aux *vomissements* on opposera la *glace*, l'*eau chloroformée*, la *cocaïne*; à l'*hyperthermie* et au *délire d'action* les *bains froids* ou *tièdes* (30°, 32°, Vinay); à la *constipation* les *laxatifs*. Dès cette

période, on commencera l'antisepsie systématique des cavités muqueuses accessibles (irrigations de la bouche et du pharynx au *phénosalyl*; antisepsie de la vulve et du vagin, surtout en cas de grossesse; *vaseline mentholée* à 1 p. 100 dans les narines, les oreilles; lavage des yeux à l'*eau boriquée*, ou, instillations de *bleu de méthylène* à 2 p. 100. (Courmont et Rollet). Le malade sera alimenté surtout avec du lait, du bouillon, des vins généreux, des grogs. Pour certains auteurs, l'*acétate d'ammoniaque* (3 à 10 gr. en potion) favoriserait la sortie de l'*éruption*. Quand celle-ci est *discrète* (*varioloïde*, infection atténuée), un ou deux bains tièdes par jour peuvent être un traitement suffisant. Dans les *formes confluentes* ou *cohérentes*, on cherche par l'*antisepsie du tégument* (Voir TRAITEMENT LOCAL), par certaines médications internes, à prévenir les infections secondaires et la suppuration des pustules. A cet égard, la *médication éthéro-opiacée* de Du Castel a été longtemps classique; elle consiste à pratiquer, matin et soir, une piqûre d'éther et à administrer, chaque jour, dans une potion alcoolisée et à doses fractionnées, 20 centigr. d'*extrait thébaïque* et XX gouttes de *perchlorure de fer*; institué dès le début, ce traitement semble réellement abréger l'évolution éruptive, atténuer les phénomènes infectieux et éviter les cicatrices profondes de la face. Invoquant l'action irritante, sur la peau, des rayons chimiques ultra-violets, Finsen (de Copenhague) a préconisé, contre la variole, le séjour dans une chambre uniquement éclairée par des rayons rouges (vitres et tentures rouges); cet éclairage spécial doit être ininterrompu. Sous son influence, il semble que l'éruption soit plus bénigne, la suppuration et les cicatrices plus rares. Les injections massives de *sérum de vaches récemment vaccinées* ont fourni quelques succès à Béclère. Plus récemment, après Zuelzer, Otvös, Vichnewsky, J. Belin a vanté les bons effets, sur l'éruption (effets désodorants), les cicatrices, l'état général, du *xylol* à la dose quotidienne de C à CXX gouttes (adultes) ou de XX à

XL gouttes (enfants). Mais c'est principalement par l'*antisepsie de la peau* (Voir Traitement local) qu'on a cherché à prévenir la suppuration des pustules et ses conséquences. En outre, il faut combattre les *troubles généraux*. Dans la plupart des cas, l'*alcool*, sous ses diverses formes, trouvera son emploi ; à hautes doses chez les *alcooliques*. La fréquence de la *myocardite* justifie l'usage de la *caféine* et de la *spartéine*. D'autre part, le *calomel* servira à modérer les fermentations intestinales. Contre l'*hyperthermie* et les réactions nerveuses qu'elle comporte, les médicaments antithermiques (*quinine*, etc.) sont sans grande action et il faut leur préférer, même pendant l'éruption et la suppuration, les *bains tièdes* ou *froids*, mais moins répétés que chez les typhiques.

II. *Traitement local.* — On a cherché surtout à modifier directement l'évolution des éléments éruptifs par les *pommades*, les *emplâtres*, les *pulvérisations* et les *bains antiseptiques*. Dujardin-Beaumetz étalait sur le visage une couche de *masse emplastique de Vigo* saupoudrée d'amidon. Legrand panse chaque pustule (sur tout le corps) avec une goutte du même emplâtre (chauffé) recouverte d'un fragment de papier de soie ; il donne, en outre, tous les 2 jours, un *bain de sublimé* ; grâce à ce procédé, les papules s'affaisseraient en 24 heures, les vésicules en 4 à 5 jours. Peuvent encore ére utilisées : les *pommades à la résorcine* (2 p. 100), à *l'ichthyol* (5 p. 100), *au salol*, à *l'aniodol*, à *l'ektogan*, etc. Comme à l'érysipèle, Talamon a opposé à la variole les *pulvérisations d'éther au sublimé*. Ayant abrité les yeux sous des tampons d'ouate imbibée d'eau boriquée, il pulvérise, pendant 15 à 20 secondes, (jusqu'à ce que les pustules blanchissent), sur les régions malades, de l'*éther* coupé de 10 p. 100 d'*alcool* additionné de 2 p. 100 de *sublimé* et d'*acide citrique* ; puis il les badigeonne avec de la *glycérine au sublimé* (1/15) ; ces applications sont répétées trois fois par jour ; dans les formes confluentes, on y ajoute des *bains* additionnés de 30 gr. de *sublimé*. Incontestablement antiseptique, le traitement par le sublimé réduit notablement le nombre et la profondeur des cicatrices, mais il ne paraît pas toujours inoffensif. Sans parler des érythèmes intenses, des eschares superficielles qu'il peut provoquer, des pigmentations qu'il laisse après lui, il expose les malades dont le derme est largement ulcéré à de graves accidents d'hydrargyrisme (Créquy) ; en tout cas son emploi exige une grande prudence. Les pulvérisations et les pansements à l'*eau oxygénée* pure ou diluée (sauf sur le cuir chevelu) ne sont pas passibles des mêmes reproches et donnent d'excellents résultats.

Pendant toute la maladie doivent se poursuivre, sans relâche, les *soins antiseptiques des cavités bucco-pharyngées* (irrigations avec la solution étendue de *phénosalyl* ou l'*eau oxygénée*) et *nasale* (*huile mentholée* à 2 p. 100), *des muqueuses conjonctivale* (eau boriquée) et *génitale* (*aniodol*). On opposera en outre aux *pustules pharyngées* des badigeonnages avec des solutions plus fortes, ou, pour calmer la douleur, avec des *collutoires cocaïnés*.

III. *Formes anomales.* — Contre la *variole hémorrhagique*, tout traitement local devenant inutile, la thérapeutique doit tendre uniquement à soutenir les forces par les toniques et les stimulants, et, à combattre la tendance aux hémorrhagies. Le premier but sera rempli par les injections d'*éther*, d'*huile camphrée*, de *caféine*, de *sérum artificiel* ; le second, par l'*ergot*, l'*ergotine*, le *perchlorure de fer* auxquels on tend à préférer, actuellement, soit le *chlorure de calcium* (4 à 6 gr. par jour, en potion, Roger), soit le *sérum artificiel gélatiné* à 20 p. 100 (injection de 100 gr. matin et soir dans le flanc. Boy-Teissier) dont l'usage abaisserait sensiblement la mortalité de cette forme si grave.

IV. *Desquamation et convalescence.* — La desquamation sera hâtée par les *bains savonneux* suivis d'onctions avec des pommades à l'*acide borique*, à l'*acide salicylique* ou à la *résorcine*. Pendant la convalescence, la reprise progressive de l'alimentation doit être prudemment contrôlée. Une *cure d'air et de repos* concourra toujours à accélérer la guérison.

V. Prophylaxie. — L'extrême contagiosité de la variole et la longue virulence de ses produits de desquamation imposent, à son égard, les mesures prophylactiques les plus rigoureuses. En présence d'un cas de variole, on se hâtera de faire revacciner toutes les personnes de l'entourage; immédiatement isolé dans une chambre bien aérée, sans tapis ni tentures et sommairement meublée, le varioleux lui-même sera confié aux soins d'un personnel récemment vacciné. Nul ne doit entrer dans sa chambre sans revêtir une blouse qu'il quittera pour en sortir, après s'être passé les mains et la figure au sublimé. Les vêtements, le linge, les menus objets ayant servi au malade ne doivent sortir de la chambre qu'après désinfection. Le varioleux ne sera rendu à la vie commune, ayant endossé du linge et des vêtements aseptiques, qu'après une desquamation complète achevée par plusieurs bains savonneux et antiseptiques. La chambre et la literie subiront ensuite une désinfection complète.

Mais la véritable prophylaxie de la variole consiste dans la pratique, aussi universelle que possible, de la *vaccination* (v. c. m.) et des *revaccinations*, qui, si elle était obligatoire et rigoureuse, rendrait la maladie tout à fait exceptionnelle.

Vaseline (*Pétroléine. Graisse minérale*). — *Caract. phys. et chim.* — Mélange d'hydrocarbures non volatils; corps onctueux, demi-solide, amorphe, de couleur blanche, blonde ou rouge, selon son degré de pureté; inodore, insipide, neutre, fusible vers 40°; insoluble dans l'eau et la glycérine, soluble dans le chloroforme et les huiles. Inoxydable, inaltérable à l'air, par les acides comme par les alcalis, elle est le type des corps neutres protecteurs. Dissout le brome, l'iode, les alcaloïdes, un peu le phénol, quelques sels et oxydes métalliques.

Effets physiol. et tox. — N'est absorbée ni par la peau, ni par les muqueuses; peut devenir irritante pour le tégument quand elle n'est pas neutre; est souvent, du reste, mal tolérée par les peaux très irritables.

Prop. et empl. thérap. — Sert de véhicule à la plupart des pommades usitées en dermatologie, dans tous les cas où l'agent médicamenteux est destiné à n'agir que comme topique; s'il doit être absorbé par la peau, il convient d'utiliser l'axonge ou d'additionner la vaseline de même quantité de lanoline (v. c. m.).

Vaseline liquide (*Pétrovaseline. Huile de vaseline*). — *Caract. phys. et chim.* — Vaseline débarrassée de la paraffine qu'elle contient. Liquide incolore, volatil, neutre, insoluble dans l'eau, l'alcool, la glycérine; dissolvant l'éther, le chloroforme et les essences (en toutes proportions), le phosphore, le borax, l'iodoforme, le thymol, la paraldéhyde, la cocaïne, l'eucalyptol, etc.; ne dissolvant pas : le calomel, le sublimé, l'acide salicylique, la terpine, le chloral, nombre d'alcaloïdes et leurs sels et de glucosides.

Prop. et empl. thérap. — Utilisée surtout comme excipient pour les injections hypodermiques (mercure, calomel, oxyde jaune de mercure, etc.) et les pulvérisations intra-nasales.

Végétarianisme. — Le *végétarianisme intégral* impliquant l'abstinence de tout aliment d'origine animale (ni lait, ni œufs) ne répond qu'à des indications exceptionnelles. Il exige, en effet, pour arriver à la proportion d'azote de la ration normale, la consommation d'un volume considérable d'aliments; il surmène de plus l'intestin, en raison de la faible digestibilité des albumines végétales. Selon Rosenheim, d'autre part, la réduction des albuminoïdes affaiblirait les fonctions intellectuelles et la résistance aux infections. Par contre, le *végétarianisme mitigé* par l'admission d'une proportion variable de *laitage*, de *fromages frais* ou d'*œufs* trouve très fréquemment son emploi principalement dans le traitement : des *fermentations anormales de l'intestin*, ainsi que des *dermatoses* (couperose, furonculose, psoriasis, eczéma, prurigo), des *névroses* (neurasthénie, insomnie, névralgies, fausse angine de poitrine, palpitations), des *dyscrasies dites arthritiques* (obésité, goutte), etc., qui ont souvent pour cause une auto-intoxication d'origine carnée. A cet égard, l'*insuffisance rénale*, la *dyspnée toxi-alimentaire* (Huchard), l'*insuffisance hépatique* en sont également justiciables. On a encore préconisé le régime végétarien dans la cure de la *constipation chronique*, des *gastro-entérites nerveuses* (Albu), de l'*entérite muco-membraneuse*, de l'*appendicite chronique*. Même mitigé, le régime végétarien ne doit être maintenu qu'autant qu'il est toléré sans compromettre les forces et sans inspirer un dégoût capable de pousser le malade à restreindre sans mesure son alimentation. Pour le rendre plus supportable, on pourra ne l'imposer que par périodes de 8 à 15 jours, en l'associant à la cure d'air (Furbringer).

Plus récemment ont été vantés les effets d'une forme spéciale du régime végétarien : le *fruitarisme* (H. Collière). Le régime exclusif des fruits serait compatible avec une vie active normale et un menu fruitarien bien composé pourrait fournir à l'organisme les éléments indispensables (*albumine*, 110 gr.; *hydrates de carbone*, 422 gr., et *graisses*, 69 gr.). En effet, un kg de fruits à pépins (orange, pomme, poire) contient, suivant l'espèce, de 2 gr. 5 à 9 gr. 4 d'albumine, de 113 gr. à 252 gr. d'hydrates de carbone, et de 2 gr. 2 à 6 gr. 2 de graisses; un kg de fruits à noyaux (abricot, pêche, prune, cerise) contient de 6 gr. 8 à 9 gr. 5 d'albumine, de 137 à 171 gr. d'hydrates de carbone, de 1 gr. 1 à 6 gr. 7 de graisses; un kg de fruits à baies (groseille, figue, raisin, banane) fournit de 6 gr. 8 à 12 gr. d'albumine, de 131 à 218 gr. d'hydrates de carbone, et de 2 gr. 4 à 12 gr. 5 de graisses. Ces proportions, concernant les fruits frais, augmentent naturellement dans les mêmes fruits desséchés. Les fruits farineux (châtaignes, marrons) et oléagineux (olives, amandes, noix) sont encore plus nourrissants (Collière, cité par Romme).

Le régime fruitarien, en dehors de son influence suggestive, tirerait sa principale supériorité : 1° de sa richesse en acides organiques, malates, tartrates et citrates, qui activerait tout spécialement la sécrétion du suc pancréatique (Pawlow); 2° de la variété des essences parfumées qu'il comporte, facteur d'excitation sensorielle et, indirectement, de sécrétion du suc gastrique. L'eau de constitution des fruits jouirait en outre de propriétés vitales et électriques analogues à celles prêtées aux eaux minérales (?). Les indications du régime fruitarien sont à peu près celles des *cures de raisin* (v. c. m.): neuro-arthritisme, goutte, obésité, affections gastro-intestinales, hépatiques, rénales, etc.

Végétations adénoïdes. — Voir Adénoïdes.

Ventouses. — I. *Ventouses sèches.* — Les ventouses sont de petites cloches en verre dans lesquelles on fait le vide pour les appliquer sur la peau, ce qui y détermine un appel de sang se traduisant par la formation d'une voussure et d'une ecchymose plus ou moins foncée. Le vide est habituellement obtenu par la chaleur, soit en enflammant dans la ventouse un fragment de papier fin, soit, mieux, en y passant rapidement la flamme d'un tampon d'ouate imbibé d'alcool; la ventouse doit être appliquée aussitôt, avant que l'air dilaté par la chaleur ait eu le temps de se refroidir; par contre, le verre ne doit pas être assez chaud pour brûler la peau. Du reste on construit des ventouses dont l'air peut être raréfié avec une pompe aspirante ou une poire de caoutchouc à paroi épaisse. En cas d'urgence, des verres à liqueur ou à vin fin peuvent tenir lieu de ventouses. Les *ventouses sèches* constituent un précieux procédé de dérivation offrant l'avantage de pouvoir être souvent renouvelé sans inconvénient. Elles sont applicables sur toutes les régions (le thorax surtout) de surface à peu près plane, assez larges et doublées d'une couche conjonctive sous-cutanée d'épaisseur suffisante. Pour agir, il faut en général qu'elles soient posées en grand nombre (12, 30, 40 et plus). Elles soulagent la plupart des *dyspnées* d'origine pulmonaire, au cours de toutes les variétés de *congestion* (*active* ou *pas-*

sive) *des poumons*, dans les *cardiopathies* mal compensees, les *bronchites*, l'*emphysème*, la *pneumonie*, etc. Il importe qu'elles soient posées, le plus rapidement possible, par une personne exercée, afin d'éviter au malade la fatigue et le refroidissement. Pour les détacher, il suffit d'appuyer l'index contre leur bord pour y donner accès à l'air dont la pénétration s'accompagne d'un sifflement spécial.

II. *Ventouses scarifiées*. — Elles représentent un procédé d'*émission sanguine locale* produisant des *effets* à la fois *dérivatifs* et *révulsifs*. En raison de la perte sanguine qu'elles comportent on les pose en moins grand nombre que les sèches. Le mode d'application en est du reste identique, mais s'opère en deux temps : on pose d'abord la ventouse sèche, jusqu'à production d'une ecchymose sur laquelle on scarifie superficiellement la peau avec soit un *scarificateur à ressort*, soit un *bistouri* bien tranchant, puis on réapplique, au même point, une nouvelle ventouse qui est laissée en place jusqu'à ce que le sang y ait coulé en quantité suffisante (on peut, par la même occasion, examiner le sang du malade). Il importe que la région à scarifier soit aseptisée par une toilette soigneuse du tégument, et aussi, que les lames du scarificateur soient flambées avant l'usage. Très usitées dans nombre d'affections inflammatoires et douloureuses (*point de côté de la pneumonie, néphrite aiguë, congestion rénale ou hépatique, congestion ou œdème pulmonaires, pleurésies, péricardite ou endocardite aiguë, lumbago*), à la suite de certains traumatismes (contusions étendues), les ventouses scarifiées répondent aux mêmes indications que les *sangsues* (v. c. m.), mais ne sont applicables que sur les régions d'une forme appropriée. En tout cas, leur action locale à la fois révulsive et déplétive en rend l'emploi très pratique; celui-ci ne souffre qu'un petit nombre de contre-indications : premier âge, anémie extrême, cachexie, diabète grave, pyodermites.

Vératrine. — *Caract. phys. et chim.* — Alcaloïde retiré de plusieurs plantes de la famille des Liliacées (*Veratrum : album, nigrum, viride; Schœnocaulon officinale* ou *Veratrum Sabadilla*). La vératrine brute est un composé de 4 alcaloïdes au moins : *Vératrine* α ou *Cévadine*, *Vératrine* β ou *Asagréine*, *Vératrine* γ ou *Cévine*, *Vératrine* δ isomère de la cévadine, *Sabadine* et *Sabadinine* isolées par Merck. On connaît surtout la *Vératrine* α ou *Cévadine*, poudre blanche, cristallisée, efflorescente, de saveur âcre insupportable, violemment irritante pour les muqueuses, insoluble dans l'eau, soluble dans 4 p. d'alcool à 90°, 6 p. d'éther, formant avec les acides des sels solubles.

Effets physiol. et tox. — Absorption rapide; élimination, par le rein, également rapide. *Localement*, provoque : 1° sur la peau, de la rougeur, de la cuisson puis une éruption vésiculeuse, de l'hyperesthésie puis de l'analgésie; 2° sur les muqueuses, des signes d'irritation très vive : éternuements violents par simple humage, salivation, soif intolérable, dysphagie; 3° sur le tube digestif, du pyrosis, des nausées, des vomissements, des coliques suivies de diarrhée séro-sanguinolente. Ces effets se produisent quelle que soit la voie d'introduction du poison, après sa diffusion dans l'économie. *Sur le système nerveux*, action consistant, surtout, en une excitation intense des terminaisons nerveuses sensitives, aboutissant à une analgésie plus ou moins marquée. *Sur les muscles*, la contraction est normale, mais la phase de décontraction est considérablement allongée (d'où ralentissement des mouvements volontaires par rigidité musculaire); à doses élevées, la contracture est suivie de paralysie. Les *contractions cardiaques*, ralenties (jusqu'à l'arrêt terminal) chez les animaux à sang froid, sont accélérées (avec hypertension), puis irrégulières, chez les mammifères; chez l'homme, en cas de fièvre, l'action antipyrétique comporte le ralentissement du pouls (Oulmant). A doses faibles, la *respiration*, d'abord plus fréquente, devient ensuite, peu à peu, très lente, profonde, spasmodique, avec pauses prolongées, jusqu'à l'asphyxie ; à doses massives, elle se ralentit d'emblée et s'arrête par paralysie des pneumogastriques. Toutes les *sécrétions* (salive, sueur, urine) sont accrues. La *température* subit, même en l'absence de fièvre, un abaissement de 3° à 5°.

Intoxication. — L'empoisonnement se révèle par une respiration rare et pénible, un pouls lent et irrégulier, une hypothermie extrême, un violent mal de tête avec mydriase ; puis, par des spasmes musculaires, des lipothymies et le collapsus. Le pouls devient imperceptible, l'intelligence subsiste ; la mort est précédée de syncopes prolongées. L'action du poison en rend l'évacuation habituellement aisée. L'asthénie cardiaque sera combattue par les stimulants usuels : chaleur, frictions, alcool, café, caféine, éther, etc. Le décubitus doit être rigoureusement maintenu.

Prop. thérap., indicat. — Préconisée contre : les névralgies, les troubles cardio-vasculaires liés à l'hypertension artérielle, à la chorée, ou à la maladie de Basedow, les tremblements. L'incertitude de sa composition chimique ainsi que de son action thérapeutique et sa violente toxicité doivent en faire rejeter l'emploi.

Formes pharmac., doses. — 1 à 3 milligr., au maximum, par pilules de 1 milligr. On peut observer des accidents avec 5 ou 10 milligr. La dose de 3 centigr. tue le lapin en quelques minutes.

Veratrum album. — *Varaire, Hellébore blanc* de Dioscoride (Liliacées-Colchicées). Le rhizome contient la *jervine*, alcaloïde défini, et d'autres alcaloïdes, mélanges de *jervine*, de *cévadine* ou *vératrine α*, d'*asagréine* et de *cévine*.

Effets physiol. et tox. — Effets locaux irritants et analgésiques. A l'intérieur, action éméto-cathartique avec congestion de la portion inférieure de l'intestin, salivation et polycholie. Déprime, puis paralyse les centres bulbo-médullaires et les muscles ; respecte le cerveau.

Prop. thérap., indicat. — Employé surtout en art vétérinaire, comme topique irritant analgésique. Chez l'homme, opposé localement à la gale et au prurigo ; à l'intérieur, purgatif drastique.

Formes pharmac., doses. — *Usage ext. :* 20 à 50 centigr. en pommade. — *Usage int. :* Teinture X à XXV gouttes.

Veratrum nigrum. — (Liliacées-Colchicées). Le rhizome, plus petit que celui du veratrum album, est moins riche en éléments toxiques.

Effets physiol. et tox. — A l'état frais, *action locale* rubéfiante et vésicante bien plus intense que l'hellébore blanc ; à *l'intérieur*, émétique violent et effets plus convulsivants que paralysants.

Prop. thérap., indicat. — Presque inusité en thérapeutique.

Veratrum viride. — *Hellébore vert, hellébore blanc d'Amérique, Indian Poke* des États-Unis (Liliacées-Colchicées). A distinguer de *Helleborus viridis* (Renonculacées). Le rhizome est assez riche en *jervine* et en *cévadine* ; il renferme, en outre, une résine très active étudiée par Oulmont.

Effets physiol. et tox. — Très voisins de ceux du *Veratrum album*, mais moins irritants pour la muqueuse digestive ; ralentit et renforce le pouls à la manière de la digitale, mais plus vite et sans danger d'accumulation. Déprime la respiration et abaisse la température.

Prop. thérap., indicat. — Préconisé contre les troubles cardio-vasculaires imputables à l'artériosclérose et au goitre exophthalmique (G. Sée).

Formes pharmac., doses. — Teinture (au 1/5) V à XX gouttes.

(Pour plus de détails, voir : G. POUCHET, *Leçons de Pharmacodynamie et de Matière médicale*, 5ᵉ série, p. 705).

Vernet (Le). — Village des Pyrénées-Orientales, à 11 km de Prades, sur le ruisseau de Majou, au pied du mont Canigou. Altitude 620 m. Eaux thermales et hyperthermales (36°-58°), sulfurées-sodiques, légèrement alcalines, riches en gaz rares (argon, néon, hélium). Utilisées sous forme de boisson, de bains généraux ou locaux, de douches d'eau minérale ou de vapeur, d'inhalations, de pulvérisations. Excitantes, toniques et reconstituantes, sudorifiques et diurétiques.

Principales indications. — Affections des muqueuses des voies respiratoires, digestives, génito-urinaires; affections catarrhales et tuberculeuses, dermatoses. rhumatisme, lymphatisme, atonie générale. Installation remarquable pour le séjour et le traitement d'hiver.

Vernis. — Préparations usitées en dermothérapie, consistant soit en colles très adhérentes, soit en solutions alcooliques, chloroformiques ou éthérées, de corps résineux auxquelles on incorpore divers médicaments. En séchant sur le tégument, ils y laissent une mince pellicule solidifiée. Le collodion et la traumaticine sont les vernis les plus usuels.

Véronal ou Malonal. (*Diéthyl-malonylurée*). — *Caract. phys. et chim.* — Cristaux incolores, translucides, inodores, un peu amers, solubles dans 143 p. d'eau froide et 12 p. d'eau bouillante, plus solubles dans les solutions alcalines.

Effets physiol. et tox. — Aisément absorbé; éliminé, presque entièrement en nature, par l'urine. Hypnotique et sédatif des centres nerveux, grâce à sa composition (1 atome de carbone tertiaire ou quaternaire uni à plusieurs groupements éthyle). Produit quelquefois des accidents toxiques : asthénie profonde, vertiges, ébriété avec hallucinations et paraplégie marquée, nausées, vomissements; troubles· laissant après eux une faiblesse prolongée avec incapacité de tout travail cérébral, anorexie et état vertigineux. On connaît quelques cas mortels.

Prop. thérap., indicat. — Surtout efficace contre l'insomnie nerveuse non douloureuse; celle des pyrexies. Opposé aussi au tremblement de la sclérose en plaques; mêmes indications que le sulfonal et le trional (v. c. m.).

Formes pharmac., doses. — 25 à 75 centigr. en un cachet ou en suspension dans une infusion chaude. Il existe aussi des comprimés dosés à 50 centigr. Le sommeil survient au bout d'une demi-heure.

Vers intestinaux. — Voir Ascarides, Oxyures, Tænias.

Vertiges. — Le *vertige*, symptôme commun à beaucoup d'affections diverses, réclame un traitement essentiellement variable suivant sa *cause* qu'il faut d'abord dépister.

Certains vertiges, éveillés par la *rotation*, l'*altitude*, la *translation*, à peine pathologiques, sont, à quelques égards, justiciables de la *rééducation* et de la *psychothérapie*. Du même genre le *mal de mer* est étudié ailleurs (v. c. m.).

Déterminés par l'*alcool*, le *tabac*, le *salicylate de soude*, la *quinine*, etc., les *vertiges toxiques* cèdent rapidement dès que l'usage du poison est suspendu. La *grippe*, la *fièvre typhoïde*, le *paludisme*, etc., causent souvent un vertige d'origine toxi-infectieuse, généralement passager, qui pourra être modéré par l'*antipyrine* ou la *quinine* (paludisme) associée au *bromure*.

Le *vertige auriculaire* ou *de Ménière* est étudié ailleurs (Voir Ménière).

Le *vertige traduisant une lésion encéphalique* (*congestion* ou *hémorrhagie cérébrales*; *lésion cérébelleuse*) est généralement rebelle à toute médication, à peine pallié par les *bromures*.

Le *vertige des neurasthéniques* exige souvent une cure sévère et prolongée avec *repos au lit*. Le *vertige des épileptiques* est justiciable de la *bromuration systématique* (Voir Epilepsie).

Assez rare, le *vertige oculaire* cède au traitement de la cause; si aucun trouble de la fonction visuelle n'est appréciable, la *belladone* et l'*hydrothérapie* réussissent parfois (Charcot).

Le *vertige d'origine circulatoire* lié soit à l'*insuffisance aortique*, soit à l'*artériosclérose*, réclame l'usage des agents vaso-dilatateurs : *iodure de sodium* (à petites doses), *trinitrine*; inhalations de *nitrite d'amyle* (pendant les crises). Certains vertiges semblant imputables à l'*insuffisance rénale* cessent par le *régime lacté* (Bonnier); d'autres, liés à la goutte, sont amendés par le régime et l'hygiène opposés à l'uricémie.

Le *vertige des dyspeptiques* peut être d'origine *gastrique* ou *intestinale*; le premier traduit tantôt une hyperesthésie de la muqueuse stomacale et guérit par les analgésiques (*cocaïne, stovaïne, menthol, morphine*), tantôt l'*atonie gastrique* (v. c. m.) et est justiciable des amers (*noix vomique, colombo, quassia*), du *massage de l'estomac*, de l'*hygiène des neurasthéniques*. Impliquant souvent une *auto-intoxication* par coprostase, le *vertige d'origine intestinale* ressortit au traitement de la *constipation chronique* (Voir CONSTIPATION).

Verveine. *Verbena odorata* (Verbénacées). — L'*essence*, très odorante, sert à désodoriser l'iodoforme et à parfumer les pommades.

Vésicatoire. — Le *vésicatoire* est un emplâtre révulsif agissant par la *poudre de cantharides* qu'il contient. Appliqué sur le tégument bien dégraissé il y éveille, en quelques heures, de la rougeur, de la cuisson et de la douleur. Au bout de 6 à 8 heures, l'épiderme soulevé forme, à ce niveau, des *cloques* bientôt confondues en une large *ampoule* gonflée d'une *sérosité citrine* contenant : de l'albumine, un peu de fibrine, des leucocytes, quelques hématies et, en dissolution, de la *cantharidine*. Au-dessous, le *corps de Malpighi* est très rouge et très sensible. Laissé trop longtemps, le vésicatoire peut amener une *ulcération* ou une *eschare*. Absorbée et éliminée par les reins, la *cantharidine* dissoute provoque souvent sur le tractus urinaire (glomérules, canalicules, bassinets, uretères, vessie) une irritation plus ou moins vive (urines rares, foncées, parfois sanguinolentes, albumineuses ; *ténesme vésical*) accompagnée, ou non, de *priapisme douloureux*. La douleur causée par la vésication aggrave fréquemment aussi la fièvre, l'agitation et l'insomnie. Ces inconvénients ont contribué à restreindre considérablement le domaine actuel du vésicatoire. En effet, la congestion rénale peut devenir une *néphrite grave* aboutissant à l'*urémie*, quelquefois mortelle. En outre, la *plaie* créée par la vésication est une large *surface ouverte aux infections secondaires*. L'absorption de la cantharidine est réductible, il est vrai, dans une certaine mesure, par divers artifices : interposition d'un *papier huilé* entre l'emplâtre et l'épiderme ; saupoudrage de l'emplâtre avec du *camphre pulvérisé*, ou aspersion avec une *solution éthérée de camphre* ; mais ces

procédés sont des palliatifs infidèles auxquels on devra préférer l'*enlèvement précoce du vésicatoire* (dès que se sont formées des bulles) remplacé (jusqu'à formation de l'ampoule aussitôt vidée) par un cataplasme. Mais même cette pratique est fatigante pour le malade (Manquat).

Indications. — Le pouvoir dérivatif et révulsif du vésicatoire est actuellement discuté. On a dit que, absorbée à petite dose, la *cantharidine* activait la diurèse (Ferrand) ; que, grâce au vésicatoire, s'éveillait une *hyperleucocytose* activant la *phagocytose* ; mais la leucocytose reste surtout locale, et ces arguments ne semblent pas capables de tirer le vésicatoire du discrédit dans lequel il est tombé. Dans la *pneumonie*, il ne paraît offrir nul avantage, même à la phase de résolution. Dans la *pleurésie*, il ne présente que des inconvénients (agite les malades, gêne la thoracentèse). Dans la *phthisie pulmonaire*, les petits vésicatoires volants gardent encore quelques fidèles, à titre d'adjuvants de la sclérose curatrice, quoique ce rôle reste à démontrer. Le vésicatoire est à proscrire absolument du traitement des *myélopathies*, des *méningites*. Son efficacité reste douteuse contre les *arthropathies chroniques* (hydarthrose), et diverses *affections douloureuses* (utérus et annexes) dans lesquelles on peut presque toujours le suppléer par des révulsifs plus anodins.

Contre-indications. — Le vésicatoire est particulièrement dangereux : quand l'état des reins et des voies urinaires n'est pas absolument normal ; chez les *diabétiques*, les *cachectiques*, les *enfants*, les *vieillards*. les *débilités*, les *nerveux*, les *délirants*, les *diphthéritiques* et la plupart des *fébricitants*.

Vésicule biliaire (Cancer de la). — Voir CANCER DES VOIES BILIAIRES.

Viande crue. — Bien plus aisément assimilable que la viande cuite, la viande crue constitue un aliment essentiellement tonique et reconstituant, trouvant son indication : 1° chez les tuberculeux, comme agent de suralimentation ; 2° chez les dyspeptiques, notamment les hyper-

peptiques, pour saturer l'excès d'H Cl ;
3° chez les nourrissons, au déclin des
entérites ; 4° chez les convalescents et
les anémiques. On utilise soit la viande
de bœuf, soit, mieux, celle de mouton
ou de cheval dont la consommation
n'expose pas au tænia. La viande est
débarrassée de ses tendons, de ses vaisseaux et de ses nerfs, et mise en boulettes que le malade avale enrobées de
sucre en poudre. Un bon moyen consiste
encore à râper la viande, puis, l'ayant
passée au tamis, à la délayer dans du
bouillon dégraissé tiède, ou à la mélanger à une purée de légumes. Les
enfants avalent volontiers la viande crue
dans de la confiture, ou enrobée dans un
pruneau cuit (à la place du noyau). Les
doses quotidiennes varient de 50 à
250 gr. par jour; 10 à 50 gr. chez l'enfant. Très remarquable analeptique, la
viande crue est parfois mal supportée à
cause des déchets insolubles qu'elle
laisse dans le tube digestif; on doit alors
recourir au suc exprimé qui n'offre pas
cet inconvénient (Voir Zomothérapie).

Viande (**Extraits de**). — Les extraits
de viande préparés soit par l'industrie
(Liebig ou autres), soit à domicile (à
l'aide de la marmite dite Américaine),
renferment une certaine proportion de
substances albuminoïdes (6 à 15 p. 100);
mais, comme le bouillon, ils sont relativement riches en matières extractives
plus ou moins toxiques, telles que :
créatine, xanthine, etc. De saveur agréable, les extraits sont, en général, bien
acceptés par les malades et agissent
plutôt en stimulant le goût, à la façon
des condiments, que comme de véritables
aliments dont ils n'ont pas la valeur.
Leur toxicité en fera interdire l'usage
aux sujets atteints d'insuffisance rénale.

Viande (**Poudre de**). — Voir Poudre.

Viande (**Suc de**). — Voir Zomothérapie.

Viburnum prunifolium (Caprifo-
liacées-Sambucées). — L'écorce renferme
des principes toniques et antidysmé-
norrhéiques. On utilise l'extrait fluide
(2 à 10 gr.) et la teinture alcoolique au
1/5 (1 à 5 gr., par X gouttes toutes les
2 heures).

Potion :

Extrait fluide de viburnum prunifolium	20 gr.
Élixir parégorique	10 —
Sirop simple	80 —
Eau distillée de laurier-cerise	90 —

Cuillerée à soupe toutes les trois heures,
en cas de présomption d'avortement.

Vichy. — Ville de l'Allier, arrondissement de La Palisse, sur les bords de
l'Allier, centre d'un bassin hydrominéral
très important, comprenant, en outre
des sources de la vallée principale,
toutes celles des vallons secondaires
émergeant à : Jenzat, Cusset, Vesse,
Brugheas, Abrest, Hauterive, Saint-
Yorre, Châteldon. Altitude 259 m. Deux
groupes de sources : 1° thermales et
hyperthermales (24°-44°) [Grande-Grille,
42°; Hôpital, 34°]; 2° froides (14°-16° 5)
[Célestins, 14°; Mesdames, 16° 5]. Toutes
sont gazeuses, bicarbonatées-mixtes avec
prédominance marquée du bicarbonate
de sodium, faiblement chlorurées et
sulfatées-sodiques, légèrement siliceuses,
et contenant, en outre, des traces de
métaux et de gaz rares (lithium, strontium, rubidium, argon, néon, hélium).
Utilisées sous forme de boisson, de
bains (baignoire et piscine), de douches
de toute nature, de bains et douches de
vapeur, de pulvérisations, d'inhalations.
Les eaux de Vichy constituent des
agents multiples d'une médication identique et représentant le type des eaux
bicarbonatées-sodiques, résumant, d'une
manière très complète, toutes les applications de cette famille hydrominérale
et permettant d'instituer toutes les
variétés de la médication alcaline. Les
sources froides (Célestins), par exemple,
répondent plus particulièrement à certaines indications des affections rénales,
tandis que les sources hyperthermales
(Grande-Grille et Puits-Chomel) s'adressent plus spécialement aux affections
hépatiques et spléniques; elles possèdent, en plus, un certain nombre de
qualités communes : reconstituantes,
résolutives et altérantes, assimilatrices,
antiplastiques et fluidifiantes, tout cela

dans des conditions bien déterminées. Certaines *sources ferrugineuses* (Lardy, Mesdames) répondent encore à des indications ou à des constitutions spéciales.

Principales indications. — Troubles et affections de l'appareil digestif, engorgements du foie et de la rate, coliques hépatiques (avec ou sans calculs), coliques néphrétiques, gravelle (spécialement la gravelle urique), diabète, obésité diathésique et de l'âge de retour, diathèse goutteuse, cachexie paludéenne et des pays chauds. Dans tous ces cas, il faut demander à chacune des différentes sources une spécialisation d'action que l'observation et la clinique thermale ont permis de préciser. On doit se rappeler, entre autres, que l'usage inopportun de la Grande-Grille est la cause déterminante de beaucoup de coliques hépatiques pendant la durée du traitement thermal et que, dans les cas de prédisposition aux coliques néphrétiques, l'emploi des eaux froides peut exaspérer les phénomènes douloureux.

Vic-le-Comte ou **Saint-Maurice.** — Cette petite ville du Puy-de-Dôme, arrondissement de Clermont-Ferrand, peut être choisie comme type de toutes ces petites stations dans lesquelles on trouve ces affleurements d'eaux minérales alcalines que l'on rencontre si fréquemment dans le Puy-de-Dôme et la vallée de l'Allier, entre Clermont, Thiers et Brioude. Ces eaux sont bicarbonatées mixtes avec prédominance du bicarbonate sodique, faiblement ferrugineuses, et, pour certaines, chlorurées-sodiques moyennes. Elles sont utilisées à peu près exclusivement sous forme de boisson et appliquées surtout au traitement des affections gastro-intestinales. Ces eaux, de même que celles de *Vic-sur-Cère* (Cantal), offrent de très étroites analogies avec celles de *Royat*.

Vidal (Emplâtre rouge de). — Voir EMPLÂTRES.

Vienne (Pâte de). — Voir POTASSE.

Vigo (Emplâtre de). — Voir EMPLÂTRES.

Villacabras. — Localité d'Espagne, province de Tolède, district de Chinchon, où l'on exploite une source froide sulfatée-sodique forte (122 gr. SO^4Na^2 p. 1000), exportée et utilisée comme eau purgative. Dose : un à deux verres à jeun.

Vin. — Boisson résultant de la fermentation alcoolique des raisins frais. Il offre une composition très variable selon : sa provenance, le cépage, sa coloration, la fermentation en présence de la pellicule ou de la grappe. Arm. Gautier donne, pour le vin rouge, les chiffres moyens suivants par litre :

Eau.	869,00
Alcool	100,00
Alcools divers, éthers, parfums	traces
Glycérine.	6,50
Acide succinique	1,50
Albuminoïdes, graisses, sucres, gommes, colorants.	16
Tartrate de potasse	4
Acides acétique, citrique, malique, carbonique, etc.	1,50
Chlorures, bromures, iodures, phosphates, etc.	1,50

Les vins rouges sont plus riches en tannins (0,65 à 2 p. 1000) que les blancs (0,10 à 0,20 p. 1000) plus riches eux-même en tartrates. L'acidité varie beaucoup avec la provenance et l'âge du vin; en général, elle est moindre pour les vins blancs. La richesse alcoolique varie : pour les bordeaux rouges de 7,5 à 11 p. 100 (en volumes); pour les bordeaux blancs de 7 à 15 (Sauterne) p. 100. En général, les grands vins de Bourgogne sont plus riches en alcool et en tannin que ceux de Bordeaux; en outre, leur bouquet les rend moins facilement tolérables. Certains vins, comme le malaga, contiennent jusqu'à 15 p. 100 de sucre. Les *vins* dits de *liqueur* (d'Espagne, de Portugal, de Sicile, de Samos) sont les plus chargés d'alcool (15 à 20 p. 100). Les vins mousseux sont chargés d'acide carbonique, leur teneur en sucre et en alcool est variable selon leur préparation (la tisane de champagne contient plus de sucre et moins d'alcool; le champagne sec, de goût anglais, moins de sucre et plus d'alcool). Les *vins neufs* sont habituellement plus acides que les *vins vieux*.

Le vieillissement a pour résultat d'oxyder et d'éthérifier le vin. L'oxydation précipite les matières colorantes et le tannin qui se déposent sous forme de lie. L'éthérification fait disparaître les acides fixes et volatils qui se combinent à l'alcool pour donner des éthers nouveaux et communiquer au vin une saveur et un bouquet plus recherchés. La diminution des acides, des tannins, de la crème de tartre, rend peut-être les vins vieux plus tolérables pour la muqueuse gastrique.

Effets physiol. et tox. — Le vin agit, d'abord, comme alcool dilué, et, bien qu'il soit, justement, qualifié de *boisson hygiénique*, l'alcool y est aussi toxique et désorganisant que sous la forme d'eau-de-vie plus ou moins coupée. L'ingestion d'un litre de vin équivaut, en moyenne, à celle de 110 gr. d'alcool ou d'un quart de litre d'eau-de-vie ; à dilution égale, un litre de vin correspond à 4 ou 5 grogs de 200 c. c. (un grand verre) chacun (M. Labbé). Mais l'action du vin sur l'organisme ne se réduit pas à celle de l'alcool qu'il contient ; Lancereaux a démontré que le *vinisme*, ou abus dans la consommation du vin, réalisait une forme d'éthylisme spéciale caractérisée, en général, par : l'embonpoint, le facies enluminé, la prédominance des troubles gastro-hépatiques (cirrhose surtout hypertrophique), et par des troubles nerveux (insomnie, tremblements, fourmillements et picotements dans les pieds) moins accentués que chez les buveurs d'eau-de-vie et de liqueurs à essences. Au point de vue digestif, tous les vins entravent, *in vitro*, l'action de la pepsine et ralentissent la digestion ; en outre, ils sont sujets à subir, dans l'estomac, la fermentation acétique ; les vins rouges, plus riches en tannin, paraissent plus irritants pour la muqueuse gastrique. Les vins blancs acides sont également mal tolérés.

Prop. thérap., indicat. — Très restreintes, les indications du vin, en thérapeutique, se réduisent à celles de l'alcool (v. c. m.). Chez les fébricitants, la potion de Todd peut être remplacée par un vin de liqueur (malaga, porto, etc.) ou un vin mousseux, plus agréable au malade. Les vins vieux peuvent être utiles à certains convalescents. Les vins blancs offrent des propriétés diurétiques qui peuvent rendre quelques services. Mais l'usage du vin sera toujours limité par la tolérance de la muqueuse digestive. En cas de diarrhée, le vin rouge, plus riche en tannin, est préférable au blanc.

Au point de vue de l'hygiène, l'usage modéré d'un vin naturel n'est habituellement pas nuisible, mais il n'est nullement indispensable. (Voir RATION D'ENTRETIEN). Chez les enfants, il est préférable de ne pas permettre le vin avant l'âge de 8 ans. La plupart des arthritiques et des dyspeptiques supportent mal le vin ; à peine peut-on leur permettre la consommation, aux repas, d'un vin blanc léger, non acide, très largement coupé d'eau.

Le vin est particulièrement contre-indiqué : chez les rhumatisants, les goutteux, les diabétiques, les neurasthéniques, les chlorotiques, les dyspeptiques par hypersthénie ou par stase gastrique (avec fermentations anormales).

Les vins mousseux, grâce à leur richesse en acide carbonique, peuvent rendre des services momentanés, pour stimuler le système nerveux et combattre les vomissements ; mais leur usage habituel est irritant pour la muqueuse gastrique ; il sera tout spécialement interdit aux goutteux et aux diabétiques.

Le plâtrage, le vinage et autres manipulations contribuent encore à rendre le vin plus nocif. Le coupage est la seule falsification excusable au point de vue de l'hygiène.

(Pour plus de détails, voir : G. POUCHET, *Leçons de Pharmacodynamie et de Matière médicale*, 2ᵉ série, p. 337).

Vin antiscorbutique. — Voir RAIFORT.

Vin iodotannique. — Voir IODE.

Vin diurétique de la Charité. — Voir SCILLE.

Vin de Trousseau ou de l'Hôtel-Dieu. — Voir DIGITALE.

Vinaigre. — Voir ACÉTIQUE (ACIDE).

Vinaigre anglais. — Employé comme stimulant, en inhalations, en cas de défaillance, lipothymies, etc. Sa formule est la suivante :

Acide acétique . . . . 100 gr.
Camphre. . . . . . . 10 —
Essence de cannelle. . 20 centigr.
— de girofles . . 20 —
— de lavande . . 10 —
 (Codex)

Vinaigre aromatique. — Employé en frictions et en lotions excitantes, comme stimulant. Il est ainsi composé :

Alcoolature vulnéraire . . 125 gr.
Vinaigre blanc. . . . . . 875 —
 (Codex)

Vinaigre d'opium. — Voir Opium.
Violet de méthyle. — Voir Pyoktanines.

Violette. — *Viola odorata* (Violacées). Les fleurs en infusion (10 à 15 p. 1000) sont employées comme sédatif de la toux. La racine renferme un principe amer, la *violine*, doué, à faible dose, de propriétés vomitives.

Viterbe. — Ville de l'Italie, province de Rome, sur les bords d'un ravin au fond duquel coule le Faul. Altitude 380 m. Eaux froides, thermales et hyperthermales (14°-61°5), sulfatées-calciques, sulfureuses accidentelles, bicarbonatées-calciques-ferrugineuses. Les sources hyperthermales et sulfureuses accidentelles sont les plus abondantes. Utilisées sous forme de boisson, de bains (baignoire et piscine), de douches (d'eau et de vapeur).

Principales indications. — Dermatoses chroniques (surtout de forme humide), rhumatisme sous toutes ses formes, névralgies, paralysies rhumatismales, cachexies, anémie, lymphatisme, accidents consécutifs aux affections chirurgicales.

Vittel. — Village des Vosges, arrondissement de Mirecourt, sur la ligne de Nancy à Langres. Altitude 336 m. Eaux froides (11°5), oligométalliques, sulfatées-calciques-magnésiennes, faiblement bicarbonatées-calciques, légèrement silicatées, et contenant encore, outre de très petites quantités de lithium et de fer, des traces de métaux rares et une assez notable proportion de gaz rares (argon, néon et, surtout, hélium). Deux sources principales : grande source et source salée. Utilisées sous forme de boisson principalement, mais aussi sous forme de bains et de douches.

Principales indications. — Grande source : goutte, gravelle, affections des voies urinaires, dyspepsies atoniques, diabète d'origine goutteuse. Source salée : constipation rebelle, coliques hépatiques, congestions et engorgements des viscères abdominaux, du foie, de la rate et de la veine porte. Les attributions thérapeutiques des eaux de Vittel sont, très sensiblement, les mêmes que celles des eaux de Contrexéville dont elles diffèrent surtout, au point de vue de la composition chimique, par leur richesse en fer et en acide carbonique, tandis que les eaux de Contrexéville sont un peu plus riches en lithium.

Volvulus. — Voir Occlusion intestinale.

Vomiques. — La *vomique*, ou, issue par la bouche, avec efforts de vomissement, d'un liquide pathologique (pus, sérosité, etc.), collecté dans le thorax ou l'abdomen, est l'épilogue possible de quelques affections pleurales, pulmonaires, médiastines ou abdominales. Elle est parfois un mode de guérison, mais pas assez souvent pour qu'on soit en droit de compter sur cette terminaison. Du reste, la vomique elle-même ne va pas sans de sérieux dangers (*asphyxie*). En outre, par l'issue lente ou incomplète du liquide, elle expose trop souvent à la résorption des produits putrides, source possible d'*infections secondaires* et de *septicémie*.

Pendant la vomique, il faut donner au malade l'attitude la plus favorable à l'issue du pus. En cas d'*asphyxie*, on se hâte de pratiquer la *respiration artificielle*, les *tractions rythmées de la langue* et des *piqûres d'éther*. Après la vomique, la bouche sera soigneusement désinfectée par des irrigations avec une solution de *phénosalyl* à 1 p. 100. Il est logique, ensuite, d'administrer des antiseptiques s'éliminant par la muqueuse bronchique, tels que : la *terpine*, la *créosote*, le *gaïacol*, le *thiocol*, l'*eucalyptol*, l'*hyposulfite de soude*, etc. Reste à préciser le *foyer originel de la vomique* pour en tirer les indications propres à chaque variété.

La *vomique pleurale* sert surtout de terme à la *pleurésie purulente à pneumocoques*, enkystée ou non, dont elle est un mode possible de guérison, surtout chez l'enfant. Cependant, le diagnostic posé (même si le pneumocoque est seul en cause), on ne saurait attendre la vomique et on doit, au plus tôt, recourir à la *pleurotomie*, ou, si celle-ci est impossible (pleurésie enkystée inaccessible), à la *thoracentèse* faute de mieux. On s'abstiendra de *lavages intra-pleuraux* pour éviter le passage du liquide dans les bronches, et ses conséquences, à moins de *putridité* ou de *streptococcie de l'épanchement* qui les rendent indispensables ; ils seront alors très prudents et pratiqués avec une solution non toxique. Le traitement général consistera à soutenir le malade par un régime réparateur, l'emploi des toniques et à réaliser l'antisepsie des voies respiratoires (*terpine, gaïacol*, etc.). La vomique est une complication exceptionnelle du *pneumothorax tuberculeux* ou de la *pleurésie séro-fibrineuse*.

La *vomique pulmonaire* est un mode de guérison possible de l'*abcès du poumon*. Si elle tarde, il faut ouvrir au pus une issue chirurgicale. Quoique le *kyste hydatique du poumon* puisse aussi se terminer par vomique, il n'en réclame pas moins une intervention active, dès qu'il a été reconnu.

Il est exceptionnel que la *vomique résultant d'un abcès du médiastin* (ganglionnaire ou par congestion) prête à une intervention chirurgicale ; à ces malades convient un traitement général antibacillaire : *cure d'air* ou *cure maritime, suralimentation, arsenic, huile de foie de morue*.

Les *vomiques dues à une suppuration hépatique* (abcès, ou kyste hydatique suppuré), *splénique* ou *rénale* ne laissent que bien peu de chances de guérison

spontanée, et ne devront, en aucun cas, dispenser de la *laparotomie* suivie d'ouverture large et de drainage.

Vomissements. — Le vomissement est le rejet violent, par la bouche, du contenu de l'estomac (aliments ou secrétions). Avant de traiter les vomissements, il importe d'en établir soigneusement la *cause* (*locale, réflexe, générale, toxique* ou *nerveuse*). Ce diagnostic implique la détermination : 1° de la *nature des matières rendues* (aliments ingérés depuis plus ou moins longtemps ; bile, sang, mucus) ; 2° de la *chronologie des vomissements* (accidentels ou habituels ; paroxystiques ou non ; aussitôt ou longtemps après le repas) ; 3° *des circonstances et des signes concomitants* (émotion, douleur, nausées) ; *l'examen méthodique de l'appareil digestif* (estomac, intestin), et aussi *des autres appareils* (foie, reins, cœur, utérus, système nerveux).

I. *Traitement du symptôme*. — Une crise aiguë et récente de vomissements cède souvent à la *diète* seule, d'abord *relative* (lait, bouillon, eau, gazeuse ou non, plutôt glacés, par une à deux cuillerées à bouche, toutes les heures ou deux, en faisant avaler après chaque prise un morceau de glace non fondue), ou, au besoin, *absolue* (suspension de toute ingestion alimentaire ou médicamenteuse). Complète, la diète est tolérable, pendant 4, 8 ou 10 jours, à condition de tromper la soif par de fréquents *bains de bouche* et *gargarisations*, par des *lavements salés* à 7 p. 1000 (250 gr.), matin et soir, par des injections hypodermiques de *sérum artificiel* (100 à 150 gr.). A la diète on associe la *vessie de glace* ou la *compresse de Priessnitz* sur l'épigastre, les *inhalations d'oxygène*. Quand les vomissements ont cessé, on reprend l'alimentation liquide par cuillerées, en forçant très graduellement les doses, pour n'autoriser une nourriture plus substantielle qu'après tolérance constatée de 2 litres de liquide (en 24 heures), sans vomissements ni nausées (Soupault). Joints au traitement de la cause, ces moyens sont applicables à tous les vomissements soit aigus, soit indépendants d'une cause chronique.

II. *Traitement des vomissements d'origine digestive.* — En cas d'*indigestion*, le vomissement est entretenu par la présence, dans l'estomac ou l'intestin, d'aliments irritants devenus toxiques ou de produits toxi-infectieux ; il est alors indiqué de les évacuer par des *vomitifs*, des *purgatifs*, ou même *en lavant l'estomac et l'intestin.*

Si le vomissement tient à l'*hyperesthésie gastrique*, c'est elle qu'il faut calmer par la *cocaïne*, la *stovaïne*. la *belladone*, l'*opium*, la *valériane*, l'*eau chloroformée* ou *mentholée* ou même la *piqûre de morphine* ; si la douleur est exaspérée par l'*hyperacidité* ou la présence d'un *ulcère*, les *alcalins* et le *lait de bismuth* (Voir GASTRALGIE) trouveront leur emploi.

Quand l'intolérance gastrique est entretenue par une *sténose pylorique*, les moyens médicaux, en réduisant le spasme pylorique concomitant, seront palliatifs, mais seule une intervention chirurgicale appropriée pourra faire cesser les vomissements.

III. *Traitement des vomissements réflexes.* — La conduite à tenir est nécessairement très variable selon que se trouvent en cause : la *lithiase biliaire* ou *rénale*, la *grossesse*, les *vers intestinaux*, l'*appendicite*, la *péritonite*, les *ptoses viscérales*, la *tuberculose pulmonaire*, la *coqueluche*, ou une *affection auriculaire* (vertige de Ménière). Nous ne saurions rappeler ici le traitement qui convient à chacun de ces états pathologiques (v. c. m.).

IV. *Vomissements toxiques d'origine centrale.* — Ils traduisent l'effet, sur les centres bulbaires, de *substances toxiques*, *exogènes* ou *endogènes*. Selon les cas peuvent être incriminés soit des poisons émétisants (*émétique*, *ipéca*, *apomorphine*), le *chloroforme*, ou l'*alcool*, soit des produits auto-toxiques (*ptomaïnes*, *acétone*, *poisons de l'urémie*) ou toxi-infectieux (*toxines microbiennes*). Dans tous, il faut : traiter le symptôme ; s'attacher à tarir la source du poison et à en favoriser l'élimination (Voir ALCOOLISME, COMA DIABÉTIQUE, URÉMIE). Une mention spéciale doit être réservée aux *vomissements post-anesthésiques* et aux *vomissements cycliques des enfants* (attribués par Marfan à l'*acétonémie*).

Thomas Luke (d'Edimbourg) oppose aux *vomissements post-anesthésiques* les moyens suivants : placé dans une chambre calme, chaude mais bien aérée, l'opéré reçoit un lavement nutritif ou salé (300 c. c. de solution saline normale); on lui administre, le lendemain de l'opération, un léger purgatif (aux enfants surtout); sa bouche est rincée avec une solution antiseptique faible ; pour apaiser la soif, on tolère une petite quantité de boisson, plutôt chaude ou effervescente, de l'eau albumineuse; les médicaments échouant fréquemment, mieux vaut s'en tenir aux palliatifs : *teinture de noix vomique, teinture d'iode, cocaïne, bicarbonate de soude* ; *sinapismes* sur l'épigastre. La *méthode de Burchardt* (de Würtzbourg) consistant à faire précéder l'anesthésie d'une injection intra-veineuse de 1500 à 2000 c. c. de sérum normal, préviendrait presque constamment les vomissements chloroformiques.

Attribués à une *auto-intoxication* soit par l'*acétone* (Marfan), soit par les *acides*, soit par des *poisons intestinaux* (Ausset) les *vomissements cycliques des enfants* exigent un traitement proprement dit pendant les crises et une hygiène préventive dans leurs intervalles. *Pendant la crise* s'impose une *diète absolue* ou *relative* (lait coupé d'eau glacée; eau sucrée : une cuillerée à dessert toutes les heures) associée ou non, à des *injections sous-cutanées ou rectales, de sérum normal*, à des *lavages intestinaux* (Ausset); quand les vomissements ont tendance à cesser, on augmente peu à peu la ration de lait, puis on revient aux œufs, aux potages, et, finalement au régime commun. *Dans l'intervalle des crises*, une alimentation légère et l'usage des laxatifs sont à conseiller; Marfan prescrit chaque jour un *lavement* et 1 gr. de *magnésie* en 5 fois. L'*entéro-colite chronique*, très commune chez ces malades, doit être traitée comme il convient (Ausset). D'autres auteurs (Langmead, Rotch) donnent le *bicarbonate de soude* à la dose de 7, 9 ou 10 gr. par jour. Ajoutons que d'autres rattachent les *vomissements* dits *cycliques* soit à la *migraine* soit à l'*appendicite chronique*.

V. *Vomissements par ischémie bulbaire.* — Dans ce genre rentrent : les vomissements motivés par une *vive émotion*, un *traumatisme*; ceux qui compliquent la *migraine*, le *mal de mer*, le *vertige de Ménière* (v. c. m.), états dont il faut traiter la cause.

VI. *Vomissements liés à une lésion des centres nerveux.* — Suivant les cas, c'est dans le *tabes*, la *paralysie générale*, la *sclérose en plaques* (*crises gastriques*); dans la *méningite*, une *hémorrhagie méningée*, une *fracture du crâne*; dans une *contusion* ou *une commotion cérébrale* que la cause des vomissements devra être recherchée pour être combattue par des moyens appropriés.

VII. *Vomissements nerveux.* — Généralement liés à une *hystérie* avérée ou latente, ils résistent à presque toutes les médications, à moins que celles-ci ne comportent un élément psychothérapique car c'est la *suggestion* qui réussit surtout; pour la rendre efficace, l'*isolement* s'impose souvent, associé au *repos*, au *gavage par la sonde* et à l'emploi de quelques agents physiques : *massage*, *électrisation*, etc. (Voir HYSTÉRIE GASTRIQUE, ANOREXIE NERVEUSE).

Voyageurs (Poudre des). — Voir POTASSE (AZOTATE DE).

Vulnéraire. — Appellation donnée à un certain nombre de substances regardées comme propres à prévenir les conséquences des contusions. L'*alcoolature vulnéraire* est préparée par macération de Composées et de Labiées aromatiques.

W

Weissenburg. — Village de la Suisse, canton de Berne, sur le flanc méridional de la chaîne du Stockhorn, dépendance des Alpes bernoises occidentales. Altitude 896 m. Eau thermale (26°), sulfatée-calcique-magnésienne, légèrement bicarbonatée-calcique-magnésienne, et contenant, en outre, des traces d'iode, de fluor, de lithium, de cæsium, de rubidium, de fer, de manganèse. Utilisée presque exclusivement sous forme de boisson.

Principales indications. — Catarrhes subaigus et chroniques du larynx, du pharynx, de la trachée et des bronches, asthme et emphysème pulmonaire et même premières périodes de la tuberculose; engorgements du foie, affections catarrhales des organes génito-urinaires. La cure d'altitude et d'air intervient pour une large part dans les bons effets de la cure hydro-minérale.

Werlhof (Maladie de). — Voir PURPURAS.

Wiesbaden. — Grande ville de l'Empire d'Allemagne, ancien duché de Nassau, proche de Mayence, au pied du versant méridional du Taunus. Altitude 105 m. Eaux thermales et hyperthermales (37°5-68°7), chlorurées-sodiques fortes, faiblement chlorurées-calciques et magnésiennes, légèrement bicarbonatées-calciques et siliceuses, avec traces d'iode, brome, baryum, strontium, fer, cuivre, manganèse, arsenic. Utilisées sous forme de boisson, de bains, de douches (d'eau et de vapeur), de bains d'étuve. D'autant plus laxatives ou purgatives qu'on les laisse refroidir davantage avant de les ingérer; diurétiques et diaphorétiques, excitantes.

Principales indications. — Affections rhumatismales, goutteuses (dans les états torpides), digestives, urinaires; dermatoses, troubles digestifs, dyspepsies stomacales et intestinales, engorgements simples du foie, accidents de la pléthore abdominale; cachexies, lymphatisme, scrofule.

Wintergreen (Essence de). — Voir PALOMMIER et ULMARÈNE.

X

Xanthélasma. — Le *xanthélasma*, rattaché par Gilbert et Lereboullet à la *cholémie familiale* est constitué par de petites tumeurs jaunes en nappe, occupant le visage, mais spécialement la paupière supérieure; lésion essentiellement chronique, il ne rétrocède jamais spontanément. On peut le détruire au *galvano-cautère* (pointe demi-fine), par des pointes de feu juxtaposées distantes de 1 à 2 mm. les unes des autres (Sabouraud); il est possible d'obtenir un résultat complet en 3 séances pratiquées à 15 jours d'intervalle.

Xéroforme. — *Caract. phys. et chim.* — Combinaison de bismuth et de tribromophénol. Poudre jaune, d'odeur faiblement phéniquée, neutre et insoluble. Dédoublé, dans l'intestin, en oxyde de bismuth et tribromophénol.

Prop. thérap., indicat. — Préconisé à l'intérieur contre le choléra (Hueppe). Comme topique, utilisé en oculistique, pour panser les ulcères de la cornée.

Formes pharmac., doses. — *Usage int.:* 4 à 6 gr. en cachets. — *Usage ext.:* en poudre ou en pommade (3 p. 100).

Xylol. (*Diméthylbenzène*). — *Caract. phys. et chim.* — Liquide incolore, très mobile, à odeur de benzine, presque insoluble dans l'eau, miscible en toutes proportions à l'alcool et à l'éther.

Prop. et empl. thérap. — Utilisé en lavages contre la phthiriase du pubis (Sabouraud). Préconisé à l'intérieur contre la variole (L à LXX gouttes, Vichnewski).

Y

Yohimbine. — Principe actif tiré de l'écorce du *Yohimbehe* (Apocynacées), arbre du Cameroun.

Caract. phys. et chim. — Aiguilles blanches, insolubles dans l'eau, solubles dans l'alcool, l'éther, le chloroforme et l'acétone. On utilise le chlorhydrate soluble dans l'eau.

Effets physiol. et tox. — Provoque une hyperhémie marquée de la zone génitale, avec effet aphrodisiaque chez l'homme, emménagogue chez la femme. Pas d'effets toxiques.

Prop. thérap., indicat. — Aphrodisiaque préconisé contre l'impuissance fonctionnelle. Contre-indiqué en cas de phlegmasie testiculaire, actuelle ou ancienne.

Formes pharmac., doses. — Solution à 0,5 p. 100 XX gouttes 3 fois par jour. Tablettes dosées à 5 milligr. 3 à 4 par jour. Solution hypodermique à 1 p. 100 de chlorhydrate 1 c. c. L'effet persisterait 6 à 9 semaines après la cessation du traitement.

Yohourt. — Voir Lait caillé Bulgare.

Yvon (Ergotine d'). — Voir Ergotine.

Z

Zinc (Acétate de). — *Caract. phys. et chim.* — Cristaux blancs, très solubles dans l'eau.

Prop. thérap., indicat. — Topique astringent, antiblennorrhagique.

Formes pharmac., doses. — *Usage ext.:*

Collyres 10 à 5o centigr. p. 100. Injections uréthrales 5o centigr. à 2 gr. p. 100.

Zinc (Carbonate de). — *Caract. phys. et chim.* — Poudre blanche, amorphe, insoluble.

Prop. et empl. thérap. — Employé en dermothérapie, comme siccatif et résolutif, sous forme de poudre, de pommade ou de glycérolé (10 p. 100).

Zinc (Chlorure de). — *Caract. phys. et chim.* — Sel déliquescent, très avide d'eau, très soluble dans l'eau et l'alcool.

Effets physiol. et tox. — Caustique chimique très énergique. Son contact provoque : la fixation des éléments anatomiques, l'oblitération des capillaires et des petits vaisseaux, l'irritation inflammatoire des parois vasculaires, un afflux considérable de cellules embryonnaires s'organisant bientôt en tissu scléreux compact (Lannelongue et Achard). Application très douloureuse; effets caustiques limités aux points touchés, mais action sclérogène diffusant profondément. L'eschare tombe au bout de 8 jours. Ingéré à haute dose, agit comme les substances corrosives (sphacèle de la muqueuse buccale, gastralgie, vomissements, collapsus et coma mortel).

Prop. thérap., indicat. — Utilisé seulement à l'extérieur : 1° comme caustique pour détruire les néoplasmes; 2° comme antiseptique et désodorisant; 3° comme sclérogène, en injections interstitielles (II à III gouttes de solution au 1/10) autour des foyers de tuberculose articulaire et dans les ganglions tuberculeux (Lannelongue et Achard); 4° comme hémostatique (solution à 6 ou 8 p. 100, Hayem) contre les métrorrhagies; 5° comme modificateur des muqueuses et des séreuses, dans la blennorrhagie chronique, la métrite et après la pleurotomie (solution à 10 ou 5o centigr. ou 1 gr. p. 1000). La cautérisation profonde de la muqueuse utérine (procédé de Dumontpallier et Polaillon) opposée aux métrites chronique et hémorrhagique est une méthode dangereuse, à rejeter.

Formes pharmac., doses. — *Usage ext. :* solutions à 1 p. 10 (méthode sclérogène), à 1 p. 30 ou 60 (laryngite chronique), à

5o centigr. p. 1000 (injections uréthrales), à 1 ou 2 p. 1000 (lavages pleuraux, intra-utérins).

Zinc (Oléate de). — *Caract. phys. et chim.* — Masse molle, amorphe, peu stable, insoluble dans l'eau.

Prop. et empl. thérap. — Préconisé contre l'eczéma chronique, en pommade (10 à 20 p. 100).

Zinc (Oxyde de). — *Caract. phys. et chim.* — Poudre blanche, amorphe, insoluble.

Effets physiol. et tox. — *A l'intérieur*, action sédative manifeste sur les centres nerveux. Les hautes doses provoquent aussitôt l'indigestion (vomissements, diarrhée); les faibles doses (moins de 5o centigr.) entraînent parfois du malaise, des nausées, et des troubles digestifs par saturation des acides gastriques et formation d'un sel toxique de nature indéterminée. Quand le zinc, solubilisé par les alcalins, pénètre dans la circulation, il peut exercer sur l'économie une action hypertoxique rappelant celle de l'arsenic et du mercure (empoisonnements aigus). Un empoisonnement aigu a pu suivre le saupoudrage de la main d'un eczémateux avec de l'oxyde de zinc (absorbé sans doute grâce à l'alcalinité du tégument). *Localement*, l'oxyde de zinc agit comme absorbant, saturant et antiseptique (grâce à son affinité pour l'albumine).

Prop. thérap., indicat. — Antispasmodique préconisé contre : la chorée, l'épilepsie, les névroses (entre dans la formule des pilules de Méglin). Parmi les composés du zinc, l'oxyde semble posséder, à l'exclusion de tous les autres, des propriétés thérapeutiques spéciales. Bien plus usité comme topique isolant, absorbant, sédatif et antiseptique, dans le traitement des dermatoses. Peut également, associé à la craie, jouer le rôle d'absorbant-neutralisant, dans le tube digestif, en cas de diarrhée (ne noircit pas les selles comme le bismuth) ou d'hyperacidité gastrique.

Formes pharmac., doses. — *Usage int. :* 10 centigr. à 2 gr. en pilules. — *Usage ext. :* poudre, pommades, pâtes, colles, emplâtre, glycérolés.

Pommades :

a) Oxyde de zinc fine-
  ment pulvérisé. . .
Sous-nitrate de bis-   } āā 1 à 4 gr.
  muth finement pul-
  vérisé. . . . . .
Vaseline pure . . . .   20 gr.

Eczéma à son déclin (Brocq). -

b) Oxyde de zinc . . . . . .   6 gr.
  Calomel . . . .   3 —
  Axonge. . . . .   30 —

Eczéma de la barbe et des sourcils
(Gaucher).

Poudre composée :

Oxyde de zinc pulvérisé.
Sous-nitrate de bismuth } āā 1 p.
  pulvérisé . . . .
Poudre d'amidon . . . .   3 p.

Poudre absorbante et isolante à appliquer dans les plis et sur les surfaces
suintantes (Brocq).

Pilules :

a) Oxyde de zinc. . .
  Poudre d'asa fœtida. } āā 5 centigr.
  Camphre pulvérisé.
  Extrait de belladone.   trois   —
  Extrait de gentiane   Q. S.

Pour une pilule; 2 à 6 par jour (épilepsie).

b) Oxyde de zinc . . . .   20 centigr.
  Extrait d'opium .
  — de bella- } āā deux   —
  done . . . . .

Pour une pilule; 2 à 8 par jour (névralgies).

Zinc (Permanganate de). — *Caract.
phys. et chim.* — Cristaux semblables
au permanganate de potasse, très solubles dans l'eau.

Prop. thérap., indicat. — Utilisé comme
antiblennorrhagique, en solution à
1 p. 400 pour injections uréthrales (forme
avec l'alcool et les extraits végétaux des
combinaisons explosibles).

Zinc (Peroxyde de) (*Ektogan*). —
Caract. phys. et chim. — Poudre blanc-
jaunâtre, insoluble, se transformant en

oxyde de zinc, au contact des plaies, en
dégageant de l'oxygène naissant. Stérilisable par la chaleur; n'est ni caustique
ni toxique.

Prop. thérap., indicat. — Action astringente et antiseptique. Remplace avec
avantage, dans le pansement des plaies,
l'eau oxygénée se décomposant trop vite
à leur contact; constitue, grâce à son
dédoublement progressif, une source
continue d'oxygène. Utilisé sur les plaies,
infectées ou non, les ulcères torpides,
les brûlures rebelles, les surfaces eczémateuses, et en gynécologie.

Formes pharmac., doses. — *Usage
ext.* : en poudre, pommade (10 p. 100),
emplâtre, crayons, ovules, gaze.

Zinc (Phosphure de). — Voir PHOS-
PHURE DE.

Zinc (Sozoiodolate de). — Voir
SOZOIODOLATE DE.

Zinc (Sulfate de). — *Caract. phys.
et chim.* — Prismes rhomboïdaux, incolores, inodores, de saveur amère et styptique, solubles dans 0 p. 75 d'eau froide,
0 p. 15 d'eau bouillante, insolubles dans
l'alcool.

Effets physiol. et tox. — *A l'intérieur*,
action vomitive et purgative aux doses
de 40 à 80 centigr., par irritation des
extrémités nerveuses de la muqueuse
digestive. Les doses supérieures à 1 gr.,
paralysant le centre vomitif, ne provoquent qu'une diarrhée intense ou même
des signes de gastro-entérite cholériforme. *Localement*, effets astringents ou
styptiques suivant le titre de la solution.

Prop. thérap., indicat. — Presque inusité à l'intérieur comme vomitif. Topique
astringent, antiseptique et désinfectant,
utilisé contre la conjonctivite, la blennorrhagie, l'impétigo, l'ecthyma, etc. Entre
dans la composition de l'*eau d'Alibour*
(Voir CUIVRE [SULFATE DE]).

Formes pharmac., doses. — *Usage int.* :
40 à 80 centigr. mélangé à de l'amidon, par
prises de 10 centigr. comme vomitif et
purgatif. — *Usage ext.* : Solutions pour
collyres (15 à 30 centigr. pour 100) ou
injections uréthrales (10 à 50 centigr.
pour 100).

Incompatib. — Avec : alcalis et carbo-

nates alcalins, sulfures, sels de plomb,
de baryte, de chaux ; chlorhydrate de
cocaïne (formation de chlorure de zinc),
lait, tannin et substances albumineuses
ou astringentes (ces dernières seulement
en solution concentrée).

Vomitif :

Sulfate de zinc. . . . . . Un gr.
Poudre d'amidon. . . . . 4 —

Mêler exactement et diviser en 10 prises ;
une prise toutes les 5 minutes (délayée
dans un demi-verre d'eau tiède) jusqu'à
effet vomitif.

Collyres :

a) Sulfate de zinc. . . . 15 centigr.
Eau distillée de roses. 100 gr.

(Codex).

b) Sulfate de zinc . 20 à 50 centigr.
Stovaïne . . . . 2 gr.
Eau distil. bouil-
lie . . . . . . 100 —

c) Sulfate de zinc. . . . 20 centigr.
Extrait d'opium . . . 10 —
Teinture de camphre. 1 gr.
Eau distillée de mé-
lilot. . . . . . . 150 —

Solutions :

a) Sulfate de zinc. . 20 à 40 centigr.
Laudanum de Sy-
denham . . . . 5 gr.
Eau distil. bouillie. 100 —

Injections uréthrales (blennorrhagie).

b) Sulfate de zinc. . . . 20 centigr.
Tannin de noix de
galle . . . . . . 2 gr.
Eau de goudron . . . 100 —

Injections uréthrales (blennorrhagie).

c) Sulfate de zinc. . . . } āā 2 gr.
Acétate de plomb . . }
Eau distil. de roses . . 400 —

Agiter avant l'emploi pour mettre en
suspension le sulfate de plomb ; injections uréthrales (blennorrhagie, Ricord).

d) Sulfate de zinc. . . . . . 3 gr.
— de cuivre. . . . . 2 —
Eau distillée . . . . 500 —

Pour lotions et pansements humides sur
les ulcérations ecthymateuses de la
jambe (Sabouraud).

e) Sulfate de zinc . . . } āā 100 gr.
— de fer. . . . }
Eau commune. . . . . 1000 —

Pour désinfecter les vases, récipients,
etc., mais non le linge.

Zinc (Sulfophénate de). — *Caract.
phys. et chim.* — Soluble dans 2 p. d'eau
et d'alcool.

Prop. et empl. thérap. — Antiseptique
et désinfectant, utilisé contre la blennorrhagie en injections uréthrales (solutions à 0,50 ou 1 pour 100).

Zinc (Valérianate de). — Voir VA-
LÉRIANATES.

Zincisme. — *Sur les animaux*, les
composés de zinc provoquent, à faibles
doses, de la parésie musculaire, et, à
doses massives, la mort par paralysie
de la respiration et du cœur.

Chez l'homme, l'empoisonnement aigu,
très rare, dû, en général, à une erreur
(sulfate de zinc ingéré pour du sulfate
de soude ou de magnésie), se traduit par
des accidents de violente gastro-entérite
cholériforme.

Zincisme chronique. — D'origine professionnelle (fondeurs de zinc, de laiton
ou de bronze), il ne doit pas être confondu avec le saturnisme auquel il peut,
du reste, se trouver associé. La sensibilité cutanée, d'abord excitée, est plus
tard abolie (anesthésie tactile, analgésie).
Les malades accusent une sensation de
constriction abdominale, puis présentent
bientôt un *syndrome pseudo-tabétique*
(faiblesse musculaire succédant à une
phase d'exaltation de l'excitabilité réflexe ; sensibilité émoussée ; incoordination motrice, démarche lourde et incertaine), mais avec conservation des
réflexes tendineux et sans douleurs névralgiques ni troubles oculaires ou
vésico-rectaux. Bien plus tardif que le
saturnisme (au bout de 10 à 15 ans, au
moins), le zincisme pur ne comporte ni

constipation ni coliques, mais souvent de violents catarrhes bronchiques et intestinaux; les paralysies qu'il provoque affectent presque toujours les membres inférieurs, ne s'accompagnant ni d'amyotrophie, ni de troubles de la contractilité électrique.

L'intoxication mixte par les vapeurs de zinc et de plomb se traduit par les signes suivants : violente céphalée, frissons, crampes (des mollets surtout), nausées habituellement suivies de vomissements, diarrhée chotériforme avec coliques très pénibles et ténesme. La présence habituelle de plomb et d'arsenic dans le zinc du commerce rend ces cas très délicats à interpréter.

Le zincisme peut également reconnaître une *origine thérapeutique* (traitement de l'épilepsie par l'oxyde de zinc) ou *accidentelle* (chaulage des blés au sulfate de zinc, plombage des dents à l'oxychlorure de zinc; consommation d'eaux contaminées au contact de toitures ou de réservoirs de zinc, d'aliments conservés dans des récipients en zinc ou en renfermant, surtout les aliments contenant des acides citrique ou acétique).

(Pour plus de détails, voir G. Pouchet, *Précis de Pharmacologie et de Matière médicale*, p. 497.)

Zomothérapie. — La zomothérapie est une méthode de traitement de la tuberculose pulmonaire par le *suc de viande crue*, expérimentée et préconisée par MM. Ch. Richet et Héricourt. Ces auteurs utilisent la viande crue non plus à titre de facteur de suralimentation, mais comme *agent antitoxique*, le suc musculaire agissant ainsi sur les toxines bacillaires. On peut, soit faire consommer la *viande en nature*, mais à la dose minima de 600 à 750 gr. par jour, soit faire boire le *suc* obtenu par expression (avec la presse à main ordinaire) de 1000 à 1500 gr. de viande, ce qui, pour 1 kil., donne environ 150 gr. de liquide. Ce plasma est avalé, une demi-heure avant le repas, pur, ou, en cas de dégoût, additionné de sirop d'écorces d'oranges.

La viande hachée fournissant assez peu de suc, même sous l'influence d'une très forte pression, Pouchet a proposé l'artifice suivant qui donne, dans la pratique, presque d'aussi bons résultats. Un demi-kilo de viande hachée ou, mieux encore, pulpée, est mis en macération, durant 12 heures au moins, dans la solution suivante :

Sel de cuisine	8 gr.
Phosphate de soude . . .	15 —
Chlorure de potassium . .	2 —
Sucre de canne.	30 —
Eau bouillie	250 —

On exprime fortement à la presse, et on administre le liquide exprimé par petites quantités (cuillerées à soupe ou tasses à café) dans les 24 heures. Il est extrêmement important d'effectuer ces opérations dans un endroit froid, à l'abri des contaminations, et d'éviter, par tous les moyens en usage, *mais sans addition de substances antiseptiques*, l'altération spontanée du liquide qui se corrompt très facilement, surtout sous l'influence d'une température relativement élevée. Cette préparation doit donc être renouvelée tous les jours.

Zona. — Voir Herpès zoster.

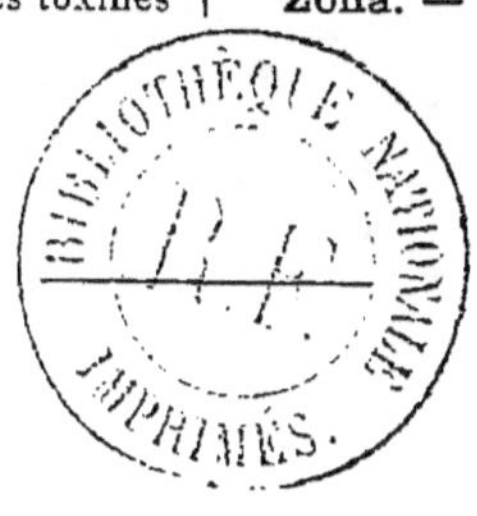

60233. — PARIS, IMPRIMERIE LAHURE

9, rue de Fleurus, 9.